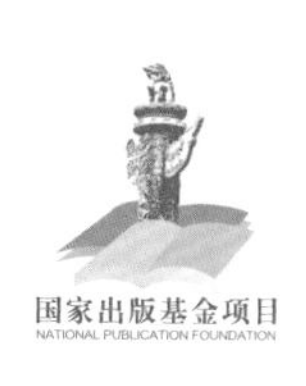


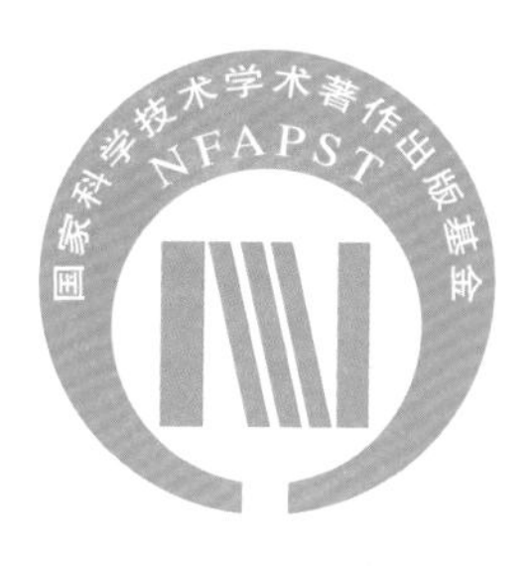


# 现代肿瘤转移
## 基础与临床

# Modern Cancer Metastasis
## Basics and Clinical Treatment

钦伦秀　方伟岗　卞修武 · 主编

復旦大學出版社

# 编委会

# 主编简介

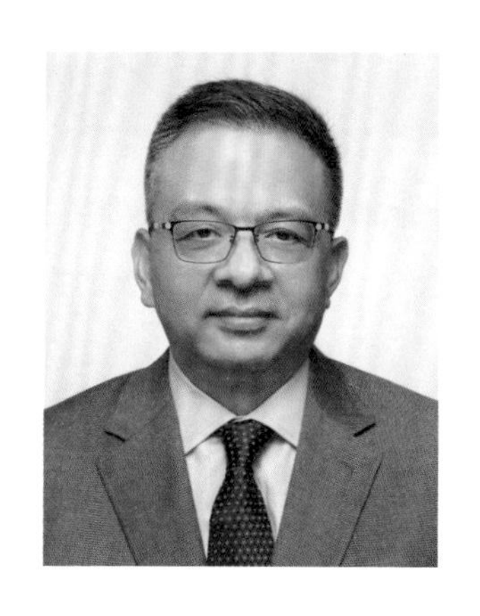

**钦伦秀教授** 现任复旦大学附属华山医院外科主任、北院常务副院长，复旦大学肿瘤转移研究所所长。国家杰出青年科学基金项目获得者、教育部"长江学者"特聘教授、教育部创新团队带头人、国家"973"项目首席科学家。任中国老年医学会普外科分会主任委员，中国抗癌协会肿瘤精准治疗专委会原主任委员/肿瘤转移专委会名誉主任委员，中华医学会外科分会委员等。*Clin Exp Metastasis*、*Neoplasia*等期刊编委。

从事肝胆外科临床工作，并从事肝癌转移复发的基础与防治研究。在*Cancer Cell*、*Cell Metabolism*、*Gut*、*Hepatology*、*Cancer Res*等期刊发表SCI收录论文180余篇，其中通讯/第一作者90篇（14篇IF>10）；连续三年入选中国高被引学者榜单（hi-index 51）。获专利12项。以第一完成人获国家自然科学奖二等奖1项、省部级一等奖3项；以第五完成人获国家科学技术进步奖一等奖1项。并获上海市自然科学牡丹奖、谈家桢生命科学奖创新奖等奖项。

主要著作：主编《肿瘤分子诊断与预测》《精准肿瘤学》《肿瘤分子诊断与预测》《外科微创技术：基础与临床应用进展》《微创外科手绘图解》专著5部；副主编《现代肿瘤学》（第三版）、《实用外科学》（第四版）和《肝癌转移复发的基础与临床》专著3部；主译《肿瘤转移：生物学基础与治疗》。

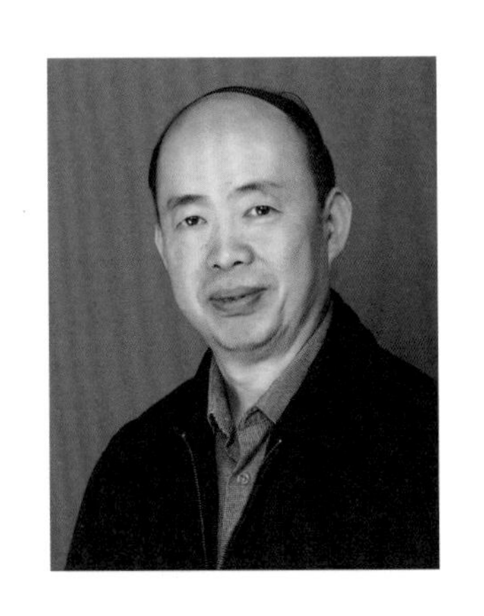

**方伟岗教授** 北京大学医学部病理学二级教授，北京大学临床研究所所长，北京大学医学部原副主任。教育部科学技术委员会第五届学部委员，中华医学会医学科研管理学分会主任委员，中华医学会病理学分会常委，国际病理学会（IAP）中国分部主席。创建中国抗癌协会肿瘤转移专业委员会和中国研究型医院学会移动医疗专业委员会，并任首届主任委员。曾获北京市“五四”奖章，卫生部有突出贡献中青年专家。享受国务院特殊津贴。

主要研究方向为分子病理、肿瘤侵袭转移与肿瘤干细胞等。主持完成国家重点研发计划项目、国家重大基础研究发展计划（“973”计划）课题、国家自然科学基金等国家及省部级科研课题30多项，获得包括国家科学技术进步奖一等奖（第八完成人）及卫生部科学技术进步奖一等奖在内的省部级科技成果奖（第一完成人2项）共8项。主编《肿瘤转移机制及其阻断》等专著3部。

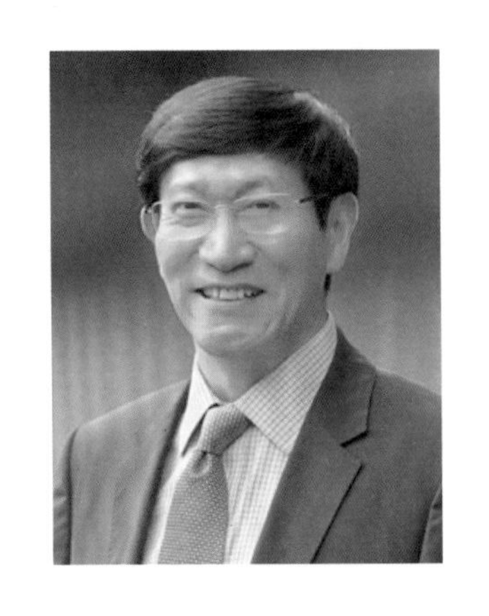

**卞修武院士** 中国科学院院士，陆军军医大学第一附属医院（西南医院）病理科主任，全军临床病理学研究所所长，中国医师协会病理科医师分会会长，中国细胞生物学学会干细胞生物学分会副会长，中华医学会病理学分会常委。擅长神经（肿瘤）病理诊断，研究方向为肿瘤干细胞与肿瘤微环境。以通讯作者（含共同通讯）在*Nature*、*Science*、*Cell*、*Cell Stem Cell*、*Nat Immunol*、*Nat Neuroscience*等期刊发表SCI收录论文150余篇。获国家科学技术进步奖一等奖（第一完成人）、“何梁何利基金科学与技术进步奖”和首届全国创新争先奖，获“全国模范教师”“全国优秀共产党员”“全国抗击新冠肺炎疫情先进个人”荣誉称号。主编《分子病理与精准诊断》《循环肿瘤细胞学病理图鉴与应用》《超微病理学》等专著5部；副主编《病理学》（第三版）、《临床病理学》《肿瘤分子细胞生物学》等专著5部。

# 序

钦伦秀、方伟岗、卞修武教授主编的《现代肿瘤转移：基础与临床》，不仅是一本巨著，而且是对付癌症“核心”问题的专著，邀我写序，我有些犹豫。尽管我的团队从1994年便开始研究肝癌转移，2002年也主编过《肝癌转移复发的基础与临床》，建成高转移人肝癌模型系统并有幸获国家科技进步一等奖，也筛选出干扰素等有助减少术后转移复发，但尚未大幅提高疗效。加上年逾90，也跟不上迅猛发展的科研形势。然而随着实事的少做，倒有时间进行反思。只好将个人不成熟的“管见”提供大家参考。

近200年现代医学的“抗癌战”进展不小，但未全胜。为此需要更新癌症概念，修正战略。1863年菲尔绍(Virchow)提出癌的细胞起源以来，一切努力都指向“消灭”癌细胞。然而癌症不同于传染病，后者是外敌入侵，前者是内外环境失衡导致的机体“内乱”，癌细胞是由正常细胞变来的，不是外来入侵之敌。为此不能单靠消灭，而需要消灭与改造并举，故笔者将“抗癌战”改为“控癌战”。加上癌症是慢性、全身性、动态变化的疾病，为此“控癌战”是一个强调预防为主、早诊早治和综合处治的消灭加改造的持久战。

对于癌转移，1889年佩吉特(Paget)已经提出“种子与土壤”学说，但人们主要理解为种子需要合适的土壤才能生长，而很少思考不同的土壤也可影响种子的性能。直到21世纪人们才注意到微环境与癌细胞的相互影响。而微环境的重点是缺氧、炎症和免疫。这如同治理“犯罪”，需要对付罪犯和整治社会环境双管齐下才能奏效。显然，改善微环境就不能采用“消灭”的办法，而要研究“改造”的办法。再者，社会环境也受国力强弱的影响，为此“整体”的强弱关系重大。这样看来，“控癌战”如同卫星上天一样，将是一个复杂的系统工程。既要保证“部件”的精细入微，更要从“整体”(包括人的精神状态)和“系统”(包括内外环境的影响)去看问题。

如果说过去近200年对付癌症，在宏观上存在“重硬件，轻软件”，“重局部，轻整体”，“重被动，轻主动”；在防治上存在“重消灭，轻改造”，“重单一，轻综合”，“重速效，轻持久”等问题。那么强化“软件”“整体”“主动”(调动患者的主观能动性)、“改造”“综合”和“持久”等这些短板，便将成为值得关注的目标。

这本巨著汇集了当今肿瘤转移最新的动态和临床上的精华，如果能从“整体”和“系统”的角度加以灵活应用，必将有助提高肿瘤转移的临床疗效，并为最终攻克这个肿瘤的“核心”问题打下基础。

汤钊猷

2023年2月

# 前言

“metastasis”一词出自拉丁语，原意为“移动、改变”，指肿瘤从原发部位扩散到身体另一个部位。转移是恶性肿瘤最为重要、最致命的恶性表型，是导致肿瘤患者治疗失败和死亡的最主要原因。因此，肿瘤转移防治既是一临床难题、又是一重大科学问题、研究热点和难点。

肿瘤转移研究已有100余年的历史，取得诸多进展，其中主要里程碑事件有：①1889年佩吉特(Paget)提出“种子与土壤”学说，1929年尤因(Ewing)提出“机械理论”学说，两者对立统一，指导着转移研究与防治方向。②1951年开创实验病理学研究，对转移基本过程有所认识；1959年贝尔南(Bernard)等发现淋巴和血行不同转移途径。③20世纪70年代，菲德勒(Fidler)发现癌细胞的转移异质性、体内选择增加转移潜能；1976年诺埃尔(Nowell)提出“癌细胞克隆筛选理论”；1979年尼科尔森(Nicolson)等发现体外筛选可增加转移潜能；1982年塔尔梅奇(Talmadge)等发现转移的单克隆细胞起源；90年代，更多研究证据确认转移的异质性。④1984年塔林(Tarin)等发现器官特异性转移的证据。⑤20世纪60年代蔡德曼(Zeidman)等发现宿主因素影响转移；2000年代开始针对宿主因素的抗转移治疗。近20余年由于“组学”、分子与细胞生物学、免疫学、分子成像技术等领域的进展，带动了癌转移研究的快速进步，新认识、新理论、诊疗新理念和新技术层出不穷。分子靶向和免疫生物治疗为抗转移治疗提供了新的武器和希望。因此，亟需一本专著系统总结反映这一领域的最新临床与基础研究进展。

由中国抗癌协会肿瘤转移专业委员会牵头组织国内本领域基础和临床专家撰写的《现代肿瘤转移：基础与临床》一书紧密围绕肿瘤转移基础研究及临床领域的热点和前沿问题，详细阐述相关领域的历史成果及最新进展。基本框架包括绪论、《基础与总论》《各论》。《基础与总论》篇共14章，包括肿瘤转移研究的百年回眸与展望、肿瘤转移的基本过程、肿瘤转移的细胞生物学、干细胞与肿瘤转移、肿瘤微环境等，涵盖聚焦肿瘤转移研究的热点领域。《各论》篇共20章，重点论述肺癌、乳腺癌、胃癌、结直肠癌、肝癌等我国常见肿瘤的临床特征、转移特点、诊疗常规与最新研究进展。两部分经纬相织，交相呼应。既从基础研究领域出发，从肿瘤转移的成因、过程到治疗手段，全面阐述肿瘤基础研究领域的热点与进展；又从临床实践出发，详述发病率最高、对我国人民生命危害最大的各大癌种的临床特征、转移特点与治疗技术进展。

本书撰写过程中得到了汤钊猷院士的鼓励和大力支持。汤先生还欣然为本书作序。本书作者以中国抗癌协会肿瘤转移专业委员会委员为主，特邀了部分领域的国内临床与基础研究专家，均为我国肿瘤转移研究领域的领军人物，代表着我国癌转移研究领域的领先水平。在此，谨表诚挚的谢意！相信本书的出版，有助于肿瘤领域的临床工作者和科研人员对肿瘤转移防治这一重大临床与科学难题有全新认识。限于时间与经验，不足之处尚祈读者指正。

钦伦秀　方伟岗　卞修武

2023年3月8日

## contents 目录



### 基础与总论篇



### 各论篇

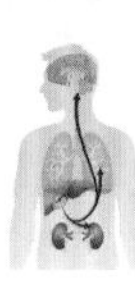

# 绪 论

进入21世纪以来,肿瘤研究领域有了突破性的进展,对肿瘤本质的认识不断深入。但相对于肿瘤发生机制研究,相关病因及防治干预,抗癌药物研发,临床治疗技术及方案优化等领域的巨大进步,肿瘤转移目前仍然是临床诊疗的关键难题。2020年仅在美国就有超过60万肿瘤患者死亡,其中90%的实体瘤患者最终死于肿瘤转移[1]。随着临床诊断、治疗、管理等方面的技术进步,伴有转移瘤而仍然生存的患者不断增加。但总体来说,除少数肿瘤(如乳腺癌)外,肿瘤一旦进入转移阶段,患者总体生存率近年来的改善并没有像人们期待的那样显著。随着研究的不断深入,人们发现肿瘤转移的复杂程度远远超出人们的想象,目前对它的认识仍然处于探索阶段,核心问题仍然有待突破。因此解决肿瘤转移问题仍然是当前肿瘤研究领域的关键问题之一。

## 肿瘤转移研究历史

肿瘤转移的研究历史可以追溯至数百年前。早期外科医生通过解剖患者尸体观察到肿瘤灶可以播散到身体的其他部位。法国医生帕雷(Pare)(1510—1590)在其著作《外科学》中,重点描述了乳腺癌患者腋窝淋巴结肿大的现象,并认为是来自乳腺癌的转移。德国病理学家菲尔绍(Virchow)(1821—1902)创立了细胞病理学,可以在显微镜下鉴别转移灶的肿瘤细胞是否与原发灶一致[2]。直到现在,显微镜下确认肿瘤转移灶仍是确诊肿瘤转移不可或缺的重要手段。1889年,英国学者佩吉特(Paget,1855—1926)在观察了大量乳腺癌尸检材料的基础上,发现不同原发瘤转移至卵巢和骨等部位的概率不同,表现为非随机事件;并认为这种差异取决于转移的肿瘤细胞(种子)与靶器官(土壤)之间存在一定的内在联系(亲和性),是可预测的,于是提出了著名的“种子-土壤学说”(seed-and soil principle)[3]。1928年美国病理学家尤因(Ewing)(1866—1943)对“种子-土壤学说”提出挑战,认为机体血管系统的解剖结构决定肿瘤细胞转移的走向,即所谓“机械理论学说”(mechanical hypothesis)[4]。经过很长时间的探索和反复验证,目前“种子-土壤学说”的原则已经为多数学者认可,其内涵也已经大为丰富了(见本书2.3节)。

在过去近百年的转移研究中,里程碑式的重要发现及观点如下。

1) 20世纪50年代,蔡德曼(Zeidman)等通过将肿瘤细胞注射入小鼠等动物血管内,制造了转移瘤的动物模型,发现并非所有注入的肿瘤细胞都能形成转移灶,即并非所有肿瘤细胞均具有转移潜能[5]。

2) 20世纪70年代,菲德勒(Fidler)将B16小鼠黑色素瘤反复注射小鼠,筛选出转移潜能更高的肿瘤细胞亚群;并通过一系列精细的实验,分离得到可以分别定位于特定靶器官的转移亚克隆。根据获得的结果,他提出了肿瘤转移异质性(cancer metastasis heterogeneity)的概念[6]。菲德勒的一系列实验结果也对“种子-土壤学说”提供了强有力的支持。

3) 也是在20世纪70年代,诺埃尔(Nowell)等提出肿瘤细胞基因组不稳定性是驱动肿瘤细胞不断演进,并最终获得转移表型的动力[7]。随着分子水平研究的不断深入,转移过程是由多个转移基因/转移抑制基因参与调控并涉及转移全过程,已经成为共识。

4) 肿瘤血管生成抑制因子的发现及其在侵袭转移中的重要作用已得到充分认识,并成为抗转移治疗的重要靶点[8]。

5) 肿瘤干细胞(cancer stem cell, CSC)是转移

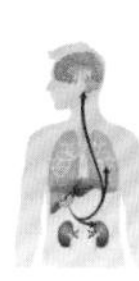



的起始细胞观点的提出及证实为寻找抗转移的新策略打开了新的思路[9]。

6) 上皮-间质转化(epithelial-mesenehymal transition, EMT)使得肿瘤细胞具有更强的移动及侵袭能力,并与肿瘤干细胞有密切联系[10]。

7) 肿瘤转移前微环境(pre-metastatic niche, PMN)学说的提出及验证,很好地解释了肿瘤细胞如何调控靶器官微环境,顺利建立转移灶的机制[11];细胞外泌体在其中的作用也被揭示[12]。

8) 肿瘤细胞具有独特的代谢特征,包括线粒体的组成、功能及分布对促转移或抑制转移的作用正在成为新的研究热点[13]。

9) 肿瘤内部低氧(hypoxia)在促进肿瘤转移中的作用及其机制的研究,对阐明转移始动的发生具有重要意义[14]。

10) 肿瘤细胞休眠现象及其背后机制的发现,初步解开了有些患者会在临床治疗完全缓解后多年又复发和转移的困扰,也为解决肿瘤细胞到达靶器官后如何逃逸宿主清除之谜提供了治疗靶点[15]。

11) 经过多年聚焦于肿瘤细胞本身的特性及变化在侵袭转移中的作用之后,人们发现肿瘤细胞与宿主微环境之间的相互作用可能更为重要,甚至会影响到抗转移治疗策略的制定[16]。

## 近年来肿瘤转移研究主要热点及突破

应该说,到目前为止人们对肿瘤转移的基本过程已经比较清楚:原发瘤生长,肿瘤细胞脱离原发瘤侵袭周围组织,进入血液/淋巴系统并迁移,到达靶器官并停留,穿出循环系统进入组织间质,继续生长形成转移灶。这是一个多步骤连续的级联反应,受到多种基因调控,并取决于肿瘤细胞与宿主微环境之间的相互作用。过去十几年中,肿瘤转移的热点及进展不胜枚举,择要简述如下。

(1) 基础研究

在基础研究领域,对转移的分子机制及调控有了突破性的进展。例如,传统观点认为,肿瘤转移是肿瘤不断演进的结果,往往出现在肿瘤的晚期阶段。而现在已经有充分证据证实,肿瘤细胞群中转移克隆的出现,既可以在肿瘤发展的晚期,也可以在早期阶段。但是什么因素决定转移克隆出现早晚,目前还不清楚。

对比研究肿瘤原发灶与转移灶之间的基因表达差异,寻找调控转移的分子标志物,是目前研究肿瘤转移分子遗传学机制的主流方法。根据这些研究结果提出了转移的两个模型:平行进展模式(parallel progression model)和线性进展模式(linear progression model)[17]。两个模型均假设:原发瘤与转移瘤之间是克隆性相关的,因为它们均来自同一祖先(最开始突变的细胞)。在线性演进模型中,具有转移能力的克隆是在原发瘤细胞经过一系列基因突变之后,在肿瘤较晚期才出现的;转移灶的形成是肿瘤演进的晚期事件。在这种情况下,原发灶与转移灶之间基因变化的差异比较小。在平行演进模型中,部分肿瘤细胞在肿瘤早期即脱离原发瘤而播散至机体其他部位,并与原发瘤细胞同时继续各自的基因突变过程(即平行演进),最终导致两者间基因变化明显。由于在原发瘤被临床检测到之前,转移灶的肿瘤细胞可以不断多次转移(从转移灶继续转移至其他器官),因此可以产生与原发灶更大差异的基因突变谱。

肿瘤微环境,肿瘤细胞与宿主细胞/非细胞成分之间的相互作用决定了转移的最终命运。早期的肿瘤转移研究主要集中于肿瘤细胞本身的特性及转变,即肿瘤细胞内发生的基因突变、基因表达调节机制变化及基因表达谱改变、信号通路异常、不同蛋白质分子间的相互作用,等等。近20年来,对肿瘤细胞所处周围环境,即宿主微环境对肿瘤细胞的影响有了更深刻的认识,已经成为研究的重要领域。宿主微环境不仅在肿瘤发生、演进阶段发挥作用,在肿瘤侵袭、转移、耐药等方面也是重要的影响因素[18]。肿瘤原发部位的微环境不同于转移靶器官的微环境,对肿瘤细胞的影响机制也有明显差异。微环境中的各种细胞/非细胞成分影响肿瘤侵袭转移的机制各不相同,大大增加了研究的复杂性和难度,但同时也提供了更多的候选药物靶标。过去几年中,对器官中微生物菌群的认识进展很快。研究发现,肠道微生物菌群会影响程序性死亡-1(programmed death-1, PD-1)肿瘤免疫治疗的效果及抗药性的出现。由此产生了一个大胆的假设:靶器官微生物菌群可能是影响转移灶形成的一个重要因素[19]。相关的研究会给认识转移形成机制带来突破。

肿瘤干细胞被认为是肿瘤群体中具有持续自我更新能力、EMT能力、生存期长、转移潜能高及抗药能力强的一个特殊亚群,最初从白血病中分离鉴定,现在已发现存在于多种实体瘤中。不同肿瘤干细胞表面标志物有区别。目前已有充分证据表明,肿瘤

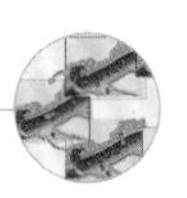

侵袭转移主要是肿瘤亚群中具有干细胞特征的群体介导的[4,5]。除了在肿瘤侵袭阶段，脱离原发瘤、EMT之外，在转移靶器官微环境改造方面，肿瘤干细胞能够通过招募来自骨髓的间质干细胞，营造适合于自己生存及增殖的微环境(niche)。此外，肿瘤干细胞在新生血管形成、血管拟态等方面的作用也逐渐被认识[20]。

肿瘤细胞在骨髓或靶器官的休眠，被认为是肿瘤转移克隆潜伏，并躲避宿主免疫系统攻击的一种方式。在休眠过程中，肿瘤细胞进一步完善自身，为下一步形成转移克隆作准备。一旦时机成熟，休眠的肿瘤细胞苏醒，重新进入增殖周期，扩增形成转移灶。肿瘤细胞休眠及苏醒的机制正在不断被揭示，并被认为是干预转移灶最后形成的重要突破点。最新研究发现，肿瘤细胞休眠高度依赖自噬(autophagy)机制，尤其是在进入休眠的阶段。而从静止进入增殖阶段，细胞自噬活动大大降低。实验证实，抑制自噬可以明显减少转移灶的形成。此外，进一步的研究发现，自噬实际上在肿瘤转移的多个阶段均发挥作用，如细胞运动、侵袭、肿瘤干细胞活性调节及分化、EMT、建立转移前微环境等[21]。因此，研究肿瘤细胞自噬已经成为肿瘤转移研究的一个热点。

外分泌体(exosome)在促进侵袭转移中的作用也是近年来关注的热点之一[22]。在建立转移前微环境过程中，来自肿瘤细胞的外分泌体发挥重要作用。外分泌体中包含的各种因子在改造靶器官微环境，营造适宜“土壤”，吸引宿主来源的骨髓间质细胞及其他间质细胞先于肿瘤细胞到达靶器官，引导肿瘤细胞定植于靶器官的过程中发挥重要作用。目前已经发现，不同肿瘤细胞的外泌体与其相应靶器官的转移前微环境之间有其各自的特点，具有特异性。来自肿瘤细胞的外泌体可以诱导宿主成纤维细胞转变成肿瘤相关成纤维细胞(carcinoma-associated fibroblast, CAF)，后者的外泌体也在转移前微环境形成中发挥作用，甚至直接影响肿瘤细胞的生物学行为，促进转移灶的形成。此外，外泌体对宿主免疫功能、内皮细胞功能等多方面的影响，也引起越来越多的研究报道。

器官特异性转移一直是研究热点之一，其中乳腺癌、肺癌、黑色素瘤等的脑转移在临床上较为常见。但由于血-脑屏障的存在，肿瘤脑转移模型构建较为困难，阻碍了脑转移机制的研究。近年来，随着对血-脑屏障结构与功能的研究不断取得突破，极大地促进了这方面的研究。肿瘤细胞跨越血-脑屏障的机制在不断被揭示，包括肿瘤细胞与内皮细胞、血管周细胞及内皮下基底膜的相互作用，不同基因的调节，肿瘤细胞外泌体的作用等[23]。此方面的研究也为化疗药物如何穿越血-脑屏障有效到达肿瘤灶部位提供了有益的启示。

(2) 临床研究

在临床研究方面，针对转移癌的治疗也在不断取得进展。除了特异性更高、针对性更强的药物及治疗手段和方案在不断改进提高以外，抗转移策略方面也在不断探索新的思路[24,25]。肿瘤免疫治疗就是一个很好的例子。肿瘤免疫问题曾经由热到冷，近年来随着嵌合抗原受体T细胞(chimeric antigen receptor-T cell, CAR-T)、PD-1抑制剂等免疫疗法陆续进入市场，人们对这个相对古老的领域重新燃起了热情。理论上讲，肿瘤的复发转移和免疫系统关系非常密切，理想状态下如果能找到某些方法，让免疫系统能识别并攻击癌细胞，会比用外来药物、射线好得多。免疫疗法可能会为转移性肿瘤的治疗，提供一些新的思路。转移性肿瘤是目前肿瘤治疗的最大挑战。化疗药物虽然对大多数肿瘤都有效果，但转移出去的肿瘤和原来的肿瘤，在生物学特性等方面可能已经发生改变，抗药能力也许比之前更强，这样传统药物能发挥的作用就很有限。靶向药物也主要针对原发性肿瘤，对部分转移出去、已经变异的癌细胞，就不一定有效。而以CAR-T疗法、PD-1抑制剂为代表的新型免疫疗法，理论上是调动患者自身免疫系统功能对抗癌细胞，可能对癌细胞的演进有抑制作用，只要癌细胞出现，就立刻杀伤它。尤其是目前在极少部分难治或转移性肿瘤患者身上，CAR-T疗法、PD-1抑制剂已经显示出一定的临床效果，适应的肿瘤类型也在不断扩大，可以看到这种疗法的良好前景[26]。

作为绪论，以上仅是众多进展的一部分，本书的其他章节将予以系统详述。以目前发展趋势，肿瘤转移问题终将会解决，从而从根本上使肿瘤像其他众多疾病一样成为可治、可控、可防的一类疾病。相信这一天不会太远。

(方伟岗)

## 参考文献

[1] SIEGEL R L, MILLER K D, FUCHS H E, et al.

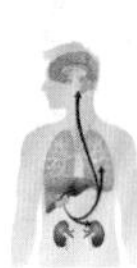


Cancer statistics, 2021 [J]. CA Cancer J Clin, 2021,71(1):7-33.

[2] RIBATTI D. An historical note on the cell theory [J]. Exp Cell Res, 2018,364(1):1-4.

[3] PAGET S. The distribution of secondary growths in cancer of the breast [J]. Lancet, 1889,133(3421):571-573.

[4] EWING J. Neoplastic diseases: a treatise on tumours [M]. 3rd ed. Philadelphia: Saunders, 1928.

[5] ZEIDMAN I, MCCUTCHEON M, COMAN D R. Factors affecting the number of tumor metastases experiments with a transplantable mouse tumor [J]. Cancer Res, 1950,10(6):357-359.

[6] FIDLER I J, KRIPKE M L. Metastasis results from preexisting variant cells within a malignant tumor [J]. Science, 1977,197(4306):893-895.

[7] NOWELL P C. The clonal evolution of tumor cell populations [J]. Science, 1976,194(4260):23-28.

[8] FOLKMAN J. Angiogenesis inhibitors generated by tumors [J]. Mol Med, 1995,1(2):120-122.

[9] LIAO W, YE Y, DENG Y, et al. Metastatic cancer stem cells: from the concept to therapeutics [J]. Am J Stem Cells, 2014,3(2):46-62.

[10] THIERY J P. Epithelial-mesenchymal transitions in tumour progression [J]. Nat Rev Cancer, 2002,2(6):442-454.

[11] KAPLAN R N, RAFII S, LYDEN D. Preparing the "soil": the premetastatic niche [J]. Cancer Res, 2006,66(23):11089-11093.

[12] MASHOURI L, YOUSEFI H, AREF A R, et al. Exosomes: composition, biogenesis, and mechanisms in cancer metastasis and drug resistance [J]. Mol Cancer, 2019,18(1):1-14.

[13] WEBER G F. Metabolism in cancer metastasis [J]. Int J Cancer, 2016,138(9):2061-2066.

[14] SUBARSKY P, HILL R P. The hypoxic tumour microenvironment and metastatic progression [J]. Clin Exp Metastas, 2003,20(3):237-250.

[15] NEOPHYTOU C M, KYRIAKOU T-C, PAPAGEORGIS P. Mechanisms of metastatic tumor dormancy and implications for cancer therapy [J]. Int J Mol Sci, 2019,20(24):6158.

[16] LANGLEY R R, FIDLER I J. The seed and soil hypothesis revisited — The role of tumor-stroma interactions in metastasis to different organs [J]. Int J Cancer, 2011,128(11):2527-2535.

[17] HUNTER K W, AMIN R, DEASY S, et al. Genetic insights into the morass of metastatic heterogeneity [J]. Nat Rev Cancer, 2018,18(4):211-223.

[18] IZRAELY S, WITZ I P. Site-specific metastasis: A cooperation between cancer cells and the metastatic microenvironment [J]. Int J Cancer, 2021,148(6):1308-1322.

[19] INGMAN W V. The gut microbiome: a new player in breast cancer metastasis [J]. Cancer Res, 2019,79(14):3539-3541.

[20] OSKARSSON T, BATLLE E, MASSAGUÉ J. Metastatic stem cells: sources, niches, and vital pathways [J]. Cell Stem Cell, 2014,14(3):306-321.

[21] BABAEI G, AZIZ S G-G, JAGHI N Z Z. EMT, cancer stem cells and autophagy; The three main axes of metastasis [J]. Biomed Pharmacother, 2021,133:110909.

[22] WORTZEL I, DROR S, KENIFIC C M, et al. Exosome-mediated metastasis: Communication from a distance [J]. Dev Cell, 2019,49(3):347-360.

[23] FARES J, KANOJIA D, RASHIDI A, et al. Genes that mediate metastasis across the blood-brain barrier [J]. Trends Cancer, 2020,6(8):660-676.

[24] STOLETOV K, BEATTY P H, LEWIS J D. Novel therapeutic targets for cancer metastasis [J]. Expert Rev Anticanc, 2020,20(2):97-109.

[25] GANESH K, MASSAGUÉ J. Targeting metastatic cancer [J]. Nat Med, 2021,27(1):34-44.

[26] MORSE M A, HOCHSTER H, BENSON A. Perspectives on treatment of metastatic colorectal cancer with immune checkpoint inhibitor therapy [J]. Oncologist, 2020,25(1):33-45.

# 基础与总论篇

# 肿瘤转移研究的百年回眸与展望



有关肿瘤的历史记录最早可以追溯至古埃及与古希腊时代。随着时代与技术的进步，我们对于肿瘤的理解也越发深入，在诊断与治疗方面均取得了重大进展。转移是肿瘤最为重要与致命的表型，与肿瘤分级、患者预后有着直接的关联，同时也代表着病症进展迅速，留给治疗介入的时间窗口极为有限。60%以上恶性肿瘤患者初诊时已发生转移，90%以上肿瘤患者最终因肿瘤转移死亡。转移已成为影响肿瘤患者生存最重要的临床难题，也是生命医学领域最重大的科学问题之一。回顾肿瘤转移研究的百年历程，可以大致分为4个阶段，即早期朴素的理论认识阶段、细胞学研究认识阶段、分子理论认识阶段、组学研究及大数据分析阶段。上述每个阶段对肿瘤转移的认识都深刻地影响着临床治疗的模式和疗效。

## 1.1 肿瘤转移研究的世纪回眸

在医学懵懂起源的早期，被西方尊为医学之父的希波克拉底(Hippocratic)提出了体液学说，认为人体由血液、黏液、黄胆汁和黑胆汁4种体液组成。肿瘤的起因被认为是由黑胆汁形成，而肿瘤转移则被对应地解释为由黑胆汁在人体内的流转而形成。在19世纪，显微镜的发明带来了细胞学说的兴起。1858年，细胞病理学的奠基人、德国医生菲尔绍提出肿瘤扩散是由机械因素决定的，即肿瘤细胞在血管系统中滞留形成的血栓决定了最终肿瘤转移的位置。这些学说是对肿瘤转移"盲人摸象"式的理论认知。

在近一个多世纪，肿瘤转移学说的日渐成熟，与

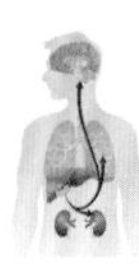



以下所述的里程碑事件密切相关。①转移学说的提出：1889 年佩吉特[1]提出“种子与土壤”学说；1929 年尤因[2]提出与之不同的“机械理论”学说。两者对立统一，指导着转移研究与防治的方向。②对转移过程认识逐渐深入的两个标志，分别为 1951 年开创实验病理学研究转移过程[3]，以及 1959 年贝尔南(Bernard)等[4]将转移途径区分为淋巴转移和血行转移。③发现癌转移的异质性，提出克隆筛选理论：1970 年代菲德勒[5-7]发现癌细胞的转移异质性、体内选择增加转移潜能；1979 年尼科尔森(Nicolson)等[8]发现体外筛选可增加转移潜能；1982 年塔尔梅奇(Talmadge)等[9]发现转移的单克隆细胞起源；1976 年诺埃尔[10]提出癌细胞克隆筛选理论；20 世纪 90 年代研究确认转移的异质性。④发现转移的器官特异性：1889 年佩吉特[1]基于大量尸检发现转移不是一个随机、随意事件，提出“种子与土壤”学说；1984 年塔林(Tarin)等[11,12]发现器官特异性转移的证据；90 年代研究确认转移的器官特异性。⑤认识到宿主因素的重要作用：60 年代蔡德曼等[4]发现宿主因素影响转移；1976 年利奥塔(Liotta)等[13]发现蛋白酶参与侵袭转移；2000 年开始针对宿主因素的抗转移治疗。转移研究一直是肿瘤临床与基础研究的热点与难点；最近 20 年，由于分子细胞生物学，特别是基因组、蛋白质组和免疫组学等技术的发展，大大促进了对肿瘤转移过程的认知和转移防治策略的研究。

我们不妨更细致地梳理一下肿瘤转移研究的发展历史。1889 年，英国佩吉特[1]在总结了大量的乳腺癌尸检记录之后，发现乳腺癌脏器转移和骨骼转移的分布模式并非随机的。他认为肿瘤转移并不是沿着血管流向的随机播散，而是某些肿瘤细胞对某些器官环境具有特定的亲和力所致。这就是“种子与土壤”学说的雏形。这一学说提出肿瘤转移如同植物播种，而转移的目的脏器便是对应的土壤，只有当种子和土壤相容时才会形成转移，这一学说挑战了当时的主流观点。“种子与土壤”学说作为肿瘤转移研究的第一个重要里程碑，标志着细胞学研究认识阶段的开启，至今已跨越百年，其对肿瘤转移的研究和防治仍具有重要指导意义。

时间跨越了近半个世纪，到了 1928 年，美国病理学家尤因[2]对佩吉特的“种子与土壤”学说提出质疑，认为肿瘤转移是由引流自原发肿瘤的血管与淋巴管的解剖结构等纯机械因素决定的，即“机械理论”学说，这一观点在随后盛行了数十年。1951 年，实验病理学家科曼(Coman)等[3]研究了肿瘤转移过程，将转移归因于肿瘤细胞在毛细血管中的停滞。1952 年，勒克(Lucke)等[14]比较肿瘤患者的肝脏和肺部转移，发现肝脏转移发生率高，且转移灶更大、更多。以上研究说明，机械性因素和局部“土壤”因素都可能决定转移的肿瘤细胞停滞定植后是否会形成转移瘤。

进入 20 世纪下半叶，随着肿瘤细胞放射性标记技术的出现，肿瘤细胞停滞和传播的定量研究获得了突破性进展。1967 年伯纳德·费舍尔(Bernard Fisher)和埃德温·费舍尔(Edwin Fisher)[15]的研究，1970 年费德勒[5]的研究，都用放射性核素标记肿瘤细胞，发现肿瘤转移本身是个效率极其低下的过程，只有自原发肿瘤播散的极少数细胞最终可以产生转移灶[16]。这一结论开创了肿瘤转移异质性研究这一新领域。自 1970 年始，费德勒[6]不仅报道了肿瘤细胞在体内可以选择性增强转移潜力，还在 1977 年与克里普克(Kripke)[7]一起通过对小鼠 B16 黑色素瘤的实验研究，首次证明了肿瘤的转移异质性，发现肿瘤转移灶彼此之间以及与原发肿瘤之间有很大的不同，除了每个肿瘤原发灶所产生的转移数量、大小和形态有很大的差异外，存在于同一肿瘤内的细胞亚群也拥有截然不同的转移潜力。这一发现后来在各种不同组织来源的肿瘤中得到了证实[17]。此外，1984 年克贝尔(Kerbel)等[18]将裸鼠模型用于人类肿瘤转移的研究，发现在人类肿瘤细胞系和新鲜分离的肿瘤组织中(如结肠癌和肾细胞癌)含有转移能力高度异质的细胞亚群。这一系列研究推动了不同转移活性细胞系的建立，诸如高转移活性的小鼠黑色素瘤细胞系 B16 - F10 和人肝癌细胞系 MHCC - 97H、低转移活性的人肝癌细胞系 MHCC - 97L[6,19-21]。1982 年，塔尔梅奇和沃尔曼(Wolman)[9]进行的小鼠黑色素瘤实验研究与随后费德勒与塔尔梅奇[22]的后续研究，都发现肿瘤转移的克隆起源，认为转移源于单一的存活细胞，这也符合诺埃尔[10,23]在 1976 年提出的肿瘤细胞群“克隆进化理论”。

如前文所述，早在 1960 年，蔡德曼和勒克[8]就发现宿主因素会影响转移。1976 年利奥塔和克莱纳曼(Kleinerman)[4,13]发现蛋白酶与侵袭转移有所关联。此后越来越多的研究发现转移过程依赖于癌细胞与微环境之间的相互作用[24]。1980 年，哈特

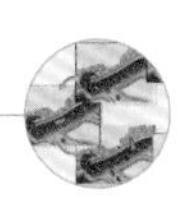

(Hart)和费德勒[25]对小鼠实验性转移瘤的详细分析表明，肿瘤细胞在远处器官毛细血管床中机械性停滞后，其增殖和生长受到特定器官细胞的影响。1984年，塔林及其同事[11,12]发现卵巢癌患者中器官特异性转移的证据。这些研究结果为传统的"种子与土壤"学说补充了令人信服的证据。

## 1.2 肿瘤转移机制研究的发展历程

分子生物技术的进步促进了人们对转移整体过程的进一步理解。以源于上皮组织的癌细胞血行转移为例，转移过程主要为：癌细胞局部侵入周围正常组织，进入循环系统并且在血源性转运过程中存活，通过停滞于血管壁和外渗(extravasation)进入远处其他脏器形成微小转移，最终增殖成为临床可检测的转移病灶。虽然早在20世纪70年代便有对于诸如上皮-间质转化(EMT)等转移关键机制的报道，然而多数是描述性的研究，作为转移机制的基础研究并没有和临床肿瘤转移现象紧密关联起来。进入新世纪的近20年里，分子生物学研究技术的发展与创新，肿瘤临床与基础研究的结合，以生物材料、生物物理学、生物化学、生物数学与信息学等交叉学科的延伸和兴起，为肿瘤转移分子机制的研究开创了前所未有的前景，取得了诸多研究成果，标志着肿瘤转移研究进入了下一个时代，即"分子理论认识阶段"。

### 1.2.1 癌转移潜能的"先天固有论"与"后天获得论"

癌细胞获得侵袭转移能力是完成转移过程的前提，但并非所有癌细胞都有这种能力并完成整个过程。至今仍有争论的一个问题是：转移潜能是一部分癌细胞的固有特征，还是后天获得性的？癌细胞在哪一阶段获得转移能力，转移细胞与原发瘤间关系如何？是早期还是晚期事件？经典理论认为转移是癌细胞高度克隆选择的过程，在原发瘤中仅少数细胞具有转移潜能，肿瘤进展中部分细胞发生更多的遗传学改变，从而获得转移能力，转移发生在晚期[26,27]，即达尔文进化选择模式的"克隆选择理论"[28]。但这一理论难以解释临床上常见肿瘤很小、很早即已出现远处转移，甚至原发瘤隐匿不现而全身转移，且许多病理诊断相同、临床特征相似的患者却预后完全不同的现象。近年研究发现，转移基因改变在原发瘤阶段即已存在，提示转移潜能的获得是癌的早期事件[29]。如何理解这两种不同的结论，进一步研究其相互关系，对癌转移防治具有极其重要的战略意义。我们与美国合作应用芯片技术进行的研究发现，肝癌原发灶与其转移灶间基因表达谱极其相似，而伴转移与不伴转移肝癌之间基因表达差异明显，这种差异与肿瘤大小等临床病理特征无明显关系，提示转移相关基因改变在原发瘤阶段即已存在，转移潜能的获得是癌的早期事件(即"先天固有理论")[29]。此后在乳腺癌、结肠癌等多种肿瘤的研究中也得出相似结论[30-34]。2019年，斯坦福大学的科学家发现80%的肠癌在原发瘤尚难以发现时即已远处转移，进一步证实癌细胞早期获得转移潜能的这一发现[35]。坎贝尔(Campbell)等[36]对全基因组测序研究发现，胰腺癌转移灶中的主要基因组改变同样存在于原发瘤中，提示转移前即已发生基因层面的改变。谷知田(Yachida)等[37]发现"转移的基因组进化"规律，导致远处转移的克隆亚群存在于原发瘤内，转移克隆是由非转移性细胞克隆演变而来(需要5年以上的时间)，这为转移的早期发现和防治明确了一个时间窗。格林格(Gerlinger)等应用外显子测序、染色体异常分析、功能突变基因组和转录组等技术对肾癌进行的研究得出了类似结论[38]。

### 1.2.2 EMT与肿瘤转移

自EMT现象发现以来，已有接近40 000篇论文关注EMT，多数集中在步入新世纪的20年内，最近数年更是达到了高峰。作为转移发生最初的步骤之一，EMT这一复杂的程序由一系列EMT转录因子(EMT transcription factor, EMT－TF)进行调控，例如Snail、Slug、Twist和ZEBE盒结合锌指蛋白(zinc finger E-box binding homeobox)1，表现为细胞的上皮特征被抑制同时获得了间质特征。当上皮细胞(epithelial cell)显示出类似成纤维细胞的形态与结构时，随之而来的还有迁移能力的增加与侵袭活性的增强[39,40]。大量研究报道了多种类型的癌细胞在EMT程序诱导发生后获得肿瘤起始能力(tumor-initiating capacity)[41-46]。在EMT程序的驱动下，肿瘤细胞对临床传统治疗的抵抗性增强[47,48]。近几年，大量的报道强调"不完全EMT"状态能加快肿瘤进展、增强转移倾向[49-52]。有研究发现，通过过表达EMT－TF完成整个EMT程序后，诱导的完全间质状态细胞失去了肿瘤起始能力，从而无法完成整个转移过程[53,54]。所以，EMT 的作用和机制仍需进一步研究，对于 EMT 机制的深入了解，能为抗癌转移的治疗提供更多的可能。

### 1.2.3 循环肿瘤细胞与转移

原发肿瘤经由 EMT 所产生的单个侵袭性肿瘤细胞或细胞群，侵入邻近正常组织的血管或在肿瘤内诱导形成的新生血管，进入血液循环系统，从而成为循环肿瘤细胞（circulating-tumor cell, CTC），获得前往其他器官的机会[55]。这种 CTC 可能以单细胞或多细胞的团块形式移动，在循环系统中持续存在[56,57]。CTC 在进入远处脏器的途中会遇到多种障碍，包括失去对基质的附着、高速血液流动和切变压力等循环系统相关的物理影响[58]，血液中免疫细胞的拦截等。CTC 极易受到免疫攻击，特别是来自自然杀伤细胞（natural killer cell, NK 细胞）的攻击。然而，CTC 和血管内其他种类细胞之间的相互作用，如与血小板[59-62]、中性粒细胞[63-65]、单核-巨噬细胞[66,67]和内皮细胞[68]的相互作用，可促进其躲避免疫机制，进行血液转运和远处器官外渗。与此同时，肿瘤细胞自身也可以分泌多种蛋白质破坏血管完整性，其中包括血管内皮生长因子（vascular endothelial growth factor, VEGF）、基质金属蛋白酶（matrix metalloproteinase, MMP）和去整合金属蛋白酶 12（a disintegrin and metalloproteinase, ADAM12）[69,70]，这表明前期在原发肿瘤侵袭过程中具有优势的某些特征也可能在转移的后期步骤中发挥重要作用。据报道，CTC 可以通过诱导内皮细胞的程序性坏死（necroptosis）从而外渗并产生肺转移[68]。据推测，在不同的组织部位，癌细胞成功外渗的条件与促进这一过程的细胞间相互作用可能会有很大区别。

CTC 代表了原发瘤和转移灶之间的中间环节。随着从患者血液中分离单个 CTC 技术的日益精进，近年来针对 CTC 有了更进一步的研究成果[71]，例如通过"液体活检"对 CTC 浓度的纵向监测可以提供肿瘤患者对各种类型治疗反应的信息。另一个应用方向则是检测原发瘤切除术后患者血液中的 CTC，以确定残留的、隐匿的转移灶是否持续存在并且继续将恶性肿瘤细胞释放入循环系统。此外，CTC 分离与体外扩增可用于分析和描述原发瘤的基因突变和药物敏感性[72]，这有助于预测患者对各种不同疗法的反应，尤其是当病变部位难以进行活检时（如，脑部肿瘤）。2015 年曾有报道，通过检查前列腺癌患者血液中 CTC 的获得性耐药水平，可预测患者对治疗药物的反应[73]。目前，仍不清楚究竟是单个 CTC 还是 CTC 集群在转移形成中起到更为重要的作用。与此同时，CTC 数量与肿瘤的恶性度、细胞增殖或转移活性高低的关系也不如预想的那般密切，生长活跃的肿瘤向血液循环中释放的 CTC 往往相对较少，这影响了 CTC 检测用于诊断或治疗研究的准确性与可行性。

绝大多数 CTC 在外渗后似乎无法迅速适应全新的微环境[74-79]，或是从新环境中的组织细胞处收到某些抗增殖信号[80-82]，从而最终凋亡或进入休眠状态[83-85]。在休眠状态下，这些细胞作为单个播散肿瘤细胞（disseminated tumor cell, DTC）或是微转移持续存在，有时长达数周、数月甚至数年。2005 年，贝朗（Braun）等[86]研究表明，在骨髓中发现 DTC 与最终临床复发的风险增加有关。

如先前所述，EMT 程序的激活驱动肿瘤细胞向远处播散，这一过程同时也将干细胞特性赋予这些细胞[41]。事实上，早在 1855 年，细胞病理学奠基人菲尔绍就曾提出"胚胎性残余假说（embryonal-rest hypothesis）"以解释肿瘤的形成。就理论而言，只有处于肿瘤干细胞（cancer stem cell, CSC）状态的 DTC 才有能力作为"种子"在远处器官中"开花结果"，来自动物模型所提供的大量证据在很大程度上支持了这一理论[87-90]。考虑到肿瘤的转移潜力与其所拥有的 CSC 群体能力密切关联，针对诸如 CD34、CD133、ALDH1 等 CSC 标志物[91-93]，或靶向其关键信号通路，如 Wnt、Notch 等[88,94]，可能对于肿瘤转移有很好的疗效，但同时也有可能波及正常组织中的干细胞亚群。

### 1.2.4 转移前微环境与器官特异性转移

肿瘤转移具有明显的器官靶向性。临床发现在肿瘤转移的早期，常表现出瘤细胞的特异性器官亲嗜性，如皮肤黑色素瘤和肝细胞癌易转移到肺，结肠癌和眼部黑色素瘤易转移至肝，肺癌易转移到脑，而前列腺癌最常发生骨转移。早在 1889 年，佩吉特[1]在对 700 余例乳腺癌转移情况分析后就发现肿瘤细胞具有明显的器官转移倾向性，佩吉特提出的"种子与土壤"学说有助于解释这种现象，近来的研究进一步为这一学说提供证据。

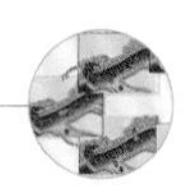

研究发现，DTC在定植靶器官的过程中，可能经历了EMT程序的逆转。这种向上皮细胞状态的逆转能恢复许多在原发灶EMT过程中失去的细胞特征[42]。事实上，早期转移生长中的许多细胞发生这种逆转，可能是转移癌细胞在新的部位定植适应微环境的必要条件[53,54,95]。目前对于这部分的具体细节仍知之甚少。

与原发瘤高度依赖其肿瘤微环境（tumor microenvironment，TME）一样，转移性生长同样需要周围环境的支持[96-98]。一些研究表明，DTC从休眠状态过渡到生长增殖的状态可能是由其局部微环境的变化所引起，比如血管新生[99,100]、炎症[101]或细胞外基质（extracellular matrix，ECM）与其中的成纤维细胞[76,87,102]。免疫细胞也能对转移性定植产生明显影响[97,103]，不仅有适应性免疫的$CD8^{+}$ T细胞[104,105]，也有先天性免疫的NK细胞、骨髓来源的抑制性细胞（myeloid-derived suppressor cell，MDSC）、巨噬细胞和中性粒细胞[101,103]。

转移TME的建立可能是通过形成“转移前微环境”（pre-metastatic niche）从而在肿瘤细胞到来之前便做好准备。这一概念是2005年莱登克（Lydenk）[106]和他的团队提出的，他们发现造血祖细胞被招募并创造了一个有利于形成转移的微环境。转移前微环境的形成可能涉及$VEGFR^{+}$骨髓祖细胞、MDSC或中性粒细胞[106-108]。一系列复杂的细胞活动又为趋化因子、生长因子、基质降解酶和黏附分子的聚集提供一个平台。这个平台对转移肿瘤细胞构成了一个极富亲和力的接应点[106,109]。转移前微环境的启动可能源于原发瘤所分泌的信号[110]。莱登（Lyden）等[111,112]进一步发现肿瘤来源的外泌体含有蛋白质、DNA、mRNA和microRNA，可引导MDSC进入肺部，为肿瘤细胞的到来做好准备。在胰腺癌、肝癌和其他癌症的转移前微环境的生成中也有类似的报道[113,114]。值得注意的是，目前外泌体在癌症进展中的作用，以及转移前微环境是否先于转移的形成等问题仍有待进一步研究[115,116]。

转移癌细胞成功定植的先决条件为：必须具有肿瘤起始能力，同时必须以某种方式适应全新的微环境，使它们能够在远处组织中成长。这与本文开头的“种子与土壤学说”一致。转移的器官特异性/亲嗜性也表明DTC更易适应某些特定远处组织的微环境。已有许多有关不同器官特异性/亲嗜性转移及其机制的研究报道[117]，包括转移性肿瘤细胞在骨[118-120]、肝[121]和大脑[122,123]组织中的定植及其机制。临床常见的器官特异性转移部位也存在一部分特例，表现出符合尤因的“机械理论”学说，即器官转移特异性受循环系统的影响。例如结直肠癌多见肝脏转移，因为引流肠道的门静脉直接将大量CTC带入肝脏[26]。

综上所述，宿主器官微环境及其与肿瘤细胞间的相互作用在转移靶向性选择方面发挥重要作用。癌细胞与微环境间的互动对话（cross-talk）被广为关注。癌细胞在靶器官的定居与拓殖性生长首先必须主动适应并改造微环境，形成利于其定居与生长的环境（即转移性微环境）。而微环境对癌细胞进入也发生反向性适应并可能调变癌细胞特性。人们正尝试破解癌细胞与其微环境间相互作用的“语言密码”，最终阻断其“对话”。对微环境或整体微生态环境的干预已成为防治癌细胞转移的希望所在[107,118,124]。另一方面，癌细胞到达靶器官后一般经历3个阶段：①休眠状态，单个细胞保持静止和无增殖状态；②微转移状态，增殖与凋亡平衡；③转移灶形成，活跃增生[125]。由于缺乏合适的模型及技术难度，对这3个阶段的转变机制尚不清楚。弄清其内在机制有助于寻找新的抗转移策略。

### 1.2.5 代谢重编程与肿瘤转移

自从1956年发现“瓦尔堡（Warburg）效应”以来[126]，对于肿瘤代谢通路异常及其在肿瘤发生、发展中重要作用的认识也有长足的进步。自1960年代中期以来，缺氧和酸中毒已成为肿瘤代谢研究的两大焦点[126,127]，其中最为重要的突破之一便是缺氧诱导因子（hypoxia inducible factor，HIF）-1的发现[128]。HIF-1诱导大量调节癌症进展的基因转录，参与细胞增殖和生存、血管生成、细胞运动和侵袭、ECM重塑和形成转移前微环境[129]，对于肿瘤转移的整个过程都有显著影响。鉴于HIF-1具有多种增强恶性肿瘤的功能，自然也是一个被寄予厚望的治疗靶点[130]。

近些年，研究发现胰腺癌[131]、乳腺癌[132]等多种肿瘤的原发灶和转移灶之间的代谢基因表达谱差异显著，说明肿瘤细胞在转移中存在代谢的动态变化，但尚不清楚这些代谢变化的成因和作用。迄今为止，多数代谢研究集中在肿瘤转移的早期步骤，着重分析了丙酮酸[133-135]、乳酸[136-138]、谷氨酰胺[139-143]和脂肪酸[144-147]等营养物质在部分转移过程中的作用。

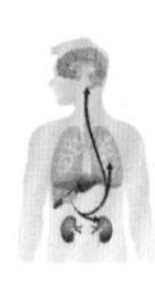



转移的最终成功可能受到转移性肿瘤细胞在整个过程中不断适应相应器官营养成分的影响，体现了肿瘤细胞对代谢产物的可塑性与适应性，例如在循环系统中对铁死亡的抵抗[133,148]、在定植过程中对ATP的需求等[121,149]。这些观察结果也符合“种子和土壤”学说，即肿瘤细胞需要必要的代谢产物和营养物质才能成功传播，而这一过程必然与肿瘤细胞的来源和转移部位的亲和性有所关联。

另外，癌细胞代谢重编程对免疫微环境，特别是免疫细胞功能状态的影响也广为关注。如癌细胞分泌乳酸酸化肿瘤微环境，促进癌细胞增殖，激活血管生成，并改造巨噬细胞、树突状细胞(DC)等炎症免疫细胞，导致免疫抑制状态[150]；美国两个研究小组证实癌细胞通过竞争性摄取葡萄糖、限制T细胞获取葡萄糖，通过抑制T细胞mTOR活性、糖酵解能力和IFN-γ产生，为癌细胞提供外部生长优势，促进肿瘤进展[151,152]；谷氨酰胺通过介导肿瘤细胞-微环境相互作用促进肿瘤进展[153]。从代谢角度，阐释了癌转移过程癌细胞(种子)与微环境(土壤)间的动态相互作用。

## 1.3 肿瘤转移研究技术的发展与变革

技术的进步是癌转移研究的基础。除了来自临床肿瘤患者相关组织与材料以外，实验动物模型、体外培养细胞模型可模拟肿瘤的发生、进展和转移过程，成为肿瘤转移研究的重要载体。1913年，韦尔(Weil)[154]改进莱文(Levin)的组织块静脉注射法，改用悬液，成功建立肺转移模型。此后动物和人类肿瘤模型迅速发展，1915年，日本岩崎(Iwasaki)[155]重复大鼠静脉内接种实验，肺转移率达到82%；裸小鼠发现和培育的成功，开始了直接利用各种人类肿瘤进行移植的实验；相继建立了不同的移植瘤株。1980年后，肿瘤细胞和分子生物学、分子和细胞遗传学等技术，特别是组学技术的快速进步，大大推进了癌转移的研究。例如，原位杂交分析、免疫组化(immunohistochemistry, IHC)和激光捕获显微切割技术的应用[156]，能够显示肿瘤的遗传、生物和转移的异质性。伴随基因测序精度的上升以及成本的大幅度下降，第二代测序极大地扩展了对肿瘤内在驱动因素、患者间异质性及其对治疗不同反应的认识[157]，标志着组学研究及大数据分析阶段的到来，代表着肿瘤转移研究进入了一个全新的时代。日益增多的单细胞分析平台使研究人员能够以最高的分辨率研究肿瘤异质性和转移微环境的改变[158]。最近更是有大量研究致力于规范单细胞转录组学，制定统一标准，从而指导全球的实验室产出统一的、大规模分析的数据库[159-161]。而空间转录组学更是将基因表达的定量信息与传统病理学分析相结合，相较于传统的实验方法增加了微环境中具体细胞的物理位置信息[162,163]。

2010年后模式生物技术的进步，可利用基因修饰动物的模式探索癌转移发生、发展机制及研究新的诊疗方法，研究单基因改变与整体交互对肿瘤发生、发展的影响。近年来，肿瘤显像技术突飞猛进，越来越多的组织清除技术允许对临床前和临床标本进行三维(3D)组织病理学分析[164]。研究者现在能够使用全组织三维高分辨率成像来研究肿瘤内的可塑性，并对临床活检进行精准分期[165]。非侵入性的全身成像也发展到了可以在单个细胞的级别持续追踪微小转移[166]。基于深度学习的图像识别系统，可以对逃避治疗的休眠恶性细胞进行测绘[167]。此外，近年发展的组织细胞3D培养与类器官(organoid)技术及人源肿瘤异种移植瘤(patient-derived xenograft, PDX)模型等技术，较完美地展现原发瘤的分子与遗传特征、肿瘤微环境的时间和空间异质性，以及肿瘤细胞与微环境间的动态相互作用，并为抗转移新疗法的探索提供高效技术平台。通过整合从实验研究中已获得的数据来建立基于机器学习的数字模型也同样备受关注[168]。

## 1.4 抗转移治疗的探索

目前肿瘤转移仍缺乏有效治疗对策[169]，消除转移瘤的策略与相应原发瘤的治疗策略基本相同，包括手术、放疗、化疗、靶向治疗、免疫治疗以及多种治疗手段相结合的综合治疗。传统的化疗或放疗转移的一个主要问题是，转移后进入休眠状态的肿瘤细胞并不活跃，对基于细胞毒性的传统治疗方法具有抗性[170,171]，并且转移细胞在细胞与分子遗传学表型、生物学特征等方面与原发瘤细胞间存在一定的差异性，而现有的抗癌药物多是针对原发瘤研发的，因此对转移灶的疗效有限。此外，传统治疗对肿瘤微环境产生影响，从而诱导TME中的基质细胞旁分泌一系列细胞因子，最终促进肿瘤细胞的抗药性，例如CXCL1/2、IL-6和肝细胞生长因子(hepatocyte

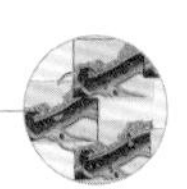

growth factor，HGF）的分泌与作用[172-174]。因此，迫切需要发展特异性的抗转移新疗法。

### 1.4.1 抗肿瘤转移治疗的实验性研究

癌转移的成功与否与转移细胞和周围微环境的多种相互作用息息相关，目前已证明肿瘤细胞极其擅长挟持正常细胞的机制来保护自己。因此，抗转移不仅要靶向肿瘤细胞本身，还要针对 TME 中促进肿瘤细胞生长、生存、血管新生、侵袭和转移的各种因素。为了再现肿瘤转移这一复杂的动态过程，建立合适、有效的实验研究模型是开发抗转移疗法的关键瓶颈之一。近年三维类器官模型和斑马鱼模型已经迅速成为切实可行的药物筛选平台[175,176]。但小鼠模型在短期内仍然是转移研究模型中的中流砥柱[177]。

20 世纪 90 年代抗癌转移治疗主要是针对宿主因素，例如血管新生或是生长因子。然而迄今批准的大多数疗法的疗效十分有限[178]。我们发现抗血管生成药物通过激活 c－Met 通路，可诱导耐药，并促进转移，设计同时抑制 VEGFR 和 c－Met 的双功能小分子化合物 NZ001，可有效抑制转移[179]。

目前抗转移疗法的探索还有靶向 CTC 和 CSC、靶向免疫微环境、靶向代谢等方面。最近一种 Tie1 功能阻断抗体被证明可以阻碍 CTC 在转移部位的外渗，从而遏制转移[180]。Yu 等[72]研究发现，乳腺癌患者 CTC 较原发瘤获得更多的基因突变，包括雌激素受体（ESR1）、PIK3CA 和成纤维细胞生长因子受体（FGFR2）基因等，PI3K 和 FGFR2 抑制剂单用或联用可更有效地抑制 CTC、抗转移。靶向 CSC 疗法包括抗体偶联药物（antibody-drug conjugates，ADC）（如 CD133、LGR5 等）清除 CSC，抑制 CSC 关键信号通路（Wnt、Notch 信号通路等），靶向静态 CSC 的主要激活代谢通路（如抗 CD36、oxPhos 抑制剂），以及表观遗传疗法[如赖氨酸特异性去甲基化酶 1（lysine specific demethylase 1，LSD1）、组蛋白脱乙酰酶（histone acetyltransferase，HDAC）、DOT1L]等[181]。现已发现单一氨基酸（天冬酰胺）可调控乳腺癌转移[182]；调变胆固醇代谢，抑制脑胶质瘤进展[183]，为靶向代谢的治疗提供了更多的可能性。

转分化治疗则创新性地试图利用转移肿瘤细胞的高可塑性，例如通过结合抗糖尿病药物罗格列酮（rosiglitazone）和曲美替尼（trametinib）来治疗乳腺癌转移[184]。从机制上看，罗格列酮的干预迫使传播的肿瘤细胞转分化为细胞周期不活跃的脂肪细胞，从而抑制了转移。同样，通过定时抑制 MCT1 或破坏 BACH1 的稳定性，对细胞内活性氧水平进行调控，对播散的肿瘤细胞的生存产生不利影响，从而减少远端转移的发生率[185-187]。

### 1.4.2 以外科为主的传统疗法在抗转移治疗中地位日益重要

一般认为肿瘤发生远处转移，即失去外科手术治疗的机会。由于外科技术的进步和辅助治疗手段的多样化，使部分转移性肿瘤患者可获得手术的机会，其预后也得到显著改善。转移性肿瘤手术方案的确定，依赖于准确的术前评估，包括原发瘤和转移灶的评估、可选用的辅助治疗或保障手段等。对于局限于单个器官的转移、转移灶局限且数量较少的患者，首选直接手术切除。近年由于药物治疗的进步，转移性肿瘤的治疗格局发生了革命性改变，例如肠癌肝转移和卵巢癌转移等，以外科为主的综合治疗模式成为主要推荐，并证实可显著延长患者的生存率。手术切除原发瘤和/或转移灶，辅以药物的综合治疗模式已被推广到包括肝癌、胃癌等其他常见实体瘤。此外，晚期肿瘤患者由于肿瘤生长引起的器官功能障碍，有时也需要手术进行姑息治疗，如肠癌引起的肠梗阻，需要手术解除梗阻状态，提升患者带瘤生存的生活质量。

对于不宜或难以耐受手术的患者，放疗、局部消融、介入化疗（栓塞）等传统治疗模式也在转移性实体瘤中发挥重要作用。

### 1.4.3 靶向治疗和免疫治疗成为抗肿瘤转移的新选择

理论上，抑制阻断肿瘤细胞侵袭转移级联过程的任何阶段均可有效抗转移。目前抗转移治疗的新策略大多集中在癌细胞到达靶器官后定植生长阶段。分子靶向治疗用于治疗实体瘤已走过 20 年，其中的一个里程碑事件是证实血管生成抑制剂可有效治疗多种晚期和侵袭性癌症，这也是目前临床研究与应用最多的抗转移药物。

多靶点激酶抑制剂索拉非尼（sorafenib）是美国食品药品监督管理局（FDA）批准的第一个用于晚期肝细胞癌（hepatocellular carcinoma，HCC）系统性治疗的一线药物。目前，国际上已经有多个靶向

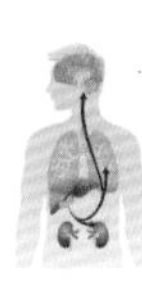



药物获批肝癌的适应证，包括一线治疗的索拉非尼、仑伐替尼（lenvatinib）和多纳非尼（donafenib）；二线治疗的瑞戈非尼（regorafenib）、雷莫芦单抗（ramucirumab）和卡博替尼（cabozantinib）。多纳非尼是2012年以来晚期肝癌治疗领域第一个在大型Ⅲ期临床试验中生存期优于索拉非尼的分子靶向药物[188]。瑞戈非尼作为一种口服的多激酶抑制剂，以血管生成和间质酪氨酸激酶为靶点。目前，瑞戈非尼治疗晚期结肠癌三线适应证获得美国国立综合癌症网络（National Comprehensive Cancer Network, NCCN）指南和欧洲肿瘤内科学会（European Society for Medical Oncology, ESMO）共识推荐，并于2017年3月获国家食品药品监督管理总局（CFDA）批准，同年《CSCO结直肠癌诊疗指南》将其纳入晚期三线治疗策略。随着靶点基因检测的普及以及靶向药物的增加，给晚期肿瘤并伴有转移的患者提供了更多候选的治疗策略。

另外，近年快速发展的免疫疗法（包括免疫检查点抑制剂、炎症免疫微环境再平衡等）也成为抗转移治疗的新希望。2017年，免疫检查点抑制剂（ICB）单药率先在晚期HCC的二线治疗中获得突破，抗PD-1抗体纳武单抗（nivolumab）和帕博利珠单抗（pembrolizumab）已被美国FDA批准作为二线用药。在2017年V1版《NCCN结直肠癌诊治指南》的“转移性疾病的治疗原则”部分，首次将免疫检查点抑制剂PD-1抗体帕博利珠单抗和纳武单抗推荐用于具有dMMR/MSI-H分子表型的mCRC的治疗，标志着mCRC治疗进入了基于分子表型的免疫治疗新时代。但临床上仍有部分晚期实体瘤患者并不能从中获益，因此仍需要进一步研究如何提高治疗效果。提高疗效的途径包括：①鉴定特异性生物标志物，个体化选择获益人群。尽管已发现许多潜在意义的标志物，但尚未经多中心验证，难以用于临床。②克服复杂免疫炎症微环境。研究发现可再平衡肿瘤免疫微环境，提高程序性死亡蛋白配体-1（programmed cell death ligand 1, PD-L1）抗体的疗效[189]。③研究原发性和获得性耐药机制，寻找特异性干预措施。如前文所述，我们研究发现HGF/c-Met通路激活是肝癌靶向治疗耐药和促转移的共同机制，设计小分子化合物NZ001，阻断该通路可抗转移、逆转耐药[179]。另外上海交通大学医学院附属仁济医院的团队[190]和我们团队应用不同技术分别从不同角度发现EGFR通路激活是仑伐替尼原发性耐药和获得性耐药的共同机制，联合EGFR抑制剂可逆转耐药、协同抗癌。④联合疗法，包括与化疗、分子靶向治疗、干扰素（interferon, IFN）等细胞因子等联合。目前已有较多循证医学证据表明，联合治疗可以显著增加免疫治疗的有效率。联合免疫治疗在临床上有许多临床试验开展，联合方式多种多样，包括PD-1抑制剂联合细胞毒性T细胞相关抗原-4（cytotoxic T lymphocyte-associated antigen-4, CTLA-4）抑制剂，免疫检查点抑制剂联合抗血管生成靶向治疗，联合局部消融，联合介入治疗，联合放疗等。临床前研究表明，抗血管生成疗法可以通过促进细胞毒性 $CD8^{+}$ T细胞的选择性浸润来提高ICB的疗效[191-194]。一项Ⅲ期试验研究发现，阿替利珠单抗（atezolizumab, PD-L1单抗）和贝伐珠单抗（bevacizumab, 抗VEGF）联合治疗不可切除（包括转移）的HCC患者优于目前的一线疗法索拉非尼[195]。随着2015年美国FDA批准的第一个溶瘤病毒药物（talimogene laherparepvec, imlygic）上市，溶瘤病毒疗法成为肿瘤免疫治疗重要分支并广受关注。近来很多研究表明，溶瘤病毒治疗可通过改变肿瘤微环境，将“冷肿瘤”重塑为“热肿瘤”，因此与其他肿瘤治疗手段联合，尤其与免疫检查点抑制剂或CAR-T细胞治疗联合，能产生协同增效的结果，从而对晚期肿瘤、转移瘤显示出强大的治疗潜力[196-199]。

而在近些年的研究中最为值得关注的还是免疫治疗所带来的远端效应（abscopal effect）。远端效应的发现源于放疗，即对于发生转移的肿瘤，以放疗照射一个病灶后发现其远隔部位的肿瘤也在减小的现象[200]。目前对于远端效应的合理解释为当放疗杀死一个原发灶时，被破坏的肿瘤细胞释放肿瘤特异性抗原，激活了机体的免疫系统，使得进入血液的免疫细胞在其他器官里也能识别并且消灭肿瘤细胞[201-203]。远端效应的发现对于如何针对性治疗已发生的肿瘤转移有着重大意义，然而目前对远端效应的内在机制依旧缺乏足够的了解，为了使更多的患者受益，迫切需要进一步的研究来阐明这一现象。

## 1.5 肿瘤转移研究领域值得关注的问题与展望

一个多世纪以来，尽管针对肿瘤转移的研究有了许多重大的突破，但仍有许多关键的未解之谜：

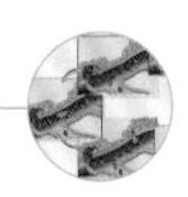

①癌细胞获得侵袭转移能力的时间节点；②癌干细胞来源与转移的关系；③癌细胞 EMT 的存在与作用；④单个播散癌细胞(DTC)如何逃避机体免疫攻击；⑤癌细胞靶向性归巢机制与转移的器官特异性；⑥癌细胞到达转移靶器官后经历休眠-激活-微转移-转移过程的调控机制；⑦癌细胞定居后对微环境的改造与适应；⑧如何有效预防与治疗转移。解决转移问题需要跨学科领域的全面合作，将肿瘤在分子层面的活动和特征与临床上的表征结合起来，推进转移的研究迫切需要包括单细胞活体成像、谱系追踪、转录组、代谢组以及遗传和表观遗传修饰研究等前沿技术发展与广泛应用，而最终的关键问题需要回归到以何种方式将研究成果转化到临床实践中，从而改善患者的治疗效果，拯救更多的生命。针对上述问题，近年的研究热点包括肿瘤进化与肿瘤异质性和转移潜能、干细胞与 EMT、肿瘤细胞与微环境的对话(包括外泌体、转移前微环境)、微环境免疫编辑、CTC 与转移过程的实时动态显像，以及免疫和靶向治疗等抗转移新策略等。

### 1.5.1 干细胞研究为癌转移潜能的起源提供新的思路

只有特定细胞亚群能完成转移过程，因此转移有克隆起源，不同部位的转移瘤起源于不同“种子”的增殖。这类“种子”已被认为是祖细胞、起始细胞、CSC 或转移细胞[30,125]。这些细胞亚群是肿瘤恶性进程的关键起始者[204]。目前已从乳腺癌、肝癌等多种实体瘤中分离出具有干细胞特征的细胞亚群[205]。但这些 CSC 是癌固有的还是进展中诱生的？转移肿瘤细胞与 CSC 间关系如何？干细胞能否成为抗转移治疗的特异性靶标？目前的抗癌药物是否可杀死肿瘤干细胞？CSC 与正常干细胞间是否有不同？靶向 CSC 治疗是否会损伤正常干细胞？并非每个 CSC 都有转移能力，故提出“迁徙性癌干细胞”(migrating cancer stem cell, MCSC)的概念。近年发展的将终末分化细胞诱导为干细胞样细胞的“重编程”技术给 CSC 研究提供了独特的研究思路和平台[206,207]。人工诱导的具有多向分化潜能的肿瘤细胞(iPC)具有 CSC 特性，目前已成功诱导直肠癌等多种癌 iPC[208,209]。

### 1.5.2 再平衡免疫微环境已成为抗转移治疗的希望

人们正尝试破解癌细胞与其微环境间相互作用的“语言密码”，最终阻断其“对话”。对微环境或整体微生态环境的干预已成为防治转移的希望所在。癌相关炎症免疫反应是一新热点。越来越多的证据表明，炎症可促进癌的发生、生长与转移。有专家提出癌是一种慢性炎症性疾病，应用抗炎剂可控制癌的发生、发展[210,211]。微环境中存在大量炎性细胞，它们分泌的细胞因子、趋化因子及生长因子等在对损伤免疫应答的同时，更为癌的发生、发展，特别是侵袭转移提供了必要的炎性微环境[212]。但炎症免疫反应的作用复杂多变，促癌与抗癌作用并存，即所谓的“癌的免疫编辑”(cancer immunoediting)[125]。

我们与美国合作研究发现，微环境炎症免疫失衡可以促进肝癌转移、相应的炎症免疫因子标签则可以用于预测转移[213-215]；巨噬细胞分泌的集落刺激因子(CSF-1)可促进癌转移[216]。CSF-1 过量表达是导致肿瘤微环境炎症免疫失衡的“元凶”[213]，CSF-1R 抑制剂可再平衡炎症免疫反应，发挥抗转移作用[189]，而其相互转化机制并不清楚，对其深入研究有望找到调变炎症免疫微环境防治肿瘤转移的新策略。一些靶向炎性分子[肿瘤坏死因子(TNF)、IL-6、IL-12/23 等]的治疗药物已经逐步进入临床试验，通过免疫疗法等再平衡炎症免疫微环境是抗癌转移的希望所在。

### 1.5.3 癌转移的精准预防与干预策略

分子诊断/预测技术的发展，使人们能够更加准确地了解肿瘤的生物学，从而为肿瘤转移防治制定“个体化”对策，包括转移潜能的预测、微转移的检测、综合防治方案的选择与制定，以及新防治策略的探索等。我们现正处于一个根据肿瘤分子特征进行靶向治疗与免疫治疗时代。抗血管生成药物已对原发瘤生长和转移防治发挥重要作用，改变许多实体瘤治疗的格局。发展针对淋巴管生成、失巢凋亡、肿瘤与宿主/间质相互作用和细胞运动等分子通路的靶向疗法或药物，应当是未来有待考虑的研究方向。尤为需要考虑的是如何针对细胞运动，因为相对于细胞增殖，细胞运动更是转移癌的重要特征。抗转移疗法的探索还包括靶向 CTC 和 CSC、免疫微环境、代谢等方面。

肿瘤转移防治尚存的问题包括：转移一旦发生能否治愈？转移癌的治疗选择大多是根据其原发瘤的组织学和分子分析结果，但转移癌与其原发瘤间是否存在以及存在怎样的差异，有否进一步演变等

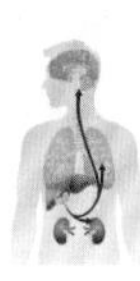



尚无定论。需重新评估转移过程中哪个步骤是理想靶标。近来许多研究支持"平行进展理论"(parallel progression),即转移与原发瘤内细胞平行进展。因此,需要针对播散种子和转移土壤同时进行早期干预[217,218]。

### 1.5.4 理想的研究模型将助力肿瘤转移防治的快速进步

由于缺乏理想的体内研究手段,转移的详细过程在某种程度上还是个谜。为了更好地在细胞与分子水平研究癌转移,需要新模型(new models)、新方法(novel methods)和新视野(new views)。"建立多种不同转移潜能和靶器官亲嗜性等生物学特征的肿瘤细胞系与动物模型,为系统理解肿瘤异质性表型和选择性微演化机制提供研究基础"被视为肿瘤转移研究领域的三大重要方向之一。冷光和荧光技术、光学显像技术以及 3D 技术的发展,特别是近年发展的非侵入性全身成像、基于深度学习的图像识别系统,以及类器官等技术,为肿瘤转移机制和抑制肿瘤转移策略研究提供了帮助。

(苏英晗　钦伦秀)

## 参考文献


[1] PAGET S. The distribution of secondary growths in cancer of the breast [J]. Lancet, 1889, 133(3421): 571 - 573.

[2] EWING J. Neoplastic diseases: a treatise on tumours [M]. 3rd ed. Philadelphia: Saunders, 1928.

[3] COMAN D R, DELONG R P, MCCUTCHEON M. Studies on the mechanisms of metastasis. The distribution of tumors in various organs in relation to the distribution of arterial emboli [J]. Cancer Res, 1951, 11(8): 648 - 651.

[4] FIDLER I J. The pathogenesis of cancer metastasis: the 'seed and soil' hypothesis revisited [J]. Nat Rev Cancer, 2003, 3(6): 453 - 458.

[5] FIDLER I J. Metastasis: quantitative analysis of distribution and fate of tumor emboli labeled with 125I-5-iodo-2′-deoxyuridine [J]. J Natl Cancer Inst, 1970, 45(4): 773 - 782.

[6] FIDLER I J. Selection of successive tumour lines for metastasis [J]. Nat New Biol, 1973, 242(118): 148 - 149.

[7] FIDLER I J, KRIPKE M L. Metastasis results from preexisting variant cells within a malignant tumor [J]. Science, 1977, 197(4306): 893 - 895.

[8] POSTE G, FIDLER I J. The pathogenesis of cancer metastasis [J]. Nature, 1980, 283(5743): 139 - 146.

[9] TALMADGE J E, WOLMAN S R, FIDLER I J. Evidence for the clonal origin of spontaneous metastases [J]. Science, 1982, 217(4557): 361 - 363.

[10] NOWELL P C. The clonal evolution of tumor cell populations [J]. Science, 1976, 194(4260): 23 - 28.

[11] TARIN D, PRICE J E, KETTLEWELL M G, et al. Clinicopathological observations on metastasis in man studied in patients treated with peritoneovenous shunts [J]. Br Med J (Clin Res Ed), 1984, 288(6419): 749 - 751.

[12] TARIN D, PRICE J E, KETTLEWELL M G, et al. Mechanisms of human tumor metastasis studied in patients with peritoneovenous shunts [J]. Cancer Res, 1984, 44(8): 3584 - 3592.

[13] LIOTTA L A. Tumor invasion and metastases — role of the extracellular matrix: rhoads memorial award lecture [J]. Cancer Res, 1986, 46(1): 1 - 7.

[14] LUCKE B, BREEDIS C, WOO Z P, et al. Differential growth of metastatic tumors in liver and lung: experiments with rabbit V2 carcinoma [J]. Cancer Res, 1952, 12(10): 734 - 738.

[15] FISHER B, FISHER E R. The organ distribution of disseminated $^{51}$Cr-labeled tumor cells [J]. Cancer Res, 1967, 27(2 Part 1): 412 - 420.

[16] WEISS L. Metastatic inefficiency: causes and consequences [J]. Cancer Rev, 1986, 3: 1 - 24.

[17] FIDLER I J, GRUYS E, CIFONE M A, et al. Demonstration of multiple phenotypic diversity in a murine melanoma of recent origin [J]. J Natl Cancer Inst, 1981, 67(4): 947 - 956.

[18] KERBEL R S, MAN M S, DEXTER D. A model of human cancer metastasis: extensive spontaneous and artificial metastasis of a human pigmented melanoma and derived variant sublines in nude mice [J]. J Natl Cancer Inst, 1984, 72(1): 93 - 108.

[19] POSTE G. Experimental systems for analysis of the malignant phenotype [J]. Cancer Metast Rev, 1982, 1(2): 141 - 199.

[20] LI Y, TANG Z-Y, YE S-L, et al. Establishment of cell clones with different metastatic potential from the metastatic hepatocellular carcinoma cell line MHCC97 [J]. World J Gastroentero, 2001, 7(5): 630.

[21] LI Y, TANG Z, YE S, et al. Establishment of a

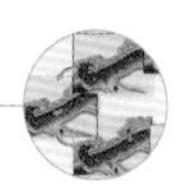

hepatocellular carcinoma cell line with unique metastatic characteristics through in vivo selection and screening for metastasis-related genes through cDNA microarray [J]. J Cancer Res Clin, 2003,129(1):43 - 51.

[22] FIDLER I J, TALMADGE J E. Evidence that intravenously derived murine pulmonary melanoma metastases can originate from the expansion of a single tumor cell [J]. Cancer Res, 1986,46(10):5167 - 5171.

[23] FIDLER I J. Critical factors in the biology of human cancer metastasis: twenty-eighth GHA Clowes memorial award lecture [J]. Cancer Res, 1990,50(19):6130 - 6138.

[24] FIDLER I J. The organ microenvironment and cancer metastasis [J]. Differentiation, 2002,70(9 - 10):498 - 505.

[25] HART I R, FIDLER I J. Role of organ selectivity in the determination of metastatic patterns of B16 melanoma [J]. Cancer Res, 1980,40(7):2281 - 2287.

[26] GUPTA G P, MASSAGUÉ J. Cancer metastasis: building a framework [J]. Cell, 2006,127(4):679 - 695.

[27] MCCARTHY N. Route master [J]. Nat Rev Cancer, 2009,9(9):611.

[28] VALASTYAN S, WEINBERG R A. Tumor metastasis: molecular insights and evolving paradigms [J]. Cell, 2011,147(2):275 - 292.

[29] YE Q-H, QIN L-X, FORGUES M, et al. Predicting hepatitis B virus-positive metastatic hepatocellular carcinomas using gene expression profiling and supervised machine learning [J]. Nat Med, 2003,9(4):416 - 423.

[30] HANAHAN D, WEINBERG R A. Hallmarks of Cancer: The Next Generation [J]. Cell, 2011,144(5):646 - 674.

[31] RAMASWAMY S, ROSS K N, LANDER E S, et al. A molecular signature of metastasis in primary solid tumors [J]. Nat Genet, 2003,33(1):49 - 54.

[32] WEIGELT B, GLAS A M, WESSELS L F, et al. Gene expression profiles of primary breast tumors maintained in distant metastases [J]. Proc Natl Acad Sci U S A, 2003,100(26):15901 - 15905.

[33] DING L I, ELLIS M J, LI S, et al. Genome remodelling in a basal-like breast cancer metastasis and xenograft [J]. Nature, 2010,464(7291):999 - 1005.

[34] NAVIN N, KENDALL J, TROGE J, et al. Tumour evolution inferred by single-cell sequencing [J]. Nature, 2011,472(7341):90 - 94.

[35] HU Z, DING J, MA Z, et al. Quantitative evidence for early metastatic seeding in colorectal cancer [J]. Nat Genet, 2019,51(7):1113 - 1122.

[36] CAMPBELL P J, YACHIDA S, MUDIE L J, et al. The patterns and dynamics of genomic instability in metastatic pancreatic cancer [J]. Nature, 2010,467(7319):1109 - 1113.

[37] YACHIDA S, JONES S, BOZIC I, et al. Distant metastasis occurs late during the genetic evolution of pancreatic cancer [J]. Nature, 2010,467(7319):1114 - 1117.

[38] GERLINGER M, ROWAN A J, HORSWELL S, et al. Intratumor heterogeneity and branched evolution revealed by multiregion sequencing [J]. N Engl J Med, 2012,366:883 - 892.

[39] CRAENE B D, BERX G. Regulatory networks defining EMT during cancer initiation and progression [J]. Nat Rev Cancer, 2013,13(2):97 - 110.

[40] LAMOUILLE S, XU J, DERYNCK R. Molecular mechanisms of epithelial-mesenchymal transition [J]. Nat Rev Mol Cell Bio, 2014,15(3):178 - 196.

[41] MANI S A, GUO W, LIAO M-J, et al. The epithelial-mesenchymal transition generates cells with properties of stem cells [J]. Cell, 2008,133(4):704 - 715.

[42] BRABLETZ T. To differentiate or not — routes towards metastasis [J]. Nat Rev Cancer, 2012,12(6):425 - 436.

[43] FAN F, SAMUEL S, EVANS K W, et al. Overexpression of Snail induces epithelial-mesenchymal transition and a cancer stem cell-like phenotype in human colorectal cancer cells [J]. Cancer Med, 2012,1(1):5 - 16.

[44] PANG R, LAW W L, CHU A C Y, et al. A subpopulation of CD26 + cancer stem cells with metastatic capacity in human colorectal cancer [J]. Cell Stem Cell, 2010,6(6):603 - 615.

[45] RASHEED Z A, YANG J, WANG Q, et al. Prognostic significance of tumorigenic cells with mesenchymal features in pancreatic adenocarcinoma [J]. J Natl Cancer Inst, 2010,102(5):340 - 351.

[46] ZHOU D, KANNAPPAN V, CHEN X, et al. RBP2 induces stem-like cancer cells by promoting EMT and is a prognostic marker for renal cell carcinoma [J]. Exp Mol Med, 2016,48(6):e238.

[47] GUPTA P B, ONDER T T, JIANG G, et al. Identification of selective inhibitors of cancer stem cells by high-throughput screening [J]. Cell, 2009,138(4):

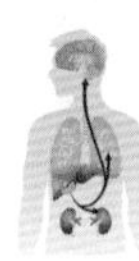



645 - 659.

[48] KURREY N K, JALGAONKAR S P, JOGLEKAR A V, et al. Snail and slug mediate radioresistance and chemoresistance by antagonizing p53-mediated apoptosis and acquiring a stem-like phenotype in ovarian cancer cells [J]. Stem Cells, 2009,27(9):2059 - 2068.

[49] BEDNARZ-KNOLL N, ALIX-PANABIÈRES C, PANTEL K. Plasticity of disseminating cancer cells in patients with epithelial malignancies [J]. Cancer Metast Rev, 2012,31(3):673 - 687.

[50] JORDAN N V, JOHNSON G L, ABELL A N. Tracking the intermediate stages of epithelial-mesenchymal transition in epithelial stem cells and cancer [J]. Cell Cycle, 2011,10(17):2865 - 2873.

[51] LUNDGREN K, NORDENSKJÖLD B, LANDBERG G. Hypoxia, snail and incomplete epithelial-mesenchymal transition in breast cancer [J]. Brit J Cancer, 2009,101(10):1769 - 1781.

[52] SCHLIEKELMAN M J, TAGUCHI A, ZHU J, et al. Molecular portraits of epithelial, mesenchymal, and hybrid States in lung adenocarcinoma and their relevance to survival [J]. Cancer Res, 2015,75(9):1789 - 1800.

[53] OCAÑA O H, CÓRCOLES R, FABRA Á, et al. Metastatic colonization requires the repression of the epithelial-mesenchymal transition inducer Prrx1 [J]. Cancer Cell, 2012,22(6):709 - 724.

[54] TSAI J H, DONAHER J L, MURPHY D A, et al. Spatiotemporal regulation of epithelial-mesenchymal transition is essential for squamous cell carcinoma metastasis [J]. Cancer Cell, 2012,22(6):725 - 736.

[55] KANG Y, PANTEL K. Tumor cell dissemination: emerging biological insights from animal models and cancer patients [J]. Cancer Cell, 2013,23(5):573 - 581.

[56] AU S H, STOREY B D, MOORE J C, et al. Clusters of circulating tumor cells traverse capillary-sized vessels [J]. Proc Natl Acad Sci U S A, 2016,113(18):4947 - 4952.

[57] ACETO N, BARDIA A, MIYAMOTO D T, et al. Circulating tumor cell clusters are oligoclonal precursors of breast cancer metastasis [J]. Cell, 2014,158(5):1110 - 1122.

[58] HEADLEY M B, BINS A, NIP A, et al. Visualization of immediate immune responses to pioneer metastatic cells in the lung [J]. Nature, 2016,531(7595):513 - 517.

[59] LABELLE M, HYNES R O. The initial hours of metastasis: the importance of cooperative host-tumor cell interactions during hematogenous dissemination [J]. Cancer Discov, 2012,2(12):1091 - 1099.

[60] KOPP H-G, PLACKE T, SALIH H R. Platelet-derived transforming growth factor-β down-regulates NKG2D thereby inhibiting natural killer cell antitumor reactivity [J]. Cancer Res, 2009,69(19):7775 - 7783.

[61] PALUMBO J S, TALMAGE K E, MASSARI J V, et al. Platelets and fibrin (ogen) increase metastatic potential by impeding natural killer cell-mediated elimination of tumor cells [J]. Blood, 2005,105(1):178 - 185.

[62] PALUMBO J S, TALMAGE K E, MASSARI J V, et al. Tumor cell-associated tissue factor and circulating hemostatic factors cooperate to increase metastatic potential through natural killer cell-dependent and-independent mechanisms [J]. Blood, 2007,110(1):133 - 141.

[63] COFFELT S B, WELLENSTEIN M D, DE VISSER K E. Neutrophils in cancer: neutral no more [J]. Nat Rev Cancer, 2016,16(7):431 - 446.

[64] SPIEGEL A, BROOKS M W, HOUSHYAR S, et al. Neutrophils suppress intraluminal NK cell-mediated tumor cell clearance and enhance extravasation of disseminated carcinoma cells [J]. Cancer Discov, 2016, 6(6):630 - 649.

[65] LABELLE M, BEGUM S, HYNES R O. Platelets guide the formation of early metastatic niches [J]. Proc Natl Acad Sci U S A, 2014,111(30):E3053 - E3061.

[66] QIAN B-Z, LI J, ZHANG H, et al. CCL2 recruits inflammatory monocytes to facilitate breast-tumour metastasis [J]. Nature, 2011,475(7355):222 - 225.

[67] WOLF M J, HOOS A, BAUER J, et al. Endothelial CCR2 signaling induced by colon carcinoma cells enables extravasation via the JAK2 - Stat5 and p38MAPK pathway [J]. Cancer Cell, 2012,22(1):91 - 105.

[68] STRILIC B, YANG L, ALBARRÁN-JUÁREZ J, et al. Tumour-cell-induced endothelial cell necroptosis via death receptor 6 promotes metastasis [J]. Nature, 2016,536(7615):215 - 218.

[69] GUPTA G P, NGUYEN D X, CHIANG A C, et al. Mediators of vascular remodelling co-opted for sequential steps in lung metastasis [J]. Nature, 2007, 446(7137):765 - 770.

[70] REYMOND N, D'AGUA B B, RIDLEY A J. Crossing the endothelial barrier during metastasis [J]. Nat Rev Cancer, 2013,13(12):858 - 870.

[71] ACETO N, TONER M, MAHESWARAN S, et al. En route to metastasis: circulating tumor cell clusters and

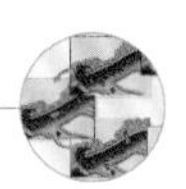

epithelial-to-mesenchymal transition [J]. Trends Cancer, 2015,1(1):44 - 52.

[72] YU M, BARDIA A, ACETO N, et al. Cancer therapy. Ex vivo culture of circulating breast tumor cells for individualized testing of drug susceptibility [J]. Science, 2014,345(6193):216 - 220.

[73] MIYAMOTO D T, ZHENG Y, WITTNER B S, et al. RNA-Seq of single prostate CTCs implicates noncanonical Wnt signaling in antiandrogen resistance [J]. Science, 2015,349(6254):1351 - 1356.

[74] GHISO J A A, KOVALSKI K, OSSOWSKI L. Tumor dormancy induced by downregulation of urokinase receptor in human carcinoma involves integrin and MAPK signaling [J]. J Cell Biol, 1999,147(1):89 - 104.

[75] BARKAN D, KLEINMAN H, SIMMONS J L, et al. Inhibition of metastatic outgrowth from single dormant tumor cells by targeting the cytoskeleton [J]. Cancer Res, 2008,68(15):6241 - 6250.

[76] BARKAN D, EL TOUNY L H, MICHALOWSKI A M, et al. Metastatic growth from dormant cells induced by a col-I-enriched fibrotic environment [J]. Cancer Res, 2010,70(14):5706 - 5716.

[77] SHIBUE T, WEINBERG R A. Integrin β1-focal adhesion kinase signaling directs the proliferation of metastatic cancer cells disseminated in the lungs [J]. Proc Natl Acad Sci U S A, 2009,106(25):10290 - 10295.

[78] SHIBUE T, BROOKS M W, INAN M F, et al. The outgrowth of micrometastases is enabled by the formation of filopodium-like protrusions [J]. Cancer Discov, 2012,2(8):706 - 721.

[79] SHIBUE T, BROOKS M W, WEINBERG R A. An integrin-linked machinery of cytoskeletal regulation that enables experimental tumor initiation and metastatic colonization [J]. Cancer Cell, 2013,24(4):481 - 498.

[80] BRAGADO P, ESTRADA Y, PARIKH F, et al. TGF - β2 dictates disseminated tumour cell fate in target organs through TGF - β - RIII and p38α/β signalling [J]. Nat Cell Biol, 2013,15(11):1351 - 1361.

[81] KOBAYASHI A, OKUDA H, XING F, et al. Bone morphogenetic protein 7 in dormancy and metastasis of prostate cancer stem-like cells in bone [J]. J Exp Med, 2011,208(13):2641 - 2655.

[82] GAO H, CHAKRABORTY G, LEE-LIM A P, et al. The BMP inhibitor Coco reactivates breast cancer cells at lung metastatic sites [J]. Cell, 2012,150(4):764 - 779.

[83] LUZZI K J, MACDONALD I C, SCHMIDT E E, et al. Multistep nature of metastatic inefficiency: dormancy of solitary cells after successful extravasation and limited survival of early micrometastases [J]. Am J Pathol, 1998,153(3):865 - 873.

[84] GIANCOTTI F G. Mechanisms governing metastatic dormancy and reactivation [J]. Cell, 2013,155(4):750 - 764.

[85] SOSA M S, BRAGADO P, AGUIRRE-GHISO J A. Mechanisms of disseminated cancer cell dormancy: an awakening field [J]. Nat Rev Cancer, 2014,14(9):611 - 622.

[86] BRAUN S, VOGL F D, NAUME B, et al. A pooled analysis of bone marrow micrometastasis in breast cancer [J]. New Engl J Med, 2005,353(8):793 - 802.

[87] MALANCHI I, SANTAMARIA-MARTÍNEZ A, SUSANTO E, et al. Interactions between cancer stem cells and their niche govern metastatic colonization [J]. Nature, 2012,481(7379):85 - 89.

[88] OSKARSSON T, ACHARYYA S, ZHANG X H, et al. Breast cancer cells produce tenascin C as a metastatic niche component to colonize the lungs [J]. Nature Med, 2011,17(7):867 - 874.

[89] LI C M-C, GOCHEVA V, OUDIN M J, et al. Foxa2 and Cdx2 cooperate with Nkx2 - 1 to inhibit lung adenocarcinoma metastasis [J]. Gene Dev, 2015,29(17):1850 - 1862.

[90] WINSLOW M M, DAYTON T L, VERHAAK R G, et al. Suppression of lung adenocarcinoma progression by Nkx2 - 1 [J]. Nature, 2011,473(7345):101 - 104.

[91] ZENG C, ZHANG Y, PARK S C, et al. CD34+ liver cancer stem cells were formed by fusion of hepatobiliary stem/progenitor cells with hematopoietic precursor-derived myeloid intermediates [J]. Stem Cells Dev, 2015,24(21):2467 - 2478.

[92] BEIER D, HAU P, PROESCHOLDT M, et al. CD133+ and CD133- glioblastoma-derived cancer stem cells show differential growth characteristics and molecular profiles [J]. Cancer Res, 2007,67(9):4010 - 4015.

[93] ZHAO W, ZANG C, ZHANG T, et al. Clinicopathological characteristics and prognostic value of the cancer stem cell marker ALDH1 in ovarian cancer: a meta-analysis [J]. Onco Targets Ther, 2018,11:1821.

[94] CHEN K, HUANG Y, CHEN J. Understanding and targeting cancer stem cells: therapeutic implications and challenges [J]. Acta Pharmacol Sin, 2013,34(6):732 - 740.

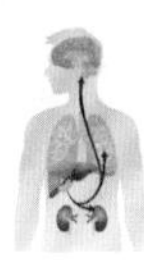



[95] DEL POZO MARTIN Y, PARK D, RAMACHANDRAN A, et al. Mesenchymal cancer cell-stroma crosstalk promotes niche activation, epithelial reversion, and metastatic colonization [J]. Cell Rep, 2015, 13(11):2456 - 2469.
[96] HANAHAN D, COUSSENS L. Accessories to the Crime: Functions of Cells Recruited to the Tumor Microenvironment [J]. Cancer Cell, 2012, 21(3):309 - 322.
[97] QUAIL D F, JOYCE J A. Microenvironmental regulation of tumor progression and metastasis [J]. Nat Med, 2013, 19(11):1423 - 1437.
[98] WAN L, PANTEL K, KANG Y. Tumor metastasis: moving new biological insights into the clinic [J]. Nat Med, 2013, 19(11):1450 - 1464.
[99] GHAJAR C M, PEINADO H, MORI H, et al. The perivascular niche regulates breast tumour dormancy [J]. Nat Cell Biol, 2013, 15(7):807 - 817.
[100] KIENAST Y, VON BAUMGARTEN L, FUHRMANN M, et al. Real-time imaging reveals the single steps of brain metastasis formation [J]. Nat Med, 2010, 16(1):116 - 122.
[101] DE COCK J M, SHIBUE T, DONGRE A, et al. Inflammation triggers Zeb1-dependent escape from tumor latency [J]. Cancer Res, 2016, 76(23):6778 - 6784.
[102] COX T R, ERLER J T. Molecular pathways: connecting fibrosis and solid tumor metastasis [J]. Clin Cancer Res, 2014, 20(14):3637 - 3643.
[103] KITAMURA T, QIAN B-Z, POLLARD J W. Immune cell promotion of metastasis [J]. Nat Rev Immunol, 2015, 15(2):73 - 86.
[104] BIDWELL B N, SLANEY C Y, WITHANA N P, et al. Silencing of Irf7 pathways in breast cancer cells promotes bone metastasis through immune escape [J]. Nat Med, 2012, 18(8):1224 - 1231.
[105] MALLADI S, MACALINAO D G, JIN X, et al. Metastatic latency and immune evasion through autocrine inhibition of WNT [J]. Cell, 2016, 165(1): 45 - 60.
[106] KAPLAN R N, RIBA R D, ZACHAROULIS S, et al. VEGFR1-positive haematopoietic bone marrow progenitors initiate the pre-metastatic niche [J]. Nature, 2005, 438(7069):820 - 827.
[107] PSAILA B, LYDEN D. The metastatic niche: adapting the foreign soil [J]. Nat Rev Cancer, 2009, 9(4):285 - 293.
[108] WCULEK S K, MALANCHI I. Neutrophils support lung colonization of metastasis-initiating breast cancer cells [J]. Nature, 2015, 528(7582):413 - 417.
[109] KAPLAN R N, PSAILA B, LYDEN D. Niche-to-niche migration of bone-marrow-derived cells [J]. Trends Mol Med, 2007, 13(2):72 - 81.
[110] VAN DEVENTER H W, PALMIERI D A, WU Q P, et al. Circulating fibrocytes prepare the lung for cancer metastasis by recruiting Ly - 6C + monocytes via CCL2 [J]. J Immunol, 2013, 190(9):4861 - 4867.
[111] PEINADO H, ALEČKOVIĆ M, LAVOTSHKIN S, et al. Melanoma exosomes educate bone marrow progenitor cells toward a pro-metastatic phenotype through MET [J]. Nat Med, 2012, 18(6):883 - 891.
[112] COSTA-SILVA B, AIELLO N M, OCEAN A J, et al. Pancreatic cancer exosomes initiate pre-metastatic niche formation in the liver [J]. Nat Cell Biol, 2015, 17(6):816 - 826.
[113] HOSHINO A, COSTA-SILVA B, SHEN T-L, et al. Tumour exosome integrins determine organotropic metastasis [J]. Nature, 2015, 527(7578):329 - 335.
[114] ZHANG L, ZHANG S, YAO J, et al. Microenvironment-induced PTEN loss by exosomal microRNA primes brain metastasis outgrowth [J]. Nature, 2015, 527(7576):100 - 104.
[115] DUDA D G, JAIN R K. Premetastatic lung "niche": is vascular endothelial growth factor receptor 1 activation required? [J]. Cancer Res, 2010, 70(14): 5670 - 5673.
[116] DAWSON M R, DUDA D G, FUKUMURA D, et al. VEGFR1-activity-independent metastasis formation [J]. Nature, 2009, 461(7262):E4.
[117] SETHI N, KANG Y. Unravelling the complexity of metastasis — molecular understanding and targeted therapies [J]. Nat Rev Cancer, 2011, 11(10): 735 - 748.
[118] NGUYEN D X, BOS P D, MASSAGUE J. Metastasis: from dissemination to organ-specific colonization [J]. Nat Rev Cancer, 2009, 9(4): 274 - 284.
[119] OBENAUF A C, MASSAGUÉ J. Surviving at a distance: organ-specific metastasis [J]. Trends Cancer, 2015, 1(1):76 - 91.
[120] WEILBAECHER K N, GUISE T A, MCCAULEY L K. Cancer to bone: a fatal attraction [J]. Nat Rev Cancer, 2011, 11(6):411 - 425.
[121] LOO J M, SCHERL A, NGUYEN A, et al.

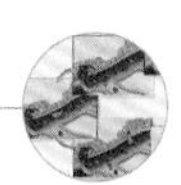

Extracellular metabolic energetics can promote cancer progression [J]. Cell, 2015,160(3):393 - 406.

[122] VALIENTE M, OBENAUF A C, JIN X, et al. Serpins promote cancer cell survival and vascular co-option in brain metastasis [J]. Cell, 2014, 156 (5): 1002 - 1016.

[123] CHEN Q, ZHANG X H-F, MASSAGUÉ J. Macrophage binding to receptor VCAM - 1 transmits survival signals in breast cancer cells that invade the lungs [J]. Cancer Cell, 2011,20(4):538 - 549.

[124] JOYCE J A, POLLARD J W. Microenvironmental regulation of metastasis [J]. Nat Rev Cancer, 2009,9 (4):239 - 252.

[125] CHAFFER C L, WEINBERG R A. A perspective on cancer cell metastasis [J]. Science, 2011,331(6024): 1559 - 1564.

[126] WARBURG O. On the origin of cancer cells [J]. Science, 1956,123(3191):309 - 314.

[127] PARKS S K, CHICHE J, POUYSSÉGUR J. Disrupting proton dynamics and energy metabolism for cancer therapy [J]. Nat Rev Cancer, 2013, 13 (9): 611 - 623.

[128] WANG G L, SEMENZA G L. Purification and characterization of hypoxia-inducible factor 1 [J]. J Biol Chem, 1995,270(3):1230 - 1237.

[129] SEMENZA G L. The hypoxic tumor microenvironment: a driving force for breast cancer progression [J]. Biochim Biophys Acta, 2016, 1863 (3): 382 - 391.

[130] GIACCIA A, SIIM B G, JOHNSON R S. HIF - 1 as a target for drug development [J]. Nat Rev Drug Discov, 2003,2(10):803 - 811.

[131] CHAIKA N V, YU F, PUROHIT V, et al. Differential expression of metabolic genes in tumor and stromal components of primary and metastatic loci in pancreatic adenocarcinoma [J]. Plos One, 2012,7(3): e32996.

[132] DAVIS R T, BLAKE K, MA D, et al. Transcriptional diversity and bioenergetic shift in human breast cancer metastasis revealed by single-cell RNA sequencing [J]. Nat Cell Biol, 2020, 22 (3): 310 - 320.

[133] ELIA I, DOGLIONI G, FENDT S-M. Metabolic hallmarks of metastasis formation [J]. Trends Cell Biol, 2018,28(8):673 - 684.

[134] PHANNASIL P, ISRAR-UL H A, EL AZZOUNY M, et al. Mass spectrometry analysis shows the biosynthetic pathways supported by pyruvate carboxylase in highly invasive breast cancer cells [J]. Biochim Biophys Acta Mol Basis Dis, 2017,1863 (2):537 - 551.

[135] CANEBA C A, BELLANCE N, YANG L, et al. Pyruvate uptake is increased in highly invasive ovarian cancer cells under anoikis conditions for anaplerosis, mitochondrial function, and migration [J]. Am J Physiol Endocrinol Metab, 2012, 303 (8): E1036 - E1052.

[136] XIAN Z-Y, LIU J-M, CHEN Q-K, et al. Inhibition of LDHA suppresses tumor progression in prostate cancer [J]. Tumor Biol, 2015,36(10):8093 - 8100.

[137] ZHAO J, HUANG X, XU Z, et al. LDHA promotes tumor metastasis by facilitating epithelial ?? mesenchymal transition in renal cell carcinoma [J]. Mol Med Rep, 2017,16(6):8335 - 8344.

[138] WEI Y, XU H, DAI J, et al. Prognostic significance of serum lactic acid, lactate dehydrogenase, and albumin levels in patients with metastatic colorectal cancer [J]. Biomed Res Int, 2018,2018: 1804086.

[139] ELIA I, SCHMIEDER R, CHRISTEN S, et al. Organ-specific cancer metabolism and its potential for therapy [J]. Handb Exp Pharmacol, 2016,233:321 - 353.

[140] YANG L, MOSS T, MANGALA L S, et al. Metabolic shifts toward glutamine regulate tumor growth, invasion and bioenergetics in ovarian cancer [J]. Mol Syst Biol, 2014,10(5):728.

[141] RODRIGUES M F, OBRE E, DE MELO F H, et al. Enhanced OXPHOS, glutaminolysis and β-oxidation constitute the metastatic phenotype of melanoma cells [J]. Biochem J, 2016,473(6):703 - 715.

[142] SUGANO K, MAEDA K, OHTANI H, et al. Expression of xCT as a predictor of disease recurrence in patients with colorectal cancer [J]. Anticancer Res, 2015,35(2):677 - 682.

[143] JIN H, QIAO F, CHEN L, et al. Serum metabolomic signatures of lymph node metastasis of esophageal squamous cell carcinoma [J]. J Proteome Res, 2014, 13(9):4091 - 4103.

[144] CHEN M, ZHANG J, SAMPIERI K, et al. An aberrant SREBP-dependent lipogenic program promotes metastatic prostate cancer [J]. Nat Genet, 2018, 50 (2):206 - 218.

[145] PANDEY V, VIJAYAKUMAR M V, AJAY A K, et

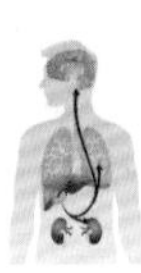



al. Diet-induced obesity increases melanoma progression: involvement of Cav-1 and FASN [J]. Int J Cancer, 2012,130(3):497-508.

[146] JIRALERSPONG S, GOODWIN P J. Obesity and breast cancer prognosis: evidence, challenges, and opportunities [J]. J Clin Oncol, 2016,34(35):4203-4216.

[147] NOTARNICOLA M, ALTOMARE D F, CORREALE M, et al. Serum lipid profile in colorectal cancer patients with and without synchronous distant metastases [J]. Oncology, 2005,68(4-6):371-374.

[148] FAUBERT B, SOLMONSON A, DEBERARDINIS R J. Metabolic reprogramming and cancer progression [J]. Science, 2020,368(6487):eaaw5473.

[149] ANDRZEJEWSKI S, KLIMCAKOVA E, JOHNSON R M, et al. PGC-1α promotes breast cancer metastasis and confers bioenergetic flexibility against metabolic drugs [J]. Cell Metab, 2017,26(5):778-787. e5.

[150] ROMERO-GARCIA S, MORENO-ALTAMIRANO M M B, PRADO-GARCIA H, et al. Lactate contribution to the tumor microenvironment: mechanisms, effects on immune cells and therapeutic relevance [J]. Front Immunol, 2016,7:52.

[151] CHANG C-H, QIU J, O'SULLIVAN D, et al. Metabolic competition in the tumor microenvironment is a driver of cancer progression [J]. Cell, 2015,162(6):1229-1241.

[152] HO P-C, BIHUNIAK J D, MACINTYRE A N, et al. Phosphoenolpyruvate is a metabolic checkpoint of anti-tumor T cell responses [J]. Cell, 2015,162(6):1217-1228.

[153] YANG L, ACHREJA A, YEUNG T-L, et al. Targeting stromal glutamine synthetase in tumors disrupts tumor microenvironment-regulated cancer cell growth [J]. Cell Metab, 2016,24(5):685-700.

[154] WEIL R. The intravascular implantation of rat tumors [J]. J Med Res, 1913,28(3):497-508.

[155] IWASAKI T. Histological and experimental observations on the destruction of tumour cells in the blood vessels [J]. J Pathol Bacteriol, 1915,20(1):85-105.

[156] SIMONE N L, BONNER R F, GILLESPIE J W, et al. Laser-capture microdissection: opening the microscopic frontier to molecular analysis [J]. Trends Genet, 1998,14(7):272-276.

[157] SHAW K R M, MAITRA A. The status and impact of clinical tumor genome sequencing [J]. Annu Rev Genom Hum Genet, 2019,20:413-432.

[158] LIM B, LIN Y, NAVIN N. Advancing cancer research and medicine with single-cell genomics [J]. Cancer Cell, 2020,37(4):456-470.

[159] DING J, ADICONIS X, SIMMONS S K, et al. Systematic comparison of single-cell and single-nucleus RNA-sequencing methods [J]. Nat Biotechnol, 2020, 38(6):737-746.

[160] MEREU E, LAFZI A, MOUTINHO C, et al. Benchmarking single-cell RNA-sequencing protocols for cell atlas projects [J]. Nat Biotechnol, 2020,38(6):747-755.

[161] STUART T, BUTLER A, HOFFMAN P, et al. Comprehensive integration of single-cell data [J]. Cell, 2019,177(7):1888-1902. e21.

[162] ENG C-H L, LAWSON M, ZHU Q, et al. Transcriptome-scale super-resolved imaging in tissues by RNA seqFISH+ [J]. Nature, 2019,568(7751):235-239.

[163] RODRIQUES S G, STICKELS R R, GOEVA A, et al. Slide-seq: a scalable technology for measuring genome-wide expression at high spatial resolution [J]. Science, 2019,363(6434):1463-1467.

[164] UEDA H R, ERTÜRK A, CHUNG K, et al. Tissue clearing and its applications in neuroscience [J]. Nat Rev Neurosci, 2020,21(2):61-79.

[165] RIOS A C, CAPALDO B D, VAILLANT F, et al. Intraclonal plasticity in mammary tumors revealed through large-scale single-cell resolution 3D imaging [J]. Cancer Cell, 2019,35(4):618-632. e6.

[166] KUBOTA S I, TAKAHASHI K, NISHIDA J, et al. Whole-body profiling of cancer metastasis with single-cell resolution [J]. Cell Rep, 2017,20(1):236-250.

[167] PAN C, SCHOPPE O, PARRA-DAMAS A, et al. Deep learning reveals cancer metastasis and therapeutic antibody targeting in the entire body [J]. Cell, 2019,179(7):1661-1676. e19.

[168] CLARKE M A, FISHER J. Executable cancer models: successes and challenges [J]. Nat Rev Cancer, 2020,20(6):343-354.

[169] STEEG P S. Targeting metastasis [J]. Nat Rev Cancer, 2016,16(4):201-218.

[170] GHAJAR C M. Metastasis prevention by targeting the dormant niche [J]. Nat Rev Cancer, 2015,15(4):238-247.

[171] GOSS P E, CHAMBERS A F. Does tumour dormancy

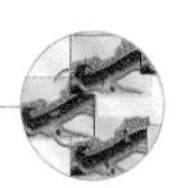

offer a therapeutic target? [J]. Nat Rev Cancer, 2010, 10(12):871 - 877.

[172] ACHARYYA S, OSKARSSON T, VANHARANTA S, et al. A CXCL1 paracrine network links cancer chemoresistance and metastasis [J]. Cell, 2012, 150 (1):165 - 178.

[173] GILBERT L A, HEMANN M T. DNA damage-mediated induction of a chemoresistant niche [J]. Cell, 2010,143(3):355 - 366.

[174] STRAUSSMAN R, MORIKAWA T, SHEE K, et al. Tumour micro-environment elicits innate resistance to RAF inhibitors through HGF secretion [J]. Nature, 2012,487(7408):500 - 504.

[175] DROST J, CLEVERS H. Organoids in cancer research [J]. Nat Rev Cancer, 2018, 18(7): 407 - 418.

[176] FAZIO M, ABLAIN J, CHUAN Y, et al. Zebrafish patient avatars in cancer biology and precision cancer therapy [J]. Nat Rev Cancer, 2020,20(5):263 - 273.

[177] GENGENBACHER N, SINGHAL M, AUGUSTIN H G. Preclinical mouse solid tumour models: status quo, challenges and perspectives [J]. Nat Rev Cancer, 2017,17(12):751 - 765.

[178] ANDERSON R L, BALASAS T, CALLAGHAN J, et al. A framework for the development of effective anti-metastatic agents [J]. Nat Rev Clin Oncol, 2019, 16(3):185 - 204.

[179] ZHANG Y, GAO X, ZHU Y, et al. The dual blockade of MET and VEGFR2 signaling demonstrates pronounced inhibition on tumor growth and metastasis of hepatocellular carcinoma [J]. J Exp Clin Canc Res, 2018,37(1):1 - 15.

[180] SINGHAL M, GENGENBACHER N, LA PORTA S, et al. Preclinical validation of a novel metastasis-inhibiting Tie1 function-blocking antibody [J]. Embo Mol Med, 2020,12(6):e11164.

[181] BATLLE E, CLEVERS H. Cancer stem cells revisited [J]. Nat Med, 2017,23(10):1124 - 1134.

[182] KNOTT S R, WAGENBLAST E, KHAN S, et al. Asparagine bioavailability governs metastasis in a model of breast cancer [J]. Nature, 2018,554(7692): 378 - 381.

[183] VILLA G R, HULCE J J, ZANCA C, et al. An LXR-cholesterol axis creates a metabolic co-dependency for brain cancers [J]. Cancer Cell, 2016, 30(5): 683 - 693.

[184] ISHAY-RONEN D, DIEPENBRUCK M, KALATHUR R K R, et al. Gain fat — lose metastasis: converting invasive breast cancer cells into adipocytes inhibits cancer metastasis [J]. Cancer Cell, 2019, 35 (1):17 - 32. e6.

[185] LIGNITTO L, LEBOEUF S E, HOMER H, et al. Nrf2 activation promotes lung cancer metastasis by inhibiting the degradation of Bach1 [J]. Cell, 2019, 178(2):316 - 329. e18.

[186] TASDOGAN A, FAUBERT B, RAMESH V, et al. Metabolic heterogeneity confers differences in melanoma metastatic potential [J]. Nature, 2020,577 (7788):115 - 120.

[187] WIEL C, LE GAL K, IBRAHIM M X, et al. BACH1 stabilization by antioxidants stimulates lung cancer metastasis [J]. Cell, 2019,178(2):330 - 345. e22.

[188] QIN S, BI F, GU S, et al. Donafenib versus sorafenib in first-line treatment of unresectable or metastatic hepatocellular carcinoma: a randomized, open-label, parallel-controlled phase II-III trial [J]. J Clin Oncol, 2021,39(27):3002 - 3011.

[189] ZHU Y, YANG J, XU D, et al. Disruption of tumour-associated macrophage trafficking by the osteopontin-induced colony-stimulating factor-1 signalling sensitises hepatocellular carcinoma to anti-PD- L1 blockade [J]. Gut, 2019, 68(9): 1653 - 1666.

[190] JIN H, SHI Y, LV Y, et al. EGFR activation limits the response of liver cancer to lenvatinib [J]. Nature, 2021,595(7869):730 - 734.

[191] ALLEN E, JABOUILLE A, RIVERA L B, et al. Combined antiangiogenic and anti-PD - L1 therapy stimulates tumor immunity through HEV formation [J]. Sci Transl Med, 2017,9(385):eaak9679.

[192] FUKUMURA D, KLOEPPER J, AMOOZGAR Z, et al. Enhancing cancer immunotherapy using antiangiogenics: opportunities and challenges [J]. Nat Rev Clin Oncol, 2018,15(5):325 - 340.

[193] MUNN L L, JAIN R K. Vascular regulation of antitumor immunity [J]. Science, 2019,365(6453): 544 - 545.

[194] SCHMITTNAEGEL M, RIGAMONTI N, KADIOGLU E, et al. Dual angiopoietin-2 and VEGFA inhibition elicits antitumor immunity that is enhanced by PD - 1 checkpoint blockade [J]. Sci Transl Med, 2017,9(385):eaak9670.

[195] FINN R S, QIN S, IKEDA M, et al. Atezolizumab plus bevacizumab in unresectable hepatocellular

carcinoma [J]. N Engl J Med, 2020,382(20):1894 - 1905.

[196] ABD-AZIZ N, POH C L. Development of oncolytic viruses for cancer therapy [J]. Transl Res, 2021,237: 98 - 123.

[197] CHAURASIYA S, FONG Y, WARNER S G. Oncolytic virotherapy for cancer: clinical experience [J]. Biomedicines, 2021,9(4):419.

[198] ZHANG B, HUANG J, TANG J, et al. Intratumoral OH2, an oncolytic herpes simplex virus 2, in patients with advanced solid tumors: a multicenter, phase I/II clinical trial [J]. J Immunother Cancer, 2021, 9 (4):eoo2224.

[199] MCGRATH K, DOTTI G. Combining oncolytic viruses with chimeric antigen receptor T cell therapy [J]. Hum Gene Ther, 2021,32(3 - 4):150 - 157.

[200] MOLE R H. Whole body irradiation; radiobiology or medicine? [J]. Br J Radiol, 1953,26(305):234 - 241.

[201] POSTOW M A, CALLAHAN M K, BARKER C A, et al. Immunologic correlates of the abscopal effect in a patient with melanoma [J]. New Engl J Med, 2012, 366(10):925 - 931.

[202] ABUODEH Y, VENKAT P, KIM S. Systematic review of case reports on the abscopal effect [J]. Curr Prob Cancer, 2016,40(1):25 - 37.

[203] NGWA W, IRABOR O C, SCHOENFELD J D, et al. Using immunotherapy to boost the abscopal effect [J]. Nat Rev Cancer, 2018,18(5):313 - 322.

[204] SHACKLETON M, QUINTANA E, FEARON E R, et al. Heterogeneity in cancer: cancer stem cells versus clonal evolution [J]. Cell, 2009,138(5):822 - 829.

[205] DIRKS P. Invitation to a second round [J]. Nature, 2010,466(7302):40 - 41.

[206] TAKAHASHI K, YAMANAKA S. Induction of pluripotent stem cells from mouse embryonic and adult fibroblast cultures by defined factors [J]. Cell, 2006, 126(4):663 - 676.

[207] YU J, VODYANIK M A, SMUGA-OTTO K, et al. Induced pluripotent stem cell lines derived from human somatic cells [J]. Science, 2007,318(5858): 1917 - 1920.

[208] MIYOSHI N, ISHII H, NAGAI K, et al. Defined factors induce reprogramming of gastrointestinal cancer cells [J]. Proc Natl Acad Sci U S A, 2010,107 (1):40 - 45.

[209] UTIKAL J, POLO J M, STADTFELD M, et al. Immortalization eliminates a roadblock during cellular reprogramming into iPS cells [J]. Nature, 2009,460 (7259):1145 - 1148.

[210] MANTOVANI A, ALLAVENA P, SICA A, et al. Cancer-related inflammation [J]. Nature, 2008, 454(7203):436 - 444.

[211] TERZIĆ J, GRIVENNIKOV S, KARIN E, et al. Inflammation and colon cancer [J]. Gastroenterology, 2010,138(6):2101 - 2114. e5.

[212] MASSAGUÉ J. TGF beta in cancer [J]. Cell, 2008, 134(2):215 - 230.

[213] BUDHU A, FORGUES M, YE Q-H, et al. Prediction of venous metastases, recurrence, and prognosis in hepatocellular carcinoma based on a unique immune response signature of the liver microenvironment [J]. Cancer Cell, 2006,10(2):99 - 111.

[214] SEIKE M, YANAIHARA N, BOWMAN E D, et al. Use of a cytokine gene expression signature in lung adenocarcinoma and the surrounding tissue as a prognostic classifier [J]. J Natl Cancer Inst, 2007,99 (16):1257 - 1269.

[215] ZHOU H, HUANG H, SHI J, et al. Prognostic value of interleukin 2 and interleukin 15 in peritumoral hepatic tissues for patients with hepatitis B-related hepatocellular carcinoma after curative resection [J]. Gut, 2010,59(12):1699 - 1708.

[216] ZHU X-D, ZHANG J-B, ZHUANG P-Y, et al. High expression of macrophage colony-stimulating factor in peritumoral liver tissue is associated with poor survival after curative resection of hepatocellular carcinoma [J]. J Clin Oncol, 2008,26(16):2707 - 2716.

[217] KLEIN C A. Parallel progression of primary tumours and metastases [J]. Nat Rev Cancer, 2009, 9 (4): 302 - 312.

[218] GHAJAR C M, BISSELL M J. Pathways of parallel progression [J]. Nature, 2016,540(7634):528 - 529.

# 肿瘤转移的基本过程



肿瘤转移主要包括原发肿瘤增殖、转移前微环境的建立、肿瘤细胞运动、侵入基质、肿瘤播散、继发器官定植等基本过程，涉及肿瘤细胞之间、肿瘤细胞与宿主细胞之间、肿瘤细胞与细胞外基质之间复杂的相互作用。随着研究的不断进展，我们对调节肿瘤转移相关分子事件的认识不断深入，对肿瘤转移基本过程的了解也更加全面。本章重点介绍有关肿瘤转移的主要途径、转移基本过程与病理生理改变、转移潜能的来源与转移学说。

## 2.1 转移的主要途径

### 2.1.1 淋巴道转移

淋巴道转移(lymphatic metastasis)是上皮来源的恶性肿瘤最常见的转移途径，而淋巴结则是肿瘤转移最早累及的部位。恶性肿瘤细胞经淋巴道转移到邻近组织或者远处器官是恶性肿瘤的生物学特征之一，发生淋巴结转移常预示着肿瘤预后不良。近年来，随着淋巴管生长因子和淋巴管标志物研究的不断进展，肿瘤淋巴管生成与淋巴结转移的关系研究逐步深入，抗淋巴管生成已成为肿瘤生物治疗研究领域新的热点。

淋巴系统由薄壁低压的淋巴管、沿淋巴管引流分布的淋巴结、淋巴组织集合体(脾脏和胸腺)和系统内的淋巴细胞等组成。淋巴系统通过调节组织间隙的液体吸收，维持着血浆容积，防止组织压力增加，并在机体免疫功能维持中发挥着重要的作用。淋巴管在功能和超微结构上与血管明显不同。与血管相比，淋巴管的管壁更薄，内皮细胞间的紧密连接较少，这也是淋巴管渗透性更大的原因所在。当然，这种结构特点也为肿瘤的淋巴道转移提供了便利条件。在形态学上，和毛细血管一样，毛细淋巴管也有内皮细胞，内皮细胞中也有怀布尔-帕拉德小体(Weibel-Palade body, W-P body)，对血管性血友病因子(von Willebrand factor, WF)和血小板内皮细胞黏附分子(platelet endothelial cell adhesion molecule, PECAM)，也会产生免疫反应[1]。毛细淋巴管的内皮细胞之间连接并不紧密，且它们之间的间隙较大；毛细淋巴管没有连续的基底膜，并缺乏关

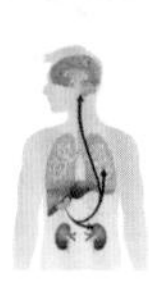



联的周细胞[2]。毛细淋巴管以锚定连接固定于周围组织中,管内的压力只稍高于间质压力,主要依靠周围组织的收缩推动淋巴液的流动。毛细淋巴管的内腔比毛细血管的内腔宽3倍,管腔形状更加不规则,在组织的横断面上常见管壁塌陷。淋巴管通过网状纤维和胶原与细胞外基质相连接,当组织间隙的液体和压力增加时,连接的组织纤维变得伸展,从而开放淋巴管的内腔。当淋巴管的内腔增宽时,正常情况下相互重叠的内皮细胞可分开,有效地开放细胞间的通道,有助于液体和大分子进入淋巴管。

当癌细胞脱离原发灶后可穿过上皮细胞基底层和结缔组织间隙进入淋巴管,随淋巴液运行。癌细胞在淋巴管内以单个癌细胞或瘤细胞栓子形式存在。瘤细胞栓子首先到达淋巴结边缘窦并逐渐扩散至皮质,直到瘤细胞完全占据淋巴组织,并使淋巴液通路完全阻塞,正常淋巴组织逐渐被破坏,淋巴结逐渐肿大。胸导管是人体最大的淋巴管,它较少被肿瘤累及。当肿瘤累及乳糜池和胸导管以及它们的主要分支时,瘤栓即可脱落进入锁骨下静脉而进入肺循环,甚至造成全身转移。但肿瘤通过此途径的转移很少,研究者对500例恶性肿瘤患者尸检后发现,只有18例累及胸导管,仅占3.6%[3]。

一般而言,原发瘤侵袭过程中,癌细胞首先是从原发灶经淋巴管引流到淋巴结内,并在其实质内生长,这种生长决定于癌细胞本身的生物学特性,也与各脏器淋巴管的分布及其引流方向有关。关于局部淋巴结对转移瘤是否具有屏障作用,迄今尚有争议。多数学者认为,局部淋巴结可能对瘤细胞具有一定屏障作用,淋巴结环境可以改变肿瘤细胞的侵袭力。淋巴引流有其规律,因此某些肿瘤患者应着重检查其特定引流区域,如乳腺癌患者应重点检查同侧腋窝淋巴结,甲状腺和头颈部肿瘤患者应检查颈部淋巴结。对发生于体腔内的淋巴结转移,如腹膜后淋巴结、纵隔淋巴结转移等,可以通过B超、计算机断层扫描(CT)或磁共振成像(MRI)检查进一步明确。临床上也可见以局部肿大淋巴结为首发表现的肿瘤患者,但却找不到原发灶,甚至尸检后亦找不到原发灶。另外,出现局部淋巴结肿大,也并非都是转移所致,还应注意与炎症、结核或组织反应性增生相鉴别。肿瘤的淋巴道转移多首先累及区域性引流区的淋巴结。资料表明,有区域性淋巴结转移,才可能发生远隔区域的淋巴结转移。但有少数病例,由于局部淋巴结的梗阻或由于淋巴结的防御功能异常,导致瘤细胞直接通过淋巴窦以及淋巴结的输出管,跳跃式地定植于远隔淋巴结内。

肿瘤细胞能够诱导淋巴管形成,反过来,增生淋巴管道又促进了肿瘤细胞向淋巴道的播散。研究者用免疫组化法测定了103例非小细胞肺癌(non-small cell lung carcinoma, NSCLC)患者的肿瘤标本,发现肿瘤淋巴管密度与肿瘤淋巴结转移程度显著相关[4]。对45例表皮黑色素瘤患者进行病例-对照研究,免疫组化法检测肿瘤标本的淋巴管密度,并以计算机辅助软件进行形态分析,结果发现肿瘤淋巴管密度与前哨淋巴结转移情况密切相关,且肿瘤边缘的淋巴管密度远高于瘤灶内[5]。越来越多的研究证实,通过抑制血管内皮生长因子(VEGF)-C/VEGF-D/血管内皮生长因子受体(VEGFR)3信号途径可以抑制肿瘤淋巴管的增殖,从而抑制肿瘤淋巴结转移。研究者利用一种新的VEGFR3的抑制剂SAR131675对多种恶性肿瘤的动物模型进行治疗干预,结果发现该抑制剂对恶性肿瘤的淋巴结转移和远处转移均有抑制作用,其中对乳腺癌4T1荷瘤小鼠模型淋巴结转移的抑制率达50%。也有学者利用治疗性抗体阻断VEGF-C与其跨膜受体Nrp-2的结合,从而抑制VEGF-C诱导的淋巴管内皮细胞迁移以及肿瘤相关淋巴管生成的进程,为抗肿瘤转移研究提供了新的思路[6]。神经母细胞瘤中,一种新的抗VEGF-D单克隆抗体CVE199,对人的VEGF-D有特殊的反应[7]。在肝癌中,利用RIP-Tag2转基因小鼠,通过抑制剂PF-04217903阻断肝细胞生长因子受体c-Met信号,可明显地减少肝癌细胞转移到局部淋巴结[8]。胃癌中,内皮细胞源性一氧化氮合酶(endothelial nitric oxide synthase, eNOS)表达较高且与淋巴管生成、淋巴道转移和肿瘤的进展密切相关。抑制eNOS通路,可作为胃癌新的治疗方法。前列腺癌中,使用VEGFR3的抗体mF4-31C1对非肥胖糖尿病-重症联合免疫缺陷(NOD-SCID)鼠肿瘤模型进行干预,应用免疫组化测定淋巴管密度,结果表明mF4-31C1能显著抑制肿瘤淋巴管增殖,区域淋巴结转移率明显降低[9]。

### 2.1.2 血行转移

血行转移(hematogenous metastasis)是肿瘤细胞于原发灶脱落后侵及基底膜,在周围间质中浸润,然后穿过血管内皮细胞间隙进入血管,随血液运行至某些器官或停滞在小血管内,继而穿出血管,在远

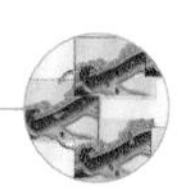

隔部位增殖而形成转移瘤。影响肿瘤细胞进入血液的相关因素，除肿瘤大小和病程外，还与肿瘤类型（如肉瘤多见）、肿瘤细胞分化程度、肿瘤局部受挤压状况等有关。血行转移是大多数肉瘤、肝癌、肾癌、恶性黑色素瘤和绒毛膜癌等的主要转移方式。当瘤细胞进入体循环的静脉系统时，首先发生肺转移。肺内的转移瘤亦可进入肺静脉，经左心扩散到全身各脏器。消化道的恶性肿瘤，特别是胃肠道癌，首先累及肠系膜上、下静脉，然后进入门静脉系统，发生肝转移瘤，故胃肠道的中晚期癌，肝往往是首先发生转移的部位；肝转移瘤细胞可脱落沿肝静脉进入下腔静脉，通过心脏进入肺脏而发生肺转移瘤。在这一过程中，血液循环中肿瘤细胞的数量对转移过程及转移数目至关重要[10,11]。

血行转移的另一条途径是无瓣膜的椎静脉转移。位于胸腔或腹腔的肿瘤（特别是腹膜后肿瘤），当腹压或胸压增高时或者肿瘤受到过度挤压时，瘤细胞可以直接通过脊椎静脉进入脊椎或颅腔。因此，有些椎骨或脑转移的病例，无肺转移而出现椎骨或脑转移。前列腺癌常发生脊椎转移，往往也是通过这个途径完成的。血行转移最常见、最早发生于各种肉瘤，如骨肉瘤、纤维肉瘤、横纹肌肉瘤等。血行转移也是各种癌的最常见转移途径之一。此外，血行转移的部位分布也是非常特殊：富于血液供应的胎盘很少有肿瘤转移；母体的肿瘤通过胎盘转移给婴儿，虽有报道，但极为罕见。据尸检统计，各器官组织在晚期恶性肿瘤中血行转移的发生率是不同的，其中肝 40%、肺 50%、肾上腺 20%、胰 15%、骨骼 14%、脾 12.3%、肾 11.5%、膈肌 7.5%、大肠壁 10.3%、小肠壁 9.3%、胃壁 8%、腹膜 7.5%、甲状腺 7%、胸膜 5.8%、皮下 5.3%、子宫体 5.3%、食管 4.5%。某些器官发生转移的概率很小，如脾、心、甲状腺、软骨、平滑肌、横纹肌等，其原因尚不清楚[12]。

（1）内皮细胞通过自身收缩促进肿瘤转移

血管内皮细胞作为血管组织的最重要组成部分，不仅在结构上构成了管腔，其本身的特性在肿瘤转移中发挥着极为重要的作用。内皮细胞可通过表面的选择素与肿瘤细胞表面的分化簇（CD）44、癌胚抗原（carcinoembrgonic antigen，CEA）等配体结合，形成一过性的黏附，使肿瘤细胞的运动速度降低，继而通过其表面的细胞间黏附分子（ICAM）- 1、血管细胞黏附分子（VCAM）- 1 与肿瘤细胞表面的整合素蛋白形成更加稳定的连接，将肿瘤细胞固定在血管壁上。内皮细胞在接受肿瘤细胞释放的肿瘤坏死因子（TNF）- α 等因子的刺激后，细胞骨架发生重塑。内皮细胞收缩并在细胞间形成空隙，肿瘤细胞可从空隙穿过并沿基质中纤维蛋白的长轴运行至定居点后增殖[13]。内皮细胞除接触性捕获肿瘤细胞外，其可通过细胞骨架的改变向血管内主动伸出触角样触手，主动捕获血管中具有“干样表型”的肿瘤细胞，使其穿越内皮细胞间隙，实现肿瘤细胞的快速转移。

（2）“肿瘤-内皮”复合体促进肿瘤转移

恶性肿瘤发生、发展及转移过程中，部分内皮细胞可相互连接成球形外壳，将肿瘤细胞包裹后形成稳定的复合体，进而通过与微血管融合进入血液循环。因内皮细胞的包裹，复合体中的肿瘤细胞可有效逃避免疫攻击、血流剪切力损伤，维持肿瘤微环境的稳定，减少肿瘤细胞转移过程中的死亡。当复合体随血液抵达靶器官后，外壳内皮细胞再次与微血管融合将复合体释放进入靶器官，继而在靶器官内定居、增殖，形成新的转移病灶[14]。

（3）新生血管促进肿瘤转移

新生血管的内皮细胞相较于正常血管内皮细胞具有快速增殖及运动能力。新生血管的周细胞较正常周细胞含有更加丰富的肌动蛋白（actin）、肌球蛋白，其收缩能力更强，可对肿瘤血供进行更有效调节，维持肿瘤血液供应的相对稳定，促进肿瘤细胞通过血管通路进行转移。因此明确新生内皮细胞的来源是抗肿瘤血管、抗转移治疗的关键[15]。

（4）内皮细胞抑制免疫促进肿瘤转移

肿瘤血管的内皮细胞通过接受来自肿瘤微环境的白细胞介素（IL）- 10、前列腺素 E2（prostaglandin E2，PGE2）及 VEGF - A 的刺激，上调内皮细胞中死亡配体 Fas - L 的表达[16]。Fas - L 可与血液中具有肿瘤杀伤作用的 T 细胞表面的死亡蛋白 Fas 结合，诱导 T 细胞死亡，减少浸润至肿瘤组织的 T 细胞数量，进而抵抗机体免疫系统对肿瘤的攻击，产生免疫耐受，从而促进转移后肿瘤细胞的存活。

（5）周细胞促进肿瘤血管生成

血管周细胞作为血管组织的重要组成部分，在血管新生及维持血管稳定中发挥重要作用。正常生理情况下，周细胞数量充沛，其通过血管腔面与内皮细胞的紧密联系和旁分泌信号，调节内皮细胞的迁移、存活和成熟过程。在血管生成后期，周细胞通过抑制内皮细胞增生和迁移，刺激细胞外基质的产生

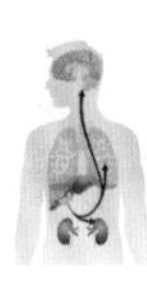



来稳定血管并塑形。在肿瘤组织内，周细胞数量有限，形态结构分子表达异常，或与内皮细胞联系松散，导致绝大部分肿瘤微血管不成熟，形态功能失常[17]。有研究显示，抑制乳腺癌组织中的 VEGF-A 产生可选择性消除缺乏周细胞包被的血管；周细胞通过表达尿激酶型纤溶酶原激活物受体（urokinase plasminogen activator receptor, u-PAR）与内皮细胞协调作用，促进血管新生和肿瘤的浸润与转移，表明血管生成过程中内皮细胞的增生依赖周细胞的存在[18]。此外，由于周细胞的多样性，以往普遍认为在血管生成过程早期，即内皮细胞形成血管腔后，周细胞主要发挥引导血管结构形成的作用。而新近研究发现，即使在内皮前体细胞和内皮细胞没有激活的情况下，周细胞也能诱导肿瘤血管的生成，表明周细胞在肿瘤血管生成过程中发挥着独立的重要作用[19]。

(6) 周细胞影响肿瘤血管稳定性

不同于正常血管，肿瘤血管呈现不成熟的表型：异常的基底膜、异常的细胞连接、血管通透性增加等，这些都有利于肿瘤细胞的浸润和转移。周细胞的覆盖率也是反映血管成熟程度的一个重要指标，多数肿瘤血管的周细胞覆盖率低[17]。另外，乏氧是肿瘤快速生长中的常见现象，研究证实乏氧会诱导产生一系列生长因子如 VEGF、血管生成素（angiopoietin, Ang）-2 和 MMP。在低氧刺激下，周细胞可以通过低氧诱导因子（HIF）信号分泌 VEGF，从而促进肿瘤血管的生成。乏氧可刺激周细胞相关血管生成素 2（Ang2）和 MMP 的表达，增加血管渗透性，使血管基底膜和细胞外基质降解，这一信号分泌和传递到血管微环境中使周细胞-内皮细胞之间的稳定连接被干扰，为血管新生和肿瘤生长提供条件[20]。

### 2.1.3 种植转移

种植转移（implantation metastasis）是指肿瘤细胞从原位脱落后在黏膜、浆膜表面或其他体腔生长的一种转移形式。浆膜面的转移以腹膜和胸膜多见，其次可见于心包膜、蛛网膜下隙，极少见于睾丸鞘膜，有的学者称之为浆膜癌（carcinomatosis）[21]。以往有人认为，它是浆膜下淋巴管丛所导致的浆膜转移。目前大多数学者认为，它是瘤细胞穿透脏器的浆膜，散布于腹膜腔，发生腹膜、网膜或脏器浆膜面的种植性转移。很多腹膜、胸膜以及心包膜的肿瘤都是通过这个途径转移的。当瘤细胞穿破脏器的浆膜面时，瘤细胞即可脱落，似播种样散布于浆膜面，形成浆膜面大小不等的粟粒状结节，有时结节可以融合而成饼状。此种转移常常出现浆膜渗出液，形成恶性腹水、胸腔积液、心包腔积液，其量或多或少，常为肉眼血性。浆膜面种植性转移除可引起浆膜渗液外，还可引起粘连。粘连主要是腹腔内脏组织的粘连，尤其是肠粘连和大网膜粘连，出现不完全性或完全性肠梗阻。

(1) 浆膜面种植转移

浆膜面种植转移主要包括腹膜腔、胸膜腔和心包腔种植转移。颅腔、脊髓腔种植转移较少见。瘤细胞通过脑脊液种植在蛛网膜下隙、脑室，引起种植性脑瘤[22]，如髓母细胞瘤可随脑脊液循环种植于脊髓蛛网膜下隙或大脑半球外侧的蛛网膜下隙，造成马尾部种植转移。另外，肾盂癌可沿自然管道种植于输尿管和膀胱黏膜。浆膜种植性肿瘤转移出现黏液性渗出者多来自胃肠或卵巢的黏液癌，渗液量多时可形成“腹膜假黏液瘤”。少数情况下肿瘤累及淋巴导管（胸导管、乳糜池）可导致胸腹腔的乳糜性积液。

1) 腹膜腔种植转移：腹膜腔的种植转移是最常见的种植转移类型，原发肿瘤最常来源于胃、肠、卵巢等部位的恶性肿瘤。原因在于肿瘤细胞穿透脏器的浆膜后散布于腹膜腔，导致腹膜、网膜或脏器浆膜面的种植转移。腹膜的种植性转移灶可位于直肠膀胱陷窝或直肠子宫陷窝等下垂部位，偶可沿腹股沟管向下累及阴囊。腹膜腔种植性转移的经典例子是晚期消化道肿瘤转移到卵巢发生卵巢克鲁肯贝格瘤（ovarian Krukenberg tumor），约占卵巢肿瘤的 10%；侵犯双侧卵巢的机会为 70%～90%，侵犯单侧卵巢仅占 10%，当然也可来自结肠癌或乳腺癌的淋巴或血行转移。临床上腹腔浆膜面种植性转移常引起浆膜渗液或粘连，从而引起腹水，肉眼观可为血性。因此，脱落细胞检查是临床上确诊肿瘤腹膜腔种植转移的一种简便方法。

2) 胸膜腔种植转移：在胸膜腔种植转移中，其原发瘤多来自肺及乳腺肿瘤，亦见于食管癌、骨肉瘤、前列腺癌等。当原发性肺癌或肺转移癌累及胸膜时可形成胸膜种植转移，乳腺癌直接侵袭胸壁时可穿透胸膜导致胸膜腔种植转移[23]。

3) 心包腔种植转移：心包腔的种植转移少见，常来自肺癌的直接蔓延，但恶性胸膜间皮瘤常伴有恶性心包积液。也有报道胃癌出现心包转移，其转

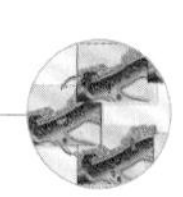

移途径为首先出现胸膜转移，胃癌细胞脱落入胸腔，经胸腔积液种植侵入心包，引起心包积液。胃癌-心包转移的病理类型中，以腺癌常见。肾透明细胞癌患者在既没有直接静脉侵犯、又没有全身广泛转移的情况下出现心包种植转移极为罕见，文献报道仅1例患者。一些恶性的纵隔肿瘤，例如恶性胸腺瘤也可能通过种植转移到心包腔[24]。

（2）黏膜面种植转移

黏膜面种植转移比较少见，主要发生在消化道黏膜面。不过，虽然在消化道肿瘤多见，但肿瘤脱落的机会也较多，原因在于消化道内的酸性环境、消化酶的作用及消化道的不断蠕动，使得肿瘤细胞很难在消化道黏膜面停留生长[25]。其他器官的黏膜并不适合肿瘤细胞的种植：支气管上皮纤毛运动和反射性咳嗽亦使得肿瘤细胞在黏膜上难以停留生长形成种植转移；泌尿道上皮因尿液的不断冲洗，肿瘤细胞也不易停留生长。然而，有一种虽然罕见但不得不重视的黏膜面种植性转移：在手术过程中，手术器械或手套上沾染的癌细胞可种植到切口或他处；按摩、挤压等导致癌细胞脱落，成为医源性自身接种性的肿瘤种植转移，这是引起复发转移的原因之一。

### 2.1.4 特殊转移途径

（1）医源性种植转移

医源性肿瘤种植是指在诊治过程中因各种诊疗方法造成或促进恶性或有种植潜能的细胞脱落或播散，形成转移灶，使肿瘤局部复发或远处转移。主要临床特征是在操作孔道或切口部位有肿物结节形成。肿瘤种植可发生在各种穿刺术孔道、腹腔镜手术穿刺点、腹壁切口和会阴切口以及眼部。除恶性肿瘤外，交界瘤、子宫内膜异位症等有种植能力的疾病也可发生种植。例如，有的肿瘤复发出现在直肠癌切除后腹壁人工肛门瘢痕处；有的肿瘤早期复发仅见于（如胃肠等）吻合术或体壁缝合术的针眼痕迹处。更罕见者有因乳腺癌根治术植皮，在大腿供皮处术后发生了癌，而后者的组织病理学特征与乳腺癌原发灶完全相同。1例尺桡骨纤维肉瘤手术切除后从胫骨取骨片做移植的患者，在取骨处伤口内发生了同样的肉瘤。前臂烧伤瘢痕并发鳞癌，手术切除后用胸壁皮肤做带蒂植皮，胸壁供皮处发生了与前臂同样的鳞癌等[26]。一旦诊断或怀疑肿瘤种植，一般采用手术切除。在诊治过程中避免及减少医源性种植和播散被视为肿瘤外科治疗中的一个重要原则。临床操作中，活检术时尽可能采取切除活检术，穿刺术时避免反复穿刺，腹腔镜手术时将组织装入标本袋中再由穿刺点取出，腹腔镜手术后应仔细关闭腹膜、腹肌筋膜、皮肤或切除穿刺孔道。另外，关腹前应以蒸馏水浸泡，使脱落的肿瘤细胞在低渗透压溶液中膨胀破裂，以及更换手套及器械后再关腹；行子宫肌瘤剔除术时也应尽量避免肿瘤组织进入宫腔。

（2）异体种植转移

异体种植转移是指自然地或人为地将人的恶性肿瘤细胞接种到异体对象中形成同种异体肿瘤的转移。为了证实人类恶性肿瘤难以异体移植，个别有献身精神的科学家和热衷于科学的晚期癌症患者，曾自愿将组织培养的癌细胞接种于皮下。一位80岁女性将其女儿恶性黑色素瘤的新鲜组织自愿接种在自己的腹直肌中，15个月后其死于黑色素瘤广泛转移[27]。这种情况也许是因为患者免疫性低下，也许正巧是组织相容性的供者和受者。动物实验研究中，将人或其他动物的恶性肿瘤细胞接种到免疫低下的裸鼠或免疫抑制的动物模型中形成同种肿瘤，已成为恶性肿瘤异种移植研究非常适宜的方法。

（3）气道转移

气道转移是指原发性支气管肿瘤细胞从原发灶通过气道非连续性传播到邻近或远端肺实质。越来越多的来自临床、影像学和病理学的证据表明，肺癌，特别是肺腺癌，也可以通过呼吸道传播。这部分肿瘤细胞的漂浮特性可能是气道播散的一大原因。气道转移中，沿着原发部位的肺泡间隔生长的癌细胞脱离基底膜，通过气道扩散，然后重新附着并沿着远离原发病灶的肺泡间隔生长。正常上皮细胞的生存、生长和分化依赖于细胞-基底膜的附着（或锚定），这种附着关系的破坏通常导致失巢凋亡。因此，气道转移需要肿瘤细胞解聚和不依赖锚定生存等特性。研究表明，细胞外基质抗原与肿瘤细胞之间的异常相互作用是这一机制的基础；另外肿瘤中浸润的免疫细胞丰富，形成了有利于肿瘤进展的局部微环境。在一项临床前研究中，研究者发现肿瘤细胞过表达层粘连蛋白（laminin）-5可增加对失巢凋亡的抵抗力和激活表皮生长因子受体表达，其与气道转移和肿瘤进展有关[28]。通过气管内灌注肺癌细胞建立人原发性肺癌原位动物模型，证实了气道内分离的肺癌细胞能够在肺实质内重新附着、生

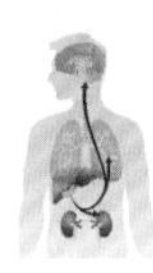



长和转移，从实验上证明了气道转移的可行性。

## 2.2 转移基本过程与病理生理改变

肿瘤转移是一个多步骤发生、多部位累及的复杂动态生物学过程，称为“侵袭转移级联过程”(the invasion-metastasis cascade)。以血行转移为例，基本过程主要包括：①原发瘤细胞局部增殖并侵犯穿过局部细胞外基质和基质细胞层；②内渗进入血管腔内，在血管中转运并存活；③在远处器官滞留、外渗进入组织间隙；④在转移部位存活并重启增殖分裂，形成转移灶(即转移性定植)(图 2－1)。

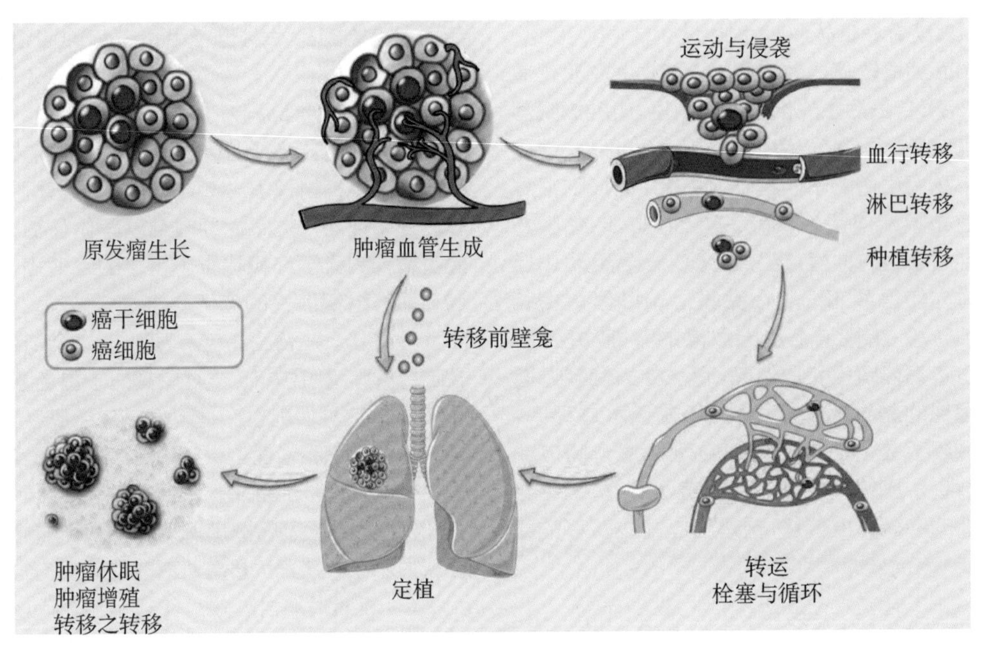


图 2－1 肿瘤转移的连续性过程

### 2.2.1 原发肿瘤增殖

肿瘤转移是一个连续而多步骤的过程，定义转移细胞特征的第一步是了解它们是如何产生的。像大多数肿瘤的起源一样，几乎所有转移都来自单个细胞或者细胞团块。通常临床发现肿瘤的时候，肿瘤团块已经达到了 $10^{10}$ 或 $10^{11}$ 个细胞($1\,cm^3$ 的肿瘤组织包含约 $10^9$ 个细胞)。为了达到和维持这样的细胞数量，肿瘤必须通过血管生成、血管选择以及形成与毛细血管相吻合的管道等方式来形成新血管，以其为庞大的肿瘤组织提供养分。通常情况下，原发肿瘤早期为膨胀性生长，挤压周围组织，进而影响正常组织生理功能。但是原发肿瘤引起的肿瘤患者死亡只占 10%左右，90%的患者死于肿瘤的转移。肿瘤细胞的持续增殖是转移、浸润的前提和基础。多种类型肿瘤的发展都表现为局限化的早期持续增殖阶段和播散至远端组织器官的晚期浸润转移阶段。

在原发肿瘤生长过程中肿瘤细胞不断增殖，导致瘤体积增大。随后，肿瘤细胞间的相互黏合与细胞连接减弱导致肿瘤细胞从瘤组织脱落，成为浸润转移的前提。临床研究表明，诊断时直径＜1 cm 的原发乳腺癌中，约 22%最终形成转移性疾病；相反，直径＞8 cm 的原发乳腺癌，约 77%发生了肿瘤转移[29]。研究者利用弥散加权成像(DWI)对结直肠癌患者进行检查，发现肿瘤体积与壁外血管侵犯、淋巴结转移呈明显正相关。子宫内膜腺癌中，肿瘤直径＜3 cm 时，患者的淋巴结转移率较低；肿瘤直径＞3 cm 时，其发生的淋巴结转移率明显增加。在胃癌中，肿瘤直径＜4.5 cm 时，淋巴结转移率明显小于肿瘤直径＞4.5 cm 的患者，且预后更好[30]。

此外，体积大的肿瘤通常表现出更多的遗传和表观遗传异质性。遗传异质性是指肿瘤细胞本身的固有特性，也就是说即便分离相对稳定的肿瘤单细

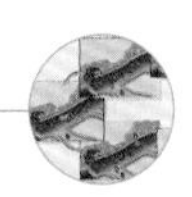

胞克隆,同一肿瘤组织中不同单细胞克隆的表型也是彼此不同的。表观遗传异质性是指受环境条件[如氧、酸碱度(pH 值)、生长因子、细胞因子、趋化因子等]的影响引起肿瘤细胞 DNA 和/或染色质发生瞬时化学修饰,导致特定细胞基因转录的选择性调节。在乳腺癌中,直径<1 cm 的肿瘤仅约 4%携带 *p53* 基因突变,而直径>3 cm 的肿瘤,约 40%以上具有 *p53* 基因突变。在体积大的肿瘤中,*p53* 的高频率突变并不一定意味着这种突变是原发瘤晚期获得的,有可能是由于携带 *p53* 突变的肿瘤细胞增殖更快,在诊断时形成了更大的肿瘤[31]。

肿瘤细胞的转移过程虽然是侵袭的后续步骤,在生物学和分子机制上依赖于侵袭的发生,但是肿瘤细胞的转移和增殖的关系并不能与肿瘤浸润的过程等同。在转移中,肿瘤细胞需要在脉管系统以及体腔中运动,而肿瘤细胞一旦进入,就必须尽早离开其间而进入周围组织,此过程称为外渗。外渗作用依赖于肿瘤细胞与细胞外基质之间的相互作用。在进入周围组织器官前,肿瘤细胞需要在管腔中进行增殖,以保证一定数量的肿瘤细胞进入组织器官中。肿瘤细胞完成多步骤的转移过程之后,还要经历间质-上皮转化(MET),恢复肿瘤细胞的增殖能力,以便在转移靶组织中克隆增殖。原发肿瘤的持续增殖不但是肿瘤转移的始动环节,而且是最终导致肿瘤细胞诱导多个靶器官衰竭的重要原因。

### 2.2.2 建立转移前微环境

肿瘤细胞离开原发瘤以后,要成功浸润远处器官以至生长成瘤,需伴随一系列复杂的细胞分子生物学改变。而进入循环系统的肿瘤细胞是否最终能形成转移灶是一个艰难而且低效的过程,它受到靶器官微环境的严重影响。早在 1889 年佩吉特就提出了"种子-土壤"学说,帮助我们理解转移的器官亲嗜性:转移前的肿瘤细胞"种子"占据远处器官形成转移灶需要合适的微环境"土壤"。越来越多的研究表明,肿瘤在尚未发生转移之前,首先诱导远处器官中微环境发生适应性的改变,以营造一个适宜转移肿瘤细胞在此处定植、生长,并形成继发转移灶的环境,这个支持性微环境被称为转移前微环境(PMN),其具有免疫抑制、炎症反应、血管生成及通透性增强、淋巴管生成、亲器官性和重编程六大特征。

肿瘤来源的分泌因子(tumor-derived secreted factor, TDSF)、肿瘤细胞外囊泡(extracellular vesicle, EV)和骨髓衍生细胞(bone marrow derived cell, BMDC)是 PMN 形成的 3 个关键因素。TDSF 在肿瘤 PMN 形成中起关键作用。肿瘤细胞到达靶器官之前,会释放出若干因子,某些因子会直接作用于靶器官使微环境发生改变,以适宜转移瘤细胞存活和增殖;而某些因子在到达靶器官后,会诱导靶器官的间质细胞释放细胞因子,引导肿瘤细胞定植。EV 是由多种类型活细胞分泌的纳米级囊泡小体,含多种生物活性物质,这些生物活性物质可在细胞间穿梭,介导细胞间的物质转运与信息交流,进而影响细胞的生理功能。EV 被证明可以决定肿瘤转移的器官亲嗜性,并且参与肿瘤 PMN 的形成。在多种 TDSF 作用下,BMDC 动员入血并作用于远端靶器官,于肿瘤细胞达到之前,在靶器官局部形成适宜肿瘤生长的 PMN。骨髓来源的抑制性细胞(MDSC)通过改变荷瘤机体靶器官的宿主炎症反应或免疫微环境,如降低 NK 细胞的细胞活性、促进肿瘤细胞 EMT 等,促进 PMN 的形成,以利于游离肿瘤细胞在靶器官黏附、生存和增殖。MDSC 作为构成 BMDC 的重要亚群,在 PMN 构建中发挥了不可替代的作用。

PMN 促进肿瘤转移的过程可归纳为 4 个有序的阶段。首先是准备期(priming phase),在这个阶段,原发瘤产生和分泌多种可溶性因子,这些因子可以在新的组织、器官位点或者同一器官的非原发瘤位点诱导形成一个非成熟的 PMN。接下来是许可阶段(licensing phase),在肿瘤分泌因子的动员作用下,BMDC 以及免疫抑制细胞相继被募集到特定位点并与此处的基质细胞共同作用,因此得以进一步改变局部微环境,使其形成有利于肿瘤定植的成熟 PMN。随后进入肿瘤转移的启动期(initiation phase),循环肿瘤细胞(CTC)到达并定植在肿瘤 PMN 中,存活下来的肿瘤细胞,一部分开始增殖形成微转移灶(micrometastase),一部分则进入休眠状态,直到转移微环境适合肿瘤细胞生长。在最后的进展期(progression phase),PMN 能够承载更多转移而来的肿瘤细胞,促进这些肿瘤细胞的扩增进程,最终形成临床可见的大转移灶(macrometastases)[32]。

### 2.2.3 肿瘤细胞运动、侵入基质

(1) *肿瘤细胞运动*

肿瘤细胞的运动能力是肿瘤侵袭转移的先决条

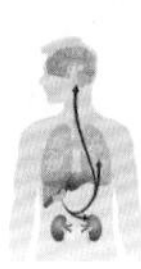



件，不仅是肿瘤细胞侵袭周围组织，而且也是侵入和穿出血管所必需的条件。肿瘤细胞运动形式可分为两类：原位运动（stationary motility，非移动运动）和异位运动（translocative motility）。原位运动包括细胞分裂和伸出伪足，即瘤组织外层的瘤细胞向周围微环境伸出细胞突起，如叶状伪足、丝状伪足、泡状伪足等。尤其是丝状伪足末端的分叉结构在侵袭中至关重要[33]。体外培养细胞中观察丝状伪足与靶细胞接触后，开始向细胞间隙运动，并向一定方向游走、穿出细胞外间质成分，运动时可牵引细胞其他部分向前移动。肿瘤侵入周围组织、穿入和穿出血管都依赖于异位运动。这种运动方式不能简单地用血流和淋巴流解释。靶器官部位毛细血管被覆内皮细胞会表达某些黏附因子，引导循环中的癌细胞穿出血管壁并停留该处生长；一些器官、组织细胞产生的特殊趋化因子进入血液循环，刺激游走的癌细胞穿出管壁定植于该器官。瘤细胞的运动受诸多因素影响，如瘤细胞及宿主细胞分泌的因子、基质成分等。与细胞运动相关的因子包括自泌移动因子（autocrine motility factor，AMF）、移动刺激因子（migration stimulating factor，MSF）、分散因子（scatter factor，SF）等[34]。

（2）细胞黏附

细胞黏附在肿瘤扩散中起重要作用。首先是转移性癌细胞从原发瘤游离，表明恶性肿瘤的细胞间连接不坚固。细胞黏附可分为同质型黏附和异质型黏附，前者指一种类型细胞上的黏附分子与另一细胞相同的分子黏附，如肿瘤细胞间的黏附；后者指一种细胞的黏附分子与另一细胞不同的黏附分子黏附，如肿瘤细胞与内皮细胞和/或内皮下间质的黏附。

肿瘤细胞之间的黏着性比相应正常组织细胞间更低，这也是肿瘤易发生转移的重要原因之一。同质型黏附力低下的原因主要有：①瘤细胞间连接发育不良或明显减少。②肿瘤细胞表面负电荷增多导致细胞间的静电排斥力提高。这种排斥力可能使肿瘤细胞易于在肿瘤组织中脱落而成游离状态。③更重要的原因是肿瘤细胞黏附分子（cellular adhesion molecule，CAM）的表达下降，使得肿瘤细胞间黏着降低，癌组织处于一种松散状态。目前研究较多的是上皮钙黏素（E-cadherin）。实验表明，上皮钙黏素具有抑制侵袭的作用，侵袭性肿瘤细胞上皮钙黏素呈低表达。一旦癌细胞离开肿瘤母体，侵袭到基底膜或穿过基底膜侵入基质及宿主细胞，或癌细胞在血行转移中与血管内白细胞、血小板和内皮细胞黏附，上述过程均为异质型黏附[35]。

1）肿瘤细胞与血管内皮细胞的黏附：一般情况下，当血管内皮细胞的功能及其结构完整性正常，又未受任何刺激时，血管内皮细胞以低黏附性起到防止肿瘤细胞黏附到血管壁上的作用，从而抑制肿瘤的血行转移。一旦血管内皮细胞功能及其完整的结构受损，则促进肿瘤细胞对血管壁的黏附，从而促进肿瘤的血行转移。当血管内皮出现损伤时，血管内皮细胞与内皮细胞下基质组分，如纤维连接蛋白（fibronectin）、层粘连蛋白（laminin）等同时存在时，肿瘤细胞更快地优先黏附到内皮细胞下基质组分上；肿瘤细胞和血管内皮细胞紧密接触后，黏附本身可造成血管内皮细胞收缩、基底膜暴露，从而利于肿瘤细胞穿透血管壁形成转移灶。许多在炎症过程中参与血管内皮与白细胞黏附的细胞表面分子也在肿瘤侵袭中起作用，包括 ICAM－1、ICAM－2、VCAM、内皮细胞白细胞黏附分子（ELAM，亦称 E 选择素）。从黏附分子的角度看，肿瘤转移的器官亲嗜性，部分原因是通过器官内皮细胞表达特异性的黏附分子，肿瘤细胞则产生这些黏附分子的特异性配体得以实现。这些研究表明，血管内皮细胞调节肿瘤细胞对血管壁的黏附、调节肿瘤转移的器官亲嗜性机制与血管内皮细胞表面特性变化相关，而这种表面特性变化的分子基础与其表面膜蛋白表达水平高低密切相关[36]。

2）肿瘤细胞与血小板的黏附：循环中的肿瘤细胞与宿主血小板的相互作用可促进肿瘤转移。多数人认为血小板并不影响肿瘤细胞在微血管内机械性停泊，在停泊的肿瘤细胞周围形成血小板血栓所建立的保护罩并不是血小板促进转移的主要原因。越来越多的证据表明，血小板促进转移可能是与血小板促进内皮细胞与肿瘤细胞的黏附有关。另有研究表明，血小板在肿瘤血行转移中参与了内皮细胞对肿瘤细胞的捕获[37]。

3）肿瘤细胞与白细胞的黏附：肿瘤细胞是血液中白细胞的主要黏附对象。在肿瘤生长的早期，与肿瘤细胞黏附的主要是中性粒细胞和巨噬细胞，而晚期则主要为淋巴细胞。肿瘤细胞与白细胞的黏附能起到促进转移的作用。研究表明，与同数目相同的单细胞栓子相比，白细胞与肿瘤细胞形成的癌栓能够产生更多的肿瘤转移结节[38]。

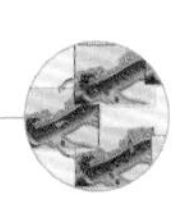

4) 肿瘤细胞与细胞外基质的黏附：细胞外基质(ECM)是由细胞分泌产生，反过来又能影响细胞的生存、分化及增殖的一种重要成分。不同ECM成分对肿瘤细胞的转移能力产生不同的影响。在肿瘤原发灶处，肿瘤细胞之间黏附下降，肿瘤细胞与ECM黏附上升便于瘤细胞离开原发部位；在靶器官微血管处，肿瘤细胞与ECM的黏附较瘤细胞与血管内皮细胞的黏附强，促进靶器官对瘤细胞的捕获。肿瘤细胞与内皮基质的直接黏附是血行转移的重要途径[38]。

(3) 细胞外基质的降解

肿瘤侵袭转移中一个非常重要的过程是肿瘤细胞对细胞外基质的降解。在细胞外基质中，基底膜是阻碍肿瘤转移的主要屏障，而Ⅳ型胶原是基底膜的主要成分。肿瘤细胞通过分泌蛋白酶降解基底膜和细胞外基质的各种成分。蛋白酶也来自激活的与肿瘤相关的靶器官组织，如邻近间质细胞和浸润的免疫细胞。肿瘤细胞分泌的蛋白酶类包括MMP、丝氨酸蛋白酶(serine proteinase)、半胱氨酸蛋白酶(cysteine proteinase)、天冬氨酸蛋白酶(aspartic proteinase)和其他蛋白水解酶，如肿瘤相关胰蛋白酶原(tumor-associated trypsinogen, TAT)、糖苷水解酶(glycoside hydrolase, GH)、肝素酶(heparinase)等[39]。基质金属蛋白酶类是最受关注的一大类金属离子依赖的蛋白酶，能降解几乎所有细胞外基质各种蛋白成分和基底膜。与金属蛋白酶共存的还有一类特殊抑制因子，即金属蛋白酶组织抑制因子(tissue inhibitor of metalloproteinase, TIMP)，通常与激活的金属蛋白酶形成复合物起到抑制作用。肿瘤的恶性演变会破坏两者的平衡关系，加速受肿瘤侵袭部位的组织溶解。MMP和TIMP的表达和活性是受侵袭病灶处局部组织因子、生长因子的调节和癌基因共同调控的[40,41]。

### 2.2.4 肿瘤播散的主要途径及其机制

(1) 淋巴转移

淋巴管系统是人体除血管系统外的第二套循环系统，发挥着调节体液平衡、运送组织间隙的蛋白质以及免疫因子等功能。淋巴管是肿瘤(尤其是癌)转移扩散到局部淋巴结或远处器官的主要途径，而且肿瘤生长最初是通过简单的扩散方式获得所需营养的，淋巴管在此阶段发挥着重要的作用。临床和病理学研究证实淋巴管转移是大多数实体瘤播散的早期事件，是其难以根治和高病死率的重要原因。肿瘤淋巴管生成是指在肿瘤原位形成新的毛细淋巴管。关于淋巴管生成最初认为是从静脉芽生形成的，但近来的研究证实淋巴管生成可能与血管生成一样，可以从已有的淋巴管芽生或者直接从间质干细胞向淋巴管母细胞分化而成。由于新生淋巴管仅由单层淋巴内皮细胞组成，基底膜不完整、管壁薄，因此肿瘤细胞便于进入淋巴管，进而形成淋巴结转移和远处转移。随着淋巴管生成因子及淋巴管内皮特异性标志物的发现，动物实验模型研究显示，肿瘤源性的生长因子可诱导肿瘤内淋巴管生成和促进淋巴结转移。有研究证明，肿瘤内部有血管和淋巴管生成，瘤周也有丰富的扩张淋巴管，淋巴管的数量与淋巴转移密切相关[42]。

关于肿瘤细胞进入淋巴系统并在其中转移播散的机制，有一种观点认为肿瘤是以侵袭肿瘤病灶周边原有淋巴管系统的方式形成淋巴结转移的；还有一种观点则认为肿瘤是通过诱导肿瘤淋巴管生成，继而进入淋巴液并着床而发生淋巴结转移的。肿瘤淋巴管转移的过程可分为：①癌细胞侵入淋巴管。从原发瘤中脱离的肿瘤细胞通过一定的方式侵入癌灶附近的毛细淋巴管。②在淋巴管内运行。癌细胞进入淋巴管后，随流动着的淋巴液运行。此运行的方式有两种：癌细胞在淋巴管内形成持续性增殖、蔓延的连续性癌栓；癌细胞以分散漂浮的栓子形式转移的漂浮性癌栓。呈现不同形式的癌栓，可能与癌细胞本身的特性有关，前者的癌细胞间黏附性较强，后者的黏附性较弱，易于分散，也易于转移。③癌细胞在淋巴结内形成转移灶。在淋巴管内运行的癌栓到达局部淋巴结，先聚集于边缘窦，然后生长并破坏淋巴结结构，形成淋巴结内转移灶[43]。

(2) 血行转移

血行转移是肿瘤转移的另一重要方式。肿瘤细胞从原发癌脱离后，侵袭细胞外基质，进一步穿入间质内的微血管，并随血流漂游于回心的血流中。若是来自腹部脏器的肿瘤细胞，则回流入门静脉系统，进入肝内经门静脉小分支到达门静脉与肝动脉、中央静脉的吻合汇通处，即为肝内微循环。如果此处微循环系统内皮细胞损伤或者病变，则癌细胞团或微小癌栓可黏附滞留于微循环；若局部微环境紊乱，则形成肝内转移灶。如果肿瘤细胞来自身体其他部位，则回流入腔静脉系统，进入右心，回流至肺，进入肺左右动脉与肺左右微循环。若此处肺内微循环系

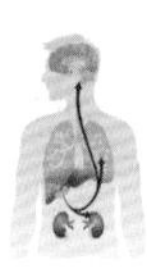



统内皮细胞损伤或病变，则癌细胞团或微小癌栓可能黏附滞留于微循环，形成肺内转移灶[42]。

1）肿瘤细胞侵入血管：肿瘤细胞向血管移动，接着与基底膜黏附，最后肿瘤细胞释放水解酶破坏血管基底膜进入循环。其侵入过程可归纳为：①瘤细胞与细胞外间质和血管基底膜发生黏附。肿瘤细胞脱离原发灶后，可在整合素等黏附分子介导下与胶原蛋白、层粘连蛋白等相互作用与细胞外间质及血管基底膜发生黏附，并释放蛋白酶降解细胞外间质和基底膜，随后肿瘤细胞运动进入循环。②瘤细胞与血管内皮细胞发生黏附。肿瘤细胞表面的整合素与内皮细胞表面的黏附分子特异性结合，引起内皮细胞的收缩和损伤，肿瘤细胞穿过内皮细胞进入血管腔。③肿瘤细胞与血小板发生黏附形成癌栓。

2）肿瘤细胞在血中滞留：进入机体循环系统的肿瘤细胞绝大多数在短期内死亡，其原因在于肿瘤细胞本身或者微环境因素。肿瘤本身原因可能是由于肿瘤细胞自身缺乏变形能力，以至于不能顺利通过循环系统；也可能是肿瘤细胞缺乏形成癌栓的能力，或是肿瘤细胞表面缺乏黏附因子。微环境因素则是多方面的。机体的免疫系统在清除肿瘤细胞中扮演了重要角色，如NK细胞、巨噬细胞以及血小板等；血液的湍流也可加速瘤细胞破损；毛细血管的垂直压力对通过其中的肿瘤细胞也是重要的损伤因素；内皮细胞分泌的一氧化氮（NO）也是一种非特异性杀伤因素。只有少数活力高且有高转移潜能的肿瘤细胞存活下来，互相聚集形成微小癌栓。这些存活的肿瘤细胞还可以与白细胞或者血小板结合成簇，形成异类癌栓。

3）肿瘤细胞与血管内皮细胞的黏附：当肿瘤细胞到达特定的靶器官时，肿瘤细胞必须牢固地附着在脉管内皮层，这是为下一步逸出血管进入靶器官基质增殖生长的先期准备和必要条件。肿瘤细胞黏附过程受到多种因素影响：①内皮细胞损伤。损伤的内皮和暴露的基底膜为肿瘤的附着提供了基础。循环肿瘤细胞（CTC）与血小板聚集成簇，损伤的脉管内皮有助于血小板的黏附，内皮细胞修复早期形成的纤维蛋白原可增强血小板的黏附能力。肿瘤细胞-血小板簇定植在损伤的内皮表面是瘤细胞在靶器官定位附着的关键环节。②选择素系列的黏附分子。脉管内皮细胞表面有选择素系列黏附分子，选择素分为E、L、P 3种。E选择素除了参与内皮细胞与白细胞的黏附外，也介导了肿瘤细胞和内皮细胞的结合；L选择素存在于白细胞表面，参与白细胞与其他细胞表面寡糖分子结合；P选择素则主要参与肿瘤细胞与血小板的黏附结合。③整合素黏附分子。整合素可介导细胞与基底膜黏附，高转移潜能的瘤细胞可高表达某些整合素，如在转移性乳腺癌中整合素 α3β1 表达增加，可促进癌细胞黏附于血管基底膜[43]。

4）肿瘤细胞逸出血管：肿瘤逸出血管涉及血管基底膜的降解和穿透，以及肿瘤细胞穿过血管后在定植组织中的移动，其过程与肿瘤细胞进入血管的侵袭过程类似，在此不做赘述。

（3）种植转移

肿瘤细胞种植转移，最容易定植于腹膜腔的浆膜面。腹膜是由间皮细胞和弹性纤维组织所构成的一层浆膜，覆盖于腹腔、盆腔内面和脏器的表面。壁层腹膜衬于腹腔、盆腔的内面，而脏层腹膜则覆盖于腹腔脏器及盆腔脏器的表面，即脏器的浆膜层。两层腹膜在一定的部位相互延续，所围成的腔隙即腹膜腔。腹壁内面的腹膜壁层和脏层表面的腹膜脏层是紧密相贴的，从而可理解腹膜腔是一个潜在性的间隙[44]。成人腹膜表面积与体表面积相当，为1.7～2.2 $m^2$。腹膜腔内有50～100 mL微黄澄清的液体，含有自由浮动的细胞，总数为$(20～25)\times10^5$/L，其中50%为巨噬细胞、40%为淋巴细胞，不含细菌。

腹腔脏器肿瘤累及浆膜后，随着肿瘤的不断增大，脱落下来的癌细胞或小块癌组织可种植于腹膜，形成广泛的癌转移结节，引起不同程度的癌性腹膜炎症反应。在腹膜腔种植性转移中，好发的部位有大网膜、肠系膜、小肠附着缘以及腹膜任何早已存在的自然皱褶和陷窝处。这些天然皱褶容易使癌细胞着床种植成功[45]。另外，腹膜腔内的癌细胞由于重力的关系常常向下移动到盆腔，所以癌细胞种植结节最多见于盆腔内腹膜。晚期种植的癌结节可遍及腹膜各处，有腹水时更利于癌细胞散布。

腹腔种植性转移的形成是一种复杂的病理生理过程。腹膜腔内具有高度活性的癌细胞以及腹膜结缔组织的裸露是腹膜种植性转移的基础。癌细胞或癌细胞团块黏附于腹膜表面后引起炎症反应，毛细血管渗出的纤维蛋白包绕癌细胞，癌细胞向腹膜下层组织浸润生长、增殖形成结节，类似于粟粒样弥漫散布于腹膜与大网膜上。肿瘤细胞经体腔转移形成结节后，容易产生癌性腹水。发生腹膜转移后，80%

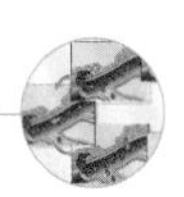

以上的患者伴有恶性腹水。腹水中癌细胞的检出率和病期的早晚有关，其波动较大，有报道为60%～85%[44]。

### 2.2.5　转移靶器官定植

(1) 肿瘤器官定植过程

肿瘤细胞经过播散并逸出循环系统后将侵袭靶器官基质。通过活细胞成像技术可以将肿瘤侵袭转移靶器官的过程分为5个阶段：①癌细胞向器官靠拢；②癌细胞紧密黏附于器官组织表面变为半圆形或椭圆形；③癌细胞伸出伪足；④癌细胞伪足沿器官组织细胞间的自然间隙穿入，进而穿过基底膜，接着以阿米巴运动方式沿此自然间隙侵入器官内；⑤癌细胞以异位运动形式侵入器官深部，形成继发癌细胞巢。超微结构检查证实，癌细胞的阿米巴运动，特别是在器官组织表面的黏附和移动靠丝状伪足的作用[46]。利用冷冻断裂技术和扫描电镜观察可进一步明确与更加详细地观察到以上5个阶段：①癌细胞向靶器官靠拢，并同时伸出伪足企图抓住靶细胞；②当癌细胞靠近器官组织表面时，一方面沿着器官组织表面爬行，一方面利用丝状伪足末端吸盘样结构紧紧黏附于靶细胞表面；③癌细胞用丝状伪足末端吸盘样结构抓住靶细胞后，开始沿靶细胞的间隙向器官内侵入；④癌细胞侵入器官后用丝状伪足与四周靶细胞密切接触，同时在瘤细胞一侧或双侧伸出伪足，继续向其他方向和部位侵袭；⑤当癌细胞在器官内组成小癌巢时，癌细胞相互间接触并不密切，仅见其从两极或多极伸出丝状伪足相互联结，构成一个癌巢样群体。

(2) 肿瘤细胞在转移靶器官定植的调控

肿瘤细胞与靶器官的细胞接触后，反应性地通过自分泌、旁分泌或内分泌方式产生多种信号因子，这些因子可以单独或联合调控肿瘤细胞增殖。细胞因子的调控处于一种正负调节的平衡状态。研究者从肺组织培养液和肺间质细胞中分离出一种肿瘤生长刺激因子，可以促进前列腺癌生长[47]。这种肺衍生生长因子(lung-derived growth factor, LDGF)-1对多种肺转移瘤细胞均有刺激作用，而对正常肾上皮细胞没有促进作用[48]。转移细胞可产生粒细胞-巨噬细胞集落刺激因子(granulocyte-macrophage colony stimulating factor, GM-CSF)，被认为与肺的淋巴结转移瘤形成密切相关。肝转移癌细胞分泌的IL-1和IL-6可促进转移肿瘤细胞的生长。通过注射IL-1和IL-6中和抗体可显著抑制肝转移癌生长，注射GM-CSF抗体同样能抑制肺转移癌的生长[49]。负性调节因子包括转化生长因子(transforming growth factor, TGF)-β等细胞因子，它们属于组织特异性生长抑制因子，在特定器官中发挥作用。通过宿主自分泌和旁分泌机制产生的生长因子可调控脏器组织的修复或更新。如TGF-α和肝细胞生长因子(HGF)可促进结肠上皮细胞和干细胞的修复和更新。当正常组织受到损伤，如转移肿瘤灶的侵袭，这些生长因子可发挥对转移器官的修复效应，但是这种效应不是特异的，同样也会促进转移瘤的生长。

(3) 肿瘤休眠

肿瘤细胞完成转移靶器官组织的定植后，能处于一种特殊的生存状态，即肿瘤休眠(tumor dormancy)状态。早在1954年哈德菲尔德(Hadfield)就使用“休眠”一词来描述长期存活而又未见明显增殖的恶性肿瘤细胞[50]。目前，肿瘤休眠现象已被临床观察及尸检研究等证实，休眠肿瘤细胞在肿瘤患者及正常人体内均可存在。德米切利(Demicheli)等对大样本乳腺癌切除术后远期复发病例的临床随访资料分析发现，肿瘤休眠是较为普遍存在的现象[51]：不同患者体内残留肿瘤细胞的休眠时间长短不等，部分无症状患者的带瘤生存期长达15年以上；大量报道显示，多种肿瘤细胞可在临床治愈的患者体内持续存在；播散的恶性肿瘤细胞能在骨髓中保持休眠状态多年，并逃避化疗的杀伤作用。目前对肿瘤休眠的概念主要有两方面的理解：其一为肿瘤细胞团或实体瘤的增殖与凋亡速率基本平衡，瘤体在较长一段时间内无明显增长；其二为肿瘤细胞处于$G_0$期(静止期)，既不增殖也不凋亡，但仍具有增殖的潜能。在一定的条件下休眠细胞可重新进入细胞周期而增殖。目前观察到肿瘤休眠的证据多来源于乳腺癌、甲状腺癌及前列腺癌等。当然，在其他类型肿瘤中也观察到肿瘤休眠现象，小儿神经母细胞瘤、视网膜母细胞瘤表现出更高的休眠率。肿瘤细胞自身因素以及宿主器官微环境在肿瘤休眠中起一定作用，但其具体机制仍然不清楚。目前认为转移瘤血管形成缺如和正常机体免疫功能状态是促使转移瘤细胞长期保持休眠状态的两大主要决定因素[52]。

### 2.2.6　肿瘤转移的器官亲嗜性

进入脉管系统播散的肿瘤并不总是循着血流或

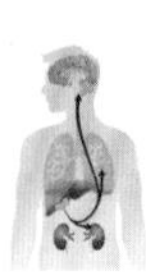



淋巴流动方向到达相应脏器，即便是体腔种植转移的肿瘤也不是按自由沉淀规律生长。有证据表明，不同来源的肿瘤细胞有其容易发生的特定脏器转移的选择性，即肿瘤转移靶器官的亲嗜性。不管是“种子-土壤”学说还是“机械理论”学说（以器官的解剖、血流的分布等来解释脏器选择性现象）都远不能说明转移的本质[46]。直到近年，由于现代分子生物学的进展与显微成像技术的革新，逐步揭示了基因参与转移调节的机制以及宿主免疫微环境对肿瘤侵袭和转移的影响，才使得我们对肿瘤转移的器官亲嗜性的认识有了进一步提高。

（1）*肿瘤转移器官亲嗜性的规律*

在大量临床实践中观察到，胃肠道肿瘤有双侧卵巢转移的倾向，卵巢癌发生转移时半数以上有肝转移。不同来源的肿瘤细胞有着特定的转移靶器官，如来源于皮肤的黑色素瘤转移灶90%以上定位于肺脏；而眼脉络膜黑色素瘤，当原发肿瘤完整切除后，患者发生转移无一例外都定位于肝脏。即便是手术切除数十年以后，其复发转移规律也是如此[53]。80%以上的乳腺癌发生骨转移，前列腺癌、肾癌、甲状腺癌及肺癌等也常发生骨转移。小细胞肺癌及肺腺癌易出现脑和骨转移；结肠癌易转移至肝；多发性骨髓瘤常转移至颅骨。在骨转移部位中，脊柱多于四肢，腰椎、胸椎是常见转移部位。四肢长骨的转移多见于近端，而很少转移到肢体远端和末端。胃肠道癌易出现肝和腹腔转移；甲状腺未分化癌、肺小细胞癌尽管原发灶小，也可能出现早期转移。宫颈癌、食管癌及膀胱癌一般不发生广泛转移，口唇癌、腮腺癌很少出现远处转移，基底细胞癌出现转移十分罕见[54]。令人难以理解的是，骨肉瘤发生在骨骼中，虽很少受到机械扰动，却在很早期即出现肺转移。研究发现，继发性转移癌多集中发生在肺、骨、脑、肝等脏器，而较少发生在心、肾、皮肤以及肌肉。目前研究证据表明，肿瘤转移器官的亲嗜性是由肿瘤细胞表型差异性、转移靶器官微环境差异和其他因素所引起的[55]。

（2）*肿瘤细胞表型差异性*

不同种类的肿瘤转移潜能不同。通常分化差、恶性程度高、生长快、病程晚的肿瘤易发生转移，如肺癌、肝癌、乳腺癌、鼻咽癌、结直肠癌、食管癌、宫颈癌等，以及骨肉瘤、黑色素瘤等遵循此规律。但是皮肤基底细胞癌、脊髓瘤、软骨肉瘤、脑恶性胶质瘤等，它们在生长过程中可造成明显的局部浸润和破坏，却很少出现转移[56]。有些肿瘤，如甲状腺滤泡型腺癌、恶性黑色素瘤及某些软组织肉瘤等一般分化较好，生长缓慢，但较早出现转移。另外，即使在同一种类型肿瘤中，不同亚型之间的转移倾向也不同。不同类型肿瘤以及亚型所具备的转移潜能差异可能由不同的遗传编码、细胞表面结构、抗原特性、代谢特性、受体种类和分布、侵袭力、血管内皮细胞的黏附力、产生局部凝血因子或肿瘤血管形成因子的能力，以及对免疫反应等因素所决定的。进一步研究提示，细胞表面糖蛋白复合物、细胞表面抗原表达、细胞膜神经节苷脂含量、细胞表面酶活性、细胞转运能力，共同决定了其转移能力以及器官定植的亲嗜性[54,57]。

（3）*靶器官微环境差异*

器官组织微环境差异分两个方面：一是原发肿瘤的脏器；二是转移靶器官。不少实验证明，将不同的肿瘤细胞移植于相同器官，或相同的肿瘤细胞移植于不同的部位，其侵袭能力表现出巨大的差异。另外，靶器官微环境对转移肿瘤细胞特殊的亲和力也是肿瘤转移的重要基础。靶器官的组织结构和功能、局部间质作用、局部免疫特性等因素共同形成是否适应肿瘤细胞生长的微环境。例如肿瘤组织较易侵袭结缔组织和骨组织，而软骨、心、肌肉、脾以及甲状腺等器官相对不容易形成转移灶[58]。研究发现，软骨组织中含有抗侵袭因子（anti-invasion factor, AIF）和内皮细胞生长抑制因子（endothelial cell growth inhibitor factor, EGIF），这些因子可能在抵抗肿瘤定位转移中发挥作用[59,60]。此外，组织器官毛细血管外基质是肿瘤逸出脉管最先接触的环境，这些基质的特异结构在较大程度上决定了靶器官微环境对肿瘤细胞的亲和力。

癌细胞与微环境间互动、相互适应与改造为影响转移器官亲嗜性的重要方面。汤钊猷院士团队在建立人肝癌转移模型过程中发现“土壤反过来可改变种子的特性”。

（4）*其他*

除了上述原因，还有众多的因素参与了调节肿瘤转移靶器官的亲嗜性。①影响肿瘤细胞与靶器官脉管内皮细胞黏附，如IL-1和TNF-α可促进转移肺癌细胞与脉管内皮细胞黏附。②化学趋化因子：肿瘤细胞的运动性是其逸出血管并在继发器官中运行的必要条件，但是要通过这些生物屏障则受一些化学趋化因子的影响。如分散因子(SF)是宿

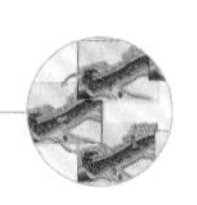

主通过自分泌产生的促蠕动因子，它能增加肿瘤细胞的运动能力，是影响器官亲嗜性的一个重要因素[61]。③靶器官的免疫微环境也起到了至关重要的作用，靶器官局部免疫的主要成分包括 NK 细胞、淋巴因子激活杀伤细胞（lymphokine activities killer cell，LAK 细胞）以及肿瘤浸润淋巴细胞（tumor infiltrating lymphocyte，TIL），保持这些免疫细胞足够的数量和健全的功能是抵御转移的重要条件[62]。④其他因素，如成纤维细胞生长因子（fibroblast growth factor，FGF）、髓细胞生长因子（myeloid growth factor，MGF）和表皮生长因子（epidermal growth factor，EGF）等生长因子在其中也起到重要作用。

## 2.3　转移潜能的来源与转移学说

从 1869 年阿什沃思（Ashworth）提出循环肿瘤学说开始，1889 年佩吉特提出了“种子-土壤”学说，1929 年尤因提出肿瘤转移的“机械理论”学说，1959 年贝尔南等将肿瘤转移方式区分为经淋巴管转移和血行转移，1960 年蔡德曼等发现宿主因素影响肿瘤转移，1977 年费德勒等发现肿瘤转移异质性以及 1984 年塔林等发现肿瘤转移的器官亲嗜性，到 21 世纪开始针对宿主因素进行抗转移治疗。100 多年来，科学家对肿瘤转移机制的认识取得了诸多进展，研究者对肿瘤细胞如何获得转移潜能的研究也从未间断，从基因组层面可概括为 5 种模式：①启始细胞模式（cell-of-origin model），即原发瘤的启始细胞在正常分化过程中已经激活了各种转移基因，这些细胞可完成转移过程。②部分能力模式（partial-competence model），即原发瘤内的肿瘤细胞只具备部分转移能力，到达远处器官后发生二次突变和/或表观遗传学演变，从而获得在远处器官定植的能力。③随机模式（stochastic model），即肿瘤细胞随机累积转移基因的“乘客突变”（passenger mutations），偶尔获得高转移潜能后在原发瘤中形成生长优势。④肿瘤自我种植模式（tumor self-seeding model），即 CTC 能够重新进入原发瘤中增殖。⑤平行进展模式，即播散转移在肿瘤发生的早期阶段就已经出现，甚至可能在原发肿瘤形成之前就已经发生。

随着研究的进展，我们对肿瘤转移基本过程的了解更加全面，对调控肿瘤转移的分子机制认识也不断深入。本节围绕几种经典的肿瘤转移学说，介绍肿瘤转移潜能的来源以及影响肿瘤转移的相关因素。

### 2.3.1　上皮-间质转化学说

上皮-间质转化（EMT）是指上皮型细胞在特定的生理或病理情况下向间质型细胞表型转变的过程。EMT 最早被发育生物学家用来描述在胚胎发育过程中某些特定部位的上皮细胞所发生的形态学改变。EMT 表现为上皮细胞极性（排列彼此相连且朝向一致）丧失，与周围细胞和基质的接触减少，细胞黏附力下降，迁移和运动能力增加，同时细胞表型发生改变。上皮细胞（具有紧密连接和侧向、顶端以及基底膜结构）发生 EMT 后，上皮细胞的标志物如上皮钙黏素、桥粒斑蛋白（desmoplakin）、紧密连接蛋白（zonula occludens，ZO）- 1、角蛋白（keratin）等表达下调；波形蛋白（vimentin）、纤维连接蛋白（fibronectin）、神经钙黏素（N-cadherin）、α-平滑肌肌动蛋白（α-smooth muscle actin，α-SMA）等间质细胞标志物表达上调，同时伴随 EMT 诱导转录因子（EMT-inducing transcription factor，EMT-TF）如 Snail1、Snail2（SLUG）、Twist1、Twist2、ZEB1、ZEB2、核因子（NF）-κB 等活性增加，形态上则转变为成纤维细胞样（fibroblast-like）的间质细胞（具有松散的细胞间联系和非极性、运动表型）表型。研究表明，TGF-β、FGF、IL-6、成纤维细胞特异蛋白（fibroblast specific protein，FSP）- 1 等因子可以诱导这一过程。近年来，随着对 EMT 认识的不断深入，它对肿瘤转移的意义也逐渐清晰起来[63,64]。

*（1）肿瘤细胞系中 EMT 的研究*

EMT 与肿瘤转移之间的联系首先是在上皮源性癌细胞系中发现的。上皮钙黏素表达下调或功能抑制能够导致乳腺癌、肺癌、膀胱癌、胰腺癌等多种肿瘤细胞形态发生成纤维细胞样改变，侵袭性增加；上皮钙黏素在这些细胞系中的过表达则可降低上述细胞在体外的侵袭、转移能力。科学家发现 TGF-β 可以诱导上皮形态的小鼠乳腺上皮 NMuMG 细胞转化为具有高侵袭性成纤维细胞表型，由此确定 TGF-β 是一种诱导 EMT 的主要细胞因子。除此之外，TGF-β 还能诱导 NMuMG 细胞 EMT 相关基因的变化，包括上皮钙黏素表达的下调，波形蛋白表达增加[65]。进一步研究表明，TGF-β 能够诱导多种细胞系，如 RAS 转化的乳腺上皮细胞和小鼠结肠癌 hnPCC 细胞发生 EMT。在小鼠结肠癌 CT26 细

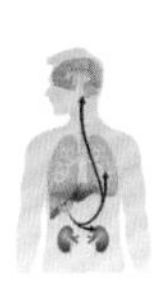



胞系中利用抗体中和 TGF-β 能够显著降低移植瘤中肿瘤细胞的侵袭和转移能力。2000 年，两个独立研究小组将 Snail1 鉴定为直接与上皮钙黏素启动子结合并控制其基因表达的 EMT-TF[66]。Snail1 在乳腺癌细胞系中的过表达导致上皮钙黏素介导的细胞黏附丧失，从而引起 EMT 并促进细胞迁移和侵袭性表型的增加。EMT-TF 与肿瘤转移的直接联系是在肿瘤转移中发现 Twist1 后建立的[67]。研究人员发现 Twist1 通过 Snail2 诱导的上皮钙黏素促进 EMT，在乳腺癌 4T1 细胞中敲低 Twist1 抑制了 4T1 细胞向小鼠肺脏的转移能力。以上这些实验结果揭示了 EMT 与肿瘤转移之间的联系。后续许多研究进一步证实 EMT-TF 对癌细胞转移是必需的。在头颈部肿瘤细胞系中，Twist1 是 HIF-1α 的重要下游靶标，在过表达 HIF-1α 的鼻咽癌细胞中敲低 Twist1 能够显著减少肿瘤转移结节数量[68]。上述细胞水平上的研究成果表明了 EMT 与肿瘤转移之间的密切联系。

(2) *人肿瘤样本中 EMT 的证据*

从人肿瘤中获得 EMT 与转移联系的证据是非常具有挑战性的，其原因之一在于很难通过形态学或免疫组化染色来区分经历过 EMT 的上皮癌细胞和基质成纤维细胞；二是肿瘤转移过程中 EMT 的瞬时可逆，使得观察与捕获变得更为困难。虽然除小叶型乳腺癌和弥漫型胃癌外，人类原发癌中只有少数癌细胞表现为上皮钙黏素表达异常或缺失，但是大量研究发现 EMT 相关基因表达与患者预后以及原发肿瘤转移显著相关。在一些预后不良的肿瘤亚型中，EMT 相关基因高表达。一项包含 3 218 例晚期乳腺癌患者的荟萃分析表明，EMT-TF (Snail1、Snail2 和 Twist1)的表达与患者 3 年总生存率呈负相关[69]。除乳腺癌外，Twist1 和 Snail 的表达水平还与肺癌、胃肠道癌、肝胆癌、头颈部肿瘤和泌尿道系统肿瘤的不良预后相关。一项包含 38 个研究共 4 938 例肿瘤患者的荟萃分析显示，高表达 Twist1 或 Snail1 患者的总体生存率更低[70]。研究人员还发现 EMT-TF(如 Twist1)在原发肿瘤的侵袭前高表达，进一步证明了 EMT 在肿瘤转移中的重要性[71]。

EMT 与肿瘤转移相关的最直接证据来自对患者 CTC 的分析[72]。研究表明乳腺癌、前列腺癌、结直肠癌、胰腺癌和肺癌患者中 CTC 的存在是其预后不良的重要因素，这也支持了肿瘤细胞侵袭能力的增加促进了肿瘤转移以及造成患者不良预后这一观点。上皮和间质基因的共表达通常在乳腺癌、前列腺癌、结肠癌、胃癌、肝癌和肺癌患者的 CTC 中发现，而相应的原发肿瘤很少同时表达两种类型的标志物，这反映了转移过程中 EMT 的可塑性。此外，与早期癌症患者相比，晚期癌症患者中表达 Twist1、Snail1 或波形蛋白的 CTC 比例更高，表明这些细胞可能促进疾病的进展并导致转移性生长。实际上，通过 qRT-PCR 对 Twist1 或 Snail1 表达的测定能够反映 CTC 是否经历了 EMT，并且能预测疾病的早期复发[73]。以上研究表明，CTC 能够反映肿瘤细胞 EMT 的活动状态，并与转移和预后不良密切相关。

过去数十年的研究揭示了 EMT 在促进肿瘤转移中的重要作用，靶向上皮型肿瘤细胞的常规疗法与消除/抑制间质型肿瘤细胞相结合的治疗方式或许能够提高疗效。分析原发肿瘤或 CTC 的 EMT 相关基因表达谱，将有助于临床医生确立合适的治疗窗口，在此窗口期进行抗 EMT 治疗可产生更好的治疗反应，并改善患者生存率。

### 2.3.2 “种子-土壤”学说

“种子-土壤”学说认为肿瘤转移是“种子”(癌细胞)在适宜的“土壤”(基质环境)中生长发展的结果[45]。如果把癌细胞比作“种子”，那么组织器官则视为“土壤”；种子分布是随机的，原发癌能否形成转移灶决定于种子是否能适应特定的土壤。早在 1889 年，英国学者佩吉特通过研究 735 例乳腺癌死亡患者的尸检记录，发现血供丰富的脾脏很少成为乳腺癌转移的靶器官(2%)，相反在肝脏，乳腺癌转移率却较大(33%)。据此提出了肿瘤转移的“种子-土壤”学说。这个学说从组织特性的角度解释肿瘤转移的演进及其特异性。

(1) *“种子”相关因素*

1) EMT 与 MET：EMT 是指上皮细胞向间质细胞状态的转变，其赋予了细胞更强的迁移和侵袭能力，而相反的过程被称为 MET，即间质-上皮转化。EMT 与肿瘤细胞进入血液循环以及“种子”转移的过程有关。研究者通过分析来自乳腺癌患者的 CTC，发现 EMT 在人乳腺癌的血源性播散过程中起着关键作用，因此被认为是肿瘤转移的“种子”相关因素。尽管很多研究者认为 EMT 在肿瘤转移进展中扮演重要角色，但一些转移性病变却与肿瘤原

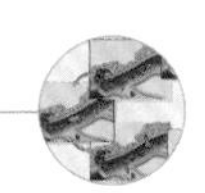

发灶具有相似的上皮性特征。为了解释这个悖论，有人提出 EMT 是一种可逆的过程。目前的观点是，EMT 有助于肿瘤细胞脱离原发瘤，促进侵袭及运动；而 MET 则有利于肿瘤细胞在到达靶器官后进入生长增殖状态。近年来，越来越多的实验证据表明 EMT－MET 在肿瘤转移中的作用，揭示了其在抗转移治疗中的意义：单独针对 EMT 可能会适得其反，同时抑制 EMT 和 MET 可能是更合理的治疗策略[74]。

2）肿瘤干细胞（CSC）：CSC 为肿瘤内具有自我更新、维持肿瘤细胞群体数量，并保持一定分化潜能、导致其异质性产生的一类细胞。尽管众多的文献将其描述为"致瘤细胞"或"肿瘤启始细胞"，但仅少数 CSC 具有成瘤能力，且仅有一小部分细胞能够形成转移瘤。因此 2005 年首次提出了"转移性肿瘤干细胞"的概念，支持 CSC 中存在着一类具有很强转移能力的亚群。研究人员发现人脑肿瘤中的确实存在一群这样的干细胞，这也为"转移性肿瘤干细胞"作为"种子"的理论提供了有力支持[75]。有证据表明，与低转移性 CSC 相比，源自转移性乳腺癌的 CSC 具有更高的致癌和转移能力[76]。"转移性肿瘤干细胞"具有的自我更新和治疗抵抗的能力，使其能够从原发肿瘤中脱离并且在循环中生存和远处定植，从而成为能够在"土壤"中成功定植的最坚韧的"种子"。此外，EMT 可使肿瘤细胞获得某些干细胞样特性。因此，EMT 与 CSC 之间的关系也是研究热点之一（详见"4 干细胞与肿瘤转移"章）。

3）自噬（autophagy）：自噬是一种分解溶酶体中物质的胞内降解方式。尽管多年以来一直认为自噬与癌转移有关，但其确切作用和潜在的分子机制仍存在争议。有证据表明自噬具有抗转移作用，例如研究者发现，一种蛋白激酶 C 抑制剂（rottlerin）可以通过刺激自噬引起胰腺 CSC 死亡；咖啡因能够诱导自噬并促进多种肿瘤细胞系凋亡。另外，更多的实验数据则支持自噬促进癌转移，其参与了调节肿瘤的侵袭、药物抵抗、CSC 的生存、EMT 和肿瘤定植过程[77]。总而言之，自噬起到了为"种子"保驾护航的作用。由于胰腺癌表现出高水平的自噬，羟氯喹（一种自噬抑制剂）已经在一项Ⅱ期临床试验和转化研究中用于转移性胰腺癌患者的治疗[78]。综上所述，自噬在肿瘤转移中的作用仍值得进一步研究，无论是为"种子"保驾还是遏制"种子"的远航，靶向自噬在抗肿瘤转移治疗中都将发挥重要作用。

4）肿瘤休眠：临床上发现许多患者在原发肿瘤治疗后数月或数年才出现复发，其原因可能是残留的肿瘤细胞可以进入休眠状态，称之为"转移性休眠"。肿瘤休眠状态是一种扩散和转移性生长之间的延迟，在此期间扩散的肿瘤细胞保持一种静止、非增殖的稳定状态。在骨转移休眠模型中，癌细胞表达的 VCAM－1 通过与微环境的相互作用使休眠的"种子"再活化，进而发生骨转移[79]。实验结果和临床证据表明，转移器官组织的微环境因素能调节"种子"的休眠状态。例如，骨基质细胞分泌的骨形态生成蛋白（bone morphogenetic protein，BMP）7 在前列腺癌的休眠和复发中起关键作用[80]。骨髓中的 TGF－β2 和 p38 信号通路可以使"种子"保持休眠状态。在乳腺癌模型中，BMP 抑制剂 Coco 可以促进休眠的乳腺癌"种子"细胞苏醒[79]。

5）肿瘤分泌因子："种子"细胞分泌的因子在促进肿瘤转移中也起着关键作用，包括细胞外囊泡（EV）、细胞因子（cytokine）和趋化因子（chemokine）以及其他分子成分。相比原发肿瘤细胞，"种子"能分泌数量更多的 EV，在介导"种子"与组织细胞之间的相互作用中起关键作用，从而构建适宜的 PMN。同样地，EV 也能作用于"种子"细胞，使其具有更强的转移能力。"种子"分泌的多种细胞因子以及趋化因子是癌细胞与微环境之间沟通的关键媒介，例如 Toll 样受体（TLR）2、IL－10、TGF－β、VEGF 和 PGE2 等在促进肿瘤转移中起到了重要作用。"种子"分泌的其他分子如骨桥蛋白（osteopontin，OPN）、生腱蛋白 C（tenascin C，TNC）、分泌型凝聚素（secretory clusterin，sCLU）等也在肿瘤转移中发挥重要作用[81]。

（2）"土壤"相关因素

肿瘤微环境由许多成分组成，包括 ECM、肿瘤相关巨噬细胞（tumor associated macrophage，TAM）、肿瘤相关内皮细胞（tumor-associated endothelial cell，TAEC）、淋巴内皮细胞（lymphatic endothelial cell，LEC）、肿瘤相关成纤维细胞（CAF）、间质干细胞（mesenchymal stem cell，MSC）、肿瘤相关脂肪细胞（tumor-associated adipocyte，TAA）、髓源性抑制细胞、肿瘤浸润性淋巴细胞和其他免疫细胞等。这些成分、功能状态与数量的改变反过来可改变种子的特性，是影响肿瘤转移的另一组因素。

1）TAM：TAM 是最引人注目的微环境细胞成

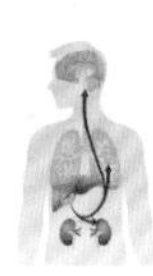



分之一，来源于外周循环血中的单核细胞(源自骨髓造血干细胞)。乳腺癌中，TAM 通过外泌体介导的 miR－223 传递来增强乳腺癌细胞的侵袭和转移。TAM 也可以通过分泌的 CCL18 促进乳腺癌细胞对细胞外基质的黏附，进而促进肿瘤细胞的侵袭[82,83]。在胰腺癌中，TAM 分泌的 CCL20 通过 CCR6 受体来增强肿瘤细胞的侵袭性。最近，研究者发现 TAM 分泌的载脂蛋白(lipocalin, Lcn)2 能够通过调节 EMT 促进肿瘤运动能力，从而增强肿瘤的转移[84]。

2）肿瘤相关 MSC：近年来大量研究认为，肿瘤细胞能够释放多种生长因子和细胞因子，激活和募集骨髓来源的 MSC。乳腺癌中的 MSC 通过趋化因子受体 CCR5 激活 CCL5 信号通路，进而增强癌细胞的转移能力。此外，MSC 也能分泌 CCL9 以促进肿瘤细胞的转移。最近，研究人员发现 MSC 源性纤维蛋白原激活的受体酪氨酸激酶 DDR2 通过与胶原蛋白相互作用，促进肿瘤细胞的转移能力[85]。

3）TAEC：TAEC 中的脯氨酰羟化酶(prolyl hydroxylase, PHD)蛋白可作为氧传感器而调节氧输送。*PHD2* 基因的单倍体缺乏能促使内皮细胞规律排列和血管成熟正常化，从而增加肿瘤血液灌注和氧合，进而抑制缺氧引起的肿瘤细胞转移。在前列腺癌中，肿瘤微环境中的内皮细胞分泌 IL－6 可诱导前列腺癌细胞中雄激素受体(androgen receptor, AR)下调，进而增强肿瘤细胞的侵袭能力[86]。最近，有研究报道内皮细胞能够伴随 CTC 运动，增强其抗失巢凋亡的能力而促进转移。

4）CAF：乳腺癌中，CAF 分泌基质细胞衍生因子(stromal cell derived factor, SDF)－1 促进肿瘤生长和血管生成。在乳腺癌转移瘤基质中存在大量的 CAF，借助其高表达的窖蛋白 1(caveolin 1, Cav1)调节 p190RhoGAP，并重塑细胞外基质，进而促进肿瘤细胞的迁移和侵袭[87]。研究证实，CAF 来源的外泌体能通过 Wnt-平面细胞极性(planar cell polarity, PCP)信号促进乳腺癌细胞的侵袭和转移。

5）TAA：近年来，越来越多的证据表明，脂肪细胞与肿瘤生长和转移有关。例如，肿瘤微环境中的脂肪细胞分泌的细胞因子能够影响 EMT 表型并促进肿瘤转移。前列腺癌中，前脂肪细胞通过调节 miR－301a/AR/TGF－β1/Smad/MMP9 信号通路促进肿瘤转移。乳腺癌中，成熟脂肪细胞分泌胰岛素样生长因子结合蛋白(IGFBP)－2 促进乳腺癌细胞的侵袭[88]。

6）血小板：微环境内的血小板也在肿瘤转移中扮演重要的角色。血小板与“种子”细胞相互聚集形成癌栓而抵抗失巢凋亡并免受细胞毒素的影响。此外，血小板还能促进肿瘤细胞在血管内皮上的黏附并诱导血管生成。活化血小板的腺嘌呤核苷酸能调节内皮细胞屏障的开放，通过 P2Y2 受体通路促进肿瘤细胞渗出血管，达到远端转移的目的。

### 2.3.3 肿瘤干细胞学说

从原位肿瘤到转移瘤形成，需经历一个复杂的联串过程，包括：原发(上皮性)瘤细胞丧失细胞间连接与突破基膜，迁徙侵袭间质，进入淋巴管、血管，侵入体腔、微血管与神经周围，在流动液体中生存，在适宜的靶器官外渗，适应异地微环境，最终繁殖建群。有研究者发现，绝大多数转移的肿瘤细胞都能够从原发瘤中脱落下来，进入远处器官的微循环，但真正能够形成微转移灶的肿瘤细胞却不足 2%，并且只有极少部分微转移灶最终能形成明显的转移灶。事实上，最终形成转移灶的肿瘤转移细胞不到 0.02%。从这些数据可以看出，在肿瘤转移这一复杂过程中，并非所有的肿瘤细胞都能够完成转移。那些能够完成转移的肿瘤细胞一定具备某些内在特性，从而适应转移时微环境的改变以及靶器官的新环境，并完成自我复制、生长和增殖的过程。根据目前研究，CSC 拥有此特性。

根据 2006 年美国癌症研究协会(American Association for Cancer Research, AACR)对 CSC 的定义可知，CSC 是指肿瘤组织中一类具有明显干细胞特征性的细胞。其能通过自我更新、潜在分化能力及维持肿瘤细胞稳态等功能促进肿瘤生长，是导致肿瘤发生、转移的关键因素。CSC 首次于急性髓性白血病患者中分离提取，亦称作肿瘤起始细胞(tumor-initiating cell, TIC)[89]。CSC 作用于肿瘤启始阶段并为肿瘤在原发部位的生长提供条件，也是促进转移瘤生长的诱导因子。CSC 具备 3 大特点：①CSC 具有特定的生物标志物。如在脑胶质瘤中，CD133 是个较为明确的标记分子；$Lgr5^+$ 在结肠癌中也较权威地代表了这群细胞。但在某些肿瘤中，标志物并不唯一，如在肝癌中，有报道称 CD133、CD24、CD90 或 CD47 等都可作为肝癌干细胞的标记分子。②CSC 具有自我更新和分化的能力。③CSC 具有较强的致瘤能力、转移能力和药物抵抗性[90,91]。随着研究的不断深入，有学者提出了迁徙

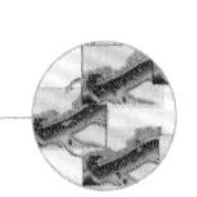

肿瘤干细胞(migrating cancer stem sell, mCSC)的概念,并因此将CSC分为两类亚群,即静止肿瘤干细胞(stationary cancer stem cell, sCSC)和mCSC,其后进一步归纳为转移性肿瘤干细胞(metastatic cancer stem cell, MetCSC)的概念[92]。肿瘤发生转移的起始阶段,CSC诱导肿瘤不断发展,其关键环节是CSC在诱导因子的影响下发生转移,但是并非每一个CSC都能发生转移,能够成功转移的CSC就是MetCSC。

乳腺癌中,研究者根据干细胞标记$CD44^{+}CD24^{-/low}$分离乳腺癌CSC,将其原位移植后,生成的原发瘤发生肺转移。他们进一步将认定为CSC的$Lin^{-}CD24^{+}CD90^{+}$细胞群从小鼠乳腺中分离,进行活体移植,发现其拥有肺转移能力。$Aldefluor^{+}$CSC较$Aldefluor^{-}$CSC具有更强的转移性。利用$Aldefluor^{+}$和$CD44^{+}$联合标记从乳腺癌中筛选出CSC亚群,将其注入尾静脉或原位移植,证实其转移能力增强。仅$Aldefluor^{+}CD44^{+}CD24^{-}$细胞能在肺内形成大的转移瘤,并转移至肝、胰、肾、脾[93]。有研究者对11例乳腺癌患者进行CTC检测,发现间质型CTC的比例与患者疾病进展期相关,且该群细胞中高表达的TGF—β会促进肿瘤细胞向间质型转变。无独有偶,研究者还发现$EpCAM^{+}CD44^{+}CD47^{+}MET^{+}$ CTC与乳腺癌患者预后的相关性更加紧密,这群细胞具有更强的肿瘤形成能力和远端转移能力[94]。这意味着CTC中能成功地形成转移灶的组分,可能是CSC或是已具有CSC特性的细胞。

研究者在结肠癌中通过谱系追踪分析肿瘤启始细胞的组成,发现结肠癌的CSC有3种:LT-TIC(长期自我更新细胞)、T-TIC(短期扩增细胞)和DC-TIC(延迟促进性细胞,在第二、三代小鼠具有活性),其中LT-TIC是唯一具有转移能力的CSC亚群。也有研究者发现CD26是结肠癌迁徙CSC的标志。晚期结直肠癌的原发和转移瘤中均可检出$CD26^{+}$细胞亚群,所有转移瘤均含有$CD26^{+}$细胞,而所分析的原发瘤中仅1/3(8/27例)阳性。原发瘤不含$CD26^{+}$细胞的患者均未发生转移。将$CD26^{+}$和$CD26^{-}$细胞分别注入NOD-SCID小鼠盲肠壁后均产生肿瘤,但在门静脉血中仅能检出$CD26^{+}$细胞,继而发生肝转移,表明原发瘤中存在$CD26^{+}$细胞预示以后会发生肝转移[95]。此外,还发现$CD110^{+}$的肠癌CSC具有非常强的肝转移潜能,而且肝脏产生血小板生成素(thrombopoietin, TPO)是CD110的受体,吸引了肠癌细胞迁移到肝。同时,TPO激活这群细胞内赖氨酸的降解,所产生的乙酰辅酶A(acetyl-CoA)可以激活Wnt信号通路,促进CSC的自我更新,所产生的谷氨酸则可以促进CSC的克隆定植和抗药能力等,从而使得肠癌成功发生肝转移[96]。

胰腺癌中,研究者发现$CD133^{+}$ CSC群中包含迁徙性$CD133^{+}/CXCR4^{+}$亚群。该亚群细胞进行活体移植后可发生肝转移。$CD133^{+}/CXCR4^{+}$亚群CSC表现出高度恶性和转移能力,在活体胰腺癌正位模型上,该群细胞最先从肝门静脉中发现。应用CXCR4受体抑制剂可消除其转移能力[97]。此外,原发瘤中间质细胞分泌的外泌体会提前到达靶器官,改造靶器官中的微环境,使得转移型的胰腺癌细胞到达靶器官时更容易适应新环境,从而提高转移细胞的存活率。

肝癌中,有研究称$CD44^{+}$的肝癌CSC与$CD14^{+}$的TAM共培养后,TAM产生的IL-6会促进该群肝癌CSC的扩增和成瘤能力。而TAM与$CD90^{+}$的乳腺癌细胞相互作用后,肿瘤细胞表面分子Epha4上调,激活下游信号分子SRC和NF-κB来调节$CD90^{+}$的乳腺癌细胞活性。肝癌中也发现$EpCAM^{+}$ CTC具有干细胞特性,部分$EpCAM^{+}$CTC表达$CD133^{+}$或者$ABCG2^{+}$[98]。

CSC是近年来肿瘤研究领域的热点,但相关研究成果的临床应用转化还存在距离。目前对CSC的判定标准尚不够准确和清晰,生物标志物不够特异。有研究显示,CSC的来源丰富且呈现明显的动态变化,即便消灭了已有的CSC,也不能保证其他非CSC不能转化成CSC。因此,进一步阐明影响CSC特殊生物学行为的信号通路及相关机制,不但可为肿瘤患者的预后预测提供新的标志物,也有利于设计针对转移相关信号通路及转移机制的靶向治疗,从而提高肿瘤的治疗效果(详见“4　干细胞与肿瘤转移”章)。

### 2.3.4　循环肿瘤细胞学说

循环肿瘤细胞(CTC)指由实体恶性肿瘤原发灶或转移灶释放进入血液循环系统的肿瘤细胞。其中迁移至远端器官并生存下来的CTC,称为播散肿瘤细胞(DTC)。1869年,澳大利亚内科医生阿什沃思首次发现肿瘤患者外周血中存在这类细胞,因这些细胞能反映原发肿瘤的特性，因此提出了肿瘤转移的循环肿瘤细胞理论。但受限于当时的检测手段，从外周血精确检测极低浓度的 CTC 是一个巨大挑战，直到 20 世纪 90 年代中期，随着捕获、分析 CTC 方法的进步以及大量临床研究的开展，CTC 的价值才被逐渐认识[99,100]。

CTC 在肿瘤转移与复发中发挥着重要的作用。传统理论认为，肿瘤患者在病情恶化或者晚期才会发生转移，但目前越来越多证据表明肿瘤播散转移在早期阶段就可出现，甚至可能在原发肿瘤形成之前就已经出现，即“平行进展模式”。研究表明 CTC 具有很强“干性”，即自我更新、多向分化潜能、强致瘤力和转移能力等特征。一项包含 1 439 例乳腺癌患者外周血中 CTC 样本的研究显示，35.2%的 CTC 存在 $CD44^{+}$ $CD24^{-/low}$CSC 表型，17.7%的 CTC 存在 $Aldefluor^{high}$ $CD24^{-/low}$ 干细胞表型，提示 CSC 样 CTC 可能是形成转移灶的重要成分[101]。不同肿瘤细胞团会互相协作，相互促进生存和转移能力，比单个 CTC 更容易形成转移灶。具有干细胞特征的 CTC 细胞团，并非由单个 CTC 在血管内分裂增殖形成，而是 2～50 个 CTC 通过斑珠蛋白互相抱团而组成，即“循环肿瘤细胞簇”(CTC clusters)[102]。CTC 簇组成成分具有多样性，有研究表明其除含有 CTC 外还包括肿瘤相关巨噬细胞、肿瘤相关成纤维细胞(CAF)、血小板、免疫细胞等，其中肿瘤相关巨噬细胞能够促进在肿瘤血管周围形成 CTC 簇[103]。研究者还发现纤维蛋白原能够促进 CTC 簇形成，通过消耗纤维蛋白原可以减少细胞簇的形成，从而减少肿瘤的转移。

2007 年，CTC 被美国临床肿瘤学会(American Society of Clinical Oncology, ASCO)推荐作为乳腺癌的肿瘤标志物。2012 年美国癌症联合委员会(American Joint Committee on Cancer, AJCC)也重新修订了乳腺癌的 TNM 分期标准，将缺乏临床或影像学证据证实的远处转移，但在外周循环、骨髓或其他远处组织内非区域淋巴结通过分子生物学或显微镜观察确定存在的、直径<0.2 mm 的转移病灶定为 cM(i+)、$cM_0$(i+)期，体现了 CTC 的重要临床意义。2004 年经美国 FDA 认证的细胞检测系统(Veridex)对转移性乳腺癌、前列腺癌和结直肠癌患者 7.5 mL 血样进行 CTC 检测计数，并与患者预后作相关分析，发现系统治疗之前的 CTC 可作为预测患者预后的独立指标[104]。此后，在小细胞肺癌、非小细胞肺癌、肝癌和肝胆管癌中得到了类似的结果，进一步证明 CTC 可作为预测肿瘤患者预后的独立指标[105]。同时，反转录-聚合酶链反应(RT - PCR)分析发现，EpCAM 或 Snail 的 mRNA 丰度也可以作为预测肝癌患者预后的独立指标。患者体内，CTC 不断从原发病灶或者是转移病灶进入血液循环，所以 CTC 数目存在时空异质性。目前认为，CTC 数目的动态变化可作为疗效评判指标。

一项关于 CTC 在转移性乳腺癌患者临床应用的多中心研究再次证实，治疗前 CTC>5 个/mL 的患者比<5 个/mL 的患者无进展生存期(progression-free survival, PFS)和总生存期(overall survival, OS)更短；治疗后 3～5 周时 CTC 数目较治疗前增加的患者比治疗后 6～8 周增加者预后要差，而同一时间点癌胚抗原和肿瘤抗原浓度变化与患者预后的相关性不如 CTC 数目变化明显[106]。2012 年，一项对胰腺癌的研究发现，在胰腺原位癌形成之前，肿瘤细胞即发生 EMT 而进入血液循环定植在肝脏中，最终形成转移灶，说明 EMT 在肿瘤转移过程中发挥重要的作用[107]。进一步研究发现，间质型的肿瘤细胞容易进入血管，但不易发生远端转移。2013 年有研究者对 11 例乳腺癌患者 CTC 进行检测，发现很少有细胞同时表达上皮-间质型(E - M 型)。在跟踪 1 例患者治疗过程中 CTC 表型的动态变化时，发现 E - M 型 CTC 的比例随着患者疾病状态发生改变，其中间质型 CTC 在疾病进展期比例明显增高。间质型 CTC 簇高表达的 TGF - β、血小板分泌的 TGF - β 促进肿瘤细胞向间质型转变，而血小板在肿瘤着床黏附的过程中发挥重要的作用，这提示在肿瘤进展中 M 型的 CTC 可作为新的治疗靶点[108]。2013 年，研究者从乳腺癌患者中鉴定出了 $EpCAM^{-}$ $HER2^{+}$ $EGFR^{+}$ $HPSE^{+}$ $Notch1^{+}$ CTC，其具有特异性脑部转移倾向。在基因水平上，对转移性前列腺癌进行全外显子测序发现，CTC 中具有 90%的驱动突变和转移相关突变，而原发瘤和淋巴结转移瘤样本中仅包含 70%的突变，这进一步提示 CTC 可能作为新的治疗靶点[109]。

自循环肿瘤细胞学说提出以来，越多的研究结果表明 CTC 数目和生物学特性与肿瘤转移紧密相关，但在临床应用之前，首先应当解决如下问题：①优化富集分离检测 CTC 技术，制定统一的 CTC 检测分离技术标准，提高分离检测技术的效率；②进一步认识促使 CTC 形成的细胞间黏附分子的

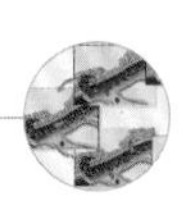

特性；③进一步了解CTC形成、播散及形成转移灶的机制；④进一步认识CTC在治疗前后所发生的变化。相信随着对CTC研究的不断深入，有望更加全面地了解肿瘤转移的相关机制，最终实现对肿瘤临床诊断、治疗和预后方案选择的最优化。

### 2.3.5 “自我种植”学说

“自我种植”(self-seeding)学说认为CTC可以返回到原发瘤生长，为我们更好地认识肿瘤转移提供了新的角度。这是有关肿瘤转移的全新学说，在各种实验模型(包括结肠癌、乳腺癌及黑色素瘤)中得到验证。表明肿瘤不仅可远距离播种(传统观念)，还可“自我种植”。“自我种植”学说由美国纽约纪念斯隆-凯特琳癌症中心的科芒(Comen)等于2009年首次提出。该学说是对经典转移理论的补充与完善，解释了一些临床上肿瘤的多样化特点以及经典理论无法解释的肿瘤转移现象。比如“自我种植”细胞没有返回原发肿瘤，而是返回了原发肿瘤所在器官并形成克隆性增殖，就可以解释肿瘤的多中心现象。促进CTC进行“自我种植”的原因很多，原发瘤中新生血管内皮不完整、易渗漏的特点以及高浓度的各种细胞、趋化因子都是重要作用因素。肿瘤的炎症细胞因子，如IL-6和IL-8也是诱导CTC“自我种植”的重要因素。另外，“自我种植”的CTC自身表达MMP1、胶原酶(collagenase)1、肌成束蛋白(fascin)1和趋化因子(CXCL)1，能够促进原发瘤增殖、血管生成以及骨髓细胞向肿瘤基质募集[110,111]。

尽管“自我种植”模型是从生物学和临床观察中诞生的，它的合理性也得到数学概念的支持，但实验和临床观察证明，简单的指数或线性动力学不能解释原发性乳腺癌的生长。乳腺癌大约需要2年的时间才能从1个细胞生长到100亿个细胞。以线性动力学方式生长，需要2年时间体积才能翻倍，这与临床观察不相符。如果肿瘤按照指数动力学生长，其体积将在约3周内翻倍。单独用一种生长模式来描述肿瘤增殖是不全面的，因为肿瘤的生长存在着时空的差异性，因此在不同的时间点，肿瘤是通过线性或指数动力学模式进行生长的。通常认为肿瘤生长是有丝分裂的结果，即肿瘤细胞一分为二地生长。那么在肿瘤处于幼稚状态时，其生长必须是近似指数的。随着肿瘤的发展，它偏离了指数动力学生长，因此不能用有丝分裂来解释。而我们现在知道，肿瘤生长模式是介于这两个极端之间的“S”形曲线，也就是1825年提出的Gompertzian生长曲线[112]。肿瘤转移的“自我种植”模型能很好地说明Gompertzian生长曲线。在“自我种植”模型中，CTC来自任何转移瘤的外部，这也表明原发肿瘤不是一个肿块，而是一个由相邻肿块聚集的集合体。肿瘤的质量随着表面积的增加而增加，而不是随着体积的增加而增加。由于具有“干样表型”的细胞主要在表面(在此定义为每个聚集体的表面)，因此随着肿瘤尺寸的增加，新细胞产生速率与大部分肿瘤质量之间的比例也下降。也就是随着肿瘤的增大，其表面积与体积之比减小，正如Gompertzian生长曲线所反映的，肿瘤生长相对减慢[113]。因此，“自我种植”概念为肿瘤总体积的增加提供了一种解释，而不是在个体细胞水平上假设肿瘤生长是有丝分裂或细胞死亡异常调节的结果。

在临床上，为什么一些没有腋窝淋巴结转移的乳腺癌患者仍会发生全身转移？为什么有些腋窝淋巴结转移患者即使不通过手术或放疗也没有出现其他地方转移呢？在“自我种植”学说中，肿瘤播种是位点特定的，例如携带某些基因突变的CTC靶向肺，而另一些则可能更青睐骨骼或大脑。由于“自我种植”模型的位点特定性质，在远隔器官中发现孤立的癌细胞并不总是与临床上转移行为相吻合。因此，存在腋窝淋巴结转移并不一定预示着远处转移，阴性也不能确保不存在远处扩散。此外，对于1～2枚淋巴结阳性的保乳手术后进行局部放疗的患者，为什么手术切除额外的淋巴结并不能改善局部区域复发，但对腋窝的放疗可以提高总体生存率？“自我种植”学说是这样解释的：放疗后的腋窝淋巴结作为一块“毒海绵”，将CTC吸引至相关部位，但放疗直接的破坏作用以及产生的肿瘤微环境不利于这些种植的CTC增殖，也不利于CTC转移至其他器官，从而提高局部控制率，降低远处转移率。也有临床试验证据表明，同全身性辅助化疗之前给予的放疗相比，全身性治疗后对乳房进行放疗更有助于减少乳腺癌患者的全身性复发。

19世纪初期到中期的前“霍尔斯特德(Halsted)”时代，即霍尔斯特德发明乳腺癌根治术之前，有记录表明一些乳腺癌患者原发瘤的体积可以增至很大，维持数年而不发生远处转移。一个可能的解释就是CTC被原发瘤中各种高浓度的细胞、趋化因子所吸引而不发生播散。在这种情况下，乳

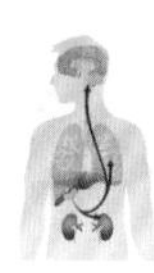



腺原发瘤起着“海绵”的作用，吸收 CTC 返回原发瘤，并导致局部晚期乳腺癌不断扩大而减少了远处转移率。放疗引起血管内皮细胞死亡后，肿瘤新生血管本身缺乏基底膜，CTC 无需进一步适应原发瘤的微环境等因素，使得 CTC 再次浸润到原发瘤则相对容易。因此，CTC 在放疗后肿瘤的“自我种植”中意义可能更大。肿瘤的“自我种植”是一个新兴的研究领域，其机制及其潜在的临床意义有待进一步研究。

总之，肿瘤转移是肿瘤细胞与微环境之间复杂相互作用的结果，肿瘤微环境中的多种因素均参与了肿瘤转移的发生。肿瘤转移也是一个动态的过程，肿瘤细胞首先脱离原发病灶，通过直接蔓延、淋巴转移、血行转移和种植等扩散途径，到达继发组织或器官之后继续增殖生长，形成继发肿瘤。这也是临床上的恶性肿瘤久治不愈，手术无法完全清除肿瘤病灶的一个重要原因。肿瘤转移伴随着遗传学和表观遗传学的改变，基因组不稳定性可引起肿瘤的异质性，多样的微进化（microevolution）选择压力则使选择性克隆具有更强的恶性表型。这些具有不同侵袭和转移能力细胞亚群的持续出现成为肿瘤治疗的障碍。

转移是恶性肿瘤最突出的病理学特征，也是恶性肿瘤治疗失败的主要原因。针对肿瘤转移过程中的各个关键环节设计调控、阻断的方法和策略，从而遏制肿瘤的转移，对于提高恶性肿瘤的治疗效果，降低患者的病死率具有重要而深远的意义。

（袁　野　余时沧　卞修武）

## 参考文献


[1] BROWN M, ASSEN F P, LEITHNER A, et al. Lymph node blood vessels provide exit routes for metastatic tumor cell dissemination in mice [J]. Science, 2018,359(6382):1408 - 1411.

[2] CARR I. Lymphatic metastasis[J]. Cancer Metastasis Rev, 1983,2(3):307 - 317.

[3] KARAMAN S, DETMAR M. Mechanisms of lymphatic metastasis [J]. J Clin Invest, 2014,124(3):922 - 928.

[4] GEBAUER F, GELIS S, ZANDER H, et al. Tenascin-C serum levels and its prognostic power in non-small cell lung cancer [J]. Oncotarget, 2016,7(15):20945 - 20952.

[5] JOUHI S, JAGER M J, DE GEUS S, et al. The small fatal choroidal melanoma study. A survey by the European Ophthalmic Oncology Group [J]. Am J Ophthalmol, 2019,202:100 - 108.

[6] HWANG S D, SONG J H, KIM Y, et al. Inhibition of lymphatic proliferation by the selective VEGFR - 3 inhibitor SAR131675 ameliorates diabetic nephropathy in db/db mice [J]. Cell Death Dis, 2019,10(3):219.

[7] KASHIMA K, WATANABE M, SATOH Y, et al. Inhibition of lymphatic metastasis in neuroblastoma by a novel neutralizing antibody to vascular endothelial growth factor-D [J]. Cancer Sci, 2012,103(12):2144 - 2152.

[8] SENNINO B, ISHIGURO-OONUMA T, SCHRIVER B J, et al. Inhibition of c-Met reduces lymphatic metastasis in RIP - Tag2 transgenic mice [J]. Cancer Res, 2013,73(12):3692 - 3703.

[9] PYTOWSKI B, GOLDMAN J, PERSAUD K, et al. Complete and specific inhibition of adult lymphatic regeneration by a novel VEGFR - 3 neutralizing antibody [J]. J Natl Cancer Inst, 2005,97(1):14 - 21.

[10] WEISS L. Biomechanical interactions of cancer cells with the microvasculature during hematogenous metastasis [J]. Cancer Metastasis Rev, 1992,11(3 - 4):227 - 235.

[11] LABELLE M, HYNES R O. The initial hours of metastasis: the importance of cooperative host-tumor cell interactions during hematogenous dissemination [J]. Cancer Discov, 2012,2(12):1091 - 1099.

[12] NANBU A, TSUKAMOTO T, KUMAMOTO Y, et al. Squamous cell carcinoma of bladder diverticulum with initial symptoms produced by metastasis to maxillary sinus [J]. Eur Urol, 1988,15(3 - 4):285 - 286.

[13] DONG Z, NOR J E. Transcriptional targeting of tumor endothelial cells for gene therapy [J]. Adv Drug Deliv Rev, 2009,61(7 - 8):542 - 553.

[14] VAN BEIJNUM J R, NOWAK-SLIWINSKA P, HUIJBERS E J, et al. The great escape; the hallmarks of resistance to antiangiogenic therapy [J]. Pharmacol Rev, 2015,67(2):441 - 461.

[15] LI X, SUN X, CARMELIET P. Hallmarks of endothelial cell metabolism in health and disease [J]. Cell Metab, 2019,30(3):414 - 433.

[16] MOTZ G T, SANTORO S P, WANG L-P, et al. Tumor endothelium Fasl establishes a selective immune barrier promoting tolerance in tumors[J]. Nat Med,

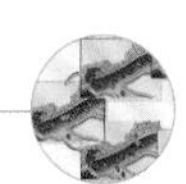

2014,20(6):607-615.

[17] SWEENEY M D, AYYADURAI S, ZLOKOVIC B V. Pericytes of the neurovascular unit: key functions and signaling pathways [J]. Nat Neurosci, 2016,19(6):771-783.

[18] HARNOSS J M, LE THOMAS A, REICHELT M, et al. IRE1alpha disruption in triple-negative breast cancer cooperates with antiangiogenic therapy by reversing ER stress adaptation and remodeling the tumor microenvironment [J]. Cancer Res, 2020,80(11):2368-2379.

[19] RIBATTI D, NICO B, CRIVELLATO E. The role of pericytes in angiogenesis [J]. Int J Dev Biol, 2011,55(3):261-268.

[20] COOKE V G, LEBLEU V S, KESKIN D, et al. Pericyte depletion results in hypoxia-associated epithelial-to-mesenchymal transition and metastasis mediated by met signaling pathway [J]. Cancer Cell, 2012,21(1):66-81.

[21] AJANI J A, XU Y, HUO L, et al. YAP1 mediates gastric adenocarcinoma peritoneal metastases that are attenuated by YAP1 inhibition [J]. Gut, 2021,70(1):55-66.

[22] TAN D S, AGARWAL R, KAYE S B. Mechanisms of transcoelomic metastasis in ovarian cancer [J]. Lancet Oncol, 2006,7(11):925-934.

[23] AGALIOTI T, GIANNOU A D, KRONTIRA A C, et al. Mutant KRAS promotes malignant pleural effusion formation [J]. Nat Commun, 2017,8:15205.

[24] VATANSEVER D, ATICI A E, SOZEN H, et al. Diaphragmatic resection preserving and repairing pericardium, splenectomy and distal pancreatectomy for interval debulking surgery of ovarian cancer [J]. Gynecol Oncol, 2016,142(1):206-207.

[25] CHOVANEC M, PLZAK J, BETKA J, et al. Comparative analysis of alpha2, 3/2, 6-linked N-acetylneuraminic acid and cytokeratin expression in head and neck squamous cell carcinoma [J]. Oncol Rep, 2004,12(2):297-301.

[26] SCHIPPER H, DECTER A. Carcinoma of the colon arising at ureteral implant sites despite early external diversion: pathogenetic and clinical implications [J]. Cancer, 1981,47(8):2062-2065.

[27] BOOTH J T, CAILLET V, HARDCASTLE N, et al. The first patient treatment of electromagnetic-guided real time adaptive radiotherapy using MLC tracking for lung SABR [J]. Radiother Oncol, 2016,121(1):19-25.

[28] LIU C C, LIN S P, HSU H S, et al. Suspension survival mediated by PP2A - STAT3 - Col XVII determines tumour initiation and metastasis in cancer stem cells [J]. Nat Commun, 2016,7(6):11798.

[29] FOULKES W D, REIS-FILHO J S, NAROD S A. Tumor size and survival in breast cancer — a reappraisal [J]. Nat Rev Clin Oncol, 2010,7:348-353.

[30] QUIGLEY D A, KRISTENSEN V. Predicting prognosis and therapeutic response from interactions between lymphocytes and tumor cells [J]. Mol Oncol, 2015,9(10):2054-2062.

[31] VLATKOVIC N, CRAWFORD K, RUBBI C P, et al. Tissue-specific therapeutic targeting of p53 in cancer: one size does not fit all [J]. Curr Pharm Des, 2011,17(6):618-630.

[32] LIU Y, CAO X. Characteristics and Significance of the Pre-metastatic Niche [J]. Cancer Cell, 2016,30(5):668-681.

[33] FRIEDL P, ALEXANDER S. Cancer invasion and the microenvironment: plasticity and reciprocity [J]. Cell, 2011,147(5):992-1009.

[34] FULLER L, HUPRICH J E, THEISEN J, et al. Abnormal esophageal body function: radiographic-manometric correlation [J]. Am Surg, 1999,65(10):911-914.

[35] COOPER J, GIANCOTTI F G. Integrin signaling in cancer: mechanotransduction, stemness, epithelial plasticity, and therapeutic resistance [J]. Cancer Cell, 2019,35(3):347-367.

[36] HAMIDI H, IVASKA J. Every step of the way: integrins in cancer progression and metastasis [J]. Nat Rev Cancer, 2018,18(9):533-548.

[37] HAEMMERLE M, STONE R L, MENTER D G, et al. The platelet lifeline to cancer: challenges and opportunities [J]. Cancer Cell, 2018,33(6):965-983.

[38] BESSA X, ELIZALDE J I, MITJANS F, et al. Leukocyte recruitment in colon cancer: role of cell adhesion molecules, nitric oxide, and transforming growth factor beta1 [J]. Gastroenterology, 2002,122(4):1122-1132.

[39] SCHAEFER L, REINHARDT D P. Special issue: Extracellular matrix: therapeutic tools and targets in cancer treatment [J]. Adv Drug Deliv Rev, 2016,97:1-3.

[40] BONNANS C, CHOU J, WERB Z. Remodelling the extracellular matrix in development and disease [J]. Nat Rev Mol Cell Biol, 2014,15(12):786-801.

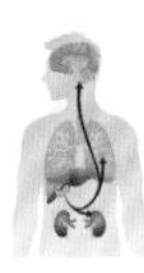



[41] STAMENKOVIC I. Extracellular matrix remodelling: the role of matrix metalloproteinases [J]. J Pathol, 2003,200(4):448 - 464.

[42] FOLLAIN G, HERRMANN D, HARLEPP S, et al. Fluids and their mechanics in tumour transit: shaping metastasis [J]. Nat Rev Cancer, 2020, 20(2): 107 - 124.

[43] SHAMAY Y, ELKABETS M, LI H, et al. P-selectin is a nanotherapeutic delivery target in the tumor microenvironment [J]. Sci Transl Med, 2016,8(345):r345 - r387.

[44] CEELEN W P, BRACKE M E. Peritoneal minimal residual disease in colorectal cancer: mechanisms, prevention, and treatment [J]. Lancet Oncol, 2009,10(1):72 - 79.

[45] MIKULA-PIETRASIK J, URUSKI P, TYKARSKI A, et al. The peritoneal "soil" for a cancerous "seed": a comprehensive review of the pathogenesis of intraperitoneal cancer metastases [J]. Cell Mol Life Sci, 2018,75(3):509 - 525.

[46] GHOSH D, DAWSON M R. Microenvironment influences cancer cell mechanics from tumor growth to metastasis [J]. Adv Exp Med Biol, 2018,1092: 69 - 90.

[47] PANER G P, STADLER W M, HANSEL D E, et al. Updates in the eighth edition of the tumor-node-metastasis staging classification for urologic cancers [J]. Eur Urol, 2018,73(4):560 - 569.

[48] NICOLSON G L, BELLONI P N, TRESSLER R J, et al. Adhesive, invasive, and growth properties of selected metastatic variants of a murine large-cell lymphoma [J]. Invasion Metastasis, 1989,9(2):102 - 116.

[49] KAPANADZE T, GAMREKELASHVILI J, MA C, et al. Regulation of accumulation and function of myeloid derived suppressor cells in different murine models of hepatocellular carcinoma [J]. J Hepatol, 2013,59(5): 1007 - 1013.

[50] OSBORNE M P. William Stewart Halsted: his life and contributions to surgery [J]. Lancet Oncol, 2007,8(3):256 - 265.

[51] DEMICHELI R, RETSKY M W, HRUSHESKY W J, et al. Racial disparities in breast cancer outcome: insights into host-tumor interactions [J]. Cancer, 2007,110(9):1880 - 1888.

[52] WERNER-KLEIN M, KLEIN C A. Therapy resistance beyond cellular dormancy [J]. Nat Cell Biol, 2019,21(2):117 - 119.

[53] NICOLSON G L. Organ specificity of tumor metastasis: role of preferential adhesion, invasion and growth of malignant cells at specific secondary sites [J]. Cancer Metastasis Rev, 1988,7(2):143 - 188.

[54] PEINADO H, ZHANG H, MATEI I R, et al. Pre-metastatic niches: organ-specific homes for metastases [J]. Nat Rev Cancer, 2017,17(5):302 - 317.

[55] NGUYEN D X, BOS P D, MASSAGUE J. Metastasis: from dissemination to organ-specific colonization [J]. Nat Rev Cancer, 2009,9(4):274 - 284.

[56] PATERLINI-BRECHOT P. Organ-specific markers in circulating tumor cell screening: an early indicator of metastasis-capable malignancy [J]. Future Oncol, 2011,7(7):849 - 871.

[57] GASSMANN P, ENNS A, HAIER J. Role of tumor cell adhesion and migration in organ-specific metastasis formation [J]. Onkologie, 2004,27(6):577 - 582.

[58] BEN-BARUCH A. Organ selectivity in metastasis: regulation by chemokines and their receptors [J]. Clin Exp Metastasis, 2008,25(4):345 - 356.

[59] KUETTNER K E, PAULI B U. Inhibition of neovascularization by a cartilage factor [J]. Ciba Found Symp, 1983,100:163 - 173.

[60] LI W, CROCE K, STEENSMA D P, et al. Vascular and metabolic implications of novel targeted cancer therapies: focus on kinase inhibitors [J]. J Am Coll Cardiol, 2015,66(10):1160 - 1178.

[61] GHERARDI E, BIRCHMEIER W, BIRCHMEIER C, et al. Targeting MET in cancer: rationale and progress [J]. Nat Rev Cancer, 2012,12(2):89 - 103.

[62] KITAMURA T, QIAN B Z, POLLARD J W. Immune cell promotion of metastasis [J]. Nat Rev Immunol, 2015,15(2):73 - 86.

[63] CHAFFER C L, SAN J B, LIM E, et al. EMT, cell plasticity and metastasis [J]. Cancer Metastasis Rev, 2016,35(4):645 - 654.

[64] DONGRE A, WEINBERG R A. New insights into the mechanisms of epithelial-mesenchymal transition and implications for cancer [J]. Nat Rev Mol Cell Biol, 2019,20(2):69 - 84.

[65] AIELLO N M, KANG Y. Context-dependent EMT programs in cancer metastasis [J]. J Exp Med, 2019, 216(5):1016 - 1026.

[66] BAUER K, DOWEJKO A, BOSSERHOFF A K, et al. P-cadherin induces an epithelial-like phenotype in oral squamous cell carcinoma by GSK-3beta-mediated Snail phosphorylation [J]. Carcinogenesis, 2009, 30

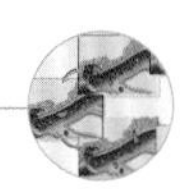

(10):1781 - 1788.

[67] BOLOS V, PEINADO H, PEREZ-MORENO M A, et al. The transcription factor Slug represses E-cadherin expression and induces epithelial to mesenchymal transitions: a comparison with Snail and E47 repressors [J]. J Cell Sci, 2003,116(Pt 3):499 - 511.

[68] BRABLETZ T, JUNG A, REU S, et al. Variable beta-catenin expression in colorectal cancers indicates tumor progression driven by the tumor environment [J]. Proc Natl Acad Sci U S A, 2001,98(18):10356 - 10361.

[69] LUENGO S, LAZARO P, MADERO R, et al. Equity in the access to mammography in Spain [J]. Soc Sci Med, 1996,43(8):1263 - 1271.

[70] FOUBERT E, DE CRAENE B, BERX G. Key signalling nodes in mammary gland development and cancer. The Snail1-Twist1 conspiracy in malignant breast cancer progression [J]. Breast Cancer Res, 2010,12(3):206.

[71] QIN Q, XU Y, HE T, et al. Normal and disease-related biological functions of Twist1 and underlying molecular mechanisms [J]. Cell Res, 2012,22(1):90 - 106.

[72] MASUDA T, HAYASHI N, IGUCHI T, et al. Clinical and biological significance of circulating tumor cells in cancer [J]. Mol Oncol, 2016,10(3):408 - 417.

[73] TAYOUN T, FAUGEROUX V, OULHEN M, et al. CTC-derived models: a window into the seeding capacity of circulating tumor cells (CTCs) [J]. Cells, 2019,8(10):1145 - 1161.

[74] MATHIAS R A, GOPAL S K, SIMPSON R J. Contribution of cells undergoing epithelial-mesenchymal transition to the tumour microenvironment [J]. J Proteomics, 2013,78:545 - 557.

[75] CLARA J A, MONGE C, YANG Y, et al. Targeting signalling pathways and the immune microenvironment of cancer stem cells — a clinical update [J]. Nat Rev Clin Oncol, 2020,17(4):204 - 232.

[76] LLOYD-LEWIS B, HARRIS O B, WATSON C J, et al. Mammary stem cells: premise, properties, and perspectives [J]. Trends Cell Biol, 2017,27(8):556 - 567.

[77] BHUTIA S K, GEWIRTZ D A. Special issue: autophagic molecules, mediators and modulators in cancer [J]. Semin Cancer Biol, 2020,66:1 - 2.

[78] MOWERS E E, SHARIFI M N, MACLEOD K F. Autophagy in cancer metastasis [J]. Oncogene, 2017, 36:1619 - 1630.

[79] GIANCOTTI F G. Mechanisms governing metastatic dormancy and reactivation [J]. Cell, 2013,155(4):750 - 764.

[80] BUIJS J T, HENRIQUEZ N V, VAN OVERVELD P G, et al. TGF-beta and BMP7 interactions in tumour progression and bone metastasis [J]. Clin Exp Metastasis, 2007,24(8):609 - 617.

[81] LI W, CROCE K, STEENSMA D P, et al. Vascular and metabolic implications of novel targeted cancer therapies: focus on kinase inhibitors [J]. J Am Coll Cardiol, 2015,66(10):1160 - 1178.

[82] HANEKLAUS M, GERLIC M, O-NEILL L A, et al. miR - 223: infection, inflammation and cancer [J]. J Intern Med, 2013,274(3):215 - 226.

[83] CHEN J, YAO Y, GONG C, et al. CCL18 from tumor-associated macrophages promotes breast cancer metastasis via PITPNM3 [J]. Cancer Cell, 2011, 19 (4):541 - 555.

[84] CASSETTA L, POLLARD J W. Targeting macrophages: therapeutic approaches in cancer [J]. Nat Rev Drug Discov, 2018,17(12):887 - 904.

[85] CUIFFO B G, CAMPAGNE A, BELL G W, et al. MSC-regulated microRNAs converge on the transcription factor FOXP2 and promote breast cancer metastasis [J]. Cell Stem Cell, 2014, 15 (6): 762 - 774.

[86] DAI Z, LI M, WHARTON J, et al. Prolyl-4 hydroxylase 2 (PHD2) deficiency in endothelial cells and hematopoietic cells induces obliterative vascular remodeling and severe pulmonary arterial hypertension in mice and humans through hypoxia-inducible factor-2alpha [J]. Circulation, 2016,133(24):2447 - 2458.

[87] CHEN X, SONG E. Turning foes to friends: targeting cancer-associated fibroblasts [J]. Nat Rev Drug Discov, 2019,18(2):99 - 115.

[88] PARK J, MORLEY T S, KIM M, et al. Obesity and cancer — mechanisms underlying tumour progression and recurrence [J]. Nat Rev Endocrinol, 2014,10(8):455 - 465.

[89] PRAGER B C, XIE Q, BAO S, et al. Cancer stem cells: the architects of the tumor ecosystem [J]. Cell Stem Cell, 2019,24(1):41 - 53.

[90] BATLLE E, CLEVERS H. Cancer stem cells revisited [J]. Nat Med, 2017,23(10):1124 - 1134.

[91] SHIBUE T, WEINBERG R A. EMT, CSCs, and drug resistance: the mechanistic link and clinical implications [J]. Nat Rev Clin Oncol, 2017,14(10):611 - 629.

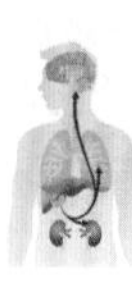



[92] MUKHERJEE S, MANNA A, BHATTACHARJEE P, et al. Non-migratory tumorigenic intrinsic cancer stem cells ensure breast cancer metastasis by generation of CXCR4(+) migrating cancer stem cells [J]. Oncogene, 2016,35(37):4937-4948.

[93] BADVE S, NAKSHATRI H. Breast-cancer stem cells-beyond semantics [J]. Lancet Oncol, 2012, 13 (1):e43-e48.

[94] MEGO M, MANI S A, CRISTOFANILLI M. Molecular mechanisms of metastasis in breast cancer — clinical applications [J]. Nat Rev Clin Oncol, 2010,7(12):693-701.

[95] PANG R, LAW W L, CHU A C, et al. A subpopulation of CD26 + cancer stem cells with metastatic capacity in human colorectal cancer [J]. Cell Stem Cell, 2010,6(6):603-615.

[96] ZEUNER A, TODARO M, STASSI G, et al. Colorectal cancer stem cells: from the crypt to the clinic [J]. Cell Stem Cell, 2014,15(6):692-705.

[97] LEE C J, DOSCH J, SIMEONE D M. Pancreatic cancer stem cells [J]. J Clin Oncol, 2008,26(17):2806-2812.

[98] MAJUMDAR A, CURLEY S A, WU X, et al. Hepatic stem cells and transforming growth factor beta in hepatocellular carcinoma [J]. Nat Rev Gastroenterol Hepatol, 2012,9(9):530-538.

[99] LI W, WANG H, ZHAO Z, et al. Emerging nanotechnologies for liquid biopsy: the detection of circulating tumor cells and extracellular vesicles [J]. Adv Mater, 2019,31(45):e1805344.

[100] ORTIZ V, YU M. Analyzing circulating tumor cells one at a time [J]. Trends Cell Biol, 2018,28(10):764-775.

[101] THEODOROPOULOS P A, POLIOUDAKI H, AGELAKI S, et al. Circulating tumor cells with a putative stem cell phenotype in peripheral blood of patients with breast cancer [J]. Cancer Lett, 2010, 288(1):99-106.

[102] TINHOFER I, SAKI M, NIEHR F, et al. Cancer stem cell characteristics of circulating tumor cells [J]. Int J Radiat Biol, 2014,90(8):622-627.

[103] HEITZER E, SPEICHER M R. Digital circulating tumor cell analyses for prostate cancer precision oncology [J]. Cancer Discov, 2018,8(3):269-271.

[104] RADOVICH M, JIANG G, HANCOCK B A, et al. Association of circulating tumor DNA and circulating tumor cells after neoadjuvant chemotherapy with disease recurrence in patients with triple-negative breast cancer: preplanned secondary analysis of the BRE12-158 randomized clinical trial [J]. JAMA Oncol, 2020,6(9):1410-1415.

[105] KARL A, TRITSCHLER S, HOFMANN S, et al. Perioperative search for circulating tumor cells in patients undergoing radical cystectomy for bladder cancer [J]. Eur J Med Res, 2009,14(11):487-490.

[106] ANON. CTCs may predict breast cancer recurrence [J]. Cancer Discov, 2018,8(2):131.

[107] ZHOU P, LI B, LIU F, et al. The epithelial to mesenchymal transition (EMT) and cancer stem cells: implication for treatment resistance in pancreatic cancer [J]. Mol Cancer, 2017,16(1):52.

[108] SCHOCHTER F, FRIEDL T, DEGREGORIO A, et al. Are circulating tumor cells (CTCs) ready for clinical use in breast cancer? an overview of completed and ongoing trials using CTCs for clinical treatment decisions [J]. Cells, 2019,8(11):1412-1420.

[109] ZHANG L, RIDGWAY L D, WETZEL M D, et al. The identification and characterization of breast cancer CTCs competent for brain metastasis [J]. Sci Transl Med, 2013,5(180):r148-r180.

[110] KIM M Y, OSKARSSON T, ACHARYYA S, et al. Tumor self-seeding by circulating cancer cells [J]. Cell, 2009,139(7):1315-1326.

[111] COMEN E, NORTON L. Self-seeding in cancer [J]. Recent Results Cancer Res, 2012,195:13-23.

[112] EASTON D M. Gompertzian growth and decay: a powerful descriptive tool for neuroscience [J]. Physiol Behav, 2005,86(3):407-414.

[113] DEMICHELI R, PRATESI G, FORONI R. The exponential-Gompertzian tumor growth model: data from six tumor cell lines in vitro and in vivo. Estimate of the transition point from exponential to Gompertzian growth and potential clinical implications [J]. Tumori, 1991,77(3):189-195.

# 肿瘤转移的细胞生物学



肿瘤转移是一个效率很低的生物学过程，只有少量肿瘤细胞离开瘤体，侵袭到癌周组织，穿透基底膜，进入血液或淋巴循环中，最后定植在合适的靶器官，继续生长形成临床可见的转移灶，造成受侵器官结构和功能障碍，导致患者处于恶病质状态而最终死亡。虽然肿瘤转移是“种子”（癌细胞）与“土壤”（靶器官微环境）间相互作用的复杂过程，但癌细胞本身的生物学特性发挥关键作用，包括细胞生物学、分子遗传学与表观遗传学、代谢等改变。本章重点阐述与侵袭转移特性密切相关的细胞生物学特征与基础。

## 3.1 转移相关癌细胞表型改变及其机制

近些年在揭示侵袭转移机制中的重大突破之一是建立了上皮-间质转化（EMT）与侵袭转移之间的密切关系，已成为近年来揭示肿瘤转移机制最重要的概念和理论之一。

### 3.1.1 上皮-间质转化的概述

EMT是由法国学者蒂埃里（Thiery）最早提出，是指上皮细胞丧失其上皮表型，而获得间质表型的生物学过程，在胚胎发育、慢性炎症、组织重建、癌症转移和多种纤维化疾病中发挥了重要作用。在EMT的过程中，细胞之间的黏附减少，上皮细胞极性丧失，与周围基质细胞的接触减少，基底膜的连接消失，细胞迁移和运动能力增强。其中上皮钙黏素减少可以导致细胞间的黏附力降低，使细胞获得易于侵袭和转移的特性，是EMT最显著的特征。国内外学者大量的研究表明，EMT是上皮细胞来源的恶性肿瘤细胞获得迁移和侵袭能力的重要生物学过程。EMT在促使肿瘤细胞转移至远端组织的同时，

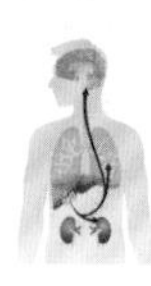



也使肿瘤细胞具有自我更新能力等干细胞样特性，产生多重耐药性。

20 世纪 80 年代 EMT 首次被描述为鸡胚胎原始细胞中的一种细胞现象，参与调控多种发育过程，如原肠胚形成、神经嵴发育、体节解离以及腭和唇融合等[1,2]。内皮-间质转化(EndMT)主要参与调节生发中心中瓣膜和隔膜的形成[3]。在成人中，这种原始的发育进程可以被激活并参与某些疾病的发生、发展。EMT 可以促进器官纤维化和癌症转移。转移并定植于其他组织的肿瘤干细胞可形成继发性肿瘤[4,5]。

上皮细胞通过各种细胞黏附分子[如密封蛋白(claudin)和上皮钙黏素]连接在一起形成极化。位于上皮细胞层下面的基膜将上皮细胞锚定到基质表面并通过中间丝和半桥粒之间的连接维持顶端-基底极性。细胞-细胞和细胞-基底膜之间的黏附作用对于维持上皮细胞表型至关重要[6]。在 EMT 过程中，细胞失去上皮细胞表型，获得具有侵袭性和迁移性的间质细胞表型，使其可以脱离原发组织进入循环系统，引起癌转移[7]。EMT 最主要的特征是上皮钙黏素的表达下调及功能的丢失，ZO－1、闭合蛋白(occludin)等上皮标志蛋白表达减少；而波形蛋白、纤维连接蛋白、FSP－1、α－平滑肌肌动蛋白(α－SMA)和神经钙黏素等间质标志蛋白表达增加。细胞间黏附连接缺失可引发细胞内细胞骨架组成和排布的改变，从而改变细胞极性。由上皮细胞转化而来的间质特性细胞可以水解基底细胞外基质(ECM)并可以沿纤维连接蛋白分泌基质迁移至其下面的组织中。EMT 在机体发育中是一个良性过程，但许多研究表明 EMT 可以诱导原发性肿瘤内产生肿瘤干细胞，从而使肿瘤细胞获得转移能力[5]。此外，EMT 在干细胞特性中的作用已经成为研究的热点，研究表明诱导多能干细胞的产生需要初始的间质-上皮转化(MET)[8]。

EMT 和 MET 之间可以进行双向转化。胚胎发育过程可以理解为胚胎局部进行 EMT 的过程。在胚胎发育期，需要经过多轮 EMT 和 MET 才能完成原肠胚和原条的形成，这一现象也证明了两者之间的可逆性[9]。最初细胞去分化获得间质表型使得细胞具有迁移能力，然后经过 MET 过程，从而在脊索、体节、泌尿生殖系统的原基以及胚脏壁和胚体壁中分化为多种不同的细胞类型。心脏瓣膜就是通过 EMT 和 MET 之间的双向转化形成的。

### 3.1.2 上皮钙黏素

(1) 上皮钙黏素的结构和功能

钙黏素超家族是一类 $Ca^{2+}$ 依赖的介导细胞间黏着连接的跨膜糖蛋白。该家族包括钙黏素、原钙黏素、桥粒芯糖蛋白、桥粒芯胶黏蛋白和钙黏素相关蛋白 5 大类。上皮钙黏素属于Ⅰ型钙黏素，是所有钙黏素的原型，主要分布于人和动物的上皮细胞，是维持上皮细胞形态和结构完整及极性的重要分子。

上皮钙黏素又称桑椹胚黏着蛋白(uvomorulin)、细胞-细胞黏附分子 120/80(cell－CAM 120/80)、L－CAM 等，是最重要也是最早发现的钙黏素。上皮钙黏素的编码基因为 *CDH1*，定位于染色体 16q22.1，由 16 个外显子和 15 个内含子组成。上皮钙黏素分子量约 130 000，其前体由 882 个氨基酸组成，包括 N 端入内质网信号肽，约 130 个氨基酸的前肽和 728 个氨基酸的成熟上皮钙黏素。成熟的上皮钙黏素可分为 N 端胞外区、高度疏水的跨膜区及 C 端胞内区。胞外区由 5 个串联重复序列构成，称为 EC1～5；重复结构单元之间有 $Ca^{2+}$ 的结合位点，可与 $Ca^{2+}$ 特异性结合而发挥细胞黏附功能[10-12]。不同细胞的上皮钙黏素通过胞外区相互结合形成反式同源二聚体(trans-dimers)相连，而同一细胞内的上皮钙黏素则形成顺式同源二聚体(cis-dimers)，共同稳固细胞间上皮钙黏素的连接[13,14]。上皮钙黏素胞内区主要有近膜域(juxtamembrane domain, JMD)和联蛋白结合域(catenin binding domain, CDB)两个结构域。JMD 能结合 p120－联蛋白而连接到微管蛋白[15,16]，而 CBD 能结合 β 联蛋白(或 γ 联蛋白)而与 α 联蛋白及 F－肌动蛋白等其他细胞骨架蛋白相连，从而构成了复杂的上皮钙黏素联蛋白复合物[17,18]，使上皮钙黏素被锚定于细胞骨架上，与相邻细胞形成稳定的粘着连接。

(2) 上皮钙黏素的调控

迄今为止，国内外科学家们对上皮钙黏素进行了广泛而深入的研究，主要集中在蛋白调控、基因突变、表观遗传学调控以及转录因子调控。

1) 上皮钙黏素的蛋白调控：新合成的上皮钙黏素经过高尔基体修饰与 β 联蛋白共同运输到细胞膜表面参与细胞黏着连接形成[19,20]，然后再经过内吞进入细胞质，一部分被降解，一部分和 p120－联蛋白结合再运回细胞膜。细胞迁移的时候，上皮钙黏素内吞作用加快，在细胞膜上分布减少，使细胞间连接

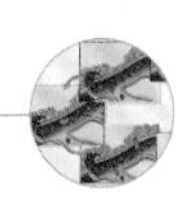

变得更加松散，有利于细胞运动。上皮钙黏素主要依赖网格蛋白(clathrin)介导的内吞进入细胞质[21]。在进入早期胞内体(early endosome)并经过分选后，上皮钙黏素有两个去向，即经再循环内体(recycling endosome)返回细胞表面的再循环运输途径和进入次级胞内体(late endosome)的溶酶体降解途径[22,23]。

一些促癌基因异常激活，如 *c-Met*、*src* 和 *EGFR*，使上皮钙黏素的775和756位酪氨酸位点被磷酸化[24-27]，导致JMD结构域被Hakai结合而泛素化[28]，使上皮钙黏素选择性走向溶酶体降解途径而不是再循环运输途径。研究发现，MDM2，作为P53的E-3连接酶，同样参与了上皮钙黏素的泛素化降解[29]。p120-联蛋白也能结合到上皮钙黏素的JMD结构域，但p120-联蛋白抑制上皮钙黏素的内吞，提高上皮钙黏素的蛋白稳定性。实验发现，p120-联蛋白掩盖了587和588位的双亮氨酸模体(dileucine motif)[30,31]，使转接蛋白-2(adaptor protein-2，AP-2)复合物不能与上皮钙黏素结合，抑制了网格蛋白介导的内吞[32]，保护了上皮钙黏素。胞内区的另一个结构域CBD富含丝苏氨基酸残基，可以被酪蛋白激酶(CK)1、CK2、糖原合成酶激酶(GSK)-3β和蛋白激酶D1(PKD1)等酶磷酸化[33-36]。这些位点的磷酸化能改变β联蛋白与上皮钙黏素的结合能力，间接影响了上皮钙黏素的稳定性。据报道，在S684、S686与S692分别被CK2和GSK-3β磷酸化后，上皮钙黏素结构变化，可与β联蛋白结合。相反，CK1磷酸化S690后，能抑制两者的结合。与S690A的突变相比，S690D的模拟磷酸化突变可使上皮钙黏素与β联蛋白的结合能力明显降低，上皮钙黏素的内吞显著增加[12]。

许多证据表明，上皮钙黏素可以被许多蛋白水解酶识别而水解。基质金属蛋白酶(MMP)参与了上皮钙黏素的调节。MMP3、MMP7、MMP9和MMP14在上皮钙黏素接近跨膜区处将上皮钙黏素的胞外区剪切[37,38]。类似地，去整合素金属蛋白酶(ADAM)10、ADAM15、ADAM16、ADAM17、激肽释放酶(kallikrein，KLK)6和KLK 7也能剪切胞外区，产生可溶性的上皮钙黏素胞外片段[39-42]。这个可溶性的片段能稳定人表皮生长因子受体(HER)2/HER3异源二聚体，激活细胞外信号调节激酶(ERK)信号通路，刺激细胞增殖和运动。而缺乏胞外区的上皮钙黏素竞争性结合β联蛋白，干扰了正常的上皮钙黏素与β联蛋白的结合，使黏着连接结构不稳定。

其他的一些酶，如钙蛋白酶(calpain)和胱天蛋白酶(caspase)能识别水解上皮钙黏素的胞内区，使上皮钙黏素丧失结合β联蛋白的能力，干扰细胞间的黏着连接的形成[43,44]。组织蛋白酶B、L和S能识别上皮钙黏素胞内区，扰乱β联蛋白的亚细胞定位，促进β联蛋白/T细胞因子(TCF)的靶基因表达，增强细胞的运动和增殖[45]。

2) 基因突变：在多数肿瘤中，上皮钙黏素基因突变较少。研究发现，在播散性胃癌和乳腺小叶癌中可检测到频繁的体细胞突变，而在其他肿瘤中并不多见[46-48]。在播散性胃癌中，最主要的突变是框内缺失突变[49]；而在乳腺小叶癌中无义突变可提前产生终止密码子，导致上皮钙黏素失活，促进肿瘤的侵袭和迁移。

3) 表观遗传学调控：近年来的研究发现，表观遗传学在上皮钙黏素的调控中起着重要的作用。表观遗传学是指不涉及DNA序列改变的基因或者蛋白质表达的变化，并可以在发育和细胞增殖过程中稳定传递的遗传学分支学科，主要包括DNA的甲基化、组蛋白修饰、染色质重塑、非编码RNA的调控。

A. 启动子甲基化：启动子区的甲基化是上皮钙黏素失活的重要机制。DNA的甲基化发生在CpG的胞嘧啶第五位碳原子上，由DNA甲基转移酶以S-腺苷甲硫氨酸作为甲基供体，将甲基转移到胞嘧啶，产生甲基化的胞嘧啶。DNA的甲基化反应可分为两种：由DNA甲基转移酶(DNMT)1来实现的维持甲基化(maintenance methylation)和依赖于DNMT3A和DNMT3B的从头甲基化(de novo methylation)[50]。上皮钙黏素启动子区胞嘧啶(C)和鸟嘧啶(G)百分含量很高，在转录起始位点附近有几十个CpG位点。Yoshiura用甲基化敏感性内切酶法联合DNA印迹方法，发现低表达上皮钙黏素的细胞系启动子区高甲基化，而高表达上皮钙黏素的细胞系启动子区低甲基化[51]。Kanai则在肝细胞癌中发现上皮钙黏素启动子区CpG高甲基化导致上皮钙黏素的沉默[52]。甲基化特异性PCR(methylation-specific PCR)和DNA甲基化测序的方法，更为方便和精确地检测出低表达上皮钙黏素的细胞启动子区高甲基化。使用甲基化酶抑制剂5-氮杂胞苷(5-azacytidine，5-Aza-CR)或5-氮杂

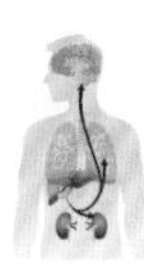



脱氧胞苷(5-Aza-2′-deoxycytidine, 5-Aza-CdR)处理,可以去除启动子区高甲基化状态,使细胞重新表达上皮钙黏素。

DNA 的甲基化可引起相应区域染色质高度螺旋化,凝缩成团,抑制转录激活因子结合。同时甲基-CpG 结合蛋白(MeCP2)和 MBP2 能结合甲基化的 DNA,招募 HDAC1/2 到甲基化的启动子区,使组蛋白发生去乙酰化,抑制上皮钙黏素的转录。

B. 组蛋白修饰:组蛋白修饰改变对上皮钙黏素也起着重要作用。组蛋白 N 端氨基酸残基可发生乙酰化、甲基化、磷酸化、泛素化、多聚 ADP 糖基化等多种共价修饰作用。通常认为,组蛋白赖氨酸的乙酰化能激活基因转录,而组蛋白的甲基化修饰发生在赖氨酸和精氨酸残基,其功能更加复杂。不同位置的甲基化修饰,以及单甲基化和多甲基化都有不同的影响。组蛋白 H3K4 的甲基化与基因激活有关,而组蛋白 H3K9 和 H3K27 的二甲基化、三甲基化与基因沉默相关。

研究表明,转录因子 Snail 能抑制上皮钙黏素转录,但给予去乙酰化酶抑制剂曲古抑菌素(trichostatin A, TSA)的处理能解除 Snail 的抑制效果。Snail 结合 DNA 后能招募 Sin3A/HDAC1/HDAC2 复合物,使启动子区组蛋白发生去乙酰化,这表明转录因子 Snail 抑制上皮钙黏素转录依赖于启动子区的乙酰化修饰减少[53]。也有报道发现,Snail 能招募 PRC2(ployomb repressive complex 2)使上皮钙黏素启动子 H3K27 发生三甲基化,而敲低 PRC2 的重要成员 zeste 同源物 2 增强子(enhancer of zeste homolog 2, EZH2)能使上皮钙黏素重新表达[54]。类似地,还发现 Snail 招募了 LSD1 和 CoREST 到上皮钙黏素启动子区,使 H3K4 发生去甲基化[55]。同时 G9a 和 Suv39H1 也被 Snail 招募到上皮钙黏素的启动子区,使 H3K9 发生三甲基化,抑制上皮钙黏素的转录[56,57]。进一步研究发现,H3K9 的三甲基化能增加 DNA 的甲基化,进一步抑制上皮钙黏素的转录。以上证据表明,不同类型的组蛋白修饰可以影响上皮钙黏素的转录调控。

C. 微小 RNA(miRNA)调控:miRNA 同样也参与了上皮钙黏素的调控。miRNA 是一类内源性的具有调控功能的非编码 RNA,其大小为 21~25 个核苷酸;已发现的 miRNA 超过了 1 000 种。miRNA 能通过碱基互补配对识别靶 mRNA,通过以下两种方式抑制靶基因:一种是结合到靶 mRNA 3′端非翻译区(3′ UTR),抑制其翻译;另一种作用方式类似于小干扰 RNA(siRNA),结合并降解靶 mRNA。一些 miRNA 直接结合到上皮钙黏素的 mRNA 抑制其表达,如 miR-9;而一些 miRNA 则通过调控 Snail 等转录因子来间接上调上皮钙黏素,如 miR-200 家族。

(3) 上皮钙黏素与肿瘤

EMT 受多种因素的影响,其中转录因子抑制上皮钙黏素表达被认为是 EMT 的关键事件。研究发现,在正常上皮中,上皮钙黏素总是均匀稳定地在细胞边缘区呈强阳性表达,而在大多数肿瘤组织中显示低表达、不均匀性表达,甚至显示不表达,并且表达强度往往随着肿瘤分化程度下降而下降。在结肠癌、肝癌、肺癌、乳腺癌、前列腺癌、膀胱癌、胃癌、胰腺癌、卵巢癌、宫颈癌及头颈肿瘤等实体肿瘤中,上皮钙黏素的表达与肿瘤的分化程度、侵袭力、转移负相关。敲除小鼠中上皮钙黏素基因后可导致小鼠转移性乳腺小叶癌的形成[58],以及在多种肿瘤诊断中上皮钙黏素的缺失被认为是预后不良的指标[59]。此外,在低表达密封蛋白(紧密连接的关键组分)的乳腺导管癌中,诱导 EMT 的转录因子 Snail1、Twist 和 ZEB2 的表达增加,上皮钙黏素表达减少,因此上皮钙黏素的表达与 EMT 因子的表达在临床上具有相关性。尽管 EMT 主要表现为上皮钙黏素的丢失,但是单独上皮钙黏素的丢失并不足以说明细胞获得间质细胞表型。有报道显示,*CDH1* 基因的表达具有组织差异性。某些癌症疾病的早期阶段 *CDH1* 的表达较低,导致细胞具有静态 EMT 的表型[60]。上皮钙黏素作为一个抑癌基因,可以用于临床诊断和评估预后的有效指标,并作为抑制肿瘤的进展及转移的潜在药物靶点。随着对上皮钙黏素机制研究的进一步深入,为临床应用提供了重要的实验和理论依据,同时也为抗肿瘤转移药物靶点的新发现提供了重要的实验依据。

### 3.1.3 上皮-间质转化相关转录因子的作用及机制

某些转录因子可以诱导 EMT,主要包括锌指转录因子 Snail1 和 Snail2(又称 Slug)以及其他几种基本的碱性螺旋环螺旋(basic helix loop helix, bHLH)因子,如 ZEB1、ZEB2 和 Twist。被称为淋巴增强因子-1(LEF-1)的 T 细胞因子(TCF)转录因子家族成员可直接诱导 EMT。这些蛋白质与细

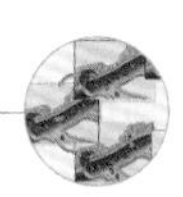

胞间黏附相关基因的启动子区域结合并抑制其转录，是 EMT 启动的关键步骤。

(1) Snail 家族

在人和小鼠的上皮钙黏素启动子区有 3 个增强盒(enhancer box, E-box)序列。研究发现，Snail、Slug、ZEB1、ZEB2、Twist1 以及 E47 等转录因子能直接结合到 Ebox，抑制上皮钙黏素的转录。Snail 家族是一类具有锌指结构的转录抑制因子，包括 Snail(Snail1)、Slug(Snail2)和 Smuc(Snail3)。它们的蛋白 C 端高度保守，包含 4～6 个 C2H2 的锌指结构，能与含有 E-box 的 DNA 序列相互作用。Snail 是最早发现和最重要抑制上皮钙黏素的转录因子，具有 4 个锌指结构。Snail 还能结合到 Snail 自身的启动子区 E-box 进行负调控。Slug 有 5 个锌指结构，同样被证实对上皮钙黏素有转录抑制作用[61]。Snail1 表达增加和上皮钙黏素表达降低与乳腺癌的转移相关[62]。据报道转移性肝细胞癌(HCC)患者循环肿瘤细胞(CTC)中 Snail1 的表达量比非转移性 HCC 患者的表达量多 20 倍[63]。在癌转移过程中，Snail2 对 EMT 的诱导也发挥一定作用，并且与原肠胚形成、神经嵴的发育和迁移有关。在果蝇的原肠胚形成过程中，Snail 联合辅阻遏蛋白 CtBP(C 端结合蛋白)和 Ebi 与 HDAC3 形成复合物。然后促使上皮钙黏素转化为神经钙黏素(在间质细胞中发现的蛋白质)[64]。遗传性 Snail2 编码基因的缺失，并未影响小鼠原肠胚期发育过程中正常 EMT[65]。Snail1 或 Snail2 的过表达可诱导 EMT，并与体内肿瘤转移增加有关，这与发育重编程的主题一致(即以不同的方式在转移性肿瘤中的重新激活取决于机体内的位置)[61,66]。

(2) Twist 家族

Twist1 和 E47 属于 bHLH 家族蛋白，以同源或异源二聚体的形式结合到包含 E-box 的 DNA[67]。Twist1 主要通过结合到第二和第三个 E-box，抑制上皮钙黏素[68]，并在癌症转移过程中发挥重要作用[69]。在果蝇腹侧沟形成期，*Twi* 和 *Sna*(编码 Twist 和 Snail 蛋白)基因表达增加，分别在腹侧中胚层的内陷和中胚层细胞的分层中起关键作用[70]。在人乳腺细胞中，Twist1 可以通过结合 Snail2 启动子激活其表达来诱导 EMT。这一点也解释了 Twist1 在转移性乳腺肿瘤中比未转移的乳腺肿瘤中表达量高的原因[71]。有报道显示，在乳腺导管上皮非典型性增生的小鼠模型中，乳腺肿瘤发生的早期阶段 Twist1 表达增加[72]。Twist 在转录水平的调控并不是独立完成，而是与 BMI1(PcG 家族中的转录抑制因子)协同作用以抑制上皮钙黏素和细胞周期抑制因子 $p16^{INK4\alpha}$ 的表达[73]。此外，Twist1 还可以通过调控 miRNA 来影响 *HOXD1* 及其下游分子 RhoC(Ras 同源基因家族)等的表达，在细胞骨架重组和癌转移中发挥重要作用[74]。

(3) ZEB 家族

ZEB 即 E 盒结合锌指蛋白(zinc finger E-box-binding protein)家族，有 2 个成员 ZEB1/δEF 和 ZEB2/SIP1，分别由 *ZFHX1A* 和 *ZFHX1B* 编码。ZEB1 和 ZEB2 的 N 端都包含 2 个锌指结构簇和 1 个同源异形域(homeodomain)，都能通过锌指结构特异性识别 CACCT 序列并结合到上皮钙黏素启动子区[75]。转录抑制因子 ZEB 家族在神经嵴的发育和癌症的发生与发展中发挥重要作用[76]。ZEB1 和 ZEB2 与位于 *CDH1* 基因侧翼的 DNA 双侧 E-box 区域相互作用，抑制 *CDH1* 基因启动子活性[77]。在细胞核中，ZEB1 与去乙酰化酶 sirtuin Ⅰ 协同修饰组蛋白 H3 并减少 *CDH1* 启动子上 RNA 聚合酶 Ⅱ 的结合，从而抑制 *CDH1* 基因转录[78]。在乳腺上皮细胞中，ZEB 蛋白可以通过抑制编码桥粒斑菲素蛋白 2 抗体(plakophilin2, PKP2)和 *ZO-3* 基因的表达诱导黏附连接的解离，从而影响乳腺上皮细胞表型的维持[79]；还可以通过上调 MMP 表达参与 EMT[80]。miR-200 家族是由 5 个具有相似靶向序列的 miRNA 组成，ZEB1 和 ZEB2 与 miR-200 的 E-box 启动子结合，形成控制 EMT 的交互反馈回路[81]。有趣的是，miR-200 家族成员的表达增加可以增强转移细胞的重新定植，证明了该调控环在维持间质表型和 EMT 的可逆性作用[82]。

(4) LEF-1

LEF-1 是另一个可以通过抑制上皮钙黏素蛋白表达、直接诱导 EMT 的关键转录因子[83]。在结肠癌细胞系中，LEF-1 通过激活 β 联蛋白促进 EMT[84]。此外，无论是抑制 LEF-1 蛋白活性还是利用 siRNA 影响其转录水平的表达，均可以抑制 EMT[85]。

这些抑制性的转录因子，除了直接抑制上皮钙黏素的转录，同时相互之间也有正向的调控关系。Twist1 和 E47 能直接结合到 Snail、Slug 和 ZEB1 的 E-box 启动子，促进其转录[86-89]；而 Snail 和 Slug 能结合到 ZEB1 的启动子，促进其表达[87,90]。

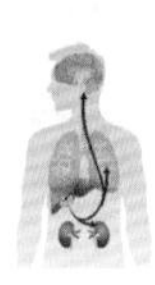



ZEB1、ZEB2 和 miR－200 家族之间形成双向负反馈环[81]，miR－34 与 Snail 也存在双向负反馈调节[91]，miR－203 与 Slug 之间有双向负反馈调节[92]。同时 Snail 能抑制 miR－200 家族[93]，而 ZEB1/ZEB2 能抑制 miR－34[94]，使 Snail 和 ZEB1/ZEB2 形成了更加复杂的双向正调控。

## 3.2 肿瘤休眠

### 3.2.1 肿瘤休眠概述

肿瘤休眠是指患者体内虽然存在肿瘤细胞，但长期处于静止状态、长期无增殖（2 年以上），无任何临床症状[95,96]。由于传统的化疗可有效杀灭增殖的肿瘤细胞，而对休眠细胞却无能为力，因此，休眠细胞的长期存在是恶性肿瘤难以根治的主要原因之一，也是导致肿瘤复发和远处转移的根源之一。

肿瘤休眠的本质是细胞休眠（cellular dormancy）或瘤体休眠（tumor mass dormancy）。在细胞休眠中，细胞长期停滞在细胞周期的 $G_0$ 期，但是当环境发生改变后细胞可以逃离 $G_0$ 期重新被激活[97]。在瘤体休眠中，由于细胞的增殖和死亡达到了平衡，因此肿瘤的体积可以保持恒定不变[98]。这些休眠细胞可以在静止了数月、数年，甚至数十年后被重新激活，表现出临床上可以检测到的明显转移灶。休眠的肿瘤细胞可以存在于发生 EMT 的原发肿瘤病灶中[99]。在原发肿瘤休眠的发生中，体细胞突变在抵抗细胞凋亡、衰老、逃避免疫系统，以及激活血管生成等方面发挥很重要的作用。另外，转移中的休眠细胞会受到 ECM 中的一些信号调控，包括发挥正向调控作用的 Wnt 和 Notch 信号，负向调控信号骨形态生成蛋白（BMP）等[100]。此外，氧化反应、DNA 修复、基因组不稳定以及代谢通路等都可以导致肿瘤细胞休眠[101,102]。

### 3.2.2 肿瘤休眠机制

（1）细胞休眠

细胞休眠可以发生在正常成人干细胞中，这些干细胞维持着身体组织的自我更新。然而，在异质性的肿瘤细胞中，细胞休眠使肿瘤细胞逃避治疗导致肿瘤转移和复发。研究表明，肿瘤休眠细胞中细胞增殖因子 Ki67 和凋亡标志物表达均明显下调[103-105]。此外，Ki67 的阳性表达与乳腺癌的复发和不良预后相关[106]。细胞周期是由周期蛋白（cyclin）和周期蛋白依赖性激酶（CDK）所调控的。因此，细胞休眠是由这些因子直接或者间接调控的。在肿瘤微环境中，CDK 抑制因子 p27（Kip1）和 p21（Cip1、Waf1）之间的相互作用对于维持造血干细胞增殖和休眠之间的平衡发挥作用[107]。临床放疗可以使肿瘤细胞通过上调 p21 进入休眠状态[108]。

下游调节元件拮抗调节剂（downstream regulatory element antagonist modulator，DREAM）复合物是细胞周期阻滞的一个至关重要的调控因子。组成 DREAM 复合物的一个重要成员 MuvB 蛋白能够在细胞周期的各个阶段调控细胞周期关键基因的表达[109]。在细胞休眠过程中，MuvB 能够与 DREAM 复合物的所有成员结合，并且抑制细胞周期依赖基因的转录。DREAM 复合物的破坏会导致 MuvB 的功能丧失，从而使休眠的细胞重新进入到细胞周期中，启动分裂增殖。双特异性酪氨酸磷酸化调节激酶（DYRK）通过磷酸化 MuvB 的亚基，促进 MuvB 与 DREAM 复合物其他成员的结合，从而激活 DREAM 复合物。DYRK 的异构体 DYRK1B 能稳定 p27（Kip1），增加周期蛋白 D 的半衰期，从而阻止细胞进入细胞周期[110]。

细胞周期蛋白的失调导致肿瘤形成、休眠和复发。p27（Kip1）的缺失与前列腺癌、乳腺癌和肾细胞癌的转移和复发相关。p27（Kip1）的下调已经作为肾细胞癌复发和不良预后的标记[111]。p21 的上游分子 p53 的缺失与大肠癌的耐药和复发相关[112]。周期蛋白 D 的过表达与乳腺癌、淋巴癌、前列腺癌、非小细胞肺癌的复发密切相关[111,113,114]。细胞周期调节因子 CDK4、CDK6、pRB 和周期蛋白 D1 与非典型脑膜瘤有相关性[115]。此外，过表达 CDK4 可能与鼻咽癌的侵袭有关，而且可以作为诊断标志物[116]。由此可见，细胞周期的调节是非常重要的，任何环节的失调都会导致肿瘤的复发和不良预后。

（2）血管生成休眠

肿瘤的快速生长需要血管运输的氧和营养物质的供应，如果肿瘤不能建立一套有效的脉管系统，没有新生血管的营养供应，那么肿瘤就会进入到休眠状态。由血管生成引起的肿瘤休眠需要肿瘤微环境和细胞周期调节因子的相互作用。肿瘤转移相关的尿激酶型纤溶酶原激活物受体（u－PAR）、整合素、局部黏附激酶（focal adhesion kinase，FAK）、表皮

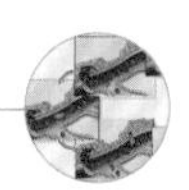

生长因子受体等的抑制可以抑制肿瘤的发展，诱导肿瘤休眠[117]。磷脂酰肌醇3激酶(PI3K)/c－Myc通路的激活可以调节肿瘤休眠关键因子血小板应答蛋白(thrombospondin，TSP)的水平[118]。此外，血管抑制素通过抑制肿瘤的生长调节肿瘤休眠[119]。

从无血管生成肿瘤到高度血管生成肿瘤的转变称为血管生成转换[118]。促血管生成因子与抗血管生成因子之间的平衡在调控血管生成转换中至关重要。休眠的胶质瘤细胞表达高水平的抗血管生成因子，包括TSP、血管动蛋白(angiomotin)及胰岛素样生长因子结合蛋白(IGFBP)5，表达低水平的促血管新生的蛋白，包括内皮细胞特异标志物和表皮生长因子受体(EGFR)。TSP1和内皮衍生的基底膜聚糖可以维持乳腺癌细胞的休眠状态，抑制乳腺癌的生长[120,121]。另一个控制肿瘤从休眠到生长转换的关键蛋白是热休克蛋白(HSP)27[122]。HSP27在乳腺癌细胞中的低表达抑制肿瘤细胞的增殖和迁移，机制是HSP27降低了促血管生成因子的水平，包括血管内皮生长因子(VEGF)和成纤维细胞生长因子(FGF)。HIF－2α在HCC中具有促进血管生成的作用[123]。HIF－2α能够上调纤溶酶原激活物抑制物(plasminogen activator inhibitor，PAI)1，后者能降低活化的纤溶酶浓度，导致血管生成增加。

休眠细胞微环境(cell niche)的形成和建立受到肿瘤微环境中一些蛋白和因子的调控，比如潜在TGF－β结合蛋白(LTBP)、BMP7以及骨桥蛋白(OPN)[124-126]。LTBP在鼻咽癌中过表达可以诱导肿瘤细胞休眠，降低VEGF的表达从而抑制肿瘤细胞的迁移和血管生成[124]。BMP7是TGF－β超家族的成员之一，它有助于促进休眠的前列腺癌细胞和转移癌细胞之间平衡的达成[125]。服用BMP7的老鼠肿瘤生长被显著抑制，而给予BMP7的抑制剂则导致肿瘤的转移[125,126]。骨髓中的白血病休眠细胞受到OPN表达的影响[127]。急性淋巴细胞白血病中幼稚细胞表达高水平的OPN受体VLA－4，它促使细胞在骨髓微环境中与成骨细胞分泌的OPN结合。这种结合可以导致白血病细胞进入休眠状态而逃避放化疗。相反，OPN的抗体可以对抗它的这种作用，使白血病细胞结束休眠重新回到细胞周期中。总之，肿瘤细胞和肿瘤细胞微环境之间的相互作用控制了休眠和血管生成之间的转换。抑制肿瘤血管生成是维持肿瘤休眠的重要因素，已成为目前肿瘤治疗策略的一部分。

(3) 免疫休眠

肿瘤休眠的建立依赖于维持免疫反应和肿瘤细胞之间的均衡。在肿瘤的进展中免疫系统经历了3个阶段，包括免疫监视、免疫平衡和免疫逃逸。固有免疫和获得性免疫可以在人体出现临床症状前监测并清除癌变的细胞，避免肿瘤的发生。如果肿瘤细胞不能完全被免疫系统识别并清除，则转变为休眠细胞在机体内存活下来。但由于免疫系统的存在，使肿瘤细胞增殖变慢，肿瘤生长停滞。经过一段时间后，肿瘤细胞逐渐适应了机体的免疫环境，可以躲避免疫系统的攻击，发生免疫逃逸，从而结束休眠状态，迅速增殖[128-130]。

播散肿瘤细胞(DTC)能降低T细胞活性，减弱细胞毒T淋巴细胞的应答，因此可以发生免疫逃逸[131]。B7同系物1(B7－H1)的高表达可以抑制T细胞的活化和细胞毒T淋巴细胞应答，因此B7－H1的过表达可以导致直接的肿瘤免疫抑制，从而介导肿瘤细胞逃离休眠状态[131]。此外，缺失$CD4^+$/$CD8^+$ T细胞也会导致肿瘤细胞从休眠状态中逃逸[132]。免疫系统中有一些细胞种类能通过分泌促进血管生成的蛋白质间接调控肿瘤细胞的免疫逃逸。巨噬细胞产生的IL－23能够抑制抗肿瘤的免疫应答[133]。巨噬细胞刺激因子1(MS1)与其受体(MST1R)结合也抑制抗肿瘤免疫应答，从而促进肿瘤细胞的增殖和存活。MST1R的缺失会增强$CD8^+$T细胞免疫应答，导致TNF－α大量分泌，最终使微小转移灶的肿瘤细胞不能进一步增殖和转移[134]。此外，髓系来源的抑制性细胞、调节性T细胞(T regulatory cell，Tr细胞)和肿瘤相关巨噬细胞也能间接促进肿瘤细胞休眠逃逸[131]。这些细胞能分泌丝裂原(mitogen)和促血管生成分子，促进细胞增殖、血管生成和免疫抑制，导致细胞结束休眠。总之，控制免疫系统在预防肿瘤复发和转移中发挥重要作用。

(4) DNA修复机制

基因组不稳定会导致休眠的肿瘤细胞逃脱免疫系统的监视。当DNA受到损伤后，如果损伤不能被及时修复，细胞内的突变就会累积，最终使细胞逃脱免疫系统的控制，导致肿瘤复发。因此，理解DNA损伤修复机制在细胞休眠中的作用可能对检测和治疗肿瘤休眠细胞有新的意义。

许多抗癌药物可以诱导明显的DNA损伤，包

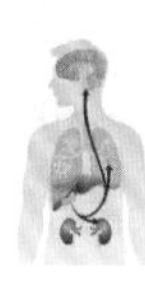



括单链(single-stranded, SSB)损伤和双链(double-stranded, DSB)损伤,这些损伤会导致增殖细胞的死亡。当肿瘤细胞内的这些损伤无论是单链还是双链损伤被修复后,肿瘤细胞就获得了逃脱放疗和化疗的能力。SSB损伤主要是通过碱基剪切修复途径进行修复[135]。DSB损伤被认为是最严重的DNA损伤。当DSB损伤发生时,细胞会启动一系列修复机制去修复DNA以维持基因组的完整性。两种主要的DSB损伤修复途径是同源重组(homologous recombination, HR)和非同源末端连接(non-homologous end jointing, NHEJ)[136,137]。

DNA修复对于经历初次治疗后进入休眠状态肿瘤细胞的存活起关键作用。在肝癌中,首次化疗会使干细胞群从活性分裂状态转变为休眠状态,这导致部分恶性肿瘤细胞的存活[138,139]。经过化疗的休眠细胞具有更少的DSB损伤,而且这些细胞激活了NHEJ途径进行DNA损伤修复[140,141]。HR途径也参与休眠肿瘤细胞的DNA修复过程。人类范科尼贫血单泛素化通路就是通过HR途径进行DNA修复[142]。这条通路的缺失会引起DNA损伤的累积,导致肝癌干细胞逃脱休眠状态,重新开始增殖。肝癌干细胞从休眠状态的重新激活会造成造血系统的严重破坏,引发范科尼贫血和白血病等严重的造血系统疾病。

## 3.3 失巢凋亡与缺氧

失巢凋亡(anoikis)是一种细胞程序性死亡,是由细胞脱离ECM诱导的,它是防止细胞非锚定依赖性生长和附着于不适宜基质的关键机制,从而避免细胞定植于远处器官。非锚定依赖性生长和EMT是抗失巢凋亡的两大特征,也在癌症进展和转移定植期间起关键作用。肿瘤细胞抗失巢凋亡的能力现在已经在科学界引起广泛关注。肿瘤细胞抵抗失巢凋亡的机制,包括整合素组成的变化使肿瘤细胞能够在不同的环境生长,持续的自分泌循环激活过多的由内向外促存活受体,促癌基因的激活,生长因子受体的过表达或参与整合素或生长因子受体信号转导关键酶的突变或上调。此外,肿瘤微环境也被认为会通过调节基质硬度、增强氧化应激、产生促生存可溶性因子,引起EMT和细胞的自我更新能力,帮助旁观肿瘤细胞抵抗失巢凋亡。所有这些机制都有助于肿瘤细胞在脱离基质后抑制凋亡并维持促生存信号通路,抵抗失巢凋亡可能会成为肿瘤转移治疗的靶点。

### 3.3.1 概述

细胞与ECM失去联系或黏附于不适当位置时,细胞会经历一种特定类型的细胞凋亡,称为失巢凋亡。“anoikis”是一个希腊词,意为“家的丧失”或“无家可归”。事实上,整合素受体作为细胞-ECM相互作用的介质,不仅提供细胞骨架之间的物理连接,而且还将信号从ECM转导到细胞内,这对于迁移、增殖和存活等细胞过程是必不可少的[143-146]。失巢凋亡首先是在上皮细胞和内皮细胞中被发现的,被看作是确保发育和组织稳态的一个生理过程。失巢凋亡通过防止脱落细胞在不正确的位置黏附到新基质和防止它们的非锚定依赖性生长来为生物体提供重要的防御。因此,如果贴壁细胞逃逸失巢凋亡,它就可能在悬浮条件下存活或在ECM与原始位置不同的异位点处增殖。抵抗失巢凋亡正在成为肿瘤细胞的一个标志,这有助于肿瘤细胞转移至远处器官[147-150]。

### 3.3.2 失巢凋亡的分子途径

失巢凋亡的启动和执行是由不同的途径介导的,所有途径都最终汇聚到胱天蛋白酶和下游分子途径的激活中,最终导致内切核酸酶的激活、DNA片段化和细胞死亡。失巢凋亡有两种凋亡途径:线粒体途径(内源性)和死亡受体途径(外源性)。Bcl-2家族是这两个过程的关键分子。

(1) 内源性途径(线粒体途径)

失巢凋亡的内源性途径是由一些细胞内信号包括DNA损伤和内质网应激等触发的。其中,线粒体在控制细胞凋亡方面发挥重要作用[151]。当细胞失去ECM接触,触发各种失巢凋亡因素,促凋亡因子Bim被激活,迅速促进在线粒体外膜形成Bax/Bak寡聚物,从而启动细胞失巢凋亡。Bax/Bak寡聚物间接或直接地与线粒体通道蛋白作用,使线粒体外膜通透性改变,从而使细胞色素C释放。线粒体外膜通透性的改变除了Bax蛋白内在的孔形成活性之外,也可能来源于它们与线粒体通道蛋白如电压依赖性阴离子通道蛋白的相互作用[152]。释放的细胞色素C与胱天蛋白酶-9、细胞凋亡蛋白酶激化因子(Apaf)导致形成所谓的“凋亡体”,随后激活胱天蛋白酶-3执行凋亡过程[153-155]。

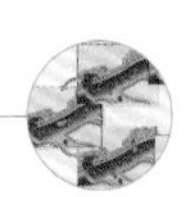

（2）外源性途径（死亡受体途径）

除内源性途径外，外源性途径也有助于执行失巢凋亡。外源性途径由死亡受体如Fas配体、TNF-α结合到它们相应的跨膜受体如Fas、TNF-α受体（TNF-α receptor，TNFR）的胞外区，引起受体寡聚化，导致死亡诱导信号复合体（DISC）的形成。之后招募并激活衔接蛋白的Fas相关的死亡结构域（FADD），DISC募集胱天蛋白酶-8，从而促进它们的活化，然后将活化的胱天蛋白酶-8释放到细胞质中，胱天蛋白酶-8被切割成更稳定的形式后激活胱天蛋白酶-3、胱天蛋白酶-6、胱天蛋白酶-7，最终水解一系列底物导致细胞死亡[156,157]。或者在活化的胱天蛋白酶-8作用下，BH3结构域凋亡诱导蛋白（Bid）被切割和活化，Bid的截短形式（t-Bid）可促进线粒体细胞色素C释放，形成凋亡体后导致细胞凋亡，从而将外源性途径与内源性途径联系起来[158]。

### 3.3.3　肿瘤细胞的失巢凋亡抵抗

正常细胞与ECM分离就会发生失巢凋亡，而肿瘤细胞迅速发展出几种抵抗失巢凋亡的机制，从而向恶性发展并且转移至远端器官。肿瘤细胞可以通过以下几种方式抵抗失巢凋亡：①整合素表达的改变，从而适应转移部位；②进行EMT；③利用内在或环境因素造成促存活信号通路的组成型激活；④主要通过“Warburg效应”代谢或自噬来放松调节和调整它们的新陈代谢。

（1）整合素途径

许多实验证据表明，整合素的失调和其表达谱的变化都可能导致肿瘤细胞生长或转移性播散。实际上，通过改变整合素的表达，肿瘤细胞可以在肿瘤转化的初始阶段，也可以在转移到其他器官或组织的过程中抵抗失巢凋亡。在人肠癌细胞中，整合素αvβ3的下调可以保护悬浮细胞免于死亡，这有助于肿瘤细胞获得抵抗失巢凋亡的表型[159]。此外，在黑色素瘤细胞中，整合素αvβ3在抵抗失巢凋亡中具有积极作用。已经有研究发现整合素αvβ3在侵袭性黑色素瘤中表达，但在良性痣或正常黑色素细胞中不表达，这表明αvβ3的表达对于抵抗失巢凋亡、促进肿瘤细胞侵袭和转移是必需的[160,161]。分析不同的前列腺癌细胞系也进一步证实整合素αvβ3在获得抗失巢凋亡/迁移性癌细胞表型中的作用。实际上，整合素αvβ3在正常的前列腺上皮细胞和雄激素敏感的前列腺癌LNCaP细胞系不表达，但在雄激素抗性前列腺癌PC3细胞系中表达[162]。

（2）抗凋亡途径的组成性激活

分离或迁移的肿瘤细胞可以采用不同的策略来补偿整合素信号的缺失来抵抗失巢凋亡。PI3K/Akt通路是参与促存活特征的重要信号转导途径之一，因为它会应答来自整合素和生长因子受体的大部分信号。Akt又称蛋白激酶B，在调节细胞的存活和生长等多种细胞功能中发挥着至关重要的作用，Akt的异常或组成性活化对维持肿瘤生长具有重要作用[163-166]。Akt的激活可以通过以下几种方式：①几种受体酪氨酸激酶的过表达或组成性活化；②*Ras*的突变激活；③磷酸酶和张力蛋白同源区（PTEN）功能因为基因突变、缺失和启动子甲基化而丧失；④PI3K活性的改变；⑤*Akt*基因的扩增或过表达。一些转录因子可以控制促凋亡和抗凋亡基因的表达，或直接促进促凋亡蛋白例如Bad和胱天蛋白酶原（procaspase）-9的磷酸化来抑制它们的功能，而Akt的激活可以调节这些转录因子的活性。另外Akt会激活负责上调抗凋亡基因的转录因子，例如IκB激酶（IKK）。最后，Akt会对促进死亡基因表达的转录因子产生负调控，例如叉头转录因子、FKHR、FKHRL1和AFX[165-167]。

另一种抵抗失巢凋亡的机制是放开对生长因子受体表达的调节。如上所述，生长因子的自分泌信号转导可以使它们激活，从而引发细胞存活途径的激活并刺激细胞迁移和侵袭。神经营养性酪氨酸激酶受体B（TRKB）通常在肿瘤中高表达，已被发现为诱导抵抗失巢凋亡中最有效的一种[168,169]。TRKB在许多侵袭性肿瘤中高表达，并且与胃癌和前列腺癌的耐药相关[167,170]。TRKB的高表达导致细胞形态改变，诱导抵抗失巢凋亡，将非恶性细胞转化为高度侵袭性的肿瘤细胞[171]。除此之外，TrkB通过Twist-Snail-ZEB1诱导EMT，从而持续下调上皮钙黏素[86]。

（3）EMT的作用

转录因子是诱导EMT的关键，例如Snail、ZEB1/2、Twist、NF-κB和HIF-1/2。这些转录因子通常在肿瘤细胞中异常表达，并且会协同下调上皮钙黏素，同时增加间质标志物的表达。例如，Twist的激活会大大增强肿瘤细胞的迁移和侵袭能力，与当它下调时会减弱迁移和侵袭是一致的。另外，Twist促进存活，上调抗凋亡分子Bcl-2蛋白的水平。Snail1也有类似的机制，它在原发性人乳腺

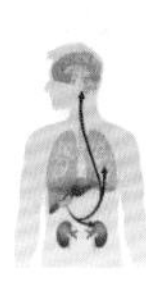



癌和乳腺肿瘤中表达上调。Snail 直接抑制上皮钙黏素以及参与失巢凋亡的其他因子如 Bid、胱天蛋白酶-6 或 PTEN 的转录。PTEN 的下调会激活 PI3K/Akt 信号通路,有利于促凋亡蛋白质 Bad 的磷酸化和失活,从而对失巢凋亡产生抵抗性[172]。

### 3.3.4 缺氧引起的失巢凋亡抵抗

肿瘤细胞的无限增殖是肿瘤发生、发展的主要特点,而肿瘤细胞的快速增殖会大量耗氧,因此缺氧是实质性肿瘤微环境的特点之一[173]。缺氧是肿瘤细胞恶性转化的主要诱因,可以促使肿瘤细胞向远处器官进行侵袭和转移。在机体低氧的环境中会诱导 HIF 的表达,HIF 的靶基因不仅包括诱导血管生成的因子如血管内皮生长因子,还包括影响细胞稳态的因子如胰岛素样生长因子、葡萄糖转移因子和乳酸脱氢酶。这些靶基因可以调节新生血管的生成、细胞的能量代谢、细胞的增殖和转移,因此,HIF 在肿瘤的血管生成和能量代谢方面发挥重要作用。肿瘤细胞的快速增殖会产生由于低氧或缺氧造成的血管形成不良的肿瘤块。HIF 的激活有助于肿瘤细胞发生 EMT,从恶劣的低氧环境逃逸[174,175]。HIF-1 在乳腺癌或前列腺癌中主要是通过促进 Twist 或 NF-κB 的激活以及维持 Snail 的表达,促进 EMT,从而维持失巢凋亡抵抗[176,177]。一些证据表明,HIF-1 也可能通过增强 EGFR 表达,激活丝裂原活化的激酶(mitogen activated protein kinase,MAPK)并导致促凋亡蛋白如 Bim 和 Bmf 的降解而导致失巢凋亡[178]。与 HIF-1 在调控肿瘤细胞代谢中的关键作用一致,持续的低氧会增加几种控制自噬的蛋白如 BNIP3、Beclin-1 和 ATG5 的表达。这表明 HIF-1α 也可以通过调节自噬来维持失巢凋亡抵抗[179]。转录因子除被 HIF-1 的低氧激活外,还可以独立于低氧条件被激活,例如响应膜受体的激活。肿瘤细胞通过 ErbB2 的表达来稳定在正常氧量下 HIF-1 水平。由于 Akt 的激活,促使 HIF-1α 和 β 亚基结合,从而以不依赖缺氧的方式上调 HIF 活性。肿瘤细胞中 HIF-1α 的敲除可以恢复脱落细胞的失巢凋亡敏感性,但不影响附着 ECM 细胞的死亡[180]。

快速生长的肿瘤会有瘤内低氧区域,这需要肿瘤细胞进行复杂的改变来适应环境生存。缺氧激活的转录应答会导致肿瘤细胞活化:①维持存活的糖酵解代谢;②通过增强运动性的逃避策略;③促进功能性脉管系统重建血管生长因子的分泌。缺氧在多种肿瘤细胞中促进 EMT,包括黑色素瘤、乳腺癌、前列腺癌和结肠癌[181,182]。在脱落的缺氧细胞中,抵抗失巢凋亡是通过依赖于 HIF-1 上调 Snail 和 Twist 以及抑制促凋亡蛋白,如 Bim 和 Bmf[178]。另一方面,缺氧会导致细胞内活性氧(reactive oxygen species, ROS)增加,细胞内 ROS 会抑制 HIF-1 最重要的两个负调控分子脯氨酰羟化酶和天冬酰胺羟化酶[183]。这些都有助于稳定 HIF-1,使其能够调控细胞存活、代谢以及运动和侵袭的相关基因的表达。同时,ROS 的产生有助于抑制 GSK-3β,促进 Snail 核易位,下调上皮钙黏素,从而激活 EMT,并维持失巢凋亡抵抗[184]。

肿瘤细胞由于低氧激活的几种机制,使肿瘤细胞能够在低氧环境中存活甚至增殖。缺氧时激活的促存活通路在几种肿瘤模型中已经被证实与化疗耐药性相关,也可能会导致脱落的低氧肿瘤细胞抵抗失巢凋亡。缺氧在促生存中的刺激作用是显而易见的。例如,低氧下调 *p53* 并增加 c-Jun DNA 结合活性来保护肝肿瘤细胞免于依托泊苷诱导的细胞凋亡[185]。在紫杉醇处理过的乳腺癌细胞中也得到了类似的结果。在这种情况下,低氧能够增加 *c-Jun* 的表达和增强 AP-1 的 DNA 结合活性。反过来,*c-Jun* 能够上调参与低氧诱导保护的 Mcl-1 来抵抗紫杉醇诱导的细胞凋亡[186]。严重低氧或缺氧导致抗凋亡蛋白 IAP-2 不依赖于 HIF-1 的表达来保护细胞免于凋亡[187]。轻度缺氧直接干扰凋亡途径中的几种成分来保护细胞免于凋亡,并下调促凋亡 Bcl-2 家族的几乎所有蛋白,降低 Noxa 和 Bad 丰度或导致 Bim 的翻译后修饰,增强细胞存活并诱导化疗耐药[178,188]。

## 3.4 转移相关细胞信号转导通路

### 3.4.1 TGF-β 和 BMP 信号通路

TGF-β 能促进肿瘤细胞的侵袭和转移,广泛地应用于诱导 EMT 经典的模型。TGF-β 结合其受体后,一方面能诱导 Smad2/3 磷酸化和入核,直接激活 Snail、Slug 和 ZEB2 的转录[189,190],同时也能上调靶基因 *HMGA2* 来间接促进 Snail 和 Twist1 的转录[191-193];另一方面还能激活 Ras/Raf/MEK/ERK/AP1 信号通路,从而激活 Snail 的转录[194]。

TGF-β 信号通路是目前已知能诱导 EMT 活

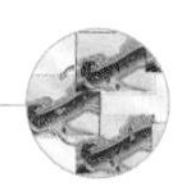

动的最经典的途径，能通过多种细胞内信使分子发挥作用。它通常由 TGF－β 超家族成员激活，包括 TGF－β 的 3 种异构体（TGF－β1、TGF－2 和 TGF－3）和 BMP 的 6 种异构体（BMP2～7）等。EMT 在不同的发育和疾病中所涉及的信号分子有所不同。在肿瘤和纤维化中受 TGF－β1 调节[195]，心脏发育中主要受 TGF－β2 调节[196]，而 TGF－β3 则介导上颚发育中的 EMT[197]。BMP2 和 BMP4 则主要在肿瘤、心脏发育以及异位骨化中的 EMT 起作用。在发育过程中，BMP4 的浓度随时间递增，指导中胚层沿中外侧轴的成形[198]。与正常结肠黏膜相比，BMP4 在侵袭性上皮中浓度激增，进一步说明了不同组织的正常发育及异常再生过程都需要依赖 BMP4[199]。相反，已有研究显示 BMP7 会阻碍乳腺癌[200]的 EMT，并且是促进上皮细胞表型分化的最常见因素。此外，BMP5 可以减弱 TGF－β 诱导的 EMT，突显 BMP 的异构体在发育和疾病中的特殊性[201]。

TGF－β 信号通路激活需要Ⅰ型和Ⅱ型 TGF－β 受体（TGF－βRⅠ和 TGF－βRⅡ）形成异四聚体受体复合物。目前已在哺乳动物中鉴定出 7 种Ⅰ型受体和 5 种Ⅱ型受体[202,203]。在配体结合后，TGF－βRⅡ可反式磷酸化 TGF－βRⅠ，促进其激酶活性。不同受体的组合在被相同的配体激活时可以产生差异信号[204]。改变Ⅰ型和Ⅱ型受体的组合使其能结合不同的配体，从而使它们能够响应各种 TGF－β 超家族的异构体[204]。TGF－βⅢ型受体 β－聚糖（β－glycan）和内皮糖蛋白以及辅助蛋白（如 Cripto）可以调节配体在上皮细胞和内皮细胞内膜上结合的亲和力[205]。除了涉及特定的Ⅱ型 BMP 受体替代 TGF－βRII[206]之外，BMP 信号通路和 TGF－β 信号通路大致相同。不同的 BMP 配体可以诱导各种Ⅰ型 BMP 受体的活化，被称为间变性淋巴瘤激酶（anaplastic lymphoma kinase，ALK），可启动细胞表面的信号级联反应[207]。

### 3.4.2 受体型酪氨酸激酶信号通路

受体型酪氨酸激酶（receptor tyrosine kinase，RTK）可被多种生长因子激活，再通过下游信号转导诱导 EMT。表皮生长因子（EGF）、FGF、胰岛素样生长因子（IGF）和血小板衍生生长因子（platelet-derived growth factor，PDGF）等生长因子可以激活 RTK，诱导一系列级联反应，比如 Ras、PI3K、局部黏附激酶（FAK）、Src 和 TGF－β 活化激酶（TGF－β－activated kinase，TAK）[208]。生长因子与 RTK 的结合可以诱导受体的二聚体化和胞内结构域的反式磷酸化，借此将信号转导到细胞内，引起级联反应[209]。

FGF 会以多种方式参与 EMT 的发生。例如，在原肠胚发育期间，FGF4 和 FGF8 通过对间质的调控以介导中胚层的形成[210]。FGF2 可以增加波形蛋白和 FSP1 的表达，并诱导 MMP2 的活性以增加细胞运动来促进肾小管上皮细胞中的 EMT[211]。FGF2 还能够通过干扰 Rho GTP 酶和 PI3K 之间的相互作用，诱导肌动蛋白细胞骨架的变化，进而促进与细胞运动相关的延伸性间质表型[212]。不仅如此，在乳腺上皮细胞中，EGF 能以整合素依赖的方式刺激细胞运动[213]。另外，EGF 使 FAK 去磷酸化并失活，促进细胞分离，增强细胞运动能力[214]。

IGF－Ⅰ在乳腺上皮细胞中过度表达，可激活 β－连环蛋白进而导致 EMT，细胞迁移增加和上皮钙黏素丰度下降等连锁反应[215]。IGF－Ⅰ激活 NF－κB 以增加 *Snail* 在乳腺上皮细胞中的表达，也可通过激活 ERK 增加 ZEB1 表达[215,216]。有趣的是，肝细胞生长因子（HGF）也可以通过诱导 Snail1 或 Snail2 生成而参与 EMT[217,218]。HGF 还可介导桥粒的去稳定化，证明了 RTK 和配体结合之后能以多种方式诱导细胞改变[218]。

PDGF 可激活 PI3K 通路，控制中胚层内 CDH2（N－钙黏着蛋白、神经钙黏素）的表达，指导后期发育[219]。在多种上皮癌细胞系中，PDGF 会诱导核 RNA 解旋酶 p68 的磷酸化，后者通过 β 联蛋白的核易位来促进 EMT[220]。

EGF 可以通过多种途径抑制上皮钙黏素的表达，从而诱导 EMT。在 EGF 与其受体结合后，上皮钙黏素从细胞膜转移到细胞质中，减少细胞之间的黏附，并削弱上皮层[221]。此外，EGF 还可诱导 *Snail* 和 *Twist* 的表达，抑制 *CDH1* 的转录[222]。

### 3.4.3 Wnt 信号通路

经典的 Wnt/β 联蛋白信号通路与肿瘤侵袭转移密切相关。β 联蛋白/TCF4 能直接上调靶基因 *Twist1*、*Snail*、*Slug* 和 *ZEB1*[223-226]，同时 Wnt/Axin2/GSK3β 级联反应信号通路抑制 GSK3β 对 Snail 的磷酸化，提高了 Snail 的稳定性[227]。另外 β 联蛋白/LEF－1 能直接结合到上皮钙黏素启动子

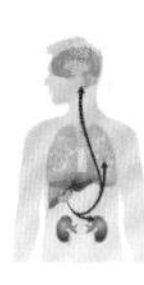



区，抑制上皮钙黏素的表达[83]。

Wnt 信号通过细胞膜上的卷曲蛋白（frizzled，FZD）和低密度脂蛋白受体相关蛋白（LRP）受体进行转导。在没有 Wnt 信号时，β 联蛋白被糖原合成酶激酶（GSK）- 3β、Axin 和抗原呈递细胞（antigen presenting cell，APC）组成的降解复合物磷酸化，滞留在细胞质中等待降解。当有 Wnt 信号时，卷曲蛋白受体被激活，导致 LRP6 被 GSK - 3β 磷酸化，然后招募蓬乱蛋白（dishevelled，Dvl）和 Axin 到细胞膜上，这时降解复合物解体。GSK - 3β 不能磷酸化 β 联蛋白，非磷酸化的 β 联蛋白会进入细胞核，激活 Wnt 信号通路的靶基因。

胞核内的 β 联蛋白与 TCF/LEF 家族成员结合以促进 EMT。在原肠胚形成期间，β 联蛋白与 LEF - 1 形成复合物，结合并抑制 CDH1 的转录，进而诱导 EMT[228]。在多种肿瘤中，Wnt 信号通路异常激活，而且直接诱导了 *Snail1* 和 *Snail2* 的表达[229]。Wnt - GSK - 3β - β - TRCP1 信号途径会诱导 Snail2 的活性，促使 EMT 的发生，并且通过结合其启动子和招募组蛋白去甲基酶，抑制 *BRCA1* 的表达。*BRCA1* 的缺失与侵袭性基底样乳腺癌有关[230]。Wnt 也被发现与乳腺上皮细胞中 *Twist* 的表达增加有关[226]。此外，APC 和 β 联蛋白信号通路中的其他因子的突变也已在转移性结直肠癌中发现，这些说明了 Wnt 信号通路在癌症进展过程中的重要性[231,232]。

TGF - β 和 Wnt 信号通路能彼此干扰也已被证实。例如，LEF - 1 可以通过与 β 联蛋白或 Smad 蛋白结合而被活化[233,234]。此外，胰腺癌细胞中的 TGF - β 被激活可诱导编码同源框转录因子 CUTL1 和下游靶标 Wnt - 5A 的基因的表达，后者是一种能够诱导 EMT 并调控胰腺肿瘤细胞侵袭能力的经典活化 Wnt 配体[235]。

### 3.4.4 Notch 信号通路

Notch 受体由胞外结构域和胞内结构域两部分组成，胞内结构域（NICD）包含核定位序列。在周围的 Notch 受体的作用下，g -分泌酶和金属蛋白酶 TACE 对 NICD 进行剪切，介导其转移到核内[236,237]。NICD 可结合由 CBF1、Su（H）和 LAG1 组成的转录抑制复合物 CSL，激活肿瘤发展过程中一些重要基因的表达，如 NF - κB、Akt 和 p21[238,239]。Notch 信号通路可以直接调控 Snail1 的表达，或者间接通过诱导 HIF - 1α 调控 Snail1 的表达[240]。HIF - 1α 结合到赖氨酰氧化酶（lysyl oxidase，LOX）的启动子上，激活 LOX 的转录，随后 LOX 调节了 Snail1 的稳定性[241]。除 Snail1 之外，Snail2 与 Notch 相互作用，对于 Notch 信号通路介导的上皮钙黏素的抑制和 β 联蛋白的活化也是必不可少的[242,243]。Notch 信号通路过度激活会导致血管内皮的钙黏素损失，以及随后的 EndMT 作用[240]。此外，抑制肺腺癌细胞中的 Notch1 可减弱癌细胞的侵袭性，部分逆转 EMT[244]。

上述皆是其胞内结构域介导的直接作用，此外，Notch 还可通过其他途径间接调节 EMT，例如通过包括 NF - κB 和 β 联蛋白等的其他信号通路，或通过一些调节性的 miRNA 来发挥作用[245]。抑制胰腺癌细胞系中的 Notch 信号通路减弱了 NF - κB 的 DNA 结合能力，并降低了 MMP9 的表达[246]。Notch 配体 Jagged2（JAG2）与其受体结合后诱导 GATα 结合蛋白 3，进一步抑制 miR - 200 家族来达到促进 EMT 的目的[245]。

### 3.4.5 Hedgehog 信号通路

Hedgehog（Hh）信号通路在胚胎发育、表型形成、器官发生的过程中具有关键作用。Hh 信号通路主要由配体 hedgehog、跨膜蛋白受体 Patch - 1（Ptch）和 Smoothened（Smo）以及转录因子构成。配体 hedgehog 主要有 3 种，分别是 SHH（sonic hedgehog）、IHH（indian hedgehog）和 DHH（desert hedgehog）[95][247]。当 Hh 缺失时，跨膜蛋白受体 Ptch 通过诱导 Smo 的磷酸化抑制 Smo 的活性，从而抑制 Hh 信号通路。而当跨膜蛋白受体 Ptch 结合配体后，Ptch 对 Smo 的抑制作用被解除，Smo 将启动下游的信号级联[248]，激活转录因子 GLI。GLI 可以进一步激活其靶基因 *PTCH*、*Wnt*，以及 *Snail* 的转录[249]。GLI 转录因子的表达升高是 Hh 相关癌症的一个共同特点。

大量研究表明，Hh/GLI1 信号通路在常见的恶性肿瘤，如基底细胞癌、食管癌、胃癌、胰腺癌和前列腺癌的演进和发展中发挥重要作用[250]。痣样基底细胞癌综合征（戈林综合征，Gorlin syndrome）患者容易出现早发型多发性基底细胞癌（BCC），通过对该综合征患者的基因分析发现，Hh/GLI 信号通路在基底细胞癌发生中发挥重要作用[251]。一系列研究发现，戈林综合征患者中受遗传因素影响的基因

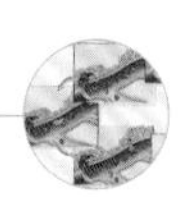

包括 Hh 受体和本通路的抑制因子 Ptch，大多数慢性基底细胞癌患者中都可以见到 Ptch 的杂合性缺失[252]。Hh/GLI 信号参与控制前列腺癌细胞的迁移行为。Hh 信号通路抑制剂环巴胺(cyclopamine)可以显著抑制各种前列腺癌细胞系的侵袭和转移生长，而过表达 GLI1 可以将低转移潜能的细胞转换为高恶性程度的细胞[253]。值得注意的是，GLI1 的表达能够上调 Snail 的表达，Snail 是控制细胞 EMT 的关键转录因子，这与细胞的侵袭和转移能力增加有关。相反，用环巴胺处理转移癌细胞会降低 Snail 的 mRNA 水平，这说明 Hh/GLI 可能通过上调 Snail 进而抑制上皮钙黏素的表达来诱导 EMT[254]，从而促进肿瘤细胞的转移。

### 3.4.6 EGFR 信号通路

(1) EGFR 的结构和活化

EGFR，又称 ErbB1 或 HER1，与另外 3 种相关受体 ErbB2/HER2、ErbB3/HER3 和 ErbB4/HER4，共同组成细胞表面的受体酪氨酸激酶家族。EGFR 家族成员在调节胚胎发育过程中的细胞生长和分化，以及成年人生理功能的维持中发挥关键作用[255]。这一家族的受体及配体基因的扩增或突变致该信号通路活化，能够引起多种人类肿瘤的发生[256]。EGFR 的结构主要包括 N 端的胞外结构域、单次跨膜结构域以及 C 端的激酶结构域和 C 端。传统上认为，EGFR 的结合主要是依赖与配体结合后引起 EGFR 的同源二聚体化或异源二聚体化，从而激活胞内的激酶结构域，导致受体活化。

(2) EGFR 下游的信号通路

1) Ras - MAPK 信号通路：生长因子受体结合蛋白(GRB)2 在丝裂原活化的蛋白激酶(Ras - MAPK)通路的激活中发挥关键作用。GRB2 的 SH2(Src 同源物- 2)结构域可以直接结合到活化 EGFR 胞内段，或者通过磷酸化酪氨酸接头蛋白 SHC 间接结合到 EGFR 受体上。GRB2 的 SH3 结构域结合 SOS(son of sevenless)蛋白，后者是一种 Ras GTP 酶的鸟苷酸交换因子。GRB2 和 SOS 复合体与 EGFR 的结合使得 SOS 与 Ras 相互靠近，从而促进 Ras - GDP 向 Ras - GTP 的转化，随后激活下游的 Ras 效应分子，如 Raf 和 PI3K。Raf 随之启动下游一系列磷酸化级联反应，包括 MEK1/2 (MAPK/ERK 激酶 1/2)和 ERK1/2 的磷酸化活化。磷酸化的 ERK1/2 转位进入细胞核并活化下游许多转录因子如 ELK，导致下游靶基因的表达[257]。

2) PI3K/Akt 信号通路：如前所述，活化的 Ras 可以引起 PI3K 的活化。除 Ras 以外，GAB1(Grb2-associated binder-1)也能够介导 EGFR 引起的 PI3K 活化。GAB1 是一种接头蛋白，在许多 RTK 活化后，GAB1 可以招募并活化 PI3K 及其他许多效应蛋白。PI3K 活化后可以磷酸化 PIP2(磷脂酰肌醇- 4，5 -二磷酸)产生 PIP3(磷脂酰肌醇- 3，4，5 -三磷酸)。PIP3 结合到 Akt 的 PH 结构域并将其招募到细胞膜，并被磷酸肌醇依赖性激酶 1(PDK1)磷酸化激活。活化的 Akt 可以磷酸化许多下游底物，如 BAD、哺乳动物雷帕霉素靶蛋白(mammalian target of rapamycin，mTOR)、VEGF 和 HIF - 1 等，参与细胞凋亡、增殖和血管生成等功能的调控[258]。

3) PLCγ - PKC 信号通路：PLCγ1(phospholipase-C-gamma1)含有 2 个 SH2 结构域，能够通过 SH2 结构域结合到 EGFR 的磷酸化酪氨酸残基上并活化，进而催化 PIP2 水解为两种第二信使 DAG(1，2 -二酰甘油)和三磷酸肌醇(IP3)。IP3 能透过细胞质扩散到内质网(ER)并释放 $Ca^{2+}$，影响 $Ca^{2+}$ 依赖性酶的活性。DAG 能够激活蛋白激酶 C(PKC)，后者随即导致许多底物蛋白的磷酸化，进而影响细胞周期进程，细胞转化、分化和凋亡[259]。此外 PKC 还会引起 IκB 激酶的活化，并促进 NF - κB 依赖的基因转录[260]。

4) STAT 信号通路：EGFR 可以诱导信号转导及转录激活因子(STAT)1 和 STAT3 酪氨酸位点的磷酸化，并与 JAK 激酶(JAK)1 和 JAK2 形成复合体。然后活化的 STAT 转位进入细胞核，活化下游基因的转录。此外 EGFR 还能通过 Src 激酶活化 STAT3，活化的 c - Src 磷酸化 EGFR 第 845 位酪氨酸，从而促进 STAT 蛋白的磷酸化和激活[261]。此外，EGFR 信号通路也受到 PTEN 等磷酸酶的抑制调节，PTEN 可以结合 PI3K 和促分裂原活化的蛋白激酶(MAPK)、磷酸酶 1(MKP1)，并进而使 ERK1/2 信号通路去磷酸化，从而抑制 EGFR 的信号转导。

(3) EGFR 在人类肿瘤中的表达改变

研究表明 ErbB 受体的表达影响肿瘤细胞的增殖、分化和迁移。在一些上皮性肿瘤的发生和发展中，ErbB 受体及配体发生高表达或异常表达。EGFR 与 ErbB - 3 在肺癌、直肠癌和乳腺癌中的表达概率非常高。ErbB - 2 在大约 30%的人类原发乳

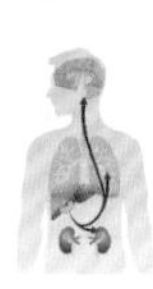



腺癌中表达，ErbB-4 在大约 50%的乳腺癌中表达[262]。在淋巴结转移阳性的乳腺癌患者中，*ErbB-2* 基因高表达与较差的预后有明确的相关性[263]。HER2 的表达水平在诱导细胞外基质的主要成分纤维连接蛋白的表达上发挥重要的作用，纤连蛋白可以启动癌细胞的侵袭，促进肿瘤的转移[264]。已有研究表明，HER2 在早期和转移的乳腺癌患者的 CTC 中表达，HER2 可以调节乳腺干细胞的数量导致乳腺癌的发生[265]。此外，EGFR 信号通路可以通过影响整合素、局部黏附激酶以及 Rho 小鸟苷三磷酸酶(GTPase)(Rho、Rac、Cdc42)等调节间叶细胞样的迁移[266]。研究者发现在食管鳞状细胞癌中 EGFR 信号通路的抑制导致肌动蛋白细胞骨架重排，诱导局部黏附，通过抑制 ERK1/2、Akt、STAT3 和 Rho 的活性阻碍食管癌细胞的迁移[267]。

肿瘤细胞分泌的 EGF 样生长因子可以对内皮细胞直接产生影响[268]。骨髓基质细胞产生的 EGF 样短肽和血管生长因子都可以对内皮细胞直接产生影响，激活肿瘤细胞中的 EGFR。人类肿瘤细胞系中 EGFR 的活化也可以增加 MMP9 的活性，通过破坏细胞外基质与肿瘤的边界促进肿瘤细胞的侵袭[269]。总之，ErbB 家族受体在肿瘤发生、发展过程中对 EMT 的调控发挥很重要的作用。

### 3.4.7 Hippo 信号通路

Hippo 信号通路是在果蝇中发现的高度保守信号通路。在上游信号分子刺激下，通过调控 YAP/TAZ 转录共激活因子来调节细胞增殖、细胞凋亡和细胞分化，在个体发育过程中发挥调控细胞数量、器官大小和组织再生的作用。该通路的异常与肿瘤的发生和发展密切相关[270]。核心激酶级联反应链是 Hippo 信号通路的重要组成成分，由 MST1/2、LATS1/2、SAV1、MOB1a/b 组成。不同的上游信号分子通过调控核心激酶反应链来调节 YAP/TAZ 转录共激活因子的活性和定位。YAP/TAZ 与主要的转录因子 TEAD 家族结合，调控靶基因转录来控制细胞增殖和细胞凋亡。当 Hippo 信号通路激活时，MST1/2 活化，继而磷酸化激活 MOB1、SAV1 和 LATS1，并形成复合物，促进 YAP/TAZ 磷酸化的失活(YAPS127、TAZS89)并滞留在细胞质中，抑制 YAP/TAZ 的促增殖和抗凋亡活性。当 Hippo 信号通路抑制时，YAP/TAZ 磷酸化减少，未被磷酸化的 YAP/TAZ 从细胞质转位到细胞核，与 TEAD1～4 转录因子结合，促进细胞增殖，抑制细胞凋亡[271]。

在小鼠肝脏中转入 YAP，YAP 被持续激活会导致肿瘤的发生[272]。这证明了 Hippo 信号通路在肿瘤的起始和进展中起到一定的作用。YAP/TAZ 被证实扮演启动肿瘤发生的角色，而 Hippo 通路上游的一些分子则起到抑癌的作用。在细胞水平上，YAP 激活能够促进细胞的增殖、存活、迁徙和转移。高激活水平的 YAP 和 TAZ 能够使细胞逃脱接触抑制和失巢凋亡，增强定点依赖性的生长[273]。YAP 能够上调 ZEB1/2 的表达，促进 EMT，从而促进肿瘤的转移[274]。越来越多的证据表明，在许多肿瘤中 Hippo 信号通路都处于失调状态。在许多类型的肿瘤中都能检测到高表达水平的或者核内高富集水平的 YAP/TAZ，如肝癌、乳腺癌、肺癌、结肠癌、卵巢癌等[275]。然而，在大部分肿瘤当中，高水平的 YAP/TAZ 并没有被检测到和 Hippo 通路调节分子的突变相关。在人的肿瘤当中，Hippo 通路成分的突变率是较低的。目前被报道的与肿瘤相关的突变是 *NF2*，其突变可以导致神经纤维瘤性的病变，如神经鞘膜瘤和脑膜瘤[276]，在 40%～50%的恶性间皮瘤中能检测到 *NF2* 的失活性突变[277]。在很多肿瘤中也能检测到 *LATS1/2* 的突变，其突变后导致 YAP/TAZ 的激活[278]。在没有 Hippo 相关突变存在的情况下，和其他信号通路的相互作用，比如 *KRAS*、*APC*、*LKB1* 的突变也能够激活 YAP/TAZ 从而促进肿瘤的发生[279]。高活性的 YAP/TAZ 也和药物抵抗以及肿瘤的复发相关。例如，在肺癌和结肠癌细胞当中，高水平的 YAP 能够抵抗 Raf 和 MEK 的靶向治疗[280]。在 KRAS 起始的结肠癌和胰腺癌当中，表达上调的 YAP 和肿瘤的复发相关[281]。因此，抑制 YAP/TAZ 不仅能够抑制肿瘤的起始和进展，还能够增强肿瘤细胞对化疗的敏感性以及抑制肿瘤的复发。

### 3.4.8 Matrix 信号通路

细胞外基质介导的信号转导既可以独立作用也可以与上述介绍的通路协同作用，在调节上皮细胞命运中起重要作用。上皮细胞与特定基质元件的结合不仅会激发细胞内的信号级联反应，也会导致基质的重塑，有助于迁移表型的另外的信号通路。当分离的胚胎上皮在含Ⅰ型胶原的三维凝胶中孵育时，EMT 最初被发现。随着时间的推移，这些细胞获得了间质的形态并且沿着胶原纤维迁移远离植入

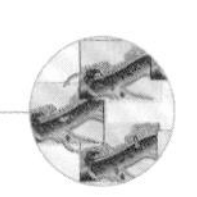

的上皮组织[282]。在EMT期间，Ⅰ型和Ⅲ型胶原逐渐增多，并且这时直接在这些基质上接种上皮细胞可以通过以下总结的各种信号转导通路诱导EMT。

在EMT期间，间质样变的肿瘤细胞穿过Ⅳ型胶原和层粘连蛋白的基底层，分泌Ⅰ型胶原和纤连蛋白基质。细胞表面形成的板状伪足和丝状伪足会为细胞提供定向运动性，释放的MMP会降解基质，从而促进细胞的侵袭[283,284]。上皮细胞连接的丢失会在释放MMP的细胞迁移前部引起肌动蛋白张力纤维的形成和整合素的聚集[285]。EMT信号通路可以诱导*MMP2*和*MMP9*基因的表达，从而破坏基底膜中的Ⅳ型胶原，促进细胞的侵袭[286]。MMP3通过激活促进Snail表达的Rac1 GTPase-ROS信号通路直接诱导EMT[287]。除此之外，MMP能够降解细胞表面的上皮钙黏素，破坏黏附连接，这个过程会使细胞获得间质表型，并且迁移至基质[288]。

整合素在细胞膜上与基质蛋白结合并且激活细胞内级联反应来介导EMT[289]。不同的整合素在结合亲和力方面具有多样性，这种多样性使其能够对不同的细胞外信号作出反应，从而介导不同的信号级联反应来应对变化中的基质环境。细胞表面整合素丰度会随着细胞外基质成分的改变而改变，从而在细胞周围环境的控制下促进EMT的进展。α4β3整合素促进Src介导的TGF-βRⅡ的磷酸化，为通过调节p38 MAPK信号通路诱导EMT的ShcA和GRB2提供停泊位点[290]。整合素β1亚基除了在JNK信号通路中和调节DAB2表达中发挥作用，也在p38 MAPK通路中发挥着重要的作用[291]。

当间质样变的肿瘤细胞侵入基底膜时，它们会合成纤维连接蛋白基质，为EMT过程中肿瘤细胞的迁移提供轨道并维持间质表型。纤维连接蛋白基质在细胞外基质中的沉积会增加与乳腺肿瘤进展有关的底物刚性[292,293]，并且受TGF-β激活的Smad和JNK信号通路的调节[294]。与乳腺上皮细胞中激活的Ras结合纤维连接蛋白量的增加会引起α5β1整合素替代α6β3整合素，并通过增加细胞黏附纤维连接蛋白来提高细胞的迁移能力[295]。

Ⅰ型胶原在EMT中的重要性在各种细胞系统中是显而易见的。在小鼠胚胎中缺乏Ⅰ型胶原蛋白会导致颅面发育异常和下颌骨生长，这突出了适当的基质重塑在发育过程中对间质细胞迁移的重要性[296]。在成人中，Ⅰ型胶原与肺癌、乳腺癌和胰腺癌中的EMT相关，突出了基质环境在转移中的重要性[297]。EMT的诱导依赖于Ⅰ型胶原纤维和触发细胞内级联反应的α2β1整合素之间的相互作用[298]。在细胞外基质中发现的β1整合素亚基与Ⅰ型胶原的相互作用与直接抑制上皮钙黏素和间接诱导神经钙黏素相关[299]。

### 3.4.9 其他

许多证据表明，JAK/STAT也参与了肿瘤细胞的侵袭和转移，STAT3是其中重要的转录因子，直接结合到Twist1和ZEB1启动子上[89,300]，促进其表达。

NF-κB家族由P50、P52、P65、c-Rel和RelB 5个成员组成。其中P65可直接结合到Snail、Twist1和ZEB1的启动子，促进其转录[301-303]。在肿瘤中，Notch受体在其配体刺激下发生裂解，其胞内结构域被释放出来，从胞质易位入核，调控*Slug*、*Snail*、*Twist1*和*ZEB1*等下游靶基因的转录[89,304-306]，抑制上皮钙黏素的表达。

血液供应不足可导致缺氧过度表达HIF-1，使肿瘤细胞获得高侵袭与转移能力。HIF-1也是bHLH家族成员，包括HIF-1α和HIF-1β，其中HIF-1α能结合到Twist1启动子的低氧反应元件(hypoxia response element, HRE)上促进其表达[307]。

大量的科学研究表明，细胞内很多信号通路参与了肿瘤的侵袭和转移的调控，而大部分是通过调控抑制上皮钙黏素的转录因子来实现的。除了直接调控这些抑制性转录因子的转录外，转录因子蛋白稳定性的研究也有了很大的进展。GSK3β能磷酸化Snail，促使其出核并降解[227]。酪氨酸受体激酶相关的信号通路可以抑制GSK3β来加强Snail的稳定性。Slug的稳定性和降解是由Ppa调控，但其入核和出核的机制还不明确[308]。Notch信号通路可以调控P38和MAKPAK2来磷酸化E47，使其泛素化降解[309]。Twist1被胱天蛋白酶剪切并泛素化降解[310]，MAPK能磷酸化Twist1的68位丝氨酸和增强其稳定性[311]。

(张宏权　于　宇)

## 参考文献

[1] THIERY J P. Epithelial-mesenchymal transitions in development and pathologies [J]. Curr Opin Cell Biol, 2003,15(6):740-746.

[2] LIM J, THIERY J P. Epithelial-mesenchymal transitions: insights from development [J]. Development, 2012,139(19):3471 - 3486.
[3] GARSIDE V C, CHANG A C, KARSAN A, et al. Coordinating Notch, BMP, and TGF-beta signaling during heart valve development [J]. Cell Mol Life Sci, 2013, 70(16):2899 - 2917.
[4] KALLURI R, NEILSON E G. Epithelial-mesenchymal transition and its implications for fibrosis [J]. J Clin Invest, 2003,112(12):1776 - 1784.
[5] THIERY J P. Epithelial-mesenchymal transitions in tumour progression [J]. Nat Rev Cancer, 2002,2(6): 442 - 454.
[6] LAMOUILLE S, XU J, DERYNCK R. Molecular mechanisms of epithelial-mesenchymal transition [J]. Nat Rev Mol Cell Biol, 2014,15(3):178 - 196.
[7] NAWSHAD A, LAGAMBA D, POLAD A, et al. Transforming growth factor-beta signaling during epithelial-mesenchymal transformation: implications for embryogenesis and tumor metastasis [J]. Cells Tissues Organs, 2005,179(1 - 2):11 - 23.
[8] SAMAVARCHI-TEHRANI P, GOLIPOUR A, DAVID L, et al. Functional genomics reveals a BMP-driven mesenchymal-to-epithelial transition in the initiation of somatic cell reprogramming [J]. Cell Stem Cell, 2010,7(1):64 - 77.
[9] NIETO M A. Epithelial plasticity: a common theme in embryonic and cancer cells [J]. Science, 2013, 342 (6159):1234850.
[10] KLINGELHOFER J, TROYANOVSKY R B, LAUR O Y, et al. Amino-terminal domain of classic cadherins determines the specificity of the adhesive interactions [J]. J Cell Sci, 2000,113(Pt 16):2829 - 2836.
[11] PARISINI E, HIGGINS J M, LIU J H, et al. The crystal structure of human E-cadherin domains 1 and 2, and comparison with other cadherins in the context of adhesion mechanism [J]. J Mol Biol, 2007,373(2): 401 - 411.
[12] VAN ROY F, BERX G. The cell-cell adhesion molecule E-cadherin [J]. CMLS, 2008,65(23):3756 - 3788.
[13] TROYANOVSKY R B, SOKOLOV E, TROYANOVSKY S M. Adhesive and lateral E-cadherin dimers are mediated by the same interface [J]. Mol Cell Biol, 2003,23(22):7965 - 7972.
[14] POKUTTA S, WEIS W I. Structure and mechanism of cadherins and catenins in cell-cell contacts [J]. Annu Rev Cell Dev Biol, 2007,23:237 - 261.
[15] ISHIYAMA N, LEE S H, LIU S, et al. Dynamic and static interactions between p120 catenin and E-cadherin regulate the stability of cell-cell adhesion [J]. Cell, 2010,141(1):117 - 128.
[16] IRETON R C, DAVIS M A, VAN HENGEL J, et al. A novel role for p120 catenin in E-cadherin function [J]. J Cell Biol, 2002,159(3):465 - 476.
[17] BEAVON I R. The E-cadherin-catenin complex in tumour metastasis: structure, function and regulation [J]. Eur J Cancer, 2000,36(13 Spec No):1607 - 1620.
[18] HUBER A H, WEIS W I. The structure of the beta-catenin/E-cadherin complex and the molecular basis of diverse ligand recognition by beta-catenin [J]. Cell, 2001,105(3):391 - 402.
[19] LOCK J G, HAMMOND L A, HOUGHTON F, et al. E-cadherin transport from the trans-Golgi network in tubulovesicular carriers is selectively regulated by golgin-97 [J]. Traffic, 2005,6(12):1142 - 1156.
[20] MIYASHITA Y, OZAWA M. A dileucine motif in its cytoplasmic domain directs beta-catenin-uncoupled E-cadherin to the lysosome [J]. J Cell Sci, 2007,120(Pt 24):4395 - 4406.
[21] KON S, TANABE K, WATANABE T, et al. Clathrin dependent endocytosis of E-cadherin is regulated by the Arf6GAP isoform SMAP1 [J]. Exp Cell Res, 2008,314 (7):1415 - 1428.
[22] PALACIOS F, TUSHIR J S, FUJITA Y, et al. Lysosomal targeting of E-cadherin: a unique mechanism for the down-regulation of cell-cell adhesion during epithelial to mesenchymal transitions [J]. Mol Cell Biol, 2005,25(1):389 - 402.
[23] WU W J, HIRSCH D S. Mechanism of E-cadherin lysosomal degradation [J]. Nat Rev Cancer, 2009, 9 (2):143.
[24] KAMEI T, MATOZAKI T, SAKISAKA T, et al. Coendocytosis of cadherin and c-Met coupled to disruption of cell-cell adhesion in MDCK cells — regulation by Rho, Rac and Rab small G proteins [J]. Oncogene, 1999,18(48):6776 - 6784.
[25] SCHIRRMEISTER W, GNAD T, WEX T, et al. Ectodomain shedding of E-cadherin and c-Met is induced by Helicobacter pylori infection [J]. Exp Cell Res, 2009,315(20):3500 - 3508.
[26] MOON H S, CHOI E A, PARK H Y, et al. Expression and tyrosine phosphorylation of E-cadherin, beta- and gamma-catenin, and epidermal growth factor

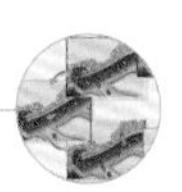

receptor in cervical cancer cells [J]. Gynecol Oncol, 2001,81(3):355-359.

[27] AVIZIENYTE E, WYKE A W, JONES R J, et al. Src-induced de-regulation of E-cadherin in colon cancer cells requires integrin signalling [J]. Nat Cell Biol, 2002,4(8):632-638.

[28] FUJITA Y, KRAUSE G, SCHEFFNER M, et al. Hakai, a c-Cbl-like protein, ubiquitinates and induces endocytosis of the E-cadherin complex [J]. Nat Cell Biol, 2002,4(3):222-231.

[29] YANG J Y, ZONG C S, XIA W, et al. MDM2 promotes cell motility and invasiveness by regulating E-cadherin degradation [J]. Mol Cell Biol, 2006,26(19):7269-7282.

[30] NANES B A, CHIASSON-MACKENZIE C, LOWERY A M, et al. p120-catenin binding masks an endocytic signal conserved in classical cadherins [J]. J Cell Biol, 2012,199(2):365-380.

[31] ANASTASIADIS P Z, REYNOLDS A B. The p120 catenin family: complex roles in adhesion, signaling and cancer [J]. J Cell Sci, 2000,113(Pt 8):1319-1334.

[32] BAUM B, GEORGIOU M. Dynamics of adherens junctions in epithelial establishment, maintenance, and remodeling [J]. J Cell Biol, 2011,192(6):907-917.

[33] DUPRE-CROCHET S, FIGUEROA A, HOGAN C, et al. Casein kinase 1 is a novel negative regulator of E-cadherin-based cell-cell contacts [J]. Mol Cell Biol, 2007,27(10):3804-3816.

[34] SERRES M, FILHOL O, LICKERT H, et al. The disruption of adherens junctions is associated with a decrease of E-cadherin phosphorylation by protein kinase CK2 [J]. Exp Cell Res, 2000,257(2):255-264.

[35] LICKERT H, BAUER A, KEMLER R, et al. Casein kinase II phosphorylation of E-cadherin increases E-cadherin/beta-catenin interaction and strengthens cell-cell adhesion [J]. J Biol Chem, 2000,275(7):5090-5095.

[36] CATIMEL B, LAYTON M, CHURCH N, et al. In situ phosphorylation of immobilized receptors on biosensor surfaces: application to E-cadherin/beta-catenin interactions [J]. Anal Biochem, 2006,357(2):277-288.

[37] NAWROCKI-RABY B, GILLES C, POLETTE M, et al. E-Cadherin mediates MMP down-regulation in highly invasive bronchial tumor cells [J]. Am J Pathol, 2003,163(2):653-661.

[38] MCCAWLEY L J, MATRISIAN L M. Matrix metalloproteinases: they're not just for matrix anymore! [J]. Curr Opin Cell Biol, 2001,13(5):534-540.

[39] MARETZKY T, REISS K, LUDWIG A, et al. ADAM10 mediates E-cadherin shedding and regulates epithelial cell-cell adhesion, migration, and beta-catenin translocation [J]. Proc Nat Acad Sci U S A, 2005,102(26):9182-9187.

[40] NAJY A J, DAY K C, DAY M L. The ectodomain shedding of E-cadherin by ADAM15 supports ErbB receptor activation [J]. J Biol Chem, 2008,283(26):18393-18401.

[41] KLUCKY B, MUELLER R, VOGT I, et al. Kallikrein 6 induces E-cadherin shedding and promotes cell proliferation, migration, and invasion [J]. Cancer Res, 2007,67(17):8198-8206.

[42] JOHNSON S K, RAMANI V C, HENNINGS L, et al. Kallikrein 7 enhances pancreatic cancer cell invasion by shedding E-cadherin [J]. Cancer, 2007,109(9):1811-1820.

[43] RIOS-DORIA J, DAY K C, KUEFER R, et al. The role of calpain in the proteolytic cleavage of E-cadherin in prostate and mammary epithelial cells [J]. J Biol Chem, 2003,278(2):1372-1379.

[44] HERREN B, LEVKAU B, RAINES E W, et al. Cleavage of beta-catenin and plakoglobin and shedding of VE-cadherin during endothelial apoptosis: evidence for a role for caspases and metalloproteinases [J]. Mol Biol Cell, 1998,9(6):1589-1601.

[45] GOCHEVA V, JOYCE J A. Cysteine cathepsins and the cutting edge of cancer invasion [J]. Cell Cycle, 2007,6(1):60-64.

[46] STRATHDEE G. Epigenetic versus genetic alterations in the inactivation of E-cadherin [J]. Semin Cancer Biol, 2002,12(5):373-379.

[47] BERX G, CLETON-JANSEN A M, NOLLET F, et al. E-cadherin is a tumour/invasion suppressor gene mutated in human lobular breast cancers [J]. EMBO J, 1995,14(24):6107-6115.

[48] BECKER K F, ATKINSON M J, REICH U, et al. E-cadherin gene mutations provide clues to diffuse type gastric carcinomas [J]. Cancer Res, 1994,54(14):3845-3852.

[49] BECKER K F, KREMMER E, EULITZ M, et al. Analysis of E-cadherin in diffuse-type gastric cancer using a mutation-specific monoclonal antibody [J]. Am

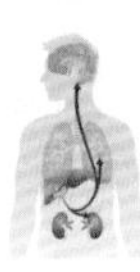



J Pathol, 1999,155(6):1803 - 1809.

[50] FATEMI M, HERMANN A, GOWHER H, et al. Dnmt3a and Dnmt1 functionally cooperate during de novo methylation of DNA [J]. Eur J Biochem/FEBS, 2002,269(20):4981 - 4984.

[51] YOSHIURA K, KANAI Y, OCHIAI A, et al. Silencing of the E-cadherin invasion-suppressor gene by CpG methylation in human carcinomas [J]. Proc Nat Acad Sci U S A, 1995,92(16):7416 - 7419.

[52] KANAI Y, USHIJIMA S, HUI A M, et al. The E-cadherin gene is silenced by CpG methylation in human hepatocellular carcinomas [J]. Int J Cancer J Int Du Cancer, 1997,71(3):355 - 359.

[53] PEINADO H, BALLESTAR E, ESTELLER M, et al. Snail mediates E-cadherin repression by the recruitment of the Sin3A/histone deacetylase 1 (HDAC1)/HDAC2 complex [J]. Mol Cell Biol, 2004,24(1):306 - 319.

[54] HERRANZ N, PASINI D, DIAZ V M, et al. Polycomb complex 2 is required for E-cadherin repression by the Snail1 transcription factor [J]. Mol Cell Biol, 2008,28(15):4772 - 4781.

[55] LIN Y, WU Y, LI J, et al. The SNAG domain of Snail1 functions as a molecular hook for recruiting lysine-specific demethylase 1 [J]. EMBO J, 2010, 29 (11):1803 - 1816.

[56] DONG C, WU Y, YAO J, et al. G9a interacts with Snail and is critical for Snail-mediated E-cadherin repression in human breast cancer [J]. J Clin Invest, 2012,122(4):1469 - 1486.

[57] DONG C, WU Y, WANG Y, et al. Interaction with Suv39H1 is critical for Snail-mediated E-cadherin repression in breast cancer [J]. Oncogene, 2012.

[58] DERKSEN P W, LIU X, SARIDIN F, et al. Somatic inactivation of E-cadherin and p53 in mice leads to metastatic lobular mammary carcinoma through induction of anoikis resistance and angiogenesis [J]. Cancer Cell, 2006,10(5):437 - 449.

[59] HIROHASHI S. Inactivation of the E-cadherin-mediated cell adhesion system in human cancers [J]. Am J Pathol, 1998,153(2):333 - 339.

[60] BERX G, BECKER K F, HOFLER H, et al. Mutations of the human E-cadherin (CDH1) gene [J]. Hum Mutat, 1998,12(4):226 - 237.

[61] BATLLE E, SANCHO E, FRANCI C, et al. The transcription factor snail is a repressor of E-cadherin gene expression in epithelial tumour cells [J]. Nat Cell Biol, 2000,2(2):84 - 89.

[62] YOOK J I, LI X Y, OTA I, et al. A Wnt-Axin2-GSK3beta cascade regulates Snail1 activity in breast cancer cells [J]. Nat Cell Biol, 2006, 8 (12): 1398 - 1406.

[63] MIN A L, CHOI J Y, WOO H Y, et al. High expression of Snail mRNA in blood from hepatocellular carcinoma patients with extra-hepatic metastasis [J]. Clin Exp Metastasis, 2009,26(7):759 - 767.

[64] QI D, BERGMAN M, AIHARA H, et al. Drosophila Ebi mediates Snail-dependent transcriptional repression through HDAC3-induced histone deacetylation [J]. EMBO J, 2008,27(6):898 - 909.

[65] JIANG R, LAN Y, NORTON C R, et al. The Slug gene is not essential for mesoderm or neural crest development in mice [J]. Developmental Biol, 1998, 198(2):277 - 285.

[66] CANO A, PEREZ-MORENO M A, RODRIGO I, et al. The transcription factor snail controls epithelial-mesenchymal transitions by repressing E-cadherin expression [J]. Nat Cell Biol, 2000,2(2):76 - 83.

[67] PEREZ-MORENO M A, LOCASCIO A, RODRIGO I, et al. A new role for E12/E47 in the repression of E-cadherin expression and epithelial-mesenchymal transitions [J]. J Biol Chem, 2001,276(29):27424 - 27431.

[68] VESUNA F, VAN DIEST P, CHEN J H, et al. Twist is a transcriptional repressor of E-cadherin gene expression in breast cancer [J]. Biochem Biophy Res Commun, 2008,367(2):235 - 241.

[69] BARTEL D P. MicroRNAs: genomics, biogenesis, mechanism, and function [J]. Cell, 2004,116(2):281 - 297.

[70] STATHOPOULOS A, LEVINE M. Linear signaling in the Toll-Dorsal pathway of Drosophila: activated Pelle kinase specifies all threshold outputs of gene expression while the bHLH protein Twist specifies a subset [J]. Development, 2002,129(14):3411 - 3419.

[71] YANG J, MANI S A, DONAHER J L, et al. Twist, a master regulator of morphogenesis, plays an essential role in tumor metastasis [J]. Cell, 2004,117(7):927 - 939.

[72] HUSEMANN Y, GEIGL J B, SCHUBERT F, et al. Systemic spread is an early step in breast cancer [J]. Cancer Cell, 2008,13(1):58 - 68.

[73] YANG M H, HSU D S, WANG H W, et al. Bmi1 is essential in Twist1-induced epithelial-mesenchymal transition [J]. Nature Cell Biol, 2010, 12 (10): 982 -

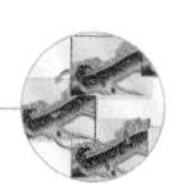

992.
[74] MA L, TERUYA-FELDSTEIN J, WEINBERG R A. Tumour invasion and metastasis initiated by microRNA-10b in breast cancer [J]. Nature, 2007,449(7163):682 - 688.
[75] COMIJN J, BERX G, VERMASSEN P, et al. The two-handed E box binding zinc finger protein SIP1 downregulates E-cadherin and induces invasion [J]. Mol Cell, 2001,7(6):1267 - 1278.
[76] VAN DE PUTTE T, MARUHASHI M, FRANCIS A, et al. Mice lacking ZFHX1B, the gene that codes for Smad-interacting protein-1, reveal a role for multiple neural crest cell defects in the etiology of Hirschsprung disease-mental retardation syndrome [J]. Am J Hum Genet, 2003,72(2):465 - 470.
[77] REMACLE J E, KRAFT H, LERCHNER W, et al. New mode of DNA binding of multi-zinc finger transcription factors: delta EF1 family members bind with two hands to two target sites [J]. EMBO J, 1999, 18(18):5073 - 5084.
[78] ROMANO L A, RUNYAN R B. Slug is an essential target of TGFbeta2 signaling in the developing chicken heart [J]. Developmental Biol, 2000, 223(1): 91 - 102.
[79] VANDEWALLE C, COMIJN J, DE CRAENE B, et al. SIP1/ZEB2 induces EMT by repressing genes of different epithelial cell-cell junctions [J]. Nucleic Acids Res, 2005,33(20):6566 - 6578.
[80] MIYOSHI A, KITAJIMA Y, SUMI K, et al. Snail and SIP1 increase cancer invasion by upregulating MMP family in hepatocellular carcinoma cells [J]. Br J Cancer, 2004,90(6):1265 - 1273.
[81] BURK U, SCHUBERT J, WELLNER U, et al. A reciprocal repression between ZEB1 and members of the miR - 200 family promotes EMT and invasion in cancer cells [J]. EMBO Rep, 2008,9(6):582 - 589.
[82] KORPAL M, ELL B J, BUFFA F M, et al. Direct targeting of Sec23a by miR - 200s influences cancer cell secretome and promotes metastatic colonization [J]. Nat Med, 2011,17(9):1101 - 1108.
[83] JAMORA C, DASGUPTA R, KOCIENIEWSKI P, et al. Links between signal transduction, transcription and adhesion in epithelial bud development [J]. Nature, 2003,422(6929):317 - 322.
[84] KIM K, LU Z, HAY E D. Direct evidence for a role of beta-catenin/LEF - 1 signaling pathway in induction of EMT [J]. Cell Biol Int, 2002,26(5):463 - 476.
[85] MEDICI D, HAY E D, OLSEN B R. Snail and Slug promote epithelial-mesenchymal transition through beta-catenin-T-cell factor-4-dependent expression of transforming growth factor-beta3 [J]. Mol Biol Cell, 2008,19(11):4875 - 4887.
[86] SMIT M A, GEIGER T R, SONG J Y, et al. A Twist-Snail axis critical for TrkB-induced epithelial-mesenchymal transition-like transformation, anoikis resistance, and metastasis [J]. Mol Cell Biol, 2009,29(13):3722 - 3737.
[87] DAVE N, GUAITA-ESTERUELAS S, GUTARRA S, et al. Functional cooperation between Snail1 and twist in the regulation of ZEB1 expression during epithelial to mesenchymal transition [J]. J Biol Chem, 2011, 286(14):12024 - 12032.
[88] CASAS E, KIM J, BENDESKY A, et al. Snail2 is an essential mediator of Twist1-induced epithelial mesenchymal transition and metastasis [J]. Cancer Res, 2011,71(1):245 - 254.
[89] XIONG H, HONG J, DU W, et al. Roles of STAT3 and ZEB1 proteins in E-cadherin down-regulation and human colorectal cancer epithelial-mesenchymal transition [J]. J Biolog Chemist, 2012,287(8):5819 - 5832.
[90] WELS C, JOSHI S, KOEFINGER P, et al. Transcriptional activation of ZEB1 by Slug leads to cooperative regulation of the epithelial-mesenchymal transition-like phenotype in melanoma [J]. J Investigat Dermatol, 2011,131(9):1877 - 1885.
[91] SIEMENS H, JACKSTADT R, HUNTEN S, et al. miR - 34 and Snail form a double-negative feedback loop to regulate epithelial-mesenchymal transitions [J]. Cell Cycle, 2011,10(24):4256 - 4271.
[92] DING X, PARK S I, MCCAULEY L K, et al. Signaling between TGF-beta and Transcription factor SNAI2 Represses Expression of microRNA miR - 203 to Promote Epithelial-Mesenchymal Transition and Tumor Metastasis [J]. J Biolog Chemist, 2013, 288(15): 10241.
[93] GILL J G, LANGER E M, LINDSLEY R C, et al. Snail and the microRNA - 200 family act in opposition to regulate epithelial-to-mesenchymal transition and germ layer fate restriction in differentiating ESCs [J]. Stem Cells, 2011,29(5):764 - 776.
[94] AHN Y H, GIBBONS D L, CHAKRAVARTI D, et al. ZEB1 drives prometastatic actin cytoskeletal remodeling by downregulating miR - 34a expression [J]. J Clin Invest, 2012,122(9):3170 - 3183.

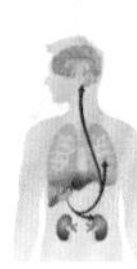




[95] MARIGO V, ROBERTS D J, LEE S M, et al. Cloning, expression, and chromosomal location of SHH and IHH: two human homologues of the Drosophila segment polarity gene hedgehog [J]. Genomics, 1995,28(1):44-51.

[96] AGUIRRE-GHISO J A. Models, mechanisms and clinical evidence for cancer dormancy [J]. Nat Rev Cancer, 2007,7(11):834-846.

[97] YEH A C, RAMASWAMY S. Mechanisms of cancer cell dormancy — another hallmark of cancer? [J]. Cancer Res, 2015,75(23):5014-5022.

[98] TODENHOFER T, HENNENLOTTER J, FABER F, et al. Significance of apoptotic and non-apoptotic disseminated tumor cells in the bone marrow of patients with clinically localized prostate cancer [J]. Prostate, 2015,75(6):637-645.

[99] PATEL P, CHEN E I. Cancer stem cells, tumor dormancy, and metastasis [J]. Front Endocrinol (Lausanne), 2012,3:125.

[100] GIANCOTTI F G. Mechanisms governing metastatic dormancy and reactivation [J]. Cell, 2013,155(4):750-764.

[101] EVANS E B, LIN S Y. New insights into tumor dormancy: targeting DNA repair pathways [J]. World J Clin Oncol, 2015,6(5):80-88.

[102] HAVAS K M, MILCHEVSKAYA V, RADIC K, et al. Metabolic shifts in residual breast cancer drive tumor recurrence [J]. J Clin Invest, 2017,127(6):2091-2105.

[103] PANTEL K, BRAKENHOFF R H, BRANDT B. Detection, clinical relevance and specific biological properties of disseminating tumour cells [J]. Nat Rev Cancer, 2008,8(5):329-340.

[104] FEHM T, MULLER V, ALIX-PANABIERES C, et al. Micrometastatic spread in breast cancer: detection, molecular characterization and clinical relevance [J]. Breast Cancer Res, 2008,10 (Suppl 1):S1.

[105] HOU J M, KREBS M G, LANCASHIRE L, et al. Clinical significance and molecular characteristics of circulating tumor cells and circulating tumor microemboli in patients with small-cell lung cancer [J]. J Clin Oncol, 2012,30(5):525-532.

[106] YAN J, LIU X L, HAN L Z, et al. Relation between Ki-67, ER, PR, Her2/neu, p21, EGFR, and TOP II-alpha expression in invasive ductal breast cancer patients and correlations with prognosis [J]. Asian Pac J Cancer Prev, 2015,16(2):823-829.

[107] ZOU P, YOSHIHARA H, HOSOKAWA K, et al. p57(Kip2) and p27(Kip1) cooperate to maintain hematopoietic stem cell quiescence through interactions with Hsc70 [J]. Cell Stem Cell, 2011,9(3):247-261.

[108] FITZGERALD A L, OSMAN A A, XIE T X, et al. Reactive oxygen species and p21Waf1/Cip1 are both essential for p53-mediated senescence of head and neck cancer cells [J]. Cell Death Dis, 2015,6:e1678.

[109] SADASIVAM S, DECAPRIO J A. The DREAM complex: master coordinator of cell cycle-dependent gene expression [J]. Nat Rev Cancer, 2013,13(8):585-595.

[110] BESSON A, GURIAN-WEST M, CHEN X, et al. A pathway in quiescent cells that controls p27Kip1 stability, subcellular localization, and tumor suppression [J]. Genes Dev, 2006,20(1):47-64.

[111] CASIMIRO M C, VELASCO-VELÃZQUEZ M, AGUIRRE-ALVARADO C, et al. Overview of cyclins D1 function in cancer and the CDK inhibitor landscape: past and present [J]. Expert Opin Investig Drugs, 2014,23(3):295-304.

[112] ZHANG Y, GENG L, TALMON G, et al. MicroRNA-520g confers drug resistance by regulating p21 expression in colorectal cancer [J]. J Biol Chem, 2015,290(10):6215-6225.

[113] VELASCO-VELAZQUEZ M A, LI Z, CASIMIRO M, et al. Examining the role of cyclin D1 in breast cancer [J]. Future Oncol, 2011,7(6):753-765.

[114] GAUTSCHI O, RATSCHILLER D, GUGGER M, et al. Cyclin D1 in non-small cell lung cancer: a key driver of malignant transformation [J]. Lung Cancer, 2007,55(1):1-14.

[115] KIM M S, KIM K H, LEE E H, et al. Results of immunohistochemical staining for cell cycle regulators predict the recurrence of atypical meningiomas [J]. J Neurosurg, 2014,121(5):1189-1200.

[116] CHEN T J, LEE S W, LIN L C, et al. Cyclin-dependent kinase 4 overexpression is mostly independent of gene amplification and constitutes an independent prognosticator for nasopharyngeal carcinoma [J]. Tumour Biol, 2014,35(7):7209-7216.

[117] FAVARO E, AMADORI A, INDRACCOLO S. Cellular interactions in the vascular niche: implications in the regulation of tumor dormancy [J]. APMIS, 2008,116(7-8):648-659.

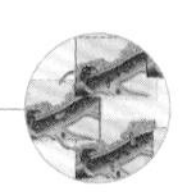


[118] ALMOG N. Molecular mechanisms underlying tumor dormancy [J]. Cancer Lett, 2010,294(2):139 - 146.

[119] TROYANOVSKY B, LEVCHENKO T, MANSSON G, et al. Angiomotin: an angiostatin binding protein that regulates endothelial cell migration and tube formation [J]. J Cell Biol, 2001, 152(6): 1247 - 1254.

[120] FRANSES J W, BAKER A B, CHITALIA V C, et al. Stromal endothelial cells directly influence cancer progression [J]. Sci Transl Med, 2011,3(66):66ra5.

[121] GHAJAR C M, PEINADO H, MORI H, et al. The perivascular niche regulates breast tumour dormancy [J]. Nature Cell Biol, 2013,15(7):807 - 817.

[122] STRAUME O, SHIMAMURA T, LAMPA M J, et al. Suppression of heat shock protein 27 induces long-term dormancy in human breast cancer [J]. Proc Nat Acad Sci U S A, 2012,109(22):8699 - 8704.

[123] GEIS T, DORING C, POPP R, et al. HIF-2alpha-dependent PAI - 1 induction contributes to angiogenesis in hepatocellular carcinoma [J]. Exp Cell Res, 2015,331(1):46 - 57.

[124] CHEN H, KO J M, WONG V C, et al. LTBP - 2 confers pleiotropic suppression and promotes dormancy in a growth factor permissive microenvironment in nasopharyngeal carcinoma [J]. Cancer Lett, 2012,325(1):89 - 98.

[125] GAO H, CHAKRABORTY G, LEE-LIM A P, et al. The BMP inhibitor Coco reactivates breast cancer cells at lung metastatic sites [J]. Cell, 2012,150(4):764 - 779.

[126] KOBAYASHI A, OKUDA H, XING F, et al. Bone morphogenetic protein 7 in dormancy and metastasis of prostate cancer stem-like cells in bone [J]. J Exp Med, 2011,208(13):2641 - 2655.

[127] BOYERINAS B, ZAFRIR M, YESILKANAL A E, et al. Adhesion to osteopontin in the bone marrow niche regulates lymphoblastic leukemia cell dormancy [J]. Blood, 2013,121(24):4821 - 4831.

[128] VESELY M D, SCHREIBER R D. Cancer immunoediting: antigens, mechanisms, and implications to cancer immunotherapy [J]. Ann N Y Acad Sci, 2013, 1284(1):1 - 5.

[129] QUESNEL B. Dormant tumor cells as a therapeutic target? [J]. Cancer Lett, 2008,267(1):10 - 17.

[130] KOEBEL C M, VERMI W, SWANN J B, et al. Adaptive immunity maintains occult cancer in an equilibrium state [J]. Nature, 2007,450(7171):903 - 907.

[131] HENSEL J A, FLAIG T W, THEODORESCU D. Clinical opportunities and challenges in targeting tumour dormancy [J]. Nat Rev Clin Oncol, 2013,10(1):41 - 51.

[132] TENG M W, SWANN J B, KOEBEL C M, et al. Immune-mediated dormancy: an equilibrium with cancer [J]. J Leukoc Biol, 2008,84(4):988 - 993.

[133] TENG M W, VESELY M D, DURET H, et al. Opposing roles for IL - 23 and IL - 12 in maintaining occult cancer in an equilibrium state [J]. Cancer Res, 2012,72(16):3987 - 3996.

[134] EYOB H, EKIZ H A, DEROSE Y S, et al. Inhibition of ron kinase blocks conversion of micrometastases to overt metastases by boosting antitumor immunity [J]. Cancer Discov, 2013,3(7):751 - 760.

[135] DIETLEIN F, THELEN L, REINHARDT H C. Cancer-specific defects in DNA repair pathways as targets for personalized therapeutic approaches [J]. Trends Genet, 2014,30(8):326 - 339.

[136] MARKOVITS J, POMMIER Y, KERRIGAN D, et al. Topoisomerase II-mediated DNA breaks and cytotoxicity in relation to cell proliferation and the cell cycle in NIH 3T3 fibroblasts and L1210 leukemia cells [J]. Cancer Res, 1987,47(8):2050 - 2055.

[137] HSIANG Y H, LIHOU M G, LIU L F. Arrest of replication forks by drug-stabilized topoisomerase I-DNA cleavable complexes as a mechanism of cell killing by camptothecin [J]. Cancer Res, 1989, 49(18):5077 - 5082.

[138] HARAGUCHI N, ISHII H, NAGANO H, et al. The future prospects and subject of the liver cancer stem cells study for the clinical application [J]. Gastroenterology, 2011. doi:10. 1053;online ahead of print.

[139] HARAGUCHI N, ISHII H, MIMORI K, et al. CD13 is a therapeutic target in human liver cancer stem cells [J]. J Clin Invest, 2010,120(9):3326 - 3339.

[140] NISHIKAWA S, DEWI D L, ISHII H, et al. Transcriptomic study of dormant gastrointestinal cancer stem cells [J]. Int J Oncol, 2012,41(3):979 - 984.

[141] NISHIKAWA S, ISHII H, HARAGUCHI N, et al. Genotoxic therapy stimulates error-prone DNA repair in dormant hepatocellular cancer stem cells [J]. Exp Ther Med, 2012,3(6):959 - 962.

[142] NAKANISHI K, YANG Y G, PIERCE A J, et

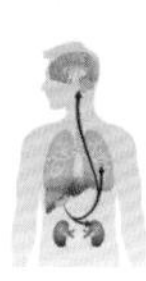



al. Human Fanconi anemia monoubiquitination pathway promotes homologous DNA repair [J]. Proc Nat Acad Sci U S A, 2005,102(4):1110 - 1115.

[143] BOUDREAU N J, JONES P L. Extracellular matrix and integrin signalling: the shape of things to come [J]. Biochem J, 1999,339(Pt 3):481 - 488.

[144] FRISCH S M, FRANCIS H. Disruption of epithelial cell-matrix interactions induces apoptosis [J]. Cell Biol, 1994,124(4):619 - 626.

[145] GIANCOTTI F G. Complexity and specificity of integrin signalling [J]. Nat Cell Biol, 2000, 2(1): E13 - E14.

[146] REDDIG P J, JULIANO R L. Clinging to life: cell to matrix adhesion and cell survival [J]. Cancer Metastasis Rev, 2005,24(3):425 - 439.

[147] CHIARUGI P, GIANNONI E. Anoikis: a necessary death program for anchorage-dependent cells [J]. Biochem Pharmacol, 2008,76(11):1352 - 1364.

[148] FRISCH S M, SCREATON R A. Anoikis mechanisms [J]. Curr Opin Cell Biol, 2001,13(5):555 - 562.

[149] GILMORE A P. Anoikis [J]. Cell Death Differ, 2005,12 (Suppl 2):1473 - 1477.

[150] TADDEI M L, GIANNONI E, FIASCHI T, et al. Anoikis: an emerging hallmark in health and diseases [J]. J Pathol, 2012,226(2):380 - 393.

[151] KROEMER G, GALLUZZI L, BRENNER C. Mitochondrial membrane permeabilization in cell death [J]. Physiol Rev, 2007,87(1):99 - 163.

[152] SHIMIZU S, NARITA M, TSUJIMOTO Y. Bcl - 2 family proteins regulate the release of apoptogenic cytochrome c by the mitochondrial channel VDAC [J]. Nature, 1999,399(6735):483 - 487.

[153] COHEN G M. Caspases: the executioners of apoptosis [J]. Biochem J, 1997,326(Pt 1):1 - 16.

[154] THORNBERRY N A. Caspases: key mediators of apoptosis [J]. Chem Biol, 1998,5(5):R97 - R103.

[155] ZOU H, HENZEL W J, LIU X, et al. Apaf - 1, a human protein homologous to C. elegans CED - 4, participates in cytochrome c-dependent activation of caspase-3 [J]. Cell, 1997,90(3):405 - 413.

[156] TAYLOR R C, CULLEN S P, MARTIN S J. Apoptosis: controlled demolition at the cellular level [J]. Nat Rev Mol Cell Biol, 2008,9(3):231 - 241.

[157] WAJANT H. The Fas signaling pathway: more than a paradigm [J]. Science, 2002, 296 (5573): 1635 - 1636.

[158] VALENTIJN A J, GILMORE A P. Translocation of full-length Bid to mitochondria during anoikis [J]. J Biol Chem, 2004,279(31):32848 - 32857.

[159] MOROZEVICH G E, KOZLOVA N I, CHUBUKINA A N, et al. Role of integrin alphavbeta3 in substrate-dependent apoptosis of human intestinal carcinoma cells [J]. Biochemistry (Mosc), 2003, 68(4): 416 - 423.

[160] FELDING-HABERMANN B, FRANSVEA E, O'TOOLE T E, et al. Involvement of tumor cell integrin alpha v beta 3 in hematogenous metastasis of human melanoma cells [J]. Clin Exp Metastasis, 2002,19(5):427 - 436.

[161] GEHLSEN K R, DAVIS G E, SRIRAMARAO P. Integrin expression in human melanoma cells with differing invasive and metastatic properties [J]. Clin Exp Metastasis, 1992,10(2):111 - 120.

[162] ZHENG D Q, WOODARD A S, FORNARO M, et al. Prostatic carcinoma cell migration via alpha (v) beta3 integrin is modulated by a focal adhesion kinase pathway [J]. Cancer Res, 1999,59(7):1655 - 1664.

[163] ALTOMARE D A, TESTA J R. Perturbations of the AKT signaling pathway in human cancer [J]. Oncogene, 2005,24(50):7455 - 7464.

[164] CHEN C, PORE N, BEHROOZ A, et al. Regulation of glut1 mRNA by hypoxia-inducible factor-1. Interaction between H-ras and hypoxia [J]. J Biol Chem, 2001,276(12):9519 - 9525.

[165] ROYER C, LACHUER J, CROUZOULON G, et al. Effects of gestational hypoxia on mRNA levels of Glut3 and Glut4 transporters, hypoxia inducible factor-1 and thyroid hormone receptors in developing rat brain [J]. Brain Res, 2000,856(1 - 2):119 - 128.

[166] SEMENZA G L, JIANG B H, LEUNG S W, et al. Hypoxia response elements in the aldolase A, enolase 1, and lactate dehydrogenase A gene promoters contain essential binding sites for hypoxia-inducible factor 1 [J]. J Biol Chem, 1996,271(51): 32529 - 32537.

[167] TOKUNAGA E, OKI E, EGASHIRA A, et al. Deregulation of the Akt pathway in human cancer [J]. Curr Cancer Drug Targets, 2008,8(1):27 - 36.

[168] GEIGER T R, PEEPER D S. Critical role for TrkB kinase function in anoikis suppression, tumorigenesis, and metastasis [J]. Cancer Res, 2007,67(13):6221 - 6229.

[169] YU X, LIU L, CAI B, et al. Suppression of anoikis

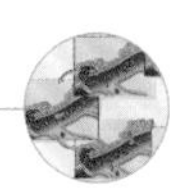

by the neurotrophic receptor TrkB in human ovarian cancer [J]. Cancer Sci, 2008,99(3):543 - 552.

[170] TANAKA K, MOHRI Y, NISHIOKA J, et al. Neurotrophic receptor, tropomyosin-related kinase B, as a chemoresistant marker in oesophageal cancer [J]. Clin Oncol (R Coll Radiol), 2009,21(4):362 - 363.

[171] DOUMA S, VAN LAAR T, ZEVENHOVEN J, et al. Suppression of anoikis and induction of metastasis by the neurotrophic receptor TrkB [J]. Nature, 2004, 430(7003):1034 - 1039.

[172] BARRALLO-GIMENO A, NIETO M A. The Snail genes as inducers of cell movement and survival: implications in development and cancer [J]. Development, 2005,132(14):3151 - 3161.

[173] MARX J. Cell biology. How cells endure low oxygen [J]. Science, 2004,303(5663):1454 - 1456.

[174] KEITH B, JOHNSON R S, SIMON M C. HIF1alpha and HIF2alpha: sibling rivalry in hypoxic tumour growth and progression [J]. Nat Rev Cancer, 2011,12 (1):9 - 22.

[175] TSAI Y P, WU K J. Hypoxia-regulated target genes implicated in tumor metastasis [J]. J Biomed Sci, 2012,19(1):102.

[176] GIANNONI E, BIANCHINI F, CALORINI L, et al. Cancer associated fibroblasts exploit reactive oxygen species through a proinflammatory signature leading to epithelial mesenchymal transition and stemness [J]. Antioxid Redox Signal, 2011,14(12): 2361 - 2371.

[177] GIANNONI E, BIANCHINI F, MASIERI L, et al. Reciprocal activation of prostate cancer cells and cancer-associated fibroblasts stimulates epithelial-mesenchymal transition and cancer stemness [J]. Cancer Res, 2010,70(17):6945 - 6956.

[178] WHELAN K A, CALDWELL S A, SHAHRIARI K S, et al. Hypoxia suppression of Bim and Bmf blocks anoikis and luminal clearing during mammary morphogenesis [J]. Mol Biol Cell, 2010, 21(22): 3829 - 3837.

[179] ZHANG H, BOSCH-MARCE M, SHIMODA L A, et al. Mitochondrial autophagy is an HIF - 1-dependent adaptive metabolic response to hypoxia [J]. J Biol Chem, 2008,283(16):10892 - 10903.

[180] LI Y M, ZHOU B P, DENG J, et al. A hypoxia-independent hypoxia-inducible factor-1 activation pathway induced by phosphatidylinositol-3 kinase/Akt in HER2 overexpressing cells [J]. Cancer Res, 2005, 65(8):3257 - 3263.

[181] IMAI T, HORIUCHI A, WANG C, et al. Hypoxia attenuates the expression of E-cadherin via up-regulation of Snail in ovarian carcinoma cells [J]. Am J Pathol, 2003,163(4):1437 - 1447.

[182] LESTER R D, JO M, MONTEL V, et al. uPAR induces epithelial-mesenchymal transition in hypoxic breast cancer cells [J]. J Cell Biol, 2007, 178(3): 425 - 436.

[183] WHEATON W W, CHANDEL N S. Hypoxia. 2. Hypoxia regulates cellular metabolism [J]. Am J Physiol Cell Physiol, 2011,300(3):C385 - C393.

[184] HAGEN T. Oxygen versus Reactive Oxygen in the Regulation of HIF - 1 alpha: The Balance Tips [J]. Biochem Res Int, 2012,2012:436981.

[185] COSSE J P, SERMEUS A, VANNUVEL K, et al. Differential effects of hypoxia on etoposide-induced apoptosis according to the cancer cell lines [J]. Mol Cancer, 2007,6:61.

[186] FLAMANT L, NOTTE A, NINANE N, et al. Anti-apoptotic role of HIF - 1 and AP - 1 in paclitaxel exposed breast cancer cells under hypoxia [J]. Mol Cancer, 2010,9:191.

[187] DONG Z, VENKATACHALAM M A, WANG J, et al. Up-regulation of apoptosis inhibitory protein IAP - 2 by hypoxia. Hif - 1-independent mechanisms [J]. J Biol Chem, 2001,276(22):18702 - 18709.

[188] SERMEUS A, GENIN M, MAINCENT A, et al. Hypoxia-induced modulation of apoptosis and BCL - 2 family proteins in different cancer cell types [J]. PloS One, 2012,7(11):e47519.

[189] LU J, GUO H, TREEKITKARNMONGKOL W, et al. 14 - 3 - 3zeta Cooperates with ErbB2 to promote ductal carcinoma in situ progression to invasive breast cancer by inducing epithelial-mesenchymal transition [J]. Cancer Cell, 2009,16(3):195 - 207.

[190] BRANDL M, SEIDLER B, HALLER F, et al. IKK (alpha) controls canonical TGF(ss)-SMAD signaling to regulate genes expressing Snail and SLUG during EMT in panc1 cells [J]. J Cell Sci, 2010,123(Pt 24): 4231 - 4239.

[191] TAN E J, THUAULT S, CAJA L, et al. Regulation of transcription factor Twist expression by the DNA architectural protein high mobility group A2 during epithelial-to-mesenchymal transition [J]. J Biol Chem, 2012,287(10):7134 - 7145.

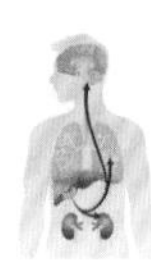




[192] THUAULT S, TAN E J, PEINADO H, et al. HMGA2 and Smads co-regulate Snail1 expression during induction of epithelial-to-mesenchymal transition [J]. J Biol Chem, 2008,283(48):33437 - 33446.

[193] THUAULT S, VALCOURT U, PETERSEN M, et al. Transforming growth factor-beta employs HMGA2 to elicit epithelial-mesenchymal transition [J]. J Cell Biol, 2006,174(2):175 - 183.

[194] HORIGUCHI K, SHIRAKIHARA T, NAKANO A, et al. Role of Ras signaling in the induction of snail by transforming growth factor-beta [J]. J Biol Chem, 2009,284(1):245 - 253.

[195] AKHURST R J, DERYNCK R. TGF-beta signaling in cancer — a double-edged sword [J]. Trends Cell Biol, 2001,11(11):S44 - S51.

[196] CAMENISCH T D, MOLIN D G, PERSON A, et al. Temporal and distinct TGFbeta ligand requirements during mouse and avian endocardial cushion morphogenesis [J]. Dev Biol, 2002,248(1):170 - 181.

[197] NAWSHAD A, HAY E D. TGF beta3 signaling activates transcription of the LEF1 gene to induce epithelial mesenchymal transformation during mouse palate development [J]. J Cell Biol, 2003,163(6):1291 - 1301.

[198] DUDLEY A T, LYONS K M, ROBERTSON E J. A requirement for bone morphogenetic protein-7 during development of the mammalian kidney and eye [J]. Genes Dev, 1995,9(22):2795 - 2807.

[199] DENG H, RAVIKUMAR T S, YANG W L. Bone morphogenetic protein-4 inhibits heat-induced apoptosis by modulating MAPK pathways in human colon cancer HCT116 cells [J]. Cancer Lett, 2007,256(2):207 - 217.

[200] BUIJS J T, HENRIQUEZ N V, VAN OVERVELD P G, et al. Bone morphogenetic protein 7 in the development and treatment of bone metastases from breast cancer [J]. Cancer Res, 2007,67(18):8742 - 8751.

[201] BRAMLAGE C P, MULLER G A, TAMPE B, et al. The role of bone morphogenetic protein-5 (BMP-5) in human nephrosclerosis [J]. J Nephrol, 2011,24(5):647 - 655.

[202] MOUSTAKAS A, SOUCHELNYTSKYI S, HELDIN C H. Smad regulation in TGF-beta signal transduction [J]. J Cell Sci, 2001,114(Pt 24):4359 - 4369.

[203] ITOH S, ITOH F, GOUMANS M J, et al. Signaling of transforming growth factor-beta family members through Smad proteins [J]. Eur J Biochem, 2000,267(24):6954 - 6967.

[204] DERYNCK R, FENG X H. TGF-beta receptor signaling [J]. Biochim Biophys Acta, 1997,1333(2):F105 - F150.

[205] YAN Y T, LIU J J, LUO Y, et al. Dual roles of Cripto as a ligand and coreceptor in the nodal signaling pathway [J]. Mol Cell Biol, 2002,22(13):4439 - 4449.

[206] YAMASHITA H, TEN DIJKE P, HUYLEBROECK D, et al. Osteogenic protein-1 binds to activin type II receptors and induces certain activin-like effects [J]. J Cell Biol, 1995,130(1):217 - 226.

[207] CHEN D, ZHAO M, MUNDY G R. Bone morphogenetic proteins [J]. Growth Factors, 2004,22(4):233 - 241.

[208] GONZALEZ D M, MEDICI D. Signaling mechanisms of the epithelial-mesenchymal transition [J]. Sci Signal, 2014,7(344):re8.

[209] SCHLESSINGER J. Cell signaling by receptor tyrosine kinases [J]. Cell, 2000,103(2):211 - 225.

[210] CIRUNA B G, SCHWARTZ L, HARPAL K, et al. Chimeric analysis of fibroblast growth factor receptor-1 (Fgfr1) function: a role for FGFR1 in morphogenetic movement through the primitive streak [J]. Development, 1997,124(14):2829 - 2841.

[211] STRUTZ F, ZEISBERG M, ZIYADEH F N, et al. Role of basic fibroblast growth factor-2 in epithelial-mesenchymal transformation [J]. Kidney Int, 2002,61(5):1714 - 1728.

[212] LEE J G, KAY E P. Cross-talk among Rho GTPases acting downstream of PI 3-kinase induces mesenchymal transformation of corneal endothelial cells mediated by FGF - 2 [J]. Invest Ophthalmol Vis Sci, 2006,47(6):2358 - 2368.

[213] MATTHAY M A, THIERY J P, LAFONT F, et al. Transient effect of epidermal growth factor on the motility of an immortalized mammary epithelial cell line [J]. J Cell Sci, 1993,106(Pt 3):869 - 878.

[214] LU Z, JIANG G, BLUME-JENSEN P, et al. Epidermal growth factor-induced tumor cell invasion and metastasis initiated by dephosphorylation and downregulation of focal adhesion kinase [J]. Mol Cell Biol, 2001,21(12):4016 - 4031.

[215] KIM H J, LITZENBURGER B C, CUI X, et al.

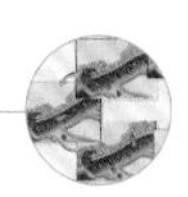

Constitutively active type I insulin-like growth factor receptor causes transformation and xenograft growth of immortalized mammary epithelial cells and is accompanied by an epithelial-to-mesenchymal transition mediated by NF-kappaB and snail [J]. Mol Cell Biol, 2007,27(8):3165 - 3175.

[216] GRAHAM T R, ZHAU H E, ODERO-MARAH V A, et al. Insulin-like growth factor-I-dependent up-regulation of ZEB1 drives epithelial-to-mesenchymal transition in human prostate cancer cells [J]. Cancer Res, 2008,68(7):2479 - 2488.

[217] GROTEGUT S, VON SCHWEINITZ D, CHRISTOFORI G, et al. Hepatocyte growth factor induces cell scattering through MAPK/Egr-1-mediated upregulation of Snail [J]. EMBO J, 2006, 25 (15): 3534 - 3545.

[218] SAVAGNER P, YAMADA K M, THIERY J P. The zinc-finger protein slug causes desmosome dissociation, an initial and necessary step for growth factor-induced epithelial-mesenchymal transition [J]. J Cell Biol, 1997,137(6):1403 - 1419.

[219] YANG X, CHRISMAN H, WEIJER C J. PDGF signalling controls the migration of mesoderm cells during chick gastrulation by regulating N-cadherin expression [J]. Development, 2008,135(21):3521 - 3530.

[220] LIU P, CHENG H, ROBERTS T M, et al. Targeting the phosphoinositide 3-kinase pathway in cancer [J]. Nat Rev Drug Discov, 2009,8(8):627 - 644.

[221] LU Z, GHOSH S, WANG Z, et al. Downregulation of caveolin-1 function by EGF leads to the loss of E-cadherin, increased transcriptional activity of beta-catenin, and enhanced tumor cell invasion [J]. Cancer Cell, 2003,4(6):499 - 515.

[222] LO H W, HSU S C, XIA W, et al. Epidermal growth factor receptor cooperates with signal transducer and activator of transcription 3 to induce epithelial-mesenchymal transition in cancer cells via up-regulation of Twist gene expression [J]. Cancer Res, 2007,67(19):9066 - 9076.

[223] TEN BERGE D, KOOLE W, FUERER C, et al. Wnt signaling mediates self-organization and axis formation in embryoid bodies [J]. Cell Stem Cell, 2008,3(5): 508 - 518.

[224] SÁNCHEZ-TILLÓ E, DE BARRIOS O, SILES L, et al. β-catenin/TCF4 complex induces the epithelial-to-mesenchymal transition (EMT)-activator ZEB1 to regulate tumor invasiveness [J]. Proc Natl Acad Sci USA, 2011,108(48):19204 - 19209.

[225] LAMBERTINI E, FRANCESCHETTI T, TORREGGIANI E, et al. SLUG: a new target of lymphoid enhancer factor-1 in human osteoblasts [J]. BMC Mol Biol, 2010,11:13.

[226] HOWE L R, WATANABE O, LEONARD J, et al. Twist is up-regulated in response to Wnt1 and inhibits mouse mammary cell differentiation [J]. Cancer Res, 2003,63(8):1906 - 1913.

[227] ZHOU B P, DENG J, XIA W, et al. Dual regulation of Snail by GSK-3beta-mediated phosphorylation in control of epithelial-mesenchymal transition [J]. Nature Cell Biol, 2004,6(10):931 - 940.

[228] KEMLER R, HIERHOLZER A, KANZLER B, et al. Stabilization of beta-catenin in the mouse zygote leads to premature epithelial-mesenchymal transition in the epiblast [J]. Development, 2004,131(23):5817 - 5824.

[229] VERRAS M, SUN Z. Roles and regulation of Wnt signaling and beta-catenin in prostate cancer [J]. Cancer Lett, 2006,237(1):22 - 32.

[230] WU Z Q, LI X Y, HU C Y, et al. Canonical Wnt signaling regulates Slug activity and links epithelial-mesenchymal transition with epigenetic breast cancer 1, early onset (BRCA1) repression [J]. Proc Nat Acad Sci USA, 2012,109(41):16654 - 16659.

[231] VERMEULEN L, DE SOUSA E M F, VAN DER HEIJDEN M, et al. Wnt activity defines colon cancer stem cells and is regulated by the microenvironment [J]. Nature Cell Biol, 2010,12(5):468 - 476.

[232] CLEVERS H. Wnt breakers in colon cancer [J]. Cancer Cell, 2004,5(1):5 - 6.

[233] LABBE E, LETAMENDIA A, ATTISANO L. Association of Smads with lymphoid enhancer binding factor 1/T cell-specific factor mediates cooperative signaling by the transforming growth factor-beta and wnt pathways [J]. Proc Natl Acad Sci USA, 2000,97(15):8358 - 8363.

[234] NISHITA M, HASHIMOTO M K, OGATA S, et al. Interaction between Wnt and TGF-beta signalling pathways during formation of Spemann's organizer [J]. Nature, 2000,403(6771):781 - 785.

[235] RIPKA S, KONIG A, BUCHHOLZ M, et al. WNT5A — target of CUTL1 and potent modulator of tumor cell migration and invasion in pancreatic cancer [J]. Carcinogenesis, 2007,28(6):1178 - 1187.

[236] MIELE L, MIAO H, NICKOLOFF B J. Notch signaling as a novel cancer therapeutic target [J]. Curr Cancer Drug Targets, 2006,6(4):313－323.
[237] KOPAN R. Notch: a membrane-bound transcription factor [J]. J Cell Sci, 2002,115(Pt 6):1095－1097.
[238] MIELE L. Notch signaling [J]. Clin Cancer Res, 2006,12(4):1074－1079.
[239] MIELE L, OSBORNE B. Arbiter of differentiation and death: Notch signaling meets apoptosis [J]. J Cell Physiol, 1999,181(3):393－409.
[240] TIMMERMAN L A, GREGO-BESSA J, RAYA A, et al. Notch promotes epithelial-mesenchymal transition during cardiac development and oncogenic transformation [J]. Genes Dev, 2004,18(1):99－115.
[241] SAHLGREN C, GUSTAFSSON M V, JIN S, et al. Notch signaling mediates hypoxia-induced tumor cell migration and invasion [J]. Proc Natl Acad Sci USA, 2008,105(17):6392－6397.
[242] YUE J, MULDER K M. Activation of the mitogen-activated protein kinase pathway by transforming growth factor-beta [J]. Methods Mol Biol, 2000,142: 125－131.
[243] YU L, HEBERT M C, ZHANG Y E. TGF-beta receptor-activated p38 MAP kinase mediates Smad-independent TGF-beta responses [J]. EMBO J, 2002, 21(14):3749－3759.
[244] XIE M, ZHANG L, HE C S, et al. Activation of Notch-1 enhances epithelial-mesenchymal transition in gefitinib-acquired resistant lung cancer cells [J]. J Cell Biochem, 2012,113(5):1501－1513.
[245] YANG Y, AHN Y H, GIBBONS D L, et al. The Notch ligand Jagged2 promotes lung adenocarcinoma metastasis through a miR-200-dependent pathway in mice [J]. J Clin Invest, 2011,121(4):1373－1385.
[246] WANG Z, BANERJEE S, LI Y, et al. Down-regulation of notch-1 inhibits invasion by inactivation of nuclear factor-kappaB, vascular endothelial growth factor, and matrix metalloproteinase-9 in pancreatic cancer cells [J]. Cancer Res, 2006, 66 (5): 2778－2784.
[247] KATOH Y, KATOH M. Comparative genomics on Sonic hedgehog orthologs [J]. Oncol Reports, 2005, 14(4):1087－1090.
[248] GALLET A, THEROND P P. Temporal modulation of the Hedgehog morphogen gradient by a patched-dependent targeting to lysosomal compartment [J]. Dev Biol, 2005,277(1):51－62.
[249] LI X, DENG W, NAIL C D, et al. Snail induction is an early response to Gli1 that determines the efficiency of epithelial transformation [J]. Oncogene, 2006,25 (4):609－621.
[250] PASCA DI MAGLIANO M, HEBROK M. Hedgehog signalling in cancer formation and maintenance [J]. Nat Rev Cancer, 2003,3(12):903－911.
[251] GORLIN R J. Nevoid basal cell carcinoma syndrome [J]. Dermatol Clin, 1995,13(1):113－125.
[252] JOHNSON R L, ROTHMAN A L, XIE J, et al. Human homolog of patched, a candidate gene for the basal cell nevus syndrome [J]. Science, 1996, 272 (5268):1668－1671.
[253] HAY E D. An overview of epithelio-mesenchymal transformation [J]. Acta Anat (Basel), 1995, 154 (1):8－20.
[254] WALSH P C. Hedgehog signalling in prostate regeneration, neoplasia and metastasis [J]. J Urol, 2005,173(4):1169.
[255] SCHLESSINGER J. Ligand-induced, receptor-mediated dimerization and activation of EGF receptor [J]. Cell, 2002,110(6):669－672.
[256] BUBLIL E M, YARDEN Y. The EGF receptor family: spearheading a merger of signaling and therapeutics [J]. Curr Opin Cell Biol, 2007, 19 (2): 124－134.
[257] SEBOLT-LEOPOLD J S, HERRERA R. Targeting the mitogen-activated protein kinase cascade to treat cancer [J]. Nat Rev Cancer, 2004,4(12):937－947.
[258] WENDEL H G, DE STANCHINA E, FRIDMAN J S, et al. Survival signalling by Akt and eIF4E in oncogenesis and cancer therapy [J]. Nature, 2004,428 (6980):332－337.
[259] OLIVA J L, GRINER E M, KAZANIETZ M G. PKC isozymes and diacylglycerol-regulated proteins as effectors of growth factor receptors [J]. Growth Factors, 2005,23(4):245－252.
[260] WANG Y, WU J, WANG Z. Akt binds to and phosphorylates phospholipase C-gamma1 in response to epidermal growth factor [J]. Mol Biol Cell, 2006, 17(5):2267－2277.
[261] BOWMAN T, GARCIA R, TURKSON J, et al. STATs in oncogenesis [J]. Oncogene, 2000,19(21): 2474－2488.
[262] ABD EL-REHIM D M, PINDER S E, PAISH C E, et al. Expression and co-expression of the members of the epidermal growth factor receptor (EGFR) family

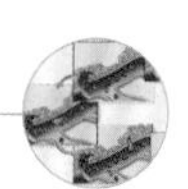

in invasive breast carcinoma [J]. Br J Cancer, 2004, 91(8):1532 - 1542.

[263] GULLICK W J. The role of the epidermal growth factor receptor and the c-erbB-2 protein in breast cancer [J]. Int J Cancer Suppl, 1990,5:55 - 61.

[264] APPERT-COLLIN A, HUBERT P, CREMEL G, et al. Role of ErbB receptors in cancer cell migration and invasion [J]. Front Pharmacol, 2015,6:283.

[265] BEDARD P L, CARDOSO F, PICCART-GEBHART M J. Stemming resistance to HER - 2 targeted therapy [J]. J Mammary Gland Biol Neoplasia, 2009,14(1): 55 - 66.

[266] PARSONS J T, HORWITZ A R, SCHWARTZ M A. Cell adhesion: integrating cytoskeletal dynamics and cellular tension [J]. Nat Rev Mol Cell Biol, 2010, 11(9):633 - 643.

[267] FICHTER C D, GUDERNATSCH V, PRZYPADLO C M, et al. ErbB targeting inhibitors repress cell migration of esophageal squamous cell carcinoma and adenocarcinoma cells by distinct signaling pathways [J]. J Mol Med (Berl), 2014,92(11):1209 - 1223.

[268] KUO P L, HUANG M S, CHENG D E, et al. Lung cancer-derived galectin-1 enhances tumorigenic potentiation of tumor-associated dendritic cells by expressing heparin-binding EGF-like growth factor [J]. J Biol Chem, 2012,287(13):9753 - 9764.

[269] ZUO J H, ZHU W, LI M Y, et al. Activation of EGFR promotes squamous carcinoma SCC10A cell migration and invasion via inducing EMT-like phenotype change and MMP-9-mediated degradation of E-cadherin [J]. J Cell Biochem, 2011,112(9):2508 - 2517.

[270] YU F X, GUAN K L. The Hippo pathway: regulators and regulations [J]. Genes Dev, 2013,27 (4):355 - 371.

[271] YU F X, ZHAO B, GUAN K L. Hippo pathway in organ size control, tissue homeostasis, and cancer [J]. Cell, 2015,163(4):811 - 828.

[272] DONG J, FELDMANN G, HUANG J, et al. Elucidation of a universal size-control mechanism in drosophila and mammals [J]. Cell, 2007, 130(6): 1120 - 1133.

[273] ZHAO B, LI L, WANG L, et al. Cell detachment activates the Hippo pathway via cytoskeleton reorganization to induce anoikis [J]. Genes Dev, 2012,26(1):54 - 68.

[274] GAO Y, ZHANG W, HAN X, et al. YAP inhibits squamous transdifferentiation of Lkb1-deficient lung adenocarcinoma through ZEB2-dependent DNp63 repression [J]. Nat Commun, 2014,5:4629.

[275] MOROISHI T, HANSEN C G, GUAN K L. The emerging roles of YAP and TAZ in cancer [J]. Nat Rev Cancer, 2015,15(2):73 - 79.

[276] XIAO G H, CHERNOFF J, TESTA J R. NF2: the wizardry of merlin [J]. Genes Chromosomes Cancer, 2003,38(4):389 - 399.

[277] SEKIDO Y. Inactivation of merlin in malignant mesothelioma cells and the Hippo signaling cascade dysregulation [J]. Pathol Int, 2011, 61(6): 331 - 344.

[278] IGLESIAS-BARTOLOME R, TORRES D, MARONE R, et al. Inactivation of a Galpha(s)-PKA tumour suppressor pathway in skin stem cells initiates basal-cell carcinogenesis [J]. Nat Cell Biol, 2015,17(6): 793 - 803.

[279] AZZOLIN L, PANCIERA T, SOLIGO S, et al. YAP/TAZ incorporation in the beta-catenin destruction complex orchestrates the Wnt response [J]. Cell, 2014,158(1):157 - 170.

[280] LIN L, SABNIS A J, CHAN E, et al. The Hippo effector YAP promotes resistance to RAF- and MEK-targeted cancer therapies [J]. Nat Genet, 2015, 47 (3):250 - 256.

[281] KAPOOR A, YAO W, YING H, et al. Yap1 activation enables bypass of oncogenic Kras addiction in pancreatic cancer [J]. Cell, 2014, 158(1): 185 - 197.

[282] GREENBURG G, HAY E D. Cytoskeleton and thyroglobulin expression change during transformation of thyroid epithelium to mesenchyme-like cells [J]. Development, 1988,102(3):605 - 622.

[283] MCNIVEN M A. Breaking away: matrix remodeling from the leading edge [J]. Trends Cell Biol, 2013,23 (1):16 - 21.

[284] RIDLEY A J. Life at the leading edge [J]. Cell, 2011,145(7):1012 - 1022.

[285] NELSON W J. Remodeling epithelial cell organization: transitions between front-rear and apical-basal polarity [J]. Cold Spring Harb Perspect Biol, 2009,1 (1): a000513.

[286] POTENTA S, ZEISBERG E, KALLURI R. The role of endothelial-to-mesenchymal transition in cancer progression [J]. Br J Cancer, 2008,99(9):1375 - 1379.

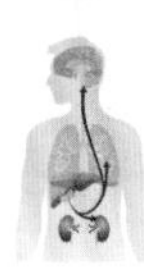


[287] STALLINGS-MANN M L, WALDMANN J, ZHANG Y, et al. Matrix metalloproteinase induction of Rac1b, a key effector of lung cancer progression [J]. Sci Transl Med, 2012,4(142):142ra95.

[288] NISTICO P, BISSELL M J, RADISKY D C. Epithelial-mesenchymal transition: general principles and pathological relevance with special emphasis on the role of matrix metalloproteinases [J]. Cold Spring Harb Perspect Biol, 2012,4(2):a011908.

[289] YILMAZ M, CHRISTOFORI G. EMT, the cytoskeleton, and cancer cell invasion [J]. Cancer Metastasis Rev, 2009,28(1-2):15-33.

[290] GALLIHER A J, SCHIEMANN W P. Beta3 integrin and Src facilitate transforming growth factor-beta mediated induction of epithelial-mesenchymal transition in mammary epithelial cells [J]. Breast Cancer Res, 2006,8(4):R42.

[291] HOCEVAR B A, PRUNIER C, HOWE P H. Disabled-2 (Dab2) mediates transforming growth factor beta (TGF beta)-stimulated fibronectin synthesis through TGF beta-activated kinase 1 and activation of the JNK pathway [J]. J Biol Chem, 2005,280(27):25920-25927.

[292] CHANDLER E M, SAUNDERS M P, YOON C J, et al. Adipose progenitor cells increase fibronectin matrix strain and unfolding in breast tumors [J]. Phys Biol, 2011,8(1):015008.

[293] PASZEK M J, ZAHIR N, JOHNSON K R, et al. Tensional homeostasis and the malignant phenotype [J]. Cancer Cell, 2005,8(3):241-254.

[294] HOCEVAR B A, BROWN T L, HOWE P H. TGF-beta induces fibronectin synthesis through a c-Jun N-terminal kinase-dependent, Smad4-independent pathway [J]. EMBO J, 1999,18(5):1345-1356.

[295] MASCHLER S, WIRL G, SPRING H, et al. Tumor cell invasiveness correlates with changes in integrin expression and localization [J]. Oncogene, 2005,24(12):2032-2041.

[296] LAVRIN I O, MCLEAN W, SEEGMILLER R E, et al. The mechanism of palatal clefting in the Col11a1 mutant mouse [J]. Arch Oral Biol, 2001,46(9):865-869.

[297] GILLES C, POLETTE M, SEIKI M, et al. Implication of collagen type I-induced membrane-type 1-matrix metalloproteinase expression and matrix metalloproteinase-2 activation in the metastatic progression of breast carcinoma [J]. Lab Invest, 1997,76(5):651-660.

[298] VALLES A M, BOYER B, TARONE G, et al. Alpha 2 beta 1 integrin is required for the collagen and FGF-1 induced cell dispersion in a rat bladder carcinoma cell line [J]. Cell Adhes Commun, 1996,4(3):187-199.

[299] SHINTANI Y, FUKUMOTO Y, CHAIKA N, et al. Collagen I-mediated up-regulation of N-cadherin requires cooperative signals from integrins and discoidin domain receptor 1 [J]. J Cell Biol, 2008,180(6):1277-1289.

[300] CHENG G Z, ZHANG W Z, SUN M, et al. Twist is transcriptionally induced by activation of STAT3 and mediates STAT3 oncogenic function [J]. J Biol Chem, 2008,283(21):14665-14673.

[301] JULIEN S, PUIG I, CARETTI E, et al. Activation of NF-kappaB by Akt upregulates Snail expression and induces epithelium mesenchyme transition [J]. Oncogene, 2007,26(53):7445-7456.

[302] CHUA H L, BHAT-NAKSHATRI P, CLARE S E, et al. NF-kappaB represses E-cadherin expression and enhances epithelial to mesenchymal transition of mammary epithelial cells: potential involvement of ZEB-1 and ZEB-2 [J]. Oncogene, 2007,26(5):711-724.

[303] LI C W, XIA W, HUO L, et al. Epithelial-mesenchymal transition induced by TNF-alpha requires NF-kappaB-mediated transcriptional upregulation of Twist1 [J]. Cancer Res, 2012,72(5):1290-1300.

[304] LEONG K G, NIESSEN K, KULIC I, et al. Jagged1-mediated Notch activation induces epithelial-to-mesenchymal transition through Slug-induced repression of E-cadherin [J]. J Exp Med, 2007,204(12):2935-2948.

[305] HSU K W, HSIEH R H, HUANG K H, et al. Activation of the Notch1/STAT3/Twist signaling axis promotes gastric cancer progression [J]. Carcinogenesis, 2012,33(8):1459-1467.

[306] LIM S O, KIM H S, QUAN X, et al. Notch1 binds and induces degradation of Snail in hepatocellular carcinoma [J]. BMC Biol, 2011,9:83.

[307] YANG M H, WU M Z, CHIOU S H, et al. Direct regulation of Twist by HIF-1alpha promotes metastasis [J]. Nat Cell Biol, 2008,10(3):295-305.

[308] VERNON A E, LABONNE C. Slug stability is dynamically regulated during neural crest development by the F-box protein Ppa [J]. Development, 2006,133

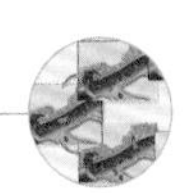

(17):3359 - 3370.

[309] NIE L, XU M, VLADIMIROVA A, et al. Notch-induced E2A ubiquitination and degradation are controlled by MAP kinase activities [J]. EMBO J, 2003,22(21):5780 - 5792.

[310] DEMONTIS S, RIGO C, PICCININ S, et al. Twist is substrate for caspase cleavage and proteasome-mediated degradation [J]. Cell Death Differ, 2006,13(2):335 - 345.

[311] HONG J, ZHOU J, FU J, et al. Phosphorylation of serine 68 of Twist1 by MAPKs stabilizes Twist1 protein and promotes breast cancer cell invasiveness [J]. Cancer Res, 2011,71(11):3980 - 3990.

# 干细胞与肿瘤转移



随着研究的深入，人们在血液肿瘤与多种实体瘤中相继发现了一些特殊的肿瘤细胞亚群，与同一个瘤体中的其余肿瘤细胞相比，它们的部分表型似乎更接近于正常的干细胞。这群细胞往往在所有肿瘤细胞中只占极低的比例，但却具有自我更新(self-renewal)与分化(differentiation)的潜力。实验发现其致瘤能力远远超过普通的肿瘤细胞，并且与肿瘤转移、耐药与复发等恶性表型密切相关。因此，研究人员将这种肿瘤细胞亚群称为肿瘤干细胞(CSC)、干细胞样癌细胞(stem-like cancer cell)或肿瘤起始细胞(tumor initiating cell, TIC)。肿瘤干细胞学说近年来得到了越来越多的实验结果的支持，而如何靶向庞大肿瘤细胞群体中最为稀少、隐蔽，但却最为致命的亚群，也成为相关领域学者们努力的目标。本章我们将重点论述肿瘤干细胞理论及其在转移及治疗方面的研究现状。

## 4.1 肿瘤干细胞概述

### 4.1.1 肿瘤干细胞的发现

20 世纪 80 年代末，科学家们就已经发现大部分的人急性髓系白血病(acute myeloid leukemia, AML)细胞在体外增殖能力有限，便推测体内大量的白血病细胞克隆可能是源自很少一部分异常的祖细胞，但受限于当时技术手段，一直未能获得确凿的证据。1994 年，Dick 及其同事利用重症联合免疫缺陷(severe combined immunodeficiency, SCID)小鼠作为移植宿主，发现 AML 患者外周血中存在一种表面抗原为 $CD34^+/CD38^-$ 的细胞亚群，在细胞因子的刺激下能归巢于骨髓并大量增殖，且能在宿主中诱发 AML，而同一来源的 $CD34^+/CD38^+$ 与 $CD34^-$ 细胞亚群却无以上特性[1]。1997 年，Bonnet 与 Dick 在后续研究中发现来自不同 AML 亚型(FAB 分型：M1、M4、M5)的患者体内均含有 $CD34^+/CD38^-$ 的细胞亚群。虽然这群细胞数量很少，在不同患者样品中，占单核细胞总数的(0.001～1)/10 万，但这群细胞却具有极强的致病能力，只需要移植 $5\times10^3$ 个细胞就足以使宿主发生 AML，而 $5\times10^5$ 个 $CD34^+/CD38^+$ 或 $2\times10^6$ 个 $CD34^-$ 细胞尚不足以使宿主发病。进一步分析发现，同正常的 $CD34^+/CD38^-$ 细胞一样，AML 来源的 $CD34^+/CD38^-$ 细胞具有分化的能力，并且推测它们就源自正常的造血祖细胞[2]。自此，作者也首次提出了白血病干细胞(leukemic stem cell)的概念。

在实体瘤中，直到 2002 年，Steindler 与其同事

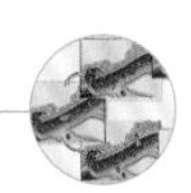

才首次在脑皮质恶性胶质瘤患者样本中发现肿瘤干细胞样细胞(tumor stem-like cell)[3]。他们将恶性胶质瘤与正常脑组织来源的单细胞悬液培养在含甲基纤维素(methyl cellulose)的无血清半固体培养体系中,发现二者均有大约 0.3%的细胞具有独自形成球状克隆团块的能力。更重要的是,同正常组织一样,肿瘤来源单细胞克隆团块内发生了向神经细胞的分化,并表达部分神经元与胶质细胞的特征蛋白,这证明了在神经胶质瘤中有一小部分特殊细胞具有与正常神经干细胞相似的特性。随后,Clarke 与其同事也通过对乳腺癌临床标本进行标记分选,在免疫缺陷小鼠上进行成瘤筛选,发现表面抗原为 CD44$^{+}$/CD24$^{-/low}$ 谱系的细胞亚群只需要 100 个细胞即可成瘤,其致瘤能力是其余肿瘤细胞的百倍以上。将这些细胞连续传代,发现除了能保持 CD44$^{+}$/CD24$^{-/low}$ 谱系亚群外,还会分化形成与原始肿瘤中相似的、表型混杂的、弱致瘤能力的肿瘤细胞群[4]。目前,在包括结肠癌、乳腺癌、卵巢癌、胰腺癌、前列腺癌、黑色素瘤在内的多种实体肿瘤中均相继鉴定出具有干细胞特性的细胞亚群。如表 4-1 所示,除去共同的表面标志物,即 CD133$^{+}$、CD44$^{+}$ 外,不同组织器官来源的肿瘤干细胞还具有自己独有的特征,其中 CD24 表型在不同组织甚至具有相反特征。

**表 4-1 不同类型肿瘤干细胞的表面标志物**[5]

| 肿瘤类型 | 干细胞标志物 |
|---|---|
| 乳腺癌 | CD133$^{+}$, CD44$^{+}$, CD24$^{-}$, EpCAM$^{+}$, ALDH$^{high}$ |
| 结肠癌 | CD133$^{+}$, CD44$^{+}$, CD24$^{+}$, CD166$^{+}$, EpCAM$^{+}$, ALDH$^{high}$, ESA$^{+}$ |
| 胃癌 | CD133$^{+}$/CD44$^{+}$(原发瘤)CD133$^{+}$/CD44$^{+}$/ALDH1$^{+}$(转移灶) |
| 恶性胶质瘤 | CD133$^{+}$,Sox2$^{+}$,Nestin$^{+}$ |
| 头颈癌 | SSEA-1$^{+}$, CD44$^{+}$, CD133$^{+}$,BMI-1$^{+}$ |
| 急性髓系白血病 | CD34$^{+}$, CD38$^{-}$, CD123$^{+}$ |
| 急性淋巴细胞白血病 | CD34$^{+}$/CD19$^{-}$, IL-3R, CD33 |
| 肝癌 | CD133$^{+}$, CD44$^{+}$, CD49f$^{+}$, CD90$^{+}$, ALDH$^{high}$, ABCG2$^{+}$,CD24$^{+}$, ESA$^{+}$ |
| 肺癌 | CD133$^{+}$, CD44$^{+}$, ABCG2$^{+}$, ALDH$^{high}$, CD87$^{+}$, CD166$^{+}$, CD90$^{+}$; Sca$^{+}$/CD455$^{-}$/Pecam$^{-}$/CD34$^{+}$ |
| 黑色素瘤 | ABCB5$^{+}$, CD20$^{+}$ |
| 卵巢癌 | CD133$^{+}$, CD44$^{+}$ |
| 胰腺癌 | CD133$^{+}$, CD44$^{+}$, CD24$^{+}$, ABCG2$^{+}$, ALDH$^{high}$,EpCAM$^{+}$, Msi$^{high}$, ESA$^{+}$ |
| 脑癌 | CD133$^{+}$, CD15$^{+}$, BCRP1$^{+}$, A2B5$^{+}$, SSEA-1$^{+}$, CD90$^{+}$ |
| 皮肤癌 | CD20$^{+}$, CD271$^{+}$ |
| 前列腺癌 | CD133$^{+}$, CD44$^{+}$, CD24$^{-}$, α2β1$^{+}$, ABCG2$^{+}$, ALDH$^{high}$, CD166$^{+}$, CD151$^{+}$, p63$^{+}$ |
| 膀胱癌 | CD44$^{+}$,CD47$^{+}$,CK5$^{+}$ |
| 胆管癌 | CD133$^{+}$, CD24$^{+}$, EpCAM$^{+}$, |
| 多发性骨髓瘤 | CD138$^{+}$ |
| 鼻咽癌 | CD44$^{+}$, CD38$^{+}$ |
| 骨肉瘤 | CD133$^{+}$, CD117$^{+}$(c-Kit), Stro-1$^{+}$ |

综上所述,越来越多的证据支持肿瘤细胞中存在一种特殊的亚群,这一亚群细胞往往所占比例极低,但却像正常干细胞一样具有自我更新与分化的潜能,并且具有很强的致瘤能力,因此将这种特殊的兼具肿瘤与干细胞特点的亚群称为肿瘤干细胞。肿瘤干细胞理论能很好解释临床治疗上最为棘手的问题,即患者接受初始很有效的放化疗后,跟随着具有治疗耐受性肿瘤的复发。此外,该理论也在尝试解释肿瘤休眠与转移现象背后的机制,提示抗肿瘤策略应当从盲目的杀伤肿瘤向有针对性地抑制肿瘤干细胞方向转变。

### 4.1.2 干细胞与肿瘤干细胞

要深入了解肿瘤干细胞,就需要首先了解正常的成体干细胞。干细胞具有自我更新与分化潜能的特性,其中自我更新是指干细胞经过分裂后产生至少一个具有与母细胞完全相同状态的子代干细胞,当两个子代细胞相同时,称为对称分裂(symmetric division),相异时称为不对称分裂(asymmetric division);而分化潜能指干细胞具有产生为不同种类细胞的能力。目前学术界普遍推测在发育成熟的高等动物体内依然保留了微量的干细胞,这些细胞大部分时间处于休眠状态,并在特定条件下被唤醒,通过非对称分裂形成一个与亲代完全相同的静息子

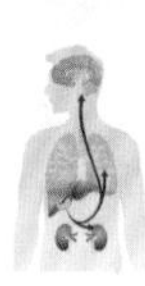



代与另一个活化的子代,后者进一步扩增分化形成具有定向分化能力的祖细胞(progenitor cell)或前体细胞(precursor cell),最后分化形成不同的终末分化的成体细胞。

在所有成体干细胞中,造血干细胞(hematopoietic stem cell, HSC)及其分化模式已经得到了深入透彻的研究,目前主流的观点认为成人体内的 HSC 主要存在于骨髓中,在所有血液细胞分化谱系中处于顶点。正常情况下,HSC 在所有骨髓细胞中占极低比例,且数目与位置稳定。它们分裂的频率很低,因此长期处于静息状态,这可能是为了降低复制带来的基因突变风险。而当 HSC 分裂时,它们通常以不对称分裂的方式产生一个活化的子代与保持静息的子代,并以此实现自我更新。而 HSC 的多能性体现在自身具有分化为所有血细胞谱系成员的能力。活化的子代细胞继续沿不同的谱系分支分裂、分化,在成熟的过程中逐渐受到谱系限制并丧失干性,最终通过一系列严密控制的节点,产生各种成熟的血细胞类型。尽管还有许多细节未被完全揭示,但通过骨髓移植能在新个体中重新建立完整的血液细胞体系这个重要表型,便证明了造血干细胞的全能性。因此,以干细胞为中心的严格等级制度便成了研究成体干细胞的模板,被应用于其他成体干细胞的研究中。

在实体组织器官寻找干细胞一直是众多科学家努力的目标。Barker 等人从成年小鼠肠隐窝基底柱状细胞(crypt base columnar cell)中鉴定出 $lgr5^+$ 亚群能在 60 d 内分化为所有肠上皮细胞谱系,因此认定这群细胞为小肠与结肠干细胞[6]。同样地,Barker 与其同事利用谱系追踪的方法分析小鼠胃部细胞时发现,$lgr5^+$ 细胞主要存在于幽门腺的基底层,具有自我更新与多向分化潜能,并且这些细胞能在体外长期培养,并形成类似于成熟幽门上皮的类器官[7]。此外,Philip 等人发现位于滤泡间上皮(interfollicular epidermis, IFE)基底细胞层的内皮祖细胞(epidermal progenitor cell, EPC)通过对称与不对称分裂维持着成年小鼠尾部表皮的破损-重建的平衡[8]。需要注意的是,目前认为,干细胞与祖细胞虽然都有分化潜能。区别在于干细胞通常具有全能性,而祖细胞具有分化倾向性,定位于干细胞与分化细胞之间。更重要的是干细胞具有无限复制分裂的能力,而祖细胞与体细胞一样分裂次数有限。关于干细胞与祖细胞之间更加明确的区别尚存争议,甚至有时将二者等同。

在对那些存在于胃部、表皮与肠道中的干细胞进行定量分析后,发现这些实体组织器官来源的成体干细胞表现出与经典造血干细胞不同的工作模式,它们没有严格地以非对称分裂的方式进行自我更新与分化。实体器官成体干细胞分裂后的子代间并没有显著的不同,它们会竞争性地占据微环境的空间,且最后形成 0～2 个子代干细胞,而决定子代细胞命运的可能是干细胞所处的微环境位置。更重要的是,干细胞的“干性”似乎也是可塑的,那些进入分化进程的子代细胞,包括已经完全分化的细胞依然会返回干细胞微环境中,通过去分化(dedifferentiation)成为新的干细胞。Frederic 等特异性消除了小鼠体内的 $lgr5^+$ 细胞,发现这并不扰乱肠上皮细胞的稳态,而 $bmil^+$ 细胞发挥代偿作用[9]。此外,还有报道称分泌谱系与上皮谱系的祖细胞在干细胞缺失的情况下很容易恢复其干性成为 $lgr5^+$ 细胞[10]。

因此推测,来自干细胞所处的微环境中各种细胞因子与物理、化学因素共同决定了干细胞与祖细胞的命运,尤其是与干细胞直接相邻的细胞群。当在体外激活 Wnt、Notch 与 EGFR 的同时抑制 BMP 与 TGF-β 信号通路,祖细胞能迅速恢复其干性。而在体内,这些微环境中的因素可能来自干细胞邻近的细胞群[11]。当将成年大鼠气管上皮基底细胞培养于上皮细胞表面时,基底细胞表现出自我更新并分化为棒状细胞(club cell)与纤毛细胞(ciliated cell)的能力。而消除基底细胞后,那些已分化的棒状细胞会迅速去分化,回复至具有功能的干细胞[12]。Benjamin 等人在小鼠缺血再灌注肾损伤模型中发现肾小管上皮细胞去分化并修复重建损伤的近端肾小管[13]。当细胞外环境明显变化时,如手术切除后,肝实质细胞与胰腺细胞这些高度分化的细胞会重回细胞周期,甚至在没有表现出明显干细胞特征的情况下修补损伤的器官。到目前为止,除了少数几个组织与器官外,大部分实体组织中还未有确凿的、完全符合标准的、成体干细胞存在的证据,其中包括曾经引起轰动的成体心肌干细胞目前也存在巨大争议。由此可推测,在大部分成熟的组织器官中,干细胞-祖细胞-分化细胞之间存在稳定且动态的平衡,并且并不像造血干细胞谱系那样存在严格的等级制度。

此外,近年来对于成体干细胞还有一种新的学

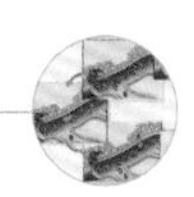

说：极小胚胎样干细胞(very small embryonic-like stem cell, VSEL)。2006 年,Kucia 及其同事在成年小鼠骨髓中发现了一种同时表达 SSEA-1、Oct-4、Nanog 与 Rex-1 这些干细胞与原始生殖细胞标志物的细胞亚群,这些细胞不仅数量极少且体积也小于正常细胞,直径只有 2～4 μm,故命名为极小胚胎样干细胞[14]。除骨髓外,随后相继在睾丸、卵巢、肝脏、子宫和胰腺等组织器官中发现了极小胚胎样干细胞的存在,这些特殊的细胞通过非对称分裂的方式实现自我更新并产生定向祖细胞。推测极小胚胎样干细胞本身可能是原生殖细胞(primordial germ cell)在成熟个体的特殊存在形式,是成年个体体内最为原始的细胞,发挥着维持成体细胞稳态的作用。而肝脏、胰腺等器官的分化细胞的自我修复很可能是通过其极小胚胎样干细胞实现的[15]。甚至有学者认为已发现的成体干细胞可能就是极小胚胎样干细胞不对称分裂产生的子代。

不论是干细胞、极小胚胎样干细胞或是各种定向祖细胞,各种学说似乎都认可在正常成熟各组织器官内存在一群数量很少但又具有自我更新与多向分化潜能的细胞,负责维持身体细胞稳态。而对于肿瘤而言,肿瘤干细胞具有与正常干细胞相似的表面标志物、相似的能力,二者之间存在怎样的联系?是否能相互转化?肿瘤干细胞是癌变的干细胞还是分化细胞癌变后去分化获得干性?肿瘤干细胞是一种瞬时的状态还是稳定的固有特征?这些有趣的问题尚未有明确的结论。

通过一些精巧的实验,我们或许能更接近真相。肿瘤细胞的异质性目前已经得到学术界的认可,即在同一个肿瘤团块中不同区域的肿瘤细胞具有不同的表型,甚至相较于正常细胞的一致性而言,很难找出完全一样的两个肿瘤细胞。当然,这种现象可能源自肿瘤细胞自身的遗传不稳定性,或是不同肿瘤细胞对不同的外环境因素影响的响应,例如氧分压、养分供给、相邻细胞、细胞因子等。但肿瘤细胞异质性却也证明肿瘤细胞具有可塑性,而这种可塑性是源自肿瘤干细胞还是在普通肿瘤细胞普遍存在的尚存争议。显然肿瘤干细胞理论能很容易地解释肿瘤异质性。进一步研究发现,这些不同表型的细胞在一个肿瘤群体中所占的比例是相对稳定的。然而当 Eric 团队利用细胞表面标志物组合,分别将两种乳腺癌细胞系克隆粗略地分为 stem ($CD44^{hi}/CD24^{-}/EpCAM^{low}$)、Luminal ($CD44^{hi}/CD24^{-}/EpCAM^{-}$)与 Basal ($CD44^{low}/CD24^{hi}/EpCAM^{hi}$)样 3 种亚群,将这些不同亚群的细胞分离纯化并单独培养数日后,他们发现这些纯化的亚群细胞克隆中均出现了另外两种亚群,并且新形成的 3 种亚群细胞数目的比例与分离前相同。作者认为在外部环境相对稳定的情况下,肿瘤细胞扩增后将按一个固定的概率,随机形成不同表型的子代[16]。这个有趣的结果至少证明了在乳腺癌细胞系中并没有严格的以干细胞为中心的等级制度,在合适的条件下,不同表型的普通肿瘤细胞具有转化为肿瘤干细胞的潜能。当然,我们尚不清楚在真实的体内肿瘤微环境中是否会发生这样的转化现象,如果属实,则势必需要对目前的理论及治疗策略进行调整。

## 4.2 肿瘤干细胞与转移

### 4.2.1 上皮-间质转化与干性获得

传统意义上的肿瘤转移是指原位的肿瘤细胞从原发灶脱离,通过循环系统到达其他部位,定植并形成转移灶的过程。目前普遍认为,上皮细胞来源的肿瘤细胞上需要经历上皮-间质转化(EMT)的过程,失去部分上皮细胞特征,并获得部分具有迁移能力的间质细胞表型后,从原发灶脱离,进入循环系统。尽管现在有大量的研究在不断地质疑 EMT 对肿瘤转移的必要性,但也确实发现了不论在原发灶、循环系统还是转移灶中,的确有肿瘤细胞同时表达上皮与间质细胞的表面标志物,并证实了这个过程的发生。而当肿瘤细胞在转移灶定植时,它们需要关闭维持间质细胞表型的基因表达,并重新获得部分皮细胞特征,也就是间质-上皮转化(MET)。目前认为肿瘤转移是一系列连续的细胞状态转变的过程,在肿瘤的转移侵袭过程中主要由 5 步组成:出芽、入血管(或淋巴管)、循环、出血管(或淋巴管)、定点增殖。在第 1 步中,肿瘤原发组织从出芽到入血管之前,则会经历 EMT 过程,包括分解细胞外基质(ECM),降低细胞间黏附,以帮助肿瘤细胞侵袭转移。

在经历 EMT 过程后,肿瘤细胞具有以下特性:促进肿瘤转移、复发、侵袭及耐药能力,这些特性与肿瘤干细胞非常吻合。因此目前也将 EMT 看作是去分化的过程,肿瘤细胞在这个过程中"获得干性"。人为地在永生化或肿瘤化的乳腺上皮细胞中高表达

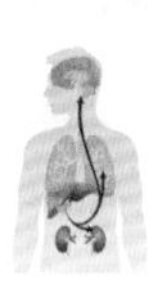



Snai1、Snai2 或 Twist 可以使其获得干细胞样表型，增强体外成球能力并表达干细胞标志物。而抑制这些因子将抑制细胞形成乳腺类器官与致癌的能力[17]。ZEB1 同样被证实能赋予人源和鼠源的乳腺癌、胰腺癌和结肠癌细胞干性，其机制可能是通过压制如 miR－200s、miR－183、miR－203 这些抑制细胞干性的 miRNA，进而促进 *BMI1*、*SOX2* 与 *KLF4* 等干性相关基因的表达[18]。Taube 等人在人乳腺上皮细胞中高表达 Gsc、Snail、Twist，用 TGF－β1 诱导，或敲降上皮钙黏素的表达而人为诱导 EMT，转化后的上皮细胞具有与乳腺癌干细胞相似的基因表达特征[19]。

有研究表明，TGF－β 可以使肿瘤细胞发生间质和肿瘤干细胞样状态转化。更多研究表明 EMT 过程中涉及多种复杂的分子通路共同作用激活 EMT 的发生。同时，在悬浮培养中，肿瘤细胞经历 EMT 过程后可完成球状团块形成实验，这也是干性的标志之一，在有限稀释后注射入免疫缺陷鼠模型可成瘤[20]。肿瘤细胞入血后随血液循环，此时则需要再出血管实现转移。同时有研究表明，在机体中，循环肿瘤细胞（CTC）与血小板细胞存在相互作用，可激活 TGF－β 和 NF－κB 信号通路，使得肿瘤细胞向间质样转化而提高侵袭能力[21]。肿瘤细胞在出血管到达预转移处后，则会停止诱导 EMT 过程的信号而经历 MET 实现增殖与转移灶的形成[22]。在胰腺癌中，Rhim 等人发现小鼠胰腺癌模型里的胰腺上皮细胞在进入血液循环后维持着间质细胞的表型，不但具有干细胞特征，并且能因炎症而增强其 EMT 与侵袭的能力[23]。

当然，也有学者认为 EMT 与肿瘤细胞获得干性是两个独立的生物学事件，甚至在一些极端的情况下，二者可能是对立的。Celià-Terrassa 等人在前列腺癌与膀胱癌的细胞系中发现在具有强转移能力的细胞中富集的多为表达上皮相关基因的细胞亚群，而具有间质特征的细胞则很少。在高转移性具有上皮特征的细胞中过表达 Snail 会使其获得间质细胞特征，但其原有的自我更新与转移能力将受到压制。同样地，在间质样细胞亚群中下调 EMT 相关因子导致其获得上皮特征和干细胞特性[24]。Ocaña 等人认为同源异型盒因子 Prrx1 作为一个 EMT 诱导因子，虽然能赋予细胞侵袭与迁移的特性，但当肿瘤细胞需要在转移灶定植时，需要降解 Prrx1 后，再通过 MET 获得上皮表型的同时恢复干细胞特性[25]。这些研究认为细胞要想获得干性，需要压制 EMT 过程。

如果要将转分化过程与干性获得二者联系在一起，那么一个合理的假设是：不论是处于稳定的上皮状态或是具有完全的间质表型时，细胞都是其干性较弱的状态，只有在 EMT 或是 MET 的过程中，也就是细胞从一种表型向另一种表型转换的过程中才是其表现出干细胞特性的时期[26]。这种假设认为肿瘤细胞在上皮表型和间质表型之间的转化过程中成为具有混合（上皮/间质）表型的细胞，同时具有两种表型的细胞因此也展现出独特的成簇状群体迁移行为，并且在循环系统中成团转移。有许多的报道支持这个猜想。Mani 等人诱导永生化的乳腺上皮细胞 EMT 后，细胞在获得间质特征并表达干细胞标志物的同时，其形成乳腺球（mammospheres，乳腺上皮干细胞特性）的能力也提高。而且从人或鼠的乳腺与乳腺癌中分离出的干细胞样细胞也表达 EMT 标志物[27]。Ruscetti 等人从自发前列腺癌的小鼠模型中分离出了同时具有间质与上皮特性的肿瘤细胞，与单纯的上皮特性肿瘤细胞相比具有更强的侵袭能力、干性与致瘤能力，并且能在体内形成腺体结构[28]。Strauss 等人发现具有混合表型的卵巢癌细胞在体内能形成由不同亚型上皮细胞组成的混合型肿瘤[29]。更有意思的是 Pastushenko 等人从乳腺癌与皮肤癌样品中鉴定出从上皮态、经过混合态到完全的间质态过程中处于不同 EMT 阶段的细胞亚群，这些细胞在可塑性、侵袭与转移能力上展现出差异[30]。目前看来，混合态肿瘤细胞理论认为处于 EMT 过程中的肿瘤细胞很有可能是其展现出侵袭、干性、转移等恶性表型最为突出的时期，或许能为治疗提供新的思路。

### 4.2.2 肿瘤干细胞的转移

虽然现在对肿瘤细胞从 EMT 的过程中获得“干性”的分子机制还不甚明确，在此我们也不再从宏观上讨论二者之间的关联性。换一个角度，而就细胞本身而言，肿瘤细胞在上皮-间质表型间切换的现象与肿瘤干细胞非对称性分裂有高度的一致性。用肿瘤干细胞理论来解释肿瘤转移，我们可以认为从原发灶中脱离的、在循环系统中存活的以及在远处定植形成转移灶的皆为肿瘤干细胞。事实上，到目前为止已有大量的报道显示肿瘤干细胞自身在癌症转移中发挥的令人惊讶作用。在早期的研究中，

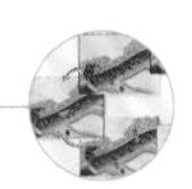

Richard 等人分析了早期乳腺癌患者骨髓样品中细胞角蛋白(cytokeratin, CK)阳性的细胞亚群,这些细胞很可能来自乳腺癌原发灶,结果发现所有 CK$^+$细胞中 CD44$^+$/CD24$^{low}$ 的细胞约占 70%,远远高于在原发灶中不到 10%的比例[31]。此外,Julie 等人从晚期转移性结肠癌患者血液中分离出带有肿瘤干细胞标志物的细胞亚群,分析证实这些细胞不论在体外培养还是在体内环境,都展现出自我更新与多向分化的潜能,并在动物模型体内显现出致瘤与肝转移能力,且与原位肿瘤细胞相比具有更强的药物耐受能力[32]。Reya 等人在关注另一个干细胞标志物——Musashi (Msi)(一种高度保守的 RNA 结合蛋白,一直以来被视为干细胞与祖细胞的特征标志物)时发现,通过成像追踪发现在胰腺上皮内瘤样病变(pancreatic intraepithelial neoplasia)向腺癌发展的过程中伴随 Msi 表达量提高,且 Msi$^+$细胞具有向腺癌转化的能力,并在 CTC 中富集,并且具有明显的耐药性。当敲除 Msi1 或 Msi2 后,上述能力受到显著的抑制[33]。通过组学方法分析,越来越多的数据显示肿瘤细胞的转移能力可能是其固有特性,并且在肿瘤发展的早期阶段就赋予了部分肿瘤转移的潜力。对大量不同种类的癌症患者样品进行测序分析结果显示,一些具有正常干细胞基因表达特征的肿瘤与高转移风险而导致的不良预后相关。Riester 等人将不同来源的肿瘤样品的 mRNA 与 CD34$^+$造血干细胞、胚胎干细胞和间质干细胞的 mRNA 进行比较,结果显示患者的不良预后与其肿瘤细胞 mRNA 的干细胞类似程度相关[34]。

一些更为深入的研究报道甚至推测肿瘤转移完全依赖于肿瘤之中只占极低比例肿瘤干细胞,因此认为肿瘤干细胞很可能就是转移起始细胞(metastasis-initiating cell)。Hermann 等人发现一群位于肿瘤侵袭前沿,并具有 CD133$^+$/CXCR4$^+$特征的胰腺癌干细胞是胰腺癌转移所必须的[35]。Lawson 等人在单细胞水平上证明乳腺癌中早期转移的细胞具有明显的干细胞样基因表达特征。利用患者来源的外植体(patient-derived xenograft, PDX)模型分析小鼠不同器官中转移情况,对比低荷瘤组织(早期转移灶)与高荷瘤组织(晚期转移灶)中肿瘤细胞的基因表达特征,发现早期转移灶中的肿瘤细胞高表达干性、EMT、促生存与休眠相关基因,并且具有极强的启动肿瘤与分化为 Luminal 样肿瘤细胞的能力;位于晚期转移灶的细胞具有与原位肿瘤类似的表达特征,即更具有异质性与 Luminal 分化特征,并且 Myc 高表达、增殖能力强,对细胞周期抑制剂敏感[36]。Smith 等人分析了前列腺癌中不同表型的肿瘤细胞亚群,发现其中基底样亚群高表达干细胞与侵袭相关基因,并且具有与正常成体前列腺基底干细胞部分相同的保守的转录特征[37]。虽然目前还不能完全证明肿瘤转移的发生、发展完全依赖于肿瘤干细胞,但至少可以肯定的是少量与众不同的细胞亚群在发挥关键作用。

### 4.2.3 肿瘤干细胞、囊泡与预转移灶

关于转移细胞的远端定植,以前有两种主要的观点:“种子-土壤”学说与“机械理论”学说,前者认为进入循环系统的肿瘤细胞如同种子,只能在合适的环境中才能生根发芽,而后者认为细胞在循环系统中因为机械作用而停止时便可能在此形成克隆。显然后者无法解释不同的肿瘤具有不同的转移器官偏好性。随着研究的深入,转移前微环境(PMN)的概念被提出,即在发生远端转移之前,部分正常组织靶器官的微环境就已经发生变化,形成了肿瘤细胞偏好的环境。而细胞分泌的细胞外囊泡(EV)很可能是远距离精准通讯的关键信息载体,形成预转移灶的关键。细胞外囊泡此前一直被认为是细胞“排泄垃圾的包裹”,近年来逐渐发现其作为载体,在细胞间通讯中扮演重要角色。细胞能向环境中释放一系列大小不一的细胞外囊泡,按其尺寸,大致分为 3 类:其中外泌体(exosome)直径为 40~100 nm,源自内体(endosome)途径,并在多泡体(multivesicular body)与细胞膜融合时释放;而微泡(micro-vesicle)直径为 100~1 000 nm,通常认为是由细胞膜向外出芽,并脱落形成,因此,微泡膜与母细胞膜具有相似的组成;另外凋亡细胞会形成直径为数微米的凋亡小体(apoptotic body),包裹细胞内含物[38]。现已证明,不论在生理或在病理状况下,包括肿瘤细胞在内的大多数种类细胞都会向环境中释放外泌体与微泡。越来越多的学者相信,细胞外囊泡具有许多特性,可作为真核细胞间通讯的“信号包裹”。这些大小不一的“包裹”具有与细胞膜相似的组成,携带蛋白质、脂类信号分子及多种形式存在的核酸轻易地进出细胞;其体积小、较为稳定、数量可观,携带丰富的内含物,可在局部微环境中,甚至体液中远距离扩散;这些囊泡能同时被多种细胞吸收,展现出其具有广谱的活性[39]。而受体细胞在吞噬囊泡

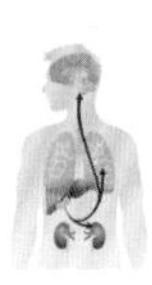



后，囊泡上的膜蛋白将与受体细胞膜融合，而内含的脂类、蛋白质与核酸将进入细胞质，刺激受体细胞做出改变。

囊泡所携带的“货物”直接决定了其对受体细胞的影响。不论是肿瘤细胞来源、还是肿瘤相关基质细胞来源的囊泡，均已被报道与肿瘤微环境的演变，及肿瘤发生、发展有密切关系。在这些囊泡中，发现了许多脂类、细胞因子、突变的蛋白质和以各种形式存在的癌症相关的核酸，例如蛋白质形式的Ras超家族成员，mRNA形式的K-ras与H-ras，以及miR-125b、miR-130b与miR-155等数十种miRNA，具有与RNA诱导沉默复合物（RNA-induced silencing complex, RISC）结合能力的前体miRNA。此前，由于RNA无法独自跨越细胞膜，且在胞外极易被核酸酶降解，包括miRNA、环状RNA（circular RNA, circRNA）在内的一系列非编码RNA（non-coding RNA）对信号调控的作用始终限制于细胞内。随着在囊泡中发现多种形式存在的RNA，人们意识到，在生理、病理条件下，RNA在局部环境，甚至全身的信号调控中发挥的作用，涉及信号网络的复杂程度远远超出想象，已成为肿瘤微环境中信号传递机制的研究热点[40,41]。

当肿瘤细胞作为受体时，肿瘤来源的囊泡能直接刺激，并提高受体肿瘤细胞的抗逆性、增殖及迁移运动能力。囊泡上的整合素能与细胞外基质中的纤连蛋白等成分结合，以利于细胞黏附并加速迁移[42]。此外，也有报道称肿瘤细胞与肿瘤相关成纤维细胞（CAF）来源的囊泡，均能输送，或直接释放降解细胞外基质的多种金属蛋白酶，帮助肿瘤细胞迁移，或激发受体肿瘤细胞的侵袭能力[43-45]。有报道囊泡上携带的P糖蛋白（P-glycoprotein, P-gp）能在肿瘤细胞间传递抗药性，也有报道囊泡能诱导受体肿瘤细胞高表达人表皮生长因子受体（HER）2，以降低以HER2为靶点的曲妥珠单抗（trastuzumab）对乳腺癌的疗效[46]。Rodríguez等人发现在乳腺癌细胞系中高表达趋化因子受体CXCR4的亚群具有干细胞相关表面标志物，并具有较强的增殖与迁移能力，这种细胞分泌的外泌体能赋予受体细胞与小鼠外植体相似的能力。当患者血液中具有类似的外泌体时往往预后较差[47]。

当正常细胞作为受体时，肿瘤细胞来源的囊泡能改变周围或较远处正常细胞的生理状态，以服务于肿瘤细胞的生长和扩散，例如改变血管的通透性，或改变转移靶器官的状态。有报道称，黑色素瘤细胞来源的囊泡具有酪氨酸激酶受体，能促进骨髓祖细胞的远端转移。而同样来源，但侵袭能力较弱的黑色素瘤细胞产生的囊泡则不具有该类受体，不能促进骨髓祖细胞转移[48]。此外，胰腺癌细胞来源的囊泡能提前到达远端脏器，通过创造一个富含TGF-β、纤连蛋白以及巨噬细胞趋化因子的纤维化微环境，促进一个预转移灶的形成[49]。也有学者认为，由于携带了不同的整合素，导致来自不同类型肿瘤细胞的囊泡具有不同的靶器官趋向性，例如当囊泡上具有整合素ITGavb5时更趋向于特异性结合肝脏中的库普弗（Kupffer）细胞，而ITGa6b4与ITGa6b1会引导囊泡与肺部的成纤维细胞和上皮细胞结合。随后，这些区域更容易成为肿瘤细胞转移的靶点[50]。还有许多报道认为，肿瘤细胞通过囊泡向周围或远处释放促血管生成的细胞因子，并证实能使内皮祖细胞在体外形成毛细血管网络。Grange等人发现一种具有间质干细胞标志物CD105的人肾癌细胞亚群，其释放的囊泡，可能通过其携带的促血管生成的mRNA与miRNA引起血管生成并促进预转移灶的形成；用$CD105^+$肿瘤细胞来源的囊泡处理小鼠后，其通过尾静脉注射的肾癌肺转移率显著提高[51]。虽然由于尾静脉注射的实验方法在很大程度上导致肺部的优先截留，从而无法通过此实验证明$CD105^+$肿瘤细胞来源的囊泡具有器官靶向性，但其确实改变了截留处的微环境而导致后续的肿瘤细胞的高转移率。Sánchez等人分析了原代前列腺癌的肿瘤干细胞与普通肿瘤细胞来源的外泌体，从中共鉴定出1 839个miRNA，其中已知的仅有990个，丰度最高的是miR-100-5p与miR-21-5p。来自两种细胞的miRNA有19个存在显著差异，6个来自肿瘤干细胞，剩下的3个来自普通肿瘤细胞，与癌变、成纤维细胞增殖、分化和迁移以及血管生成相关。外泌体携带的miR-21-5p、miR-100-5p、miR-139-5p转染正常前列腺成纤维细胞后，促进MMP2、MMP9、MMP13、NF-κB受体激活蛋白配体（receptor activator of nuclear factor-κB ligand, RANKL）表达增加，迁移能力提高。作者推测两种肿瘤细胞相互合作通过外泌体促进肿瘤增殖、扩散转移与预转移灶的形成[52]。目前已有大量报道证实肿瘤细胞与肿瘤相关基质细胞来源的外泌体在原发肿瘤病灶与远处预转移灶的细胞通讯中发挥核心作用，但对于其中肿瘤干细胞亚群

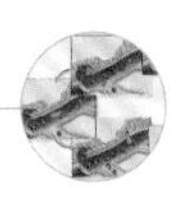

在其中扮演的角色还知之甚少，有待深入研究。

## 4.3 肿瘤干细胞的特性

### 4.3.1 肿瘤干细胞的放化疗耐受性

除去具有自我更新与分化潜能外，肿瘤干细胞还具有一些特性，包括休眠、放化疗耐受、免疫逃逸等。正是这些特殊能力赋予了肿瘤干细胞极强的抗逆性，了解它们及背后的机制，有利于针对肿瘤干细胞新的治疗策略的建立。

肿瘤的放化疗耐受性是癌症临床治疗面临的最大的阻碍之一，目前大多数的肿瘤患者接受治疗策略依然还停留在标准化的放化疗抗肿瘤增殖方案，尽可能地限制肿瘤细胞数量。但似乎总有一些肿瘤细胞对于治疗手段不敏感，这些存活下来的细胞很大程度上导致残存病灶与肿瘤复发，而其中就包含肿瘤干细胞。理解不同细胞的治疗敏感性差异至关重要。这种耐受能力一部分来自基因组突变，这种突变可能源自毒性化疗药物或放疗，也有可能部分肿瘤细胞在治疗前就具备这些突变。除此以外，更大的可能是残存肿瘤细胞的获得性耐药性来自其自身的表观调控，如肿瘤干细胞。肿瘤干细胞具有与正常干细胞相似的特性，在面对外界生存压力时，能作出有效的应对，例如高表达药物转运蛋白、强化DNA修复、抑制凋亡、对活性氧(ROS)的耐受、创建保护自身的微环境，甚至进入休眠状态等。

通常，细胞毒性药物主要通过ATP结合盒转运体[ATP-binding cassette (ABC) transporter]，包括P-糖蛋白1(P-glycoprotein 1, ABCB1)与G超家族成员(ABCG)2。ABC转运体在造血与神经相关的正常干细胞与肿瘤干细胞中均高表达，由于具有富含芳香族氨基酸支链的结合口袋，它们能非特异性地将捕获的包括多种抗癌药物在内的强疏水性小分子排出胞外。所以通常化疗只能抑制大部分“普通”肿瘤细胞而对持续高表达ABC转运体的肿瘤干细胞作用有限。2004年，Hirschmann-Jax等人利用细胞对荧光染料Hoechst 33342外排能力的差异，通过流式细胞分选，从多例神经母细胞瘤患者样品与多种肿瘤细胞系中分离出一群染料外排能力极强的亚群，称为侧群细胞(side population)，并因ABC转运体的高表达而对米托蒽醌表现出异常的耐受性[53]。更重要的是，原代与细胞系来源的侧群细胞均能在体外长期培养并进行非对称分裂，产生ABC转运体表达水平不一的子代，因此侧群细胞分选也成为公认的肿瘤干细胞分离富集手段之一。

放疗作为现在临床癌症治疗的常用手段之一，虽然在总体上能提高患者的生存率与生活质量，但大部分患者在病情完全缓解后依然会复发。Jeremy等发现具有$CD133^+$标记的肿瘤干细胞通过激活DNA损伤检查点应激并增强DNA修复能力，导致接受放疗的神经胶质瘤患者复发[54]。在体外培养与外植体模型中，经电离辐射处理后，$CD133^+$的细胞亚群明显富集，并通过激活检查点激酶(checkpoint kinase, CHK)1、2(CHK1、CHK2)触发DNA修复。而在CHK1与CHK2抑制剂的作用下，这些细胞对辐射处理更为敏感。但是由于剧烈的不良反应，CHK的抑制剂未能应用于临床。此外，还有研究发现[55]，在增殖细胞核抗原相关因子[proliferating cell nuclear antigen (PCNA)-associated factor, PAF]的作用下，胶质瘤干细胞通过跨损伤DNA合成(DNA translesion synthesis)，绕过未及时修复的DNA片段。使用药物抑制这个过程后，胶质瘤干细胞对电离辐射敏感性提高，预示这可能是一个潜在的临床放疗辅助方案。

有观点认为，EMT过程赋予肿瘤细胞类似间质细胞的表型，在此过程中伴随耐药能力与“干性”的提高。在接受治疗的乳腺癌患者中，预后较好的患者体内的间质样CTC的数量明显低于上皮样CTC，而在预后较差患者体内则相反。此类研究表明，间质样CTC及其干性增强可作为肿瘤侵袭和复发的先兆。

此外，更为棘手的是有研究表明肿瘤干细胞还能将自身的治疗耐受性传递给周围的细胞。以乳腺癌为例，肿瘤治疗后，细胞内自我更新和分化的Notch、Wnt和Hedgehog信号通路促进了肿瘤干细胞的存活和增殖。在辐射、缺氧等环境压力下，在其分泌的外泌体中，包括TNF-α、TGF-β、PDGF、CXCL12、MMP和HIF在内的生存和生长因子有不同水平的提高[56]。

### 4.3.2 肿瘤干细胞的休眠

肿瘤干细胞与正常干细胞一样，在环境压力胁迫下会进入休眠状态以度过逆境。20世纪70年代，肿瘤干细胞理论还未创立时，科学家就开始论述

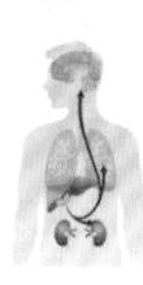


急性髓系白血病中肿瘤细胞增殖速率与化疗敏感性之间的关系。Kreso 等人利用小鼠外植体连续传代，分析了细胞谱系的群体重建过程，发现这些具有相同遗传背景的不同细胞在增殖速率、移植适应力以及化疗耐受性上显示出巨大差异。有些细胞始终保持较强的增殖状态，而另一些似乎在休眠与增殖状态间不断转换。这种源自细胞内部的区别导致具有相同遗传背景的肿瘤细胞谱系中不同细胞对常见化疗药物的敏感性产生差异：增殖能力强的细胞子代对药物更敏感而很快受到抑制，而在化疗后重新出现的肿瘤团块中，绝大部分是之前相对处于静息状态的细胞子代[57]。此外，Luis 团队发现 *p53*、*Nf1* 与 *Pten*（人源基因名）失活的基因工程小鼠有极高的恶性星形细胞瘤发病率，其中神经干细胞与祖细胞被确认是肿瘤发生的始作俑者[58]。在后续研究中，他们发现胶质瘤中处于相对静息状态的一群细胞具有肿瘤干细胞的特性，是替莫唑胺（temozolomide）化疗后肿瘤复发的关键。当抑制这些细胞周期缓慢的亚群后，替莫唑胺的肿瘤化疗效果显著提升[59]。

对于应激性的细胞休眠，或是可逆的细胞周期的延长可能与 TGF-β 信号通路有关。有 30%～40%的恶性肿瘤患者发生骨转移，相对于转移至其他器官的肿瘤细胞，位于骨髓的肿瘤通常发展较慢，这些肿瘤细胞似乎处于静息状态。Paloma 等人发现强烈且特异性的 TGF-β2 信号使这些位于骨髓的肿瘤细胞中 p38α/β 激活，导致 ERK 与 p38 比例改变，使得 *DEC2/SHARP1* 与 *p27* 激活，CDK4 下调，细胞进入休眠状态[60]。在另一篇报道中，Oshimori 与其同事发现在鳞癌中，血管周围有高浓度的 TGF-β。对 TGF-β 信号产生响应的肿瘤细胞具有更强的侵袭能力，并且细胞自身周期延缓，加之谷胱甘肽代谢旺盛，可能赋予了细胞对活性氧以及顺铂的耐受能力，而对 TGF-β 无响应的细胞则处于快速增殖与分化状态[61]。此外，肿瘤干细胞还可以通过表观修饰暂时获得休眠状态。Brian 等人发现一些胶质瘤干细胞在受体酪氨酸激酶抑制剂（tyrosine kinase inhibitor，TKI）的作用下能迅速放缓其细胞周期进程，减少细胞周期相关蛋白的表达，对药物敏感性下降，并通过 Notch 信号通路的激活，其干细胞标志物、相关转录因子表达量提高。同时，细胞中组蛋白去甲基化酶 KDM6A/B 上调，使染色质上整体组蛋白 H3 的 27 位赖氨酸甲基化分布发生改变，并且这种表观修饰对细胞周期减缓是必需的[62]。Kurtova 等在人膀胱癌外植体中发现，在化疗间期，残存于肿瘤组织中的肿瘤干细胞进入增殖状态重建肿瘤，这个过程类似正常干细胞修复受损组织的行为。化疗敏感的肿瘤细胞凋亡后释放的前列腺素 E2 会促进相邻的肿瘤干细胞增殖，在体内使用塞来昔布（celecoxib）阻断前列腺素 E2 信号通路能削弱耐药患者肿瘤外植体的耐药能力[63]。

### 4.3.3 肿瘤干细胞的免疫逃逸

肿瘤干细胞具有弱免疫应答特性。首先，其自身通常低表达主要组织相容性复合体（major histocompatibility complex，MHC）Ⅰ类分子、NK 细胞受体与其他先天免疫受体，可以逃避 NK 细胞与 T 细胞的杀伤。而正常干细胞标志物（Nanog、Sox2、Oct4、Klf）与大多数参与正常干细胞生理功能的信号通路，如 EGF/EGFR、FGF/FGFR、Hedgehog、HER2、JAK/STAT、MAPK、Myc、NF-κB、PTEN/PI3K 与 Wnt 相关的受体、配体、转录因子等则不同程度地增强。这些特性都赋予其逃避免疫监视的能力。其次，复杂的肿瘤微环境中，肿瘤干/非干细胞、肿瘤相关基质细胞（成纤维细胞、血管内皮细胞等）联合表达大量的膜蛋白和分泌因子，直接对免疫系统产生压制。肿瘤相关基质细胞发挥的作用十分复杂，具体细节在此不做赘述，下文着重介绍肿瘤干细胞发挥的免疫抑制作用。

肿瘤干细胞除自身能分泌高浓度的移动抑制因子（migration inhibitory factor，MIF）与 IL-4 以躲避巨噬细胞的杀伤外，在不同类型的肿瘤中还拥有不同的手段。在胶质母细胞瘤中，肿瘤干细胞通过 $MHC-Ⅰ^{low}/MHC-Ⅱ^{low}/NKG2D^{-}$ 的表型而具有弱免疫源性[64]，并能分泌巨噬细胞抑制因子（macrophage inhibitory cytokine，MIC）-1 抑制巨噬细胞的胞吞作用与 T 细胞扩增[65]。也有报道其分泌 B7-H1 与可溶性半乳凝素-3（galectin-3）抑制 T 细胞增殖与调节性 T 细胞活性[66]，还能通过分泌 MIF，通过趋化因子受体介导的途径诱导骨髓来源的抑制性细胞（MDSC）分泌精氨酸酶-1（arginase-1，Arg1），抑制 T 细胞活性[67]。它们还能通过低表达 TLR4 而获得的高水平蛋白视网膜母细胞瘤结合蛋白 5（retinoblastoma binding protein 5，RBBP5）不应答炎症信号[68]。在结肠癌中，肿瘤

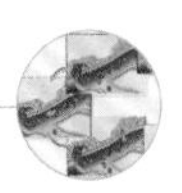

干细胞通过自分泌 IL-4，在促进肿瘤增殖与获得治疗耐受的同时[69]，还能依赖膜结合 IL-4 逃逸 T 细胞介导的免疫监视[70]。在恶性黑色素瘤中，具有致瘤能力的 MHC-Ⅰ$^{low}$/MHC-Ⅱ$^{high}$/ABCB5$^{+}$ 亚群自身低表达 MART-1、ML-IAP、NY-ESO-1 与 MAGE-A 黑色素瘤抗原。它们会优先抑制 IL-2 依赖的 T 细胞活化，并通过 CD86(B7.2)依赖的方式诱导 CD4$^{+}$ CD25$^{+}$ FoxP3$^{+}$ 调节性 T 细胞而获得免疫逃逸与免疫治疗耐受性。这可能可以解释如恶性黑色素瘤一般具有高度免疫原性的癌症，尽管有抗肿瘤免疫的存在，但仍可以形成克隆[71]。在乳腺癌中，肿瘤干细胞通过下调 NK 细胞受体(NKG2D)的配体 MICA、MICB 的表达，以获得对肿瘤浸润的 NK 细胞杀伤的耐受性[72]，还能在 HIF-1 的作用下表达 CD47，以此逃逸骨髓来源巨噬细胞的吞噬[73]。在 EMT 过程中，乳腺癌干细胞以 β 联蛋白/STT3 依赖的途径通过 N 段糖基化修饰积累 PD-L1 并获得免疫逃逸能力[74]。Miao 等人还在皮肤鳞癌中发现了可以表达原本专属于免疫细胞 CD80 的肿瘤干细胞亚群，并借此压制细胞毒性 T 细胞的活性，以逃避获得性免疫的监视[75]。可见肿瘤干细胞在免疫逃逸、免疫治疗耐受中发挥着巨大作用。

## 4.4 肿瘤干细胞的靶向治疗策略

显然，肿瘤干细胞具有诸多特性与手段使得其能在传统的放化疗手段中存活下来，并引起更难以治疗的复发。因此肿瘤干细胞理论认为，在传统的整体抑制肿瘤增殖的同时，如果能有针对性地除去肿瘤中小部分肿瘤干细胞，很可能显著改善肿瘤治疗的效果。目前针对肿瘤干细胞的治疗思路主要包括：抑制其关键的信号通路；根据其特异性表面标志物设计抗体类药物；针对其特异性的表观调控过程设计药物；靶向处于休眠状态的肿瘤干细胞。

肿瘤干细胞中关键的信号通路包括 Wnt 与 Notch 等。目前已有一些 Wnt 上游蛋白的抑制剂，其中 PORCN、frizzled(FZD)与 anti-RSPO3 等处于临床测试阶段，用于治疗结肠癌、胰腺癌与其他类型的肿瘤。PRI-724 能抑制 β 联蛋白与 CREB 结合蛋白(CREB-binding protein, CBP)的相互作用，目前处于临床Ⅰ期[76]。对于 γ-分泌酶、Notch 受体与其配体，也有一些抑制剂处在不同的临床测试阶段。当然，针对 Wnt 与 Notch 信号通路的抑制剂对于正常干细胞可能存在较强的不良反应，存在普通肿瘤细胞转化为肿瘤干细胞，并引发肿瘤复发的潜在风险。

CD33、LGR5 与 CD133 等肿瘤干细胞表面标志物虽然能从肿瘤细胞群体中区分出具有干性的细胞亚群而成为抗体药物靶点的潜力，但这些膜蛋白也在许多正常干细胞、祖细胞中高表达。其中一款针对 CD33$^{+}$ 白血病干细胞的药物曾获得美国 FDA 的批准用于治疗急性髓系白血病，但后因为毒性大而下架。而针对其他表面抗原的药物大都处于临床前研究阶段。目前尚没有能完全区分肿瘤与正常干细胞的表面标志物被鉴定出，并且不同类型肿瘤的干细胞之间也存在很大差异，这些都是针对肿瘤干细胞的抗体类药物研发所面临的困难。

一些已知的在肿瘤干细胞中发挥关键作用的表观调控因子可以视为潜在的治疗靶点，如 LSD1、HDAC、DOT1L、BET 蛋白与 IDH1/2 等。值得一提的是，由陈竺与王振义提出的利用全反式维甲酸(all-trans retinoic acid, ATRA)诱导带 *PML-RARA* 融合基因的早幼粒细胞分化，并结合三氧化二砷(ATO)治疗急性早幼粒白血病的疗法，使得这一疾病的 5 年无病生存率跃升至 90%以上，达到基本“治愈”标准。后来证明 ATRA 能够在癌细胞中特异性抑制并降解异构酶 Pin1，导致融合癌基因 *PML-RARA* 编码的蛋白质下调[77]。William 等人发现组蛋白 H3K4 的特异性去甲基化酶 KDM1A 通过表观调控维持混合系白血病(mixed lineage leukemia, MLL)-AF9(MLL-AF9)细胞中致癌基因的表达，并阻止分化与凋亡。他们通过使用强内心百乐明(tranylcypromine)类似物特异性抑制 KDM1A(LSD1)后，发现鼠源与患者的 MLL 的致癌能力下降并分化的同时，正常干细胞的增殖并未受到显著影响[78]。目前，一些 LSD1 抑制剂用以治疗急性髓系白血病正处于临床测试阶段。此外，Bmi-1 作为经典的细胞干性调控因子，通过与其他蛋白质形成多梳抑制蛋白复合体(polycomb repressive complex, PRC)1，以表观修饰染色质的方式调节多个基因的表达。Kreso 等人报道一种名为 PTC-209 的小分子能下调原代结肠癌外植体中的 Bmi-1 蛋白水平，并具有抑制结肠癌干细胞的能力[79]。目前，除 HDAC 抑制剂已经获得美国 FDA 批准用于一些恶性肿瘤的治疗外，还有许多表观调控因子的

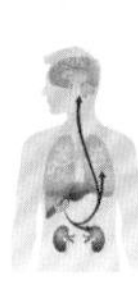


抑制剂处于临床测试阶段，但同样表现出对正常干细胞的不良反应，加上目前对实体瘤干细胞的表观调控过程还知之甚少，该领域还有很大的研究空间。

靶向处于休眠状态的肿瘤干细胞目前还很困难，其中一种思路是"唤醒"这些细胞，让它们对放化疗更加敏感。在慢性粒细胞白血病（chronic myelocytic leukemia，CML）模型中，一种名为Fbxw7（又名Fbw7、Sel－10、hCdc4或hAgo）的泛素连接酶通过抑制c－Myc的蛋白水平而使细胞处于静息状态，这些细胞也因此获得对伊马替尼的耐受性而导致复发。Fbxw7的缺失会导致c－Myc过表达，也会引发p53依赖的白血病干细胞特异性凋亡[80]。Shoichiro等人通过条件性敲除小鼠*Fbxw7*，结合伊马替尼获得了比单独用药更好的治疗效果，并且对正常造血干细胞没有明显的不良反应[81]。有趣的是通过阻止处于静息状态的肿瘤干细胞激活，似乎也能起到不错的治疗效果。在膀胱癌患者中，化疗能提高前列腺素E2的浓度并诱导处于静息状态的肿瘤干细胞增殖，导致肿瘤复发。尽管通过使用环氧合酶－2（COX－2）能抑制这个过程，并提高化疗效果[63]，但试图永久地保持患者体内的肿瘤干细胞处于静息状态很困难。相比之下，我们依然需要更深入地了解静息态下肿瘤干细胞的特点，并将之彻底清除。

从代谢的角度入手，我们似乎已经发现了针对静息态肿瘤干细胞的有效策略：不只是偏好，这些细胞似乎高度依赖于氧化磷酸供能。Viale等人发现一群具有肿瘤干细胞特性的处于静息态的胰腺导管癌细胞亚群，不同于普通肿瘤细胞偏好于有氧糖酵解，也就是"Warburg效应"获得能量，这些静息的细胞存活依赖于线粒体的氧化磷酸化过程，它们对氧化磷酸化抑制剂高度敏感，因此结合常规化疗后可能是治疗的新策略[82]。同样，Sancho等人发现在胰腺癌中，胰腺癌干细胞也高度依赖于氧化磷酸化，因此，通过二甲双胍等手段抑制线粒体功能，能有效阻断细胞的能量来源并引起凋亡。而对二甲双胍表现出耐受性的残存肿瘤干细胞克隆可能是因为其细胞内糖酵解比重的提高。Myc与PGC－1α蛋白的平衡可能决定了细胞中不同能量代谢过程的比重，靶向Myc能恢复耐药性肿瘤干细胞的二甲双胍耐受性[83]。Roesch等人用顺铂与维莫非尼等药处理黑色素瘤后，发现耐药亚群具有肿瘤干细胞的特征，并且高表达组蛋白H3K4的去甲基化酶JARID1B与氧化磷酸化相关蛋白。抑制线粒体呼吸作用会抑制JARID1B$^{high}$亚群的增殖并提高黑色素瘤的化疗敏感性[84]。除去氧化磷酸化外，Pascual等人还发现口腔癌中CD44高表达并具有干细胞特性的亚群具有触发转移的能力。这些细胞高表达脂肪酸受体CD36与脂代谢相关基因。大数据分析显示，CD36高表达与多种肿瘤的不良预后相关。软脂酸处理与高脂饮食会显著提高这些细胞CD36依赖性的转移能力。使用抗体封闭CD36几乎完全抑制了转移，并且没有显著的不良反应。

虽然在靶向肿瘤干细胞的研究中已经取得了一些进展，甚至在体外实验以及外植体模型中能实现完全抑制，但是距离真正的消灭原发肿瘤中的干细胞还有很远的距离，其中最重要的原因就是成体干细胞的可塑性。正如前文所述，不同于造血系统严格的分化规则，实体器官中干细胞、祖细胞与分化细胞在一定的条件下存在相互转化的可能，同样在肿瘤中亦是如此。这种细胞的可塑性导致肿瘤中的干细胞可能难以完全消除，总会有新形成的干细胞填补空缺。对此，似乎只有两种解决策略，即通过长期连续的治疗抑制新生的细胞，或是直接破坏肿瘤干细胞所处的微环境。如前文所述，肠隐窝可能是目前较为公认的典型成体干细胞微环境，其中的Wnt与EGF上游信号分子不但能维持原有的成体干细胞状态，还能在干细胞缺失时，诱导祖细胞去分化恢复至干细胞状态。而一些结肠癌干细胞同样依赖于来自微环境的上游信号，如针对EGFR/EGF的化疗方案对部分结肠癌有抑制效果，这可以看作是针对微环境的治疗策略。

Wnt信号作为维持正常与肿瘤干细胞干性的最主要通路，对其抑制或许是破坏干细胞微环境的最理想策略。PORCN是膜结合O－酰基转移酶（membrane-bound O-acyltransferases，MBOAT）家族的成员，它能对不同的Wnt上游信号分子中高度保守的丝氨酸残基进行脂肪酰基修饰。之后，Wnt才能与伴侣分子Wntless结合并分泌出胞外。在小鼠和人类肺腺癌中，Tammela等人发现肺腺癌细胞具有两种不同亚群：一种细胞具有升高Wnt信号活性，并表现出增殖能力提高，具有干细胞的特征；另一种细胞形成一个能提供Wnt上游信号的微环境。使用PORCN抑制剂LGK974与抑制Wnt相关蛋白的表达能显著抑制肿瘤生长，降低肺癌细胞的增殖能力，提高荷瘤小鼠的存活率[85]。数篇类似的报

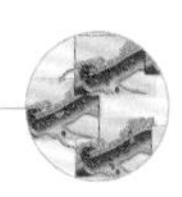

道证明,PORCN 是抑制 Wnt 的理想靶点。一系列以 PORCN 为靶点的抑制剂已经投入临床测试,用以治疗结肠癌与胰腺癌。有部分结肠癌与胰腺癌干细胞依赖旁分泌的 Wnt 信号来维持自身干性的同时,自身还携带泛素连接酶 RNF43 的失活突变。正常情况下 RNF43 是 frizzled 5/8 等 Wnt 膜受体的负反馈抑制因子,使用 frizzled 抗体药物万替妥单抗(vantictumab)与诱饵融合蛋白药物艾菲纳西肽(ipafricept),(FZD8 - Fc、OMP - 54F28,将 frizzled 8 的胞外配体结合结构域与人 IgG1 Fc 片段连接的重组融合蛋白)等药物已处于临床测试,用以治疗胰腺癌、非小细胞肺癌与乳腺癌[86]。另外,分泌型蛋白 R - spondin 家族能通过与 LGR5/6 跨膜蛋白结合,再与 frizzled 形成复合物,并以此抑制 ZNRF3 和 RNF43 对 frizzled 的泛素化修饰。在约 10%的结肠癌中存在 R-spondin(RSPO2、RSPO3)的融合突变而使得肿瘤细胞 Wnt 信号通路异常活化,而针对 RSPO3 的抗体能抑制这一类型肿瘤的干细胞的干性,促进分化并提高外植体的化疗敏感性[87]。目前这种名为洛曼妥珠单抗(rosmantuzumab)抗体类药物处于临床测试阶段。除了上游外,还有许多针对 Wnt/β 联蛋白通路其他环节的化疗药物处于临床测试阶段,包括阻断 β 联蛋白与 CBP 结合的小分子 PRI - 724。

当然,并不是所有的肿瘤干细胞都对 Wnt 相关治疗手段敏感。Seino 等人发现不同患者的胰腺癌样品中存在不同类型的干细胞微环境,包括肿瘤干细胞自分泌 Wnt、依赖肿瘤相关基质细胞分泌 Wnt 与 Wnt/R-spondin 不依赖型[88]。因此,对于针对 Wnt 的临床治疗还需要进一步的研究与分型,并且针对患者制定个体化方案。

(刘 强 安 凡)

## 参考文献


[1] LAPIDOT T, SIRARD C, VORMOOR J, et al. A cell initiating human acute myeloid leukaemia after transplantation into SCID mice [J]. Nature, 1994,367(6464):645 - 648.

[2] BONNET D, DICK J E. Human acute myeloid leukemia is organized as a hierarchy that originates from a primitive hematopoietic cell [J]. Nat Med, 1997,3(7):730 - 737.

[3] IGNATOVA T N, KUKEKOV V G, LAYWELL E D, et al. Human cortical glial tumors contain neural stem-like cells expressing astroglial and neuronal markers in vitro [J]. Glia, 2002,39(3):193 - 206.

[4] AL-HAJJ M, WICHA M S, BENITO-HERNANDEZ A, et al. Prospective identification of tumorigenic breast cancer cells [J]. Proc Natl Acad Sci U S A, 2003,100(7):3983 - 3988.

[5] TURDO A, VESCHI V, GAGGIANESI M, et al. Meeting the challenge of targeting cancer stem cells [J]. Front Cell Dev Biol, 2019,7:16.

[6] BARKER N, VAN ES J H, KUIPERS J, et al. Identification of stem cells in small intestine and colon by marker gene Lgr5 [J]. Nature, 2007,449(7165):1003 - 1007.

[7] BARKER N, HUCH M, KUJALA P, et al. Lgr5+ ve stem cells drive self-renewal in the stomach and build long-lived gastric units in vitro [J]. Cell Stem Cell, 2010,6(1):25 - 36.

[8] CLAYTON E, DOUPÉ D P, KLEIN A M, et al. A single type of progenitor cell maintains normal epidermis [J]. Nature, 2007,446(7132):185 - 189.

[9] TIAN H, BIEHS B, WARMING S, et al. A reserve stem cell population in small intestine renders Lgr5-positive cells dispensable [J]. Nature, 2011, 478(7368):255 - 259.

[10] VAN ES J H, SATO T, VAN DE WETERING M, et al. Dll1+ secretory progenitor cells revert to stem cells upon crypt damage [J]. Nat Cell Biol, 2012,14(10):1099 - 1104.

[11] SATO T, VAN ES J H, SNIPPERT H J, et al. Paneth cells constitute the niche for Lgr5 stem cells in intestinal crypts [J]. Nature, 2011,469(7330):415 - 418.

[12] TATA P R, MOU H, PARDO-SAGANTA A, et al. Dedifferentiation of committed epithelial cells into stem cells in vivo [J]. Nature, 2013,503(7475):218 - 223.

[13] KUSABA T, LALLI M, KRAMANN R, et al. Differentiated kidney epithelial cells repair injured proximal tubule [J]. Proc Natl Acad Sci U S A, 2014, 111(4):1527 - 1532.

[14] KUCIA M, RECA R, CAMPBELL F R, et al. A population of very small embryonic-like (VSEL) CXCR4+ SSEA - 1+ Oct - 4+ stem cells identified in adult bone marrow [J]. Leukemia, 2006,20(5):857 - 869.

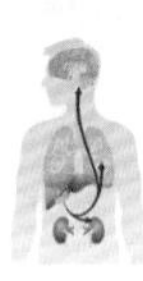




[15] BHARTIYA D, PATEL H, GANGULY R, et al. Novel insights into adult and cancer stem cell biology [J]. Stem Cells Dev, 2018,27(22):1527-1539.

[16] GUPTA P B, FILLMORE C M, JIANG G, et al. Stochastic state transitions give rise to phenotypic equilibrium in populations of cancer cells [J]. Cell, 2011,146(4):633-644.

[17] BATTULA V L, EVANS K W, HOLLIER B G, et al. Epithelial-mesenchymal transition-derived cells exhibit multilineage differentiation potential similar to mesenchymal stem cells [J]. Stem Cells, 2010,28(8):1435-1445.

[18] SHIMONO Y, ZABALA M, CHO R W, et al. Downregulation of miRNA-200c links breast cancer stem cells with normal stem cells [J]. Cell, 2009,138(3):592-603.

[19] TAUBE J H, HERSCHKOWITZ J I, KOMUROV K, et al. Core epithelial-to-mesenchymal transition interactome gene-expression signature is associated with claudin-low and metaplastic breast cancer subtypes [J]. Proc Natl Acad Sci U S A, 2010,107(35):15449-15454.

[20] RHIM A D, MIREK E T, AIELLO N M, et al. EMT and dissemination precede pancreatic tumor formation [J]. Cell, 2012,148(1-2):349-361.

[21] CELIÀ-TERRASSA T, MECA-CORTÉS Ó, MATEO F, et al. Epithelial-mesenchymal transition can suppress major attributes of human epithelial tumor-initiating cells [J]. J Clin Invest, 2012,122(5):1849-1868.

[22] OCAÑA O H, CÓRCOLES R, FABRA Á, et al. Metastatic colonization requires the repression of the epithelial-mesenchymal transition inducer Prrx1 [J]. Cancer Cell, 2012,22(6):709-724.

[23] LU W, KANG Y. Epithelial-mesenchymal plasticity in cancer progression and metastasis [J]. Dev Cell, 2019,49(3):361-374.

[24] MANI S A, GUO W, LIAO M-J, et al. The epithelial-mesenchymal transition generates cells with properties of stem cells [J]. Cell, 2008,133(4):704-715.

[25] RUSCETTI M, QUACH B, DADASHIAN E L, et al. Tracking and functional characterization of epithelial-mesenchymal transition and mesenchymal tumor cells during prostate cancer metastasis [J]. Cancer Res, 2015,75(13):2749-2759.

[26] STRAUSS R, LI Z-Y, LIU Y, et al. Analysis of epithelial and mesenchymal markers in ovarian cancer reveals phenotypic heterogeneity and plasticity [J]. Plos One, 2011,6(1):e16186.

[27] PASTUSHENKO I, BRISEBARRE A, SIFRIM A, et al. Identification of the tumour transition states occurring during EMT [J]. Nature, 2018,556(7702):463-468.

[28] YU M, BARDIA A, WITTNER B S, et al. Circulating breast tumor cells exhibit dynamic changes in epithelial and mesenchymal composition [J]. Science, 2013,339(6119):580-584.

[29] LIU S, CONG Y, WANG D, et al. Breast cancer stem cells transition between epithelial and mesenchymal states reflective of their normal counterparts [J]. Stem Cell Rep, 2014,2(1):78-91.

[30] STOLETOV K, KATO H, ZARDOUZIAN E, et al. Visualizing extravasation dynamics of metastatic tumor cells [J]. J Cell Sci, 2010,123(13):2332-2341.

[31] BALIC M, LIN H, YOUNG L, et al. Most early disseminated cancer cells detected in bone marrow of breast cancer patients have a putative breast cancer stem cell phenotype [J]. Clin Cancer Res, 2006,12(19):5615-5621.

[32] GRILLET F, BAYET E, VILLERONCE O, et al. Circulating tumour cells from patients with colorectal cancer have cancer stem cell hallmarks in ex vivo culture [J]. Gut, 2017,66(10):1802-1810.

[33] FOX R G, LYTLE N K, JAQUISH D V, et al. Image-based detection and targeting of therapy resistance in pancreatic adenocarcinoma [J]. Nature, 2016,534(7607):407-411.

[34] RIESTER M, WU H-J, ZEHIR A. Distance in cancer gene expression from stem cells predicts patient survival [J]. PLOS ONE, 2017,12(3):e0173589.

[35] HERMANN P C, HUBER S L, HERRLER T, et al. Distinct populations of cancer stem cells determine tumor growth and metastatic activity in human pancreatic cancer [J]. Cell Stem Cell, 2007,1(3):313-323.

[36] LAWSON D A, BHAKTA N R, KESSENBROCK K, et al. Single-cell analysis reveals a stem-cell program in human metastatic breast cancer cells [J]. Nature, 2015,526(7571):131-135.

[37] SMITH B A, SOKOLOV A, UZUNANGELOV V, et al. A basal stem cell signature identifies aggressive prostate cancer phenotypes [J]. Proc Natl Acad Sci U S A, 2015,112(47):E6544-E6552.

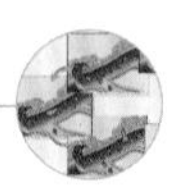

[38] SLUIJTER J P, VERHAGE V, DEDDENS J C, et al. Microvesicles and exosomes for intracardiac communication [J]. Cardiovasc Res, 2014,102(2):302 - 311.

[39] KUNICKI T J, NEWMAN P J. The molecular immunology of human platelet proteins [J]. Blood, 1992,80(6):1386 - 1404.

[40] BOLTON E M, TUZOVA A V, WALSH A L, et al. Noncoding RNAs in prostate cancer: the long and the short of it [J]. Clin Cancer Res, 2014,20(1):35 - 43.

[41] BELL E, TAYLOR M A. Functional roles for exosomal microRNAs in the tumour microenvironment [J]. Comput Struct Biotec, 2017,15:8 - 13.

[42] SUNG B H, KETOVA T, HOSHINO D, et al. Directional cell movement through tissues is controlled by exosome secretion [J]. Nat Commun, 2015,6(1): 1 - 14.

[43] HOSHINO A, COSTA-SILVA B, SHEN T-L, et al. Tumour exosome integrins determine organotropic metastasis [J]. Nature, 2015,527(7578):329 - 335.

[44] CLANCY J W, SEDGWICK A, ROSSE C, et al. Regulated delivery of molecular cargo to invasive tumour-derived microvesicles [J]. Nat Commun, 2015, 6(1):1 - 11.

[45] LUGA V, ZHANG L, VILORIA-PETIT A M, et al. Exosomes mediate stromal mobilization of autocrine Wnt-PCP signaling in breast cancer cell migration [J]. Cell, 2012,151(7):1542 - 1556.

[46] CHRISTIANSON H C, SVENSSON K J, BELTING M. Exosome and microvesicle mediated phene transfer in mammalian cells [J]. 2014,28:31 - 38.

[47] RODRÍGUEZ M, SILVA J, HERRERA A, et al. Exosomes enriched in stemness/metastatic-related mRNAS promote oncogenic potential in breast cancer [J]. Oncotarget, 2015,6(38):40575 - 40587.

[48] PEINADO H, ALEČKOVIĆ M, LAVOTSHKIN S, et al. Melanoma exosomes educate bone marrow progenitor cells toward a pro-metastatic phenotype through MET [J]. Nat Med, 2012,18(6):883 - 891.

[49] COSTA-SILVA B, AIELLO N M, OCEAN A J, et al. Pancreatic cancer exosomes initiate pre-metastatic niche formation in the liver [J]. Nat Cell Biol, 2015,17 (6):816 - 826.

[50] TKACH M, THÉRY C. Communication by extracellular vesicles: where we are and where we need to go [J]. Cell, 2016,164(6):1226 - 1232.

[51] GRANGE C, TAPPARO M, COLLINO F, et al. Microvesicles released from human renal cancer stem cells stimulate angiogenesis and formation of lung premetastatic niche [J]. Cancer Res, 2011,71(15): 5346 - 5356.

[52] SÁNCHEZ C A, ANDAHUR E I, VALENZUELA R, et al. Exosomes from bulk and stem cells from human prostate cancer have a differential microRNA content that contributes cooperatively over local and pre-metastatic niche [J]. Oncotarget, 2016,7(4):3993.

[53] HIRSCHMANN-JAX C, FOSTER A E, WULF G G, et al. A distinct "side population" of cells with high drug efflux capacity in human tumor cells [J]. Proc Natl Acad Sci U S A, 2004,101(39):14228 - 14233.

[54] BAO S, WU Q, MCLENDON R E, et al. Glioma stem cells promote radioresistance by preferential activation of the DNA damage response [J]. Nature, 2006,444 (7120):756 - 760.

[55] ONG D S T, HU B, HO Y W, et al. PAF promotes stemness and radioresistance of glioma stem cells [J]. Proc Natl Acad Sci U S A, 2017,114(43):E9086 - E9095.

[56] BOZORGI A, KHAZAEI M, KHAZAEI M R. New findings on breast cancer stem cells: a review [J]. J Breast Cancer, 2015,18(4):303 - 312.

[57] KRESO A, O'BRIEN C A, VAN GALEN P, et al. Variable clonal repopulation dynamics influence chemotherapy response in colorectal cancer [J]. Science, 2013,339(6119):543 - 548.

[58] LLAGUNO S A, CHEN J, KWON C-H, et al. Malignant astrocytomas originate from neural stem/progenitor cells in a somatic tumor suppressor mouse model [J]. Cancer Cell, 2009,15(1):45 - 56.

[59] CHEN J, LI Y, YU T-S, et al. A restricted cell population propagates glioblastoma growth after chemotherapy [J]. Nature, 2012,488(7412):522 - 526.

[60] BRAGADO P, ESTRADA Y, PARIKH F, et al. TGF-β2 dictates disseminated tumour cell fate in target organs through TGF-β-RIII and p38α/β signalling [J]. Nat Cell Biol, 2013,15(11):1351 - 1361.

[61] OSHIMORI N, ORISTIAN D, FUCHS E. TGF-β promotes heterogeneity and drug resistance in squamous cell carcinoma [J]. Cell, 2015,160(5):963 - 976.

[62] LIAU B B, SIEVERS C, DONOHUE L K, et al. Adaptive chromatin remodeling drives glioblastoma stem cell plasticity and drug tolerance [J]. Cell Stem Cell, 2017,20(2):233 - 246;e7.

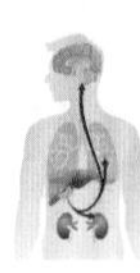



[63] KURTOVA A V, XIAO J, MO Q, et al. Blocking PGE2-induced tumour repopulation abrogates bladder cancer chemoresistance [J]. Nature, 2014,517(7533):209 - 213.

[64] DI TOMASO T, MAZZOLENI S, WANG E, et al. Immunobiological characterization of cancer stem cells isolated from glioblastoma patients [J]. Clin Cancer Res, 2010,16(3):800 - 813.

[65] WU A, WEI J, KONG L-Y, et al. Glioma cancer stem cells induce immunosuppressive macrophages/microglia [J]. Neuro Oncol, 2010,12(11):1113 - 1125.

[66] WEI J, BARR J, KONG L-Y, et al. Glioma-associated cancer-initiating cells induce immunosuppression [J]. Clin Cancer Res, 2010,16(2):461 - 473.

[67] OTVOS B, SILVER D J, MULKEARNS-HUBERT E E, et al. Cancer stem cell-secreted macrophage migration inhibitory factor stimulates myeloid derived suppressor cell function and facilitates glioblastoma immune evasion [J]. Stem Cells, 2016,34(8):2026 - 2039.

[68] ALVARADO A G, THIAGARAJAN P S, MULKEARNS-HUBERT E E, et al. Glioblastoma cancer stem cells evade innate immune suppression of self-renewal through reduced TLR4 expression [J]. Cell Stem Cell, 2017,20(4):450 - 461;e4.

[69] TODARO M, ALEA M P, DI STEFANO A B, et al. Colon cancer stem cells dictate tumor growth and resist cell death by production of interleukin-4 [J]. Cell Stem Cell, 2007,1(4):389 - 402.

[70] VOLONTÉ A, DI TOMASO T, SPINELLI M, et al. Cancer-initiating cells from colorectal cancer patients escape from T cell-mediated immunosurveillance in vitro through membrane-bound IL - 4 [J]. J Immunol, 2014,192(1):523 - 532.

[71] SCHATTON T, SCHÜTTE U, FRANK N Y, et al. Modulation of T-cell activation by malignant melanoma initiating cells [J]. Cancer Res, 2010, 70(2):697 - 708.

[72] WANG B, WANG Q, WANG Z, et al. Metastatic consequences of immune escape from NK cell cytotoxicity by human breast cancer stem cells [J]. Cancer Res, 2014,74(20):5746 - 5757.

[73] ZHANG H, LU H, XIANG L, et al. HIF - 1 regulates CD47 expression in breast cancer cells to promote evasion of phagocytosis and maintenance of cancer stem cells [J]. Proc Natl Acad Sci U S A, 2015,112(45):E6215 - E6223.

[74] HSU J-M, XIA W, HSU Y-H, et al. STT3-dependent PD - L1 accumulation on cancer stem cells promotes immune evasion [J]. Nat Commun, 2018,9(1):1 - 17.

[75] MIAO Y, YANG H, LEVORSE J, et al. Adaptive immune resistance emerges from tumor-initiating stem cells [J]. Cell, 2019,177(5):1172 - 1186;e14.

[76] BATLLE E, CLEVERS H. Cancer stem cells revisited [J]. Nat Med, 2017,23(10):1124 - 1134.

[77] WEI S, KOZONO S, KATS L, et al. Active Pin1 is a key target of all-trans retinoic acid in acute promyelocytic leukemia and breast cancer [J]. Nat Med, 2015,21(5):457 - 466.

[78] HARRIS W J, HUANG X, LYNCH J T, et al. The histone demethylase KDM1A sustains the oncogenic potential of MLL-AF9 leukemia stem cells [J]. Cancer Cell, 2012,21(4):473 - 487.

[79] KRESO A, VAN GALEN P, PEDLEY N M, et al. Self-renewal as a therapeutic target in human colorectal cancer [J]. Nat Med, 2014,20(1):29 - 36.

[80] REAVIE L, BUCKLEY S M, LOIZOU E, et al. Regulation of c-Myc ubiquitination controls chronic myelogenous leukemia initiation and progression [J]. Cancer Cell, 2013,23(3):362 - 375.

[81] TAKEISHI S, MATSUMOTO A, ONOYAMA I, et al. Ablation of Fbxw7 eliminates leukemia-initiating cells by preventing quiescence [J]. Cancer Cell, 2013, 23(3):347 - 361.

[82] VIALE A, PETTAZZONI P, LYSSIOTIS C A, et al. Oncogene ablation-resistant pancreatic cancer cells depend on mitochondrial function [J]. Nature, 2014, 514(7524):628 - 632.

[83] SANCHO P, BURGOS-RAMOS E, TAVERA A, et al. MYC/PGC - 1α balance determines the metabolic phenotype and plasticity of pancreatic cancer stem cells [J]. Cell Metab, 2015,22(4):590 - 605.

[84] ROESCH A, VULTUR A, BOGESKI I, et al. Overcoming intrinsic multidrug resistance in melanoma by blocking the mitochondrial respiratory chain of slow-cycling JARID1Bhigh cells [J]. Cancer Cell, 2013,23(6):811 - 825.

[85] TAMMELA T, SANCHEZ-RIVERA F J, CETINBAS N M, et al. A Wnt-producing niche drives proliferative potential and progression in lung adenocarcinoma [J]. Nature, 2017,545(7654):355 - 359.

[86] STEINHART Z, PAVLOVIC Z, CHANDRASHEKHAR M, et al. Genome-wide CRISPR screens reveal a Wnt-FZD5 signaling circuit as a druggable vulnerability

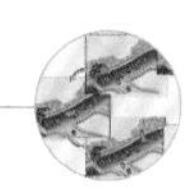

of RNF43-mutant pancreatic tumors [J]. Nat Med, 2017,23(1):60-68.

[87] STORM E E, DURINCK S, E MELO F de S, et al. Targeting PTPRK-RSPO3 colon tumours promotes differentiation and loss of stem-cell function [J]. Nature, 2016,529(7584):97-100.

[88] SEINO T, KAWASAKI S, SHIMOKAWA M, et al. Human pancreatic tumor organoids reveal loss of stem cell niche factor dependence during disease progression [J]. Cell Stem Cell, 2018,22(3):454-467;e6.

# 肿瘤侵袭转移的分子遗传学基础



## 5.1 肿瘤转移的遗传学基础

肿瘤转移的发生是诸多外界因素和内在因素相互作用的结果。其内在因素主要是指遗传学基础的影响，如肿瘤相关基因的表达异常和宿主遗传因素的变化等。肿瘤的细胞遗传学研究表明，与肿瘤转移发生相关的遗传特性在细胞水平上表现为染色体结构、数目异常和不稳定，而在分子水平上则表现为肿瘤转移促进基因的激活和表达，以及肿瘤转移抑制基因的失活和丢失(表 5-1)。因此，研究肿瘤转移相关基因在肿瘤转移过程中的功能和机制具有重要意义。依据肿瘤转移相关基因的功能不同，可大致将肿瘤相关基因分为肿瘤转移促进基因和肿瘤转移抑制基因。

### 5.1.1 肿瘤转移促进基因

肿瘤转移促进基因是一类与肿瘤转移密切相关的癌基因。通常将来源于外源性病毒基因，或者细胞自身的、具有致癌能力或潜在致癌能力的基因称为癌基因。有研究表明，许多癌基因都与肿瘤转移的发生密切相关，将这些癌基因转染至细胞内，均能诱导细胞出现转移的表型。肿瘤细胞转移包括原位脱落、局部浸润、血管渗入、血管渗出和转移灶形成等多个阶段，每个阶段都受到特定基因的调控，其中就包括大量的肿瘤转移促进基因。按照这类基因发挥功能的不同，可以将它们简单地进行分类。首先，肿瘤细胞从原位脱落是其转移过程中需要克服的第一道障碍，这主要受到肿瘤细胞与周围细胞之间的黏附能力影响。这种黏附能力受到许多黏附分子的直接调控，改变黏附分子的表达将直接影响肿瘤细胞从原位细胞群中的解黏附过程。S100A4 是 S100 家族中重要成员之一，编码钙离子结合调节蛋白。该蛋白能够通过影响钙黏蛋白的表达，降低肿瘤细胞间的黏附力[1-3]。其次，肿瘤转移从原位脱落后需要不断地清除细胞外基质的阻碍，这依赖于大量编码细胞外基质降解酶的基因表达，因而这类基因成了一类重要的肿瘤转移促进基因。基质金属蛋白酶(MMP)家族基因所编码的蛋白是 $Zn^{+}$ 依赖的胞外蛋白质水解酶，能够对细胞外基质和血管基底膜等

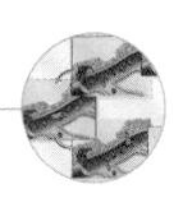

表 5-1 部分常见肿瘤促进基因和肿瘤抑制基因

| 基因分类 | 基因名 | 全称 | 染色体位置 | 主要功能 |
|---|---|---|---|---|
| 肿瘤促进基因 | *S100A4* | S100 calcium binding protein A4 | 1q21.3 | 钙离子结合调节蛋白 |
| | *MMP1* | matrix metallopeptidase 1 | 11q22.2 | 基质金属蛋白酶，水解胞外基质 |
| | *TIAM1* | T-cell lymphoma invasion and metastasis 1 | 21q22.11 | RAC1 特异性鸟嘌呤核苷酸交换因子 |
| | *VEGFA* | vascular endothelial growth factor A | 6p21.1 | 在血管生成和内皮细胞生长中活跃的生长因子 |
| | *c-Myc* | MYC proto-oncogene, BHLH transcription factor | 8q24.21 | 原癌基因，在细胞周期进程、细胞凋亡和细胞转化等过程中起作用 |
| | *MDM2* | MDM2 proto-oncogene | 12q15 | E3 泛素蛋白连接酶，介导 p53/TP53 的泛素化 |
| | *KRAS* | KRAS proto-oncogene, GTPase | 12p12.1 | 细胞转化原癌基因 |
| 肿瘤抑制基因 | *TP53* | tumor protein p53 | 17p13.1 | 转录因子，在多种肿瘤类型中发挥肿瘤抑制作用 |
| | *RB1* | RB transcriptional corepressor 1 | 13q14.2 | 细胞周期负调控因子 |
| | *PTEN* | phosphatase and tensin homolog | 10q23.31 | 磷脂酰肌醇-3,4,5-三磷酸酶 |
| | *KAI1* | metastasis suppressor kangai 1 | 11p11.2 | 跨膜糖蛋白 |
| | *NM23* | NME/NM23 nucleoside diphosphate kinase 1 | 17q21.33 | 核苷二磷酸激酶 |
| | *KISS1* | kiss-1 metastasis suppressor | 1q32.1 | 可抑制肿瘤细胞的趋化性和侵袭，减弱肿瘤转移 |

结构进行水解。肿瘤细胞通过大量表达编码这类酶的基因，获得局部浸润和转移的能力[4,5]。有研究表明，*MMP1* 基因在多种肿瘤组织中扮演肿瘤转移促进基因的角色，异常表达的 *MMP1* 基因能够诱导肝癌细胞发生侵袭和转移[4]。临床组织标本中 *MMP1* 基因的表达水平与食管癌预后呈明显负相关，体外过表达 *MMP1* 基因能够激活 PI3K/Akt 通路，并促进食管癌细胞转移[5]。再次，肿瘤细胞还需要获得足够的运动和侵袭能力，以保证肿瘤细胞能够成功地转移到远端靶器官。肿瘤细胞的这种运动和侵袭能力同样受到大量肿瘤转移促进基因的调控。T 细胞淋巴瘤侵袭和转移因子 1（T-cell lymphoma invasion and metastasis 1, TIAM1）广泛表达于多种器官来源的肿瘤细胞中，它能通过与细胞骨架蛋白和透明质酸受体蛋白等结合，激活 Rac 信号通路，增强肿瘤细胞的侵袭和转移能力[6]；此外，它还能通过调节 *RAS* 癌基因诱导肿瘤转移的过程，参与多种肿瘤细胞的转移过程[7]。CD44v 是整合膜糖蛋白家族中 CD44 的变异体，在多种转移性肿瘤细胞中呈现高表达。功能研究发现，该蛋白能够显著增强细胞运动能力，同时在癌细胞外表面覆盖一层保护层，以逃避免疫细胞的识别和攻击[8]。最后，肿瘤血管新生是肿瘤转移灶形成的关键步骤，这种肿瘤血管新生能力更成为衡量肿瘤恶性程度的重要指标之一。因此，调控肿瘤血管新生的很多基因都属于肿瘤转移促进基因，具有促进肿瘤转移的功能，如血管内皮生长因子（VEGF）和 IL-8 等。VEGF 具有高度特异性，能够诱导血管内皮细胞生长和迁移，增加血管通透性，并诱导血管增生[9]。尤其在低氧环境下，VEGF 能够通过与内皮细胞膜上的特异性受体结合，激活 MAPK 信号通路，诱导内皮细胞增生，同时它还能上调血浆酶原活化因子和血浆纤溶酶原激活物抑制物（PAI）-1 的表达，进而促进新生毛细血管的形成，这些功能使得它在肿瘤细胞的血管新生过程中发挥了关键作用[9]。以上研究表明，无论在肿瘤转移的哪个阶段，肿瘤转移促进基因都发挥着极为重要的功能，探究肿瘤转移促进基因的生物学功能及其相关分子机制，并寻找调节肿瘤转移促进基因表达的方法，对于抗肿瘤治疗具有重要意义。

### 5.1.2 肿瘤转移抑制基因

肿瘤转移抑制基因是指一类能够直接或者间接抑制肿瘤转移，并降低肿瘤细胞侵袭能力的基因。

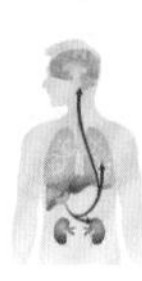


已有的研究表明，这类基因在多种恶性肿瘤组织中均呈现明显的低表达状态，其表达水平与肿瘤组织的恶性程度呈明显的负相关[10,11]。目前研究最多的两个肿瘤抑制基因为 *TP53* 和 *RB1*。这两个基因的编码蛋白均是以转录因子的方式调控细胞生长的一类核蛋白，在多种肿瘤中发挥肿瘤抑制作用。*TP53* 基因编码肿瘤蛋白 P53，是一种具有转录激活、DNA 结合和寡聚化结构域的抑癌蛋白。该蛋白可对多种细胞应激作出反应，以调节靶基因的表达，从而诱导细胞周期停滞、凋亡、衰老、DNA 修复或代谢改变。*TP53* 基因突变几乎在所有癌症类型中都存在，与多种人类癌症有关。*RB1* 是另一个较早发现的肿瘤抑制基因，编码细胞周期的负调控因子，是进入细胞分裂的关键调节因子。当 *RB1* 被 CDK3/周期蛋白(cyclin)-C 磷酸化时，可促进细胞周期由 $G_0$ 期过渡至 $G_1$ 期。同时，该基因还可充当 *E2F1* 目标基因的转录阻遏物，当 *RB1* 的磷酸化不足时，可与 *E2F1* 相互作用并抑制其转录活性，从而导致细胞周期停滞。此外，*RB1* 还可通过维持整体染色质结构直接参与异染色质形成，尤其是通过稳定组蛋白甲基化来构成组成性异染色质。该基因的缺陷是儿童视网膜母细胞瘤(RB)、膀胱癌和成骨肉瘤的原因。

根据基因发挥功能的阶段不同，肿瘤转移抑制基因也可以分为几种不同类型。首先，细胞黏附是调控肿瘤细胞转移的重要步骤，改变肿瘤细胞与周围细胞之间的黏附性对于肿瘤细胞转移调控极为重要。*KAI1* 基因编码的 CD82 蛋白位于细胞膜上，它能够通过促进细胞的同质性黏附，进而阻碍肿瘤细胞转移；同时该蛋白还能够通过信号转导通路下调 EGFR 的表达，进而抑制肿瘤细胞的生长[10,11]。钙黏素和 CD44 均为跨膜糖蛋白，它们的过表达将增强肿瘤细胞之间的黏附反应，降低肿瘤细胞的侵袭和转移能力，是重要的肿瘤转移抑制基因[12]。其次，肿瘤细胞的侵袭和转移能力是衡量肿瘤恶性程度的关键指标，部分肿瘤转移抑制基因主要通过调节肿瘤细胞侵袭和转移能力来影响肿瘤转移过程。早在 1988 年就有研究者从鼠黑色素瘤细胞中分离鉴定出第一个肿瘤转移抑制基因，该基因被命名为 *NM23*。功能研究发现该基因所编码的蛋白质产物为二磷酸核苷激酶，主要通过影响微管聚合来调控细胞有丝分裂和细胞运动等过程，并参与 G 蛋白信号传递等细胞生物学过程[13]。临床研究表明，*NM23* 基因在多种人类肿瘤中均发挥肿瘤转移抑制作用，如肺癌、乳腺癌、卵巢癌和胃癌等，且在肝癌转移灶中的表达水平明显低于原发灶[14]。*KISS1* 基因位于 1 号染色体上，常被位于 6 号染色体上的反式作用因子所调节。*KISS1* 基因所表达的蛋白质能够竞争性地与 G 蛋白偶联受体结合，进而抑制肿瘤细胞发生转移，甚至还能导致某些已经发生转移的肿瘤细胞进入休眠状态[15]。除了直接影响肿瘤细胞的转移能力，干扰血管新生也是抑制肿瘤细胞转移的重要途径，部分基因也在这一过程中发挥了关键作用，如血小板因子 4、血管抑制素和凝血酶敏感蛋白等。以上研究表明，肿瘤转移抑制基因在肿瘤细胞转移过程中发挥了关键的负向调控作用，研究肿瘤转移抑制基因在肿瘤转移过程中的功能及其相关调控机制同样具有重要的临床应用价值。

从以上研究可见，肿瘤转移抑制基因可在肿瘤转移的多个环节发挥关键性的调控作用，这些环节包括细胞黏附、细胞侵入血液循环系统及淋巴系统并在其中存活、细胞转移及远端器官的定植和克隆性增殖等。这类基因的异常表达或突变失活将导致肿瘤恶变，严重影响肿瘤患者的预后。探究这类基因的生物学功能及其相关的调控机制，可为我们开发出更有效的疗法来为肿瘤治疗提供更多、更好的思路。

## 5.2 肿瘤转移的表观遗传学基础

肿瘤细胞的侵袭和转移是恶性肿瘤最重要的特征之一，然而仅仅通过遗传学相关理论似乎并不能很好地阐明肿瘤细胞转移的相关分子机制。近年来，随着表观遗传学相关研究领域的不断发展，越来越多的研究表明，肿瘤转移过程可能还受到表观遗传因素的影响，如 DNA 甲基化的异常、组蛋白修饰的改变和非编码 RNA 表达水平的变化等。这些表观遗传学因素虽然不会直接导致编码肿瘤转移相关基因的 DNA 序列变化，但却影响了这些基因的表达水平，通过调节肿瘤转移相关基因的表达来影响肿瘤细胞转移过程。

### 5.2.1 概述

“表观遗传”描述的是一种不依赖于 DNA 序列变化，且可被遗传的表型改变。该词最早由康拉德·沃丁顿(Conrad Waddington)提出[16]。这些表

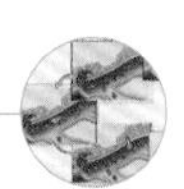

观遗传的改变主要依靠表观遗传的各种修饰来实现，具体包括DNA修饰、组蛋白修饰、非编码RNA调控和染色质结构重塑等。目前已经发现的DNA甲基化修饰包括DNA甲基化修饰、DNA羟甲基化胞嘧啶修饰、DNA甲酰胞嘧啶修饰和DNA羧基胞嘧啶修饰等。

目前研究较为清楚且应用较为广泛的是DNA的甲基化修饰。DNA甲基化是指DNA甲基转移酶(DNMT)选择性地将活性甲基化合物上的甲基转移到DNA序列上特定的胞嘧啶上，形成5′-甲基胞嘧啶的过程。脊椎动物的DNA甲基化通常发生于DNA序列的CpG位点上[17]。相反地，发生甲基化的DNA片段又能够在DNA加氧酶(主要包括Tet1、Tet2和Tet3)的催化下，发生去甲基化修饰，由5′-甲基胞嘧啶修饰转变为5′-羟甲基化胞嘧啶修饰[18]。

组蛋白修饰是表观遗传修饰中另一个最主要的修饰，区别于DNA甲基化修饰，组蛋白修饰的方式更加多样和复杂。目前已经报道的组蛋白修饰方式包括组蛋白甲基化、乙酰化、泛素化、SUMO化和磷酸化等，而构成核小体的组蛋白又包括H2A、H2B、H3和H4这4种不同的组蛋白[19]。这就导致每个组蛋白都可能发生不同的组蛋白修饰，同一组蛋白的不同氨基酸位置也可能发生不同的修饰，甚至同一组蛋白的同一氨基酸位置也可能发生不同的修饰。组蛋白修饰同样由不同的组蛋白修饰酶介导完成。目前已发现的组蛋白修饰酶包括组蛋白甲基转移酶、组蛋白乙酰转移酶、组蛋白脱乙酰酶和组蛋白脱甲基酶等。

非编码RNA是表观遗传学中的另一个重要研究领域，它是指能够在人类基因组中稳定转录但却不编码蛋白质的一类RNA。这类RNA虽然不编码蛋白质，但是却高度保守，能够通过碱基互补配对在转录过程中或者翻译后水平调控基因转录和翻译，参与多种细胞生命活动过程。目前的非编码RNA主要包括小非编码RNA(small non-coding RNA, sncRNA)和长链非编码RNA(long non-coding RNA, lncRNA)。在sncRNA中，微小RNA(miRNA)是目前研究最为广泛的[20]。

### 5.2.2 DNA甲基化与肿瘤转移

DNA甲基化修饰是调控基因表达的重要方式，它能导致DNA序列上相关转录因子的结合受到干扰、DNA构型改变和DNA稳定性受到影响等，进而影响基因的转录和表达[21]。目前的研究发现，脊椎动物的DNA甲基化主要发生在富含CpG岛的DNA区域内，而不同区域内的CpG岛甲基化对基因的表达调控作用截然不同。根据甲基化区域的不同，可以将DNA甲基化分为基因启动子区甲基化和基因本体区甲基化。一般认为，基因启动子区CpG岛上的胞嘧啶与转录因子结合和染色质结构调控等过程密切相关，该区域发生DNA甲基化修饰将导致某些特定的转录因子与其识别位点的结合受阻，如转录因子Myc、NF-κB和E2F等，进而抑制基因转录过程。其次，发生甲基化修饰的DNA片段可能募集某些转录抑制蛋白质的结合，如MeCP1蛋白和MBD家族蛋白等，进而干扰基因的转录过程。此外，异常甲基化修饰的CpG岛还将与组蛋白脱乙酰酶家族蛋白发生相互作用，进而改变染色质的结构，抑制相关基因的转录[22]。以上研究提示，基因启动子区域的DNA甲基化主要发挥抑制基因转录和表达的功能。已有研究表明，某些肿瘤转移抑制基因启动子区域呈现明显的低甲基化，能够在正常细胞中表达；而在肿瘤细胞中，这些基因的启动子区域则呈现明显的高甲基化状态，导致肿瘤转移抑制基因的表达受阻[23]。如钙离子依赖的细胞黏附分子上皮钙黏素基因的启动子区CpG岛发生异常高甲基化，基因转录受阻，导致细胞之间的黏附能力减弱，进而诱导鼻咽癌细胞发生转移。肿瘤转移抑制基因*NM23-H1*启动子区的DNA同样呈现明显的高甲基化状态，导致该基因的表达沉默，进而诱导乳腺癌细胞转移[24]。相反地，部分肿瘤转移促进基因的表达可能因基因启动子区的异常DNA甲基化而导致转录被激活，引起肿瘤转移等表型的改变。尿激酶型纤维蛋白溶解酶是一种典型的丝氨酸蛋白酶，它的主要作用是通过激活纤溶酶原参与肿瘤细胞的胞外基质降解，同时还能够诱导肿瘤微血管的形成。有研究者通过对不同恶性程度的肿瘤细胞系和乳腺癌组织研究发现，编码尿激酶型纤维蛋白溶解酶的基因启动子区域在正常上皮细胞和非转移性乳腺癌细胞中均呈现明显的高甲基化状态，基因表达水平较低；而在高转移性乳腺癌细胞中，该基因的启动子区域则呈现低甲基化状态，基因表达水平显著升高[25]。以上研究结果表明，肿瘤转移与肿瘤转移相关基因启动子区DNA甲基化状态异常密切相关。

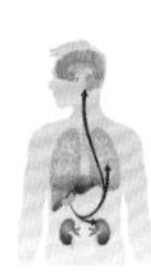



除了基因启动子区甲基化修饰外，肿瘤细胞的基因本体区域也存在明显的DNA甲基化修饰，且这种修饰非常保守，在动植物中普遍存在[26]。与启动子区DNA甲基化修饰不同，基因本体区域的甲基化修饰与基因的转录表达呈明显的正相关关系，高甲基化的基因本体区域通常对应基因的高转录水平[27]。但是该区域的DNA甲基化修饰有什么功能，以及它是如何影响基因的转录和表达等过程并不清楚。此外，从基因组的整体甲基化水平上分析，研究者们发现了一个很有意思的现象：肿瘤细胞虽然在局部区域的DNA甲基化水平增高，但在全基因组水平上则呈现明显的低甲基化现象[28]。这种局部高甲基化和全基因组水平低甲基化是肿瘤细胞特有的现象，被称为肿瘤DNA甲基化谱。恶性肿瘤细胞与正常细胞相比，其基因组DNA甲基化水平一般可降低20%～60%[29]，且这一现象多发生在高度重复序列和中度重复序列中。针对这一现象的发生，目前主要有两种解释：一种解释认为这种全基因组低甲基化的状态，将导致染色体重排或者易位的发生，进而使得染色体变得极为不稳定，DNA损伤修复、细胞周期调控和血管形成等过程调控紊乱，进而诱发肿瘤；另一种解释认为这种低甲基化状态诱使大量原癌基因表达，进而诱导肿瘤细胞产生。但无论哪种解释，都表明肿瘤的发生和转移与DNA甲基化修饰存在密切的联系。然而，也有部分研究者发现，某些基因的沉默表达并不伴随着基因启动子区的高甲基化，如Mehrotra等人在乳腺癌转移组织中发现部分基因的表达沉默，但是并没有发现异常的DNA高甲基化[30]。这一研究结果提示，除了DNA甲基化修饰外，基因的表达调控还受到其他遗传或者表观遗传因素的影响。

### 5.2.3 组蛋白修饰与肿瘤转移

组蛋白是构成染色体的重要组成物质，DNA通过缠绕在组蛋白上形成一种稳定的核小体。不同的组蛋白修饰对这种核小体稳态进行微调，这种微调能够改变DNA在组蛋白上的缠绕方式，使染色体呈现出松散或封闭的状态，进而激活或者抑制基因的转录[31]。目前研究较为广泛的组蛋白修饰主要包括组蛋白甲基化和组蛋白乙酰化。组蛋白甲基化主要发生于组蛋白的赖氨酸和精氨酸残基上，不同残基上可能发生单甲基化、双甲基化甚至三甲基化修饰，这一过程常由组蛋白甲基转移酶来完成[31]。组蛋白的超甲基化或者低甲基化能够引起肿瘤转移相关基因的表达异常，进而诱导肿瘤转移的发生。已有研究表明，分泌性卷曲蛋白-1在肾癌细胞转移过程中发挥重要作用，它在转移性肾癌细胞中的表达水平显著高于原发性肾癌细胞和正常肾细胞，敲除该基因的表达将导致肿瘤细胞侵袭能力显著下降，细胞凋亡增加。相关机制研究表明，该基因启动子区域的组蛋白在转移性肾癌细胞中的甲基化程度较低，导致该基因的转录被激活[32]。

组蛋白乙酰化是组蛋白修饰的另外一个重要部分，这是一个可逆的组蛋白修饰过程，通常由组蛋白乙酰转移酶和组蛋白脱乙酰酶协同完成，且该过程主要发生于组蛋白H3和H4中较为保守的赖氨酸残基上，如组蛋白H3第27位赖氨酸的乙酰化修饰。组蛋白乙酰化修饰与基因的转录活跃程度密切相关，组蛋白高乙酰化的发生通常意味着基因转录的激活和基因表达，而低乙酰化修饰则可能与转录抑制相关[33]。相关研究表明，组蛋白H3K27的乙酰化修饰是增强子激活的关键性标志，发生H3K27乙酰化修饰的增强子由非活跃状态转为活跃状态，活性增强子将募集大量转录激活因子的结合，进而诱导周围基因的转录被大量激活，这成为调控基因转录和激活的重要途径[34]。有研究者发现，乳腺癌抑制基因1能够抑制乳腺癌细胞的转移，其机制正是通过组蛋白乙酰化修饰来实现的。该基因能够募集组蛋白脱乙酰酶1，并结合到尿激酶型纤维蛋白溶解酶基因的启动子区域NF-κB结合位点上，诱导组蛋白发生去乙酰化修饰，干扰NF-κB的结合，从而抑制纤维蛋白溶解酶基因的表达，阻碍乳腺癌细胞转移[35]。

### 5.2.4 非编码RNA与肿瘤转移

非编码RNA是表观遗传学中的另一个重要组成部分，目前研究较为广泛的非编码RNA包括miRNA和lncRNA。miRNA是一类长度大约为22nt的单链非编码RNA。目前普遍的研究认为miRNA主要通过与靶基因mRNA的3′-非翻译区结合，通过抑制mRNA的翻译或者促进mRNA的降解来阻碍基因转录。miRNA对基因的翻译抑制现象已在多种动植物中被发现，表现出高度的保守性，因而在肿瘤细胞侵袭和转移过程中发挥重要作用。已有的研究表明，在转移性乳腺癌细胞中的miR-126和miR-335表达水平显著低于正常细胞

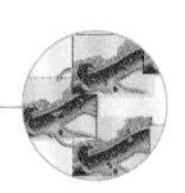

和原发部位的肿瘤细胞，导致相应的肿瘤转移促进基因表达明显升高，乳腺癌细胞侵袭和转移能力增强[36]。相反，某些肿瘤转移相关的 miRNA 表达水平升高则可能促进了肿瘤细胞的侵袭和转移。相关研究发现，miR-9 在肝癌细胞中的表达水平显著高于正常细胞，该 miRNA 的过表达直接下调了上皮钙黏素的表达，降低了肿瘤细胞之间的黏附能力，进而增强了肿瘤细胞的侵袭和转移能力[37]。

肿瘤转移是一个多步骤的复杂过程，根据 miRNA 参与肿瘤转移的阶段不同，可以将肿瘤转移相关的 miRNA 进行简单分类。在肿瘤转移的起始阶段，原位肿瘤细胞通过 EMT 获得较强的侵袭能力，由聚集侵袭模式转变为解离和散播的细胞迁移模式。在这一过程中，miRNA 发挥了极为重要的调控作用。已有研究表明，TGF-β 信号通路是调控 EMT 发生的重要途径，miR-155 靶向抑制 *RhoA* 基因的表达，进而促进 EMT 的发生，诱导乳腺癌细胞转移；人为地敲除乳腺癌细胞中的 miR-155 表达将显著抑制乳腺癌细胞转移[38]。上皮钙黏素转录抑制因子 ZEB1 和 SIP1 是负向调控上皮钙黏素表达的重要因子，它们的上调表达将抑制上皮钙黏素的表达，减少肿瘤细胞之间的黏附性，促进肿瘤细胞转移。而 miR-200 家族中的多个 miRNA 均能靶向下调 ZEB1 和 SIP1 的表达，促进上皮钙黏素的表达，干扰肿瘤细胞 EMT 的发生[39]。其次，肿瘤细胞对基底膜的降解也是肿瘤转移发生的重要步骤，miRNA 同样参与这一过程的调控。已有研究表明，MMP 是细胞分泌的一种降解细胞外基质的关键酶，这类蛋白质的表达对于肿瘤细胞转移具有重要作用，miR-21 通过靶向下调 *PTEN* 基因的表达，进而上调 MMP2 和 MMP9 的表达，促进肿瘤细胞发生转移[40]。相反，miR-146a/b 则通过 IL-1 和 Toll 样受体信号途径负向调节 NF-κB 活性，进而下调 MMP9 的表达，抑制肿瘤细胞转移过程[41]。

此外，侵袭和运动能力的获得也是肿瘤细胞转移的重要过程，miRNA 同样参与这一过程的调控。有研究发现，将过表达 miR-10b 的乳腺癌细胞株 SUM159 注射到小鼠乳房中所形成的肿瘤，其侵袭性明显高于未过表达 miR-10b 的对照组细胞，而 miR-10b 抑制剂则能够明显抑制小鼠乳腺癌细胞向肺部转移[42]。相关机制研究表明，miR-10b 主要通过靶向下调基因 *HOXD10* 的表达，进而导致肿瘤转移促进基因 *RhoC* 的表达上调，诱导乳腺癌细胞发生转移[42]。关于 miR-10b 的这一调控机制同样在胃癌组织中被证实[43]。除了调控肿瘤细胞侵袭和运动外，肿瘤血管新生也是肿瘤侵袭和转移的关键步骤。miR-200 家族的 miRNA 不仅能抑制多种肿瘤细胞 EMT 的发生，还能通过调控 IL-8 和 CXCL1 的分泌，抑制多种肿瘤组织血管的形成[44]。将 miR-200 家族中的 miRNA 注射到肿瘤内皮细胞中，能够明显抑制肿瘤细胞的转移和血管形成，诱导血管正常化，具有重要的临床应用价值[44]。以上研究表明，miRNA 在肿瘤细胞转移的各个阶段均扮演着重要角色，调控肿瘤细胞中 miRNA 的表达可能成为肿瘤转移治疗的潜在策略。

通过以上研究不难看出，已有的大部分研究均围绕着 miRNA 对其靶基因的负向调控展开。经典的 miRNA 负向调控理论认为：成熟的 miRNA 主要分布于细胞质中，它通过结合靶基因 mRNA 的 3′-非翻译区，通过阻碍 mRNA 的翻译或者促进 mRNA 的降解，从而抑制靶基因表达。然而，miRNA 对肿瘤转移的调控并不仅仅局限于靶向下调其靶基因的表达。随着细胞核内 miRNA 不断被发现和证实，miRNA 的负向调控理论似乎并不能完全解释所有 miRNA 发挥功能的机制。近年来，有研究者发现某些基因的启动子区域存在保守的 miRNA 结合位点，进入细胞核内的 miRNA 能够靶向结合这些基因的启动子区，调控基因的转录和表达[45-47]。此外，来自复旦大学于文强实验室的研究发现了一类特殊的细胞核内 miRNA，它们调控基因表达的功能和机制与传统的胞质 miRNA 完全不同。他们发现，基因组上许多转录产生 miRNA 的位置与增强子区域高度重叠，并且这种现象并非个例，而是普遍存在于多种组织和细胞中[48-50]。通过系统性分析，他们发现有超过 300 个 miRNA 前体在基因组上的位置与 H3K27ac 富集区域高度重叠。功能研究发现这类 miRNA 能够在全基因组水平上激活基因转录，并将这类 miRNA 命名为 NamiRNA (nuclear activating miRNA，核激活 miRNA)[49]。分子机制研究发现，这类 miRNA 能够靶向并激活基因组上的不同增强子，诱导全基因组水平上的基因转录激活，形成一个“细胞核内 miRNA-增强子-靶基因激活”的调控网络[49,50]。这一研究表明 miRNA 与增强子之间存在密切的相互调控关系，可能成为 miRNA 调控肿瘤细胞转移的一种全新途径。除国内相关研究外，国际上部分研究者的工作

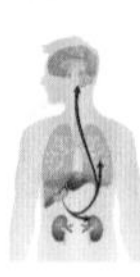



也证实了 miRNA 与增强子之间的相关调控关系[51,52]。例如，曾获得诺贝尔生理学或医学奖的 Phillip Sharp 就于 2017 年在 *Cell* 杂志上撰文称，他们结合实验和生物信息学分析的手段发现，增强子能够促进组织特异性 miRNA 的转录，并招募 Drosha/DGCR8 蛋白，促进初级 miRNA 转录产物的剪切和成熟[51]。另一篇发表于 *Genome Research* 上的文章通过分析不同细胞和组织中 miRNA 的表达情况，发现 miRNA 的分布呈现明显的组织特异性，而这与它邻近的增强子活性密切相关，靠近增强子区域的 miRNA 表达水平明显高于邻近区域没有增强子的 miRNA[52]。综合以上研究，我们可以发现 miRNA 在肿瘤转移过程中所扮演的角色并不局限于传统的 miRNA 负向调控现象，探究 miRNA 通过激活基因表达来调控肿瘤转移的相关机制，并开发相关的靶向药物，可能具有更为重要的理论意义和临床应用价值。

除了 miRNA 发挥功能的机制存在不同，不同肿瘤细胞中 miRNA 的来源和运输方式可能也存在明显不同。近几年的研究发现，来源于细胞外囊泡中的 miRNA 在肿瘤细胞转移过程中具有重要作用。细胞外囊泡是一类具有膜结构且能够被大多数细胞所分泌的囊泡，其包含了大量的核酸分子，尤其是 miRNA。借助于细胞外囊泡的保护，这类 miRNA 能够在血液循环系统中自由移动，并转移到其他远端靶器官或细胞中，调控相关基因的表达，并参与肿瘤细胞转移过程。特定肿瘤微环境的形成是肿瘤细胞转移的关键步骤，借助于细胞外囊泡能够被肿瘤细胞分泌的特性，细胞外囊泡中的 miRNA 无疑成为了肿瘤微环境形成的重要参与者。已有研究表明，来源于肾癌肿瘤干细胞外囊泡能够诱导肿瘤细胞转移和肿瘤血管的新生，而其中的 miRNA 是导致这一现象的关键因素[53]。不同于一般的细胞因子，来源于细胞外囊泡中的 miRNA 在细胞外囊泡的保护下，能够更容易地被转运到远端靶器官中，以实现对远端靶细胞的调控，这对于肿瘤细胞的远端转移极为有利。例如，来源于黑色素瘤细胞外囊泡中的 miRNA 能够通过调控远端淋巴结形成有利于肿瘤细胞生长和转移的肿瘤微环境[54]。以上研究表明，关于 miRNA 在肿瘤细胞转移过程的功能和相关调控机制还有很多问题值得我们研究，比如哪些 miRNA 能够通过激活基因转录来调控肿瘤转移？来源于肿瘤细胞外囊泡的 miRNA 又是如何调控肿瘤转移过程？这类特殊的 miRNA 是否通过激活基因转录来调控肿瘤细胞转移？探究这些问题有利于我们阐明肿瘤细胞转移的相关分子机制，并找到具有临床应用价值的抗肿瘤转移治疗药物靶点。

lncRNA 是指长度大于 200 bp 的一类非编码 RNA，这类 RNA 可能来源于基因间、增强子元件、内含子区或基因组的其他位置，主要由 RNA 聚合酶Ⅱ转录生成，且大多数分布于细胞核内，少量存在细胞质中[55]。这类非编码 RNA 能够与核酸分子通过碱基互补配对发生相互作用，并参与调控多项细胞生命活动过程，如遗传印记、X 染色体失活和肿瘤转移等[56]。肿瘤转移调控是 lncRNA 最受关注的研究之一。目前已有大量研究表明，lncRNA 在肿瘤细胞侵袭和转移过程中发挥重要作用[57-62]。lncRNA 调控肿瘤转移的相关机制复杂多样，不同的 lncRNA 可能通过不同的机制参与肿瘤转移调控。目前已经阐明的 lncRNA 发挥功能的机制包括以下 8 种：①通过靶向影响基因启动子区相关转录因子的结合，干扰靶基因的转录和表达；②通过抑制 RNA 聚合酶Ⅱ的结合，或者介导组蛋白修饰以及染色质重构，进而干扰下游基因的转录；③与基因的转录本互补配对结合，干扰该基因 mRNA 的剪切过程；④与基因的转录本互补配对结合形成 RNA 双链，并在核糖核酸内切酶(Dicer 酶)的介导下产生干扰小 RNA(siRNA)，进而干扰基因的表达；⑤与特定蛋白质结合，改变蛋白质在细胞中的定位情况；⑥作为特定复合物的结构组成部分，与蛋白质共同形成核酸蛋白复合物；⑦与特定蛋白质结合，调节蛋白质的生物学活性；⑧作为 miRNA 或者 piRNA(与 piwi 蛋白相互作用的 RNA)的前体，通过剪切产生新的 miRNA 或者 piRNA，或者作为 miRNA 的海绵，竞争性地与 miRNA 结合，降低细胞内的 miRNA 水平，阻碍 miRNA 发挥相关的生物学功能。

根据 lncRNA 调控肿瘤细胞转移的不同机制，lncRNA 可以被简单地进行分类。首先，在转录水平上调控肿瘤转移相关基因的表达，此是 lncRNA 参与肿瘤转移调控的重要方式，其中最典型的例子就是 HOX 转录反义基因间 RNA(HOX transcript antisense intergenic RNA，HOTAIR)。HOTAIR 在转移性乳腺癌样本中显著高表达，过表达 HOTAIR 能够增强肿瘤细胞的肺转移能力，干扰其

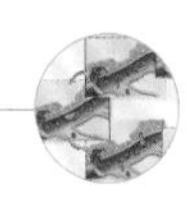

表达则显著降低肿瘤细胞侵袭能力[57]。相关机制研究表明，HOTAIR 是第一个被发现通过反式作用与多梳抑制蛋白复合体 2（PRC2）结合的 lncRNA[58]。而 PRC2 具有甲基转移酶的活性，能够对染色体特定位置的组蛋白 H3K27 进行甲基化修饰，发挥抑制基因转录和表达的功能[59]。HOTAIR 通过与 PRC2 结合，将 PRC2 蛋白募集到染色体上某些肿瘤转移抑制基因的特定位点上，诱导该染色体位点发生 H3K27me3 修饰，进而抑制相关基因的转录和表达，达到促进肿瘤细胞转移的作用[60]。此外，lncRNA 还能够直接与肿瘤转移抑制基因的启动子区结合，干扰基因的转录和表达，如尿路上皮癌胚抗原 1 能够直接结合到肿瘤抑制基因 *BRG1* 的启动子区域，阻碍该基因的染色体重构活性，诱导肿瘤细胞的增殖和转移[61]。其次，lncRNA 还能直接调控 RNA 的可变剪切过程，如 ZEB2 - AS1 就能够直接结合到 *ZEB2* 基因的可变剪切位点上，阻碍该基因的剪切过程，促进 ZEB2 蛋白的翻译。而 ZEB2 蛋白进一步靶向到上皮钙黏素基因的启动子区域，抑制该基因的转录和表达，进而诱导肿瘤细胞侵袭和转移[62]。lncRNA 另外的一个重要的调控基因表达的手段就是转录后水平的调控，在这一调控过程中，lncRNA 就像海绵一样竞争性地与内源性的特定 miRNA 结合，使细胞内的 miRNA 表达水平明显下降，从而干扰 miRNA 相关细胞生物学功能的发挥。例如，lncRNA - ATB 上就包含 3 个特定的 miR - 200 结合位点，能够特异性地吸附 miR - 200，当 lncRNA - ATB 大量表达时，细胞内的 miR - 200 就会被大量地吸附，从而下调了细胞内 miR - 200 的表达水平。而 miR - 200 能够靶向 *ZEB1* 和 *ZEB2* 基因的 3′- UTR 区域，干扰这两个基因的翻译过程，发挥抑制肿瘤细胞转移的功能。lncRNA - ATB 的大量表达将间接上调 *ZEB1* 和 *ZEB2* 基因的 RNA 表达水平，导致肿瘤细胞的侵袭和转移能力增强[63]。

## 5.3 肿瘤转移的干预和治疗

### 5.3.1 肿瘤转移的遗传学干预

肿瘤转移是一个受到多种因素影响的复杂过程，因而对肿瘤转移的干预和治疗方式也多种多样。从影响肿瘤转移的相关因素来区分，可以将肿瘤转移的干预分为遗传学层面上的干预和表观遗传学层面上的干预。其中，遗传学层面的干预主要通过干扰肿瘤转移相关基因的表达来实现，根据这些基因参与肿瘤转移调控阶段的不同，又可以细分为抗肿瘤血管形成、促肿瘤细胞黏附和抗肿瘤细胞胞外基质降解等。

（1）抗肿瘤血管形成药物

血管新生是肿瘤组织形成和肿瘤转移的关键步骤，目前市场上靶向抑制肿瘤血管新生的药物是抗肿瘤药物研究最为广泛的一类。VEGF 及其受体（VEGFR）是诱导血管内皮细胞增生和血管形成的关键因子，大量抗肿瘤血管新生的药物均以该因子作为靶点发挥作用。目前应用较为广泛的是贝伐珠单抗，它于 2004 年获得了美国 FDA 的批准，进入临床应用，并于 2010 年获得了中国 CFDA 的批准而上市。该单抗是一种人源化的 IgG1 型单克隆抗体，能够特异地与 VEGF 结合，从而竞争性地阻断它与血管内皮细胞上的表面受体结合，达到抑制肿瘤血管形成的目的。目前，该药物在转移性结直肠癌、宫颈癌和卵巢癌等恶性肿瘤的治疗中均取得了不错的治疗效果[64]。另一种应用较为广泛的药物雷莫芦单抗（ramucirumab），同样获得了美国 FDA 和日本 PMDA 的批准，目前在美国、日本和欧洲市场上广泛应用。它主要通过靶向 VEGF 的受体（VEGFR）2，从而阻断配体刺激的 VEGFR2 活化过程，干扰内皮细胞的增殖和迁移，达到抑制肿瘤血管形成的效果[65]。除此之外，还有多达 10 余种抗肿瘤血管形成的靶向药物处于实验室研究或者前期临床研究阶段。找到一种效果较好且不良反应较小的抑制肿瘤血管形成的药物将对抗肿瘤转移治疗具有重要的意义和应用价值。

（2）影响肿瘤细胞黏附类药物

细胞之间的黏附性是维持组织稳定的重要细胞生物学特性，一旦肿瘤细胞之间的黏附特性发生改变，极易诱导肿瘤细胞发生侵袭和转移。因此，针对肿瘤细胞黏附的药物在抗肿瘤转移治疗中具有重要的应用价值。整合素是调控细胞之间黏附特性的重要蛋白质家族，主要由 α 和 β 两个亚单位经非共价键连接组成异源二聚体，广泛分布于动植物细胞表面。许多转移性肿瘤细胞具有异常的整合素表达，使整合素介导的与细胞外基质之间的黏附受阻。因此，将整合素作为药物靶点成了抗肿瘤转移的热点，各大制药公司均投入大量的经费研究特异性的整合素靶向药物。目前进入临床研究阶段的整合素药物

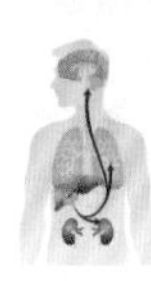



包括Ⅰ期临床研究的靶点药物为以 αvβ3 和 αvβ5 为靶点的 LM609[66]，Ⅱ期临床研究阶段的、以 α5β1 为靶点的伏洛昔单抗(volociximab)[67]，以及进入Ⅲ期临床研究阶段的、以 αvβ3 和 αvβ5 为靶点的西仑吉肽(cilengitide)[68]。

(3) *抑制肿瘤细胞对胞外基质降解的药物*

肿瘤细胞对胞外基质的降解作用主要依赖其所分泌的 MMP 和丝氨酸蛋白酶等降解酶的作用，干扰这些降解酶的分泌或抑制其活性对于抗肿瘤转移具有重要价值。针对 MMP，近年来通过人工合成的方式合成了部分小分子抑制剂，并取得了良好的实验效果。巴马司他(batimastat)就是其中之一，它具有一个胶原样骨架结构，能够快速与 MMP 的活性基团结合，特异性地抑制 MMP2、MMP9 和基质溶解素等多种 MMP 的活性，并且动物实验表明其并不存在明显的长期毒性，能够显著延长卵巢癌移植瘤裸鼠的生存期；首次应用于恶性腹水患者身上也取得了良好效果[69]。另一种人工合成的小分子化合物马立马司他(marimastat)同样对 MMP 具有靶向抑制作用，它比巴马司他的毒性和不良反应更小，并且可以直接通过口服给药，目前已经用于肺癌、卵巢癌和结肠癌等多种肿瘤的Ⅰ期临床研究，具有重要的临床应用价值[70]。

不可否认，通过遗传学手段干预肿瘤转移取得了一定的成果，部分靶向药物的成功上市，也给肿瘤转移患者带来了福音，但是部分研究者也提出了一些异议[71,72]。比如目前研究最为广泛的抗肿瘤血管生成类药物，采用单药或者联合其他化疗药物的治疗方案在早期治疗阶段虽然取得了不错的疗效，但部分研究者对这类药物的长期疗效提出了质疑[71]。VEGF 介导的肿瘤血管新生是一个复杂的过程，干扰 VEGF 的表达不仅影响肿瘤血管形成，也会对正常组织产生明显影响，缺失该基因的表达会引起血栓、出血甚至纤维化等症状。此外，还有研究者发现，抗 VEGF 药物会上调血液中的血浆蛋白 PIGF(胎盘生长因子)、SDF-1(基质细胞衍生因子-1)和粒细胞集落刺激因子(granulocyte colony stimulating factor, G-CSF)等，这些蛋白能够诱导增强肿瘤细胞的侵袭和转移能力[72]。以上研究表明，这类抗肿瘤血管新生的药物具有增加肿瘤细胞侵袭和扩散的可能性，因而长期使用可能会引起肿瘤恶性程度增加，对这类药物的使用应该重新进行合理的评估。同时，从全新的角度开发抗肿瘤转移相关药物也成了一种迫切的需求。

### 5.3.2 肿瘤转移的表观遗传学干预

影响肿瘤细胞转移的表观遗传学因素主要包括 DNA 甲基化、组蛋白修饰、miRNA 和 lncRNA 的调控等。根据不同的表观遗传学调控，针对肿瘤转移的表观遗传学干预手段也可以细分为 DNA 甲基化干预、组蛋白修饰干预和非编码 RNA 调控的干预等。

(1) *DNA 甲基化在抗肿瘤转移中的应用*

细胞在发育过程中，其甲基化状态并非完全不变的，而是甲基化和去甲基化同时发生的动态过程，一旦甲基化过程或者去甲基化过程发生异常，就可能导致某些基因的异常表达，甚至导致肿瘤细胞的产生和转移。因此，利用某些干扰 DNA 甲基化的药物进行抗肿瘤转移治疗，是 DNA 甲基化在临床上的重要应用方向。目前 DNA 甲基化的临床应用主要集中在两个方面：一是通过甲基化抑制剂阻碍肿瘤转移抑制基因的高甲基化，抑制肿瘤细胞的转移；二是通过某些促进甲基化的化合物促进肿瘤转移促进基因的甲基化修饰，干扰肿瘤转移基因的表达，进而抑制肿瘤细胞转移的发生。5-氮杂胞苷(5-AZA)是一种应用较为广泛的 DNA 甲基化抑制剂，该化合物是胞嘧啶的类似物，能够在细胞 DNA 复制过程中阻碍 DNMT1 与 DNA 序列的特异性结合，进而抑制 DNMT1 对甲基的转移，这将导致肿瘤细胞的抑癌基因去甲基化及重新表达，成为 DNA 甲基化应用于抗肿瘤治疗的重要化合物之一。目前，5-AZA 应用于复发性急性髓细胞性白血病的Ⅱ期临床治疗已经取得了 33% 的完全缓解率和 17% 的部分缓解率，具有重要的应用价值[73]。促进肿瘤细胞关键基因的甲基化是另一种抗肿瘤转移的治疗途径。S-腺苷甲硫氨酸(SAM)是提供甲基供体的重要化合物，能够促进 DNA 甲基化过程。已有研究发现 SAM 可以明显抑制肝癌的发生，而这种抑制作用可以被 5-AZA 所逆转[74]。除 SAM 外，叶酸也是一种重要的甲基化供体。有研究发现，饮食中叶酸摄入量的不足可能导致患结直肠癌的风险增加，提示叶酸对于抑制肿瘤的发生具有重要作用[75]。

除了直接应用于肿瘤转移的临床治疗外，利用不同肿瘤细胞的 DNA 甲基化状态进行肿瘤早期诊断和预后分析也具有重要意义。与正常细胞相比，

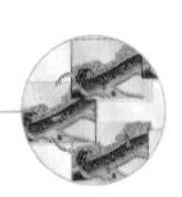

肿瘤细胞的甲基化谱存在明显不同。有研究者通过检测 8 个基因启动子区在非小细胞肺癌(NSCLC)、小细胞肺癌和支气管癌这 3 类不同癌症组织标本中的甲基化状态,发现 NSCLC 呈现独特的甲基化状态,利用这一特点可以将它与另外两种癌症组织区别开来[76]。此外,在同一种肿瘤的不同发展阶段,基因启动子区的 DNA 甲基化状态也可能明显不同,如 Maruyama 等人就发现,某些基因的甲基化谱在前列腺癌的不同组织学分级阶段存在明显的不同,利用这一特征,可以对同种肿瘤的不同阶段进行划分[77]。近年来的研究发现,肿瘤患者血清、尿液或粪便中的 DNA 含量明显升高,且这些甲基化 DNA 存在一定的肿瘤细胞生物学特性,通过检测血浆或者体液中的 DNA 甲基化状态,可以进行肿瘤的早期诊断[78-80]。例如,*GSTP1* 基因启动子区域的 DNA 甲基化状态与前列腺癌的发生密切相关,通过提取患者血清中的 DNA 和尿液中的 DNA,并对其甲基化状态进行检测,发现血清中 DNA 以及尿液中 DNA 的甲基化状态与肿瘤患者的原发癌组织符合率高达 100%,具有重要的临床诊断价值[79]。虽然将甲基化用于临床肿瘤转移的治疗具有重要的应用价值,但关于这些化合物的不良反应也是我们不能忽视的问题;抗甲基化治疗虽然能够激活肿瘤转移抑制基因的表达,但是也有可能激活某些肿瘤转移促进基因的表达。同样地,增强肿瘤细胞的甲基化也可能导致某些肿瘤转移抑制基因的表达受阻。目前并不清楚相关的抗甲基化治疗策略和增强甲基化治疗策略是否会对其他基因的表达产生明显影响,相关机制和不良反应还需要更深入的研究。

(2) 组蛋白修饰在抗肿瘤转移中的应用

组蛋白修饰是调控肿瘤转移相关基因表达的重要途径,同时组蛋白修饰又是一个可逆的过程,这使得调控组蛋白修饰成了抗肿瘤转移的重要研究方向。组蛋白修饰主要包括组蛋白甲基化修饰、乙酰化修饰和磷酸化修饰等,针对不同的组蛋白修饰具有不同的靶向药物。目前研究最为广泛的一类靶向组蛋白修饰的药物就是组蛋白脱乙酰酶抑制剂(HDACi)。根据其结构的不同,可以分为短链脂肪酸类、环肽类、异羟肟酸类和苯甲酰胺类等。组蛋白乙酰化酶能够诱导组蛋白发生乙酰化修饰,而这种修饰将导致组蛋白尾端氨基酸残基的电荷被中和,降低了其与 DNA 的亲和力,进而导致 DNA 结构由紧密变得松散,更易于跟转录因子相结合,激活基因转录。而组蛋白脱乙酰酶则可以逆转这一过程。大量研究发现,多种恶性肿瘤细胞中均呈现异常的组蛋白脱乙酰酶表达,利用各种组蛋白脱乙酰酶抑制剂可以有效抑制肿瘤血管生成、阻断肿瘤细胞周期、诱导肿瘤细胞自噬和凋亡、促进肿瘤细胞分化[81-83]。有研究表明,组蛋白脱乙酰酶抑制剂帕比司他(panobinostat)能够通过调控内质网应激途径诱导肝癌细胞死亡[84];而另一种组蛋白脱乙酰酶抑制剂丁酸钠则可以抑制肝癌细胞的浸润和转移,诱导肿瘤细胞周期阻滞和生长受阻,具有良好的抗肿瘤转移作用[85]。

另一种重要的组蛋白修饰药物则是靶向组蛋白甲基转移酶的抑制剂,通过干扰组蛋白甲基化过程达到抗肿瘤效果。组蛋白甲基化酶主要包括 EZH2、MLL 和 SUV39 等。它们在基因表达调控过程中具有重要作用,同样也在抗肿瘤相关应用中具有重要前景。目前针对不同组蛋白甲基化酶的抑制剂主要包括以下几类:①AMI 类组蛋白精氨酸甲基化转移酶抑制剂;②SET 区域蛋白家族类组蛋白赖氨酸甲基转移酶抑制剂,如 UN02224 和毛壳素(chaetocin)等;③非 SET 区域蛋白家族类组蛋白赖氨酸甲基转移酶抑制剂,如 DOT1L 抑制剂 EPZ004777。EZH2 是最主要的一类组蛋白赖氨酸甲基转移酶,它的异常表达将导致许多肿瘤转移抑制基因的表达被抑制,进而促进多种肿瘤细胞的侵袭转移和增殖能力,患者呈现预后较差和复发率高的特点。因此,靶向抑制 EZH2 具有重要的临床应用价值。目前针对 EZH2 的抑制剂有很多种,主要包括诺华公司的 EI1、Epizyme 公司的 EPZ005687 和葛兰素史克的 GSK126 等。Epizyme 公司通过多个化合物筛选和结构优化而获得的 EPZ005687 目前取得了较好的前期研究结果,并于 2013 年进入了Ⅰ/Ⅱ期的临床试验,该化合物能够同时抑制野生型和突变型的 EZH2 活性[86]。另一类重要的组蛋白甲基转移酶是组蛋白精氨酸甲基转移酶,主要包括 PRMT3 和 PRMT4 两种,它们的异常表达同样与多种肿瘤的发生和侵袭转移密切相关。化合物 14u 是特异性针对 PRMT3 的一种变构抑制剂,对 PRMT3 具有很好的选择性,但目前这类分子仅在分子水平上有活性,细胞和动物水平上还有待进一步研究[87]。另一种组蛋白甲基转移酶抑制剂 3-去氮腺嘌呤 A(3-deazaneplanocin A)同样能够特异性地抑制肿瘤细胞黏附分子的表达,干扰肿瘤细胞侵袭转

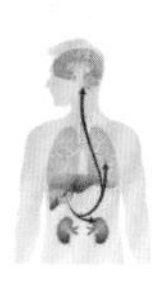



移能力的获得，具有良好的抗肿瘤效果[88]。以上研究表明，组蛋白修饰及其相关调控药物对于抗肿瘤转移具有重要的临床应用价值，探究相关药物的分子作用机制，并开发新的针对组蛋白修饰的临床药物是抗肿瘤转移的一个颇具潜力的方向。

(3) miRNA 抑制剂和 lncRNA 抑制剂

非编码 RNA 在很长一段时间内被认为是基因组转录出来的"垃圾"RNA，并没有什么重要的功能。然而随着非编码 RNA 的重要功能被不断揭示，这一观点正在被大家所抛弃。miRNA 和 lncRNA 是目前研究最为广泛的两种非编码 RNA，也是最有潜力被应用于临床抗肿瘤的两种非编码 RNA。随着 miRNA 相关研究的不断深入，利用 miRNA 拮抗剂或 miRNA 类似物进行抗肿瘤转移治疗成为了一条很有潜力的途径。目前，miRNA 的抗肿瘤转移治疗策略主要包括两种：一种是通过人工合成具有特殊标记和修饰的 miRNA 拮抗剂(antagomir)或者反义 miRNA，通过它们来抑制具有促进肿瘤细胞转移的 miRNA 表达；另一种策略是通过人工合成具有抗肿瘤转移功能的 miRNA 类似物，并导入肿瘤细胞中，以提高这些 miRNA 在细胞内的表达水平，达到抗肿瘤转移的效果。目前已经处于临床前期实验或临床研究阶段的、靶向肿瘤细胞内 miRNA 的化合物主要包括以下 4 类：①反义 miRNA 寡核苷酸(anti-miRNA oligonucleotide, AMO)，这是一类以特定 miRNA 成熟序列为基础而设计并人工合成的、由 17～22 个核苷酸组成的单链 RNA 分子，且具有 2′-O-甲基团化学修饰，能够通过碱基配对原则与特定 miRNA 结合，靶向抑制该 miRNA 的表达，干扰肿瘤细胞内这类 miRNA 发挥功能。②具有 LNA 修饰的反义寡核苷酸(ASO-LNA)，这类反义寡核苷酸通过 LNA 技术引入了 2′-O-4-C 亚甲基桥并形成一种模拟 N 型构象的二环高亲和力 RNA，经过这种修饰后的寡核苷酸具有更高的稳定性和更强的 RNA 结合能力，能够通过碱基配对原则与特定 miRNA 快速、稳定地结合，进而干扰肿瘤细胞内 miRNA 的表达。③antigomir 是一种由 23 个碱基构成、与靶向 miRNA 分子互补的单链 RNA 分子。该 RNA 分子同样经过一定的人工修饰，主要包括部分磷硫酰化修饰，以及全链 2′-O-甲基化修饰，这些修饰能够显著增强其稳定性，防止 antigomir 在进入细胞后被降解。进入细胞内的 antigomir 在与特定 miRNA 结合形成复合物后，将诱导内源性的 miRNA 发生降解，从而达到抑制肿瘤细胞内特定 miRNA 表达的作用。④miRNA 类似物是一类能够增加肿瘤细胞内特定 miRNA 水平的双链 RNA 分子，它主要通过模拟目的 miRNA 的前体序列，在进入细胞后，经过细胞内剪切酶的加工，从而形成具有活性的 miRNA 分子，发挥与目的 miRNA 相同的调控功能，从而实现抗肿瘤转移的效果。因此，这类 miRNA 类似物主要针对某些具有重要抗肿瘤转移效果的 miRNA，如 miR-200 家族的 miRNA、miR-126 和 miR-148a 等。

除了人工合成内源性 miRNA 的拮抗剂或者类似物外，人工合成某些自然状态下不存在的 miRNA 类似物同样具有临床应用价值。例如，来自以色列特拉维夫大学和美国麻省理工学院等高校的研究者们发现，细胞支架蛋白(palladin)具有明显的促进乳腺癌细胞迁移的功能，但是该蛋白的基因的 3′-UTR 区域存在潜在的 miR-96a/miR-186 结合位点，并且在部分乳腺癌患者细胞内的该结合位点存在单核苷酸多态性(SNP)，这使得内源性的 miR-96a 和 miR-186 无法抑制 palladin 的表达。当他们通过一种胶体金递送载体将与 SNP 位点互补配对的、人工合成的 miRNA 类似物递送到小鼠乳腺癌细胞中，能够显著抑制乳腺癌细胞模型中肿瘤细胞的转移。相比系统性的治疗而言，这种通过靶向运输 miRNA 类似物来抗肿瘤转移的方式非常有效，为癌症治疗提供了新的思路[89]。

基于细胞外囊泡来源的 miRNA 相关功能研究的不断深入，它在临床抗肿瘤治疗上的应用价值也不断显现。细胞外囊泡来源的 miRNA 具有其独特的特点：它以细胞外囊泡作为运载体。这种具有膜结构的囊泡体积微小，能够保护它所运载的 miRNA 和蛋白质等免遭核酸酶或蛋白酶的降解，其膜上还携带了能够被特定靶细胞所识别的膜蛋白，能够进行靶向运输[90]。这些特点使得细胞外囊泡成了小分子化合物以及 miRNA 类似物或抑制剂的理想投递系统，在临床上具有重要的应用前景。如 miR-9 在胶质瘤细胞中呈现异常高表达的状态，它能够引起胶质瘤细胞对抗肿瘤药物替莫唑胺的耐药，通过外泌体将抗 miR-9 分子从间质干细胞中靶向投递到胶质瘤细胞中，将有效干扰 miR-9 的表达，使胶质瘤细胞重新恢复对抗肿瘤药物的敏感性[91]。当然，利用细胞外囊泡及其所携带的 miRNA 进行肿瘤治疗也存在一定的局限性。一方面，单个 miRNA

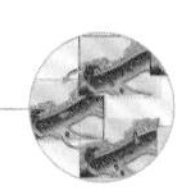

通常能够靶向多个基因，这种靶基因的不唯一性使得 miRNA 对某个特定基因的表达调控作用被削弱，要通过单个 miRNA 来实现对肿瘤的逆转较为困难；另一方面，miRNA 与 siRNA 类似，在临床治疗过程中不可避免地存在明显的脱靶效应，无法实现高效的靶向治疗[92,93]。此外，细胞外囊泡作为运载体，它本身的分泌也受到多种因素的调控[94]；细胞外囊泡内除了 miRNA 外，还包含很多其他核酸和蛋白质，目前也还不清楚这些核酸和蛋白质到底发挥了什么样的作用[95]。以上这些因素都限制了细胞外囊泡及其所携带的 miRNA 在临床上的应用。虽然还存在很多问题亟待解决，但细胞外囊泡及其所携带的 miRNA 的发现无疑为我们理解肿瘤微环境与肿瘤转移发生的机制提供了一种全新的思路。

作为目前研究较为广泛的另一类非编码 RNA，lncRNA 同样在抗肿瘤治疗中具有重要的应用价值。已有研究表明，前列腺癌抗原 3(PCA3)在前列腺癌中显著高表达，通过检测 PCA3 的表达来对前列腺癌进行诊断具有更高的特异性和更好的灵敏度。更为关键的是，PCA3 能够在患者的尿液中被检测到，这为临床检测的取材提供了非常便利的手段，具有非常好的应用前景[96]。有研究者对 153 例结肠癌患者进行临床研究和分析，发现 lncRNA FEZF1 - AS1 的表达与肿瘤 TMN 分期之间存在密切的相关性，具有不良预后的患者通常伴随着异常高表达的 FEZF1 - AS1。研究发现它主要与 FEZF1 形成融合基因，进而导致患者呈现不良的预后，故其在结肠癌的预后诊断方面具有重要的应用价值[97]。虽然以 lncRNA 为靶点的临床治疗药物研究目前尚处于起步阶段，还没有产生良好的临床效果，但已经发现了许多具有重要价值的药物靶点。如 H19 是一种在多种恶性肿瘤组织中高表达的 lncRNA，通过人工构建融合了 H19 启动子序列和白喉毒素的质粒，能够特异性地靶向肿瘤细胞表达的 H19，使得白喉毒素可以靶向抑制肿瘤细胞的生长，具有较好的抑制肿瘤生长的效果[98]。已有研究表明，MALAT - 1 在非小细胞肺癌、乳腺癌、肝癌和结肠癌等多种肿瘤组织中均呈现显著高表达的状态，将它作为肿瘤诊断的标志物具有广谱性[99]，靶向 MALAT - 1 的 siRNA 能够抑制该基因的表达，进而抑制肿瘤转移相关蛋白（metastasis-associated protein，MTA)的表达，抑制肝癌细胞的侵袭和转移，并诱导肝癌细胞凋亡[100]，提示靶向 MALAT - 1 的药物可能具有重要的临床应用价值。

## 5.4 问题与展望

### 5.4.1 从遗传学角度看肿瘤转移

目前的基础研究理论认为，遗传学层面上的基因突变是驱动肿瘤发生和肿瘤细胞转移的关键因素。肿瘤细胞的产生是由于某些关键基因的突变所致。基因突变会导致基因所编码的蛋白质结构或功能发生明显改变，进而导致细胞的生物学功能和特性发生改变，形成永生化的恶性肿瘤细胞。发生于基因编码区域的突变与肿瘤发生关系最为密切，这些区域的碱基突变、片段缺失或者片段插入，很容易导致编码蛋白的密码子发生错义突变、移码突变或者提前终止等，进而导致蛋白质的功能发生改变或者丧失，驱动肿瘤细胞的产生。进一步的研究发现，编码区域的基因突变经常发生于外显子的剪切位点周围，这将直接影响外显子的剪切过程，导致某些异常的外显子剪切的发生，形成异常的蛋白质，如经典的 *TP53* 基因在剪切位点的突变就已经在多种肿瘤组织中被发现。除了错义突变和移码突变，某些同义突变可能也会导致异常蛋白质的产生，这主要是由于同义突变影响了 mRNA 的折叠过程及其稳定性，这可能导致蛋白质空间构象的改变，进而影响蛋白质功能的发挥。

相关研究表明，癌症发生早期的某些关键基因的突变可能是肿瘤发生和发展的关键驱动因素，这种基因突变将导致某些细胞获得异常的增殖能力，并在与正常体细胞的竞争性生长环境下不断地进化，最终导致永生化的肿瘤细胞产生，大量肿瘤细胞的聚集形成肿瘤。到目前为止，研究者们已经发现了数十种与癌症发生和发展密切相关的基因突变。通过靶向药物干扰这些因突变所导致的异常蛋白质表达，能够很好地抑制肿瘤细胞的恶性增殖，控制肿瘤进程。肿瘤转移是恶性肿瘤细胞从原发灶向其他远端靶器官转移的过程，是导致大多数肿瘤患者治疗失败的最主要原因。已有研究指出，肿瘤细胞转移性的获得可能也与早期肿瘤细胞相关基因的突变密切相关。来自美国杜克大学及其合作单位的研究者们对多个结直肠癌患者肿瘤细胞的多个区域进行分析，发现大量具有异常转移特性的细胞都具有特

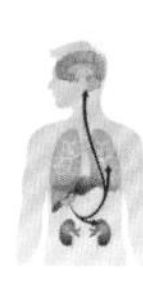



异性的基因突变，这提示肿瘤细胞的许多关键特性，如细胞增殖和侵袭能力等，可能都是由早期肿瘤细胞的基因突变所引起的[101]。以上研究表明，针对早期肿瘤细胞的基因突变筛查，对于肿瘤治疗和预后分析都具有非常重要的意义和价值，针对早期突变肿瘤细胞的靶向药物可能成为肿瘤治疗的关键。

然而，也有研究者提出了不同的观点。虽然某些肿瘤确实能够找到驱动肿瘤发生、发展的关键基因突变，但依然还有很多肿瘤到目前为止还没有找到驱动肿瘤发生、发展的关键基因突变。肿瘤转移更是一个复杂的过程，可能并不能通过简单的基因突变来解释。目前，来自法国的研究者们分析了数百名大肠癌患者的基因组变化，但是并没有找到明显的、能够驱动肿瘤转移的基因突变，大部分转移性肿瘤细胞的基因突变谱与原发性肿瘤细胞类似[102]。有趣的是，他们的研究指向了肿瘤细胞免疫系统的改变，如肿瘤细胞免疫相关基因表达的变化、淋巴细胞的减少和淋巴管的减少等，提示这可能是影响肿瘤细胞转移的一个重要因素[102]。以上研究表明，肿瘤细胞转移是一个复杂的过程，基因突变理论并不能完全解释肿瘤细胞转移的机制。但同时该研究也表明，基因表达水平的变化是影响肿瘤细胞转移的重要因素，转移性肿瘤细胞和原发肿瘤细胞之间的基因表达谱存在明显差异，找到调控肿瘤转移相关基因表达的因素可能是揭开肿瘤转移分子机制的关键步骤。鉴于此，我们可能需要站在全新的角度，重新认识基因突变与肿瘤转移的关系，认识遗传学相关理论与肿瘤转移的关系。

### 5.4.2 从表观遗传学角度重新认识肿瘤转移

肿瘤转移是一个多阶段的复杂过程。研究肿瘤细胞转移过程中，我们能够发现大量与肿瘤转移密切相关的基因表达谱出现明显改变，如调控肿瘤细胞侵袭和转移的基因、调控细胞黏附的基因和调控胞外基质降解的基因等。虽然目前肿瘤转移的详细分子机制还不清楚，但是我们可以确定的是，肿瘤转移相关基因表达的变化是导致肿瘤细胞转移的一个关键因素，找到调控这些基因表达的元件，也就找到了调控肿瘤细胞转移的秘密武器。传统的遗传学理论，虽然能够很好地解释部分基因表达的改变，但是还有大量基因的表达谱变化无法解释，因为这些基因并未发生明显的遗传改变。表观遗传学是近年来发现的另一种调控基因表达的重要因素，区别于传统的遗传学调控，表观遗传学调控是一种不依赖于DNA序列发生改变的，并且可遗传的调控方式。将遗传学因素和表观遗传学因素相互结合，能够非常好地阐释肿瘤转移过程和肿瘤细胞内相关基因表达谱的变化。因此，肿瘤是一种遗传学和表观遗传学疾病，而肿瘤转移则是一种遗传学和表观遗传学因素相结合所导致的现象。一方面，遗传学因素决定了肿瘤细胞的特性及其相关基因的本底表达情况，这就像给肿瘤细胞加上了复杂的基因标记，决定了这些肿瘤细胞的增殖和转移等潜能[103]。另一方面，表观遗传学因素又对这些肿瘤转移相关基因的表达进行着调控，异常的DNA甲基化或组蛋白修饰可能导致异常的基因表达谱。两者协同作用，实现肿瘤转移过程的调控[104]。上皮钙黏素就是一个典型的例子。虽然在乳腺癌细胞中发现了上皮钙黏素的明显突变，这似乎表明上皮钙黏素基因突变是导致肿瘤细胞产生和转移的关键因素，但是弥漫性胃癌中却不能简单地通过这种基因突变理论进行解释。因为有研究表明，在原发肿瘤细胞中呈现上皮钙黏素缺失的现象，但在远端转移灶肿瘤细胞中，它的表达却得到了恢复[105]。基因突变是一个不可逆的过程，显然不能解释这一现象，但用表观遗传学理论却能够很好地解释。研究发现，在原发肿瘤细胞中上皮钙黏素呈现明显的超甲基化状态，而在相应的远端转移灶细胞中的上皮钙黏素则未发生甲基化，这很好地解释了上皮钙黏素在肿瘤细胞转移过程中的动态变化过程[105]。鉴于表观遗传学在肿瘤转移过程中的重要功能，将遗传学和表观遗传学因素相结合，从表观遗传学的角度重新认识肿瘤细胞转移过程具有重要意义。

### 5.4.3 表观遗传学在肿瘤转移研究中的前景展望

区别于遗传学因素对基因表达的影响，表观遗传学因素对基因的表达调控具有可逆性，因而在抗肿瘤转移的临床应用中可能更加具有广阔的前景。例如，利用某些DNA去甲基化的药物，能够使得某些被表观遗传学介导沉默的基因重新恢复表达，很低剂量的药物可能就会起到很好的抗肿瘤效果[106]。目前通过表观遗传学角度对疾病进行治疗的药物主要包括靶向DNA甲基化转移酶的药物、靶向组蛋白修饰酶的药物、靶向蛋白激酶的药物、miRNA拮抗剂或类似物等。这些药物的出现极大地丰富了临

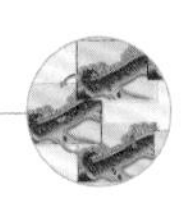

床抗肿瘤转移治疗的手段，部分药物也已经取得了不错的疗效。除了直接的靶向药物外，miRNA 和 lncRNA 在肿瘤转移的早期诊断方面具有非常好的应用前景。随着细胞外囊泡中的 miRNA 被发现和相关功能被阐明，使得早期诊断更加便捷，因为这类 miRNA 能够直接通过少量患者血浆进行临床诊断，非常便于临床检测。另外，DNA 甲基化异常也同样存在于从患者血浆、尿液或者粪便中提取的 DNA 中，通过这些 DNA 对患者进行诊断和预后分析，提供了极大的临床检测便利，也避免了患者临床检测的麻烦和痛苦。还有，我们发现 miRNA 除了抑制基因转录，还能通过增强子激活基因转录，而增强子是组织特异性的重要调控者和维持者，这提示 miRNA 可能在组织特异性维持和细胞命运调控等关键生命活动过程中发挥了极为关键的作用；研究相关调控过程及其分子机制，对于理论细胞生命活动过程，以及肿瘤发生和转移等疾病过程具有非常重要的意义。综上所述，虽然表观遗传学相关药物大多数还处在临床研究阶段，也还存在一些潜在的问题，比如靶向性较差[107]、药物稳定性较差、代谢时间短[108]、单一药物效果较差等[109]，但是这些不妨碍相关药物的开发和应用。相信随着研究的不断深入，这些问题都能够得到合理控制和解决。结合遗传学和表观遗传学手段，我们相信一定能够更加全面地阐释肿瘤转移的相关分子机制，也能够为肿瘤转移患者找到更加合理有效的治疗手段。

（邹清平　于文强）

## 参考文献


[1] KEIRSEBILCK A, STEFAN BONNÉ, BRUYNEEL E, et al. E-cadherin and metastasin (mts - 1/S100A4) expression levels are inversely regulated in two tumor cell families [J]. Cancer Res, 1998, 58(20): 4587 - 4591.

[2] F FEI, QU J, ZHANG M, et al. S100A4 in cancer progression and metastasis: a systematic review [J]. Oncotarget, 2017, 8(42): 73219 - 73239.

[3] CHEN L, LI J, ZHANG J, et al. S100A4 promotes liver fibrosis via activation of hepatic stellate cells [J]. J Hepatol, 2015, 62(1): 156 - 164.

[4] MA H, CAI H, ZHANG Y, et al. Membrane palmitoylated protein 3 promotes hepatocellular carcinoma cell migration and invasion via up-regulating matrix metalloproteinase 1 [J]. Cancer Lett, 2014, 344(1): 74 - 81.

[5] LIU M, HU Y, ZHANG M F, et al. MMP1 promotes tumor growth and metastasis in esophageal squamous cell carcinoma [J]. Cancer Lett, 2016, 377(1): 97 - 104.

[6] HABETS G, SCHOLTES E, D ZUYDGEEST, et al. Identification of an invasion-inducing gene, Tiam - 1, that encodes a protein with homology to GDP-GTP exchangers for Rho-like proteins [J]. Cell, 1994, 77(4): 537 - 549.

[7] MALLIRI A, VAN DER KAMMEN R A, CLARK K, et al. Mice deficient in the Rac activator Tiam1 are resistant to Ras-induced skin tumours [J]. Nature, 2002, 417(6891): 867 - 871.

[8] TRAN T A, KALLAKURY B, SHEEHAN C E, et al. Expression of CD44 standard form and variant isoforms in non-small cell lung carcinomas [J]. Hum Pathol, 1997, 28(7): 809.

[9] KERBEL R S. Tumor angiogenesis [J]. N Engl J Med, 2008, 358(19): 2039 - 2049.

[10] SRIDHAR S C, MIRANTI C K. Tetraspanin KAI1/CD82 suppresses invasion by inhibiting integrin-dependent crosstalk with c-Met receptor and Src kinases [J]. Oncogene, 2006, 25(16): 2367 - 2378.

[11] BANDYOPADHYAY, A. Inhibition of pulmonary and skeletal metastasis by a transforming growth factor-beta type I receptor kinase inhibitor [J]. Cancer Res, 2006, 66(13): 6714 - 6721.

[12] POTTER, JOHN D. Morphogens, morphostats, microarchitecture and malignancy [J]. Nat Rev Cancer, 2007, 7(6): 464.

[13] PATRICIA, S, STEEG, et al. Evidence for a novel gene associated with low tumor metastatic potential [J]. J Natl Cancer Inst, 1988, 80(3): 200 - 204.

[14] NAKAYAMA T, OHTSURU A, NAKAO K, et al. Expression in human hepatocellular carcinoma of nucleoside diphosphate kinase, a homologue of the nm23 gene product [J]. J Natl Cancer Inst, 1992, 84(17): 1349 - 1354.

[15] NASH K T, WELCH D R. The KISS1 metastasis suppressor: mechanistic insights and clinical utility [J]. Front Biosci, 2006, 11: 647 - 659.

[16] WADDINGTON C H. The epigenotype [J]. Int J Epidemiol, 2012, 41(1): 10 - 13.

[17] KLOSE R J, BIRD A P. Genomic DNA methylation: the mark and its mediators [J]. Trends Biochem Sci,

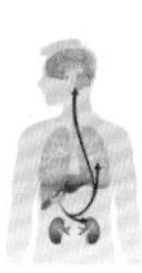


2006,31(2):89-97.

[18] ITO S, SHEN L, DAI Q, et al. Tet proteins can convert 5-methylcytosine to 5-formylcytosine and 5-carboxylcytosine [J]. Science, 2011, 333 (6047): 1300-1303.

[19] KOUZARIDES T. Chromatin modifications and their function [J]. Cell, 2007,128(4):693-705.

[20] CARMELIET P, JAIN R K. Molecular mechanisms and clinical applications of angiogenesis [J]. Nature, 2011,473(7347):298-307.

[21] BAYLIN S B, JONES P A. A decade of exploring the cancer epigenome-biological and translational implications [J]. Nat Rev Cancer, 2011,11(10):726-734.

[22] WEBER M, DAVIES J J, WITTIG D, et al. Chromosome-wide and promoter-specific analyses identify sites of differential DNA methylation in normal and transformed human cells [J]. Nat Genet, 2005,37(8):853-862.

[23] LI Z, REN Y, LIN S, et al. Association of E-cadherin and beta-catenin with metastasis in nasopharyngeal carcinoma [J]. Chinese Med J, 2004,117(8):1232-1239.

[24] OLIVEIRA A M, ROSS J S, FLETCHER J A. Tumor suppressor genes in breast cancer: the gatekeepers and the caretakers [J]. Am J Clin Pathol, 2005,124 Suppl: S16-S28.

[25] PAKNESHAN P. Demethylation of urokinase promoter as a prognostic marker in patients with breast carcinoma [J]. Clin Cancer Res, 2004,10(9):3035-3041.

[26] KASINATHAN S, HENIKOFF S. 5-Aza-CdR delivers a gene body blow [J]. Cancer Cell, 2014,26(4):449-451.

[27] DVIR A, GIDON T, MICHAEL R, et al. Replication timing-related and gene body-specific methylation of active human genes [J]. Hum Mol Genet, 2011(4): 670-680.

[28] SUZUKI M M, BIRD A. DNA methylation landscapes: provocative insights from epigenomics [J]. Nat Rev Genet, 2008,9(6):465-476.

[29] EHRLICH M, LACEY M. DNA Hypomethylation and Hemimethylation in Cancer [J]. Adv Exp Med Biol, 2013,754:31-56.

[30] MEHROTRA, J. Very high frequency of hypermethylated genes in breast cancer metastasis to the bone, brain, and lung [J]. Clin Cancer Res, 2004, 10(9): 3104.

[31] BING L, CAREY M, WORKMAN J L. The role of chromatin during transcription [J]. Cell, 2007,128(4): 707-719.

[32] SAINI S, LIU J, YAMAMURA S, et al. Functional significance of secreted Frizzled-related protein 1 in metastatic renal cell carcinomas [J]. Cancer Res, 2009, 69(17):6815-6822.

[33] HEINTZMAN N D, HON G C, HAWKINS R D, et al. Histone modifications at human enhancers reflect global cell-type-specific gene expression [J]. Nature, 2009,459(7243):108-112.

[34] SUR I, TAIPALE J, et al. The role of enhancers in cancer [J]. Nat Rev Cancer, 2016,16(8):483-493.

[35] CICEK M, FUKUYAMA R, CICEK M S, et al. BRMS1 negatively regulates NF-κB-dependent uPA expression following recruitment of HDAC1 to the NF-κB binding site of the uPA promoter [J]. Clin Exp Metastas, 2009,26(3):229.

[36] TAVAZOIE S F, C ALARCÓN, OSKARSSON T, et al. Endogenous human microRNAs that suppress breast cancer metastasis [J]. Nature, 2008,451(7175):147-152.

[37] HAO-XIANG T, QIAN W, LIAN-ZHOU C, et al. MicroRNA-9 reduces cell invasion and E-cadherin secretion in SK-Hep-1 cell [J]. Med Oncol, 2010,27(3):654-660.

[38] KONG W, YANG H, HE L, et al. MicroRNA-155 is regulated by the transforming growth factor beta/Smad pathway and contributes to epithelial cell plasticity by targeting RhoA [J]. 2008,28(22):6773-6784.

[39] GREGORY P A, BERT A G, PATERSON E L, et al. The miR-200 family and miR-205 regulate epithelial to mesenchymal transition by targeting ZEB1 and SIP1 [J]. Nat Cell Biol, 2008,10(5):593-601.

[40] ZHU S, WU H, WU F, et al. MicroRNA-21 targets tumor suppressor genes in invasion and metastasis [J]. Cell Res, 2008,18(3):350-359.

[41] BHAUMIK D, SCOTT G K, SCHOKRPUR S, et al. Expression of microRNA-146 suppresses NF-kappaB activity with reduction of metastatic potential in breast cancer cells [J]. Oncogene, 2008,27(42):5643-5647.

[42] MA L, TERUYA-FELDSTEIN J, WEINBERG R A. Tumour invasion and metastasis initiated by microRNA-10b in breast cancer [J]. Nature, 2007, 449(7210):256.

[43] HUI, REN. miR-10b promotes cell invasion through RhoC-AKT signaling pathway by targeting HOXD10 in gastric cancer [J]. Int J Oncol, 2012,40(5):1553-1560.

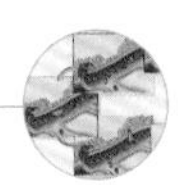

[44] PECOT C V, RUPAIMOOLE R, YANG D, et al. Tumour angiogenesis regulation by the miR-200 family [J]. Nat Commun, 2013,4:2427.

[45] YOUNGER S T, COREY D R. Transcriptional gene silencing in mammalian cells by miRNA mimics that target gene promoters [J]. Nucleic Acids Res, 2011,39(13):5682-5691.

[46] HUANG V, PLACE R F, PORTNOY V, et al. Upregulation of cyclin B1 by miRNA and its implications in cancer [J]. Nucleic Acids Res, 2011,40(4):1695-1707.

[47] PLACE R F, LI L-C, POOKOT D, et al. MicroRNA-373 induces expression of genes with complementary promoter sequences [J]. P Natl Acad Sci U S A, 2008, 105(5):1608-1613.

[48] XIAO M, LI J, LI W, et al. MicroRNAs activate gene transcription epigenetically as an enhancer trigger [J]. RNA Biol, 2017,14(10):1326-1334.

[49] YING L, ZOU Q, YU W. Steering against wind: a new network of namiRNAs and enhancers [J]. Genomics Proteomics Bioinformatics, 2017, 15(5): 331-337.

[50] ZOU Q, LIANG Y, LUO H, et al. MiRNA-mediated RNAa by targeting enhancers [J]. Adv Exp Med Biol, 2017,983:113-125.

[51] SUZUKI H I, YOUNG R A, SHARP P A. Super-enhancer-mediated RNA processing revealed by integrative microRNA network analysis [J]. Cell, 2017,168(6):1000-1014.

[52] MCCALL M N, KIM M S, ADIL M, et al. Toward the human cellular microRNAome [J]. Genome Res, 2017,27(10):1769-1781.

[53] GRANGE C, TAPPARO M, COLLINO F, et al. Microvesicles released from human renal cancer stem cells stimulate angiogenesis and formation of lung premetastatic niche [J]. Cancer Res, 2011, 71(15): 5346-5356.

[54] HOOD J L, SAN R S, WICKLINE S A. Exosomes released by melanoma cells prepare sentinel lymph nodes for tumor metastasis [J]. Cancer Res, 2011,71(11):3792-3801.

[55] RINN J L, CHANG H Y. Genome regulation by long noncoding RNAs [J]. Annu Rev Biochem, 2012, 81(1):145-166.

[56] SERVISS J T, JOHNSSON P, GRANDÉR D. An emerging role for long non-coding RNAs in cancer metastasis [J]. Front Genet, 2014,5:234.

[57] GUPTA R A, SHAH N, WANG K C, et al. Long non-coding RNA HOTAIR reprograms chromatin state to promote cancer metastasis [J]. Nature, 2010,464(7291):1071-1076.

[58] BHAN A, MANDAL S S. LncRNA HOTAIR: a master regulator of chromatin dynamics and cancer [J]. Biochim Biophys Acta, 2015,1856(1):151-164.

[59] E C ONWAY, HEALY E, BRACKEN A P. PRC2 mediated H3K27 methylations in cellular identity and cancer [J]. Curr Opin Cell Biol, 2015,37:42-48.

[60] RINN J L, KERTESZ M, WANG J K, et al. Functional demarcation of active and silent chromatin domains in human HOX loci by noncoding RNAs [J]. Cell, 2007,129(7):1311-1323.

[61] WANG X, GONG Y, JIN B, et al. Long non-coding RNA urothelial carcinoma associated1 induces cell replication by inhibiting BRG1 in 5637 cells [J]. Oncol Rep, 2014,32(3):1281-1290.

[62] BELTRAN M, PUIG I, PEÑA C, et al. A natural antisense transcript regulates Zeb2/Sip1 gene expression during Snail1-induced epithelial-mesenchymal transition [J]. Gene Dev, 2008,22(6):756-769.

[63] BURK U, SCHUBERT J, WELLNER U, et al. A reciprocal repression between ZEB1 and members of the miR-200 family promotes EMT and invasion in cancer cells [J]. Embo Rep, 2008,9(6):582-589.

[64] PRESTA L G, CHEN H, O'CONNOR S J, et al. Humanization of an anti-vascular endothelial growth factor monoclonal antibody for the therapy of solid tumors and other disorders [J]. Cancer Res, 1997,57(20):4593-4599.

[65] WADHWA R, TAKETA T, SUDO K, et al. Ramucirumab: a novel antiangiogenic agent [J]. Future Oncol, 2013,9(6):789-795.

[66] BEER A J, HAUBNER R, SARBIA M, et al. Positron emission tomography using [18F] Galacto-RGD identifies the level of integrin alpha(v) beta3 expression in man [J]. Clin Cancer Res, 2006,12(13):3942-3949.

[67] DESGROSELLIER J, CHERESH D A. Integrins in cancer: biological implications and therapeutic opportunities [J]. Nat Rev Cancer, 2010, 10(1): 9-22.

[68] CHENG C, KOMLJENOVIC D, PAN L, et al. Evaluation of treatment response of cilengitide in an experimental model of breast cancer bone metastasis using dynamic PET with 18F-FDG [J]. Hell J Nucl Med, 2011,14(1):15-20.

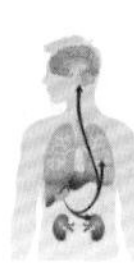



[69] WOJTOWICZ-PRAGA S, LOW J, MARSHALL J, et al. Phase I trial of a novel matrix metalloproteinase inhibitor batimastat (BB-94) in patients with advanced cancer [J]. Invest New Drug, 1996,14(2):193-202.

[70] TIERNEY G M, GRIFFIN N R, STUART R C, et al. A pilot study of the safety and effects of the matrix metalloproteinase inhibitor marimastat in gastric cancer [J]. Eur J Cancer, 1999,35(4):563-568.

[71] M PÀEZ-RIBES, ALLEN E, HUDOCK J, et al. Antiangiogenic therapy elicits malignant progression of tumors to increased local invasion and distant metastasis [J]. Cancer Cell, 2009,15(3):232-239.

[72] EBOS J, LEE C R, CRUZ-MUNOZ W, et al. Accelerated metastasis after short-term treatment with a potent inhibitor of tumor angiogenesis [J]. Cancer Cell, 2009,15(3):220-231.

[73] GOFFIN J, EISENHAUER E. DNA methyltransferase inhibitors — state of the art [J]. Ann Oncol, 2002,13 (11):1699-1716.

[74] DETICH N, HAMM S, JUST G, et al. The methyl donor S-Adenosylmethionine inhibits active demethylation of DNA: a candidate novel mechanism for the pharmacological effects of S-Adenosylmethionine [J]. J Biol Chem, 2003,278(23):20812-20820.

[75] STRÖHLE A, WOLTERS M, HAHN A. Folic acid and colorectal cancer prevention: molecular mechanisms and epidemiological evidence [J]. Int J Oncol, 2005,26 (6):1449-1464.

[76] TOYOOKA S, TOYOOKA K O, MARUYAMA R, et al. DNA methylation profiles of lung tumors [J]. Mol Cancer Ther, 2001,1(1):61-67.

[77] CHEN Y, LI J, YU X, et al. APC gene hypermethylation and prostate cancer: a systematic review and meta-analysis [J]. Eur J Hum Genet, 2013, 21(9):929-935.

[78] SUNAMI E, VU A-T, NGUYEN S L, et al. Analysis of methylated circulating DNA in cancer patients' blood [J]. Methods Mol Biol, 2009,507:349-356.

[79] GOESSL C, M MÜLLER, HEICAPPELL R, et al. DNA-based detection of prostate cancer in blood, urine, and ejaculates [J]. Ann N Y Acad Sci, 2010, 945:51-58.

[80] AHLQUIST D A, TAYLOR W R, MAHONEY D W, et al. The stool DNA test is more accurate than the plasma septin 9 test in detecting colorectal neoplasia [J]. Clin Gastroenterol Hepatol, 2012,10(3):272-277;e1.

[81] VENUGOPAL B, EVANS T R J. Developing histone deacetylase inhibitors as anti-cancer therapeutics [J]. Curr Med Chem, 2011,18(11):1658-1671.

[82] SHAO Y, GAO Z, MARKS P A, et al. Apoptotic and autophagic cell death induced by histone deacetylase inhibitors [J]. Proc Natl Acad Sci U S A, 2004,101 (52):18030-18035.

[83] ELLIS L, HAMMERS H, PILI R. Targeting tumor angiogenesis with histone deacetylase inhibitors [J]. Cancer Lett, 2009,280(2):145-153.

[84] MONTALBANO R, WALDEGGER P, QUINT K, et al. Endoplasmic reticulum stress plays a pivotal role in cell death mediated by the pan-deacetylase inhibitor panobinostat in human hepatocellular cancer cells [J]. Transl Oncol, 2013,6(2):143-157.

[85] WANG H-G, HUANG X-D, SHEN P, et al. Anticancer effects of sodium butyrate on hepatocellular carcinoma cells in vitro [J]. Int J Mol Med, 2013,31 (4):967-974.

[86] KNUTSON S K, WIGLE T J, WARHOLIC N M, et al. A selective inhibitor of EZH2 blocks H3K27 methylation and kills mutant lymphoma cells [J]. Nat Chem Biol, 2012,8(11):890-896.

[87] LIU F, LI F, MA A, et al. Exploiting an allosteric binding site of PRMT3 yields potent and selective inhibitors [J]. J Med Chem, 2013,56(5):2110-2124.

[88] CHIBA T, SUZUKI E, NEGISHI M, et al. 3-Deazaneplanocin A is a promising therapeutic agent for the eradication of tumor-initiating hepatocellular carcinoma cells [J]. Int J Cancer, 2012,130(11):2557-2567.

[89] GILAM A, CONDE J, WEISSGLAS-VOLKOV D, et al. Local microRNA delivery targets Palladin and prevents metastatic breast cancer [J]. Nat Commun, 2016,7:12868.

[90] PANT S, HILTON H, BURCZYNSKI M E. The multifaceted exosome: biogenesis, role in normal and aberrant cellular function, and frontiers for pharmacological and biomarker opportunities [J]. Biochem Pharmacol, 2012,83(11):1484-1494.

[91] MUNOZ J L, BLISS S A, GRECO S J, et al. Delivery of functional anti-mir-9 by mesenchymal stem cell-derived exosomes to glioblastoma multiforme cells conferred chemosensitivity [J]. Mol Ther Nucleic Acids, 2013,2(10):e126.

[92] GARZON R, MARCUCCI G, CROCE C M. Targeting microRNAs in cancer: rationale, strategies and challenges

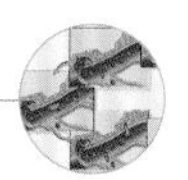

[J]. Nat Rev Drug Discov, 2010,9(10):775 - 789.

[93] SALIDO-GUADARRAMA I, ROMERO-CORDOBA S, PERALTA-ZARAGOZA O, et al. MicroRNAs transported by exosomes in body fluids as mediators of intercellular communication in cancer [J]. Onco Targets Ther, 2014,7:1327 - 1338.

[94] RICHES A, CAMPBELL E, BORGER E, et al. Regulation of exosome release from mammary epithelial and breast cancer cells — a new regulatory pathway [J]. Eur J Cancer, 2014, 50(5): 1025 - 1034.

[95] O'LOUGHLIN A J, WOFFINDALE C A, WOOD M J. Exosomes and the emerging field of exosome-based gene therapy [J]. Curr Gene Ther, 2012,12(4):262 - 274.

[96] SRIKANTAN V, ZOU Z, PETROVICS G, et al. PCGEM1, a prostate-specific gene, is overexpressed in prostate cancer [J]. P Natl Acad Sci U S A, 2000,97(22):12216 - 12221.

[97] NA C, D GUO, XU Q, et al. Long non-coding RNA FEZF1 - AS1 facilitates cell proliferation and migration in colorectal carcinoma [J]. Oncotarget, 2016,7(10): 11271 - 11283.

[98] MATOUK I J, DEGROOT N, MEZAN S, et al. The H19 non-coding RNA is essential for human tumor growth [J]. Plos One, 2007,2(9):e845.

[99] LIN R, MAEDA S, LIU C, et al. A large noncoding RNA is a marker for murine hepatocellular carcinomas and a spectrum of human carcinomas [J]. Oncogene, 2007,26(6):851 - 858.

[100] LAI M, YANG Z, ZHOU L, et al. Long non-coding RNA MALAT - 1 overexpression predicts tumor recurrence of hepatocellular carcinoma after liver transplantation [J]. Med Oncol, 2012,29(3):1810 - 1816.

[101] RYSER M D, MIN B-H, SIEGMUND K D, et al. Spatial mutation patterns as markers of early colorectal tumor cell mobility [J]. Proc Natl Acad Sci U S A, 2018,115(22):5774 - 5779.

[102] CHEUNG K J, PADMANABAN V, SILVESTRI V, et al. Polyclonal breast cancer metastases arise from collective dissemination of keratin 14-expressing tumor cell clusters [J]. P Natl Acad Sci U S A, 2016,113(7):E854 - E863.

[103] WELCH D R. Microarrays bring new insights into understanding of breast cancer metastasis to bone [J]. Breast Cancer Res, 2004,6(2):61 - 64.

[104] ESTELLER M. Cancer epigenomics: DNA methylomes and histone-modification maps [J]. Nat Rev Genet, 2007,8(4):286 - 298.

[105] GRAFF J R, GABRIELSON E, FUJII H, et al. Methylation patterns of the E-cadherin 5′ CpG island are unstable and reflect the dynamic, heterogeneous loss of E-cadherin expression during metastatic progression [J]. J Biol Chem, 2000,275(4):2727 - 2732.

[106] MACK G S. Epigenetic cancer therapy makes headway [J]. J Natl Cancer Inst, 2006,98(20):1443 - 1444.

[107] BOTRUGNO O A, SANTORO F, MINUCCI S. Histone deacetylase inhibitors as a new weapon in the arsenal of differentiation therapies of cancer [J]. Cancer Lett, 2009,280(2):134 - 144.

[108] SEBOVA K, FRIDRICHOVA I. Epigenetic tools in potential anticancer therapy [J]. Anticancer Drugs, 2010,21(6):565 - 577.

[109] PTAK C, PETRONIS A. Epigenetics and complex disease: from etiology to new therapeutics [J]. Annu Rev Pharmacol Toxicol, 2008,48(1):257 - 276.

# 6 肿瘤转移的系统生物学研究



## 6.1 常用组学技术概述

随着生物医学研究技术的进步，人们逐渐意识到人类复杂疾病的发病过程中往往涉及多基因、多分子路径的改变与协同。在传统研究中，科学家们试图解答的科学问题，一般都根据先验知识或者经验聚焦于从特定角度出发的假设，基于这种假设驱动的研究模式通常难以摆脱“盲人摸象”的困境。为了解决这一难题，系统生物学的概念应运而生。系统生物学是指研究生物系统中的所有组成成分，揭示它们的构成以及调控网络，通过计算生物学建模定量描述和预测生物体的功能以及表型。其中组学(omics)是能全面揭示生物系统组成成分的高通量检测技术，是系统生物医学研究的核心技术，主要包括基因组学(genomics)、转录组学(transcriptomics)、蛋白质组

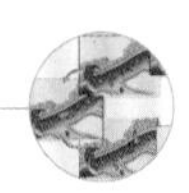

学(proteomics)、代谢组学(metabolomics)等。

基因组学的研究对象是生物体内完整的DNA遗传物质。基因组学的研究技术手段主要包括芯片技术与测序技术。尤其是二代测序技术，极大地推动了基因组学的发展。目前，基因组学已经衍生出多个分支，主要包括结构基因组学、功能基因组学、比较基因组学、宏基因组学、药物基因组学等。

转录组狭义上指信使RNA(mRNA)的集合，而广义上指细胞内所有转录产物的集合，除了编码蛋白质的mRNA，也包括非编码蛋白质的核糖体RNA(rRNA)、转运RNA(tRNA)、核仁小RNA(snoRNA)、核小RNA(snRNA)、微小RNA(miRNA)、环状RNA(circRNA)以及长链非编码RNA(lncRNA)等。随着生物技术发展和知识更新，转录组学除了继续研究mRNA外，也将研究视野拓展至非编码RNA，如miRNA、circRNA、lncRNA等，皆已成为研究热点。同基因组学一样，转录组学的主要技术手段也是测序技术与芯片技术。

蛋白质组是指细胞内所有的蛋白质。Wilkins和Williams(1994)在第一届国际双向电泳会议上首次提出了蛋白质组的概念，随后这一概念逐渐引起关注，蛋白质组学作为一门新学科由此诞生。虽然转录组学能够让研究者们掌握样本的基因转录表达信息，但研究表明，由于翻译效率以及蛋白质半衰期差异等因素，基因转录表达水平与相应的蛋白质水平并不完全一致，它们的相关系数仅为0.3～0.5，因此蛋白质组的研究具有不可取代的作用。蛋白质组学主要的技术手段包括双向凝胶电泳、酵母双杂交系统、质谱技术、芯片技术、质谱和核磁技术等。

代谢组指特定生理和病理条件下，生物体中的所有代谢小分子产物集合。代谢组学是继基因组学、转录组学及蛋白质组学的又一重要技术，其研究对象是生命代谢活动的末端产物，相比DNA、RNA和蛋白质，更接近生物系统生理表型，因此代谢组学是遗传型与表型之间的重要桥梁。代谢组学的常用研究技术包括毛细管电泳技术、色谱、质谱以及核磁技术等。

肿瘤转移是一个复杂的多因素病理过程，利用系统生物学相关理论与手段对肿瘤转移进行研究，是揭示转移发生机制、提供有效治疗靶点的必经之路。目前，基因组学、转录组学、蛋白质组学和代谢组学技术都已被有效运用到肿瘤转移相关研究。不同的组学技术以及相应生物信息学分析和整合方法的涌现，为研究肿瘤转移这一复杂难题开辟了新的道路。组学技术无疑已经将生物医学研究推进到了大数据时代。系统生物学理论奠基人之一，著名生物学家Lee Hood在一次报告中曾说，“大数据不能直接给我们真相，但它为我们提供视野，帮助我们思考如何接近真相”。在肿瘤转移研究中，如何提出更高效的实验设计、进行更精准的数据挖掘，从而为探求肿瘤转移发生机制、指导肿瘤精准诊治和预防提供关键思路，是目前组学技术在实际运用过程中最值得深思的课题。

## 6.2 基因组学相关分析技术及其在肿瘤转移研究中的应用

### 6.2.1 全基因组、全外显子组和靶向基因突变分析

(1) 新型DNA测序技术

1) DNA测序技术概述：DNA测序技术的诞生与成熟，激发并促进了一系列生物医学史上的进步。通过DNA测序技术，人们能够组装完整基因组、识别突变、鉴定微生物等，还能够对细胞或组织的转录组、DNA甲基化水平、特定蛋白质的DNA结合区域、染色质开放性、染色体三维结构等重要信息进行解析。

目前，DNA测序技术已经实现了“三代同堂”。一代测序技术是Sanger在1975年提出的，又称Sanger测序法。它的精准度高，测序读长(reads)较长，但通量与时间效率较低。二代测序(next generation sequencing，NGS)技术是目前使用最广泛的测序技术，它采用边合成边测序的方法，通过捕捉新合成的末端标记确定DNA序列，大大增加了测序通量。并且，随着技术发展，二代测序的成本已经低于1 000美元/每个人基因组。但二代测序技术仍然存在不足，其最大的技术局限在于读长偏短。因此，二代测序技术在基因组的组装、基因组结构复杂顺序的解析、基因异构体(gene isoform)鉴定等方面的表现不尽如人意。针对这些问题，三代测序技术即单分子实时测序[single-molecule real-time (SMRT) sequencing]技术的开发，为科研工作者们提供了一个更好的解决方法。这项技术由Pacific BioSciences (PacBio)公司开发，因此，也常被称为PacBio测序技术。它同时具备高通量、长读长和可

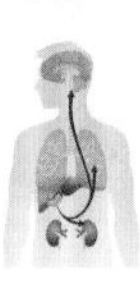

检测 DNA 甲基化等特性，在鉴定基因组结构变异、填补基因组空缺、鉴定转录剪切体等方面有明显优于二代测序的表现。另外一种三代测序技术为纳米孔测序(nanopore sequencing)。新型纳米孔测序法采用电泳技术，借助电泳驱动单个核酸分子逐一通过纳米孔而实现测序，目前展现出较好的应用前景。不过，目前阶段二代测序技术仍然是运用最广泛、数据产量最高的测序技术。

2) 基于二代测序的 DNA 测序技术：二代测序技术，又称高通量测序(high-throughput sequencing, HTS)技术，在基因组层面主要用于全基因组测序(whole genome sequencing, WGS)、全外显子组测序(whole exome sequencing, WES)以及靶向基因测序(target region sequencing, TRS)(图 6-1)。

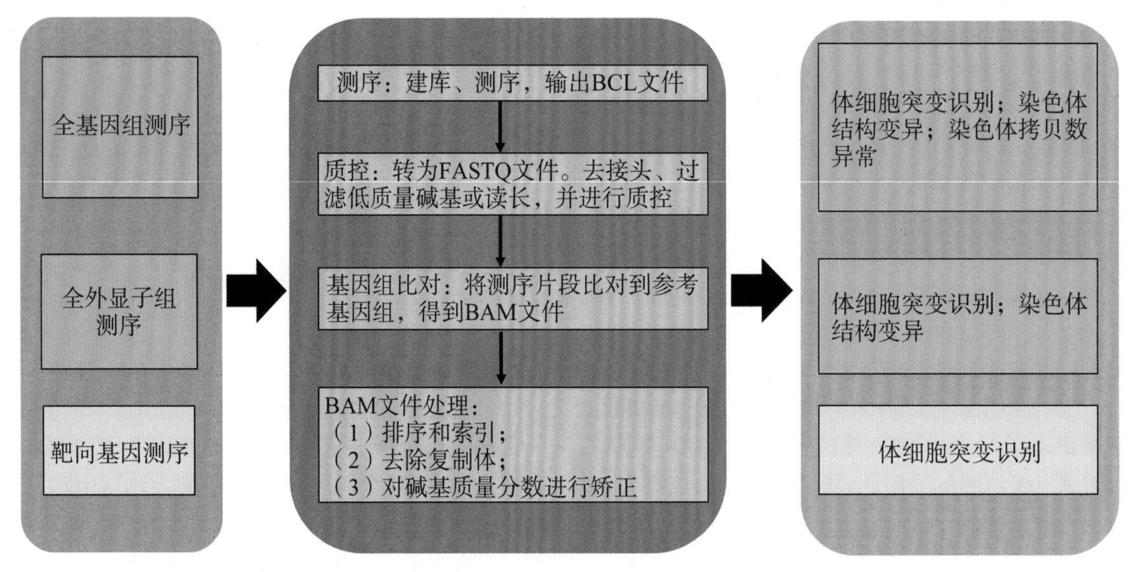


图 6-1　基于二代 DNA 测序技术的肿瘤基因组分析技术路线

A. 全基因组测序：是指提取全部基因组 DNA 进行测序。全基因组测序数据覆盖全面，可挖掘基因组 DNA 水平的遗传变异，包括点突变(point mutation)、小片段插入或删除(indel)、大片段结构性变异(structural variations, SV)、拷贝数异常(copy number variation, CNV)等，同时还可用于病毒基因组在宿主基因组整合位点的检测。

B. 外显子组测序：是指先利用探针杂交捕获外显子区域的 DNA 序列，然后再对富集的区域进行高通量测序。在人类基因组中，外显子占全基因组的 1%左右，大约覆盖 30 Mb。许多外显子捕获试剂盒所设计的探针会对外显子两侧有所扩展，捕获内含子片段；设计探针也同时捕获基因调控区域如启动子序列，捕获可达 50 Mb 覆盖范围。由于捕获探针是针对参考基因组设计的，因此它们在结合杂合型基因位点时，存在与参考基因组序列结合的偏爱性，这可能会导致基因突变识别的假阴性以及突变频率的计算错误。

C. 靶向基因测序：是指将目标区域 DNA 富集后再进行测序。靶向测序的特点在于测序目标区域小，在考虑经济成本的前提下，可以获得远超全基因组或外显子组测序的深度。因此，靶向基因测序可用于检测低频突变。不过，靶向基因测序通常要求有一定的先验知识。

3) 基因组数据分析预处理：

A. 质控：以 Illumina 测序为例，在后续分析前，需要将保存荧光图像信息的 BCL 文件转换为储存碱基序列的 FASTQ 文件。这一过程可以通过 Illumina 官方提供的转换软件 bcl2fastq 实现。bcl2fastq 的主要功能是将下机数据 BCL 中的二进制信息编译并写入记载片段序列的 FASTQ 文件。接着，需要对原始数据进行过滤，包括去除测序片段(测序中常讲的“read”，就是指 1 个测序片段)中的接头信息以及低质量序列等。过滤后的数据叫做清洁数据(clean data)。常用的过滤软件 Trimmomatic 可以对 FASTQ 中的测序片段进行修剪，包括去除

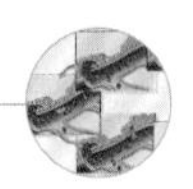

其中的接头,首、尾端质量低的碱基等,也可以直接过滤,将质量低于一定水平的整条测序片段删除等。研究者一般还会进一步对清洁数据进行质量控制,确保数据达到使用标准。目前对 FASTQ 文件进行质控最常用的软件是 FASTQC,它可以识别、解析 FASTQ 文件中的碱基质量,从多个方面对数据质量进行评估,生成直观的统计图和结果报告。

B. 基因组匹配:确定数据质量合格后,首先要将测序得到的每个片段尽可能地还原为基因组序列。人类基因组已经有较为完善的参考序列。对于重测序获得的数据,可以在人类基因组已知序列的参考下通过匹配(mapping)进行还原,而无需从头组装。人类基因组的重测序最常用的匹配软件是 BWA(Burrows-Wheeler Aligner),它适用于将大量来源不同的片段匹配到基因组上。进行匹配时,需要提供参考人类基因组,可以在 UCSC、NCBI、Ensemble 或 GENCODE 数据库下载(表 6-1),目前常用的人类基因组版本是 GRCh37 和 GRCh38(也称作 hg19 和 hg38)。匹配结果最终会输出并压缩为记载每条序列匹配详情的二进制 BAM 文件。

表 6-1 肿瘤基因组研究常用数据库

| 名称 | 数据 | 网址 |
|---|---|---|
| UCSC | 不同物种的基因组及注释数据 | https://genome.ucsc.edu/ |
| NCBI | 不同物种的基因组及注释数据 | https://www.ncbi.nlm.nih.gov/ |
| GENCODE | 人与小鼠的基因组及注释数据 | https://www.gencodegenes.org/ |
| Ensemble | 不同物种的基因组及注释数据 | http://asia.ensembl.org/index.html |
| TCGA | 各种肿瘤的基因组、转录组、DNA 甲基化等数据(美国政府资助计划) | https://cancergenome.nih.gov/ |
| ICGC | 各种肿瘤的基因组、转录组、DNA 甲基化等数据(国际合作计划) | https://cancergenome.nih.gov/ |
| COSMIC | 人类癌症中发现的体细胞遗传突变数据库 | https://cancer.sanger.ac.uk/cosmic |

C. 匹配文件(BAM 文件)的处理:完成基因组匹配后,得到的 BAM 文件往往无法直接用于下游分析,需要对 BAM 文件进行一些预处理。首先,对 BAM 文件进行排序以及索引,以便于运算。其次,对 BAM 文件进行复制体(duplicate)移除。在制备测序文库的过程中,由于 PCR 扩增过程会出现某些序列被过量扩增的情况,这些过量扩增的片段可能并不是来自基因组自身,会干扰对变异位点的识别以及突变频率的计算,因此要尽量将其移除。

常规的生物信息学处理软件见表 6-2。GATK(The Genome Analysis Toolkit)软件还具有碱基质量分数重校准(base quality score recalibration, BQSR)的功能。因为 BAM 文件中的碱基质量分数常常存在系统性误差,如在测序片段末端的碱基错误率往往要比起始部位更高。碱基质量分数重校准就是检测碱基质量分数中的系统错误,对这些质量值进行重校准。假如在测序过程中 DNA 测序仪造成 0.01%的错误,对于含有 30 亿碱基的人类基因组,若测序深度是 30 倍覆盖率,那么会得到 900 万个错误的 DNA 突变信息,这对精准分析而言显然是一个巨大的障碍。所以,碱基质量分数重校准是非常有必要的一项工作。碱基质量分数重校准的工作原理是利用机器学习的方式调整原始碱基的质量分数。它分为两个步骤,首先是利用已有的人类单核苷酸多态性(SNP)位点数据,建立相关性模型,产生重校准表;然后根据这个模型和表格,对原始碱基质量分数进行调整,进而达到控制假阳性错误率的目的。

表 6-2 肿瘤基因组分析相关常用生物信息学软件

| 工具名称 | 主要功能 | 网址 |
|---|---|---|
| bcl2fastq | 将 BCL 转换、拆分为 FASTQ | https://support.illumina.com/sequencing/sequencing_software/bcl2fastq-conversion-software.html |
| Trimmomatic | 对 FASTQ 去接头,过滤 | http://www.usadellab.org/cms/?page=trimmomatic |
| FastQC | 对 FASTQ 进行质控 | http://www.bioinformatics.babraham.ac.uk/projects/fastqc/ |
| BWA | 基因组比对 | http://bio-bwa.sourceforge.net/ |

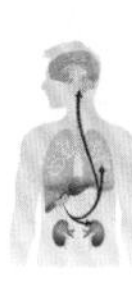



续表

| 工具名称 | 主要功能 | 网　址 |
|---|---|---|
| SAMtools | SAM、BAM 操作工具 | http://broadinstitute.github.io/picard/ |
| Picard Tools | 去除复制体 | http://broadinstitute.github.io/picard/faq.html |
| GATK | 碱基质量校准，计算测序深度等 | https://software.broadinstitute.org/gatk/ |
| MuTect | 识别体细胞突变 | http://www.broadinstitute.org/cancer/cga/mutect |
| ANNOVAR | 基因注释 | http://annovar.openbioinformatics.org/en/latest/ |
| DELLY | 识别基因组结构性变异 | https://github.com/dellytools/delly |
| BCFtools | 将 BCF 转换为 VCF | http://samtools.github.io/bcftools/bcftools.html |
| Homer | 染色体区间注释 | http://homer.ucsd.edu/homer/ |
| HMMcopy | 拷贝数异常分析(基于测序) | http://www.bioconductor.org/packages/devel/bioc/html/HMMcopy.html |
| DNAcopy | 拷贝数异常分析(基于芯片) | http://www.bioconductor.org/packages/release/bioc/html/DNAcopy.html |
| MutsigCV | 驱动基因突变预测 | http://archive.broadinstitute.org/cancer/cga/mutsig |
| Gistic | 多发性基因组拷贝数异常预测 | http://archive.broadinstitute.org/cancer/cga/gistic |

4）测序深度的选择与计算：测序深度是指测序得到的碱基总量与基因组大小或目标检测区域大小的比值。在进行实验设计时，测序深度的选择是一个重要的考虑因素。一方面，它决定了后期数据分析中得到的突变预测是否具有足够的可信度；另一方面，它决定了信息的全面性，因为测序深度的选择对测序覆盖度会产生决定性影响。由于基因组不同序列的可检测难易程度存在差异，测序获得的覆盖度是不均一的。如果平均深度过低，必然导致很多区域的丢失。虽然测序深度越深，获得的信息越全面、准确，但考虑到经济与效益问题，不能无节制地加大测序深度。因此，在实验设计时，要弄清什么样的测序深度是较为合理的，方能经济、有效地利用测序这项技术。

第一个人类基因组测序数据显示，检测纯合型 SNP 需要 15 倍的平均深度，而检测杂合型 SNP 则需要达到 33 倍。因此，平均深度达到 30 倍覆盖率一度被视为基因组测序的一个行业标准[1]。直到 2011 年，有研究指出，若要对基因组 95%以上的点突变成功识别，需要平均测序深度超过 50 倍才能获得较为可靠的结果。随着测序技术趋于稳定，基因组覆盖度的均一性得到了提升，目前公认比较可靠的平均测序深度是 35 倍覆盖率。对于外显子组测序，由于它的覆盖度均一性相较于全基因组测序更差，因此，需要更高的测序深度才能达到相应的覆盖度。通常来说，一般需要 80 倍的平均深度，才能达到目标区域 89%以上的覆盖度。另外，在肿瘤转移研究中的基因组测序，常常会比较肿瘤原发灶与转移灶的恶性细胞克隆成分，对它们的肿瘤异质性、克隆进化等问题进行探究。在这种情况下，要求对突变的检测更为敏感、准确，所以需要更高的测序深度。建议采用 200 倍以上的外显子组测序，或者在全基因组测序的基础上加测深度为 500 倍的目标区域测序[2]。研究者利用突变频率以及拷贝数信息，通过 PyClone、SciClone 等软件对肿瘤的克隆成分进行预测，对转移过程中的克隆进化过程进行解析。

（2）体细胞基因突变识别

体细胞突变（somatic mutation）不同于生殖系突变（germline mutation），是指体细胞遗传物质的后天性变异。它通常由环境因素引起，如紫外线照射或致癌化学物暴露等。体细胞突变会通过细胞分裂遗传给子代细胞，它们广泛存在于各种肿瘤样本中，对肿瘤的发生、发展和恶化起着重要的作用。因此，肿瘤样本的体细胞突变识别，是对肿瘤发生及转移机制研究的关键所在。

体细胞突变的识别需要有正常组织（如血液）的 DNA 测序结果作为对照。在成对的肿瘤及正常样本测序后，经过上述提到的数据预处理后，即可用于体细胞突变的识别。针对二代测序数据，研究者开发了多种体细胞突变预测软件。目前较常用的有 MuTect、Strelka、VarScan、SomaticSniper 等。它们的作业流程大致都是：首先对肿瘤、正常样本的

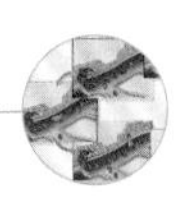

BAM文件中的测序位点逐一比较，选出肿瘤样本中频率明显高于正常样本的次等位基因位点，将其作为体细胞突变的候选位点；然后，设定一个打分系统，对候选位点进行评估，移除评估效果不佳的候选位点；最后，输出最有可能的突变列表。有研究通过对237个突变的实验验证，对EBCall、JointSNVMix、MuTect、SomaticSniper、Strelka和VarScan 6种软件进行了统计分析。结果表明，MuTect与VarScan相较于其他软件表现更好。此外，当突变的等位基因频率<0.3时，MuTect的检出灵敏度要明显优于其他方法。但是，对于高频率的突变，MuTect的检出率会略低于VarScan。另外，还有人比较VarScan、SomaticSnipper、Strelka和MuTect 4种软件，他们用这4种软件进行了更大量的数据分析，结果表明，4种软件预测都重叠的体细胞突变仅占所有候选突变的20%。此外，他们从每种方法的候选突变中各选了65个突变进行实验验证，结果表明MuTect、Strelka、VarScan和SomaticSnipper的准确率分别为89.2%、72.3%、23%和21%。就用户而言，对于各种软件的相对优缺点，在很大程度上仍然难以确切评价。如何选择软件，让数据分析达到最佳的灵敏度和特异性，尚处于缺乏统一标准的阶段。在一些研究中，研究工作者为了避免遗漏重要突变，会选择组合2种甚至3种分析方法，然后通过提高后期的过滤标准来降低错误率。

在肿瘤样本处理的实际情况中，体细胞突变检测面临的一大难题是含某个特定突变的DNA分子在测序文库中的同位点分子占比很小，即突变频率很低。造成这种情况的原因一般有两方面：一方面是肿瘤样本中混有大量正常组织细胞；另一方面是某些突变本身就只在肿瘤的小克隆亚群中存在。对于低频突变的识别，MuTect拥有较高的灵敏度，因此，它越来越受到科研人员的青睐。目前MuTect已有第2版，可以单独下载使用，同时它也被嵌入了GATK，故可以在安装GATK后直接调用。MuTect的输入文件是肿瘤样本和对照组织样本的BAM文件以及参考基因组序列文件。除了点突变，MuTect也可识别小片段插入或删除(indel)。

在获得体细胞突变列表后，通常会进行二次过滤，尽可能去除测序中常见的假阳性突变。通常会移除出以下数据库中的SNP或者假阳性突变：美国国家生物技术信息中心(NCBI)提供的dbSNP数据库、千人基因组计划(1 000 Genomes Project)提供的SNP、DNA元件百科全书(encyclopedia of DNA elements，ENCODE)提供的删除区(DAC and Duke mapability consensus excludable regions，指基因组中由于结构复杂或属于重复序列，导致比对容易产生错误的区域)、复制体基因数据库(duplicate gene database)提供的人类基因组复制体基因(如编码嗅觉受体的基因，在肿瘤测序中很容易测出突变，但一般认为与肿瘤发生无关)，以及Fuente提供的假阳性突变可疑点列表。但对于一些被上述数据库过滤掉的可疑突变，如果同时存在于癌症体细胞突变目录(catalogue of somatic mutations in cancer，COSMIC)当中，则会被重新保留下来。此外，科研工作者还会根据经验，通过突变频率、测序深度、基因组比对质量等其他参数，对突变位点进行过滤。

过滤完成后，通常需要对剩下的突变位点进行注释。一般来说，突变注释软件如ANNOVAR会先对突变所在的基因组位置进行定义，包括对基因间(intergenic)、外显子(exonic)、剪切点(splicing)、内含子(intronic)等突变注释；然后，还会对外显子的突变进行功能注释如错义突变(missense mutation或nonsynonymous mutation)、同义突变(silent mutation或synonymous mutation)、无义突变(nonsense mutation)和终止密码突变(terminator codon mutation或stop gain)。除了一般性注释以外，有些软件如Polyphen、SNP EFF等还可以预测突变位点对蛋白质功能的影响。

(3) 体细胞基因组重排及融合基因识别

除了体细胞突变以外，肿瘤细胞基因组还常伴有结构性变异。基因组结构性变异包括染色体片段的扩增(duplication)、缺失(deletion)、倒置(inversion)和易位(translocation)等，其中易位属于染色体间的结构变异，其余3种是染色体内部结构变异。基因组成对双末端测序(paired end sequencing，PE测序)的数据可以用于结构性变异的分析。目前，研究者开发了多种体细胞基因组结构性变异的识别软件，它们大多是基于成对末端片段匹配(pair-end mapping，PEM)或不成对的读长片段(split reads，SR)匹配推测结构性变异。DELLY软件整合这两种策略，相比其他常用软件，拥有更高的灵敏度和特异性。通过DELLY软件的工作原理，可以了解基因组测序数据是如何用于推测结构性变异的。在记载匹配详情的BAM文件中，大部分双末端测序片段的前端与后端，能够同时

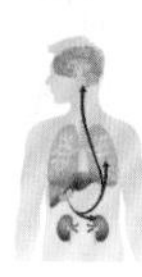


比对到参考基因组上，称作成对片段(paired reads)。DELLY首先会判断BAM文件中成对片段的方向，并计算每对片段之间的插入长度，从而对测序文库整体插入长度的分布进行估算。插入长度值异常或者方向异常的成对片段，会被视作结构性变异的支持性证据：若成对片段的插入长度超出临界值，则认为发生了缺失；若方向发生异常，则认为发生了颠倒；若第一片段和第二片段顺序发生了置换，则认为发生了扩增；若分别比对到了不同的染色体上，则认为发生了易位。除了成对片段，还存在不成对片段(split reads，又称soft-clipped reads)，它们一端能够比对到基因组上，另一端却无法成功比对。一般认为，无法比对到基因组上的测序片段，大概率是因为它跨过了结构性变异的断裂点。因此，DELLY会将所有不成对片段中未比对到基因组上的一端也作为结构性变异的支持性证据。

### 6.2.2 基因组DNA拷贝异常分析技术

拷贝数异常是一种基因组数量变异，通常包含增加和减少两种形式。近来，拷贝数异常得到了越来越多的关注，被认为与肿瘤的发生、发展和转移息息相关。如果拷贝数异常发生在肿瘤相关基因的内部或周围，它通过改变基因剂量、影响基因激活的正常调节，可能促进肿瘤的发生或增加肿瘤的恶性程度。随着DNA测序技术的发展，二代测序技术迅速成为癌症基因组研究的重要工具，也包括拷贝数异常分析。目前，全基因组测序已经广泛运用于DNA拷贝数异常的分析，全外显子组测序数据也在一定程度上可用于拷贝数异常的分析。

一般认为，基因组区域的测序深度与拷贝数存在着正相关。若基因组的某个片段发生了拷贝数变化，该片段的DNA量在测序文库中的占比就会相应地增加或减少，最终反映到相应片段的测序深度上。因此，利用测序深度(read depth)分布，可对全基因组测序数据进行拷贝数分析。利用测序数据进行拷贝数分析的方法和软件非常多，在不同的研究中展现了不错的效果。在此，我们以HMMcopy软件简单介绍使用方法。

HMMcopy是Bioconductor中的一个R包，由Shah等人开发，可用于全基因组测序数据的分析，推测基因组的拷贝数异常。它的核心就是基于测序深度来推测拷贝数异常。在二代测序数据中会因为序列的固有特征而引入偏差(bias)。最主要的两种偏差分别由基因组序列的GC含量(GC content)和基因组序列的可匹配性(mappability)引起的。HMMcopy首先对这些偏差进行校准。完成这一过程需要提供基因组序列以及基因组的可匹配性文件(可从UCSC下载获得)。在校准后，由于基因组相互邻近位置的不同测序深度以及各种噪声的存在，仍然很难确定拷贝数变化的分界点。如何从杂乱的碱基序列深度中有效地把信号区段化，较为准确地提示拷贝数异常事件，是拷贝数分析中最核心的问题。HMMcopy的分析策略把这个问题抽象为隐马尔可夫模型(hidden Markov model, HMM)问题。采用迭代计算期望和极大似然值估计参数，直到收敛，然后再用寻找最优解的维特比(Viterbi)算法，通过动态规划的方法找到隐马尔可夫模型中最可能的存在状态，从而完成对拷贝数的区段化分析。分析结果包括每个区段的坐标位置、$\log_2 R$值(拷贝数分析常用的表述方式，它的计算方式是拷贝数除以2，然后求2的自然对数)以及该区段的拷贝数状态。一般情况下，拷贝数状态异常分为以下几种：基因组局部DNA拷贝数>6，称为扩增(amplification)；DNA拷贝数为3～5，称为获得(gain)；拷贝数为2，但局部相同基因座位的两个等位基因中的一个发生了缺失，称为杂合性丢失(loss of heterozygosity, LOH)；拷贝数为0～1，称为丢失(loss)。

### 6.2.3 基因组学技术在肿瘤转移研究中的应用

*(1) 在大规模肿瘤转移研究中的应用*

运用基因组学技术用于肿瘤研究已经成为重要方向，极大地促进了肿瘤研究进展。最典型的例子是国际癌症基因组联盟(International Cancer Genome Consortium, ICGC)和美国的癌症基因图谱(The Cancer Genome Atlas, TCGA)计划。作为当今世界影响最大的两个大型癌症基因组图谱项目，它们为研究者提供了多种人类肿瘤类型且每种肿瘤样本达数百个病例的基因组学、转录组学数据以及临床资料，拓展了人们对肿瘤发病机制的认识，为精准肿瘤诊治奠定了基础。对于大规模肿瘤基因组测序研究，研究人员通常通过大规模数据的显著性分析，寻找肿瘤转移相关的重要突变。其中，比较常用的方法包括MutSigCV对驱动基因分析和Gistic对拷贝数变化分析。MutSigCV是基于基因组不同位点突变概率异质性，从而对基因突变的显

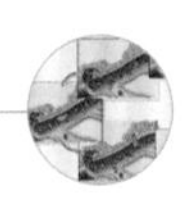

著性进行分析的软件。仅凭基因突变概率来推测驱动基因,存在假阳性问题。Lawrence 等人认为,产生这些假阳性的原因可能缘由基因组的每个位点带有不同的固有生物学特性,这会使不同位点在发生突变的倾向性上产生异质性[3]。突变倾向异质性的原因有很多,包括基因表达水平会对突变频率造成影响。由于在细胞内存在转录偶联修复机制,基因转录越频繁,该修复机制就越有可能修复其中的突变位点,降低基因的突变概率。因此,转录活跃的基因会出现整体突变数少,转录链突变概率显著低于非转录链的情况。此外,基因 DNA 复制、染色质状态等因素会影响突变后的修复。MutSigCV 将可能与突变产生于修复有关的所有信息纳入了计算范围,利用基因属性协变量数据做参考,构建背景突变模型,试图全方位地减少基因突变异质性带来的假阳性结果。该软件在实际运用中被证明能够消除大多数明显的人工产物,在肿瘤转移研究的驱动基因预测中广泛运用(表 6 - 3)。例如,在一项乳腺癌转移机制研究中,对 1 701 例乳腺癌患者的原发灶与转移/复发灶肿瘤的全基因组序列分析发现,相比原发灶肿瘤,在转移/复发灶肿瘤中有显著的染色质重构复合物蛋白的突变,包括 *ARID1A*、*ARID1B* 和 *ARID2* 存在突变。此外,还发现转移/复发灶肿瘤中有显著的 *JAK2* 和 *STAT 3* 基因的突变。在对 19 例结直肠癌的转移研究中发现,*BMI1*、*CARD11* 和 *NRG1* 突变会导致转移。对 500 例多种肿瘤转移样本的研究发现,在转移性肿瘤中最常见的驱动基因突变是 *TP53*、*CDKN2A*、*PTEN*、*PIK3CA* 和 *RB1*。

**表 6 - 3　基因组学在肿瘤转移研究中的应用举例[4-9]**

| 肿瘤类型 | 样本来源 | 基因突变 | 拷贝数变化 | 结构性变异 |
|---|---|---|---|---|
| 食管鳞状细胞癌 | 38 例患者,取原位与转移灶肿瘤 | | *SOX2OT*、*MYC* 和 *FOXA1* 扩增,*GBE1* 缺失删除 | |
| 结直肠癌 | 19 例患者,取原位与肝转移灶肿瘤 | *BMI1*、*CARD11* 和 *NRG1* | | |
| 膀胱上皮癌 | 29 例患者,取原位与转移灶肿瘤 | | *E2F3*、*ERBB2*、*CDK4*、*CCND1*、*E2F3* 和 *AKT1* 扩增 | |
| 乳腺癌 | 170 例患者,取原位与转移灶肿瘤 | *ARID1A*、*ARID1B*、*ARID2*、*JAK2* 和 *STAT3* | | |
| 泛转移性肿瘤(多种转移性肿瘤) | 500 例患者,取原位与转移灶肿瘤 | *TP53*、*CDKN2A*、*PTEN*、*PIK3CA* 和 *RB1* | | |
| 前列腺癌 | 200 例患者,取原位肿瘤 | *ATM* | *MYC* 扩增 | 7 号染色体着丝粒区(chr7:61 Mbp)发生易位断点 |

常见基因拷贝数异常分析思路是寻找具有显著性的拷贝数异常区段以及识别其中的关键基因。目前,针对基因芯片数据的常用分析软件为 Gistic。它首先对样本发生拷贝数异常的背景值进行估计,然后将拷贝数区段等换为染色体的臂长度,通过概率模型的统计,计算出显著性多发的拷贝数异常区段。例如,近期对 38 例转移性食管鳞状细胞癌进行了拷贝数分析,利用 Gistic 统计发现,转移性食管鳞状细胞癌肿瘤具有显著性 *SOX2OT*、*MYC* 和 *FOXA1* 基因扩增以及 *GBE1* 删除。对 29 例膀胱上皮癌的转移研究发现,*E2F3*、*ERBB2*、*CDK4*、*CCND1*、*E2F3* 和 *AKT1* 扩增能够促进转移。

显著性分析方法通常需要同时有肿瘤转移灶与原发灶的测序数据。而在一些研究中,仅有原发灶肿瘤测序数据与预后信息。这种情况下,可以通过生存分析寻找可能的转移相关突变基因。生存分析主要用于对肿瘤转移标志物效果的评价,常用的方法有 Kaplan-Meier 生存分析法和寿命表法。通常情况下,研究者会找出一些疑似与预后相关的分子标志物,将其视为可能会影响生存期分布的因素,然后使用 Cox 回归模型,拟合分子标志物与生存函数之间的关系,进而评价其对肿瘤患者生存期的影响。例如,在一项前列腺癌的研究中,研究者发现 *ATM* 突变、*MYC* 扩增都与复发相关,会显著降低生存期,因此,可以推断它们很有可能与前列腺癌的转移密切相关。

(2) 肿瘤转移相关关键突变基因识别和鉴定

识别肿瘤转移相关关键异常突变基因的常见方法是对不转移以及转移的肿瘤进行基因组对比分析研究。在 Kjällquist 等人发表的一项工作中,很好地展示了如何利用外显子组测序技术识别肿瘤转移相关基因突变[10]。他们对 10 例乳腺癌患者的原发灶和转移灶肿瘤以及正常组织样本进行了外显子组测序,对肿瘤样本体细胞突变与拷贝数异常进行分析。结果发现,相比原发灶,大多数转移灶肿瘤在 *AKAP* 基因家族上发生了高频率突变。然后,他们进一步分析了另外 20 对样本,并对 TCGA 数据库进行了挖掘。发现,*AKAP* 基因家族在乳腺癌转移过程中存在显著性的高频率突变、拷贝数丢失或低表达的情况。当然,并不是所有基因组对比性研究都能获得类似发现。例如,William 等人对 98 例腹盆腔转移癌患者进行了外显子组测序,然后对肿瘤样本进行谱系构建以及驱动突变分析,并没有发现转移谱系中存在新的驱动突变[11]。Ishaque 等人对结直肠癌肝脏转移样本进行全基因组测序分析,发现转移特异性突变基因多涉及 PI3K/Akt 信号通路、细胞黏附分子等[12]。尤其发现转移细胞发生的基质重塑分子突变,与肝星状细胞活化密切相关,表明在定植肝脏的转移性恶性细胞克隆进化过程中,器官特异性转移程序被激活,以增强它们在该器官中建立转移的能力。另外,在对接受芳香酶抑制剂疗法的乳腺癌患者进行循环肿瘤 DNA(ctDNA)检测时,发现 28.6%~49.1%患者携带多克隆 *ESR1* 突变[13]。个别患者中存在多个 *ESR1* 突变,提示其与耐药有关,*ESR1* 突变可能是治疗乳腺癌抗药性转移的潜在靶点。在另一项对 560 例单灶点转移性乳腺癌的基因组测序研究中,发现 22%肿瘤具有 MAPK 通路相关基因突变,且与 *ESR1* 突变呈现互斥性,表明 MAPK 和 *ESR1* 是通过不同分子途径促进乳腺癌转移[14]。此外,研究者通过对 504 例转移性前列腺癌基因组测序发现,转移性前列腺癌的突变主要涉及 PI3K(24%)、DNA 损伤修复(DDR;22%)和 Wnt(15%)通路分子。而在前列腺癌中最常发生突变的基因包括 *TP53*(35%)、*AR*(19%)、*PTEN*(19%)、*FOXA1*(13%)、*APC*(10%)、*SPOP*(9%)和 *RB1*(9%)[9]。

除了比较原发肿瘤与转移肿瘤基因组异常外,结合运用其他研究策略也能取得重要进展。例如,Chen 等人利用含有 67 405 个 sgRNA(单链引导 single guide RNA)的 CRISPR 库,对一个不转移的肿瘤细胞株进行大规模基因敲除,然后再把这些细胞进行小鼠移植,结果表明,被 CRISPR 处理过的一些细胞迅速发生了转移。将转移肿瘤灶取出,对其 sgRNA 含量进行测序,即可识别 sgRNA 靶向基因,它们可能是转移抑制基因[15]。这项工作采用反向遗传学思路,大规模人工基因敲除后通过表型筛选鉴定重要转移相关基因;并不需要全基因组测序,仅通过对 sgRNA 进行测序分析就可能达到研究目的。这启发我们,DNA 测序技术不应该限于任何一种固定模式,可以采用多种方法相结合进行研究。

## 6.3. 转录组学相关分析技术及其在肿瘤转移研究中的应用

### 6.3.1 转录组分析技术

(1) 基于测序的转录组分析技术

随着技术的发展,转录组分析逐渐形成了两种较为成熟、常用的实验技术策略,分别是基因芯片技术与 RNA 测序(RNA - seq)技术。其中,RNA - seq 技术已经逐渐成为转录组分析的主流,本节首先介绍 RNA - seq 技术。

1) RNA - seq 建库设计:根据实验目的个性化需求,针对不同组分 RNA 测序所采用的建库方法有所不同。最常见的测序组分是 mRNA。通常情况下,在人类组织或细胞抽提到的总 RNA 中,绝大部分都是 rRNA,约占总量的 95%。然而,rRNA 功能高度保守,研究者对它的表达可能不感兴趣。因此,在测序前的建库过程中,去除 rRNA 是一个关键步骤。对于 mRNA 测序,根据真核生物 mRNA 在 3′端具有多聚腺嘌呤核苷酸(poly-A tail)结构的特性,通过多聚胸腺嘧啶核苷酸(oligo dT)磁珠,特异性地富集捕获 mRNA,从而反向去除包括 rRNA 在内的其他组分。

miRNA 基因数量众多,调控功能复杂,是细胞基因调控网络的重点研究领域之一,因此,它也常被作为 RNA - seq 的目标组分。在 miRNA 测序的文库构建中,一般是根据 RNA 尺寸针对性地构建 miRNA 文库,而不是针对 miRNA 生物学特征构建特异性文库。具体的做法是在提取总 RNA 时,采

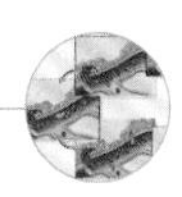

用更高浓度盐沉淀，确保 miRNA 的回收。mRNA 的 cDNA 文库制备通常是先片段化，再通过随机引物法合成。而与 mRNA 的 cDNA 文库制备不同的是，miRNA 非常小，不需要片段化过程。此外，随机引物合成容易漏掉两端的碱基序列。因此，miRNA 的文库制备一般是直接在 RNA 的 3′与 5′端连接接头再合成 cDNA 文库。

lncRNA 近来被报道广泛存在于真核细胞，参与染色质修饰复合物、转录因子等作用过程，与 DNA、RNA 间的相互作用等。目前，对 lncRNA 测序需求日趋增加。lncRNA 中只有小部分的 3′端带有 polyA 结构，因此，它的 cDNA 建库也面临着无法特异性富集的问题。目前采用的建库方式是去除 rRNA。另外，有很多 lncRNA 是以某段基因的反义链为模板转录产生的。在一般的 RNA 测序文库构建中，接头方向两侧对称，测序完成后，无法判别原 RNA 序列是来自基因的正义链还是反义链，这将会影响区分所获得的某段序列是基因正义链转录产生的 mRNA 还是由反义链转录产生的 lncRNA。因此，通常对 lncRNA 研究会选择链特异性文库构建，如使用掺入 U(尿嘧啶)法构建第一链特异性文库。这种方法的原理是用 dUTP 代替了 dTTP，用这样的 dNTP 合成的第二链中会掺入大量 U 碱基；然后使用尿嘧啶特异性切除试剂(uracil-specific excision reagent, USER)可对第二链进行消化。由于第一链的两端接上了不同序列的接头，在测序的时候，即可获得文库序列的方向性。

circRNA 被证实参与调控多种肿瘤的发生、发展与转移过程，被认为是新型的“miRNA 海绵”，在细胞生理活动中起着重要的调控作用。circRNA 的建库方式主要是先去除 RNA，然后再用 RNA 酶去除线性 RNA，最后再构建链特异性 cDNA 文库。

2) 转录组数据分析：在获得测序数据后，首先需要对其进行转换、拆分、过滤、质控等步骤，以获得符合要求的测序序列文件 FASTQ，具体方法与基因组学相同。然后，将测序得到的序列片段匹配到参考基因组上，以期获得基因表达信息。能够实现这一任务的软件有很多，包括 Tophat、STAR 等(表 6-4)。以 STAR 为例做简要介绍。STAR 是目前最公认的 RNA-seq 比对软件之一，是在比对软件 Bowtie 基础上实现的。因此，在使用 STAR 之前，需要调用 Bowtie 的索引函数，对参考基因组生成索引文件。mRNA 转录组数据的比对仅需要考虑基因组的外显子区域，因此在比对时需要提供一个基因组的外显子注释文件(GTF 格式)，其中记载了不同转录本的外显子区域。这个文件可以从数据库 UCSC 中获取。比对完成后，进一步需要统计每个基因或转录本的表达量，可以使用 HTSeq、Cufflinks 等软件完成这一任务。然后，根据表达量计算不同实验组之间的差异表达基因。差异表达基因的分析方法主要有 edgeR、DESeq 以及 Cufflinks 中的 Cuffdiff。一般情况下，HTSeq 分析获得的表达计数，适用于 edgeR、DESeq 等分析方法，而 Cuffdiff 的方法则适用于作为 Cufflinks 的下游分析。

**表 6-4　转录组学分析相关生物信息学软件**

| 工具名称 | 主要功能 | 网　址 |
| --- | --- | --- |
| Tophat | RNA-seq 比对 | http://tophat.cbcb.umd.edu/ |
| STAR | RNA-seq 比对 | https://github.com/alexdobin/STAR |
| Cufflinks | 转录组组装、统计、差异分析等 | http://cole-trapnell-lab.github.io/cufflinks/ |
| HTSeq | 表达计数 | https://htseq.readthedocs.io/en/release_0.11.1/count.html |
| edgeR | 差异表达分析 | http://www.bioconductor.org/packages/release/bioc/html/edgeR.html |
| Cell Ranger | 10×Genomics 单细胞测序拆分、比对、转录组组装等 | https://support.10xgenomics.com/single-cell-gene-expression/software/overview/welcome |
| Seurat | 单细胞表达数据质控、降维、聚类、差异分析、可视化等基因芯片信号 | https://cran.r-project.org/web/packages/Seurat/index.html |
| Affy | 转化、背景校正、均一化、差异分析、注释等 | http://bioconductor.org/packages/release/bioc/html/affy.html |
| GSEA | 表达谱通路富集分析 | http://software.broadinstitute.org/gsea/index.jsp |
| Mfuzz | 基于时间序列的基因聚类 | http://www.bioconductor.org/packages/release/bioc/html/Mfuzz.html |

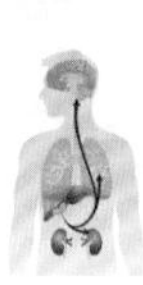


3）单细胞转录组测序技术与分析：单细胞转录组测序（single-cell RNA-seq，scRNA－seq）是指对单个细胞内的RNA进行高通量测序。目前，使用较广泛的单细胞转录组测序技术包括C1微流体系统、drop－seq和10×Genomics等体系，它们能够在短时间内，利用较低的成本检测成百至上万个单细胞的转录组。这些技术首先利用微流控等技术将细胞分开，然后再利用由碱基序列组成的分子条形码，实现单细胞标记。在建库过程中，来自同一个细胞的mRNA分子，会被标记上代表细胞身份的独特条形码（barcode）。通过这些条形码，可以将测序数据拆分到不同的单个细胞。此外，每一个mRNA分子在进行聚合酶链反应（PCR）扩增前，还被标记了一个独特分子索引（unique molecular index，UMI）。根据分子标签（索引）进行计数，可以直观地反映基因转录量，并有效去除PCR在建库过程中引入的偏差。

在数据分析中，与传统mRNA分析较为不同的是对单细胞数据进行的降维、聚类分析。通常，在处理scRNA－seq数据时，会对表达矩阵进行两次降维。scRNA－seq与传统RNA－seq不同，它的每个细胞mRNA捕获效率有限。因此，单细胞表达谱是一个非常稀疏的矩阵，其中绝大多数基因的表达值都是0。换言之，表达谱中大部分都是无效信息。考虑到去除噪声以及尽可能降低聚类分析的计算消耗，在聚类分析前，一般会对表达谱数据进行降维处理。降维的目的在于既要有效降低数据的维度，又要尽可能地减少对精准度的牺牲。目前，scRNA－seq数据分析最常用的降维方法是主成分分析（principle component analysis，PCA）法。这种方法的原理是将特征向量对数据变异度的贡献进行排序，从高到低依次为PC1、PC2，依此类推。第1次降维后的数据首先会被用于第2次降维和聚类分析。第2次降维采用的是*t*－分布随机领域嵌入（*t*-distributed stochastic neighbor embedding，*t*－SNE）算法。*t*－SNE算法是非线性数据降维最经典的方法之一，至今仍鲜有被全面超越。*t*－SNE会将表达数据降低至2个维度，并尽可能地反映细胞之间的差异大小。因此，这次降维是为了能够对细胞进行可视化。此外，第1次降维后的数据还会被用于聚类分析。通常单细胞数据分析过程中，研究者对每个细胞的生物学分类缺乏先验知识，所以大多情况下采用非监督学习的聚类算法。关于单细胞的聚类分析，有多种算法被开发出来，但基本策略类似，那就是根据细胞之间的相似度对细胞进行分群。分群后，可以对不同的细胞群体进行不同着色，在*t*－SNE的二维可视化中直观判断聚类的效果好坏。被聚类的细胞本身不带有生物学意义，但科研人员需要通过不同细胞群体的基因表达特征，推测它们属于哪个细胞类型或状态。因此，首先需要弄清楚每个类别的细胞群体具有哪些特征性的表达基因，然后计算每个细胞类群相对于其他类群的差异表达基因，再从每个细胞群体的特征表达基因解读细胞种类或状态。上述分析可以用Seurat等单细胞数据处理集成软件完成。

相比于传统的转录组学技术，单细胞转录组学技术具有的最大优越性在于它能够帮助研究者看到“平均”以外的信息。在肿瘤相关研究中，它已经被运用于对肿瘤细胞异质性以及肿瘤微环境的深度分析。肿瘤本身或者肿瘤微环境非常复杂、异质性明显。传统RNA－seq方法基于群体细胞分析所获得的平均数值无法体现细胞个体间差异，往往会忽略一些稀有细胞的特殊作用。而针对单细胞水平的研究，则在很大程度上弥补了这一漏洞，能够揭示细胞群体中的异质性，有助于研究者对肿瘤细胞亚克隆以及微环境的成分、动态变化过程进行探究。

（2）*基于基因芯片的转录组分析技术*

过去基于基因芯片的转录组分析为肿瘤发生及转移相关研究贡献了大量的数据，至今仍然有许多研究选用基因芯片技术进行转录组分析。基因芯片早期使用的是cDNA微阵列，但它的探针长度不等，会造成不同基因的背景信号不同，对数据分析造成麻烦。现在这种芯片的使用比较少，取而代之的是寡核苷酸芯片。本文着重以Affymetrix寡核苷酸芯片为例进行介绍。

Affymetrix基因芯片针对每一个基因mRNA设计了若干个25 nt长度的探针组，分别与基因上的不同片段特异性匹配。每一个探针组包含一个完全匹配（perfect-match，PM）探针和一个不完全匹配（mis-match，MM）探针，不完全匹配探针与完全匹配探针仅在第13个碱基位置不同。不完全匹配探针可以提供有效的内参，降低非特异型杂交噪声，从而增强芯片的特异性和灵敏度。Affymetrix基因芯片的基本实验流程是：提取mRNA，用荧光对mRNA分子进行标记；将标记好的mRNA与基因芯片的探针杂交；对芯片进行染色、冲洗；仪器读取

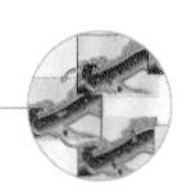

芯片各点的荧光信号强度，保存到 CEL 文件；最后进行数据分析。生物分析软件 Bioconductor 中提供能够完整处理 Affymetrix 芯片的工具如 Affy，它可以对芯片信号进行读取，对数据进行背景校正、归一化，然后进行差异表达分析以及基因注释。除了 mRNA 检测芯片外，目前也存在其他组分 RNA，如 miRNA、lncRNA、circRNA 的检测芯片，它们的基本原理和分析方法都与 mRNA 杂交芯片相似。

### 6.3.2 转录组学技术在肿瘤转移研究中的应用

(1) 肿瘤差异表达基因、lncRNA 和 miRNA 等模式、信号途径异常等识别

上文介绍了通过转录组分析获得不同样本间差异表达基因的一般方法。实际上，仅获得差异表达基因一般还无法满足研究者的需求，因为差异基因通常有几百甚至上千，想要从中挑选出关键信息，具有挑战性。为了解决这一问题，研究者一般会对差异表达基因进行进一步的数据挖掘。首先，可以通过差异表达基因对肿瘤样本进行聚类，再结合肿瘤临床信息进行统计分析，判断是否存在与转移、预后相关的基因表达模式。此外，研究还会将差异表达基因进行信号通路的富集分析。最简单的是方法是将差异基因列表用于 KEGG、GO 等注释通路的富集分析，可以利用 David GO、Kobas 等在线软件完成。这种富集策略仅侧重于差异表达基因，且不关注它们的具体表达值，可能会忽略很多具有价值的信息。相比之下，基因集富集分析（gene set enrichment analysis，GSEA）能弥补这一缺憾，在进行分析时，它会考虑特定基因集群中每一个基因的表达值。而对于 miRNA 与 lncRNA 的差异分析，最重要的工作则是预测它们的靶基因。miRNA 靶基因预测数据库有 mirDIP 等，lncRNA 靶基因预测数据库有 StarBase 等。在获得富集通路以及非编码 RNA 靶基因后，研究者可以进一步绘制基因表达调控网络，根据调控网络相关算法，预测其中的重要调节基因。利用转录组学技术以及信号调控网络的分析，在结直肠癌转移研究中，研究者发现，lncRNA LUCAT1 高表达促进转移。此外，研究表明，乳腺癌中的 Mir 3470a/b、前列腺癌中的 lncRNA SSTR5 - AS1 和 LINC00514，以及食管鳞状细胞癌中 miR - 223、miR - 1269a 和 nc886 高表达都会促进相应的转移。

(2) 肿瘤转移相关基因筛选和鉴定

肿瘤转移研究已经产生了大量数据，若能对这些数据合理利用，将大大提高研究效率。2017 年发表的一项工作为研究者对这些数据进行分析提供了极大的便利，该工作是对过去 10 年肿瘤转移研究有关的转录组数据进行了整合，开发出了人类癌症转移数据库（human cancer metastasis database，HCMDB）。用户可以在这个数据库浏览、下载数据或直接对数据进行统计分析。

此外，如何打破传统差异基因分析的局限，更有效地筛选肿瘤转移相关的异常表达基因，是目前转录组学运用过程中最值得深思的问题。近几年，相继有研究指出，细胞发育或病变过程的状态变化并不总是缓慢进行的。他们在一些实例中观测到临界点的存在，细胞到达这些临界点时会发生迅速的状态变换。基于这一理论，Yang 等人开展了一项关于肝癌转移前后状态的转录组对比研究，试图推测在肝癌的转移病变过程中是否存在这样的临界点[16]。首先，他们用小鼠构建了 HCCLM3（一种人转移性肝癌细胞株）的移植瘤模型，然后分别在第 2、3、4、5 周各收集 5 个原位肿瘤进行转录组测序。他们对来自不同时间节点的肿瘤进行了差异表达基因的分析，共获得 13 427 个差异表达基因。然后，利用这些差异表达基因，对上述肿瘤样本进行非监督性聚类分析。结果显示，来自第 2 周的全部肿瘤以及第 3 周的部分肿瘤被分到了一类，而来自第 3 周的其余肿瘤与第 4、5 周的全部肿瘤被分到了另一类。作者在文中指出，通过聚类分析得到的这两个类别，代表了肿瘤的不转移与转移的两种状态，而聚类分散在两个类别中的第 3 周肿瘤，可能就是他们所要寻找的临界点。为了进一步说明第 3 周在状态变换中的重要性，他们采用了 Mfuzz 软件对差异表达基因的时间序列模式进行了聚类分析，结果共得到了 6 个类别。他们发现，第 5 类和第 6 类基因分别在第 3 到第 4 周有陡然的下降和上升趋势。这让研究者更进一步地认为第 3 周有可能就是转移前临界点。为了证实这一猜想，他们首先确立了转移发生的周数。在立体显微镜下，通过荧光标记，在第 5 周能够观测到肺转移的形成。利用流式细胞仪技术，他们还检测了血液中的循环肿瘤细胞（CTC）含量，结果表明，从第 4 周开始，血液中开始出现循环肿瘤细胞（CTC），提示肿瘤可能在第 3 周处于临界点，第 4 周开始发生转移。临界点状态在基因表达谱上的

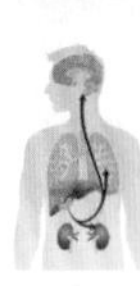


体现，是有一群基因的转录水平发生剧烈变化。因此，他们提出了动态网络生物标志物（dynamic network biomarker, DNB）的概念以及算法，识别了第3周相较于其他时间点表达变化最为突出的一个基因群系。然后，他们在这个基因群系中对每个基因的网络权重以及参与通路的重要性进行打分，选出了分数最高的基因 *CALML3* 作为肝癌转移临界点的一个候选基因。最后，他们通过分子细胞学实验验证这个基因低表达会促进肝癌转移的发生。说明利用差异表达基因的特性，对肿瘤样本进行模式识别、时间序列分析、动态网络标志物的识别以及寻找肿瘤转移相关的异常基因表达具有重要价值。

近年来，单细胞转录组技术在肿瘤转移的研究过程中发挥着重要作用。例如，对原发肿瘤灶以及转移灶进行单细胞转录组测序对比分析，可鉴定与肿瘤侵袭和转移相关的基因表达失常，评估恶性转化的风险，为抑制肿瘤进展和转移提供思路。Hosein 等通过分析了小鼠胰腺癌转移模型的单细胞转录组数据，探索了转移进展动态过程中细胞基因表达的变化，揭示细胞组成类型的异质性，包括肿瘤细胞和微环境细胞构成改变，基于此提出了靶向抑制胰腺癌转移的新靶点[17]。Chen 等通过单细胞转录组技术，鉴定了肿瘤迁移细胞中的差异表达基因；发现了上皮-间质转化（EMT）状态以及迁移细胞的不同上皮和间质细胞亚群，这些潜在迁移乳腺癌细胞在保持上皮细胞状态的同时，表达快速迁移的生物标志物[18]。该研究还表明这些迁移细胞群在转录水平显示出氧化应激、线粒体形态和蛋白酶体调节等不同分子特征。与乳腺癌细胞迁移相关的基因可成为潜在的预后生物标志物和治疗肿瘤转移的新靶点。Kyu-tae Kim 等人通过单细胞转录组测序阐明了透明细胞性肾癌转移中的转录异质性，发现透明细胞肾癌的主要遗传变化是肿瘤抑制基因 *VLH*，其表达下调导致了肿瘤侵袭、转移和代谢的变化[19]。进一步发现，转移性肾细胞癌通过降低 *VHL* 激活了转移相关的基因网络，具有更强的转移和侵袭能力。此外，还通过细胞间共表达基因的筛选，发现转移性肾细胞癌中 *EGFR* 和 *Src* 的高表达可以作为联合靶向治疗的潜在靶标，而靶向敲低这2个基因可显著提高治疗转移性肾癌体内模型的效果。

## 6.4 蛋白质组学相关分析技术及其在肿瘤转移研究中的应用

### 6.4.1 基于质谱技术的蛋白质组学技术

(1) 基于质谱技术的蛋白质组学定性分析

随着质谱技术的不断发展与逐步成熟，质谱以其灵敏度好、准确度高的优势，成为蛋白质定性研究中的主要分析方式。蛋白质定性研究包括蛋白质的鉴定及其序列分析[20]。

1) 基于质谱技术的蛋白质组学定性分析的策略：蛋白质定性分析可分为自上而下（top-down）策略和自下而上（bottom-up）策略。

自上而下策略是将完整的蛋白质利用质量分析器进行分析，通过测定蛋白质离子质量和串联质谱分析鉴定蛋白质序列，在鉴定蛋白质翻译后修饰和序列变化方面具有独特优势。近年的一些研究证明了自上而下策略在揭示疾病的分子机制和发现新的生物标志物等领域具有较好的应用前景。自上而下策略具有不需要大规模数据库的优点，但是完整蛋白质的解离效果不佳的缺点限制了其应用范围。

自下而上策略是将蛋白质用酶解法或者化学方法裂解成肽段，进入质量分析器，通过肽指纹图谱或者串联质谱法鉴定肽段，再结合肽段序列和数据库检索鉴定蛋白质序列。目前此法已成为复杂蛋白质样本高通量分析中最受欢迎的方法。与自上而下策略相比，自下而上策略的灵敏度更高，对仪器分辨率的要求更低。由于自下而上策略鉴定蛋白质序列需要依赖数据库检索，因此数据库的数据量是自下而上策略最大的限制。此外，这类数据库通常是建立在基因组学和转录组学已有数据基础上的，因此单纯的数据检索与比对无法鉴定出蛋白质变体及翻译后修饰。同时，由于肽段的鉴定结果数量众多，不同肽段序列间的排列组合得到疑似蛋白质的种类就更多，因此自下而上策略应用于蛋白质鉴定的精确性方面存在一定的局限性。

2) 基于质谱技术的蛋白质组学定性分析的常用技术：常用于蛋白质定性分析的技术有液相色谱-串联质谱（liquid chromatography-mass spectrometer/mass spectrometer, LC－MS/MS）和基质辅助激光解吸飞行时间质谱仪（matrix-assisted laser de-

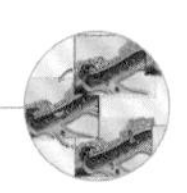

sorption ionization-time of flight mass spectrometer, MALDI－TOF/MS)。

LC－MS/MS法使用液相色谱分离多肽，再使用质谱鉴定多肽。该技术广泛运用于复杂样品的分析，比如血清、排泄物等。应用此方法时，首先需将复杂蛋白质样品消化成肽段，再通过液相色谱分离。各肽段由于其疏水性、等电点、分子量等性质的差异而分离，之后再进入质谱仪检测。比较常用的是电喷雾电离质谱（electrospray ionization mass spectrometer, ESI－MS)。在一级质谱中，各肽段分离成范围比较宽的 $m/z$ 峰，单个 $m/z$ 峰的肽段碎片随后在质谱仪中被分离，通过四极杆质量选择器，在二级质谱中经过碰撞诱导解离（collision induced dissociation, CID)，肽段碎片再次被解离。通过所得的肽段碎片信息，经过软件分析和数据库搜索，即可鉴定蛋白质。本技术特别适用于识别复杂的蛋白质混合物，但测定的准确性依赖于蛋白质数据库的存在及其中数据的正确性，且翻译后修饰的增加会降低蛋白质鉴定的精度。

MALDI－TOF/MS法使用了基质辅助激光解吸电离（matrix-assisted laser desorption ionization, MALDI)技术，即将样品包埋在可吸能的基质中，基质吸收激光辐射提供的能量而蒸发，携带部分样品分子进入气相，并将一部分能量传递给样品分子使其离子化。离子在电场作用下加速飞过真空的飞行管道，根据到达检测器的飞行时间（time of flight, TOF)不同而分离且被检测，即被测离子的质荷比（mass-to-charge ratio, $m/z$）与离子的TOF呈正比。在数据库中检索获得肽质量指纹谱后，就能获得所测定的蛋白质的信息。本技术具有测定速度快、操作简便、灵敏度高、分辨率高等优势，也具有一些局限性，比如依赖于数据库，不能准确鉴定翻译后修饰的蛋白质，不能准确定量，对于具有广泛同源交叉性的蛋白质不能准确鉴定。

*(2) 基于质谱技术的蛋白质组学定量分析*

随着高分辨质谱仪的出现和生物信息学的发展，现在已经可以同时定量分析数以千计的蛋白质。常用的定量蛋白质组学技术有双向荧光差异凝胶电泳（two-dimensional fluorescence difference in gel electrophoresis, 2D－DIGE)、同位素标记相对与绝对定量技术（isobaric tags for relative and absolute quantitation, iTRAQ)、同量异序标签（tandem mass tags, TMT)、同位素亲和标记技术（isotope-coded affinity tag, ICAT)、细胞培养中稳定同位素标记氨基酸（stable isotope labeling of amino acids in cell culture, SILAC)、非标记(label-free)等[21]。

1) 2D－DIGE法：2D－DIGE技术是一种在普通双向电泳基础上发展而来的、基于荧光标记的蛋白质组学定量分析技术。与常规2D技术相比，2D－DIGE技术具有灵敏度更高、重复性更好、定量更精确等优势。在进行传统双向电泳分离蛋白质之前，2D－DIGE需通过3种荧光染料（Cy2、Cy3和Cy5）标记不同组别的蛋白质，通常情况下Cy3和Cy5分别标记两组经过不同处理的蛋白质，Cy2标记所有组别蛋白质的混合物而作为内参使用。标记完成后，在同一张凝胶上通过电泳分离标记的三组蛋白质混合物，再在激光扫描仪中分别用相应波长的激光进行扫描，从而在同一张凝胶中得到三组蛋白的图谱。凝胶扫描后，应用DeCyder2D软件分析图谱，得到蛋白质表达量的丰度变化，根据数据分析结果可准确鉴定差异蛋白质。DIGE在试验中引入了内参，有效提高了实验结果的重复性和定量分析的准确度。

2) iTRAQ法与TMT法：这两种方法的技术原理相似，即利用8种（iTRAQ法）或6种（TMT法）同位素标记肽段中的氨基（氨基酸N末端氨基及赖氨酸侧链氨基)，再通过质谱即可对蛋白质进行定性及定量分析。

iTRAQ标记试剂由报告基团（reporter group)、平衡基团（balance group)和氨基特异性反应基团（amine-specific peptide reactive group)组成（图6－2)。以8种iTRAQ标记试剂为例，报告基团的分子量为113～121（除120外共8种)，相应平衡基团分子量为192～184（除185外共8种)，因此两者组成一个分子量固定为305 Da的同位素标记，再与氨基特异性反应基团N－羟基丁二酰亚胺（N-hydroxy succinimide, NHS)结合，从而对肽段实行标记。

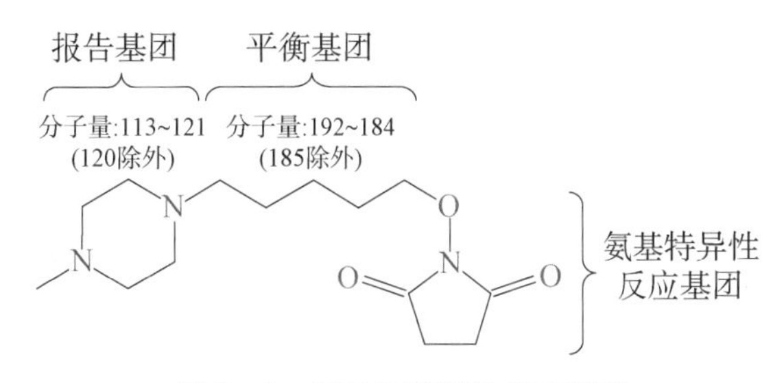


图6－2　iTRAQ试剂组成示意图

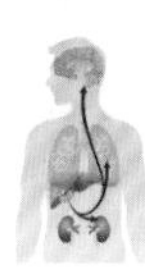

应用 iTRAQ 对蛋白质进行定量，首先需酶解蛋白质，再用不同的稳定同位素标记来自不同样品的肽段，随后混合标记肽段，进行串联质谱分析。在一重质谱中，来自不同样本的相同肽段带上总质量相等的标记基团，在质谱图上表现为一个峰。在二重质谱中，该肽段被解离，释放出报告基团，通过对不同报告基团的质谱峰定量分析即可得知不同样本中该肽段表达量的高低，并最终回溯到蛋白质水平。比如使用 iTRAQ 标记和 LC－MS/MS 分析在转移性与原发性肾细胞癌中差异表达的蛋白质，发现人半乳凝素(galectin)－1 在转移性肾细胞癌中表达增加，且可以通过靶向参与细胞运动的蛋白质而影响肾细胞癌细胞迁移。

iTRAQ 法有不少优势，能够与所有肽段反应，最多能够同时测定 8 个不同处理的样品，结合的同位素标签能够提高质谱分析的灵敏度。但其也有一定局限性，其反应步骤多和标签标记过程中的差异可能引起更大的误差。某些蛋白质在实验过程中的溶解与消化可能导致错误的定量结果，引起表达率压缩效应，即检测到的最大变化倍数只能达到 3～5 倍，此是 iTRAQ 法内在的缺点，且当使用 6 个以上标记基团时可能检测不到所有的标签。

3) ICAT 法：ICAT 法应用重型和轻型 ICAT 试剂分别标记两种不同的蛋白质样本，与蛋白质或多肽的半胱氨酸的巯基反应，从而定量分析来自不同样本的蛋白质。

ICAT 试剂由生物素、连接子和活性基团 3 部分组成(图 6－3)。生物素作为亲和标签，能够与抗生物素蛋白(卵白素)或链霉素结合，从而在色谱中分离出标记的蛋白质。连接子上通常分别接有氢、氘两种轻型或重型同位素。活性基团能够与肽链中的半胱氨酸的巯基结合。

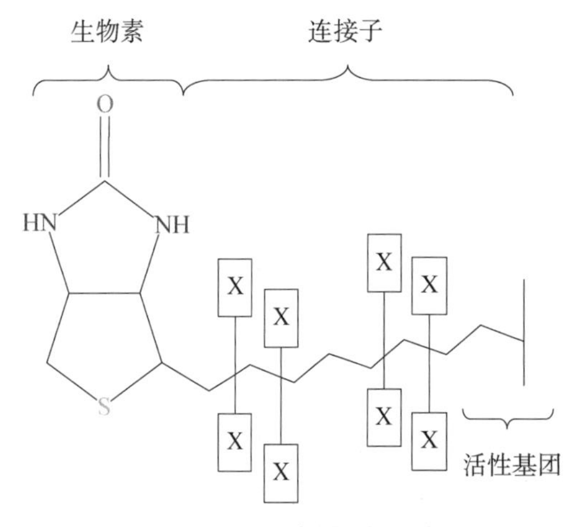


图 6－3　ICAT 试剂结构示意图

ICAT 法进行定量分析时，首先分别用轻型和重型两种 ICAT 试剂标记两份蛋白质样品，然后将两份样品 1∶1 混合。根据样品的复杂程度，可使用 1D 或 2D 凝胶电泳分离蛋白质，或者使用抗生物素蛋白亲和色谱柱进行液相色谱分离蛋白质，然后再酶解蛋白质，经过色谱层析分离已经带有标记的蛋白质和未标记的蛋白质。将处理后的混合样品进行质谱分析，用轻型和重型试剂标记的同一肽段的质谱峰在图中表现出分子量 8.0 的位移差距。通过比较两种标签标记的同一肽段的信号强度，即可对两个样品中的蛋白质进行相对定量，进行串联质谱分析则可实现对蛋白质的定性分析。

ICAT 法能够选择性富集标记后的多肽，显著降低了后续质谱分析的复杂程度，这是一个突出的优点。但是 ICAT 法现阶段一次只能分析两个样品，且只能分析含有半胱氨酸的多肽，对于酸性氨基酸、不含半胱氨酸或半胱氨酸含量较少的多肽则无法分析。同时，由于半胱氨酸在蛋白质组成中所占的比例较低，造成可分析的肽段数比较少，准确度较 iTRAQ 法略低。针对这些问题，研究者致力于研发新一代 ICAT 试剂。

4) SILAC 法：SILAC 法同以上方法类似，也是采用不同的同位素标签标记各样品，主要的区别在于其他方法都采用体外标记，而 SILAC 法采用体内标记。高等动物的细胞生长需要外源性摄入一些必需氨基酸，如赖氨酸、亮氨酸、苯丙氨酸等。在培养细胞时，可以在不同细胞的培养液中加入不同同位素组合标记的氨基酸，例如$^{12}C$－6－赖氨酸与$^{13}C$－6－赖氨酸、$^{12}C$－6/$^{14}N$－4－精氨酸与$^{13}C$－6/$^{15}N$－4－精氨酸，那么轻型和重型氨基酸分子量将分别相差 6.0 和 10.0。收获不同同位素标记的细胞，处理后再进行质谱分析，即可从质谱图上定量分析蛋白质的差异表达。

实验中使用最多的是$^{12}C$－6－赖氨酸与$^{13}C$－6－赖氨酸分别标记不同样品。胰蛋白酶酶解蛋白质样品后，含有赖氨酸残基的每一个肽段都只含有一种标记。通常情况下，细胞经过$^{12}C$－6－赖氨酸与$^{13}C$－6－赖氨酸相应培养基培养 5～6 代后，细胞中 95%～99%的赖氨酸都能被置换成培养基中同位素标记的赖氨酸。细胞经过试验处理后按 1∶1 比例

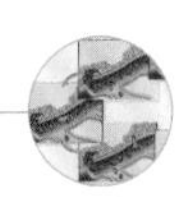

混合,经过一系列质谱样品制备操作后进行质谱分析,比较不同标记的同一肽段的信号强度,从而实现定量分析。SILAC 法也可根据二重质谱图中质谱峰之间的关系进行定性分析。常用的同位素标记法还有$^{12}C-6/^{14}N-4$-精氨酸与$^{13}C-6/^{15}N-4$-精氨酸。

SILAC 法最突出的优点在于,对于含有同位素标记蛋白质的细胞分别进行实验样品间处理,极大地减少了样本间因标记过程带来的差异,还可对大量蛋白质进行定量和定性分析。但 SILAC 法也有一定局限性,如细胞必须经过至少 4 代培养进行细胞内对应氨基酸的替换,从而不适用于自养生物(如大部分植物和细菌)细胞。另外,精氨酸-脯氨酸转化也可能干扰定量分析结果。

5) 非标记法:非标记法是一种非标记的差异蛋白组学技术。不同于以上各种方法,非标记法不使用同位素等化学标记,而是直接根据质谱峰信号强度对蛋白质或多肽进行定量分析。在满足色谱和质谱的运行参数具有优良的重复性等要求下,质谱图中的峰高与蛋白质样品中化学结构相同的多肽的数量存在相关性。实验通常使用 SIEVE、VIPER、MAXQUANT 等软件分析质谱图中各肽段对应质谱峰的积分值,得出各肽段间的定量关系,从而获得所要分析的蛋白质间的定量关系。

非标记法技术在理论上可以分析比较任何数量的样本,且不需要昂贵的标记试剂。但是,该技术对于仪器和操作的重现性要求极高,且通常只适用于已知蛋白质的分析。总的来说,非标记定量蛋白质组学分析技术更适用于生物标志物的验证,以及疾病的诊断和预后分析,难以用于发现新的差异蛋白质。

### 6.4.2 基于芯片的蛋白质组学技术

生物芯片是指将核酸、多肽或蛋白质等生物大分子或细胞组织等制成探针,高密度且有序地排列在玻片或硅片等载体上形成的二维分子阵列,又称微阵列。根据生物分子之间特异性相互作用的原理,将生物样本与生物芯片杂交,通过检测杂交信号实现快速、高效、高通量分析检测的技术即为生物芯片技术。近年来不少生物芯片新技术如微流控芯片等不断出现。在蛋白质组学中常用的生物芯片有蛋白质芯片和组织芯片。

(1) *蛋白质芯片*

蛋白质芯片(protein chip)是指以生物分子作为配基,将其固定在固相载体的表面而形成的蛋白质微阵列(protein microarray)。根据固定生物分子的不同,可以分为受体配体检测芯片、抗原芯片、抗体芯片等。根据芯片载体的不同,分为普通玻璃载玻片、多孔凝胶覆盖芯片和微孔芯片。

蛋白质芯片具有高通量、微型化及自动化等优点,在蛋白质组学研究中的应用越来越广泛。根据应用的不同,可将蛋白质芯片分为蛋白质表达芯片和蛋白质功能芯片。蛋白质表达芯片将检测靶蛋白的分子(常为抗体)固定在芯片表面,加样后就能检测到样品中是否有靶蛋白。蛋白质功能芯片将待测蛋白质固定在芯片表面,再用其他蛋白质或药物检测待测蛋白质分子与它们的结合情况,从而了解待测蛋白质的性质和潜在功能。

蛋白质芯片技术有两个关键特点,一是空间上固定有可辨别单一靶蛋白的分子(常为抗体),二是可在混合物中检测出单一靶蛋白与其对应识别物间相互作用。因而蛋白质芯片通过抗原-抗体的专一性结合可特异性捕获样品中的靶蛋白,然后通过检测器对靶蛋白进行定性或定量分析[22]。蛋白质芯片在蛋白质组学中广泛用于研究药物靶标及药物作用机制、蛋白质间相互作用、蛋白质翻译后修饰等,具有使用简单快速、灵敏度好、结果准确度高、样本量少、高通量等特点,尤其适合分析复杂样品。蛋白质芯片曾用于鉴定可供诊断用的胃癌血浆生物标志物[23]。

(2) *组织芯片*

组织芯片(tissue chip)即组织微阵列(tissue microarray, TMA)技术,是继基因芯片、蛋白质芯片之后出现的又一种重要的生物芯片,主要用于研究同一种基因或蛋白质分子在不同细胞或组织中表达的情况。组织芯片技术可以从数十个甚至上千个临床组织标本按预先设计的顺序排列在同一个固相载体表面进行分析研究,是一种高通量多样本的分析工具[24]。

在传统的病理切片上通过免疫组化检测蛋白质表达有不少缺点,如检测速度慢、工作量大、不易标准化、缺乏可比性等。分子生物学技术中用于检测蛋白质表达的蛋白质印迹(Western blot)技术等,又不能同时获得形态学信息。组织芯片上固定的大量生物分子标记的蛋白质样品可同时进行高通量分析,将基因和蛋白质表达水平的检测与组织形态学有机结合,具有大通量、高速度、质控好、省资源等优

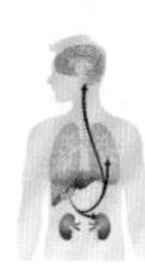


点，在疾病标志物研究和临床诊断等方面显示出巨大的应用潜力。

组织芯片的基本原理是将收集到的某一类或不同类组织标本处理后用特制的打孔工具转移到同一蜡块上，使得该蜡块同时容纳数百甚至上千种大小一致、形态规则、按一定顺序排列的微小组织。蜡块经过切片后，便能在同一固相支持物上同时对这些组织进行各种染色或分子杂交。一个微阵列蜡块一般可排列 300～1 000 个组织，可切片 200 余张。

### 6.4.3 蛋白质组学技术在肿瘤转移研究中的应用

（1）肿瘤差异表达蛋白质、蛋白质修饰的模式、信号途径异常的识别

1）肿瘤差异表达蛋白质：肿瘤转移是一个多步骤的过程，涉及肿瘤细胞的黏附、迁移、增殖；相关调控机制包括转移相关基因的突变、激活，组织免疫性及肿瘤血管生成因子的变化，基因表达调控功能性蛋白质水平等。蛋白质分子在肿瘤转移过程中表达水平的改变、翻译后修饰的变化、各分子间相互作用等都有可能成为影响肿瘤转移的关键因素。因此，蛋白质组学在肿瘤转移相关研究中发挥越来越重要的作用[25]。

目前，蛋白质组学研究已广泛应用于肿瘤生物标志物的筛选和鉴定，以及肿瘤病理机制探索等。蛋白质组是不断变化的，因此其复杂性远超基因组。识别和鉴定蛋白质也比识别和鉴定基因复杂得多。因此，研究者逐渐认识到短时间内尚不具备建立人类蛋白质组学“完整的”数据库和实现网络资源共享的条件。因此，结构蛋白质组学研究者致力于寻找和筛选任何有意义的、引起两个样本之间差异的蛋白质谱，以揭示细胞对刺激的反应途径以及细胞调控机制，并对某些关键蛋白质进行定性研究和功能分析，于是差异蛋白质组学应运而生。

目前差异蛋白质组学研究多采用传统蛋白质组学技术，如双向电泳、质谱等。近年来也发展出一些新技术。激光捕获显微切割（laser capture microdissection，LCM）技术可通过显微仪器，利用激光切割组织而获得某一特定类型的靶细胞群，从而提高了样本的均一性，减少了干扰因素。

表面增强激光解吸电离－飞行时间－质谱（surface enhanced laser desorption ionization-time of flight-mass spectrometry，SELDI－TOF－MS）技术集分离、纯化和质谱检测于一身，可通过表面选择性吸附而显著降低样品中蛋白质的复杂性，又能同时分析多样品、多种蛋白质，且可检测相对原始的生物样本如血液、尿液、细胞组织裂解液等，所需样本量小，分析速度快，目前在差异蛋白质组学研究中应用广泛。

2D－DIGE 将待比较的样品经不同荧光染料标记后等量混合，再进行双向电泳。2D－DIGE 所需样本量非常少，且一张胶可以同时分析 3 个样品，重复性显著提高。

稳定同位素辅助质谱（stable isotope assisted mass spectrometry，SIAMS）将不同质量的稳定同位素如$^{13}C$和$^{15}N$或氘作为蛋白质分子特征质量标签引入生物质谱，从而实现蛋白质组的定量分析，利用峰值差异反映蛋白量的差异。

差异蛋白质组学研究在疾病的早期诊断、病程及疗效监测等方面有广泛的应用前景。差异蛋白质组学能从细胞所有蛋白质“整体”水平出发，寻找不同的差异蛋白质“部分”作为疾病生物标志物。如应用$^{16}C$芯片对卵巢癌患者和正常对照者的血清进行研究，建立了一种簇分析模型，能有效筛查卵巢癌风险人群，其敏感性为 100%、特异性达 95%、阳性预期值达 94%，远优于目前广泛使用的糖类抗原 125（CA125）。

差异蛋白质组学在研究肿瘤转移机制中也发挥了很大的作用。研究者曾应用 LCM 技术从浸润型卵巢癌和低度恶性癌变的卵巢癌样本中准确取出肿瘤细胞，再使用 2－DE 分离肿瘤细胞裂解液，经质谱分析鉴定出可能在卵巢癌浸润中发挥重要作用的 3 种蛋白：FK506 结合蛋白、Rho－G 分离抑制剂和乙二醛酶。又采用免疫印迹法和反相蛋白芯片技术进一步证明它们确实在浸润型卵巢癌中过表达，为后续机制研究奠定了基础。此外，差异蛋白质组学还可以用于动态研究化疗药物作用机制、检测肿瘤转移进程和监测化疗药物疗效。

2）蛋白质修饰的模式：生物体通过动态适应快速变化的环境而维持内环境的稳定性。尽管转录、翻译和降解都能影响蛋白质的丰度，但蛋白质的活性和功能主要由结构决定。许多重要的生物功能不仅由蛋白质的相对丰度控制，更被时空特异性分布的可逆的翻译后修饰（post-translational modification，PTM）控制。蛋白质的结构受 PTM 的调节，从而使生物体能在毫秒内迅速响应外部或内部刺

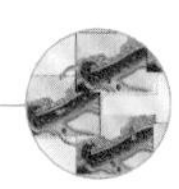

激。蛋白质的PTM是对翻译后蛋白质进行共价加工的过程，通过在一个或多个氨基酸残基上加上修饰基团或通过蛋白质水解剪切，改变蛋白质的理化性质，进而改变蛋白质的空间构象、折叠、亚细胞定位、生物活性以及蛋白质相互作用等。PTM是增加蛋白质多样性的关键，有利于生物体更灵活广泛地参与应激反应。揭示PTM的规律是理解蛋白质复杂多样的生物功能的重要前提，因此修饰蛋白质组学(modification-specific proteomics)应运而生。修饰蛋白质组学是详细、系统地研究蛋白质PTM的蛋白质组学策略。

磷酸化是最常见的PTM，已经在约17 500种人类基因产物中检测到。其他广为研究的PTM包括泛素化、乙酰化、甲基化和糖基化等。此外，琥珀酰化、SUMO化和瓜氨酸化的相关报道也越来越多。目前已建立了固定化钛离子亲和色谱法($Ti^{4+}$-immobilized metal ion affinity chromatography，$Ti^{4+}$-IMAC)、二氧化钛-金属氧化物亲和色谱法($TiO_2$-metal oxide affinity chromatography，$TiO_2$-MOAC)和静电排斥亲水色谱法(electrostatic repulsion-hydrophilic interaction liquid chromatography，ERLIC)等多种敏感的磷酸肽富集方法。糖基化是一种非常特殊的PTM，其特征在于复合碳水化合物与蛋白质的连接。多种肿瘤的生物标志物是糖蛋白。糖基化水平和聚糖结构都是潜在的生物标志物。尽管已有专门富集糖肽的方法，但糖基化结构的位点特异性分析目前依然很有挑战性。因此大多数研究依然集中于检测糖基化位点而非解析聚糖结构。蛋白质水解加工是普遍存在的不可逆PTM，可以使用结合分数对角线色谱法(combined fractional diagonal chromatography)、同位素标记底物末端氨基酸法(terminal amine isotopic labeling of substrates，TAILS)、强阳离子对角线色谱法(charge-based fractional diagonal chromatography)富集新产生的N末端，从而鉴定蛋白酶底物及其切割位点。

用于分析PTM的典型工作流程是在肽水平上进行的，这允许在LC-MS分析前从大量未修饰的肽段中特异性富集修饰的肽段。在临床蛋白质组学中，无标记定量(label free quantification)、基于稳定同位素标记氨基酸细胞培养(super stable isotope labeling by amino acids in cell culture，Super-SILAC)和化学标记(chemical labeling)可用于大规模定量发现修饰肽。可能用作生物标志物的修饰肽可在大规模队列中用靶向质谱的方法，如多反应监测(multiple reaction monitoring，MRM)和平行反应监测(parallel reaction monitoring，PRM)，进一步验证。

值得注意的是，影响靶蛋白功能的关键因素是多种PTM的联合或相互影响(crosstalk)，而非个别PTM。随着LC-MS和PTM富集方法的发展，成百上千的PTM的鉴定、定位和定量研究成为可能。

3）信号途径异常的识别：通过蛋白质组学方法研究细胞信号转导系统，可以找出受调节(上调或下调)的基因及其产物。但是，由于受体和信号转导系统极其复杂，一个受体可以同时激活数条细胞内信号转导通路，且不同信号转导通路间存在相互作用，形成了复杂的信号网络。此外，信号转导系统中复杂的反应涉及大量细胞内蛋白质，其中大部分蛋白质是经过修饰加工的。有报道表明氧化应激可重塑细胞内脂多糖(LPS)信号通路。使用亲和磷酸蛋白质组学已成功筛选和鉴定氧化应激后LPS信号通路中的新信号分子，分泌组学和膜蛋白质组学的方法也已用于研究LPS信号通路调节分子。

*(2) 肿瘤转移相关重要差异表达蛋白质和蛋白质修饰筛选与鉴定*

蛋白质是生物过程的终点，蛋白质的翻译后修饰会影响蛋白质的构象、半衰期、稳定性和功能，并产生大量异构体。此外，mRNA的选择性剪接也可以产生不同的蛋白质异构体。这些变化都只能在蛋白质水平上进行研究。蛋白质组学方法可用于阐明蛋白质结构(结构蛋白质组学)，评估不同样品间蛋白质的表达差异(差异蛋白质组学)，探索蛋白质翻译后修饰(修饰蛋白质组学)，以及研究蛋白质-蛋白质相互作用和信号通路改变(功能蛋白质组学)，从而准确洞察肿瘤转移的病理过程。蛋白质组学在肿瘤转移中的应用除了众所周知的生物标志物发现外，还可提供有价值的系统生物学信息，在病理机制研究中发挥重要作用。

转移相关生物标志物的发现：新型生物标志物的发现和验证对临床治疗意义重大，也与新药研发密切相关。

1）组织样本中肿瘤转移的潜在生物标志物分析：从转化医学的视角，在某疾病表型中丰度发生一致改变的蛋白质被认为是潜在的生物标志物。通常做法是对一小部分研究对象进行深入研究以发现潜

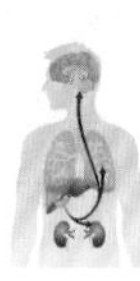



在的生物标志物，之后在较大的队列中进行验证。原发肿瘤发生转移或转移本身的组织是肿瘤转移相关蛋白表达水平最高的生物样本。冷冻组织更易进行蛋白质组学分析，但受到可获得性的限制。如果能找到从福尔马林固定石蜡包埋（formalin-fixed paraffin-embedded, FFPE）的组织样本中有效提取蛋白质的方法，那么石蜡包埋组织则是更方便的研究材料。所需细胞类型的激光捕获显微切割可精准获取特定细胞类型，从而使分析信息选择性地与微切割细胞类型如肿瘤细胞、基质细胞相关，但同时会增加样本消耗。在随后的蛋白质组学分析过程中，蛋白质定量通常使用 iTRAQ/TMT 标记、无标记定量（labeling free quantification, LFQ）、基于 LC-MS/MS 的蛋白质组学的 Super-SILAC 内标，或在 2-DE/2-D DIGE 图像分析中进行。蛋白质组学数据的验证常通过免疫组化、蛋白质印迹、与转录组学数据比较或使用生物标志物的功能表征进行。蛋白质水平和表达的验证当与蛋白质组学实验共用组织样本集合时效果最佳。如发现的生物标志物表达水平与患者无转移生存有显著的统计学相关性，则进一步证明蛋白质组学研究结果的临床意义[26]。

2）分泌组学分析在肿瘤转移中的应用：细胞间通讯不仅发生在肿瘤内的肿瘤细胞之间，也发生在肿瘤细胞和正常细胞之间。由分泌的生物活性物质改变的细胞间通讯可能在肿瘤转移中发挥重要作用。已有研究表明，转移性活性头颈癌细胞可分泌促血管生成因子而刺激内皮细胞迁移。

此外，研究失调的分泌蛋白质可为进一步开发和验证生物体液（血液、尿液、唾液、胸腔积液等）中的生物标志物打下基础。原发性肿瘤分泌的促转移蛋白质可能进入血液，并可能作为肿瘤转移的血清生物标志物，如通过 iTRAQ-2DLC-MS/MS 分析从转移性和进展性前列腺癌患者血清中鉴定得到 23 种差异表达的蛋白质，其中包括真核翻译延伸因子 1α1（eukaryotic translation elongation factor 1α1, EEF1A1）差异，可作为候选血清生物标志物。血浆蛋白质组的固有变异性，以及患者的年龄、性别、生活方式等影响其组成的因素众多，造成了血浆蛋白质组的复杂性。在过去 10 年中，通过质谱分析血浆蛋白质组的经验已经证明，这种方法因为血浆蛋白质组的复杂性而面临巨大挑战。然而，已有研究表明用于组织中蛋白质检测的高度可重现的质谱技术可用于血浆蛋白质检测。因此在包含数百个样本的集合中可以快速、可靠地测量血浆中的蛋白质。此外，血浆蛋白质组现在能够以高通量的方式检测，从而尽可能多地提取关于个体健康或疾病状态的信息，有效实现人体样本的高通量表型分析。

近年来发现，包括恶性积液在内的生物体液含有大量外泌体，即直径 40～100 nm 的盘状囊泡。外泌体中包含促进肿瘤进展和转移的各种蛋白质，如生长因子和分子伴侣，发挥调节多种细胞间通讯和肿瘤活性的信使作用。因此，采用蛋白质组学研究生物体液中的外泌体，可以鉴定肿瘤转移的潜在生物标志物。例如，十二烷基硫酸钠聚丙烯酰胺凝胶电泳（SDS-PAGE）和 nano-LC-MS/MS 分析已应用于来源于人结直肠癌腹水的外泌体蛋白质组学研究。384 种蛋白质被鉴定与肿瘤细胞迁移、侵袭、生长及免疫调节等相关。碎屑同源物 2（crumbs homolog 2, CRB2）、半乳凝素（galectin）-3 和 galectin-4 已被鉴定为与腹水外泌体相关蛋白。

3）研究肿瘤转移的常用模型系统：原发性肿瘤细胞系是常见的研究肿瘤转移的生物标志物模型。较高转移潜能特征的肿瘤细胞通常具有更高的侵袭性。因此，比较具有不同转移潜能的细胞系中蛋白质的差异是研究肿瘤细胞侵袭性常用的研究方法。既可以比较具有不同侵袭能力细胞系间的蛋白质差异，也可以比较单个肿瘤细胞系内具有侵袭性和非侵袭性的不同细胞中的蛋白质差异。显然，第 1 种方法检测到的蛋白质差异可能与侵袭性以外的因素相关，所以第 2 种方法的结果相对更可靠。例如，使用 2D-DIGE-MS 比较脑转移性乳腺癌细胞 MB231-Br 和亲本 MDA-MB-231 细胞的结果表明，TGF-β3、NF-κB、HSP70、p53 和 IFN-γ 相关通路都可能在乳腺癌脑转移中发挥作用。靶向使用 iTRAQ-2D-LC-MS/MS 分析两种同基因结直肠癌细胞系 SW480 和 SW620 时发现，CacyBP 是结直肠癌转移的潜在生物标志物。基于 2DE-MS 对两种胆囊癌细胞系——高转移潜能的 GBC-SD18H 和低转移潜能的 GBC-SD18L 开展的差异蛋白组学研究表明，氯化物细胞内通道蛋白 1（chloride intracellular channel protein 1, CLIC1）在高转移细胞变异体中丰度更高，此外，敲低 CLIC1 可抑制细胞迁移和侵袭，提示 CLIC1 在胆囊癌转移中可能发挥重要作用。

近年来有科学家提出，侵袭和迁移能力强的细

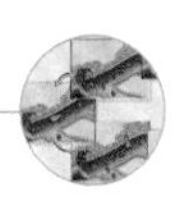

胞其主要特征是形成凸起或触须状结构，并命名为伪足(pseudopodium)，其在肿瘤转移中发挥重要作用。使用带有1～3 μm膜孔的Boyden小室法可以从细胞中分离伪足，纯化后可用于蛋白质组学分析。多种蛋白质已被证明可以参与伪足形成，包括膜受体、整合素、丝裂原活化蛋白激酶，以及参与调解肌动蛋白等。

4) 细胞表面蛋白质的分析在肿瘤转移中的应用：细胞表面蛋白质负责细胞与细胞、细胞与基质、细胞与环境间的相互作用，其改变可导致信号接受的改变，并与肿瘤转移中的关键环节——细胞黏附密切相关，因此可作为肿瘤治疗的潜在药物靶点。

在定量蛋白质组学分析之前，可通过生物素衍生物的体外或体内标记来分离细胞表面蛋白质。被生物素标记的蛋白质可被亲和素琼脂糖凝胶捕获。SILAC代谢标记可提高定量比较表面蛋白质组的准确性。分离的表面蛋白质可用传统的基于LC-MS/MS的蛋白质组学分析来鉴定和定量。例如，乳腺癌细胞系MDA-MB-231和其亲骨转移B02亚克隆的比较研究表明，B02亚克隆缺失HLA蛋白，过表达αvβ3整合素和MRP-1表面糖蛋白。对两株结直肠癌细胞系的研究表明，高转移潜能和低转移潜能的结直肠癌细胞株的CEACAM5、CDH17、CKAP4、UBR4表达水平不同。比较来源于原发性和转移性肿瘤位点的两种黑色素瘤细胞系的膜蛋白质组发现，Butyrophilin、CD109、HLA-DRA、ITGB3、MCAM在转移性细胞中上调，而ALCAM、CD6、EphA2、erbB-2、组蛋白H4、组蛋白H2B和免疫球蛋白超家族4(IGSF4)下调。

5) 肿瘤干细胞(CSC)研究在肿瘤转移中的应用：2006年美国癌症研究协会(AACR)将CSC定义为"存在于肿瘤组织中的，具有无限自我更新能力，并能产生不同分化程度肿瘤细胞的细胞"。尽管90%的肿瘤转移细胞在转移开始时能从原发瘤处"逃逸"，并到达预转移处，但仅有不足2%的细胞能形成微转移灶，最终能产生临床上明显的转移灶的肿瘤转移细胞仅为0.02%。这意味着完成这一完整转移过程的肿瘤细胞具有一定的内在特性，能在转移处的微环境中维持自我生长并大量增殖，这可能性最大的就是肿瘤干细胞。

转移CSC在上皮-间质转化(EMT)、基质细胞衍生因子-1/趋化因子受体-4(SDF-1/CXCR4)轴和CSC微环境中发挥重要作用，是肿瘤转移的关键因素。因此采用蛋白质组学方法研究CSC，寻找CSC特异性生物标志物或治疗靶点对于克服肿瘤转移至关重要。

分离CSC的常用方法是荧光或磁激活细胞分选、CSC免疫染色后的激光捕获显微切割和肿瘤衍生的3D球状细胞培养。这些方法都有一定的局限性，CSC的分子标志物尚未完全定义，因此难以获得纯的去分化CSC亚群。尽管如此，目前已有的标志物确实可用于纯化CSC。一旦获得了CSC细胞群，就可使用各种基于凝胶和非凝胶的技术来鉴定CSC特异性蛋白质，并通过质谱深入分析结果。蛋白质微阵列作为进一步的方法，不仅可鉴定蛋白质，还可研究蛋白质功能和相互作用，在CSC蛋白质组学中发挥越来越重要的作用。

6) 蛋白质PTM的研究在肿瘤转移中的应用：蛋白质磷酸化是生物界最普遍、最重要的一种PTM。细胞中约1/3的蛋白质被认为经过磷酸化修饰。在蛋白质磷酸化作用中，酪氨酸残基的磷酸化尤为重要。尽管酪氨酸残基磷酸化作用在全部细胞磷酸化中所占比例不足5%，却在丝氨酸和苏氨酸磷酸化的上游发挥作用，是肿瘤细胞转变过程中的主要信号。最近发现包含7个酪氨酸磷酸化的蛋白质与肺癌转移相关。

蛋白质糖基化也是一种重要的PTM。糖基化是分支的寡糖链共价相连于多肽的结构，其含量占糖蛋白分子总量1%～80%，大多数情况下糖的分子量小于蛋白质。在真核生物中，参与糖基化的单糖主要有β-D-葡萄糖(Glc)、β-D-半乳糖(Gal)、α-L-岩藻糖(Fuc)、N-乙酰半乳糖胺(GalNAc)、N-乙酰氨基葡萄糖(GlcNAc)、N-唾液酸(NeuNAc)和木糖(Xyl)。糖基化在肿瘤中的变化包括普通类型糖基化的上调和下调、非正式的糖基化类型修饰，以及肿瘤特有的糖基化的发生。糖蛋白修饰糖链的改变、糖蛋白自身表达量的改变都是肿瘤重要的特征。钙黏素(cadherin)-5被糖蛋白组学方法确认为转移性乳腺癌的新的生物标志物。同样的方法也揭示了α16-岩藻糖基化糖蛋白与肝癌转移能力和骨肉瘤转移相关。此外，在具有高转移潜能的前列腺癌模型中发现较高水平的表面唾液蛋白。

7) 促转移生物标志物的验证：TMA和酶联免疫吸附(enzyme-linked immune sorbent assay, ELISA)是用于验证大样品组中潜在生物标志物的

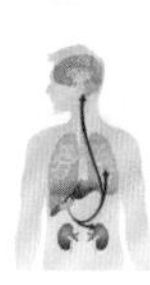



标准方法。然而 TMA 是定性或半定量的方法，且 TMA 和 ELISA 都有赖于是否可获得靶蛋白的特异性抗体，无法用于研究较少的靶蛋白。基于选择反应监测(selected reaction monitoring, SRM)技术的靶向蛋白质组学是一种与抗体无关的方法，凭借其高灵敏度、高选择性和高重复性等优势，成为靶向蛋白质组学的主流方向，被称为质谱学家的 ELISA 或蛋白质印迹。研究者通过乳腺肿瘤组织样品组上的无标记 SRM 对 iTRAQ－2DLC－MS/MS 鉴定的差异表达蛋白质进行验证。与 TMA 分析数据一起分析，SRM 结果显示，饰胶蛋白聚糖(decorin)和内质蛋白(endoplasmin)的高表达与乳腺癌远端转移相关。对 4－氨基丁酸氨基转移酶(ABAT)的 SRM 分析表明，具有较高水平 ABAT 的乳腺癌患者预后更好，特别是雌激素受体阳性、他莫昔芬治疗的乳腺癌 2 级患者。靶向蛋白质组学技术近年来有不少进展，四极杆 Orbitrap 系统上的平行反应监测和定量质谱所有理论碎片的顺序窗口采集(sequential windowed acquisition of all theoretical fragmentions, SWATH)－MS 都发展很快。

8) 功能蛋白质组学研究在肿瘤转移机制中的应用：有许多报道通过研究与 MMP 过表达和 EMT 活化相关的细胞外基质揭示肿瘤细胞局部浸润的具体机制。通过对乳腺癌细胞 MCF－7 的 SILAC－LC－MS/MS 分析显示，两种 MMP 家族成员 ADAM10 和 ADAM17 均切割转移相关蛋白 C4.4A。采用 LFQ－LC－MS/MS 研究比较 siRNA 敲低 MMP9 的前列腺癌细胞系 PC－3ML 和对照细胞系，发现 MMP9 可切割白血病抑制因子而促进前列腺癌进展和转移。采用 2DE－MS 对结直肠癌 WiDr 细胞的研究表明，N－乙酰葡萄糖氨基转移酶－V(GnT－V)可介导 TIMP1 的糖基化而促进结直肠癌细胞侵袭和转移。缺氧是 EMT 的刺激因素，采用 2DE－MS 在常氧和低氧条件下研究 4E－BP1 敲低的宫颈癌海拉细胞(HeLa cell)，发现 S100 钙结合蛋白 A4 和转凝蛋白(transgelin)－2 的表达显著升高。采用 2D－DIGE－MS 研究过表达转录因子 ERM/ETV5 的子宫内膜癌细胞系 Hec－1A，结果表明核脱氢酶/还原酶 Hep27 上调，功能研究表明 Hep27 对氧化应激诱导的凋亡具有保护作用。除了 MMP 和 EMT 之外，还有许多刺激因素参与肿瘤细胞的侵袭和迁移。通过 2DE－MS 研究 H－Ras、K－Ras 和 N－Ras 转化的 NIH/3T3 鼠胚胎干细胞克隆，发现细胞黏附、运动和细胞骨架改变等多个过程与 Ras 转化相关。采用 2D－DIGE－MS 研究用 siRNA PI3K－γ 处理的乳腺癌 MDA－MB－231 细胞与对照 siRNA 处理的细胞，发现 PI3K－γ 可通过调控下游延伸因子(EEF)2 的磷酸化而促进肿瘤细胞侵袭和迁徙。LC－MS/MS 分析发现丝氨酸蛋白酶抑制剂 B1(SERPINB1)在具有高运动性的口腔癌细胞 CAL－27 中高表达，而在低运动性的口腔癌细胞 SAS 中低表达。此外，用 SERPINB1 质粒转染 CAL－27 细胞后，细胞迁移能力增强。iTRAQ－2DLC－MALDI－MS/MS 研究显示，钙调蛋白结合蛋白(caldesmon)在高转移胃癌细胞株 AZ521 和 MKN7 中的表达较原发性肿瘤细胞株 AGS 和 FU97 中显著降低。在随后的功能试验中，采用 siRNA 敲低 AGS 和 FU97 细胞中的钙调蛋白结合蛋白，发现细胞侵袭和迁移能力增强。以上研究不仅揭示了肿瘤转移的诱导因子，还阐明了分子机制。

9) 促转移蛋白的蛋白质-蛋白质相互作用研究：蛋白质组学已经被广泛应用于研究促肿瘤转移的蛋白质-蛋白质相互作用，且与传统分子生物学方法相比，可以更准确地揭示包括直接和间接相互作用的复杂蛋白质互作用网络。蛋白质复合物的亲和纯化已经与质谱鉴定相结合，目前已有两个基本方法，pull-down－MS 和 co－IP－MS。可以构建带有亲和标签的融合蛋白，再采用 pull-down－MS 进行亲和纯化；也可以使用特异性的抗体进行 co－IP－MS 找到靶蛋白复合物。蛋白质组学近年来的进展使我们能够利用交联剂识别瞬时和动态的非共价相互作用。以上这些实验面临的主要挑战是在用吸附剂或标签共纯化得到的蛋白质中，区分特异性的和非特异性的相互作用。除了用独立方法来鉴定相互作用外，串联亲和纯化(tandem affinity purification)和代谢标记(metabolic labeling)可以解决这一问题。使用 pull－down－MS 发现促转移蛋白 km23－1 与参与基于肌动蛋白的运动性相关蛋白相互作用。co－IP－MS 分析表明血管生成素参与应力纤维装配而影响肿瘤细胞迁移。

基于组织蛋白质组学分析、模型系统、分泌蛋白组学、表面蛋白质分析和定量分析和/或功能验证，蛋白质组学技术鉴定了大量肿瘤转移相关蛋白。蛋白质组学不论是作为功能研究的一部分，还是通过相互作用组分析，也为这些靶标的功能注释提供重

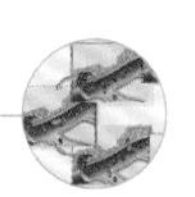

要信息。有理由相信，最新的非靶向蛋白质组学技术实现的蛋白质组学覆盖率的提高，和靶向蛋白质组学技术实现的样本容量的增加，使蛋白质组学在肿瘤转移领域更接近于临床应用。

## 6.5 代谢组学相关分析技术及其在肿瘤转移研究中的应用

### 6.5.1 代谢组学的研究内容

代谢组是生物样本中所有代谢物的集合。代谢组学是系统生物学的重要分支，主要采用色谱、质谱、核磁共振等技术，考察生物体系受刺激或扰动前后代谢产物图谱及其动态变化，以阐明生物体系的代谢网络。研究对象主要是分子量<1 000 的内源性小分子。代谢组学研究的是生物体内代谢产物的整体变化，以此反映机体的生理、病理变化过程和本质。代谢组学根据研究目的不同，可分为非靶向代谢组学和靶向代谢组学。非靶向代谢组学是对代谢物的全面系统分析，是无偏的代谢组学分析，可发现新的生物标志物；靶向代谢组学是对特定代谢物群进行的有针对性的富集与准确定量分析。

代谢组学有以下优势：对机体的损伤小，不需进行全基因组测序或大量表达序列标签的数据库。代谢物的种类远少于基因和蛋白质的数量，且基因和蛋白质水平的变化在代谢物水平会被放大，因此近年来代谢组学技术在生物标志物的识别和药物靶标的发现等领域有了越来越广的应用。

生物体内代谢物种类繁多，主要有脂类、氨基酸、有机酸、碳水化合物、核酸等。脂质主要包括脂肪酸及其天然衍生物（如酯或胺），以及与其生物合成和功能相关的化合物，因此，脂质组学是代谢组学的重要分支[27]。鉴于脂质是代谢研究的热点，近年来发展迅猛，脂质组学逐渐从代谢组学中被划分出来。

从“Warburg 效应”开始，肿瘤代谢领域取得了长足进展。肿瘤本身和微环境的代谢异常与肿瘤转移高度相关。已有多项研究表明，糖代谢、丙酮酸代谢、乳酸代谢、脂质代谢、胆固醇代谢等都在肿瘤转移中发挥重要作用。因此，代谢组学研究在阐明肿瘤转移机制、寻找生物标志物和药物靶点等方面必将发挥关键作用。

### 6.5.2 代谢组学相关质谱分析技术

通过代谢组学的手段对复杂生物样本中代谢物的分析，对于理解肿瘤转移的分子机制至关重要。代谢组学根据具体的研究内容可分为专门研究糖类的糖代谢组学、专门研究脂质的脂质代谢组学、专门研究多肽的多肽组学，以及专门研究各种代谢途径产物的代谢产物组学等。代谢组学在疾病发病机制研究中的应用可以追溯到 20 世纪早期。当时，质谱领域新技术的进步使研究人员能够鉴定参与生物化学途径的分子，并研究它们在疾病发生、发展中的作用。随着色谱、光谱分析方法的不断发展，分析各种生物样本中的代谢物在肿瘤转移研究中发挥越来越重要的作用。当前用于代谢分析的仪器和方法的分辨率和敏感性较之以往已显著提高，但对于复杂样本中代谢物的精确识别依然存在不足。

（1）基于色谱质谱联用的代谢组学分析方法

代谢组学分析的特点是由分析数据引导实验人员识别出使样品产生差异的重要代谢物，最终通过峰注释或结构描述识别和确定这些代谢物。基于质谱的代谢组学分析可分为两种方法：靶向性代谢组学和非靶向性代谢组学。靶向性代谢组学分析即测量有限数量的代谢物，峰值被拣选并标注为目标集（已知的代谢物、未被识别的或非完整阐明结构的代谢物），随后只针对目标集进行多元统计分析；在不了解代谢物具体特征的前提下通常采用非靶向性代谢组学分析，即在分析中全面考虑尽可能多的样品特征性。因此，非靶向性代谢分析中多变量统计分析的数据集比靶向代谢分析的数据集大得多[28]。下文详细描述近年来使用较多的代谢组学分析方法。

1）液相色谱-质谱联用（liquid chromatography-mass spectrometry, LC - MS）：LC - MS 是生物科学、医学和化学中使用最为广泛的分析技术。LC - MS 能够分离和检测各类分子如蛋白质、氨基酸及其他代谢产物，且允许统计和定量分析这些分子的结构信息，灵敏度可以达到每毫升 pg 级，因此可以非常灵活地完成代谢组学的大部分实验任务。根据分析样品的理化性质和实验要求，可选择多种色谱固定相模式进行分离，如反相（reverse phase, RP）、正相（normal phase, NP）、亲水作用液相色谱法（hydrophilic interaction liquid chromatography, HILIC）和离子交换色谱法（ion exchange chromatography, IEC）等。目前在代谢组学中最常用的分

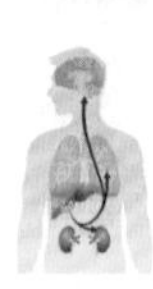



离模式是 RP 和 HILIC。RP 适合分析中低极性的化合物,涵盖了大部分需要鉴定的物质。对于不适合用 RP 分析的不溶或易洗脱的极性和离子化合物,如氨基酸和糖类,可使用毛细管电泳-质谱联用(capillary electrophoresis-mass spectrometry, CE-MS)或气相色谱-质谱联用(gas chromatography-mass spectrometry, GC-MS),也可以使用 HILIC。HILIC 以极性固定相(如硅胶或衍生硅胶)及含有高浓度极性有机溶剂和低浓度水溶液为流动相的色谱模式,可以分析极性较高的物质。

在 LC-MS 中,MS 可通过测量被测物质的离子质荷比,即质量-电荷比,确定被测物质的质量。实验流程如下:先将样品导入离子源中发生电离,生成带电荷离子,然后运用加速电场将离子束引入分析器中,再利用电场和磁场使其发生相反的速度色散,再将它们聚焦而得到质谱图,从而确定样品的质量。MS 按质量分析器可分为四极杆质谱、离子阱质谱、飞行时间质谱、串联质谱如串联四极杆-飞行时间(quadrupole-time of flight, Q-TOF)质谱等。

最适合 LC-MS 的离子化技术是大气压离子化,其发展解决了 LC-MS 联用中 LC 流速和质谱仪在真空中的匹配问题,具有其他离子化技术无可取代的优点。大气压离子化主要包括大气压光致电离(atmospheric pressure photoionization, APPI)、大气压化学电离(atmospheric pressure chemical ionization, APCI)和电喷雾电离(electrospray ionization, ESI)3 种模式。其中最常用的是 APCI 和 ESI, APCI 适用于鉴定非极性化合物,ESI 适用于鉴定中等极性化合物和极性化合物。近年来离子化技术的发展最具代表性的是基于无基质辅助激光解吸电离(matrix-assisted laser desorption ionization, MALDI)技术,主要用于鉴定生物大分子,可以更快速高效地检测生物样本内复杂大分子的组成,完成对样品中所含物质的非靶向性检测分析。

MALDI 质谱(MALDI-MS)可直接对固体样品进行成像分析,获取固体内部物质分布的信息。MALDI-MS 的优势在于能通过仅一次实验,即从样品中非靶向地获得上百种未知物质的分布信息,且这些信息是无法通过其他传统质谱技术如 LC-MSI-MS 获得的。

目前 LC-MS 技术分离鉴定过的样品中仍存在未知数量的组分未被发现,这主要是由于多种因素累加所导致,如分离物极性不同、电离特性差、代谢物分子量广泛、样品浓度过低或样品存在离子相互抑制。在这些因素中离子相互抑制的影响是最大的,其本质是基质组分共洗脱引起的基质效应现象,它会降低质谱分析的检测能力、精密度和准确度。目前只能通过尽可能地保证高质量和更稳定的色谱分离以减少离子相互抑制的发生。

LC-MS 得到的质谱结果过于简单,结构信息少,进行定性分析比较困难,主要依靠标准品定性。对于多数样品,如果保留时间相同,子离子谱也相同,即可定性,少数同分异构体例外。用于定量分析的基本方法与普通液相色谱法相同,即通过色谱峰面积和校正因子(或标样)进行定量。但由于色谱分离的误差,色谱峰并不对应单一成分,给定量分析造成困难。因此,对于 LC-MS 定量分析,不推荐分析总离子色谱图,而是采用与待测组分相对应的特征离子得到的质量色谱图或多离子监测色谱图进行定量。

LC-MS 具有灵敏度高、适用范围广、样本处理方法简单、分析成本较低等优点,但其同时也存在在分析过程中对样本有破坏性、定量准确度不够高、容易受到基质效应干扰等缺点。鉴于 LC-MS 的上述优缺点,其特别适用于分析离子型样本和中高极性的有机化合物。

2) GC-MS:GC-MS 在代谢组学中的应用比 LC-MS 早,目前 GC-MS 仍然是分析挥发性和半挥发性物质的首选方法。GC-MS 的分析方法是,通过计算机把采集到的每个质谱的所有离子强度相加得到总离子强度,总离子强度随时间变化的曲线即为总离子色谱图,其横坐标是出峰时间,纵坐标是峰高。峰面积和对应组分含量呈正比,用于定量。色谱图中每个峰代表样品中的一个组分,由此可以得到相应化合物的质谱图。通过计算机进行数据库检索和质谱图比对,检索结果将可能的化合物以与未知化合物匹配度的大小顺序排列,分别列出这些化合物的分子式、分子量和结构式等,实验者可通过比对结果和其他有效信息,对未知物进行定性分析。目前 GC-MS 联用仪中的数据库应用最为广泛的有美国国家标准与技术研究所(National Institute of Standards and Technology, NIST)化学数据库和 Wiley 化学数据库与质谱库。

GC-MS 应用于代谢组学分析的优势在于分辨率高、检测灵敏度高,配套有相对完善用来参考比较的标准代谢谱库,这些数据库为鉴定未知的潜在生物标志物提供了方便。由于毛细管气相色谱

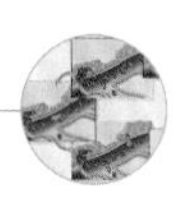

(capillary gas chromatography)或气相色谱-气相色谱联用(gas chromatography-gas chromatography, GC-GC)技术的分辨率非常高,使得该技术广泛应用于代谢组学,特别是天然产物代谢组学,以及对于初级代谢物的分析。GC-MS通过比较质谱数据库中的保留时间或保留指数和纯标准化合物的保留时间或保留指数而实现峰的识别,较LC-MS更加直接、准确。GC-MS由于灵敏度高,且可以提供更大的检测范围,是易衍生化、易富集的极性非挥发样品和非极性可挥发样品的首选方法,例如对先天性代谢症患者尿液中有机酸的分析,其他基于MS技术迄今仍然无法取代。

GC-MS是代谢组学中一种较低通量的分析方法,在实验前需要对极性非挥发分析物、大分子、不耐热化合物进行富集和衍生化处理。在富集和衍生化处理中,为了增强分析的稳定性,可以使用多种化学反应保护官能团,如烷基化、甲硅烷基化和酰化反应,但衍生化和官能团修饰无可避免地会增加实验误差,且衍生化的步骤越长,对实验结果准确性的影响就越大。

正是由于对于大多数的物质GC-MS存在需要衍生化的局限性,因此其应用主要还是集中在小分子挥发性物质的分析中,这大大限制了其应用范围。

对于联用技术中的质谱离子化过程,目前最常用的电离技术是电子电离(electron ionization, EI),但最近研究者发现APCI作为新的电离源可以弥补EI和化学电离的共同缺点,即当数据库中不存在匹配时,由于气相色谱-电子电离-质谱(GC-EI-MS)中观察到的碎片高度碎裂,识别相当复杂,而APCI观察到的低度碎裂碎片对识别未知代谢物有很大帮助。随着数据库的不断扩展,APCI可能成为GC-MS实验中主要的电离技术。

3) 超高效液相色谱-质谱联用(ultra performance liquid chromatography-mass spectrometry, UPLC-MS):代谢物的大规模分析与UPLC-ESI的进步密切相关,UPLC-MS可用于检测大部分极性代谢物,增加了代谢样品中可检测到的分子数量。UPLC采用内径<2 mm的多孔颗粒填充材料和耐受103.42～124.11 MPa(15 000～18 000 psi)的超高压液相色谱,与MS结合使用时,比常规高效液相色谱(HPLC)-MS峰容量更高,分离度更高,灵敏度更高,信噪比更好,更适合代谢组学研究。由于UPLC中流动相的最佳速度范围更广,因此其分析速度较HPLC更快,使代谢组学高通量筛选成为可能。此外,UPLC分析有助于降低样品基质效应,且可以检测同分异构体。此外,UPLC得到的高保留时间重复性和高信噪比,为峰发现、识别和统计分析提供了更好的基础。UPLC-MS更适合于非靶向的代谢组学分析。

UPLC也有一些缺点,由于实验过程中仪器内部压力过大,会降低泵的使用寿命,仪器的连接部位老化速度快,同时因为色谱柱较窄以及填充材料特殊,对样品的制备要求很高。

4) CE-MS:毛细管电泳(capillary electrophoresis, CE)用石英毛细管作为分离通道,根据相同电压下样品中各成分迁移率不同而进行分离。其分离模式主要包括毛细管区带电泳(capillary zone electrophoresis, CZE)、胶束电动毛细管色谱(micellar electrokinetic capillary chromatography, MECC)、毛细管电色谱(capillary electrochromatography, CEC)、毛细管等电聚焦(capillary isoelectric focusing, CIEF)、亲和毛细管电泳(affinity capillary electrophoresis, ACE)、毛细管凝胶电泳(capillary gel electrophoresis, CGE)及毛细管等速电泳(capillary isotachorphoresis, CITP)等,其中应用较多的分别是CZE、MECC和CGE。

CE适合于分析极性离子代谢物,且耦合了MS后,与LC-MS相比离子相互抑制更少、灵敏度更高。CE对样品体积的要求低,可以分析多种化合物,且分辨率较高。但分析通量较低,不适合大量高强度的分析实验,且需要对毛细管内壁进行修饰以克服生物大分子在管壁上吸附对结果的影响。

CE-MS分析中最常用的离子化方式是ESI。ESI可以产生多电荷的离子,非常利于分析大分子如糖、蛋白质等。通常CE-ESI-MS分析中的仪器接口分为有鞘液和无鞘液两种,区别在于有鞘液模式使用的流量范围为5～10 μL/min,而无鞘液模式的流量<30 μL/min,且无鞘液接口在这样的低流速中离子抑制效应明显降低。

分析物在CE中是基于其固有电泳迁移率的差异而分离,取决于分析物的大小和所带电荷,因此CE适合分析极性和带电代谢物。

*(2) 基于核磁共振的代谢组学分析技术*

代谢组学早期研究方法以核磁共振(nuclear magnetic resonance, NMR)为主,也是当前代谢组

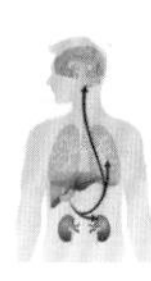



学研究中除质谱外最常用的分析技术。生物学领域中最常用的是氢谱、碳谱和磷谱，可用于生物组织、细胞提取液和活体的代谢组学分析。由于氢谱对自然界中大部分含氢化合物都有反应，使用最为广泛。

基于NMR可以对代谢组学进行定性分析。通过将代谢物的1D$^1$H NMR谱与1D$^1$H光谱数据库进行比对，得到结果子集，并通过2D-异核单量子相干谱（heteronuclear singular quantum correlation，HSQC）和总相关谱（total correlation spectroscopy，TOCSY）分别独立查询HSQC和TOCSY数据库对结果进行验证。基于NMR的代谢组学研究需要的标准NMR谱图和小分子相关信息可以从多个免费数据库获得，如人类代谢组数据库（human metabolome database，HDMB）、生物大分子核磁共振数据库（biological magnetic resonance bank，BMRB）、TOCSY定制碳跟踪档案（TOCSY customized carbon trace archive，TOCCATA），但这些数据库只包含极少量的代谢物信息，和自然界中庞大的代谢物谱系是不匹配的。为此，美国国家卫生研究院共同基金中心将代谢组学的研究结果归纳并建立了数据库。欧盟的基础建设项目代谢组学标准协作（the coordination of standards in metabolomics，COSMOS）正在为代谢组学的元数据和数据建立数据基础设施和新的数据交换标准平台。

基于NMR也可以对代谢组学进行定量分析。基于NMR的代谢组学分析主要有两种方法：1D$^1$H NMR和2D$^1$H NMR。1D$^1$H NMR的优点是采集时间短，通过手动峰值拟合和手动样品添加就可以在很短时间内提供数百到数千样品的绝对浓度。但如果对多个样品的1D$^1$H NMR谱图进行重复手动分析，将耗费大量人力、物力。通常解决这一问题可以使用概率模型自动对1D$^1$H NMR谱图中的物质定量，如BATMAN和BAYESIL。近年来出现了一些自动化的分析方法，如复杂波谱自动统计识别（automatic statistical identification in complex spectra，ASICS），这些方法或工具通过自动化部分步骤缩短了分析时间。以上分析方法主要用于水性代谢物。1D$^1$H NMR对脂类代谢物的定量分析可以使用LipSpin。虽然这些自动化的分析方法加快了分析速度，但仍需要预先手动制定代谢物文库，仔细调整NMR谱图中样品之间的线宽和峰位移，才能在生物样本中鉴定和定量目标代谢物。1D$^1$H NMR在$^1$H识别上分辨率较低，易出现峰重合，影响了分析结果的全面性和准确性，可通过使用较高的磁场强度或纯位移解耦同核$^1$H标量偶联来解决，但由于这些方法在试验中叠加了不可控因素，会降低分析的灵敏度。2D$^1$H NMR方法可以显著提高代谢物分析的分辨率[29]。在2D NMR实验中，自旋磁化在相邻的核自旋之间转移，最终可以在两个维度上以交叉峰的形式绘制频谱，从而显著减少峰重叠。在代谢组学中常用的2D$^1$H NMR方法是2D$^{13}$C－$^1$H HSQC和2D$^1$H－$^1$H TOCSY。HSQC提供$^1$H自旋和与之相连的$^{14}$C自旋之间化学位移的相关关系。TOCSY提供在同一分子或者同一自旋体系中所有$^1$H离子间自旋的化学位移，且可以判断哪些共振属于同一分子。这些特点对于鉴定抑制化合物和阐明复杂代谢混合物中未知化合物的结构至关重要，却很难只通过1D NMR获得。通过2D NMR对代谢物的定量分析主要通过依赖HSQC开发的方法，如快速代谢物量化协议（fast metabolite quantification protocol，FMQ）。2D NMR的主要缺点是采集时间较长，通过使用新的脉冲序列、非均匀采样和参数优化可以加速数据采集，缩短采集时间。

NMR可以鉴定样品中大多数可检测代谢物，但无法区分具有相似结构和化学位移的代谢物，如肌酸和磷酸肌酸等。由于这些代谢物具有不同的质荷比，所以可结合NMR和MS来区分。NMR和MS以往大多分开检测样品，最后进行比较。为了提高定性和定量分析的精确度，目前NMR和MS越来越多地联用。NMR－MS有5种分类方法，即基于硬件、基于化学修饰、基于统计方法、基于稳定同位素和基于组合化学信息学的NMR－MS。最近使用较为普遍的联用方法有NMR/MS转换器（NMR/MS translator）和MS/NMR鉴定未知代谢混合物结构法（structure of unknown metabolomic mixture components by MS/NMR，SUMMIT MS/NMR）。NMR/MS转换器结合同一代谢组学样品的NMR和MS分析数据，快速高效地识别样品中的已知代谢产物。SUMMIT MS/NMR结合NMR和准确的MS数据，对未知代谢产物进行高通量的结构解释。

NMR主要应用于非靶向的代谢组学分析，具有不破坏样品、结果重复性好、样本需求量低、可进行体内研究等优点，但其有一个致命的缺点——灵敏

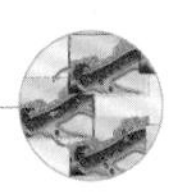

度太低，完全无法与LC-MS相比(表6-5)，因此其通常用于代谢组学指纹图谱研究。

**表6-5 基于色谱质谱联用和基于核磁共振的技术比较**

| 比较项目 | 基于色谱质谱联用 | 基于核磁共振 |
|---|---|---|
| 样品制备 | 要求高，需要不同的色谱柱和优化条件 | 要求较低 |
| 选择性 | 选择性和非选择性分析 | 非选择性分析 |
| 灵敏度 | 高 | 低，但可通过多种方法改善 |
| 样品回收率 | 破坏性，需要少量样品 | 非破坏性 |
| 重复性 | 一般 | 很高 |

### 6.5.3 代谢组学技术在肿瘤转移研究中的应用

以葡萄糖摄取、丙酮酸代谢、乳酸代谢、氨基酸代谢、脂质代谢、胆固醇代谢、脂肪酸代谢以及肿瘤微环境代谢异常等为主要表现的肿瘤细胞代谢异常，与肿瘤转移之间存在着密切联系。随着组学研究的迅速崛起，代谢组学作为一门新的系统生物学分支，在肿瘤研究领域展现出了巨大的潜力(表6-6)。应用代谢组学技术筛选肿瘤转移相关的新型代谢性生物标志物，无论对肿瘤早期诊断、疗效评价、预后监控还是新药研发都具有极其重要的意义。

**表6-6 代谢组学技术在肿瘤转移中的应用[30-34]**

| 转移性肿瘤类型 | 样本 | 分析方法 | 代谢性生物标志物/代谢途径 |
|---|---|---|---|
| 肾细胞癌 | 肿瘤组织 | $^1$H-NMR | 乳酸、谷氨酸、丙酮酸、谷氨酰胺和肌酸升高；乙酸、苹果酸、缬氨酸、丙氨酸和天冬氨酸降低 |
| 去势抗性前列腺癌 | 细胞 | 靶向质谱与代谢表型联用 | 淀粉/蔗糖代谢、氨基糖代谢、戊糖磷酸途径、丙氨酸和天冬氨酸途径、戊糖和葡糖醛酸盐相互转化、谷氨酸代谢、糖酵解和丙酮酸代谢 |
| 食管鳞状细胞癌淋巴结转移 | 血清 | GC-MS | 缬氨酸、γ-氨基丁酸和吡咯-2-羧酸 |
| 黑色素瘤脑转移 | 小鼠尿液 | $^1$H-NMR | 柠檬酸 |
| 甲状腺乳头状癌远端转移 | 血清 | GC-TOF-MS | 丙氨酸、天冬氨酸、谷氨酸代谢与肌醇磷酸代谢通路 |

代谢组学可用于破译器官自限性疾病和转移性疾病的分子网络差异。研究者采用高通量液相和气相色谱质谱法对超过262个前列腺癌相关临床样本(包含42个组织样本和110个尿液及血浆样本)中超过1126个代谢物进行分析，发现甘氨酸的N-甲基衍生物肌氨酸的表达在前列腺癌进展到转移时高度增加，且可以在尿液中非侵入性地检测到肌氨酸。肌氨酸在侵袭性前列腺癌细胞系中的表达水平较良性前列腺上皮细胞显著增加。进一步敲除肌氨酸产生的关键酶——甘氨酸-N-甲基转移酶，发现前列腺癌细胞的侵袭性明显减弱。加入外源性肌氨酸或敲除降解肌氨酸的酶——肌氨酸脱氢酶，可诱导良性前列腺上皮细胞的侵袭表型。由此可见，分析前列腺癌进展的代谢组学改变可以揭示在前列腺癌细胞侵袭和转移中发挥重要作用的代谢中介物。代谢组学研究已证实血浆胆固醇水平与前列腺癌骨转移显著相关。前列腺癌骨转移患者血浆中的平均胆固醇水平为3.3 mmol/L(127.30 mg/dL)，而在其他恶性肿瘤骨转移和正常骨中，平均胆固醇水平分别为2.1 mmol/L(81.06 mg/dL)和0.9 mmol/L(35.85 mg/dL)。

通过NMR对早期乳腺癌患者和转移性乳腺癌患者的血清进行代谢组学研究发现，两者之间存在显著差异，其中术前血清样品确诊率为75%，特异性为69%，预测准确率为72%。而在晚期转移性乳腺癌(advanced metastatic breast cancer, MBC)患者血清中，利用质子核磁共振(proton nuclear magnetic resonance, $^1$H-NMR)发现，MBC患者术前血清中的一系列代谢物，如柠檬酸、胆碱、乙酸、甲酸、乳酸、谷氨酸、丙氨酸、甘氨酸、3-羟基丁酸、亮氨酸、丙氨酸、脯氨酸、酪氨酸、异亮氨酸、肌酸、肌酐，均明显高于早期乳腺癌患者，而血糖和谷氨酰胺水平

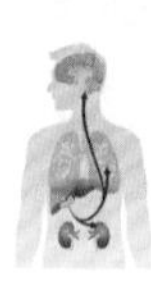



则明显低于早期乳腺癌患者。采用 GC-MS 和直接注入式串联质谱法(direct infusion-tandem mass spectrometry, DI-MS)技术，研究者已筛选出可用于鉴别正常细胞、原位癌和转移性乳腺癌的代谢性生物标志物——黄嘌呤、6-磷酸葡萄糖、6-磷酸甘露糖、鸟嘌呤和腺嘌呤。

采用 NMR 研究肺癌转移性软脑膜癌患者和正常人脑脊液样本，发现转移性软脑膜癌患者和正常人的脑脊液代谢物之间存在明显差异，其中肌醇、肌酸、乳酸、丙氨酸和柠檬酸的差异性最为显著，而且这些代谢物还与软脑膜癌患者的分级密切相关。

通过$^1$H-NMR 分析转移性结直肠癌(metastatic colorectal cancer, mCRC)患者的血清代谢组学，能较准确地预测患者的总生存期(OS)。采用 LC-MS 和 GC-MS 对四对高/低转移的骨肉瘤细胞株的代谢产物进行鉴定发现，精氨酸代谢、谷胱甘肽代谢、脂质代谢和肌醇代谢途径中存在的差异代谢物，可用于鉴别高转移骨肉瘤细胞与低转移母细胞。此外，采用 GC-MS 技术研究异种移植胃癌转移模型小鼠，发现了大约 30 种差异代谢物，其中上调最显著的是脯氨酸，而下调最显著的是谷氨酰胺。采用$^1$H-NMR 研究胃癌淋巴结转移患者的组织，发现亮氨酸、异亮氨酸、缬氨酸、谷胱甘肽和甜菜碱与胃癌患者有无淋巴结转移相关，并可能作为相关生物标志物。

药物代谢组学目前也在转移性肿瘤治疗方案制定以及不良反应监测中显示出极大优势。采用$^1$H-NMR 研究单剂卡培他滨治疗前局部晚期结直肠癌患者以及转移性结直肠癌患者的血清，以此分析与卡培他滨毒性严重程度相关的“药物代谢组学”脂质图谱，证实高水平的低密度脂蛋白衍生脂质，包括多不饱和脂肪酸和卵磷脂，能预测治疗期间更高级别的卡培他滨毒性[35]。此外，研究者通过血清代谢组学指纹图谱发现，贝伐珠单抗和替西罗莫司联合用药比传统一线治疗药物能更加显著快速地增加肾癌患者血清极低密度脂蛋白(VLDL)，降低低密度脂蛋白(LDL)，从而用于监测转移性肾癌的代谢及药物的不良反应[36]。

对于肿瘤转移的代谢组学研究还处于起步阶段，距离临床应用还有一段距离。随着代谢组学的发展，研究者们会发现特异性更好、灵敏度更高的肿瘤转移标志物，为患者的精准个体化治疗提供理论依据和实验支持。

## 6.6 多组学整合分析在肿瘤转移研究中的应用和展望

### 6.6.1 基因组与转录组整合分析在肿瘤转移研究中的应用

通过上述介绍可以认识到不同的组学技术及其在肿瘤转移中的应用具有重要价值。实际上，每种组学技术都有其优势，也有其无法触及的盲区。肿瘤转移是一个复杂的病理演变过程，它的发病机制往往是多层次、多系统的，仅靠一种组学技术一般还不足以全面揭示其发生、发展机制以及解决临床诊治和预防等关键问题。如果能够恰当地整合不同的组学技术，达到互相补充与印证，则能在研究过程中取得“1+1>2”的效果。

Sean 等在一项关于结直肠癌肝转移的研究工作中，整合了多组学分析技术。他们的研究目的是通过分子标志物识别转移性结直肠癌，从而对临床手术、治疗提出指导建议。肿瘤转移理论认为，不同的转移性肿瘤恶性程度有别，转移的肿瘤在数量和目标器官上都有所不同。通过切除手术以及局部防复发的治疗，低恶性的转移肿瘤是可以治愈的。在这项工作中，研究者们对 134 例有肝转移的结直肠癌患者的原位肿瘤进行了转录组分析，获得了 mRNA 与 miRNA 表达数据。他们用相似网络融合(similarity network fusion, SNF)算法对这些肿瘤样本的不同转录组数据进行聚类分析，共得到 3 种亚型。结合临床数据的分析，他们发现，第 2 种亚型患者在移除原位及转移灶肿瘤后的复发和死亡都显著低于第 1、3 种亚型患者。他们对 3 个亚型的转录组分别进行信号通路富集分析后发现，第 1 种亚型肿瘤富集通路包括 E2F/MYC 分子通路、TERT 高表达、DNA 修复和细胞周期检验点的紊乱；第 2 种亚型富集通路是 Wnt 信号通路、TGF-β 信号通路、Notch 信号通路、KRAS 信号通路、免疫细胞浸润、干扰素 α 和 γ 信号通路以及 P53 信号通路；第 3 种亚型富集通路为高基质细胞浸润、EMT、胞外基质重塑和血管生成。作者认为，通路富集的分析显示，第 2 种亚型可能激活固有免疫以及获得性免疫功能，从而相较于其他两种亚类转移能力较低。接着，研究者还对这些肿瘤进行了基因组学研究，结合分子分型，他们发现第 2 种亚型与第 1、3 种亚型在

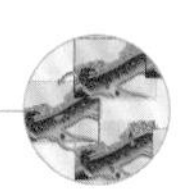

*KRAS*、*BRAF* 基因的突变频率没有显著区别，但第 2 种亚型的 *VEGFA* 突变频率显著低于另外两类。此外，第 1 种亚型有特异性 *Notch1* 和 *PIK3C2B* 突变，第 3 种亚型有特异性 *Smad3* 突变。最后研究者将得到的转录组和基因组特征进行整合，提出了结直肠癌肝转移的风险预测模型，从而能够对临床中患者的手术与治疗给予指导与帮助[35]。

上述实例表明，基因组与转录组的联合使用在肿瘤的转移分型与预后预警分子标志物和模型等发现方面有重要价值。目前，几乎在每一种常见肿瘤研究中，都有基因组与转录组整合分析的研究实例。

### 6.6.2 基因组与蛋白质组整合分析在肿瘤转移研究中的应用

基因组注释是在基因组上确定基因及其他元件的位置和结构，并赋予这些基因和元件生物功能的过程。基因组注释分为 3 个层次：核酸层注释、蛋白质层注释和代谢层注释。随着测序技术的飞速发展，积累了大量的基因组和转录组数据。同时，基于串联质谱技术的蛋白质组学不断进步，使得完整覆盖蛋白质组成为可能。由此，利用蛋白质组学数据，整合基因组数据和转录组数据研究基因组注释问题，被称为蛋白质基因组学(proteogenomics)。

基于高通量测序数据，研究者可以构建蛋白质库，显著提高鉴定的蛋白质的数量。同时，基于蛋白质组数据，研究者可以验证 DNA 和 RNA 鉴定得到的编码序列变体和新的转录本。此外，以序列为中心的蛋白质基因组数据整合，结合转录组和蛋白质组的定量分析，可以为多水平基因表达调控、信号网络、疾病分型和疗效预测等提供指导。

通过乳腺癌蛋白质基因组学分析发现，在肿瘤样本中发现的近 10 万种 SNP 和数 10 万种可变剪切，分别只有 4.1%和 0.28%表达为蛋白质，并与生命活动和疾病直接相关。研究者在蛋白质组层面将卵巢癌重新分为 5 种亚型。通过对磷酸化修饰的差异进行聚类，可进一步在磷酸化组层面实现对肿瘤的重新分型。

研究者发现，乳腺癌磷酸化组分型结果，与基因组、转录组层面的分型完全不一致，与蛋白质组层面的分型也有差异。此外，某些信号通路中的蛋白质磷酸化被发现与卵巢癌患者的生存期显著相关，而蛋白质、转录和基因层面的变化与生存期的相关性逐级降低。随着蛋白质基因组加入癌症“登月计划”，更多肿瘤的蛋白质组分析和大规模临床试验即将开展，蛋白质基因组学将在肿瘤转移的治疗中发挥越来越重要的作用。

肿瘤细胞的特征是获得无限增殖和失控性生长的能力，逃避机体的免疫监视，以糖酵解的方式进行能量代谢，表现为“返祖”和去分化，并以克隆性优势生长进行侵袭和迁移。肿瘤细胞的这些生物学特征已脱离了机体正常细胞固有的基本特性，必然存在决定性因素和遗传学基础，其复杂程度很难通过单一组学技术进行彻底分析。为了得到更好的研究效果，组学之间的交叉应运而生。2010 年 Helmy 首次提出肿瘤蛋白质基因组学(onco-proteogenomics)的概念，即通过构建蛋白质基因组图谱，将蛋白质基因组学所获得肽的串联质谱(tandem mass spectrometry, MS/MS)数据与基因组学及转录组学数据所构建的自定义蛋白质序列数据库进行比对，筛选差异蛋白质及突变基因。

肿瘤蛋白质基因组学在发现 mRNA 剪切位点的改变、SNP、肿瘤信号分子的翻译后修饰、突变蛋白的鉴定、潜在肿瘤标志物的筛选、肿瘤免疫原性的分析等方面都有广泛应用。研究者通过整合蛋白质组、基因组和转录组数据，比较肝细胞癌患者和正常对照人群尿液以及组织样本中的蛋白质表达谱，发现炎症介质 S100A9 和颗粒蛋白标志物不仅在各种炎症和自身免疫失调过程中发挥作用，而且与肿瘤发生和转移密切相关。通过对转移性和局限性前列腺癌患者蛋白质组和转录组数据的综合分析，发现蛋白质和转录水平之间仅有 48%～64%的一致性，而所有一致发生改变的因子可以预测前列腺癌患者的临床结局[37]。肿瘤蛋白质基因组学对研究和预防肿瘤转移的机制提供了新的理念和方法，为治疗肿瘤转移开辟了新的途径。

### 6.6.3 其他多组学整合技术在肿瘤转移研究中的应用

肿瘤转移涉及 DNA、RNA、蛋白质和代谢物等多水平的失调，而这些不同水平的分子间是相互关联的。研究肿瘤转移常用的组学包括基因组学、表观基因组学、转录组学、蛋白质组学、代谢组学、表型组学等，任何单一组学的研究都只能阐明肿瘤转移过程中单一层面的变化，不足以覆盖肿瘤转移的复杂过程。因此整合多组学数据研究肿瘤转移至关重要，这将有利于全面了解肿瘤发生、发展过程，阐释

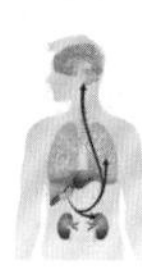



恶性肿瘤转移的分子机制，发现新的生物标志物和治疗靶点。

研究者整合基因组学、转录组学、蛋白质组学和代谢组学分析 3 种具有不同转移潜能的肝细胞癌细胞系，结果发现 12 个不同的基因在 3 个代谢途径中有不同的变化，包括糖酵解、淀粉和蔗糖代谢、谷胱甘肽代谢。尤其是尿苷二磷酸葡萄糖焦磷酸化酶 2（UGP2）的表达持续性上调，其过度表达不仅促进细胞迁移和侵袭，而且增强体外的糖原作用。研究者利用转录调控和蛋白-蛋白相互作用网络，发现 Janus 激酶信号通路、转录激活因子 JAK/STAT 和 TNF-α 信号通路是三阴乳腺癌驱动的主要分子通路。将转录组和蛋白质组、外泌体相结合分析低氧条件下的结肠癌细胞，再通过免疫印迹、实时定量反转录聚合酶链反应（RT-PCR）和多态性分析进一步验证得到的候选基因/蛋白，结果表明，缺氧可调节细胞外基质组织、胞外外泌体和内质网中的蛋白质处理等相关基因的翻译，而这些代谢途径的变化与肿瘤侵袭/转移的风险增加有关。为了探索胃癌淋巴结转移的分子机制，研究者通过分析 lncRNA、蛋白质组和赖氨酸琥珀酸之间的动态变化和相互作用，发现赖氨酸琥珀酰化可以调节三羧酸（TCA）循环和戊糖磷酸途径，并作为胃癌淋巴结转移的潜在生物标志物，且确定了 lncRNA 和琥珀酰化位点之间的潜在交叉。研究者通过高通量转录组测序和相对定量血清蛋白质组学技术筛选肝癌转移相关关键基因，经过交集分析发现了 3 个差异因子，其中热休克蛋白 90AA1 在有门静脉转移的肝癌组织中表达显著增高，强阳性的比例为 66.7%（16/24）[38]。

### 6.6.4 多组学整合技术在肿瘤转移研究中的前景展望

肿瘤转移涉及肿瘤细胞及肿瘤细胞所处微环境的复杂信号通路，是多种信号通路之间、肿瘤细胞与宿主免疫系统之间等多种因素相互作用的复杂过程。随着基因测序技术与蛋白质组学技术的成熟，基因组学、转录组学、蛋白质组学、代谢组学等技术及生物信息学能够互相整合应用成为必然趋势，肿瘤的发生、发展的机制探讨也从单一的信号通路转向信号通路网络的研究[39]。在整合基因组学、转录组学和蛋白质组学外部和内部的各种数据，包括原始实验数据的推定事实和结论整合，低水平数据的整合，包括平台、数据的组织和数据挖掘技术之间的处理等，人们已经研发出了多种算法和工具。

通过系统整合和深度挖掘包括基因组、表观遗传组、转录组、蛋白质组及代谢组等多组学数据，结合丰富的临床数据，对阐明肿瘤转移的分子机制、预测临床结局和药物疗效，以及寻找新的治疗靶点具有重大意义。

（韩泽广　黄灿华　罗　清）

## 参考文献


[1] SIMS D, SUDBERY I, ILOTT N E, et al. Sequencing depth and coverage: key considerations in genomic analyses [J]. Nat Rev Genet, 2014,15(2):121-132.

[2] CIBULSKIS K, LAWRENCE M S, CARTER S L, et al. Sensitive detection of somatic point mutations in impure and heterogeneous cancer samples [J]. Nat Biotechnol, 2013,31(3):213-219.

[3] LAWRENCE M S, STOJANOV P, POLAK P, et al. Mutational heterogeneity in cancer and the search for new cancer-associated genes [J]. Nature, 2013,499(7457):214-218.

[4] WANG P, SHAN L, XUE L, et al. Genome wide copy number analyses of superficial esophageal squamous cell carcinoma with and without metastasis [J]. Oncotarget, 2017,8(3):5069-5080.

[5] LIM B, MUN J, KIM J-H, et al. Genome-wide mutation profiles of colorectal tumors and associated liver metastases at the exome and transcriptome levels [J]. Oncotarget, 2015,6(26):22179-22190.

[6] BAMBURY R M, BHATT A S, RIESTER M, et al. DNA copy number analysis of metastatic urothelial carcinoma with comparison to primary tumors [J]. BMC Cancer, 2015,15:242.

[7] YATES L R, KNAPPSKOG S, WEDGE D, et al. Genomic evolution of breast cancer metastasis and relapse [J]. Cancer Cell, 2017,32(2):169-184;e7.

[8] ROBINSON D R, WU Y-M, LONIGRO R J, et al. Integrative clinical genomics of metastatic cancer [J]. Nature, 2017,548(7667):297-303.

[9] FRASER M, SABELNYKOVA V Y, YAMAGUCHI T N, et al. Genomic hallmarks of localized, non-indolent prostate cancer [J]. Nature, 2017,541(7637):359-364.

[10] KJÄLLQUIST U, ERLANDSSON R, TOBIN N P, et al. Exome sequencing of primary breast cancers with paired metastatic lesions reveals metastasis-enriched

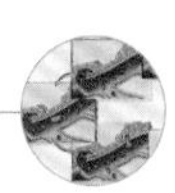

mutations in the A-kinase anchoring protein family (AKAPs) [J]. BMC Cancer, 2018,18(1):174.

[11] GIBSON W J, HOIVIK E A, HALLE M K, et al. The genomic landscape and evolution of endometrial carcinoma progression and abdominopelvic metastasis [J]. Nat Genet, 2016,48(8):848 - 855.

[12] ISHAQUE N, ABBA M L, HAUSER C, et al. Whole genome sequencing puts forward hypotheses on metastasis evolution and therapy in colorectal cancer [J]. Nat Commun, 2018,9(1):4782.

[13] SCHIAVON G, HREBIEN S, GARCIA-MURILLAS I, et al. Analysis of ESR1 mutation in circulating tumor DNA demonstrates evolution during therapy for metastatic breast cancer [J]. Sci Transl Med, 2015,7 (313):313ra182.

[14] NIK-ZAINAL S, DAVIES H, STAAF J, et al. Landscape of somatic mutations in 560 breast cancer whole-genome sequences [J]. Nature, 2016, 534 (7605):47 - 54.

[15] CHEN S, SANJANA N E, ZHENG K, et al. Genome-wide CRISPR screen in a mouse model of tumor growth and metastasis [J]. Cell, 2015,160(6):1246 - 1260.

[16] YANG B, LI M, TANG W, et al. Dynamic network biomarker indicates pulmonary metastasis at the tipping point of hepatocellular carcinoma [J]. Nat Commun, 2018,9(1):678.

[17] HOSEIN A N, HUANG H, WANG Z, et al. Cellular heterogeneity during mouse pancreatic ductal adenocarcinoma progression at single-cell resolution [J]. JCI Insight, 2019,5(16):129212.

[18] CHEN W, MORABITO S J, KESSENBROCK K, et al. Single-cell landscape in mammary epithelium reveals bipotent-like cells associated with breast cancer risk and outcome [J]. Commun Biol, 2019,2:306.

[19] KIM K-T, LEE H W, LEE H-O, et al. Application of single-cell RNA sequencing in optimizing a combinatorial therapeutic strategy in metastatic renal cell carcinoma [J]. Genome Biol, 2016,17:80.

[20] AEBERSOLD R, MANN M. Mass-spectrometric exploration of proteome structure and function [J]. Nature, 2016,537(7620):347 - 355.

[21] LARANCE M, LAMOND A I. Multidimensional proteomics for cell biology [J]. Nat Rev Mol Cell Biol, 2015,16(5):269 - 280.

[22] BRENNAN D J, O'CONNOR D P, REXHEPAJ E, et al. Antibody-based proteomics: fast-tracking molecular diagnostics in oncology [J]. Nat Rev Cancer, 2010,10 (9):605 - 617.

[23] YANG L, WANG J, LI J, et al. Identification of serum biomarkers for gastric cancer diagnosis using a human proteome microarray [J]. Mol Cell Proteomics, 2016,15(2):614 - 623.

[24] REMOTTI H. Tissue microarrays: construction and use [J]. Methods Mol Biol, 2013,980:13 - 28.

[25] MARYÁŠ J, FAKTOR J, DVOŘÁKOVÁ M, et al. Proteomics in investigation of cancer metastasis: functional and clinical consequences and methodological challenges [J]. Proteomics, 2014, 14 (4 - 5): 426 - 440.

[26] VON STECHOW L, OLSEN J V. Proteomics insights into DNA damage response and translating this knowledge to clinical strategies [J]. Proteomics, 2017, 17(3 - 4):1600018.

[27] WOLFENDER J-L, MARTI G, THOMAS A, et al. Current approaches and challenges for the metabolite profiling of complex natural extracts [J]. J Chromatogr A, 2015,1382:136 - 164.

[28] THEODORIDIS G, GIKA H G, WILSON I D. Mass spectrometry-based holistic analytical approaches for metabolite profiling in systems biology studies [J]. Mass Spectrom Rev, 2011,30(5):884 - 906.

[29] HAO J, LIEBEKE M, ASTLE W, et al. Bayesian deconvolution and quantification of metabolites in complex 1D NMR spectra using BATMAN [J]. Nat Protoc, 2014,9(6):1416 - 1427.

[30] WISHART D S, KNOX C, GUO A C, et al. HMDB: a knowledgebase for the human metabolome [J]. Nucleic Acids Res, 2009,37(Database issue): D603 - D610.

[31] SREEKUMAR A, POISSON L M, RAJENDIRAN T M, et al. Metabolomic profiles delineate potential role for sarcosine in prostate cancer progression [J]. Nature, 2009,457(7231):910 - 914.

[32] HART C D, VIGNOLI A, TENORI L, et al. Serum metabolomic profiles identify er-positive early breast cancer patients at increased risk of disease recurrence in a multicenter population [J]. Clin Cancer Res, 2017,23 (6):1422 - 1431.

[33] LI Y, ZHUANG H, ZHANG X, et al. Multiomics integration reveals the landscape of prometastasis metabolism in hepatocellular carcinoma [J]. Mol Cell Proteomics, 2018,17(4):607 - 618.

[34] KARAGOZ K, SINHA R, ARGA K Y. Triple negative breast cancer: a multi-omics network discovery

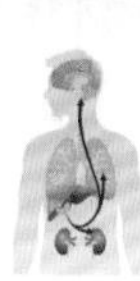



strategy for candidate targets and driving pathways [J]. OMICS, 2015,19(2):115 - 130.

[35] ZHANG B, WANG J, WANG X, et al. Proteogenomic characterization of human colon and rectal cancer [J]. Nature, 2014,513(7518):382 - 387.

[36] GAO H, DONG B, JIA J, et al. Application of ex vivo (1)H NMR metabonomics to the characterization and possible detection of renal cell carcinoma metastases [J]. J Cancer Res Clin Oncol, 2012,138(5):753 - 761.

[37] KAUSHIK A K, VAREED S K, BASU S, et al. Metabolomic profiling identifies biochemical pathways associated with castration-resistant prostate cancer [J]. J Proteome Res, 2014,13(2):1088 - 1100.

[38] JIN H, QIAO F, CHEN L, et al. Serum metabolomic signatures of lymph node metastasis of esophageal squamous cell carcinoma [J]. J Proteome Res, 2014,13(9):4091 - 4103.

[39] LARKIN J R, DICKENS A M, CLARIDGE T D W, et al. Early diagnosis of brain metastases using a biofluids-metabolomics approach in mice [J]. Theranostics, 2016,6(12):2161 - 2169.

# 7 肿瘤微环境



肿瘤微环境(TME)是肿瘤细胞产生和生活的内环境,主要由肿瘤细胞、其周围常驻和招募的宿主基质细胞、相应细胞的分泌产物(如细胞因子和趋化因子)以及细胞外基质(ECM)中的非细胞成分组成。如果把肿瘤细胞比作"种子",那么肿瘤微环境就是种子生长所必需的"土壤",二者是一个功能整体,相互影响,共同进化。肿瘤处于一个复杂的微环境中,肿瘤的持续生长、侵袭和转移均与其所处的微环境密切相关。因此,肿瘤微环境也逐渐成为研究和攻克肿瘤的重要方向。

1863 年,德国病理学家菲尔绍发现白细胞浸润是肿瘤重要特征后,首次提出慢性炎症与肿瘤发生之间存在联系[1]。自此,出现了大量关于肿瘤微环境特征的研究。肿瘤微环境组成、基质细胞比例以及激活状态都被认为与肿瘤的性质密切相关[2,3]。细胞及微环境之间的双向通讯是维持正常组织内稳态所必需的,肿瘤细胞与相关基质之间的相互作用在肿瘤的发生、发展和预后中也发挥着重要作用[4]。微环境与肿瘤的相互作用是一个动态的过程,肿瘤细胞可以驱动微环境适应其自身发展,同时肿瘤相

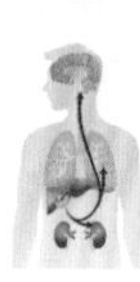



关微环境也不断发生变化以应对肿瘤释放的各种致癌信号。肿瘤基质细胞除了可以影响肿瘤细胞以及被肿瘤细胞影响外，微环境基质细胞之间也可以相互影响，这也说明了肿瘤微环境的复杂性。与肿瘤细胞不同，肿瘤微环境中的基质细胞在遗传上是稳定的，因此是一个有吸引力的治疗靶点，据此有望降低治疗抵抗和肿瘤复发的风险。鉴于肿瘤侵袭性转移的广度及其各阶段的复杂性，我们总结了最新研究进展，聚焦微环境在原发肿瘤生长、周围环境存活和继发性器官定植这些特定过程中的作用，以及目前针对肿瘤相关基质的治疗策略。

## 7.1 炎症免疫反应与肿瘤发生

慢性炎症患者通常表现出较高的癌症发病率，是微环境影响肿瘤发生的最直接证据[5]。对 417 例无肿瘤肝硬化患者的回顾性队列分析结果显示，肝细胞癌是各类肝硬化患者死亡的主要原因，12 年后 27%的患者发展为肝癌[6]。此外，19 486 例炎症性肠病患者的回顾性研究显示，2 841 例表现出长期结肠炎，这两组患者中患结直肠癌的风险均显著增加，分别是正常人群的 2.2～7.0 倍[7]。上述两种不同肿瘤的发病机制可以用持续的炎症反应来解释，慢性炎症中多种基质细胞聚集并被激活，其原有维持体内稳态的功能消失，促肿瘤微环境逐渐形成[8]。荟萃分析也发现，约 15%的肿瘤发生可以直接归因于病毒、细菌和寄生虫等的感染[9]。相关肿瘤与慢性炎症的研究结果也愈发支持感染、炎症及肿瘤三者之间存在相关性[10]。

免疫反应的缺失也与癌症的高发病率相关。在一项对 25 914 例接受器官移植的免疫抑制女性患者的分析中发现，其肺、胃肠道、生殖和皮肤肿瘤的发病率显著升高[10]，但该人群中乳腺癌的发病率下降，这说明免疫反应在肿瘤发展中存在双重作用。此外，对 122 993 例艾滋病患者的分析显示，不仅艾滋病相关癌症（如卡波西肉瘤）的发病率上升，非艾滋病相关的癌症（如舌、皮肤、肺、中枢神经系统肿瘤和多发性骨髓瘤）的发病率也明显上升[11]。与支持炎症可以促进肿瘤发展的研究相反，一些回顾性分析[12,13]则显示，足够的免疫功能可以预防某些癌症。这些矛盾也凸显了在不同肿瘤微环境中炎症细胞的不同作用，以及靶向这些炎症细胞进行免疫治疗的挑战。

基质的可塑性能够显著影响肿瘤的进展，这在复杂的肿瘤微环境中给予了治疗肿瘤的机会。例如，在外界刺激及细胞因子（如 IL－4 和 TGF－β 等）存在的情况下，许多实体肿瘤中肿瘤相关巨噬细胞表现出促进肿瘤进展的效应，但是它们也可以通过各种药物处理重编程，进而表现出抗肿瘤的效应[14-16]。因此，我们可以重编程或者再训练微环境中的免疫细胞治疗癌症，而不是简单地靶向消除基质细胞。

## 7.2 组织稳态破坏促进原发肿瘤的形成与生长

除了临床相关性研究，其他证据也证明肿瘤的发生受免疫反应和体内平衡调控。肿瘤细胞逐渐获得了长期规避微环境作用的能力，破坏了正常成熟组织中原本协调的细胞间相互作用，反过来肿瘤微环境也在不断地适应肿瘤的增长[17,18]。在此，我们将讨论肿瘤相关基质，主要是巨噬细胞、免疫抑制细胞、成纤维细胞、血管等微环境成分是如何调控原发肿瘤生长的。

### 7.2.1 巨噬细胞的可塑性有利于肿瘤生长

肿瘤相关巨噬细胞（TAM）在肿瘤发生中起着重要的调控作用。它们可以是组织固有的，也可以来源于外周储藏库，如骨髓和脾脏。虽然巨噬细胞在免疫防御中被视为经典的效应细胞，但大量研究证明 TAM 也可以多方面促进肿瘤的进展[19]。TAM 最主要的功能是在肿瘤前缘驱动肿瘤侵袭性表型的形成[20]。乳腺癌和神经胶质瘤中，TAM 可以通过肿瘤来源的集落刺激因子 1（CSF1）和表皮生长因子（EGF）以旁分泌途径促进肿瘤细胞的侵袭[21,22]。此外，TAM 是肿瘤蛋白酶的主要来源，如半胱氨酸组织蛋白酶，以促进多种肿瘤的进展和治疗抵抗[23,24]。

TAM 具有不同表型，可能是其在维护正常组织内稳态和肿瘤发生中发挥不同功能的原因。M1 和 M2 表型是 TAM 一系列表型中两个极端的表型，TAM 可以在 M1 到 M2 表型之间转化，通过改变它们的极化状态以适应不同生理条件[25]。经典活化的 M1 型 TAM 能产生Ⅰ型促炎细胞因子，参与抗原表达，发挥抗肿瘤的功能；相反，非经典活化的 M2 型 TAM 能产生Ⅱ型细胞因子，促进抗炎反应，具有

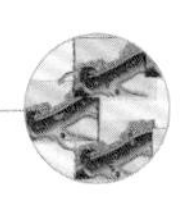

促进肿瘤生长的功能[13]。这种分类方法虽然有效，但是有些过于简单化，不能完全表现 TAM 激活的复杂性，TAM 的极性及活化状态可以在两种极化类型之间微调，以应对所处的不同微环境[25]。TAM 在肿瘤发展的初期如何从抑制肿瘤的表型转化为促进肿瘤的表型并不清晰，有研究认为环境条件，如肿瘤缺氧可能调控这一转变。事实上，研究也发现 TAM 在肿瘤缺氧部位聚集，其招募受缺氧上调的趋化因子，如内皮素(endothelin，ET)-2 和血管内皮生长因子(VEGF)的调控[26]。值得注意的是，TAM 在缺氧区域的积聚与血管生成以及随后的侵袭性表型相关，提示在生长肿瘤中最初的缺氧反应促进了 TAM 的极化[27]。

TAM 由 M2 表型转化为 M1 表型的研究也有报道。例如，乳腺癌中 TAM 特异性的 IKKβ 失活可以干扰 NF-κB 信号通路，开启 TAM 由 M2 向 M1 表型转化的开关，进而招募 NK 细胞抑制肿瘤的进展[28]。还有研究发现在 Lewis 肺癌（Lewis lung cancer，LLC）细胞中，TNF-α 作为 TLR3/Toll 样受体结构域衔接分子 1 [Toll/interleukin-1 recptor (TIR) domain-containing adaptor molecule 1，TICAM1]的下游参与调节这种转换[29]。另一项关于 Lewis 肺癌的研究发现，miR-155 过表达可以诱导 TAM 向 M1 表型转化[30]。抑制集落刺激因子 1 受体(CSF1R)可以使 TAM 从 M2 向 M1 表型转化，进而抑制高级别神经胶质瘤的生长[16]。以上研究提示，对肿瘤微环境中的巨噬细胞进行再教育可能成为抗肿瘤治疗的潜在手段。

### 7.2.2 髓源性抑制细胞和调节性 T 细胞的免疫抑制功能

逃避和抑制宿主免疫系统是肿瘤恶性进展的关键步骤，可以通过抑制多种免疫效应细胞或激活免疫抑制细胞来实现[31]。MDSC 是具有免疫抑制功能的不成熟骨髓细胞，其主要功能是在包括感染和创伤压力在内的各种系统攻击下维持正常组织内稳态[32]。肿瘤患者中异常的骨髓形成能产生大量具有抑制性活性的 MDSC，是肿瘤最普遍的免疫逃逸机制之一。MDSC 在肿瘤的发生和发展中会迁移并浸润到肿瘤组织，促进肿瘤的血管生成[32]，并通过影响树突状细胞(dendritic cell，DC)的抗原提呈功能[33]、T 细胞的活化[34,35]、M1 型巨噬细胞的极化[36]和抑制 NK 细胞的细胞毒性[37]来扰乱免疫监视作用。关于 MDSC 促进肿瘤进展已经在一些动物模型中得到证实：用抗体中和方法去除 MDSC 能显著减少肿瘤的转移[32]；同时，癌症患者外周血中的 MDSC 水平显著高于健康对照组，并且其与肿瘤进展和治疗效果差呈正相关[38]。

具有免疫抑制活性的 MDSC 是由具有不同成熟度和可塑性的细胞亚群混合而成。由于 MDSC 能分化成多种细胞类型，靶向 MDSC 的治疗非常有潜力。动物模型研究显示，单核细胞样 MDSC 在细菌模仿的对免疫系统攻击下，可以重新编程为抗肿瘤表型[39]。伴随着促炎的 Th1 细胞因子增加，T 细胞抑制因子（例如精氨酸酶-1、一氧化氮）减少，MDSC 能够分化成 M1 表型巨噬细胞[39]。因此，对抗感染反应的免疫调节疗法也可能应用于肿瘤治疗。

调节性 T 细胞(Tr 细胞)是肿瘤微环境中具有免疫调节功能的细胞类型[40]。在正常生理条件下，Tr 细胞可以调节 T 细胞和 B 细胞的增殖与活化，在维持体内固有细胞毒性淋巴细胞的平衡中发挥重要作用[41]。考虑到它们在应对不同环境刺激中复杂的调控功能，Tr 细胞在肿瘤发生有着不同的作用就不足为奇了。在某些肿瘤中，如乳腺癌和肝癌，Tr 细胞的增加与整体生存期的减少有关[42,43]。而在另一些肿瘤中，如直肠癌，Tr 细胞能延长肿瘤患者的生存[44]。与 MDSC 相似，Tr 细胞能够抑制肿瘤相关抗原表达，还可以抑制细胞毒性 T 细胞释放细胞溶解颗粒[45]。

Tr 细胞在肿瘤中发挥双重功能的机制目前并不清楚，可能是其所处环境不同导致的功能差异，抑或是其中包含多种功能不同且不能用传统标志物区分的细胞亚群[46]。事实上，肿瘤相关 Tr 细胞表型的多样性可归因于其在肿瘤附近积聚的机制不同，如肿瘤周边招募、微环境中同类增殖以及肿瘤分泌因子诱导的祖细胞的分化等[47]。与 MDSC 类似，通过抗 CD25 抗体或其他药物靶向 Tr 细胞[48]，可以改善肿瘤对免疫治疗的敏感性[35]。

### 7.2.3 肿瘤相关成纤维细胞发挥促肿瘤功能

成纤维细胞是结缔组织中一种主要的、多功能的细胞类型，是细胞外基质和基底膜的重要组成部分，可以调控相关上皮细胞的分化，调节免疫反应，介导体内稳态[49,50]。在肿瘤微环境中，肿瘤相关成纤维细胞(CAF)的数量异常增多，且不同于正常的

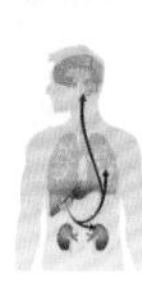


成纤维细胞。例如，给小鼠注射 CAF 后，正常前列腺上皮细胞发生上皮内瘤变，而注射了正常成纤维细胞小鼠的前列腺上皮却保持正常[51]。同样地，CAF 赋予乳腺癌恶变前及恶性上皮细胞以间质表型并可增强其转移，而正常成纤维细胞能促进上皮表型并抑制转移[52]。由于 CAF 在功能上的复杂性以及其在肿瘤发生中的潜在作用，被认为是一个与正常成纤维细胞完全不同的细胞类型。

目前，CAF 在疾病发展过程中产生的机制尚不清楚[53]。一些研究认为，它们是来源于内皮细胞向间质细胞转化（endothelial-to-mesenchymal transition，EndMT），即肿瘤相关内皮细胞从血管中脱离，生成具有分化潜能的、多功能的间质细胞。在小鼠黑色素瘤、胰腺神经内分泌肿瘤中的谱系追踪实验显示，肿瘤中的 CAF 来源于内皮细胞[54]。另外，上皮-间质转化（EMT）也是 CAF 的来源，如在乳腺癌和前列腺癌中，上皮来源的肿瘤细胞去分化生成间质样细胞亚群并表达 CAF 的标志物[55,56]。EMT 还与参与正常组织内稳态的成纤维细胞生成有关，例如 EMT 在肾小管上皮慢性损伤时成纤维细胞生成中发挥作用[57]。

在肿瘤微环境中积累的 CAF 会被周围环境中的生长因子和细胞因子激活，如 TGF－β、单核细胞趋化蛋白、血小板衍生生长因子（PDGF）、成纤维细胞生长因子（FGF）和分泌蛋白酶都涉及 CAF 的激活[53]。在最近的一项研究发现，Yes 相关蛋白（YAP）转录因子的诱导是 CAF 重塑细胞外基质促进肿瘤进展所必须的，诱导的 YAP 反过来可以通过调控多种细胞因子调节细胞骨架和基质的硬度，进一步加强 YAP 的产生[58]。CAF 被激活后成为分泌促进肿瘤进展生长因子的主要来源。例如，CAF 可以分泌 VEGF，促进血管通透性和血管生成[59]。另外，CAF 可以产生炎症因子，激活 NF－κB 信号促进肿瘤发生。其实，在癌前病变中 CAF 的促炎标签就已经很明显了[60]。有趣的是，微环境中的 CAF 可以作为乳腺癌骨转移的标志，这可能是由于高 Src 活性的乳腺癌细胞与原发肿瘤微环境中可以分泌 CXC 趋化因子配体 12（CXCL12）和 IGF－Ⅰ的 CAF 之间存在有选择性的相互作用[61]。因此，原发肿瘤微环境中异质性信号通路的激活，可以促进转移细胞在特定的继发器官中生长，也为肿瘤微环境中多种细胞的相互作用提供了进一步的证据。

### 7.2.4　细胞外信号影响肿瘤进展

除了微环境中特定的细胞类型，ECM 在肿瘤发展的早期阶段可以限制肿瘤的发展，而在晚期可以驱动肿瘤的恶性进展。肿瘤微环境中 ECM 的组成是一个重要的临床预后预测指标。在乳腺癌中，基于 ECM 的成分可以将其分为 4 个亚类，并据此预测患者的预后[62]。肿瘤 ECM 中高表达蛋白酶抑制剂[如丝氨酸蛋白酶抑制物（serpin）家族成员]与预后良好相关，若其高表达整合蛋白和基质金属蛋白酶（MMP）则与肿瘤预后不良和复发相关[62]。TME 中不同细胞类型分泌不同的 ECM 蛋白质，被称为“基质组”，其具体成分可以通过蛋白质组学的方法确认[63]。有趣的是，肿瘤来源的 ECM 成分与基质来源的 ECM 成分对肿瘤转移的影响是不同的[63]。这些结果表明，干扰浸润肿瘤的细胞外微环境可能成为一种额外的治疗手段。

### 7.2.5　肿瘤微环境促进肿瘤新生脉管系统的形成

1971 年，Judah Folkman 在一篇具有革命性意义的文章中指出，所有的肿瘤都是血管生成依赖性的。虽然这一观点在初期不被认可，但后期却开启了整个癌症研究领域的新方向。血管生成现在被认为是肿瘤特征之一[64]。血管生成可以满足肿瘤不断增长的对血液中氧气和营养需要，否则肿瘤将会处于休眠状态。肿瘤的血管新生需要 TME 中多种细胞类型的协助，包括血管内皮细胞（形成紧密粘连，确保血管完整性）、周细胞（覆盖血管，标志血管成熟）以及受缺氧调控的各种骨髓来源的前体细胞[65]。

除了实际构成血管的细胞类型外，还有一些辅助细胞，包括 TAM、MSC 和 CAF，它们通过向肿瘤微环境分泌大量促血管生成信号促进肿瘤血管生成。MSC 在调节血管生成中的双重作用尤其引人注意。将 MSC 和结肠癌细胞共同注射小鼠，可以显著增加小鼠肿瘤的体积和微血管的密度[66]；与注射星形胶质细胞相比，神经胶质瘤细胞和 MSC 共注射能阻止血管生成，这种抑制效应主要是通过减少内皮祖细胞（EPC）向神经胶质瘤招募和减少 PDGF－BB 等参与胶质瘤生成的关键信号分子的分泌实现的[67]。在晚期高度血管化的乳腺癌患者中，大量 MSC 被动员进入循环系统，这可能与化疗耐药相关[68]。除此之外，许多结果证明 MSC 在肿瘤进展

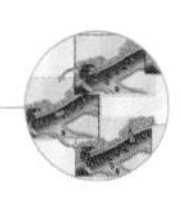

中发挥的功能与肿瘤所处的微环境中基质成分的构成和对氧气需要的迫切程度高度相关[69]。

淋巴管生成是肿瘤中另外一种血管新生，淋巴管代表了肿瘤的另外一种播散模式[70]。激活的巨噬细胞分泌 VEGF－C 和 VEGF－D，这与宫颈癌的癌周炎症和淋巴管形成密切相关[71]。此外，髓系细胞群对淋巴内皮细胞（LEC）有重要的影响，不仅调控其信号转导，而且还能分化成功能性 LEC 样细胞。在性别不配对肾移植患者的回顾性研究中发现，在移植的肾脏组织中出现了排异现象、淋巴细胞激活、炎症反应和 LEC 祖细胞向淋巴管的转化[72]。有报道提示，小鼠模型中 VEGF－C、乙酰肝素酶和其他因子可以促进髓系细胞整合和分化成 LEC[73]。LEC 祖细胞纳入新生成的淋巴管的能力，让人想起肿瘤血管生成初期和早期胚胎的血管发生时 EPC 并入血管壁的过程，强调生理和病理过程之间存在相似之处。

## 7.3 微环境在癌细胞播散和远处存活中的作用

一旦原发肿瘤细胞获得逃避宿主免疫防御和进入血液循环的能力，转移性传播就开始了。原发肿瘤在转移前可能就已经锚定了接受肿瘤细胞转入的位点[74]。此外，那些被招募消灭肿瘤的细胞类型现在已经被“劫持”，成为促进肿瘤全身转移的助力。本节我们将讨论肿瘤微环境如何帮助肿瘤细胞离开原发肿瘤，成功播种到继发器官。

### 7.3.1 基质影响癌细胞表型的转换

肿瘤侵袭的初始步骤之一是 EMT，在此过程中肿瘤细胞失去了上皮细胞标记，获得具有干细胞性质和迁移表型的间质细胞属性[75]。EMT 参与了许多哺乳动物发展和成熟组织重塑的过程[76]，提示肿瘤相关 EMT 也在试图重构组织并维持体内平衡。然而，在肿瘤转移后期，其继发器官中的病变通常表现为一个上皮样表型，说明间质-上皮转化（MET）对肿瘤的转移性生长也是非常重要[77,78]。这突显了表型转换而不是 EMT 本身在肿瘤转移中的重要性，表明肿瘤细胞可以在表皮和间质表型中不断转换，以应对不同的微环境。

一些研究已经证明了基质在肿瘤表型转换中的重要性，而这通常是通过提供或抑制 TGF－β 来实现的。例如，恶性畸胎瘤中积聚的 TAM 通过分泌 TGF－β 促进 EMT[79]。另外，血小板分泌的 TGF－β 通过促进血小板与肿瘤细胞的相互作用也可以诱导 EMT[80,81]。在胃癌中的 $CD133^+$ 肿瘤细胞的比例可以被旁分泌的 TGF－β 和 MSC 中的 Wnt 信号通路调控[82]。在乳腺癌中髓系来源的祖细胞在转移前被招募到肺，在肺中它们可以通过经典 TGF－β 通路中的 Smad2 信号，促进肿瘤细胞的 MET 并开启肿瘤的转移后生长[77]。

许多患者化疗后复发可能与化疗药物无法靶向干性细胞群有关。因此，了解基质细胞群体在间质表型获得中的作用，有助于靶向快速分裂又抑制干性细胞群的联合疗法的出现。或者，利用间质介导的上皮化结合化疗可能是有利的，由此重建转移前“土壤”可能会得到抗转移的有益效果。

### 7.3.2 基质细胞在肿瘤侵袭前沿的作用

肿瘤的侵袭前沿是肿瘤与微环境接触的重要区域，微环境招募的免疫细胞和基质细胞在这里高度活跃并与肿瘤细胞发生相互作用。不成熟的髓系细胞积聚在此并抑制抗原提呈树突状细胞的分化，从而促进肿瘤的免疫逃逸。肿瘤分泌的趋化因子招募的巨噬细胞是肿瘤浸润性前缘另外一个主要的细胞类型[83]。TAM 到达肿瘤侵袭前缘后，可以通过分泌 EGF 等因子，调节胶原纤维的生成，增加肿瘤的运动性，促进 ECM 蛋白水解性重塑促进肿瘤的转移[84,85]。CAF 也可以在肿瘤边缘富集并释放促转移因子。CAF 参与肿瘤细胞 TGF－β/PDGF 信号通路的调控，促进肝癌 EMT 和侵袭性表型的形成[86]。

肿瘤的侵袭性边缘附近的微环境与肿瘤中心的微环境具有显著的差异。肿瘤中心往往是缺氧的，而肿瘤外围氧气则相对充足。低氧是基质细胞向肿瘤招募的主要驱动力[87]。有趣的是，当基质细胞到达肿瘤部位后，缺氧不一定对其有利。例如，在结直肠癌中，淋巴细胞可以存在于肿瘤侵袭前缘和原发肿瘤中心，但只有肿瘤边缘的淋巴细胞被证实与肝转移和治疗效果相关[88]。肿瘤边缘的 TAM 在肿瘤的侵袭中扮演重要角色，TAM 也能在肿瘤缺氧的环境以及缺血的组织中存活进而促进血管生成[89]。氧气和免疫细胞之间的关系可能在多方面促进肿瘤的转移性传播：首先，缺氧可以介导免疫细胞的招募，使这些细胞在肿瘤周边聚集并促进肿瘤前沿的侵袭；其次，缺氧在肿瘤的中心为肿瘤干细胞提供积

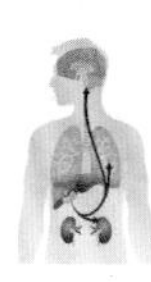



极的选择压力,使其随后迁移到肿瘤的边缘并促进肿瘤细胞逃逸。鉴于这种复杂性,认清免疫细胞所处的肿瘤边缘与中心这两种不同的空间结构,是完全理解肿瘤-基质动力学的关键。

### 7.3.3 血管内渗过程中巨噬细胞和肿瘤细胞之间的相互作用

除了原发肿瘤细胞最初获得侵袭表型外,转移的另一个主要限速步骤是血管内渗[90]。多光子活体成像技术被用来观察活体动物肿瘤转移过程中巨噬细胞与肿瘤的相互作用[91]。通过这种技术手段我们发现,巨噬细胞主要位于肿瘤细胞周边的间质,越向肿瘤中心巨噬细胞的数量越少;在肿瘤深处不能由传统共焦显微镜观测的区域,巨噬细胞能定位于血管并协助肿瘤细胞向血管的渗入[92]。这 3 种不同的细胞类型聚集的区域又称肿瘤转移微环境。在人类乳腺癌中,转移微环境中这 3 种细胞的密度与远端转移呈正相关[93]。

最近的研究表明,肿瘤细胞进入循环系统并不是我们当初认为的迟发事件[94]。如果肿瘤细胞的血管内渗确实需要巨噬细胞与肿瘤细胞相互作用以跨越内皮细胞屏障,那么巨噬细胞在早期的肿瘤发生中就具有一定的作用。在化学物质诱导的肺癌小鼠模型中,肺内固有巨噬细胞的确在早期肿瘤信号发出几天内被激活。但是,巨噬细胞数量在此时并没有发生变化,其数量的明显变化发生在几个月后,提示骨髓来源巨噬细胞的招募是肿瘤发生过程中的一个迟发事件[95]。如果循环肿瘤细胞(CTC)在疾病初期就存在,那么发挥主要作用的是在肿瘤局部激活的固有巨噬细胞而不是后期招募的巨噬细胞。然而,肿瘤细胞进入血流动力学,以及这个早期事件的调控机制并不清楚。

### 7.3.4 肿瘤在血液中存活并到达继发器官

转移是一个非常低效的过程,只有 0.01%的细胞能够内渗循环系统并形成可检测的转移灶[96]。在肿瘤播散的过程中,宿主血液微环境中的血小板扮演着非常重要的角色,它们能直接与肿瘤细胞作用,增加肿瘤细胞的存活[94]。循环系统中的血小板与肿瘤细胞形成保护性的聚集,通过增加纤维蛋白沉积,抑制免疫细胞识别并干扰 NK 细胞介导的细胞毒性作用[97]。这些血小板肿瘤细胞团为肿瘤细胞提供了一层额外的铠甲,促进免疫逃逸及肿瘤进展。

在应对血管损伤的生理反应中,血小板被凝血酶激活并黏附在血管内皮,聚集形成纤维蛋白凝块。与生理反应相似,当肿瘤到达转移器官后,血小板可以介导肿瘤细胞与内皮细胞的黏附。血小板分泌的整联蛋白与内皮上暴露的胶原蛋白结合并激活血小板。CTC 或肿瘤相关白细胞可以使转移部位的血管内皮细胞收缩,这种转移前的血管内皮结构可以方便肿瘤细胞从循环系统游出[98]。最近一项研究发现,血小板可以通过内皮 P2Y2 受体的 ATP -依赖性激活打开血管屏障,促进肿瘤细胞外渗和转移性种植[99]。鉴于血小板在肿瘤进展过程中的多种作用,血小板增多症患者在多种癌症,包括乳腺癌、胰腺癌中预后不良就不足为奇了[100,101]。

肿瘤细胞的血管外渗以及继发性种植是肿瘤转移性生长所必须的。原发肿瘤通过转移组织中固有的成纤维细胞调控纤连蛋白表达,纤连蛋白可以作为 $VEGFR1^{+}$ 造血祖细胞(hematopoietic progenitor cell, HPC)和转移来的肿瘤细胞的停泊位点[102]。在乳腺癌的肺转移过程中,VCAM - 1 阳性的肿瘤细胞与表达 VLA - 4 的巨噬细胞相互作用,激活肿瘤细胞中的 PI3K/Akt 信号通路,保护它们免受胱天蛋白酶诱导的细胞凋亡,而破坏二者之间的相互作用能增加转移的肿瘤细胞对凋亡的敏感性[103]。有趣的是,VCAM - 1 在破骨细胞中可以与不同的整合素伴侣,如 $\alpha4\beta1$ 相互作用,促进肿瘤细胞的骨转移[104]。总的来说,破坏基质细胞和肿瘤细胞之间的黏附信号轴,能抑制肿瘤细胞向多个器官的转移性定植。

### 7.3.5 转移性定植和器官亲嗜性:转移器官微环境的建立

肿瘤的器官亲嗜性理论由佩吉特在 1889 年首次提出。他认为肿瘤的转移并不是随机的,而是有明显的器官亲嗜性。基于这一假说,一个观点认为原发肿瘤可以在肿瘤播散之前分泌一些促进肿瘤转移前微环境形成的因子,从而促进转移前微环境的形成。肿瘤转移前微环境以丰富的髓系细胞、增多的成纤维细胞和促肿瘤生长的癌基因蛋白和细胞因子分泌为特点。与上述观点一致,研究发现骨髓来源的 $VEGFR1^{+}$ 细胞在肿瘤细胞转移之前就已聚集在转移位点[102],提示原发肿瘤与继发器官之前存在通讯。另外,$VEGFR1^{+}$ 细胞和 HPC 聚集的区域与

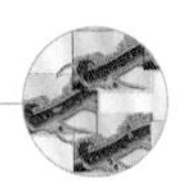

Lewis 肺癌和 B16 黑色素瘤的经典转移部位是一致的。值得注意的是，黑色素瘤的条件培养基可以诱导 Lewis 肺癌转移到黑色素瘤的非经典转移部位，而去除转移前微环境中的 VEGFR1$^{+}$ 细胞能抑制肿瘤转移[102]。在后续的乳腺癌的研究中，HIF 信号通路的一个主要靶点赖氨酰氧化酶(LOX)的表达，能促进髓系细胞的招募和随后肿瘤细胞在肺内的定植[105]。抑制肿瘤细胞中 LOX 的表达，能够阻止髓系细胞向转移前微环境的招募，从而抑制肺转移。

除此之外，还有关于原发肿瘤缺氧对转移前微环境影响的研究[106]。将缺氧培养的乳腺癌细胞的条件培养基注入小鼠，尽管没能形成原发肿瘤，但能诱导肺内骨髓衍生细胞(bone marrow derived cell, BMDC)的招募。BMDC 在低氧诱导转移前微环境中的主要贡献是降低 MDSC 和 NK 细胞的细胞毒性。许多文献也证实了 BMDC 在转移位点的预测和导向中的重要作用，说明肿瘤的原发灶与继发器官之间是存在相互沟通的[74]。因此，在疾病早期，即肿瘤到达继发器官之前采用干预转移前微环境形成的治疗，可能使患者受益。另一个关于器官亲嗜性的假说来源于对原发肿瘤与继发器官微环境之间存在相似性的观察。例如，尝试定植到继发器官的乳腺癌干细胞能够诱导固有的成纤维细胞分泌骨膜蛋白(periostin)重建原发微环境[107]。诱导的骨膜蛋白对肿瘤的定植和生长是非常必要的，它能促进 Wnt 信号在肿瘤细胞内的激活。值得注意的是，骨膜蛋白基因敲除小鼠能减少 90%的肺转移，而在野生型小鼠的肿瘤细胞中抑制骨膜蛋白并不能影响肿瘤的转移。同上，在乳腺癌原发肿瘤中，间质来源的因子可以对骨转移的“种子”进行筛选[61]。这种有趣的“微环境拟态”在原发灶肿瘤中的筛选，是否也适用于其他转移部位，有待进一步研究(详见“11 器官特异性转移”章)。

### 7.3.6 外泌体在肿瘤发生和进展中的作用

肿瘤微环境中许多异源信号转导的例子都涉及经典的细胞因子或生长因子，以及它们的受体介导的旁分泌信号环路。这些信号转导机制无疑在肿瘤微环境中是细胞间相互作用的主要机制。除此之外，外泌体也成为细胞间信号转导的另外一个模式。肿瘤发生时，原发肿瘤来源的外泌体可以促进转移前微环境的形成，并且引导骨髓来源的祖细胞增强转移播散[8]。侵袭性黑色素瘤细胞来源的外泌体能促进原发性肿瘤的生长和转移，促进转移前位点中 BMDC 的重编程以达到一个促血管生成的表型[108]。这依赖于受体酪氨酸激酶的 MET，它在外泌体中的抑制能带来抑制转移的效果。外泌体也可以改变转移器官的亲嗜性。当一种黑色素瘤细胞来源的外泌体注入小鼠静脉，能影响另一种黑色素细胞皮下植入瘤的自发转移。外泌体还能作为预后指标，在患者的外周血中外泌体的检出能准确地预测肿瘤的分期及转移[109]。

许多基质细胞也能够释放外泌体。例如，成纤维细胞分泌的外泌体能通过 Wnt - PCP 信号通路促进乳腺癌细胞迁移[109]。人血中 NK 细胞来源的外泌体可分泌诱发对肿瘤的细胞毒性和激活体内免疫活性的蛋白[110]。有趣的是，NK 细胞来源的外泌体对免疫静止的细胞没有细胞毒性，提示它们靶向裂解活化细胞。树突状细胞来源的外泌体，又称 dexosome，作为肿瘤疫苗的潜力已在临床试验中研究[111,112]。在黑色素瘤临床前试验中，dexosome 可以免疫诱导 CD8$^{+}$ 细胞毒性 T 细胞，并抑制肿瘤生长[113]。

## 7.4 微环境在克服肿瘤休眠和转移性生长中的作用

肿瘤细胞成功播种到继发器官并不能保证它们的存活和扩增。继发器官的微环境对转移肿瘤细胞的生存和增殖具有显著的抑制作用。其中，中性粒细胞[114]，或由骨髓来源的 Gr1$^{+}$ 细胞分泌的血小板应答蛋白 1 可以介导对肿瘤细胞的杀伤[115]。肿瘤细胞可以逃避继发器官防御机制的清扫，随后以无症状的微小转移灶潜伏并在体内持续多年都不被检出。肿瘤休眠是由部分受微环境驱动的几个过程介导的，包括肿瘤实质休眠(肿瘤内细胞的凋亡和增殖达到平衡)、细胞休眠(细胞周期停留在 $G_0$ 期)和免疫休眠(免疫编辑导致平衡状态)[116]。

### 7.4.1 启动继发器官内的血管生成开关

和原发肿瘤一样，肿瘤在继发器官中生长的限速步骤也是建立血供。肿瘤由于血管生成不足而导致肿瘤不能生长到一定大小的现象被称为血管生成休眠[116]。在继发器官中，血管生成休眠的特点是形成直径不足 2 mm 的无血管微小转移病变(与氧气

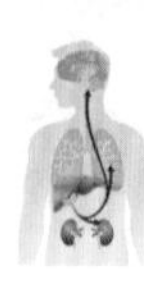



的扩散极限一致),此时肿瘤细胞的增殖和凋亡间处于一种平衡状态[117]。血管生成开关的开启标志着休眠状态的结束,此时肿瘤的增殖超过凋亡,血管的浸润肿瘤能够长成直径>2 mm 的较大的病变[117]。肿瘤生长依赖于其招募脉管系统的能力,这与肿瘤相关基质的组成密切相关。有研究证实肿瘤的休眠微环境形成与成熟的血管和内皮细胞来源的血小板应答蛋白 1 相关,而转移性的生长与出芽性生长的新生毛细血管、骨膜蛋白和 TGF-β 生成相关[118]。

BMDC 的招募在肿瘤克服血管生成休眠中发挥重要作用。例如,VEGFR1$^+$ 造血祖细胞和 VEGFR2$^+$ 内皮祖细胞的存在是介导继发器官血管生成所必需的[119]。有证据证明,这个过程也需要 Id1 和 Id3 的参与,Id1$^{+/-}$ 和 Id3$^{-/-}$ 老鼠表现出血管生成缺陷并明显抑制肿瘤生长,植入野生型小鼠的骨髓则可以恢复转移性生长[119]。乳腺癌 MMTV-PyMT 转基因小鼠植入 GFP$^+$ 骨髓后进行肺转移分析,发现微转移肿瘤是没有血管的,而大转移灶中有血管生成,并有 GFP$^+$ 内皮祖细胞掺入[120]。值得注意的是,抑制 Id1 能阻断内皮祖细胞的招募和血管生成的开关,抑制肿瘤由微小转移灶向大转移灶的过渡[120]。有研究报道,在卵巢癌中招募的 CD11$^+$ 树突状细胞前体细胞参与肿瘤相关的新生血管的组装,有趣的是这些细胞都会经过一个向内皮细胞样表型转变的过程[121]。虽然我们在这里讨论了内皮祖细胞和 BMDC 在促进肿瘤相关血管生成和建立转移前微环境中的作用,但也有一些与此结论相悖的研究[122,123]。

### 7.4.2 细胞周期阻滞导致的细胞休眠机制

乳腺癌的研究发现,在 36%~56%患者的骨髓中发现了非增殖状态的休眠细胞,不考虑淋巴结状态,这类细胞的出现可以预测转移和不良预后[124,125]。在小鼠中的研究表明,微小转移灶内的细胞增殖标志都是阴性的,提示它们的阻滞在细胞周期 $G_0$~$G_1$ 期[126]。细胞周期的阻滞是由微环境介导的信号通路调控的,如细胞外基质中整合素之间的相互作用,或促有丝分裂/压力信号的解除,并不一定是血管生成不足引起的。例如,尿激酶型纤溶酶原激活物受体(u-PAR)可以配体不依赖性诱导 EGFR 表达,通过纤连蛋白/αvβI 整合素和 ERK 激活促进肿瘤细胞增殖,而下调 u-PAR 可以导致肿瘤休眠[127,128]。研究发现,衰老的 p53 阳性肝星状细胞分泌的细胞因子能够促进巨噬细胞向 M2 表型极化,进而促进恶变前的肝癌细胞增殖;干扰 P53 诱导的衰老能阻止这一进程[129]。在转移性乳腺癌中也筛选出了一些分泌因子,它们早期能帮助维持肿瘤休眠,但后期能协助肿瘤细胞跨越休眠状态[130]。BMP 信号能抑制肿瘤干性,而 Coco,一种分泌型的 BMP 拮抗剂,能重新激活肿瘤细胞,促进其侵袭性转移。有趣的是,这些信号只适用于肺转移,而不适用于脑或骨转移[130],表明肿瘤细胞在转移初期能特异性地跨越微环境介导的抑制作用。

### 7.4.3 免疫诱导的休眠

Burnett 和 Thomas 在 20 世纪 50 年代首次提出:肿瘤细胞是可以被免疫系统识别和消灭的。但由于早期的实验不能成功地支持他们的理论,该理论在早期广受争议。然而,我们现在知道肿瘤细胞确实能被免疫监视作用识别和杀伤,并可以筛选出引发免疫反应较小的肿瘤细胞。与达尔文的自然选择学说相似,对免疫系统攻击敏感的肿瘤细胞被清除,而获得规避免疫监视能力的肿瘤细胞得以生存并繁殖成逃避免疫系统肿瘤的过程称为免疫编辑(immunoediting)。免疫编辑概念也在小鼠模型中得到证实。研究发现来源于免疫缺陷小鼠的肿瘤比来源于具有免疫活性的小鼠的肿瘤更容易引发免疫反应,这是由于不同宿主的免疫选择压力不同造成的[131]。

肿瘤细胞的变体能够逃避免疫监视并达到一种动态平衡的状态,此时残留的肿瘤细胞生长受到抑制,这就是免疫介导的肿瘤休眠[132]。这个肿瘤-免疫平衡的状态是由具有适应性的免疫系统在强大的选择性压力下实现的,包括 T 细胞和 Th1 细胞因子(例如 IFN-γ 或 IL-12),并且不需要效应细胞的识别。相关研究也证实了这一点,致癌物质诱导的肿瘤在具有免疫活性的小鼠中常常处于潜伏和无症状的状态,而 T 细胞抗体 IFN-γ 处理小鼠后肿瘤就在诱导部位生长[132]。临床上,复发患者中的肿瘤细胞可以几年甚至几十年处于潜伏和无症状状态,完全康复的患者仍有肿瘤细胞在血液循环中。尽管这些现象不能完全被免疫压力解释,但是这些观察也是令人鼓舞的,通过指导免疫编辑过程使其处于平衡阶段,可以协同标准治疗最大限度地缓解肿瘤患者疾病的发展进程。

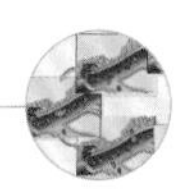

### 7.4.4　肿瘤细胞的觉醒和转移性生长

免疫编辑的肿瘤细胞有失去平衡的风险。肿瘤细胞在强烈的免疫压力下处于平衡状态，但它们天生在遗传上是不稳定的，容易发生突变实现免疫逃逸并继续生长。这些适应的肿瘤细胞经常表现出抗原提呈和/或抗原加工过程的缺陷，例如，通过主要组织相容性复合体Ⅰ和潜伏膜蛋白（Latent membrane protein，LMP）家族分子的缺失，使它们不被适应性免疫系统察觉[133]。它们也能够建立一个全身免疫抑制微环境，通过分泌大量抗炎症细胞因子，包括Th1细胞因子、TGF-β和VEGF，或通过招募免疫抑制细胞，包括Tr细胞和MDSC，进一步促进之前所说的抗炎症细胞因子环境。事实上，免疫疗法已广泛应用于癌症患者，旨在减少肿瘤中异常的免疫反应[134]。

除了逃避免疫监视作用，肿瘤也同样容易逃离血管生成或者细胞周期引发的休眠，形成致命的大转移瘤。除了免疫抑制，还有几个因素能促进这个过程，包括持续的血管新生和存活率的提高。招募的TAM是一个对这些过程都非常重要的细胞类型。在胰腺癌患者中，M2极化巨噬细胞与肿瘤的肝转移相关[135]。同样，TAM能介导乳腺癌细胞在肺内的外渗与转移，用氯膦酸二钠脂质体清除TAM或通过在基因水平抑制CSF-1能明显干扰上述过程[136]。研究还发现了一种新型的转移相关巨噬细胞（metastasis-associated macrophage，MAM），它可以促进乳腺癌细胞在肺内的外渗、播种和生长[136]。有趣的是，抑制CCL2-CCR2信号可以特异性地抑制MAM的积累和转移[137]。比较肿瘤患者中肿瘤相关淋巴单核细胞（tumour-associated lymphomonocyte，TALM）与自体外周血单核细胞，TALM与免疫功能受损相关，并能通过增加细胞因子分泌促进肿瘤生长[138]。这些研究阐明了免疫细胞在疾病进展阶段多方面的功能。

凝血系统的作用已经证明不仅限于循环系统，也存在于肿瘤的转移性生长过程中。一个特别的凝血蛋白——组织因子（tissue factor，TF），能够干扰NK细胞介导的微转移灶的消融，并与患者的不良预后相关[139]。用重组组织因子通路抑制剂或靶向组织因子的短发夹RNA（short hairpin RNA，shRNA）抑制组织因子，能抑制小鼠黑色素瘤的肺转移[140]。此外，组织因子诱导的血小板凝固，可以通过招募骨髓来源的巨噬细胞促进黑色素瘤在肺内的生存[141]。这些血小板凝块也招募MDSC到继发器官，抑制肿瘤的免疫排斥反应[141]。肿瘤使用凝血系统来促进其发展也是正常组织内稳态性在肿瘤中被劫持的另外一个例子。

## 7.5　重塑肿瘤微环境的治疗策略

肿瘤的治疗策略大都直接靶向肿瘤细胞。然而与肿瘤细胞相比，微环境中的基质细胞相对稳定，靶向免疫微环境的治疗方法更具有竞争力[142]。越来越多的证据表明，肿瘤微环境存在异质性[143,144]，其既能促进又能抑制肿瘤的生长。肿瘤微环境固有的可塑性使靶向肿瘤微环境的干预治疗成为一个值得探索的领域。目前有许多清除基质细胞的疗法（如各种血管生成抑制剂等），但效果有限[145]，可能是由于它们只是抑制了微环境的促肿瘤效果。人们可以通过各种策略对肿瘤相关微环境进行操控和再教育，而不是简单地将肿瘤相关微环境组分清除或破坏。重塑肿瘤微环境的免疫疗法目前在临床上产生了许多的令人振奋的成果[146]。

抑制肿瘤的免疫逃逸是免疫治疗的重要机制。早期大多开展于晚期恶性黑色素瘤的临床治疗，这是由于其微环境中含有大量的淋巴细胞[147]。伊匹单抗（ipilimumab）能靶向CTLA-4，激活T细胞促进抗肿瘤免疫[147]。伊匹单抗显著增加晚期转移性恶性黑色素瘤患者的整体存活率，联合纳武单抗（nivolumab）和派姆单抗（lambrolizumab）等靶向程序性死亡-1（PD-1）及其配体的药物，能显著抑制效应T细胞的功能，限制免疫反应，促使肿瘤细胞发生免疫逃逸，改善患者的治疗效果[148]。使用竞争性抗体可以激活免疫细胞中广泛表达的肿瘤坏死因子受体家族成员CD40，进而激活抗原提呈细胞，促进抗肿瘤T细胞反应和改造细胞毒性骨髓细胞，逆转免疫抑制[149]。针对肿瘤免疫逃逸机制的免疫治疗，与其他放疗、化疗等的联合应用在临床上也逐渐取得效果。例如，接受胸腔放疗及化疗的非小细胞肺癌患者在接受PD-L1抑制剂德瓦鲁单抗（durvalumab）后，较对照组无进展生存期明显延长，尤其在放疗后14 d之内接受德瓦鲁单抗的患者效果更为明显[150]。

除了抑制肿瘤的免疫逃逸，靶向肿瘤微环境中不同细胞调节基质成分，中和肿瘤相关慢性炎症也是优化免疫治疗的重要策略。TAM在肿瘤微环境

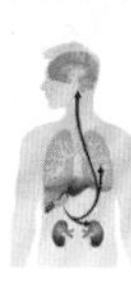


中表现出较大抑制性，用 CSF－1R 抑制剂靶向胶质瘤肿瘤微环境中的小胶质细胞/巨噬细胞，在临床前实验中重塑而不是清除巨噬细胞，能显著减少肿瘤体积并延长生存[16]。小鼠模型中，通过基因敲除或小分子抑制剂 PF－04136309 抑制 CCR2 及相关信号通路，可以减少 TAM 招募到肿瘤部位，抑制肿瘤的生长及转移，并增强肿瘤治疗效果[151]。Tr 细胞是重要的免疫抑制性细胞，通过靶向耗竭 Tr 细胞、抑制 Tr 细胞功能或干扰肿瘤微环境中 Tr 细胞募集等，能明显改善肿瘤免疫治疗疗效[152]。此外，靶向 MDSC 等抑制性免疫细胞分泌产物吲哚胺 2,3－双加氧酶(indoleamine 2,3-dioxygenase, IDO)1，可以调控肿瘤微环境中 *L*－色氨酸代谢异常，使用 IDO1 抑制剂联合 PD－1、CTLA－4 等免疫治疗在小鼠脑癌中已表现出较好的控制效果[153]。CAF 为主的基质细胞及新生血管系统促进肿瘤的进展，在临床研究中靶向 CAF 表面成纤维细胞活化蛋白(fibroblast activation protein, FAP)特异性抗原，可维持晚期 FAP 阳性肿瘤患者病情的稳定[154]。另外，靶向微环境中可溶性因子，如抑制的关键细胞因子(IL－4、IL－10、CCR2、CXCR2 等)可以影响免疫细胞的招募和功能，增加肿瘤微环境中效应细胞的聚集、扩增和活性，克服免疫抑制状态，增强抗肿瘤效果[155]。

肿瘤微环境在肿瘤进展中的作用以及其在肿瘤治疗中的意义使之备受瞩目。随着对肿瘤微环境认识的深入，我们也面临着新的挑战：①在日益复杂和相互关联的微环境中识别并靶向关键节点；②掌握肿瘤异质性中关键信号通路在不同肿瘤类型和基质细胞之间的作用；③肿瘤中的促癌因子如何重塑和改造微环境；④如何确定适用于靶向微环境治疗的目标患者；⑤如何克服微环境中内在或获得性的治疗抵抗。靶向肿瘤微环境的治疗是当前肿瘤治疗领域最具前景的研究方向之一，只有深入了解肿瘤相关微环境，才能将免疫治疗、放疗、化疗及靶向治疗等方法有机结合起来，为晚期实体瘤患者的治疗带来新希望。

（梁　莉　廖雯婷　丁彦青）

## 参考文献


[1] BALKWILL F, MANTOVANI A. Inflammation and cancer: back to Virchow? [J]. Lancet, 2001,357(9255):539－545.

[2] HANAHAN D, COUSSENS L. Accessories to the crime: functions of cells recruited to the tumor microenvironment [J]. Cancer Cell, 2012,21(3):309－322.

[3] HANAHAN D, WEINBERG R A. Hallmarks of cancer: the next generation [J]. Cell, 2011,144(5):646－674.

[4] JOYCE J A, POLLARD J W. Microenvironmental regulation of metastasis [J]. Nat Rev Cancer, 2009,9(4):239－252.

[5] GRIVENNIKO V S I, GRETEN F R, KARIN M. Immunity, inflammation, and cancer [J]. Cell, 2010,140(6):883－899.

[6] SANGIOVANNI A, NINNO E D, FASANI P, et al. Increased survival of cirrhotic patients with a hepatocellular carcinoma detected during surveillance [J]. Gastroenterology, 2004,126(4):1005－1014.

[7] BEAUGERIE L, SVRCEK M, SEKSIK P, et al. Risk of colorectal high-grade dysplasia and cancer in a prospective observational cohort of patients with inflammatory bowel disease [J]. Gastroenterology, 2013,145(1):166－175;e8.

[8] BARCELLOS-HOFF M H, LYDEN D, WANG T C. The evolution of the cancer niche during multistage carcinogenesis [J]. Nat Rev Cancer, 2013,13(7):511－518.

[9] MARTEL C D, FERLAY J, FRANCESCHI S, et al. Global burden of cancers attributable to infections in 2008: a review and synthetic analysis [J]. Lancet Oncol, 2012,13(6):607－615.

[10] STEWART T, TSAI S C, GRAYSON H, et al. Incidence of de-novo breast cancer in women chronically immunosuppressed after organ transplantation [J]. Lancet, 1995,346(8978):796－798.

[11] GALLAGHER B, WANG Z, SCHYMURA M J, et al. Cancer incidence in New York State acquired immunodeficiency syndrome patients [J]. Am J Epidemiol, 2001,154(6):544－556.

[12] SCHULZ T F. Cancer and viral infections in immunocompromised individuals [J]. Int J Cancer, 2009,125(8):1755－1763.

[13] VAJDIC C M, VAN LEEUWEN M T. Cancer incidence and risk factors after solid organ transplantation [J]. Int J Cancer, 2009,125(8):1747－1754.

[14] FLAVELL R A, SANJABI S, WRZESINSKI S H, et al. The polarization of immune cells in the tumour environment by TGFβ[J]. Nat Rev Immunol, 2010,10

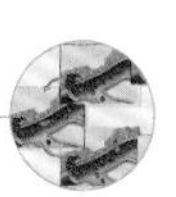

(8):554 - 567.

[15] WANG H-W, JOYCE J A. Alternative activation of tumor-associated macrophages by IL - 4: priming for protumoral functions [J]. Cell Cycle, 2010, 9 (24): 4824 - 4835.

[16] PYONTECK S M, AKKARI L, SCHUHMACHER A J, et al. CSF - 1R inhibition alters macrophage polarization and blocks glioma progression [J]. Nat Med, 2013,19(10):1264 - 1272.

[17] BISSELL M J, HINES W C. Why don't we get more cancer? A proposed role of the microenvironment in restraining cancer progression [J]. Nat Med, 2011,17 (3):320 - 329.

[18] EGEBLAD M, NAKASONE E S, WERB Z. Tumors as organs: complex tissues that interface with the entire organism [J]. Dev Cell, 2010,18(6):884 - 901.

[19] PETTY A J, YANG Y. Tumor-associated macrophages: implications in cancer immunotherapy [J]. Immunotherapy, 2017,9(3):289 - 302.

[20] CONDEELIS J, POLLARD J W. Macrophages: obligate partners for tumor cell migration, invasion, and metastasis [J]. Cell, 2006,124(2):263 - 266.

[21] GOSWAMI S, SAHAI E, WYCKOFF J B, et al. Macrophages promote the invasion of breast carcinoma cells via a colony-stimulating factor-1/epidermal growth factor paracrine loop [J]. Cancer Res, 2005,65(12): 5278 - 5283.

[22] CONIGLIO S J, EUGENIN E, DOBRENIS K, et al. Microglial stimulation of glioblastoma invasion involves epidermal growth factor receptor (EGFR) and colony stimulating factor 1 receptor (CSF - 1R) signaling [J]. Mol Med, 2012,18(3):519 - 527.

[23] GOCHEVA V, WANG H-W, GADEA B B, et al. IL - 4 induces cathepsin protease activity in tumor-associated macrophages to promote cancer growth and invasion [J]. Gene Dev, 2010,24(3):241 - 255.

[24] SHREE T, OLSON O C, ELIE B T, et al. Macrophages and cathepsin proteases blunt chemotherapeutic response in breast cancer [J]. Gene Dev, 2011,25(23): 2465 - 2479.

[25] MOSSER D M, EDWARDS J P. Exploring the full spectrum of macrophage activation [J]. Nat Rev Immunol, 2008,8(12):958 - 969.

[26] LEWIS C, MURDOCH C. Macrophage responses to hypoxia: implications for tumor progression and anti-cancer therapies [J]. Am J pathol, 2005,167(3):627 - 635.

[27] ESCRIBESE M M, CASAS M, CORBÍ Á L. Influence of low oxygen tensions on macrophage polarization [J]. Immunobiology, 2012,217(12):1233 - 1240.

[28] HAGEMANN T, LAWRENCE T, MCNEISH I, et al. "Re-educating" tumor-associated macrophages by targeting NF - κB [J]. J Exp Med, 2008,205(6):1261 - 1268.

[29] SHIME H, MATSUMOTO M, OSHIUMI H, et al. Toll-like receptor 3 signaling converts tumor-supporting myeloid cells to tumoricidal effectors [J]. Proc Natl Acad Sci U S A, 2012,109(6):2066 - 2071.

[30] CAI X, YIN Y, LI N, et al. Re-polarization of tumor-associated macrophages to pro-inflammatory M1 macrophages by microRNA - 155 [J]. J Mol Cell Biol, 2012,4(5):341 - 343.

[31] MOTZ G T, COUKOS G. Deciphering and reversing tumor immune suppression [J]. Immunity, 2013, 39 (1):61 - 73.

[32] TALMADGE J E, GABRILOVICH D I. History of myeloid-derived suppressor cells [J]. Nat Rev Cancer, 2013,13(10):739 - 752.

[33] GABRILOVICH D I, OSTRAND-ROSENBERG S, BRONTE V. Coordinated regulation of myeloid cells by tumours [J]. Nat Rev Immunol, 2012,12(4):253 - 268.

[34] MAZZONI A, BRONTE V, VISINTIN A, et al. Myeloid suppressor lines inhibit T cell responses by an NO-dependent mechanism [J]. J Immunol, 2002,168 (2):689 - 695.

[35] GABRILOVICH D I, VELDERS M P, SOTOMAYOR E M, et al. Mechanism of immune dysfunction in cancer mediated by immature Gr - 1+ myeloid cells [J]. J Immunol, 2001,166(9):5398 - 5406.

[36] SINHA P, CLEMENTS V K, OSTRAND-ROSENBERG S. Reduction of myeloid-derived suppressor cells and induction of M1 macrophages facilitate the rejection of established metastatic disease [J]. J Immunol, 2005, 174(2):636 - 645.

[37] LIU C, YU S, KAPPES J, et al. Expansion of spleen myeloid suppressor cells represses NK cell cytotoxicity in tumor-bearing host [J]. Blood, 2007, 109 (10): 4336 - 4342.

[38] DIAZ-MONTERO C M, SALEM M L, NISHIMURA M I, et al. Increased circulating myeloid-derived suppressor cells correlate with clinical cancer stage, metastatic tumor burden, and doxorubicin-

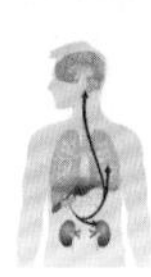



cyclophosphamide chemotherapy [J]. Cancer Immunol Immunother, 2009,58(1):49 - 59.

[39] SHIROTA Y, SHIROTA H, KLINMAN D M. Intratumoral injection of CpG oligonucleotides induces the differentiation and reduces the immunosuppressive activity of myeloid-derived suppressor cells [J]. J Immunol, 2012,188(4):1592 - 1599.

[40] WHITESIDE T L, SCHULER P, SCHILLING B. Induced and natural regulatory T cells in human cancer [J]. Expert Opin Biol Th, 2012,12(10):1383 - 1397.

[41] GASTEIGER G, HEMMERS S, FIRTH M A, et al. IL - 2-dependent tuning of NK cell sensitivity for target cells is controlled by regulatory T cells [J]. J Exp Med, 2013,210(6):1167 - 1178.

[42] BATES G J, FOX S B, HAN C, et al. Quantification of regulatory T cells enables the identification of high-risk breast cancer patients and those at risk of late relapse [J]. J Clin Oncol, 2006,24(34):5373 - 5380.

[43] FU J, XU D, LIU Z, et al. Increased regulatory T cells correlate with CD8 T-cell impairment and poor survival in hepatocellular carcinoma patients [J]. Gastroenterology, 2007,132(7):2328 - 2339.

[44] FREY D M, DROESER R A, VIEHL C T, et al. High frequency of tumor-infiltrating FOXP3+ regulatory T cells predicts improved survival in mismatch repair-proficient colorectal cancer patients [J]. Int J Cancer, 2010,126(11):2635 - 2643.

[45] VON BOEHMER H, DANIEL C. Therapeutic opportunities for manipulating T Reg cells in autoimmunity and cancer [J]. Nat Rev Drug Discov, 2013,12(1):51 - 63.

[46] FRIDMAN W H, PAGES F, SAUTES-FRIDMAN C, et al. The immune contexture in human tumours: impact on clinical outcome [J]. Nat Rev Cancer, 2012, 12(4):298 - 306.

[47] BLATNER N R, MULCAHY M F, DENNIS K L, et al. Expression of RORγt marks a pathogenic regulatory T cell subset in human colon cancer [J]. Sci Transl Med, 2012,4(164):164ra159.

[48] RECH A J, MICK R, MARTIN S, et al. CD25 blockade depletes and selectively reprograms regulatory T cells in concert with immunotherapy in cancer patients [J]. Sci Transl Med, 2012,4(134):134ra62.

[49] TOMASEK J J, GABBIANI G, HINZ B, et al. Myofibroblasts and mechano-regulation of connective tissue remodelling [J]. Nat Rev Mol Cell Bio, 2002,3 (5):349 - 363.

[50] KALLURI R, ZEISBERG M. Fibroblasts in cancer [J]. Nat Rev Cancer, 2006,6(5):392 - 401.

[51] OLUMI A F, GROSSFELD G D, HAYWARD S W, et al. Carcinoma-associated fibroblasts stimulate tumor progression of initiated human epithelium [J]. Breast Cancer Res, 2000,2(1):1.

[52] DUMONT N, LIU B, DEFILIPPIS R A, et al. Breast fibroblasts modulate early dissemination, tumorigenesis, and metastasis through alteration of extracellular matrix characteristics [J]. Neoplasia, 2013, 15 (3): 249 - 262.

[53] MARSH T, PIETRAS K, MCALLISTER S S. Fibroblasts as architects of cancer pathogenesis [J]. Biochim Biophys Acta, 2013,1832(7):1070 - 1078.

[54] ZEISBERG E M, POTENTA S, XIE L, et al. Discovery of endothelial to mesenchymal transition as a source for carcinoma-associated fibroblasts [J]. Cancer Res, 2007,67(21):10123 - 10128.

[55] PETERSEN O W, NIELSEN H L, GUDJONSSON T, et al. Epithelial to mesenchymal transition in human breast cancer can provide a nonmalignant stroma [J]. Am J Pathol, 2003,162(2):391 - 402.

[56] ORR B, RIDDICK A C P, STEWART G D, et al. Identification of stromally expressed molecules in the prostate by tag-profiling of cancer-associated fibroblasts, normal fibroblasts and fetal prostate [J]. Oncogene, 2012,31(9):1130 - 1142.

[57] ZEISBERG M, HANAI J, SUGIMOTO H, et al. BMP - 7 counteracts TGF-beta1-induced epithelial-to-mesenchymal transition and reverses chronic renal injury [J]. Nat Med, 2003,9(7):964 - 968.

[58] CALVO F, EGE N, GRANDE-GARCIA A, et al. Mechanotransduction and YAP-dependent matrix remodelling is required for the generation and maintenance of cancer-associated fibroblasts [J]. Nat Cell Biol, 2013,15(6):637 - 646.

[59] FUKUMURA D, XAVIER R, SUGIURA T, et al. Tumor induction of VEGF promoter activity in stromal cells [J]. Cell, 1998,94(6):715 - 725.

[60] EREZ N, TRUITT M, OLSON P, et al. Cancer-associated fibroblasts are activated in incipient neoplasia to orchestrate tumor-promoting inflammation in an NF-kappaB-dependent manner [J]. Cancer Cell, 2010,17 (2):135 - 147.

[61] ZHANG X H-F, JIN X, MALLADI S, et al. Selection of bone metastasis seeds by mesenchymal signals in the primary tumor stroma [J]. Cell, 2013,154(5):1060 -

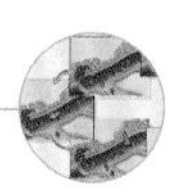

1073.
[62] BERGAMASCHI A, TAGLIABUE E, SØRLIE T, et al. Extracellular matrix signature identifies breast cancer subgroups with different clinical outcome [J]. J Pathol, 2008,214(3):357 - 367.
[63] NABA A, CLAUSER K R, HOERSCH S, et al. The matrisome: in silico definition and in vivo characterization by proteomics of normal and tumor extracellular matrices [J]. Mol Cell Proteomics, 2012, 11 (4), M111.014647.
[64] YAP T A, PARKES E E, PENG W, et al. Development of immunotherapy combination strategies in cancer [J]. Cancer Discov, 2021,11(6):1368 - 1397.
[65] SEMENZA G L. Cancer-stromal cell interactions mediated by hypoxia-inducible factors promote angiogenesis, lymphangiogenesis, and metastasis [J]. Oncogene, 2013,32(35):4057 - 4063.
[66] ZHU W, XU W, JIANG R, et al. Mesenchymal stem cells derived from bone marrow favor tumor cell growth in vivo [J]. Exp Mol Pathol, 2006,80(3):267 - 274.
[67] HO I A, TOH H C, NG W H, et al. Human bone marrow-derived mesenchymal stem cells suppress human glioma growth through inhibition of angiogenesis [J]. Stem Cells, 2013,31(1):146 - 155.
[68] ROODHART J M, DAENEN L G, STIGTER E C, et al. Mesenchymal stem cells induce resistance to chemotherapy through the release of platinum-induced fatty acids [J]. Cancer Cell, 2011,20(3):370 - 383.
[69] CUIFFO B G, KARNOUB A E. Mesenchymal stem cells in tumor development: emerging roles and concepts [J]. Cell Adhes Migr, 2012,6(3):220 - 230.
[70] ALITALO A, DETMAR M. Interaction of tumor cells and lymphatic vessels in cancer progression [J]. Oncogene, 2012,31(42):4499 - 4508.
[71] SCHOPPMANN S F, BIRNER P, STÖCKL J, et al. Tumor-associated macrophages express lymphatic endothelial growth factors and are related to peritumoral lymphangiogenesis [J]. Am J Pathol, 2002,161(3): 947 - 956.
[72] KERJASCHKI D, HUTTARY N, RAAB I, et al. Lymphatic endothelial progenitor cells contribute to de novo lymphangiogenesis in human renal transplants [J]. Nat Med, 2006,12(2):230 - 234.
[73] HUNTER K E, PALERMO C, KESTER J C, et al. Heparanase promotes lymphangiogenesis and tumor invasion in pancreatic neuroendocrine tumors [J]. Oncogene, 2014,33(14):1799 - 1808.
[74] PSAILA B, LYDEN D. The metastatic niche: adapting the foreign soil [J]. Nat Rev Cancer, 2009,9(4):285 - 293.
[75] MANI S A, GUO W, LIAO M-J, et al. The epithelial-mesenchymal transition generates cells with properties of stem cells [J]. Cell, 2008,133(4):704 - 715.
[76] THIERY J P, ACLOQUE H, HUANG R Y, et al. Epithelial-mesenchymal transitions in development and disease [J]. Cell, 2009,139(5):871 - 890.
[77] GAO D, JOSHI N, CHOI H, et al. Myeloid progenitor cells in the premetastatic lung promote metastases by inducing mesenchymal to epithelial transition [J]. Cancer Res, 2012,72(6):1384 - 1394.
[78] CHAO Y, WU Q, ACQUAFONDATA M, et al. Partial mesenchymal to epithelial reverting transition in breast and prostate cancer metastases [J]. Cancer Microenviron, 2012,5(1):19 - 28.
[79] BONDE A-K, TISCHLER V, KUMAR S, et al. Intratumoral macrophages contribute to epithelial-mesenchymal transition in solid tumors [J]. Bmc Cancer, 2012,12(1):1 - 15.
[80] GAY L J, FELDING-HABERMANN B. Contribution of platelets to tumour metastasis [J]. Nat Rev Cancer, 2011,11(2):123 - 134.
[81] LABELLE M, BEGUM S, HYNES R O. Direct signaling between platelets and cancer cells induces an epithelial-mesenchymal-like transition and promotes metastasis [J]. Cancer Cell, 2011,20(5):576 - 590.
[82] NISHIMURA K, SEMBA S, AOYAGI K, et al. Mesenchymal stem cells provide an advantageous tumor microenvironment for the restoration of cancer stem cells [J]. Pathobiology, 2012,79(6):290 - 306.
[83] ZHONG X, CHEN B, YANG Z. The role of tumor-associated macrophages in colorectal carcinoma progression [J]. Cell Physiol Biochem, 2018,45(1): 356 - 365.
[84] CONDEELIS J, SEGALL J E. Intravital imaging of cell movement in tumours [J]. Nat Rev Cancer, 2003,3 (12):921 - 930.
[85] WYCKOFF J B, WANG Y, LIN E Y, et al. Direct visualization of macrophage-assisted tumor cell intravasation in mammary tumors [J]. Cancer Res, 2007,67(6):2649 - 2656.
[86] VAN ZIJL F, MAIR M, CSISZAR A, et al. Hepatic tumor-stroma crosstalk guides epithelial to mesenchymal transition at the tumor edge [J]. Oncogene, 2009,28(45):4022 - 4033.

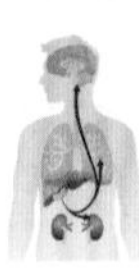



[87] GOSWAMI K K, SARKAR M, GHOSH S, et al. Neem leaf glycoprotein regulates function of tumor associated M2 macrophages in hypoxic tumor core: critical role of IL - 10/STAT3 signaling [J]. Mol Immunol, 2016,80:1 - 10.

[88] HALAMA N, MICHEL S, KLOOR M, et al. Localization and density of immune cells in the invasive margin of human colorectal cancer liver metastases are prognostic for response to chemotherapy [J]. Cancer Res, 2011,71(17):5670 - 5677.

[89] MURDOCH C, GIANNOUDIS A, LEWIS C E. Mechanisms regulating the recruitment of macrophages into hypoxic areas of tumors and other ischemic tissues [J]. Blood, 2004,104(8):2224 - 2234.

[90] NGUYEN D X, BOS P D, MASSAGUÉ J. Metastasis: from dissemination to organ-specific colonization [J]. Nat Rev Cancer, 2009,9(4):274 - 284.

[91] CONDEELIS J, WEISSLEDER R. In vivo imaging in cancer [J]. Csh Perspect Biol, 2010,2(12):a003848.

[92] SIDANI M, WYCKOFF J, XUE C, et al. Probing the microenvironment of mammary tumors using multiphoton microscopy [J]. J Mammary Gland Biol, 2006,11(2):151 - 163.

[93] ROBINSON B D, SICA G L, LIU Y-F, et al. Tumor microenvironment of metastasis in human breast carcinoma: a potential prognostic marker linked to hematogenous dissemination [J]. Clin Cancer Res, 2009,15(7):2433 - 2441.

[94] WARD M P, KANE L E, NORRIS L A, et al. Platelets, immune cells and the coagulation cascade; friend or foe of the circulating tumour cell? [J]. Mol Cancer, 2021,20(1):1 - 17.

[95] REDENTE E F, DWYER-NIELD L D, MERRICK D T, et al. Tumor progression stage and anatomical site regulate tumor-associated macrophage and bone marrow-derived monocyte polarization [J]. Am J Pathol, 2010,176(6):2972 - 2985.

[96] CHAMBERS A F, NAUMOV G N, VARGHESE H J, et al. Critical steps in hematogenous metastasis: an overview [J]. Surg Oncol Clin N Am, 2001,10(2): 243 - 255.

[97] PALUMBO J S, TALMAGE K E, MASSARI J V, et al. Platelets and fibrin (ogen) increase metastatic potential by impeding natural killer cell-mediated elimination of tumor cells [J]. Blood, 2005,105(1): 178 - 185.

[98] RUGGERI Z M, MENDOLICCHIO G L. Adhesion mechanisms in platelet function [J]. Circ Res, 2007, 100(12):1673 - 1685.

[99] SCHUMACHER D, STRILIC B, SIVARAJ K K, et al. Platelet-derived nucleotides promote tumor-cell transendothelial migration and metastasis via P2Y2 receptor [J]. Cancer Cell, 2013,24(1):130 - 137.

[100] BROWN K M, DOMIN C, ARANHA G V, et al. Increased preoperative platelet count is associated with decreased survival after resection for adenocarcinoma of the pancreas [J]. Am J Surg, 2005,189(3):278 - 282.

[101] BROCKMANN M A, GIESE A, MUELLER K, et al. Preoperative thrombocytosis predicts poor survival in patients with glioblastoma [J]. Neuro Oncol, 2007, 9(3):335 - 342.

[102] KAPLAN R N, RIBA R D, ZACHAROULIS S, et al. VEGFR1-positive haematopoietic bone marrow progenitors initiate the pre-metastatic niche [J]. Nature, 2005,438(7069):820 - 827.

[103] CHEN Q, ZHANG X H-F, MASSAGUÉ J. Macrophage binding to receptor VCAM - 1 transmits survival signals in breast cancer cells that invade the lungs [J]. Cancer Cell, 2011,20(4):538 - 549.

[104] LU X, MU E, WEI Y, et al. VCAM - 1 promotes osteolytic expansion of indolent bone micrometastasis of breast cancer by engaging α4β1-positive osteoclast progenitors [J]. Cancer Cell, 2011,20(6):701 - 714.

[105] ERLER J T, BENNEWITH K L, NICOLAU M, et al. Lysyl oxidase is essential for hypoxia-induced metastasis [J]. Nature, 2006,440(7088):1222 - 1226.

[106] SCENEAY J, CHOW M T, CHEN A, et al. Primary tumor hypoxia recruits CD11b +/Ly6Cmed/Ly6G + immune suppressor cells and compromises NK cell cytotoxicity in the premetastatic niche [J]. Cancer Res, 2012,72(16):3906 - 3911.

[107] MALANCHI I, SANTAMARIA-MARTINEZ A, SUSANTO E, et al. Interactions between cancer stem cells and their niche govern metastatic colonization [J]. Nature, 2011,481(7379):85 - 89.

[108] PEINADO H, ALECKOVIC M, LAVOTSHKIN S, et al. Melanoma exosomes educate bone marrow progenitor cells toward a pro-metastatic phenotype through MET [J]. Nat Med, 2012,18(6):883 - 891.

[109] LUGA V, ZHANG L, VILORIA-PETIT A M, et al. Exosomes mediate stromal mobilization of autocrine Wnt-PCP signaling in breast cancer cell migration [J]. Cell, 2012,151(7):1542 - 1556.

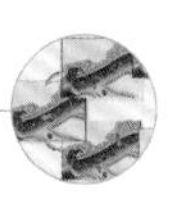

[110] LUGINI L, CECCHETTI S, HUBER V, et al. Immune surveillance properties of human NK cell-derived exosomes [J]. J Immunol, 2012,189(6):2833 - 2842.

[111] MORSE M A, GARST J, OSADA T, et al. A phase I study of dexosome immunotherapy in patients with advanced non-small cell lung cancer [J]. J Transl Med, 2005,3(1):1 - 8.

[112] ESCUDIER B, DORVAL T, CHAPUT N, et al. Vaccination of metastatic melanoma patients with autologous dendritic cell (DC) derived-exosomes: results of thefirst phase I clinical trial [J]. J Transl Med, 2005,3(1):9 - 13.

[113] NÄSLUND T I, GEHRMANN U, QAZI K R, et al. Dendritic cell-derived exosomes need to activate both T and B cells to induce antitumor immunity [J]. J Immunol, 2013,190(6):2712 - 2719.

[114] GRANOT Z, HENKE E, COMEN E A, et al. Tumor entrained neutrophils inhibit seeding in the premetastatic lung [J]. Cancer Cell, 2011, 20(3): 300 - 314.

[115] CATENA R, BHATTACHARYA N, EL RAYES T, et al. Bone marrow-derived Gr1+ cells can generate a metastasis-resistant microenvironment via induced secretion of thrombospondin-1 [J]. Cancer Discov, 2013,3(5):578 - 589.

[116] HENSEL J A, FLAIG T W, THEODORESCU D. Clinical opportunities and challenges in targeting tumour dormancy [J]. Nat Rev Clin Oncol, 2013,10(1):41.

[117] NAUMOV G N, AKSLEN L A, FOLKMAN J. Role of angiogenesis in human tumor dormancy: animal models of the angiogenic switch [J]. Cell Cycle, 2006, 5(16):1779 - 1787.

[118] GHAJAR C M, PEINADO H, MORI H, et al. The perivascular niche regulates breast tumour dormancy [J]. Nat Cell Biol, 2013,15(7):807 - 817.

[119] LYDEN D, HATTORI K, DIAS S, et al. Impaired recruitment of bone-marrow-derived endothelial and hematopoietic precursor cells blocks tumor angiogenesis and growth [J]. Nat Med, 2001,7(11): 1194 - 1201.

[120] GAO D, NOLAN D J, MELLICK A S, et al. Endothelial progenitor cells control the angiogenic switch in mouse lung metastasis [J]. Science, 2008, 319(5860):195 - 198.

[121] CONEJO-GARCIA J R, BENENCIA F, COURREGES M-C, et al. Tumor-infiltrating dendritic cell precursors recruited by a β-defensin contribute to vasculogenesis under the influence of Vegf-A [J]. Nat Med, 2004,10(9):950 - 958.

[122] PURHONEN S, PALM J, ROSSI D, et al. Bone marrow-derived circulating endothelial precursors do not contribute to vascular endothelium and are not needed for tumor growth [J]. Proc Natl Acad Sci U S A, 2008,105(18):6620 - 6625.

[123] DAWSON M R, DUDA D G, FUKUMURA D, et al. VEGFR1-activity-independent metastasis formation [J]. Nature, 2009,461(7262):E4.

[124] PIERGA J Y, BONNETON C, MAGDELENAT H, et al. Clinical significance of proliferative potential of occult metastatic cells in bone marrow of patients with breast cancer [J]. Brit J Cancer, 2003,89(3):539 - 545.

[125] BRAUN S, PANTEL K, MÜLLER P, et al. Cytokeratin-positive cells in the bone marrow and survival of patients with stage I, II, or III breast cancer [J]. New Engl J Med, 2000,342(8):525 - 533.

[126] NAUMOV G N, MACDONALD I C, WEINMEISTER P M, et al. Persistence of solitary mammary carcinoma cells in a secondary site: a possible contributor to dormancy [J]. Cancer Res, 2002,62(7):2162 - 2168.

[127] LIU D, GHISO J A A, ESTRADA Y, et al. EGFR is a transducer of the urokinase receptor initiated signal that is required for in vivo growth of a human carcinoma [J]. Cancer Cell, 2002,1(5):445 - 457.

[128] RANGANATHAN A C, ADAM A P, AGUIRRE-GHISO J A. Opposing roles of mitogenic and stress signaling pathways in the induction of cancer dormancy [J]. Cell Cycle, 2006,5(16):1799 - 1807.

[129] LUJAMBIO A, AKKARI L, SIMON J, et al. Non-cell-autonomous tumor suppression by p53 [J]. Cell, 2013,153(2):449 - 460.

[130] GAO H, CHAKRABORTY G, LEE-LIM A P, et al. The BMP inhibitor Coco reactivates breast cancer cells at lung metastatic sites [J]. Cell, 2012,150(4): 764 - 779.

[131] SHANKARAN V, IKEDA H, BRUCE A T, et al. IFNγ and lymphocytes prevent primary tumour development and shape tumour immunogenicity [J]. Nature, 2001,410(6832):1107 - 1111.

[132] KOEBEL C M, VERMI W, SWANN J B, et al. Adaptive immunity maintains occult cancer in an

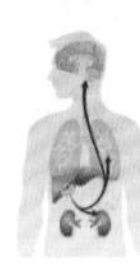



equilibrium state [J]. Nature, 2007,450(7171):903 - 907.

[133] KHONG H T, RESTIFO N P. Natural selection of tumor variants in the generation of "tumor escape" phenotypes [J]. Nat Immunol, 2002, 3 (11): 999 - 1005.

[134] VANNEMAN M, DRANOFF G. Combining immunotherapy and targeted therapies in cancer treatment [J]. Nat Rev Cancer, 2012, 12 (4): 237 - 251.

[135] YOSHIKAWA K, MITSUNAGA S, KINOSHITA T, et al. Impact of tumor-associated macrophages on invasive ductal carcinoma of the pancreas head [J]. Cancer Sci, 2012,103(11):2012 - 2020.

[136] QIAN B, DENG Y, IM J H, et al. A distinct macrophage population mediates metastatic breast cancer cell extravasation, establishment and growth [J]. Plos One, 2009,4(8):e6562.

[137] QIAN B Z, LI J, ZHANG H, et al. CCL2 recruits inflammatory monocytes to facilitate breast-tumour metastasis [J]. Nature, 2011,475(7355):222 - 225.

[138] MANTOVANI G, MACCIÒ A, PISANO M, et al. Tumor-associated lympho-monocytes from neoplastic effusions are immunologically defective in comparison with patient autologous PBMCs but are capable of releasing high amounts of various cytokines [J]. Int J Cancer, 1997,71(5):724 - 731.

[139] GIL-BERNABÉ A M, FERJANČIČ Š, TLALKA M, et al. Recruitment of monocytes/macrophages by tissue factor-mediated coagulation is essential for metastatic cell survival and premetastatic niche establishment in mice [J]. Blood, 2012,119(13):3164 - 3175.

[140] AMIRKHOSRAVI A, MEYER T, CHANG J-Y, et al. Tissue factor pathway inhibitor reduces experimental lung metastasis of B16 melanoma [J]. Thromb Haemostasis, 2002,87(06):930 - 936.

[141] PALUMBO J S. Mechanisms linking tumor cell-associated procoagulant function to tumor dissemination [M]. © Thieme Medical Publishers, 2008:154 - 160.

[142] ZAPPASODI R, MERGHOUB T, WOLCHOK J D. Emerging concepts for immune checkpoint blockade-based combination therapies [J]. Cancer Cell, 2018,33(4):581 - 598.

[143] PERUS L J, WALSH L A. Microenvironmental heterogeneity in brain malignancies [J]. Front Immunol, 2019,10:2294.

[144] BARECHE Y, BUISSERET L, GRUOSSO T, et al. Unraveling triple-negative breast cancer tumor microenvironment heterogeneity: towards an optimized treatment approach [J]. J Natl Cancer Inst, 2020,112 (7):708 - 719.

[145] CARMELIET P, JAIN R K. Molecular mechanisms and clinical applications of angiogenesis [J]. Nature, 2011,473(7347):298 - 307.

[146] GASSER S, LIM L H, CHEUNG F S. The role of the tumour microenvironment in immunotherapy [J]. Endocr Relat Cancer, 2017,24(12):T283 - T295.

[147] SHARMA P, WAGNER K, WOLCHOK J D, et al. Novel cancer immunotherapy agents with survival benefit: recent successes and next steps [J]. Nat Rev Cancer, 2011,11(11):805 - 812.

[148] STEININGER J, GELLRICH F F, SCHULZ A, et al. Systemic therapy of metastatic melanoma: on the road to cure [J]. Cancers, 2021,13(6):1430.

[149] VONDERHEIDE R H, GLENNIE M J. Agonistic CD40 antibodies and cancer therapy [J]. Clin Cancer Res, 2013,19(5):1035 - 1043.

[150] KIM Y-H. Durvalumab after Chemoradiotherapy in stage III non-small-cell lung cancer [J]. N Engl J Med, 2019,380(10):989 - 990.

[151] RIES C H, CANNARILE M A, HOVES S, et al. Targeting tumor-associated macrophages with anti-CSF - 1R antibody reveals a strategy for cancer therapy [J]. Cancer Cell, 2014,25(6):846 - 859.

[152] BAYATI F, MOHAMMADI M, VALADI M, et al. The therapeutic potential of regulatory T cells: challenges and opportunities [J]. Front Immunol, 2021,11:585819.

[153] WAINWRIGHT D A, CHANG A L, DEY M, et al. Durable therapeutic efficacy utilizing combinatorial blockade against IDO, CTLA - 4, and PD - L1 in mice with brain tumors [J]. Clin Cancer Res, 2014, 20 (20):5290 - 5301.

[154] LIU T, HAN C, WANG S, et al. Cancer-associated fibroblasts: an emerging target of anti-cancer immunotherapy [J]. J Hematol Oncol, 2019,12(1): 1 - 15.

[155] QUAYLE S N, GIRGIS N, THAPA D R, et al. CUE-101, a novel E7 - pHLA - IL2 - Fc fusion protein, enhances tumor antigen-specific T-cell activation for the treatment of HPV16-driven malignancies [J]. Clin Cancer Res, 2020,26(8):1953 - 1964.

# 肿瘤血管和淋巴管新生



血管和淋巴管系统是维持人体组织器官物质供应、体液平衡和能量代谢的结构基础。营养物质和氧气缺乏是诱导血管新生(neovascularization)的主要因素。血管新生主要有两种方式:血管生成(angiogenesis)和血管发生(vasculogenesis)。血管生成是指活体组织在已存在的微血管床上芽生出以微血管为主的新生血管过程,而血管发生是指由内皮祖细胞始动和分化而形成血管的过程。与正常血管相比,肿瘤的血管结构是高度混乱和扭曲的,高渗透、低灌注的肿瘤血管是血液灌注不足、无法实现药物高效递送和诱导肿瘤转移的结构基础。肿瘤血管新生化主要依靠血管生成实现。与血管生成相似,淋巴管生成(lymphangiogenesis)指在已有淋巴管基础上类似血管芽生的方式形成新的淋巴管的过程。组织间液压力升高是胚胎阶段淋巴管生成的驱动因素,但肿瘤淋巴管生成的机制尚不明确。明确肿瘤内血管和淋巴管生成的基本过程并探索调控上述过程的关键分子,对研发靶向肿瘤血管和淋巴管生成的诊疗策略,进而抑制肿瘤生长和演进至关重要。

## 8.1 肿瘤血管和淋巴管新生及其调控机制

### 8.1.1 肿瘤血管新生方式和过程

肿瘤血管新生与胚胎发育阶段血管新生化的过程具有一定相似性。胚胎发育中的初始血管主要通过血管发生构建。以斑马鱼胚胎发育为例,中胚层细胞来源的成血管细胞(angioblast)聚集、组装成主干轴向血管、颅侧血管和咽弓动脉,然后分离出向动脉方向分化的内皮细胞(表达 Ephrin B2)和向静脉方向分化的内皮细胞(表达 Ephrin B4),这些细胞组装成背主动脉和主静脉。卵黄囊中的成血管细胞首先聚集组装成密集的细胞团(即血岛)。血岛周边细胞分化为内皮细胞,进而形成原始毛细血管丛;血岛中央的游离细胞则分化为造血干细胞。

血管生成是诱导血管网络化和结构成熟的重要方式,通过血管出芽在已存在的微血管床上产生新的血管。血管出芽顶端的内皮细胞(顶端细胞)具有迁移能力,引导血管生成方向;顶端细胞后的茎细胞可伸长、增殖、稳定新生血管并建立管腔。管腔化后的新芽融合并连接到相邻的新芽,产生新的血管连接。随着出芽过程的重复,血管网络逐渐扩展。某些组织血管床的产生兼具血管发生和血管生成两种方式,而有些则仅通过血管生成实现。

(1) *血管生成的启动*

肿瘤血管生成的第一步是血管生成启动(angiogenic switch)。脉管系统未生成(无血管期)阶段,肿瘤生长受氧气弥散范围限制,通常肿瘤体积不超过 1~2 $mm^3$[1]。随着肿瘤进一步生长,肿瘤细胞诱导血管发生和血管生成而始动血管新生,这种从无血管到血管生成的过渡被称为血管生成的启动。血管生成的启动常出现在肿瘤发生早期和肿瘤坏死区域,使肿瘤细胞从休眠阶段转变为快速生长阶段。血管生成启动由促血管生成和血管生成抑制因子之间的动态平衡决定。当促血管生成因子与血管生成抑制因子维持平衡状态时,血管生成的启动处于"关闭"状态;当促血管生成因子效应为主时,则"开启"血管生成启动,促进血管生成。触发该开关的因素包括代谢应激(低氧分压、低 pH 值、低血糖等)、机械应激(细胞应力改变)、免疫和炎症反应(浸润的炎症细胞)、基因突变(致癌基因激活、抑制基因缺失或突变等)。促血管生成和抗血管生成分子可以由肿瘤细胞、内皮细胞、基质细胞、免疫细胞分泌,也可来源于血液和细胞外基质(ECM)。

(2) *出芽式血管生成*

肿瘤血管新生主要以血管出芽方式实现。内皮细胞同周细胞的不稳定接触诱导血管出芽。不稳定的基底膜触发内皮-间质转换,诱导内皮增殖和迁移[1]。活化的内皮细胞通过分泌蛋白酶诱导细胞间质重塑和基底膜降解,进而促进血管内皮定向迁移、增殖和极化,构成未成熟血管腔。未成熟血管形成后,内皮细胞转换为静息状态,募集周细胞并诱导血管基底膜合成,促进血管成熟。在血管内皮生长因子(VEGF)和 Notch 信号通路的作用下,内皮细胞成为顶端细胞或茎细胞。顶端细胞对 VEGF 信号的反应包括扩大丝状伪足和释放间质细胞的分子信号,前者发挥顶端细胞的引导作用,后者可以稳定血管[1]。茎细胞响应血管内皮生长因子- A(VEGF - A)刺激而增殖,促进血管形成与扩张。茎细胞还参与基底膜的沉积,与相邻细胞建立连接,增强新出芽血管的完整性。顶端细胞介导两个新芽("头对头"吻合)或一个新芽与现有血管("头对边"吻合)相互连接,形成血管环互连。接触初始化阶段,邻近顶端细胞的丝状伪足反复接触,使丝状伪足表达连接蛋白在其接触点聚合[2]。当促血管生成信号减少时,VEGF 水平下降,促进基底膜形成。管腔沿基底膜生成并募集周细胞,促进血管稳定和成熟[1]。

(3) *内皮祖细胞归巢与血管发生*

肿瘤细胞通过诱导内皮祖细胞或骨髓来源的造血细胞归巢(homing)诱导血管发生。内皮祖细胞相对特异表达 CD31、CD34、血管内皮生长因子受体(VEGFR)- 1、Tie(具免疫球蛋白样和 EGF 样结构域的酪氨酸激酶,tyrosine kinase with immunoglobulin like and EGF like domains)2 和 vWF(von Willebrand 因子)等标志物[3]。骨髓低氧环境和基质细胞与内皮祖细胞相互作用使其保持静止状态。去整合素金属蛋白酶(ADAM)家族的丝氨酸蛋白酶、半胱氨酸组织蛋白酶和基质金属蛋白酶(MMP)等蛋白酶在内皮祖细胞动员中起重要作用[4]。CXC 趋化因子配体 12(CXCL12)和 VEGF 等因子上调 MMP9 表达,一氧化氮(NO)诱导 MMP9 活化,进而使膜结合性 KIT 配体变为可溶性 KIT 配体,诱导内皮祖细胞迁移并进入外周循环[4]。肿瘤细胞分泌各类生长因子和炎症因子 VEGF、CC 亚族趋化因子配体 2(CC chemokine ligand 2, CCL2)、CXCL12 和肿瘤坏死因子- α(TNF - α)等诱导内皮祖细胞或骨髓来源的造血细胞归巢并诱导其增殖和分化。活化的内皮细胞表达 E 选择素(E-selectin)、P 选择素、细胞间黏附分子- 1(ICAM - 1)和 VCAM - 1,内皮祖细胞通过表达上述分子的配体 PSGL1(P 选择素糖蛋白配体- 1, P selectin glycoprotein ligand 1)、LFA - 1(淋巴细胞功能相关抗原- 1, lymphocyte function-associated antigen-1)和 VLA1(极晚激活抗原 1, very late activation antigen 1)在血管壁边集、滚动并黏附内皮细胞[3]。缺氧和组织损伤因素可导致血小

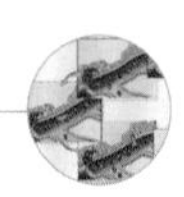

板活化和 HIF-1α 表达上调，促进 CXCL12 介导的内皮祖细胞募集[5]。缺氧还通过激活 NF-κB 和 HIF-1α，增加整合素连接激酶 1(integrin-linked kinase 1，ILK1)的表达和活性[6]。Ephrin B2～Ephrin B4 可通过调节 PSGL1 表达影响内皮祖细胞的黏附。进入肿瘤组织的内皮祖细胞可分泌生长因子促进血管生成，也可直接分化参与血管新生。业已证明，胶质瘤实验模型中存在内皮祖细胞介导血管发生，是始动放疗后肿瘤血管重建的重要方式。

(4) 血管"套叠式"新生

血管"套叠式"新生(vascular intussusception)指血管通过管腔内陷形成腔内分支，进而分裂形成新血管的过程。血管套叠仅发生在已有的血管结构中，将管径较大的血管拆分为许多较小的功能性血管，增加了肿瘤微血管网络的数量和复杂性[1]。内皮细胞间以点接触(touching spot)形式启动血管套叠，并以跨内皮细胞桥接方式形成双层内皮和间隙[1]。在此基础上，周细胞和其他血管壁细胞被募集并覆盖血管壁间隙。随后间隙扩大，内皮细胞收缩并形成分支的独立血管。VEGF、血小板衍生生长因子(PDGF)和 NO 等物质可诱导血管套叠发生[7]。

(5) 血管拟态

血管拟态(vascular mimicry)指肿瘤细胞通过转分化模拟内皮细胞表型而形成具有一定功能性的血管样结构的过程。血管拟态为肿瘤提供了独立于血管生成的血供体系。血管拟态形成的网络结构缺乏内皮细胞，但富含 ECM，肿瘤细胞衬附于外周。该结构丰富的糖蛋白在高碘酸希夫反应(periodic acid Schiff reaction，PAS 反应)下呈紫红色，可以通过 CD31 缺失和 PAS 染色鉴定血管拟态。低氧诱导的上皮-内皮转化和 ECM 重塑可促进血管拟态形成[8]。多种肿瘤具有血管拟态结构，且与肿瘤进展、转移和不良预后密切相关[9]。有研究提示，肿瘤早期生长主要依赖血管拟态供血。在此基础上，内皮细胞增殖并以血管出芽方式长入肿瘤内，形成镶嵌血管并逐渐取代血管拟态结构，成为进展期肿瘤血液供应的主要方式。

## 8.1.2 肿瘤淋巴管新生方式和过程

胚胎期淋巴管发育在功能性血液循环建立后出现。在胚胎第 10 天，主静脉内皮细胞在转录因子 PROX1(Prospero 同源框 1，Prospero homeobox 1)诱导下转分化形成淋巴内皮细胞。在 VEGF-C 和 VEGF-D 刺激作用下，淋巴内皮细胞迁移出静脉至胚胎的颈静脉区，增殖并组装成原始胸导管和外周淋巴管。胚胎期颈部、髂部和腹部的静脉祖细胞源性的淋巴管出芽并产生膨大的盲囊(即原始淋巴囊)；之后，淋巴管以类似于血管出芽的方式形成初级和次级淋巴管丛，促进淋巴管扩张和成熟。淋巴管在与静脉接通后，建立血液-淋巴循环。

肿瘤演进中可在原发部位和转移淋巴结中激活淋巴管生成。肿瘤细胞可通过以下几种方式促进淋巴管生成：①高表达并分泌促淋巴生成因子(VEGF-C、VEGF-D、PDGF-C 和 VEGF-A 等)；②募集单核巨噬细胞并将其转化为肿瘤相关巨噬细胞(TAM)；③募集骨髓内皮祖细胞和间质干细胞进入淋巴结；④激活正常淋巴内皮细胞并促进其向肿瘤淋巴内皮细胞转换。与血管生成相似，淋巴管生成也以淋巴管内皮细胞增殖、出芽、迁移方式实现，最终形成淋巴管管腔。尽管淋巴管生成模式同血管生成相似，但调控其发生的生长因子有差别。例如，血管生成主要由 VEGF-A 介导，而淋巴管生成主要由 VEGF-C/VEGF-D/VEGFR3 信号轴调节。VEGF-C/VEGF-D 与 VEGFR3 形成的二聚体使淋巴管内皮细胞内酪氨酸残基磷酸化，进而激活下游生长因子受体结合蛋白(growth factor receptor bound protein，Grb)2、CCL21 等分子，使淋巴管内皮细胞增殖和通透性降低，促进出芽形成新生淋巴管，也促进肿瘤细胞进入淋巴管。

## 8.1.3 肿瘤血管和淋巴管的病理学特征

(1) 肿瘤血管病理学特征

正常动脉和静脉的内皮细胞和基底膜是连续的；毛细血管的内皮细胞可以连续、有孔或不连续形式存在。在肿瘤中，促血管生成因子和血管生成抑制因子调控失衡诱导肿瘤血管新生。新生肿瘤血管常发育不成熟，血管管径差异较大且结构缺乏完整性，导致部分血管通透性高、血液流动混乱[2]。肿瘤血管具有器官和组织异质性；肿瘤血管通透性低的肿瘤可过表达血管生成素 1(Ang1)、VEGF、胎盘生长因子(placenta growth factor，PLGF)等生长因子，而高通透性肿瘤多缺乏 Ang1 或过表达其拮抗剂 Ang2[10]。肿瘤血管壁上有许多内皮窗孔、囊泡和跨细胞孔。肿瘤血管周细胞与内皮细胞的连接和/或内皮细胞间连接断裂，基底膜消失或不完整，导致肿瘤血管壁的完整性较差，增加了出血风险[2]。

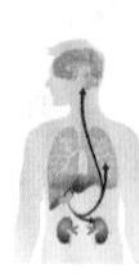



肿瘤血管内皮细胞彼此重叠生长并伸入管腔，这些缺陷使肿瘤血管有高渗漏性。基于这种结构，肿瘤细胞的物质供应和运输存在缺陷，持续或间断性诱导出现区域性缺氧和高酸性环境。肿瘤内血管压缩和塌陷导致其远端支配区域的血管灌注不足，出现组织循环障碍和组织间液压力异常。低灌注造成的低氧微环境有利于筛选肿瘤干细胞等耐极端条件的细胞克隆，促进肿瘤复发和转移潜能。

肿瘤血管存在有别于正常血管的表面标志物。肿瘤细胞及其微环境中的间质细胞分泌的细胞因子和炎症因子可诱导肿瘤内皮细胞表达细胞黏附分子和其他表面标志物。肿瘤血管高表达 VEGFR2、Tie1 和 Tie2、CLEC14A（含 14A 的 C 型凝集素结构域，C-type lectin domain containing 14A）和 CD93，它们与内皮唾液酸蛋白和血栓调节蛋白一起构成 C 型凝集素家族并在肿瘤血管内皮中表达上调[11]。

（2）肿瘤淋巴管病理学特征

肿瘤淋巴管按照管径可分为毛细淋巴管和集合淋巴管。肿瘤毛细淋巴管由不连续的淋巴管内皮细胞围绕形成，内皮外侧基底膜不连续，无周细胞包绕。集合淋巴管内皮细胞间连续，存在内皮间连接，淋巴管内皮细胞外侧有连续的基底膜，较大的集合淋巴管周围有平滑肌细胞包绕。实体肿瘤的淋巴管分布、密度和结构存在肿瘤演进阶段和空间分布的异质性。淋巴管密度增高、管腔开放与肿瘤细胞经淋巴转移呈正相关关系。在肿瘤细胞、微环境间质细胞和理化因素作用下，肿瘤淋巴管可发生淋巴管管型重塑，其中肿瘤实体中央淋巴管多塌陷，而瘤周组织内的淋巴管、前哨淋巴结近端淋巴管和远端收集淋巴管的管腔多扩张，与肿瘤转移相关。肿瘤细胞和微环境间质细胞、ECM 成分还可参与淋巴管新生，其中肿瘤微环境中富集的 VEGF－C 和 VEGF－D 可诱导淋巴管内皮细胞增殖、迁移，促进肿瘤淋巴管生成。淋巴管内皮细胞分泌的 CCL21 和 CXCL12 等趋化因子可诱导表达相应受体的肿瘤细胞向淋巴管迁移，进而发生经淋巴管转移[12]。

### 8.1.4 肿瘤血管和淋巴管新生的调控机制

（1）VEGF 家族

缺氧和营养物质的缺乏通过增强炎症信号和细胞因子的表达来促进肿瘤血管形成[1]。VEGF 是经典促血管生成因子。低血糖、高水平乳酸、生长因子通路活化导致 *MYC* 等致癌基因激活和 *TP53* 等抑癌基因失活，促进 VEGF 生成和表达，从而促进肿瘤血管生成。VEGF 家族包括 VEGF－A、VEGF－B、VEGF－C、VEGF－D 和 PLGF。VEGF－A 和 VEGF－B 是诱导血管生成的关键因子，VEGF－C 和 VEGF－D 对于淋巴管生成至关重要。VEGF－A 和 VEGF－B 可以激活血管内皮细胞上的 VEGF 受体 VEGFR1 和 VEGFR2，VEGF－C 和 VEGF－D 通过激活淋巴管内皮细胞上的 VEGFR3 来调节淋巴管生成。神经纤毛蛋白（Nrp）1 和 Nrp2 是 VEGF 的共受体。Nrp1 在血液内皮细胞上高表达，Nrp2 在血管内皮细胞和淋巴管内皮细胞上高表达。VEGF－A 存在异构体，包括以 VEGF－A165a 为代表的促血管生成异构体和以 VEGF－A165b 为代表的抗血管生成异构体。在肿瘤血管生成过程中，肿瘤细胞分泌的 VEGF 主要通过细胞外信号调节激酶（ERK）和 PI3K/Akt 途径诱导内皮细胞增殖和存活[13]。膜型基质金属蛋白酶（membrane-type matrix metalloproteinase，MT－MMP）、MMP2、MMP9 和尿激酶型纤溶酶原激活剂可降解基底膜和 ECM，促进内皮细胞迁移和血管芽形成[14]。VEGF 和 Notch 信号通路与出芽血管生成过程中内皮细胞的特化密切相关，VEGF 与 VEGFR 结合诱导内皮细胞的迁移、增殖和向顶端细胞、茎细胞分化。VEGF 还可诱导血管通透性增加[15]。

VEGF－C/VEGF－D－VEGFR3 轴在促进肿瘤淋巴管生成中扮演重要角色。该通路能激活 VEGF－C 和 VEGF－D，促进肿瘤淋巴管生成和肿瘤细胞的淋巴转移。Nrp2 可诱导 VEGF－C－VEGFR3 轴活化诱导促进淋巴管出芽。TGF－β 可介导 TGF－β1 受体和 TGF－β2 受体激活，调节 VEGFR3 和 Nrp2 表达，进而促进淋巴管内皮细胞出芽。WNT1（无翼型小鼠乳腺癌病毒整合位点系列成员 1，wingless-type MMTV integration site family，member 1）可以抑制黑色素瘤细胞中 VEGF－C 的表达，导致淋巴管生成减少和经淋巴结转移的延迟[16]。COX－2 以及前列腺素 E 受体 2（EP2）、EP3 和 EP4 可调节 VEGF－C 的表达，影响肿瘤淋巴管、血管生成和肿瘤细胞淋巴转移[17]。VEGF－D 可调节 15－PGDH（15－羟基前列腺素脱氢酶，15-hydroxyprostaglandin dehydrogenase）表达促进淋巴管管腔增大。VEGF－A 的表达水平、分布以及淋巴管内皮细胞 VEGFR 的表达，也参与调控肿瘤淋巴管生成。

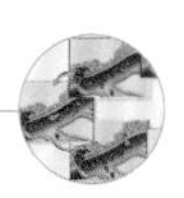

(2) Tie2/Ang 信号转导

Tie2 是在血管内皮细胞和淋巴管内皮细胞高表达的生长因子受体，可与血管生成素 Ang 配体(Ang1、Ang2、Ang4)结合，对内皮细胞成熟和血管发育至关重要[18]。缺氧和 VEGF 表达增加可诱导 Ang2 表达增加，Ang2 抑制 Tie2 磷酸化，使血管内皮不稳定且脱离周细胞，促血管生成和血管发生[19]。Ang1 可诱导 Tie2 磷酸化，通过 Akt/Survivin 途径促进新生血管的成熟和稳定[19]。Tie2/Ang 信号对控制淋巴管内皮细胞结构和功能也至关重要，Ang2 可促进小鼠肿瘤周围淋巴管生成。Ang2 是 Tie2 的内源性抑制剂，阻断 Ang2 可破坏淋巴管内皮细胞连接完整性并诱导管壁渗漏增加；敲除 Ang2 小鼠也表现出淋巴管发育不良[20]。Ang1 可诱导成人组织中淋巴管生长。

(3) Notch 信号通路

Notch 信号通路同 VEGF 信号联合调控内皮细胞向顶端细胞与茎细胞的分化。Notch 有 4 个受体，其中 Notch1 和 Notch4 在内皮细胞上表达。Notch 配体可与其受体结合激活下游通路，其中 Notch 配体 DLL4(类 δ 配体 4，delta-like ligand 4)诱导血管生成，而另一个配体 Jagged1 通过与 DLL4 竞争结合抑制血管生成。VEGFR2 和 VEGFR3 活化的内皮细胞会成为顶端细胞。这些顶端细胞高表达 DLL4[21]，激活周围内皮细胞的 Notch1 信号通路，下调 VEGFR2 和 VEGFR3 表达，上调 VEGFR1 表达，诱导周围内皮细胞成为茎细胞，造成顶端细胞和茎细胞 VEGFR 差异性表达和对 VEGF 响应敏感性的差异[22]。

(4) 成纤维细胞生长因子

成纤维细胞生长因子(FGF)是一种位于 ECM 的糖蛋白。FGF 家族成员通过与酪氨酸激酶受体——成纤维细胞生长因子受体(fibroblast growth factor receptor，FGFR)结合起作用。FGF－FGFR 信号转导可调控内皮细胞的出芽、迁移和增殖。肝素酶、蛋白酶或特定的 FGF 结合蛋白可将 FGF 从 ECM 中释放并与细胞表面硫酸乙酰肝素蛋白聚糖(heparan sulfate proteoglycan，HSPG)结合，通过旁分泌信号转导作用于内皮细胞，促进 FGF 与 FGFR 结合，活化 Ras/MAPK 信号通路，诱导 MMP、纤溶酶原激活物和胶原酶分泌，并与 VEGF 共同作用促进血管生成[23]。FGF2 也可通过调节 VEGF－C 表达间接促进淋巴管生成。在淋巴管调控方面，FGF2 与 FGFR1 结合可激活 Akt、ERK1/2 通路，诱导淋巴内皮细胞增殖、迁移和存活[24]。

(5) 血小板衍生生长因子家族

PDGF 家族包含 4 个肝素结合多肽生长因子 PDGF－A、PDGF－B、PDGF－C 和 PDGF－D。PDGF 由两条多肽链通过二硫键连接形成同型或异型二聚体，使 PDGF 具有多种形式的二聚体结构。PDGF 由活化的血小板、内皮细胞、成纤维细胞、周细胞、平滑肌细胞、炎症细胞等分泌，通过结合细胞表面酪氨酸激酶受体 PDGFRα(PDGF 受体 α，platelet derived growth factor receptor α)和 PDGFRβ，激活下游酪氨酸激酶信号通路，诱导 VEGF 上调，促进血管成熟和募集周细胞[25]。肿瘤募集周细胞高度依赖内皮细胞产生的 PDGF－B[25]。在淋巴管调控方面，PDGFR 可在淋巴管上表达，肿瘤细胞分泌的 PDGF 与 PDGFR 结合，诱导其磷酸化并激活下游多条酪氨酸激酶通路，诱导肿瘤淋巴管生成，促进肿瘤细胞的淋巴结转移[26]。

(6) Ephrin 信号通路

Ephrin 家族是受体酪氨酸激酶亚家族 Eph 的配体。Eph 蛋白根据序列同源性和膜结合的类型分为 Eph A 和 Eph B。Ephrin 信号通路活化可诱导肿瘤血管生成，而阻断 Eph A 受体信号转导会抑制肿瘤血管生成和肿瘤细胞增殖[27]。配体 Ephrin B2 可调控 VEGF 信号转导而调节淋巴管生成[28]。表达 Ephrin B2 突变体的小鼠出生后具有正常的血管系统，但淋巴管系统重构受到干扰，淋巴管生成增加但缺乏管腔瓣膜，无法重塑毛细淋巴管丛[29]。

(7) 趋化因子

趋化因子是一类有 4 个保守半胱氨酸残基的细胞因子或信号蛋白，可通过结合趋化因子受体募集炎症细胞和内皮祖细胞，促成肿瘤血管生成。ELR(谷氨酸-亮氨酸-精氨酸，Glu-Leu-Arg)阳性 CXC 趋化因子与血管内皮上表达的受体 CXCR2 结合，直接或间接促进血管生成[30]。CXCL8 可维持内皮细胞存活并诱导促血管生成因子释放。CXCL12 可与 CXCR4 结合促血管生成，其他 ELR 阴性 CXC 趋化因子则抑制血管生成[30]。CXCL12/CXCR4 信号轴可调控内皮祖细胞动员和淋巴内皮细胞迁移[31]。此外，肿瘤表达的 CCL2 可募集 $CCR2^+$ 内皮祖细胞，促进肿瘤血管发生。

(8) 低氧诱导因子

低氧诱导因子(HIF)转录激活可诱导 VEGF、

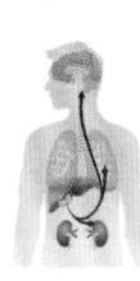



PDGF、CXCR4 和 CXCL12 等促血管生成因子表达。HIF 是由氧依赖性的 HIF-α 和非氧依赖性 HIF-β 亚基组成的异二聚体。HIF-α 具有 3 种同工型(HIF-1α、HIF-2α 和 HIF-3α)。低氧条件下主要负责转录激活的是 HIF-1α,其与缺氧反应元件结合促进了多种促血管生成因子基因表达上调。HIF-1α 过表达与肿瘤细胞的血管拟态形成密切相关。HIF 可通过调节 PDGF 影响肿瘤淋巴管生成。在乳腺癌小鼠模型中,抑制 HIF-1α 可降低 PDGF-B 的表达并抑制肿瘤细胞通过淋巴系统转移[32]。

### 8.1.5 肿瘤干细胞诱导血管淋巴管生成

肿瘤干细胞(CSC)是具有干细胞样表型特征,始动肿瘤发生、促进肿瘤演进和复发的肿瘤细胞亚群,可通过诱导促血管生成因子产生、肿瘤干细胞转分化和诱导血管拟态形成等方式促进肿瘤血管新生化。

(1) CSC *以旁分泌方式启动血管生成转换*

与分化的肿瘤细胞相比,CSC 能大量产生并分泌促血管生成因子(如 VEGF 和 CXCL12),因而具有更强的促血管生成能力[33]。VEGF 和 CXCL12 都是 CSC 始动肿瘤血管生成转换的重要因子。低氧条件下,脑胶质瘤内 HIF-1α 和 HIF-2α 活化,促进 CSC 产生大量 VEGF。缺氧还可以维持 CSC 的干性,调节干细胞标志物的表达并诱导特定的 CSC 干性基因表达[34]。高水平的趋化因子受体表达和激活可促进 CSC 产生 VEGF 等促血管生成因子。CSC 可大量分泌 CXCL12 激活 CXCR4 通路,进而激活 PI3K/Akt 信号通路诱导 VEGF 产生[35]。CSC 还高表达趋化因子受甲酰基肽受体(formyl peptide receptor 1, FPR1)诱导脑胶质瘤 CSC 产生 VEGF。

(2) CSC *转分化参与肿瘤血管新生*

CSC 可转分化为内皮细胞、内皮祖细胞或血管平滑肌样细胞,促进肿瘤血管生成。业已证明,缺氧、高酸、葡萄糖缺乏等条件可诱导 CSC 通过 VEGF 通路或代谢重编程向内皮细胞表型转化[36]。脑胶质瘤 CSC 还可以通过 CXCL12/CXCR4 轴向血管周细胞转分化,参与肿瘤血管生成。

(3) CSC *参与血管拟态形成*

CSC 的多向分化和高侵袭性等生物学特征是血管拟态形成的基础。脑胶质瘤、乳腺癌和黑色素瘤的 CSC 可在体外产生血管样结构,移植瘤中也鉴定出 $PAS^+CD31^-$ 的 CSC 源性血管拟态,提示 CSC 参与血管拟态形成[37]。CSC 形成血管拟态在肿瘤发生早期血管新生不足的情况下,对维持肿瘤内氧气和能量供应至关重要。化疗、放疗和抗血管生成治疗也能诱导 CSC 形成血管拟态,重塑血管周微环境特征,促进耐药肿瘤细胞形成和肿瘤复发。

### 8.1.6 调控肿瘤血管和淋巴管新生的其他间质成分

肿瘤间质指肿瘤细胞外其他肿瘤间质成分,由间质细胞和 ECM 及分散其中的各种信号介质组成。肿瘤间质细胞分泌的各类生长因子、炎症因子和 ECM 的成分、硬度、机械应力、酸碱平衡等都能调控促血管生成相关通路活化,直接或间接参与肿瘤血管和淋巴管生成。

(1) *细胞外基质*

ECM 是由纤维蛋白、糖胺聚糖和其他基质成分形成的复杂网络。血管内皮细胞和血管周细胞产生的 ECM 是血管基底膜的重要成分,为新生脉管提供结构支持。基底膜周围基质可作为 VEGF-A、FGF、PDGF-B 和 TGF-β 等促血管生成因子的储备库,其在蛋白水解酶作用下以生物活性形式释放,促进肿瘤血管生成。ECM 中的骨膜蛋白(periostin)、纤维连接蛋白、骨桥蛋白和细胞周期蛋白(cyclin, CCN)家族蛋白等也可直接作用于内皮细胞,激活下游促血管生成通路活化[38],而 ECM 中的血小板应答蛋白 1、富含半胱氨酸的分泌型酸性蛋白(secreted protein acidic and cysteine rich in cysteine, SPARC)和蛋白聚糖核心蛋白则可抑制血管生成通路活化,进而抑制血管生成[39]。ECM 中的饰胶蛋白聚糖(decorin)、串珠蛋白聚糖(perlecan)、双糖链蛋白聚糖(biglycan)、黏结蛋白聚糖(syndecan)和内皮抑制蛋白(endostatin)等蛋白聚糖可调控自噬进程参与肿瘤血管生成。ECM 中的胶原蛋白是内皮基底膜的重要成分,但其水解介导的内皮抑素等非胶原成分的产生则抑制血管生成[40]。ECM 中的透明质酸(hyaluronan, HA)是一种非硫酸化的糖胺聚糖,在多种实体肿瘤中广泛存在。低分子量透明质酸可活化 MMP,进而促进肿瘤细胞侵袭和血管生成。透明质酸还可调控肿瘤淋巴管生成,其与淋巴管内皮特异性透明质酸受体 1(lymphatic vessel endothelial hyaluronan receptor 1, LYVE1)结合可刺激淋巴内皮细胞迁移,而使用

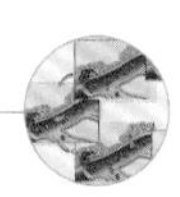

抗 LYVE1 单克隆抗体阻断透明质酸和 LYVE1 相互作用，可抑制肿瘤淋巴管生成，进而抑制肿瘤生长[41]。

（2）*肿瘤相关成纤维细胞*

肿瘤相关成纤维细胞(CAF)是肿瘤间质的重要成分，主要来源于组织内的成纤维细胞，也可由血管内皮细胞、周细胞转分化而来。内皮细胞产生的生长因子和趋化因子可促进 T 淋巴细胞浸润、巨噬细胞活化，诱导成纤维细胞分化为 CAF。肿瘤细胞可诱导 CAF 发生促血管生成表型转化(proangiogenic switch)，进而促进肿瘤血管生成。例如，黑色素瘤细胞来源的 miR－155 可激活 CAF 内 SOCS1(细胞因子信号传送阻抑物 1，suppressor of cytokine signaling 1)/JAK2(JAK 激酶 2，Janus kinase 2)/STAT3(信号转导及转录激活蛋白 3，signal transducer and activator of transcription 3)信号通路，促进 CAF 促血管生成因子的表达[42]。CAF 还可自分泌 PDGF－C，活化酪氨酸激酶受体通路，产生 FGF2、骨桥蛋白等促血管生成因子[43]。既往研究提示，CAF 是多种实体肿瘤微环境中 VEGF－A 的重要来源，通过激活内皮细胞受体 VEGFR2 诱导内皮增殖、迁移和小管形成。CAF 也可通过分泌 MMP，释放 ECM 中的骨膜蛋白、生腱蛋白(tenascin)、纤维连接蛋白、骨桥蛋白等生长因子而促进肿瘤血管生成。CAF 还通过重塑 ECM 蛋白，调节肿瘤基质的硬度、弹性和组织液压力等重塑血管周微环境，间接促进血管生成。CAF 也可通过旁分泌途径招募内皮祖细胞和外周血单核细胞，诱导肿瘤血管新生。

CAF 对肿瘤淋巴管生成也有促进作用，CAF 旁分泌的 VEGF－D 能诱导淋巴管内皮细胞的增殖、迁移，促进淋巴管生成。胆管癌中的 CAF 和淋巴管内皮细胞紧密相邻，肿瘤微环境中的 PDGF－D 诱导 CAF 分泌 VEGF－A 和 VEGF－C，活化淋巴管内皮细胞 VEGFR2 和 VEGFR3 通路，增加淋巴管内皮细胞通透性，促进肿瘤细胞跨内皮迁移和转移。肿瘤细胞还可诱导 CAF 合成 MMP，重塑 ECM，促进淋巴管生成和肿瘤转移[44]。

（3）*肿瘤中浸润的免疫细胞*

肿瘤中浸润的免疫细胞是促血管和淋巴管生成因子的重要因素。肿瘤内多种免疫细胞如 TAM、肿瘤相关中性粒细胞、淋巴细胞、树突状细胞等可与肿瘤血管和淋巴管内皮存在密切相互作用，旁分泌各类炎症因子和细胞因子促进内皮细胞增殖迁移，或以募集内皮前体细胞、诱导肿瘤血管拟态形成等方式诱导肿瘤血管和淋巴管发生。

肿瘤内各类免疫细胞分泌的 VEGF 等促血管生成因子能直接作用于血管内皮，促进肿瘤血管生成，或诱导内皮祖细胞归巢而诱导血管发生。儿茶酚胺可促进 TAM 向炎性抑制表型极化，并增强其 VEGF 表达[45]。此外，TAM 可通过促分裂原活化的蛋白激酶(MAPK)通路活化，促进 CXCL12 表达，促进肿瘤血管生成[46]。TAM 还可通过释放 YKL40 促进血管平滑肌细胞中 IL－8 的分泌；YKL40 还可促进周细胞与内皮细胞间的接触以维持血管结构稳定性[46]。M2 表型 TAM 还可激活胶质瘤细胞，使其分泌 IL－6 并介导血管拟态形成。除促进肿瘤细胞源性的血管拟态形成，有研究发现 TAM 或可直接参与形成血管拟态。此外，TAM 可释放 COX－2、诱生型一氧化氮合酶(inducible nitric oxide synthase，iNOS)、MMP、组织蛋白酶和纤溶酶等，降解基底膜和 ECM 成分，破坏脉管稳定性，促进内皮细胞迁移和增殖。

多种免疫细胞分泌的 IL－10、IL－12 和 IL－17 等炎症因子也是调节血管生成和淋巴管生成的重要因子。肿瘤相关中性粒细胞也可分泌 VEGF、MMP9 来促进血管生成。杀伤性 T 细胞和 Th1 淋巴细胞分泌的 TNF 和 IFN 可以阻断胶原蛋白的合成和 ECM 的形成，调控血管构筑表型[47]。肥大细胞、NK 细胞和嗜酸性粒细胞还可分泌 CXCL8、IL－8 等趋化因子调控血管生成[48]。成熟树突状细胞可表达 IL－12 抑制血管生成，而未成熟的树突状细胞通过与巨噬细胞相互作用产生 IL－10 并下调 IL－12 表达，促进血管生成。

肿瘤内免疫细胞可分泌大量 VEGF－C 和 VEGF－D，激活淋巴管内皮细胞，促进淋巴管生成。TAM 在受到凋亡肿瘤细胞释放的 1－磷酸鞘氨醇(sphingosine 1-phosphate，S1P)刺激后，可产生脂质运载蛋白 2(lipocalin 2，LCN2)促进淋巴管生成[49]。乳腺癌内 TAM 表达的足细胞膜黏蛋白(podoplanin，PDPN)可与淋巴管内皮源性半乳凝素(galectin－8)相互作用，促进淋巴管生成，促进肿瘤细胞经淋巴转移[50]。中性粒细胞通过分泌 MMP9 诱导 ECM 中游离的 VEGF－A 和 VEGF－D 增加，间接促进淋巴管生成。树突状细胞也可通过分泌 VEGF、CXCL8 等途径促进淋巴管的生成。

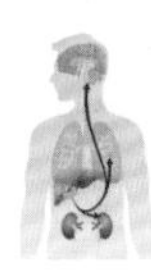



肿瘤微环境中的 IFN - γ 可刺激树突状细胞产生 VEGF - C。

## 8.2 血管和淋巴管新生在肿瘤转移中的作用

肿瘤细胞的转移必须克服免疫细胞攻击、高酸、缺氧和生长因子缺乏等一系列不利因素的影响，以上皮-间质转化（EMT）等方式始动侵袭发生，通过基底膜侵入邻近血管，随血液或淋巴循环并最终在远端组织和器官游出血管，定植形成转移灶并发展成为转移性肿瘤。肿瘤血管和淋巴管是肿瘤转移的关键途径，一方面肿瘤细胞可通过分泌 VEGF 等促血管生成因子诱导肿瘤血管和淋巴管生成，新生的肿瘤血管和淋巴管为肿瘤细胞转移获能提供丰富的营养物质、氧气和生长因子等支撑，两者相互作用可始动肿瘤细胞迁移趋化、促进 ECM 降解、诱导肿瘤细胞迁入和迁出血管、促进转移灶定植和转移前微环境的重塑。

### 8.2.1 肿瘤血管和淋巴管对肿瘤转移的影响

转移灶最初可以在没有血管的情况下生长，但当肿瘤体积超过一定大小（$>1\ mm^3$）时则依赖血管结构为肿瘤细胞提供营养支撑[51]。血管可以供给肿瘤细胞营养，肿瘤细胞分泌大量的生长因子又刺激了血管生成，并在此基础上形成区别于正常血管分级网络的、具有异质性的肿瘤血管结构，这是抗血管治疗肿瘤策略的理论基础。血管不仅为转移灶生长输送氧气和营养，还会输送循环免疫细胞参与肿瘤免疫微环境形成。肿瘤血管多不成熟，导致在血管运输过程中发生渗漏，氧气输送减少使得肿瘤处于缺氧状态，导致免疫抑制性细胞如调节性 T 细胞（Tr 细胞）在肿瘤部位的募集和分化，形成免疫耐受表型为主的免疫微环境。在缺氧的条件下，肿瘤细胞丰富的糖酵解产物乳酸分泌到微环境中，促进肿瘤血管生成并抑制免疫细胞活化。肿瘤血管的结构缺陷导致免疫抑制微环境形成和靶向药物递送效率低下。

正常组织中淋巴管从组织间隙吸收渗出的浆液、蛋白质、脂质回流进入血液，维持循环体液和组织间液的平衡。肿瘤内淋巴管生成信号通路的异常调控导致淋巴管发育和功能障碍，使肿瘤间质液体压力增加，削弱了抗肿瘤治疗药物的递送并促进肿瘤细胞增殖和侵袭。肿瘤内淋巴管内皮细胞连接破坏和细胞间孔隙增大也促进了肿瘤细胞的淋巴管转移。

(1) 肿瘤血管和淋巴管对肿瘤趋化迁移的影响

以上皮肿瘤为例，在肿瘤细胞转移始动阶段，血管内皮细胞分泌 TGF、EGF 等生长因子能激活血管周围肿瘤细胞内的酪氨酸激酶信号通路，促进 EMT 发生[52]。上皮细胞失去细胞间连接，重组细胞骨架，获得运动性和侵袭性，随后在血管内皮细胞分泌的趋化因子的作用下逐渐迁移靠近血管。已有研究表明，CCL21、CXCL12 等趋化因子与肿瘤细胞受体 CCR7 或 CXCR4 结合，并特异性激活下游 ERK1/2 信号通路，促进肿瘤细胞 EMT、侵袭以及向血管和淋巴管的趋化迁移[53]。淋巴结中上调表达 CCL1 可通过其受体 CCR8 趋化肿瘤细胞从淋巴管迁移进入淋巴结；血管内皮细胞启动缓激肽通路，通过 Akt 通路激活缓激肽受体，引起脑胶质瘤细胞内 $Ca^{2+}$ 活化，增强肿瘤细胞运动和循环肿瘤细胞（CTC）增多[54]。除此之外，CXCL12、CXCL11、巨噬细胞移动抑制因子（MIF）、胰岛素样生长因子（IGF）、肝细胞生长因子（HGF）、生物活性脂质和性激素等也可作为趋化因子引导肿瘤细胞迁移。新近研究表明，肿瘤细胞释放的双链 RNA（double stranded RNA，dsRNA）通过作用于 RNA 感应 TLR3 诱导血管内皮细胞高表达狭缝引导配体 2（slit guidance ligand 2，SLIT2），进而活化肿瘤细胞表面迂回引导受体 1（roundabout guidance receptor 1，ROBO1），促进肿瘤细胞向血管募集和转移[55]。

除血管转移途径外，肿瘤细胞还会在各类趋化因子和生长因子的引导下进入淋巴管。既往研究表明，血管内皮细胞高表达 CD31、ICAM - 1、Tie2、VEGFR1、VEGFR1、NRP1 受体和 VEGF - A 等，淋巴管内皮细胞高表达 VEGF - C、VEGF - D、c - Met、HGF、IGF 及其受体、FGF 及其受体、PDPN 和 LYVE1 等[56]。肿瘤细胞通过识别上述关键分子与血管或淋巴管内皮进行通讯，介导脉管转移[51]。

(2) 肿瘤血管和淋巴管调控细胞外基质重塑

上皮基底膜由Ⅰ型和Ⅳ型胶原、层粘连蛋白、纤维连接蛋白和蛋白多糖组成，是上皮源性肿瘤细胞在转移起始阶段跨越的第一道物理屏障。肿瘤细胞表达和分泌组织蛋白酶、γ 分泌酶、颗粒酶和 MMP 等降解致密的 ECM 和基底膜，进而进入血管和淋巴

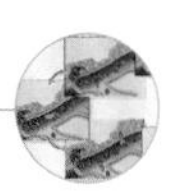

管。在肿瘤转移过程中，血小板分泌 TGF-β 等生长因子介导 MMP 的合成，MMP 移动到胶原蛋白的易感位点并解开胶原蛋白。内皮细胞产生的生长因子和趋化因子可促进 T 细胞浸润、巨噬细胞活化，诱导成纤维细胞分化为 CAF。CAF 通过 MMP、RhoA(Ras 同源物家族成员 A，Ras homolog family member A)、MyoⅡ(肌球蛋白Ⅱ，myosinⅡ)和含钯蛋白(PALLD，palladin)调控 ECM 的成分和结构[57]。MMP 除参与 ECM 降解外，还能招募骨髓来源的内皮祖细胞，进而促进血管新生。肿瘤细胞和间质细胞分泌的蛋白酶可激活尿激酶型纤溶酶原激活物等蛋白酶，启动蛋白水解级联反应，加速转移。此外，肿瘤周围胶原纤维传递的机械力改变时，ECM 连接减弱，有利于肿瘤细胞迁移。

(3) *肿瘤细胞通过血管和淋巴管转移*

肿瘤细胞迁入和迁出血管和淋巴管是肿瘤细胞经脉管转移的核心，包括黏附于血管内皮和跨内皮迁移(transendothelial migration，TEM)两个过程。

1) 肿瘤细胞黏附于血管内皮：肿瘤细胞稳定黏附于内皮多由配体-受体相互作用介导，其中选择素、整合素、钙黏蛋白和免疫球蛋白在其中发挥关键作用。不同的选择素(如 E 选择素 CD62E、L 选择素 CD62L 和 P 选择素 CD62P)介导肿瘤细胞与内皮细胞上的连接和滚动。在生理条件下，血管和淋巴管内皮细胞不表达 E 选择素；但肿瘤细胞分泌的炎症细胞因子可诱导内皮细胞表达 E 选择素，促进肿瘤细胞黏附于内皮细胞。不同类型的肿瘤细胞还表达各类选择素的特异性配体(如 CD44、CD43 和 PSGL1)与内皮上表达的选择素结合[58]。钙黏蛋白在肿瘤细胞与内皮细胞黏附中起重要作用。使用钙黏蛋白中和抗体或抑制钙黏蛋白表达能阻断肿瘤细胞与内皮细胞的相互作用，激活内皮细胞的 Src 激酶和 β-联蛋白等效应因子，促进肿瘤细胞跨血管内皮迁移[59]。整合素 α/β 以异二聚体形式在细胞表面结合感受环境刺激。黑色素瘤细胞上的整合素与内皮细胞上的 VCAM-1 相互作用，介导其黏附和跨血管内皮迁移。肾癌和胰腺癌细胞上表达的多功能非激酶受体 NRP2 与内皮整合素 α5 相互作用，前列腺癌细胞高表达的 E 选择素与转移灶微环境中整合素 β1 和 αⅤβ3 结合，在促进肿瘤骨转移中发挥重要作用[60]。除各种细胞黏附分子外，中性粒细胞、巨噬细胞和血小板也可作为连接介质参与肿瘤细胞黏附内皮和跨血管迁移的过程。例如，黑色素瘤细胞大量分泌 IL-8，募集中性粒细胞并上调其整合素 β2 表达，通过中性粒细胞黏附于内皮细胞；血小板通过 P 选择素或整合素 αⅡβ3 促进肿瘤细胞与内皮细胞结合；巨噬细胞产生 IL-8 和 TNF-α 等细胞因子刺激乳腺癌细胞和人脐静脉内皮细胞表达内皮素和其受体，进而促进乳腺癌细胞与内皮细胞的黏附[61]。

2) 跨内皮迁移：相对于正常血管结构，肿瘤血管结构不成熟，缺乏完整的内皮连接。肿瘤脉管系统曲折且畸形，这些畸形脉管的拐点是肿瘤细胞迁入和迁出脉管最常见的部位[62]。肿瘤细胞跨内皮迁移分两种：①细胞旁迁移，即肿瘤细胞通过破坏相邻内皮细胞间的连接而跨越内皮层；②跨细胞迁移，即肿瘤细胞通过穿过内皮细胞小体而越过内皮屏障。在细胞旁迁移途径中，肿瘤细胞将侵袭伪足伸入内皮细胞间隙，内皮细胞回缩，此后内皮细胞间隙扩大使肿瘤细胞通过；VEGF-VEGFR 信号通路激活 Src 激酶，进而促进 VE-钙黏素/β-联蛋白复合物解离并破坏内皮细胞紧密连接[63,64]。SPARC 通过内皮 VCAM-1 信号增加血管通透性，促肿瘤细胞跨内皮迁移。在跨细胞迁移途径中，内皮细胞表面的肌球蛋白轻链激酶(myosin light chain kinase，MLCK)被肿瘤细胞激活，导致肌球蛋白Ⅱ调节轻链磷酸化和肌球蛋白收缩，形成内皮间隙。肿瘤细胞通过形成伪足与基质细胞黏附，以阿米巴样运动形式跨内皮迁移[65]。新近研究表明，CD248 介导周细胞-肿瘤细胞之间的细胞相互作用，也促进了肿瘤细胞跨内皮迁移[66]。进入血管和淋巴管后，CTC 随血流运行并在趋化因子诱导下定向迁移，在血管和淋巴管狭窄处发生滞留，与内皮细胞黏附并与血小板结合形成团块[67]。现已证明，血小板保护肿瘤细胞免受切应力和循环中免疫细胞的杀伤，并释放 TGF-β 等生物活性分子，通过与 ATP 受体 P2Y2 结合来诱导内皮细胞间连接开放，促进循环肿瘤迁出血管并在肺内定植。肿瘤细胞还可以通过诱导内皮细胞程序性死亡而迁出血管[68]。新近研究表明，肿瘤细胞可不进入血管和淋巴管管腔，而附着在血管壁的表面与周细胞竞争并取代周细胞，以周细胞拟态方式持续迁移[69]。除肿瘤细胞直接跨内皮或沿血管迁移外，受阻于血管管腔的肿瘤细胞可在血管内增殖形成肿瘤细胞团，增大的肿瘤细胞团膨胀破坏血管壁而在远端组织定植。机械应力因素在促进肿瘤细胞跨内皮迁移中也发

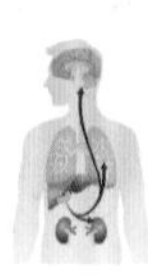



挥作用，处于血管边缘的原发灶肿瘤细胞能被处于分裂期的肿瘤细胞“推”入连接疏松的血管和淋巴管中。

(4) 定植和转移灶生长

迁出血管和淋巴管的肿瘤细胞在血管周微环境中定植，通过黏附分子整合素和 L1 细胞黏附分子(L1 cell adhesion molecule，L1CAM)与毛细血管基膜相互作用，获得营养支撑并重塑血管。有研究表明，乳腺癌细胞中的 RTK4 -整合素与基底膜结合，激活酪氨酸肌酶受体，诱导 VEGF 产生，增强肿瘤细胞与血管内皮的黏附。在急性淋巴细胞性白血病中，整合素 α6 介导与富含层粘连蛋白的血管基膜相互作用，使肿瘤细胞不越过血-脑屏障，而通过蛛网膜血管迁移[70]。L1CAM 可促进 P21 活化激酶 1 (P21 activated kinase 1，PAK1)-整合素信号转导，导致 β1/2 磷酸化和 ARP2/3 以 ILK 依赖的方式激活，诱导癌细胞沿着内皮迁移，上述通路还可激活 yes 相关蛋白(YAP)通路，启动诱导转移灶肿瘤细胞进入细胞周期，恢复增殖[71]。

肿瘤细胞在远端器官的定植具有组织和器官特异性。在肺部，表达 VCAM－1 的肿瘤细胞能够与肺组织内巨噬细胞上的整合素 α4 结合，激活 Akt 信号通路；肝癌细胞可利用细胞外微环境中的肌酸和 ATP 产生磷酸，促进转移肿瘤细胞的存活[72]。此外，肿瘤细胞还可通过间质-上皮转化(MET)为上皮表型而定植并形成转移灶，重建与原发灶相似的肿瘤结构[73]。在转移灶形成过程中，肿瘤细胞还须耐受低氧和营养物质缺乏的条件。在乳腺癌转移灶形成过程中，缺氧的肿瘤细胞分泌的赖氨酰氧化酶(LOX)进入血流，改变肺部胶原交联结构，募集 $CD11b^+$ 髓样细胞进入肺转移前微环境；$CD11b^+$ 髓样细胞随后产生 MMP2，支持 LOX 介导的胶原重构，促进髓系血细胞募集和肿瘤细胞的定植[74]。原发肿瘤的缺氧也可增加肿瘤细胞 CXCR4 的表达，使肿瘤细胞在 CXCL12 高表达的远端组织和器官(如淋巴结、肺、肝脏或骨骼)定植。此外，血管内包绕肿瘤细胞的血小板会被激活，释放 PDGF、VEGF 和 TGF－β 并启动下游通路，通过 Smad(small mother against decapentaplegic)蛋白调节 CTC 的定植[75]。三叶因子 3(trefoil factor 3，TFF3)通过表皮生长因子受体(EGFR)激活 Akt、细胞周期蛋白 D1 并促进细胞增殖。

## 8.2.2 肿瘤血管和淋巴管与转移前微环境的形成

肿瘤转移具有器官特异性。1889 年佩吉特最早提出“土壤和种子”学说，描述了肿瘤细胞(“种子”)优先转移到合适的远处器官(“土壤”)生存和增殖[76]。随着对肿瘤转移机制的进一步研究，研究人员发现肿瘤分泌生长因子和细胞外囊泡可在肿瘤转移发生前募集到“土壤”并改变局部微环境，有利于肿瘤细胞在转移灶的定植和存活，这种在肿瘤转移发生前改造形成的利于肿瘤定植和生长的远端微环境称为转移前微环境(PMN)[77]。转移前微环境的特征包括免疫抑制、炎症、血管生成与血管通透性、淋巴管生成、器官选择性以及重编程(代谢重编程、基质重编程、基因重编程等)。这些研究进展为更好地阐明肿瘤转移机制以及设计更有效的肿瘤转移靶向治疗策略提供了新思路。肿瘤细胞可通过破坏远处转移部位的血管屏障、活化基质成分、重塑 ECM 以及招募免疫细胞而形成 PMN[77]。

(1) 肿瘤血管和淋巴管促进肿瘤转移前微环境的形成

肿瘤分泌的细胞因子参与重塑 PMN 的血管系统。肿瘤通过分泌 COX－2、MMP1 和 MMP2 等因子诱导原发性乳腺癌和远处器官的血管通透性增加，促进 CTC 跨内皮运动[78]。此外，肿瘤细胞分泌的 TGF－β 可诱导血管生成素样蛋白 4 (angiopoietin-like 4，ANGPTL4)表达上调，增强肺微血管通透性[79]。在黑色素瘤中，原发灶肿瘤分泌因子可上调转移前肺组织中 ANGPT2、MMP3 和 MMP10 的表达，破坏血管稳定性。MMP 家族的另一个成员 MMP9 也参与调控 PMN 的血管完整性。被招募到转移前肺内微环境的髓系祖细胞产生高水平的 MMP9，导致 ECM 重塑，并在肺中形成免疫抑制的 PMN。靶向抑制 MMP9 表达可恢复转移前肺血管系统的结构和功能完整性，增加免疫监测和免疫反应，从而减少肿瘤肺转移。通过注射重组 VEGF－A 诱导内皮细胞表达 E 选择素，增加其与 CTC 的黏附和突起；抑制内皮细胞 FAK 表达可减少肿瘤细胞肺转移[80]。此外，乳腺癌细胞和间质细胞分泌 CCL2 募集 $CCR2^+$ 单核细胞和髓系细胞，促进 VEGF－A 分泌增加并诱导内皮细胞渗漏，协同促进 PMN 的形成[81]。

血管内皮细胞功能紊乱导致微环境基质成分改

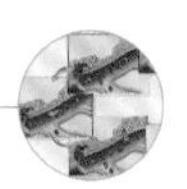

变。内皮细胞分泌和装配纤维粘连蛋白，在肿瘤血管腔面沉积，促进了结肠癌细胞与内皮细胞的黏附，并以踝蛋白1(talin1, TLN1)依赖的方式促进肿瘤细胞跨血管迁移。纤维粘连蛋白可促进髓系细胞募集并增加其与CTC接触而加速转移。例如，原发性皮肤肿瘤刺激肺纤维粘连蛋白的合成，从而促进VEGFR1$^+$造血祖细胞和肿瘤细胞向肺转移前微环境的募集；胰腺导管腺癌肿瘤细胞产生TGF-β，激活肝星状细胞产生纤维粘连蛋白，继而招募骨髓来源的巨噬细胞建立PMN[82]。

既往对肿瘤原发灶和其转移灶的质谱分析结果提示，血管和淋巴管介导的ECM重塑导致转移灶中ECM蛋白成分发生变化。例如，与结直肠癌原发灶相比，转移灶中的ECM富含瓜氨酸，肿瘤源性的肽基精氨酸脱氨酶(peptidyl arginine deiminase, PAD)4对ECM的瓜氨酸化促进了结直肠癌细胞的黏附和脉管转移[83]。HIF-1激活乳腺癌细胞中的NF-κB-G-CSF轴，促进集落刺激因子(colony stimulating factor 3, CSF)3产生，进而驱动髓系抑制性细胞动员到肺中，形成乳腺癌在肺的PMN[84]；转移灶血管周围的CD146$^+$周细胞通过CXCL12-CXCR4信号通路与侵袭的肿瘤细胞相互作用，促进黑色素瘤向骨髓和肝脏转移；血小板ADP受体$P2Y_{12}$招募VEGFR1$^+$髓系细胞，增加肺内PMN的纤维粘连蛋白沉积和肺转移发生。

外泌体在调控PMN脉管结构中发挥重要作用。用乳腺癌细胞外泌体处理肺成纤维细胞可上调S100A1(S100钙结合蛋白1, S100 calcium binding protein A1)家族分子的表达[85]。静脉注射黑色素瘤细胞源性的外泌体，可诱导肺内S100A8和S100A9的表达。S100A4可通过促进原发肿瘤和PMN中的促炎微环境来调节PMN的形成[77]。PMN形成过程中巨噬细胞也会被激活。胰腺癌细胞分泌的外泌体中富含MIF，可诱导肝星状细胞产生纤维粘连蛋白，诱导肝脏纤维化和骨髓来源树突状细胞向PMN的募集[82]。转移前肺内皮细胞和CD11b$^+$髓系细胞还表达S100A8和S100A9, S100蛋白通过血清淀粉样蛋白A3(serum amyloid A3, SAA3)介导的TLR4和NF-κB信号促进SAA3的表达和分泌，进而将MAC1$^+$髓样细胞和肿瘤细胞招募到PMN。血管周细胞通过类Kruppel因子4(Kruppel like factor 4, KLF4)调节PMN并抑制脑肿瘤的免疫活化[86]。

(2) 转移前微环境促进血管和淋巴管生成

肿瘤细胞可诱导PMN血管生成和血管通透性增加，进而促进转移。在肺PMN中，内皮细胞活化T细胞核因子(nuclear factor of activated T cell, NFAT)被特异性激活，促进血管生成导致肺转移显著增加。人肾癌干细胞释放的CD105$^+$微囊泡通过激活人内皮细胞而诱导血管生成和PMN形成。肺PMN中ANGPT2、MMP3和MMP10上调能协同增加肺血管通透性并促进CTC迁出血管。转移性乳腺癌细胞分泌的miR-105在PMN形成期可通过靶向细胞紧密连接蛋白破坏血管内皮屏障，增加远端器官的血管通透性并促进转移[87]。

PMN的淋巴系统也促进了肿瘤转移进程。肿瘤分泌的IL-6可诱导淋巴内皮细胞表达CCL5和VEGF，进而募集CCR5$^+$肿瘤细胞，促进其从血管迁出和定植[88]。树突状细胞可分泌CXCL12诱导淋巴管生成以形成PMN[89]。淋巴管内皮细胞分泌的细胞因子能改变远端器官的免疫状态，招募未成熟的树突状细胞和幼稚的T细胞，在肿瘤远端转移免疫抑制微环境形成中起着重要作用。在转移前的淋巴结中，黑色素瘤来源的外泌体与被膜下窦CD169$^+$巨噬细胞融合，介导肿瘤细胞免疫逃逸[90]。

### 8.2.3 肿瘤血管和淋巴管调控转移微环境重塑

由于转移灶脉管网络曲折且混乱和渗漏性增加，转移灶微环境富含细胞外基质，硬质增加，阻碍化疗药物和免疫治疗药物的递送。血管源性的分泌因子可介导肿瘤和间质细胞间的通讯，不仅促进肿瘤细胞的生长和存活，而且促进其他细胞向转移灶微环境的募集和迁移[91]。VEGF-A和IL-8有助于未成熟髓样细胞的募集，这些未成熟的髓样细胞可演变为骨髓来源的抑制性细胞或分化为TAM介导转移微环境重塑[92]。

转移微环境中富含ECM，储存了大量促血管生成因子和血管生成抑制因子，这些因子的动员、活化能调节内皮细胞的生长和存活进而调控血管生成。ECM的重塑能调控促血管生成因子和血管生成抑制因子的平衡来维持转移灶血管生成。肿瘤ECM含有高水平的肌腱蛋白和纤维粘连蛋白，此外重塑的Ⅰ型和Ⅲ型胶原能刺激血管生长。硬化的肿瘤ECM通过增加促血管生成因子的表达，增强内皮对可溶性因子的反应性而刺激血管生成。ECM广泛

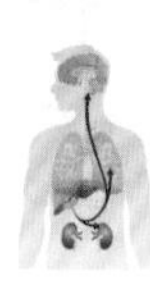



硬化引起的慢性机械应力也会损害血管功能。纤维化和高度交联的 ECM 可导致血管结构破坏，甚至阻断血流并导致组织缺氧。有研究表明，用抑制 LOX 活性和防止胶原交联的抑制剂 β-氨基丙腈（β-aminopropionitrile，BAPN）处理肿瘤可增加血流并减少肿瘤内血管分支数量[93]。ECM 硬度还可调节血管屏障完整性，从而影响肿瘤细胞穿过内皮进出血液循环的过程。硬化的 ECM 还可促进肿瘤细胞转变为基底样或间质样表型，促进其通过致密和硬化的 ECM 而迁移。此外，血管周细胞可通过诱导胶原蛋白产生和沉积而重塑脑转移瘤血管周微环境[94]。肿瘤细胞还可激活 TAM 和 CAF，并且促进糖酵解，诱导肿瘤间质细胞的代谢重编程，将营养物质转化为肿瘤细胞可吸收的形式，同时肿瘤微环境中的酸化环境促进了 CAF 活化[95]。

### 8.2.4 肿瘤血管生成与肿瘤休眠

肿瘤休眠是指原发肿瘤切除后循环肿瘤细胞（CTC）、播散性肿瘤细胞和微转移肿瘤细胞保持在较低数量和增殖活性的状态。肿瘤休眠涉及 3 种分子机制：细胞休眠（静息或有丝分裂停滞）、血管生成性休眠（血管生成不足以限制肿瘤生长）和免疫性休眠（免疫监视、活化和耐受状态）。其中血管生成休眠是维持肿瘤细胞静息状态的重要方式，肿瘤血管的异常限制了营养物质、氧气和启动肿瘤增殖所需生长因子的供应，导致生长停滞。例如，阻断头颈部肿瘤中肿瘤转移相关的尿激酶、整合素、EGFR 或 FAK 等可导致肿瘤休眠。当休眠停止后，肿瘤细胞在趋化因子的作用下向适宜其生长的微环境募集，导致肿瘤复发。

一些肿瘤细胞受器官组织特异性和时空分布影响，存在诱导血管生成能力不足的阶段，肿瘤体积在该阶段无明显变化。促血管生成因子（如 VEGF、PDGF、FGF 和 Ang）和血管生成抑制因子之间的平衡在调控肿瘤血管生成和休眠状态中发挥作用。肿瘤血管生成不足常导致缺氧而使肿瘤细胞较长时间休眠，这种低氧的环境利于肿瘤干细胞在原发和转移部位保持静息状态，并通过低氧相关的分子调控来维持干性。热激蛋白 27（HSP27）表达降低导致促血管生成因子（VEGF-A、VEGF-C 和 FGF-β）分泌减少，有效抑制肿瘤生长和血管生成[96]。此外，乳腺癌休眠肿瘤细胞可驻留在肺和骨微血管系统周围。稳定的微血管微环境通过血小板应答蛋白（TSP）1 诱导肿瘤细胞持续休眠。TSP1 表达降低、骨膜蛋白（POSTN，periostin）和 TGF-β1 的表达增强时，内皮细胞可恢复出芽和血管形成，使肿瘤细胞摆脱休眠。脑转移瘤模型中，长期休眠的 CTC 多局限于血管周围，提示血管周微环境在维持脑转移瘤细胞休眠中发挥关键作用。新近研究表明，E 选择素和 CXCR4 对休眠肿瘤细胞发挥不同作用[97]。肿瘤微环境中还存在其他休眠诱导信号，TGF-β-RⅠ和 TGF-β-RⅢ 相互作用可使头颈部鳞状细胞癌细胞处于休眠状态；骨基质细胞产生的 BMP7 可诱导前列腺癌细胞休眠；肺组织中的 BMP4 可维持乳腺癌细胞休眠状态[98]。这些细胞因子通过活化 p38-MAPK 通路，在缺乏丝裂原信号刺激条件下，导致 $G_0/G_1$ 期停滞，维持肿瘤细胞休眠[99]。

VEGF 是诱导肿瘤细胞退出血管生成性休眠的关键调控分子，可诱导内皮细胞过表达 Notch 信号配体 DLL4，使其与急性 T 淋巴细胞白血病细胞上的 Notch3 受体结合来促进细胞退出休眠。使用 VEGF 抑制剂阻断内皮细胞和休眠肿瘤细胞的相互作用，可能是维持肿瘤休眠的治疗策略。此外，Notch 信号通路在肿瘤休眠中也发挥了重要作用，肿瘤逃脱休眠依赖于内皮细胞和肿瘤细胞之间的 DLL4-Notch3 信号通路，肿瘤细胞中 Notch3 信号和肿瘤微环境中 DLL4 的增加促进肿瘤细胞逃脱休眠。新近研究表明，Notch 信号促进乳腺癌人表皮生长因子受体 2（HER2）靶向治疗后休眠肿瘤细胞的复发[100]。除了内皮细胞，其他类型的细胞也可以调节休眠状态转换，例如血液细胞的招募可打破胶质瘤细胞休眠状态。鉴定调控血管生成休眠的生物标志物和治疗靶点仍需探索，三维共培养系统和类器官（organoid）模型可更有效地模拟肿瘤休眠微环境，为相关研究提供支撑。

## 8.3 靶向肿瘤血管与淋巴管的诊疗策略

肿瘤具有诱导血管和淋巴管生成的能力，并可以通过血管和淋巴管来维持肿瘤生长和转移扩散。肿瘤与正常血管和淋巴管在形态、结构和功能表型上存在显著差异。1971 年 Folkman 首次提出抗肿瘤血管生成理论[101]，自此肿瘤血管和淋巴管生成的调控机制被广泛而深入地研究，各类参与肿瘤血管和淋巴管生成调控的关键分子和机制被陆续鉴定和

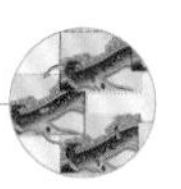

发现，为抗血管和淋巴管生成诊疗策略的制定提供了理论基础。然而，肿瘤血管和淋巴管新生受到肿瘤类型、部位、发生与发展阶段、肿瘤遗传与表观遗传特征及治疗因素的影响；肿瘤细胞、其他肿瘤微环境间质细胞和成分、循环体液也参与肿瘤血管和淋巴管生成调控。阻断肿瘤血管和淋巴管新生引发的药物递送效率低下、血管渗漏增加、耐药肿瘤克隆富集、组织水肿和循环障碍、药物的其他不良反应等问题依然存在。基于单一靶点的抗肿瘤血管与淋巴管治疗策略多存在窗口期不明、药效瓶颈和耐药问题，其他抗肿瘤药物联用方案仍有待研究。这些问题为靶向肿瘤血管与淋巴管的诊疗策略研发提出了挑战。本节将就目前肿瘤血管与淋巴管的检测和治疗新进展进行概述。

### 8.3.1 肿瘤血管和淋巴管的检测方法

(1) HE 染色和特色组织化学染色

苏木精-伊红染色（hematoxylin-eosin staining, HE 染色）是观察血管和淋巴管形态结构的基本方法，通过显微镜可观察 HE 染色后血管和淋巴管的形态、数量、密度、结构层次、完整性等基础指标。相对于正常组织中的血管和淋巴管，肿瘤血管和淋巴管多结构紊乱，缺乏正常血管和淋巴管的分级分支模式；肿瘤血管内皮细胞肿胀，缺乏细胞间连接，周细胞覆盖率增加或降低。胶质瘤血管密度增加、血管分布不均且易形成类似肾小球和假肉瘤样结构，血管基底膜不完整，内皮细胞间连接不紧密，血管通透性增加[102]。如肝癌中的微血管密度增高，结构呈现“动脉化”和/或“毛细血管化”，周细胞覆盖缺失，血液渗漏增加导致灌注不良。乳腺癌血管内皮覆盖率降低，可形成“马赛克样血管”。肿瘤淋巴管壁薄且多缺乏结构支撑，容易受压，故用 HE 染色观察有一定缺陷。肿瘤进展期发生血管和淋巴管转移时，可在扩张的血管或淋巴管管腔内观察到散在 CTC 或聚集的肿瘤细胞团。HE 染色与过碘酸希夫(PAS)染色相结合，对连续切片染色，可识别由肿瘤细胞构成但没有血管内皮覆盖的血管拟态结构，其周围有黏多糖等 ECM。HE 染色观察血管和淋巴管的局限性在于常规组织切片中多为二维结构下血管和淋巴管截面结构，缺乏对其三维和空间结构判读。由于显微镜分辨程度的限制，难以观察亚细胞和细胞器层面的细胞结构特征。此外，HE 染色下血管和淋巴管判读对观察者也有一定形态学基础要求。

(2) 免疫组化染色和免疫荧光染色

血管和淋巴管细胞和基质成分依据其血管分支层次、功能特征和微环境状态，可表达相对特异的标志物(表 8-1)。对血管和淋巴管内皮细胞、周细胞和基底膜上表达的特异性抗原进行免疫组化染色或免疫荧光染色，可实现对脉管标志物的成分、含量和结构特征的分析。免疫组化和免疫荧光染色具有特异性较强、灵敏度较高、定位准确的特点，且可实现形态结构、表达分布和功能性标志物评价结合；但也存在由于切片质量和保存时间、抗体和抗原识别特异性、非特异性抗体吸附、显色和成像方法及时间、荧光信号淬灭等对结果判读的影响。常规光学显微镜和荧光显微镜观察染色切片多体现二维结构，难以体现脉管的空间分布特征。采用激光共聚焦显微镜、多光谱成像系统和体视学重建技术，可实现对三维组织结构的识别和判定；此外，采用免疫电镜技术，利用高能电子束与细胞分子的相互作用实现成像，结合胶体金偶联抗体、纳米材料等识别特异性抗原，可以实现对肿瘤血管和淋巴管各类细胞在细胞器层面和分子定位的有效判读[103]。

**表 8-1 血管和淋巴管标志物**

| 名称 | 识别成分 | 定位特征 | 主要功能 |
|---|---|---|---|
| CD31 | 血管内皮细胞、造血干细胞、内皮祖细胞 | 细胞膜 | 细胞膜表面跨膜糖蛋白，参与内皮细胞迁移、黏附和增殖，毛细血管的形成，细胞间连接的形成[104] |
| CD34 | 血管内皮细胞、造血干细胞、内皮祖细胞 | 细胞膜 | 细胞膜表面跨膜糖蛋白，参与细胞的黏附和细胞增殖分化[105] |
| CD105 | 血管内皮细胞 | 细胞膜 | 作为 TGF-β 家族成员的共受体，介导血管生成[106] |
| Tie2 | 血管和淋巴管内皮细胞、单核细胞和周围细胞 | 细胞膜 | Ang 受体，参与血管周细胞募集和血管成熟，增加肿瘤血管的灌注[107] |

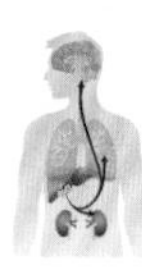



续表

| 名称 | 识别成分 | 定位特征 | 主要功能 |
|---|---|---|---|
| VEGFR | 血管和淋巴管内皮细胞 | 细胞膜 | 酪氨酸激酶受体，感受 VEGF 刺激，可促进血管内皮增殖、出芽、迁移和管型形成[106] |
| 整合素 αVβ3 | 血管内皮细胞和肿瘤细胞 | 细胞膜 | 促肿瘤血管生成、增加血管渗透性、促肿瘤转移[108] |
| 血管内皮钙黏素 | 血管内皮细胞、肿瘤细胞 | 细胞膜 | 调控血管内皮细胞黏附[109] |
| CD248 | 周细胞、成纤维细胞、间质干细胞 | 细胞膜 | 参与血管生成和 ECM 调控，参与血管结构重构[110] |
| CD201 | 血管内皮细胞、造血干细胞和肿瘤细胞 | 细胞膜 | 促进肿瘤生长和转移、抑制血栓形成[111] |
| α-SMA | 血管周细胞、平滑肌细胞和成纤维细胞 | 细胞质 | 调控血管结构完整性、血管收缩和细胞迁移运动[112] |
| 原肌球蛋白 | 血管周细胞 | 细胞质 | 调节微血管的血流状态[113] |
| PDGFRβ | 血管周细胞、成纤维细胞、胶质细胞 | 细胞膜 | 参与血管出芽，诱导周细胞募集，激活酪氨酸激酶通路[114] |
| CD146 | 血管周细胞、内皮细胞、平滑肌细胞 | 细胞膜 | 作为新生血管和肿瘤的标志物，参与血管生成、免疫应答等过程[115] |
| NG2 | 血管周细胞、巨噬细胞、少突胶质细胞 | 细胞膜 | 参与血管生成过程中细胞增殖和迁移[116] |
| CD271 | 血管拟态、神经元、施万细胞 | 细胞膜 | 作为一种干细胞标志物，可参与肿瘤拟态形成、调控神经元生长分化和髓鞘形成[117] |
| D2-40 | 淋巴管内皮细胞、肿瘤细胞 | 细胞膜 | 调控淋巴管内皮的生存、促进上皮-间质转化[118] |
| ACKR2 | 淋巴管内皮细胞 | 细胞膜 | 通过内化和降解调节炎症趋化因子水平[119] |
| LYVE1 | 淋巴管内皮细胞 | 细胞膜 | 参与免疫系统的激活、巨噬细胞的运输、促进内皮细胞收缩和增殖[120] |
| Ⅳ型胶原蛋白 | 基底膜成分 | 基底膜 | 参与构成基底膜[121] |
| 层粘连蛋白 | 基底膜成分 | 基底膜 | 参与构成基底膜[121] |
| 胶原蛋白 | 基底膜成分 | 基底膜 | 参与构成基底膜[121] |

注：NG2，神经元胶质细胞抗原 2(neuron-glial antigen 2)；ACKR2，非典型趋化因子受体 2(atypical chemokine receptor 2)。

(3) 影像学技术

磁共振成像(MRI)、计算机体层成像(CT)等影像学技术已常规用于疾病诊断，其与造影剂联合对血管成像和评估具有快速、无创、大视场和动态分析的特点。随着相关技术的不断发展，此类非侵入性的影像学检查和分析技术也从单纯的形态学评估发展到形态与功能评估相结合的阶段。通过将肿瘤血管和淋巴管的特异性标志物与造影剂等结合可以提高诊断效能。

MRI 的分辨率高，与造影剂等联合使用提高了血管和淋巴管造影的灵敏度，可显示病变血管密度、通透性、异质性以及对治疗反应。动态对比增强 MRI 通过分析注射造影剂的药代动力学变化可评估微血管和淋巴管的结构和功能，应用于血管成熟度与血管正常化评估和抗血管生成治疗药物效果评价，此外通过增加时间维度可使观察结果具有时空特性；血氧水平依赖性 MRI 可评价组织中铁沉积和脱氧血红蛋白浓度，反映有氧代谢水平，可用于检测肿瘤缺氧状况和抗血管治疗效果[122]。三维加权对比增强 MRI 可识别大血管网络特征并预测肿瘤进展；四维流动 MRI 技术能在获取三维血管解剖结构的基础上获得血液的流体力学信息，为评估血流状态和肿瘤血管生成提供新工具[123]。将 MRI 和超微电镜相结合可评估肿瘤血管生成的三维结构，并实现高分辨率的定量评价。正电子发射体层成像(positron emission tomography, PET)和 MRI 结合有望动态评估分子靶点和药物分布。PET 可通过使用放射性核素实现对原发性肿瘤和转移灶的定位，并通过吸入标有同位素的一氧化碳(不可逆的与血红蛋白结合)来确定肿瘤内的血容量和血管体积的分布，结合靶向血管相关标志物的纳米粒子可以实现对肿瘤的分子成像。

(4) 分子成像技术和荧光成像技术

分子超声是对血管结构和功能评价的成像方法，无创、安全、实时是该方法的优点。将靶向肿瘤血管标志物的特异性纳米载体或抗体整合在造影剂

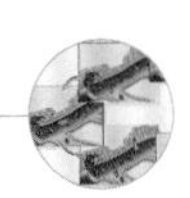

微泡上，造影剂在肿瘤靶区富集，利用造影剂微泡在超声下的回声影进行分子超声，即可显示肿瘤血管特征。既往有研究利用上述分子超声技术，动态观察肿瘤治疗过程中肿瘤血管的变化，以此评估抗肿瘤血管生成疗效。例如，有研究者就使用分子超声对VEGFR2阳性的血管进行成像以评估抗肿瘤药物的疗效[124]。开发不同特性的微泡可使分子超声具有多种成像优势，如开发具有长循环和药物负荷等优势的微泡，在动态识别和长时间评估肿瘤血管方面具有优势；同样原理将来也有可能实现基于特定标志物的肿瘤淋巴管特征评估。

实时荧光成像技术可利用荧光造影剂在吸收特定光谱后自发荧光的特性，将荧光造影剂注入血管和淋巴管，实现对肿瘤血管和淋巴管的成像。如将荧光染料注入淋巴管以实现对肿瘤淋巴管完整性的评估。利用双光子荧光显微成像和特定光谱的激发光，可对更深层组织血管情况进行观察，且具有更高分辨率[125]。还可将荧光染料与不同的抗体结合实现对特定结构的准确成像。此外，特异性标记参与肿瘤血管、淋巴管生成的细胞，结合实时荧光成像技术和适当的动物模型，可以实现对肿瘤血管、淋巴管生成过程的观察。

(5) 人工智能技术

传统肿瘤血管和淋巴管特征分析多为人工分析，受限于评价者主观经验的限制，且耗时费力，存在局限。利用数字病理和人工智能诊断技术，将组织切片数字化，并通过神经网络模型等人工智能分析技术，实现对肿瘤血管的准确识别、分类和精确定量评估。如基于深度学习算法实现对非小细胞肺癌图像的自动分类与分割，实现了HE染色下基因突变的初步预测，即使在冷冻切片上也取得了很高的准确率[126]。通过人工智能方法构建模型评价分析肿瘤血管和微环境特征，有望用于实体肿瘤辅助诊断、治疗决策和评估预后，分析患者治疗过程中肿瘤血管的功能结构变化来评价治疗效果[127]。在HE染色和免疫组化染色条件下，通过严谨的结构标注和大样本训练，实现人工智能对特定组织类型的肿瘤血管和淋巴管结构的精准识别，客观量化分析脉管数量、密度、成分、结构完整性特征、分布特征和分子特征等，分析其与肿瘤及微环境特征的相关性，是该领域研究的发展方向。利用人工智能技术将影像、病理和生化指标等多组学内容整合，有望实现对肿瘤深层次的解读。

### 8.3.2 靶向肿瘤血管与淋巴管生产的治疗策略

抗血管和淋巴管生成治疗是肿瘤靶向治疗的重要策略。自2004年美国FDA批准第一种抗血管生成药物——人源化VEGF抗体贝伐珠单抗用于结直肠癌靶向治疗以来，已研发出众多靶向肿瘤血管生成的中和抗体类药物和小分子靶向药物，部分药物已完成临床前评估，进入临床试验阶段；少数已用于结直肠癌、肝癌、脑胶质瘤等恶性肿瘤的辅助治疗[102]。然而，多数抗血管生成的靶向药物疗效仍不理想，仅能在部分实体肿瘤类型演进的某一阶段部分抑制肿瘤血管生成；但肿瘤细胞仍可通过血管拟态、肿瘤细胞转分化等途径形成血管样结构维持血供。肿瘤细胞也能改变其代谢状态，以适应缺氧、高酸性等极端微环境。目前，抗血管生成药物多作为常规化疗和放疗的辅助用药，且存在肿瘤耐药、组织器官特异性低、药物毒性和不良反应等问题。进一步研发针对不同实体肿瘤血管特性和演变规律的血管生成靶向治疗策略，对抑制肿瘤生长和演进，提高药物疗效，改善患者预后至关重要。目前肿瘤血管靶向治疗主要包括抑制肿瘤血管生成、诱导肿瘤血管正常化和诱导血管生成等。

(1) 抑制肿瘤血管生成

抗血管生成药物旨在通过抑制肿瘤血管生成，阻断肿瘤营养供应而遏制肿瘤生长[101]。抗血管生成药物靶点筛选主要针对诱导和调控肿瘤血管生成的关键分子和信号通路。贝伐珠单抗与VEGF-A结合，阻断其介导的内皮细胞VEGF受体酪氨酸激酶活化来抑制血管生成。贝伐珠单抗已用于转移性乳腺癌、非小细胞肺癌、胶质母细胞瘤、肾细胞癌、卵巢癌和宫颈癌等多种肿瘤，能有效提高患者无病生存期[128]。研究发现，贝伐珠单抗与卡铂和紫杉醇化疗药物联合，降低了非小细胞癌患者死亡风险并提高患者中位生存期[129]。

肿瘤血管与正常血管的差异分子是潜在的抗肿瘤血管生成靶点。针对肿瘤血管相关性抗原研发的治疗性抗体已用于临床前评估。例如，靶向肿瘤血管高表达的CD99已证明具有抗血管生成效果[130]。肿瘤血管高表达肿瘤内皮细胞标志物8(tumor endothelial marker 8，TEM8)，使用TEM8特异性CAR-T靶向肿瘤内皮细胞和TEM8阳性的肿瘤细胞，可有效抑制三阴性乳腺癌移植瘤生长[131]。

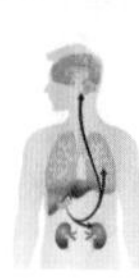



除了血管生成中和抗体，还有一些具有诱导血管损伤效果的小分子抑制剂、通路激动剂等也应用于抗血管生成治疗，如血管破坏剂 DMXAA(2,5-己酮可可碱；商品名：Vadimezan)可短期抑制肿瘤生长，但缺氧激活的 HIF 通路导致肿瘤和血管再生。将 DMXAA 与 HIF-1α 抑制剂联合具有协同治疗效果，也能在降低药物剂量条件下减轻心血管的毒性反应[132]。

抗血管生成治疗尚存在一定理论和技术缺陷。例如，抗血管生成治疗在抑制肿瘤血管生成的同时产生的低氧环境，会筛选出更具侵袭性的肿瘤细胞，促进肿瘤复发。抗肿瘤血管生成治疗还可能导致出血、水肿、血栓形成等并发症。深入研究肿瘤血管生成表型调控及其耐药机制，对提高疗效至关重要。抗肿瘤血管药物的时间窗也是影响疗效的关键因素，明确肿瘤血管生成的关键阶段和事件并研发靶向策略，探索与其他抗肿瘤药物联合使用的策略，具有治疗转化意义。

由于传统抗血管生成策略的疗效有限，而肿瘤中浸润的免疫细胞具有促进血管生成的能力，如 TAM 是促肿瘤血管生成的重要细胞。有研究者以 TAM 作为抗血管生成的靶点，使用脂质体氯磷酸盐清除巨噬细胞或采用集落刺激因子 1 受体(colony stimulating factor 1 receptor, CSF1R)抑制剂来抑制巨噬细胞 M2 表型进而抑制血管生成，增强 $CD8^+$ T 细胞的浸润，提高荷瘤鼠生存期[133]。肿瘤血管内皮细胞其增殖能力强，氧化磷酸化和糖代谢旺盛，有学者提出通过控制肿瘤血管内皮细胞的能量代谢来抑制血管生成的策略。一些药物如橙黄素、曲尼司特等可以通过抑制线粒体的功能，影响 ATP 的产生而抑制血管生成[134]。糖酵解也是肿瘤血管内皮供能的重要方式，采用二甲双胍联合 2-脱氧-D-葡萄糖(2-deoxy-d-glucose, 2DG)有效降低了细胞增殖和血管生成能力[135]。有研究者发现，YAP 可通过修饰 PFKFB3 促进内皮细胞的血管生成能力，具有治疗转化潜质[136]。还有研究者基于肿瘤脉管系统的特定结构和功能特征，提出通过纳米粒子介导的肿瘤血管选择性阻断技术，特异性阻断肿瘤的血供，将携带凝血酶的 DNA 纳米机器人特异性输送到肿瘤血管，诱发肿瘤内血栓来杀伤肿瘤[137]。

(2) 诱导肿瘤血管正常化

肿瘤新生血管丰富，但由于渗漏性高、携氧和运输营养物质与药物的功能较差。针对肿瘤血管和正常血管在细胞组成、血管通透性和形态等方面的差异，诱导肿瘤血管正常化，提高血管壁结构的完整性改善肿瘤血管灌注和氧合状态，达到增强药物递送、改善肿瘤缺氧诱导的代谢重编程和肿瘤干细胞富集、提高治疗效果的目的。血管内皮钙黏素是内皮细胞连接的主要调控蛋白，有研究者发现 JP4-039(一种新型的氮氧化合物)可以抑制血管内皮钙黏素的降解[107]。小鼠内皮细胞 AKT1 的缺失会导致 β-联蛋白的磷酸化，化合物 ICG001 和 IWR-1 可抑制这一途径恢复内皮完整性[138]。

此外，血管周细胞是成熟血管的组成部分，参与维持血管完整性。肿瘤细胞分泌大量 VEGF，导致血管壁周细胞的覆盖不良；而一定剂量的贝伐珠单抗可募集周细胞，诱导肿瘤血管正常化[139]。周细胞覆盖率和表型功能还受到 Ang 家族、PDGFβ 等调控，靶向上述旁分泌通路活性也是恢复肿瘤血管正常化的重要方式[2]。激活 Tie 和抑制 Ang2 促进肿瘤血管正常化，并减少肿瘤的生长和转移[140]。过表达 PDGFβ 可增强结直肠癌和胰腺癌移植瘤中周细胞的募集，抑制血管生成的过程并以此抑制肿瘤的生长[141]。肿瘤新生血管的结构异常会参与免疫抑制微环境的形成，通过诱导肿瘤血管正常化，联合免疫治疗来治疗肿瘤。BMP9 的过表达可促进肺癌血管的正常化，改善灌注并增加免疫浸润[142]。

(3) 诱导血管生成

肿瘤血管生成具有组织器官特异性，有学者提出促进肿瘤内血管发育和生成，或能够提高药物靶向递送效率。西仑吉肽(cilengitide trifluoroacetate salt)是一种靶向 αvβ3 和 αvβ5 的抗肿瘤药物，最初作为抗血管生成药物开发，但效果未能达到预期。低剂量的西仑吉肽可以促进肿瘤血管生成。有研究者通过西伦吉肽联合维拉帕米和吉西他滨增加肿瘤血液灌注和血管通透性，改善了肿瘤组织缺氧，提高化疗药物递送并提高化疗疗效；显著抑制胰腺癌的生长并降低肿瘤化疗的常见不良反应[143]。促肿瘤血管生成策略为靶向肿瘤血管生成提供了新思路。有研究者通过使用 MT1-MMP 携带一种 αvβ3 特异性的模拟环肽实现其在肿瘤血管的靶向释放，提供了一种靶向控制药物释放的方法[144]。

(4) 抗淋巴管生成

抗淋巴管生成治疗具有重要的治疗意义，但由于淋巴管生成抑制产生水肿、淋巴管功能不全、组织器官特异性差等问题仍有待解决。VEGF-C 和

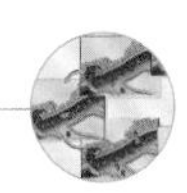

VEGF-D是促进肿瘤淋巴管生成的主要因子，阻断VEGF-C和VEGF-D旁分泌通路活化是目前抗淋巴管生成的主要思路。采用特异性中和抗体和竞争性拮抗剂阻断VEGF-C和VEGF-D与受体结合或抑制下游通路的活化，进而抑制淋巴管生成和淋巴转移。VEGFR3可结合VEGF-C和VEGF-D促进淋巴管的发生。研究发现VEGFR3抗体可减轻多西紫杉醇诱导的淋巴管生成[145]。采用安罗替尼(anlotinib)等酪氨酸激酶抑制剂(TKI)靶向VEGF-C和VEGF-D通路活化，在靶向肿瘤细胞生长的同时抑制淋巴管生成，其效果评价仍有待研究[146]。人源性激肽释放酶结合蛋白(Kallistatin)可抑制NF-κB信号通路活化而降低VEGF-C表达和分泌，抑制淋巴管生成和淋巴转移[147]。新进研究发现，非编码RNA是抑制淋巴管生成的潜在靶点，如CircNFIB1作为miR-486-5p的吸附海绵，可抑制PI3K/Akt信号通路，下调VEGF-C表达，抑制胰腺癌淋巴管生成和转移[148]。

除VEGF-C和VEGF-D外，其他分子通路在介导肿瘤淋巴管生成中也有一定作用。例如，TGFβIp可通过激活Src信号通路促进肿瘤淋巴管生成和淋巴转移，而整合素β3中和抗体和FAK、Akt、JNK或ERK抑制剂可抑制TGFβIp表达[149]。敲除腺苷受体家族A2a受体可抑制缺陷小鼠肿瘤淋巴管生成，使用腺苷A2a受体的拮抗剂或可抑制肿瘤淋巴管生成。已有多个A2a受体拮抗剂如普瑞丁奈(preladenant)、PBF-509、CPI-444和AZD4635进入临床试验阶段[150]。肿瘤还可以通过FGF、PDGF、Tie2/Ang、Ephrin、HIF和趋化因子信号通路促进淋巴管生成并促进淋巴途径的转移，靶向这些通路也是潜在的治疗策略。

肿瘤微环境中浸润的免疫细胞可刺激局部基质重塑和调控炎症因子分泌，促进淋巴管生长。靶向肿瘤相关免疫细胞，如敲除PDPN或抑制淋巴管内皮来源的GAL8可减弱巨噬细胞与淋巴管内皮细胞的黏附，能抑制淋巴管生成[50]。探索这些免疫细胞如何促肿瘤淋巴管生成将为靶向肿瘤淋巴管提供潜在治疗靶点。

进一步筛选和鉴定肿瘤淋巴管生成特异性调控机制是靶向肿瘤淋巴管的基础，除关注肿瘤淋巴管生成调控机制外，如何避免抑制淋巴管生成而带来的不良反应，稳定淋巴管结构并抑制肿瘤细胞迁入和迁出淋巴管过程的关键事件，对遏制肿瘤淋巴转移也至关重要。

(时　雨　陈鑫宇　郭　颖　陈鹤元　卞修武)

## 参考文献


[1] ZUAZO-GAZTELU I, CASANOVAS O. Unraveling the role of angiogenesis in cancer ecosystems [J]. Front Oncol, 2018,8:248.

[2] VIALLARD C, LARRIVÉE B. Tumor angiogenesis and vascular normalization: alternative therapeutic targets [J]. Angiogenesis, 2017,20(4):409-426.

[3] LAURENZANA A, MARGHERI F, CHILLÀ A, et al. Endothelial progenitor cells as shuttle of anticancer agents [J]. Hum Gene Ther, 2016,27(10):784-791.

[4] ULLAH T R. The role of CXCR4 in multiple myeloma: Cells' journey from bone marrow to beyond [J]. J Bone Oncol, 2019,17:100253.

[5] WANG K, DAI X, HE J, et al. Endothelial overexpression of metallothionein prevents diabetes-induced impairment in ischemia angiogenesis through preservation of HIF-1α/SDF-1/VEGF signaling in endothelial progenitor cells [J]. Diabetes, 2020,69(8):1779-1792.

[6] SATOH K, FUKUMOTO Y, NAKANO M, et al. Statin ameliorates hypoxia-induced pulmonary hypertension associated with down-regulated stromal cell-derived factor-1 [J]. Cardiovasc Res, 2009,81(1):226-234.

[7] DÍAZ-FLORES L, GUTIÉRREZ R, GAYOSO S, et al. Intussusceptive angiogenesis and its counterpart intussusceptive lymphangiogenesis [J]. Histol Histopathol, 2020,35(10):1083-1103.

[8] WEI X, CHEN Y, JIANG X, et al. Mechanisms of vasculogenic mimicry in hypoxic tumor microenvironments [J]. Mol Cancer, 2021,20(1):7.

[9] CAI H, LIU W, LIU X, et al. Advances and prospects of vasculogenic mimicry in glioma: a potential new therapeutic target? [J]. Onco Targets Ther, 2020,13:4473-4483.

[10] JAIN R K, MUNN L L. Leaky vessels? Call Ang1! [J]. Nat Med, 2000,6(2):131-132.

[11] LUGANO R, VEMURI K, YU D, et al. CD93 promotes β1 integrin activation and fibronectin fibrillogenesis during tumor angiogenesis [J]. J Clin Invest, 2018,128(8):3280-3297.

[12] SOUMA T, TOMPSON S W, THOMSON B R, et al. Angiopoietin receptor TEK mutations underlie

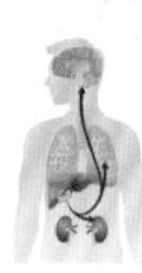



primary congenital glaucoma with variable expressivity [J]. J Clin Invest, 2016,126(7):2575 - 2587.

[13] LADDHA A P, KULKARNI Y A. VEGF and FGF - 2: Promising targets for the treatment of respiratory disorders [J]. Respir Med, 2019,156:33 - 46.

[14] QUINTERO-FABIÁN S, ARREOLA R, BECERRIL-VILLANUEVA E, et al. Role of matrix metalloproteinases in angiogenesis and cancer [J]. Front Oncol, 2019,9:1370.

[15] HEINOLAINEN K, KARAMAN S, D'AMICO G, et al. VEGFR3 modulates vascular permeability by controlling VEGF/VEGFR2 signaling [J]. Circ Res, 2017,120(9):1414 - 1425.

[16] NIEDERLEITHNER H, HEINZ M, TAUBER S, et al. Wnt1 is anti-lymphangiogenic in a melanoma mouse model [J]. J Invest Dermatol, 2012, 132(9): 2235 - 2244.

[17] LALA P K, NANDI P, MAJUMDER M. Roles of prostaglandins in tumor-associated lymphangiogenesis with special reference to breast cancer [J]. Cancer Metastasis Rev, 2018,37(2 - 3):369 - 384.

[18] TEICHERT M, MILDE L, HOLM A, et al. Pericyte-expressed Tie2 controls angiogenesis and vessel maturation [J]. Nat Commun, 2017,8:16106.

[19] MAISONPIERRE P C, SURI C, JONES P F, et al. Angiopoietin-2, a natural antagonist for Tie2 that disrupts in vivo angiogenesis [J]. Science, 1997, 277 (5322):55 - 60.

[20] ZHENG W, NURMI H, APPAK S, et al. Angiopoietin 2 regulates the transformation and integrity of lymphatic endothelial cell junctions [J]. Genes Dev, 2014,28(14):1592 - 1603.

[21] HAUPT F, KRISHNASAMY K, NAPP L C, et al. Retinal myeloid cells regulate tip cell selection and vascular branching morphogenesis via Notch ligand Delta-like 1 [J]. Sci Rep, 2019,9(1):9798.

[22] MARGADANT C. Positive and negative feedback mechanisms controlling tip/stalk cell identity during sprouting angiogenesis [J]. Angiogenesis, 2020,23(2): 75 - 77.

[23] ORNITZ D M, ITOH N. The Fibroblast Growth Factor signaling pathway [J]. Wiley Interdiscip Rev Dev Biol, 2015,4(3):215 - 266.

[24] CAO R, JI H, FENG N, et al. Collaborative interplay between FGF - 2 and VEGF-C promotes lymphangiogenesis and metastasis [J]. Proc Natl Acad Sci U S A, 2012,109(39):15894 - 15899.

[25] KEMP S S, AGUERA K N, CHA B, et al. Defining endothelial cell-derived factors that promote pericyte recruitment and capillary network assembly [J]. Arterioscler Thromb Vasc Biol, 2020, 40(11): 2632 - 2648.

[26] CADAMURO M, BRIVIO S, MERTENS J, et al. Platelet-derived growth factor-D enables liver myofibroblasts to promote tumor lymphangiogenesis in cholangiocarcinoma [J]. J Hepatol, 2019, 70(4): 700 - 709.

[27] RUDNO-RUDZIŃSKA J, KIELAN W, FREJLICH E, et al. A review on Eph/ephrin, angiogenesis and lymphangiogenesis in gastric, colorectal and pancreatic cancers [J]. Chin J Cancer Res, 2017, 29(4): 303 - 312.

[28] WANG Y, NAKAYAMA M, PITULESCU M E, et al. Ephrin-B2 controls VEGF-induced angiogenesis and lymphangiogenesis [J]. Nature, 2010,465(7297):483 - 486.

[29] MÄKINEN T, ADAMS R H, BAILEY J, et al. PDZ interaction site in ephrinB2 is required for the remodeling of lymphatic vasculature [J]. Genes Dev, 2005,19(3):397 - 410.

[30] STRIETER R M, POLVERINI P J, KUNKEL S L, et al. The functional role of the ELR motif in CXC chemokine-mediated angiogenesis [J]. J Biol Chem, 1995,270(45):27348 - 27357.

[31] DU L L, LIU P. CXCL12/CXCR4 axis regulates neovascularization and lymphangiogenesis in sutured corneas in mice [J]. Mol Med Rep, 2016,13(6):4987 - 4994.

[32] SCHITO L, REY S, TAFANI M, et al. Hypoxia-inducible factor 1-dependent expression of platelet-derived growth factor B promotes lymphatic metastasis of hypoxic breast cancer cells [J]. Proc Natl Acad Sci U S A, 2012,109(40):E2707 - E2716.

[33] LÓPEZ DE ANDRÉS J, GRIÑÁN-LISÓN C, JIMÉNEZ G, et al. Cancer stem cell secretome in the tumor microenvironment: a key point for an effective personalized cancer treatment [J]. J Hematol Oncol, 2020,13(1):136.

[34] ZHANG C, SAMANTA D, LU H, et al. Hypoxia induces the breast cancer stem cell phenotype by HIF-dependent and ALKBH5-mediated $m^6$A-demethylation of NANOG mRNA [J]. Proc Natl Acad Sci U S A, 2016,113(14):E2047 - E2056.

[35] PING Y F, YAO X H, JIANG J Y, et al. The

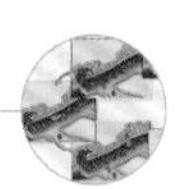

chemokine CXCL12 and its receptor CXCR4 promote glioma stem cell-mediated VEGF production and tumour angiogenesis via PI3K/AKT signalling [J]. J Pathol, 2011,224(3):344 - 354.

[36] MEI X, CHEN Y S, CHEN F R, et al. Glioblastoma stem cell differentiation into endothelial cells evidenced through live-cell imaging [J]. Neuro Oncol, 2017,19(8):1109 - 1118.

[37] ANDONEGUI-ELGUERA M A, ALFARO-MORA Y, CÁCERES-GUTIÉRREZ R, et al. An overview of vasculogenic mimicry in breast cancer [J]. Front Oncol, 2020,10:220.

[38] MARCHAND M, MONNOT C, MULLER L, et al. Extracellular matrix scaffolding in angiogenesis and capillary homeostasis [J]. Semin Cell Dev Biol, 2019, 89:147 - 156.

[39] WANG B, ZHANG Z, TANG J, et al. Correlation between SPARC, TGFβ1, Endoglin and angiogenesis mechanism in lung cancer [J]. J Biol Regul Homeost Agents, 2018,32(6):1525 - 1531.

[40] GUBBIOTTI M A, BURASCHI S, KAPOOR A, et al. Proteoglycan signaling in tumor angiogenesis and endothelial cell autophagy [J]. Semin Cancer Biol, 2020,62:1 - 8.

[41] HARA Y, TORII R, UEDA S, et al. Inhibition of tumor formation and metastasis by a monoclonal antibody against lymphatic vessel endothelial hyaluronan receptor 1 [J]. Cancer Sci, 2018,109(10):3171 - 3182.

[42] ZHOU X, YAN T, HUANG C, et al. Melanoma cell-secreted exosomal miR - 155 - 5p induce proangiogenic switch of cancer-associated fibroblasts via SOCS1/JAK2/STAT3 signaling pathway [J]. J Exp Clin Cancer Res, 2018,37(1):242.

[43] KALLURI R. The biology and function of fibroblasts in cancer [J]. Nat Rev Cancer, 2016,16(9):582 - 598.

[44] KESSENBROCK K, PLAKS V, WERB Z. Matrix metalloproteinases: regulators of the tumor microenvironment [J]. Cell, 2010,141(1):52 - 67.

[45] XIA Y, WEI Y, LI Z Y, et al. Catecholamines contribute to the neovascularization of lung cancer via tumor-associated macrophages [J]. Brain Behav Immun, 2019,81:111 - 121.

[46] SUAREZ-LOPEZ L, KONG Y W, SRIRAM G, et al. MAPKAP kinase - 2 drives expression of angiogenic factors by tumor-associated macrophages in a model of inflammation-induced colon cancer [J]. Front Immunol, 2020,11:607891.

[47] LEE W S, YANG H, CHON H J, et al. Combination of anti-angiogenic therapy and immune checkpoint blockade normalizes vascular-immune crosstalk to potentiate cancer immunity [J]. Exp Mol Med, 2020, 52(9):1475 - 1485.

[48] SAMMARCO G, VARRICCHI G, FERRARO V, et al. Mast cells, angiogenesis and lymphangiogenesis in human gastric cancer [J]. Int J Mol Sci, 2019,20(9):2106.

[49] JUNG M, ÖREN B, MORA J, et al. Lipocalin 2 from macrophages stimulated by tumor cell-derived sphingosine 1-phosphate promotes lymphangiogenesis and tumor metastasis [J]. Sci Signal, 2016,9(434):ra64.

[50] BIENIASZ-KRZYWIEC P, MARTÍN-PÉREZ R, EHLING M, et al. Podoplanin-expressing macrophages promote lymphangiogenesis and lymphoinvasion in breast cancer [J]. Cell Metab, 2019,30(5):917 - 936;e910.

[51] PADUCH R. The role of lymphangiogenesis and angiogenesis in tumor metastasis [J]. Cell Oncol (Dordr), 2016,39(5):397 - 410.

[52] PASTUSHENKO I, BLANPAIN C. EMT transition states during tumor progression and metastasis [J]. Trends Cell Biol, 2019,29(3):212 - 226.

[53] PIOVAN E, TOSELLO V, AMADORI A, et al. Chemotactic cues for NOTCH1-dependent leukemia [J]. Front Immunol, 2018,9:633.

[54] ROSA P, CATACUZZENO L, SFORNA L, et al. BK channels blockage inhibits hypoxia-induced migration and chemoresistance to cisplatin in human glioblastoma cells [J]. J Cell Physiol, 2018,233(9):6866 - 6877.

[55] TAVORA B, MEDERER T, WESSEL K J, et al. Tumoural activation of TLR3 - SLIT2 axis in endothelium drives metastasis [J]. Nature, 2020,586(7828):299 - 304.

[56] MAISHI N, HIDA K. Tumor endothelial cells accelerate tumor metastasis [J]. Cancer Sci, 2017,108(10):1921 - 1926.

[57] ERDOGAN B, WEBB D J. Cancer-associated fibroblasts modulate growth factor signaling and extracellular matrix remodeling to regulate tumor metastasis [J]. Biochem Soc Trans, 2017,45(1):229 - 236.

[58] LÄUBLI H, BORSIG L. Altered cell adhesion and glycosylation promote cancer immune suppression and metastasis [J]. Front Immunol, 2019,10:2120.

[59] BARTOLOMÉ R A, TORRES S, ISERN DE VAL S,

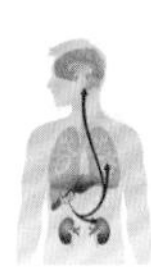




et al. VE-cadherin RGD motifs promote metastasis and constitute a potential therapeutic target in melanoma and breast cancers [J]. Oncotarget, 2017,8(1):215 - 227.

[60] WANG J, HUANG Y, ZHANG J, et al. NRP - 2 in tumor lymphangiogenesis and lymphatic metastasis [J]. Cancer Lett, 2018,418:176 - 184.

[61] HUH S J, LIANG S, SHARMA A, et al. Transiently entrapped circulating tumor cells interact with neutrophils to facilitate lung metastasis development [J]. Cancer Res, 2010,70(14):6071 - 6082.

[62] WELCH D R, HURST D R. Defining the hallmarks of metastasis [J]. Cancer Res, 2019,79(12):3011 - 3027.

[63] FAN J, FU B M. Quantification of malignant breast cancer cell MDA-MB - 231 transmigration across brain and lung microvascular endothelium [J]. Ann Biomed Eng, 2016,44(7):2189 - 2201.

[64] WANG W, LOLLIS E M, BORDELEAU F, et al. Matrix stiffness regulates vascular integrity through focal adhesion kinase activity [J]. Faseb J, 2019, 33 (1):1199 - 1208.

[65] VANHOOK A M. Hypoxia-induced plasticity in cancer cell migration [J]. Sci Signal, 2017,10(468):eaan0467.

[66] PIETERSE Z, SINHA D, KAUR P. Pericytes in metastasis [J]. Adv Exp Med Biol, 2019,1147:125 - 135.

[67] STRILIC B, OFFERMANNS S. Intravascular survival and extravasation of tumor cells [J]. Cancer Cell, 2017,32(3):282 - 293.

[68] STRILIC B, YANG L, ALBARRÁN-JUÁREZ J, et al. Tumour-cell-induced endothelial cell necroptosis via death receptor 6 promotes metastasis [J]. Nature, 2016,536(7615):215 - 218.

[69] LUGASSY C, KLEINMAN H K, VERMEULEN P B, et al. Angiotropism, pericytic mimicry and extravascular migratory metastasis: an embryogenesis-derived program of tumor spread [J]. Angiogenesis, 2020, 23 (1):27 - 41.

[70] YAO H, PRICE T T, CANTELLI G, et al. Leukaemia hijacks a neural mechanism to invade the central nervous system [J]. Nature, 2018,560(7716): 55 - 60.

[71] ER E E, VALIENTE M, GANESH K, et al. Pericyte-like spreading by disseminated cancer cells activates YAP and MRTF for metastatic colonization [J]. Nat Cell Biol, 2018,20(8):966 - 978.

[72] LOO J M, SCHERL A, NGUYEN A, et al. Extracellular metabolic energetics can promote cancer progression [J]. Cell, 2015,160(3):393 - 406.

[73] BRABLETZ T. EMT and MET in metastasis: where are the cancer stem cells? [J]. Cancer Cell, 2012,22 (6):699 - 701.

[74] COX T R, RUMNEY R M H, SCHOOF E M, et al. The hypoxic cancer secretome induces pre-metastatic bone lesions through lysyl oxidase [J]. Nature, 2015, 522(7554):106 - 110.

[75] WOJTUKIEWICZ M Z, HEMPEL D, SIERKO E, et al. Thrombin-unique coagulation system protein with multifaceted impacts on cancer and metastasis [J]. Cancer Metastasis Rev, 2016,35(2):213 - 233.

[76] PAGET S. The distribution of secondary growths in cancer of the breast. 1889 [J]. Cancer Metastasis Rev, 1989,8(2):98 - 101.

[77] PEINADO H, ZHANG H, MATEI I R, et al. Pre-metastatic niches: organ-specific homes for metastases [J]. Nat Rev Cancer, 2017,17(5):302 - 317.

[78] TAURO M, LYNCH C C. Cutting to the chase: how matrix metalloproteinase-2 activity controls breast-cancer-to-bone metastasis [J]. Cancers (Basel), 2018, 10(6):185.

[79] PADUA D, ZHANG X H, WANG Q, et al. TGFbeta primes breast tumors for lung metastasis seeding through angiopoietin-like 4 [J]. Cell, 2008, 133 (1): 66 - 77.

[80] JEAN C, CHEN X L, NAM J O, et al. Inhibition of endothelial FAK activity prevents tumor metastasis by enhancing barrier function [J]. J Cell Biol, 2014,204 (2):247 - 263.

[81] QIAN B Z, LI J, ZHANG H, et al. CCL2 recruits inflammatory monocytes to facilitate breast-tumour metastasis [J]. Nature, 2011,475(7355):222 - 225.

[82] COSTA-SILVA B, AIELLO N M, OCEAN A J, et al. Pancreatic cancer exosomes initiate pre-metastatic niche formation in the liver [J]. Nat Cell Biol, 2015,17 (6):816 - 826.

[83] YUZHALIN A E, GORDON-WEEKS A N, TOGNOLI M L, et al. Colorectal cancer liver metastatic growth depends on PAD4-driven citrullination of the extracellular matrix [J]. Nat Commun, 2018,9(1):4783.

[84] CHAFE S C, LOU Y, SCENEAY J, et al. Carbonic anhydrase IX promotes myeloid-derived suppressor cell mobilization and establishment of a metastatic niche by stimulating G-CSF production [J]. Cancer Res, 2015, 75(6):996 - 1008.

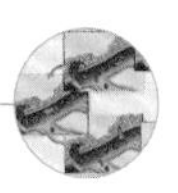

[85] HOSHINO A, COSTA-SILVA B, SHEN T L, et al. Tumour exosome integrins determine organotropic metastasis [J]. Nature, 2015,527(7578):329 - 335.

[86] PAIVA A E, LOUSADO L, GUERRA D A P, et al. Pericytes in the premetastatic niche [J]. Cancer Res, 2018,78(11):2779 - 2786.

[87] ZHOU W, FONG M Y, MIN Y, et al. Cancer-secreted miR - 105 destroys vascular endothelial barriers to promote metastasis [J]. Cancer Cell, 2014,25(4):501 - 515.

[88] LEE E, FERTIG E J, JIN K, et al. Breast cancer cells condition lymphatic endothelial cells within pre-metastatic niches to promote metastasis [J]. Nat Commun, 2014,5:4715.

[89] OGAWA F, AMANO H, ESHIMA K, et al. Prostanoid induces premetastatic niche in regional lymph nodes [J]. J Clin Invest, 2014,124(11):4882 - 4894.

[90] PUCCI F, GARRIS C, LAI C P, et al. SCS macrophages suppress melanoma by restricting tumor-derived vesicle-B cell interactions [J]. Science, 2016, 352(6282):242 - 246.

[91] BECKER A, THAKUR B K, WEISS J M, et al. Extracellular vesicles in cancer: cell-to-cell mediators of metastasis [J]. Cancer Cell, 2016, 30(6): 836 - 848.

[92] REN B, CUI M, YANG G, et al. Tumor microenvironment participates in metastasis of pancreatic cancer [J]. Mol Cancer, 2018,17(1):108.

[93] BORDELEAU F, MASON B N, LOLLIS E M, et al. Matrix stiffening promotes a tumor vasculature phenotype [J]. Proc Natl Acad Sci U S A, 2017,114(3):492 - 497.

[94] TÉGLÁSI V, CSŰRY D T, DEZSŐK, et al. Origin and distribution of connective tissue and pericytes impacting vascularization in brain metastases with different growth patterns [J]. J Neuropathol Exp Neurol, 2019,78(4):326 - 339.

[95] REINA-CAMPOS M, MOSCAT J, DIAZ-MECO M. Metabolism shapes the tumor microenvironment [J]. Curr Opin Cell Biol, 2017,48:47 - 53.

[96] CALDERWOOD S K, GONG J. Heat shock proteins promote cancer: It's a protection racket [J]. Trends Biochem Sci, 2016,41(4):311 - 323.

[97] PRICE T T, BURNESS M L, SIVAN A, et al. Dormant breast cancer micrometastases reside in specific bone marrow niches that regulate their transit to and from bone [J]. Sci Transl Med, 2016,8(340): 340ra373.

[98] BRAGADO P, ESTRADA Y, PARIKH F, et al. TGF-β2 dictates disseminated tumour cell fate in target organs through TGF - β - RIII and p38α/β signalling [J]. Nat Cell Biol, 2013,15(11):1351 - 1361.

[99] YU-LEE L Y, YU G, LEE Y C, et al. Osteoblast-secreted factors mediate dormancy of metastatic prostate cancer in the bone via activation of the TGFβRIII-p38MAPK-pS249/T252RB pathway [J]. Cancer Res, 2018,78(11):2911 - 2924.

[100] ABRAVANEL D L, BELKA G K, PAN T C, et al. Notch promotes recurrence of dormant tumor cells following HER2/neu-targeted therapy [J]. J Clin Invest, 2015,125(6):2484 - 2496.

[101] FOLKMAN J. Tumor angiogenesis: therapeutic implications [J]. N Engl J Med, 1971,285(21):1182 - 1186.

[102] LUGANO R, RAMACHANDRAN M, DIMBERG A. Tumor angiogenesis: causes, consequences, challenges and opportunities [J]. Cell Mol Life Sci, 2020,77(9):1745 - 1770.

[103] ZHOU H J, QIN L, JIANG Q, et al. Caveolae-mediated Tie2 signaling contributes to CCM pathogenesis in a brain endothelial cell-specific Pdcd10-deficient mouse model [J]. Nat Commun, 2021,12(1):504.

[104] AUNG P P, PARRA E R, BARUA S, et al. B7 - H3 expression in merkel cell carcinoma-associated endothelial cells correlates with locally aggressive primary tumor features and increased vascular density [J]. Clin Cancer Res, 2019,25(11):3455 - 3467.

[105] RAKOCEVIC J, ORLIC D, MITROVIC-AJTIC O, et al. Endothelial cell markers from clinician's perspective [J]. Exp Mol Pathol, 2017,102(2):303 - 313.

[106] KASPRZAK A, ADAMEK A. Role of endoglin (CD105) in the progression of hepatocellular carcinoma and anti-angiogenic therapy [J]. Int J Mol Sci, 2018,19(12):3887.

[107] CHOI Y S, JANG H, GUPTA B, et al. Tie2-mediated vascular remodeling by ferritin-based protein C nanoparticles confers antitumor and anti-metastatic activities [J]. J Hematol Oncol, 2020,13(1):123.

[108] JIN Z H, TSUJI A B, DEGARDIN M, et al. Radiotheranostic agent (64) Cu-cyclam-RAFT-c (-RGDfK-)(4) for management of peritoneal metastasis in ovarian cancer [J]. Clin Cancer Res, 2020,26(23):

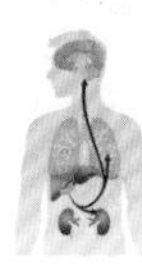



6230 - 6241.

[109] RAND D, RAVID O, ATRAKCHI D, et al. Endothelial iron homeostasis regulates blood-brain barrier integrity via the HIF2α-Ve-cadherin pathway [J]. Pharmaceutics, 2021,13(3):311.

[110] KHAN K A, MCMURRAY J L, MOHAMMED F, et al. C-type lectin domain group 14 proteins in vascular biology, cancer and inflammation [J]. FEBS J, 2019,286(17):3299 - 3332.

[111] NOWLAN B, WILLIAMS E D, DORAN M R, et al. CD27, CD201, FLT3, CD48, and CD150 cell surface staining identifies long-term mouse hematopoietic stem cells in immunodeficient non-obese diabetic severe combined immune deficient-derived strains [J]. Haematologica, 2020,105(1):71 - 82.

[112] SUN Y, YANG Z, ZHENG B, et al. A novel regulatory mechanism of smooth muscle α-actin expression by NRG - 1/circACTA2/miR - 548f - 5p axis [J]. Circ Res, 2017,121(6):628 - 635.

[113] ALMAÇA J, WEITZ J, RODRIGUEZ-DIAZ R, et al. The pericyte of the pancreatic islet regulates capillary diameter and local blood flow [J]. Cell Metab, 2018,27(3):630 - 644;e634.

[114] D S D B, CASAMITJANA J, CRISAN M. Pericytes, integral components of adult hematopoietic stem cell niches [J]. Pharmacol Ther, 2017,171:104 - 113.

[115] FERREIRA C A, KANG L, LI C, et al. ImmunoPET of the differential expression of CD146 in breast cancer [J]. Am J Cancer Res, 2021,11(4):1586 - 1599.

[116] SCHMITT B M, BOEWE A S, GÖTZ C, et al. CK2 Activity mediates the aggressive molecular signature of glioblastoma multiforme by inducing nerve/glial antigen (NG) 2 expression [J]. Cancers (Basel), 2021,13(7):1678.

[117] VIDAL A, REDMER T. Decoding the role of CD271 in melanoma [J]. Cancers (Basel), 2020, 12(9): 2460.

[118] ZHU X, ZHOU G, NI P, et al. CD31 and D2 - 40 contribute to peritoneal metastasis of colorectal cancer by promoting epithelial-mesenchymal transition [J]. Gut Liver, 2021,15(2):273 - 283.

[119] BIDEAK A, BLAUT A, HOPPE J M, et al. The atypical chemokine receptor 2 limits renal inflammation and fibrosis in murine progressive immune complex glomerulonephritis [J]. Kidney Int, 2018,93(4):826 - 841.

[120] JACKSON D G. Hyaluronan in the lymphatics: The key role of the hyaluronan receptor LYVE - 1 in leucocyte trafficking [J]. Matrix Biol, 2019,78 - 79: 219 - 235.

[121] MAK K M, MEI R. Basement membrane type IV collagen and laminin: an overview of their biology and value as fibrosis biomarkers of liver disease [J]. Anat Rec (Hoboken), 2017,300(8):1371 - 1390.

[122] LIANG J, CHENG Q, HUANG J, et al. Monitoring tumour microenvironment changes during anti-angiogenesis therapy using functional MRI [J]. Angiogenesis, 2019,22(3):457 - 470.

[123] KO S, YANG B, CHO J H, et al. Novel and facile criterion to assess the accuracy of WSS estimation by 4D flow MRI [J]. Med Image Anal, 2019, 53: 95 - 103.

[124] ZAFARNIA S, BZYL-IBACH J, SPIVAK I, et al. Nilotinib enhances tumor angiogenesis and counteracts VEGFR2 blockade in an orthotopic breast cancer xenograft model with desmoplastic response [J]. Neoplasia, 2017,19(11):896 - 907.

[125] QI J, SUN C, LI D, et al. Aggregation-induced emission luminogen with near-infrared-II excitation and near-infrared-I emission for ultradeep intravital two-photon microscopy [J]. ACS Nano, 2018,12(8):7936 - 7945.

[126] COUDRAY N, OCAMPO P S, SAKELLAROPOULOS T, et al. Classification and mutation prediction from non-small cell lung cancer histopathology images using deep learning [J]. Nat Med, 2018, 24(10): 1559 - 1567.

[127] LI X, TANG Q, YU J, et al. Microvascularity detection and quantification in glioma: a novel deep-learning-based framework [J]. Lab Invest, 2019, 99 (10):1515 - 1526.

[128] GARCIA J, HURWITZ H I, SANDLER A B, et al. Bevacizumab (Avastin ®) in cancer treatment: A review of 15 years of clinical experience and future outlook [J]. Cancer Treat Rev, 2020,86:102017.

[129] PROTO C, FERRARA R, SIGNORELLI D, et al. Choosing wisely first line immunotherapy in non-small cell lung cancer (NSCLC): what to add and what to leave out [J]. Cancer Treat Rev, 2019,75:39 - 51.

[130] HUIJBERS E J M, VAN DER WERF I M, FABER L D, et al. Targeting tumor vascular CD99 inhibits tumor growth [J]. Front Immunol, 2019,10:651.

[131] BYRD T T, FOUSEK K, PIGNATA A, et al. TEM8/ANTXR1-Specific CAR T Cells as a targeted

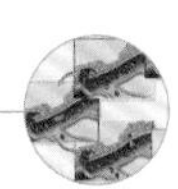

therapy for triple-negative breast cancer [J]. Cancer Res, 2018,78(2):489 - 500.

[132] SMOLARCZYK R, CICHOŃ T, PILNY E, et al. Combination of anti-vascular agent-DMXAA and HIF-1α inhibitor-digoxin inhibits the growth of melanoma tumors [J]. Sci Rep, 2018,8(1):7355.

[133] GOULIELMAKI E, BERMUDEZ-BRITO M, ANDREOU M, et al. Pharmacological inactivation of the PI3K p110δ prevents breast tumour progression by targeting cancer cells and macrophages [J]. Cell Death Dis, 2018,9(6):678.

[134] BOUSSEAU S, VERGORI L, SOLETI R, et al. Glycosylation as new pharmacological strategies for diseases associated with excessive angiogenesis [J]. Pharmacol Ther, 2018,191:92 - 122.

[135] MATHEWS SAMUEL S, SATHEESH N J, GHOSH S, et al. Treatment with a combination of metformin and 2-deoxyglucose upregulates thrombospondin-1 in microvascular endothelial cells: implications in anti-angiogenic cancer therapy [J]. Cancers (Basel), 2019, 11(11):1737.

[136] FENG Y, ZOU R, ZHANG X, et al. YAP promotes ocular neovascularization by modifying PFKFB3-driven endothelial glycolysis [J]. Angiogenesis, 2021,24(3):489 - 504.

[137] LI Z, DI C, LI S, et al. Smart nanotherapeutic targeting of tumor vasculature [J]. Acc Chem Res, 2019,52(9):2703 - 2712.

[138] GAO F, ALWHAIBI A, ARTHAM S, et al. Endothelial Akt1 loss promotes prostate cancer metastasis via β-catenin-regulated tight-junction protein turnover [J]. Br J Cancer, 2018, 118(11):1464 - 1475.

[139] TOLANEY S M, BOUCHER Y, DUDA D G, et al. Role of vascular density and normalization in response to neoadjuvant bevacizumab and chemotherapy in breast cancer patients [J]. Proc Natl Acad Sci U S A, 2015,112(46):14325 - 14330.

[140] PARK J S, KIM I K, HAN S, et al. Normalization of tumor vessels by Tie2 activation and Ang2 inhibition enhances drug delivery and produces a favorable tumor microenvironment [J]. Cancer Cell, 2017, 31(1):157 - 158.

[141] MCCARTY M F, SOMCIO R J, STOELTZING O, et al. Overexpression of PDGF-BB decreases colorectal and pancreatic cancer growth by increasing tumor pericyte content [J]. J Clin Invest, 2007,117(8):2114 - 2122.

[142] VIALLARD C, AUDIGER C, POPOVIC N, et al. BMP9 signaling promotes the normalization of tumor blood vessels [J]. Oncogene, 2020, 39(14):2996 - 3014.

[143] WONG P P, DEMIRCIOGLU F, GHAZALY E, et al. Dual-action combination therapy enhances angiogenesis while reducing tumor growth and spread [J]. Cancer Cell, 2015,27(1):123 - 137.

[144] WEI Y, SONG S, DUAN N, et al. MT1-MMP-activated liposomes to improve tumor blood perfusion and drug delivery for enhanced pancreatic cancer therapy [J]. Adv Sci (Weinh), 2020, 7(17):1902746.

[145] HARRIS A R, PEREZ M J, MUNSON J M. Docetaxel facilitates lymphatic-tumor crosstalk to promote lymphangiogenesis and cancer progression [J]. BMC Cancer, 2018,18(1):718.

[146] QIN S, LI A, YI M, et al. Recent advances on anti-angiogenesis receptor tyrosine kinase inhibitors in cancer therapy [J]. J Hematol Oncol, 2019, 12(1):27.

[147] MA C, LUO C, YIN H, et al. Kallistatin inhibits lymphangiogenesis and lymphatic metastasis of gastric cancer by downregulating VEGF-C expression and secretion [J]. Gastric Cancer, 2018, 21(4):617 - 631.

[148] KONG Y, LI Y, LUO Y, et al. circNFIB1 inhibits lymphangiogenesis and lymphatic metastasis via the miR - 486 - 5p/PIK3R1/VEGF - C axis in pancreatic cancer [J]. Mol Cancer, 2020,19(1):82.

[149] MAENG Y S, AGUILAR B, CHOI S I, et al. Inhibition of TGFBIp expression reduces lymphangiogenesis and tumor metastasis [J]. Oncogene, 2016, 35(2):196 - 205.

[150] MERIGHI S, BATTISTELLO E, GIACOMELLI L, et al. Targeting A3 and A2A adenosine receptors in the fight against cancer [J]. Expert Opin Ther Targets, 2019,23(8):669 - 678.

# 肿瘤免疫与转移



## 9.1 肿瘤免疫基本概述

肿瘤免疫学(tumor immunology)是研究肿瘤的抗原性、机体对肿瘤的免疫监视和免疫应答、肿瘤免疫逃逸的机制以及肿瘤免疫诊断和免疫防治的学科。肿瘤免疫学已有近百年的历史。早在20世纪初,研究者就设想肿瘤组织中可能存在与正常组织不同的抗原成分,从而有可能利用免疫学方法从体液中检测出这类抗原或抗体用于诊断,进一步还可能利用肿瘤组织制备疫苗或抗血清进行主动或被动免疫,达到治疗肿瘤的目的。这些猜想推动了肿瘤免疫学的实验研究和临床试验的发展。20世纪50年代,随着纯种小鼠的培育成功,科学家们发现化学

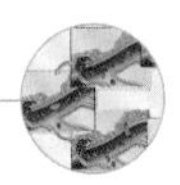

致癌剂甲基胆蒽(methylcholanthrene, MCA)诱发的小鼠肉瘤所表达的移植排斥抗原具有肿瘤特异性。之后研究者又发现自发性肿瘤以及多种化学致癌物或病毒诱发的动物肿瘤均表达肿瘤相关的抗原。这些发现证实肿瘤能被宿主识别为“非己”而产生特异性免疫排斥反应。

20 世纪 50 年代后,Burnet、Thomas 等提出和完善了“免疫监视(immune surveillance)”理论,认为免疫系统具有完备的监视功能,不仅能清除侵入人体的微生物、排斥同种异体移植物,还能识别并特异地杀伤体内突变细胞,使突变细胞在未形成肿瘤之前即被清除。该学说奠定了肿瘤免疫学的理论基础。之后,大量的体外实验证明,肿瘤患者的淋巴细胞、巨噬细胞和细胞毒性抗体等均具有抗肿瘤效应。

20 世纪 70 年代单克隆抗体的问世,推动了肿瘤免疫诊断技术和免疫治疗的发展。90 年代,Boon 等首次成功分离了特异性细胞毒性 T 细胞识别的人类恶性黑色素瘤相关抗原-1(melanoma-associated antigen 1, MAGE-1),并解析了其基因结构,开启了肿瘤免疫学研究的新阶段。随着分子生物学、肿瘤学和免疫学等学科理论和技术的快速发展和交叉渗透,人们对肿瘤抗原提呈、抗肿瘤免疫应答、肿瘤免疫逃逸机制及肿瘤微环境等有了更全面深入的认识,极大地促进了肿瘤免疫学的发展。2011 年,Schreiber 等提出“肿瘤免疫编辑(cancer immunoediting)”理论,认为免疫系统和肿瘤的相互作用主要分为 3 个阶段:①免疫清除阶段(elimination phase),即免疫系统对早期肿瘤进行攻击和清除;②免疫平衡阶段(equilibrium phase),即免疫系统对肿瘤的杀伤和肿瘤生长处于动态平衡;③免疫逃逸阶段(escape phase),即肿瘤借助不同机制逃避机体免疫系统的攻击[1-3]。由此,在肿瘤发生、发展的不同阶段,肿瘤细胞和免疫系统存在复杂的相互作用。肿瘤免疫学理论知识的突破推动了肿瘤免疫诊断和免疫治疗的发展,近年来肿瘤免疫治疗技术突飞猛进,成为肿瘤治疗领域新的热点。

### 9.1.1 肿瘤抗原

肿瘤抗原(tumor antigen)是指细胞癌变过程中出现的新抗原(neoantigen),是肿瘤细胞异常或过度表达的抗原物质的总称。肿瘤抗原能诱导机体产生抗肿瘤免疫应答,可作为肿瘤免疫诊断和免疫防治的靶分子。然而,由于肿瘤细胞恶变机制尚不清楚、肿瘤抗原免疫原性较弱等原因,肿瘤特异性抗原的筛选和鉴定受到了一定的限制。目前,发现肿瘤抗原的方法主要包括:①构建抗原特异性 T 细胞克隆筛选肿瘤抗原。其原理是建立抗肿瘤的特异性 T 细胞株,纯化肿瘤表达蛋白质,将此蛋白质与载体细胞结合,然后观察特异性 T 细胞对该细胞的杀伤作用,以此筛选出肿瘤特异性抗原。②利用患者血清在重组 cDNA 表达文库中筛选肿瘤抗原。1995 年,Sahin 等建立了重组表达 cDNA 克隆的血清学分析技术(serological analysis of recombinant cDNA expression library, SEREX),其原理是提取肿瘤细胞或组织的 mRNA,构建 cDNA 表达文库,用患者血清筛选阳性单克隆,再进行序列测定及生物信息学分析。该技术是目前应用最为广泛的技术,已筛选出 2 000 多种肿瘤抗原。

根据特异性的不同,肿瘤抗原可分为:①肿瘤特异性抗原(tumor specific antigen, TSA),指肿瘤细胞特有的或仅存在于某种肿瘤细胞而不存在于正常细胞的新抗原。TSA 能被 $CD8^+$ 细胞毒性 T 细胞(cytotoxic T lymphocyte, CTL)识别,是诱发 T 细胞应答的主要肿瘤抗原。②肿瘤相关抗原(tumor associated antigen, TAA),指在正常细胞仅微量表达,但在肿瘤细胞表达显著升高的抗原,包括一些肿瘤细胞表面的糖蛋白或糖脂成分。胚胎抗原(fetal antigen)是其中的典型代表。

根据产生机制的不同,肿瘤抗原可分为:①化学或物理因素诱发的肿瘤抗原,特点是特异性高而抗原性较弱,常表现出明显的个体特异性。因人类很少暴露于强烈化学、物理刺激的环境中,故大多数人类肿瘤抗原不属于此类。②病毒诱发的肿瘤抗原。病毒感染后,基因组整合至宿主细胞基因组中,病毒基因编码的蛋白质以病毒肽——MHC Ⅰ类分子复合物表达于肿瘤细胞表面,诱导机体产生特异性免疫应答。其特点是同一种病毒诱发的不同类型肿瘤,不管其组织来源或动物种属,均可表达相同的抗原且抗原性较强。③自发性肿瘤抗原,指一些无明确诱发因素的肿瘤抗原。大多数人类肿瘤属于此类,如突变的癌基因和抑癌基因所编码的蛋白质等。④胚胎抗原,指在胚胎发育阶段由胚胎组织产生的正常成分,其在胚胎后期表达下降,出生后逐渐消失,或仅存留极微量。但当细胞癌变时,此类抗原可重新合成而大量表达,如肝癌细胞产生的甲胎蛋白(alpha-fetoprotein, AFP)等。一般情况下,宿主对

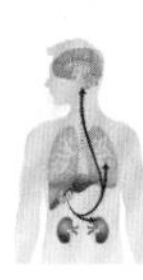



胚胎抗原已产生耐受,无法引起免疫应答,但对异种动物具有较强免疫原性,可通过制备相应抗体用于该类肿瘤抗原的血清检测。

### 9.1.2 机体抗肿瘤免疫应答的机制

机体的免疫功能与肿瘤的发生、发展有着密切关系。当肿瘤发生时,机体可产生相应的固有免疫及适应性免疫应答。对于大多数免疫原性强的肿瘤,特异性免疫应答是主要的;而对于免疫原性弱的肿瘤,固有免疫应答可能具有更重要的意义。由于肿瘤细胞的组织来源、发生方式和免疫原性等有较大差别,不同类型肿瘤引起的免疫应答也有所差异。机体对肿瘤免疫应答的产生及强度不仅取决于肿瘤的免疫原性,还受到宿主的免疫功能和其他因素的影响。

多种固有免疫细胞具有抗肿瘤作用,一些免疫细胞和分泌的因子如吞噬细胞和 γ 干扰素(interferon-γ, IFN-γ)可直接攻击肿瘤,而抗原提呈细胞(antigen presenting cell, APC)包括树突状细胞(DC)、巨噬细胞等是产生适应性免疫所必需的桥梁。自然杀伤(NK)细胞是机体抗肿瘤的第一道防线,可直接杀伤敏感的肿瘤细胞。多种肿瘤细胞表面 MHC 分子表达下调,促使 NK 细胞表面抑制性受体识别下降,激活性受体效应增强,诱导 NK 细胞激活并杀伤肿瘤细胞。激活的 NK 细胞可通过 FasL/Fas(TNF/TNF 受体超家族成员 6, TNF superfamily, member 6/TNF receptor superfamily, member 6)、穿孔素、颗粒酶的途径直接杀伤肿瘤细胞,也可通过细胞表面 FcγRⅢ(CD16)识别肿瘤细胞表面的抗原-抗体复合物,介导抗体依赖细胞介导的细胞毒作用(antibody-dependent cell-mediated cytotoxicity, ADCC)效应,还可通过分泌 IFN-γ 发挥抗肿瘤效应。其他固有免疫细胞如 γδT 细胞等也都能参与机体的抗肿瘤作用。

适应性免疫应答在清除肿瘤中发挥着核心的作用。T 细胞是肿瘤免疫的主要细胞,$CD8^+$ T 细胞可识别抗原提呈细胞提呈的肿瘤细胞表面肿瘤抗原肽和 MHC Ⅰ类分子复合物,活化成为 CTL,可直接杀伤肿瘤细胞,是抗肿瘤免疫的主要效应细胞。$CD4^+$ T 细胞可识别抗原提呈细胞提呈的抗原肽-MHC Ⅱ类分子复合物,激活成为辅助性 T 细胞(Th 细胞),通过分泌各种细胞因子如 IL-2、IFN-γ 等辅助诱导和激活 CTL,在抗肿瘤免疫应答中也发挥重要作用。B 细胞可分泌抗瘤抗体,通过 ADCC 和补体依赖的细胞毒性(complement dependent cytotoxicity, CDC)作用等方式参与抗肿瘤效应。总体来说,由于肿瘤抗原免疫原性较弱,患者体内自然产生的抗体不是抗肿瘤免疫的重要效应机制。相反,某些抗体还可直接促进肿瘤生长,称为增强抗体(enhancing antibody);还有一些抗体具有封闭抗体效应(blocking antibody),可通过与肿瘤细胞表面抗原结合,阻碍效应细胞识别和攻击肿瘤细胞,促进肿瘤的生长,目前这些抗体的作用机制尚不清楚。

### 9.1.3 肿瘤转移相关的免疫学机制

转移是肿瘤最重要的恶性特征。肿瘤细胞转移至靶器官形成转移灶需要经历一系列复杂的生物学过程。肿瘤转移除了与肿瘤细胞自身内在改变相关,也离不开肿瘤细胞与微环境免疫细胞之间的相互作用。

在肿瘤转移的过程中,机体的免疫系统可识别一些具有免疫原性的肿瘤细胞,并限制它们的生长。例如,研究表明 $CD8^+$ T 细胞能限制肿瘤细胞从原位灶的转移扩散[4],活化的 NK 细胞可消除转移性肿瘤细胞[5,6]。在小鼠转移性乳腺癌模型中,已证实剔除 $CD8^+$ T 细胞和 NK 细胞不影响乳腺原位肿瘤的生长,但可促进肿瘤转移[7]。临床研究表明,NK 细胞和 CTL 数量往往与肿瘤患者的良好预后相关。可见,免疫系统确实发挥着免疫监视、免疫杀伤作用,但多种肿瘤仍能在机体内生长、转移,甚至导致宿主死亡,表明肿瘤细胞还是能通过特定的分子机制逃避机体免疫系统的识别和攻击,使其能在体内存活并增殖,即发生肿瘤免疫逃逸(tumor immune escape)。肿瘤的免疫逃逸机制相当复杂,涉及肿瘤细胞本身、肿瘤微环境和宿主免疫系统等多个方面。目前的研究认为,肿瘤细胞可通过下调甚至缺失表达 MHC、肿瘤抗原调变等"改变自我"方式逃避免疫监视,不被免疫系统识别清除;另一方面,肿瘤细胞可通过肿瘤微环境转变免疫细胞的抗肿瘤活性,使其获得抑制性表型,从而促进肿瘤生长、转移,实现"化敌为友,为我所用"。

肿瘤微环境(Tumor microenvironment,TME)是肿瘤细胞赖以生存和发展的复杂环境,由细胞成分和非细胞成分组成,包括肿瘤细胞、免疫细胞、内皮细胞和成纤维细胞等细胞,以及所分泌的细胞因子、趋化因子等介质。肿瘤微环境中的免疫细胞,往

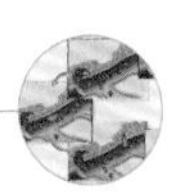

往因其周围环境中的细胞因子以及肿瘤细胞的作用,获得免疫抑制性,非但无法清除肿瘤,反而起到促进肿瘤细胞生长和转移的作用。常见的免疫抑制性细胞包括肿瘤相关巨噬细胞(TAM)、肿瘤相关中性粒细胞(tumour-associated neutrophil, TAN)、髓系来源抑制性细胞(MDSC)、调节性 T 细胞(Tr 细胞)、辅助性 T 细胞 17(helper T cell 17, Th17)和调节性 B 细胞(regulatory B cell, Br 细胞)等[8,9]。

在原位肿瘤局部,肿瘤细胞可分泌多种趋化因子和细胞因子诱导 TAM、TAN、MDSC、Tr 细胞等免疫抑制性细胞的产生,并招募至肿瘤局部。例如,肿瘤细胞可分泌集落刺激因子(CSF)1、血管内皮生长因子-A(VEGF-A)、CC 亚族趋化因子配体 2(CCL2)和 CXC 类趋化因子配体 12(CXCL12)等,募集巨噬细胞向肿瘤局部趋化,并分化为 TAM。与募集巨噬细胞相似,肿瘤细胞可分泌 CXCL8 等招募中性粒细胞,并通过分泌 TGF-β,使其转变为 TAN。此外,肿瘤细胞分泌的细胞因子还可诱导 MDSC 的生成和扩增,主要包括粒细胞-巨噬细胞集落刺激因子(GM-CSF)、粒细胞集落刺激因子(G-CSF)、IL-6、IL-1β、IL-17、VEGF 等[10]。这些免疫抑制性细胞可表达产生多种免疫抑制性因子,如 β-半乳糖苷结合蛋白(β galactoside binding protein, β-GBP)、PD-L1 等。这些因子可直接抑制 NK 细胞和 $CD8^+$ T 细胞对肿瘤细胞的杀伤作用,促进肿瘤细胞的生长及从原位的侵袭。此外,趋化至肿瘤局部的各类免疫抑制性细胞也存在相互作用。例如 TAM 分泌的 CCL22、Br 细胞分泌的 TGF-β 促进了 Tr 细胞在肿瘤部位的聚集。MDSC 分泌的 IL-6、IL-23 和 TGF-β 等可招募 Th17 细胞聚集到肿瘤部位,该细胞亚群所分泌的 IL-17 能促进更多 MDSC 在肿瘤部位的募集,另一方面也能通过促进癌症相关成纤维细胞(CAF)分泌 G-CSF 进一步促进 MDSC 的免疫抑制功能[11,12]。

2005 年,卡普兰(Kaplan)等首次提出"转移前微环境(PMN)"的假说,认为肿瘤细胞转移之前,原发灶的肿瘤可通过分泌多种可溶性因子到体循环中,在远处器官创造有利于肿瘤转移和生长的微环境[13](图 9-1)。近年来随着研究的深入,人们对于转移前微环境的形成机制有了更深的认识,免疫细胞在其中发挥着重要的作用。在不同肿瘤转移前微环境形成过程中,骨髓衍生细胞(BMDC)的招募一般被认为是转移靶器官转移前微环境启动和演变的标志[14]。

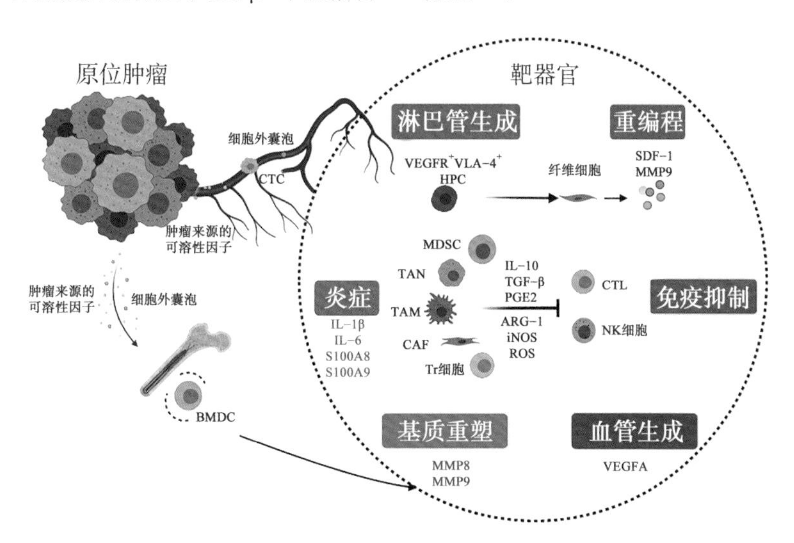


图 9-1 肿瘤转移前微环境

$VEGFR^+$ $VLA4^+$ 的造血祖细胞(HPC)到达靶器官后与纤维细胞相互作用,使靶器官中基质细胞衍生因子-1(SDF-1)和基质金属蛋白酶 9(MMP9)表达增加,为循环肿瘤细胞(CTC)在此转移部位的黏附和生长创造有利条件[13]。除了 HPC 之外,原发肿瘤还能驯化各种类型的免疫细胞,导致它们的异常分化及其在转移前微环境中的募集。其中,MDSC 是最常见的一类免疫细胞,参与转移前微环境的免疫抑制,促进肿瘤的转移。原发肿瘤来源的可溶性物质可诱导转移靶器官对 MDSC 招募,也可

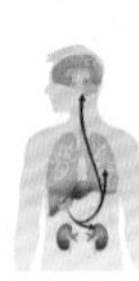



诱导器官中已存在的骨髓细胞分化成为 MDSC。MDSC 可分泌 MMP9 参与组织基质、血管重塑，促进肿瘤细胞微小转移灶的形成。MDSC 还可破坏免疫监视，促进 CTC 的定植和生长，如干扰树突状细胞的抗原提呈功能，影响 T 细胞活化，抑制 NK 细胞的细胞毒性等[15,16]。TAM、Tr 细胞也可被肿瘤分泌因子及趋化因子等招募至转移前微环境中，发挥类似 MDSC 的作用，抑制肿瘤相关抗原的提呈，干扰 CTL 的功能，发挥促进转移的功能。

肿瘤原位及远端器官转移前微环境形成后，肿瘤细胞开始侵入周围的薄壁组织和血液，渗入血液和淋巴管进行循环和扩散。在这个过程中，抑制性免疫细胞也被肿瘤细胞所利用。肿瘤局部的 TAM、TAN、MDSC 等可分泌 MMP，破坏组织结构和基底膜，增强肿瘤细胞的侵袭性。TAM 可分泌高水平的 CCL18、骨连接蛋白等，促进肿瘤细胞的上皮-间质转化(EMT)。同时，TAM 可释放大量促血管生长因子如 VEGFA、TGF-β 等，促进肿瘤部位新生血管的形成。新生血管的内皮细胞并非紧密连接，而是以疏松的连接方式相连，同时高分泌 CXCL2 和 CXCL8，可帮助肿瘤细胞穿透血管进入血液循环。

离开原发灶后，肿瘤细胞需要在血液循环中存活并停留在远处转移灶。在这个过程中，血小板、巨噬细胞及 Tr 细胞被证实能够保护肿瘤细胞免受免疫系统的攻击以及外界环境的压力。活化的血小板可促进纤维蛋白凝块的形成，使 NK 细胞无法有效攻击血液中的肿瘤细胞，从而在早期促进肿瘤细胞的存活。巨噬细胞表面的 CD49d 可与肿瘤细胞表面的 VCAM-1 相结合，激活肿瘤细胞的 Akt 存活信号，促进肿瘤的转移。Tr 细胞可通过分泌 NF-κB 受体激活蛋白配体(RANKL)激活肿瘤细胞的 RANK 信号，增加循环肿瘤细胞(CTC)的存活[17]。在血液循环中，免疫细胞可通过激活肿瘤细胞生存信号保护其免受免疫攻击，但其中的确切机制仍不清楚。

为了建立转移灶，肿瘤细胞必须从血管渗出并在远处生长。据报道，尽管每天有数千个肿瘤细胞释放到血液循环中，但只有极少数的 CTC 能在肿瘤患者中建立转移灶[18]。因此，肿瘤细胞的存活、渗出及转移灶的形成是肿瘤转移的限速过程。巨噬细胞、中性粒细胞及血小板被报道能够促进这些过程。在转移部位，被血栓捕获的肿瘤细胞可分泌 CCL2，招募炎症单核细胞到转移部位，并分化成转移相关巨噬细胞(MAM)。MAM 通过分泌 VEGFA 增加血管通透性，促进肿瘤细胞的外渗，同时也可通过 VCAM-1 促进转移肿瘤细胞的存活及持续生长[19]。MAM 在转移部位的这些作用近几年被报道，其促进转移的作用机制还需要更深入的研究。此外，被捕获的肿瘤细胞也可分泌 CXCL8，促进 TAN 通过细胞间黏附分子-1(ICAM-1)与肿瘤细胞发生相互作用，促进肿瘤细胞的渗出和在转移部位的滞留。另外，血小板在肿瘤细胞黏附血管内皮细胞后可通过释放含 ATP 的囊泡增加血管通透性，以促进肿瘤细胞的渗出[20]。

### 9.1.4 抗肿瘤转移的免疫治疗

消除转移性肿瘤是肿瘤免疫治疗最重要的目标，但直到近几年，肿瘤的免疫治疗才取得了一定的成功。采用共抑制分子(或配体)的单克隆抗体阻断免疫检查点，增强 T 细胞的抗肿瘤作用，取得了令人振奋的结果。美国 FDA 已经批准了共刺激抑制分子包括细胞毒性 T 细胞相关抗原-4(CTLA-4)、程序性死亡-1(PD-1)及 PD-L1(又称 B7H1 或 CD274)的抗体用于治疗晚期黑色素瘤、小细胞肺癌、转移性膀胱癌和肝癌等，针对其他检查点分子的多个相关抗体已用于多种类型肿瘤的临床试验[21]。

靶向肿瘤诱导的免疫抑制性细胞亚群的免疫治疗方法也有了初步的进展。例如，最近的一项临床前研究发现，多种肿瘤中 PI3Kδ 激酶的失活可抑制 Tr 细胞和 MDSC 的产生，促进免疫系统消除肿瘤。一项临床试验表明，PI3Kδ 的特异性抑制剂艾代拉里斯(idelalisib)在慢性淋巴细胞白血病患者中有效，但其对转移性肿瘤的治疗效果还未研究[22-24]。研究表明给予自发性乳腺癌小鼠 FMS 相关酪氨酸激酶 3 配体(FMS related tyrosine kinase 3 ligand，FLT3L)的治疗，小鼠体内树突状细胞增加，可有效激活 $CD8^+$ T 细胞，发挥抗肿瘤的作用[25,26]。这些临床和临床前试验的成功意味着可以通过增强 T 细胞激活或阻断免疫抑制细胞来增强抗肿瘤免疫，且这些治疗策略单独或组合可能在治疗转移性肿瘤方面具有更好的临床效果。

在治疗转移性肿瘤中，另一种可能的策略是通过靶向促进转移的免疫细胞(特别是巨噬细胞)来改变肿瘤微环境，抑制肿瘤的生长、转移。介导这些促转移的免疫细胞募集或活化的相关信号分子都是潜在的重要治疗靶点。例如，最近的一项临床试验显

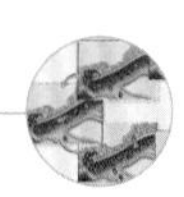

示，CSF－1R 中和抗体可减少 CSF－1 异常过度表达的弥漫型腱鞘巨细胞瘤患者中的 TAM 数量，呈现明显的临床获益[27]。CSF－1R 抑制剂在实体瘤和晚期转移性肿瘤中的作用正在临床试验中。CCL2－CCR2 信号是肿瘤组织趋化 TAM 的主要趋化因子信号通路之一，研究显示阻断 CCR2 有可能抑制肿瘤的转移性生长[28-31]。尽管靶向促转移免疫细胞的临床试验有限，但上述研究结果表明巨噬细胞靶向治疗可能是较为有效的策略。因此，更深入地理解临床前特定肿瘤模型中巨噬细胞募集和激活的机制，可能会为今后的试验提供更合理的设计。值得注意的是，多个临床前研究表明靶向巨噬细胞（如中和 CSF－1）的治疗能用于增强治疗转移性肿瘤的常规治疗方式（包括血管生成靶向治疗和细胞毒性化疗）的功效[32,33]。因此，常规治疗方法、免疫治疗和巨噬细胞调节疗法相结合，可能有助于形成有效的治疗策略来控制或根除转移性肿瘤。

## 9.2 肿瘤的免疫编辑

### 9.2.1 免疫编辑学说的发展史

一个世纪以来，免疫系统可以控制肿瘤的这一观点一直备受争论。在 20 世纪中期，Burnet 和 Thomas 建立了肿瘤免疫监视假说，提出在具有免疫活性的宿主体内，适应性免疫负责阻止癌症的发展。不久有研究表明，裸鼠与免疫功能健全小鼠的肿瘤易感性并无显著差别，之后免疫监视假说在很大程度上被放弃了。一些研究者认为，肿瘤细胞不具有能够提示机体免疫系统的有效“危险信号”；另一些研究者则认为，由于肿瘤细胞与它们所来源的正常细胞非常相似，导致免疫系统会将肿瘤细胞视为自身的细胞而忽视或耐受正在发展中的肿瘤；还有一些研究者认为肿瘤细胞的存在能够持续激活固有免疫，其产生的促炎症反应可促进细胞转化及肿瘤生长，妨碍了免疫系统发挥保护机体的功能。20 世纪 90 年代，研究发现特异性单克隆抗体（monoclonal antibody，mAb）中和 IFN－γ 能够阻碍机体对移植的肿瘤细胞的识别和清除，且在缺乏 IFN－γ 反应性和完整 T 细胞反应体系的免疫缺陷小鼠中更容易发生 MCA 诱导的恶性肿瘤。自此，又掀起了对肿瘤免疫监视研究的热潮。

21 世纪以来，许多研究结果都验证了肿瘤免疫监视的概念，明确了免疫系统确实可以保护小鼠免受多种不同类型的原发性和移植性肿瘤的生长。随着单纯遗传背景的免疫缺陷小鼠模型的成熟，研究发现与野生型小鼠相比，特异性缺乏 IFN－γ 应答性或重组活化基因 2（recombination activating gene 2，*RAG2*）的免疫缺陷小鼠[缺失 T 细胞、B 细胞和自然杀伤 T 细胞（natural killer T cell，NKT 细胞）]，肿瘤易感性增加，表现为更容易形成致癌物诱导的和自发性的肿瘤。之后，大量研究证实了特定的固有和适应性免疫细胞类型、效应分子和途径可共同形成肿瘤抑制机制。此外，40% 的源自免疫缺陷 $RAG2^{-/-}$ 小鼠的 MCA 肉瘤移植到同基因野生型小鼠中会被自发排斥，而源自野生型小鼠的所有 MCA 肉瘤移植到同基因野生型小鼠中都能够很好地生长，说明在没有完整免疫系统情况下形成的肿瘤比在免疫活性宿主中形成的肿瘤更具免疫原性。这些结果表明，免疫系统不仅能保护宿主抵抗肿瘤形成，而且还可以编辑肿瘤的免疫原性。2002 年 Schreiber 和 Dunn 等首次提出肿瘤免疫编辑学说，免疫系统与肿瘤的相互关系可以分为“清除”“平衡”“逃逸”3 个阶段，提出免疫系统不但具有排除肿瘤细胞的能力，而且具有促进肿瘤生长的作用[3]。

### 9.2.2 肿瘤免疫编辑的机制

如今肿瘤免疫编辑被视为一个由 3 个不同阶段组成的动态过程[1-3]：免疫清除、免疫平衡和免疫逃逸阶段（图 9－2）。肿瘤免疫编辑的概念整合了免疫系统能通过多种机制发挥保护宿主免受肿瘤同时又能促进肿瘤生长的双重作用。

（1）清除期

在肿瘤免疫编辑过程的第一阶段即清除阶段，固有和适应性免疫系统共同发挥作用，免疫细胞定位、识别并破坏新生的转化细胞，防止恶性肿瘤的发展。目前，通过使用基因靶向的小鼠或在野生型小鼠中使用中和单克隆抗体的方法，已证明许多免疫效应细胞和途径对于抑制肿瘤发展是极其重要的，但目前对完整的免疫系统对发展中肿瘤的预警机制尚未完全明确。

1）行使清除功能的免疫细胞：固有免疫细胞和适应性免疫细胞已被证明对于初次 MCA 诱导的肉瘤的清除有至关重要的作用。淋巴细胞缺陷型的 $RAG1^{-/-}$、$RAG2^{-/-}$、重症联合免疫缺陷（SCID）小鼠和裸鼠均在 MCA 诱导后显示对肿瘤易感性增

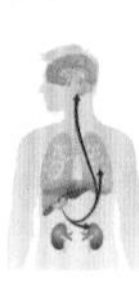

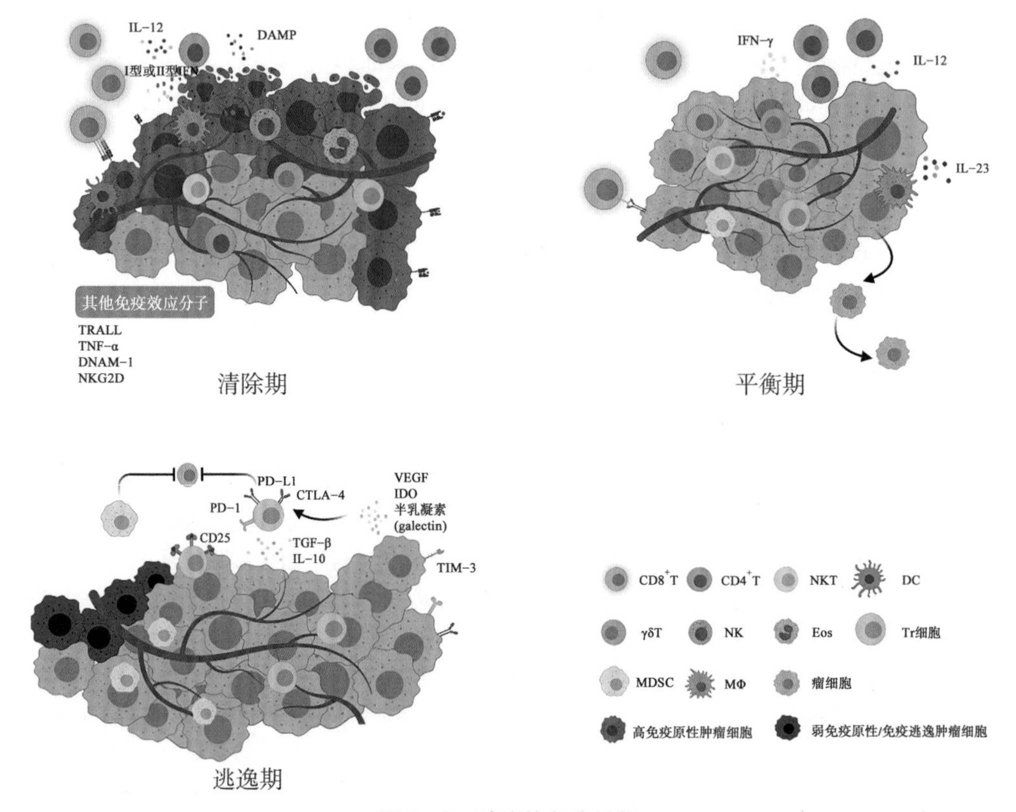


图 9-2 肿瘤的免疫编辑

加[10-12,21]，表明T细胞、B细胞和NKT细胞对宿主防御肿瘤的重要保护作用。随后的研究发现缺乏传统T细胞（αβT）或γδT细胞的小鼠表现出肿瘤易感性增强，表明这两种T细胞在抑制MCA诱导的肿瘤中都具有重要作用。缺乏CTL和NK细胞的小鼠比野生型小鼠更早出现更大的B细胞淋巴瘤。同时，固有淋巴细胞也是清除转化细胞的关键因素。缺乏CD1d限制性T细胞（$CD1d^{-/-}$）的小鼠更容易发生MCA诱导的肉瘤。通过阻断CCL11和IL-5来抑制嗜酸性粒细胞的活化和趋化能够有效抑制肿瘤的发生，IL-5转基因小鼠较野生型小鼠具有更高的嗜酸性粒细胞循环数量且对MCA诱导的肉瘤更具抵抗力，说明嗜酸性粒细胞也是肿瘤免疫监视中的重要效应细胞。在*Kras*突变诱导的肝细胞癌模型中，巨噬细胞可以帮助浸润肝脏处的Kras特异性$CD4^+$ T细胞清除癌前期衰老的肝细胞。虽然固有免疫系统的激活可以防止肿瘤发展，但在大多数实验系统中，有效的肿瘤免疫监视反应都需要增殖活化的效应性$CD4^+$和$CD8^+$ T细胞参与。因此，在肿瘤清除阶段，抑制发展中的肿瘤需要固有免疫和适应性免疫的协调和平衡激活。

2）参与肿瘤清除的效应分子：多种细胞因子在肿瘤免疫清除过程中发挥着重要作用，研究最多的包括经典的“危险信号”——Matzinger最初描述的Ⅰ型IFN。它在肿瘤发展过程中早期就已被诱导，这些作为“危险信号”的细胞因子激活树突状细胞并诱导活化适应性免疫应答。此外，不同的损伤相关分子模式（damage-associated molecular pattern，DAMP）也不可忽视，它们直接从死亡的肿瘤细胞释放[如高迁移率族蛋白B1（high mobility group box 1，HMGB1）]，或从实体瘤开始侵入性生长时的周围受损组织（如透明质酸片段）中释放，激活免疫系统，刺激免疫细胞产生Ⅰ型IFN。

IFN可以多种方式参与抗肿瘤作用，可通过直接影响肿瘤生长、增殖、分化、存活、迁移等特定功能相关基因的表达，调控肿瘤的存活和转移。Ⅰ型（IFN-α/β）和Ⅱ型IFN（IFN-γ）都是抗肿瘤免疫应答起始阶段所必需的，但在肿瘤免疫编辑过程中起着不同的作用。IFN-α/β主要作用于宿主细胞，而IFN-γ靶向作用于肿瘤细胞和造血细胞。其中Ⅰ

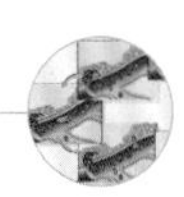

型 IFN 可作用于 $CD8\alpha^{+}/CD103^{+}$ DC，以增强肿瘤抗原向 $CD8^{+}$ T 细胞的交叉提呈。IFN－γ 直接作用于肿瘤细胞，抑制其增殖，同时增加其 MHC Ⅰ 类分子复合物的表达，使它们成为肿瘤特异性 $CD8^{+}$ T 细胞的靶点。此外，IFN－γ 还可增强肿瘤浸润性免疫细胞（包括 Th1 细胞、CTL 和巨噬细胞）的功能，抑制 Tr 细胞的功能，并通过改变细胞外基质（ECM）和肿瘤结构抑制肿瘤转移。宿主免疫细胞和基质细胞中的 IFN－γ 信号转导均在清除肿瘤细胞中起重要作用。IFN－γ 还可以通过调节两种主要的凋亡反应来诱导不同来源的肿瘤细胞凋亡，即外在死亡受体介导的途径和内在的线粒体途径。前者需要结合细胞表面的死亡受体（death receptor，DR）以激活胱天蛋白酶－8，后者则需要从线粒体释放细胞色素 C 等凋亡因子以激活胞质中的其他胱天蛋白酶。在缺乏死亡受体配体的情况下，Ⅰ 型 IFN 也能够引发凋亡反应。

IL－12 也具有促进抗肿瘤免疫的作用。缺乏 IL－12 特异性亚基 p35 的小鼠发生紫外线诱导的乳头瘤显著增加，且更易于发生 N－甲基－N－亚硝基脲诱导的 T 细胞淋巴瘤。与野生型小鼠相比，IL－12 p40 缺陷导致 MCA 诱导的肉瘤较早出现，且缺乏 IL－12Rβ2 的小鼠更容易出现自发性肿瘤以及移植的肿瘤生长较快，这些都证实了 IL－12 信号在肿瘤监视中的重要性。在人体中，IL－12A 的 30 个非翻译区的多态性可导致 IL－12 产生减少与胶质细胞瘤的成瘤性增加。在小鼠 B16F10 黑色素瘤中，过度表达 IL－12 可以通过上调促进白细胞募集的黏附分子或 IFN－γ 依赖的方式来抑制血管生成，调节肿瘤脉管系统[34]。同时，IL－12 对肿瘤血管生成的抑制作用与 IFN－γ 诱导的 CXCL9 和 CXCL10 水平增加以及 VEGF 和 MMP9 产生减少密切相关[35,36]。

许多特定免疫效应分子和识别途径被发现参与肿瘤免疫清除阶段，包括穿孔素（perforin）、TNF 相关调亡诱导配体（tumor necrosis factor-related apoptosis inducing ligand，TRAIL）、NKG2D、DNAX 辅助分子－1（DNAX accessory molecule-1，DNAM－1）等。γδT 细胞和 $CD8^{+}$ T 细胞抑制肿瘤的机制之一可能是通过 NKG2D 识别应激配体维甲酸早期转录物 1（retinoic acid early transcript 1，RAE1），转化的细胞通过 DNA 损伤途径上调 RAE1。NK 细胞可通过 NKG2D 识别肿瘤细胞表面的配体将其清除。NK 细胞也可以依赖于肿瘤细胞内在表达的 p53 清除衰老的肿瘤细胞。在表达 p53 后，肿瘤细胞经历衰老并分泌各种 IL（IL－6、IL－12 和 IL－15）和趋化因子如 CCL20 来募集 NK 细胞至衰老肿瘤处。缺乏 TRAIL 或 FasL 相关的淋巴细胞毒性机制可增加小鼠自发性肿瘤的易感性，说明淋巴细胞中关键的细胞毒性分子可以保护宿主免受自发性肿瘤和诱发性肿瘤的发展。

综上，αβT 细胞、γδT 细胞和 NK 细胞等各种免疫细胞与许多效应分子及细胞因子共同参与清除肿瘤和免疫编辑的过程。在肿瘤免疫监视过程中，与其他效应分子或细胞相比，IFN－γ 的作用被研究较多。在抗肿瘤免疫应答的发展过程中，宿主和肿瘤都是 IFN－γ 的重要靶点。有效清除不同肿瘤所需的免疫成分主要取决于肿瘤的特定性质，例如肿瘤的起源方式（自发性与致癌因素诱导）、解剖部位以及生长速度等。

（2）平衡期

少数肿瘤细胞变异体可以在清除阶段中存活并进入平衡期。该阶段是肿瘤免疫编辑过程中最长的阶段，甚至可以延至宿主的整个生命周期。免疫系统和肿瘤细胞进入动态平衡，将肿瘤细胞维持在功能休眠状态，其中适应性免疫系统不仅可以阻止肿瘤的生长，而且可以塑造肿瘤细胞的免疫原性。强大的抗肿瘤免疫并不能完全根除肿瘤细胞的异质群体，在这过程中一些肿瘤细胞将获得逃避免疫识别和清除的特征而持续生长，形成临床可检测到的肿瘤。因此，平衡期代表着一种肿瘤休眠状态，此时期隐匿性肿瘤的生长受到免疫系统的动态平衡控制。

引发免疫介导的肿瘤平衡期的分子机制知之甚少，因为这个阶段很难在小鼠建立合适的模型。早期提出免疫系统能够维持肿瘤细胞处于休眠/平衡状态的观点来自肿瘤移植实验。研究发现，用可移植的肿瘤对小鼠进行预处理后，再用相同的肿瘤可以诱导潜伏期。之后，通过自发性肿瘤发生实验更直接地证明了免疫介导的平衡期的存在。研究表明，用 MCA 处理的免疫活性小鼠虽然没有出现任何明显的肿瘤，但其体内长期存在隐匿性癌细胞。当这些小鼠通过耗尽 $CD4^{+}$、$CD8^{+}$ T 细胞和 IFN－γ 而发生免疫缺陷时，约 50％的小鼠在原始 MCA 注射位点发生肿瘤，这些肿瘤细胞迅速生长且具有高度的免疫原性。进一步分析表明，主要通过 IL－12、IFN－γ、$CD4^{+}$ 和 $CD8^{+}$ T 细胞等适应性免疫

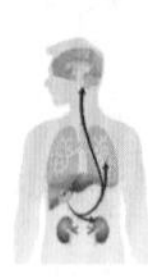


系统维持肿瘤休眠状态。相反，消耗 NK 细胞、阻断 NK 细胞识别或抑制 NK 细胞效应功能的单克隆抗体未能引起肿瘤逐渐生长。这说明，主要是适应性免疫而不是固有免疫负责维持肿瘤免疫编辑的平衡期。此外，需要将平衡期与清除期区分开来，因为后者需要固有免疫和适应性免疫的共同参与。隐匿性肿瘤的组织学检查揭示了由密集的白细胞浸润包围的非典型成纤维细胞的存在，这些非典型成纤维细胞是真正转化的细胞，将它们移植到免疫缺陷的 $Rag2^{-/-}$ 小鼠中可形成逐渐增长的肿瘤。与逐渐增长的肉瘤相比，受免疫控制的隐匿性肿瘤显示出更少的 $Ki67^{+}$ 非典型成纤维细胞和更多的脱氧核苷酸末端转移酶介导的 dUTP 缺口末端标记（terminal deoxynucleotidyl transferase-mediated dUTP end nick labeling, TUNEL）染色细胞。在不同类型的小鼠肿瘤模型中也同样证实了适应性免疫系统能够长期控制隐匿性原发肿瘤和转移灶的生长。

1999 年，Scheuermann 等人建立了 BCR－ABL 小鼠白血病模型，通过接种和挑战策略实现了肿瘤休眠。DA1－3b 肿瘤细胞接种后在宿主内保持休眠的时间越长，肿瘤细胞 PD－L1 的表达越高，以赋予对 CTL 介导的细胞杀伤作用的抗性[72]。与平衡期的概念一致，DA1－3b 肿瘤细胞随着时间的推移获得有利于自身的变化，使得那些保持更长时间休眠的细胞更耐受 $CD8^{+}$ T 细胞的攻击。在用紫外线 B（ultraviolet radiation B, UVB）辐射诱导的小鼠皮肤鳞状细胞癌（squamous cell carcinoma, SCC）模型中，CTL 的抗肿瘤活性对于维持平衡状态下的肿瘤也具有重要作用。在癌基因驱动的黑色素瘤模型中，$CD8^{+}$ T 细胞的清除显著加速了内脏器官转移性病变的生长，且 $CD8^{+}$ T 细胞似乎不直接杀死肿瘤细胞，而是介导对转移肿瘤细胞的抑制作用[37]。小鼠胰腺癌的临床前模型中也显示，肿瘤抗原特异性 T 细胞通过 IFN－γ 和 TNF－α 之间的相互作用来阻止胰腺癌的生长[38]。产生 IFN－γ 的 $TNFR1^{+}$ $CD4^{+}$ T 细胞能够阻止细胞增殖并阻止血管生成，减少肿瘤生长和诱导休眠期延长，有效限制胰腺癌的发展。此外，IL－12 促进肿瘤细胞的清除与 IL－23 促进肿瘤细胞两者的平衡也控制肿瘤生长处于平衡期[39]。肿瘤微环境中高比例的 $CD8^{+}$ T 细胞、NK 细胞、γδT 细胞和低比例的 NKT 细胞、Tr 细胞和 MDSC 与维持隐匿性肿瘤的平衡状态也密切相关。

（3）逃逸期

在逃逸阶段，肿瘤细胞对免疫系统的编辑功能作出反应和/或肿瘤诱导下宿主免疫系统处于免疫抑制或退化状态，使得肿瘤细胞躲避免疫系统的识别和杀伤并逐渐生长为可见的肿瘤。逃逸免疫控制被视为是恶性肿瘤的重要标志之一。

肿瘤细胞可以通过许多不同的机制发生免疫逃逸。在肿瘤细胞水平上，其可以通过抗原缺失导致免疫识别减少；也可以通过持续活化转录因子（如 STAT3）的抗凋亡机制或诱导抗凋亡效应分子（如 Bcl2）的表达来促进肿瘤生长。在免疫微环境中，通过产生 VEGF、TGF－β 等细胞因子和吲哚胺 2，3－双加氧酶（IDO）、PD－1/PD－L1、T 细胞免疫球蛋白和黏蛋白结构域 3（T cell immunoglobulin domain and mucin domain 3, TIM3）和淋巴细胞激活基因 3（lymphocyte-activation gene 3, LAG3）等负相免疫调节分子来促进免疫抑制性肿瘤微环境的生成，促进肿瘤的生长及转移。其中，肿瘤抗原表达缺失是目前研究最多的肿瘤逃逸机制之一，它至少以 3 种方式发生：①出现缺乏强抗原表达的肿瘤细胞；②提呈给肿瘤特异性 T 细胞所需的 MHC Ⅰ类蛋白的缺失；③肿瘤细胞内产生抗原表位并将其加载到 MHC Ⅰ类分子复合物上的抗原加工功能缺陷。这些改变可能是肿瘤细胞固有的遗传不稳定性和免疫选择过程相结合的结果。通过免疫选择过程产生免疫原性较差的肿瘤细胞对免疫系统“不可见”，从而获得逐步生长的能力。

免疫抑制状态的肿瘤微环境也是导致肿瘤逃逸的重要原因。肿瘤细胞可以通过产生免疫抑制性细胞因子如 VEGF、TGF－β、半乳凝素（galectin）和 IDO 等，或通过募集免疫抑制效应的免疫细胞来促进肿瘤的免疫逃逸。Tr 细胞和 MDSC 是免疫抑制性细胞的两种主要类型，其在抑制宿主保护性抗肿瘤免疫应答中起着关键作用。Tr 细胞是组成性表达 CD25 和转录因子 FoxP3 的 $CD4^{+}$ T 细胞。当被活化时，它们通过产生免疫抑制性细胞因子 IL－10 和 TGF－β，负性共刺激分子细胞毒性 T 细胞相关抗原-4（CTLA－4）、PD－1 和 PD－L1 以及消耗对维持 CTL 功能至关重要的细胞因子 IL－2，来抑制肿瘤特异性 T 细胞的功能。MDSC 是骨髓祖细胞和未成熟骨髓细胞来源的异质性细胞，可通过诱导 Tr 细胞、产生 TGF－β、消耗或隔离 T 细胞功能所需

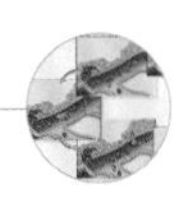

的精氨酸或色氨酸等氨基酸，以及消耗肿瘤特异性T细胞上的T细胞受体或趋化因子受体来抑制淋巴细胞功能。

肿瘤免疫逃逸阶段代表免疫系统无法清除和控制转化的细胞，使得存活的肿瘤细胞以不受免疫限制的方向生长。经历随机遗传和表观遗传改变的癌细胞会产生必要的关键修饰，以逃避固有和适应性免疫防御。此外，免疫系统可通过选择更具侵袭性的肿瘤变异体，抑制抗肿瘤免疫应答或促进细胞增殖来促肿瘤进展。因此，几乎所有人类癌症和实验性肿瘤细胞系都是逃逸免疫控制的细胞系。由于肿瘤的多样性和复杂性，揭示肿瘤免疫逃逸和转移的新机制以及肿瘤免疫微环境中肿瘤细胞与免疫细胞交互的调控网络，仍然是今后肿瘤免疫研究领域的重要任务。

### 9.2.3　基于免疫编辑理论的免疫治疗策略

近年来，基于免疫编辑理论的免疫治疗策略在控制肿瘤方面取得了巨大的进展，包括治疗性肿瘤疫苗和阻断特定检查点的方法。认识肿瘤免疫编辑及其机制为许多新的基于免疫的肿瘤治疗手段提供了基础，这些单独或组合的治疗方案在肿瘤患者中显示出明显的获益。这些疗法的成功不仅取决于其本身的内在作用机制，也取决于基于临床相关的预测性生物标志物的合理应用。使用肿瘤疫苗的早期结果显示，在外周血中测量到的高抗原特异性T细胞应答与临床获益无关，表明肿瘤微环境内的抗性机制可帮助肿瘤逃逸。在肿瘤微环境水平存在适当的固有免疫激活可能是治疗成功的关键决定因素。在肿瘤中，免疫系统并不是不能监测到肿瘤细胞的存在，而是处于被肿瘤抑制的状态。目前的挑战在于确定哪些患者最适合接受这些免疫治疗，以及如何使用关于患者的肿瘤微环境的信息制定最有效的个体治疗方案。

肿瘤微环境中存在各种免疫细胞的浸润、趋化因子的分泌和各种慢性炎症指标，还包括高水平的免疫抑制因子如PD-L1、IDO和FoxP3$^{+}$ Tr细胞等。早期临床试验数据表明，存在这些肿瘤微环境表型的患者最有可能对多种免疫疗法产生反应，包括治疗性癌症疫苗、高剂量IL-2、抗CTLA-4和抗PD-1、PD-L1抗体。肿瘤的免疫治疗主要策略如图9-3所示。

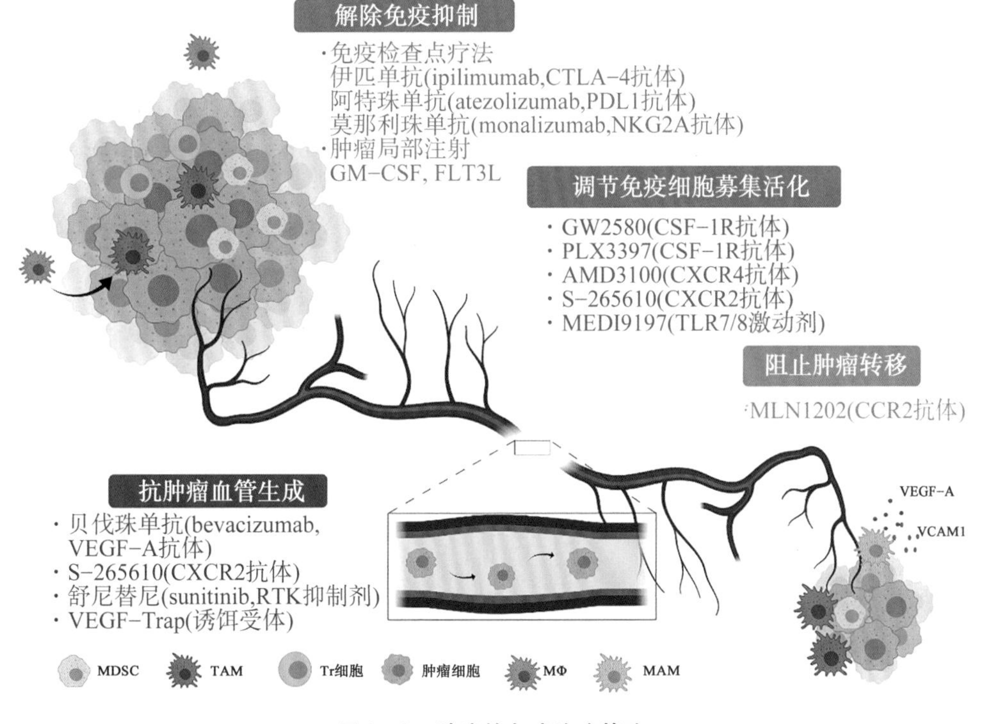


图9-3　肿瘤的免疫治疗策略

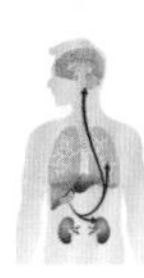



（1）IFN疗法

由于IFN的多效性，迄今为止很难预测患者对各种类型IFN的敏感性。研究表明在实体瘤中抗癌活性的机制有可能是通过IFN的免疫特性发挥的，并且这种反应可能更有效地抵抗最小残留病（minimal residual disease，MRD）而不是晚期疾病。

第一种基于Ⅰ型IFN的疗法对于血液系统的恶性肿瘤显示出强大的疗效，包括毛细胞白血病（hairy cell leukemia，HCL）和其他淋巴组织增生性、骨髓增生性肿瘤，如慢性粒细胞白血病（CML），该疗效可部分归因于IFN对肿瘤细胞的直接作用。与化疗方案相比，对高白细胞急性白血病（hyperleukocytic acute leukemia，HAL）或CML患者采用IFN治疗显著提高了存活率。之后新的靶向治疗剂的出现降低了对IFN使用的需求，例如在CML中使用伊马替尼靶向针对*BCR*－*ABL*基因。基于细胞培养中IFN可靶向作用于肿瘤起始细胞或干细胞（其对化学疗法不敏感）的结果，以及一些临床研究显示CML患者可获得长期缓解，将伊马替尼与Ⅰ型IFN联合治疗可获得更持久有效的治疗效果[40,41]。

在恶性黑色素瘤、肾细胞癌、肝癌和卡波西肉瘤等实体恶性肿瘤中进行IFN疗法的试验已经取得了不同程度的成功。多项临床研究证实术后辅助性IFN治疗可降低肝癌术后复发率。使用Ⅰ型和Ⅱ型IFN的最大障碍之一是剂量限制性不良反应。尽管如此，高风险黑色素瘤患者（即Ⅱb期或Ⅲ期患者）的高剂量IFN辅助治疗的试验显示[42-44]，该方案提供了一种有效的无复发和总体延长生存的治疗选择，且将IFN用作高危患者手术的辅助治疗被认为比治疗晚期转移性肿瘤更有效。IFN治疗在靶向播散性癌细胞和MRD形成大的增殖转移灶之前更有效，表明促进抗肿瘤免疫力而不是抗肿瘤增殖反应可能是IFN的主要作用机制。

目前正在临床试验的几种新的IFN制剂优化了IFN的稳定性和生物利用度，同时降低剂量限制性毒性。使用聚乙二醇（PEG）化的Ⅰ型IFN（PEG－IFN）可提高全身肿瘤清除率，与单独的重组IFN相比，PEG－IFN的使用频率较低可能会降低不良反应，仍有待进一步确定。在病毒性肝炎中，PEG－IFN已经取代IFN用于长期的病毒抑制。

还有一些其他策略使用模式识别受体（pattern recognition receptor，PRR）激动剂，刺激患者Ⅰ型IFN的产生，作为直接使用IFN的替代方案。这些模式识别受体激动剂包括用于增强稳定性的poly（A：U）、poly（I：C）或poly（I：C）加聚赖氨酸（ICLC）、CpG佐剂、卡介苗（Bacillus Calmette-Guérin，BCG）、单磷酰脂质A和咪喹莫特，均是已知的有效的Ⅰ型IFN激动剂，美国FDA批准了后3个制剂应用于癌症患者。使用poly（A：U）、poly（I：C）或poly（ICLC）在局部晚期可手术的实体瘤患者（而不是晚期转移性肿瘤）中进行的试验证明了其临床效益，包括对胃癌、膀胱癌和低级别恶性胶质瘤的治疗。这些研究表明，与IFN相比，IFN激动剂可能是更优选的疗法，这可能是由于其优越的药代动力学效应或其诱导除IFN之外的其他免疫调节因子的能力。为了明确这一点，还需要在相同的临床环境中直接比较这些药物。与其他免疫调节疗法一样，可以明显看到一部分患者对IFN激动剂反应良好，而另一些则不然，因此需要关注能预测反应的标志物，以便对可能有反应的患者进行有针对性的试验，而不是随机试验。总体来说，Ⅰ型和Ⅱ型IFN的抗肿瘤作用以及Ⅰ型IFN治疗的有效性已被广泛证实。

（2）阻断免疫检测点

2009年12月，第1例接受联合检测点阻断剂治疗的患者，使用了伊匹单抗阻断CTLA－4并联合纳武单抗阻断PD－1。这是根据两种途径不重复的共同抑制作用设计的，临床前研究显示两者在同基因小鼠模型中有协同作用。在免疫微环境中CTLA－4和PD－1途径的阻断涉及的机制和原理不同，CTLA－4主要影响引流淋巴结中的抑制性应答；尽管PD－1的阻断也可能在该免疫空间中具有一定的活性，但肿瘤和免疫细胞上PD－L1的存在使得PD－1的阻断主要在肿瘤微环境中发挥活性效应。Alison实验室证明了CTLA－4和PD－1的阻断导致了T细胞亚群中不同的表型特征[45]。伊匹单抗联合纳武单抗在初始阶段1个剂量范围的联合试验是在转移性黑色素瘤患者中进行的，并且在选择进入Ⅱ期和Ⅲ期试验的剂量水平中表现出＞50％的客观反应率。与单一治疗试验相比，其高等级免疫相关毒性的频率更高（高达60％）。伊匹单抗和纳武单抗联合治疗的Ⅱ期和Ⅲ期临床研究证实有效率约为60％。最近的分析显示，最初随机接受联合治疗的患者3年生存率略高于最初接受纳武单抗治疗的患者（58％ *vs.* 52％），但毒性率也更高。尝试确定

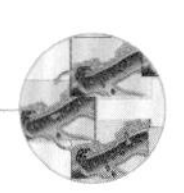

哪些患者需要联合用药，其重点在于 PD-L1 的表达。研究表明 PD-L1 低表达或不表达的肿瘤患者(具有表面染色的肿瘤细胞<1%)用联合治疗方案较单用纳武单抗具有明显提高的存活率。

(3) 针对趋化因子的治疗

趋化因子及其受体在人类炎症性疾病中具有关键作用，目前在自身免疫性疾病和慢性炎症的患者中已有应用针对趋化因子及其受体的治疗，而其在肿瘤患者中的抗肿瘤免疫应答的潜力也逐渐被发现，并有望与目前的肿瘤免疫疗法相结合。

肿瘤中 T 细胞浸润不佳被认为是编码趋化 Th1 细胞的因子 CXCL9 和 CXCL10 的基因在肿瘤中发生表观遗传沉默，这些趋化因子能促进效应 T 细胞和 NK 细胞的迁移并抑制肿瘤血管生成。研究表明，肿瘤对免疫治疗和化疗的反应与肿瘤微环境中吸引 Th1 细胞的趋化因子升高和效应 T 细胞数量的增加有关。肿瘤表观遗传重编程可以消除 Th1 趋化因子基因的表观遗传抑制，促进效应 T 细胞进入肿瘤微环境并提高免疫疗法的疗效。

CXCL12-CXCR4 信号转导途径涉及免疫细胞在肿瘤中的浸润，可以介导浆细胞样树突状细胞(plasmacytoid DC, pDC)转运至肿瘤和 Tr 细胞归巢至骨髓微环境，并参与肿瘤细胞增殖、转移和肿瘤血管形成。阻断 CXCR4-CXCL12 信号转导可以减少肿瘤血管生成、侵袭和肿瘤诱导的免疫抑制。抗 CXCR4 和抗 CXCL12 的抗体均可在临床前模型中防止肿瘤转移、减轻肿瘤重量，推测 CXCR4-CXCL12 信号转导拮抗剂的使用与当前的免疫疗法相结合可能在治疗上是有益的。目前正在进行临床试验以评估 CXCR4 肽拮抗剂 LY2510924 和抗 PD-L1 抗体德瓦鲁单抗的组合免疫疗法的安全性。

CXCL8-CXCR1 信号通路参与肿瘤血管生成、肿瘤干细胞和炎症免疫细胞向肿瘤微环境中的转运。瑞帕利辛(repertaxin)是 CXCR1 和 CXCR2 的非竞争性变构抑制剂，最初用于阻断 CXCL8 的活性，减少心肌梗死或卒中后的组织损伤，也可用于预防器官移植中的缺血再灌注损伤。Ⅰ期临床试验证明，瑞帕利辛在健康志愿者中耐受性良好。阻断 CXCL8 趋化作用有可能用于靶向肿瘤微环境的治疗，但需要进一步的临床试验来确定瑞帕利辛联合目前免疫治疗对肿瘤患者的安全性和有效性。

CCL2、CCL3 和 CCL5 等趋化因子与巨噬细胞和中性粒细胞募集到肿瘤微环境中密切相关，且 CCL5 能够促进卵巢癌细胞的干性。CCL2、CCL3 和 CCL5 可以结合 CCR1、CCR2、CCR3 和 CCR5，靶向这些趋化因子受体可以防止免疫抑制性骨髓细胞在肿瘤中的积累，且目前已知靶向 CCL2、CCL3 和 CCL5 信号转导可抑制小鼠乳腺癌、肺癌和卵巢癌模型中的转移和血管生成。但是单独应用 CCL2 中和制剂，若治疗停止会导致小鼠乳腺癌的转移和快速死亡，可能需要将 CCL2 阻断剂与其他免疫疗法联合使用，以增强抗肿瘤应答，并避免单趋化因子阻断剂的潜在有害作用。目前使用 MLN1202(一种抗 CCR2 单克隆抗体)治疗肿瘤骨转移患者进行了Ⅱ期临床试验，对不可切除的胰腺癌患者也进行了 CCR2 拮抗剂(CCX872)的Ⅰb 期临床试验，这些临床研究将提供关于 CCR2 信号转导阻滞在肿瘤患者中的安全性和潜在治疗功效的信息。

## 9.3 抑制性免疫细胞与肿瘤转移

肿瘤微环境中的许多免疫细胞亚群在肿瘤的侵袭和转移中发挥重要的作用。肿瘤逃避宿主的免疫攻击，在肿瘤微环境中驯化各种免疫细胞亚群，直接下调机体的免疫应答，诱导免疫抑制，最终转移、扩散到全身各个器官[46]。随着对肿瘤微环境和肿瘤转移机制认识的深入，免疫抑制性细胞亚群的作用成为肿瘤转移研究的热点。免疫抑制性细胞亚群主要包括 TAM、MDSC、TAN、Tr 细胞、Br 细胞和调节性树突状细胞(regulatory DC, DCr)等[8,9,47]。

### 9.3.1 肿瘤相关的巨噬细胞与肿瘤转移

(1) TAM 的来源

巨噬细胞起源于骨髓造血干细胞，在骨髓微环境中发育成髓系祖细胞，后进入血液循环分化为前单核细胞及单核细胞，并在数小时或数日之后穿越血管内皮细胞进入全身组织和器官中，在不同组织局部分化为不同表型的特异性巨噬细胞，如肝脏中的 Kupffer 细胞、脑中的小胶质细胞等。最新研究表明，部分组织驻留型巨噬细胞早在小鼠肝脏造血发生前就在卵黄囊中发育分化，在起化因子诱导下随着血流到达脑部、表皮、肝脏等各个器官或组织中"长期驻扎"，具有自我更新能力，并且独立于单核细胞维持。单核细胞的异质性和巨噬细胞较强的可塑性，导致巨噬细胞在不同的组织微环境或者刺激下，进一步分化发育成具有不同表型和功能的巨噬细

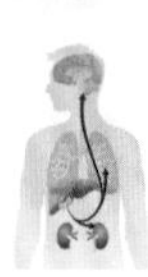


胞。根据其不同的功能特性、表型特征和对 Th1/Th2 应答的诱导,将其分为促炎抗肿瘤的 M1 型巨噬细胞和抗炎促肿瘤的 M2 型巨噬细胞。M1 型巨噬细胞又称经典活化的巨噬细胞,可在 IFN - γ 或联用脂多糖(LPS)及 TNF - α 等细胞因子的诱导下产生,主要分泌活性氧(ROS)、TNF - α、IL - 1、IL - 12、IL - 23 和其他趋化因子,发挥针对微生物的炎症反应和宿主的免疫防御功能,同时也会导致机体正常组织的炎症损伤。在 IL - 4、IL - 13、IL - 10 和 TGF - β 等细胞因子、免疫复合物或糖皮质激素的作用下,巨噬细胞可以向 M2 表型巨噬细胞极化,分泌 TGF - β、VEGF、表皮生长因子(EGF)等因子,尤其在炎症反应后期发挥抗炎作用,促进创伤修复、血管生成和纤维变性[48-51]。

肿瘤相关巨噬细胞(TAM)呈现类似于 M2 样的表型,外周循环中的单核细胞穿过血管内皮细胞浸润到肿瘤组织内,在肿瘤细胞及其微环境的诱导下分化发育为 TAM。早期研究表明,外周循环单核细胞进入肿瘤组织的过程受到肿瘤及其微环境分泌的趋化因子 CCL2 的作用,后续研究逐渐发现趋化因子 CCL5、CCL7、CCL8(MCP2)、CXCL12(SDF - 1α/β)和细胞因子 VEGF、血小板衍生生长因子(PDGF)、巨噬细胞集落刺激因子(M - CSF)、IL - 6、TNF - α 等参与了这个过程。肿瘤与肿瘤微环境分泌的这些趋化因子和细胞因子,也可以诱导穿过血管内皮进入肿瘤组织中的单核细胞分化为具有 M2 表型和功能特点的 TAM,并促进巨噬细胞的存活[49]。

(2) TAM *在肿瘤转移中的作用及其效应机制*

TAM 是肿瘤微环境的主要组成部分,在肿瘤的发生和发展等过程中起到"帮凶"的作用。越来越多的研究表明,TAM 与肿瘤侵袭和转移密切相关,在促进肿瘤血管生成和淋巴管生成的过程中具有重要意义。

1) TAM 直接促进肿瘤的侵袭和转移:肿瘤的侵袭和转移是肿瘤微环境与肿瘤细胞相互作用的结果,肿瘤来源的蛋白酶可以溶解 ECM 蛋白导致基底膜的损坏,促进肿瘤的侵袭。肿瘤通过基底膜侵入其他组织被认为是恶性的标志,预示着转移级联的开始。研究发现 TAM 存在于破裂的基底膜和恶性肿瘤侵袭的边界,促进肿瘤细胞向周围正常组织的侵袭。在乳腺癌、卵巢癌和膀胱癌等实体肿瘤中,TAM 被认为是 MMP 的主要来源,通过分泌 MMP9、MMP7 和 MMP12 等帮助破坏局部组织和基底膜。肿瘤细胞分泌的细胞因子 TNF - α 也可以刺激巨噬细胞产生 MMP,有利于肿瘤细胞生长和肿瘤细胞的转移播散。TAM 也可通过促进蛋白质水解酶和纤溶酶的产生,上调尿激酶型纤溶酶原激活物(urokinase-type plasminogen activator, u - PA)及其受体的表达,增加 ECM 的溶解,帮助肿瘤细胞完成侵袭。

巨噬细胞促进肿瘤侵袭转移的信号机制,包括 CSF1/EGF 信号、IL - 4 和 CXCL12 信号。肿瘤细胞分泌 CSF1,可以招募 TAM 浸润,促进其分泌 EGF,促进肿瘤细胞生长、转移。TAM 中 CSF1 缺陷的小鼠可以抑制乳腺肿瘤向肺部的转移扩散,但是 CSF1 缺失不影响原发肿瘤的生长。肿瘤分泌物也可以活化 TAM 中的 STAT3 信号,促进 TAM 向 M2 样极化并分泌 IL - 10、VEGF、TGF - β 和 MMP2。体外研究表明,乳腺癌细胞和巨噬细胞的共培养,以 TNF - α 依赖的方式上调 MMP 在巨噬细胞中的表达,增加肿瘤细胞的侵袭性;使用广谱 MMP 拮抗剂则显著降低乳腺癌的侵袭,TNF - α 抗体也可以降低乳腺癌细胞的侵袭性和巨噬细胞 MMP2、MMP9 的表达。与 TAM 在原发性肿瘤中的作用相比,其在转移灶中的作用知之甚少。研究表明 TAM 在肿瘤转移的末端也发挥重要的作用,帮助肿瘤细胞的外渗和增殖生态区域的建立。当癌细胞注入小鼠肝门静脉时,腹腔巨噬细胞剔除的小鼠肺部肿瘤灶减少,表明巨噬细胞直接参与了肿瘤细胞的迁移和播散。

2) TAM 促进血管生成:肿瘤从良性转化为恶性的显著特点之一是新生血管增多,脉管形成后肿瘤才能发生转移。新血管生成是一个多因子、多细胞参与,涉及基底膜降解和内皮细胞增殖和迁移的复杂过程。大量研究指出,TAM 在很多实体肿瘤中都参与新血管生成,肿瘤微血管的密度与 TAM 的浸润程度相关。巨噬细胞剔除的小鼠肿瘤体积较普通小鼠明显增大,但保持良性,证明巨噬细胞在与肿瘤转移潜能相关的血管生成中发挥着重要的作用。VEGF 是目前最公认的促血管生成因子,可刺激内皮细胞的增殖和迁移,促进毛细血管形成。VEGF 与血管新生调节因子——血管抑制素 1(vasohibin 1)的表达具有相关性,TAM 可以通过分泌 VEGF 上调 vasohibin 1 的表达,导致肿瘤的淋巴结转移、远距离转移和小鼠总体生存率下降。TAM 大量释放

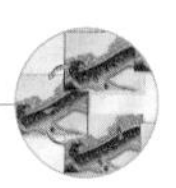

促血管生成因子，如 TGF－β、VEGF 和 PDGF 等，联合肿瘤细胞分泌的抑制性细胞因子，直接促进基质形成和肿瘤淋巴管-血管的发生，增加肿瘤向淋巴管的转移。

TAM 可以产生 MMP，如 MMP7 和 MMP9。MMP9 是血管生成所必需的基质因子，通过促进 VEGF 与内皮细胞上的 VEGF 受体结合来重塑 ECM，并促进新血管的发芽和生长；MMP7 促进内皮细胞增殖和迁移，诱导血管生成。TAM 通过产生促血管生成因子胸腺磷酸化酶参与促血管生成过程。胸腺磷酸化酶在体外可以促进内皮细胞的迁移，其表达丰度与肿瘤新生血管的量密切相关。TAM 还可以通过纤维蛋白的沉积发挥促凝作用，间接增加血管形成。TAM 通过分泌趋化因子来发挥促血管生成和肿瘤转移的作用，在小鼠动物模型和临床患者的标本中都观察到趋化因子 CXCL5 和 CXCL8 的分泌水平与增加的新生血管数量、荷瘤小鼠和肿瘤患者的生存率密切相关，拮抗 CXCL5 可以有效降低血管生成和肿瘤生长。

### 9.3.2 髓系来源抑制性细胞与肿瘤转移

（1）MDSC 的起源

MDSC 来源于骨髓祖细胞和未成熟髓细胞，是肿瘤微环境中未成熟粒细胞、未成熟巨噬细胞和未成熟树突状细胞组成的异质细胞群，广泛存在于荷瘤小鼠和肿瘤患者的脾脏、外周血及肿瘤组织中。MDSC 于 2001 年首次在荷瘤小鼠中被发现，由于这些细胞可以诱导免疫耐受，它们也被称为“自然抑制物”“未成熟髓细胞（immature marrow cell，IMC）”“骨髓抑制细胞（myelosuppression cell，MSC）”[52]。为了避免与间质干细胞（MSC）混淆，统一命名为 MDSC[53]，反映了这些细胞的起源和它们的主要功能特征。MDSC 在肿瘤的免疫逃逸和调控癌症的免疫治疗效果中都发挥关键作用。

在小鼠中，MDSC 通过细胞表面上 CD11b 和 Gr1 的共表达（$CD11b^+$ $Gr1^+$）来定义[54]。$CD11b^+$ $Gr1^+$的细胞在正常小鼠骨髓中占 20％～30％、脾脏中占 2％～4％，淋巴结中基本不存在。Gr1 分子包括 Ly6G 和 Ly6C 两个不同表位的特异性抗体，MDSC 又分为两个不同的亚群：①单核细胞样形态的 $CD11b^+$ $Ly6G^-$ $Ly6C^{high}$ 细胞，被称为单核样 MDSC（M－MDSC）；②中性粒细胞样形态的 $CD11b^+$ $Ly6G^+$ $Ly6C^{low}$ 细胞，被称为粒系 MDSC（G－MDSC）。MDSC 也表达组胺和组胺受体 1（histamine receptor 1，HR1），提高 MDSC 的存活和扩增。此外还有一些表面分子用于鉴定抑制性的其他 MDSC 亚群，如 CD115、CD124 和 CD80 等。在荷瘤小鼠中，不同肿瘤和器官的 M－MDSC 亚群和 G－MDSC 亚群也不同。总的来说，G－MDSC 代表 70％～80％的 MDSC，是主要的 MDSC 亚群，而 M－MDSC 占 MDSC 的 20％～30％。MDSC 的两个细胞亚群功能不同。在不同的实验肿瘤动物模型中，两类 MDSC 虽然都会扩增，但在大多数肿瘤模型中，G－MDSC 亚群比 M－MDSC 亚群扩增得多，而 M－MDSC 的免疫抑制作用较 G－MDSC 更强。体外诱导分化实验发现，只有 M－MDSC 有能力分化为成熟的树突状细胞和巨噬细胞，而 G－MDSC 不能进一步分化[10]。虽然 G－MDSC 和 M－MDSC 在表型上分别与中性粒细胞和单核细胞类似，但它们之间有许多明显差异。例如，G－MDSC 与中性粒细胞相比颗粒较少，CD16 和 CD62L 的表达水平也较低，它们的功能也不同，G－MDSC 强大的免疫抑制活性可将它们与中性粒细胞有效区分。经典活化的中性粒细胞和单核细胞在消除炎症后具有发挥吞噬作用清除病原体、诱导氧化爆发活性、促炎细胞因子的释放和促进受损组织愈合的作用[55]。最近的研究显示，与经典中性粒细胞不同，G－MDSC 独特表达 CD14[56]、凝集素样氧化低密度脂蛋白受体 1（lectin-type oxidized low-density lipoprotein receptor1，LOX1）[57]、CD84[58]等标志物。

MDSC 在肿瘤患者的组织中表现出很强的异质性，分类十分复杂，细胞的详细分类和特征定义仍处于非常早期的阶段。目前人类公认的 MDSC 定义为细胞表面表达 CD33 且缺乏成熟骨髓和淋巴细胞标志物的表达。在人外周血单个核细胞（peripheral blood mononuclear cell，PBMC）中，G－MDSC 被定义为 $CD11b^+CD14^-CD15^+/CD66b^+$，M－MDSC 被定义为 $CD11b^+$ $CD14^+$ HLA－$DR^{-/low}$ $CD15^-$。此外，人类中还有第 3 类 MDSC，即早期 MDSC（early-stage MDSC，eMDSC）被描述为 $Lin^-$ HLA－$DR^-CD33^+$。

（2）MDSC 聚集的机制

在健康的个体中，MDSC 主要存在于骨髓中，可能参与维持骨髓自我稳态的微环境。当 MDSC 进入组织局部时，即分化为成熟的中性粒细胞、巨噬细胞和树突状细胞。在病理情况下，这些髓样细胞失

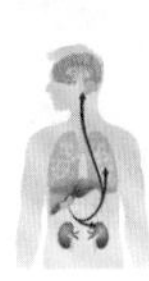



去分化成熟的能力并带有免疫抑制活性。除了抑制免疫活性细胞，这些细胞也参与非免疫功能，包括促进血管生成、肿瘤侵袭和转移。研究发现，不同实体瘤患者体内都可以检测到 MDSC 增加，多发性骨髓瘤和非霍奇金淋巴瘤患者的血液中也有高水平的 MDSC 募集。循环 MDSC 的数量与肿瘤的临床分期密切相关，包括总生存期、血管生成、转移病灶的负荷和肿瘤的免疫逃逸程度，因此循环 MDSC 被认为是癌症免疫治疗有效性的预测指标和预测临床化疗效果的重要早期指标。研究表明，胃癌Ⅰ和Ⅱ期的患者体内 MDSC 浸润的数量明显少于Ⅲ和Ⅳ期的胃癌患者，且在晚期胃癌患者中，MDSC 数量较多的患者预后较差。由于 $CD11b^+$ $CD14^+$ HLA－$DR^-$ MDSC 亚群的聚集与疾病发生、发展密切相关，所以被认为可预测肿瘤对治疗的反应性。

在肿瘤微环境中，MDSC 的诱导、募集和活化受多种因子影响，如细胞因子、生长因子和促炎症介质。随着研究的深入，这些因素可以分为两大类：第 1 类是对 MDSC 扩增的促进因子，包括干细胞生长因子（stem cell growth factor, SCGF）、G－CSF、M－CSF、GM－CSF、FLT3L、烟斑菌多肽 8(Bv8)、VEGF、IL－1、IL－6、TNF－α 和 IL－10。这些因子大部分通过 JAK/STAT3 信号转导途径调节 MDSC 的扩增和募集。其中，GM－CSF 和 IL－6 是骨髓祖细胞来源的 MDSC 最主要的扩增因子。还有报道，肿瘤来源的 IL－1β 能够诱导 MDSC 的募集，增加其对 T 细胞的抑制，阻断 IL－1β 可以解除 MDSC 对 T 细胞的抑制作用。第 2 类是 MDSC 的活化因子，主要由活化的 T 细胞和肿瘤基质细胞产生，这些因子包括 TLR 配体、IFN－γ、前列腺素 E2、IL－1β、IL－4 和 IL－13，它们主要通过转录因子 STAT1、STAT6 和 NF－κB 而发挥活化 MDSC 的作用。

MDSC 可有效抑制 $CD4^+$、$CD8^+$ T 细胞和 NK 细胞的抗肿瘤免疫应答，促进肿瘤的进展。在肿瘤患者的外周血中，MDSC 的数量与 T 细胞的数量之间呈负相关。MDSC 可通过分泌 Th2 型细胞因子 IL－10，下调巨噬细胞产生促 Th1 型细胞极化的 IL－12。目前，在癌症免疫治疗中靶向 MDSC 的策略主要包括促进 MDSC 的分化，降低其免疫抑制作用或剔除 MDSC。

(3) *MDSC 在肿瘤转移中的作用及其效应机制*

肿瘤转移是一个多步骤过程，肿瘤细胞和基质成分如成纤维细胞、ECM、脉管系统和免疫系统之间的相互作用，都参与肿瘤细胞的播散。肿瘤细胞可以通过募集免疫抑制性细胞特别是 MDSC 来对抗机体的抗肿瘤免疫应答。过继回输 MDSC 可以显著促进动物模型中肿瘤的生长，剔除荷瘤小鼠中的 $GR1^+$ 细胞可以抑制肿瘤生长和转移。在小鼠 4T1 乳腺癌模型中，肿瘤细胞产生的巨噬细胞 MIF 促进了 $CD11b^+$ $Ly6C^{hi}$ 高度免疫抑制性 MDSC 亚群在肿瘤组织中的浸润，用抗 Gr－1 特异性单克隆抗体拮抗这些细胞可以有效减少癌细胞的肺转移。在黑色素瘤细胞的模型中，$CD11b^+$ $Gr1^{hi}$ MDSC 被 CXCL5 招募到肿瘤组织中发挥抑制性作用，使用 Ly6G 特异性单克隆抗体来消耗这些 MDSC 也可以减少黑色素瘤细胞的扩散。MDSC 除了产生免疫抑制性因子直接抑制免疫应答，削弱 T 细胞的活化和增殖，还可以通过降解 ECM 促进肿瘤细胞侵袭。MDSC 同时表达多种促血管生成因子，如 VEGF、碱性成纤维细胞生长因子(bFGF)和 MMP，直接促进血管生成，参与促转移微环境的形成。另一个由 MDSC 分泌，显著促血管生成的因子是受 STAT3 信号转导途径调控的 Bv8 分泌蛋白，抗 Bv8 抗体可以有效抑制几种类型肿瘤的生长和血管生成。

MDSC 能够促进上皮-间质转化(EMT)，并在肿瘤侵袭边缘降解 ECM。Abastado 等人研究表明，G－MDSC 通过产生 EGF、TGF－β1 和肝细胞生长因子(HGF)在黑色素瘤细胞中诱导 EMT。在结直肠癌中，肿瘤细胞和 MDSC 共同产生的 HMGB－1 可以募集 MDSC，激活 EMT 驱动的转录因子 NF－κB 和 Snail，并增强 MMP7 的表达，促进肿瘤的迁移和侵袭。MMP 是 EMT 和血管生成的主要调节剂。浸润的 MDSC 在肿瘤中可以分泌多种类型的 MMP，参与肿瘤侵袭和转移。肿瘤组织中 IL－6 和 IL－6Rα 的表达，导致 STAT3 的持续激活，促进 MDSC 的扩增；STAT3 还可以上调 S100 钙结合蛋白，如 S100 钙结合蛋白 A8(S100 calcium binding protein A8, S100A8)和 S100A9，促进 MDSC 的扩增和募集，促进肿瘤细胞扩散[59]。

### 9.3.3 肿瘤相关中性粒细胞与肿瘤转移

(1) *TAN 的起源*

中性粒细胞由骨髓造血干细胞产生，在骨髓中分化发育，后进入血液或组织中，是人体外周血中数量最多的白细胞，占外周血白细胞数量的 50%～

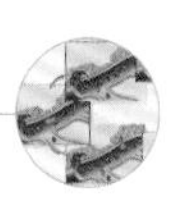

70%。中性粒细胞常被称为多形核白细胞(polymorphonuclear leukocyte, PMN),是人体主要的抵御病原体入侵的免疫细胞,在天然免疫系统中发挥着重要作用。当感染发生时,中性粒细胞在许多趋化性介质(如组织损伤释放物、细菌内毒素、IL-8等)的作用下,从血管中迅速渗出进入机体的各部位,发挥强大的吞噬杀菌功能,及时清除入侵机体的病原微生物。中性粒细胞中含有丰富的溶酶体酶,能分解吞噬入细胞中的细菌和组织碎片,把被细菌感染的细胞局限在局部组织。粒细胞还能通过释放花生四烯酸引起感染部位的炎症反应,增强机体抗感染能力。

肿瘤微环境中产生的趋化因子,可以招募大量血液中的中性粒细胞通过血管壁进入肿瘤组织,形成TAN。TAN的特性与普通感染条件下的中性粒细胞不同,它可以释放细胞因子和酶类物质影响肿瘤微环境中其他炎症细胞的招募和激活,为肿瘤发展创造良好的免疫抑制微环境,促进肿瘤生长、转移和血管生成,在肿瘤患者预后评估方面也发挥着重要的作用。在肿瘤微环境中,TAN经肿瘤刺激后会分化为不同表型,对肿瘤的发展起到促进或抑制的作用,这种可塑性是由肿瘤微环境中的各种细胞因子共同调控的。与巨噬细胞类似,TAN可分为2种表型:N1型和N2型。其中N1型为抑制肿瘤生长的中性粒细胞,通过促进免疫反应激活相关的细胞因子和趋化因子的表达,如上调TNF-α、CCL3、ICAM-1及FAS等的表达,下调免疫抑制相关分子如精氨酸酶的表达,增强中性粒细胞杀伤肿瘤细胞的效应,诱导细胞毒性T细胞活化,对肿瘤的发展起到抑制作用;N2型为促进肿瘤生长及转移的中性粒细胞,分泌血管生成因子和基质降解酶,抑制机体的抗肿瘤免疫反应,促进肿瘤生长及转移[60]。

(2) *TAN与肿瘤的发生、发展*

实体瘤内浸润的炎症细胞支持肿瘤的生长和进展,导致肿瘤转移,是炎-癌转化和相互作用的关键。越来越多的证据表明,中性粒细胞也参与了癌症的发生和发展[61]。TAN通过合成和分泌多种细胞因子如TNF-α、IL-1、IL-12和IL-8等,参与肿瘤微环境中一些细胞表型的极化,在肿瘤的生长和进展中发挥复杂的调控作用。但是中性粒细胞在肿瘤生长中的作用是有争议的。中性粒细胞在体内和体外实验中都对肿瘤发挥细胞毒性作用,这种细胞毒性常常是在中性粒细胞受细菌产物刺激或炎症药物致敏后引发,或是在免疫系统稳定的情况下注射大量同种肿瘤细胞而激活。肿瘤组织分泌G-CSF、IL-2和TNF-α的水平增加会导致TAN发挥肿瘤抑制效应。

但是这些研究中大多涉及非生理水平的细胞因子变化。大多数临床和体内的研究表明,中性粒细胞可通过参与基质重塑和血管生成等过程促进肿瘤生长。从胃癌患者中分离出的TAN对肿瘤细胞裂解能力存在缺陷。肺肿瘤球体中浸润的TAN增加会加快肿瘤的生长速度,抑制TAN的渗入则有效减少肿瘤球体的生长。中性粒细胞邻近的肿瘤上皮细胞可以摄入中性粒细胞分泌的中性粒细胞弹性蛋白酶(neutrophil elastase, NE),降解肿瘤上皮的胰岛素受体底物1(insulin receptor substrate 1, IRS1),促进血小板衍生生长因子受体(platelet-derived growth factor receptor, PDGFR)介导的PI3K活化和肿瘤细胞增殖,抑制NE可抑制胃癌细胞和肺部肿瘤的生长[62-64]。

(3) *TAN在肿瘤转移中的作用及其效应机制*

中性粒细胞的浸润与肿瘤的转移密切相关。在头颈部鳞状细胞癌中,侵袭性越高的肿瘤组织中TAN浸润越多,而侵袭性较小的肿瘤中TAN浸润数目较低。循环中性粒细胞的浸润水平随着其腺癌转移能力的增加而增加。使用小鼠的腹腔中性粒细胞与不同转移能力的乳腺癌细胞系混合注射,发现额外增加中性粒细胞数量能促进原发性肿瘤生长和转移。TAN协助纤维肉瘤转移,高转移表型的小鼠纤维肉瘤和B16F10黑色素瘤中TAN数目明显升高,这种现象可能是由于高转移性肿瘤荷瘤小鼠的中性粒细胞不能裂解肿瘤细胞,或者黑色素瘤细胞可以分泌CXCL8/IL-8,趋化中性粒细胞到肿瘤局部,与黑色素瘤细胞表面的ICAM-1相互作用,促进其黏附于血管内皮、外渗并最终发生肺转移。除了黑色素瘤细胞,还有很多研究也证明,肿瘤组织可以通过分泌中性粒细胞活化因子促进中性粒细胞发挥促肿瘤迁移的作用。例如,在肺支气管肿瘤中,肿瘤细胞来源的细胞因子(如TNF-α、GM-CSF)诱导中性粒细胞释放HGF,促进肺支气管肿瘤细胞迁移。肿瘤来源的血凝素(hemagglutinin, HA)也可以活化中性粒细胞发挥促进肿瘤转移的作用。在*IFN-β*基因敲除的小鼠纤维肉瘤和黑色素瘤模型中,清除中性粒细胞可抑制肿瘤生长、血管形成和肿瘤转移[65]。

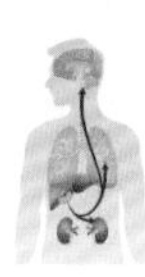



另一方面，中性粒细胞可以促进ECM降解促进肿瘤转移。当中性粒细胞通过ECM向肿瘤局部迁移时，肿瘤细胞可以通过由中性粒细胞产生的"通道"逸出到脉管系统中，被称为"逆流"模式。中性粒细胞中含有大量能够重塑ECM并降解各种细胞因子、趋化因子及其受体的蛋白酶，其中包括促进肿瘤转移的两种关键性的蛋白酶MMP9和NE。ECM的降解主要通过MMP2和MMP9发生，因为这些蛋白酶优先降解Ⅳ型胶原。在结肠癌和胰腺癌的小鼠模型中，TAN是表达MMP9的主要细胞类型。在胰腺癌组织的周边观察到TAN和MMP9的共定位。人纤维肉瘤和前列腺肿瘤中表达MMP9的TAN与增加的肿瘤细胞浸润有关。MMP9阳性的中性粒细胞还可以在*CCR2*基因缺失的荷瘤小鼠中补偿巨噬细胞的功能，促进肿瘤生长和血管生成。MMP9阳性的TAN促进ECM释放生物活性成纤维细胞生长因子2(FGF2)和VEGF，诱导肿瘤血管生成。在RIP1-Tag2转基因胰腺神经内分泌癌小鼠模型中，通过计算在不同条件下进行血管生成的胰岛数目，验证了中性粒细胞在血管生成中充当开关作用。当给予Gr1特异性抗体时，中性粒细胞被耗尽，VEGF与其受体的结合减少，肿瘤细胞的血管生成减少。

### 9.3.4 其他免疫细胞与肿瘤转移

(1) Tr细胞与肿瘤转移

Tr细胞是一个异质性的群体，目前已经发现的Tr细胞包括自然调节性T细胞$CD4^+$ $CD25^+$ Tr细胞、抗原诱导型的Th3细胞和Tr1细胞，及具有免疫调节功能的$CD8^+$ Tr细胞、$CD4^+CD25^-$ Tr细胞、调节性NKT细胞和调节性γδT细胞等。但由于其他几类Tr细胞数量少，而且目前研究尚不清楚，故通常用$CD4^+$ $CD25^+$T细胞代表Tr细胞，其是一群具有独特免疫调节功能的T细胞亚群，具有免疫无能和免疫抑制特性，在肿瘤微环境中抑制效应性$CD4^+$ T细胞和$CD8^+$ T细胞的活化与增殖，抑制机体免疫系统对肿瘤抗原引发的抗肿瘤免疫反应，达到免疫的负调节作用，给肿瘤提供了逃避免疫识别和杀伤的机会，已被广泛研究。在对肿瘤微环境的研究中报道最多的也是$CD4^+$ $CD25^+$ Tr细胞，在许多人类肿瘤包括肺癌、乳腺癌、肝癌、卵巢癌、胃癌和淋巴瘤中均发现该群细胞的存在。Tr细胞在肿瘤微环境和外周血中都可以被观察到浸润增加，其数量可因肿瘤的类型不同而有差异。Tr细胞在小鼠和健康人体中占外周$CD4^+$ T细胞总数的5%～10%，主要分布在外周血和脾脏中。其表面分子除CD4、CD25外，还有CTLA4、糖皮质激素诱导的肿瘤坏死因子受体(glucocorticoid induced tumor necrosis factor receptor, GITR)、叶酸受体4(folate receptor 4, FOLR 4)、CD45RB、CD103、CD62L、人白细胞抗原(human leukocyte antigen, HLA)、神经纤毛蛋白(neuropilin-1, Nrp1)及趋化因子受体CCR4、CCR8、CCR10、CXCR3等，但是这些分子特异性较差，也会表达于某些效应性T细胞。而X染色体编码的转录因子FoxP3(forkhead box P3)特异性表达于Tr细胞，低表达于活化的效应T细胞，是Tr细胞的一个特征性标志物[66,67]。Tr细胞对肿瘤的免疫调节作用方式，包括分泌免疫抑制因子(如TGF-β、IL-10、IL-35)阻碍效应细胞功能、通过颗粒酶和穿孔素直接杀伤效应细胞、通过干扰细胞代谢影响细胞功能和通过影响树突状细胞的功能影响T细胞的活化。

Tr细胞既可以促进肿瘤细胞发生、发展、迁移，也可以抑制宿主对肿瘤细胞的免疫应答过程，在肿瘤的免疫耐受及与机体维持动态平衡方面发挥重要作用。Tr细胞的比例在肿瘤患者体内增高，且数量与患者肿瘤进展程度和预后呈负相关。非小细胞肺癌(NSCLC)的临床研究观察到，外周血Tr细胞水平随癌症的严重程度增加而增加，并且在转移性肿瘤患者中最高；与肿瘤患者的非转移淋巴结相比，转移淋巴结中的Tr细胞水平也显著升高。Lewis肺癌小鼠模型显示，Tr细胞以TGF-β依赖的方式抑制NK细胞介导的细胞毒性，Tr细胞的消耗有助于增强NK细胞抗肿瘤转移活性。小细胞肺癌(small cell lung cancer, SCLC)肺活检组织中高比例的$FoxP3^+$淋巴细胞与患者生存率差有关，NSCLC肿瘤内$FoxP3^+$淋巴细胞水平升高也与患者无复发生存率降低相关[68,69]。Tr细胞亚群在局部和全身部位的分布和聚集在评估肿瘤预后方面具有重要的临床意义[70]。

(2) Br细胞与肿瘤转移

B细胞作为产生免疫球蛋白浆细胞的祖细胞，在免疫系统中执行多重功能，包括提呈抗原给T细胞和NKT细胞、分泌抗体、产生各种Th1和Th2型细胞因子，促进其他淋巴细胞的激活和分化。1997年，Mizoguchi等在炎性肠病(inflammatory bowel

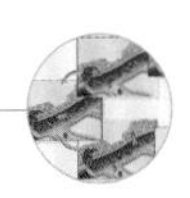

disease，IBD)小鼠模型中证明 Br 细胞的存在，并首次将这些具有免疫调节功能的 B 细胞定义为“调节性 B 细胞”。Br 细胞是一类具有免疫抑制功能的 B 细胞亚群，参与维持机体免疫稳态，并且在各种免疫病理过程中如自身免疫疾病、肿瘤免疫反应、移植免疫耐受、感染及变态反应，发挥着重要的调节作用。大量的动物实验和临床研究发现，Br 细胞的表型和功能在生理状态和病理过程中呈现着多样性。哺乳动物 B 细胞分为两个亚群：B1 和 B2 细胞亚群。B1 细胞主要由胎儿前体细胞产生，可分为 B1－a ($CD11b^+$ $CD5^+$)细胞和 B1－b($CD11b^+$ $CD5^-$)细胞，主要分布于胸膜、腹膜及肠黏膜组织。B2 细胞主要由骨髓源性前体细胞产生，主要集中于次级淋巴器官，可分化为过渡 1 型(T1，$CD24^{hi}$ $CD21^-$ $B220^+$)和过渡 2 型(T2，$CD24^{hi}$ $CD21^+$ $B220^+$)B 细胞。在经典理论中，B 细胞在骨髓中完成功能性 B 细胞受体(B cell receptor，BCR)的表达和中枢免疫耐受。成熟的 B 细胞从骨髓迁移至外周，在抗原刺激下进一步分化为浆细胞和记忆性 B 细胞。而关于 Br 细胞的来源，有研究表明，未成熟的 B 细胞从骨髓迁移出来后，一部分进入脾脏发育为过渡型 B 细胞(B2)，后分化为滤泡型 B 细胞(follicular B cell，FOB)或脾边缘带 B 细胞(marginal zone B cell，MZB)。在获得性免疫介导的疾病模型中，FOB 经 CD40 活化或自身抗原刺激发育为“获得型”调节 B 细胞(“acquired type” regulatory B cell)，在炎性肠病等疾病模型中，MZB 经 TLR 相关信号途径(TLR4/LPS、TLR9/CpG)活化，在肠系膜淋巴结炎症环境中发育为“固有型”调节 B 细胞(“innate type” regulatory B cell)。同时，胸膜腔、腹膜腔及肠道固有层中的 B1 细胞也可能分化成“固有型”调节 B 细胞。

Br 细胞在肿瘤免疫平衡及免疫逃逸阶段通过分泌多种细胞因子发挥负性调节作用，抑制肿瘤免疫应答，促进肿瘤的生长及转移。Br 细胞在脾脏和淋巴结中也可以分化为调节性浆母细胞，并最终分化为长期存活的浆细胞。Br 细胞既可以通过分泌细胞因子(IL－10、TGF－β 和 IL－35 等)抑制免疫反应，也可以通过与靶细胞膜表面分子(FasL、GITRL 和 PD－L1 等)的相互作用调节免疫应答[71,72]。在乳腺癌肺转移的小鼠模型中，肿瘤诱发的 Br 细胞可以分泌 TGF－β，将 $CD4^+$ T 细胞转化为 $FoxP3^+$ Tr 细胞，促进肿瘤生长及转移；在缺乏 Br 细胞情况下，$FoxP3^+$ Tr 细胞转化受阻，乳腺癌小鼠的肺转移得到有效控制[73]。

### 9.3.5 小结

尽管肿瘤细胞本身的多基因突变是其恶性转化的重要原因，但是肿瘤细胞与宿主之间的相互作用是影响肿瘤生长及转移的决定性因素。越来越多的研究表明，肿瘤微环境中各种类型的抑制性免疫细胞群对肿瘤的发生、发展至关重要，它们抑制机体的抗肿瘤免疫应答，促进肿瘤的进展和转移。随着对其特征和功能的深入研究，有效认识各种抑制性免疫细胞如何促进肿瘤发生、发展的机制，有助于推进合理、高效地开发有效治疗肿瘤转移的新途径，以利于更好地针对多种细胞参与的多个靶点进行干预以及调动机体免疫功能。

## 9.4 免疫抑制性因子与肿瘤转移

在整个实体瘤组织中，除了肿瘤细胞及各种非肿瘤细胞外，还包括大量的免疫抑制性因子如趋化因子及其受体、TGF－β、IL－10、IL－6、IL－33、补体调节蛋白(complement regulatory protein)以及膜表达的抑制性受体等，这些成分共同组成了肿瘤微环境。肿瘤微环境中的免疫抑制性因子在肿瘤免疫逃逸和抑制抗肿瘤免疫应答过程中发挥着重要的作用。例如，肿瘤微环境中多种细胞分泌的 TGF－β 能够抑制效应 T 细胞的浸润和颗粒酶 B、穿孔素对肿瘤细胞的杀伤能力，同时提高肿瘤微环境的纤维化程度，促进肿瘤的生长与转移。肿瘤微环境中浸润的免疫抑制性细胞分泌的 VEGF、PDGF、胸苷磷酸化酶(thymidine phosphorylase，TP)以及多种趋化因子促进血管生成与自身增殖，同时分泌的 IDO、IL－10 等抑制效应 T 细胞的杀伤作用。来源于 MDSC 的 ROS 会抑制 T 细胞与 MHC 间的相互作用，导致 T 细胞功能受到抑制。HIF－1α 能够激活 VEGF 的转录，进而诱导肿瘤血管的生成，促进肿瘤细胞的生长。

### 9.4.1 趋化因子及其受体

趋化因子是一组分子量为 8000～10000 的小分子细胞因子亚家族蛋白，来源于白细胞和某些基质细胞，可结合在内皮细胞表面，对中性粒细胞、单核细胞、淋巴细胞等多种细胞均具有趋化和激活作用。

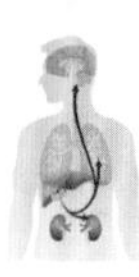


依据其氨基酸特殊结构及保守序列的半胱氨基酸残基排列顺序不同，分为4类：C、CC、CXC和CX3C。C类趋化因子，也称为γ趋化因子，只有一个半胱氨酸残基，只有淋巴细胞趋化因子α和β两个成员，可诱导T细胞和骨髓细胞趋化；CC类趋化因子，也称为β趋化因子，前2个保守的Cys残基相邻，包括CC型趋化因子1～28；CXC类趋化因子，也称为α趋化因子，根据氨基端是否含有谷氨酸-亮氨酸-精氨酸（ELR）基序可以分ELR阳性趋化因子家族（$ELR^+$ CXC）和ELR阴性趋化因子家族（$ELR^-$ CXC），分别参与中性粒细胞和淋巴细胞的趋化作用；CX3C型趋化因子，也称为δ趋化因子，前2个保守的Cys之间由3个非保守氨基酸残基隔开。根据结合配体的不同，趋化因子受体可相应地分为4类：CXC类趋化因子受体（CXCR）、CC类趋化因子受体（CCR）、CX3C类趋化因子受体（CX3CR）、C类趋化因子受体（XCR）。趋化因子在促进肿瘤细胞增殖的同时抑制肿瘤细胞的凋亡，促进肿瘤的生长。趋化因子与受体结合后促进胞内肌动蛋白的聚合，提高肿瘤细胞的运动性，同时激活胞内相关信号通路，下调包括细胞黏附相关基因的表达，使得肿瘤细胞更容易发生转移。趋化因子也可以诱导MMP的表达，使胞外基质以及基底膜得到降解，肿瘤细胞更容易突破屏障，加速肿瘤细胞的转移。

目前人们研究较为清楚的是CXCL12－CXCR4生物轴在肿瘤转移过程中所发挥的作用。CXCR4在多种肿瘤模型中均有表达，包括乳腺癌、宫颈癌、前列腺癌、胰腺癌、肺癌等；而CXCL12在肺癌、肝癌、骨癌以及淋巴癌中表达最高，在中枢神经系统肿瘤中表达较低。在小鼠乳腺癌模型中，将CXCR4表达量较低的MCF7乳腺癌细胞注射到小鼠体内后，肿瘤细胞几乎不会发生转移；而将CXCR4表达量较高的MDA－MB－231细胞注射到小鼠体内后，乳腺癌细胞会向小鼠肺部发生转移。乳腺癌恶性程度越高，肿瘤细胞CCR7和CCR4的表达量越高，而在乳腺癌常见的转移部位，如肺、肝脏等部位，其相应配体CXCL21和CXCL12表达量同样增高。在前列腺癌中的研究发现，与其他器官相比，骨髓中成骨细胞和成纤维细胞能够分泌更多的CXCL12，诱导肿瘤细胞向骨组织中转移，用CXCR4阻断剂能够特异性地阻断这种转移。在人非小细胞肺癌中，癌组织CCR7的表达量与癌细胞向淋巴结转移的能力呈正相关。在人结肠癌中，癌组织CXCR4能促进肿瘤细胞从原发位点脱离，并在血液和淋巴液中循环。在人的前列腺癌细胞系中，CXCR4及其配体CXCL12的表达水平与其转移能力呈正相关。此外，趋化因子还可维持骨骼微环境的稳定，为转移的肿瘤细胞提供良好的土壤。缺氧环境最适合肿瘤细胞发生转移，而缺氧环境也会诱导组织CXCR4的表达。通过中和HIF可以降低组织CXCR4的表达，抑制肿瘤细胞的转移。由此可见，在肿瘤转移过程中，远处部位表达的趋化因子配体成为了肿瘤细胞转移的“指路灯”，能够直接趋化肿瘤细胞到特定器官中，从而加速肿瘤的转移过程[74]。

除了CXCL12－CXCR4生物轴外，其他趋化因子和配体在肿瘤转移中也发挥着重要作用。CX3CR1在胶质瘤中大量表达，而其配体CX3CL1在中枢神经系统中广泛表达，如神经元。研究数据显示，胶质瘤的恶性程度越高，其CX3CR1表达量越高。在肠道黑色素瘤中，CCR9高表达，其配体CCL25呈现出离散表达模式，并且仅仅表达在胸腺和小肠中，两者介导了肠道黑色素瘤的转移[75]。

### 9.4.2 转化生长因子－β

目前为止，人们对转化生长因子（TGF）－β分子在肿瘤转移过程中所扮演的角色以及相应分子机制的认识仍未充分。来源于临床和基础的研究数据显示，TGF－β在肿瘤转移过程中所发挥的作用依赖于其所存在的肿瘤微环境，并且是多向的效应。

TGF－β信号通路在多种癌症类型中存在不同程度的活化，包括乳腺癌、黑色素瘤、神经胶质瘤。TGF－β信号通路可以促进促转移因子的产生，包括JAG1（Jagged 1蛋白）、重组血管生成素样蛋白4（recombinant angiopoietin like protein 4，ANGPTL4）和IL－11等，这些因子与乳腺癌转移至骨和肺密切相关。研究显示TGF－β可以促进乳腺癌细胞从乳腺向骨组织中进行转移。骨微环境中存在着包括TGF－β在内的多种生长因子。在转移初始阶段，转移到骨组织中的肿瘤细胞释放多种促肿瘤细胞转移的细胞因子，这些细胞因子反过来促进成骨细胞的活化。一旦活化，成骨细胞水解胞外基质进而释放TGF－β。组化分析表明，75％的骨转移活组织样本中存在大量磷酸化的Smad2。Smad信号通路可以通过调节胶原的产生来调控头颈部鳞状细胞癌细胞的转移。在黑色素瘤模型中抑制TGF－β信号通路

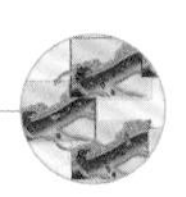

可以显著降低骨转移的发生，这些结果进一步提示TGF-β信号通路在肿瘤转移方面发挥着重要作用。此外，临床数据显示TGF-βRⅡ表达水平与雌激素受体阴性乳腺癌患者的生存率呈负相关。用放疗和化疗治疗乳腺癌转移小鼠模型后发现其TGF-β1水平明显升高，同时外周血循环的癌细胞数量明显升高，而中和TGF-β使癌转移的发生明显降低。TGF-β在肿瘤发生早期往往发挥抑癌的作用，在晚期则促进肿瘤进展和转移，其所在的微环境对其功能的发挥是十分重要的[76]。

正常生理情况下TGF-β可以直接刺激包括胶原和纤连蛋白在内的ECM的产生，降低包括胶原酶、溶基质素、肝素酶在内的降解ECM的酶。同时，TGF-β也会上调基质降解酶的抑制性蛋白，如纤溶酶原激活物抑制物(PAI)-1和蛋白酶组织抑制因子等。肿瘤来源的TGF-β可以影响实体瘤中不同细胞之间的距离，创造出一个有助于肿瘤生长、侵袭以及转移的微环境。TGF-β可以直接作用于肿瘤细胞本身，使其调控ECM的沉积与降解。在肿瘤转移的过程中，TGF-β信号通路通过提高MMP的表达，促进肿瘤细胞的基质水解能力。在多种癌细胞中，TGF-β会上调MMP的表达，后者又可以活化TGF-β，这种正向调控反馈机制能够放大增强TGF-β的活化和肿瘤的转移。例如，在鳞状细胞癌中，TGF-β可诱导肿瘤细胞表达的MMP13，促进肿瘤细胞存活以及基质的纤维化。TGF-β可以增强肿瘤细胞蛋白酶和纤溶酶的分泌，而这些酶反过来又可以进一步活化TGF-β[76,77]。

在乳腺癌细胞向骨组织转移过程中，TGF-β可以刺激转移的癌细胞产生甲状旁腺激素相关蛋白(parathyroid hormone-related protein, PTHrP)。PTHrP可刺激RANK配体的产生，刺激破骨细胞的分化和骨转移的发生。在乳腺癌小鼠模型中，TGF-β通过增强分泌IL-11和结缔组织生长因子(connective tissue growth factor, CTGF)促进骨转移。CTGF是侵袭和血管生成的胞外调节因子，而IL-11可以刺激破骨细胞表达破骨细胞因子RANK配体以及GM-CSF。来源于基质的TGF-β会刺激转移的细胞转变为活化的成骨细胞，后者可进一步分泌TGF-β，由此可以长久地保存肿瘤转移的病灶。另外，TGF-β对细胞黏附也具有调节作用。TGF-β可以降低上皮钙黏素的表达，同时上调侵袭相关的整合素如α3β1及其结合蛋白腓骨蛋白-5(fibulin 5)的表达量来降低细胞间黏附性。TGF-β也可直接增强上皮细胞以及乳腺癌细胞的运动能力，增强癌细胞转移能力。TGF-β能刺激头部和颈部鳞状上皮癌细胞的侵袭，而这一过程受到p38-MAPK信号通路调控。此外，TGF-β在EMT过程中也扮演十分重要的角色[78]。

### 9.4.3 白细胞介素-10

IL-10又称细胞因子合成抑制因子，主要由单核-巨噬细胞和Th2细胞产生，是Fiorentino等于1989年在小鼠Th2中发现的一种细胞因子。此外，B细胞、树突状细胞、CTL、NK细胞、γδT细胞、肥大细胞、嗜酸性粒细胞、中性粒细胞、肝细胞及多种肿瘤细胞也能分泌产生。IL-10的主要功能是抑制炎症因子的产生和Th1应答所需的抗原提呈过程。IL-10与其受体结合后会激活STAT3，活化细胞的JAK/STAT信号通路，而该信号通路是调节细胞因子产生和抗炎症作用所必须的[79]。

IL-10作为免疫抑制因子，在肿瘤转移过程中可抑制免疫细胞活性，降低机体对肿瘤抗原的应答，降低免疫细胞对肿瘤细胞的监视作用，促进肿瘤细胞的免疫逃逸，导致肿瘤转移。研究数据显示，在IL-10敲除的条件下，乳腺癌小鼠模型发生肿瘤转移的情况更少，相应小鼠的存活率也更高。IL-10在固有和适应性的抗肿瘤免疫效应中起着负向调节的作用。在体外条件下，IL-10会降低HLA Ⅰ类分子在肿瘤细胞表面的表达，诱导肿瘤细胞产生抗CTL的表型。肿瘤细胞IL-10表达量升高会导致肿瘤细胞表面非经典HLA Ⅰ类分子的表达，抑制细CTL和NK细胞的活性[80]。

IL-10也可以通过抑制TLR信号通路来抑制树突状细胞活化功能，降低MHC Ⅱ类分子及共刺激分子的表达，使树突状细胞不能有效提呈肿瘤抗原，减低T细胞杀伤肿瘤细胞的能力，诱导肿瘤免疫逃逸。IL-10可以抑制单核细胞的细胞因子分泌以及Th1细胞和巨噬细胞的活化，抑制T细胞增殖。在小鼠模型中过表达IL-10会使机体对注射的肿瘤细胞排斥作用减弱，加速肿瘤的转移。肿瘤特异性的CTL对IL-10预处理的肿瘤细胞敏感性降低，IL-10处理肿瘤细胞后会使细胞表面MHC Ⅰ类分子的表达量降低。在卵巢癌患者中，大量表达IL-10的单核细胞会抑制T细胞的增殖。在一些临床模型中，使用低剂量的环磷酰胺抑制T细胞产生的 IL-10 可以提高肿瘤特异性的免疫应答。使用中和 IL-10 的药物可促进机体对于肿瘤抗原的免疫应答，抑制肿瘤细胞免疫逃逸的发生，最终减少肿瘤转移的形成[81]。

### 9.4.4 白细胞介素-6

IL-6 在肿瘤发生和发展过程中扮演着十分复杂的角色，可以通过自分泌和旁分泌来发挥作用。来自前列腺、乳腺以及结肠的癌细胞会产生大量的 IL-6，并且表达 IL-6R/gp80 和 gp130 受体，这使得肿瘤细胞对自分泌的 IL-6 产生应答，STAT3 在肿瘤细胞中大量活化。然而，在其他类型的肿瘤中，尤其是骨髓瘤和神经母细胞瘤中，大多数肿瘤细胞并不会产生 IL-6，但是肿瘤细胞会表达相应受体，对肿瘤微环境中 IL-6 产生应答，由此以旁分泌的方式发挥作用。在骨髓瘤中，骨髓瘤细胞和基质细胞之间的相互接触会诱导基质细胞表达 IL-6。在神经母细胞瘤中，IL-6 主要是由骨髓间质干细胞产生的，通过包括 Gal-3BP（galectin-3 binding protein）在内的可溶性细胞因子进行调控，不需要细胞与细胞之间的相互接触来诱导 IL-6 的产生[82-84]。

在特定部位如肺、脑及肝脏过表达 IL-6 会吸引循环的肿瘤细胞转移到这些组织中，并进一步促进肿瘤转移病灶的形成。例如，在人黑色素瘤患者中，由 IL-6 所诱导的 STAT3 活化会导致 bFGF、MMP 和 VEGF 的大量表达，这些因子有助于肿瘤侵袭和血管生成，促进脑转移的发生。Kupffer 细胞中 NF-κB 信号通路的活化会产生 IL-6，反过来促进转移至肝部的 Lewis 肺癌细胞存活并大量增殖。原发性肿瘤中产生的 IL-6 和 IL-8 会促进循环肿瘤细胞（CTC）募集至原发病灶中，触发“肿瘤自体接种”的过程，而这一过程会加速肿瘤细胞的生长、转移以及血管的生成。现有的证据显示，IL-6 是调节前列腺癌转移过程中的一个重要分子。体外迁移实验表明，LNCaP 细胞能够持续分泌 IL-6，从而提高细胞的转移能力。IL-6 还可以诱导肿瘤细胞具备神经内分泌功能。IL-6 促进前列腺癌细胞转移的第一步也许是通过 PI3K/Akt 信号通路上调 MMP9，另一种可能的途径是下调乳腺丝抑蛋白（maspin）基因，该基因是抑癌基因，可调节细胞的黏附性以及前列腺癌细胞的运动性。与其他癌细胞一样，前列腺癌细胞通过 EMT 过程增加自身侵袭和转移的能力。IL-6 可以诱导 LNCaP 细胞进行 EMT，包括产生上皮钙黏素和纤连蛋白。在小鼠前列腺癌模型中，IL-6 的沉默会使 EMT 过程减弱。最近研究显示，活化的肿瘤相关成纤维细胞（CAF）有助于前列腺癌细胞的转移。肿瘤微环境中存在的 IL-6 可以诱导癌细胞以及基质细胞产生 MMP，后者可以促进 CAF 活化，进而促进 EMT[85]。

IL-6 在骨转移中也发挥了十分重要的作用。研究显示，来自 PC3 细胞系的培养液能够促进成骨样细胞 IL-6 的表达，促进成骨细胞的形成，这对于癌细胞成功转移至骨组织来说十分重要。成骨细胞产生的 IL-6 能够促进转移至骨组织的癌细胞增殖，因此形成一个恶性循环。IL-6 也可以调节破骨细胞的分化，前列腺癌细胞释放到肿瘤微环境中的 IL-6 会活化破骨细胞，活化的破骨细胞以一种旁分泌的方式持续地刺激肿瘤细胞生长。临床样本的免疫组化研究显示，在骨转移瘤中 IL-6 的表达量会升高，而转移至软组织中的癌组织 IL-6 表达会较低，表明 IL-6 既可以作用于肿瘤细胞也可以作用于肿瘤微环境，促进肿瘤转移的发生[79]。

### 9.4.5 白细胞介素-33

IL-33 是 IL-1 细胞因子家族成员，主要通过受体 ST2 参与调控 Th2 细胞的免疫应答。非免疫细胞如内皮细胞、上皮细胞、成纤维细胞和活化的巨噬细胞、树突状细胞可产生 IL-33。*IL1RL1* 基因所编码的 ST2 受体是 ST2L 跨膜受体的一种，可以被 IL-33 活化而具有抗炎作用。IL-33/ST2 信号通路在多种癌症的发生、侵袭以及转移中发挥重要作用[86]。

在免疫缺陷的非小细胞肺癌小鼠模型中过表达 IL-33 或用 IL-33 来刺激细胞能够促进癌细胞的生长和转移。相反地，在体外用 shRNA 干扰非小细胞肺癌细胞 IL-33 的表达会抑制肿瘤细胞的增殖和转移能力。在该细胞系中敲低或者过表达 *IL1RL1* 也会得到相似的结果。IL-33 也具有促进胃癌转移的作用，用 IL-33 刺激人胃癌细胞系能够促进癌细胞侵袭和转移的能力，并且这种作用存在剂量依赖的相关性。在这种胃癌细胞系中活化 IL-33/ST2 信号通路会激活细胞外信号调节激酶（ERK）1/2，而 ERK1/2 与肿瘤的侵袭和转移密切相关。IL-33 也会诱导乳腺癌细胞产生 IL-6 和 MMP3，而这两者能够促进肿瘤转移的发生。将同

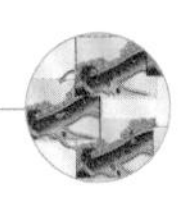

源的 MC38 细胞注射至小鼠盲肠后，过表达 IL-33 会增强肿瘤细胞的增殖和向肝脏的转移。用外源 IL-33 刺激原代结直肠癌细胞会增加它们的转移能力，这种作用方式呈现出剂量依赖关系并且与 ST2 有关。将过表达 IL-33 的 SW620 注射在裸鼠皮下，发现癌细胞的侵袭和转移能力增强，并且降低实验鼠的存活率，将 IL-33 下调后会得到相反的实验结果[87]。

IL-33 在乳腺癌和转移性肺癌中的表达量均随时间的增加而逐渐升高，且其表达可降低瘤内 NK 细胞数量。若加入外源性 IL-33 可促进瘤内免疫抑制性细胞的大量募集，包括 MDSC、DC 细胞、Tr 细胞以及 TAM 等，促进肿瘤生长以及肺、肝脏的转移。同时 IL-33 还可诱导荷瘤小鼠的 Th2 细胞分泌 IL-4、IL-5 和 IL-13，促进肿瘤的免疫逃逸；而在 *ST2* 敲除的荷瘤小鼠体内，IL-33 则不能诱导 Th2 型细胞因子分泌，且敲除 *ST2* 基因的小鼠血清中 IL-17、IFN-$\gamma$ 和 TNF-$\alpha$ 的含量增加，IL-4 的含量降低，NK 细胞比例升高，脾脏 NK 细胞和 $CD8^+$ T 细胞的细胞毒活性增强，表达 IFN-$\gamma$ 的 NK 细胞比例也更高，原发性肿瘤出现明显延迟，乳腺肿瘤增长减慢并且肺、肝脏转移减少，表明 IL-33/ST2L 信号通路可通过调控肿瘤微环境 Th2 型细胞因子的分泌来促进肿瘤细胞的转移。当 ST2 缺失时会抑制 Th2 反应，增强 NK 细胞的细胞毒性和 Th1/Th17 细胞因子分泌而抑制小鼠体内乳腺肿瘤的生长、侵袭及转移能力。因此研究认为 IL-33 可通过抑制肿瘤固有免疫、增加瘤内免疫抑制性细胞的数量来促进乳腺癌的发展和转移[88]。

另外，IL-33 也可以通过促进血管的生成来促进肿瘤细胞的转移。IL-33 有强大的内皮活化作用，可通过 ST2/TRAF6-Akt-eNOS 信号通路促进内皮细胞一氧化氮(NO)的产生而诱导内皮细胞增殖、迁移和分化，促进血管生成并增加血管渗透性。临床数据显示，在转移性乳腺癌患者中，IL-33 及 ST2 表达更高于原发性乳腺癌患者。因此，IL-33 在肿瘤血管生成及转移过程中扮演了极其重要的角色，促进了乳腺癌的进程，可作为不良预后的独立指标。与雌激素受体阴性患者相比，侵袭性和转移性更高的雌激素受体阳性乳腺肿瘤患者中 IL-33 表达量更高，由此可见，IL-33/ST2 轴可能通过激素受体信号途径来促进乳腺癌的转移与恶化。在非小细胞肺癌细胞系中增强 IL-33/ST2 信号通路能增强细胞表面葡萄糖转运体 1(glucose transporter 1, GLUT1)的表达，增强葡萄糖的摄取。若在此细胞系中将 SLC2A1/GLUT1 敲低，会抑制 IL-33 对肿瘤细胞增殖以及转移的促进作用[89-92]。

### 9.4.6 补体调节蛋白

补体系统是固有免疫的重要组成部分，主要的生理功能包括区分正常的宿主细胞、细胞碎片、凋亡和死亡细胞以及入侵的病原体，进一步协调整个机体的免疫和炎症反应。为了精细维持免疫稳态，免疫系统进化出了补体调节蛋白，有近一半的补体成分是补体调节蛋白。补体调节蛋白分为可溶性和膜结合蛋白两类，可溶性补体调节蛋白包括簇集素(clusterin)、S 蛋白、C1 抑制子、C4 结合蛋白、I 因子、H 因子及相关蛋白等；膜结合蛋白包括 CD35(补体受体 1)、CD46(膜辅助蛋白)、CD55(加速坏死因子)以及 CD59(保护素)。

补体调节蛋白能够抑制补体活性，例如 CD59 可与 CD8 或者 CD9 相结合来阻断膜攻击复合物(membrane attack complex, MAC)的形成，保护细胞免于 MAC 的裂解。而肿瘤细胞正是利用补体调节蛋白来逃避补体攻击的。肿瘤细胞膜高表达补体调节蛋白，其中 CD59 被认为是最有效的补体调节蛋白，它是唯一的一个作用于补体活化终末端的补体调节蛋白，通过终止 MAC 形成保护肿瘤细胞。CD59 在人组织细胞中的分布非常广泛，皮肤、表皮、肾脏、胆囊、胆管、气管、支气管、旁外分泌管、唾液腺管上皮及腺泡细胞等均有检出。几乎所有的肿瘤细胞 CD59 的表达水平都高于相邻的组织，帮助肿瘤细胞逃避补体的攻击。体外研究显示，CD59 可通过活化 Akt 和 ERK 细胞信号通路促进肿瘤的发展。下调 CD59 可以明显抑制乳腺癌细胞增殖，同时减少其向肺部的转移。CD59 在全身多个器官系统的恶性肿瘤中高表达，导致肿瘤细胞在增殖、侵袭及浸润过程中免受补体的攻击，这种机制可能遍及肿瘤发生、发展和转移的整个过程，导致高表达 CD59 分子的恶性肿瘤患者往往预后较差[93]。

簇集素在人类多种癌症中均有表达，包括乳腺癌、膀胱癌、肺癌、肾癌、结肠癌、前列腺癌等，其表达水平与癌症恶化呈正相关。在人前列腺癌中阻断雄性激素后，簇集素的表达水平提高数倍，这是细胞对癌症治疗产生的一种自我保护反应。人前列腺癌组织样本分析表明，簇集素的表达水平与患者预后状

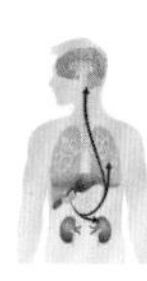



况呈明显的负相关。肿瘤细胞转移越严重，患者血浆中簇集素的含量也越高。簇集素可以增强 Akt 的磷酸化，而后者的磷酸化可以促进肿瘤细胞的存活；也可以与转录起始因子 3 结合形成复合体，诱导 MMP13 的表达，促进肿瘤细胞的转移。簇集素的过表达可以增强 TGF－β1/Smad3 信号通路，诱导 EMT。簇集素可以与 TGF－β 受体 C 末端结合，从而维持 Smad2/3 的蛋白质水平。通过 siRNA 下调肿瘤细胞簇集素的表达量会抑制 TGF－β 信号通路的活性，并且降低 Smad2/3 的含量，抑制肿瘤细胞的转移。敲低簇集素也会降低 TGF－β 诱导的间质细胞特征分子的表达，包括神经钙黏素、纤连蛋白等。敲低簇集素可以通过抑制 EIF3I/Akt/MMP13 信号通路来抑制肝癌细胞的转移。簇集素可以和 Wnt 信号通路相互作用，Wnt 信号通路活化后可以促进 β-联蛋白从胞质向胞核的转移，和 T 细胞因子(TCF)/淋巴增强因子(LEF)转录因子家族的 DNA 结合蛋白形成复合体，促进多个基因的转录，包括神经元免疫蛋白样细胞黏附受体 L1 家族。L1 在侵袭性较高的结直肠癌中表达较高，而过表达会增加肿瘤细胞的侵袭性和转移性；在 L1 过表达的肿瘤细胞内将簇集素敲低会抑制 L1 所促进的癌细胞扩散与转移[94]。

### 9.4.7 膜表达的免疫抑制性受体

抑制性的受体常为负向调控免疫应答的检查点(checkpoints)分子，近年来这些受体以其在免疫调控中的关键作用，日益成为免疫学领域的一个新的研究热点。作为跨膜分子，免疫抑制性受体的胞内区结构大体相似，含有一个或数个免疫受体酪氨酸抑制模体(immunoreceptor tyrosine-based inhibitory motif, ITIM)。该模体是由 6 个氨基酸组成的保守序列(S/I/L/VxYxxL/V，x 代表任一氨基酸)。至今已报道含有 ITIM 并对其功能进行过研究的有 38 种人的膜分子。当免疫抑制受体与相应配体偶联时，ITIM 发生酪氨酸磷酸化，然后与蛋白酪氨酸磷酸酶(PTP)和/或肌醇磷酸酶多磷酸肌醇－5－磷酸酶(SHIP)的 SH2 结构域结合，产生细胞活化的负调节效应。根据胞外区的结构可分成两大类：一类属免疫球蛋白超家族(IgSF)，这些受体大多属于Ⅰ型跨膜蛋白，主要包括 FcγRⅡ、Lg 样转录物、信号调节蛋白、成对的 Lg 样受体等；另一类为 C 型凝集素超家族(C-type lectin superfamily, CLSF)，编码基因多定位于 12p13，属于Ⅱ型跨膜蛋白，主要包括 Ly49 家族、NKG2 家族和 CD94、CD72 等。这类受体以二硫键连接的同二聚体或异二聚体形式表达，都具有胞外识别碳水化合物的结构域，其配体识别的过程都是钙依赖的。这些抑制性受体主要表达在 NK 细胞和一部分 T 细胞亚群表面，能特异地与靶细胞表面的 HLA Ⅰ类分子的等位基因产物结合而诱导负反应信号，抑制 NK 细胞及 T 细胞的细胞毒活性[95-97]。

成对免疫球蛋白样受体 B(paired-immunoglobulin-like receptor B, PirB)可以通过抑制巨噬细胞正常功能来促进肿瘤细胞的转移。PirB 可表达于巨噬细胞表面，但因巨噬细胞所处的组织环境不同，其所发挥的作用也不尽相同。在造血系统中，PirB 的表达可以调节巨噬细胞前体细胞和 MDSC 的分化。缺失 PirB 的 MDSC 会向 M1 巨噬细胞极化，并且在 LL2 小鼠肺癌模型中，M1 巨噬细胞可以抑制肿瘤细胞的生长和向其他组织进行转移[98,99]。

TIM3 于 2002 年首次被鉴定，当时被认为是 Th1 细胞的标志物。TIM3 在多种类型的癌症中表达，并且与预后差相关。TIM3 在不同的免疫细胞中也有表达，包括 T 细胞、NK 细胞、髓系细胞等，通过与不同配体结合，发挥免疫负调控功能。表达 TIM3 的免疫细胞能促进免疫耐受[100,101]。

LAG3/CD223 在 1990 年被 Triebel 等首次发现。LAG3 是一种Ⅰ型跨膜蛋白，具有 4 个 Lg 样结构域。LAG3 的胞外区与 CD4 的氨基酸同源性约为 20%，胞内区域没有明显的相似性。在大多数物种中，*LAG3* 基因位于 *CD4* 基因附近。LAG3 在初始 T 细胞上不表达，但在抗原刺激下可在 $CD4^+$ T 和 $CD8^+$ T 细胞上诱导表达。此外，LAG3 在 B 细胞、NK 细胞、NKT 细胞以及 pDC 中表达。LAG3 阻断剂已被证明能使耗竭的 T 细胞恢复活力并增强抗肿瘤免疫应答[101-103]。

T 细胞免疫球蛋白和免疫受体酪氨酸抑制基序结构域(T cell immunoreceptor with immunoglobulin and immunoreceptor tyrosine-based inhibitory motif domain, TIGIT)，也称为 WUCAM、Vstm3、VSIG9，其功能在 2009 年相继被发现。TIGIT 在各类免疫细胞中均有广泛的表达，包括 $FoxP3^+$ Tr 细胞、活化的 $CD4^+$ T 细胞、活化的 $CD8^+$ T 细胞、记忆 T 细胞和 NK 细胞，但在初始 T 细胞表达很弱。TIGIT 通常与其他抑制性免疫检查点(如 PD－1、

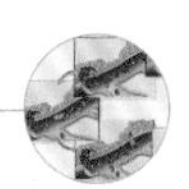

TIM3)共表达。TIGIT 主要竞争结合两个配体：CD155(又称 PVR、NECL5)和 CD112(又称 PVRL2、NECTIN2)。TIGIT 与相应配体结合后，通过促进树突状细胞耐受、抑制 NK 细胞和 T 细胞的增殖、抑制 NK 细胞和 T 细胞产生效应分子等机制导致肿瘤免疫逃逸的发生。同时，与 $TIGIT^-$ Tr 细胞相比，$TIGIT^+$ Tr 细胞免疫抑制能力更强[104-106]。

CD55 和 CD122[107,108] 在各类肿瘤细胞和抗原提呈细胞中均有所表达。表达于肿瘤细胞表面的 CD55 通过抑制细胞毒 T 细胞的免疫应答来促进肿瘤细胞的免疫逃逸和向其他组织的转移。

在这些免疫检查点中，研究最为清楚的是 CTLA-4 和 PD-1。这两种分子可以抑制 T 细胞对肿瘤抗原的免疫应答，在抑制免疫监视以及促肿瘤转移过程中发挥着十分重要的作用[109-112]，也是临床成功运用抗体进行检查点阻断疗法的最主要靶点。

CTLA-4 是 T 细胞表面的跨膜蛋白，属于免疫球蛋白超家族成员，主要表达于活化的 $CD4^+$ 和 $CD8^+$ T 细胞及活化的 B 细胞表面。其胞内端只有 36 个氨基酸，这部分氨基酸序列构成了 ITIM，与 CD28 胞内的免疫受体酪氨酸激活基序(immunoreceptor tyrosine-based activation motif, ITAM)相对。CTLA-4 具有高度内吞性，大部分时间都存在于胞内小体中。CTLA-4 分子在 T 细胞的分布受 T 细胞激活信号的调节。在初始 T 细胞，CTLA-4 位于胞质内，当 CD28 与 B7 结合产生刺激性信号后，CTLA-4 通过胞外分泌方式高表达于 T 细胞表面。由此可见 TCR 信号通路的激活能正反馈于 CTLA-4，使其向细胞表面迁移；此后细胞表面的 CTLA-4 与 B7 分子结合，抑制 IL-2 的分泌及细胞周期，T 细胞的激活通路即被阻断。肿瘤微环境中的 Treg 高表达 CTLA-4。CTLA-4 抑制 T 细胞的功能可以通达内在(intrinsic)和外在(extrinsic)的机制。CTLA-4 通过诱导补体抑制信号提高 T 细胞的活化阈值，使得机体对于肿瘤的免疫应答十分微弱，有助于肿瘤细胞进行免疫逃逸。CTLA-4 可以通过 B7 诱导 IDO 的分泌，而后者可以导致色氨酸发生异化作用，从而抑制 T 细胞的增殖和对肿瘤抗原的免疫应答。CTLA-4 和 B7 的相互作用可以促进 CblB 蛋白的表达，而后者可以通过 CD28 依赖方式负向调控 T 细胞活化。CTLA-4 也可通过作用于 ZAP 70 蛋白来抑制 TCR 信号通路。CTLA-4 可以通过招募丝氨酸苏氨酸磷酸酶 PP2A 来抑制 Akt 信号通路下游 PI3K 的活化，从而抑制 T 细胞对于葡萄糖的摄取。最近研究显示，蛋白激酶 Cη 也可以与 CTLA-4 相互作用，并且在抑制 T 细胞免疫应答方面也发挥十分重要的作用。CTLA-4 能够促进 TGF-β、IL-10 两种细胞因子，抑制 $CD4^+$ Th 细胞及 $CD8^+$ CTL 的作用，下调抗肿瘤免疫反应[113]。

PD-1 由 288 个氨基酸组成，属于免疫球蛋白 CD28 超家族。其在活化的 T 细胞、B 细胞、NK 细胞以及抗原提呈细胞等多种免疫细胞表面均有表达，且在肿瘤患者体内活化的 T 细胞表面表达上调，其对应的配体 PD-L1、PD-L2 主要表达于肿瘤细胞和抗原提呈细胞。T 细胞活化后能触发 PD-1 的表达，同时活化的 T 细胞释放的 IFN-γ、IL-4 等细胞因子会使 PD-L1、PD-L2 的表达上调，PD-L1 又能通过与 PD-1 结合抑制 T 细胞的活性并导致其凋亡。这就构成了一个负反馈循环。这一调节机制能防止 T 细胞受到过度刺激，使 T 细胞保持对自身抗原的免疫耐受，并减轻免疫反应对周围组织的损伤。PD-1 与其配体 PD-L1 结合后会激活相关信号通路，抑制 T 细胞的增殖、细胞因子的产生以及免疫应答，最终使得 T 细胞耐受。一旦 TCR 受到刺激，PD-1 胞内片段 ITSM 会被磷酸化，从而募集 SH2 结构域的酪氨酸磷酸酶(Src-homology domain 2-containing protein tyrosine phosphatase 1, SHP1)和 SHP2，二者会将 TCR 下游信号分子如 CD-3ξ 和 ZAP70 去磷酸化，最终抑制 T 细胞的增殖和 TCR 所介导的免疫应答。除了减弱 TCR 所介导的应答之外，PD-1 也会诱导一些抑制 T 细胞功能基因的表达，例如碱性亮氨酸拉链转录因子 ATF 样蛋白(CREB/ATF)。这类转录因子可以明显抑制 T 细胞的作用和细胞毒功能的发挥。PD-1 和 PD-L1 的结合也会上调 IL-10 的表达，使得 T 细胞功能失调。一些转录因子如 FoxO1 可以保持 PD-1 的活性，促进耐受 T 细胞的分化。TLR9 可以选择性活化 PD-1，导致外周免疫耐受。另外，研究发现 PI3K/Akt、间变性淋巴瘤激酶(ALK)、STAT 等信号通路能诱发肿瘤细胞表达 PD-L1，并通过 PD-1/PD-L1 通路抑制 T 细胞的活性。阻断 PD-1 与其配体 PD-L1 的结合有助于提高机体的抗肿瘤免疫能力，是 PD-1/PD-L1 介导的肿瘤免疫疗法的理论基础[21,114,115]。

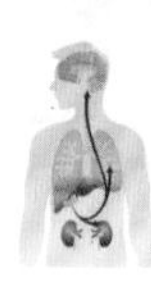


## 9.5 免疫系统与肿瘤干细胞的相互调控

肿瘤干细胞(CSC)是肿瘤中具有干细胞特性的一类细胞，既具备高度增殖能力与自我更新能力，也具备多向分化潜能；这部分细胞虽只占少部分，但却是肿瘤形成、转移及耐放化疗特性的关键。近年来，许多常见肿瘤如白血病、乳腺癌、结直肠癌及脑瘤中的CSC已得到鉴定。CSC的研究更新了肿瘤治疗策略，即肿瘤治疗的重点不仅在于缩小肿瘤体积，对CSC的靶向及消灭才能彻底阻断肿瘤的进展和转移。近年的研究揭示了CSC与免疫系统之间存在的相互调控关系，包括CSC免疫逃逸，免疫细胞/分子可促进微环境中CSC的干性维持、自我更新和EMT。

### 9.5.1 肿瘤干细胞的主要生物学特性

CSC被认为是介导恶性肿瘤转移和耐放化疗及肿瘤复发的重要原因。20世纪90年代，研究人员首次从急性髓系白血病(AML)患者体内分离出表面标志物为$CD34^{+}$ $CD38^{-}$的一群细胞，并证实该细胞亚群在免疫缺陷小鼠中具有成瘤能力。不久之后，该团队在另外3种不同的白血病中也鉴定出了CSC。基于对这种具有自我更新特性及成瘤能力的细胞亚群的探索，Clark等人在乳腺癌模型中首次发现了CSC，这也是在实体瘤中首次发现的CSC亚群。该研究表明，具有$CD44^{+}$ $CD24^{-}$表面标记的乳腺癌细胞具有极强的致瘤性，并可以产生具有其他表面标志物的肿瘤细胞。随后，CSC在其他实体瘤中被逐步分离鉴定。CD133被认为是许多CSC的表面标志物，例如神经胶质瘤、肝癌、结肠癌和胰腺癌等，$CD44^{+}$ $CD24^{-}$则被认为是胰腺癌和前列腺癌等的表面标志物。其他CSC的表面标志物也陆续被鉴定，如CD90为神经胶质瘤、肝癌和乳腺癌CSC表面标志物，CD166为结肠癌和前列腺癌CSC表面标志物，CD117为肺癌和卵巢癌CSC表面标志物以及CD20和CD271为黑色素瘤CSC表面标志物。除了鉴定细胞表面标志物的表达，利用CSC表面高表达外排泵(efflux pump)这一特性，也可使许多癌症的CSC得以分离和鉴定。ATP结合盒转运蛋白G2(ABCG2)被用于鉴定胰腺癌CSC，ATP结合盒转运蛋白B5(ABCB5)和ABCB1(MDR1)用于鉴定黑色素瘤CSC。利用Aldefluor测定法检测乙醛脱氢酶(acetaldehyde dehydrogenase，ALDH)活性也被用于包括乳腺癌、结肠癌、肺癌、黑色素瘤、胰腺癌和前列腺癌等许多癌症的CSC鉴定。现今绝大多数研究则联合使用不同的分子标志和检测方法实现对CSC的分离鉴定[116]。

除了强大的致瘤能力，大量研究表明CSC还能增加对传统治疗手段的抵抗性，导致患者对化疗和放疗抵抗及肿瘤复发，降低患者的生存率。一些研究也对CSC放化疗灵敏度的机制进行了阐释，包括解毒酶如ALDH表达的增加，诱导细胞进入静止期，过度激活DNA损伤反应和增加药物外排泵活性等。

CSC强大的致瘤能力暗示了其可能存在更复杂的免疫编辑机制。研究免疫细胞对CSC自我更新、分化及成瘤能力等生物学特性的作用，以及CSC逃逸免疫监视的机制及其对免疫细胞的改造，对揭示CSC与免疫系统之间的复杂调控关系，开发基于CSC的肿瘤免疫疗法新策略具有潜在的重要价值[117]。

### 9.5.2 免疫细胞调节肿瘤干细胞的维持和分化

免疫系统对CSC的促进和维持作用主要依赖于巨噬细胞、MDSC、树突状细胞和Tr细胞。

(1) 巨噬细胞

TAM是肿瘤微环境的重要组成部分，TAM和CSC之间的相互作用已经被广泛研究。TAM可以直接或间接地作用于CSC，影响其自我更新、定向分化、成瘤能力、转移能力及对放化疗的耐受。TAM产生的许多细胞因子如乳脂肪球表皮生长因子8(milk fat globule-epidermal growth factor 8，MGF-E8)和IL-6，可激活CSC的STAT3和Hedgehog信号通路，促进其对药物的抵抗性。在肝癌中，TAM产生的IL-6可以通过STAT3信号转导导致$CD44^{+}$ CSC的增殖，促进肿瘤发展。使用妥珠单抗(抗IL-6R抗体)抑制IL-6信号，可有效阻断该效应。TAM还被发现能在肝癌细胞系中诱导TGF-β1驱动的EMT，促进CSC的功能，而耗竭TGF-β1则可成功阻断该效应。对胰腺导管腺癌(pancreatic ductal adenocarcinoma，PDAC)染色患者进行肿瘤芯片分析显示，$CD44^{+}$ $CD133^{+}$的CSC和$CD204^{+}$ TAM的比例与患者的疾病严重程度和生存率呈负相关。最近的研究表明，乳腺癌细胞可通过CD90/

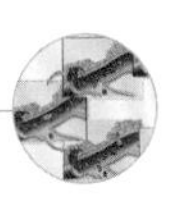

CD11b 直接作用于 TAM 和肿瘤相关单核细胞。这种直接的接触导致了 EphA4 受体的激活，活化了 CSC 中的 NF－κB 及 Src 信号。CSC 和 TAM 的相互作用也可以由 ECM 的其他组分介导。乳腺癌干细胞可以上调其透明质酸合酶 2（hyaluronan synthase 2，HAS2）的表达，促进透明质酸在 ECM 的累积；局部的透明质酸可促进 TAM 分泌 PDGF－BB。PDGF－BB 可以激活肿瘤微环境中的基质细胞（例如成纤维细胞），进而通过分泌 FGF7 和 FGF9 增强 CSC 的自我更新能力。用羟甲香豆素（7－hydroxy－4－methylcoumarin）抑制 CSC 中的 HAS2 活性则可抑制肿瘤的生长，并减少其转移。该研究提示抑制 HAS2 或阻断 CSC 和 TAM 之间的相互作用可能是潜在的新型抗肿瘤治疗策略。TAM 和 NK 细胞等其他免疫细胞与 CSC 的相互作用不仅直接或间接影响了 CSC 的维持和分化，也改变了 CSC 的其他特性，使其更易于肿瘤逃逸（例如 MHC Ⅰ类分子的表达等）[118-120]。

（2）髓系来源抑制性细胞

在肿瘤微环境中，MDSC 抑制 NK 细胞、树突状细胞、NKT 细胞和 T 细胞介导的免疫应答。有研究表明 CSC 与 MDSC 之间存在特异性的相互作用。MDSC 被报道可诱导卵巢癌细胞中 miRNA－101（miR－101）的表达，miR－101 可通过抑制 CTBP2 来促进 CSC 干性基因及其相关表型的表达。胰腺癌肿瘤微环境可以通过激活 STAT3 信号促进单核细胞转化为 MDSC，同时肿瘤细胞 EMT 和 $ALDH^+$ 肿瘤细胞也有明显增加。该结果表明靶向 STAT3 可以阻断 MDSC 介导的 CSC 增殖[16]。

（3）树突状细胞

树突状细胞是功能最强大的抗原提呈细胞，连接固有免疫和适应性免疫，在 T 和 B 细胞活化和增殖中至关重要。树突状细胞的抗原提呈功能使其成为免疫疗法和疫苗研究开发的首选。但也有报道显示树突状细胞可以促进 CSC 的成瘤能力，加速肿瘤发展。在滤泡性淋巴瘤中，滤泡树突状细胞可以通过 CXCL12/CXCR4 信号促进 CSC 化疗抗性和肿瘤发展，而使用 CXCL12/CXCR4 特异性抑制剂 AMD3100 则可阻断肿瘤形成，提示其可能成为治疗滤泡性淋巴瘤的潜在途径。肿瘤浸润性树突状细胞还可以下调其内吞活性和共刺激分子的表达，降低抗原提呈效率，从而诱导免疫耐受，并遏制抗肿瘤免疫。

（4）Tr 细胞

Tr 细胞可以通过诱导对自身抗原的耐受和抑制免疫细胞活化来抑制自身免疫病的发生。在肿瘤免疫中，Tr 细胞可促使效应性免疫细胞失能，使其无法识别和摧毁癌细胞以削弱其抗肿瘤能力，促进免疫逃逸。最近的一项研究显示，在结直肠癌中，$FoxP3^+$ $IL17^+$ Tr 细胞通过分泌缺氧诱导的 IL－17 来促进 CSC 的功能。CSC 和 Tr 细胞之间的相互作用及其机制仍有待进一步研究[121-123]。

### 9.5.3 肿瘤干细胞的免疫逃逸

在肿瘤细胞的适应性免疫识别中，抗原加工需要蛋白酶体降解胞质蛋白质形成肽段。这些肽通过由 TAP1 和 TAP2 组成的异二聚体抗原加工相关转运体（transporter associated with antigen processing，TAP）转运至内质网（ER）。MHC Ⅰ类分子表达于所有有核细胞，负责将内质网上的肽段装载并提呈给 T 细胞。而被外源吞噬进来的抗原则由专职抗原提呈细胞（树突状细胞、巨噬细胞、B 细胞）在 MHC Ⅱ类分子上进行提呈。

肿瘤细胞通常会下调抗原加工和提呈通路的重要组分，进而减少新抗原的提呈来逃避免疫监视。这种现象在某些类型肿瘤的 CSC 中体现得尤为明显。例如，$CD44^+$ 的头颈鳞癌 CSC 中 MHC Ⅰ类分子和 TAP2 的表达显著低于 $CD44^-$ 的非 CSC。同样，黑色素瘤、恶性胶质细胞瘤和结直肠癌的 CSC 中 MHC 和 TAP 分子表达也显著下调。抗原加工效率降低和抗原提呈能力的下调使得 CSC 更难被 T 细胞介导的免疫应答靶向清除。细胞分化可以促进抗原提呈基因的表达，细胞的分化程度越高，MHC Ⅰ类分子表达水平也越高。未分化细胞中抗原提呈机制的缺陷主要来源于表观遗传调节，包括组蛋白修饰和 DNA 甲基化的抑制作用。DNA 去甲基化处理可增加胶质母细胞瘤 CSC 中抗原提呈元件的表达，尽管表达强度仍低于已分化的肿瘤细胞，但这表明通过表观遗传的调节或有助于 CSC 提高抗原提呈能力。CSC 和肿瘤细胞的命运是被免疫系统清除还是逃逸免疫系统，往往是多个信号平衡的结果[117,124,125]。

在缺乏有效共刺激信号的情况下，T 细胞将凋亡或失能。抗原提呈细胞和肿瘤细胞上的抑制性分子如 PD－L1 通过与 T 细胞表面的 PD－1 结合，导致 T 细胞凋亡或失能。类似地，恶性胶质细胞瘤和

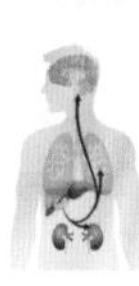



头颈部鳞状细胞癌的 CSC 同样低表达共刺激分子 CD80，并高表达抑制分子 PD-L1。CSC 在与 T 细胞相互作用的过程中可特异性地抑制 T 细胞活化，使其处于失能状态。调节 CSC 中 PD-L1 的表达可能是提高靶向 CSC 免疫治疗效应的潜在手段[126-130]。

### 9.5.4 肿瘤干细胞诱导免疫细胞的表型转变

许多免疫细胞（TAM、MDSC、树突状细胞和 Tr 细胞）有助于 CSC 的维持，反之亦然。CSC 可以诱导免疫细胞表型转变，并清除抗肿瘤免疫细胞，使其更有利于肿瘤的发生与发展。

研究表明，CSC 可促进巨噬细胞由促炎症 M1 表型向免疫抑制性 M2 表型转变。恶性胶质细胞瘤 CSC 通过产生可溶性集落刺激因子、TGF-β1 和巨噬细胞抑制因子-1（MIC-1）促进巨噬细胞招募并向 M2 表型分化，同时抑制巨噬细胞吞噬活性，屏蔽免疫系统对肿瘤的监视。将巨噬细胞与胶质母细胞瘤 CSC 条件培养基共孵育，可以促进巨噬细胞分泌免疫抑制因子（包括 IL-10 和 TGF-β1），并增强其抑制 T 细胞增殖的能力。而抑制 CSC 中的 STAT3 信号通路可逆转其对免疫抑制性巨噬细胞的诱导能力[131]。

CSC 可以抑制抗肿瘤性免疫细胞的增殖。一项基于 AML 异种移植模型的研究发现，白血病干细胞可以通过 SIRPα 信号转导及与 CD47 受体结合抑制抗肿瘤巨噬细胞的活性。而使用 SIRPα-Fc 融合蛋白进行治疗则可通过干扰 SIRPα-CD47 的结合而增强巨噬细胞吞噬 AML CSC 的能力，但不影响正常造血细胞的功能。

CSC 对促肿瘤的免疫细胞的调控不只局限于巨噬细胞，还包括其他天然免疫细胞，如中性粒细胞。最近的一项研究通过对神经胶质瘤患者肿瘤样本分析，发现胶质母细胞瘤干细胞样细胞（glioblastoma stem-like cell，GSLC）所在的微环境紧邻内皮细胞，微环境中存在基质细胞衍生因子-1α（SDF-1α，又称 CXCL12）、CXCR4、骨桥蛋白和蛋白酶组织蛋白酶 K。SDF-1α/CXCL12 可与 GSLC 上的 CXCR4 结合并将其滞留在微环境中，而骨桥蛋白则可以促进中性粒细胞和巨噬细胞的浸润。这些浸润的白细胞产生中性粒细胞弹性蛋白酶和 MMP9，与组织蛋白酶 K 一起介导 SDF-1α/CXCL12 的降解，从而释放微环境中的 GSLC，促进神经胶质瘤侵袭[132]。

CSC 可以通过靶向效应 T 细胞诱导免疫抑制，促进 Tr 细胞的增殖来改变适应性免疫应答的格局。最近的研究表明，胶质母细胞瘤和头颈部鳞状细胞癌的 CSC 可以在抑制效应 T 细胞增殖的同时诱导 Tr 细胞的增殖。类似地，$ABCB5^+$ 的恶性黑色素瘤干细胞可通过细胞因子的分泌抑制效应 T 细胞，同时诱导 $CD4^+$ $CD25^+$ $FoxP3^+$ Tr 细胞在肿瘤部位的浸润。

### 9.5.5 自然杀伤细胞和自然杀伤 T 细胞对肿瘤干细胞的靶向作用

与上述绝大多数促肿瘤型免疫细胞不同，有研究表明免疫系统的某些组分可以特异性地靶向清除 CSC，例如 NK 细胞和 NKT 细胞[133]。

（1）NK 细胞

NK 细胞是天然淋巴细胞的一个亚群。在肿瘤免疫中，NK 细胞对于表面低表达或缺乏 MHC Ⅰ类分子的细胞具有强大的靶向作用。NK 细胞对 CSC 的靶向作用可以通过 NK 细胞活化受体 NKG2D 与其配体［应激诱导的 MHC 样分子 MICA/B 和 UL16 结合蛋白（UL16-binding protein，ULBP）］的结合来驱动，而天然细胞毒性受体（natural cytotoxicity receptor，NCR）如 NKp30 和 NKp44 与其各自配体的结合，或者 NK 细胞 CD16Fc 受体介导的 ADCC 效应也可以驱动 NK 细胞对 CSC 的杀伤。随后，NK 细胞可通过释放细胞毒素和蛋白水解酶或通过死亡受体 Fas 与 DR5 的结合来介导其杀伤作用。NK 细胞还表达抑制性受体，如杀伤细胞免疫球蛋白样受体（killer cell immunoglobulin-like receptor，KIR），通过与 MHC Ⅰ类分子的结合阻止 NK 细胞对靶细胞的裂解。活化型受体和抑制性受体之间的平衡，以及由 IL-2 等细胞因子介导的激活对于 NK 细胞杀伤潜力的维持至关重要。NK 细胞在调节干细胞的维持和分化等方面发挥重要作用，可以杀伤未分化的干细胞（低表达或缺乏 MHC 分子），并且驱动细胞分化以促进损伤组织的再生。也有研究显示一些 CSC 能够逃逸 NH 细胞介导的攻击。NK 细胞对 CSC 的双重作用取决于 NK 细胞的主要表型（对干细胞具有细胞毒性或失能作用）。

一些研究表明，虽然 CSC 通常对处于静息状态的未活化 NK 细胞具有耐受性，但活化的 NK 细胞对 CSC 具有强大的杀伤活性。2009 年，Castriconi 等人报道无论是同种异体还是自体的 NK 细胞，在

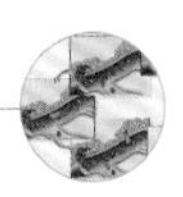

被 IL－2 和 IL－5 激活后均能对患者来源的胶质瘤 CSC 显示出强大的杀伤活力。对该 CSC 亚群的分析显示，这些细胞低表达 MHC Ⅰ类分子，但高表达 NK 细胞活化配体。Avril 等人随后报道了胶质母细胞瘤来源的 CSC 对凝集素或 IL－2 激活的同种异体 NK 细胞具有高度敏感性。Ames 等人报道活化的同种异体和自体 NK 细胞对来源于脂肪肉瘤、尤因肉瘤和胰腺导管腺癌患者的肿瘤 CSC 有着高度的偏好性，对来自胰腺癌、乳腺癌、神经胶质瘤和肉瘤等细胞系 CSC 也显示敏感性。研究显示，NK 细胞对 CSC 的杀伤依赖于 NKG2D 与上调的活化配体 MICA/B 的结合，以及 FAS 和 DR5 的活化。类似地，IL－2 活化的异体 NK 细胞可以消除包括肿瘤起始干细胞样细胞群在内的原发性和转移性骨肉瘤细胞，该杀伤能力依赖于 NK 细胞表面受体 NKG2D 与肿瘤细胞和肿瘤起始细胞表面配体 NKG2DL 的结合及激活。NKG2DL 诱导剂螺内酯的加入可以增强 NK 细胞的杀伤作用，并减少骨肉瘤 CSC 的数量[104]。

证据表明 NK 细胞可以通过两种机制来调控 CSC 群体：①细胞毒性 NK 细胞介导对未分化 CSC 的杀伤；②失能的 NK 细胞通过产生细胞因子诱导 CSC 分化。Tseng 等人观察到，与周围已经分化了的细胞相比，口腔鳞状细胞癌 CSC 对活化的异体 NK 细胞介导的细胞毒作用更为敏感，而此时 NK 细胞的细胞毒性则依赖 CSC 的分化状态。该团队还发现，相较于血清中已分化的肿瘤细胞，胶质母细胞瘤 CSC 更易被活化的异体 NK 细胞介导的 ADCC 杀伤或直接裂解。然而，当 NK 细胞处于失能状态或者胶质母细胞瘤 CSC 已经分化时，NK 细胞对 CSC 的杀伤作用便大大降低，NK 细胞对胶质母细胞瘤的抑制作用也不复存在。由于失能的 NK 细胞可通过细胞因子的分泌诱导肿瘤细胞的分化，利用 NK 细胞的这种特性也可以促进肿瘤的清除。值得注意的是，NK 细胞介导的 CSC 分化会增加其 MHC Ⅰ类分子的表达，从而为细胞毒性 T 细胞提供了靶标。这些研究表明，活化的细胞毒性 NK 细胞对多种癌症来源的 CSC 都具有裂解杀伤能力，同时 NK 细胞也能够影响异源性 CSC 的分化状态。因此，在能够诱导 NK 细胞活化的肿瘤微环境中，使用活化型异体 NK 细胞作为佐剂靶向清除 CSC 不失为 CSC 治疗的新策略[134]。

活化的 NK 细胞具有强大的 CSC 靶向能力，但仍有证据表明胶质瘤、AML 和乳腺癌 CSC 可能对 NK 细胞存在抗性。Tomaso 等人发现胶质母细胞瘤来源的 CSC 中 MHC Ⅰ类分子表达减少，提示其对 NK 细胞杀伤的高敏感性，但 CSC 表面的 NK 细胞活化配体 MICA 和 UPLB 的表达量也大大减少，这表明胶质母细胞瘤 CSC 对 NK 细胞有潜在的抗性。She 等人的研究显示，AML 中白血病干细胞系 KG1a 可以抵抗由 IL－15 和 CpG 寡脱氧核苷酸活化的异体 NK 细胞的裂解作用，且其表面低表达 NKG2D 配体 MICA/B 和 ULBP。Wang 等人的研究表明，从乳腺癌患者肿瘤中分离出的 CSC 低表达 MICA/B，并且对 IL－2 活化的异体和自体 NK 细胞的裂解作用均具有抗性。而乳腺癌 CSC 中 MICA/B 的表达下调则通过 miR20－A 的表达增加来介导，肿瘤浸润 NK 细胞的免疫监视阻碍则会促进肿瘤的肺转移[135]。

以上这些研究结果之间的差异可能是由于实验条件的差异所致，如使用原代细胞还是细胞系、细胞分离鉴定所使用的表面标志物、肿瘤微环境的差异、NK 细胞活化方法的差异等，对于 NK 细胞和 CSC 作用的探索还有待于进一步研究。

(2) NKT 细胞

NKT 细胞既表达 NK 细胞标志(CD161 受体、NK1.1)，又表达 T 细胞受体(TCR)。NKT 细胞也是天然免疫与适应性免疫的连接者，不同于 MHC Ⅰ/Ⅱ类分子对多肽抗原的提呈，NKT 细胞主要负责 CD1d 介导的脂质和糖脂类抗原的提呈。最近的一项研究表明，$CD44^+$ $CD24^+$ $CD133^+$ $CD1d^{high}$ 的大肠癌 CSC 对 NKT 细胞介导的杀伤高度敏感，胸腺素-α1(一种免疫佐剂和炎症调节剂)作用于大肠癌 CSC 可放大该效应。该研究可能有助于开发以 NKT 细胞佐剂为基础的疫苗，通过靶向 CSC 来实现对实体瘤的清除[136]。

### 9.5.6 针对肿瘤干细胞的免疫疗法

除了利用 NK 细胞和 NKT 细胞的杀伤作用实现 CSC 的清除，CSC 与免疫细胞之间的相互作用也为免疫治疗干预提供了其他潜在途径。

肿瘤细胞 PD－L1 的高表达和肿瘤微环境免疫细胞的活化状态，直接影响肿瘤的侵袭性以及预后。PD－L1 与 $CD8^+$ T 细胞上的 PD－1 结合，阻断其激活并介导免疫抑制型肿瘤微环境的形成。检查点阻断(checkpoint blockade)通过抑制该相互作用，促进

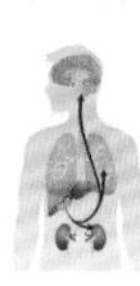



T细胞活性以对抗癌细胞。纳武单抗是一种抗PD-1的单克隆抗体，已被批准用于黑色素瘤和非小细胞肺癌的治疗[110]。研究发现，某些肿瘤（胶质母细胞瘤和头颈部癌）的CSC相较于其他肿瘤细胞有着更高水平的PD-L1表达。Zhi等人的研究发现，CD133$^+$结肠直肠癌CSC表达较高水平的PD-L1，且该分子的增加与EMT呈正相关；CSC在转移过程中可能通过PD-L1来介导免疫逃逸。在胃癌CSC中PD-L1与PD-1的结合能增强CSC的增殖，提示PD-L1对CSC具有潜在的生长刺激作用。头颈部鳞状细胞癌的CSC较非CSC具有更高的PD-L1表达，且该种上调依赖于STAT3信号通路的组成型激活。IFN-γ处理会进一步增加CSC中的PD-L1表达。PD-L1的增加伴随着免疫反应的削弱，而通过STAT3抑制或PD-1抗体阻断则可逆转该效应[137]。这些研究表明由PD-L1表达所介导的免疫抑制是CSC维持和分化的重要因素，而CSC中PD-L1的高表达则提示检查点阻断剂如纳武单抗的使用可能是通过免疫活化靶向CSC的有效途径[128,130,138-140]。

抑制STAT3信号也是靶向CSC削弱免疫抑制效应的潜在策略。在生长因子和细胞因子的作用下，STAT3磷酸化入核并介导相关基因的转录。在肿瘤微环境中，STAT3的激活可以介导IL-6等细胞因子的产生，促进MDSC和Tr细胞等免疫抑制细胞的增加，并抑制树突状细胞的成熟。STAT3是免疫抑制型肿瘤微环境的关键枢纽，其在CSC与免疫细胞的相互作用中扮演着重要角色，而抑制STAT3则可阻断CSC相关的肿瘤免疫逃逸。大量研究表明，STAT3信号的升高在CSC亚群数量及其免疫抑制特性的维持中具有重要作用。免疫抑制性免疫细胞如TAM等也可以激活STAT3信号以促进CSC的耐药性，抑制STAT3能有效阻断CSC的免疫抑制作用。虽然目前STAT3阻断对于CSC免疫抑制特性的临床影响还未明确，但一些STAT3抑制剂已在进行临床试验，以评估它们对不同类型癌症的有效性。例如，抑制剂OPB-51602对于非小细胞肺癌显示出强大的抗肿瘤作用。尽管STAT3抑制剂可以抑制肿瘤，STAT3通路的普遍性和重要性也暗示了靶向STAT3这一途径可能存在细胞毒性[141-145]。

目前，基于树突状细胞的疫苗处于开发中，目的是逆转被肿瘤细胞下调的免疫应答，促进适应性免疫细胞对肿瘤细胞的识别和杀伤[146,147]。树突状细胞所负载的肿瘤抗原既可以是肿瘤特异性抗原，也可以是肿瘤细胞的全细胞裂解物。例如，以突变的RAS肽段（新抗原）、黏蛋白1、HER2/Neu和MAGE-A3（melanoma antigen A3）等为负载抗原的树突状细胞疫苗正处于临床试验中。一些研究表明树突状细胞疫苗也可以用于靶向清除CSC。树突状细胞疫苗需要制备CSC相关的肿瘤抗原或需从患者体内分离CSC亚群用于制备全细胞裂解物，潜在CSC相关抗原包括CD133、CD44和八聚体转录因子4（octamer transcription factor 4，OCT4）、生存素和端粒酶反转录酶（telomerase reverse transcriptase，TERT）。树突状细胞疫苗在动物模型和临床试验中均表现出良好的疗效，其通过诱导抗CSC抗体和CTL靶向消灭CSC，并使得抗肿瘤免疫得以重建。由于CSC潜在的免疫抑制性质，诱导全面而有效的抗CSC免疫应答可能需要树突状细胞疫苗与检查点阻断等其他治疗手段的联合使用[148]。

### 9.5.7 小结

免疫系统在肿瘤发生和发展中扮演着双重角色，既具有抗肿瘤效应，也有促肿瘤效应。免疫监视学说认为，当这种平衡被肿瘤细胞的免疫编辑机制打破而偏向癌细胞时，肿瘤就会进一步发展。基于CSC对肿瘤发生、发展、转移和放化疗耐药的影响，揭示CSC和免疫系统之间的相互作用显得尤为重要。显然，现阶段的研究只能部分解释CSC与免疫系统之间十分复杂的相互作用，自相矛盾的结果也时有发生，例如有研究表明CSC对NK细胞高度敏感，也有报道显示CSC能逃逸NK细胞的杀伤，但这些发现都提高了人们对于免疫疗法靶向清除CSC的认知。阐明CSC特异性的免疫编辑作用将有助于新一代免疫疗法的开发。现阶段和未来的基于免疫疗法的临床试验不仅要以肿瘤消退和患者的生存状态为评价标准，也应该对CSC及其对免疫系统的影响加强监控。

（王青青）

## 参考文献

[1] SCHREIBER R D, OLD L J, SMYTH M J. Cancer immunoediting: integrating immunity's roles in cancer

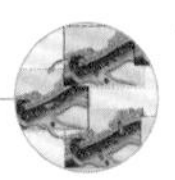

suppression and promotion [J]. Science, 2011, 331 (6024):1565 - 1570.

[2] DUNN G P, OLD L J, SCHREIBER R D. The three Es of cancer immunoediting [J]. Annu Rev Immunol, 2004,22: 329 - 360.

[3] DUNN G P, BRUCE A T, IKEDA H, et al. Cancer immunoediting: from immunosurveillance to tumor escape [J]. Nat Immunol, 2002,3(11):991 - 998.

[4] EYLES J, PUAUX A L, WANG X, et al. Tumor cells disseminate early, but immunosurveillance limits metastatic outgrowth, in a mouse model of melanoma [J]. J Clin Invest, 2010,120(6):2030 - 2039.

[5] HANNA N, FIDLER I J. Role of natural killer cells in the destruction of circulating tumor emboli [J]. J Natl Cancer Inst, 1980,65(4):801 - 809.

[6] GORELIK E, WILTROUT R H, OKUMURA K, et al. Role of NK cells in the control of metastatic spread and growth of tumor cells in mice [J]. Int J Cancer, 1982,30(1):107 - 112.

[7] KITAMURA T, QIAN B Z, POLLARD J W. Immune cell promotion of metastasis [J]. Nat Rev Immunol, 2015,15(2):73 - 86.

[8] XIONG J, WANG H, WANG Q. Suppressive myeloid cells shape the tumor immune microenvironment [J]. Adv Biol, 2021,5(3): e1900311.

[9] ENGBLOM C, PFIRSCHKE C, PITTET M J. The role of myeloid cells in cancer therapies [J]. Nat Rev Cancer, 2016,16(7):447 - 462.

[10] VEGLIA F, SANSEVIERO E, GABRILOVICH D I. Myeloid-derived suppressor cells in the era of increasing myeloid cell diversity [J]. Nat Rev Immunol, 2021,21(8):485 - 498.

[11] KALLURI R. The biology and function of fibroblasts in cancer [J]. Nat Rev Cancer, 2016,16(9):582 - 598.

[12] CHEN X, SONG E. Turning foes to friends: targeting cancer-associated fibroblasts [J]. Nat Rev Drug Discov, 2018,18(2):99 - 115.

[13] KAPLAN R N, RIBA R D, ZACHAROULIS S, et al. VEGFR1-positive haematopoietic bone marrow progenitors initiate the pre-metastatic niche [J]. Nature, 2005,438(7069):820 - 827.

[14] LIU Y, CAO X. Characteristics and significance of the pre-metastatic niche [J]. Cancer Cell, 2016, 30(5): 668 - 681.

[15] GABRILOVICH D I, NAGARAJ S. Myeloid-derived suppressor cells as regulators of the immune system [J]. Nat Rev Immunol, 2009,9(3):162 - 174.

[16] GROTH C, HU X, WEBER R, et al. Immunosuppression mediated by myeloid-derived suppressor cells (MDSCs) during tumour progression [J]. Br J Cancer, 2019,120(1):16 - 25.

[17] TAN W, ZHANG W, STRASNER A, et al. Tumour-infiltrating regulatory T cells stimulate mammary cancer metastasis through RANKL-RANK signalling [J]. Nature, 2011,470(7335):548 - 553.

[18] HAMILTON G, MOSER D, HOCHMAIR M. Metastasis: circulating tumor cells in small cell lung cancer [J]. Trends Cancer, 2016,2(4):159 - 160.

[19] KITAMURA T, QIAN B Z, SOONG D, et al. CCL2-induced chemokine cascade promotes breast cancer metastasis by enhancing retention of metastasis-associated macrophages [J]. J Exp Med, 2015,212(7): 1043 - 1059.

[20] STRELL C, LANG K, NIGGEMANN B, et al. Neutrophil granulocytes promote the migratory activity of MDA - MB - 468 human breast carcinoma cells via ICAM - 1 [J]. Exp Cell Res, 2010,316(1):138 - 148.

[21] WALIANY S, LEE D, WITTELES R M, et al. Immune checkpoint inhibitor cardiotoxicity: understanding basic mechanisms and clinical characteristics and finding a cure [J]. Annu Rev Pharmacol Toxicol, 2021, 61: 113 - 134.

[22] ZIRLIK K, VEELKEN H. Idelalisib [J]. Recent Results Cancer Res, 2018,212: 243 - 264.

[23] GOPAL A K, KAHL B S, DE VOS S, et al. PI3Kdelta inhibition by idelalisib in patients with relapsed indolent lymphoma [J]. N Engl J Med, 2014, 370(11):1008 - 1018.

[24] CHELLAPPA S, KUSHEKHAR K, MUNTHE L A, et al. The PI3K p110delta isoform inhibitor idelalisib preferentially inhibits human regulatory T cell function [J]. J Immunol, 2019,202(5):1397 - 1405.

[25] DISIS M L, RINN K, KNUTSON K L, et al. Flt3 ligand as a vaccine adjuvant in association with HER - 2/neu peptide-based vaccines in patients with HER - 2/ neu-overexpressing cancers [J]. Blood, 2002, 99 (8): 2845 - 2850.

[26] BRAUN S E, CHEN K, BLAZAR B R, et al. Flt3 ligand antitumor activity in a murine breast cancer model: a comparison with granulocyte-macrophage colony-stimulating factor and a potential mechanism of action [J]. Hum Gene Ther, 1999, 10 (13): 2141 - 2151.

[27] CASSIER P A, ITALIANO A, GOMEZ-ROCA C A,

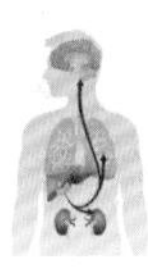




et al. CSF1R inhibition with emactuzumab in locally advanced diffuse-type tenosynovial giant cell tumours of the soft tissue: a dose-escalation and dose-expansion phase 1 study [J]. Lancet Oncol, 2015,16(8):949-956.

[28] FLORES-TORO J A, LUO D, GOPINATH A, et al. CCR2 inhibition reduces tumor myeloid cells and unmasks a checkpoint inhibitor effect to slow progression of resistant murine gliomas [J]. Proc Natl Acad Sci U S A, 2020,117(2):1129-1138.

[29] NYWENING T M, BELT B A, CULLINAN D R, et al. Targeting both tumour-associated CXCR2 (+) neutrophils and CCR2 (+) macrophages disrupts myeloid recruitment and improves chemotherapeutic responses in pancreatic ductal adenocarcinoma [J]. Gut, 2018,67(6):1112-1123.

[30] XIE Z, IKEGAMI T, AGO Y, et al. Valproic acid attenuates CCR2-dependent tumor infiltration of monocytic myeloid-derived suppressor cells, limiting tumor progression [J]. Oncoimmunology, 2020, 9(1):1734268.

[31] YANG H, ZHANG Q, XU M, et al. CCL2-CCR2 axis recruits tumor associated macrophages to induce immune evasion through PD-1 signaling in esophageal carcinogenesis [J]. Mol Cancer, 2020,19(1):41.

[32] ZHU Y, KNOLHOFF B L, MEYER M A, et al. CSF1/CSF1R blockade reprograms tumor-infiltrating macrophages and improves response to T-cell checkpoint immunotherapy in pancreatic cancer models [J]. Cancer Res, 2014,74(18):5057-5069.

[33] SMYTH M J, NGIOW S F, RIBAS A, et al. Combination cancer immunotherapies tailored to the tumour microenvironment [J]. Nat Rev Clin Oncol, 2016,13(3):143-158.

[34] LUCAS M L, HELLER L, COPPOLA D, et al. IL-12 plasmid delivery by in vivo electroporation for the successful treatment of established subcutaneous B16. F10 melanoma [J]. Mol Ther, 2002,5(6):668-675.

[35] HIROI M, OHMORI Y. Constitutive nuclear factor kappaB activity is required to elicit interferon-gamma-induced expression of chemokine CXC ligand 9 (CXCL9) and CXCL10 in human tumour cell lines [J]. Biochem J, 2003,376(Pt 2):393-402.

[36] DIAS S, BOYD R, BALKWILL F. IL-12 regulates VEGF and MMPs in a murine breast cancer model [J]. Int J Cancer, 1998,78(3):361-365.

[37] MASSAGUE J, OBENAUF A C. Metastatic colonization by circulating tumour cells [J]. Nature, 2016,529(7586):298-306.

[38] SCHMIEGEL W H, CAESAR J, KALTHOFF H, et al. Antiproliferative effects exerted by recombinant human tumor necrosis factor-alpha (TNF-alpha) and interferon-gamma (IFN-gamma) on human pancreatic tumor cell lines [J]. Pancreas, 1988,3(2):180-188.

[39] CHYUAN I T, LAI J H. New insights into the IL-12 and IL-23: From a molecular basis to clinical application in immune-mediated inflammation and cancers [J]. Biochem Pharmacol, 2020,175: 113928.

[40] TALPAZ M, MERCER J, HEHLMANN R. The interferon-alpha revival in CML [J]. Ann Hematol, 2015,94 Suppl 2: S195-S207.

[41] O'BRIEN S G, GUILHOT F, LARSON R A, et al. Imatinib compared with interferon and low-dose cytarabine for newly diagnosed chronic-phase chronic myeloid leukemia [J]. N Engl J Med, 2003,348(11):994-1004.

[42] TARHINI A A, LEE S J, HODI F S, et al. Phase III study of adjuvant ipilimumab (3 or 10 mg/kg) versus high-dose interferon alfa-2b for resected high-risk melanoma: north american intergroup E1609 [J]. J Clin Oncol, 2020,38(6):567-575.

[43] KIRKWOOD J M, TARHINI A A. Adjuvant high-dose interferon-alpha therapy for high-risk melanoma [J]. Forum (Genova), 2003,13(2):127-140; quiz 187-188.

[44] IVES N J, SUCIU S, EGGERMONT A M M, et al. Adjuvant interferon-alpha for the treatment of high-risk melanoma: An individual patient data meta-analysis [J]. Eur J Cancer, 2017,82: 171-183.

[45] WEI S C, LEVINE J H, COGDILL A P, et al. Distinct cellular mechanisms underlie anti-ctla-4 and anti-pd-1 checkpoint blockade [J]. Cell, 2017,170(6):1120-1133; e17.

[46] DEMARIA O, CORNEN S, DAERON M, et al. Harnessing innate immunity in cancer therapy [J]. Nature, 2019,574(7776):45-56.

[47] GABRILOVICH D I, OSTRAND-ROSENBERG S, BRONTE V. Coordinated regulation of myeloid cells by tumours [J]. Nat Rev Immunol, 2012,12(4):253-268.

[48] LIU Y, CAO X. The origin and function of tumor-associated macrophages [J]. Cell Mol Immunol, 2015, 12(1):1-4.

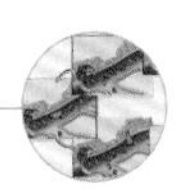

[49] DENARDO D G, RUFFELL B. Macrophages as regulators of tumour immunity and immunotherapy [J]. Nat Rev Immunol, 2019,19(6):369 - 382.

[50] GORDON S. Alternative activation of macrophages [J]. Nat Rev Immunol, 2003,3(1):23 - 35.

[51] WYNN T A, CHAWLA A, POLLARD J W. Macrophage biology in development, homeostasis and disease [J]. Nature, 2013,496(7446):445 - 455.

[52] ALMAND B, CLARK J I, NIKITINA E, et al. Increased production of immature myeloid cells in cancer patients: a mechanism of immunosuppression in cancer [J]. J Immunol, 2001,166(1):678 - 689.

[53] GABRILOVICH D I, BRONTE V, CHEN S H, et al. The terminology issue for myeloid-derived suppressor cells [J]. Cancer Res, 2007,67(1):425; author reply 6.

[54] GABRILOVICH D I, VELDERS M P, SOTOMAYOR E M, et al. Mechanism of immune dysfunction in cancer mediated by immature Gr - 1+ myeloid cells [J]. J Immunol, 2001,166(9):5398 - 5406.

[55] YOUN J I, COLLAZO M, SHALOVA I N, et al. Characterization of the nature of granulocytic myeloid-derived suppressor cells in tumor-bearing mice [J]. J Leukoc Biol, 2012,91(1):167 - 181.

[56] VEGLIA F, HASHIMOTO A, DWEEP H, et al. Analysis of classical neutrophils and polymorphonuclear myeloid-derived suppressor cells in cancer patients and tumor-bearing mice [J]. J Exp Med, 2021,218(4): e20201803.

[57] CONDAMINE T, DOMINGUEZ G A, YOUN J I, et al. Lectin-type oxidized LDL receptor-1 distinguishes population of human polymorphonuclear myeloid-derived suppressor cells in cancer patients [J]. Sci Immunol, 2016,1(2):aaf8943.

[58] ALSHETAIWI H, PERVOLARAKIS N, MCINTYRE L L, et al. Defining the emergence of myeloid-derived suppressor cells in breast cancer using single-cell transcriptomics [J]. Sci Immunol, 2020, 5 (44): eaay6017.

[59] VEGLIA F, PEREGO M, GABRILOVICH D. Myeloid-derived suppressor cells coming of age [J]. Nat Immunol, 2018,19(2):108 - 119.

[60] SHAUL M E, FRIDLENDER Z G. Tumour-associated neutrophils in patients with cancer [J]. Nat Rev Clin Oncol, 2019,16(10):601 - 620.

[61] NEMETH T, SPERANDIO M, MOCSAI A. Neutrophils as emerging therapeutic targets [J]. Nat Rev Drug Discov, 2020,19(4):253 - 275.

[62] SILVESTRE-ROIG C, FRIDLENDER Z G, GLOGAUER M, et al. Neutrophil diversity in health and disease [J]. Trends Immunol, 2019,40(7):565 - 583.

[63] POWELL D R, HUTTENLOCHER A. Neutrophils in the tumor microenvironment [J]. Trends Immunol, 2016,37(1):41 - 52.

[64] MOLLINEDO F. Neutrophil degranulation, plasticity, and cancer metastasis [J]. Trends Immunol, 2019,40(3):228 - 242.

[65] KOS K, DE VISSER K E. Neutrophils create a fertile soil for metastasis [J]. Cancer Cell, 2021,39(3):301 - 303.

[66] SHIPMAN L. Tumour immunology: Interrogating intratumoral Treg cells [J]. Nat Rev Immunol, 2017, 17(1):4 - 5.

[67] FLEMMING A. Cancer: Tumour-specific ablation of Treg cells induces anticancer response [J]. Nat Rev Drug Discov, 2016,15(10):676 - 677.

[68] GAUD G, LESOURNE R, LOVE P E. Regulatory mechanisms in T cell receptor signalling [J]. Nat Rev Immunol, 2018,18(8):485 - 497.

[69] FERREIRA L M R, MULLER Y D, BLUESTONE J A, et al. Next-generation regulatory T cell therapy [J]. Nat Rev Drug Discov, 2019,18(10):749 - 769.

[70] LI M O, RUDENSKY A Y. T cell receptor signalling in the control of regulatory T cell differentiation and function [J]. Nat Rev Immunol, 2016,16(4):220 - 233.

[71] SARVARIA A, MADRIGAL J A, SAUDEMONT A. B cell regulation in cancer and anti-tumor immunity [J]. Cell Mol Immunol, 2017,14(8):662 - 674.

[72] ROSSER E C, MAURI C. Regulatory B cells: origin, phenotype, and function [J]. Immunity, 2015,42(4): 607 - 612.

[73] MAURI C, BOSMA A. Immune regulatory function of B cells [J]. Annu Rev Immunol, 2012,30: 221 - 241.

[74] POZZOBON T, GOLDONI G, VIOLA A, et al. CXCR4 signaling in health and disease [J]. Immunol Lett, 2016,177: 6 - 15.

[75] MOUSAVI A. CXCL12/CXCR4 signal transduction in diseases and its molecular approaches in targeted-therapy [J]. Immunol Lett, 2020,217: 91 - 115.

[76] XIE F, LING L, VAN DAM H, et al. TGF-beta signaling in cancer metastasis [J]. Acta Biochim Biophys Sin (Shanghai), 2018,50(1):121 - 132.

[77] SYED V. TGF-beta Signaling in Cancer [J]. J Cell

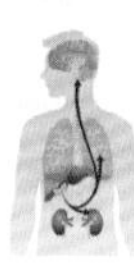


Biochem, 2016,117(6):1279 - 1287.

[78] COLAK S, TEN DIJKE P. Targeting TGF-beta signaling in cancer [J]. Trends Cancer, 2017,3(1):56 - 71.

[79] SARAIVA M, VIEIRA P, O'GARRA A. Biology and therapeutic potential of interleukin-10 [J]. J Exp Med, 2020,217(1):e20190418.

[80] SARAIVA M, O'GARRA A. The regulation of IL - 10 production by immune cells [J]. Nat Rev Immunol, 2010,10(3):170 - 181.

[81] MANNINO M H, ZHU Z, XIAO H, et al. The paradoxical role of IL - 10 in immunity and cancer [J]. Cancer Lett, 2015,367(2):103 - 107.

[82] TANAKA T, NARAZAKI M, KISHIMOTO T. Interleukin (IL - 6) Immunotherapy [J]. Cold Spring Harb Perspect Biol, 2018,10(8):a028456.

[83] SANSONE P, BROMBERG J. Targeting the interleukin-6/Jak/stat pathway in human malignancies [J]. J Clin Oncol, 2012,30(9):1005 - 1014.

[84] JOHNSON D E, O'KEEFE R A, GRANDIS J R. Targeting the IL - 6/JAK/STAT3 signalling axis in cancer [J]. Nat Rev Clin Oncol, 2018,15(4):234 - 248.

[85] TANAKA T, NARAZAKI M, KISHIMOTO T. IL - 6 in inflammation, immunity, and disease [J]. Cold Spring Harb Perspect Biol, 2014,6(10): a016295.

[86] LIEW F Y, GIRARD J P, TURNQUIST H R. Interleukin - 33 in health and disease [J]. Nat Rev Immunol, 2016,16(11):676 - 689.

[87] LU B, YANG M, WANG Q. Interleukin - 33 in tumorigenesis, tumor immune evasion, and cancer immunotherapy [J]. J Mol Med (Berl), 2016,94(5): 535 - 543.

[88] XIAO P, WAN X, CUI B, et al. Interleukin 33 in tumor microenvironment is crucial for the accumulation and function of myeloid-derived suppressor cells [J]. Oncoimmunology, 2016,5(1): e1063772.

[89] KIENZL M, HASENOEHRL C, VALADEZ-COSMES P, et al. IL - 33 reduces tumor growth in models of colorectal cancer with the help of eosinophils [J]. Oncoimmunology, 2020,9(1):1776059.

[90] EISSMANN M F, DIJKSTRA C, JARNICKI A, et al. IL - 33-mediated mast cell activation promotes gastric cancer through macrophage mobilization [J]. Nat Commun, 2019,10(1):2735.

[91] FOURNIE J J, POUPOT M. The pro-tumorigenic IL - 33 involved in antitumor immunity: a yin and yang cytokine [J]. Front Immunol, 2018,9: 2506.

[92] JOVANOVIC I P, PEJNOVIC N N, RADOSAVLJEVIC G D, et al. Interleukin-33/ST2 axis promotes breast cancer growth and metastases by facilitating intratumoral accumulation of immunosuppressive and innate lymphoid cells [J]. Int J Cancer, 2014,134(7): 1669 - 1682.

[93] ZHANG R, LIU Q, LIAO Q, et al. CD59: a promising target for tumor immunotherapy [J]. Future Oncol, 2018,14(8):781 - 791.

[94] WILSON M R, ZOUBEIDI A. Clusterin as a therapeutic target [J]. Expert Opin Ther Targets, 2017,21(2):201 - 213.

[95] LI B, CHAN H L, CHEN P. Immune checkpoint inhibitors: basics and challenges [J]. Curr Med Chem, 2019,26(17):3009 - 3025.

[96] TOPPER M J, VAZ M, MARRONE K A, et al. The emerging role of epigenetic therapeutics in immuno-oncology [J]. Nat Rev Clin Oncol, 2020,17(2):75 - 90.

[97] MELLMAN I, COUKOS G, DRANOFF G. Cancer immunotherapy comes of age [J]. Nature, 2011,480 (7378):480 - 489.

[98] VAN DER TOUW W, CHEN H M, PAN P Y, et al. LILRB receptor-mediated regulation of myeloid cell maturation and function [J]. Cancer Immunol Immunother, 2017,66(8):1079 - 1087.

[99] MA G, PAN P Y, EISENSTEIN S, et al. Paired immunoglobin-like receptor-B regulates the suppressive function and fate of myeloid-derived suppressor cells [J]. Immunity, 2011,34(3):385 - 395.

[100] WOLF Y, ANDERSON A C, KUCHROO V K. TIM3 comes of age as an inhibitory receptor [J]. Nat Rev Immunol, 2020,20(3):173 - 185.

[101] ANDERSON A C, JOLLER N, KUCHROO V K. Lag - 3, Tim - 3, and TIGIT: co-inhibitory receptors with specialized functions in immune regulation [J]. Immunity, 2016,44(5):989 - 1004.

[102] RUFFO E, WU R C, BRUNO T C, et al. Lymphocyte-activation gene 3 (LAG3): The next immune checkpoint receptor [J]. Semin Immunol, 2019,42: 101305.

[103] ANDREWS L P, MARCISCANO A E, DRAKE C G, et al. LAG3 (CD223) as a cancer immunotherapy target [J]. Immunol Rev, 2017,276(1):80 - 96.

[104] BI J, TIAN Z. NK cell dysfunction and checkpoint immunotherapy [J]. Front Immunol, 2019,10: 1999.

[105] HARJUNPAA H, GUILLEREY C. TIGIT as an

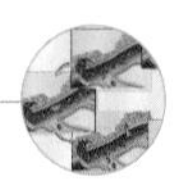

emerging immune checkpoint [J]. Clin Exp Immunol, 2020,200(2):108-119.

[106] CHAUVIN J M, ZAROUR H M. TIGIT in cancer immunotherapy [J]. J Immunother Cancer, 2020, 8 (2):e000957.

[107] LI L, SPENDLOVE I, MORGAN J, et al. CD55 is over-expressed in the tumour environment [J]. Br J Cancer, 2001,84(1):80-86.

[108] LIN W, FAN T, HUANG J, et al. Sialylation of CD55 by ST3GAL1 facilitates immune evasion in cancer. Cancer Immunol Res, 2021,9(1):113-122.

[109] ZHANG Y, ZHANG Z. The history and advances in cancer immunotherapy: understanding the characteristics of tumor-infiltrating immune cells and their therapeutic implications [J]. Cell Mol Immunol, 2020, 17 (8):807-821.

[110] DOUGAN M, DRANOFF G, DOUGAN S K. Cancer immunotherapy: beyond checkpoint blockade [J]. Annu Rev Cancer Biol, 2019,3(1):55-75.

[111] HAVEL J J, CHOWELL D, CHAN T A. The evolving landscape of biomarkers for checkpoint inhibitor immunotherapy [J]. Nat Rev Cancer, 2019, 19(3):133-150.

[112] ROBERT C. A decade of immune-checkpoint inhibitors in cancer therapy [J]. Nat Commun, 2020, 11(1):3801.

[113] LINGEL H, BRUNNER-WEINZIERL M C. CTLA-4 (CD152): a versatile receptor for immune-based therapy [J]. Semin Immunol, 2019,42: 101298.

[114] GERAUD A, GOUGIS P, VOZY A, et al. Clinical pharmacology and interplay of immune checkpoint agents: a yin-yang balance [J]. Annu Rev Pharmacol Toxicol, 2021,61: 85-112.

[115] BAGCHI S, YUAN R, ENGLEMAN E G. Immune checkpoint inhibitors for the treatment of cancer: clinical impact and mechanisms of response and resistance [J]. Annu Rev Pathol, 2021,16: 223-249.

[116] PAN Y, MA S, CAO K, et al. Therapeutic approaches targeting cancer stem cells [J]. J Cancer Res Ther, 2018,14(7):1469-1475.

[117] CLARKE M F. Clinical and therapeutic implications of cancer stem cells [J]. N Engl J Med, 2019,380(23): 2237-2245.

[118] DE PALMA M, LEWIS C E. Macrophage regulation of tumor responses to anticancer therapies [J]. Cancer Cell, 2013,23(3):277-286.

[119] RUFFELL B, COUSSENS L M. Macrophages and therapeutic resistance in cancer [J]. Cancer Cell, 2015,27(4):462-472.

[120] Macrophages promote resistance to checkpoint inhibitors [J]. Cancer Discov, 2017,7(8):788.

[121] WCULEK S K, CUETO F J, MUJAL A M, et al. Dendritic cells in cancer immunology and immunotherapy [J]. Nat Rev Immunol, 2020,20(1):7-24.

[122] GARDNER A, RUFFELL B. Dendritic cells and cancer immunity [J]. Trends Immunol, 2016, 37 (12):855-865.

[123] GIOVANELLI P, SANDOVAL T A, CUBILLOS-RUIZ J R. Dendritic cell metabolism and function in tumors [J]. Trends Immunol, 2019, 40 (8): 699-718.

[124] CLARA J A, MONGE C, YANG Y, et al. Targeting signalling pathways and the immune microenvironment of cancer stem cells — a clinical update [J]. Nat Rev Clin Oncol, 2020,17(4):204-232.

[125] KUSOGLU A, BIRAY AVCI C. Cancer stem cells: A brief review of the current status [J]. Gene, 2019, 681: 80-85.

[126] DAMMEIJER F, VAN GULIJK M, MULDER E E, et al. The PD-1/PD-L1-checkpoint restrains T cell immunity in tumor-draining lymph nodes [J]. Cancer Cell, 2020,38(5):685-700;e8.

[127] CHA J-H, CHAN L-C, LI C-W, et al. Mechanisms controlling PD-L1 expression in cancer [J]. Mol Cell, 2019,76(3):359-370.

[128] SHARMA P, ALLISON J P. Dissecting the mechanisms of immune checkpoint therapy [J]. Nat Rev Immunol, 2020,20(2):75-76.

[129] OH S A, WU D-C, CHEUNG J, et al. PD-L1 expression by dendritic cells is a key regulator of T-cell immunity in cancer [J]. Nature Cancer, 2020,1(7): 681-691.

[130] ZOU W, WOLCHOK J D, CHEN L. PD-L1 (B7-H1) and PD-1 pathway blockade for cancer therapy: Mechanisms, response biomarkers, and combinations [J]. Sci Transl Med, 2016,8(328):328rv4.

[131] MULLER L, TUNGER A, PLESCA I, et al. Bidirectional crosstalk between cancer stem cells and immune cell subsets [J]. Front Immunol, 2020, 11: 140.

[132] MA Q, LONG W, XING C, et al. Cancer stem cells and immunosuppressive microenvironment in glioma [J]. Front Immunol, 2018,9: 2924.

[133] WANG B, WANG Q, WANG Z, et al. Metastatic

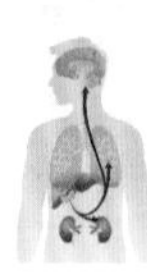


consequences of immune escape from NK cell cytotoxicity by human breast cancer stem cells [J]. Cancer Res, 2014,74(20):5746 - 5757.

[134] LUNA J I, GROSSENBACHER S K, MURPHY W J, et al. Targeting cancer stem cells with natural killer cell immunotherapy [J]. Expert Opin Biol Ther, 2017,17(3):313 - 324.

[135] MYERS J A, MILLER J S. Exploring the NK cell platform for cancer immunotherapy [J]. Nat Rev Clin Oncol, 2021,18(2):85 - 100.

[136] VIVIER E, UGOLINI S, BLAISE D, et al. Targeting natural killer cells and natural killer T cells in cancer [J]. Nat Rev Immunol, 2012,12(4):239 - 252.

[137] WOLFLE S J, STREBOVSKY J, BARTZ H, et al. PD - L1 expression on tolerogenic APCs is controlled by STAT - 3 [J]. Eur J Immunol, 2011,41(2):413 - 424.

[138] ZHANG W, LIU Y, YAN Z, et al. IL - 6 promotes PD - L1 expression in monocytes and macrophages by decreasing protein tyrosine phosphatase receptor type O expression in human hepatocellular carcinoma [J]. J Immunother Cancer, 2020,8(1):e000285.

[139] DISKIN B, ADAM S, CASSINI M F, et al. PD - L1 engagement on T cells promotes self-tolerance and suppression of neighboring macrophages and effector T cells in cancer [J]. Nat Immunol, 2020,21(4):442 - 454.

[140] DAASSI D, MAHONEY K M, FREEMAN G J. The importance of exosomal PDL1 in tumour immune evasion [J]. Nat Rev Immunol, 2020,20(4):209 - 215.

[141] SIERSBÆK R, SCABIA V, NAGARAJAN S, et al. IL6/STAT3 signaling hijacks estrogen receptor α enhancers to drive breast cancer metastasis [J]. Cancer Cell, 2020,38(3):412 - 423;e9.

[142] VILLARINO A V, KANNO Y, O'SHEA J J. Mechanisms and consequences of Jak-STAT signaling in the immune system [J]. Nat Immunol, 2017,18(4):374 - 384.

[143] YU H, LEE H, HERRMANN A, et al. Revisiting STAT3 signalling in cancer: new and unexpected biological functions [J]. Nat Rev Cancer, 2014,14(11):736 - 746.

[144] YU H, PARDOLL D, JOVE R. STATs in cancer inflammation and immunity: a leading role for STAT3 [J]. Nat Rev Cancer, 2009,9(11):798 - 809.

[145] JONES S A, JENKINS B J. Recent insights into targeting the IL - 6 cytokine family in inflammatory diseases and cancer [J]. Nat Rev Immunol, 2018,18(12):773 - 789.

[146] HU Z, OTT P A, WU C J. Towards personalized, tumour-specific, therapeutic vaccines for cancer [J]. Nat Rev Immunol, 2018,18(3):168 - 182.

[147] GARG A D, COULIE P G, VAN DEN EYNDE B J, et al. Integrating next-generation dendritic cell vaccines into the current cancer immunotherapy landscape [J]. Trends Immunol, 2017,38(8):577 - 593.

[148] BANCHEREAU J, PALUCKA K. Immunotherapy: Cancer vaccines on the move [J]. Nat Rev Clin Oncol, 2018,15(1):9 - 10.

# 肿瘤转移的代谢调控



代谢异常是肿瘤细胞的重要特征之一。在肿瘤的发生、发展过程中，肿瘤细胞发生一系列重要代谢(包括葡萄糖代谢、氨基酸代谢和脂质代谢等)的显著变化，以适应肿瘤的快速生长需要。越来越多的研究证据表明，肿瘤的异常代谢在肿瘤侵袭转移过程中也发挥重要作用。肿瘤微环境(TME)是肿瘤细胞赖以生存的"土壤"，由基质细胞、炎症免疫细胞、脉管系统和细胞外基质(ECM)等组成。肿瘤微环境不仅起支架作用，还能够分泌大量的生长因子和细胞因子，促进肿瘤的进展。近年来的研究显示，肿瘤微环境及微环境中炎症免疫细胞自身也发生了代谢重编程，这些代谢变化在肿瘤转移过程中也发挥了重要作用。本章主要从肿瘤细胞自身、肿瘤微环境及微环境中炎症免疫细胞3个方面阐述肿瘤转移的代谢调控机制，并对靶向肿瘤代谢在转移防治中的应用进行简要介绍。

## 10.1 肿瘤转移相关代谢变化及其调控机制

### 10.1.1 肿瘤细胞代谢变化及其调控

(1) 葡萄糖代谢与肿瘤转移

20世纪20年代，德国科学家瓦尔堡(Warburg)发现癌细胞特有的有氧糖酵解代谢表型，即"Warburg效应"。高度恶性或者转移性的肿瘤细胞比低度恶性肿瘤细胞的糖酵解能力更强，提示肿瘤异常代谢与其侵袭转移特性可能存在潜在的联系。随后，核素示踪技术证实Warburg效应在肿瘤中的普遍存在，并逐渐揭示其调控机制。肿瘤特殊的微环境刺激以及癌基因和抑癌基因异常调控，是Warburg效应产生的根本原因。近年来的研究显示，异常的葡萄糖代谢在肿瘤转移过程中也发挥了重要作用。

1) 葡萄糖摄入与肿瘤转移：肿瘤细胞摄入大量的葡萄糖进行糖酵解，其中间代谢产物可以通过磷酸戊糖、氨基酸及脂质合成等途径，进行旺盛的生物合成代谢，为肿瘤快速生长提供蛋白质、脂肪及核酸。研究发现，在微环境刺激以及癌基因和抑癌基因异常调控下，肿瘤细胞通过异常表达葡萄糖转运蛋白(GLUT)大量摄入葡萄糖，且GLUT的异常表达与多种肿瘤的转移呈正相关[1]；而通过干扰GLUT1的表达或抑制其活性，可显著降低葡萄糖的摄入，进而抑制肿瘤的生长及侵袭转移能力[2]。此外，研究还发现对氧磷酶2(paraoxonase 2，PON2)可增加GLUT1介导的葡萄糖摄入从而促进转移[3]。

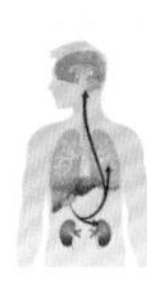



2) 糖酵解途径与肿瘤转移：己糖激酶作为糖酵解途径首个反应酶，一定程度上决定了后续步骤。有报道称，肿瘤细胞通过异常表达2型己糖激酶(hexokinase 2, HK2)大量摄取葡萄糖[4,5]。通过干扰HK2的表达或抑制其活性，可显著减弱糖酵解作用，进而抑制肿瘤的生长及其侵袭、转移能力[6-9]。磷酸葡萄糖异构酶(phosphoglucose isomerase, PGI)又称自分泌运动因子，除催化葡萄糖-6-磷酸可逆异构为果糖-6-磷酸外，还可作为促转移的信号转导分子[10]。Cantelmon等发现阻断6-磷酸果糖激酶-2/果糖-2,6-二磷酸酶3(6-phosphofructo-2-kinase/fructose-2,6-biphosphatase 3, PFKFB3)不影响肿瘤生长，但通过使肿瘤血管正常化来减少癌细胞侵袭、血管内渗和转移，其阻断治疗也能改善原发和转移性肿瘤的化疗[11]。烯醇化酶2(enolase 2, ENO2)又称神经元特异性烯醇化酶(neuron specific enolase, NSE)，是糖酵解过程中的关键代谢酶，能够催化2-磷酸甘油酸酯(2-phosphoglycerate, 2-PGA)转化为磷酸烯醇丙酮酸(phosphoenolpyruvate, PEP)。以往研究发现ENO2是针对神经内分泌肿瘤、前列腺癌、小细胞肺癌和转移性神经母细胞瘤等癌症的公认肿瘤标志物[12]。笔者进一步研究发现ENO2在胰腺导管腺癌中高表达且与不良预后密切相关。IGF-Ⅰ能通过PI3K/Akt/mTOR途径导致HDAC3 S424的磷酸化，进而促进ENO2 K394脱乙酰基作用和ENO2的活化，增强胰腺导管腺癌糖酵解和转移[13]。糖酵解过程中，中间产物磷酸烯醇丙酮酸在丙酮酸激酶催化下产生丙酮酸是关键的环节。Christofk等人发现肿瘤组织异常表达M2型丙酮酸激酶(pyruvate kinase M2, PKM2)[14]。后续研究发现，*c-Myc*基因所介导的选择性剪切是肿瘤特异性表达PKM2的主要原因[15]。PKM2在肿瘤中主要以二聚体形式存在。一方面，可促进糖酵解中间产物进行生物合成代谢；另一方面，二聚体形式的PKM2以磷酸激酶活性的形式参与信号转导[16,17]，通过转运进入细胞核与β-联蛋白、HIF等转录因子共同参与基因的转录调控[18,19]。PKM2的异常表达与多种肿瘤的转移呈正相关[20-22]，而干扰PKM2的表达，可显著抑制肿瘤的生长及侵袭转移能力[23,24]。此外，笔者的研究发现，线粒体融合蛋白(mitochondrial fusion protein mitofusin-1, MFN1)下调与肝细胞性肝癌转移和不良预后密切相关，进一步研究发现MFN1能够调节细胞有氧糖酵解转变为氧化磷酸化，下调MFN1表达水平会破坏细胞线粒体动力学，进而触发肝癌上皮-间质转化(EMT)过程，导致肿瘤转移。在小鼠肝癌转移模型中，糖酵解抑制剂2-脱氧葡萄糖(2-deoxy glucose, 2-DG)可显著抑制MFN1耗竭，引起肝癌转移[25]。

3) 乳酸代谢与肿瘤转移：PKM催化产生的丙酮酸主要通过A型乳酸脱氢酶(lactate dehydrogenase A, LDH-A)催化生成终产物乳酸，乳酸脱氢酶的表达与肝癌、结直肠癌等的侵袭转移密切相关[26-29]。研究表明，LDH-A在肿瘤中的异常激活与癌基因*c-Myc*以及LDH-A的异常翻译后修饰密切相关[30-32]，而下调LDH-A的表达可以显著逆转肿瘤的Warburg效应，并且抑制肿瘤的侵袭转移能力[33-35]。乳酸作为LDH-A的催化产物，可能介导了肿瘤侵袭转移的调控。临床研究发现，肿瘤组织中的乳酸含量也与其转移呈正相关[36,37]。实验研究也证实了乳酸可以促进乳腺癌的侵袭转移潜能[38]，一方面，乳酸可能参与了肿瘤干细胞特性的维持[39]；另一方面，最新的研究显示乳酸可能参与肿瘤细胞与微环境的相互作用，肿瘤细胞分泌的乳酸，可促进微环境中的巨噬细胞向M2型转化，进而促进肿瘤的侵袭转移[40]；而微环境中的乳酸，也可以通过激活HIF，引起某些类型肿瘤的发生与转移[41]。

4) 磷酸戊糖途径与肿瘤转移：肿瘤的增殖和转移依赖于大量的代谢原料。磷酸戊糖途径(pentose phosphate pathway, PPP)作为合成代谢物质的主要贡献通路，参与了肿瘤的进展和转移。该途径分氧化分支和非氧化分支，目前研究显示氧化分支与肿瘤转移有关。已有研究揭示PPP有对抗癌细胞凋亡失巢的作用[42]。McDonald等报道了胰腺导管腺癌远处转移过程中的表观修饰重编程依赖于PPP的氧化分支进行分流，抑制该途径可选择性地逆转重编程染色质，从而抑制恶性基因表达和肿瘤转移[43]。此外，细胞的增殖也依赖于PPP。Ma等发现细胞有丝分裂关键调控因子极样激酶1(polo like kinase 1, Plk1)通过激活PPP促进癌细胞周期进展及肿瘤的转移[44]。笔者研究也发现，PPP限速酶葡萄糖-6-磷酸脱氢酶(glucose-6-phosphate dehydrogenase, G6PD)的高表达和肝癌转移及患者不良预后显著相关，预示G6PD可作为肝癌抗转移的潜在靶点[45]。丝氨酸一碳代谢循环可为核酸合

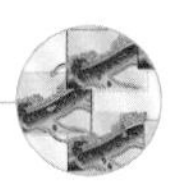

成提供底物，故其在肿瘤进展中的作用不言而喻。肿瘤内缺氧应激能够上调该循环中首个酶——磷酸甘油酸脱氢酶(phosphoglycerate dehydrogenase, PHGDH)的表达。PHGDH的缺陷减弱癌细胞的致瘤性，并抑制其转移的发生，其结果对晚期癌症的治疗靶向具有潜在的意义[46,47]。

(2) 能量代谢与肿瘤转移

早期的研究认为，线粒体在肿瘤代谢中作用有限。随着研究的深入，人们发现氧化磷酸化过程中多个关键酶包括延胡索酸水合酶(fumarate hydratase, FH)、琥珀酸脱氢酶(succinate dehydrogenase, SDH)和异柠檬酸脱氢酶(isocitrate dehydrogenase, IDH)的突变均和肿瘤转移有着密切关系[48-51]。针对*IDH2*突变的恩西地平(enasidenib)已获美国FDA批准用于治疗急性髓性白血病[52]。

当丙酮酸进入线粒体循环进行氧化磷酸化时会产生活性氧(ROS)等副产品。先前认为，ROS和细胞的凋亡相关。但若在非致命性水平时，ROS对于细胞的低氧应激适应和由过氧化物酶体增殖物激活受体γ共激活因子1(peroxisome proliferator-activated receptor gamma co-activator 1 alpha, PGC1α)介导活化的线粒体生物合成是必需的[53]。在乳腺癌中的研究表明，PGC1α能够促进氧化磷酸化、线粒体的生物发生和耗氧率。肿瘤原发灶PGC1α的表达水平与远处转移形成密切相关，抑制PGC1α的表达可降低乳腺癌细胞侵袭潜能并减少转移，但不会影响原发性肿瘤生长、增殖或EMT[54]。与此相反，另一些研究却发现PGC1α的存在能够维持癌细胞线粒体能量代谢，并通过相关平行信号轴抑制肿瘤的转移[55,56]。此外，在小鼠乳腺癌异种移植模型上，Davis等利用单细胞RNA测序技术发现微转移灶中乳腺癌细胞显著上调线粒体氧化磷酸化途径，这与原发性肿瘤细胞中较高水平的糖酵解相反，使用药物抑制氧化磷酸化途径能够显著减少乳腺癌肺转移灶的形成。该研究证明了氧化磷酸化在癌症转移中的重要作用，但具体机制还需要更深入的研究[57]。

(3) 氨基酸代谢与肿瘤转移

除糖类外，氨基酸类营养物质也是细胞进行合成代谢的重要原料。多种氨基酸的异常代谢对肿瘤的生长及侵袭转移有重要的意义。Roberts等很早就发现部分肿瘤中存在异常活跃的谷氨酰胺(glutamine)代谢，这些肿瘤细胞不一定依赖葡萄糖的摄取，却表现出谷氨酰胺依赖性生长，这种现象称为“谷氨酰胺成瘾”[58]。谷氨酰胺主要在线粒体内生成α-酮戊二酸(α-ketoglutaric acid, α-KG)，通过三羧酸循环途径为氧化磷酸化以及脂质合成提供原料。研究表明，在癌基因*c-Myc*的调控下[59,60]，谷氨酰胺代谢的关键酶谷氨酰胺酶(glutaminase, GLS)和1型谷氨酸脱氢酶(glutamate dehydrogenase 1, GDH1)在多种肿瘤中高表达，并且与肿瘤的分级及预后密切相关；而通过降低GLS或GDH1的表达，可以通过抑制脂质合成或者引起细胞内氧化还原压力，引起肿瘤细胞的凋亡[61-63]。近年来的研究表明，在肿瘤进展过程中，周围环境变化引起的氧化压力是抑制肿瘤细胞远处转移的重要因素[64-66]，而谷氨酰胺代谢的中间产物延胡索酸(fumarate)可以通过激活谷胱甘肽过氧化物酶(glutathione peroxidase, GPX)来降低肿瘤细胞内部的ROS水平，维持氧化还原平衡[62]，进而可能促进了肿瘤的转移。除了谷氨酰胺代谢途径外，其他氨基酸的代谢在肿瘤转移中也发挥了重要作用。最新的研究发现，天冬酰胺(asparagine)可以促进肿瘤的转移。通过肿瘤转移的功能基因组学筛选，研究发现天冬酰胺合成酶(asparagine synthetase, ASN)是肿瘤转移过程中的关键基因。通过下调ASN的表达或饮食控制可减少天冬酰胺的来源，有效减少乳腺癌动物模型中肿瘤转移的发生，而不影响原发瘤的生长[67]。Elia等发现，乳腺癌转移灶组织中脯氨酸脱氢酶(proline dehydrogenase, PDH)表达水平和脯氨酸的分解代谢水平明显高于原发灶组织，进一步体外3D培养实验发现PDH调控的脯氨酸代谢促进乳腺癌细胞生长，而抑制PDH可减少乳腺癌的肺转移[68]。这些研究为氨基酸代谢在肿瘤转移中的作用提供了有力的证据。未来关于氨基酸代谢在肿瘤侵袭转移中的作用及其具体机制，还有待进一步研究阐明。

(4) 脂质代谢与肿瘤转移

除了糖类和氨基酸代谢的变化外，脂质代谢的改变也是肿瘤代谢的一个重要特征。脂质是一类不溶于水的分子，主要包括甘油三酯、磷脂、鞘脂和固醇等。脂质代谢中还有一种重要的代谢物脂肪酸，脂肪酸是一类由一个末端羧基和一条烃链构成的分子，是包括甘油三酯、磷脂和胆固醇脂在内的脂质分子的重要组分。脂质分子是生物膜的重要结构组分，同时它们在信号转导和激素合成过程中也发挥

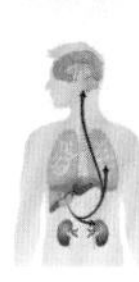



重要作用。下文着重综述胆固醇代谢和脂肪酸代谢在肿瘤转移中的作用及机制。

1）胆固醇代谢与肿瘤转移：胆固醇（cholesterol）是细胞膜尤其是细胞质膜的关键成分，并且是甾醇类激素、胆汁酸、维生素等的合成前体。已有的研究显示，胆固醇代谢与肿瘤转移存在密切联系。一方面，血浆胆固醇水平与多种肿瘤的发生和发展密切相关[69,70]，Alikhani 等人在乳腺癌动物模型中证实，血浆胆固醇水平异常可促进乳腺癌的转移[71]。另一方面，利用他汀类药物抑制胆固醇合成，可抑制多种肿瘤的侵袭转移[72-74]。

胆固醇代谢影响肿瘤侵袭转移的具体分子机制目前尚不明确。已有的研究工作提示可能有以下几种机制：①脂筏（lipid raft）是细胞膜上富含胆固醇和鞘脂（sphingolipid）的微结构域，在细胞信号转导和细胞膜蛋白质分选等生物学过程中发挥重要作用[75]。胆固醇水平变化可影响脂筏的结构和功能。研究显示，脂筏与多种肿瘤侵袭转移相关的信号转导过程密切相关：骨桥蛋白（OPN）是重要的促肿瘤转移分子，OPN 通过其受体整合素（integrin）和 CD44 激活 MAPK、PI3K/Akt 以及 NF－κB 等信号通路，上调尿激酶型纤溶酶原激活物（u－PA）、MMP2 和 MMP9 等的基因表达，促进肿瘤侵袭转移[76]。而整合素和 CD44 都定位于脂筏中，其下游信号通路的激活依赖于脂筏[77,78]。Murai 等人研究发现，降低细胞质膜胆固醇水平破坏脂筏结构，可促进 CD44 从细胞膜上脱落，进而抑制肿瘤细胞的迁移[79]。此外，脂筏在表皮生长因子受体（EGFR）信号通路的激活过程中也发挥重要作用。EGFR 通路是肿瘤侵袭转移中重要的信号通路[80]。已有的研究显示，EGFR 的脂筏定位可促进其配体依赖的磷酸化以及下游 Akt 的磷酸化[81]。而 Irwin 等人在乳腺癌中研究发现，当 EGFR 定位于脂筏时，乳腺癌细胞株对 EGFR 酪氨酸激酶抑制剂（TKI）表现出耐药性。而利用甲基-β-环糊精或他汀类药物降低胆固醇破坏脂筏，可降低这种抵抗效应[82]。笔者的研究也发现肝 X 受体（liver X receptor，LXR）的激活能够通过增加胆固醇外流抑制索拉非尼（sorafenib）依赖的 MET 和 EGFR 在脂筏中的募集。该研究提示 LXR 激动剂可以作为潜在的敏化剂增强索拉非尼的抗肿瘤作用，说明胆固醇代谢在增敏肿瘤靶向治疗中的关键作用[83]。②胆固醇合成代谢的旁路代谢途径中存在两种重要的代谢产物——法尼焦磷酸（farnesyl pyrophosphate，FPP）和牛儿基焦磷酸（geranylgeranyl pyrophosphate，GGPP）这两种代谢产物参与了 Ras 和 Rho 蛋白的异戊烯化，而异戊烯化修饰是 Ras 和 Rho 蛋白与细胞膜结合和激活所必需的。在神经胶质瘤中的研究显示，抑制胆固醇合成会引起 FPP 和 GGPP 这两种代谢产物水平的下降，进而抑制 Ras/Raf/MEK/ERK 信号通路，最终导致神经胶质瘤细胞生长、迁移和侵袭能力的下降[84]。③胆固醇代谢产物 27－羟基胆固醇（27-hydroxycholesterol，27－HC）在人体血液中含量很高。在乳腺癌细胞中研究显示 27－HC 的累积通过激活雌激素受体（estrogen receptor，ER）和肝 X 受体促进乳腺癌的侵袭转移[85,86]。最新研究发现，27－HC 能诱导内皮细胞中的氧化应激，并激活 p38 信号通路，抑制 14－3－3η/GSK－3β/β-联蛋白的结合，促进游离 β-联蛋白的增加和核转位，最终导致 EMT，促进乳腺癌转移[87]。此外，Zhang 等人通过体外实验发现，27－HC 能够抑制 miR－139 表达，并激活 STAT3/c－Fos/NFATc1 通路，促进破骨细胞生成，导致肺腺癌发生溶骨性骨转移[88]。④已有研究显示溶血磷脂酰胆碱酰基转移酶 3（lysophosphatidylcholine acyltransferase 3，LPCAT3）的丢失会增强胆固醇的生物合成，进而增加肠道干细胞的增殖和促进肠癌的进展[89]。角鲨烯环氧化酶（squalene epoxidase，SQLE）是胆固醇生物合成的限速酶，最新研究显示其在结直肠癌细胞中能够结合糖原合成酶激酶-3β（glycogen synthase kinase-3β，GSK－3β）和 p53，抑制肿瘤的恶性表型。而胆固醇积累可降低角鲨烯环氧化酶的表达，进而通过激活 β-联蛋白途径和抑制 p53，促进结直肠癌进展和维持肿瘤干细胞干性[90]。此外，Qin 等人研究发现新型长链非编码 RNA030（long non-coding RNA 030，lnc030）在乳腺癌肿瘤干细胞中表达显著上调，lnc030 与 poly（rC）结合蛋白 2［poly（rC）binding protein 2，PCBP2］协同作用以稳定角鲨烯环氧化酶 mRNA，增加角鲨烯环氧化酶的水平，从而增加胆固醇的合成。而胆固醇水平升高激活了 PI3K/Akt 信号通路，在乳腺癌干细胞干性的维持中发挥了重要作用[91]。

2）脂肪酸代谢与肿瘤转移：脂肪酸参与了肿瘤细胞的多个生物学过程。①脂肪酸是细胞膜重要结构分子磷脂的基本合成组分，肿瘤细胞快速增殖需要大量的脂肪酸；②某些类型的肿瘤（如前列腺癌）

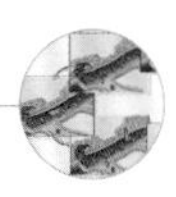

主要依赖脂肪酸β氧化作为能量的主要来源，而并不依赖于葡萄糖摄取增加[92]；③脂肪酸还参与许多重要的促癌脂质信号分子包括磷酸肌醇、溶血磷脂酸和前列腺素的合成[77,92,93]。有研究显示，在多种肿瘤中观察到脂肪酸代谢途径中的关键酶ATP柠檬酸裂合酶(ATP-citrate lyase，ACL)、乙酰辅酶A羧化酶(acetyl-CoA carboxylase，ACC)、脂肪酸合成酶(fatty acid synthase，FAS)和酰基-辅酶A去饱和酶(stearoyl-coenzyme A desaturase，SCD)的表达和活性的提高，并且与不良预后密切相关[94-96]，通过下调这些代谢酶的表达或利用特异性抑制剂抑制代谢酶活性可抑制肿瘤的生长[97-99]。

有研究表明，脂肪酸代谢在肿瘤转移过程中也发挥重要作用。Budhu等人利用配对的肝癌组织和癌旁组织进行代谢组学研究和差异表达基因的筛选，鉴定出与肝癌进展相关的28种代谢物和169个差异表达基因；进一步研究发现，在这些代谢产物和基因中，SCD代谢途径相关代谢物和基因与肝癌进展表现出显著的相关性，研究显示干扰SCD的表达可抑制肝癌细胞的迁移和侵袭能力[100]。Li等人的研究显示，在多种肿瘤中高表达的跨膜糖蛋白CD147也是肿瘤细胞脂肪酸代谢的重要调控因子，其调控的脂肪酸代谢在肿瘤侵袭转移过程中发挥了重要作用[101]。人口腔癌转移起始细胞特异性表达标志蛋白CD36，而这些转移起始细胞通过CD36介导的脂肪酸摄取促进了口腔癌的转移[102]。最新的研究发现，羟酰基辅酶A脱氢酶A(hydroxyacyl-CoA dehydrogenase A，HADHA)在肝癌组织中高表达，HADHA通过提高脂肪酸β氧化活性促进侵袭伪足形成，并增加胆固醇合成，增强伪足膜流动性，导致肝癌EMT与转移形成。miR-612能够抑制肝癌中的HADHA/乙酰辅酶A/β-羟-β-甲戊二酸单酰辅酶A(HMG-CoA)/胆固醇轴，抑制小脚伪足的形成、EMT过程和转移。这些研究表明，脂肪酸代谢在肿瘤细胞迁移和侵袭的过程发挥重要作用，然而其影响肿瘤转移的具体分子机制还需要更深入的研究[103]。

3) 乙酰辅酶A代谢与肿瘤转移：乙酰辅酶A是细胞内关键的代谢中间物，决定着细胞分解代谢与合成代谢的平衡，连接了葡萄糖、脂质和蛋白质等多种重要分子的代谢过程[104]；另一方面，细胞内乙酰辅酶A的水平与组蛋白乙酰化水平动态关联，通过影响组蛋白乙酰化表观调控基因表达[105,106]，同时能够影响非组蛋白乙酰化表观调控蛋白功能[107]。在正常细胞内，乙酰辅酶A主要由糖酵解、脂肪酸的β氧化和支链氨基酸分解产生[104,108,109]。在多种肿瘤中，由于Warburg效应导致糖酵解来源的乙酰辅酶A减少，因此通过摄取乙酸合成乙酰辅酶A成为肿瘤细胞乙酰辅酶A合成的重要方式。有研究发现，在多种类型肿瘤中参与乙酰辅酶A合成的关键酶，包括乙酰辅酶A合成酶短链家族成员1(acyl-CoA synthetase short chain family member 1，ACSS1)、ACSS2、ACL、ACC1均呈高表达或活性提高，并在肿瘤生长和进展中发挥重要作用[110-112]；另一方面细胞内乙酰辅酶A水平与许多重要生物学过程如细胞增殖、细胞程序性死亡和自噬密切相关。

乙酰辅酶A代谢影响肿瘤侵袭转移的多个步骤，已有的研究工作提示可能有以下几种机制：①EMT是肿瘤侵袭转移的关键细胞过程，促使肿瘤细胞丧失部分上皮细胞特性并获得特定间质细胞特征，进而拥有细胞间黏附减少、细胞运动能力增强等多种恶性表型[113]。细胞内乙酰辅酶A代谢酶可调控多种肿瘤的EMT过程。在乳腺癌的研究中显示：瘦素和TGF-β1可通过TAK/AMPK通路磷酸化ACC1而抑制其功能，导致细胞核/质乙酰辅酶A水平和转录因子Smad2乙酰化水平提高，促进乳腺癌细胞发生EMT，最终促进乳腺癌转移和复发[114,115]。细胞质内乙酰辅酶A硫酯酶12(Acyl-CoA thioesterase 12，ACOT12)可催化乙酰辅酶A水解为乙酸和辅酶A。笔者发现在肝癌中ACOT12的低表达以及乙酰辅酶A累积与肝癌转移密切相关。ACOT12功能性抑制肝癌转移，下调ACOT12可提高细胞乙酰辅酶A水平和组蛋白H3乙酰化水平，进而通过表观调控激活*Twist2*的表达，促进肝癌细胞发生EMT[116]。②乙酰辅酶A相关代谢酶调控肿瘤细胞黏附与迁移。ACL是催化生成细胞核/质乙酰辅酶A的关键酶分子，Lee等研究发现整合素信号途径的激活以及与脑胶质瘤细胞迁移黏附相关基因启动子的H3K27乙酰化水平提高与乙酰辅酶A水平的增加显著相关[117]。进一步研究表明，ACL依赖的乙酰辅酶A水平增加可促进钙离子摄入，进而激活$Ca^{2+}$-活化T细胞核因子(NFAT)入核激活与细胞黏附迁移相关基因的表达[118]。$Ca^{2+}$-钙调蛋白依赖性蛋白激酶(calmodulin-dependent protein kinase，CaMK)Ⅱ属多功能丝氨

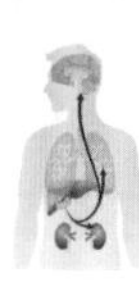



酸/苏氨酸蛋白激酶家族。Yu 等利用人前列腺癌样本研究显示，与原发瘤相比，前列腺癌的淋巴结转移灶和骨转移灶中活化的 CaMK Ⅱ 水平显著提高，进一步研究证实 CaMK Ⅱ 可促进前列腺癌侵袭转移，且 CaMK Ⅱ 的活化依赖于细胞器来源的乙酰辅酶 A。该研究结果说明乙酰辅酶 A 代谢重编程可以增强前列腺癌细胞的转移潜能[119]。③肿瘤组织中存在一群称为肿瘤干细胞的细胞，拥有类似正常干细胞的多功能干性，例如自我更新、克隆生长、转移、归巢和再增殖能力，从而维持肿瘤进展。早期研究发现，胚胎干细胞利用糖酵解促进细胞质乙酰辅酶 A 的快速合成，促进组蛋白乙酰化以维持干性[120]。最新研究显示，缺氧能够诱导三阴性乳腺癌细胞 ATM 激酶活化，氧化激活的共济失调毛细血管扩张症突变（ataxia-telangiectasia mutated, ATM）上调 GLUT1、PKM2、丙酮酸脱氢酶 α（pyruvate dehydrogenase alpha, PDHα）和 ACL 活性，增加肿瘤细胞摄取葡萄糖，并促进糖酵解产物丙酮酸流向细胞质乙酰辅酶 A 的积累而不是三羧酸循环，细胞质中乙酰辅酶 A 水平的升高促进了组蛋白 H4 乙酰化并导致肿瘤干细胞相关基因的表达，导致乳腺癌细胞干性增强[121]。

### 10.1.2 肿瘤微环境中的代谢调控

肿瘤代谢异常可改变微环境中特异性的代谢营养条件（如低氧、pH 值、营养物质缺乏等），进而影响肿瘤微环境中炎症免疫细胞的激活和功能，从而抑制抗肿瘤免疫的作用[122]，导致肿瘤的侵袭转移。目前已知肿瘤微环境中的代谢变化主要包括以下几方面：①肿瘤细胞快速增殖加速氧气消耗，在新生血管不足时，往往导致肿瘤局部氧供与氧耗失衡，最终造成肿瘤组织低氧。已有较多证据表明，肿瘤低氧微环境不仅赋予肿瘤细胞高度侵袭性、远处转移的恶性生物学特性，而且还能增加肿瘤细胞的放化疗抵抗能力。低氧是包括肝癌在内的实体肿瘤过度生长以及新生血管畸形所导致的一个重要微环境，与肿瘤侵袭、转移及治疗抵抗等恶性潜能高度相关，肿瘤内低氧被认为是预后差的一个重要因素[123]。在低氧的微环境中，肝癌细胞与肿瘤相关巨噬细胞之间存在 HIF－1α/IL－1β 信号转导回路，导致肝癌细胞 EMT 和转移[124]。②肿瘤细胞大量摄取葡萄糖，并且大部分葡萄糖仅被用于低能耗的糖酵解，因此肿瘤细胞产生并分泌大量乳酸，造成了酸性微环境。而肿瘤微环境中的酸性代谢产物包括乳酸、$CO_2$ 和其他有机酸使细胞外空间酸化，从而促进细胞外基质的降解，利于肿瘤细胞的侵袭，引起转移的始发过程[125]。同时，LDH－A 的乙酰化可显著降低 LDH－A 的活性，并促进其蛋白质的降解；而胰腺癌中 LDH－A 乙酰化水平下降导致 LDH－A 蛋白质水平提高，引起微环境中乳酸的累积[30]。乳酸的累积同样影响微环境中其他细胞，如肿瘤环境中高浓度的乳酸阻碍了乳酸在 T 细胞中的输出，从而干扰了 T 细胞的代谢和功能[126]。微环境中高乳酸含量促进了肿瘤的发展，增进肿瘤免疫逃逸的现象，增强了恶性细胞群的迁移潜力，从而促进转移[127]。肿瘤来源的乳酸是调节肿瘤环境中树突状细胞表型的重要因素，可以诱导树突状细胞分化为肿瘤相关的树突状细胞，从而促进肿瘤免疫逃逸[128]。乳酸还可刺激巨噬细胞 M2 表型极化[129]。③微环境中肿瘤细胞与炎症免疫细胞还存在激烈的营养物质竞争。2015 年，来自华盛顿大学和耶鲁大学的两个研究组从不同角度证实：肿瘤细胞通过竞争性摄取葡萄糖限制了 T 细胞对葡萄糖的吸收，进而通过抑制 T 细胞的哺乳动物雷帕霉素靶蛋白（mTOR）活性、糖酵解能力和 IFN－γ 产生，为肿瘤细胞提供了一种外部的生长优势，促进肿瘤恶性进展[130,131]。肿瘤细胞和表达吲哚胺-2,3-双加氧酶的抗原提呈细胞分解利用色氨酸，导致肿瘤微环境中色氨酸缺乏，抑制 T 细胞功能和存活[132]。而在脂质代谢的相关研究中，哈佛大学医学院的学者最新发现，高脂饮食诱导的肥胖导致肿瘤细胞内脯氨酰羟化酶（PHD）3 下调使肿瘤细胞摄入脂肪酸增加，从而减少 $CD8^+$ 肿瘤浸润淋巴细胞（TIL）的数量并减弱其抗肿瘤免疫能力[133]。④微环境间质细胞异常代谢支持肿瘤进展。研究发现肿瘤间质细胞（主要是 CAF）内谷氨酰胺合成通路异常活跃，它们大量吸收微环境中的谷氨酸，然后通过谷氨酰胺合成酶（glutamine synthetase, GS）合成谷氨酰胺，以供应肿瘤细胞对谷氨酰胺旺盛的需求，从而维持其生长需求[134]。

### 10.1.3 肿瘤微环境中炎症免疫细胞的代谢调控

肿瘤微环境中存在多种炎症免疫细胞，主要包括肿瘤相关巨噬细胞（TAM）、T 细胞、骨髓来源的抑制性细胞（MDSC）和树突状细胞（DC）等[135,136]。与外周淋巴器官中相应的免疫细胞相比，这些肿瘤

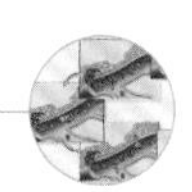

相关的免疫细胞表现出不同的激活状态和功能，它们通过分泌多种细胞因子，作用于肿瘤细胞，激活其关键信号通路，促进肿瘤细胞的增殖、浸润转移以及血管新生。近年来的大量研究表明，肿瘤微环境中的炎症免疫细胞自身也发生了代谢变化，而且这种代谢的改变在免疫细胞的激活和功能调控及其对肿瘤转移的影响中发挥了至关重要的作用[137]。

(1) 肿瘤相关巨噬细胞的代谢变化

巨噬细胞是固有免疫细胞，在宿主防御、内稳态维持等众多方面发挥重要作用。肿瘤相关巨噬细胞按照极化表型可以分为两种类型，即M1型和M2型。在肝细胞癌(HCC)相关的巨噬细胞中，与受体相互作用的蛋白激酶3表达下调，该下调与肿瘤发生有关，并可导致M2型肿瘤相关巨噬细胞的极化和增殖[138]。不同极化表型的肿瘤相关巨噬细胞表现出不同的糖代谢模式，M1型肿瘤相关巨噬细胞糖酵解增强，而M2型肿瘤相关巨噬细胞则表现出氧化磷酸化的增强[139]。谷氨酰胺代谢也参与了肿瘤相关巨噬细胞向M2型转化的过程，M2型肿瘤相关巨噬细胞内谷氨酰胺合成酶呈现高表达，而通过抑制谷氨酰胺合成酶的活性，可以使M2型肿瘤相关巨噬细胞向M1型转化，进而抑制血管生成及免疫逃逸，并最终抑制肿瘤的转移[140]。通过调变重要的代谢途径可调控微环境中的巨噬细胞的功能。Wenes等报道在乳腺癌和Lewis肺癌这类微环境低氧实体瘤中，肿瘤相关巨噬细胞的mTOR负性调节物——DNA损伤与修复调节物1(regulated in DNA damage and development 1, REDD1)被上调表达，抑制mTOR通路，从而阻止糖酵解并减少血管生成，形成易渗漏的异常血管，最终促进肿瘤转移[140,141]。在转移性卵巢癌研究中，卵巢癌细胞促进肿瘤相关巨噬细胞的胆固醇外排以及脂筏的消耗，相反地，介导胆固醇外流的ATP结合盒(ABC)转运蛋白的基因缺失可逆转肿瘤相关巨噬细胞的促肿瘤功能，并减缓肿瘤进展[142]。有学者发现，癌细胞将琥珀酸释放到其微环境中并激活琥珀酸受体(SUCNR1)信号转导，使巨噬细胞极化为肿瘤相关巨噬细胞；琥珀酸酯不仅促进癌细胞的迁移和侵袭，而且还促进癌转移[143]。此外，某些代谢物也对巨噬细胞有调控作用。利用葡聚糖诱导单核细胞激活模型进行的研究发现，谷氨酰胺代谢异常引起的延胡索酸累积对于葡聚糖诱导的单核细胞免疫功能是必需的[144]。

(2) T细胞的代谢变化

T细胞是微环境中对肿瘤做出免疫应答的关键细胞。激活的$CD8^+$ T细胞对肿瘤细胞具有强细胞毒性，而激活的$CD4^+$ T细胞在分化为不同的亚型后，可发挥促进肿瘤生长或抑制肿瘤生长的作用，如$CD4^+$的Th1细胞通过IFN-$\gamma$分泌可以激活巨噬细胞和NK细胞诱导抗肿瘤反应，而$CD4^+$的Th2细胞和调节性T细胞(Tr细胞)可促进肿瘤诱导的免疫抑制[145]。Tr细胞的肿瘤内浸润和Tr细胞与细胞毒性T细胞(CTL)的比例失衡可作为肝癌复发和生存的独立预测因素[146,147]。肿瘤相关的Tr细胞表现出不同的代谢情况以及选择性葡萄糖代谢，科学家发现TLR8通过抑制Tr细胞的糖代谢和mTOR-HIF-1$\alpha$信号通路，从而逆转Tr细胞的免疫抑制作用[148]。T细胞在其激活过程中，其供能方式由以脂肪酸氧化和氧化磷酸化为主转变为以糖酵解和谷氨酰胺代谢为主[149]。但是在糖酵解功能缺陷的肿瘤中，即葡萄糖更丰富的肿瘤微环境内，经过抗CTLA-4治疗后，Tr细胞被迫增加参与糖酵解而失去其免疫抑制功能，影响其抗肿瘤免疫效应[150]。最新研究表明，NF-$\kappa$B诱导激酶(NF-$\kappa$B induces kinase, NIK)的过表达能够促进$CD8^+$ T细胞的糖酵解代谢，并显著增强了其抗肿瘤能力[151]。胆固醇代谢在T细胞的激活过程中也发挥了重要作用，抑制胆固醇代谢关键基因酰基辅酶A：胆固醇酰基转移酶1(acyl-coenzyme A: cholesterol acyltransferase 1, ACAT1)的活性，不仅促进了$CD8^+$ T细胞的增殖，而且增加其质膜胆固醇水平，从而导致T细胞受体簇集和信号转导增强以及免疫突触的更有效形成，增加了$CD8^+$ T细胞的抗肿瘤能力[152]。同样地，肿瘤微环境中的胆固醇累积，能够诱导$CD8^+$ T细胞CD36表达升高，从而增加其摄入脂肪酸，引起脂质氧化损伤以及铁死亡途径，导致$CD8^+$ T细胞的杀伤性功能丧失(杀伤性因子分泌减少)，从而减弱其抗肿瘤免疫[153]。肿瘤细胞的代谢产物也影响了T细胞的代谢，学者发现肿瘤微环境中的腺苷累积并通过A2AR/PKA/mTORC1抑制黑色素瘤中浸润$CD8^+$ T细胞的代谢，从而调整其抗肿瘤免疫能力[154]。此外，一些已知的致癌代谢物在炎症免疫细胞中也发挥了调控作用。如致癌代谢物2-羟戊二酸(2-hydroxyglu tarate, 2-HG)的*L*型异构体可促进肿瘤微环境中杀伤性T细胞的增殖，进而增强其抗肿瘤能力[155]。

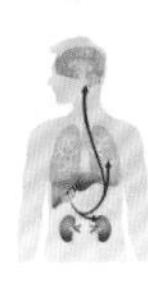


(3) 骨髓来源的抑制性细胞的代谢变化

MDSC 是肿瘤微环境中另一类免疫抑制细胞，它来源于骨髓祖细胞和未成熟髓细胞。正常情况下，可分化为树突状细胞、巨噬细胞和/或粒细胞。但在肿瘤、炎症、创伤及自身免疫性疾病等病理状况下，均可发生 MDSC 的扩增。相对于外周的 MDSC，肿瘤浸润的 MDSC 无论是无氧糖酵解或是氧化磷酸化途径均发生上调[156]。MDSC 的氨基酸代谢在其抑制 T 细胞的功能中发挥了重要作用。MDSC 中高表达许多氨基酸代谢相关的酶，可大量消耗精氨酸、赖氨酸和色氨酸，这些氨基酸的缺乏会抑制 T 细胞增殖及功能的发挥[157-159]。另一种机制假说提示，肿瘤来源的 TGF-β 触发了 TGF-β-mTOR-HIF-1 信号通路，从而激活了 HIF-1α，而该因子诱导了 MDSC 上 CD39/CD73 表达，从而导致腺苷累积，引起免疫抑制[160]。此外，激活脂质代谢重要上游转录因子 LXR 可减少小鼠的 MDSC 水平，进而激活 T 细胞抑制肿瘤进展[161]。

(4) 其他炎症免疫细胞的代谢变化

除了以上介绍的免疫细胞外，NK 细胞、中性粒细胞等其他许多免疫细胞都在其不同的激活状态下表现出不同的代谢谱式，并且这些代谢谱式的变化在其功能调控中发挥了重要作用。比如中性粒细胞的葡萄糖-6-磷酸β酶活性不足会损害其能量稳态和特征，表现为葡萄糖摄取减少和细胞内葡萄糖-6-磷酸、乳酸、三磷酸腺苷的水平降低，以及 NAD 磷酸盐的降低[162]。科学家发现小鼠 NK 细胞通过不同激活信号产生 IFN-γ 的代谢需求不同，通过激活 NK 细胞受体的刺激需要葡萄糖驱动的氧化磷酸化，当用 IL-12 和 IL-18 激活细胞时，NK 细胞 IFN-γ 产生的刺激与糖酵解或线粒体氧化磷酸化无关[163]。

在转移过程中，预转移微环境中间质细胞诱导中性粒细胞获得脂质累积的表型为转移到肺部的乳腺癌细胞扮演了一个能量库的角色，相互作用后被诱导积累中性脂质储存在肺中性粒细胞中的脂质，通过巨胞饮-溶酶体途径转运到转移性肿瘤细胞，赋予肿瘤细胞更大的存活率和增殖能力[164]。

## 10.2 靶向肿瘤代谢在转移防治中的应用

由于肿瘤代谢与正常代谢的显著差异，肿瘤细胞及其微环境特异性的异常代谢途径有望成为抗肿瘤转移的新靶点；通过筛选针对这些代谢途径中的代谢酶的抑制剂或小分子化合物，可能为抗肿瘤转移的治疗提供新的手段和方法。

### 10.2.1 代谢物与肿瘤示踪

(1) 用于示踪肿瘤的代谢物种类

如上节所述，肿瘤细胞摄入大量的葡萄糖进行糖酵解，其中间代谢产物可以通过磷酸戊糖、氨基酸及脂质合成等途径，进行旺盛的生物合成代谢，为肿瘤快速生长提供蛋白质、脂肪及核酸。临床上以此为原理发明的正电子发射体层成像(PET)，可以利用葡萄糖类似物 $^{18}$F-氟代脱氧葡萄糖($^{18}$F-fluoro deoxy glucose，$^{18}$F-FDG)等为标志物，通过检测转移灶摄取的 FDG 来诊断肿瘤的远处转移和治疗效果。目前常用于示踪肿瘤的代谢物有以下几类。

1) 葡萄糖类显像剂：自从肿瘤细胞及肿瘤组织对于葡萄糖的高代谢及高摄取被证实之后，许多研究致力于葡萄糖类似物抗有氧糖酵解进而抗肿瘤的研究，2-脱氧葡萄糖(2-deoxy glucose，2-DG)被认为是理想的葡萄糖类似物。$^{18}$F 标记的 FDG 可被肿瘤细胞特异性摄取并稳定存在，使得 $^{18}$F-FDG 成为目前最为广泛应用的同位素标志物。

2) 氨基酸类显像剂：S-($^{18}$F-氟代乙基)-*L*-甲硫氨酸($^{18}$F-FEMET)是甲硫氨酸类似物，能区分炎症与肿瘤，是一种有前景的特异性肿瘤氨基酸[165]。与 $^{18}$F-FDG 相比，O-(2-[$^{18}$F]氟代乙基)-*L*-酪氨酸($^{18}$F-FET)的优点在于脑肿瘤组织与周围正常组织的放射性相比的比值高，肿瘤边界清楚，图像清晰易辨认；肿瘤组织与炎症部位或其他代谢旺盛的病灶更易鉴别。而 $^{18}$F-氟代丙基酪氨酸($^{18}$F-FPT)、在骨骼肿瘤与脑肿瘤方面前景良好的 $^{18}$F-α-甲基酪氨酸($^{18}$F-AMT)、$^{18}$F-L-苯丙氨酸、$^{18}$F-L-脯氨酸都具有广阔的临床应用前景。除了 $^{18}$F 标记的显像剂之外，还有 $^{11}$C 标记的氨基酸显像剂 $^{11}$C-*L*-甲硫氨酸($^{11}$C-MET)、$^{11}$C-*L*-酪氨酸($^{11}$C-TYR)[166,167]等。其中，$^{11}$C-MET 主要在体内显示氨基酸的转运、代谢和蛋白质的合成。该显像剂在肿瘤细胞中的浓聚不同于 $^{18}$F-FDG，易于区别原发肿瘤、肿瘤复发、组织细胞坏死及炎症。由于 $^{11}$C-MET 在大脑内的本底低，可用于原发、复发肿瘤的诊断，也可用于前列腺癌的诊断。

3) 胆碱类显像剂：细胞利用胆碱作为合成磷脂

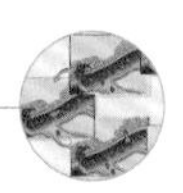

的前提，在合成卵磷脂的过程中，胆碱首先在胆碱激酶的催化下，利用三磷酸腺苷提供的磷酸，形成磷酸胆碱。大多数肿瘤组织中磷酸胆碱含量升高，肿瘤摄取胆碱增加，故原发肿瘤均显像。胆碱显像剂以$^{11}$C-胆碱应用最广，其次为$^{18}$F-氟甲基胆碱($^{18}$F-FCH)和$^{18}$F-氟乙基胆碱($^{18}$F-FECH)[168-171]。$^{11}$C-胆碱在脑转移灶诊断中的准确性明显高于$^{18}$F-FDG PET。此外，$^{11}$C-胆碱PET在食管癌、骨转移癌、软组织肿瘤诊断中也更有优势。$^{18}$F-FCH较$^{11}$C-胆碱有更好的临床应用前景。$^{18}$F-FECH主要用于脑瘤和前列腺癌的诊断，其主要优点是肿瘤显像清晰，周围正常组织的辐射低，肿瘤边界清楚；可以观察到盆骨肿瘤及其转移灶。

4) 核酸代谢显像剂：3′-脱氧-3′-[$^{18}$F]氟胸苷($^{18}$F-FLT)是目前性能最好的核酸代谢显像剂，不仅用于多种肿瘤的鉴别诊断、临床分期及疗效评价，而且用于评价肿瘤细胞的增殖性，有助于对肿瘤良恶性的鉴别、转移灶的寻找、抗增殖疗效的评估和预后作出准确评价，是拥有良好前景的增殖类显像剂[172,173]。5-$^{18}$F-氟尿嘧啶($^{18}$F-5-FU)也已成功用于探测肿瘤[174]。$^{11}$C-脱氧胸苷($^{11}$C-TdR)PET已对胸苷酸合成酶抑制剂AG337进行了Ⅰ期临床研究，并取得了较好结果[175,176]。

5) 乙酸代谢显像剂：$^{11}$C-乙酸盐($^{11}$C-acetate)示踪剂最初用于评估心肌的氧化代谢，细胞摄取乙酸盐，合成乙酰辅酶A(CoA)进入三羧酸循环以满足细胞的能量需求[177]。因此，$^{11}$C-乙酸盐示踪剂对多种心脏疾病，如心肌梗死、心肌病、瓣膜疾病等都具有成像评估作用[178-180]。然而，乙酸盐进入细胞后具有多种代谢命运。作为脂质合成的起始代谢物，细胞对乙酸摄取水平的增加也可间接反映肿瘤细胞对脂质分子需求的增加[181]。因此，$^{11}$C-乙酸盐示踪剂开始针对肿瘤进行显像，其多应用于泌尿系统肿瘤，如前列腺癌、膀胱癌等[182,183]。此外，其在肝癌及脑肿瘤的显像中，亦表现出明显的优越性[184,185]。然而，不同于其他示踪剂，$^{11}$C-乙酸盐示踪剂的半衰期极短(约20.38 min)，需要现场回旋加速器加工，因此，即使其在肿瘤患者的精确分期、治疗评估和预后预测中表现出一定的作用，但其应用亟须更明确的临床适应证。

(2) 代谢物示踪在肿瘤转移中的应用

肿瘤转移是恶性肿瘤的特征，也是肿瘤患者疾病进展的特征及致死的重要原因。手术仍然是目前实体肿瘤最重要的治疗手段，然而，一旦发生肿瘤远处转移、多发转移，患者将无法行手术根治性切除，只能行姑息治疗。因此，除了肿瘤大小，肿瘤局部浸润、淋巴结转移及远处转移都是肿瘤分级、分期至关重要的指标，故基于肿瘤细胞的高代谢，代谢物示踪在肿瘤转移的术前评估中发挥了重要作用[186]。

$^{18}$F-FDG PET/CT已经广泛应用于头颈部肿瘤、颅脑肿瘤、胸部肿瘤、腹部肿瘤、盆部肿瘤、骨肿瘤及淋巴瘤的检测，并在多种肿瘤的分期及肿瘤的局部转移、淋巴结转移以及远处转移的检测中发挥重要的作用[186-191]。以结肠癌为例，$^{18}$F-FDG PET诊断淋巴结转移的灵敏度与血中癌胚抗原(CEA)有关，CEA高的患者转移性淋巴结对$^{18}$F-FDG的摄取较高，其诊断特异性及灵敏度也较高。肝脏是结肠癌转移最常见的部位之一，$^{18}$F-FDG PET检测消化道肿瘤肝转移较CT、MRI准确性更高，且假阳性很少。研究表明，$^{18}$F-FDG PET对肝转移的灵敏度和特异性分别为96%和99%。随着结肠癌肝转移的新辅助化疗及辅助化疗趋于成熟，$^{18}$F-FDG PET在监测转移瘤及转移瘤对化疗药物及靶向药物的反应方面发挥了重要作用。此外，PET/CT也用于胆道肿瘤、胰腺癌、肾癌患者的术前评估，判断有无发生远处转移[192-194]。

除了评估肿瘤患者分期及评价转移瘤之外，PET/CT在原发灶不明转移癌(carcinoma of unknown primary, CUP)中亦发挥了里程碑式的作用。CUP是指经病理组织学确定为转移癌，而经临床各种检查包括光镜、电镜检查之后无法确定为原发肿瘤者，包括原发灶不明的淋巴结转移癌、脑转移瘤、骨转移癌、肺转移癌及肝转移癌等，PET是行之有效的检查方法。尽管单独PET仍然存在假阳性及假阴性的问题，但是结合CT及MRI可大大提高原发瘤诊断的准确性及灵敏度[195,196]。

目前，利用$^{18}$F-FDG作为PET/CT显像剂也存在一定的缺点。在部分葡萄糖高代谢的器官如脑和肝脏，其$^{18}$F-FDG代谢较高，本底水平较高；此外，炎症、瘢痕修复等病灶也处于高代谢状态。这些给包括肝细胞癌、脑肿瘤或脑转移瘤的诊断带来了困难。因此，较$^{18}$F-FDG PET，胆碱类显像剂$^{18}$F-FCH及乙酸盐显像剂$^{11}$C-乙酸盐在正常组织代谢程度低，本底较低，对于分化较好的、恶性程度较低的恶性肿瘤具有更高的灵敏度[197]。

不同于$^{18}$F-FDG的广泛应用，其余代谢示踪剂

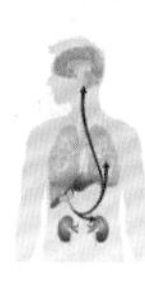


的应用主要局限于个别原发瘤及其转移灶的显像上，如$^{11}$C-胆碱 PET 主要应用于泌尿系统肿瘤，而$^{11}$C-乙酸盐 PET 多用于肝癌、脑肿瘤和泌尿系统肿瘤的显像。因$^{18}$F-FDG 受限于肝脏的葡萄糖代谢水平，灵敏度不高，$^{11}$C-乙酸盐 PET 在肝癌原发灶的显像中表现出了优于$^{18}$F-FDG PET 的能力，但是其对肝癌转移灶的显像仍不如$^{18}$F-FDG[185]。在淋巴结转移的显像上，$^{11}$C-乙酸盐 PET 亦暴露出灵敏度不高的缺陷[198]，$^{11}$C-胆碱 PET 对淋巴结转移的显像能力类似于$^{11}$C-乙酸盐，灵敏度亦显不足[182]。通过对淋巴结转移病灶的检测指导临床分期的应用中，$^{18}$F-FDG PET 的灵敏度是相对可喜的。各示踪剂对不同部位转移病灶的诊断能力有较大的差异，因不满于单一示踪剂的检测能力，双示踪剂成像应运而生。的确，双示踪剂弥补了单一示踪剂灵敏度不足的缺点，如其对肝癌肺转移灶和软组织转移灶的检出能力明显升高。但是基于单一示踪剂对骨转移灶和淋巴结转移的显像已表现出了极高的灵敏度，双示踪剂的互补显像在这些转移部位难以表现出明显的优势[199,200]。限于目前临床上缺乏效果显著的示踪剂，双示踪剂成像不失为一个相对可行的办法。

Yoo 等人的研究中发现，针对不同患者，随着转移部位和数量的增加，转移性病变对$^{11}$C-乙酸盐的摄取趋于降低，而对$^{18}$F-FDG 的摄取趋于增加，即$^{18}$F-FDG 摄取逐渐占主导地位；肿瘤转移进展产生的代谢改变可能影响代谢示踪剂的 PET 成像，但仍需进一步的探究[199]。肿瘤的异质性在双示踪 PET 中有着极为明显的表现，同一个体的不同病灶表现出不同的示踪剂摄取倾向，甚至同一原发性肿瘤中观察到$^{11}$C-乙酸盐和$^{18}$F-FDG 不同的显性摄取区域[201]。这一异质性的摄取表现可能与肿瘤细胞分化水平相关[184]。这些异质性的表现归因于多种因素，包括肿瘤细胞本身的基因表达及微环境的差异调控等。那么，基于原发瘤的异质性表现，转移病灶对不同示踪剂的亲和力可能也因此受到了原发瘤的影响[202]。

随着 PET 示踪剂的不断研究，示踪剂已不再只是局限于肿瘤显像。代谢示踪剂是根据肿瘤异常代谢进行开发的，它能在影像上粗略地反映肿瘤特定代谢过程的活性改变，如乙酸盐 PET 能在一定程度上反映肿瘤细胞脂质的合成强度[201]，但是作为代谢活性增加的指标，还需要对 PET 的增强信号进行更彻底的机制探究，现如今是远远不够的。同时，除手术之外，靶向药物和免疫疗法在肿瘤治疗中的不断进展，为不可切除的晚期肿瘤患者带来了一丝曙光。由于靶向药耐药和免疫检查点药物相对高昂的成本，有研究通过 FDG PET 评估转移性黑色素瘤患者对免疫抑制剂的反应程度，发现 PET 能在一定程度上预测免疫抑制剂的治疗效果[203]。在治疗监测上，以经导管动脉栓塞化疗（transcatheter arterial chemoembolization，TACE）联用贝伐珠单抗为例，通过治疗前后 PET 显像的差异表现如阳性转阴性，在肿瘤代谢层面监测治疗效果，发挥出了不同于 CT、MRI 等物理成像监测技术的独特作用[204]。

代谢示踪剂着眼于肿瘤的生物学特性，结合 CT、MRI 等物理成像技术后，可以较全面地反映不同肿瘤的特性。然而，面对肿瘤的复杂特性，目前的技术仍难以克服肿瘤成像上的难点。联合应用$^{18}$F-FDG 和$^{18}$F-FCH 及$^{11}$C-乙酸盐可以明显提高肿瘤诊断的灵敏度及特异性，但该方法比较耗时，且价格较高。因此，开发新型肿瘤特异性广谱代谢显像剂，解决任何单一示踪剂特异性不高及扫描中假阴性、假阳性的问题，仍然是该领域研究的重点。

### 10.2.2 代谢基因突变预测肿瘤预后与转移

#### （1）肿瘤中常见的代谢基因突变

代谢基因突变的发现，是近年来肿瘤代谢和肿瘤基因组学领域的里程碑式进展，为代谢异常促进肿瘤发生提供了最直接的证据。迄今为止，已经发现 8 个基因（编码 4 个代谢酶）在癌症中有存在突变，它们分别是延胡索酸水合酶（FH）、琥珀酸脱氢酶（SDH，分 SDHA、SDHB、SDHC，由 *SDHD* 和 *SDH5* 编码）、异柠檬酸脱氢酶 1/2（IDH1/2，由 *IDH1* 和 *IDH2* 编码）。值得注意的是，FH、SDH、IDH1/2 均为参与三羧酸循环的关键中间酶。其中，*FH* 和 *SDH* 基因突变在肿瘤中较为罕见，主要集中在一些遗传性肿瘤中，包括肾细胞癌、子宫肌瘤、皮肤平滑肌瘤、副神经节瘤、嗜铬细胞瘤及胃肠间质瘤中[205-211]。

*IDH1/2* 是肿瘤中突变频率最高且分布最广泛的代谢基因。2008 年，一项针对癌症基因组的研究发现，*IDH1* 基因在恶性胶质瘤中发生突变[212]。在后续的研究中，通过对大量肿瘤样品中 *IDH1* 以及其同源基因 *IDH2* 的测序，人们发现在＞75%的二、三级胶质瘤以及继发胶质母细胞瘤中，*IDH1* 以

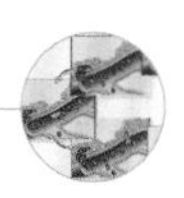

及少量的 *IDH2* 发生了突变[213]。2009 年，在另一项癌症基因组研究中，研究人员通过对同一患者的急性粒细胞性白血病样品和正常皮肤细胞样品之间的比较，发现 *IDH1* 也在急性粒细胞性白血病中发生突变[214]。后续的研究通过大量测序表明，*IDH1* 和 *IDH2* 基因在大约 20%的急性粒细胞性白血病患者中发生突变[215]。类似地，人们陆续在肝内胆管癌和软骨肉瘤中也发现了 *IDH1/2* 的高频突变[216,217]。另外，近年来在乳腺癌、结直肠癌、前列腺癌及肺癌中也检测到了 *IDH1/2* 的低频突变[218-221]。以上结果说明，*IDH1/2* 基因突变在肿瘤中有广泛分布性，其突变频率也具有肿瘤类型特异性。

(2) 代谢基因突变促进肿瘤发生的机制

关于代谢基因突变促进肿瘤发生的机制是近年来研究的热点问题。作为突变频率最高的代谢基因，*IDH1* 和 *IDH2* 基因的突变均为杂合型，其中 *IDH1* 基因的突变多发生在第 132 位的精氨酸残基上，而 *IDH2* 基因突变多发生在第 140 位和第 172 位的精氨酸上，以上位点均位于 IDH 酶的中心位点。研究发现，突变型的 IDH 酶会进一步将其正常代谢产物 α-KG 催化产生新的代谢产物 2-HG，导致 α-KG 生成的减少和 2-HG 的积累[222]。作为 α-KG 的一种结构类似物，2-HG 是肿瘤发生过程中的重要致癌代谢物，它可以竞争结合 α-KG 依赖的双加氧酶中 α-KG 的结合位点，导致这一类酶活性降低[223]。α-KG 依赖的双加氧酶中包括 α-KG 依赖的组蛋白去甲基化酶和 TET 家族 5-甲基胞嘧啶羟化酶[224,225]。2-HG 的竞争抑制作用改变了全基因组水平的组蛋白甲基化和 DNA 甲基化[226,227]，阻碍前体细胞分化并最终促进其恶性转化[228-230]。相应的研究亦证实，*IDH* 突变的胶质瘤、肝内胆管癌、急性粒细胞性白血病、软骨肉瘤的肿瘤组织的确表现出了相似的基因组高甲基化状态[229,231-233]。除 *IDH* 突变外，后续的研究也证实，虽然突变形式不同，*FH* 及 *SDH* 突变也会导致代谢产物延胡索酸和琥珀酸的异常累积，它们也可以竞争性地抑制 α-KG 依赖性的双加氧酶活性，从而以类似的机制促进肿瘤发生[234]。

(3) 代谢基因突变在肿瘤预后与转移中的预测作用

目前，以 *IDH1/2* 为代表的代谢基因突变在肿瘤预后与转移的预测方面显示了广阔的应用前景。在胶质瘤中，研究发现 *IDH* 突变型胶质母细胞瘤患者较野生型患者具有较好的临床预后[212]。后续研究发现 *IDH* 突变型低级别胶质瘤同样拥有较好的临床预后[213]。这提示 *IDH1/2* 突变可以作为胶质瘤临床预后预测的可靠指标。近年来，随着基因组学的发展，以 *IDH1/2* 突变结合其他关键基因突变或分子改变为基础建立的胶质瘤分型系统，为临床预后评估带来了深远的影响。新的分型系统强调了 *IDH1* 突变、端粒酶反转录酶(TERT)启动子区突变和染色体 1p/19q 共缺失的重要性，即这 3 个基因事件主导了胶质瘤的基因分型，归纳为 *IDH1* 突变/*TERT* 突变/1p19q 共缺失型，称为“三阳性”，反之为“三阴性”；另外还有 *IDH1* 突变型、*IDH1/TERT* 双突变型和 *TERT* 突变型，共 5 类。这一分类与组织病理学分类相吻合。“三阳性”多见于少突胶质细胞瘤，预后最好，该类型多见包含 *CIC*、*FUBP1* 基因突变；“三阴性”和 *TERT* 突变型则多见于胶质母细胞瘤，预后最差，存在 7、19 号染色体扩增、CDNK2A/B 缺失和 PTEN 缺失；*IDH1* 突变型多见于星形细胞胶质瘤，预后一般，多存在 *ATRX*、*TP53* 基因突变[235]。

笔者的早期研究显示，*IDH1/2* 基因突变的肝内胆管细胞癌患者的总体生存期及无病生存期均优于野生型患者[231]。最新的研究显示，进一步以 *IDH1/2*、*TP53* 及 *KRAS* 等关键基因突变为基础建立的预后模型，可更为准确地预测肝内胆管癌的预后，其中，*IDH* 突变型肝内胆管细胞癌的预后明显优于 *TP53* 或者 *KRAS* 突变型[236]。

综上所述，以 *IDH* 为代表的代谢基因突变在肿瘤患者的预后预测方面发挥了重要作用，而以 *IDH* 为基础建立的肿瘤分型可以更为精准地指导临床预后以及治疗决策。

### 10.2.3 干预代谢药物在肿瘤转移防治中的应用

近年来，通过靶向异常的肿瘤代谢正成为一种重要的抗肿瘤手段。与传统饮食干预不同，抗代谢药物通过靶向关键的代谢酶或重要的代谢产物，具有更高的特异性和有效性。此外，这类药物还具有药代动力学稳定、药效明确、几乎不影响生活方式等优点[237]。除了已上市的药物外，许多靶向代谢的化合物也在临床前研究中取得了不错的效果，具有良好的转化前景。本节简要介绍目前主要的抗代谢药物在肿瘤转移防治中的应用。

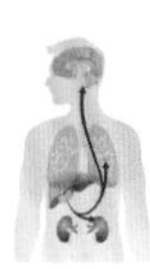



(1) 肝X受体激动剂在肿瘤转移防治中的应用

1) LXR的代谢调控功能：LXR是核受体家族的重要成员，包括α和β两种亚型。其中，α亚型主要分布于肝、肾、脂肪组织等，而β亚型则广泛分布于全身各器官。两种亚型的结构高度相似，包括N端、C端、铰链区、DNA结合域和配体结合域，这也是核受体家族的保守结构。LXR在细胞中定位于细胞核，通过与RXR形成聚合体行使转录因子功能。LXR结合于靶基因启动子区域，当无配体结合时，通过招募共抑制分子抑制靶基因的转录；当有配体结合时，则通过构象变化募集共刺激分子，促进靶基因转录。LXR的生理功能主要是参与调节胆固醇代谢、脂肪酸代谢和糖代谢等。活化的LXR通过上调*ABCA1*等靶基因，可促进外周胆固醇逆向转运至肝脏，并促进肝细胞的胆固醇外排；不仅如此，LXR还可通过上调相应关键酶的转录直接参与游离脂肪酸和甘油三酯的合成；此外，激活LXR还可增加小肠对葡萄糖的摄取和利用[238]。

2) LXR激动剂在抑制肿瘤转移中的作用：LXR激动剂可抑制肝癌、乳腺癌、前列腺癌、胶质瘤、黑色素瘤等多种肿瘤的生长。Noghero等研究发现，激活LXR可抑制内皮细胞VEGFR2活化，从而抑制血管生成。Pencheva等研究发现，黑色素瘤细胞和间质细胞LXR活化可促进载脂蛋白(apolipoprotein E，ApoE)分泌，后者作为一种抗肿瘤因子，可直接作用于黑色素瘤细胞和内皮细胞发挥抗转移作用[239]。LXR在免疫微环境中的作用仍有争议。常见的LXR激动剂包括非选择性的LXR、FXR激动剂T0901317，选择性LXR激动剂GW3965等。它们的不良反应主要由选择性过低引起，包括高脂血症、神经毒性等。因此，开发选择性更高的激动剂有助于扩大LXR激动剂的应用范围。Anthony等通过构建PTEN和LXR双敲的小鼠，发现PTEN和LXR的双重缺失显著促进晚期前列腺癌侵袭转移[240]。

(2) 二甲双胍在肿瘤转移防治中的应用

二甲双胍是世界上使用最广泛的抗糖尿病药物。其药理作用主要包括两方面：①抑制肠道葡萄糖摄取和肝脏糖异生；②增加外周组织(主要是肌肉和脂肪组织)对胰岛素的敏感性。二甲双胍的降血糖作用仅见于糖尿病患者，对健康人的血糖水平无显著影响。二甲双胍的应用历史已超过半个世纪，其在安全性、可及性及廉价性等方面具备巨大优势。近期，一项在糖尿病患者中开展的临床试验提示，二甲双胍与肿瘤风险下降相关，并可改善预后。

二甲双胍已在多种肿瘤中显示了良好的抗癌效果，但确切的机制仍未完全阐明。目前的观点认为，二甲双胍的抗肿瘤效果主要基于两方面：①通过抑制AMPK/mTOR等促癌信号通路直接抑制肿瘤细胞生长；②通过降血糖及抗炎等效应改造肿瘤微环境间接抗癌。来自体内实验的证据显示，二甲双胍可抑制乳腺癌生长，减少结直肠癌前病变。荟萃分析提示二甲双胍可降低肿瘤死亡率，但在不同肿瘤间差异巨大[241]。近期，一项在非糖尿病患者中开展的Ⅲ期临床试验显示低剂量的二甲双胍可预防结直肠腺瘤或息肉的癌变。总体来说，二甲双胍具备一定的抗肿瘤效果，但在抗肿瘤转移中的作用仍有待进一步研究。

(3) 谷氨酰胺拮抗剂在肿瘤转移防治中的应用

1) 谷氨酰胺的代谢调控功能：谷氨酰胺是血液中含量最丰富的非必需氨基酸之一，也是生物合成反应中碳和氮的重要来源。谷氨酰胺主要在线粒体内生成α-KG，然后经三羧酸循环途径为氧化磷酸化以及脂质合成提供原料[242]。如前所述，肿瘤细胞内异常活跃的谷氨酰胺代谢能帮助肿瘤细胞抵抗氧化应激和凋亡，从而促进肿瘤的转移。而肿瘤微环境中的其他细胞也会表现出不同的谷氨酰胺代谢表型，比如M2型肿瘤相关巨噬细胞内谷氨酰胺合成酶呈现高表达，肿瘤相关成纤维细胞(CAF)内谷氨酰胺合成通路异常活跃，这些非肿瘤细胞内谷氨酰胺代谢异常也参与了整个肿瘤进展与转移的过程。

2) 谷氨酰胺代谢拮抗剂在抑制肿瘤转移中的作用：肿瘤细胞对谷氨酰胺代谢的依赖性促使靶向谷氨酰胺代谢成为极具希望的抗肿瘤转移治疗策略。尽管部分靶向谷氨酰胺代谢的药物仍处于临床前研究阶段，但谷氨酰胺酶的抑制剂通过抑制谷氨酰胺转化为谷氨酸，已在临床前的肿瘤模型中显示出希望。Xiang等人发现谷氨酰胺酶的抑制剂BPTES可以抑制肿瘤细胞体外的增殖，并且在小鼠肝癌模型中，BPTES可以抑制肿瘤的生长并延长荷瘤鼠的生存期[243]。CB-839是另一种谷氨酰胺酶的抑制剂，在三阴性乳腺癌和血液恶性肿瘤的小鼠模型中也显示出显著的抗肿瘤作用[244,245]，目前在实体肿瘤中正在进行相关的临床试验。Leone等研究发现谷氨酰胺代谢拮抗剂JHU083对肿瘤微环境中的肿瘤细胞和效应T细胞有着不同的代谢效应。

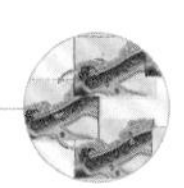

JHU083是一种谷氨酰胺的类似物，可以抑制以谷氨酰胺为底物的酶。他们研究发现JHU083不仅可以抑制肿瘤细胞中谷氨酰胺和葡萄糖的代谢，从而抑制肿瘤细胞的生长，而且还能够明显改善肿瘤微环境中效应T细胞的杀伤功能[246]。肿瘤代谢异质性是普遍存在的，不同的肿瘤会表现出对不同代谢物的依赖性，即使同一肿瘤在不同时间节点对代谢物的依赖也表现出巨大的差异。因此，我们可以通过谷氨酰胺代谢成像技术来筛选能从靶向谷氨酰胺代谢治疗中获益的患者人群。

*(4) 脂肪酸合成酶抑制剂在肿瘤转移防治中的应用*

1) FAS的代谢调控功能：FAS是一种多酶蛋白质复合体，在还原型烟酰胺腺嘌呤二核苷酸磷酸(NADPH)存在的情况下可以催化丙二酰辅酶A和乙酰辅酶A，生成一种由16个碳组成的饱和长链脂肪酸，称为棕榈酸(palmitate acid)。棕榈酸可以与其他蛋白质结合，或转化为其他脂肪酸和复杂脂质，这对脂质合成和脂筏结构、蛋白质的修饰和定位功能以及主要致癌分子通路的受体定位和信号传递都至关重要。在包括胰腺癌、结直肠癌、卵巢癌、乳腺癌和前列腺癌在内的多种肿瘤中，FAS表达水平均出现增高，并且与肿瘤负荷增加和预后不良相关[247]。

2) FAS抑制剂在抑制肿瘤转移中的作用：FAS抑制剂可以通过多种机制致使肿瘤细胞死亡，包括改变细胞膜合成、蛋白质修饰以及与其他致癌信号通路之间的相互作用。目前已经开发了多种FAS抑制剂，蓝菌素和C75是早期的小分子FAS抑制剂，尽管在临床前模型中这两种FAS抑制剂对各种类型的肿瘤均显示出良好的治疗效果，但是由于其毒性和不良反应明显，并未进入临床使用。另一种FAS抑制剂是奥利司他(orlistat)，它通过高活性的β-内酯结构与FAS上的TE结构域发生不可逆结合来发挥作用。然而，由于β-内酯结构存在高度不稳定性，并且药物本身水溶性差，胃肠吸收效率低等原因，奥利司他并未进入临床应用。目前最有希望的FAS抑制剂是TVB-2640，在包括*KRAS*突变的非小细胞肺癌、卵巢癌和乳腺癌在内的Ⅰ期临床试验(NCT02223247)中TVB-2640显示出了一定的抗肿瘤效果[248]。目前TVB-2640与曲妥珠单抗和紫杉醇联合用于HER2阳性晚期乳腺癌的Ⅱ期临床试验正在进行中(NCT03179904)。由于肿瘤代谢异质性的存在，不同的肿瘤会表现出不同的代谢特性，对靶向肿瘤代谢药物的敏感性也千差万别，因此确定对FAS抑制剂敏感的肿瘤患者群体是至关重要的。肿瘤FAS水平可以在一定程度上指导临床上FAS抑制剂的使用，但并非所有FAS阳性的肿瘤都对FAS抑制剂治疗敏感。因此，即便是对于那些FAS阳性的肿瘤，我们也需深入研究其相关的肿瘤代谢、癌基因突变以及其他信号通路激活之间的关系，这样才能更好地实现肿瘤代谢的精准靶向治疗。

自瓦尔堡揭开肿瘤代谢研究序幕以来，该领域的研究已历经多年的发展。近年来，随着代谢组学技术以及肿瘤基因组学的发展，我们有机会更深入了解代谢调控在肿瘤发生、发展过程中的作用机制。现在的观点认为，外部环境的刺激以及癌基因和抑癌基因的异常调控，是肿瘤细胞采取异常的物质及能量代谢方式的根本原因，这一方面满足了肿瘤快速生长的需求，另一方面对于肿瘤的侵袭转移也有深远的影响。此外，肿瘤微环境中特定代谢物的变化以及炎症免疫细胞的代谢改变，也参与了肿瘤转移的调控过程。所有这些发现，都为肿瘤代谢以及肿瘤转移研究提供了新的研究方向。

(鲁　明　郑　燕　王祥宇　邵卫清　潘俊杰)

## 参考文献


[1] AIRLEY R, LONCASTER J, DAVIDSON S, et al. Glucose transporter glut-1 expression correlates with tumor hypoxia and predicts metastasis-free survival in advanced carcinoma of the cervix [J]. Clin Cancer Res, 2001,7(4):928-934.

[2] CHAN D A, SUTPHIN P D, NGUYEN P, et al. Targeting GLUT1 and the Warburg effect in renal cell carcinoma by chemical synthetic lethality [J]. Sci Transl Med, 2011,3(94):94ra70.

[3] NAGARAJAN A, DOGRA S K, SUN L, et al. Paraoxonase 2 facilitates pancreatic cancer growth and metastasis by stimulating GLUT1-mediated glucose transport [J]. Mol Cell, 2017,67(4):685-701;e686.

[4] VITICCHIE G, AGOSTINI M, LENA A M, et al. p63 supports aerobic respiration through hexokinase II [J]. Proc Natl Acad Sci U S A, 2015,112(37):11577-11582.

[5] GUO W, QIU Z, WANG Z, et al. MiR-199a-5p is negatively associated with malignancies and regulates glycolysis and lactate production by targeting

hexokinase 2 in liver cancer [J]. Hepatology, 2015,62(4):1132-1144.

[6] PATRA K C, WANG Q, BHASKAR P T, et al. Hexokinase 2 is required for tumor initiation and maintenance and its systemic deletion is therapeutic in mouse models of cancer [J]. Cancer Cell, 2013,24(2):213-228.

[7] MARINI C, SALANI B, MASSOLLO M, et al. Direct inhibition of hexokinase activity by metformin at least partially impairs glucose metabolism and tumor growth in experimental breast cancer [J]. Cell Cycle, 2013,12(22):3490-3499.

[8] WANG L, XIONG H, WU F, et al. Hexokinase 2-mediated Warburg effect is required for PTEN- and p53-deficiency-driven prostate cancer growth [J]. Cell Rep, 2014,8(5):1461-1474.

[9] LIN Y H, WU M H, HUANG Y H, et al. Taurine up-regulated gene 1 functions as a master regulator to coordinate glycolysis and metastasis in hepatocellular carcinoma [J]. Hepatology, 2018,67(1):188-203.

[10] AHMAD A, ABOUKAMEEL A, KONG D, et al. Phosphoglucose isomerase/autocrine motility factor mediates epithelial-mesenchymal transition regulated by miR-200 in breast cancer cells [J]. Cancer Res, 2011, 71(9):3400-3409.

[11] CANTELMO A R, CONRADI L C, BRAJIC A, et al. Inhibition of the glycolytic activator pfkfb3 in endothelium induces tumor vessel normalization, impairs metastasis, and improves chemotherapy [J]. Cancer Cell, 2016,30(6):968-985.

[12] CARNEY D N, IHDE D C, COHEN M H, et al. Serum neuron-specific enolase — a marker for disease extent and response to therapy of small-cell lung-cancer [J]. Lancet, 1982,1(8272):583-585.

[13] ZHENG Y, WU C, YANG J, et al. Insulin-like growth factor 1-induced enolase 2 deacetylation by HDAC3 promotes metastasis of pancreatic cancer [J]. Signal Transduct Target Ther, 2020,5(1):53.

[14] CHRISTOFK H R, VANDER HEIDEN M G, HARRIS M H, et al. The M2 splice isoform of pyruvate kinase is important for cancer metabolism and tumour growth [J]. Nature, 2008,452(7184):230-233.

[15] DAVID C J, CHEN M, ASSANAH M, et al. HnRNP proteins controlled by c-Myc deregulate pyruvate kinase mRNA splicing in cancer [J]. Nature, 2010, 463(7279):364-368.

[16] CHRISTOFK H R, VANDER HEIDEN M G, WU N, et al. Pyruvate kinase M2 is a phosphotyrosine-binding protein [J]. Nature, 2008,452(7184):181-186.

[17] HITOSUGI T, KANG S, VANDER HEIDEN M G, et al. Tyrosine phosphorylation inhibits PKM2 to promote the Warburg effect and tumor growth [J]. Sci Signal, 2009,2(97):ra73.

[18] LUO W, HU H, CHANG R, et al. Pyruvate kinase M2 is a PHD3-stimulated coactivator for hypoxia-inducible factor 1 [J]. Cell, 2011,145(5):732-744.

[19] YANG W, XIA Y, JI H, et al. Nuclear PKM2 regulates beta-catenin transactivation upon EGFR activation [J]. Nature, 2011,480(7375):118-122.

[20] ZHAN C, SHI Y, LU C, et al. Pyruvate kinase M2 is highly correlated with the differentiation and the prognosis of esophageal squamous cell cancer [J]. Dis Esophagus, 2013,26(7):746-753.

[21] LI J, YANG Z, ZOU Q, et al. PKM2 and ACVR 1C are prognostic markers for poor prognosis of gallbladder cancer [J]. Clin Transl Oncol, 2014,16(2):200-207.

[22] FENG C, GAO Y, WANG C, et al. Aberrant overexpression of pyruvate kinase M2 is associated with aggressive tumor features and the BRAF mutation in papillary thyroid cancer [J]. J Clin Endocrinol Metab, 2013,98(9):E1524-E1533.

[23] GOLDBERG M S, SHARP P A. Pyruvate kinase M2-specific siRNA induces apoptosis and tumor regression [J]. J Exp Med, 2012,209(2):217-224.

[24] LIU F, MA F, WANG Y, et al. PKM2 methylation by CARM1 activates aerobic glycolysis to promote tumorigenesis [J]. Nat Cell Biol, 2017,19(11):1358-1370.

[25] ZHANG Z, LI T-E, CHEN M, et al. MFN1-dependent alteration of mitochondrial dynamics drives hepatocellular carcinoma metastasis by glucose metabolic reprogramming [J]. Br J Cancer, 2020,122(2):209-220.

[26] FARINATI F, SALVAGNINI M, DE MARIA N, et al. Unresectable hepatocellular carcinoma: a prospective controlled trial with tamoxifen [J]. J Hepatol, 1990,11(3):297-301.

[27] KOUKOURAKIS M I, GIATROMANOLAKI A, SIVRIDIS E, et al. Lactate dehydrogenase 5 expression in operable colorectal cancer: strong association with survival and activated vascular endothelial growth factor pathway — a report of the Tumour Angiogenesis Research Group [J]. J Clin Oncol, 2006,24(26):4301-4308.

[28] MOREAU P, CAVO M, SONNEVELD P, et al.

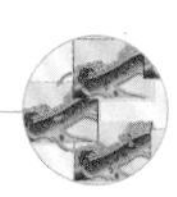

Combination of international scoring system 3, high lactate dehydrogenase, and t(4; 14) and/or del(17p) identifies patients with multiple myeloma (MM) treated with front-line autologous stem-cell transplantation at high risk of early MM progression-related death [J]. J Clin Oncol, 2014,32(20):2173 - 2180.
[29] SCHER H I, HELLER G, MOLINA A, et al. Circulating tumor cell biomarker panel as an individual-level surrogate for survival in metastatic castration-resistant prostate cancer [J]. J Clin Oncol, 2015, 33 (12):1348 - 1355.
[30] ZHAO D, ZOU S W, LIU Y, et al. Lysine-5 acetylation negatively regulates lactate dehydrogenase A and is decreased in pancreatic cancer [J]. Cancer Cell, 2013,23(4):464 - 476.
[31] LEWIS B C, PRESCOTT J E, CAMPBELL S E, et al. Tumor induction by the c-Myc target genes rcl and lactate dehydrogenase A [J]. Cancer Res, 2000, 60 (21):6178 - 6183.
[32] JI Y, YANG C, TANG Z, et al. Adenylate kinase hCINAP determines self-renewal of colorectal cancer stem cells by facilitating LDHA phosphorylation [J]. Nat Commun, 2017,8:15308.
[33] FANTIN V R, ST-PIERRE J, LEDER P. Attenuation of LDH-A expression uncovers a link between glycolysis, mitochondrial physiology, and tumor maintenance [J]. Cancer Cell, 2006,9(6):425 - 434.
[34] XIE H, HANAI J, REN J G, et al. Targeting lactate dehydrogenase — a inhibits tumorigenesis and tumor progression in mouse models of lung cancer and impacts tumor-initiating cells [J]. Cell Metab, 2014,19(5):795 - 809.
[35] RIZWAN A, SERGANOVA I, KHANIN R, et al. Relationships between LDH-A, lactate, and metastases in 4T1 breast tumors [J]. Clin Cancer Res, 2013, 19 (18):5158 - 5169.
[36] SCHWICKERT G, WALENTA S, SUNDFOR K, et al. Correlation of high lactate levels in human cervical cancer with incidence of metastasis [J]. Cancer Res, 1995,55(21):4757 - 4759.
[37] WALENTA S, SALAMEH A, LYNG H, et al. Correlation of high lactate levels in head and neck tumors with incidence of metastasis [J]. Am J Pathol, 1997,150(2):409 - 415.
[38] BONUCCELLI G, TSIRIGOS A, WHITAKER-MENEZES D, et al. Ketones and lactate "fuel" tumor growth and metastasis evidence that epithelial cancer cells use oxidative mitochondrial metabolism [J]. Cell Cycle, 2010,9(17):3506 - 3514.
[39] MARTINEZ-OUTSCHOORN U E, PRISCO M, ERTEL A, et al. Ketones and lactate increase cancer cell "stemness", driving recurrence, metastasis and poor clinical outcome in breast cancer [J]. Cell Cycle, 2011,10(8):1271 - 1286.
[40] COLEGIO O R, CHU N Q, SZABO A L, et al. Functional polarization of tumour-associated macrophages by tumour-derived lactic acid [J]. Nature, 2014,513(7519):559 - 563.
[41] GOODWIN M L, JIN H F, STRAESSLER K, et al. Modeling alveolar soft part sarcomagenesis in the mouse: a role for lactate in the tumor microenvironment [J]. Cancer Cell, 2014,26(6):851 - 862.
[42] SCHAFER Z T, GRASSIAN A R, SONG L L, et al. Antioxidant and oncogene rescue of metabolic defects caused by loss of matrix attachment [J]. Nature, 2009,461(7260):109 - U118.
[43] MCDONALD O G, LI X, SAUNDERS T, et al. Epigenomic reprogramming during pancreatic cancer progression links anabolic glucose metabolism to distant metastasis [J]. Nature Genet, 2017,49(3):367 - 376.
[44] MOCHIZUKI M, LORENZ V, IVANEK R, et al. Polo-like kinase 2 is dynamically regulated to coordinate proliferation and early lineage specification downstream of Yes-associated protein 1 in cardiac progenitor cells [J]. J Am Heart Assoc, 2017,6(10):e005920.
[45] LU M, LU L, DONG Q Z, et al. Elevated G6PD expression contributes to migration and invasion of hepatocellular carcinoma cells by inducing epithelial-mesenchymal transition [J]. Acta Biochim Biophys Sin, 2018,50(4):370 - 380.
[46] SAMANTA D, PARK Y, ANDRABI S A, et al. PHGDH expression is required for mitochondrial redox homeostasis, breast cancer stem cell maintenance, and lung metastasis [J]. Cancer Res, 2016,76(15):4430 - 4442.
[47] SEMENZA G L. Hypoxia-inducible factors: coupling glucose metabolism and redox regulation with induction of the breast cancer stem cell phenotype [J]. EMBO J, 2017,36(3):252 - 259.
[48] SCIACOVELLI M, GONCALVES E, JOHNSON T I, et al. Fumarate is an epigenetic modifier that elicits epithelial-to-mesenchymal transition [J]. Nature, 2016,537(7621):544 - 547.
[49] ASPURIA P P, LUNT S Y, VAREMO L, et al.

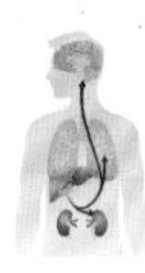



Succinate dehydrogenase inhibition leads to epithelial-mesenchymal transition and reprogrammed carbon metabolism [J]. Cancer Metab, 2014,2:21.

[50] GRASSIAN A R, LIN F, BARRETT R, et al. Isocitrate dehydrogenase (IDH) mutations promote a reversible ZEB1/microRNA (miR)-200-dependent epithelial-mesenchymal transition (EMT) [J]. J Biol Chem, 2012,287(50):42180 - 42194.

[51] FUHLER G M, EPPINGA H, PEPPELENBOSCH M P. Fumarates and cancer [J]. Trends Mol Med, 2017, 23(1):3 - 5.

[52] Enasidenib approved for AML, but best uses unclear [J]. Cancer Discov, 2017,7(10):OF4.

[53] ANDRZEJEWSKI S, KLIMCAKOVA E, JOHNSON R M, et al. PGC - 1alpha promotes breast cancer metastasis and confers bioenergetic flexibility against metabolic drugs [J]. Cell Metab, 2017,26(5):778 - 787; e775.

[54] LEBLEU V S, O'CONNELL J T, HERRERA K N G, et al. PGC - 1 alpha mediates mitochondrial biogenesis and oxidative phosphorylation in cancer cells to promote metastasis [J]. Nat Cell Biol, 2014,16(10):992 - 1003.

[55] TORRANO V, VALCARCEL-JIMENEZ L, CORTAZAR A R, et al. The metabolic co-regulator PGC1alpha suppresses prostate cancer metastasis [J]. Nat Cell Biol, 2016,18(6):645 - 656.

[56] LUO C, LIM J H, LEE Y, et al. A PGC1alpha-mediated transcriptional axis suppresses melanoma metastasis [J]. Nature, 2016,537(7620):422 - 426.

[57] DAVIS R T, BLAKE K, MA D, et al. Transcriptional diversity and bioenergetic shift in human breast cancer metastasis revealed by single-cell RNA sequencing [J]. Nat Cell Biol, 2020,22(3):310 - 320.

[58] YUNEVA M, ZAMBONI N, OEFNER P, et al. Deficiency in glutamine but not glucose induces MYC-dependent apoptosis in human cells [J]. J Cell Biol, 2007,178(1):93 - 105.

[59] WISE D R, DEBERARDINIS R J, MANCUSO A, et al. Myc regulates a transcriptional program that stimulates mitochondrial glutaminolysis and leads to glutamine addiction [J]. Proc Natl Acad Sci U S A, 2008,105(48):18782 - 18787.

[60] GAO P, TCHERNYSHYOV I, CHANG T C, et al. c-Myc suppression of miR - 23a/b enhances mitochondrial glutaminase expression and glutamine metabolism [J]. Nature, 2009,458(7239):762 - 765.

[61] WANG J B, ERICKSON J W, FUJI R, et al. Targeting mitochondrial glutaminase activity inhibits oncogenic transformation [J]. Cancer Cell, 2010, 18 (3):207 - 219.

[62] JIN L, LI D, ALESI G N, et al. Glutamate dehydrogenase 1 signals through antioxidant glutathione peroxidase 1 to regulate redox homeostasis and tumor growth [J]. Cancer Cell, 2015,27(2):257 - 270.

[63] SELTZER M J, BENNETT B D, JOSHI A D, et al. Inhibition of glutaminase preferentially slows growth of glioma cells with mutant IDH1 [J]. Cancer Res, 2010,70(22):8981 - 8987.

[64] PISKOUNOVA E, AGATHOCLEOUS M, MURPHY M M, et al. Oxidative stress inhibits distant metastasis by human melanoma cells [J]. Nature, 2015, 527 (7577):186 - 191.

[65] LE GAL K, IBRAHIM M X, WIEL C, et al. Antioxidants can increase melanoma metastasis in mice [J]. Sci Transl Med, 2015,7(308):308re308.

[66] SAYIN V I, IBRAHIM M X, LARSSON E, et al. Antioxidants accelerate lung cancer progression in mice [J]. Sci Transl Med, 2014,6(221):221ra215.

[67] KNOTT S R V, WAGENBLAST E, KHAN S, et al. Asparagine bioavailability governs metastasis in a model of breast cancer [J]. Nature, 2018,554(7692): 378 - 381.

[68] ELIA I, BROEKAERT D, CHRISTEN S, et al. Proline metabolism supports metastasis formation and could be inhibited to selectively target metastasizing cancer cells [J]. Nature Commun, 2017,8:15267.

[69] PELTON K, FREEMAN M R, SOLOMON K R. Cholesterol and prostate cancer [J]. Curr Opin Pharmacol, 2012,12(6):751 - 759.

[70] KITAHARA C M, BERRINGTON DE GONZALEZ A, FREEDMAN N D, et al. Total cholesterol and cancer risk in a large prospective study in Korea [J]. J Clin Oncol, 2011,29(12):1592 - 1598.

[71] ALIKHANI N, FERGUSON R D, NOVOSYADLYY R, et al. Mammary tumor growth and pulmonary metastasis are enhanced in a hyperlipidemic mouse model [J]. Oncogene, 2013,32(8):961 - 967.

[72] ZHANG J, YANG Z, XIE L, et al. Statins, autophagy and cancer metastasis [J]. Int J Biochem Cell Biol, 2013,45(3):745 - 752.

[73] ROY M, KUNG H J, GHOSH P M. Statins and prostate cancer: role of cholesterol inhibition vs. prevention of small GTP-binding proteins [J]. Am J Cancer Res, 2011,1(4):542 - 561.

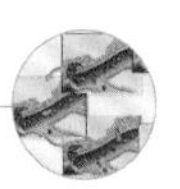

[74] NIELSEN S F, NORDESTGAARD B G, BOJESEN S E. Statin use and reduced cancer-related mortality [J]. N Engl J Med, 2012,367(19):1792 - 1802.

[75] SIMONS K, IKONEN E. Functional rafts in cell membranes [J]. Nature, 1997,387(6633):569 - 572.

[76] RANGASWAMI H, BULBULE A, KUNDU G C. Osteopontin: role in cell signaling and cancer progression [J]. Trends Cell Biol, 2006,16(2):79 - 87.

[77] PATRA S K. Dissecting lipid raft facilitated cell signaling pathways in cancer [J]. Biochim Biophys Acta, 2008,1785(2):182 - 206.

[78] MURAI T. The role of lipid rafts in cancer cell adhesion and migration [J]. Int J Cell Biol, 2012,2012:763283.

[79] MURAI T, MARUYAMA Y, MIO K, et al. Low cholesterol triggers membrane microdomain-dependent CD44 shedding and suppresses tumor cell migration [J]. J Biol Chem, 2011,286(3):1999 - 2007.

[80] NICHOLSON R I, GEE J M, HARPER M E. EGFR and cancer prognosis [J]. Eur J Cancer, 2001,37 Suppl 4:S9 - S15.

[81] HRYNIEWICZ-JANKOWSKA A, AUGOFF K, BIERNATOWSKA A, et al. Membrane rafts as a novel target in cancer therapy [J]. Biochim Biophys Acta, 2014,1845(2):155 - 165.

[82] IRWIN M E, MUELLER K L, BOHIN N, et al. Lipid raft localization of EGFR alters the response of cancer cells to the EGFR tyrosine kinase inhibitor gefitinib [J]. J Cell Physiol, 2011,226(9):2316 - 2328.

[83] SHAO W, ZHU W, LIN J, et al. Liver X Receptor agonism sensitizes a subset of hepatocellular carcinoma to sorafenib by dual-inhibiting MET and EGFR [J]. Neoplasia, 2020,22(1):1 - 9.

[84] AFSHORDEL S, KERN B, CLASOHM J, et al. Lovastatin and perillyl alcohol inhibit glioma cell invasion, migration, and proliferation — impact of Ras-/Rho-prenylation [J]. Pharmacol Res, 2015,91:69 - 77.

[85] NELSON E R, WARDELL S E, JASPER J S, et al. 27-Hydroxycholesterol links hypercholesterolemia and breast cancer pathophysiology [J]. Science, 2013, 342(6162):1094 - 1098.

[86] WU Q, ISHIKAWA T, SIRIANNI R, et al. 27-Hydroxycholesterol promotes cell-autonomous, ER-positive breast cancer growth [J]. Cell Rep, 2013,5(3):637 - 645.

[87] ZHEN J, JIAO K, YANG K, et al. The 14 - 3 - 3 eta/GSK - 3 beta/beta-catenin complex regulates EndMT induced by 27-hydroxycholesterol in HUVECs and promotes the migration of breast cancer cells [J]. Cell Biol Toxicol, 2021,34(4):515 - 529.

[88] ZHANG L, LIU M, LIU J, et al. 27-Hydroxycholesterol enhanced osteoclastogenesis in lung adenocarcinoma microenvironment [J]. J Cell Physiol, 2019,234(8):12692 - 12700.

[89] WANG B, RONG X, PALLADINO E N D, et al. Phospholipid remodeling and cholesterol availability regulate intestinal stemness and tumorigenesis [J]. Cell Stem Cell, 2018,22(2):206 - 220; e204.

[90] JUN S Y, BROWN A J, CHUA N K, et al. Reduction of squalene epoxidase by cholesterol accumulation accelerates colorectal cancer progression and metastasis [J]. Gastroenterology, 2021, 160(4): 1194 - 1207;e1128.

[91] QIN Y, HOU Y, LIU S, et al. A novel long non-coding RNA lnc030 maintains breast cancer stem cell stemness by stabilizing SQLE mRNA and increasing cholesterol synthesis [J]. Adv Sci, 2021, 8(2):2002232.

[92] LIU Y, ZUCKIER L S, GHESANI N V. Dominant uptake of fatty acid over glucose by prostate cells: a potential new diagnostic and therapeutic approach [J]. Anticancer Res, 2010,30(2):369 - 374.

[93] ZHANG F, DU G. Dysregulated lipid metabolism in cancer [J]. World J Biol Chem, 2012,3(8):167 - 174.

[94] MIGITA T, NARITA T, NOMURA K, et al. ATP citrate lyase: activation and therapeutic implications in non-small cell lung cancer [J]. Cancer Res, 2008,68(20):8547 - 8554.

[95] OGINO S, NOSHO K, MEYERHARDT J A, et al. Cohort study of fatty acid synthase expression and patient survival in colon cancer [J]. J Clin Oncol, 2008, 26(35):5713 - 5720.

[96] NGUYEN P L, MA J, CHAVARRO J E, et al. Fatty acid synthase polymorphisms, tumor expression, body mass index, prostate cancer risk, and survival [J]. J Clin Oncol, 2010,28(25):3958 - 3964.

[97] HATZIVASSILIOU G, ZHAO F P, BAUER D E, et al. ATP citrate lyase inhibition can suppress tumor cell growth [J]. Cancer Cell, 2005,8(4):311 - 321.

[98] BRUSSELMANS K, DE SCHRIJVER E, VERHOEVEN G, et al. RNA interference-mediated silencing of the acetyl-CoA-carboxylase-alpha gene induces growth inhibition and apoptosis of prostate cancer cells [J]. Cancer Res, 2005,65(15):6719 - 6725.

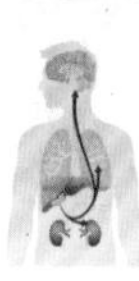



[99] SOUNNI N E, CIMINO J, BLACHER S, et al. Blocking lipid synthesis overcomes tumor regrowth and metastasis after antiangiogenic therapy withdrawal [J]. Cell Metab, 2014,20(2):280-294.

[100] BUDHU A, ROESSLER S, ZHAO X, et al. Integrated metabolite and gene expression profiles identify lipid biomarkers associated with progression of hepatocellular carcinoma and patient outcomes [J]. Gastroenterology, 2013,144(5):1066-1075.

[101] LI J, HUANG Q, LONG X, et al. CD147 reprograms fatty acid metabolism in hepatocellular carcinoma cells through Akt/mTOR/SREBP1c and P38/PPARalpha pathways [J]. J Hepatol, 2015,63(6):1378-1389.

[102] PASCUAL G, AVGUSTINOVA A, MEJETTA S, et al. Targeting metastasis-initiating cells through the fatty acid receptor CD36 [J]. Nature, 2017, 541(7635):41-45.

[103] LIU Y, LU L-L, WEN D, et al. MiR-612 regulates invadopodia of hepatocellular carcinoma by HADHA-mediated lipid reprogramming [J]. J Hematol Oncol, 2020,13(1):12.

[104] PIETROCOLA F, GALLUZZI L, BRAVO-SAN PEDRO J M, et al. Acetyl coenzyme A: a central metabolite and second messenger [J]. Cell Metab, 2015,21(6):805-821.

[105] CAI L, SUTTER B M, LI B, et al. Acetyl-CoA induces cell growth and proliferation by promoting the acetylation of histones at growth genes [J]. Mol Cell, 2011,42(4):426-437.

[106] MENZIES K J, ZHANG H, KATSYUBA E, et al. Protein acetylation in metabolism-metabolites and cofactors [J]. Nat Rev Endocrinol, 2016,12(1):43-60.

[107] NARITA T, WEINERT B T, CHOUDHARY C. Functions and mechanisms of non-histone protein acetylation [J]. Nat Rev Mol Cell Biol, 2019,20(3):156-174.

[108] RUFER A C, THOMA R, HENNIG M. Structural insight into function and regulation of carnitine palmitoyltransferase [J]. Cell Mol Life Sci, 2009,66(15):2489-2501.

[109] PATEL M S, NEMERIA N S, FUREY W, et al. The pyruvate dehydrogenase complexes: structure-based function and regulation [J]. J Biol Chem, 2014,289(24):16615-16623.

[110] SCHUG Z T, PECK B, JONES D T, et al. Acetyl-CoA synthetase 2 promotes acetate utilization and maintains cancer cell growth under metabolic stress [J]. Cancer Cell, 2015,27(1):57-71.

[111] ICARD P, WU Z, FOURNEL L, et al. ATP citrate lyase: A central metabolic enzyme in cancer [J]. Cancer Lett, 2020,471:125-134.

[112] CARRER A, TREFELY S, ZHAO S, et al. Acetyl-CoA metabolism supports multistep pancreatic tumorigenesis [J]. Cancer Discov, 2019,9(3):416-435.

[113] DONGRE A, WEINBERG R A. New insights into the mechanisms of epithelial-mesenchymal transition and implications for cancer [J]. Nat Rev Mol Cell Biol, 2019,20(2):69-84.

[114] GARCIA M R, STEINBAUER B, SRIVASTAVA K, et al. Acetyl-CoA carboxylase 1-dependent protein acetylation controls breast cancer metastasis and recurrence [J]. Cell Metab, 2017,26(6):842-855.

[115] JIANG L, XIAO L, SUGIURA H, et al. Metabolic reprogramming during TGF beta 1-induced epithelial-to-mesenchymal transition [J]. Oncogene, 2015, 34(30):3908-3916.

[116] LU M, ZHU W-W, WANG X, et al. ACOT12-dependent alteration of acetyl-CoA drives hepatocellular carcinoma metastasis by epigenetic induction of epithelial-mesenchymal transition [J]. Cell Metab, 2019,29(4):886-900.

[117] LEE J V, BERRY C T, KIM K, et al. Acetyl-CoA promotes glioblastoma cell adhesion and migration through Ca2+-NFAT signaling [J]. Genes Dev, 2018,32(7-8):497-511.

[118] MCCOY F, DARBANDI R, LEE H C, et al. Metabolic activation of CaMKII by coenzyme A [J]. Mol Cell, 2013,52(3):325-339.

[119] YU G, CHENG C-J, LIN S-C, et al. Organelle-derived acetyl-CoA promotes prostate cancer cell survival, migration, and metastasis via activation of calmodulin kinase II [J]. Cancer Res, 2018,78(10):2490-2502.

[120] MOUSSAIEFF A, ROULEAU M, KITSBERG D, et al. Glycolysis-mediated changes in acetyl-CoA and histone acetylation control the early differentiation of embryonic stem cells [J]. Cell Metab, 2015,21(3):392-402.

[121] YANG D, PENG M, HOU Y, et al. Oxidized ATM promotes breast cancer stem cell enrichment through energy metabolism reprogram-mediated acetyl-CoA accumulation [J]. Cell Death & Dis, 2020, 11

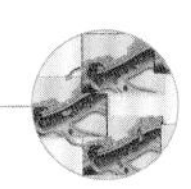

(7):508.

[122] SUGIURA A, RATHMELL J C. Metabolic barriers to T cell function in tumors [J]. J Immunol, 2018,200(2):400-407.

[123] DENKO N C. Hypoxia, HIF1 and glucose metabolism in the solid tumour [J]. Nat Rev Cancer, 2008,8(9):705-713.

[124] ZHANG J, ZHANG Q, LOU Y, et al. Hypoxia-inducible factor-1/interleukin-1 signaling enhances hepatoma epithelial-mesenchymal transition through macrophages in a hypoxic-inflammatory microenvironment [J]. Hepatology, 2018,67(5):1872-1889.

[125] FAUBERT B, SOLMONSON A, DEBERARDINIS R J. Metabolic reprogramming and cancer progression [J]. Science, 2020,368(6487):eaaw5473.

[126] FISCHER K, HOFFMANN P, VOELKL S, et al. Inhibitory effect of tumor cell-derived lactic acid on human T cells [J]. Blood, 2007,109(9):3812-3819.

[127] GOETZE K, WALENTA S, KSIAZKIEWICZ M, et al. Lactate enhances motility of tumor cells and inhibits monocyte migration and cytokine release [J]. Int J Oncol, 2011,39(2):453-463.

[128] GOTTFRIED E, KUNZ-SCHUGHART L A, EBNER S, et al. Tumor-derived lactic acid modulates dendritic cell activation and antigen expression [J]. Blood, 2006,107(5):2013-2021.

[129] CARMONA-FONTAINE C, BUCCI V, AKKARI L, et al. Emergence of spatial structure in the tumor microenvironment due to the Warburg effect [J]. Proc Natl Acad Sci U S A, 2013,110(48):19402-19407.

[130] CHANG C H, QIU J, O'SULLIVAN D, et al. Metabolic competition in the tumor microenvironment is a driver of cancer progression [J]. Cell, 2015,162(6):1229-1241.

[131] HO P C, BIHUNIAK J D, MACINTYRE A N, et al. Phosphoenolpyruvate is a metabolic checkpoint of anti-tumor T cell responses [J]. Cell, 2015,162(6):1217-1228.

[132] PILOTTE L, LARRIEU P, STROOBANT V, et al. Reversal of tumoral immune resistance by inhibition of tryptophan 2, 3-dioxygenase [J]. Proc Natl Acad Sci U S A, 2012,109(7):2497-2502.

[133] RINGEL A E, DRIJVERS J M, BAKER G J, et al. Obesity shapes metabolism in the tumor microenvironment to suppress anti-tumor immunity [J]. Cell, 2020,183(7):1848-1866.

[134] GRIVENNIKOV S I, GRETEN F R, KARIN M. Immunity, inflammation, and cancer [J]. Cell, 2010,140(6):883-899.

[135] SANSONE P, BROMBERG J. Environment, inflammation, and cancer [J]. Curr Opin Genet Dev, 2011,21(1):80-85.

[136] TURLEY S J, CREMASCO V, ASTARITA J L. Immunological hallmarks of stromal cells in the tumour microenvironment [J]. Nat Rev Immunol, 2015,15(11):669-682.

[137] YANG L F, ACHREJA A, YEUNG T L, et al. Targeting stromal glutamine synthetase in tumors disrupts tumor microenvironment-regulated cancer cell growth [J]. Cell Metab, 2016,24(5):685-700.

[138] WU L, ZHANG X, ZHENG L, et al. RIPK3 orchestrates fatty acid metabolism in tumor-associated macrophages and hepatocarcinogenesis [J]. Cancer Immunol Res, 2020,8(5):710-721.

[139] RODRIGUEZ-PRADOS J C, TRAVES P G, CUENCA J, et al. Substrate fate in activated macrophages: a comparison between innate, classic, and alternative activation [J]. J Immunol, 2010,185(1):605-614.

[140] PALMIERI E M, MENGA A, MARTIN-PEREZ R, et al. Pharmacologic or genetic targeting of glutamine synthetase skews macrophages toward an M1-like phenotype and inhibits tumor metastasis [J]. Cell Rep, 2017,20(7):1654-1666.

[141] WENES M, SHANG M, DI MATTEO M, et al. Macrophage metabolism controls tumor blood vessel morphogenesis and metastasis [J]. Cell Metab, 2016,24(5):701-715.

[142] GOOSSENS P, RODRIGUEZ-VITA J, ETZERODT A, et al. Membrane cholesterol efflux drives tumor-associated macrophage reprogramming and tumor progression [J]. Cell Metab, 2019,29(6):1376-1389.

[143] WU J Y, HUANG T W, HSIEH Y T, et al. Cancer-derived succinate promotes macrophage polarization and cancer metastasis via succinate receptor [J]. Molecular Cell, 2020,77(2):213-227.

[144] ARTS R J, NOVAKOVIC B, TER HORST R, et al. Glutaminolysis and fumarate accumulation integrate immunometabolic and epigenetic programs in trained immunity [J]. Cell Metab, 2016,24(6):807-819.

[145] BISWAS S K. Metabolic reprogramming of immune

cells in cancer progression [J]. Immunity, 2015, 43 (3):435 - 449.

[146] GAO Q, QIU S J, FAN J, et al. Intratumoral balance of regulatory and cytotoxic T cells is associated with prognosis of hepatocellular carcinoma after resection [J]. J Clin Oncol, 2007, 25(18):2586 - 2593.

[147] FU J L, XU D P, LIU Z W, et al. Increased regulatory T cells correlate with CD8 T-cell impairment and poor survival in hepatocellular carcinoma patients [J]. Gastroenterology, 2007, 132 (7):2328 - 2339.

[148] XIA L, LIU X, SANDERS K L, et al. TLR8-mediated metabolic control of human Treg function: a mechanistic target for cancer immunotherapy [J]. Cell Metab, 2019, 29(1):103 - 123.

[149] SISKA P J, RATHMELL J C. T cell metabolic fitness in antitumor immunity [J]. Trends Immunol, 2015, 36(4):257 - 264.

[150] ZAPPASODI R, SERGANOVA I, COHEN I J, et al. CTLA - 4 blockade drives loss of T-reg stability in glycolysis-low tumours [J]. Nature, 2021, 591 (7851):652 - 658.

[151] GU M, ZHOU X, SOHN J H, et al. NF-kappaB-inducing kinase maintains T cell metabolic fitness in antitumor immunity [J]. Nat Immunol, 2021, 22(2): 193 - 204.

[152] YANG W, BAI Y B, XIONG Y, et al. Potentiating the antitumour response of CD8 (+) T cells by modulating cholesterol metabolism [J]. Nature, 2016, 531(7596):651 - 655.

[153] MA X, XIAO L, LIU L, et al. CD36-mediated ferroptosis dampens intratumoral CD8+ Tcell effector function and impairs their antitumor ability [J]. Cell metab, 2021, 33(5):1001 - 1012.

[154] MASTELIC-GAVILLET B, RODRIGO B N, DECOMBAZ L, et al. Adenosine mediates functional and metabolic suppression of peripheral and tumor-infiltrating CD8 (+) T cells [J]. J Immunother Cancer, 2019, 7(1):257.

[155] TYRAKIS P A, PALAZON A, MACIAS D, et al. S-2-hydroxyglutarate regulates CD8(+) T-lymphocyte fate [J]. Nature, 2016, 540(7632):236 - 241.

[156] LEONE R D, POWELL J D. Metabolism of immune cells in cancer [J]. Nat Rev Cancer, 2020, 20(9): 516 - 531.

[157] SERAFINI P, BORRELLO I, BRONTE V. Myeloid suppressor cells in cancer: Recruitment, phenotype, properties, and mechanisms of immune suppression [J]. Semin Cancer Biol, 2006, 16(1):53 - 65.

[158] SRIVASTAVA M K, SINHA P, CLEMENTS V K, et al. Myeloid-derived suppressor cells inhibit T-cell activation by depleting cystine and cysteine [J]. Cancer Res, 2010, 70(1):68 - 77.

[159] GROHMANN U, BRONTE V. Control of immune response by amino acid metabolism [J]. Immunol Rev, 2010, 236:243 - 264.

[160] LI J, WANG L, CHEN X, et al. CD39/CD73 upregulation on myeloid-derived suppressor cells via TGF — mTOR-HIF - 1 signaling in patients with non-small cell lung cancer [J]. Oncoimmunology, 2017, 6 (6):e1320011.

[161] TAVAZOIE M F, POLLACK I, TANQUECO R, et al. LXR/ApoE activation restricts innate immune suppression in cancer [J]. Cell, 2018, 172(4):825 - 840.

[162] JUN H S, WEINSTEIN D A, LEE Y M, et al. Molecular mechanisms of neutrophil dysfunction in glycogen storage disease type Ib [J]. Blood, 2014, 123 (18):2843 - 2853.

[163] KEPPEL M P, SAUCIER N, MAH A Y, et al. Activation-specific metabolic requirements for NK cell IFN-gamma production [J]. J Immunol, 2015, 194 (4):1954 - 1962.

[164] LI P, LU M, SHI J, et al. Lung mesenchymal cells elicit lipid storage in neutrophils that fuel breast cancer lung metastasis [J]. Nat Immunol, 2020, 21(11): 1444 - 1455.

[165] TANG G H, WANG M F, TANG X L, et al. Fully automated synthesis module for preparation of S-(2 [F - 18] fluoroethyl)-L-methionine by direct nucleophilic exchange on a quaternary 4-aminopyridinium resin [J]. Nucl Med Biol, 2003, 30(5):509 - 512.

[166] DEUSCHL C, KIRCHNER J, POEPPEL T D, et al. C - 11 - MET PET/MRI for detection of recurrent glioma [J]. Eur J Nucl Med Mol Imaging, 2018, 45 (4):593 - 601.

[167] ISHIWATA K, ENOMOTO K, SASAKI T, et al. A feasibility study on L-[1-carbon-11] tyrosine and L-[methyl-carbon-11] methionine to assess liver protein synthesis by PET [J]. J Nuc Med, 1996, 37(2):279 - 285.

[168] HUANG Z Q, RUI J, LI X, et al. Use of C - 11-Choline positron emission tomography/computed tomography to investigate the mechanism of choline

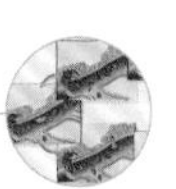

metabolism in lung cancer [J]. Mol Med Rep, 2015, 11(5):3285 - 3290.

[169] DI BIAGIO D, CHIARAVALLOTI A, TAVOLOZZA M, et al. Detection of local recurrence of prostate cancer after radical prostatectomy: Is there a role for early F - 18 - FCH PET/CT? [J]. Ann Nucl Med, 2015,29(10):861 - 869.

[170] BALOGOVA S, BEN ZAKOUN J, MICHAUD L, et al. Whole-body 18F-fluorocholine (FCH) PET/CT and MRI of the spine for monitoring patients with castration-resistant prostate cancer metastatic to bone: a pilot study [J]. Clin Nucl Med, 2014,39(11):951 - 959.

[171] AFSHAR-OROMIEH A, HABERKORN U, EDER M, et al. [Ga - 68]Gallium-labelled PSMA ligand as superior PET tracer for the diagnosis of prostate cancer: comparison with F - 18 - FECH [J]. Eur J Nucl Med Mol Imaging, 2012,39(6):1085 - 1086.

[172] PECK M, POLLACK H A, FRIESEN A, et al. Applications of PET imaging with the proliferation marker [F - 18] - FLT [J]. Q J Nucl Med Mol Imaging, 2015,59(1):95 - 104.

[173] SHIELDS A F, GRIERSON J R, DOHMEN B M, et al. Imaging proliferation in vivo with [F - 18]FLT and positron emission tomography [J]. Nat Med, 1998,4(11):1334 - 1336.

[174] GUPTA N, SALEEM A, KOTZ B, et al. Carbogen and nicotinamide increase blood flow and 5-fluorouracil delivery but not 5-fluorouracil retention in colorectal cancer metastases in patients [J]. Clin Cancer Res, 2006,12(10):3115 - 3123.

[175] MARTIAT P, FERRANT A, LABAR D, et al. In vivo measurement of carbon-11 thymidine uptake in non-Hodgkin's lymphoma using positron emission tomography [J]. J Nucl Med, 1988,29(10):1633 - 1637.

[176] RICHARD J P, HUSSAIN U, GROSS S, et al. Perfluorocarbon labeling of human glial-restricted progenitors for (19) F magnetic resonance imaging [J]. Stem Cells Transl Med, 2019,8(4):355 - 365.

[177] ARMBRECHT J J, BUXTON D B, SCHELBERT H R. Validation of [1 - C - 11]acetate as a tracer for noninvasive assessment of oxidative-metabolism with positron emission tomography in normal, ischemic, postischemic, and hyperemic canine myocardium [J]. Circulation, 1990,81(5):1594 - 1605.

[178] CHO S-G, KIM Y, JEONG M H, et al. Myocardial infarction with nonobstructive coronary arteries assessed by C - 11-acetate cardiac PET [J]. Clin Nucl Med, 2019,44(3):e166 - e167.

[179] SHI X, LIU S, LIN X, et al. Characterization of myocardial oxidative metabolism and myocardial external efficiency in high-risk alcohol cardiotoxicity and alcoholic cardiomyopathy via dynamic (11) C-Acetate positron emission tomography [J]. J Nucl Cardiol, 2020,29(1):278 - 288.

[180] HARMS H J, HANSSON N H S, KERO T, et al. Automatic calculation of myocardial external efficiency using a single C - 11-acetate PET scan [J]. J Nucl Cardiol, 2018,25(6):1937 - 1944.

[181] YOSHII Y, FURUKAWA T, SAGA T, et al. Acetate/acetyl-CoA metabolism associated with cancer fatty acid synthesis: overview and application [J]. Cancer Lett, 2015,356(2):211 - 216.

[182] KIM S-J, KOO P J, PAK K, et al. Diagnostic accuracy of C - 11 choline and C - 11 acetate for lymph node staging in patients with bladder cancer: a systematic review and meta-analysis [J]. World J Urol, 2018,36(3):331 - 340.

[183] POLANEC S H, ANDRZEJEWSKI P, SELTZER P A T, et al. Multiparametric [C - 11]Acetate positron emission tomography-magnetic resonance imaging in the assessment and staging of prostate cancer [J]. Plos One, 2017,12(7):e0180790.

[184] HO C L, YU S C H, YEUNG D W C. C - 11-acetate PET imaging in hepatocellular carcinoma and other liver masses [J]. J Nucl Med, 2003,44(2):213 - 221.

[185] KIM S, KIM D, KIM S H, et al. The roles of C - 11-acetate PET/CT in predicting tumor differentiation and survival in patients with cerebral glioma [J]. Eur J Nucl Med Mol Imaging, 2018,45(6):1012 - 1020.

[186] GUPTA N C, FRICK M P. Clinical applications of positron-emission tomography in cancer [J]. CA Cancer J Clin, 1993,43(4):235 - 254.

[187] VAN TINTEREN H, HOEKSTRA O S, SMIT E F, et al. Effectiveness of positron emission tomography in the preoperative assessment of patients with suspected non-small-cell lung cancer: the PLUS multicentre randomised trial [J]. Lancet, 2002,359(9315):1388 - 1393.

[188] LEWIS P, GRIFFIN S, MARSDEN P, et al. Whole-body 18F-fluorodeoxyglucose positron emission tomography in preoperative evaluation of lung cancer

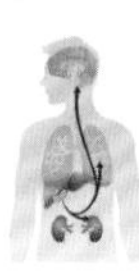



[J]. Lancet, 1994,344(8932):1265 - 1266.

[189] SINGHAL T. Positron emission tomography applications in clinical neurology [J]. Semin Neurol, 2012,32(4):421 - 431.

[190] BERNSDORF M, GRAFF J. Clinical application of 18F-fluoro-2-deoxy-D-glucose positron emission tomography/computed tomography in breast cancer [J]. Clin Physiol Funct Imaging, 2014,34(6):426 - 433.

[191] OELSTROM M, NUNEZ R, SANCHEZ P, et al. Clinical application of fluorocholine positron emission tomography in relapsed prostate cancer [J]. Actas Urol Esp, 2012,36(7):444 - 446.

[192] MAFFIONE A M, LOPCI E, BLUEMEL C, et al. Diagnostic accuracy and impact on management of (18) F-FDG PET and PET/CT in colorectal liver metastasis: a meta-analysis and systematic review [J]. Eur J Nucl Med Mol Imaging, 2015,42(1):152 - 163.

[193] MAAS M, RUTTEN I J G, NELEMANS P J, et al. What is the most accurate whole-body imaging modality for assessment of local and distant recurrent disease in colorectal cancer? A meta-analysis [J]. Eur J Nucl Med Mol Imaging, 2011,38(8):1560 - 1571.

[194] KOCHHAR R, LIONG S, MANOHARAN P. The role of FDG PET/CT in patients with colorectal cancer metastases [J]. Cancer Biomark, 2010,7(4 - 5):235 - 248.

[195] KUTA V, WILLIAMS B, RIGBY M, et al. Management of head and neck primary unknown squamous cell carcinoma using combined positron emission tomography-computed tomography and transoral laser microsurgery [J]. Laryngoscope, 2018,128(10):2307 - 2311.

[196] MANI N, GEORGE M M, NASH L, et al. Role of 18-fludeoxyglucose positron emission tomography-computed tomography and subsequent panendoscopy in head and neck squamous cell carcinoma of unknown primary [J]. Laryngoscope, 2016, 126(6): 1354 - 1358.

[197] TERRITO P R, MALUCCIO M, RILEY A A, et al. Evaluation of C - 11-acetate and F - 18-FDG PET/CT in mouse multidrug resistance gene - 2 deficient mouse model of hepatocellular carcinoma [J]. BMC Med Imaging, 2015,15:15.

[198] DAOUACHER G, VON BELOW C, GESTBLOM C, et al. Laparoscopic extended pelvic lymph node (LN) dissection as validation of the performance of [C - 11]-acetate positron emission tomography/computer tomography in the detection of LN metastasis in intermediate- and high-risk prostate cancer [J]. BJU Int, 2016,118(1):77 - 83.

[199] YOO S W, KIM D-Y, PYO A, et al. Differences in diagnostic impact of dual-tracer PET/computed tomography according to the extrahepatic metastatic site in patients with hepatocellular carcinoma [J]. Nucl Med Commun, 2021,42(6):685 - 693.

[200] HO C-L, CHEN S, CHENG T K C, et al. PET/CT characteristics of isolated bone metastases in hepatocellular carcinoma [J]. Radiology, 2011, 258(2):515 - 523.

[201] YUN M, BANG S-H, KIM J W, et al. The importance of acetyl coenzyme A synthetase for 11C-acetate uptake and cell survival in hepatocellular carcinoma [J]. J Nucl Med, 2009, 50(8): 1222 - 1228.

[202] JOO I, KIM H, LEE J M. Cancer stem cells in primary liver cancers: pathological concepts and imaging findings [J]. Korean J Radiol, 2015,16(1):50 - 68.

[203] AYATI N, SADEGHI R, KIAMANESH Z, et al. The value of(18)F-FDG PET/CT for predicting or monitoring immunotherapy response in patients with metastatic melanoma: a systematic review and meta-analysis [J]. Eur J Nucl Med Mol Imaging, 2021,48(2):428 - 448.

[204] LI S, PECK-RADOSAVLJEVIC M, UBL P, et al. The value of [C - 11]-acetate PET and [F - 18]-FDG PET in hepatocellular carcinoma before and after treatment with transarterial chemoembolization and bevacizumab [J]. Eur J Nucl Med Mol Imaging, 2017,44(10):1732 - 1741.

[205] TOMLINSON I P M, ALAM N A, ROWAN A J, et al. Germline mutations in FH predispose to dominantly inherited uterine fibroids, skin leiomyomata and papillary renal cell cancer [J]. Nat Genet, 2002,30(4):406 - 410.

[206] CASTRO-VEGA L J, BUFFET A, DE CUBAS A A, et al. Germline mutations in FH confer predisposition to malignant pheochromocytomas and paragangliomas [J]. Human Mol Genet, 2014,23(9):2440 - 2446.

[207] BURNICHON N, BRIERE J J, LIBE R, et al. SDHA is a tumor suppressor gene causing paraganglioma [J]. Human Mol Genet, 2010,19(15):3011 - 3020.

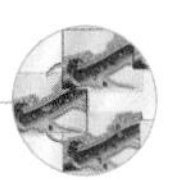

[208] SCHIAVI F, BOEDEKER C C, BAUSCH B, et al. Predictors and prevalence of paraganglioma syndrome associated with mutations of the SDHC gene [J]. JAMA, 2005,294(16):2057 - 2063.

[209] BAYSAL B E, FERRELL R E, WILLETT-BROZICK J E, et al. Mutations in SDHD, a mitochondrial complex II gene, in hereditary paraganglioma [J]. Science, 2000,287(5454):848 - 851.

[210] ASTUTI D, DOUGLAS F, LENNARD T W J, et al. Germline SDHD mutation in familial phaeochromocytoma [J]. Lancet, 2001,357(9263):1181 - 1182.

[211] HAO H X, KHALIMONCHUK O, SCHRADERS M, et al. SDH5, a gene required for flavination of succinate dehydrogenase, is mutated in paraganglioma [J]. Science, 2009,325(5944):1139 - 1142.

[212] PARSONS D W, JONES S, ZHANG X S, et al. An integrated genomic analysis of human glioblastoma multiforme [J]. Science, 2008, 321(5897): 1807 - 1812.

[213] YAN H, PARSONS D W, JIN G, et al. IDH1 and IDH2 mutations in gliomas [J]. N Engl J Med, 2009, 360(8):765 - 773.

[214] MARDIS E R, DING L, DOOLING D J, et al. Recurring mutations found by sequencing an acute myeloid leukemia genome [J]. N Engl J Med, 2009, 361(11):1058 - 1066.

[215] PASCHKA P, SCHLENK R F, GAIDZIK V I, et al. IDH1 and IDH2 mutations are frequent genetic alterations in acute myeloid leukemia and confer adverse prognosis in cytogenetically normal acute myeloid leukemia with NPM1 mutation without FLT3 internal tandem duplication [J]. J Clin Oncol, 2010, 28(22):3636 - 3643.

[216] BORGER D R, TANABE K K, FAN K C, et al. Frequent mutation of isocitrate dehydrogenase (IDH)1 and IDH2 in cholangiocarcinoma identified through broad-based tumor genotyping [J]. Oncologist, 2012, 17(1):72 - 79.

[217] AMARY M F, BACSI K, MAGGIANI F, et al. IDH1 and IDH2 mutations are frequent events in central chondrosarcoma and central and periosteal chondromas but not in other mesenchymal tumours [J]. J Pathol, 2011,224(3):334 - 343.

[218] CHIANG S, WEIGELT B, WEN H C, et al. IDH2 mutations define a unique subtype of breast cancer with altered nuclear polarity [J]. Cancer Res, 2016, 76(24):7118 - 7129.

[219] HARTMAN D J, BINION D, REGUEIRO M, et al. Isocitrate dehydrogenase-1 is mutated in inflammatory bowel disease-associated intestinal adenocarcinoma with low-grade tubuloglandular histology but not in sporadic intestinal adenocarcinoma [J]. Am J Surg Pathol, 2014,38(8):1147 - 1156.

[220] ABESHOUSE A, AHN J, AKBANI R, et al. The molecular taxonomy of primary prostate cancer [J]. Cell, 2015,163(4):1011 - 1025.

[221] SEQUIST L V, HEIST R S, SHAW A T, et al. Implementing multiplexed genotyping of non-small-cell lung cancers into routine clinical practice [J]. Ann Oncol, 2011,22(12):2616 - 2624.

[222] WARD P S, PATEL J, WISE D R, et al. The common feature of leukemia-associated IDH1 and IDH2 mutations is a neomorphic enzyme activity converting alpha-ketoglutarate to 2-hydroxyglutarate [J]. Cancer Cell, 2010,17(3):225 - 234.

[223] XU W, YANG H, LIU Y, et al. Oncometabolite 2-hydroxyglutarate is a competitive inhibitor of alpha-ketoglutarate-dependent dioxygenases [J]. Cancer Cell, 2011,19(1):17 - 30.

[224] DUNCAN C G, BARWICK B G, JIN G, et al. A heterozygous IDH1R132H/WT mutation induces genome-wide alterations in DNA methylation [J]. Genome Res, 2012,22(12):2339 - 2355.

[225] CHOWDHURY R, YEOH K K, TIAN Y M, et al. The oncometabolite 2-hydroxyglutarate inhibits histone lysine demethylases [J]. EMBO Rep, 2011,12(5):463 - 469.

[226] LU C, WARD P S, KAPOOR G S, et al. IDH mutation impairs histone demethylation and results in a block to cell differentiation [J]. Nature, 2012,483(7390):474 - 478.

[227] TURCAN S, ROHLE D, GOENKA A, et al. IDH1 mutation is sufficient to establish the glioma hypermethylator phenotype [J]. Nature, 2012, 483(7390):479 - 483.

[228] SAHA S K, PARACHONIAK C A, GHANTA K S, et al. Mutant IDH inhibits HNF-4alpha to block hepatocyte differentiation and promote biliary cancer [J]. Nature, 2014,513(7516):110 - 114.

[229] FIGUEROA M E, ABDEL-WAHAB O, LU C, et al. Leukemic IDH1 and IDH2 mutations result in a hypermethylation phenotype, disrupt TET2 function, and impair hematopoietic differentiation [J]. Cancer Cell, 2010,18(6):553 - 567.

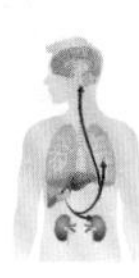



[230] HIRATA M, SASAKI M, CAIRNS R A, et al. Mutant IDH is sufficient to initiate enchondromatosis in mice [J]. Proc Natl Acad Sci U S A, 2015,112(9): 2829 - 2834.

[231] WANG P, DONG Q, ZHANG C, et al. Mutations in isocitrate dehydrogenase 1 and 2 occur frequently in intrahepatic cholangiocarcinomas and share hypermethylation targets with glioblastomas [J]. Oncogene, 2013,32(25):3091 - 3100.

[232] NOUSHMEHR H, WEISENBERGER D J, DIEFES K, et al. Identification of a FCpG island methylator phenotype that defines a distinct subgroup of glioma [J]. Cancer Cell, 2010,17(5):510 - 522.

[233] GUILHAMON P, ESKANDARPOUR M, HALAI D, et al. Meta-analysis of IDH-mutant cancers identifies EBF1 as an interaction partner for TET2 [J]. Nat Commun, 2013,4:2166.

[234] XIAO M, YANG H, XU W, et al. Inhibition of alpha-KG-dependent histone and DNA demethylases by fumarate and succinate that are accumulated in mutations of FH and SDH tumor suppressors [J]. Genes Dev, 2012,26(12):1326 - 1338.

[235] ECKEL-PASSOW J E, LACHANCE D H, MOLINARO A M, et al. Glioma groups based on 1p/19q, IDH, and TERT promoter mutations in tumors [J]. N Engl J Med, 2015,372(26):2499 - 2508.

[236] NEPAL C, O'ROURKE C J, OLIVEIRA D, et al. Genomic perturbations reveal distinct regulatory networks in intrahepatic cholangiocarcinoma [J]. Hepatology, 2018,68(3):949 - 963.

[237] VERNIERI C, CASOLA S, FOIANI M, et al. Targeting cancer metabolism: dietary and pharmacologic interventions [J]. Cancer Discov, 2016,6(12):1315 - 1333.

[238] LIN C Y, GUSTAFSSON J A. Targeting liver X receptors in cancer therapeutics [J]. Nat Rev Cancer, 2015,15(4):216 - 224.

[239] PENCHEVA N, BUSS C G, POSADA J, et al. Broad-spectrum therapeutic suppression of metastatic melanoma through nuclear hormone receptor activation [J]. Cell, 2014,156(5):986 - 1001.

[240] ALIOUI A, DUFOUR J, LEONI V, et al. Liver X receptors constrain tumor development and metastasis dissemination in PTEN-deficient prostate cancer [J]. Nat Commun, 2017,8(1):445.

[241] COYLE C, CAFFERTY F H, VALE C, et al. Metformin as an adjuvant treatment for cancer: a systematic review and meta-analysis [J]. Ann Oncol, 2016,27(12):2184 - 2195.

[242] HENSLEY C T, WASTI A T, DEBERARDINIS R J. Glutamine and cancer: cell biology, physiology, and clinical opportunities [J]. J Clin Invest, 2013,123(9): 3678 - 3684.

[243] XIANG Y, STINE Z E, XIA J, et al. Targeted inhibition of tumor-specific glutaminase diminishes cell-autonomous tumorigenesis [J]. J Clin Invest, 2015,125(6):2293 - 2306.

[244] GROSS M I, DEMO S D, DENNISON J B, et al. Antitumor activity of the glutaminase inhibitor CB - 839 in triple-negative breast cancer [J]. Mol Cancer Ther, 2014,13(4):890 - 901.

[245] JACQUE N, RONCHETTI A M, LARRUE C, et al. Targeting glutaminolysis has antileukemic activity in acute myeloid leukemia and synergizes with BCL - 2 inhibition [J]. Blood, 2015,126(11):1346 - 1356.

[246] LEONE R D, ZHAO L, ENGLERT J M, et al. Glutamine blockade induces divergent metabolic programs to overcome tumor immune evasion [J]. Science, 2019,366(6468):1013 - 1021.

[247] JONES S F, INFANTE J R. Molecular pathways: fatty acid synthase [J]. Clin Cancer Res, 2015, 21 (24):5434 - 5438.

[248] BRENNER A J, VON HOFF D D, INFANTE J R, et al. First-in-human investigation of the oral first-in-class fatty acid synthase (FASN) inhibitor, TVB - 2640. [J]. J Clin Oncol, 2015, 33 (15 Suppl): TPS2615 - TPS2615.

# 器官特异性转移



## 11.1 肿瘤转移的器官特异性

肿瘤最恶性的表现之一是癌细胞从原发处扩散出来并转移到体内其他器官，形成新的肿瘤。转移是造成癌症治疗失败及患者死亡的最主要原因。肿瘤转移过程中的播散可通过血液循环系统、淋巴系统及腹腔内脱落播散等几种途径。不管是哪种途径，在理论上癌细胞都可到达多个远端靶器官，尤其是循环系统播散途径更可以把癌细胞带到身体各种器官。但实际上肿瘤转移的一个重要现象就是转移的靶器官特异性，即癌细胞向远端器官的转移并不随机，而是具有高度的靶器官选择性。

有一些临床现象体现了肿瘤转移的器官特异性。首先，同一种肿瘤对各处靶器官表现出特定的转移倾向性，而这种倾向性在不同种类的肿瘤之间则显著不同。早在 19 世纪，英国外科医生佩吉特(Paget)就对大量乳腺癌患者进行临床观察，发现乳腺癌向各器官转移的概率明显不同，其中骨转移最为频繁，向肺和肝转移的风险也较高[1]。随后更多的临床观察发现了不同肿瘤的转移倾向性区别。例如，前列腺癌转移 90%以上都靶向到骨，而胰腺癌和结肠癌绝大部分的转移都发生在肝，肾癌转移最频繁的靶器官是肺[2]。另外，宫颈癌向肾转移的风

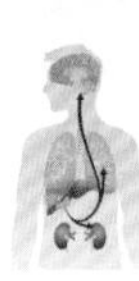



险是向脾脏转移风险的3倍;相反地,乳腺癌脾脏转移风险却是肾转移风险的3倍[3]。其次,即使是向同一器官的转移,不同肿瘤也可能特异性地靶向这个器官的不同部位。例如,Graf等人发现在脑转移瘤中,乳腺癌倾向转移到小脑及基底神经节,而黑色素瘤多转移到额叶和颞叶。最后,同一种肿瘤的不同亚型,也具备显著不同的转移器官特异性。例如,乳腺癌的不同分子亚型中,三阴型(基底型)倾向转移到肺和脑,腔面型多向骨转移,而HER2$^{+}$型的肝转移概率较高[4,5]。在不同类型的肺癌向脑的转移中,大细胞肺癌多向枕叶、肺鳞状细胞癌多向小脑转移,而小细胞肺癌则对脑的不同部位没有特别的倾向性[6]。

转移的器官特异性也进一步得到了实验证实,其中最多的实验证据来自将癌细胞移植到小鼠等动物体内后对转移器官的观察[7-9]。通过心脏移植或者尾静脉移植可把癌细胞直接送入小鼠循环系统而到达各种器官,但是最终癌细胞却往往只能在其中一些器官中生成转移癌,而且这种倾向性是可重复的[10]。另外,癌细胞对靶器官的倾向性可通过体内筛选进一步加强。例如在肺转移中提取癌细胞后再重新移植到小鼠体内,它们会表现出更强的肺转移倾向性。更重要的是,从同一肿瘤或同一细胞系中分离而来的不同单细胞克隆,在这种移植实验中表现出迥异的器官特异性[11]。因此,癌细胞的器官特异性是事先存在、稳定且可"驯化"的。此外,器官异位移植实验也为器官特异性提供了坚实的证据[12,13]。Hart等人发现B16黑色素瘤细胞在C57BL/6小鼠中倾向转移到肺,而如果把肺和其他器官异位移植到皮下,B16细胞依然能转移到异位肺,但不会转移到同样异位移植的其他器官[13]。或许最能证实转移器官特异性的是一种"无心插柳"的证据——临床上的腹腔静脉分流术(peritoneovenous shunt, PVS)。对出现顽固性腹水的卵巢癌患者采取的这种临床手术会把大量癌细胞直接导入肺内,但由于卵巢癌向肺转移的倾向性很低,因此这种手术并没有造成显著肺转移的不良反应[14]。这种观察再次证明癌细胞有内在的、稳定的转移器官特异性。

向不同器官转移造成的临床症状以及对患者生命的威胁程度各不相同,例如发生骨、肺、脑、肝转移的乳腺癌患者生存期就有很大差异[15,16]。更重要的是由于其分子机制的不同,可能也需要器官特异性的治疗手段。最近的研究表明,同一分子在乳腺癌骨转移和肺转移过程中可能发挥相反的作用,因此靶向这类"双面分子"治疗一种器官内的转移可能带来增加另一些器官中转移风险的不良反应[17]。因此,转移器官特异性的机制研究,对发现能准确预测转移风险的标志物并开发有效治疗多器官转移的策略,具有非常重要的意义。

人们观察到肿瘤转移的器官特异性后,先后提出了几个不同的理论模型尝试解释这种临床现象。在这些理论模型中,最早并得到广泛认同的是佩吉特的"种子和土壤"学说。佩吉特医生在观察到器官特异性的现象后,在1889年就总结说"植物在传种时,它们的种子可播散到各种方向,但只有当种子落到适宜的土壤中才能生长"[1]。而在转移过程中,癌细胞和靶器官的关系就像种子和土壤——癌细胞只有在与之相匹配的器官中才能生成转移癌。佩吉特的"种子和土壤"学说在提出的初期只是一种抽象的理论,局限于当时对肿瘤理解的初步性以及有限的实验手段,不太可能对此理论进行证实,更不可能具体找到癌细胞和靶器官匹配性的具体因素,因此在最初并没有得到足够的重视,在后来还受到尤因等人[18]及其他理论的挑战。但是随着实验手段的丰富以及对肿瘤在分子水平上理解的加深,这种理论已经获得了较为一致的认同。尤其是近年来通过基因组学的分析,人们找到一系列介导肿瘤与靶器官微环境匹配性的调控分子,更是充分证实了佩吉特在当时提出"种子和土壤"学说的前瞻性。值得一提的是,尽管现在人们普遍把此学说的提出归功于佩吉特,但他本人在1889年的开创性文献中指出他的想法其实来源于澳大利亚医生Ernst Fuchs[1]。

在佩吉特正式提出"种子和土壤"学说的近40年后,由于缺乏明确支持这种学说的证据,美国病理学家尤因提出"解剖结构"学说用于解释转移器官的非随机性[18]。他认为肿瘤转移表面上的器官特异性仅仅取决于原发癌及血液、淋巴循环系统的解剖学结构。癌细胞从原位脱落后顺着循环系统的方向流动,直到碰到毛细血管系统由于机械力因素停留下来,形成转移。因此,肿瘤倾向转移到循环系统下游毛细结构所在的器官。这种学说与一些临床现象比较相符,例如结肠癌倾向转移到肝,与从大肠出来的静脉血通过肝门静脉进入肝的循环方向一致。肺是众多肿瘤类型频繁的转移靶器官,也可通过肺是静脉血回流必经途径这一事实来解释。与这种学说

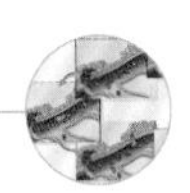

相一致的是被广泛注意到的播散癌细胞容易结团的现象[8,19,20]。这种细胞团既可在癌细胞之间形成，也可在癌细胞与淋巴细胞或血小板等非癌成分之间形成。细胞团极易在毛细血管中堵塞停留，进而生长形成转移灶[21]。而在小鼠尾静脉注射实验中，相对于注射单细胞悬液，注射癌细胞团不仅能增加转移发生的概率[8]，而且还使得B16－F10细胞在原来非常难以转移的肝内形成肿瘤[22]。这种现象似乎进一步证实了尤因的理论。但是后来更为仔细的观察却发现这些所谓的"转移性肿瘤"只是在肝血管内的肿瘤块，而不是真正在肝实质里的转移癌[23]。因此，细胞团在靶器官内的机械停留并不能改变癌细胞内在的转移器官倾向性。

显然解剖结构只能解释一部分肿瘤转移的器官特异性，更多时候转移发生所在的器官和原发处并不存在最直接的解剖学联系，例如骨是前列腺癌及乳腺癌等最常见的靶器官，但这并不符合癌细胞从这些原发部位播散出来后随静脉血的直接流动方向。另外，脉络膜黑色素瘤绕过其他循环下游更近的器官，转移到肝[24]。为了解释这部分现象，Bross等人提出了"级联转移(metastatic cascade)"的概念[25]，即癌细胞向多个器官的转移可能依次发生。例如，胃癌细胞首先在循环系统下游的肝内形成转移，然后再转移到肺，最后转移到骨。但是，在临床上观察到的转移现象大多并不遵守这种依次转移的顺序。此外，转移癌是否能够再次转移，目前仍备受争议。这种现象虽有零星的报道，但并不多见[26-29]。

在尤因提出他的理论之后，肿瘤转移器官特异性现象引起了更多的关注。人们更多地通过动物实验模型来验证这些假说。癌细胞移植实验表明，不同癌细胞经过同样的注射方式却转移到不同的器官[7-9,30]，尤其是靶器官异位移植实验[12,13,27]更展示了即使改变靶器官在循环系统中所处的位置也不能改变癌细胞对这些靶器官的倾向性。在类似的实验中，把癌细胞移植到通过外科血管吻合术建立的一对连体小鼠中的一只时，两只小鼠都表现出相同的器官特异性转移[31]。这些实验使得人们充分意识到癌细胞与转移靶器官之间的亲和性是内在的，而不仅仅是外部机械力的原因。但同时另外一种学说——"特异瘤细胞黏附(specific tumor cell adhesion, STCA)"学说也被提出。这种学说认为癌细胞与靶器官血管之间存在黏附分子，从而导致癌细胞的特异黏附以及转移灶的形成[21,32]。很显然，上述癌细胞移植实验的结果并不能很好地区分强调"种子在合适土壤中特异生长"的佩吉特(Paget)理论和特异黏附的理论。当时也有证据表明，通过体外筛选实验得到的能特异黏附到肝冷冻切片的癌细胞，在动物体内的确具备向肝转移的特异性[21]，而通过抗体阻断癌细胞与靶器官血管之间的黏附，也能够有效地抑制转移[21,33]。现在分子生物学实验也发现了一系列能够介导癌细胞血管黏附的分子，包括选择素、整合素以及其他黏附相关分子，在器官特异性转移中发挥重要的作用[33-35]，从而证实了特异黏附学说的合理性。然而，在发现转移靶器官中存在能够调控癌细胞生长的组织特异性因子[36]之后，人们也很快意识到转移的器官特异性不仅仅来源于黏附。

目前看来，上述几种理论虽各有侧重但并不互斥，而且上述任一种理论都不能单独解释器官特异性的全部现象，因此普遍认为转移是上述几个方面的综合作用。但是，由于循环系统解剖结构难以改变，对肿瘤转移的临床治疗的帮助有限，而介导癌细胞与靶器官微环境相互作用的分子机制研究对临床诊疗显然具有重要的潜在指导价值，因此，"种子和土壤"学说受到了越来越多的重视，并成为大多数转移器官特异性研究的指导思想。然而，值得指出的是，现在我们对"种子和土壤"学说覆盖范围的理解，相对于早期人们对它的理解有了很大的扩展。首先，早期一般认为佩吉特主要强调的是靶器官在癌细胞生长中的选择性，但现在我们意识到转移是一个多步骤的过程，包括从原位的播散、在循环系统中的存活、在靶器官的血管黏附、出血管以及在靶器官的存活、增殖、迁移与侵袭。影响到癌细胞与靶器官相互作用每个步骤的因素都可造成转移的器官特异性。因此，目前一般把"特异瘤细胞黏附"学说视为扩展后的"种子和土壤"学说的一部分，而非相对立的学说。其次，我们现在也认识到"种子"和"土壤"的相互作用是双向、多维的，不仅仅包括癌细胞对靶器官微环境的适应，也包括它们对微环境的改造。最后，癌细胞与靶器官微环境的匹配特性，既可能早在原发癌中以少数癌细胞克隆的形式事先存在，也可能在转移过程中由播散癌细胞通过获得新变异而获得。"转移前微环境(PMN)"的发现说明癌细胞对靶器官的改造甚至早在肿瘤细胞抵达靶器官前就可发生。总而言之，目前在"种子和土壤"学说指导下的转移靶器官微环境研究涉及转移

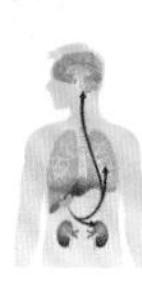



的各个时期以及与转移相关的各种细胞和非细胞成分，向我们展示了极其复杂的癌细胞与微环境相互作用模式。

## 11.2 转移微环境的形成及其调控机制

“种子和土壤”理论告诉我们，扩散的肿瘤细胞向特定靶器官的转移是由肿瘤细胞内在机制和微环境外在因素共同决定[37]。肿瘤细胞要在远端器官形成克隆性增殖，虽然在不同器官具体的分子机制不完全相同，但都需要与微环境组分相互作用，并且完成如下步骤：①出循环系统，突破器官特异的血管屏障；②逃逸免疫杀伤以及组织特异性抑制信号；③与组织特异的细胞或非细胞成分相互作用，获得生存及生长信号；④通过分泌因子、细胞外囊泡、蛋白酶等，重塑胞外基质、招募特定细胞群，形成有利于生存及增殖的局部微环境。近年来对各种癌细胞（尤其是乳腺癌细胞）到达骨、肺、脑、肝等靶器官后与微环境的相互作用机制有了较深的了解。下面简要阐述在不同靶器官中微环境的调控机制（由于篇幅的限制，一些相关的研究可能被遗漏）。

### 11.2.1 骨转移微环境

在体内各器官中，骨是最频繁的转移靶器官。65%～80%晚期乳腺癌和前列腺癌患者都发生骨转移[38]。骨静脉窦血管内皮细胞疏松的结构及骨基质细胞（如成骨细胞）分泌的趋化因子（如 CXCL12、OPN、RANKL）都利于循环肿瘤细胞（CTC）归巢到骨[38]。同时，骨环境中 CXCL12、IGF－Ⅰ进一步激活 Akt 信号通路，促进肿瘤细胞存活[39]。而骨基质细胞形成的支持性微环境对肿瘤细胞在骨中的克隆定植起着重要的作用[40]。例如，播散到骨的前列腺癌细胞可“鸠占鹊巢”，占据造血干细胞的造血微环境，从而形成骨转移[41]；乳腺癌肿瘤细胞与成骨细胞形成成骨性微环境[42]。归巢到血管周围的肿瘤细胞在骨内皮细胞等分泌的 FGF2、DARC、BMP7、TSP1 等诱导下进入休眠，从而逃过辅助治疗[38]。当新生血管形成后，新生血管内皮细胞高表达的 TGF－β1、POSTN 等分子可促进肿瘤细胞增殖[43]。这些因素都可能是造成骨受到播散癌细胞“青睐”的原因。

在肿瘤细胞克隆性增殖形成转移灶这一过程中，肿瘤细胞通过调控成骨细胞和破骨细胞，打破成骨-破骨动态平衡，从而建立有利于肿瘤生长的微环境。骨转移可以分为破骨性转移和成骨性转移两种。乳腺癌和肺癌倾向于产生破骨性骨转移。肿瘤细胞来源的甲状旁腺激素相关蛋白（parathyroid hormone-related protein，PTHLH）、IL－6、TNF－α 以及 MMP 等促使成骨细胞释放大量 RANKL，或者下调 RANKL 拮抗分子 OPG 的表达，促使破骨细胞分化成熟，促进溶骨，进而使包埋在骨实质中的 TGF－β、VEGF、IGF、钙离子等释放出来，促进肿瘤细胞增殖并产生更多的生长因子和 PTHLH，形成溶骨性骨转移恶性循环[44,45]。肿瘤细胞还可通过 JAG1 等直接促进破骨细胞的分化成熟，并同时作用于成骨细胞，促进 IL－6 的分泌以及肿瘤细胞的增殖[46]。成骨性骨转移常见于前列腺癌。临床和实验研究表明，在成骨性骨转移中，溶骨的水平也有增加[38]。Cook 等发现在成骨性骨转移的前列腺癌患者中，骨溶解标志物Ⅰ型胶原氢基端末肽（NTX）浓度高的患者预后更差[47]。肿瘤细胞分泌的 ET－1、VEGF、PDGF、AM 等因子调控成骨细胞的分化成熟，成骨细胞分泌大量 IL－6 等促进肿瘤细胞增殖，形成成骨性骨转移恶性循环[46]。

### 11.2.2 肺转移微环境

肺转移主要发生于乳腺癌、胃癌、结直肠癌、黑色素瘤、肾细胞癌、肺癌等。肺毛细血管是由包裹着基底膜和单层紧密连接的内皮细胞构成[37,48]。为了跨越这种致密结构，肿瘤细胞可分泌 SPARC、ANGPTL4、EREG、MMP1、MMP2、COX－2、VEGF 等帮助肿瘤细胞出血管从而进入肺组织[49,50]。Pollard 等发现肿瘤细胞分泌的 CCL2 招募巨噬细胞及 Gr－1 阳性单核细胞，促进肿瘤细胞归巢到肺[51]。肿瘤细胞表达的 VCAM－1 与巨噬细胞表达的整合素 β4 相互作用激活 Akt 信号通路[52]，促进肿瘤细胞在肺中存活。在肺中，基质细胞产生的 BMP、TSP1 等抑制信号可使进入肺实质的肿瘤细胞进入休眠，但癌细胞可通过分泌 BMP 抑制因子 Coco 进行拮抗，从而促进增殖[53]。

肿瘤细胞在肺中克隆性增殖的过程中，免疫细胞形成的炎症环境以及成纤维细胞起着关键作用[54,55]。肿瘤细胞分泌 IL－1β、IL－17、G－CSF、CXCL1/2、S1P 等从循环系统招募中性粒细胞及 CD11b/Gr－1 阳性的免疫抑制细胞到肺[56-58]，也可通过分泌 S100A8、S100A9、SAA3、Alox5 等形成局

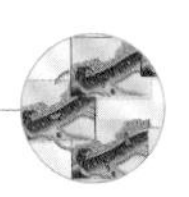

部炎症环境并招募更多的免疫细胞，促进自身克隆性增殖[55,59,60]。Sprinzak 等发现肿瘤细胞持续性激活血管内皮细胞的 Notch 信号通路，诱导血管内皮细胞衰老并招募中性粒细胞，促进肿瘤细胞向肺转移[61]。此外，归巢的肿瘤细胞通过分泌 TGF－β3 作用于成纤维细胞，使之分泌细胞外基质蛋白 POSTN 招募 Wnt 信号通路配体；同时，肿瘤细胞或成纤维细胞来源的生腱蛋白(tenascin)C 增强肿瘤细胞的 Notch 信号通路，最终促进肿瘤细胞在肺中增殖[62,63]。

### 11.2.3 脑转移微环境

脑转移患者在所有转移类型中预后最差、病死率最高[64]。几乎一半以上的脑转移来源于肺腺癌，乳腺癌和黑色素瘤等也存在脑转移的现象[64]。脑转移可分为软脑膜转移和脑实质转移，软脑膜转移的肿瘤细胞通过淋巴管进入脑脊液中，进而侵入软脑膜发生脑转移[64]。播散癌细胞在脑脊液中存活是软脑膜转移的关键步骤。Massague 等发现肿瘤细胞通过高表达补体因子 3(C3)作用于软脑膜脉络丛上皮细胞，影响其紧密连接，并促使其表达生长因子双调蛋白(amphiregulin)等，以促进肿瘤细胞的存活和生长[65]。

跨过血-脑屏障是发生脑实质转移的肿瘤细胞进入脑实质的关键步骤[64]。血-脑屏障是由单层紧密连接的内皮细胞包裹着基底膜、周细胞和星形细胞足构成。与肺转移类似，肿瘤细胞通过分泌大量的蛋白酶、趋化因子(如 ST6GalNac5、COX－2、HBEGF、MMP2、CTSS、miR－105、VEGFA)等促进肿瘤细胞出血管[66-68]。脑组织特异基质细胞(如神经元、星形细胞)所产生的纤溶酶(plasmin)既可促使星形胶质细胞利用 FasL 杀伤肿瘤细胞，也可使肿瘤细胞分泌的 L1 细胞黏附分子(L1CAM)失活，抑制血管和肿瘤细胞的协同作用。反过来，肿瘤细胞通过分泌神经丝抑蛋白(neuroserpin)和丝酶抑制蛋白(serpin)B2 抑制纤溶酶，促进克隆性增殖[69]。Lorger 等发现肿瘤细胞表达的整合素 $\alpha v \beta_3$ 与血管内皮细胞相互作用，对激活血管和肿瘤的共生长起着重要的作用[70]。

星形胶质细胞在肿瘤细胞克隆性增殖过程中起着重要的作用。肿瘤细胞分泌 IL－1β 激活星形胶质细胞表达 JAG1，从而促进肿瘤细胞的干性和增殖[71]。Yu 等发现星形胶质细胞来源的 miR－19a 下调脑转移肿瘤细胞 PTEN 的表达，进而招募 IBA 阳性的髓系免疫细胞促进肿瘤细胞的增殖[72]。肿瘤细胞通过 Cx43 通道连接诱导星形胶质细胞分泌 IFN－α 和 TNF 等，以激活肿瘤细胞 STAT 1 和 NF－κB 信号通路[73]。肿瘤细胞还诱导神经前体细胞向星形胶质细胞分化[74]。此外，神经元细胞分泌的 GABA 和活化的小胶质细胞也起着促进肿瘤细胞在脑微环境中定植的作用[75]。

### 11.2.4 肝转移微环境

胃、肠、胰腺等静脉血汇流经门静脉进入肝脏，而肝血窦上皮细胞疏松的结构有利于肿瘤细胞出循环系统进入肝实质，因此肝是消化系统肿瘤常见的转移靶器官[76]。但乳腺癌、肺癌和黑色素瘤等也常转移到肝的现象则暗示可能存在特异的肿瘤细胞与肝的相互作用。Siegel 等发现，与骨和肺转移的乳腺癌细胞相比，肝转移的细胞特异性高表达密封蛋白(claudin)2 并与肝细胞相互作用，以使肿瘤细胞黏附到肝细胞上并诱导肿瘤细胞表达 c－Met，促进肿瘤细胞在肝中定植[77]。而在结直肠癌中，由于 TGF－β 受体或转录因子 Smad 常发生突变，肝转移的肿瘤细胞通过分泌 TGF－β 诱导成纤维细胞产生 IL－11，促进肿瘤细胞在肝中存活[78]。

肝是一个富含固有免疫细胞的器官。一方面，这些免疫细胞能发挥免疫监控作用抑制转移，例如 NK 细胞通过 TRAIL 诱导进入肝实质的肿瘤细胞凋亡[79]；另一方面，它们也可成为转移的帮凶，例如肿瘤相关巨噬细胞可分泌颗粒体蛋白(granulin)，诱导肝星形细胞转化为肌成纤维细胞，促进肿瘤细胞在肝中的定植[80]。另外，结肠癌和肺癌细胞通过分泌 CCL2 和 IL－6 等招募骨髓来源的髓系免疫细胞，促进肝转移[81,82]。

此外，肝脏还是人体的主要代谢器官。有研究认为，为了与肝细胞竞争糖代谢底物，肝转移的肿瘤细胞需要改变自身的代谢模式[83]。肝转移性乳腺癌细胞特异高表达 PDK1，使细胞采取有氧糖酵解的代谢模式，以促进在肝中的增殖[84]。在结直肠癌中，肝转移的肿瘤细胞高表达丙酮酸激酶 L/R (pyruvate kinase L/R, PKLR)，从而促进谷胱甘肽合成，使得肿瘤细胞在低氧环境下存活和增殖[85]。Tavazoie 等则发现肝转移的结直肠癌细胞分泌的脑型肌酸激酶(creatine kinase brain type, CKB)能够调控肝环境的肌氨酸代谢，以促进肝转移[86]。

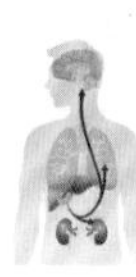



## 11.3 转移前微环境的形成及其调控机制

前面重点讲的是从原位播散出来的癌细胞在试图定位、进入靶器官以及在靶器官克隆定植过程中与微环境的相互作用机制。在这个过程中，癌细胞需要创造有利于它们存活、增殖的微环境。但癌细胞是否只有到达靶器官之后才会作用于靶器官微环境，还是“兵马未动，粮草先行”，可以事先为在靶器官的转移定植创造有利条件呢？2005 年 Lyden 实验室团队在 *Nature* 上发表的文章表明癌细胞的确能未雨绸缪，在原发癌阶段就可通过分泌肿瘤相关细胞因子，动员骨髓来源的 VEGFR1 阳性造血祖细胞，在预转移靶器官形成有利于肿瘤转移的微环境，即转移前微环境，为将来的转移做准备[87]。其实更早的时候 Folkman 等人的工作就已经证实原发癌可以远程影响转移，发挥抑制或者促进转移的作用[88-90]。但 Lyden 的工作进一步分析了靶器官微环境的时间和地点，证实其在癌细胞到达之前就已形成，并与之后播散癌细胞在靶器官的种植地点重合，从而确证转移前微环境的存在。在此之后，一系列的研究证实了癌细胞转移前微环境的理论。肿瘤细胞在到达靶器官之前就可利用自身的分泌因子、细胞外囊泡等远程武器，或者利用骨髓来源细胞，预先到达转移靶器官，发挥增强血管渗透性、重塑局部基质、调节免疫抑制及炎症反应等作用，从而为转移创造有利条件[91]。

### 11.3.1 肿瘤源分泌因子与转移前微环境

在 Lyden 实验室 2005 年的研究中，给 Lewis 肺癌小鼠模型腹腔注射 B16 黑色素瘤细胞条件培养基，使得原只向肺转移的 Lewis 肺癌细胞转向 B16 细胞“喜欢”转移的部位——肾、脾、肠、输卵管等处形成转移灶[87]。研究表明 B16 细胞的条件培养液造成了转移靶器官中成纤维细胞的增殖以及纤维连接蛋白(fibronectin)的表达上调，从而从血液循环系统中招募表达纤维连接蛋白受体 VLA－4 以及 VEGF 受体 VEGFR1 的骨髓来源造血祖细胞，并进一步改变周围蛋白酶 MMP9 及整合素等分子的表达水平，从而形成转移前微环境，吸引 CTC 的归巢并促进其增殖。这说明肿瘤细胞分泌的某些因子对招募造血祖细胞，形成转移前微环境发挥了重要作用。虽然该研究没有非常明确地找到这些分泌因子，但数据提示 VEGFA 及胎盘生长因子(PLGF)等生长因子可能在其中发挥作用。

随后一系列研究[60,92-94]进一步证实 VEGFA、PLGF 以及 TGF－β、TNF－α、G－CSF 等生长因子在肺转移前微环境的形成中的确发挥重要作用。这些生长因子远程到达肺后，一方面能够诱导肺部组织中趋化因子 S100A8 和 S100A9 的表达，从而促进髓系造血祖细胞的招募，形成有利于转移灶形成的微环境；另一方面还可以作用于肺部血管内皮细胞，导致血管通透性增加，从而帮助 CTC 的归巢。

除了上述生长因子之外，原发肿瘤细胞还可分泌其他因子，从而远程吸引髓系细胞进入肺。例如，在低氧环境诱导下，乳腺癌细胞分泌 LOX。而 LOX 及其同家族蛋白 LOXL2 等在肺部聚集，造成胶原的交联。而胶原交联有利于 CD11b$^{+}$ 髓系细胞的招募及定植[95-97]。LOX 的分泌来源不仅仅是肿瘤细胞，也可能是髓系细胞自身。在鞘氨醇 1 磷酸酯受体 1(sphingosine 1 phosphate receptor 1, S1PR1)－STAT3 信号通路被激活的肿瘤细胞的条件培养液的刺激下，髓系细胞的 LOX 及纤维连接蛋白的表达上调，造成了肺部微环境的形成[58]。多能蛋白聚糖(versican)是原发肿瘤用来改造肺、肝等靶器官的另一种远程武器。多能蛋白聚糖可导致髓系细胞中 TLR 信号的激活以及 TNF－α 的分泌，形成髓系细胞聚集的炎性微环境[98]。

CCL2 是在肺部转移前微环境的形成中发挥重要作用的另一分子。CCL2 是单核细胞、巨噬细胞、记忆 T 细胞和 NK 细胞潜在的趋化因子[99]。CCL2 的高表达与很多肿瘤的不良预后相关[99-104]。在黑色素瘤和乳腺癌向肺转移的微环境模型中，原发肿瘤被低氧环境诱导表达的 CCL2 可招募 CD11b$^{+}$/Ly6C$^{med}$/Ly6G$^{+}$ 髓系细胞至肺部形成转移前微环境，而且此微环境中还伴随着 CD3$^{-}$/NK1.1$^{+}$ NK 细胞对肿瘤细胞杀伤作用的降低，从而有利于转移灶的形成[105]。此外，原发肿瘤细胞分泌的 CCL2 到达靶器官后，可能还会发挥更多的作用。在 MDA－MB－231 乳腺癌细胞尾静脉和左心室注射的实验性转移模型中，肿瘤细胞来源的 CCL2 在肺部可招募成熟巨噬细胞促进肺转移，同时在骨通过促进破骨细胞成熟和“恶性循环”促进骨转移[106]。

至今转移前微环境研究的靶器官主要为肺。这些研究表明，髓系细胞是肺部转移前微环境的主要组成成分。值得注意的是，目前越来越多的证据表

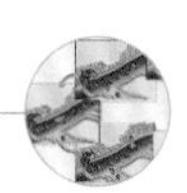

明组成肺部转移前微环境的髓系细胞，可能主要是 $CD11b^+/Gr-1^+$ MDSC，尤其是 $CD11b^+ Gr-1^+ Ly6G^+$ 的粒系 MDSC。MDSC 被来自原位肿瘤的分泌因子招募至肺后，不仅能够调控肺部微环境细胞各种胞外因子的表达，从而促进 CTC 的归巢和之后的转移定植，还可以发挥免疫抑制作用，从而帮助归巢到肺的肿瘤细胞免疫逃逸[105,107]，最终从多方面促进转移灶的形成。由此可见，不同类型的肿瘤细胞可以分泌特异性的因子，这些因子通过靶向性干预转移前微环境，使转移前微环境发生分子和细胞水平的改变，从而为肿瘤细胞的定植提供适宜的环境，促进肿瘤靶向性转移。

### 11.3.2 肿瘤源胞外囊泡与转移前微环境

肿瘤细胞除了利用分泌蛋白外，还可通过细胞外囊泡(EV)与周围或远端组织进行通信。细胞外囊泡是一种由脂质双分子层构成的囊泡结构，其携带有膜蛋白、细胞质蛋白和核酸。其中，核内体或多泡小体来源的囊泡是外泌体的重要组成部分[108]。细胞外囊泡携带的一些表面分子使得它们可以与特定的靶细胞结合，之后通过胞吞或质膜融合的方式将自身所携带的物质传递给靶细胞并改变靶细胞的状态和功能。

黑色素瘤细胞 B16 - F10 分泌的外泌体中包含的 MET 增强了血液中循环的骨髓衍生细胞(BMDC)中酪氨酸激酶的表达，增强了这些细胞的促血管生成能力和促转移特性。这些被改变的 BMDC 因此从骨髓被招募到肺的转移前微环境中。肿瘤来源外泌体还可以增强肺的血管通透性，通过增强 TNF、S100A8 和 S100A9 等的表达，来诱导促炎症反应，因此又可以招募更多的 BMDC 到转移前微环境中，形成正反馈效应[109]。

Lyden 实验室的另一项重要工作表明，乳腺癌与胰腺癌外泌体表达的整合素可以调控肿瘤的器官特异性转移。若肿瘤源的外泌体表面表达整合素 $\alpha6\beta4$ 异源二聚体，则这些细胞更倾向于向肺转移。然而，若表达整合素 $\alpha v\beta5$ 异源二聚体，则这些细胞更倾向于向肝转移。外泌体向这些器官的定植促进促炎症因子 S100 家族蛋白的增多，为后续的转移提供了有利的微环境[110]。他们同年发表的另一项工作则对外泌体改造微环境的机制做了更为详尽的分析。胰腺癌细胞分泌的外泌体促使 Kupffer 细胞分泌 TGF - β，诱导肝星形细胞活化并表达纤维连接蛋白，进而招募骨髓来源的髓系免疫细胞，形成转移前微环境，促进肝转移[111]。

在肾癌中，肿瘤细胞释放的外泌体与分泌因子共同作用，可激活肺和淋巴结等器官中免疫细胞、间质细胞以及内皮细胞，并形成 $CD11b^+$ 髓系细胞聚集的微环境。而其中发挥作用的分泌因子依赖于肿瘤细胞中 CD44v 剪切变体的表达，但外泌体没有这种依赖性[112]。肾癌 $CD105^+$ 肿瘤干细胞释放的囊泡中包含一些与血管生成相关的 mRNA 和 miRNA。这些微泡能直接促进肺血管内皮细胞中 VEGFR1 的表达以及血管新生，有利于癌细胞向肺的转移[113]。多个研究表明，miRNA 被选择性地包裹到胞外囊泡中，参与转移前微环境的形成[114-117]。例如，肿瘤源囊泡通过向脑基质细胞传递 miR - 122 来抑制它的葡萄糖摄取及丙酮酸激酶活性，这个过程增强了转移前微环境中葡萄糖的可利用率，招募肿瘤细胞，增强了脑转移[114]。最近有实验表明，被包裹在外泌体中的 RNA 参与激活肺上皮细胞中 TLR3 依赖的信号通路，诱导肺中趋化因子的分泌，并能够招募中性粒细胞促进转移前微环境的形成[118]。

总而言之，肿瘤源囊泡在转移前微环境中发挥非常重要的作用，但对其的理解还比较少，很多问题需要我们在未来的研究中进一步去探讨。

### 11.3.3 骨髓衍生细胞的招募与转移前微环境

荷瘤机体骨髓在受到肿瘤源性分泌因子的刺激后，BMDC 参与了转移前微环境的形成。越来越多的证据表明，骨髓源性造血祖细胞(HPC)及骨髓来源的 MDSC 在营造转移前微环境调节肿瘤器官特异性转移过程中起到关键作用[119,120]。

原发肿瘤细胞分泌的生长因子可游离到肺，刺激肺部成纤维细胞表达纤维连接蛋白，从而招募骨髓中表达 VLA - 4 及 VEGFR1 的髓系细胞，使之在肿瘤细胞之前到达肺形成转移前细胞簇，为肿瘤细胞之后的到达及生长创造有利条件。通过这些髓系细胞的功能或者从骨髓中清除这些细胞，均可减少转移前细胞簇的形成，从而减少转移[87]。除了 HPC 外，原发肿瘤细胞还会“打劫”很多其他类型的免疫细胞，引起这些细胞在转移前微环境的不正常分化和累积。例如，$CD11b^+ Gr-1^+$ 的 MDSC 在转移前微环境中发挥免疫抑制的功能，从而促进转移。转移前微环境中的MDSC可从循环系统中被招募而来或者是由靶器官中原来的髓系细胞发育而来。MDSC是髓系细胞的主要成分，它是一群异质性的未成熟髓系细胞，对其组分进一步的分析可发现MDSC主要包括$CD11b^+$ $Ly6G^+$粒系细胞以及$CD11b^+Ly6C^+$单核系细胞[121]。它们通过改变荷瘤机体的宿主炎症反应，如降低NK细胞活性、促进肿瘤细胞上皮-间质转化（EMT）等[107,122]，促进转移前微环境的形成，以利于游离肿瘤细胞的黏附、生存、增殖[58,87]。此外，转移前微环境相关的MDSC可以产生MMP9，MMP9作为细胞外基质重塑和血管生成的关键调控因子，在微转移灶和大转移灶的形成中发挥重要作用[123,124]。

### 11.3.4 血管通透性增强与转移前微环境

循环肿瘤细胞（CTC）到达靶器官后，需要出血管进入靶器官组织。但密封性好的血管是肿瘤细胞出血管的阻碍。因此，靶器官血管通透性的增加往往是转移灶形成的前提条件之一。相应地，原发肿瘤细胞在未雨绸缪准备转移前微环境时，往往会改造转移靶器官的脉管系统。

在黑色素瘤模型中，肿瘤源的分泌因子可以上调转移前微环境中的Ang2、MMP3及MMP10，协同增强肺部血管通透性，促进了CTC的外渗和肺转移[125]。黑色素瘤来源的外泌体可以诱导肺转移前微环境中血管疏松，并通过MET改编骨髓祖细胞为促血管生成的表型而增强转移[109]。在早期转移前微环境形成中，转移性乳腺癌细胞分泌的miR105靶向细胞紧密连接蛋白-1（ZO-1），破坏血管内皮屏障从而增强远处器官血管通透性，促进转移[68]。此外，在乳腺癌细胞中TGF-β诱导的血管生成素样蛋白4（ANGPTL4）的表达，可以破坏肺部血管内皮之间的连接，增加血管通透性，促进转移[126]。这些结果表明，分泌因子可以协同发挥增强靶器官血管通透性的功能，进一步达到促进肿瘤细胞的转移。

### 11.3.5 基质重塑与转移前微环境

转移前靶器官的细胞外基质（ECM）应答了肿瘤源的分泌因子后，发生了重大的变化，主要表现为基质细胞的激活或者BMDC的招募[127]。

在黑色素瘤和胰腺癌小鼠实验模型中，分别观察到在肺和肝的转移前微环境中激活的基质细胞的纤维连接蛋白沉积，这为BMDC的黏附提供了一个合适的条件[91,128]。此外，在MMTV-PyMT乳腺癌小鼠的肺中，TGF-β可以诱导α-SMA和波形蛋白（VIM）阳性的基质细胞表达POSTN。POSTN分泌到ECM后，通过Wnt信号通路对浸润的转移起始细胞起到支持作用[62]。

多能蛋白聚糖是ECM中的一种蛋白聚糖，在转移前微环境中具有多重作用。在肺癌小鼠尾静脉注射的模型中，肿瘤源多能蛋白聚糖可在转移前通过TLR2激活巨噬细胞，在肺部产生炎症微环境，从而促进转移[98]。在转移前微环境中，酶对ECM的调控会影响血管的完整性并且产生具有生物活性的ECM片段[95,129-132]。由MMP2酶解释放的胶原蛋白Ⅳ片段作为一种趋化剂，引导BMDC和CTC在肺部的定植，从而促进转移[95]。另一个参与ECM重塑的重要酶是LOX家族，它们可以催化ECM分子的交联，胶原蛋白是其底物。有许多研究表明，Ⅰ型和Ⅳ型胶原蛋白可以被LOX家族的不同成员包括LOX、LOXL2和LOXL4交联。这在不同器官为$CD11b^+$ BMDC的黏附提供平台[95-97]。$CD11b^+$细胞分泌MMP，又会招募BMDC和CTC，形成正反馈效应[95]。值得一提的是，ECM重塑的结果是物理特性的变化。细胞外微环境的张力可以起始一连串的信号转导，是发育、组织平衡、疾病进展包括转移的分子开关[133-137]。例如，胶原蛋白交联会导致组织坚固，这将直接支持肿瘤细胞的种植、存活和增殖，并增强转移[138]。以上结果表明，很多基质蛋白酶和蛋白参与了转移前微环境中基质的重塑过程，为转移提供了有利条件。

### 11.3.6 免疫逃逸与转移前微环境

肿瘤进程的每一步，包括肿瘤转移，都受到免疫系统的监控和遏制。$CD8^+$ T细胞、NK细胞和非典型单核细胞能够在不影响原发肿瘤生长下，防止肿瘤转移[139]。因此，对于肿瘤细胞很重要的一点就是如何避免被免疫系统清除。

转移前微环境中的一些调节细胞或免疫抑制细胞，比如MDSC、巨噬细胞和Tr细胞，能够抑制对抗肿瘤的免疫应答[140,141]。脯氨酰羟化酶（PHD）介导的对氧气的敏感性能在肺部建立免疫抑制性的转移前微环境，这是通过诱导肺部Tr细胞以及抑制$CD4^+$和$CD8^+$ T细胞的免疫应答而产生的[142]。转移前微环境中积聚的MDSC通过产生Arg1和活性

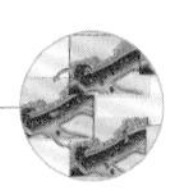

氧(ROS)来抑制抗肿瘤T细胞的功能[143]。MDSC的免疫抑制作用和在转移前微环境中的功能，会被肿瘤诱导的Br细胞通过TGF-βR1/TGF-βR2信号通路进一步加强。在Br细胞存在的情况下，MDSC产生更多的ROS和NO，并且加强对$CD8^+$ T细胞的抑制性[144]。TNFR-2能够支持MDSC介导的免疫抑制过程，在肝转移前微环境中促进肿瘤细胞种植、生长和转移过程[145]。$CD11b^+/Ly6C^{med}/Ly6G^+$骨髓细胞能够通过响应CCL2(又称MCP-1)，被募集到肺部转移前微环境中，抑制IFN-γ的产生并抑制该部位NK细胞的肿瘤杀伤毒性[105]。在转移的靶器官如肝、肺、骨中，具有免疫抑制和促进转移作用的Tr细胞大量增加的现象在多种癌症中被证实[146]。转移组织中其他细胞，比如乳腺癌细胞预处理的肺泡巨噬细胞，能够通过抑制抗肿瘤T细胞建立一个免疫抑制的微环境[147]。这些结果表明，肿瘤细胞诱导的免疫细胞-免疫抑制细胞之间的失衡，能够抑制局部对肿瘤的免疫性，从而导致免疫异质性的转移前微环境的形成。

### 11.3.7 炎症反应与转移前微环境

炎症反应是肿瘤发展和转移的重要因素。这个过程涉及许多分子和信号通路。而炎症反应也和转移前微环境的形成息息相关。

肺部转移前微环境中分泌的促炎介质S100A8/A9诱导血清淀粉样蛋白A(SAA)的表达，进一步通过TLR4通路募集$Mac1^+$髓系细胞到该部位。这些$Mac1^+$髓系细胞使转移前微环境变为炎症状态，因此促进了原发肿瘤细胞向肺部的转移[92]。TNF-α诱导的S100A8-SAA3-TLR4信号通路也能够刺激Club细胞，从而表达SAA3，并保持肺部转移前微环境的炎症状态，促进肿瘤肺转移的发生[148]。此外，在特定器官中，SAA1和SAA3能够通过TLR4和NF-κB信号被S100A4诱导，这些因子作为转移前微环境中的炎症因子，在转移中具有至关重要的作用，因此可以作为结肠癌的诊断指标[149]。

由募集和积聚在转移前微环境中的中性粒细胞引起的炎症应答也促进了肿瘤转移。中性粒细胞分泌的白三烯类可能会促进乳腺癌细胞在肺部的种植和转移[59]。紫外线照射会导致表皮角质形成细胞释放HMGB1，进而诱导TLR4和MYD88介导的嗜中性炎症反应，从而刺激血管生成并增加黑色素瘤细胞转移到肺部和淋巴结的概率[150]。肺部转移前微环境中$CD11b^+Gr-1^+$细胞可以通过表达MMP和TH2细胞因子(IL-4、IL-5、IL-9、IL-10)，减少IFN-γ的产生，将微环境转化成有利于肿瘤增殖的炎症微环境[107]。由以上研究可以看出，在CTC到达转移部位之前，在靶器官建立炎症环境，有利于肿瘤细胞在转移前微环境的种植、存活和增殖。

## 11.4 中枢神经系统转移

### 11.4.1 概述

癌症占据全球死亡原因排名的第2位，2018年死于癌症的患者有960万例[151]。许多癌症会扩散到中枢神经系统并成为发病和死亡的主要原因[152]。中枢神经系统转移大多为脑实质转移(简称脑转移)，也可发生在软脑膜、硬脑膜或邻近的颅骨。

脑肿瘤中最常见的是中枢神经系统转移瘤，其发病率呈不断上升趋势，可能是因为肿瘤患者存活时间延长，从而有足够的时间发生中枢神经系统转移；另外一个原因是神经影像学技术的进步使人们可以发现更多的脑转移瘤。

(1) 发病率

脑转移瘤的发病率很难准确估计，这主要是由于数据来源不同，而且在观察性研究中也会发生选择性偏倚，并非所有的癌症患者都接受脑转移筛查，特别是那些没有症状的患者，导致脑转移瘤的发病率被低估。不同的原发肿瘤的脑转移发病率也不一样。最容易发生脑转移的肿瘤是肺癌、乳腺癌、黑色素瘤、肾癌和结直肠癌[153]。其他与患者和肿瘤相关的因素也与脑转移的发生相关，特别是年龄、种族和疾病分期。

肺癌患者的脑转移发病率在9%～46%之间[154]。由于各项研究的设计不同，特别是研究群体不一样，文献报道的脑转移发病率变化很大。肺鳞癌的脑转移发病率最低，*EGFR*突变的非小细胞肺癌(NSCLC)脑转移的发病率达35.3%～46.2%[155]，而RET重排的患者，脑转移发病率高达46%。Ⅳ期NSCLC患者在诊断时就有25%已经出现脑转移，累计脑转移发病率是30.7%。小细胞肺癌(SCLC)患者脑转移发病率为18%～24%，分期越晚脑转移发病率越高，Ⅰ/Ⅱ期SCLC和Ⅲ期SCLC患者的2年累计脑转移发病率分别为10%和

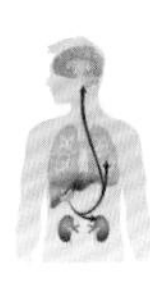



21%[156]。另有学者报道Ⅰ、Ⅱ、Ⅲ期患者的3年累计发病率分别为9.7%、18.5%和35.4%[157]。少见单纯发生脑转移而同期无其他部位转移的情况。

乳腺癌脑转移的发病率为0.4%～9.2%[158]。激素受体(HR)状态对乳腺癌脑转移的发生有影响。人类表皮生长因子受体2(HER2)是重要的决定因素：$HER2^+/HR^-$乳腺癌脑转移的累计发病率高于$HER2^+/HR^+$乳腺癌患者(分别为14.3%和7.9%)[4]。$HER2^+$乳腺癌的脑转移发生率最高，其次是三阴性($ER^-$、$PR^-$、$HER2^-$)乳腺癌和$HER2^-$乳腺癌。但是，三阴性乳腺癌患者早期发生脑转移的概率很高[153]。

恶性黑色素瘤是最容易播散到大脑的肿瘤。黑色素瘤一旦发生其他部位的转移，脑转移的发生率就相当高(28.2%)[153]。

有研究发现2010—2013年初诊肾癌的脑转移发病率分别为1.31%、1.65%、1.49%和1.61%[159]。经过酪氨酸激酶抑制剂(TKI)治疗的肾癌患者脑转移发病率是没有经过TKI治疗者的1.6倍[160]。抗血管生成药物治疗对脑转移的发病率没有影响。

大肠癌的脑转移发病率很低。基于医院病例研究的脑转移发病率为0.5%～8.8%；在两个大型登记数据库中，大肠癌的脑转移发病率为0.2%～1.8%[161,162]，从诊断结直肠癌到发生脑转移的中位时间为21～39个月[162]。

(2) 生存期

脑转移瘤的中位总生存期为4～14个月[153]，影响生存期的主要决定因素是原发肿瘤类型(亚型)和体能状态，以及是否有多个颅外器官的转移性病灶和是否存在有效的治疗方法。脑转移发生在肿瘤病程的哪个阶段，对于脑转移发生以后的生存期影响极大，通常经过多种治疗以后发生脑转移的治疗效果很差，而在初诊时发生脑转移的病例有可能获得长期生存。不同的原发肿瘤类型和亚型之间，脑转移瘤患者的总生存期差异很大，短则1～3个月，长则可达10年以上。全部脑转移瘤患者的平均5年总生存率只有2.4%[163]。

(3) 脑转移灶数量

肿瘤脑转移灶的数量差异很大。转移灶数量越多，预后越差。然而，20世纪90年代后期发展起来的递归分区分析(recursive partitioning analysis, RPA)预后分类中并没有包含脑转移灶的数量这一参数。大多数患者为单发脑转移灶，从50.8%到81%不等，但相当多一部分患者有多发脑转移灶。11%的患者脑病变除了原发性脑瘤外，还有脓肿或者炎症反应[164]。绝大部分原发肿瘤不明的脑转移患者(66%)有多个脑转移灶[165]。分级预后评估(graded prognostic assessment, GPA)指数评分系统就包含了脑转移灶数量这个参数[166]。

### 11.4.2 中枢神经系统转移的临床表现

脑转移瘤可以引起多种多样局灶性和非局灶性神经系统症状，其临床表现受转移灶位置、大小和肿瘤生长速度的影响。

(1) 局灶性脑转移症状

脑局灶性症状取决于脑转移灶的位置。大多数患者由于脑转移灶的增大和转移灶周围水肿致使在几天到几周内逐渐出现神经症状。瘤内出血可突然出现头痛、恶心、局灶性神经系统症状，有时会有意识障碍。黑色素瘤、绒毛膜癌、甲状腺癌和肾癌的脑转移瘤的出血风险较高。幕上脑转移灶可导致运动、感觉、语言或视觉障碍，取决于肿瘤的大小和位置。运动皮质、内囊、放射冠或脑干部位的转移灶可引起偏瘫。感觉皮质和丘脑的转移瘤通常会引起感觉障碍。额叶和颞叶的转移瘤会导致失语症。转移瘤压迫中脑会导致帕里诺(Parinaud)综合征，表现为两眼同向上视不能、两侧瞳孔散大、退缩性眼球震颤和眼睑下垂。缺乏局灶性症状或者神经系统检查正常并不能排除脑转移。

(2) 非局灶性症状

头痛、恶心和意识障碍是颅内压增高的缘故。脑转移灶的占位效应可以导致脑疝，压迫脑干导致意识障碍并致死；大剂量地塞米松可以减轻脑水肿，从而减少脑疝的风险。当颅内压很高的时候，患者会经历“高原波”，颅内压突然升高，出现头痛或意识改变5～20 min。颅内压增高患者可出现不同的视觉症状，视神经盘水肿可导致单眼或双眼视力下降，第Ⅲ、第Ⅳ或第Ⅵ对脑神经受压可导致复视。脑瘤患者意识不清主要是由梗阻性脑积水和脑疝引起的。脑转移患者中梗阻性脑积水或非交通性脑积水形成的原因是肿瘤和瘤周水肿对第三或第四脑室的占位效应，引起脑室的脑脊液循环受阻，发生头痛、恶心、嗜睡、步态不稳。脑转移患者的脑脊液循环梗阻通常发生于第四脑室，是颅后窝肿块的占位效应和幕上肿块引起的中脑导水管阻塞导致的。患者的

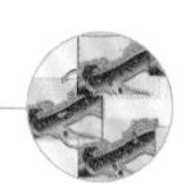

临床表现取决于脑脊液循环阻塞发生的速度。瘤内出血或肿瘤迅速生长引起急性梗阻时，患者可出现亚急性头痛、恶心、视神经盘水肿导致的视物模糊、意识不清。脑积水逐渐发展时，症状可能是轻微的，包括轻微的认知症状和共济失调，同时影像学上显示清晰的脑室扩张。交通性脑积水是由脑脊液流动在蛛网膜下隙受阻或蛛网膜颗粒重吸收脑脊液障碍所致。脑转移患者中交通性脑积水主要见于恶性细胞致脑脊液成分改变和/或脑脊液蛋白质含量增高，这主要是由伴随的软脑膜转移或邻近室管膜的脑转移瘤脑室内出血造成的。

认知症状和精神状态改变是脑转移患者常见的症状，主要取决于脑转移瘤的位置和大小。脑转移瘤的体积对认知功能的影响比脑转移瘤个数关系更大。脑转移患者中65%～90%会出现认知功能障碍，包括记忆问题和情绪或性格的变化。更常见的是多个认知领域受影响，尤其是在较大的肿瘤影响多个脑区时。额叶肿瘤可能引起执行功能紊乱，导致计划困难，不恰当的行为和功能。肿瘤侵犯优势后额叶的Broca区引起表达性失语症。肿瘤侵犯颞叶会导致不同的语言功能障碍，包括找词困难和语言理解和书写困难。颞叶非优势半球的肿瘤会导致语调、感知和语言情感表达的障碍。顶叶肿瘤患者会发生失用症、计算障碍和诵读困难。这些患者也可以有空间定位困难。枕叶特别是非初级视觉皮质肿瘤患者可有视觉感知和记忆障碍。小脑肿瘤可能引起所谓的小脑认知情感综合征，表现为执行功能紊乱、语言障碍和人格改变。

有10%～20%的脑转移患者有癫痫发作。癫痫发生率在脑转移患者低于原发性脑瘤患者。癫痫主要发生在幕上脑转移，风险最高的是皮质转移。额叶、颞叶或岛叶转移的患者比其他区域转移的患者发生癫痫的风险更高。癫痫的发生率因其原发肿瘤而可能有所不同，黑色素瘤(67%)和肺癌(29%)患者的癫痫发病率最高。脑转移瘤的组织损伤如坏死和血黄素沉积诱发癫痫。已知脑转移患者的新发癫痫可能提示肿瘤进展或肿瘤相关的脑水肿或瘤内出血。

### 11.4.3 中枢神经系统转移的影像学表现

(1) 脑实质转移的影像学表现

CT和MRI是广泛使用的检测方法。在检测脑转移灶方面MRI比CT更好。脑转移灶在MRI上通常显示为圆形病灶，$T_1$加权成像上为等或低信号，$T_2$加权成像上信号强度可变。黑色素瘤脑转移灶在$T_1$加权成像上通常呈高信号，是因为存在黑色素瘤和/或近期出血，有时强化不明显或无强化。转移灶周围常有水肿，在$T_2$加权成像中非常明显，即使是小的转移瘤，周围的水肿区也常常较大。脑转移灶更多发生于大脑的特殊位置，即灰质/白质交界处、远端血管野，这是由于肿瘤往往栓塞在血管管径最小的区域并在那里增殖。颅后窝的转移取决于原发肿瘤的类型，例如胃肠道来源的肿瘤往往比肺癌更容易转移到该区域。

钆造影剂(gadolinium-based contrast agent, GBCA)注射后的$T_1$加权成像增加了MRI检出脑转移灶的敏感性，能够发现从直径几毫米的点状病变到更大的引起占位效应和脑疝的病灶，脑转移瘤周围往往有强化、中央坏死，如果病灶直径超过几毫米，强化可以是均匀的或斑片状的。治疗方案的选择主要取决于转移灶的数量，而不是转移灶的大小。多种治疗方法可以单独或联合使用，即手术切除、全脑或立体定向放疗以及全身治疗。具体治疗策略的选择取决于需要治疗的转移灶数量和大小，因此MRI的敏感性具有重要的临床意义。GBCA注射后优化的MRI序列也可以提高脑转移瘤检测的准确性[167]。GBCA注射后15 min延迟可以改善转移灶特别是直径<5 mm的病变的检测敏感性。磁敏感加权成像(susceptibility weighted imaging, SWI)可以帮助检测出血性病变。

脑转移瘤的特异性征象：脑转移灶在GBCA注射后可有实体增强或环状增强而中央部分未增强两种形式。实体强化病变的鉴别诊断主要考虑淋巴瘤、结节病、血管炎、脱髓鞘病变、脑弓虫病和其他较不常见的诊断如真菌脓肿，而环形强化的鉴别诊断主要有高级别胶质细胞瘤、脓肿和脱髓鞘病变。环形强化的单一脑部病灶的鉴别有一定难度，需要考虑高级别胶质瘤(40%)、转移瘤(30%)、脓肿(8%)、多发性硬化(6%)等。

(2) 脑膜转移的影像学表现

转移瘤也可累及脑膜。硬脑膜转移瘤是由肿瘤细胞侵袭硬脑膜造成的，并不常见，更多见于乳腺癌和前列腺癌，需与脑膜瘤鉴别诊断。注射GBCA后3D$T_1$加权序列检测硬脑膜病变最敏感。5%～8%的实体肿瘤患者和5%～15%的血液系统恶性肿瘤患者会出现软脑膜转移，平均生存期为2～4个月。

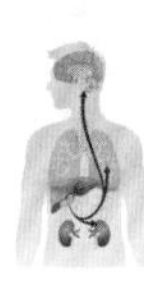


腰椎穿刺脑脊液细胞学检查发现癌细胞是诊断的金标准。采集脑脊液至少5 ml，最好是>10 ml，在采样后30 min内处理脑脊液[168]。如果第1次脑脊液细胞学检查阴性，重复3次腰椎穿刺后，疑似软脑膜转移的患者脑脊液细胞学阳性率高达90%，特异性>95%[169]。

软脑膜转移典型的MRI表现为在脑沟、室管膜、脑神经或马尾水平上观察到软脑膜线状或结节状强化。由于脑脊液吸收不良，在软脑膜转移中也可以观察到交通性脑积水。

脑和脑膜转移是最常见的脑转移部位，但其他不寻常的部位也可能累及，如脑垂体、脉络膜丛、颅骨和颅底。转移甚至可以发生在已经存在的脑病变，最常见的是脑膜瘤。这被称为“肿瘤中的肿瘤”或“碰撞瘤”。

软脑膜转移的危险因素包括脑转移手术期间脑室系统的开放、小脑转移切除尤其是使用分段切除时，以及原发肿瘤的相关因素。乳腺癌中的小叶型和三阴性乳腺癌是危险因素，单独HER2过表达也是脑转移的危险因素。肺癌中*EGFR*突变是软脑膜转移的危险因素。症状和体征取决于肿瘤细胞在中枢神经系统的分布位置，通常为多灶性，可有头痛、恶心、呕吐、心理改变、步态困难、脑神经瘫痪、感觉运动障碍、马尾综合征以及神经根性痛和背痛。

### 11.4.4 中枢神经系统转移的预后指数

脑转移瘤的预后变异很大，不同瘤种、不同亚型、不同个体之间的生存期差异非常大。Gaspar等人在1997年发表了放疗肿瘤协作组(radiation therapy oncology group，RTOG)关于脑转移瘤递归分区分析(RPA)(表11-1)[170]。Weltman等人在2000年发布了放疗的预后指数(SIR)(表11-2)[171]。Lorenzoni等人在2004年发表了脑转移基本评分(basic score for brain metastases，BSBM)(表11-3)[172]。2012年，斯隆-巴恩霍尔兹(Barnhdtz-sloan)发表了一个列线图(nomogram)以进一步个体化判断预后[173]。国内复旦大学附属华山医院也发表了一个列线图以预测拟行脑转移灶手术切除病例的生存期[174]。2014年Kondziolka发表了一项研究，要求脑转移瘤领域的专家对一系列患者的所有相关临床参数进行生存评估，结果表明，即使是专家也不能确定地预测所有患者的结果[175]。所有预后指标都有局限性，但可以为临床决策提供指导，对临床试验的分层至关重要，可以使这些试验纳入可比较的患者，从而使这些试验的结果更有价值。在预后因素中纳入一些分子指标比如*EGFR*和*Braf*等基因的突变状态可以更好地预测预后。网站brainmetgpa.com上有一个免费的在线应用，进一步简化了分级预后评估的计算。

**表11-1 RTOG的脑转移瘤递归分区分析(RPA)**

| 分类 | 标准 | 生存期(月) |
|---|---|---|
| Ⅰ | 年龄<65岁，Karnofsky功能状态(KPS)评分>70分，原发灶控制，无颅外转移 | 7.1 |
| Ⅱ | 不属于Ⅰ或者Ⅲ者 | 4.2 |
| Ⅲ | KPS评分<70分 | 2.1 |

**表11-2 放疗的预后指数(SIR)**

| 项目 | 计分 | | |
|---|---|---|---|
| | 0 | 1 | 2 |
| 年龄(岁) | ≥60 | 51～59 | ≤50 |
| KPS评分 | ≤50 | 60～70 | 80～100 |
| 全身疾病 | 进展 | 稳定 | CR或者NED |
| 脑转移灶数量 | ≥3 | 2 | 1 |
| 最大病灶体积(ml) | >13 | 5～13 | <5 |

注：CR，完全缓解；NED，无疾病状态。

**表11-3 脑转移基本评分(BSBM)**

| 项目 | 计分 | |
|---|---|---|
| | 0 | 1 |
| KPS评分 | 50～70 | 80～100 |
| 原发灶控制 | 非 | 是 |
| 颅外转移 | 是 | 无 |

### 11.4.5 中枢神经系统转移的治疗

细胞毒性化疗药物或单克隆抗体药物能有效抑制原发肿瘤和/或系统转移，但不能通过完整的血-脑屏障，从而不能抑制脑部的微转移，最终形成有症状的明显的转移灶。因此，大脑已经被越来越多的人认为是肿瘤转移的避难所。此外，在同一器官来源的肿瘤内，一些临床、病理和分子因素等不同的患者亚组具有较高的向大脑转移的倾向。因此，需要关注如何防止肿瘤向脑部转移发展。

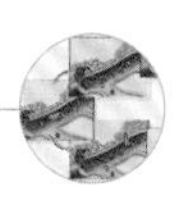

(1) 全脑放疗

全脑放疗(whole brain radiation therapy, WBRT)曾是脑转移瘤的标准治疗方法。然而,现代影像学技术(CT和MRI)的出现、手术技术的改进、立体定向放疗的良好效果,致使需要重新评估脑转移瘤管理中局部治疗方式的作用。治疗决策取决于与肿瘤特征相关的因素(转移灶数量、大小、位置)、患者临床状态(神经功能障碍、一般状况、合并症和体能状态)和原发疾病状态(控制或未控制,颅外活动性转移灶)。就总体生存期(OS)而言,Patchell等人在1990年首先发现,与单纯WBRT相比,WBRT联合脑转移灶手术切除可延长单个脑转移灶患者的OS[164]。1993年,Vecht等人证实,在单发脑转移病例中,手术联合WBRT可延长OS[176]。1996年Mintz等未发现手术能延长OS[177],然而,在这项研究中只有21.4%的患者颅外病灶得到控制,而且也没有进行脑MRI的评估,因此解释这些结果时要谨慎。WBRT可显著改善整体颅内控制率,但未能改善功能和OS的持续时间[178,179]。在体力状况良好的患者,全身性疾病稳定而且脑转移灶数量有限(1~3个),如果能够密切进行神经影像学监测,那么开始时可以仅仅使用手术治疗,而推迟WBRT。然而,虽然辅助WBRT可以改善局部控制,但术后6个月的局部复发率仍达到50%,而且还会降低认知能力[179-181]。针对瘤床进行立体定向放射外科(stereotactic radiosurgery, SRS)治疗以取代辅助WBRT,可避免这种毒性,尽管仍缺乏高水平的证据[182]。Mahajan和同事的研究显示,辅助瘤床SRS与局部复发减少有关,但未能改善OS[182]。

(2) 预防性颅脑照射

最早的预防性颅脑照射(preventive craniocerebral irradiation, PCI)提供WBRT,以消除无法检测到的微转移,以免它们成为临床明显的脑部转移灶。PCI最初被证明可以显著降低儿童急性淋巴细胞白血病的中枢神经系统复发率,然后在SCLC和NSCLC中使用,PCI能有效预防颅内疾病进展,但在长期幸存者中存在神经认知功能下降的风险,影响生活质量。50%~60%的SCLC患者在诊断后的2年内发生中枢神经系统转移而且预后不良。对1977—1995年间SCLC不同剂量和分级的PCI进行的7项随机试验的荟萃分析显示,3年脑转移的累计发生率降低,3年生存率提高约5%(20.7%的PCI *vs*. 15.3%的观察)[183]。另一项荟萃分析也证实PCI降低了脑转移的发生率,并有生存优势[184]。然而,在化疗后未达完全缓解(CR)的患者中,PCI并未显示生存的益处。PCI可能对MRI证实的化疗后无脑转移的局限期SCLC患者没有生存益处[185]。这些研究都没有提到WBRT的潜在神经毒性。PCI的急性毒性作用有脱发、恶心、头痛和疲劳,是自限性的。然而,关于长期认知缺陷的数据有限。研究发现年龄>60岁、放疗总剂量>30 Gy、同时化疗是PCI治疗后神经毒性风险增加的因素。在RTOG 0212研究中,62%接受25 Gy PCI的患者出现慢性神经毒性,年龄增长是最显著的危险因素。在病例≥70岁且肿瘤直径≥5 cm的患者中,PCI并没有显著改善OS,可能在于存在较高的共病或颅外病变风险。许多研究强调了保护海马的WBRT以降低PCI诱导的神经毒性的重要性。然而,SCLC患者在海马区发生脑转移的风险仍不明确[186]。

对于广泛期小细胞肺癌(extensive disease of small cell lung cancer, ED-SCLC)患者,PCI的建议尚不明确。Aupérin的荟萃分析报道了小样本亚组ED-SCLC患者,在全身化疗获得CR后给予PCI,脑转移发生率更低,生存率更高[183]。欧洲癌症研究与治疗组织(EORTC)进行了一项Ⅲ期试验发现,ED-SCLC患者在化疗获得部分缓解(partial response, PR)或CR时给予PCI,1年后发生脑转移的风险显著降低(PCI组16.4% *vs*. 观察组40%),1年生存率也有优势(PCI组27.1% *vs*. 观察组13.3%)。然而,这项研究的主要缺陷在于没有在分组治疗前强制要求进行大脑MRI检查,以排除可能存在无症状的小转移灶。相反,日本的一项Ⅲ期临床试验[187]报道,与观察组相比,尽管PCI显著降低1年脑复发率(从59%到32.9%),但是接受PCI的患者中位OS更低(11.6个月 *vs*. 13.7个月)。

NSCLC的脑转移患者预后不佳,只有对应靶向药物的分子改变(EGFR、ALK等)的患者生存稍好。因此,采取适当的预防策略将很有益处。有8项随机对照试验报道了PCI显著降低肺鳞癌或者非鳞癌术后脑转移的发生率:PCI组脑转移发生率为0.9%~12.3%,而非PCI组脑转移发生率为11%~30.7%。NVALT-11/DLCRG-02试验[188]表明,PCI将症状性脑转移的发生率从27.2%降低到7%,然而,并没有转化为OS的增加。并且Xie的荟萃分析表明,PCI甚至可能对OS有不利的影响[189]。有一些研究报道了PCI对神经

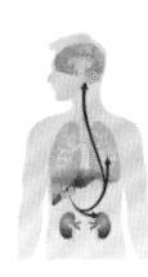


认知功能和/或生活质量产生的有临床意义的损害。因此需要更多关注 PCI 对长期生存和认知功能损害风险的影响。由于缺乏生存获益，因此对于 NSCLC，不管处于哪一个临床分期，PCI 都不是标准的处理措施。

（3）手术切除

脑转移灶手术切除的指征如下。

1）作为治疗手段：脑转移灶直径＞3 cm，不论有无症状；囊性病灶或伴有水肿的坏死病变；位于功能区有症状的病变；病变位于颅后窝引起占位效应或脑积水。

2）为了明确诊断：原发灶不明；需要鉴别诊断；曾经放疗怀疑放射性坏死。

3）为了制定治疗策略：寻找靶向治疗药物。

4）构建脑转移瘤组织数据库：有助于更好地了解大脑转移疾病背后的分子决定因素，并为识别新的潜在分子靶点和相关治疗提供帮助。

（4）化疗联合放疗

早在 20 世纪 50 年代，人们就认识到同时使用化疗和放疗在多种肿瘤中可以增强肿瘤杀伤作用。对于脑转移瘤的治疗，联合化疗与 WBRT 可提高疗效，但也提高了正常脑组织不可接受的严重毒性的发生率，而且还没有额外的生存获益。因此，几十年来，无论是否进行手术，都是首先进行 WBRT，化疗都是被搁置或延迟 4～6 周后才开始。在最近的 20 年里，发生了 3 个主要的变化，彻底改变了脑转移瘤的治疗策略：①普遍利用 MRI 筛查原发肿瘤（肺癌、乳腺癌、黑色素瘤等）患者的脑转移。50％以上的脑转移瘤在诊断时无症状或仅有轻微症状，因此可以先进行其他治疗，而直接针对脑转移的治疗并不总是必要和紧迫的[190]。②引入了新的放疗技术。通过适形放疗、单剂量放射外科治疗，正常大脑、颅骨、头皮接受高剂量放射的量显著减少，使得有可能增加病灶局部的治疗剂量而不必担心正常脑组织的放射性损伤，因此使得脑转移瘤放疗同步其他治疗成为可能。③引入了新的全身疗法，如免疫治疗和靶向治疗，对肿瘤和正常细胞的作用机制完全不同，并可能与放疗产生不同的相互作用。

（5）靶向治疗

靶向药物治疗使晚期转移性肿瘤患者的治疗发生了革命性的变化。靶向疗法是抑制特定分子和致癌信号通路的药物，这些小分子药物大多能够比化疗药物更好地穿过血-脑屏障，在中枢神经系统内迅速发挥抑瘤作用，通常疗效很好。但是，由于癌细胞可以通过其他信号途径逃避靶向药物的抑制作用而发生耐药，因此靶向药物控制肿瘤的持续时间仍然有限。小分子靶向药物通常是口服制剂。使用类固醇是否会影响靶向药物的作用，目前还没有这方面的研究数据。

（6）免疫治疗

免疫疗法治疗脑转移瘤也是一种相对较新的治疗概念。以前因为血-脑屏障的存在和中枢神经系统免疫屏蔽的概念而将活动性脑转移患者排除在免疫治疗试验之外。然而，免疫屏蔽并不是绝对的，研究显示不仅 T 细胞可以穿过血-脑屏障并在中枢神经系统游走，而且在脑转移瘤的基质中经常发现肿瘤浸润淋巴细胞[191]。这一发现和许多类似的实验为开发和扩展免疫疗法治疗脑转移患者建立了基础。临床上已经获批的免疫检查点抑制剂有靶向 CTLA-4、PD-1 和 PD-L1 的单克隆抗体。

随着靶向和免疫疗法的进步，脑转移治疗的效果明显改善。随着这些药物的出现，又提出了新的重要的问题：不同类型的脑转移瘤的最佳治疗分别是什么？随着全身治疗特异性的提高和药物的血-脑屏障通透性的增加，单药治疗是否已经足够？局部治疗的地位如何？放疗（特别是 SRS）与 TKI 和免疫治疗的联合为预后较差的脑转移瘤治疗带来了有吸引力的选择，并且不同治疗方法的组合也随着临床研究的开展而在发生变化。

（7）药物预防脑转移

细胞毒性化疗药物预防脑转移的作用有限。局部晚期 NSCLC 在手术切除后或Ⅳ期 NSCLC 经铂类化疗后以替莫唑胺单药维持治疗并未降低脑转移的发生率[192]。而培美曲塞可以在一定程度上降低脑转移的风险，但也仅限于非鳞 NSCLC 患者。

单克隆抗体如曲妥珠单抗在乳腺癌中似乎不能充分地靶向微转移。相反，抗 VEGF-A 药物如贝伐珠单抗有潜力预防非鳞 NSCLC 脑转移[193]，但需要临床试验来证明这一假说。小分子 TKI 可以降低驱动基因突变的肿瘤的脑转移发生率。*EGFR* 突变的 NSCLC，与一线化疗相比，一线 TKI 治疗后的中枢神经系统进展率更低（33％ *vs.* 48％）。接受一线 EGFR TKI 治疗的患者中枢神经系统转移的风险低于接受二线治疗的患者。二代 EGFR TKI 阿法替尼也可降低中枢神经系统进展的风险，效果似乎与吉非替尼和厄洛替尼相当[194]。三代 EGFR

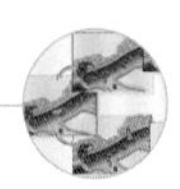

TKI奥西替尼降低中枢神经系统复发的风险的效果比吉非替尼或厄洛替尼显著(12% *vs.* 30%)[195]。ALK抑制剂可降低ALK重排NSCLC脑转移的发生率,二代药物阿来替尼比一代药物克唑替尼效果更好(4% *vs.* 41.4%)[196]。

在Ⅲ期NSCLC以铂类为基础的放化疗后无疾病进展的患者中使用度伐利尤单抗(PD-L1抑制剂),与安慰剂相比,可以降低中枢神经系统脑转移的发生率(5.5% *vs.* 11%)[197]。

针对$HER2^+$乳腺癌的小分子TKI拉帕替尼预防脑转移的能力有限。而奈拉替尼则具有预防中枢神经系统转移的作用[198-200]。

### 11.4.6　中枢神经系统转移的基础研究

脑转移研究的临床前模型对于解读脑转移的分子机制和开发新的治疗方案至关重要。肿瘤转移过程即肿瘤细胞向远处位置的移动并逐步定植[64],包括:①肿瘤细胞从原发肿瘤迁移;②获得穿透进入血管并存活的能力;③在远处器官穿出血管最终存活,可能通过休眠阶段;④增殖。在每个阶段肿瘤细胞需要逃避免疫监视并适应新的微环境。脑部的小胶质细胞和星形胶质细胞组成血-脑屏障,这是一个多细胞动态结构,调节血管与中枢神经系统之间的物质交换,脑转移瘤就在这样一个独特的环境中进化。转移灶周围有神经炎症反应,包括反应性小胶质细胞和星形胶质细胞增生,以及浸润淋巴细胞。虽然最普遍的是脑实质转移,但癌细胞也可以沿脑膜生长,覆盖大脑和脊髓,并存在于脑脊液内,形成软脑膜转移。随着癌细胞产生血管系统并增殖,血-脑屏障发展成为血瘤屏障[201]。了解脑转移的过程依赖于相关动物模型的发展。正确选择动物模型和适当的定量工具是至关重要的。动物模型的不同之处在于,原发肿瘤来源(肺癌、乳腺癌和黑色素瘤)、肿瘤细胞的种类(人类和小鼠)将决定宿主的免疫能力以及癌细胞的注射/植入部位。

(1) *啮齿动物模型*

老鼠是脑转移研究中最常用的动物。大多数研究依赖于异体或异种移植模型,即将癌细胞注射到动物体内。最早的小鼠脑转移模型是通过将癌细胞直接注射到其中一条颈动脉,随着血液流动,癌细胞被阻滞在脑血管系统中,在那里它们可以穿出血管形成脑转移灶。当以这种方式注射时,许多癌细胞系即使原本缺乏脑转移的潜能,也会有效地形成脑转移灶。颈动脉注射的主要优点是脑转移的高成瘤率以及没有明显的颅外疾病。大多数脑转移灶在大脑半球最靠近注射部位,对侧半球可作为对照。然而,颈动脉注射有困难而且是侵入性的。另一种侵袭性较小的方法是将癌细胞注入左心室。在深度麻醉下,一根针穿过胸壁进入左心室,注入的癌细胞由血液循环分布到全身。这种注射途径对于确定细胞系对特定器官的趋向性是有用的,然而对于非亲脑模型,除了大脑转移,往往在内脏器官(如肺、肝脏、肠道)和骨有明显的转移性肿瘤负荷。为了增加脑转移的成瘤率和负荷,研究人员建立了癌细胞系的变体,使脑转移的能力增加。这些细胞首先通过颈动脉或左心室向小鼠注射癌细胞,然后收集已定植于大脑的癌细胞,收集到的癌细胞在培养基中扩增,并重新注射到另一组小鼠中。此种体内选择过程重复多次。当注入血液循环时,这些“寻脑”变体在不同组织学的大脑中产生多灶性微转移灶和大转移灶。由于向大脑的趋向性增加,通常颅外转移较少。类似的方法已被用于建立有限数量的软脑膜转移瘤模型。这些模型是通过将癌细胞注射到脑池中,然后从濒死小鼠脑膜中收集癌细胞而建立的。收集的细胞被注射到另一组小鼠中,该过程重复多次,最后一轮注射到左心室。由此产生的癌细胞变体显示出软脑膜转移的倾向增加。理想的脑转移实验模型应该是原位注射,如将乳腺癌细胞注射到小鼠乳腺脂肪垫或黑色素瘤细胞进行皮下注射。可惜,很少有癌细胞能有效地从原发部位转移到大脑。在大脑中出现可量化的病变之前,小鼠通常会死于颅外病变。因此,脑转移的发生率和负荷通常较低。在生成具有高脑瘤负荷的模型时,常用的一种方法是将癌细胞直接注入大脑。这些颅内模型不能真实地模拟脑转移,因为癌细胞不需要通过血-脑屏障外渗。然而,它们可用于研究癌细胞如何与大脑实质相互作用。原位-颅内混合模型可能是一个强大的工具,可以用来分析颅外肿瘤在颅内转移瘤进展中的作用和对治疗的反应[202]。

几十年来,人们建立了多种肿瘤(乳腺癌、肺癌和黑色素瘤等)的脑转移小鼠模型。大多数脑转移模型是人类癌细胞在免疫缺陷小鼠中的异种移植,如无胸腺裸鼠、NOD/SCID或NOD-SCIDγ(NSG)小鼠,后者广泛用于患者来源的异种移植物(PDX)模型中,此时,患者的肿瘤碎片被直接移植到小鼠[203]。在异种移植模型中,大多数为三阴性和

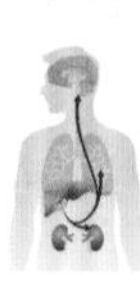



HER2$^{+}$乳腺癌，是乳腺癌患者脑转移风险最高的两种亚型。肺癌和黑色素瘤的脑转移模型很少。

(2) 非啮齿动物模型

啮齿类动物以外的模型有助于研究癌细胞的转移过程。斑马鱼易于获得，与人类基因有87%的高度相似性，研究结果容易类推到人体，是研究转移的理想模型系统。癌细胞转移到大脑时，还需要越过血-脑屏障。透射电镜分析和使用荧光标记的功能研究显示斑马鱼血-脑屏障的成熟发生在受精后3～10 d。哺乳动物和斑马鱼血-脑屏障在组织学、超微结构和功能上有相似之处[204]。斑马鱼 *p53* 突变体的 *mitfa* 启动子被控制后，BRAFV600E 突变的黑色素瘤细胞可以在斑马鱼体内存活并100%发生侵袭转移[205]。Heilmann 等人利用斑马鱼获得荧光标记的斑马鱼细胞系（ZMEL1）移植到透明的成年斑马鱼中，在单细胞分辨率下研究转移的每个步骤，在多个器官（包括头部）观察到了转移灶的形成[206]。Stoletov 等人发现，注射4T1乳腺癌细胞时，Cx43的表达对于斑马鱼大脑的外渗和转移形成是必要的[207]。此外，鸡胚胎模型也用于研究乳腺癌和黑色素瘤细胞脑转移，可在大脑中形成多个肿瘤微转移灶。尽管非啮齿动物模型用于研究人类癌症和转移存在一些挑战，如与人类相比，它们在一个次优的28℃的温度下生长（斑马鱼），并表现出显著的解剖/生理差异，但它们也具有明显的优势，如成本低，易于饲养，转基因的过程也简单，并能无创高分辨成像。

## 11.5 小结与展望

转移是肿瘤患者致死的主要原因，加深对肿瘤转移的理解，并寻找到有效遏制的策略是一项很艰难的持久战。在这个过程中，我们不仅要关注肿瘤自身的变化，也要关注肿瘤之外发生的变化。如果把多步骤的转移过程分为两个主要阶段，那么第一阶段就是癌细胞从原位播散出来的“背井离乡”过程，而第二阶段则是播散的癌细胞定位归巢到靶器官并克隆增殖的“安家落户”过程。一般而言，从同一原位经血液循环系统到不同远端靶器官转移过程中的第一阶段大致相似，而转移的器官特异性主要来自转移过程的第二阶段。在这个阶段中，从播散癌细胞到达靶器官到最终形成转移灶，每一具体步骤都涉及癌细胞与靶器官微环境成分的相互作用。癌细胞与靶器官微环境的相互作用，既可以在癌细胞到达靶器官之后发生，也可在癌细胞到达靶器官之前发生。在这个过程中，肿瘤来源的胞外成分，包括分泌蛋白、细胞外囊泡、细胞外核酸以及其他小分子，发挥了急先锋的作用。

对于归巢到同一靶器官的不同类型的癌细胞而言，它们与微环境相互作用的手段，包括对微环境的适应、改造和利用，有一些类似的地方，但不尽相同。例如，乳腺癌和前列腺癌细胞在骨中定植的方法就显著不同。而对于不同的靶器官而言，转移微环境的主要组分及调控机制更是迥异。因此，在不同靶器官的“安家落户”过程中，癌细胞所遭遇的主要挑战以及所需的手段也不一样。这些挑战，例如骨中的成骨-破骨平衡、脑中的血-脑屏障、肺中的炎症微环境及免疫监控，以及肝中的免疫和代谢微环境，可能构成了播散癌细胞在靶器官形成转移灶的“限速步骤”。上述很多器官特异性转移微环境相关的研究中涉及了在不同器官中的这些“限速”步骤，解析了癌细胞突破这些限速步骤的分子手段，同时也提示了遏制癌细胞、使这些限速步骤发挥“限速”作用的治疗策略。

值得我们注意的是，由于播散癌细胞在循环系统中可到达众多靶器官，所以肿瘤扩散转移是全身性的疾病。而癌细胞在不同靶器官的微环境相互作用机制很不相同，有时可能甚至完全相反，因此在理论上，靶向某一个靶器官转移微环境的治疗手段，可能在其他转移靶器官中有意想不到的副作用。的确，我们最近的研究[17]就表明，乳腺癌细胞分泌的Wnt抑制因子DKK1在骨和肺微环境中发挥了完全相反的转移调控作用。在骨中DKK1作用于成骨细胞，从而破坏骨代谢平衡，促进癌细胞的转移定植，但在肺中DKK1通过自分泌作用间接调控髓系免疫细胞的招募，从而抑制转移定植。因此，直接靶向抑制Wnt信号通路虽可稍微减少乳腺癌肺转移，但同时却更显著地增强了骨转移。因此，我们在研究转移机制并寻找转移微环境靶向方法时，需要综合考虑肿瘤多器官转移的风险，有效规避治疗策略的转移副作用。

（肖炎森　丛　敏　谢　丹　梁晓华　胡国宏）

## 参考文献

[1] PAGET S. The distribution of secondary growths in

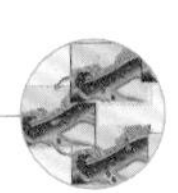

cancer of the breast [J]. Lancet, 1889, 133(3421): 571-573.

[2] HESS K R, VARADHACHARY G R, TAYLOR S H, et al. Metastatic patterns in adenocarcinoma [J]. Cancer, 2006, 106(7): 1624-1633.

[3] WARREN S, DAVIS A H. Studies on tumor metastasis: V. the metastases of carcinoma to the spleen [J]. Am J Cancer, 1934, 21(3): 517-533.

[4] KENNECKE H, YERUSHALMI R, WOODS R, et al. Metastatic behavior of breast cancer subtypes [J]. J Clin Oncol, 2010, 28(20): 3271-3277.

[5] SMID M, WANG Y, ZHANG Y, et al. Subtypes of breast cancer show preferential site of relapse [J]. Cancer Res, 2008, 68(9): 3108-3114.

[6] GRAF A H, BUCHBERGER W, LANGMAYR H, et al. Site preference of metastatic tumours of the brain [J]. Virchows Arch A Pathol Anat Histopathol, 1988, 412(5): 493-498.

[7] NICOLSON G L. Organ specificity of tumor metastasis: role of preferential adhesion, invasion and growth of malignant cells at specific secondary sites [J]. Cancer Metastasis Rev, 1988, 7(2): 143-188.

[8] FIDLER I J. The relationship of embolic homogeneity, number, size and viability to the incidence of experimental metastasis [J]. Eur J Cancer, 1973, 9(3): 223-227.

[9] SUGARBAKER E D. The organ selectivity of experimentally induced metastases in rats [J]. Cancer, 1952, 5(3): 606-612.

[10] POTTER K M, JUACABA S F, PRICE J E, et al. Observations on organ distribution of fluorescein-labelled tumour cells released intravascularly [J]. Invasion Metastasis, 1983, 3(4): 221-233.

[11] KANG Y, SIEGEL P M, SHU W, et al. A multigenic program mediating breast cancer metastasis to bone [J]. Cancer Cell, 2003, 3(6): 537-549.

[12] KINSEY D L. An experimental study of preferential metastasis [J]. Cancer, 1960, 13: 674-676.

[13] HART I R, FIDLER I J. Role of organ selectivity in the determination of metastatic patterns of B16 melanoma [J]. Cancer Res, 1980, 40(7): 2281-2287.

[14] TARIN D, PRICE J E, KETTLEWELL M G, et al. Clinicopathological observations on metastasis in man studied in patients treated with peritoneovenous shunts [J]. Br Med J (Clin Res Ed), 1984, 288(6419): 749-751.

[15] IMKAMPE A, BENDALL S, BATES T. The significance of the site of recurrence to subsequent breast cancer survival [J]. Eur J Surg Oncol, 2007, 33(4): 420-423.

[16] YARDLEY D A. Visceral disease in patients with metastatic breast cancer: efficacy and safety of treatment with ixabepilone and other chemotherapeutic agents [J]. Clin Breast Cancer, 2010, 10(1): 64-73.

[17] ZHUANG X, ZHANG H, LI X, et al. Differential effects on lung and bone metastasis of breast cancer by Wnt signalling inhibitor DKK1 [J]. Nat Cell Biol, 2017, 19(10): 1274-1285.

[18] EWING J. Neoplastic diseases: a treatise on tumours [J]. Am J Med Sci, 1928, 176(2): 278.

[19] FIDLER I J, GERSTEN D M, HART I R. The biology of cancer invasion and metastasis [J]. Adv Cancer Res, 1978, 28: 149-250.

[20] LIOTTA L A, SAIDEL M G, KLEINERMAN J. The significance of hematogenous tumor cell clumps in the metastatic process [J]. Cancer Res, 1976, 36(3): 889-894.

[21] KIERAN M W, LONGENECKER B M. Organ specific metastasis with special reference to avian systems [J]. Cancer Metastasis Rev, 1983, 2(2): 165-182.

[22] ROOS E, DINGEMANS K P. Mechanisms of metastasis [J]. Biochim Biophys Acta, 1979, 560(1): 135-166.

[23] DINGEMANS K P, VAN DEN BERGH WEERMAN M A. Invasion of lung and liver tissue by different types of tumour cells [M]//HELLMANN K, HILGARD P, ECCLES S. Metastasis: Clinical and Experimental Aspects. Dordrecht: Springer Netherlands. 1980: 194-200.

[24] ZETTER B R. The cellular basis of site-specific tumor metastasis [J]. N Engl J Med, 1990, 322(9): 605-612.

[25] BROSS I D J. Metastatic sites that produce generalized cancer: identification and kinetics of generalized sites [J]. Fundam Aspects Metastasis, 1976: 359-375.

[26] TAIT C R, DODWELL D, HORGAN K. Do metastases metastasize? [J]. J Pathol, 2004, 203(1): 515-518.

[27] SUGARBAKER E V, COHEN A M, KETCHAM A S. Do metastases metastasize? [J]. Ann Surg, 1971, 174(2): 161-166.

[28] HOLZEL D, ECKEL R, EMENY R T, et al. Distant metastases do not metastasize [J]. Cancer Metastasis Rev, 2010, 29(4): 737-750.

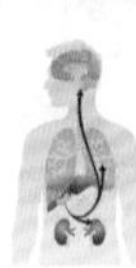



[29] KIM M Y, OSKARSSON T, ACHARYYA S, et al. Tumor self-seeding by circulating cancer cells [J]. Cell, 2009,139(7):1315 - 1326.

[30] GATTONI-CELLI S, BYERS R H, CALORINI L, et al. Organ-specific metastases in melanoma: experimental animal models [J]. Pigment Cell Res, 1993,6(6):381 - 384.

[31] FIDLER I J, NICOLSON G L. Fate of recirculating B16 melanoma metastatic variant cells in parabiotic syngeneic recipients [J]. J Natl Cancer Inst, 1977,58(6):1867 - 1872.

[32] GREENE H S N, HARVEY E K. The relationship between the dissemination of tumor cells and the distribution of metastases [J]. Cancer Res, 1964, 24(5):799 - 811.

[33] PAULI B U, AUGUSTIN-VOSS H G, EL-SABBAN M E, et al. Organ-preference of metastasis. The role of endothelial cell adhesion molecules [J]. Cancer Metastasis Rev, 1990,9(3):175 - 189.

[34] HU G, CHONG R A, YANG Q, et al. MTDH activation by 8q22 genomic gain promotes chemoresistance and metastasis of poor-prognosis breast cancer [J]. Cancer Cell, 2009,15(1):9 - 20.

[35] GASSMANN P, ENNS A, HAIER J. Role of tumor cell adhesion and migration in organ-specific metastasis formation [J]. Onkologie, 2004,27(6):577 - 582.

[36] HART I R. 'Seed and soil' revisited: mechanisms of site-specific metastasis [J]. Cancer Metastasis Rev, 1982,1(1):5 - 16.

[37] OBENAUF A C, MASSAGUÉ J. Surviving at a distance: organ-specific metastasis [J]. Trends Cancer, 2015,1(1):76 - 91.

[38] WEILBAECHER K N, GUISE T A, MCCAULEY L K. Cancer to bone: a fatal attraction [J]. Nat Rev Cancer, 2011,11(6):411 - 425.

[39] ZHANG X H, WANG Q, GERALD W, et al. Latent bone metastasis in breast cancer tied to Src-dependent survival signals [J]. Cancer Cell, 2009,16(1):67 - 78.

[40] OSKARSSON T, BATLLE E, MASSAGUE J. Metastatic stem cells: sources, niches, and vital pathways [J]. Cell Stem Cell, 2014,14(3):306 - 321.

[41] SHIOZAWA Y, PEDERSEN E A, HAVENS A M, et al. Human prostate cancer metastases target the hematopoietic stem cell niche to establish footholds in mouse bone marrow [J]. J Clin Invest, 2011,121(4):1298 - 1312.

[42] WANG H, YU C, GAO X, et al. The osteogenic niche promotes early-stage bone colonization of disseminated breast cancer cells [J]. Cancer Cell, 2015,27(2):193 - 210.

[43] GHAJAR C M, PEINADO H, MORI H, et al. The perivascular niche regulates breast tumour dormancy [J]. Nat Cell Biol, 2013,15(7):807 - 817.

[44] GUISE T A, MOHAMMAD K S, CLINES G, et al. Basic mechanisms responsible for osteolytic and osteoblastic bone metastases [J]. Clin Cancer Res, 2006,12(20 Pt 2):6213s - 6216s.

[45] WANG Y, LEI R, ZHUANG X, et al. DLC1-dependent parathyroid hormone-like hormone inhibition suppresses breast cancer bone metastasis [J]. J Clin Invest, 2014,124(4):1646 - 1659.

[46] SETHI N, DAI X, WINTER C G, et al. Tumor-derived JAGGED1 promotes osteolytic bone metastasis of breast cancer by engaging notch signaling in bone cells [J]. Cancer Cell, 2011,19(2):192 - 205.

[47] COLEMAN R E, MAJOR P, LIPTON A, et al. Predictive value of bone resorption and formation markers in cancer patients with bone metastases receiving the bisphosphonate zoledronic acid [J]. J Clin Oncol, 2005,23(22):4925 - 4935.

[48] NGUYEN D X, BOS P D, MASSAGUE J. Metastasis: from dissemination to organ-specific colonization [J]. Nat Rev Cancer, 2009,9(4):274 - 284.

[49] MINN A J, GUPTA G P, SIEGEL P M, et al. Genes that mediate breast cancer metastasis to lung [J]. Nature, 2005,436(7050):518 - 524.

[50] GUPTA G P, NGUYEN D X, CHIANG A C, et al. Mediators of vascular remodelling co-opted for sequential steps in lung metastasis [J]. Nature, 2007, 446(7137):765 - 770.

[51] QIAN B Z, LI J, ZHANG H, et al. CCL2 recruits inflammatory monocytes to facilitate breast-tumour metastasis [J]. Nature, 2011,475(7355):222 - 225.

[52] CHEN Q, ZHANG X H, MASSAGUE J. Macrophage binding to receptor VCAM - 1 transmits survival signals in breast cancer cells that invade the lungs [J]. Cancer Cell, 2011,20(4):538 - 549.

[53] GAO H, CHAKRABORTY G, LEE-LIM A P, et al. The BMP inhibitor Coco reactivates breast cancer cells at lung metastatic sites [J]. Cell, 2012,150(4):764 - 779.

[54] MARU Y. The lung metastatic niche [J]. J Mol Med (Berl), 2015,93(11):1185 - 1192.

[55] ENGEL J, ECKEL R, KERR J, et al. The process of

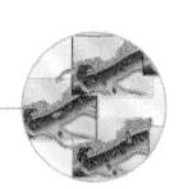

metastasisation for breast cancer [J]. Eur J Cancer, 2003,39(12):1794 - 1806.

[56] ACHARYYA S, OSKARSSON T, VANHARANTA S, et al. A CXCL1 paracrine network links cancer chemoresistance and metastasis [J]. Cell, 2012, 150 (1):165 - 178.

[57] COFFELT S B, KERSTEN K, DOORNEBAL C W, et al. IL - 17-producing gammadelta T cells and neutrophils conspire to promote breast cancer metastasis [J]. Nature, 2015,522(7556):345 - 348.

[58] DENG J, LIU Y, LEE H, et al. S1PR1 - STAT3 signaling is crucial for myeloid cell colonization at future metastatic sites [J]. Cancer Cell, 2012, 21(5): 642 - 654.

[59] WCULEK S K, MALANCHI I. Neutrophils support lung colonization of metastasis-initiating breast cancer cells [J]. Nature, 2015,528(7582):413 - 417.

[60] HIRATSUKA S, WATANABE A, ABURATANI H, et al. Tumour-mediated upregulation of chemoattractants and recruitment of myeloid cells predetermines lung metastasis [J]. Nat Cell Biol, 2006, 8(12): 1369 - 1375.

[61] WIELAND E, RODRIGUEZ-VITA J, LIEBLER S S, et al. Endothelial Notch1 activity facilitates metastasis [J]. Cancer Cell, 2017,31(3):355 - 367.

[62] MALANCHI I, SANTAMARIA-MARTINEZ A, SUSANTO E, et al. Interactions between cancer stem cells and their niche govern metastatic colonization [J]. Nature, 2011,481(7379):85 - 89.

[63] OSKARSSON T, ACHARYYA S, ZHANG X H, et al. Breast cancer cells produce tenascin C as a metastatic niche component to colonize the lungs [J]. Nat Med, 2011,17(7):867 - 874.

[64] EICHLER A F, CHUNG E, KODACK D P, et al. The biology of brain metastases-translation to new therapies [J]. Nat Rev Clin Oncol, 2011, 8(6): 344 - 356.

[65] BOIRE A, ZOU Y, SHIEH J, et al. Complement component 3 adapts the cerebrospinal fluid for leptomeningeal metastasis [J]. Cell, 2017, 168(6): 1101 - 1113;e1113.

[66] BOS P D, ZHANG X H, NADAL C, et al. Genes that mediate breast cancer metastasis to the brain [J]. Nature, 2009,459(7249):1005 - 1009.

[67] SEVENICH L, BOWMAN R L, MASON S D, et al. Analysis of tumour- and stroma-supplied proteolytic networks reveals a brain-metastasis-promoting role for cathepsin S [J]. Nat Cell Biol, 2014,16(9):876 - 888.

[68] ZHOU W, FONG M Y, MIN Y, et al. Cancer-secreted miR - 105 destroys vascular endothelial barriers to promote metastasis [J]. Cancer Cell, 2014, 25(4): 501 - 515.

[69] VALIENTE M, OBENAUF A C, JIN X, et al. Serpins promote cancer cell survival and vascular co-option in brain metastasis [J]. Cell, 2014,156(5):1002 - 1016.

[70] LORGER M, KRUEGER J S, O'NEAL M, et al. Activation of tumor cell integrin alphavbeta3 controls angiogenesis and metastatic growth in the brain [J]. Proc Natl Acad Sci U S A, 2009,106(26):10666 - 10671.

[71] XING F, KOBAYASHI A, OKUDA H, et al. Reactive astrocytes promote the metastatic growth of breast cancer stem-like cells by activating Notch signalling in brain [J]. EMBO Mol Med, 2013,5(3): 384 - 396.

[72] ZHANG L, ZHANG S, YAO J, et al. Microenvironment-induced PTEN loss by exosomal microRNA primes brain metastasis outgrowth [J]. Nature, 2015, 527(7576):100 - 104.

[73] CHEN Q, BOIRE A, JIN X, et al. Carcinoma-astrocyte gap junctions promote brain metastasis by cGAMP transfer [J]. Nature, 2016,533(7604):493 - 498.

[74] NEMAN J, CHOY C, KOWOLIK C M, et al. Co-evolution of breast-to-brain metastasis and neural progenitor cells [J]. Clin Exp Metastasis, 2013,30(6): 753 - 768.

[75] FITZGERALD D P, PALMIERI D, HUA E, et al. Reactive glia are recruited by highly proliferative brain metastases of breast cancer and promote tumor cell colonization [J]. Clin Exp Metastasis, 2008,25(7): 799 - 810.

[76] DENEVE E, RIETHDORF S, RAMOS J, et al. Capture of viable circulating tumor cells in the liver of colorectal cancer patients [J]. Clin Chem, 2013,59(9): 1384 - 1392.

[77] TABARIES S, DUPUY F, DONG Z, et al. Claudin-2 promotes breast cancer liver metastasis by facilitating tumor cell interactions with hepatocytes [J]. Mol Cell Biol, 2012,32(15):2979 - 2991.

[78] CALON A, ESPINET E, PALOMO-PONCE S, et al. Dependency of colorectal cancer on a TGF-beta-driven program in stromal cells for metastasis initiation

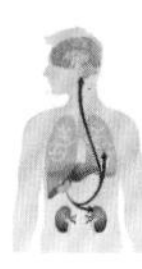



[J]. Cancer Cell, 2012,22(5):571-584.

[79] TAKEDA K, HAYAKAWA Y, SMYTH M J, et al. Involvement of tumor necrosis factor-related apoptosis-inducing ligand in surveillance of tumor metastasis by liver natural killer cells [J]. Nat Med, 2001,7(1):94-100.

[80] NIELSEN S R, QUARANTA V, LINFORD A, et al. Macrophage-secreted granulin supports pancreatic cancer metastasis by inducing liver fibrosis [J]. Nat Cell Biol, 2016,18(5):549-560.

[81] ZHAO L, LIM S Y, GORDON-WEEKS A N, et al. Recruitment of a myeloid cell subset (CD11b/Gr1 mid) via CCL2/CCR2 promotes the development of colorectal cancer liver metastasis [J]. Hepatology, 2013,57(2):829-839.

[82] RETICKER-FLYNN N E, BHATIA S N. Aberrant glycosylation promotes lung cancer metastasis through adhesion to galectins in the metastatic niche [J]. Cancer Discov, 2015,5(2):168-181.

[83] VAN DEN EYNDEN G G, MAJEED A W, ILLEMANN M, et al. The multifaceted role of the microenvironment in liver metastasis: biology and clinical implications [J]. Cancer Res, 2013, 73(7): 2031-2043.

[84] DUPUY F, TABARIES S, ANDRZEJEWSKI S, et al. PDK1-dependent metabolic reprogramming dictates metastatic potential in breast cancer [J]. Cell Metab, 2015,22(4):577-589.

[85] MATHEW L K, SIMON M C. mir-210: a sensor for hypoxic stress during tumorigenesis [J]. Mol Cell, 2009,35(6):737-738.

[86] LOO J M, SCHERL A, NGUYEN A, et al. Extracellular metabolic energetics can promote cancer progression [J]. Cell, 2015,160(3):393-406.

[87] KAPLAN R N, RIBA R D, ZACHAROULIS S, et al. VEGFR1-positive haematopoietic bone marrow progenitors initiate the pre-metastatic niche [J]. Nature, 2005,438(7069):820-827.

[88] O'REILLY M S, HOLMGREN L, SHING Y, et al. Angiostatin: A novel angiogenesis inhibitor that mediates the suppression of metastases by a lewis lung carcinoma [J]. Cell, 1994,79(2):315-328.

[89] GOHONGI T, FUKUMURA D, BOUCHER Y, et al. Tumor-host interactions in the gallbladder suppress distal angiogenesis and tumor growth: involvement of transforming growth factor beta1 [J]. Nat Med, 1999, 5(10):1203-1208.

[90] HIRATSUKA S, NAKAMURA K, IWAI S, et al. MMP9 induction by vascular endothelial growth factor receptor-1 is involved in lung-specific metastasis [J]. Cancer Cell, 2002,2(4):289-300.

[91] SCENEAY J, SMYTH M J, MOLLER A. The pre-metastatic niche: finding common ground [J]. Cancer Metastasis Rev, 2013,32(3-4):449-464.

[92] HIRATSUKA S, WATANABE A, SAKURAI Y, et al. The S100A8-serum amyloid A3-TLR4 paracrine cascade establishes a pre-metastatic phase [J]. Nat Cell Biol, 2008,10(11):1349-1355.

[93] HIRATSUKA S, GOEL S, KAMOUN W S, et al. Endothelial focal adhesion kinase mediates cancer cell homing to discrete regions of the lungs via E-selectin up-regulation [J]. Proc Natl Acad Sci U S A, 2011,108(9):3725-3730.

[94] KOWANETZ M, WU X, LEE J, et al. Granulocyte-colony stimulating factor promotes lung metastasis through mobilization of Ly6G+Ly6C+ granulocytes [J]. Proc Natl Acad Sci U S A, 2010,107(50):21248-21255.

[95] ERLER J T, BENNEWITH K L, COX T R, et al. Hypoxia-induced lysyl oxidase is a critical mediator of bone marrow cell recruitment to form the premetastatic niche [J]. Cancer Cell, 2009,15(1):35-44.

[96] WONG C C, GILKES D M, ZHANG H, et al. Hypoxia-inducible factor 1 is a master regulator of breast cancer metastatic niche formation [J]. Proc Natl Acad Sci U S A, 2011,108(39):16369-16374.

[97] CANESIN G, CUEVAS E P, SANTOS V, et al. Lysyl oxidase-like 2 (LOXL2) and E47 EMT factor: novel partners in E-cadherin repression and early metastasis colonization [J]. Oncogene, 2015,34(8): 951-964.

[98] KIM S, TAKAHASHI H, LIN W W, et al. Carcinoma-produced factors activate myeloid cells through TLR2 to stimulate metastasis [J]. Nature, 2009,457(7225):102-106.

[99] MELGAREJO E, MEDINA M A, SANCHEZ-JIMENEZ F, et al. Monocyte chemoattractant protein-1: a key mediator in inflammatory processes [J]. Int J Biochem Cell Biol, 2009, 41(5): 998-1001.

[100] LU Y, CAI Z, GALSON D L, et al. Monocyte chemotactic protein-1 (MCP-1) acts as a paracrine and autocrine factor for prostate cancer growth and invasion [J]. Prostate, 2006,66(12):1311-1318.

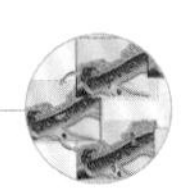


[101] CAI Z, CHEN Q, CHEN J, et al. Monocyte chemotactic protein 1 promotes lung cancer-induced bone resorptive lesions in vivo [J]. Neoplasia, 2009, 11(3):228 - 236.

[102] LOBERG R D, YING C, CRAIG M, et al. Targeting CCL2 with systemic delivery of neutralizing antibodies induces prostate cancer tumor regression in vivo [J]. Cancer Res, 2007,67(19):9417 - 9424.

[103] SAJI H, KOIKE M, YAMORI T, et al. Significant correlation of monocyte chemoattractant protein-1 expression with neovascularization and progression of breast carcinoma [J]. Cancer, 2001, 92(5): 1085 - 1091.

[104] LEBRECHT A, GRIMM C, LANTZSCH T, et al. Monocyte chemoattractant protein-1 serum levels in patients with breast cancer [J]. Tumour Biol, 2004,25(1 - 2):14 - 17.

[105] SCENEAY J, CHOW M T, CHEN A, et al. Primary tumor hypoxia recruits CD11b +/Ly6Cmed/Ly6G + immune suppressor cells and compromises NK cell cytotoxicity in the premetastatic niche [J]. Cancer Res, 2012,72(16):3906 - 3911.

[106] LU X, KANG Y. Chemokine (C-C motif) ligand 2 engages CCR2+ stromal cells of monocytic origin to promote breast cancer metastasis to lung and bone [J]. J Biol Chem, 2009,284(42):29087 - 29096.

[107] YAN H H, PICKUP M, PANG Y, et al. Gr - 1+ CD11b+ myeloid cells tip the balance of immune protection to tumor promotion in the premetastatic lung [J]. Cancer Res, 2010,70(15):6139 - 6149.

[108] TKACH M, THERY C. Communication by extracellular vesicles: where we are and where we need to go [J]. Cell, 2016,164(6):1226 - 1232.

[109] PEINADO H, ALECKOVIC M, LAVOTSHKIN S, et al. Melanoma exosomes educate bone marrow progenitor cells toward a pro-metastatic phenotype through MET [J]. Nat Med, 2012,18(6):883 - 891.

[110] HOSHINO A, COSTA-SILVA B, SHEN T L, et al. Tumour exosome integrins determine organotropic metastasis [J]. Nature, 2015,527(7578):329 - 335.

[111] COSTA-SILVA B, AIELLO N M, OCEAN A J, et al. Pancreatic cancer exosomes initiate pre-metastatic niche formation in the liver [J]. Nat Cell Biol, 2015, 17(6):816 - 826.

[112] JUNG T, CASTELLANA D, KLINGBEIL P, et al. CD44v6 dependence of premetastatic niche preparation by exosomes [J]. Neoplasia, 2009, 11 (10):1093 - 1105.

[113] GRANGE C, TAPPARO M, COLLINO F, et al. Microvesicles released from human renal cancer stem cells stimulate angiogenesis and formation of lung premetastatic niche [J]. Cancer Res, 2011,71(15): 5346 - 5356.

[114] FONG M Y, ZHOU W, LIU L, et al. Breast-cancer-secreted miR - 122 reprograms glucose metabolism in premetastatic niche to promote metastasis [J]. Nat Cell Biol, 2015,17(2):183 - 194.

[115] VALADI H, EKSTROM K, BOSSIOS A, et al. Exosome-mediated transfer of mRNAs and microRNAs is a novel mechanism of genetic exchange between cells [J]. Nat Cell Biol, 2007,9(6): 654 - 659.

[116] SKOG J, WURDINGER T, VAN RIJN S, et al. Glioblastoma microvesicles transport RNA and proteins that promote tumour growth and provide diagnostic biomarkers [J]. Nat Cell Biol, 2008, 10 (12):1470 - 1476.

[117] VILLARROYA-BELTRI C, BAIXAULI F, GUTIERREZ-VAZQUEZ C, et al. Sorting it out: regulation of exosome loading [J]. Semin Cancer Biol, 2014, 28:3 - 13.

[118] LIU Y, GU Y, HAN Y, et al. Tumor exosomal RNAs promote lung pre-metastatic niche formation by activating alveolar epithelial TLR3 to recruit neutrophils [J]. Cancer Cell, 2016,30(2):243 - 256.

[119] ACHYUT B R, ARBAB A S. Myeloid derived suppressor cells: fuel the fire [J]. Biochem Physiol, 2014,3(3):e123.

[120] PEINADO H, LAVOTSHKIN S, LYDEN D. The secreted factors responsible for pre-metastatic niche formation: old sayings and new thoughts [J]. Semin Cancer Biol, 2011,21(2):139 - 146.

[121] GABRILOVICH D I, NAGARAJ S. Myeloid-derived suppressor cells as regulators of the immune system [J]. Nat Rev Immunol, 2009,9(3):162 - 174.

[122] YAN H H, JIANG J, PANG Y, et al. CCL9 Induced by TGFbeta signaling in myeloid cells enhances tumor cell survival in the premetastatic organ [J]. Cancer Res, 2015,75(24):5283 - 5298.

[123] BERGERS G, BREKKEN R, MCMAHON G, et al. Matrix metalloproteinase-9 triggers the angiogenic switch during carcinogenesis [J]. Nat Cell Biol, 2000, 2(10):737 - 744.

[124] AHN G O, BROWN J M. Matrix metalloproteinase-9

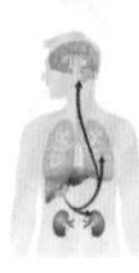


is required for tumor vasculogenesis but not for angiogenesis: role of bone marrow-derived myelomonocytic cells [J]. Cancer Cell, 2008,13(3): 193 - 205.

[125] HUANG Y, SONG N, DING Y, et al. Pulmonary vascular destabilization in the premetastatic phase facilitates lung metastasis [J]. Cancer Res, 2009,69(19):7529 - 7537.

[126] PADUA D, ZHANG X H, WANG Q, et al. TGFbeta primes breast tumors for lung metastasis seeding through angiopoietin-like 4 [J]. Cell, 2008,133(1): 66 - 77.

[127] SLEEMAN J P. The metastatic niche and stromal progression [J]. Cancer Metastasis Rev, 2012,31(3 - 4):429 - 440.

[128] BRESNICK A R, WEBER D J, ZIMMER D B. S100 proteins in cancer [J]. Nat Rev Cancer, 2015,15(2): 96 - 109.

[129] EGEBLAD M, WERB Z. New functions for the matrix metalloproteinases in cancer progression [J]. Nat Rev Cancer, 2002,2(3):161 - 174.

[130] CAMERON J D, SKUBITZ A P, FURCHT L T. Type IV collagen and corneal epithelial adhesion and migration. Effects of type IV collagen fragments and synthetic peptides on rabbit corneal epithelial cell adhesion and migration in vitro [J]. Invest Ophthalmol Vis Sci, 1991,32(10):2766 - 2773.

[131] SHAHAN T A, FAWZI A, BELLON G, et al. Regulation of tumor cell chemotaxis by type IV collagen is mediated by a Ca(2+)-dependent mechanism requiring CD47 and the integrin alpha(V) beta(3) [J]. J Biol Chem, 2000,275(7):4796 - 4802.

[132] KESSENBROCK K, PLAKS V, WERB Z. Matrix metalloproteinases: regulators of the tumor microenvironment [J]. Cell, 2010,141(1):52 - 67.

[133] ENGLER A J, HUMBERT P O, WEHRLE-HALLER B, et al. Multiscale modeling of form and function [J]. Science, 2009,324(5924):208 - 212.

[134] KRIEG M, ARBOLEDA-ESTUDILLO Y, PUECH P H, et al. Tensile forces govern germ-layer organization in zebrafish [J]. Nat Cell Biol, 2008,10(4):429 - 436.

[135] RONNOV-JESSEN L, BISSELL M J. Breast cancer by proxy: can the microenvironment be both the cause and consequence? [J]. Trends Mol Med, 2009,15(1): 5 - 13.

[136] LEVENTAL K R, YU H, KASS L, et al. Matrix crosslinking forces tumor progression by enhancing integrin signaling [J]. Cell, 2009,139(5):891 - 906.

[137] GOETZ J G, MINGUET S, NAVARRO-LERIDA I, et al. Biomechanical remodeling of the microenvironment by stromal caveolin-1 favors tumor invasion and metastasis [J]. Cell, 2011,146(1):148 - 163.

[138] COX T R, BIRD D, BAKER A M, et al. LOX-mediated collagen crosslinking is responsible for fibrosis-enhanced metastasis [J]. Cancer Res, 2013, 73(6):1721 - 1732.

[139] BIDWELL B N, SLANEY C Y, WITHANA N P, et al. Silencing of Irf7 pathways in breast cancer cells promotes bone metastasis through immune escape [J]. Nat Med, 2012,18(8):1224 - 1231.

[140] LIU Y, CAO X. Immunosuppressive cells in tumor immune escape and metastasis [J]. J Mol Med (Berl), 2016,94(5):509 - 522.

[141] MCALLISTER S S, WEINBERG R A. The tumour-induced systemic environment as a critical regulator of cancer progression and metastasis [J]. Nat Cell Biol, 2014,16(8):717 - 727.

[142] CLEVER D, ROYCHOUDHURI R, CONSTANTINIDES M G, et al. Oxygen sensing by T cells establishes an immunologically tolerant metastatic niche [J]. Cell, 2016,166(5):1117 - 1131; e1114.

[143] TACKE R S, LEE H C, GOH C, et al. Myeloid suppressor cells induced by hepatitis C virus suppress T-cell responses through the production of reactive oxygen species [J]. Hepatology, 2012,55(2):343 - 353.

[144] BODOGAI M, MORITOH K, LEE-CHANG C, et al. Immunosuppressive and prometastatic functions of myeloid-derived suppressive cells rely upon education from tumor-associated B cells [J]. Cancer Res, 2015, 75(17):3456 - 3465.

[145] HAM B, WANG N, D'COSTA Z, et al. TNF receptor-2 facilitates an immunosuppressive microenvironment in the liver to promote the colonization and growth of hepatic metastases [J]. Cancer Res, 2015, 75(24):5235 - 5247.

[146] LAI C, AUGUST S, BEHAR R, et al. Characteristics of immunosuppressive regulatory T cells in cutaneous squamous cell carcinomas and role in metastasis [J]. Lancet, 2015,385 Suppl 1:S59.

[147] SHARMA S K, CHINTALA N K, VADREVU S K, et al. Pulmonary alveolar macrophages contribute to

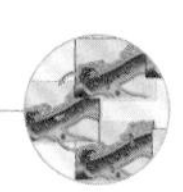

the premetastatic niche by suppressing antitumor T cell responses in the lungs [J]. J Immunol, 2015,194(11):5529 - 5538.

[148] TOMITA T, SAKURAI Y, ISHIBASHI S, et al. Imbalance of Clara cell-mediated homeostatic inflammation is involved in lung metastasis [J]. Oncogene, 2011,30(31):3429 - 3439.

[149] HANSEN M T, FORST B, CREMERS N, et al. A link between inflammation and metastasis: serum amyloid A1 and A3 induce metastasis, and are targets of metastasis-inducing S100A4 [J]. Oncogene, 2015, 34(4):424 - 435.

[150] BALD T, QUAST T, LANDSBERG J, et al. Ultraviolet-radiation-induced inflammation promotes angiotropism and metastasis in melanoma [J]. Nature, 2014,507(7490):109 - 113.

[151] 世界卫生组织. 癌症[EB/OL]. [2023 - 03 - 21]. https://www. who. int/zh/health-topics/cancer # tab =tab_1.

[152] ROUSE C, GITTLEMAN H, OSTROM Q T, et al. Years of potential life lost for brain and CNS tumors relative to other cancers in adults in the United States, 2010 [J]. Neuro Oncol, 2015,18(1):70 - 77.

[153] CAGNEY D N, MARTIN A M, CATALANO P J, et al. Incidence and prognosis of patients with brain metastases at diagnosis of systemic malignancy: a population-based study [J]. Neuro Oncol, 2017, 19(11):1511 - 1521.

[154] WANG B-X, OU W, MAO X-Y, et al. Impacts of EGFR mutation and EGFR-TKIs on incidence of brain metastases in advanced non-squamous NSCLC [J]. Clin Neurol Neurosurg, 2017,160:96 - 100.

[155] HSU F, DE CALUWE A, ANDERSON D, et al. Patterns of spread and prognostic implications of lung cancer metastasis in an era of driver mutations [J]. Curr Oncol, 2017,24(4):228 - 233.

[156] WU A J, GILLIS A, FOSTER A, et al. Patterns of failure in limited-stage small cell lung cancer: Implications of TNM stage for prophylactic cranial irradiation [J]. Radiother Oncol, 2017,125(1):130 - 135.

[157] ZHU H, BI Y, HAN A, et al. Risk factors for brain metastases in completely resected small cell lung cancer: a retrospective study to identify patients most likely to benefit from prophylactic cranial irradiation [J]. Radia Oncol, 2014,9(1):1 - 7.

[158] IGNATOV A, EGGEMANN H, BURGER E, et al. Patterns of breast cancer relapse in accordance to biological subtype [J]. J Cancer Res Clin Oncol, 2018,144(7):1347 - 1355.

[159] SUN M, DE VELASCO G, BRASTIANOS P K, et al. The development of brain metastases in patients with renal cell carcinoma: epidemiologic trends, survival, and clinical risk factors using a population-based cohort [J]. Eur Urol Focus, 2019,5(3):474 - 481.

[160] DUDEK A Z, RAZA A, CHI M, et al. Brain metastases from renal cell carcinoma in the era of tyrosine kinase inhibitors [J]. Clin Genitourin Cancer, 2013,11(2):155 - 160.

[161] BARNHOLTZ-SLOAN J S, SLOAN A E, DAVIS F G, et al. Incidence proportions of brain metastases in patients diagnosed (1973 to 2001) in the Metropolitan Detroit Cancer Surveillance System [J]. J Clin Oncol, 2004,22(14):2865 - 2872.

[162] QIU M, HU J, YANG D, et al. Pattern of distant metastases in colorectal cancer: a SEER based study [J]. Oncotarget, 2015,6(36):38658.

[163] HALL W, DJALILIAN H, NUSSBAUM E, et al. Long-term survival with metastatic cancer to the brain [J]. Med Oncol, 2000,17(4):279 - 286.

[164] PATCHELL R A, TIBBS P A, WALSH J W, et al. A randomized trial of surgery in the treatment of single metastases to the brain [J]. N Engl J Med, 1990,322(8):494 - 500.

[165] BARTELT S, LUTTERBACH J. Brain metastases in patients with cancer of unknown primary [J]. J Neurooncol, 2003,64(3):249 - 253.

[166] NIEDER C, GEINITZ H, MOLLS M. Validation of the graded prognostic assessment index for surgically treated patients with brain metastases [J]. Anticancer Res, 2008,28(5B):3015 - 3017.

[167] 初曙光,杨长蔚,梁晓华,等. 重视脑转移瘤标准化影像检查以提高影像评估准确性[J]. 中华转移性肿瘤杂志,2021,4(1):6 - 12.

[168] 梁晓华,黄若凡,詹琼. 驱动基因阳性非小细胞肺癌脑转移诊治上海专家共识(2019 年版)[J]. 中国癌症杂志,2019,29(1):9.

[169] WANG N, BERTALAN M S, BRASTIANOS P K. Leptomeningeal metastasis from systemic cancer: review and update on management [J]. Cancer, 2018, 124(1):21 - 35.

[170] GASPAR L, SCOTT C, ROTMAN M, et al. Recursive partitioning analysis (RPA) of prognostic

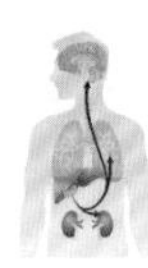



factors in three Radiation Therapy Oncology Group (RTOG) brain metastases trials [J]. Int J Radiat Oncol Biol Phys, 1997,37(4):745 - 751.

[171] WELTMAN E, SALVAJOLI J V, BRANDT R A, et al. Radiosurgery for brain metastases: a score index for predicting prognosis [J]. Int J Radiat Oncol Biol Phys, 2000,46(5):1155 - 1161.

[172] LORENZONI J, DEVRIENDT D, MASSAGER N, et al. Radiosurgery for treatment of brain metastases: estimation of patient eligibility using three stratification systems [J]. Int J Radiat Oncol Biol Phys, 2004,60(1):218 - 224.

[173] BARNHOLTZ-SLOAN J S, YU C, SLOAN A E, et al. A nomogram for individualized estimation of survival among patients with brain metastasis [J]. Neuro Oncol, 2012,14(7):910 - 918.

[174] JI X, ZHUANG Y, YIN X, et al. Survival time following resection of intracranial metastases from NSCLC-development and validation of a novel nomogram [J]. BMC cancer, 2017,17(1):1 - 8.

[175] KONDZIOLKA D, PARRY P V, LUNSFORD L D, et al. The accuracy of predicting survival in individual patients with cancer [J]. J Neurosurg, 2014,120(1): 24 - 30.

[176] VECHT C J, HAAXMA-REICHE H, NOORDIJK E M, et al. Treatment of single brain metastasis: radiotherapy alone or combined with neurosurgery [J]. Ann Neurol, 1993,33(6):583 - 590.

[177] MINTZ A H, KESTLE J, RATHBONE M P, et al. A randomized trial to assess the efficacy of surgery in addition to radiotherapy in patients with a single cerebral metastasis [J]. Cancer, 1996,78(7):1470 - 1476.

[178] PATCHELL R A, TIBBS P A, REGINE W F, et al. Postoperative radiotherapy in the treatment of single metastases to the brain: a randomized trial [J]. JAMA, 1998,280(17):1485 - 1489.

[179] MEKHAIL T, SOMBECK M, SOLLACCIO R. Adjuvant whole-brain radiotherapy versus observation after radiosurgery or surgical resection of one to three cerebral metastases: results of the EORTC 22952 - 26001 study [J]. Curr Oncol Rep, 2011,13(4):255 - 258.

[180] SOFFIETTI R, KOCHER M, ABACIOGLU U M, et al. A European Organisation for Research and Treatment of Cancer phase III trial of adjuvant whole-brain radiotherapy versus observation in patients with one to three brain metastases from solid tumors after surgical resection or radiosurgery: quality-of-life results [J]. J Cin Oncol, 2013,31(1):65 - 72.

[181] BROWN P D, JAECKLE K, BALLMAN K V, et al. Effect of radiosurgery alone vs radiosurgery with whole brain radiation therapy on cognitive function in patients with 1 to 3 brain metastases: a randomized clinical trial [J]. JAMA, 2016,316(4):401 - 409.

[182] MAHAJAN A, AHMED S, MCALEER M F, et al. Post-operative stereotactic radiosurgery versus observation for completely resected brain metastases: a single-centre, randomised, controlled, phase 3 trial [J]. Lancet Oncol, 2017,18(8):1040 - 1048.

[183] AUPÉRIN A, ARRIAGADA R, PIGNON J-P, et al. Prophylactic cranial irradiation for patients with small-cell lung cancer in complete remission [J]. N Engl J Med, 1999,341(7):476 - 484.

[184] MEERT A-P, PAESMANS M, BERGHMANS T, et al. Prophylactic cranial irradiation in small cell lung cancer: a systematic review of the literature with meta-analysis [J]. BMC cancer, 2001,1(1):1 - 9.

[185] MAMESAYA N, WAKUDA K, OMAE K, et al. Efficacy of prophylactic cranial irradiation in patients with limited-disease small-cell lung cancer who were confirmed to have no brain metastasis via magnetic resonance imaging after initial chemoradiotherapy [J]. Oncotarget, 2018,9(25):17664.

[186] KUNDAPUR V, ELLCHUK T, AHMED S, et al. Risk of hippocampal metastases in small cell lung cancer patients at presentation and after cranial irradiation: a safety profile study for hippocampal sparing during prophylactic or therapeutic cranial irradiation [J]. Int J Radiat Oncol Biol Phys, 2015,91 (4):781 - 786.

[187] TAKAHASHI T, YAMANAKA T, SETO T, et al. Prophylactic cranial irradiation versus observation in patients with extensive-disease small-cell lung cancer: a multicentre, randomised, open-label, phase 3 trial [J]. Lancet Oncol, 2017,18(5):663 - 671.

[188] DE RUYSSCHER D, DINGEMANS A M C, PRAAG J, et al. Prophylactic cranial irradiation versus observation in radically treated stage III non-small-cell lung cancer: A randomized phase III NVALT - 11/ DLCRG - 02 study [J]. J Clin Oncol, 2018,36(23): 2366 - 2377.

[189] XIE S-S, LI M, ZHOU C-C, et al. Prophylactic cranial irradiation may impose a detrimental effect on

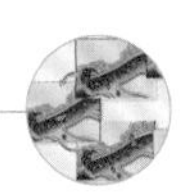

overall survival of patients with nonsmall cell lung cancer: a systematic review and meta-analysis [J]. PLoS One, 2014,9(7):e103431.

[190] WOLF A, KVINT S, CHACHOUA A, et al. Toward the complete control of brain metastases using surveillance screening and stereotactic radiosurgery [J]. J Neurosurg, 2017,128(1):23 - 31.

[191] JINDAL V, GUPTA S. Expected paradigm shift in brain metastases therapy — immune checkpoint inhibitors [J]. Mol Neurobiol, 2018, 55(8): 7072 - 7078.

[192] BOGGS D H, ROBINS H I, LANGER C J, et al. Strategies to prevent brain metastasis in high-risk non-small-cell lung cancer: lessons learned from a randomized study of maintenance temozolomide versus observation [J]. Clin Lung cancer, 2014,15(6):433 - 440.

[193] ILHAN-MUTLU A, OSSWALD M, LIAO Y, et al. Bevacizumab prevents brain metastases formation in lung adenocarcinoma [J]. Mol Cancer Ther, 2016, 15(4):702 - 710.

[194] SU P-L, WU Y-L, CHANG W-Y, et al. Preventing and treating brain metastases with three first-line EGFR-tyrosine kinase inhibitors in patients with EGFR mutation-positive advanced non-small cell lung cancer [J]. Ther Adv Med Oncol, 2018, 10: 1758835918797589.

[195] SORIA J-C, OHE Y, VANSTEENKISTE J, et al. Osimertinib in untreated EGFR-mutated advanced non-small-cell lung cancer [J]. New England journal of medicine, 2018,378(2):113 - 125.

[196] NISHIO M, NAKAGAWA K, MITSUDOMI T, et al. Analysis of central nervous system efficacy in the J-ALEX study of alectinib versus crizotinib in ALK-positive non-small-cell lung cancer [J]. Lung Cancer, 2018,121:37 - 40.

[197] ANTONIA S J, VILLEGAS A, DANIEL D, et al. Durvalumab after chemoradiotherapy in stage III non-small-cell lung cancer [J]. N Engl J Med, 2017, 377(20):1919 - 1929.

[198] PEGRAM M D. Neratinib in ERBB2-positive brain metastases [J]. JAMA oncol, 2016, 2(12): 1541 - 1543.

[199] EBERST L, BAILLEUX C, BACHELOT T. Prevention of brain metastases in human epidermal growth factor receptor 2-positive breast cancer [J]. Curr Opin Oncol, 2020,32(6):555 - 560.

[200] SAURA C, OLIVEIRA M, FENG Y-H, et al. Neratinib plus capecitabine versus lapatinib plus capecitabine in HER2-positive metastatic breast cancer previously treated with ≥2 HER2-directed regimens: phase III NALA trial [J]. J Clin Oncol, 2020,38(27): 3138.

[201] GRIL B, PARANJAPE A N, WODITSCHKA S, et al. Reactive astrocytic S1P3 signaling modulates the blood-tumor barrier in brain metastases [J]. Nature commun, 2018,9(1):1 - 18.

[202] TAGGART D, ANDREOU T, SCOTT K J, et al. Anti-PD - 1/anti-CTLA - 4 efficacy in melanoma brain metastases depends on extracranial disease and augmentation of CD8+ T cell trafficking [J]. Proc Natl Acad Sci U S A, 2018,115(7):E1540 - E1549.

[203] RAMANI V C, LEMAIRE C A, TRIBOULET M, et al. Investigating circulating tumor cells and distant metastases in patient-derived orthotopic xenograft models of triple-negative breast cancer [J]. Breast Cancer Res, 2019,21(1):1 - 16.

[204] LI Y, CHEN T, MIAO X, et al. Zebrafish: A promising in vivo model for assessing the delivery of natural products, fluorescence dyes and drugs across the blood-brain barrier [J]. Pharmacol Res, 2017, 125:246 - 257.

[205] PATTON E E, WIDLUND H R, KUTOK J L, et al. BRAF mutations are sufficient to promote nevi formation and cooperate with p53 in the genesis of melanoma [J]. Curr Biol, 2005,15(3):249 - 254.

[206] HEILMANN S, RATNAKUMAR K, LANGDON E M, et al. A quantitative system for studying metastasis using transparent zebrafish [J]. Cancer Res, 2015,75(20):4272 - 4282.

[207] STOLETOV K, STRNADEL J, ZARDOUZIAN E, et al. Role of connexins in metastatic breast cancer and melanoma brain colonization [J]. J Cell Sci, 2013,126 (4):904 - 913.

# 12 肿瘤转移的研究方法



## 12.1 概述

肿瘤转移的研究伴随着人们对肿瘤研究的过程。肿瘤的研究，除了通过临床肿瘤患者资料、肿瘤手术切除材料、各种内镜活检材料、肿瘤患者体液（血样、尿、消化液等）等进行横断面的研究外，还可借助实验动物肿瘤模型、体外培养的人或动物肿瘤细胞模拟肿瘤发生、发展的全过程或者某个特征、某种分子改变，在体外实验体系中及在动物体内研究和验证分子机制、新方法治疗效果等。

肿瘤的实验研究经历了以下几个阶段：①1834—1915 年异种移植阶段（萌芽阶段）。本领域的早期开拓者开始思考如何使用实验研究手段去探索肿瘤的奥秘，初步尝试在不同动物中进行肿瘤移植。1840 年 Langenbeck 用新鲜人瘤组织给犬静脉注射，引起犬肺内肿瘤生长。1911 年 Levin 把大鼠肉瘤切成小块，进行大鼠静脉注射，未得到肺内肿瘤生长。1913 年韦尔（Weil）改进莱文（Levin）的方法，改用悬液，肺转移成功。②1915—1966 年动物肿瘤模型建立阶段（发展阶段）。科学家广泛开展了从动物诱发肿瘤到大量可移植性动物肿瘤模型的建立及应用。③1966—1980 年人类肿瘤模型建立阶段（迅速发展阶段）。裸小鼠发现和培育成功，开始直接利用各种人类肿瘤进行移植实验，广泛开展体外培养研究，建立肿瘤细胞系用于探索发生、发展机

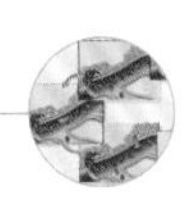

制。1915 年 Iwasaki 重复大鼠静脉内接种实验，观察肺转移率可达到 19/23(82%)，利用这个模型研究了肿瘤分化程度与转移率的关系，进一步证明大鼠肺内瘤栓与人类相似。此后，相继建立了不同移植瘤株，转移实验研究得以推进一步。④1980—2010 年的肿瘤细胞、分子生物学、组学、谱学研究阶段。该阶段中不断阐明肿瘤细胞特性、相关分子、信号通路变化。⑤2010 年后的模式生物研究阶段。利用基因修饰动物的模式探索肿瘤发生、发展机制及研究新的诊疗方法，研究单基因改变与整体交互对肿瘤发生、发展的影响等。

总之，肿瘤研究，包括肿瘤转移研究，涉及整体、细胞、亚细胞及分子水平的各项研究。许多现象的发现是在大规模流行病学调查的基础上，是否规律，则需要在分子、细胞水平验证，然后再回到整体动物研究，再转化到人群临床试验验证，此后方可作为肿瘤诊治的常规进行应用。肿瘤研究同生物研究一样，向分子方向深入探索就是物理与化学的问题，而利用系统分析的方法深入研究就是数学与计算，最后综合研究需要借助逻辑与哲学，当然最重要的仍是实用性，即寻找肿瘤的治疗靶点及治疗方法。

## 12.2 肿瘤侵袭转移研究的细胞模型及细胞水平研究方法

用于肿瘤实验研究的材料包括：肿瘤患者的临床资料、肿瘤手术切除和内镜活检样本组织、肿瘤患者体液(血样、尿、消化液等)、实验动物肿瘤模型、体外培养的人或动物肿瘤细胞等。临床样品有其伦理、数量等限制。体外培养的肿瘤细胞可广泛用于肿瘤的细胞生物学(特性)、肿瘤疫苗、药物筛选(体内移植模型)、细胞内活动(DNA 合成、转录、蛋白质合成、能量代谢、药物代谢、细胞周期、分化、凋亡)、细胞内物质转运(RNA、激素受体、钙、信号转导、膜运输)、细胞产物(分泌、加工、基因工程表达、收获)、遗传学(转染、染色体分析、免疫、遗传变异)等的研究，还可用于细胞与环境的相互作用(受体-配体作用、药物作用、突变、细胞毒性)、细胞与细胞相互作用等的研究。培养的肿瘤细胞在研究基因功能和分子机制等方面优势突出。可通过建立基因过表达或功能获得(gain of function)、基因敲除或功能丧失(loss of function)细胞模型进行肿瘤相关基因功能的研究，也可以构建携带标签的表达细胞模型(tag expression model)与内源性表达细胞模型(endogenous expression model)进行比对，或者利用天然高表达细胞模型(natural high cellular model)与天然低表达细胞模型(natural low cellular model)进行比对研究。在肿瘤细胞培养体系中，可方便使用各种影响因子，观察其作用。当然，在解释结果时，需要充分考虑体外相对简单的环境与体内复杂环境的差别。

### 12.2.1 已建立的体外培养肿瘤细胞系的应用

(1) *肿瘤研究所用培养细胞的质量要求*

随着细胞培养条件的改善(一次性耗材、净化设备及商业化的各种培养基)及细胞培养技术的普及应用，生命医学研究中培养细胞特别是肿瘤细胞的使用持续增加。文献报道使用培养细胞作为研究对象发表的论文持续增加，而同样错误细胞的使用增加了 10 倍(在 1969—2004 年间)。早在 1968 年就有细胞交叉污染(串种)细胞使用的报道[1]，世界范围内出现了被 HeLa 污染的细胞[2]，之后经历了科学家的不承认、抵抗或置之不理，到 2001 年报道了借助法医学个体识别技术作为鉴定人来源培养细胞身份认定的标准[3]，又不断有科学家发表文章提醒大家重视这个问题，呼吁科学的真实性。终于到 2010 年 30 多位生物学家联合撰文，直面细胞身份危机，呼吁终结错误细胞的使用，以短串联重复序列(short tandem repeat, STR)谱检测作为人来源细胞正确的标准[4]。

1) 全面鉴定研究所用肿瘤细胞系：目前肿瘤细胞培养和使用中存在的核心问题是微生物污染、细胞交叉污染或鉴定错误，由细胞过度传代、筛选压力等带来的遗传或表观遗传的变异。造成这些变化的原因主要是细胞培养操作技术不规范、细胞来源不清、传代数不清、引入的细胞错误等。

支原体污染是细胞培养过程中易出现、难避免、难发现的问题。各实验室培养细胞的支原体污染率变化较大；细胞长期连续在体外培养，支原体污染概率明显提高，为 30%～60%。支原体污染对细胞的方方面面都会产生影响，如细胞的代谢、生物学特性、其表达产物的丢失、研究结果的人工假象等。

交叉污染的细胞，两种细胞混杂存在一段时间后，增殖慢的原细胞往往丢失，仅存增殖快的污染细胞，这时细胞实际已变为污染细胞。这样导致研究结果的不可靠、无法重复，也无法归于起源的组织器

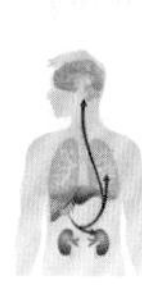



官细胞。细胞过度传代后也引起遗传或表观遗传的变异或漂移，造成结果的可靠性降低。交叉污染细胞使用不但导致结果的错误解释，还浪费了人力、物力和财力；更可惜的是造成潜在发明、发现的延误。

因此建议除非是从专业的细胞保藏机构获得的细胞，所用培养细胞应进行全面鉴定。另外因为细菌污染、支原体污染、细胞交叉污染等在细胞培养的过程中也会发生，所以相关检测应定期进行。

2）体外培养肿瘤细胞的质量检测：早在2000年，英国癌症研究协会（United Kingdom Coordinating Committee on Cancer Research，UKCCCR）就发表了关于肿瘤研究用细胞的指南[5]，在2007年10月于德国举办的世界培养物保藏联盟（World Federation for Culture Collection，WFCC）第11届会议、在2007年12月美国国立卫生研究院（National Institutes of Health，NIH）发布的通告，以及多家杂志对作者使用的培养细胞提出的要求（2009年起）中，均对培养细胞的使用提出了质量要求：①不管是政府还是私人的科研经费出资机构，将细胞的真实性验证作为资助授予和合同签署的必要条件；②重要的科学期刊，将细胞的真实性验证作为论文发表的条件；③学术会议、专题研讨会和培训班等使用经真实性验证及鉴定过的细胞；④鼓励各实验室负责人确保质量控制措施的实施，使用真实性验证及鉴定过的细胞。即无论经费申请还是发表论文，均需细胞真实性验证。

具体地，美国癌症研究学会（AACR）所属杂志，强烈要求作者在文章的方法与结果中必须介绍研究所用细胞的真实性，介绍内容包括：①获得细胞时间及来源；②这些细胞是否经检测及身份验证；③细胞检测所用的方法；④最后一次检测是何时、如何进行的。在给作者的要求中，还列举了可供参考的指南[5]、细胞种属鉴定及指纹检测的方法[6]；还指出，若是从已进行检定的细胞保藏机构获得的细胞，6个月内不必重新检定。国内笔者也曾建议使用合格的细胞[7,8]。

综合前述各要求，细胞系在使用前应明确以下各指标：①显微镜下细胞的形态确认，与原始文献介绍、图片是否相符，细胞是否健康，透明、无空泡，胞外空隙无细胞碎片。②支原体检测结果应阴性。荧光指示细胞法、PCR法、培养法等支原体检测方法都可，或两种以上结合。细胞连续培养3个月以上，应重新检测支原体。③细胞种属来源检定正确。细胞种属检定可用同工酶检测或PCR法。常见10种动物来源的细胞均可区分开，PCR法敏感性高，少量混杂细胞即可检出。④人类来源细胞STR检定正确[9]。对于同一种属来源的细胞的检定区分，目前仅有针对人类细胞的方法。主要方法是借鉴亲子鉴定的STR法，区分来自不同个体的细胞。具体到实验室，可将检测结果与知名可靠机构检测的数据进行比对，依此判断所用细胞的正确性。如果是实验室自建细胞，应尽早进行STR检测，或取材时即取部分材料，提取DNA进行分析，以便保留原始STR数据，作为以后STR验证的标准。如自己无法开展，可委托细胞保藏机构或商业服务机构进行检测。⑤细胞特性检定，鉴于细胞保藏机构主要进行前述几项工作，有关具体某个细胞的某个特性，很难一一检定。在此强烈建议，细胞使用者实验前要进行特性检定，证明这些特性仍然保持。

总之，培养的细胞必须使用经过全面鉴定的背景清楚、质量可靠的细胞[8]，或者自己实验室进行全面检测，或者从进行了全面检测的保藏机构获得的细胞。另外，还有一些通用规则，诸如研究结果一般要两个以上细胞系（相同或不同组织来源）的数据支持，甚至要用不同种属（如人和小鼠）来源的细胞系共同验证。研究结果还需要mRNA水平、蛋白质水平、细胞水平甚至组织水平的验证，突变和/或阴性的反证。

（2）已建立肿瘤细胞系的保藏机构及细胞的获取

各国政府和科研机构都高度重视培养细胞资源的保藏和利用。到2017年底，在WFCC注册的成员共746家，分布在76个国家。其中仅少数成员国有实验细胞保藏，保藏各类细胞720种、32 128株系（简单数据累加，各国间资源有重复）。有近百年历史的美国模式培养物集存库（American Type Culture Collection，ATCC；http://www.atcc.org）共保藏了350种动物的细胞4 000余株、950种肿瘤细胞（其中人肿瘤细胞700株），1 200株杂交瘤细胞，每年向全世界分发几万株细胞。美国NIH收集了上万株人类成纤维细胞和转化的淋巴细胞；美国圣地亚哥动物园濒危物种繁殖中心保藏了353种动物的细胞系4 000余株；欧洲标准细胞收藏中心（European collection of cell cultures，ECACC）保藏了45种动物的1 400余株细胞；日本的实验细胞组织保藏细胞1 300余株系；我国台湾的细胞库保藏细

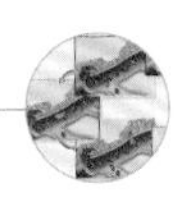

胞 200 余株系，韩国的细胞库保藏细胞近 700 株系，德国细胞库(https://www.dsmz.de)保藏细胞 740 株系，意大利专门细胞系数据库收集了 4 850 株系细胞信息公开使用。

从 2004 年起，我国在国家科技基础条件平台专项中开展了国家实验细胞资源共享服务平台(以下简称细胞平台)建设。细胞平台依托中国医学科学院基础医学研究所，联合长期从事实验细胞资源保藏的中国科学院上海生命科学院、原第四军医大学细胞工程研究中心、中国科学院昆明动物研究所、武汉大学、中国食品药品检定研究院等核心骨干单位共建。细胞平台的主要功能包括珍贵新建资源的收集整理保藏、实验细胞资源数据库建设整合、实验细胞资源评价、实验细胞信息资源与实物资源共享、相关规范制定及检验完善等。到 2017 年底，平台已整合了全国本领域经标准化整理合格的人和动物的细胞资源 3 500 余株系，包括肿瘤细胞、正常细胞、杂交瘤细胞、转基因细胞、生产检定用细胞及用于医学和生命科学研究的多种工具细胞、工程细胞等；平台稳定了一支从事实验细胞资源保藏的科技人员队伍；平台为大科技工作提供免费信息服务、细胞质量控制相关的各种技术服务及细胞资源实物服务。自 2011 年以来平台已为全国 30 余省市的科研、教学、疾病控制、生物制药机构等提供资源实物服务 10 万余次。为国家各重点、重大科技项目提供了可靠的源头研究材料。

(3) 细胞身份验证错误的细胞名单

国家实验细胞资源共享服务平台依托机构——中国医学科学院基础医学研究所细胞资源中心，对所保藏的人来源细胞资源开展了 16 个位点的 STR 检测，完成了所有库藏细胞系检测，并对不断收集及再扩增的细胞系进行重复检测[9]。错误细胞信息，特别是国内建立肿瘤细胞系的错误信息，已在平台网站(http://www.cellresource.cn)公开。现再次公告见表 12-1，供大家在研究中选择使用细胞系资源时参考。同时也建议大家，如果实验室保存了这些细胞，可自己送检或交与细胞平台进行 STR 检测。在确保正确时再用于科学研究。

表 12-1　国内建立肿瘤细胞系的身份认证错误情况

| 英文名称 | 中文名称 | STR 检测结果 |
|---|---|---|
| NCI-H23 | 人非小细胞肺癌细胞 | NCI-H157 污染 |
| NCI-H838 | 人非小细胞肺癌细胞 | NCI-H157 污染 |
| LTEP-a1 | 人肺癌细胞 | 与 LTEP-a1，LTEP-s 交叉污染 |
| LTEP-a3 | 人肺癌细胞 | 与 LTEP-a2、LTEP-a3、LTEP-sm 交叉污染 |
| LTEP-S | 人肺癌细胞 | 与 LTEP-a1、LTEP-s 交叉污染 |
| LTEP-a1 | 人肺癌细胞 | 与 LTEP-a1、LTEP-s 交叉污染 |
| LTEP-a3 | 人肺癌细胞 | 与 LTEP-a2、LTEP-a3、LTEP-sm 交叉污染 |
| LTEP-sm | 人小细胞肺癌细胞 | 与 LTEP-a2、LTEP-a3、LTEP-sm 交叉污染 |
| NCI-H520 | 人肺鳞癌细胞 | CNE-2Z 污染 |
| LTEP-a2 | 人肺腺癌细胞 | 与 LTEP-a2、LTEP-a3、LTEP-sm 交叉污染 |
| BEL7402 | 人肝癌细胞 | 与 SGC7901、SMMC7721、QGY7701、QGY7703、QSG7701、Ho-8910PM、Ho-8910、BEL7402 交叉污染 |
| QGY7701 | 人肝癌细胞 | 与 SGC7901、SMMC7721、QGY7701、QGY7703、QSG7701、Ho-8910PM、Ho-8910、BEL7402 交叉污染 |
| QGY7703 | 人肝癌细胞 | 与 SGC7901、SMMC7721、QGY7701、QGY7703、QSG7701、Ho-8910PM、Ho-8910、BEL7402 交叉污染 |
| SMMC7721 | 人肝癌细胞 | 与 SGC7901、SMMC7721、QGY7701、QGY7703、QSG7701、Ho-8910PM、Ho-8910、BEL7402 交叉污染 |
| QSG7701 | 人肝细胞 | 与 SGC7901、SMMC7721、QGY7701、QGY7703、QSG7701、Ho-8910PM、Ho-8910、BEL7402 交叉污染 |

续表

| 英文名称 | 中文名称 | STR 检测结果 |
| --- | --- | --- |
| SGC7901 | 人胃腺癌细胞 | 与 SGC7901、SMMC7721、QGY7701、QGY7703、QSG7701、Ho-8910PM、Ho-8910、BEL7402 交叉污染 |
| HO-8910PM | 人高转移卵巢癌细胞 | 与 SGC7901、SMMC7721、QGY7701、QGY7703、QSG7701、Ho-8910PM、Ho-8910、BEL7402 交叉污染 |
| HO-8910 | 人卵巢癌细胞 | 与 SGC7901、SMMC7721、QGY7701、QGY7703、QSG7701、Ho-8910PM、Ho-8910、BEL7402 交叉污染 |
| HFTF | 人胚胎眼 Tenon 囊成纤维细胞 | 混杂的 STR,怀疑与 HFSF 交叉污染 |
| C918 | 人侵袭性脉络膜黑色素瘤细胞 | 与 M619, C918, Mum-2B 交叉污染 |
| M619 | 人侵袭性脉络膜黑色素瘤细胞 | 与 M619, C918, Mum-2B 交叉污染 |
| Mum-2B | 人侵袭性脉络膜黑色素瘤细胞 | 与 M619, C918, Mum-2B 交叉污染 |
| Mum-2C | 人侵袭性脉络膜黑色素瘤细胞 | 与 OCM-1A、Mum-2C 交叉污染 |
| OCM-1A | 人低侵袭性脉络膜黑色素瘤细胞 | 与 OCM-1A、Mum-2C 交叉污染 |
| OS-RC-2 | 人肾癌细胞 | 与 OS-RC-2、KP-N-NS 交叉污染 |
| KP-N-NS | 人肾上腺神经母细胞瘤细胞(脑转移) | 与 OS-RC-2、KP-N-NS 交叉污染 |
| BEL7402 | 人肝癌细胞 | HCT-8 污染 |
| SW1990 | 人胰腺癌细胞 | HCT-8 污染 |
| Y79 | 人视网膜母细胞瘤细胞 | Raji 污染 |
| EC9706 | 人食管癌细胞 | HeLa 污染 |
| Tca-8113 | 人舌鳞癌细胞 | HeLa 污染 |
| MGC803 | 人胃癌细胞 | HeLa 污染 |
| BGC823 | 人胃腺癌细胞 | HeLa 污染 |
| SGC7901 | 人胃腺癌细胞 | HeLa 污染 |
| ACC-M | 人涎腺癌细胞 | HeLa 污染 |
| ACC-2 | 人涎腺腺样囊性癌细胞 | HeLa 污染 |
| NCI-H446 | 人小细胞肺癌细胞 | HeLa 污染 |
| GLC-82 | 人低分化肺腺癌细胞 | HeLa 污染 |
| SCaBER | 人膀胱鳞癌细胞 | 猴源细胞污染 |
| A-427 | 人肺癌细胞 | 牛源细胞污染 |
| NCI-H205 | 人肾上腺腺瘤细胞 | 小鼠源细胞 |
| PANC-1 | 人胰腺癌细胞 | 混杂 STR,确定污染源 |

(4) *转移性肿瘤细胞系的建立方法*

指导过去 100 多年的肿瘤转移研究,最主要的理论包括:肿瘤转移的“种子和土壤”学说以及肿瘤细胞群体异质性学说。前者,佩吉特医生分析了 735 个乳腺癌病例,于 1889 年发表文章提出了肿瘤细胞转移的“种子和土壤”学说,提出肿瘤细胞转移不是随机的,而是一些特定器官可以提供适合特定转移灶生长的环境。这一学说很好地解释了肿瘤转移的器官特异性,也指导科学家研究发现了相关机制。后者费德勒等于 1977 年发表了肿瘤异质性的观点,即原发灶肿瘤细胞群体的异质性,其中包含了具有转移能力的肿瘤细胞亚群,肿瘤转移来自原发肿瘤中具有转移特性的肿瘤细胞。实际上原发瘤中细胞群体的异质性体现在肿瘤细胞的各种性质。现在的单细胞分析技术,已提供了更多的证据。

不管在体内还是体外,肿瘤细胞群体都处于持续演进(evolving)过程中。由于瘤细胞的遗传型不

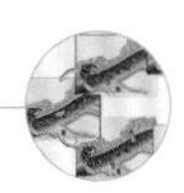

稳定性，加上宿主和其他环境的选择压力，造成了细胞的不断变异，产生分化和表型的多样性。一个实体瘤组织或细胞系是由生物学性状不同的瘤细胞克隆组成的，这就是肿瘤的异质性。基于肿瘤细胞群体异质性建立转移性肿瘤细胞系用于肿瘤转移研究，也就顺理成章了。以下介绍几种常用方法。

1) 体外筛选方法：肿瘤在转移性状方面同样存在异质性，即在一个原发瘤细胞群体中，并非所有瘤细胞均具有侵袭和转移能力，仅某些特殊亚群才具有转移潜能，产生转移表型。在这些具有转移潜能的肿瘤细胞亚群中，它们各自的转移潜能也不一致。从异质性的肿瘤细胞系中分离出生物学性状不同的克隆株，对于进行比较研究、药物筛选、诱导分化治疗等都有重要的使用价值。

在体外一定实验条件下，筛选出某些特性的肿瘤细胞亚系，再经体内实验确定其转移潜能。这些使用条件，实际是选择压力。在选择压力下培养存活的肿瘤细胞，具有更强的适应能力和更强的转移能力，所以可以制造与肿瘤转移相关的各种使用条件，用于选择建立高转移肿瘤细胞系。已报道的体外筛选方法包括：①利用肿瘤细胞对淋巴细胞的抗性筛选高转移亚系；②利用肿瘤细胞穿出膀胱壁的方法筛选高转移亚系；③利用密度梯度离心法筛选高转移亚系；④利用单细胞克隆培养法筛选高转移亚系。经过选择后，还需要最终体内移植检测其转移能力，以确定是否为高转移潜能细胞系。

该方法由费德勒和克里普卡（Kripke）于 1977 年首次使用，他们从小鼠黑色素瘤 B16 中分离得到了多个转移能力差别很大的克隆。利用有限稀释方法，将肿瘤细胞分散到 96 孔板中，选择标记单细胞的培养 2 周以上，查看标记的单细胞孔，若细胞长满则消化传代至 24 孔、6 孔板等扩增培养，得到单细胞克隆亚系。后续进行筛选、鉴定。

高进实验室在 20 世纪 80、90 年代，将培养的单细胞克隆，利用细胞电泳率的差别，筛选得到了来源于小鼠前胃癌 MFC、小鼠肺腺癌 LA795、小鼠树突状细胞肉瘤 DCS 等多种不同转移能力的肿瘤亚系，如 LA795 来源的 LA1、LAD 和 LA5，其同基因小鼠 T739 移植后肺转移率分别是 0、16%和 32%[10]。DCS 来源的 DD1、DG6，其肺转移率分别是 100%和 27%[11]。

汤钊猷院士实验室采用单克隆细胞培养技术，将异质性的细胞群 MHCC97 分离成单个细胞在体外培养。待每个细胞独立生长成细胞株后，在裸鼠体内进行初步筛选，然后进一步检定目标克隆株，得到高转移性单克隆细胞株 MHCC97－H 和低转移性单克隆细胞株 MHCC97－L[12,13]。进行基本细胞生物学性状的比较，发现两者有诸多差异，包括细胞形态学（图 12－1）、细胞遗传学、生长速度、体外侵袭实验、裸鼠体内成瘤潜伏期和肿瘤生长速度以及肝转移、肺转移能力的不同。MHCC97－H 与 MHCC97－L 裸鼠体内移植后的主要差异总结见表 12－2。

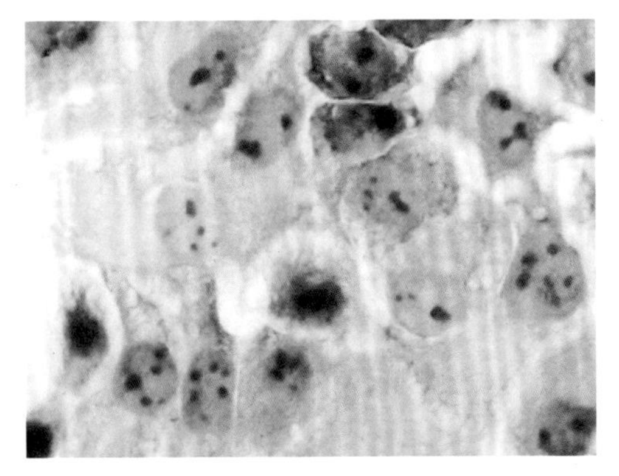

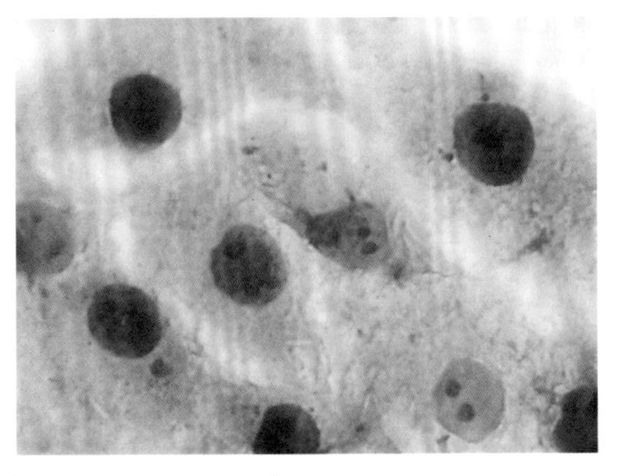

图 12－1 MHCC97－H(A)和 MHCC97－L(B)的光镜形态

前者体积较小核仁多，后者体积大核仁少（Giemsa 染色，×400）

表 12-2　MHCC97-H 和 MHCC97-L 克隆株的成瘤性和转移性

| 接种途径与检测项目 | MHCC97-H | MHCC97-L |
| --- | --- | --- |
| 细胞皮下接种（5×10$^6$ 细胞/0.2 mL） | | |
| 　接种的裸鼠数/成瘤数（只） | 5/5 | 5/4 |
| 　潜伏期（d）（$\overline{x}\pm s$） | 6.4±2.2 | 21.3±2.5 |
| 　第 30 天时皮下瘤直径（cm）（$\overline{x}\pm s$） | 1.94±0.36 | 0.84±0.47 |
| 瘤组织肝脏种植（5 周） | | |
| 　种植裸鼠数 | 10 | 10 |
| 　肝脏瘤直径（cm）（$\overline{x}\pm s$） | 1.42±0.11 | 0.90±0.26* |
| 　腹部病变 | | |
| 　　腹壁浸润 | 40% | 20% |
| 　　血性腹水 | 10% | 0 |
| 　　肝内转移结节 | 80% | 0 |
| 　　膈肌转移 | 10% | 0 |
| 　　肝胃/肝脾韧带浸润 | 10% | 0 |
| 　　局部淋巴结肿大 | 0 | 0 |
| 　肺转移率 | 100% | 40%** |
| 　肺转移灶的中位数 | 6 | 2 |

*：$P<0.01$，$t$ 检验。在解剖时用游标卡尺测量肝脏肿瘤的长（L）、宽（W）、高（H），肿瘤体积用几何平均值（GMD）表示：GMD=$(L\times W\times H)^{1/3}$；**：$P<0.05$，Fisher 精确概率法检验。

体外筛选，还可根据不同目的设计实验，如利用细胞黏附实验、运动实验、水解酶释放、诱导血管形成等，筛选得到高黏附能力、高运动能力、水解酶高产等的肿瘤细胞亚系，用于肿瘤侵袭转移不同环节机制及防治措施的研究。

2）体内连续传代建立高转移肿瘤细胞系：将肿瘤组织或培养的肿瘤细胞系，在动物体内移植（皮下、静脉内），待肿瘤转移（肺、肝、脑等）发生后，处理动物，取转移瘤，进行体内移植，再取转移瘤，这样反复移植 5～10 次，可获得较稳定的具有较强肺、肝或脑转移能力的瘤株。这些亚系还可进行体外培养，获得高转移能力的肿瘤细胞系。小鼠黑色素瘤 B16-F10 就是费德勒实验室用这种方法获得的高肺转移亚系。笔者在汤钊猷的肝癌研究团队时，利用手术切除新鲜肿瘤组织进行原代培养，在含 10% 人 AB 型血清的高糖 Dulbecco 改良 Eagle 培养基（Dulbecco's modified Eagle's medium，DMEM）培养液中稳定生长传代，建立了人肝癌 MHCC97 细胞系。该细胞裸鼠皮下 5×10$^6$ 细胞/0.2 mL 移植后，潜伏期为 15～20 d，成瘤率为 100%（图 12-2）。肝内接种 30 d 以后，自发性肺转移率为 100%，符合临床肝癌的转移特征。尾静脉注射可产生实验性转移。皮下瘤、肝内移植瘤以及肺转移灶中癌细胞甲胎蛋白（AFP）免疫组化均呈阳性（图 12-3）。

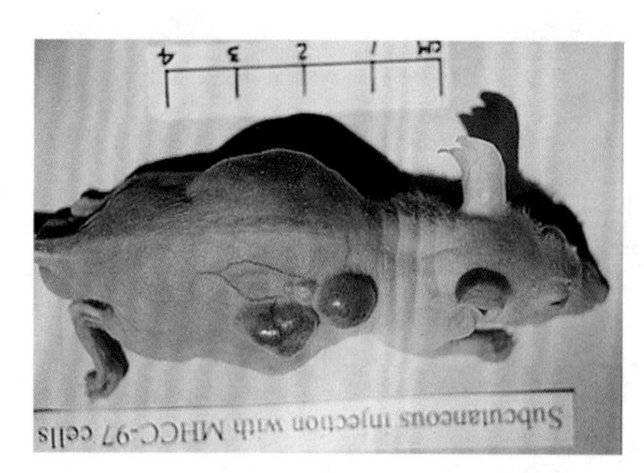


图 12-2　裸鼠皮下接种 MHCC97 细胞（5×10$^6$）第 25 天

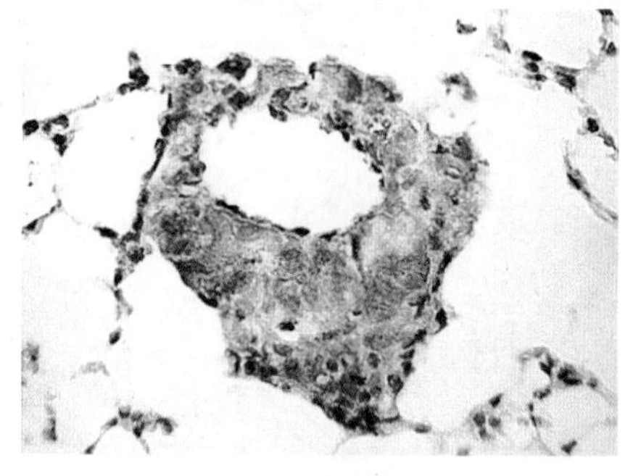

图 12-3　MHCC97 细胞肝脏接种 30 d 后肺转移灶 AFP 染色阳性（ABC 染色，×400）

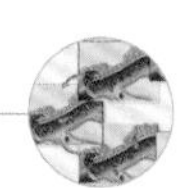

后续，该实验室使用连续肺转移筛选法建立阶梯肺转移细胞模型系统[14]，具体方法是：高转移性人肝癌克隆细胞株 MHCC97－H 接种裸鼠，进行 6 次肺转移筛选，取第 3 次和第 6 次筛选的肺转移瘤组织进行细胞培养，建成连续传代细胞株，分别命名为 HCCLM3 和 HCCLM6（图 12－4）。免疫细胞化学显示两者甲胎蛋白、白蛋白、细胞角质蛋白 8 阳性，P16 阳性，P53、nm23、HBsAg 阴性；细胞基因组中有 HBV DNA 整合。亚三倍体核型，主流染色体范围 HCCLM3 为 55～58 条，HCCLM6 为 54～57 条；细胞倍增时间 HCCLM3 为 34.9 h，HCCLM6 为 48 h；HCCLM3 的克隆形成率 32.4%±3.2%；细胞运动速度 20±2 μm/h。两个细胞株的转移潜能较 MHCC97－H 均进一步提高（表 12－2、表 12－3），可见，体内连续筛选法是一种建立高自发性转移动物模型可行、有效的方法。但是，筛选次数可对细胞系种植的成瘤率和转移性造成一定影响，导致所获得细胞系在成瘤潜伏期、肿瘤体积、淋巴结转移、腹壁转移、腹腔内转移、肺转移灶数量、肺转移灶分级均有所差异。

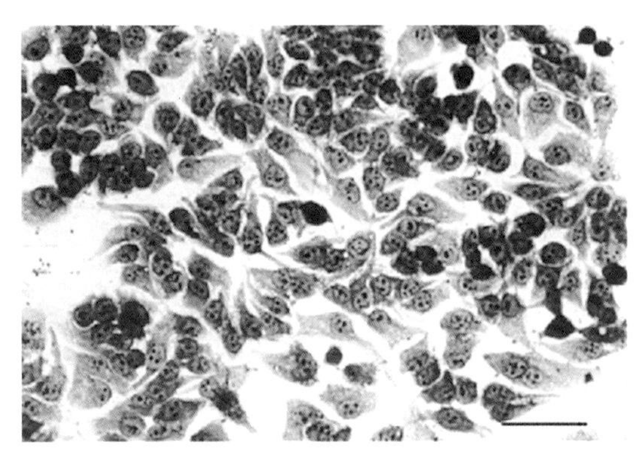

**图 12－4 HCCLM3 的光镜形态学**

细胞培养于载玻片 2 d 后（瑞氏染色，×100）

**表 12－3 HCCLM3、HCCLM6 接种裸鼠后的成瘤性和转移性**

| 接种途径检测项目 | HCCLM3 | HCCLM6 |
|---|---|---|
| 瘤细胞接种裸鼠皮下（$5\times10^6$ 细胞/0.2 mL） | | |
| 接种裸鼠数（只） | 10 | 10 |
| 成瘤率（%） | 100 | 100 |
| 成瘤潜伏期（d） | 11±1 | 9±1 |
| 30 d 后瘤体积（$\bar{x}\pm s$）（$mm^3$） | 3 568±450 | 3 864±903 |
| 5 周后肺转移率（%） | 100 | 100 |
| 肺转移灶中位数（个/裸鼠） | 121 | 145 |
| 肺转移灶分级 | | |
| Ⅰ | 81 | 68 |
| Ⅱ | 20 | 26 |
| Ⅲ | 11 | 28 |
| Ⅳ | 10 | 23 |
| 瘤细胞接种于右足垫皮下（$2\times10^6$ 细胞/0.1 mL） | | |
| 接种裸鼠数（只） | 4 | 4 |
| 腘窝淋巴结转移（只） | 0 | 3 |
| 腹股沟淋巴结转移（只） | 0 | 1 |
| 皮下瘤组织块接种裸鼠肝脏 5 周 | | |
| 接种裸鼠数（只） | 10 | 10 |
| 肝脏瘤平均体积（$mm^3$） | 5 080±160 | 5 492±875 |
| 腹部转移情况 | | |
| 腹壁转移（%） | 100 | 100 |
| 腹腔内转移（%） | 80 | 100 |
| 肝内转移（%） | 100 | 100 |
| 膈肌转移（%） | 70 | 50 |
| 淋巴结转移（%） | 0 | 60 |
| 肺转移率（%） | 100 | 100 |
| 肺转移灶中位数（个/裸鼠） | 268 | 270 |
| 肺转移灶分级 | | |
| Ⅰ | 171 | 140 |
| Ⅱ | 44 | 43 |
| Ⅲ | 35 | 45 |
| Ⅳ | 36 | 42 |

3）体内体外联合筛选方法：即将上述体内连续传代方法与体外筛选方法结合起来，简述如下。将待筛选的肿瘤细胞移植于动物体内，预计转移形成后处死动物，取某器官（肝、肺、脑、骨）的转移瘤组织进行体外培养，并施加选择压力、条件，选择合适的指标进行筛选，培养获得能适应的肿瘤细胞，然后再移植到动物体内，如此重复数次。这种方法得到的肿瘤亚系有明显优点：肿瘤细胞亚系的转移能力及转移的器官特异性稳定，通过体外筛选，使肿瘤细胞亚系具有突出的某方面特性，以便后续研究该特性的作用及防治方法。该方法各方面耗费高。

*（5）肿瘤侵袭转移相关细胞生物学特性研究和方法学*

肿瘤细胞与正常细胞相比有明显区别，目前已

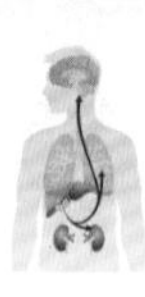



报道的肿瘤细胞所发生的变化已达20～30项之多(表12-4)[15]。但多数变化实质上是量的不同而非质的差异。这些变化又被称为肿瘤细胞的特性。肿瘤的这些特性往往只是在某些实验体系中证实的，与人类肿瘤的相关性还令人怀疑。另一方面，肿瘤是异质性的，所以，同一瘤体中的瘤细胞也含具有不同性质的细胞亚群。对肿瘤细胞侵袭转移特性目前已知最主要的有肿瘤细胞的黏附性、运动性及蛋白水解酶的分泌等。肿瘤的这些特性在肿瘤侵袭转移中的作用如何？如何通过影响这些性质进而改变肿瘤的侵袭转移性？这些问题的研究对于弄清侵袭转移的机制及研究有效的侵袭转移防治措施将是非常有用的。很有意义的是，这些体外细胞水平检测到的特性及其水平与肿瘤细胞体内的侵袭转移能力有很好的一致相关性[16]。本节将就一些细胞水平研究常用方法及研究状况进行介绍。

**表12-4　肿瘤细胞属性**

| 序号 | 属　性 |
|---|---|
| 1 | 正常生长调控机制的丧失 |
| 2 | 体外生长密度增加(细胞核重叠指数较高，正常细胞＜0.2，转化细胞＞0.5) |
| 3 | 体外接触抑制丧失 |
| 4 | 细胞表面纤维粘连蛋白减少 |
| 5 | 表达肿瘤相关或肿瘤特异抗原，包括胚胎肿瘤抗原和病毒决定簇等 |
| 6 | 细胞表面成分的变化，如蛋白质、糖蛋白、蛋白多糖、唾液酸等 |
| 7 | 糖基化作用的改变 |
| 8 | 浆膜膜片脱落增加 |
| 9 | 质膜流动性改变或膜脂成分的改变 |
| 10 | 对凝集素凝集作用的敏感性增加 |
| 11 | 受体动员加快 |
| 12 | 膜通透性和营养成分的运输发生改变 |
| 13 | 线粒体含量下降 |
| 14 | 自泌性生长因子分泌失调 |
| 15 | 外源性生长因子及血清需求量下降 |
| 16 | 细胞连接发生改变 |
| 17 | 细胞间通信发生改变 |
| 18 | 变形能力增加 |
| 19 | 细胞骨架发生改变 |
| 20 | 细胞表面突起发生改变 |
| 21 | 细胞运动能力改变，包括趋化性 |
| 22 | 酶的含量和分泌变化 |
| 23 | 激素的产生和分泌发生改变 |
| 24 | 激素依赖性发生改变 |
| 25 | 组织异型性增加(胞质嗜碱性，核多形性) |
| 26 | 锚定依赖性降低 |
| 27 | 黏附性改变 |
| 28 | 细胞极性改变 |
| 29 | 染色体畸变增加 |
| 30 | 胞内信号传递活动改变 |
| 31 | 癌基因产物出现 |
| 32 | 原癌基因产物过度表达 |
| 33 | 抑癌基因失活或表达降低 |
| 34 | 端粒酶活性增加 |
| 35 | 血管形成因子的产生 |
| 36 | 凋亡机制改变 |
| 37 | 自噬机制改变 |

肿瘤侵袭的过程是肿瘤细胞黏附于邻近正常组织、肿瘤细胞释放水解酶并破坏邻近宿主组织、通过运动占据正常组织的位置，以上3个步骤不断循环，在时间和空间上进行性发展的过程。在体外研究体系中，分解动作，就是细胞增殖/凋亡研究、细胞黏附性研究、细胞水解酶活性观察、细胞运行能力研究及细胞侵袭能力研究。以下分别介绍各研究的实验原理及方法。

1) 肿瘤细胞增殖研究及方法：

A. MTT/CCK8法检测肿瘤细胞体外增殖：肿瘤细胞增殖的检测，以前使用的方法是直接利用血细胞计数板或自动的颗粒计数仪进行细胞计数，这些方法需要将细胞从培养瓶皿中消化解离、收集，加到计数池或管中，操作繁杂，计数时还受人为因素影响，不适合大样本、多次分析检测。现在更常用的是利用活细胞内的酶，作用于产色底物，然后直接比色进行细胞计数。最先使用的是利用活细胞线粒体中的脱氢酶，可以将底物噻唑蓝(thiazolyl blue tetrazolium bromide，又称MTT)还原为甲瓒(formazan)，后者为蓝紫色结晶，不溶于水，因而沉积在细胞中，经二甲基亚砜(dimethyl sulfoxide，DMSO)溶解后，可以通过酶联免疫检测仪(酶标仪)等分光光度仪测定其光密度。在一定范围内，光密度值与活细胞数量呈线性关系，即光密度可反映活细胞数量。甲瓒的光吸收峰值是595 nm。通常酶标仪标配的滤光片没有

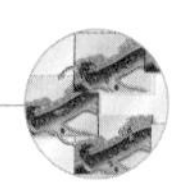

这个波长的，实际测量时，使用与此波长最接近的滤光片，如 570 nm 或 630 nm 波长通道测定其光吸收值。细胞死后，酶活性丧失，失去转化 MTT 的能力，故没有吸光值。同样原理，为了克服甲瓒不溶于水，还需 DMSO 溶剂这一步骤，商业公司又开发了水溶性噻唑盐，如 WST－1、WST－8，在电子耦合试剂 1－甲氧基－5－甲基吩嗪鎓硫酸二甲酯(1-Methoxy PMS)存在条件下，被脱氢酶还原水溶性高的橙黄色甲瓒产物，该产物的吸光值峰值是 450 nm，参比波长 600～650 nm。如果没有 450 nm 的滤光片，可以使用吸光度在 430～490 nm 之间的滤光片。

这些方法已广泛用于检测基因、生物活性因子、药物等对肿瘤细胞的增殖、细胞毒性试验、抗肿瘤效果的大规模筛选以及肿瘤放射敏感性测定等。

操作步骤如下：①传代。取对数生长期的细胞传至 96 孔板，每孔 1 000～10 000 个细胞(100 μL 培养基/孔)。每组细胞设置 6 个平行孔。加入细胞的数量根据具体细胞的增殖速度调整。增殖实验，起始细胞数量宜少，杀伤实验起始细胞适量增加。②MTT 或 CCK8 孵育。铺板第 1、2、3、4、5、6 天后加入 CCK8 10 μL/孔继续培养 2～4 h。③弃培养液加 DMSO 溶解甲瓒(水溶性产物省去此步)。④用酶标仪检测 450、570 和/或 630 nm 处吸光度(根据产物选合适的滤光片通道)。⑤测定结果，从仪器导出，可进行数据可视化处理，做成图、表呈现。⑥实验重复 3 次。

B. 肿瘤细胞集落形成率测定：将肿瘤细胞接种在软琼脂培养基中，观察肿瘤细胞集落形成情况，计算形成集落数占起始接种肿瘤细胞数量的百分比，即为集落形成率。肿瘤细胞因其贴壁不依赖性及密度不依赖性等恶性行为特点，可以在软琼脂中生长而形成集落，也有人称之为克隆形成率，这是借用细菌克隆这一词语及英语翻译的问题，表示由一个肿瘤细胞增殖而形成的细胞群体。由于哺乳细胞的复杂性及适应性，虽然来自同一个细胞，但一旦形成的群体，也存在异质性，因此笔者认为用“集落”是更恰当的中文表述。

我们实验室的经验，软琼脂中的集落形成率除了反映肿瘤细胞群体的增殖能力外，还是与肿瘤体内侵袭转移潜能相关性非常高的一个体外实验指标。简化版的实验是平板效率(plating efficiency)，直接将肿瘤细胞(贴壁生长的)传代接种到培养皿中，一定时间后观察细胞集落形成情况，计数集落形成率。二者的差别是，后者只反映增殖能力，无法代表其贴壁不依赖性及密度不依赖性。

操作步骤：①制备琼脂。分别称取 1.2、0.5 g 琼脂糖，置无菌锥形瓶中，加入无菌纯水 100 mL，煮沸 2 min，或者高温灭菌，冷却时维持于 55℃水浴中。②制备含 40%胎牛血清的双倍 RPMI1640 培养液，含需添加的因子。③将维持于琼脂溶液与双倍培养基 1∶1 混合，保持 37℃。④取 1 mL，置入直径为 35 mm 的无菌培养皿中，铺满皿底，置于 37℃、5% $CO_2$ 孵箱中备用。⑤将培养的细胞用 0.25%胰酶消化、收集，800 r/min 离心 15 min，弃上清液。⑥用少量 10% FBS＋RPMI1640 将细胞吹打悬起，计数，稀释至 500/mL。⑦将维持于水浴中的 0.5%琼脂糖溶液按 1∶1 比例与细胞悬液混合，充分混匀后取 1 mL 注入步骤④中制备的底层琼脂糖上。⑧待琼脂糖凝固后，置于 37℃、5% $CO_2$ 孵箱中培养 2 周以上。⑨观察形成的细胞集落，并计数集落形成率。

2) 肿瘤细胞黏附性变化及研究方法：肿瘤转移的每一步骤都涉及众多的因素，如细胞生长速度、变形性、膜脂流动性、抗原性、对宿主免疫反应的敏感性等。在整个转移过程中，肿瘤细胞相互之间及与正常细胞间的黏附作用显然是重要的一环。恶性细胞具有从原发瘤分离及在体内扩散的能力，提示这些细胞相互识别及黏附的机制发生了改变。为探讨肿瘤细胞黏附性的变化、影响其黏附性的因素及其黏附性变化的机制，必须具备相应的检测方法。整体水平测量细胞间的黏附，在技术上是不可能的，因为：①细胞的黏附可以通过多种机制，每种机制所产生的黏附力又有不同，而且这种不同的机制可以在不同的时间、部位，以不同的组合来共同作用；②细胞相互接触的确切部位不清，两个细胞彼此相邻不一定相互黏附，因而无法计算单位接触面积的黏附力；③许多细胞的黏附结果可能是动态的，不停地断开、再黏附，也不断地变换亲和性、分布及表面密度等。因此，细胞黏附性的检测一般采用体外方法。以下介绍两种常用的方法。

A. 直接计数法测定细胞黏附性：本法的指导思想是先制备单层的细胞或铺一层基质作为靶子，然后再加入待测细胞，使二者相互作用后，在不同时间收集未黏附细胞(仍悬浮于上清液中)，然后计算黏附细胞数并计算黏附细胞百分比来代表细胞黏附性。靶细胞可采用待测细胞本身(用于测同质型黏附)或某种正常组织的细胞(如内皮细胞、成纤维细

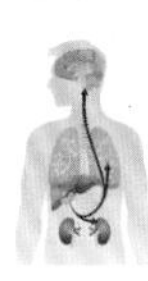



胞等，用于测定异质型黏附）；靶基质可以是人工基底膜，或基底膜组分及胞外基质成分的组合，如纤维连接蛋白（fibronectin，FN）加层粘连蛋白（laminin，LN）、Ⅳ型胶原、鼠尾胶原（Ⅰ型胶原为主）等。

检测步骤简述如下：①靶细胞和/或靶基质的准备。靶细胞传代到6孔培养板或直径35 mm的培养皿中，加入传代细胞的浓度。不同细胞系有所不同，在检测时细胞应在平皿中长满单层不留空隙为标准，这样可以避免待测细胞与平皿底部的黏附。基质或基质成分（FN、LN各5 mg）滴加到6孔板或平皿中，在37℃温育30 min至1 h，以磷酸盐缓冲生理盐水（phosphate buffered saline，PBS）液（无钙镁）或Hank's液（一种平衡盐溶液）洗涤3次备用。②培养的待测细胞生长状态良好时，用无钙镁PBS液或Hank's液洗涤，并制成细胞悬液，调整细胞浓度在$(1.0\sim10.0)\times10^4$/mL之间，备用。③将步骤②制备好的待测细胞悬液1.2～1.5 mL加到①备好的靶细胞和/或靶基质上，在摇床上缓慢摇动（37℃），使二者充分接触、作用、黏附，不同时间间隔后（如10、20、30、40 min）做如下处理：吸出上清液（包括未黏附的肿瘤细胞），用少量PBS或Hank's液（0.2 mL）洗涤数次，去除附着而未真正黏附的细胞，然后计数上清液及洗涤液中的肿瘤细胞数，即未黏附的细胞，总数减去未黏附的细胞即为已黏附的细胞数。当检测肿瘤细胞对基质的黏附时，亦可以弃去未吸附细胞及洗涤细胞，而是用胰蛋白酶消化已黏附的细胞，收集并计数。

计数公式：

黏附细胞百分比 =（肿瘤细胞总数 − 未黏附细胞数）/ 肿瘤细胞总数 × 100%

该方法的特点是简单、迅速、可定量。但平行对照，需细胞量大。

B. 脱壁（detachment）速度检测肿瘤细胞黏附能力：该实验体系是通过检测将两个细胞分开或是将细胞从基质上移开所需的力量，推算细胞的黏附性。但细胞的分离与细胞的黏附是两个不同的过程，严格地说，二者不能相比，将两个细胞分开的力量还取决于将二者分开的方式。正如将胶带贴到纸上与从纸上揭下纸带是两个不同的过程一样，纸带的揭法不同，从一头揭到另一头，或是将整张一齐揭下所需的力也不同。简要步骤如下：收集对数生长期的细胞，消化后制备$1\times10^4$/mL的细胞悬液，取6孔板，每孔加入1 mL细胞悬液，置5% $CO_2$温箱内培养。5 d后取出培养板，进行如下处理：每孔以PBS液洗涤2次，加入0.02% EDTA液1 mL，将培养板置于水平摇床上，37℃摇动（70 r/min）不同时间，如5、10、20 min等，收集脱落细胞计数，将未脱离的细胞再加0.25%胰蛋白酶消化，收集计数。各时相点脱落细胞与未脱落细胞之和即为细胞总数。脱落率可按以下公式计算：

细胞脱落率（%）= 脱落细胞数 / 细胞总数 × 100%

3）肿瘤细胞体外迁移能力测定：肿瘤细胞的运动性在侵袭、转移过程中的作用已被众多实验所证实。在肿瘤转移过程中的某些阶段，它表现出较强的运动能力，如肿瘤细胞从原发瘤灶分离及进而侵入邻近组织以及再穿过血管壁进入血液循环和穿出血管壁进入继发部位等，因而细胞运动性的研究在弄清肿瘤细胞侵袭和转移的机制上有重要位置。肿瘤运动性的研究方法主要是检测肿瘤细胞主动移行的能力，可以用正常细胞作对照或用不同的细胞系、克隆细胞株相互对照，也可以用于检测药物或其他外加因素对肿瘤细胞运动性的影响，继而推测其对侵袭转移的影响。现就一些常用检查方法介绍如下。

A. 改良Boyden小室法（Transwell）检测肿瘤细胞移行和侵袭能力：该方法常用来检测白细胞和巨噬细胞的趋化性，后经改良用于肿瘤细胞运动性、侵袭性等的测定。Boyden小室由上下两个室组成，两室中间由带微孔的滤膜分隔，也可用鸡胚尿囊膜、人胚胎羊膜等分隔。待测细胞放在上室，其运动性通过测量滤膜上层到运动最远的细胞之间的距离而确定。也可以计数在滤膜不同平面上细胞数、滤膜底部的细胞数或是另一张在下室的滤膜上细胞数。当上下两室均为生理盐水时，细胞运动为随机运动；若上下两室中均加以同浓度的化学趋化剂或生长因子等，可观察到加强的细胞无定向运动；当两室中的化学趋化剂存在梯度时，该方法可观察细胞定向运动。目前商业供应的24孔板附加Transwell（微孔滤膜插篮）替代了Boyden小室，插篮底部由微孔滤膜密封，微孔滤膜的孔径直径有4、8、12 μm等不同规格，肿瘤细胞运动或侵袭实验是选用8 μm孔径。

具体步骤如下：

a. 制备无血清的NIH/3T3上清液（条件培养基）：①NIH/3T3细胞传代。DMEM－H+5%小牛

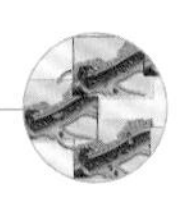

血清，37℃、5% $CO_2$ 饱和湿度培养。②更换无血清培养基。待细胞密度达 80%汇合时，更换无血清 DMEM－H 培养基，继续培养 48 h。③收集上清液，用细胞过滤器过滤除掉死亡细胞碎片后于－20℃保存备用。④使用时按比例加入胎牛血清（fetal bovine serum，FBS），将 FBS 浓度调至 20%。

b. 包被基底膜（运动能力检测时省去此步骤）：①基质胶准备。将冻存于－20℃冰箱的基底胶（matrigel）于前一天放置 4℃过夜融化，呈液态。②稀释。用预冷的无血清培养基稀释基底胶（终浓度为 1.2 mg/mL），冰浴混匀。③包被。加入上层小室各 70 μL（注意无气泡），放入 37℃细胞培养箱中，孵育 4～6 h，使基质胶凝固。④水化基底膜。无血清培养基洗基质胶 2 次，轻轻吸去多余液体。

c. 细胞接种：①收集消化对数生长期的细胞。②用 PBS 洗 3 次；1 000 r/min 离心 5 min；含 1% FBS 的培养基重悬细胞。③计数，调节细胞浓度至 $1\times10^5$/mL，Transwell 上层小室中加入 200 μL 细胞悬液（$2\times10^4$ 细胞/孔），每组设 3 个重复孔。④24 孔板的小室下层中加入 500 μL 含 20%FBS 的 NIH/3T3 上清液。⑤37℃培养箱中孵育 48 h。

d. 结果统计：①取出 Transwell 小室，吸走下层 24 孔板中的液体，用 PBS 洗 2 遍，洗掉未贴壁的细胞，棉签小心擦去微孔膜内层的细胞。②甲醇固定 30 min，双蒸水洗 2 次；结晶紫染色 10～30 min 后，双蒸水洗 2 次。③取图 12－5 中黑色圆点所示的 9 个固定的视野，显微镜下观察拍照计数。④结果进行 $t$ 检验。

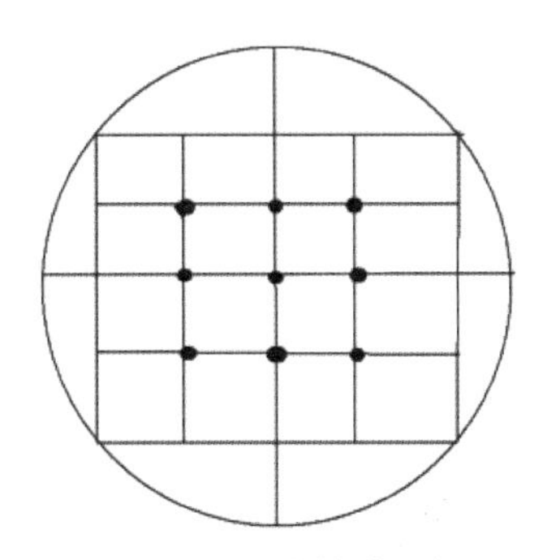

图 12－5　显微镜选取视野

B. 划痕法检测肿瘤细胞运动能力：①制备细胞。将对数生长期的肿瘤细胞铺入 6 孔板中（$5\times10^5$/孔），加入完全培养基，继续培养。②划痕。用 10 μL 枪头比着直尺，在单层细胞上呈“—”字划痕，每隔 0.5～1 cm 划一道，横穿过孔，每孔穿过 2～5 条线。注意，枪头要垂直，不能倾斜。③孵育。用 PBS 清洗细胞 3 次，洗去划落下的细胞，加入 1% FBS 的培养基，37℃下 5%$CO_2$ 培养箱培养。

4）肿瘤细胞体外侵袭能力检测：肿瘤细胞的体外侵袭能力与其体内转移潜能高度一致[10]，所以常常进行体外肿瘤细胞的侵袭能力检测，特别是有了商业供应的微孔滤膜插篮一次性成品之后，该方法应用更加广泛。在研究某些因素对肿瘤转移能力的影响时，该实验方便、快捷。

A. 制备无血清的 NIH/3T3 上清液：①NIH/3T3 细胞传代。DMEM－H＋5%小牛血清，37℃、5% $CO_2$ 饱和湿度培养。②更换无血清培养基。待细胞达 80%汇合时，更换无血清 DMEM－H 培养基，继续培养 48 h。③收集上清液，用细胞过滤器过滤死细胞后于－20℃保存备用。④使用时按比例加入 FBS，将 FBS 浓度调至 20%。

B. 包被基底膜：①基质胶准备。将冻存于－20℃冰箱的基底胶于前一天放置 4℃过夜融化，成液态。②稀释。用预冷的无血清培养基稀释基底胶（终浓度为 1.2 mg/mL），冰浴中混匀。③包被。加入上层小室各 70 μL（注意无气泡），放入 37℃细胞培养箱中，孵育 4～6 h，使基底胶凝固。④水化基底膜。无血清培养基洗基底胶 2 次，轻轻吸去多余液体。

C. 细胞接种：①收集消化对数生长期的细胞。②用 PBS 洗 3 次；1 000 r/min 离心 5 min；含 1% FBS 的培养基重悬细胞。③计数，调节细胞浓度至 $1\times10^5$/mL，Transwell 上层小室中加入 200 μL 细胞悬液（$2\times10^4$ 细胞/孔），每组设 3 个重复孔。④24 孔板的小室下层中加入 500 μL 含 20%FBS 的 NIH/3T3 上清液。⑤37℃培养箱中孵育 48 h。

D. 结果统计：①取出 Transwell 小室，吸走下层 24 孔板中的液体，用 PBS 洗 2 遍，洗掉未贴壁的细胞，棉签小心擦去微孔膜内层的细胞。②甲醇固定 30 min，双蒸水洗 2 次；结晶紫染色 10～30 min 后，双蒸水洗 2 次。③取图 12－5 中黑色圆点所示的 9 个固定的视野，显微镜下观察拍照计数。④结果进行 $t$ 检验。

5）肿瘤细胞蛋白水解酶的检测方法：肿瘤细胞侵袭转移过程中需穿越一系列天然屏障，如基底膜、间质结缔组织等，这些组织中最主要的成分包括Ⅳ

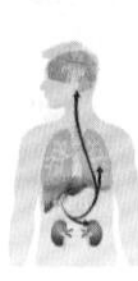



型胶原、层粘连蛋白、糖蛋白(如硫酸肝素、硫酸软骨素)等，肿瘤细胞侵袭、转移时至少需要3次穿越这些屏障，包括从原位突破基底膜、进出血管通过血管壁基底膜。一般认为，肿瘤细胞合成、释放不同种类的蛋白水解酶，“消化或溶解”这些屏障。当然也有实验表明，肿瘤细胞可刺激宿主成纤维细胞或基质细胞等释放蛋白水解酶。目前研究较多的有尿激酶、组织蛋白酶B(CB)、组织蛋白酶D(CD)、胶原酶等。本节介绍最常用的一些细胞生物学水平的方法。

A. 透明空斑法：该方法首先将底物和琼脂糖两种溶液混合，然后铺成凝胶板，并打出若干小孔，将含有蛋白水解酶作用的待测样品加入孔中，经一定时间温育，最后用考马斯亮蓝等蛋白质染料染色，底物被染成蓝色，水解酶作用过的区域底物被降解故呈无色透明空斑。根据空斑的大小可判定酶的活性。现以胶原酶为例介绍操作方法和步骤。

取适量琼脂糖，加0.05 mol/L三羟甲基氨基甲烷(Tris)盐溶液(pH值7.6，含0.17 mol/L NaCl、0.02 mol/L $CaCl_2$)，以沸水浴加热溶解，配制2%琼脂糖溶液，然后冷却至37℃。酸性胶原以0.05 mol/L Tris盐溶液(pH值7.6，含0.2 mol/L NaCl)配成4 mg/mL溶液，预热至37℃。然后将琼脂糖和胶原溶液以1∶1的比例小心混合，将适量混合液加至6孔板后35 mm培养皿或载玻片上，水平放置，待其凝固，用打孔器打孔，两孔间隔1.5 cm以上，然后将样本(主要是肿瘤组织或其提取液或条件培养液等)以及胶原酶标准液(1 100 μg)分别加入不同孔中，每孔加20 μL，培养板(皿)或载玻片置湿盒中，37℃温育24 h，小心取出凝胶片用1% NaCl液充分洗涤后浸于0.1%考马斯亮蓝R250溶液(以45%甲醇-10%冰乙酸配制)中，室温下染色1 h左右，移至45%甲醇-10%冰乙酸液中脱色，洗脱掉多余的染料。若样品中含有胶原酶或肿瘤组织(细胞)释放了胶原酶，则孔周围呈无色透明空斑，测量其面积或直径，与标准液形成的空斑比较，可半定量地计算出样品中所含胶原酶的浓度。

注意问题：①样品若为肿瘤组织块，可用Cellophane透析膜包裹；②样品可以是活检肿瘤组织小块(1 $mm^3$)、肿瘤组织提取液、培养的肿瘤细胞(继续无血清培养)或无血清培养的平台期肿瘤细胞条件培养液，抑或肿瘤细胞的不同组分(如匀浆、胞膜、胞质)、鼠或人血浆。也可以先将条件培养液或血浆用盐析法、柱层析法或高效液相等方法进行酶的提纯分离。但这样得到的酶样品多为非活化状态，所以还需在检测前加胰蛋白酶等使其活化，然后再用刀豆蛋白酶抑制胰蛋白酶活性，再进行酶活性测定。

B. 胶原酶谱法(gelatin zymography)：实验原理是将基质与电泳支持物如聚丙烯酰胺混合，一同铺板，再将含酶的样品与分子量标准蛋白质一起电泳，电泳完毕后再将酶激活、温育使其发挥作用，然后以蛋白质染色液染色，酶在电泳中的位置可一目了然，其分子量、含量(激光光密度扫描)等都可以确定。

操作步骤：取30%丙烯酰胺母液适量与基质凝胶混合，使丙烯酰胺和凝胶的浓度分别为7.5%和0.2%，再加适量10%十二烷基硫酸钠(SDS)，1.5 mol/L Tris盐溶液，10%过硫酸铵以及四甲基乙二胺(TEMED)，使其聚合，铺板。20 μL样品中加5 μL样本缓冲液(含终浓度2% SDS、10%甘油、0.001%溴酚蓝、5%巯基乙醇)，样品和分子量标准蛋白质一起上样，4℃电泳(电极液0.025 mol/L Tris盐溶液、0.192 mol/L甘氨酸、0.1% SDS)。10 cm长的胶大约需电泳7 h。以2.5% Triton X-100洗胶2次，每次约30 min，以除掉SDS，恢复酶活性。在含Tris 40 mmol/L、NaCl 200 mmol/L、NaCl 100 mmol/L(pH值7.6，叠氮钠0.02%)的缓冲液中37℃过夜，酶发挥作用，降解基质蛋白。次日以0.1%考马斯亮蓝R250 37℃染色1 h，然后脱色。代表酶解部位的透明带可在蓝色的本底上一目了然，酶的分子量经与分子量标准蛋白质对比而知。经光密度扫描还可测定其含量。该方法优点很明显，除了可以检测样品中酶是否存在外(敏感度可达ng/mL水平)，还可确定其分子量、活性。同时还可分离得到纯化的酶样品。另外即使酶处于未活化状态，仍可见电泳带，因而在区分酶是否活化上非常有用。该方法试剂易得、便宜，但操作较繁杂，工作量大。

其他方法如酶联免疫吸附测定(ELISA)也可用于生物样品中酶活性的检测，且敏感性较高，可达0.1 ng/mL水平，但需酶的抗体。

蛋白水解酶参与正常组织的降解、再塑等生理过程，如乳腺复旧、前列腺退化、排卵、胚胎的植入、神经轴突的长出等。这些正常的降解过程一定程度上与肿瘤的侵袭、转移相似，主要区别在于前者的蛋白质水解受控而且自限，而在后者这种控制机制丧失。目前，已在多种肿瘤研究体系内证明，一系列蛋白水解酶与肿瘤的转移潜能相关。利用小鼠黑色素

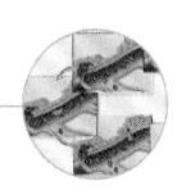

瘤 B16 及其不同转移性的克隆进行的研究表明，总纤溶酶原激活物（plasminogen activator，PA）活性、组织蛋白酶 B 活性及Ⅳ型胶原酶活性都与其转移潜能相关。小鼠胚胎成纤维细胞基因转染的一系列实验证明了Ⅳ型胶原酶与成瘤性及肿瘤转移的关系。用 *Ras* 和 *Myc* 基因转染的小鼠胚胎成纤维细胞，不但具成瘤性和转移性，还伴有高水平的Ⅳ型胶原酶活性。*Ras* 和腺病毒 EIA 转移的小鼠胚胎成纤维细胞，则只是成瘤性，不发生转移，也没有Ⅳ型胶原酶活性的高水平表达。因此，至少在该研究体系内，Ⅳ型胶原酶只与转移性相关，而与成瘤性无关。在进行肿瘤的转移能力与某种特定的蛋白酶活性水平之间相关性研究时，需注意：①检测多种蛋白酶类，首先找出相关的种类。因为不同的肿瘤侵袭、转移时牵扯到不同的蛋白酶。②检测的蛋白酶要注意区分是哪一型。如多数情况下，尿激酶型纤溶酶原激活物（u－PA）与肿瘤转移相关。若检测到总 PA 或组织型纤溶酶原激活物（t－PA）水平也许就与肿瘤转移没有相关性。③需考虑内源性蛋白酶抑制剂是否存在及其作用。④需注意肿瘤侵袭转移过程中，蛋白酶的产生可能是一种一过性行为。

肿瘤侵袭转移过程中，可能有一组酶的相互协作。这些酶的活性无疑受局部蛋白酶抑制剂水平的调节，因而理论上恶性细胞转移的能力决定于特定蛋白酶及其相应内源性抑制剂水平。所以，蛋白酶水平的升高或抑制水平的降低都会促进转移的发生。

从蛋白酶在肿瘤细胞侵袭转移中的作用，我们可以推测这些酶活性最强的部位应该是肿瘤侵袭的前沿，也就是正常组织被降解的部位。许多酶分布在侵袭的细胞表面。就细胞水平来讲，其伸出伪足的顶端可能就是侵袭发生的要害部位。蛋白酶这样分布显而易见有利于把酶活性集中在合适的位置，有利于降低抑制剂的效应，从而为最大限度的酶原活化提供合适的有利条件。

6）肿瘤细胞凋亡的研究方法学：细胞凋亡和细胞的生长分化一样是动物生长发育过程中组织器官形成的重要机制之一，也是机体进行细胞更新和维持细胞数目稳定平衡的中心机制。细胞凋亡是一种细胞主动死亡的形式。细胞凋亡又称程序性细胞死亡，前者是形态学概念，而后者是功能、生化的概念。细胞凋亡是一个高度受控的过程，涉及许多形态和生化变化。该过程需要能量供应，有复杂的基因表达参与。同细胞增殖、分化一样，细胞凋亡也是保证个体发育成熟所必需的，参与了许多生理和病理过程。肿瘤的发生不仅与肿瘤细胞的生长速度及分化有关，与细胞的死亡速度也密切相关。细胞凋亡规律的失常也是肿瘤发生、发展的一个重要因素。许多抗肿瘤的药物也是通过诱导肿瘤细胞的凋亡而发挥作用。

A. 细胞凋亡的变化：细胞凋亡后发生的最具特征的形态改变是细胞皱缩，细胞核变圆、变小，染色体凝集成块，靠近核膜；核膜损伤膨出，染色体漏出，细胞核分解为数个小核，被排出核外，成为凋亡小体。细胞质变酸，致密胞膜出泡，微绒毛消失。早期可见线粒体肿胀，嵴减少或消失，外膜破裂呈气球样；有的线粒体有电子密度高的无定形物质沉积，成为皱缩致密小体。改变的线粒体常被溶酶体吞噬。有的细胞线粒体增生。

随着细胞凋亡形态的研究，凋亡细胞的生化改变也渐被阐明。①钙离子和蛋白酶的改变：细胞内 $Ca^{2+}$ 的堆积和重新分布，细胞核内 $Ca^{2+}$ 增多，激活核酸内切酶；蛋白激酶 C 也有改变，但在不同细胞不同周期时相活性变化不一致。②激活的核酸内切酶将 DNA 切成相差 200 bp 的大小不一的片段，造成梯状电泳的现象。③组织谷氨酰胺转移酶累积并活化。④细胞骨架如肌动蛋白发生变化。⑤细胞表面糖链、植物凝集素与纤连蛋白受体增加，磷脂酰丝氨酸（PS）的外露改变细胞表面的生化特性。

B. 流式细胞术检测肿瘤细胞群体凋亡情况：用胰蛋白酶消化、收集细胞，将细胞密度调整至 $1\times10^6$/mL，用结合缓冲液清洗细胞 3 次后，将 10 μL 细胞加入 Falcon 试管中，分别加入膜联蛋白Ⅴ（annexinⅤ）和碘化丙啶（propidium iodide，PI）试剂，室温避光孵育 15 min 后，各试管分别加入 400 μL 结合缓冲液，用流式细胞仪检测细胞凋亡情况。

膜联蛋白Ⅴ与外露的磷脂酰丝氨酸结合，PI 与细胞核中的 DNA 结合。流式分析，即可以得到细胞 DNA 含量，判断细胞是否坏死、凋亡及所占比例，可以比较不同转移能力群体对不同改变或治疗的反应。

### 12.2.2 肿瘤细胞的原代培养及其在侵袭转移研究中的应用

虽然体外培养的肿瘤细胞系对肿瘤细胞生物及

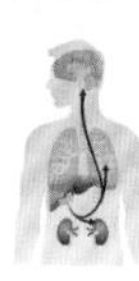


分子生物机制的研究不可或缺，但每个肿瘤患者，其肿瘤的发生、发展及基因突变等情况可能各不相同。如今，临床治疗中癌症患者个体化治疗已经达成共识，许多靶向药物的出现，也为癌症患者提供了很好的治疗效果，特别是高表达 *Her2* 基因的乳腺癌患者，经曲妥珠单抗联合化疗药治疗后，无病生存率提高了 40%。所以，尽快并且尽可能多地得到患者本身癌细胞用于基因分析及药物的筛选和测试，可以为癌症患者的治疗赢得更多的时间，获得更有针对性的治疗。因此，肿瘤细胞的原代培养，除了用于建立连续培养细胞系之外，又多了新用途。近年又有了新的培养方法，在此一并介绍。

体外培养的细胞是生命科学研究不可或缺的实验材料。目前，仍然离不开肿瘤细胞系。然而就每个个体而言，为了能更好地做到个体化治疗，就需要应用每个个体的组织标本进行有针对性的研究，从而为临床提供诊疗依据。不同组织来源的肿瘤细胞的培养方法有所不同，具体某种肿瘤细胞的培养，可参见文献[17]。本节介绍通用的方法。

(1) *原代肿瘤细胞的培养及特点*

肿瘤细胞的原代培养是指直接从患者的肿瘤组织取材进行的组织细胞培养。随着细胞培养条件的改善，特别是一次性耗材及培养液体的商业供应，原代组织细胞培养在科研工作中使用越来越多。原代培养细胞的概念也稍有放宽，现在文献中常常把原代培养及早期(3～5 代以内)传代培养的细胞，统称为原代培养细胞。

肿瘤细胞原代培养的过程主要包括以下几个步骤，分别描述。

1) 取材：对于培养人体瘤组织，可用的样品包括手术切除肿瘤组织、各种内镜活检肿瘤组织、转移的淋巴结、转移瘤灶、患者胸腔积液/腹水等；还可利用裸鼠移植人肿瘤组织进行肿瘤细胞的培养。动物来源的肿瘤组织也可进行原代培养，建立细胞系，动物的自发肿瘤组织、诱发肿瘤组织腹水瘤等都可永远培养。肿瘤组织培养取材须注意：选取健康、典型部分，1 g 左右组织；选取的材料置于无菌瓶、管中，可预先添加保鲜液[培养基＋乙二酸四乙酸(EDTA)或 4-羟乙基哌嗪乙磺酸(HEPES)]，应尽快运送到实验室，可 4℃冰箱短暂保存；尽早进行培养；培养处理时，严格无菌操作，各种器皿、液体确保无菌，超净操作台内操作，火焰使用、液体吸放，动作稳、准、敏。尽量去除血管和结缔组织。与其他细胞培养分开操作，避免其他细胞污染。

2) 常用的肿瘤细胞分离方法：

机械分离：对于细胞外间质少、较松散的肿瘤组织，如卵巢癌、胶质瘤、黑色素瘤等，可采用机械分离的方法，用手术刀或剪切成小块，直接放在 150～200 目筛网中研磨，收集滤过的细胞悬液，低渗法或密度梯度法去除红细胞，收集细胞团，添加培养基，即可进行培养。

酶消化法：用 Hank 液配制 0.125%～0.25%胰蛋白酶，通常使用被消化物 5～10 倍体积，时间是 15～30 min。胰蛋白酶损伤作用较强。胶原酶因其特异性消化胶原，对细胞损伤小，常用浓度 0.1%～0.2%，PBS 配制，作用时间可延长至数小时至数日。0.02%EDTA 常与胰酶 1∶1 混合用于肿瘤组织的消化分离。其他如链霉蛋白酶、弹性蛋白酶、中性蛋白酶等也有使用。

为提高原代肿瘤细胞的贴壁及成活，用于培养的塑料培养瓶、皿，可以使用鼠尾胶胶原包被、细胞外凝胶底物包被、多聚赖氨酸包被或者使用细胞饲养层。

肿瘤细胞原代培养时可用的基础培养基包括 D/F12、DMEM、L15 或 RPMI1640，通常添加 10%～20%FBS。根据文献，不同组织来源的肿瘤细胞可添加不同成分，包括氢化可的松、胰岛素、转铁蛋白、VEGF、EGF、FGF、甲状腺素、硒酸钠、霍乱毒素、雌激素等。例如小细胞肺癌(SCLC)细胞原代培养条件是氢化可的松、胰岛素、转铁蛋白、EGF、硒(HITES)加 2%FBS。

3) 肿瘤细胞的培养和传代：酶消化法肿瘤细胞接种到培养瓶中的浓度是$(1\sim10)\times10^5$/mL，T25 的培养瓶中接种 3 mL 左右。然后在饱和湿度的 5%$CO_2$ 孵箱中培养，次日 1/4～1/2 更换培养基，以后隔日更换培养基，至细胞汇合时消化传代，接种到新培养瓶中。

4) 原代培养肿瘤细胞的纯化：由于取材的肿瘤组织中含有多种细胞成分，包括肿瘤细胞、正常实质细胞、结缔组织细胞(成纤维细胞)、血管内皮细胞、平滑肌细胞、免疫细胞(淋巴细胞、粒细胞、巨噬细胞)等，所以需要纯化。免疫细胞通常不增殖，黏附力强，2～4 h 内换新瓶，即可去除。平滑肌细胞、内皮细胞，需适当的生长因子支持、选择培养基才能增殖，且有接触抑制，可去除。

由于肿瘤细胞与正常细胞大小的不同，也可用

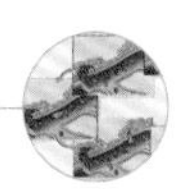

密度梯度离心法去除外周血单个核细胞及其他不需要的细胞。利用肿瘤细胞表明特殊标志物，阳性磁珠分离、阴性磁珠分离、流式细胞术也是很好的纯化方法。

肿瘤细胞原代培养过程中最不容易去除的是成纤维细胞。这些成纤维细胞，可利用肿瘤细胞来源的生长因子维持生长。成纤维细胞在培养瓶中呈现特征性梭形形态，有密度依赖，50 代寿命，产生Ⅰ型胶原。成纤维细胞的去除从取材时就开始，拿到组织后尽量去除血管和结缔组织；在培养瓶中贴壁的成纤维细胞可采用机械刮除、局部消化、贴壁时间差、高浓度血清抑制、G418(100 μg/mL)抑制等方法去除，但这些方法都无法全部去除。只有单细胞克隆法，选择单个肿瘤细胞起源集落继续培养，才能获得纯的肿瘤细胞。

严格意义上，从体内取材的肿瘤组织直接进行的培养，称原代培养肿瘤细胞，待细胞长满培养瓶，进行第一次传代培养的培养物就称为细胞系了。近年原代培养肿瘤细胞的概念有扩大，通常传代 3～5 次以内的都称为原代培养细胞了。

原代培养肿瘤细胞的传代与已建立细胞系的传代类似，不赘述。目前在肿瘤细胞原代培养过程中最大的困惑是肿瘤患者体内肿瘤细胞恶性程度很高，但体外培养传代建系很难。对其利用还有种种疑问，如体外培养的肿瘤细胞系与原代肿瘤细胞、来源肿瘤之间的关系，培养的细胞系是否丧失了肿瘤克隆的多样性和相互作用等。无论如何，原代培养的肿瘤细胞因表型变异小，与临床体内情况接近，是优质的研究材料，近年使用有增加趋势。

*(2) 原代肿瘤细胞培养的新方法及应用*

利用传统方法进行肿瘤细胞原代培养，肿瘤细胞增殖缓慢，耗时长，传代有限，通常不能及时满足研究及个体化医疗所需。科学家进行各种尝试，不断改善培养方法。这里主要介绍饲养层细胞及小分子抑制剂的使用[18]。

饲养层细胞可富集原代培养的癌细胞并促进增殖，维持其特性。丝裂霉素(MMC)处理后的 Swiss3T3 细胞作为滋养层细胞，在滋养层细胞存在的情况下，上皮样细胞聚集生长，成纤维样间质细胞/饲养层细胞围绕上皮样细胞分布。而且因为正常细胞有接触抑制及密度依赖现象，饲养层起到了抑制肿瘤来源成纤维细胞增殖、富集上皮样细胞(乳腺癌细胞)的作用。我们自己的研究证明，在滋养层细胞存在的情况下，通过生长曲线及流式细胞仪周期分析证明乳腺癌细胞增殖速度明显加快，在 48 h 已经开始明显增殖，4～10 d 可达到 10～30 倍的细胞量。用经 X 射线(30 Gy)照射后的 Swiss3T3 细胞或者是小鼠胚胎成纤维细胞(mouse embryo fibroblas, MEF)作为滋养层细胞，也可以达到很好地促细胞增殖的作用，共培养的原代乳腺癌细胞也同样呈典型上皮样形态生长。另有研究人员发现，经射线照射后的 J2 细胞自身分泌的一些细胞因子在促进上皮细胞增殖中起到了至关重要的作用，使用滋养层细胞培养出的上皮细胞，基因表达谱分析结果发现，细胞中促进细胞贴壁、增殖、代谢等有关基因呈高表达状态。饲养层细胞还有利于维持乳腺癌体内特性。与滋养层细胞共培养 48 h 后，显微镜下可观察到乳腺癌细胞在滋养层细胞的包绕下呈典型的“铺路石”样生长，上皮样细胞形态，排列较紧密。

Y-27632 作为 Rho 蛋白激酶抑制剂，对各种上皮来源细胞的原代培养都有良好的促进作用。从最初证明可以抑制与角质细胞分化有关的 Rho-ROCK 信号通路，促进了角质细胞的生长，到现在已得到广泛应用。在有滋养层细胞及 Y-27632 共同存在的情况下，200 个乳腺癌原代细胞培养 10 d 的集落形成率为 6%；其潜在意义还在于这样的培养保留了原肿瘤组织中的干细胞，保留了原始肿瘤细胞群体的特点。说明与滋养层细胞和 Rho 相关蛋白激酶(Rho-associated protein kinase, ROCK)抑制剂 Y-27632 共培养的乳腺癌细胞保留了肿瘤原有的一些特性，是乳腺癌生物学研究及个性化医疗更好的材料。

饲养层细胞和 ROCK 抑制剂 Y-27632 联合应用于乳腺癌细胞的细胞培养，可在短时间内扩增出大量细胞，如 0.1 $cm^3$ 左右的组织块经 2 次消化后所得的细胞可在 5～10 d 进行第 1 次传代，传代比例可按 1∶(8～16)进行，每 3～5 d 传代 1 次，期间可每 2～3 d 换液 1 次。由于细胞贴壁较牢固，不易消化且消化后细胞会成片脱壁，所以细胞消化时间要适当延长，消化至显微镜下可观察到成片脱壁的细胞之间的连接较为松散时再终止消化。由于该方法培养的细胞在含有血清的培养基中会很快贴壁，所以终止消化时需要用无血清的基础培养基或 PBS。这样培养的乳腺癌细胞冻存后，再复苏生长良好，且肿瘤本身的一些特性保持不变，可以及时应用于化疗药的药敏实验及基因表达分析等个体化治疗的研究。

(3) *肿瘤细胞系的鉴定指标*

原代培养建立肿瘤细胞系，必须进行必要的鉴定才能用于研究[6]。细胞的检定是系统工程，包含在每个环节中。这类工作中两个重要的问题需考虑：①确定上皮细胞的表型；②确定所分离的细胞是否是肿瘤来源。

从培养肿瘤细胞组织来源就要做好记录：本着知情同意、去标识的原则，需记录患者年龄、性别、医院病历号、临床诊断、病理诊断、培养日期、培养方法。培养的细胞还要深入进行以下分析检测。

1) 形态特征描述：在相差显微镜下观察活细胞及固定染色后细胞的各种特征。如为上皮细胞，可见细胞间桥；如为腺癌细胞，可见分泌颗粒。在透射电镜下观察超微结构，扫描电镜下观察细胞表面特征。

2) 生长情况观察：包括细胞分裂指数、生长曲线、细胞群体倍增时间、集落形成率或贴瓶率、重叠生长、软琼脂集落形成率等指标。

3) 染色体分析：染色体众数、得出主干系，排出染色体核型。观察有无标志染色体。STR 检测。

4) 体内移植：同种或异种移植。观察潜伏期、成瘤率、体内生长曲线、肿瘤组织学观察(与体外结果对照)、转移情况等。

5) 细胞分子特征检定：如绒毛膜上皮癌细胞分泌促性腺激素、孕激素、雌激素等情况；肝癌细胞产生甲胎蛋白情况；黑色素瘤中黑色素表达情况；观察是否有标志染色体、特异性蛋白、标志酶等，可作为肿瘤细胞鉴定或鉴别的依据。可用流式细胞仪检测细胞特殊的表面或胞内抗原，以进一步确定细胞的表型。

(4) *原代培养肿瘤细胞的应用*

原代培养的肿瘤细胞可长期培养，用于建立新的细胞系，也可以短期内为细胞和分子生物学研究提供足够量的特定表型的细胞。前面介绍的新方法提供了一种快速、简单而且可重复的途径，培养得到的人类乳腺肿瘤来源的富含上皮细胞的细胞群，保留了乳腺肿瘤体内相关的许多特性，还抑制了成纤维细胞，获得较纯的上皮肿瘤细胞。这样分离培养的肿瘤上皮细胞适于进行一系列细胞和分子生物学方面的研究，包括血管生成、类固醇生物合成和基因表达的研究。分离的细胞也可用于瞬时转染，更是个性化医疗的优质材料，用于进行化疗药的药敏实验及基因表达分析、靶向治疗靶点的筛选等个体化治疗的研究。

建立的肿瘤细胞系应用更加广泛。除了研究肿瘤的细胞生物学(特性)、肿瘤疫苗、药物筛选(体内移植模型)等，还可进行细胞内活动(如 DNA 合成、转录、蛋白质合成、能量代谢、药物代谢、细胞周期、分化、凋亡)研究，细胞内物质的转运(如 RNA 转运、激素受体、钙、信号转导、膜运输)，以及细胞产物(如蛋白质的分泌、加工、基因工程表达、收获)等研究。还可进行遗传学研究(如转染、染色体分析、免疫、遗传变异)，细胞与环境的相互作用(如受体-配体作用，药物作用、突变、细胞毒性)和细胞-细胞相互作用等的研究。

### 12.2.3 组织芯片及其应用

对肿瘤转移的研究也遵循分子-细胞-整体的系统研究。在假说指导下的分子作用模型，除了在体外培养的细胞模型中进行机制分析验证外，这些研究结果还需要临床样品的有效性检测认证，研究观察体内是否也是如体外结果一致。

组织芯片(tissue chip)又称组织微阵列(tissue microarray)，是在一个石蜡块上阵列排布大量组织样本，切片染色后可以高通量分析整体组织细胞中分子表达及变化情况，进行平行研究。一张芯片上可排列 500 个以上组织样品。美国安德森疾病中心(MD Anderson Cancer Center)制备的最大微阵列包含 4 788 个不同的样品，分别取自 130 种类型的肿瘤，分布在 10 个石蜡块上。所以利用组织芯片开展研究优点突出，除了可以快速对大量的组织样品进行高通量研究外，还比原来对样本逐个进行切片染色观察等节约样品、试剂，更节约了大量时间。另外，一个蜡块，可制作同样的组织切片，每例样本取 3 点用于组织芯中即可反应样本组织的全貌。再加上染色等研究方法操作的一致性，避免了原来逐个样本操作带来的变异，增加了研究结果的可靠性。因而组织芯片已经是生物医学研究的重要研究材料[19]。

组织芯片的制作，还有样本库建设，都是以准确病理诊断为基础，还要有相应的临床病理特征，包括肿瘤分期及转移情况，需要病理医生与临床医生密切配合。在病理医生的指导下，从原始样本中准确定位，即可以制作癌与癌旁组织的阵列，也可以制作原

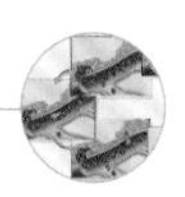

发灶与转移灶的阵列。商业的介入，使研究人员方便地得到各种肿瘤的各种病理临床背景的芯片。商业公司用于制作芯片的样本往往也是与医院合作获得的。研究人员可以根据研究目的，利用组织芯片进行与转移相关分子的定位、基因和蛋白质表达分析、转移预测指标的筛选、转移治疗靶点的确定等。

## 12.3 肿瘤侵袭转移研究的动物模型及应用

肿瘤转移是指肿瘤细胞从原发部位脱离、扩散到远隔部位继续生长，形成新的瘤灶的过程。新瘤灶称继发瘤或转移瘤。转移是低效过程（血液中瘤细胞，静脉注射瘤细胞，0.01%形成转移）；只有具备多种潜能，或具备不同潜能的肿瘤细胞合作才能形成转移；肿瘤转移具有器官特异性；离开原发灶出现在新部位的肿瘤细胞可以发生休眠，长期不增殖或增殖-凋亡处于平衡，而没有明显的肿瘤病灶，形成肿瘤休眠。临床上血中或骨髓或某器官中查见单个瘤细胞，不能称为转移形成，也不是微转移。

肿瘤转移是一个体内过程。由一系列序贯且相互关联的步骤组合而成。任何一个步骤的阻断，都将导致肿瘤转移的失败。这一过程还受到肿瘤细胞与宿主的相互作用的影响。因而进行肿瘤转移的研究，必须要有体内分析、病理分析，也就是需要整体体内研究。如果缺少这一项，结果的解释往往是不准确的。

由于伦理的原因而无法在患者体内进行肿瘤转移的研究，因此需要借助动物模型进行体内的研究。已有的对肿瘤转移的认识，也多借助于动物模型完成。动物模型可复制人类肿瘤，可观察肿瘤转移的全过程，可施加各种实验程序和干预因素，可进行不同干预因素的分组，在不同时间、不同部位取材，观察肿瘤进展程度、发病机制[20]。

### 12.3.1 动物自发肿瘤模型及其应用

动物自发瘤（spontaneous tumor）是指在未加任何人工因素处理情况下，在动物体内自然发生的肿瘤。从过去历史看，人类肿瘤研究所使用过的动物包括鱼类、两栖类、鸟类、哺乳类。哺乳类中包括小鼠、大鼠、兔、狗等，近年还有各种基因修饰的大、小鼠动物。动物自发瘤用于肿瘤的研究，只是通过观察、比较。但对动物自发瘤的研究，深化了我们对肿瘤的认识。

人类肿瘤病毒病因由动物肿瘤病毒病因的发现，如 Ellerman 和 Rous 等从鸡白血病和鸡肉瘤研究中发现由病毒引起而得到启发；肿瘤发生遗传易感性的研究也是由观察到不同遗传背景动物的肿瘤发生率不同而引发；通过观察环境生物肿瘤发病率增加去发现潜在致癌因素，如观察到鱼类肿瘤增加，表示水体污染的程度的增加，由此还可发挥对环境致癌因素的监控作用。随着基因修饰模式动物的研发、利用，这些动物在肿瘤发生、发展及治疗研究中发挥了越来越多的作用。如基因敲除小鼠（DCN－/－mice)，可自发性形成肠道肿瘤；FVB/N neu 转基因小鼠携带大鼠 *erbB2* 癌基因与小鼠的乳腺癌病毒的启动子，这样的小鼠在 3～4 个月时有 70%以上将自发长出肿块，其肿瘤的发生、发展以及转移的形式与人类乳腺癌非常类似。基因修饰模式动物自发瘤的观察及研究也会不断增加。

动物自发肿瘤作为研究模型用于肿瘤侵袭转移的研究，文献不多。对北美的豹蛙（Rana pipens）肾癌（也称 Lucke 肾腺癌）的研究，除了证明它是病毒引起的肿瘤（病毒为 Herpes 病毒，也称 Lucke 病毒)，还发现该肿瘤可自发转移，且肿瘤的转移率与温度有关，环境温度为 28℃时肿瘤转移率是 77%，环境温度为 7～18℃时肿瘤转移率是 6%，证明肿瘤的转移与细胞骨架及细胞运动相关。

由动物自发瘤作为瘤源而建立的瘤株，已用于建立移植瘤模型及肿瘤转移模型。如用大鼠自发癌建立的 Walker256 瘤株，由大鼠自发乳腺癌移植后建立。宿主动物是大耳白大鼠或 SD 大鼠，皮下移植形成实体瘤，腹腔移植形成腹水瘤。VX2：鳞状上皮来源的兔肿瘤，皮下、肌肉、肝、肺、骨骼、脑、腹膜、肾等部位移植，100%成瘤。皮下或肌内移植 100%肺转移。615 小鼠自发乳腺癌 CA761 瘤株，皮下移植后 100%肺转移。

新型基因修饰的各种动物，观察其肿瘤自发形成情况及转移情况，也是证明这个修饰基因与肿瘤发生、发展及转移相关性的直接实验依据。

### 12.3.2 动物诱发肿瘤模型及其应用

使用化学、物理、生物和激素等致癌因素在动物身上诱发出与人类肿瘤相似的各种类型肿瘤，统称为诱发肿瘤。肿瘤的诱发主要用于验证可疑致癌因子作用，在病因学研究中有很大价值。诱发出的肿

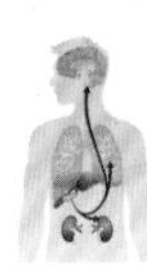



瘤也可用于肿瘤发病学和生物学特性的研究。诱发肿瘤可通过实验条件的控制而减少个体差异，因此优于使用自发瘤模型的研究。

(1) 诱发肿瘤的基本方法和途径

诱发肿瘤采用的方法取决于实验目的、使用的动物和致癌剂的特点，根据实验目的有时尚需将通用方法加以变通和改良。常用方法和途径分述如下。

1) 涂抹法：适用于在规定局部诱发上皮性肿瘤，对可能在接触部位诱发癌的被试物或直接作用的致癌剂可用此法试验。使用的溶媒取决于被试物的溶解性，使用浓度以不过分损伤涂抹局部皮肤为限。早期用多环芳烃类诱发表皮肿瘤的研究多用本法。小鼠、家兔的皮肤和小鼠子宫颈为常见的涂抹部位。

2) 口服法：此法亦常用，又可分为两种：①将水溶性被试物溶于饮水中，同常规饮水交替给动物饮用；或将非水溶性物质混于饲料中给予动物定量食用。②将被试物制成一定浓度的水或油溶液，或悬浮于适宜载体(明胶、甲基纤维素等)，用特制的灌喂针头给动物灌喂。本法定量准确。

3) 注射法：将被试物或已知的致癌剂溶于液体或悬浮于适宜载体内，注射于皮下、肌内、静脉内、睾丸内、胸膜腔和腹膜腔内等。有时用注射法是希望注入物质能较长期停留于局部，缓慢发挥作用；静脉内注射则是期望注入物迅速分布于全身。如多环芳烃类的比较性研究曾多采用皮下注射法；金属类致癌剂研究除皮下注射外，肌内和睾丸内注射也常被使用。

4) 穿线法：适用于将多环芳烃类致癌剂施加于内脏一定部位。将定量致癌剂放入灭菌试管内，用温火使其升华而附于预先设计的棉线上，然后将带有致癌剂的棉线穿入靶器官，使致癌剂附着在所要求的诱癌部位，在一定时间内即可诱发出肿瘤。棉线结具体做法是：将棉线扭成适当的线股，一端用酒精(乙醇)或乙酸脱脂，打成一个小结，小结以上棉线用蜡浸泡；将备好的线结结成一束放到试管内，使线结端与致癌剂接触；在通风橱内用明火在试管底部轻微加温，使致癌剂升华附着于棉线结上；最后计算出每根线结平均致癌剂含量，存放于试管内备用。

5) 气管内灌注法：这是用非气体性物质诱发肺癌的方法，效果相当满意。主要用于金仓鼠和大鼠，有时也用狗。前者肺部不易发生感染，无自发肺肿瘤，故更为适用。若使用大鼠则在诱癌期间给予抗感染处理。将被试物的细颗粒同惰性物质的细颗粒(如二氧化二铁)研磨混匀，或以超声振荡器使其悬浮于生理盐水中进行气管内灌注。为了避免气管灌注引起动物窒息死亡，能使致癌剂定位、定量、定时地接触气管，有人设计了气管内导液管(intratracheal catheter)，或用碘油混合注入，以便X线拍片定位。致癌剂以苯并芘为佳，因常见于人类生活环境。每周给金仓鼠气管内灌注2次含苯并芘和氧化铁($Fe_2O_3$)各3 mg的0.2 mL盐水悬液，15次后呼吸道肿瘤的发生率为100%。给大鼠气管内灌注甲基胆蒽的水悬液或明胶悬液，每周2次，共25次(总剂量为10～25 mg)，均可诱发出90%～100%肺肿瘤。

6) 其他：将致癌剂制成小棒或小丸直接埋入欲诱发的部位，可用于诱发膀胱癌、脑肿瘤、食管癌、骨肿瘤等。也有人将致癌剂悬液直接注射到诱发的部位，如诱发乳腺癌等。

(2) 诱发肿瘤的基本要求

1) 方法应简便易行，便于推广，可重复。

2) 选择对特定致癌剂敏感的动物种系，如用多环芳烃诱发皮肤癌时选用小鼠；以亚硝胺诱发食管癌时用大鼠，若用小鼠仅能诱发胃癌。

3) 模拟人肿瘤的诱发，应要求其部位、形态结构和组织类型与人类肿瘤类似。

4) 为诱发足够百分率的肿瘤，致癌剂剂量使用应适当，既保证动物的存活又使诱发期较短。使用新的致癌剂或不熟悉的被试物时应先做剂量试验。

5) 诱发肿瘤的动物要有良好的饲养条件。有时需要特殊营养条件，如用二甲基奶油黄(DAB)诱发大鼠肝癌时，饲料内维生素$B_2$(核黄素)不应超过2 mg/kg饲料，以免抑制肿瘤的发生。高脂肪饲料对诱发皮肤肿瘤、肝肿瘤有加强作用。

以上仅为诱发肿瘤实验的一般要求，在特殊情况下应有相应补充和改良。随着基因修饰小鼠的广泛建立及应用，在肿瘤相关基因修饰小鼠中建立诱发肿瘤，可用于基因改变与个体致癌敏感性等方面的研究。

### 12.3.3 动物移植肿瘤模型及其应用

可移植性肿瘤是将动物或人类肿瘤移植于同种或异种动物身上，经15～20次传代后其组织类型与生长特性(包括接种成活率、生长速度、自发消退率、宿主寿命及宿主反应等)已趋稳定，其侵袭和转移等

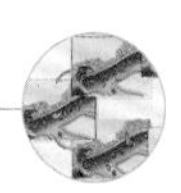

生物学特性以及对化疗的敏感程度也已被确定，能在同系、同种或异种受体动物中连续传代的肿瘤，也称为瘤株。通常需经15～20代连续接种，方可达到此种稳定性。但瘤株的这种稳定性是相对的，多数瘤株经过连续传代后，恶性度逐渐增高。如U27（小鼠宫颈癌27号）无自发转移，经几年传代后，从典型鳞状上皮癌变为低分化癌，具有淋巴道和血液双向转移的性质。有的瘤株经传代后，肿瘤生长增速，宿主存活时间缩短，而肺转移率下降，如615小鼠可发生移植性乳腺癌。为了保持瘤株原有生物学特性，应将已稳定的瘤株进行冷冻保存。肿瘤移植研究可归纳为两大类，即同种移植和异种移植。

Leader和Padgett认为，可移植性肿瘤的基本条件是：①能准确地重现所需研究的肿瘤；②可供众多的研究者使用；③有足够的肿瘤体积可提供多种研究需要；④适合绝大多数实验室饲养和使用；⑤操作技术适用于多数学者使用；⑥荷瘤动物应有足够的存活时间可供连续观察。

*(1) 同种可移植性肿瘤的建立方法*

1) 利用化学致癌剂诱发的肿瘤建立瘤株：该方法最为常用，且易成功。具体诱发又可分两类：①原位诱发，即用前节介绍的方法，使致癌剂接触局部或用器官亲和性致癌剂诱发所需器官或部位的肿瘤，以后移植于同系动物传代建立瘤株。②异位诱发，即将与致癌剂作用过的器官或组织植于自体或同系或同基因的正常动物皮下，诱出所需的肿瘤。如此诱发便于观察肿瘤生长情况，但必须使致癌剂不漏出或外溢，以免引起移植部位宿主组织的肿瘤。本实验应使用足够致癌剂，而被移植组织应能长期保留不被吸收或排出。当诱发肿瘤生长旺盛时，取出新鲜瘤组织移植于同种或同系动物皮下，以小块法为佳。有时应给受体动物附加一些降低机体免疫力的措施，如注射可的松、适量放射等会使实验更易成功。每次使用4～8只年幼或近交系动物。

2) 利用动物自发瘤建立瘤株：按具体需要利用自发瘤移植于同种或同系动物即可得到移植性肿瘤。除小鼠自发瘤及白血病外，兔的乳头状瘤、鸡的白血病等均可用来建立瘤株。移植方法及动物选择同前节所述。

3) 腹水瘤的建立：将动物实体瘤细胞注入受体动物腹腔内，或将实体瘤移植于受体动物的腹壁内，肿瘤生长后引起腹水，腹水内含有大量瘤细胞可移植传代，即为腹水瘤。建立腹水瘤初期，腹水往往是血性，多次传代后逐渐变为乳白色的瘤性腹水。腹水如培养基样供给瘤细胞生长所需的营养。若将腹水瘤细胞注入皮下，又可形成实体瘤。由于瘤细胞游离在腹水内，因此总呈圆形，体积可有大、中、小之分；在一些细胞边缘偶见大小不等的泡状突起，称之为"鼓泡"。一般在接种后第5天时核分裂象可达高峰，偶见三极或四极分裂。

*(2) 肿瘤移植方法*

根据实验的需求和瘤株的不同，可采用小块、悬液、腹水及培养细胞等方法接种于受体动物。经几十年应用与研究，多数方法已成为常规的肿瘤移植方法。

1) 腹水瘤移植方法：肿瘤瘤源一般用接种后第5～6天的腹水，抽出的腹水以乳白色为佳。接种应从下腹部注入受体动物腹腔，一般接种0.1～0.2 mL。可在腹水液内加适量的抗凝药物。

2) 实体型肿瘤接种法：①小块接种法。将肿瘤瘤块取出后切开，选出生长良好而无变性坏死，呈淡红色、鱼肉状的瘤组织，切成小块（直径2～5 mm）；在受体动物腹部外侧剪开一个小口，用无钩眼科镊子夹取小块送入切口内皮下。本法多用于建瘤株的初期及少量的接种。接种部位以腋窝和膝部为佳，特别是腋窝部皮肤松弛，能使肿瘤结节长得较大，宿主寿命也可延长。②悬液接种法。将选取的肿瘤组织用玻璃匀浆器研磨制成悬液或直接在金属筛网（100～200目）上研磨过滤，用注射器吸取肿瘤悬液，先计数活细胞数量，再将肿瘤悬液注射到接种部位（多接种于皮下），细胞数多在$(1\sim10)\times10^6$个/只小鼠。注射后用小镊子夹针孔片刻，可避免注入液外溢。本法适用于成活率高的移植瘤的常规接种或大批接种实验。

3) 培养细胞的移植法：将单层培养的细胞消化脱壁后，稀释为一定浓度的细胞悬液，移植于动物皮下或其他部位。

活细胞计数方法如下：用新配制的0.05%伊红或0.2%台盼蓝生理盐水溶液，将瘤细胞悬液稀释，混匀后在血细胞计数盘上计数。染色者为死细胞，不染色者为活细胞。

*(3) 移植瘤瘤株的长期冷冻保存*

冷冻保存能保持不同代瘤组织的本来特性，防止变异，也能节省人力和物力。现在已从干冰冷冻保存法过渡到液氮保存，使冻存细胞存活率大大提高；一般液氮冻存10年后存活率可达80%～90%。

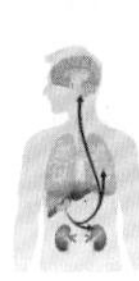



在冻存前应选好瘤组织，制成悬液或将腹水瘤细胞离心沉淀，弃上清液，用含有保护剂的培养液稀释，以免瘤细胞损伤。保护剂有 DMSO、甘油、右旋糖酐、羟乙基淀粉，甚至小牛或胎牛血清等。近来最常用 DMSO。DMSO 应预先用培养液配好，以免临时配制产热而损害瘤细胞。保护剂用量一般在 5%～15%。细胞在悬液中密度一般以(1～10)×$10^6$/mL 为佳。准备冻存的细胞悬液应放到专用的耐低温塑料冻存管内，密封后应注明标记。进入液氮罐之前应有逐渐降温的过程，此法不一。我们实验室使用厚(2 cm 以上)棉花包裹，直接入－70℃冰箱过夜，即可放进液氮罐中长期保存。

复苏时，将冻存的瘤细胞冻存管从液氮内取出，立即置于 37～42℃温水中，使冻存细胞在 40 s 到 1 min 内全部解冻，可摇动冻存管促进解冻过程均匀；之后低速离心，弃上清液，用新鲜培养液稀释到所需细胞数，再做培养或肿瘤移植。

一般认为瘤细胞能长期冻存的关键是，选择新鲜瘤组织，选择好保存温度、冷冻速度、解冻温度和使用合适的保护剂。

(4) 移植瘤瘤株保种传代的操作常规简介

在 20 世纪 60 年代之前主要用同种同系动物连续传代来保存瘤株。虽然目前移植瘤可冻存，但总需要复苏和移植，应注意下列事项。

1) 移植肿瘤的要求：应当对常用的实验动物有充分的了解，包括近交系或远交系动物的适用条件，常见的疾病，对疾病抵抗能力；了解使用特殊动物或常规饲养动物等的条件。①移植肿瘤前动物的选择：从外单位购买的动物必须先检疫 1 周，证明动物群中无疾病发生方可使用。健康动物的一般标志：发育良好，体躯伸展，肌肉丰满，毛色光亮、润泽，眼睛明亮，活泼、善于跳跃。检疫期间发现动物有病态或死亡，应立即解剖，进行病原检查或组织学检查，确定病因后做出恰当处理。②接种肿瘤时严格按无菌要求操作。③接种肿瘤后对动物护理和观察：应注意控制室温(18～24℃)，动物笼罐、垫料要消毒和保持清洁，营养充分，饮水清洁，饲养在无特定病原体(specific pathogen free，SPF)环境动物房中。

2) 对移植瘤源的要求：①肿瘤瘤源取材时间，依肿瘤类型和恶性度不同而异，保证在肿瘤生长最旺盛时取材。②对实体瘤肉眼观察的要求：选用肿瘤结节处的表面皮肤要完整，无结痂和溃破；丢弃有坏死、出血和液化的肿瘤组织；选择边缘部淡红色或呈鱼肉状半透明的健康组织用于移植。应在生物安全柜或净化工作台内进行，裸鼠异种接种应在隔离器内或无菌间内进行。

移植完毕后要记录或登记卡片。为了确保肿瘤瘤源无菌，最好每代都进行细菌培养。若发现病原菌存在，应另换瘤源。在传代过程，特别在建株过程中，应每代都做组织学检查，以便了解瘤株传代中的变化趋向。

3) 移植瘤组织不生长或消退的可能原因：①瘤内细胞感染或动物发生疾病；②肿瘤组织块选择不合格；③制备悬液过程死亡细胞过多；④瘤源本身接种成活率不高；⑤宿主的免疫排斥；⑥冻存和复苏操作不当。

(5) 移植肿瘤转移模型的建立

转移是肿瘤细胞从原发部位脱离、扩散到远隔部位继续生长，形成新的瘤灶的过程。这一过程是低效过程，在血液中查到肿瘤细胞，不代表有转移灶形成。同时转移形成必须是具备多种潜能的肿瘤细胞，或者是具备不同潜能的肿瘤细胞合作，才能完成这个过程。临床肿瘤转移还有器官特异性，肿瘤还存在休眠现象。为研究这些问题，科学家已建立了不同的动物模型。临床病理学将肿瘤转移分为血行转移、淋巴转移、种植性转移等。在实验研究体系中肿瘤转移按发生途径分为血行转移和淋巴转移，按实验研究有自发转移、实验性转移、单向转移(淋巴或血行转移)、双向转移(淋巴和血行转移)。

1) 肿瘤淋巴转移模型的建立：实验性淋巴转移模型，文献中曾报道将 Brown-Pearce 和 V2 瘤细胞直接接种睾丸淋巴管或腘窝淋巴管，可在相应引流的淋巴结中观察到转移瘤形成。

国内可供利用的成熟的动物模型为双向转移模型，如小鼠宫颈癌(U27、U14)、小鼠前胃癌(MFC)、小鼠肺腺(LA795)、人巨细胞肺癌(PG)、人肝癌(MHCC97)等。这些瘤株的宿主动物分别是昆明小鼠/615 小鼠、T739 小鼠、裸鼠。这些瘤株可通过不同部位的移植而建立不同的转移模型，如背侧皮下移植转移模型、肌肉内移植转移模型、爪垫皮下移植转移模型、尾部皮下移植转移模型、阴茎皮下移植模型、睾丸内移植模型。这些肿瘤除在引流淋巴结形成转移外，还可形成肺转移。

2) 肿瘤自发血行转移模型的建立：肿瘤自发转移指常规小鼠背侧皮下移植、腹腔内移植或脾内移植等，观察其肝脏、肺脏转移情况。肿瘤细胞在肝脏

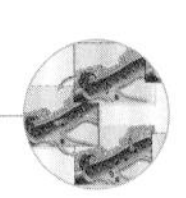

或肺脏中形成转移瘤灶的过程与临床上类似，需要完成转移的全部步骤：从原发部位脱离、侵犯穿过基底膜，通过细胞外间质，侵入血管、在血液循环中存活，在靶器官穿出血管壁，在靶器官实质中存活、增殖形成转移灶。肿瘤细胞系不同或瘤株不同，其转移率会有明显差别。具体研究工作时，参考已有文献中可稳定形成转移的模型，根据实验目的而选择瘤株或细胞系及移植方法。自发血行转移模型的建立，包括皮下移植、爪垫移植、肌肉内移植、各器官原位移植等。

已报道可形成自发转移的模型，如人巨细胞肺癌 PG 裸鼠皮下移植肺转移，人乳腺癌 MD－MBA－231 乳腺裸鼠原位移植肺转移，人肝癌 MHCC97 皮下或原位移植肝内转移和肺转移等。小鼠宫颈癌 U14、小鼠肺腺 LA795、小鼠前胃癌 MFC、小鼠乳腺癌 Ca761 等皮下移植肺转移。兔 VX2 鳞癌多个部位(皮下、肌肉、肝、肺、胃等)移植形成转移。下面以原位移植建立腹膜转移癌模型为例，详细介绍肿瘤转移模型的建立及应用。

A. 兔 VX2 鳞癌胃黏膜下移植建立肿瘤腹膜转移模型[21]：

a. 肿瘤移植的瘤源：利用 3 周前移植于新西兰大白兔后腿肌肉的 VX2 瘤组织，麻醉后手术剥离肿瘤，选取鱼肉样无坏死的部分，用眼科剪剪碎至 3.0～5.0 $mm^3$ 小块，移入匀浆器中，在冰浴上，加 2 mL 生理盐水研磨，获得肿瘤细胞悬液，计数，细胞浓度为 $5\times10^{10}$/L。

b. 肿瘤的移植：从有实验动物繁殖培育资质的机构获得新西兰大白兔，观察检疫 7 d，确认其健康。建模当日，取兔耳缘静脉行静脉麻醉(1%戊巴比妥钠，30 mg/kg)。麻醉后取仰卧位固定，上腹部备皮、常规外科消毒。取剑突下腹部正中切口，长约 3.0 cm。进入腹腔暴露胃窦部后，用 1.0 mL 注射器吸取前述肿瘤细胞，经胃浆膜斜穿进入胃窦部黏膜下，注入 0.1 mL 肿瘤细胞悬液。针头拔出时允许少量肿瘤细胞悬液溢出。随后将胃还纳腹腔，逐层关腹。术后兔后腿肌内注射青霉素 10 万 U/d，连续 3 d。以接种肿瘤细胞的当日为第 0 天开始计算实验兔生存期，以存活天数计。接种肿瘤细胞后每 3 d 测量一次体重，每 1～3 d 观察记录实验兔生存情况，包括进食量、排泄物、伤口有无感染、精神状态等。

c. 移植瘤转移行为的观察：①肿瘤生长转移情况大体观察。VX2 胃黏膜下移植后的病理发展过程酷似典型溃疡型胃癌患者的临床进展特点，肿瘤细胞开始经淋巴途径局限于胃网膜淋巴结、肠系膜淋巴结及腹壁，后来经血液循环途径转移至肝脏及肺部。1 周时大网膜上形成多个透亮包膜小结节，结节质地较硬；胃窦壁形成小结节，结节表面略苍白；腹腔未见明显腹水。2 周时大网膜上结节融合形成肿块，被覆透亮包膜，与胃壁有一定分界；胃窦肿块明显突出，突出部位胃腔内形成典型溃疡型胃癌；腹腔内有少量淡红色腹水，量约 5 mL。3 周时肠系膜及后腹膜形成多个小结节，腹壁有小结节，且大网膜肿块呈指数生长，侵犯胃壁，与胃壁紧密粘连；大网膜肿块与胃窦部肿块融合，无法分辨；腹腔内有大量腹水，量约 50 mL；胸腔有约 10 mL 淡红色积液，心包有少量颜色清亮的积液，腹壁形成多个小结节；肺部未见明显结节。2～3 周时，肿瘤中心坏死较少，为供瘤血管形成期，但毛细血管纤维较丰富。4 周后肿瘤中心开始出现缺血性变性坏死组织，出现腹腔淋巴结广泛转移甚至肺转移。动物逐渐衰竭死亡。②肿瘤生长转移情况病理学观察。开腹穿刺 VX2 种植法建立腹膜转移模型成功率 100%。肿瘤细胞接种后第 9 天可形成典型溃疡型胃部肿瘤合并区域性腹膜转移，包括胃局灶性肿瘤结节，直径 0.5 cm×0.5 cm 左右，大网膜多个微小转移灶。动物死亡时解剖观察肿瘤组织特点，包括典型溃疡型胃部肿瘤穿透胃壁全层，大网膜广泛被肿瘤侵犯呈饼状，与周围组织粘连，肠系膜及肠壁上多个种植性肿瘤转移结节，肝脏表面、膈肌、肾脏、肾上腺受累，腹后壁及盆腔广泛受累，部分动物腰大肌及膀胱上见肿瘤小结节，腹壁广泛被肿瘤侵犯呈板状，并伴大量血性腹水，酷似人胃癌腹膜转移终末期表现。

解剖死亡的实验动物($n=14$)，器官或组织侵犯表现如下：100%(14/14)实验动物形成溃疡型胃癌；100%(14/14)发生幽门梗阻；28.6%(4/14)发生胃穿孔；100%(14/14)形成大网膜瘤；100%(14/14)发生肝转移；0(0/14)发生肺及胸腔转移；100%(14/14)出现膈肌累及；100%(14/14)出现上腹壁种植转移；100%(14/14)出现肠壁和肠系膜种植；100%(14/14)肾上腺、肾包膜受累；100%(14/14)发生盆腔播散、腹膜后播散；57.1%(8/14)发生尿潴留；100%(14/14)出现血性腹水。

肿瘤位于胃窦部大弯侧及腹膜，突出于胃浆膜部分呈灰白色，突出于胃黏膜可见胼胝溃疡；网膜上见数个大小不等白色结节，有透明样包膜，质地较

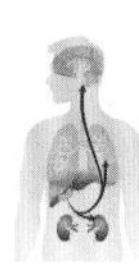



硬。剖面中心见黄白色坏死组织，周围见生长旺盛的鱼肉样肿瘤实质部分，厚度不等。低倍镜下可见癌灶呈巢状浸润性生长，与肌层分界不清，癌巢边缘可见肌层及胃腺体结构。肿瘤细胞排列不规则，可见纤维组织分隔，间质中有少量毛细血管。高倍镜下可见肿瘤细胞体积较大，形态不规则，呈梭形、圆形或不规则形，细胞排列紧密；胞质丰富，淡红染色；核肥大，形态不规则，染色不均，病理性核分裂象多见。

d. 兔 VX2 胃部肿瘤腹膜转移模型的应用：减瘤术（cytoreductive surgery，CRS）加腹腔热灌注化疗（hyperthermic intraperitoneal chemotherapy，HIPEC）作为治疗腹膜肿瘤的新策略已经在国际上探索了 30 年，但由于大样本Ⅲ期随机对照临床研究较少，循证医学Ⅰ类证据不足，以及缺乏准确再现腹膜肿瘤临床进展特点的动物实验证据，该疗法仍未被肿瘤学界广泛认可。因此，CRS＋HIPEC 治疗策略的推行需要更有力的动物实验证据。利用前述模型更适用于各种临床外科干预措施和疗效评价。汤钊猷实验室开展了 CRS＋HIPEC 治疗策略有效、可行的验证，证实了 CRS＋HIPEC 相对现行常规标准疗法的优势和安全性；同时开展了靶向新型阿霉素前体药（PDOX）的联合应用研究。

B. 人肝癌裸鼠原位移植模型的建立及应用：笔者在复旦大学肝癌研究所工作期间，利用手术标本，选择活力好的癌组织切成 2 $mm^3$ 的小块，麻醉后在 3 只 BALB/c－nu/nu 雄性裸鼠体内，通过腹横切口，切开左叶包膜，将 2 块癌组织植入裸鼠肝内，无损伤外科缝线“8”字缝合固定于肝左叶实质内，全层关腹。人肝癌组织移植于裸鼠肝内 40 d 后，动物出现消瘦、衰竭、腹水，移植瘤直径达 2.0～2.5 cm。病理解剖发现肉眼可辨的肝内播散灶，腹内淋巴结与腹腔种植转移。取其肺脏，切成 1 $mm^3$ 大小的组织块，移植于裸鼠皮下扩增肺转移灶，待皮下瘤长至 1 $cm^3$ 以上，取出癌结节，去除非癌组织和坏死组织，将其切成 2 $mm^3$ 的组织块，再原位移植于肝内。移植瘤生长并转移后，再循环重复上述过程 2 次，建立了 LCI－D20 高转移性人肝癌裸鼠原位移植模型[22]。该模型的肿瘤生长及播散方式类似于肝癌患者。肿瘤组织移植于肝脏被膜下后，表现为肝内生长，逐步转移至肝、淋巴结和肺脏，以及腹腔种植，晚期宿主全身衰竭伴血性腹水。潜伏期为 1 周，第 2 周开始逐渐增长，移植瘤倍增时间为 1.51 d，生长速率随时间呈直线递增（$r=0.949\,9$，$P<0.01$），第 6 周时宿主因衰竭濒临死亡，此时肿瘤达 5.7 g，直径 2.5 cm。肿瘤分泌甲胎蛋白，移植后 1～3 周分泌呈低水平，然后缓慢上升，第 5 周达高峰，直至死亡前仍维持高水平。肿瘤携带乙型肝炎病毒，HBsAg 阳性、丙肝病毒（HCV）阴性。目前该瘤株在裸鼠体内传代已近 6 年，其高侵袭转移特性未见改变，各代所有裸鼠均显示 100%的移植瘤生长和转移。

该瘤株在裸鼠体内肝内原位移植后，潜伏期 1 周，第 2 周开始呈肝内侵袭性生长，界限不清，可见从血管内癌栓到肉眼可见的癌结节等多种表现；第 4 周肿瘤渐突破肝脏表面向肝外生长，累及肝门及髂动脉旁、肠系膜、幽门和贲门淋巴结；第 5 周形成明显突出肝外的癌结节，并侵犯胃肠道、肠系膜、网膜、膈肌和腹壁。肺转移灶主要分布于周边肺，以间质内微转移灶和血管内癌栓为主，少数可见肺门淋巴结转移（图 12－6）。

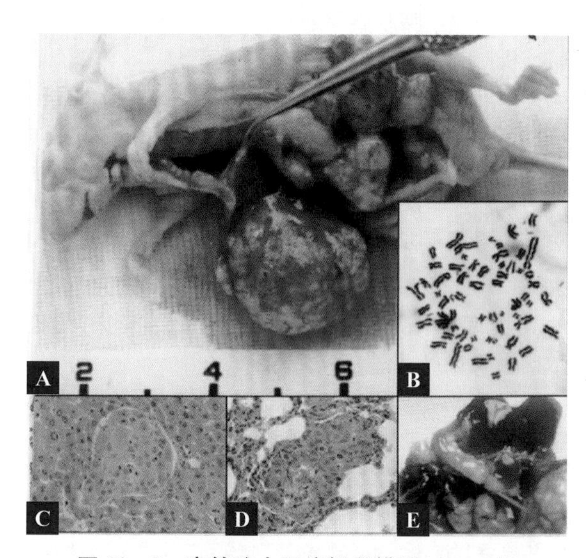


**图 12－6 高转移人肝癌裸鼠模型 LCI－D20**

肝内播散、肺转移、腹腔淋巴结转移率达 100%（A）；核型为三倍体（B）；肝内血管癌栓（C）、肺转移灶（D）和肝门淋巴结转移（E）。

该实验室利用建立的肝癌原位移植转移模型开展了一系列研究，发现：①N－乙酰葡糖胺转移酶Ⅴ（N-acetylglucosaminyl transferaseⅤ，GnT Ⅴ）的活性与肝癌转移有关；②细胞间黏附分子－1（ICAM－1，CD54）随肿瘤增大而增加，在肝癌发生转移时升高更快、更明显，多转移灶者高于单转移灶者；③高转移模型的癌细胞可诱导更多的肿瘤血管；④支持

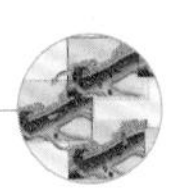

染色体 8p 缺失和肝癌转移有关；⑤金属蛋白酶抑制剂 BB94 可显著延缓肿瘤的生长速度，减轻肿瘤的局部侵袭能力，降低肿瘤的肝脏和肺脏转移率，并延长荷瘤宿主的生存期；⑥抗肿瘤血管生成的 TNP－470［O－(氯乙酰氨甲酰基)烟曲霉素醇，O-(chloroacetyl-carbamoy) fumagillol］、苏拉明、内皮抑制蛋白(endostatin)、IFN－α1b 对肝癌的转移都有抑制作用；⑦5－氟尿嘧啶(5－FU)新辅助化疗组显著抑制肝癌的腹腔转移；⑧由人尿中分离出来的细胞分化诱导剂 CDA－Ⅱ，经皮下注射可改善荷瘤宿主的一般状况，减轻肿瘤发生肝内播散转移的程度，亦可显著减轻肺转移的发生率和程度。

3) 肿瘤实验性血行转移模型的建立：实验性转移是直接在静脉中接种肿瘤细胞，观察肺、肝等靶器官肿瘤转移情况。这种模型只模拟了肿瘤转移入血以后的步骤，绕过了前期脱离原发灶、侵袭周围组织及侵入血管的过程。如尾静脉内注射、眼球后静脉丛注射、脾内移植，形成肺、肝转移。前述具有自发转移能力的肿瘤细胞均可用于实验性转移模型的建立。

肿瘤皮下移植后可同时形成淋巴转移及血行转移的模型(又称双向转移模型)，如小鼠宫颈癌 U27、U14，小鼠肺腺癌 LA795，小鼠前胃癌 MFC，兔 VX2 鳞癌，人巨细胞肺癌 PG 等。

4) 肿瘤转移复发模型的建立：临床治疗后(包括根治性切除、局部消融和物理治疗)转移复发已成为延长患者生存的主要障碍。对肿瘤转移复发的研究，限于临床观察具体肿瘤的转移复发规律，临床观察与肿瘤转移复发相关的特性、标志及其对肿瘤复发的预测作用，辅助性治疗措施对肿瘤复发转移的影响等。为深入开展肿瘤转移复发发生机制以及肿瘤转移复发实验性干预治疗的研究，如探索治疗的最佳时间、治疗方法、治疗药物的筛选等，需要建立肿瘤转移复发模型。

刘玉琴实验室模拟临床术后患者情况建立的小鼠模型[23]，具有便于观察、操作以及实验材料易得等优点。采用小鼠宫颈癌 U14 移植模型，后肢爪垫移植，摸索原位肿瘤切除时间，观察原位复发，病理切片观察肺、淋巴结转移情况，计算肿瘤复发率、肺转移率。确立模型原发肿瘤切除(从膝关节截肢)的时间，保持原位肿瘤复发率在 60％左右，淋巴结和肺转移在 60％左右。该模型中每只小鼠后肢爪垫接种 U14 瘤株 $1\times10^6$ 个细胞，9～10 d 进行截肢手术切除原发瘤，可达到要求。笔者应用此模型开展了红细胞肿瘤疫苗、中药制剂等对肿瘤转移复发的实验治疗研究。

5) 肿瘤休眠复发模型的建立：肿瘤休眠是指肿瘤细胞在宿主体内持续存在而没有明显生长的一种状态。肿瘤休眠时在临床上检查不到明显的肿瘤肿块。休眠的肿瘤细胞可在原发灶切除以后很长一段时间里，既不被机体杀死，又没有明显的增殖和细胞群体数量的增加，但它们仍具有活跃增殖分裂的能力，可在几年至几十年后再被激活而增殖，导致肿瘤的复发，进而发生转移。临床上肿瘤休眠的例子很多，包括乳腺癌、前列腺癌、肾细胞癌、黑色素瘤和淋巴瘤等。在这些例子中，临床潜伏期可达 10 年甚至更长。研究肿瘤细胞如何进入休眠，维持休眠，又是如何打破休眠具有重要的临床意义。需要模拟体内肿瘤细胞休眠的情况，建立肿瘤休眠动物模型。

最早的肿瘤休眠动物模型是 Fisher 等在 1959 年建立的[24]。他们给远交系大鼠肝内注射 50 个 Walker－256 癌肉瘤细胞，5 个月内没有肿瘤生成，但若在接种后 3 个月时，给这些大鼠反复进行开腹术，术后 2～3 周可在肝脏发生肿瘤，说明有肿瘤细胞在肝脏休眠，外来刺激可诱发休眠的肿瘤细胞复活生长。从此以后，许多研究者根据自己的研究需要建立了不同的肿瘤动物休眠模型。目前越来越多的研究者通过抑制血管生成建立肿瘤休眠模型，观察到利用血管生成抑制剂导致人类或小鼠肿瘤体积缩小，并证明肿瘤细胞的增殖与凋亡平衡而进入休眠状态。笔者实验室以易形成休眠的乳腺癌为研究对象，模拟乳腺癌患者术后体内有少量肿瘤细胞存在，但长期无特殊体征，而建立小鼠乳腺癌休眠模型。以瘤株细胞 100 个、体外培养细胞 500 个后肢肌肉接种小鼠，均可再建立休眠模型，2 个月(相当于人类 5 年)内没有肿瘤生长，同时观察到创伤和焦虑均可促进休眠肿瘤的复发，抗焦虑药物可以显著降低肿瘤的转移复发[25,26]。

6) 肿瘤转移的定量研究：为了便于比较，常常需要对肿瘤的转移程度进行定量研究。在肿瘤转移动物模型体系中评价肿瘤的转移能力，通常有 3 个指标：转移率、转移程度和转移发生的速度。转移率是指瘤细胞移植于一组动物中，在一定时间内发生转移的动物数占总移植动物数的百分比。转移程度是指转移所累及的器官部位范围和在特定器官所形成转移结节的数目和大小。转移发生的速度是指从

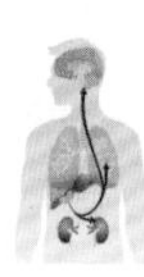



移植瘤细胞时算起，至转移发生的时间长短。在上述3个指标中，以转移率最为常用。该指标代表的是"有"或"无"的意义：对于一只实验动物，要么有转移，要么无转移。事实上，一个良好的转移模型系统，应当有明确的转移程度量化指标，即应当明确瘤细胞在给定的时间内在特定靶器官所形成的转移灶数目及大小。该指标的重要意义在于能够比较准确地考察各种干预措施的客观效果。因为不论是在临床实践中，还是在实验室研究中，目前的各种治疗措施尚不可能大幅度地降低肿瘤转移率。比较实际的治疗目标就是设法有效减轻转移的程度，或延缓转移发生的进程，为其他治疗措施赢得时间。

通常实验结束时全面观察实验动物，通过肉眼大体观察，先进行初步转移有或无的判断，可通过计数表面结节数，对转移程度进行评价。如果无法区分，可进一步对靶器官如肺、肝进行常规病理学检查，计数全部的转移灶数目。

虽然有全切片扫描及吸光度测量等自动化手段，但它们并不能代替研究者对切片的观察分析。以下简述几种定量分析的方法：①淋巴结转移的组织学分级。Ⅰ级，淋巴结边缘窦内有转移瘤灶；Ⅱ级，淋巴结中间窦内有转移瘤灶；Ⅲ级，整个淋巴结被占满；Ⅳ级，有2个以上淋巴结转移。②肺转移的大体定量。取出双侧肺，波恩(Bouin)液固定后计数表面结节数或印度墨汁(Indian ink)灌注后，计数表面结节数，直接进行结节数量的比较。转移性瘤结节无色、多发、圆形、质韧、凸起于肺表面。如果实验结束后肺表面转移结节不明显，可进行肺组织固定脱水制作组织切片，对切片进行观察，通过组织学分级定量分析肺转移情况。③肺转移的组织学分级。Ⅰ级，1～5个小结节(直径<1 mm)；Ⅱ级，5～10个小结节或1～2个中结节(直径1～2 mm)；Ⅲ级：广泛转移或大结节(直径>2 mm)。

具体标准的制定是基于对转移灶的病理组织学诊断做出的，选择适合各实验系统的实际情况、可区分不同实验组差别的标准。对于体内转移发生的时间，只在模型建立阶段进行详细观察，确定模型中肿瘤可发生转移的时间及荷瘤动物的寿命，具体实验时，选择这二者之间的一个时间点进行比较。时间太短，转移表达不充分，不利于观察包括手术在内的各种干预措施的效果；时间太长，转移表达过头，可能会掩盖某些有意义干预措施的效果。肝癌原位移植转移模型系统中，考察其转移性状的时间确定为5周，既给各种干预措施保留了充裕的实施时间以观察其疗效，又有利于其转移性状的充分表现，使得分析结果尽可能客观全面。

### 12.3.4 免疫缺陷小鼠及PDX模型在肿瘤转移研究中的应用

(1) 肿瘤研究常用免疫缺陷动物

免疫缺陷动物(immune-deficient animal, IDA)是指由于先天性遗传突变或用人工方法造成一种或多种免疫系统组成成分缺陷的动物。先天性遗传突变的免疫缺陷动物有裸小鼠、裸大鼠、重症联合免疫缺陷(SCID)小鼠、Beige小鼠等，以裸鼠和SCID小鼠为常用，其稳定性强，具有重复性。人工方法造成的免疫缺陷动物，主要是采用外科手术切除淋巴器官，以切除胸腺为主或用放射线照射等手段造成动物免疫系统缺陷；这种动物不稳定，已很少用于肿瘤研究中。

免疫缺陷小鼠在20世纪60—70年代刚开始饲养时，在普通环境饲养，只能存活3个月，3个月以后开始死亡，有90%发生鼠肝炎而死亡。目前均在SPF环境中饲养。具体设备应有无菌间、净化空气层流架(柜)、塑料透明膜隔离器，又称绝对屏障系统。

免疫缺陷小鼠通常根据其缺乏的组分而进行分类：①T细胞缺陷动物，有裸小鼠、裸大鼠；②T和B细胞缺陷的动物，如SCID小鼠；③NK细胞缺陷的动物，如Beige小鼠；④T细胞和NK细胞双免疫缺陷动物小鼠；⑤T、B和NK细胞三免疫缺陷小鼠。这些免疫缺陷动物可通过杂交和互交导入而建立。

肿瘤研究中最常用且国内有供应的几种免疫缺陷小鼠包括BALB/c－nu、NIH－nu、ICR－nu、NC－nu和Swiss－nu等，尚有SCID小鼠、Beige小鼠等。

裸小鼠是免疫缺陷动物中最早发现和建立的群体，也是应用最早、最广的一个。1966年Flanagan首次描述了这种小鼠；1968年Pantelouris发现裸小鼠缺陷胸腺，其外周血白细胞数量极度减少。1969年Rygaard第1次将人类肿瘤移植于裸小鼠身上并获成功。1972年Giovanella将培养的人类癌细胞系移植于裸小鼠获成功，并获得侵袭性生长。此后已被广泛用于人类肿瘤移植。

SCID小鼠是一种B细胞和T细胞功能双缺陷小鼠。发现于C.B－17/ICR品系(*BALB/c*的同源

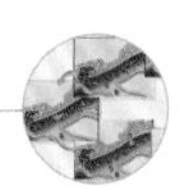

近交系)小鼠,携带来自 C57BL/Ka 品系免疫球蛋白重链 *Igh* - *1b* 等位基因的同源近交系。*SCID* 基因位于小鼠第 16 号染色体,其特点是 T、B 细胞双缺陷;外周血淋巴细胞数量减少,占白细胞总数的 10%～24%;胸腺只有髓质结构但无皮质,其血清中检测不出免疫球蛋白。淋巴结和脾小体淋巴细胞区脱空,骨髓内缺乏淋巴细胞和浆细胞,NK 细胞正常。SCID 小鼠在 SPF 条件下饲养寿命可超过 1 年。SCID 小鼠毛发发育正常,雌雄小鼠皆有生育能力;由于其缺乏自身的免疫球蛋白,可获得纯度较高的单克隆抗体。

NSG 小鼠由美国杰克逊实验室的 Lenny Shultz 研发。这个小鼠品系是 JAX™ Mice strain NOD. Cg-PrkdcscidIl2rgtm1Wjl/SzJ(005557)的简称,即 NODSCID gamma(NSG)。NSG 是在 NOD/ShiLtJ 联合免疫缺陷小鼠的背景上进一步突变 IL-2 受体,阻断了细胞因子信号通路,所以小鼠的多种免疫都是缺失的,缺乏成熟的 T 细胞、B 细胞,缺乏有功能的 NK 细胞,还缺乏细胞因子信号的传递。这些小鼠是跨种肿瘤移植的理想模型,在人类生物学及疾病研究中有广泛应用。已证明在 NSG 小鼠中移植黑色素瘤,其转移特性得到了更好的呈现。

NCG 小鼠是南京大学-南京生物医药研究院利用 CRIPSER/Cas9 基因打靶技术,在 NOD/ShiLtJNiu 联合免疫缺陷的小鼠基础上,再敲除 *Prkdc* 及 *IL* - *2rg* 基因,小鼠缺乏 T、B、NK 细胞,缺乏补体活性,是迄今世界上免疫缺陷程度最高的工具小鼠。与 NODSCID 小鼠相比,NCG 小鼠寿命更长,平均长达 1.5 年;对人源细胞和组织几乎没有排斥反应;少量细胞即可成瘤,依赖于细胞系或细胞类型;无 B 细胞泄漏。适用于人源细胞或组织移植、肿瘤和肿瘤干细胞研究、ES 和 iPS 细胞研究、造血和免疫学研究、人类疾病感染模型研究、新的人源化动物模型研发。

NCG - HLA - A2.1 是南京大学-南京生物医药研究院利用 CRIPSER/Cas9 基因打靶技术,在 NCG 小鼠基础上,将小鼠 *H2* 基因替换为人 *HLA* - *A* * *02*:*01* 基因,得到理想的 MHC-1 人源化模型,该模型在接受人源骨髓造血干细胞(HSC)移植后,更有利于 $hCD8^{+}$ T 细胞的成熟,形成人源化的免疫系统。可用于开展免疫系统与肿瘤发生、发展相互关系的研究。

目前,除了免疫缺陷小鼠,直接用于移植瘤模型的建立及应用,还有各种基因修饰的小鼠,模拟人体相应肿瘤的病因学、病理学、遗传学以及对治疗的反应等特性。基因修饰小鼠肿瘤模型,优点突出,如肿瘤表型外显率高,诱导时间短;可用于评估某个基因个体突变对肿瘤表型的作用;可以鉴定与预设突变协调作用的新突变;评估环境因素和基因的交互作用;评价新方法对肿瘤的治疗效果。虽然人类肿瘤的某一或某些主要特征都可在模式生物中得以有效模拟,也已有大量动物模型可用,但动物与人在方方面面都有差异,包括生理、代谢的差异,不能完全解释遗传及表观、与环境的交互、多分子、多通路交互作用模型。

*(2) 免疫缺陷动物在肿瘤中的应用*

1) 在免疫缺陷动物体内移植人类肿瘤建立可移植瘤模型:自 Rygaard 首次在裸小鼠体内移植人类肿瘤成功后,相继有大量人类肿瘤在免疫缺陷动物体内建立移植瘤模型,裸小鼠应用得最广,其次为裸大鼠及 SCID 小鼠。国内自 1978 年引进裸小鼠后,据不完全统计建立了人类肿瘤移植瘤模型 100 个以上,以 1988—1997 年最多(占 61.2%),还建立了 10 种以上的人类白血病和恶性淋巴瘤移植瘤模型。

2) 人类肿瘤侵袭模型的建立:人类肿瘤移植到小鼠,即使是免疫缺陷的小鼠,因是跨种移植,成瘤及侵袭转移等特点还是与人体内有差别的。既往文献报道,常规背侧皮下移植瘤模型很少发生侵袭和转移。根据笔者经验,相同肿瘤在不同部位移植,可找出对侵袭和转移的敏感部位;或者进行肿瘤原发器官的移植,即原位移植,人的肿瘤在小鼠体内能更好地表现其侵袭转移表型。

3) 人类肿瘤在免疫缺陷动物体内转移模型的建立:人类肿瘤细胞在免疫缺陷动物体内移植后是否会转移,是个复杂问题:①涉及瘤细胞本身生物学特性及细胞亚群问题;②与动物体内免疫机制有关,如在 T 细胞缺乏动物体内不转移或低转移,而移植到 T 和 B 细胞缺乏的动物体内而提高转移率;③因体内微环境的关系,不同部位移植转移率也不一致。

自发转移模型:指常规背侧皮下移植、腹腔内移植或脾内移植等,观察其肝脏、肺脏转移情况。肿瘤细胞在肝脏或肺脏中形成转移瘤灶的过程与临床上类似,需要完成转移的全部步骤:从原发部位脱离、侵犯穿过基底膜,通过细胞外间质,侵入血管,在血液循环中存活,在靶器官穿出血管壁,在靶器官实质中存活、增殖形成转移灶。肿瘤细胞系不同或瘤株不同，其转移率会有明显差别。具体研究工作时参考文献中可稳定形成转移的模型，根据实验目的选择细胞系及移植方法。已报道可形成自发转移的模型，如小巨细胞肺癌 PG 皮下移植肺转移，人乳腺癌 MD－MBA－231 乳腺原位移植肺转移。

实验性转移模型：在尾静脉接种或眼球后静脉丛接种肿瘤细胞，观察肺肿瘤转移情况。这类模型，绕过了肿瘤转移的前期阶段，只模拟肿瘤入血后的转移后半程。其优点是可以观察到更多的肺转移。

(3) PDX 模型及其在肿瘤转移中的应用

PDX 即人源性异种移植（patient-derived xenograft）。PDX 模型是将来自肿瘤患者的新鲜肿瘤组织直接移植到免疫缺陷小鼠体内，形成肿瘤后的小鼠模型。

2016 年美国国家癌症研究所（National Cancer Institute, NCI）宣布，利用 PDX 模型进行抗癌药物的测试，代替已广泛使用达 25 年之久的 NCI 的 60 种细胞系。这些细胞系由于传代次数太多，完全适应了体外培养环境，遗传和行为与原始体内肿瘤已相去甚远。而 PDX 模型，因直接来自患者，维持在小鼠体内增殖，能更好地模拟其原生的生长环境（肿瘤细胞和微环境的关系），更好地保留亲代恶性肿瘤的生物学特性（如组织学结构、基因表达、突变状态、转移潜能等）以及治疗反应性等方面更接近患者原始情况，由此进行药物筛选，更有利于临床转化。

一些机构已开始在建立 PDX 模型库。NCI 的初期目标是拥有 1 000 个 PDX 模型，目前数量已达到约 1/3，不过预计当模型库开放时，仅能向使用者提供 75 个。此外，16 个欧洲机构联合组成的 EurOPDX，据称已拥有 1 500 个 PDX 模型；美国杰克逊实验室拥有 450 个 PDX 模型；制药公司更是不甘落后，2020 年诺华（Novartis）公司发布的药物筛选工具便使用了 1 000 个 PDX 模型。Champion 公司也成功建立了 570 个早期传代 PDX 模型，并进行了全外显子测序（whole exome sequencing, WES），与癌症基因图谱（TCGA）库的数据相比，背景突变频率类似。可见 PDX 模型是可靠的。与笔者前面描述的使用培养的细胞或者使用基因修饰小鼠相比，PDX 模型能更好地保留癌症的遗传复杂性，便于科学家进行这方面的研究。国内上海立迪生物技术有限公司已建立了数百个 PDX 模型，并可提供合同研究组织（contract research organization, CRO）服务。利用 PDX 模型筛选药物，可以将结果作为治疗效果的预估，寻找更适于患者的个体化用药方案，提高治疗的成功率。PDX 模型的不足之处在于，人源肿瘤组织在小鼠体内生长属异种移植。虽然小鼠是免疫缺陷的，但也有不少完全免疫，所以移植瘤生长很慢，成功率在 30%左右。韩国对 241 位结肠癌患者建立 PDX 模型，成功率为 62.2%。所以常常是捐赠肿瘤的患者并不能获益。

在肿瘤转移研究方面，已有报道 PDX 模型肿瘤除包含患者原发灶中的所有突变外，还呈现出与转移灶更接近的突变模式，即 PDX 模型肿瘤与转移灶的分子特征更接近。

## 12.4 分子成像与活体成像技术在肿瘤研究中的应用

许多很有价值的体外研究结果需要体内验证，主要是因为：在体外研究时，细胞处于相对简单的外环境，所施加的外部调控因素如药物或待验证的干预分子，很容易到达作用靶点部位，发挥其功效。然而，真正生物体内情况的复杂程度难以想象。所以分子作用的效果在体内能否发挥，还需体内系统验证。

### 12.4.1 分子成像概念

分子成像（molecular imaging）是指应用影像学方法，对活体状态下的生物过程进行细胞和分子水平的定性和定量研究。得益于计算机软硬件的迅速发展及成像设备的更新换代，再结合细胞标记方法（分子探针）的进步，使得分子成像得以产生、应用并不断改善。分子成像与以前的依据密度差异、水含量差异等成像完全不同，借助生物标志物作为探针，可检测活细胞内、疾病发生以前某些靶分子的变化。

目前在临床应用的体内示踪成像方式包括：磁共振成像（MRI）、正电子发射体层成像（PET）、生物发光成像（bioluminescence imaging, BLI），以及利用量子点（quantum dot, QD）进行的荧光成像（fluorescence imaging, FI）。每项技术各有所长，应根据需求使用不同的成像技术或者几种成像技术结合使用。

在实验研究体系中，活体动物体内分子成像也应用广泛。新的细胞模型、转基因动物模型、新的成像药物、高特异性的探针、小动物成像设备的供应等

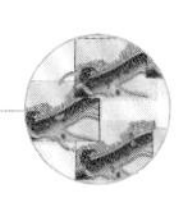

诸多因素都促进了这一领域的发展。经探针标记的分子或分子标记的细胞分子在动物体内可直接成像,便于观察基因和分子的表达或相互作用过程、追踪标记细胞在体内的变化,由此从分子和细胞水平观察生理活动或疾病发展过程,评估药物和基因治疗效果、优化治疗方案,对同一个动物进行动态长时间观察,评估分子细胞与整体环境、与疾病发展和治疗的关系。

### 12.4.2 用于活体动物成像研究的细胞模型

自 2008 年钱永健获得诺贝尔化学奖后,利用红色荧光蛋白(red fluorecent protein, RFP)或绿色荧光蛋白(green fluorecent protein, GFP)稳定转染标记(点亮)的肿瘤细胞,还有萤光素酶(luciferase)稳定转染标记的肿瘤细胞,就得到了更加广泛的应用。这些分子标记的肿瘤细胞系移植到小鼠体内,可形成移植瘤,具有原肿瘤细胞的侵袭转移能力。进行具体研究时这些细胞移植到动物体内后,可通过活体检测分析成像系统,直接评估肿瘤细胞在动物体内生长、侵袭转移情况。替代了原来通过不同时间处死小鼠而进行观察的研究方法,减少了动物使用量,而且不同时间观察的是在同一动物体内肿瘤进展的过程,代替了使用不同个体间统计数据,是理想的模型。国家实验细胞资源共享平台依托中国医学科学院基础医学研究所细胞资源中心,建立了常见肿瘤细胞的标记细胞(表 12-5)。这些细胞都可提供共享服务,可通过平台网站(http://www.cellresource.cn)查询信息及服务流程。

表 12-5 可提供共享服务的携带标记的肿瘤细胞系

| 细胞名称 | 代号 |
|---|---|
| 萤光素酶转染人成骨肉瘤细胞 | U2OS-Luc teT-on |
| 萤光素酶标记的人结直肠癌细胞 | HCT116-LUC-28 |
| 萤光素酶标记的人结直肠癌细胞 | HCT116-LUC-22 |
| 萤光素酶-红色荧光蛋白标记的人乳腺癌细胞 | MDA-MB-231-Luc2-tdT |
| 红色荧光蛋白和萤光素酶标记的人肺癌细胞 | A549-Luc2-tdT-2 |
| 红色荧光蛋白和萤光素酶标记的人鼻咽癌细胞 | CNE2Z-Luc2-tdT |
| 红色荧光蛋白和萤光素酶标记的人骨肉瘤细胞 | HOS-Luc2-tdT |
| 红色荧光蛋白和萤光素酶标记的人非小细胞肺癌细胞 | NCI-H1299-Luc2-tdT-2 |
| 红色荧光蛋白和萤光素酶标记的人结直肠腺癌细胞 | HCT-8-Luc2-tdT |
| 红色荧光蛋白和萤光素酶标记的人乳腺癌细胞 | MDA-MB-231-Luc2-tdT |
| 红色荧光蛋白和萤光素酶标记的人肝癌细胞 | Huh7-Luc2-tdT |
| 红色荧光蛋白和萤光素酶标记的人肝癌细胞 | Huh7-Luc2-tdT-1 |
| 红色荧光蛋白和萤光素酶标记的人肝癌细胞 | Huh7-Luc2-tdT-2 |
| 红色荧光蛋白和萤光素酶标记的人肝癌细胞 | PLC/PRF/5-Luc2-tdT |
| 红色荧光蛋白和萤光素酶标记的人肝癌细胞 | PLC/PRF/5-Luc2-tdT-2 |
| 红色荧光蛋白和萤光素酶标记的人肝癌细胞 | PLC/PRF/5-Luc2-tdT-4 |
| 红色荧光蛋白和萤光素酶标记的人肝癌细胞 | PLC/PRF/5-Luc2-tdT-6 |
| 红色荧光蛋白和萤光素酶标记的人肝腹水腺癌细胞 | SK-HEP-1-Luc2-tdT |
| 红色荧光蛋白和萤光素酶标记的人肝腹水腺癌细胞 | SK-HEP-1-Luc2-tdT-1 |
| 红色荧光蛋白和萤光素酶标记的人肝腹水腺癌细胞 | SK-HEP-1-Luc2-tdT-2 |
| 红色荧光蛋白和萤光素酶标记的人肝腹水腺癌细胞 | SK-HEP-1-Luc2-tdT-3 |
| 红色荧光蛋白和萤光素酶标记的人肝腹水腺癌细胞 | SK-HEP-1-Luc2-tdT-4 |
| 红色荧光蛋白和萤光素酶标记的人肝癌细胞 | HepG2-Luc2-tdT |
| 红色荧光蛋白和萤光素酶标记的人肝癌细胞 | Li-7-Luc2-tdT |
| 红色荧光蛋白和萤光素酶标记的人肝癌细胞 | Hep3b-Luc2-tdT |
| 红色荧光蛋白和萤光素酶标记的人胆囊癌细胞 | GBC-SD-Luc2-tdT |
| 红色荧光蛋白和萤光素酶标记的人肝胆管癌细胞 | RBE-Luc2-tdT |
| 红色荧光蛋白和萤光素酶标记的人肝癌细胞 | Huh7-mCas9-Luc2-tdT |
| 红色荧光蛋白和萤光素酶标记的人肝癌细胞 | PLC/PRF/5-Cas9-Luc2-tdT |

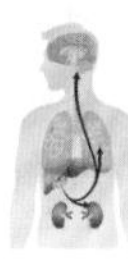


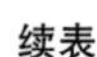
续表

| 细胞名称 | 代号 |
|---|---|
| 红色荧光蛋白和萤光素酶标记的人肝癌细胞 | SK-HEP-1-Cas9-Luc2-tdT |
| 绿色荧光蛋白标记的小鼠前胃癌细胞 | MFC-GFP |
| 绿色荧光蛋白标记的人宫颈癌细胞 | HeLa-GFP |
| 绿色荧光蛋白标记的小鼠宫颈癌细胞 | U14-GFP |
| 绿色荧光蛋白标记的小鼠树突状细胞肉瘤低转移细胞 | DG6-GFP |
| 小鼠树突状细胞肉瘤低转移细胞(VAP33-GFP融合蛋白稳定表达) | DG6-VAP33-GFP |
| 绿色荧光蛋白标记的人结直肠癌细胞 | HCT116-GFP |
| 绿色荧光蛋白标记的小鼠肺腺癌低转移细胞 | LA1-GFP |
| 小鼠肺腺癌低转移细胞(VAP33-GFP融合蛋白稳定表达) | LA1-VAP33-GFP |
| 绿色荧光蛋白标记的人乳腺癌细胞 | MDA-MB-231-GFP |
| 绿色荧光蛋白标记的小鼠前胃癌低转移细胞 | MFC-B5-GFP |
| 绿色荧光蛋白标记的人结直肠腺癌细胞 | COLO 320DM-EGFP |
| 缺氧诱导的绿色荧光蛋白标记的人乳腺癌细胞 | MCF7-hiGFP-12C |
| 缺氧诱导的绿色荧光蛋白标记的人乳腺癌细胞 | MCF7-hiGFP-130C |
| 缺氧诱导的绿色荧光蛋白标记的人乳腺癌细胞 | MDA-MB-231-hiGFP-5C |
| 缺氧诱导的绿色荧光蛋白标记的人乳腺癌细胞 | MDA-MB-231-hiGFP-10C |
| 缺氧诱导的绿色荧光蛋白标记的小鼠乳腺癌细胞 | Ca761-hiGFP-3C |
| 缺氧诱导的绿色荧光蛋白标记的小鼠乳腺癌细胞 | Ca761-hiGFP-1C2 |
| 表达人碱性成纤维细胞生长因子的小鼠乳腺癌细胞 | Ca761-bFGF-EGFP |
| 绿色荧光蛋白标记的小鼠乳腺癌细胞 | Ca761-EGFP |
| 表达人碱性成纤维细胞生长因子的人乳腺癌细胞 | MCF7-bFGF-EGFP |
| 表达人碱性成纤维细胞生长因子的人乳腺癌细胞 | MDA-MB-231-bFGF-EGFP |
| 绿色荧光蛋白标记的人乳腺癌细胞 | MCF7-EGFP |
| 绿色荧光蛋白标记的人胚肾癌细胞 | 293T-EGFP |
| 绿色荧光蛋白标记的小鼠黑色素瘤细胞 | B16-F10-EGFP |
| 绿色荧光蛋白标记的小鼠小胶质瘤细胞 | BV2-EGFP |
| 绿色荧光蛋白标记的人肺癌细胞 | A549-EGFP |
| 绿色荧光蛋白标记的人鼻咽癌细胞 | CNE2Z-EGFP |
| 绿色荧光蛋白标记的人非小细胞肺癌细胞 | NCI-H1299-EGFP |
| 绿色荧光蛋白标记的人胃癌细胞 | HGC27-EGFP |
| 绿色荧光蛋白标记的人结直肠腺癌细胞 | HCT-8-EGFP |
| 绿色荧光蛋白标记的人乳腺癌细胞 | MDA-MB-231-EGFP |
| 绿色荧光蛋白标记的人胃癌细胞 | MGC803-GFP |
| 绿色荧光蛋白标记的人结肠癌细胞 | HCT116-EGFP |
| 红色荧光蛋白标记的人结直肠癌细胞 | HCT116-RFP |
| 红色荧光蛋白标记的人结直肠腺癌细胞 | COLO 320DM-RFP |
| 红色荧光蛋白标记的小鼠宫颈癌细胞 | U14-RFP |
| 萤光素酶转染人成骨肉瘤细胞 | U2OS-Luc teT-on |
| 萤光素酶标记的人结直肠癌细胞 | HCT116-LUC-28 |
| 萤光素酶标记的人结直肠癌细胞 | HCT116-LUC-22 |
| 萤光素酶-红色荧光蛋白标记的人乳腺癌细胞 | MDA-MB-231-Luc2-tdT |
| 红色荧光蛋白和萤光素酶标记的人肺癌细胞 | A549-Luc2-tdT-2 |
| 红色荧光蛋白和萤光素酶标记的人鼻咽癌细胞 | CNE2Z-Luc2-tdT |

续表

| 细胞名称 | 代号 |
|---|---|
| 红色荧光蛋白和萤光素酶标记的人骨肉瘤细胞 | HOS - Luc2 - tdT |
| 红色荧光蛋白和萤光素酶标记的人非小细胞肺癌细胞 | NCI - H1299 - Luc2 - tdT - 2 |
| 红色荧光蛋白和萤光素酶标记的人结直肠腺癌细胞 | HCT - 8 - Luc2 - tdT |
| 红色荧光蛋白和萤光素酶标记的人乳腺癌细胞 | MDA - MB - 231 - Luc2 - tdT |
| 红色荧光蛋白和萤光素酶标记的人肝癌细胞 | Huh7 - Luc2 - tdT |
| 红色荧光蛋白和萤光素酶标记的人肝癌细胞 | Huh7 - Luc2 - tdT - 1 |
| 红色荧光蛋白和萤光素酶标记的人肝癌细胞 | Huh7 - Luc2 - tdT - 2 |
| 红色荧光蛋白和萤光素酶标记的人肝癌细胞 | PLC/PRF/5 - Luc2 - tdT |
| 红色荧光蛋白和萤光素酶标记的人肝癌细胞 | PLC/PRF/5 - Luc2 - tdT - 2 |
| 红色荧光蛋白和萤光素酶标记的人肝癌细胞 | PLC/PRF/5 - Luc2 - tdT - 4 |
| 红色荧光蛋白和萤光素酶标记的人肝癌细胞 | PLC/PRF/5 - Luc2 - tdT - 6 |
| 红色荧光蛋白和萤光素酶标记的人肝腹水腺癌细胞 | SK - HEP - 1 - Luc2 - tdT |
| 红色荧光蛋白和萤光素酶标记的人肝腹水腺癌细胞 | SK - HEP - 1 - Luc2 - tdT - 1 |
| 红色荧光蛋白和萤光素酶标记的人肝腹水腺癌细胞 | SK - HEP - 1 - Luc2 - tdT - 2 |
| 红色荧光蛋白和萤光素酶标记的人肝腹水腺癌细胞 | SK - HEP - 1 - Luc2 - tdT - 3 |
| 红色荧光蛋白和萤光素酶标记的人肝腹水腺癌细胞 | SK - HEP - 1 - Luc2 - tdT - 4 |
| 红色荧光蛋白和萤光素酶标记的人肝癌细胞 | HepG2 - Luc2 - tdT |
| 红色荧光蛋白和萤光素酶标记的人肝癌细胞 | Li - 7 - Luc2 - tdT |
| 红色荧光蛋白和萤光素酶标记的人肝癌细胞 | Hep3b - Luc2 - tdT |
| 红色荧光蛋白和萤光素酶标记的人胆囊癌细胞 | GBC - SD - Luc2 - tdT |
| 红色荧光蛋白和萤光素酶标记的人肝胆管癌细胞 | RBE - Luc2 - tdT |
| 红色荧光蛋白和萤光素酶标记的人肝癌细胞 | Huh7 - mCas9 - Luc2 - tdT |
| 红色荧光蛋白和萤光素酶标记的人肝癌细胞 | PLC/PRF/5 - Cas9 - Luc2 - tdT |
| 红色荧光蛋白和萤光素酶标记的人肝癌细胞 | SK - HEP - 1 - Cas9 - Luc2 - tdT |

文献中也有许多单位建立了荧光蛋白或萤光素酶稳定转染的细胞系[27]。细胞平台没有的细胞系，也可依据文献向作者索取。

### 12.4.3 肿瘤研究中应用的小动物活体成像仪器设备介绍

小动物影像分析平台包括活体化学法荧光成像系统、高分辨率小动物超声显微影像系统、小动物单光子发射计算机断层成像扫描仪等。

(1) 活体生物荧光/发光成像系统

生物发光成像是利用萤光素酶催化底物产生萤光素，以萤光素所发射的光作为信号。生物荧光成像(biofluoresence imaging, BFI)是利用荧光蛋白在外源光源或内源发光照射下被激发产生的荧光作为检测信号，在暗箱中这些信号被冷电荷耦合器件(charge-coupled device, CCD)捕捉，配合测量分析软件，可定量观察信号强度及分布，以评估体内荧光分子相关事件的发生、发展。

通常活体生物荧光/发光成像系统包含以下几部分。

1) 冷 CCD 慢速扫描相机：前部感应 CCD，像素分辨率最适合于荧光的检测。CCD 芯片顶端有微透镜列阵，保证光信号采集达到最大化。相机的 CCD 检测 500～700 nm 波长光谱区域灵敏度最高，此区间正是萤光素酶发光试验和绿色荧光蛋白发射信号的集中区域。有效的冷却系统可保持 CCD 在低温下工作，不仅可以达到很高的量子率，而且减小了背景噪声(电流)的干扰，提高了仪器图像信号采集的灵敏度，也可以确保多次长时间曝光。

2) 暗箱：因为生物发光信号较弱，所以实验时荷瘤动物的观察都在暗箱中进行。通常要求暗箱密闭性好，可防止任何干扰信号的透入。暗箱内可设置自动升降系统，可灵活自由地垂直升降相机，从而实现根据样本的实际大小自动调节焦距，以实现最

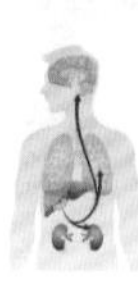


佳成像效果。相机移动的距离为 35～725 mm，以适应实验观察区域大小，通常可同时观察 5 只小鼠。

3) 荧光反射比成像（fluorescence reflectance imaging，FRI）模块：典型的荧光光源装置从上部激发样本发光。当相机对样本进行调焦定位时，会方便地检测到发射光信号。需要选择合适的光源和滤光片来激发荧光团，检测样本的发射光。

4) 激发光与发射光滤光片：激发光光源多采用长时程发光二极管（light emission diode，LED）灯，标配 4 个发射光滤光片。软件控制的滤光片支架可快速转换测读时激发光和发射光滤光片。用户可以在操作软件中设置光源的照射能量。

5) 操作软件：通过菜单和对话框可设计不同的检测方案，从相机设置到成像、取相再到图像分析涉及操作全过程。可完成以下功能：①清晰地显示发光图像、荧光图像或影像，并且带有图像对比、图像增强工具、色彩重叠功能，二维成像分析与三维成像分析。②多种量化分析，如放大功能、插入部分的界定及测算功能、几何学图像分析、多种算法功能。分析结果以电子表格形式输出，原始数据与处理后数据分开存档[根据“良好实验室规范”（Good laboraroy practice）规则]；支持单一次序曝光或成像。③多功能性和灵活性：可用于动物或者植物实验；相机可在暗室内自由移动；相机在每一个位置都可进行高度校准；暗室内有足够的使用空间；不同型号的相机间轻松转换；可加配气体麻醉系统、荧光反射比成像模块、多种荧光激发照射装置、透射仪、直角 3D 成像装置、用于多模式成像的动物床等附件。

该技术在进行体内研究时，具有明显的优势：可在不同时间点重复检测；可以使实验动物整体成像；可获得同一实验动物体内全部过程各时间点的数据，可减少实验动物用量、节省经费。

该技术实际利用荧光蛋白或萤光素酶标记的肿瘤细胞，移植到小鼠体内，可观察肿瘤的生长及转移的全过程。实际是活细胞成像。可观察新治疗方法的疗效，研究最优治疗方案。传统的动物实验方法需要在不同的时间点宰杀实验动物以获得数据，得到多个时间点的实验结果。

(2) 高分辨率小动物超声显微影像系统

小动物高频超声成像是借助超声波在组织中传播，可发生反射、折射、散射、衰减等，反射回来的超声为回声，检测这种回声并转化成影像即为超声影像。由此，可以用超声对生物体器官进行探测，实时、动态成像，图像分辨率最高可达 30 μm。可提供结构信息，可延伸到分子成像，获得功能信息。最擅长成像软组织脏器如心、肾、肝、胆、胰、脾，病变肿瘤组织等。

对于肿瘤研究中的实验动物，可非侵入式长时程成像，获得可靠、可定量、可重复的数据。在不需要任何标志物的条件下即可精确检测小至 0.1 $mm^3$ 肿瘤组织的三维结构，任意径向的距离、面积和肿瘤组织的体积。检测肿瘤内部是否坏死，肿瘤周边组织变化，淋巴结转移等。采用能量多普勒显示肿瘤组织内微血管新生的生长和分布情况，微血管/肿瘤体积比，可研究肿瘤的供血情况。

(3) 小动物单光子发射计算机体层成像扫描仪

单光子发射计算机体层成像（single photon emission computed tomography，SPECT）的基本原理是，利用能够放出伽马射线的放射性核素或药物注入或吸入人体，通过显像仪的探头对准所要检查的脏器接收被检部位发出的射线，再通过光电倍增管，将光电脉冲放大转化成信号，经计算机连续采取信息进行图像的处理和重建，最后以三级显像技术使被检脏器成像。不仅可得体内脏器的解剖图像，还可得到生理、生化、病理过程及功能图像。

用于 SPECT 的显像剂包括 $^{99m}Tc$、$^{111}In$、$^{123}I$、$^{201}Tl$ 等，这些放射性核素半衰期较长，从几个小时到几天，相对易制备、便宜。这也是 SPECT 的优点。

(4) 正电子发射体层成像

通过扫描检测放射性核素标记的分子释放的正电子而成像的核医学技术。配合计算机软件，可对分子在体内分布、代谢的过程形成三维图像。常用的放射性核素包括 $^{11}C$、$^{13}N$、$^{15}O$、$^{18}F$、$^{64}Cu$、$^{62}Cu$、$^{124}I$、$^{76}Br$、$^{82}Rb$、$^{89}Zr$ 及 $^{68}Ga$，其中 $^{18}F$ 最常用。这些放射性核素需要加速器制备，半衰期近几个小时，所以加速器必须安装在检测现场，所以费用较高。PET 的优点是高度敏感，可检测的浓度为 10～12 mol/L。

临床上已用 $^{18}F$ - FDG 为失踪剂，用 PET 进行全身扫描，寻找肿瘤转移灶，评估转移程度。仪器公司还制备了小型的用于小动物观察用的 PET 机器。

### 12.4.4 小动物活体成像技术在肿瘤转移过程中的应用

这些分子成像技术，在癌症与抗癌药物研究中，在动物体内进行概念验证、临床前药效学研究、优化临床前及临床治疗方案，对将来肿瘤的早诊及精准

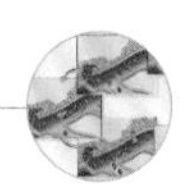

诊断的研究和应用，也有非常可观的前景。

(1) RFP/GFP 标记肿瘤肺转移动物模型[28]

表 12－5 中列出的荧光蛋白标记的肿瘤细胞系，笔者自己实验室的经验及文献中报道的，皮下移植后可形成肺转移，通过活体动物光学成像可以观察这个过程中肿瘤在移植部位的生长、转移的过程，这个模型扩展可用于研究影响肿瘤发展、转移及治疗的相关因素及机制。

(2) 萤光素酶标记肿瘤脑转移动物模型[29]

稳定表达萤光素酶各种肿瘤细胞系都有报道，广泛应用于肿瘤转移及机制的研究。如稳定表达萤光素酶的人乳腺癌细胞株接种于裸鼠，建立裸鼠皮下移植瘤模型；人非小细胞肺癌细胞株 A549，经尾静脉接种于 SCID 鼠，建立实验性肺转移模型，通过活体动物成像系统监测肿瘤的生长、转移形成过程[30]。

## 12.5　肿瘤侵袭转移研究样品库建设及应用

现代生物医学研究中生物样本库的作用怎么强调都不过分，近年受到科研、生物技术、产业及政府的高度关注，发展迅速。回顾文献，已有形形色色生物样本库建立的报道。从某个研究组的单病种样本库到国家级的生物样本库，都有涉及。而有关样本库建设的规范及方方面面的考虑，如伦理问题、知情同意、质量控制、安全问题、开放共享应用、信息化管理、实物存储管理等，也都有讨论。国内成立了中国医药生物技术协会组织生物样本库分会，组织召开了 10 余次中国生物样本库标准化建设及应用研讨会，2010 年发表了中国医药生物技术协会生物样本库标准(试行)[31]。

用于肿瘤转移研究的肿瘤样本库，准确的病理诊断、全面的临床信息资料(临床检验、检查、治疗、随访等)是基础，严格的生物样本库质量管理体系是保证，规范收集、分装、储存的样本及优良软件管理的信息数据是其价值体现。所以样本库的建设，最好由病理学专家牵头，病理科全程参与，与临床科室密切协作，确保样本资源取材可靠、诊断准确。具体到样本，应该收集包含手术切除后的肿瘤组织、瘤旁组织、原代细胞分离以及手术前后、治疗前后外周血样本等。特别是临床注意观察是否有转移，注意留取转移肿瘤组织或转移淋巴结，保存样本。这些是肿瘤转移研究中最重要的样本。

这方面比较优秀的肿瘤样本库的典范是重庆西南医院胶质瘤样本库，以病理学团队为主导，保存的 424 例样本包含以下实物及相应的信息：①冻存的瘤组织；②冻存的瘤旁组织；③冻存的远端组织；④分选的原代胶质瘤细胞；⑤分选的原代血管周细胞；⑥分选的胶质瘤干细胞；⑦冻存的患者手术前、后及治疗前、后的外周血样本(血浆和全血)；⑧石蜡样本；⑨组织芯片；⑩冷冻切片；⑪HE 全切片扫描；⑫临床信息(影像资料、病理资料)；⑬手术随访信息；⑭分子病理信息；⑮临床资料齐全。因样本库有多层次样本(组织、细胞、组织芯片、核酸、蛋白质等)，利用库中生物样本，既可以进行肿瘤转移相关基因组、功能基因组等基础研究，又可进行分子诊断标志物及药物靶点的大样本验证，对诊断及治疗靶标的筛选、临床转化及用于个体治疗都可以提供研究材料。事实上，该单位的研究团队利用这些样本开展了一系列研究，取得了多项成果。如肿瘤干细胞在恶性肿瘤发生、发展中的作用及机制研究，干细胞在恶性胶质瘤复发中的作用及其分子机制等，起到了“从基础到临床”的桥梁作用，满足了转化医学的需要。

(李　雁　刘玉琴)

## 参考文献


[1] GARTLER SM. Apparent Hela cell contamination of human heteroploid cell lines [J]. Nature, 1968, 217(5130):750－751.

[2] CULLITON BJ. Hela cells: contaminating cultures around the world [J]. Science, 1974, 184(4141):1058－1059.

[3] MASTERS JR, THONSON JA, DALY-BURNS B, et al. Short tandem repeat profiling provides an international reference standard for human cell lines [J]. Proc Natl Acad Sci U S A, 2001, 98(14):8012－8017.

[4] American Type Culture Collection Standards Development Organization Workgroup ASN－0002. Cell line misidentification: the beginning of the end [J]. Nat Rev Cancer, 2010, 10(6):441－448.

[5] UKCCCR guidelines for the use of cell lines in cancer research [J]. Brit J Cancer, 2000, 82(9):1495－1509.

[6] 刘玉琴，卞晓翠. 细胞的鉴定[M]//章静波，徐存栓等译. 动物细胞培养——基本技术和特殊应用指南. 6

版. 北京:科学出版社,2014:287-322.

[7] 王春景,刘玉琴. 研究工作中实验细胞使用选择[J]. 中国当代医药杂志,2009,16(12):24-26.

[8] 刘玉琴. 培养细胞使用及质量要求[M]//来茂德. 病理学. 1版. 北京:人民卫生出版社,2014:14-17.

[9] BIAN XC, YANG ZL, FENG HL, et al. A combination of species identification and STR profiling identifies cross-contaminated cells from 482 human tumor cell lines [J]. Sci Rep, 2017,7(1):9774.

[10] 高进,刘玉琴,韩立群,等. 不同转移潜能癌细胞亚系分离鉴定和细胞克隆模型建立及在转移机理研究中应用[J]. 中国肿瘤,1997,6(2):20-21.

[11] 刘玉琴,顾蓓,赵雪梅,等. 小鼠树突状细胞肉瘤不同转移能力克隆的分离筛选鉴定[J]. 解剖学报,2000,31(4):332-334.

[12] 李雁,汤钊猷,叶胜龙,等. 体内连续筛选法建立自发性肺转移人肝癌细胞系[J]. 中华医学杂志,2002,82(9):601-605.

[13] 李雁,汤钊猷,叶胜龙,等. 不同转移潜能人肝癌单克隆细胞株的分离和建立[J]. 中华肝胆外科杂志,2001,7(11):681-685.

[14] LI Y, TANG ZY, YE SL, et al. Establishment of cell clones with different metastatic potential from the metastatic hepatocellular carcinoma cell line MHCC97 [J]. World J Gastroenterol, 2001,7(5):630-636.

[15] 刘玉琴. 侵袭和转移性肿瘤细胞相关生物学特性研究和方法学[M]//高进,章静波. 癌的侵袭与转移基础与临床. 1版. 北京:科学出版社,2003:234-254.

[16] GAO J, LIU YQ. The interrelationship between tumor cells' electrophporetic mobility, adhesion and invasive ability and their metastatic potential. Chin Med Sci J, 1995,10(1):6-11.

[17] 刘玉琴. 正常与恶性胃上皮的培养[M]//章静波,陈实平,刘玉琴,等译. 人类肿瘤细胞培养. 北京:化学工业出版,2006:17-50.

[18] 杨振丽,徐雅丽,卞晓翠,等. 乳腺癌组织细胞的高效原代培养及其特性[J]. 基础医学与临床,2017,37(2):224-229.

[19] 卞修武,王清良. 高密度组织微阵列(组织芯片)技术及其在胶质瘤研究中的应用[J]. 实用肿瘤杂志,2004,19(6):470-471.

[20] 高进,李敏民. 实验动物肿瘤模型的建立及应用[M]//高进. 肿瘤学基础与研究方法. 北京:人民卫生出版社,1999:39-103.

[21] 梅列军,杨肖军,李雁,等. 兔 VX2 腹膜转移癌模型的建立及转移特征研究[J]. 中国肿瘤临床,2009,36(9):523-526.

[22] 贺斌,刘银坤,汤钊猷,等. 人肝癌裸鼠原位移植模型基因突变和表达[J]. 中华肝脏病杂志,1997;5(4):245.

[23] 刘玉琴,李建生,赵雪梅,等. 肿瘤复发、转移动物模型的建立和鲜动物药蛇毒制剂疗效的初步观察[J]. 中国中医基础医学杂志,1999,5(12):36-38.

[24] FISHER B, FISHER ER. Experimental evidence in support of the dormant tumor cell [J]. Science. 1959, 130(3380):918-919.

[25] 苏广彦,刘玉琴,任乐荣,等. 乳腺癌休眠动物模型的建立[J]. 中华病理学杂志,2007,36(11):760-763.

[26] 苏广彦,刘玉琴,任乐荣,等. 情绪因素及抗焦虑药物对肿瘤休眠及复发的影响[J]. 中国肿瘤临床,2008,35(23):1369-1372.

[27] 陈惠,李坤雨,陈斐,等. 用于活体成像的小鼠肝癌移植瘤模型的建立[J]. 兰州大学学报(医学版),2012,38(1):10-15.

[28] 冯海凉. Ⅰ、CD133 在人结肠癌细胞分化中的作用研究;Ⅱ、荧光标记肿瘤转移体内模型的建立[D]. 北京协和医学院,2010:1-97.

[29] 张绘宇,郑国兵,张金栋,等. 利用萤光素酶标记的肿瘤细胞建立活体成像动物模型[J]. 中国体视学与图像分析,2013,18(1):67-72.

[30] 韩帅,杨兴海,万宗淼,等. 用于活体成像的人肺腺癌自发骨转移小鼠模型[J]. 国际骨科学杂志,2015,36(2):151-156.

[31] 中国医药生物技术协会生物样本库(试行)[J]. 中国医药生物技术,2011,6(1):71-79.

# 13 液体活检与肿瘤转移



1974年Sorrells首次提出“液体活检”(liquid biopsy)的概念;1997年卢煜明发现孕妇血浆中存在游离的胎儿DNA;2010年正式进入临床应用。近年肿瘤液体活检技术进展迅速,成为肿瘤研究领域的热点。

传统组织活检是基于获取病变组织或细胞进行的,其局限性包括:①部分患者的组织获取存在困难;②组织穿刺活检存在出血、空腔脏器穿孔/瘘和肿瘤细胞种植播散等临床风险;③肿瘤内部异质性,取材某一特定部分组织或细胞难以准确反映肿瘤全貌特征。液体活检克服了组织活检的上述缺点,具有取样简单安全,可连续取样,便于实时动态监测、监控等优点。

液体活检的对象包括所有体液(如血液、尿、唾液、消化道液体等),但血液的液体活检进展迅速,主要包括循环肿瘤细胞(CTC)、循环肿瘤DNA(ctDNA)和外泌体的检测等三大领域。液体活检在肿瘤的早期筛查、疗效评估、监测复发等方面发挥重要作用,已迅速成为肿瘤诊治的热点。

## 13.1 循环肿瘤细胞与肿瘤转移

循环肿瘤细胞(CTC)是指从原发肿瘤中自发脱落并进入外周血液循环的肿瘤细胞。早在1869年,澳大利亚学者Ashworth在一例转移性肿瘤患者血液中首次观察到从实体肿瘤中脱离并进入血液循环的肿瘤细胞,并率先提出了CTC的概念。

CTC可通过循环系统到达远处器官,也是肿瘤转移的基础。CTC主要通过两种方式进入血液:①从原发肿瘤灶中被动脱落,此过程脱落的肿瘤细胞数量居多,且发生于肿瘤形成早期;②肿瘤细胞向间质组织主动迁移,这是非常复杂的分子过程,且可能使上皮细胞失去原有特性,获得间质组织细胞特性(如良好的细胞迁移性及抗凋亡性等),被认为是肿瘤侵袭和转移播散的主要机制。CTC具有异质性,可能导致CTC间的差异。多数CTC在血液循环中死亡,仅有约0.01%存活并产生远处转移。存活的CTC可能在很长时间内处于非增殖状态,并可抵抗化疗药物的抗肿瘤作用。

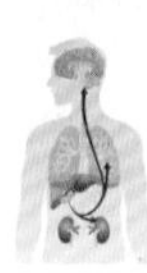



作为一种液体活检的手段，CTC 检测相对于传统组织活检具有独特优势：标本可以多次获取，并且检测结果对于治疗效果的早期评估、减少成本和不良反应以及预测预后均有较大帮助，且对 CTC 分子表型及其对肿瘤转移调控的研究更有利于增强个体化治疗疗效。因此，CTC 的检测对肿瘤的诊断、治疗疗效及预后均有重要意义。

### 13.1.1 循环肿瘤细胞检测技术

循环肿瘤细胞(CTC)检测技术可分为细胞的富集分离及检测两大类。

(1) CTC 的富集分离技术

一般血液中 CTC 数目很少，而血液中血细胞数量非常庞大，要想检测 CTC，关键在于根据 CTC 的物理学特征(大小、密度、电荷、可变形性)和生物学特征(表面抗原、侵袭性等)来实现 CTC 从血液中的识别和富集。一般用于检测分离 CTC 的理想化平台应具备以下特征：①敏感度高；②特异度高；③提取纯度高；④可重复；⑤可维持细胞的活性和完整性；⑥成本低。

1) 基于免疫亲和的策略：这是目前最常用的基于生物学的 CTC 富集与分离方法，主要是根据 CTC 与血细胞抗原差异来识别和富集 CTC。初期常用的 CTC 检测方法是基于 CTC 表面标志物的流式细胞术(flow cytometry, FCM)，然而流式细胞术灵敏度低、假阳性高，成为 CTC 后续分析的一大障碍。随后出现的免疫磁珠富集分离法是根据 CTC 和血细胞差异表达的蛋白质标志物进行阳性富集和阴性富集。阳性富集针对的是与肿瘤相关的抗原，而阴性富集则通过靶定 CD45 而去除外周血细胞。两种方法各有优势：阳性富集使得分离出的细胞具有很高的纯度，而阴性富集则避免了分离的偏向，因为它不依赖抗体选择。

目前美国 FDA 和中国 CFDA 批准的 CTC 检测产品，均是根据肿瘤细胞特定抗原对 CTC 进行计数。这一策略的主要问题是需要预先知道要寻找细胞的特异抗原，而并非所有 CTC 都有着相同的抗原特征。如果设定的抗原特异性稍差，即使是 99.99%的特异度，也会导致大量白细胞混杂；会错过大量不含有该抗原的 CTC。2004 年美国强生公司研发的 CellSearch 系统(Veridex)运用这一原理富集 CTC，用 CK8、CK18、CK19 的混合抗体进行荧光染色鉴定；但该系统存在敏感性低等缺点，已停产。基于阳性选择研发的 MagSweeper、IsoFlux 和 VerIFAST 等 3 项技术极大地提高了 CTC 的检测速度和效率。

2) 基于生物物理学特性的 CTC 富集分离方法：这种方法依赖细胞的物理性质，包括大小、性状、密度和载电量等。一般包括滤过法、密度梯度离心法、红细胞溶解法、细胞变形性富集法、细胞电学特征富集法和 ApoStream™ 技术等，各类技术的优、缺点不同(表 13-1)。众所周知，离心或微滤等技术已经存在 50 多年。尽管这些技术被认为是经济易行的，但最大的缺点是分离出的细胞纯度相对较低(1%～10%)，通常存在较大量的白细胞污染，直接影响对 CTC 的分子生物学特性的分析，因此不适合单独使用，更适于初步富集。

**表 13-1 以形态学及免疫学为基础的循环肿瘤细胞富集分离技术及其优、缺点**

| 原理 | 方法 | 优点 | 缺点 |
|---|---|---|---|
| 形态学方法 | 滤过法 | 细胞完整性好，不受细胞表面标志物影响，可检出循环肿瘤栓子 | 敏感度低，纯度低 |
| | 密度梯度离心法 | 细胞回收率高，操作简单，实用性强 | 成本高，用血量大，重复性差，缺乏特异性，肿瘤细胞易丢失，受外界因素影响 |
| | 红细胞溶解法 | 操作简单，保留肿瘤细胞学活性 | 可造成肿瘤细胞死亡，故不常用 |
| | 细胞变形性富集法 | 可富集恶性程度高的肿瘤细胞并保留其生物学活性 | 尚未应用于临床 |
| | 细胞电学特征富集法 | 分选效率>90%，灵活，调控简单，自动化程度高，可重复性高 | 需用密度梯度法进行细胞富集预处理，可能造成肿瘤细胞丢失，不适用于所有的肿瘤细胞 |
| | ApoStream™ 技术 | 抗体非依赖性，成本低，分选效率高，回收率高，纯度高，适用于几乎所有的肿瘤细胞，保证所得细胞的完整和存活，不会影响后续的体外培养研究和检测分析 | 该项技术尚未成熟，需进一步发展 |

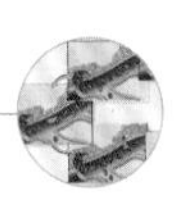

续表

| 原理 | 方 法 | 优 点 | 缺 点 |
|---|---|---|---|
| 免疫学方法 | 免疫磁性分离法 | 特异度,选择性、敏感度,反应结合时间短,操作简单快速,不影响细胞的生物活性,不改变细胞的基因表达 | 缺少高特异性的肿瘤相关抗原,肿瘤细胞易丢失,肿瘤细胞易在磁场中聚集,易受外界因素影响 |
| | 核酸分析法(反转录-PCR) | 敏感度高,价格较低,可重复操作 | 假阳性高,会损伤肿瘤细胞的形态 |
| | 免疫细胞化学法 | 方便,直观,可分析肿瘤细胞的大小和形态 | 敏感度低,特异度低 |
| | 流式细胞术 | 可定量计数肿瘤细胞量,测定细胞形态,精确定量 DNA 水平改变;对同一细胞可做多参数分析 | 对细胞数量有要求,敏感度低,成本高,耗时长 |
| | 功能分析法(胶原黏附 3 基质法) | 敏感度高,特异度高 | 依赖肿瘤细胞的特异性标志物 |

联合生物学特性和物理学特性建立的微流控装置平台 CTC 芯片,如抗原依赖性的免疫磁柱分离的 V 型芯片(herringbone-chip, HB-Chip),根据流体确定侧向位移、惯性聚焦和磁导入研发的 CTC-iChip。NanoVelcro 芯片通过改变反应温度收集芯片中捕获的 CTC。

3) 直接成像方法:直接成像可能需要利用流式细胞术来预先富集,从而提高速度。例如,ImageStream 每秒可分析 5 000 个细胞,这个速度比之前的仪器快 5 倍。另外一些方法是不需要富集的,如 FASTcell。FASTcell 利用光纤扫描,优点是减少曝光时间,因为它使用了激光光源和光电倍增管检测器;缺点是高速成像有可能降低分辨率。分辨率较低会影响准确性,因此需要通过显微镜来确认。

除了 CellSearch® 系统外,目前比较成熟的体外 CTC 富集检测系统有 MagSweeper™、EPHESIA CTC-chip、CTC-chip、Velcro-like device;体内 CTC 富集系统有 CellCollector®、Photoacoustic、nanodetector。

(2) CTC 的检测技术

CTC 的检测主要有核酸分析法、免疫细胞化学(immunocyto chemistry, ICC)、流式细胞术、功能分析法,各个方法的优缺点不同(见表 13-1)。免疫细胞化学法中,需要将被分析的细胞固定,以便于操作。细胞固定后,采用一种或几种抗体将其着色,根据抗体的上皮细胞特异性蛋白,一般为细胞角蛋白(cytokeratin, CK),显示 CTC 表达情况。此外,白细胞特异性抗体可降低假阳性率。着色常采用具有可探测标签的抗体(如荧光微粒等),细胞通过酶标染色或荧光染色方法显像。CTC 通过光学显微镜或荧光显微镜计数。常用免疫细胞化学法包括 CellSearch 系统及 EPISPOT 系统。其他采用免疫荧光标记检测 CTC 的方法有 FAST 系统及 Cytotrack 技术。

基于聚合酶链反应(PCR)的 CTC 检测技术常利用可在 CTC 中作为标志物且高表达的一类 mRNA。由于缺乏肿瘤细胞特异性 mRNA,上皮细胞特异性 mRNA 常被用于 CTC 的检测。这类转录因子在正常血细胞中也有表达,虽水平较低,但仍需将正常血细胞表达的最高水平作为 CTC 检测的最低临界值。常用方法有反转录聚合酶链反应(RT-PCR)等。

随着对 CTC 认识的不断深入,各种新的 CTC 检测手段不断出现。其中由美国 Affymetrix 与 Cytelligen 公司正在联合开发的差减富集(SE)-iFISH-RNA FISH 整合技术平台将令人们首次在单一 CTC 细胞上进行 DNA、RNA 及蛋白质表达三位一体的研究。

随着检测技术的不断进步及对肿瘤细胞表面分子标志研究的不断深入,CTC 的检测在临床肿瘤诊治过程中的作用日益突显。总的来说,化学方法在富集 CTC 时灵敏度及特异性更高,但多耗时较长且成本较高。物理方法收集 CTC 更为快速且经济,但分离特异性差。虽然已有通过美国 FDA 批准用于转移性肿瘤(主要是乳腺癌、前列腺癌和结直肠癌)CTC 检测的方法 CellSearch 存在,但由于其价格昂贵、检测效率不够高、耗时长等缺点,临床推广困难。因此低成本、特异性强和高效的 CTC 分离和检测设

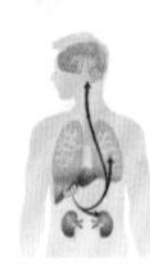



备仍然有很大的临床需求，也是未来的发展趋势。

### 13.1.2 循环肿瘤细胞分子分型

CTC的细胞与遗传表型非常复杂，具有高度异质性、可塑性和多变性，具有抗失巢凋亡、上皮-间质转化（EMT）和侵袭转移能力，具有干细胞和间质细胞表型等特征。CTC是一个异质性极高的群体，该群体中可能包含不同表型的亚群。不同亚群的CTC可能具有不同的生物学特征，如EMT样CTC、肿瘤干细胞（CSC）样CTC和间质干细胞（MSC）样CTC，且这种异质性表现在遗传学基因组序列改变方面。目前用于CTC分子分型的标志物主要有以下几种。

（1）上皮/间质标志物

上皮细胞黏附分子（epithelial cell adhesion molecule, EpCAM）、CK是最常用的CTC标志物。癌细胞侵袭转移的起始阶段需要进行EMT以增加侵袭性，然而，有报道EMT对肿瘤细胞的运动性并非必需[1]，而与化疗抵抗相关[2,3]。

Pecot等[4]检测了乳腺癌、卵巢癌、结直肠癌不表达上皮抗原CK或EpCAM的异倍体CTC，发现捕获细胞转换为EMT表型。Yu等[5]发现间质型CTC在单细胞和多细胞群中均有发现，表达已知的EMT蛋白如TGF-β通路成分，FOXC1转录因子；而且，EMT在人乳腺癌的血行播散中起作用。Sugimachi等[6]、Yokobori等[7]应用肌动蛋白丝束蛋白3（Plastin3）作为CTC标志物，*Plastin3*基因编码肌动蛋白结合蛋白，对肿瘤细胞形成转移过程（如逃逸、失巢、凋亡、化疗抵抗、增加肿瘤抗性、诱导EMT等）十分重要。Plastin3在上皮、间质表型CTC均表达，CTC中Plastin3的异常表达可能来自DNA拷贝数增加。在结直肠癌和乳腺癌中发现，$Plastin3^+$ CTC与预后不良相关，特别是Duke's B和C类患者，有助于确定哪些患者需要辅助性化疗。Liu等[8]报道，乳腺癌CSC有明显的间质样（$CD24^-/CD44^+$）和上皮样（$ALDH^+$）表型，前者定位于癌入侵边缘（与基质的毗邻处），后者则位于更中心位置，乳腺癌CSC的可塑性可能使这些细胞具有侵入和转移能力。

（2）HER2

HER2是上皮细胞生长因子受体（HER/EGFR/ERBB）家族成员，其基因扩增与过表达在一些侵袭性乳腺癌或胃癌的发生与进展中起重要作用，已被用于生物标志物和治疗靶标。多项研究发现$HER2^+$ CTC患者PFS较$HER2^-$ CTC患者更差。Riethdorf等[9]报道，在24.1%（14/58）CTC阳性乳腺癌患者中发现$HER2^+$ CTC，含8例原发灶$HER2^-$患者。Fehm等[10]也在原发肿瘤$HER2^-$患者中发现了$HER2^+$ CTC。因此，Riethdorf等[9]建议评估CTC的HER2状态可协助对乳腺癌患者进行治疗决策。

（3）雌激素受体（ER）

约70%乳腺癌患者可表达ER。$ER^+$乳腺癌通常对内分泌治疗反应良好，在所有乳腺癌亚型中预后最好。然而约20% $ER^+$患者不能从治疗中获益，可出现转移进展。Babayan等[11]发现$ER^+$原发肿瘤转移的乳腺癌患者，其CTC常缺乏ER表达。

（4）PD-L1

PD-L1通过结合PD-1诱导T细胞耐受，从而减轻免疫反应并防止自身免疫，促进肿瘤进展。Thompson等[12]分析了196例肾细胞癌患者的肿瘤标本，发现高表达PD-L1与肿瘤侵袭性增加相关，并且死亡风险增加4.5倍。Ali等[13]在大规模临床研究中发现，1.7%（66/3 916）乳腺癌患者肿瘤细胞表达PD-L1，其中7.9%（24/302）为基底细胞样癌（属三阴性乳腺癌）。Mazel等[14]研究发现，激素受体（+）、$HER2^+$的乳腺癌患者的CTC常表达PD-L1，68.8%（11/16）患者CTC的PD-L1表达阳性。因此，PD-L1可能是CTC的有效标志物。

（5）干细胞表型

CTC被认为可通过干细胞的自我更新和向多种细胞类型分化发展为肿瘤。此类细胞作为一个独特的群体持续存在于肿瘤，并引起肿瘤复发或转移。表达循环肿瘤干细胞标志物的CTC被称为循环肿瘤干细胞（circulating tumor stem cell, CTSC）。已知的CTSC有：①表达干细胞标志物乙醛脱氢酶1（ALDH1）。②$EpCAM^+/CD44^+/CD47^+/MET^+$细胞。在小队列转移性癌患者，$EpCAM^+/CD44^+/CD47^+/MET^+$ CTC（而非$EpCAM^+$ CTC）与转移复发和总体生存期差相关[15]。然而，在肝癌中用EpCAM分离的CTC也显示CSC特性，并且其存在与高复发率相关[16]。③CEA/CK/CD133 mRNA定量RT-PCR，发现检测外周血CEA/CK/CD133 mRNA阳性细胞可确定结肠癌患者的高复发风险和不良预后。

近年诞生的CTC富集技术结合深度测序成为CTC分子分型的新手段。二代测序（NGS）结合

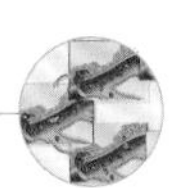

CTC富集技术为未来肿瘤诊疗提供了新的可能。越来越多的数据表明，应用NGS技术检测CTC中基因突变的情况对于临床具有重要价值。

NGS对于CTC基因表型的检测可能成为肿瘤转移新的预后预测因素。Shaw等利用NGS检测了40例转移性乳腺癌患者CTC的基因表型，分析其与转移性乳腺癌异质性的关系。结果显示在个体间CTC中，PIK3CA、p53、ESR1和KRAS的表达具有显著性差异，揭示了不同个体的多基因异质性，并且不同个体间生存率差异较大，CTC突变较多的个体其生存率较低。CTC中的基因突变可能导致乳腺癌进展。因此，CTC中的基因突变情况可以监测肿瘤转移并且指导临床制定治疗方案，而应用NGS的方法可以对CTC中的突变基因进行全面检测和分析，对于发现个性化治疗的新靶点以及调整和改善临床靶向治疗的方案起到重要作用。

应用NGS方法检测转移性肿瘤患者体内CTC的基因突变情况，具有无创、高效、标本易获取等诸多优势，对于精准医疗和新靶向治疗药物的研发具有重要作用，在临床上具有广泛应用前景。

### 13.1.3 循环肿瘤细胞检测的临床应用

CTC在肿瘤临床诊疗中具有广泛的应用价值。

*(1) 判断预后*

CTC检测的最初主要用于肿瘤患者的预后判断。多项研究证实CTC数目及其变化对预测患者预后具有重要价值。除了CTC的数目以外，近年研究发现不同类型肿瘤CTC的细胞生物学表型具有明显差异，并发现CTC表型为干细胞表型或间质细胞表型的患者亚群预后差；CTC计数的临床意义转向更多关注CTC生物学特性和细胞表型的临床意义研究。

*(2) 监控治疗反应*

根据治疗前后CTC计数的变化，判断药物等治疗的反应和预后。耐药相关CTC的mRNA指导治疗方案选择。

*(3) 早期肿瘤患者的诊断*

在影像学检测到实体瘤之前，肿瘤细胞已发生远端器官转移，尤其在一些致死率较高、进展较快的恶性肿瘤，检测CTC具有重要早期诊断的临床意义。

*(4) 抗肿瘤转移治疗的靶标*

由于CTC来源于实体肿瘤，因此对CTC的体外培养或体内模型建立可能实现治疗方案的临床检测，或获得更多患者对药物敏感性的个体化信息。已发现较原发瘤CTC存在更多的遗传学改变，且这种遗传学异常可称为发展抗转移药物的新靶点。

## 13.2 循环肿瘤DNA与肿瘤转移

### 13.2.1 概述

Mandel等于20世纪40年代首次报道无细胞核酸(cell-free nucleic acids，cfNA)(1 000～2 000拷贝/mL)。ctDNA是由肿瘤细胞释放到血浆中的单链或双链DNA片段，占cfDNA的0.1%～1%；大小为160～180 bp，携带有与肿瘤组织一致的分子遗传信息。考虑到肿瘤的组织活检是侵入性的，耗时费力，因此，基于ctDNA的液体活检代表了一种替代与互补的方法[17]。ctDNA的半衰期一般<2 h，明显短于其他蛋白质类的血液学肿瘤标志物，因此能更准确且实时地监控肿瘤负荷，确定治疗反应和耐药性，检测微小残留病灶，并了解肿瘤异质性和克隆进化。读取分析ctDNA携带的信息(突变、表观遗传修饰及完整性)，用于筛查、预后和进展判断，寻找干预策略。

与CTC相比，ctDNA释放入血的机制有所不同，前者的机制是肿瘤转移细胞渗入血管内，而后者的机制是肿瘤细胞被动死亡的副产品。不同个体的ctDNA释放机制也不尽相同，且个体的基因突变频率的差异可能影响ctDNA的产生与释放。因此，应用NGS检测不同个体中ctDNA的表达及其与基因突变的关系，可能揭示ctDNA的产生及释放机制。例如，Madic等[18]应用NGS检测转移性乳腺癌患者血浆DNA中*p53*的突变以及ctDNA的表达，并区分31例患者预后的差异。结果显示，84%的样本中出现*p53*突变，而在27例*p53*突变率高的样本中，ctDNA与CTC的水平较*p53*突变率低的样本有所提高。NGS进一步检测结果显示，ctDNA在患者中的突变水平较高，是一种潜在的判定疗效生物标志物，可作为研究耐药机制的工具。

### 13.2.2 循环肿瘤DNA检测技术

血中游离DNA大都以DNA与蛋白质相结合的复合物形式存在，仅少部分为游离DNA片段。健康人血中仅有少量来自坏死或凋亡的衰老细胞

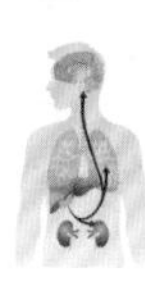



DNA，体内自身的平衡机制使健康人的血中游离DNA维持在一个较低水平；正常人外周血游离DNA含量大部分在100 μg/L之下，平均约30 μg/L[19]。与正常人相比，肿瘤患者的游离DNA浓度增高，这些增加的游离DNA来自肿瘤细胞以及与肿瘤细胞相邻近的非肿瘤细胞；肿瘤患者外周血中游离DNA浓度可高达1 000 μg/L，其平均值为180 μg/L[20]。游离DNA大部分都是双链DNA分子，血中游离DNA片段远小于基因组DNA，片段长度集中在0.8～21kb之间[21,22]。Chang等[23]研究发现肿瘤组患者游离DNA水平中位数为59 μg/L，显著高于非肿瘤组患者的16 μg/L和健康对照组的7 μg/L，表明肿瘤患者血中游离DNA水平较正常对照有数倍的增加。肿瘤患者血中游离DNA主要来源于肿瘤细胞坏死、凋亡后扩散以及增生活跃肿瘤细胞的释放。对肝癌患者和正常人游离DNA采用1%琼脂糖凝胶电泳时，肝癌患者标本的DNA可表现出较明显的DNA凋亡梯带，可见凋亡细胞可能是游离DNA的重要来源[24]。有报道，当结直肠癌患者肿瘤重量达到100 g时，每天可有高达3.3%，即约3 300 ng的肿瘤DNA进入外周血中[25]。肿瘤患者血中游离DNA的水平与肿瘤的大小及位置的关系仍有待进一步研究，比较肯定的是在肿瘤发生转移时，血中游离DNA水平会明显增加[26]。

血中游离DNA的浓度与多种因素相关，如提取时抗凝剂的使用与否以及所用种类。此外，血样存储的温度、血样储存的时间、离心力的大小等因素也可造成血中游离DNA浓度的变化。有文献表明，人血清中的DNA含量可高于血浆3～24倍，血清高于血浆的游离DNA来自白细胞在体外凝血、纤溶的过程，与患者血中实际的游离DNA数量可能并不相符[27]。

采用不同的提取方法，对游离DNA的浓度有一定的影响。有研究采用传统的酚-氯仿法、硅胶膜吸附柱的商品化提取试剂盒以及磁珠法提取游离DNA，并对3种方法进行比较。结果表明，酚-氯仿法的DNA提取效率低，重复性差，不适于微量游离DNA的提取。采用微柱吸附原理的试剂盒简便快速，能有效地除去样本中的各种PCR抑制物，获得较纯的DNA，但其对小片段DNA提取效率低于磁珠法。磁珠法采用磁珠吸附、磁场分离的原理，操作简便、快速，获得的DNA纯度高，相对丢失率最小，尤其适合于小片段DNA的提取。

肿瘤发生与原癌基因被激活或抑癌基因受抑制等多种基因突变相关。与肿瘤相关的基因突变包括遗传性和体细胞突变，主要表现为点突变、缺失、插入、DNA重排以及非正常基因融合等。随着分子生物学的发展，以PCR为基础的一系列技术成为检测基因突变简单和有效的手段。在PCR反应体系中，引物和模板相结合，经过多次循环后，产物将以指数级扩增。关于血中游离DNA的检测，按研究对象和目的的不同可采用不同的方法，主要方法简述如下。

（1）实时荧光定量PCR

实时荧光定量PCR（quantitative real-time PCR，qPCR）是一种传统的ctDNA检测技术，已被广泛运用于医学检测相关领域。该方法操作简便、数据分析比较容易，且检测费用低廉。但是该方法突变检测限约为0.5%，而且只能检测有限的基因位点信息，不能检测未知序列。所以在ctDNA的相关检测中具有一定的局限性。

（2）微滴式数字PCR

微滴式数字PCR(droplet digital PCR，ddPCR)系统是第3代PCR技术。其在传统的PCR扩增前对样品进行微滴化处理，不需要标准品和标准曲线便可以实现绝对定量，突变检测限约为0.01%。该方法只需要很少的模板量便可实现分析，与第2代PCR技术相比，该技术可以精确测定基因拷贝数、实现定性和定量分析痕量突变。ddPCR满足了更多临床检验的需求，特别是检测一些稀有样本中的核酸信息。

（3）NGS

NGS技术因其通量高、成本较低等优点，目前被广泛应用于血浆DNA的分析中。根据检测过程中的实验方法和检测目的不同，NGS技术在医学领域内的应用主要分为两个方面：一是目标区域捕获测序。该方法通过设计合适的芯片和探针，便可实现对多个已知致病基因的测序分析。此法敏感度较高，而且较其他NGS技术便宜。虽然该方法没有其他NGS方法的检测结果全面，但是比较适用于有明确致病基因或易感基因的疾病。二是全外显子组或全基因组测序。人全基因组重测序是对人类的不同个体或者群体进行全基因组测序和生物信息学分析。人全外显子组测序是指将全基因组外显子区域的DNA进行捕获富集后，利用高通量测序技术进行测序的分析方法。这两种方法应用范围广泛，不受个体的限制，但是费用较高，且敏感度较低。

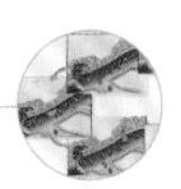

### 13.2.3 循环肿瘤DNA在肿瘤转移检测中的应用

(1) 肿瘤筛查

在肿瘤预测与筛查中，ctDNA已被作为液体活检中的一种新型生物标志物。研究发现有75%的晚期胰腺癌、卵巢癌、结直肠癌、膀胱癌、胃-食管癌患者体内均可检测到ctDNA。该研究结果表明ctDNA是一种适用范围广、敏感度高且具有特异性的生物标志物，可用于多种类型癌症患者的临床诊断。另有相关研究表明，在一些癌症患者体内，ctDNA的平均水平高于健康者，表明ctDNA水平可潜在用于筛查肿瘤患者。

(2) 疗效与术后转移复发的监控

大量研究表明，治疗后肿瘤患者血浆中ctDNA的水平出现下降趋势。因此，ctDNA可作为监测放疗和化疗以及手术切除效果的生物标志物。ctDNA的早期变化与后期治疗过程中肿瘤的反应相关，并且连续的ctDNA检测具有更显著的应用潜力，可补充到基于实体瘤的疾病评估标准中。除了监测ctDNA水平的动态变化之外，分析ctDNA中癌症特异性生物标志物的变化模式可以作为预测和监测癌症治疗反应的早期定量指标。ctDNA检测用于药物治疗，特别是分子靶向药物和免疫治疗药物的个体化选择与疗效判定，近年来成为另一热点。

(3) 预后判断

ctDNA在肿瘤预后中也具有很高的价值。研究发现，ctDNA可能是与较差治疗结果相关的可靠预后因素。ctDNA的阳性检测意味着肿瘤患者在接受手术、化疗、放疗或靶向治疗后，复发风险高或总生存期短。通过检测ctDNA也可以确定复发风险最高的患者，找出后期辅助治疗的方法。

## 13.3 外泌体与肿瘤转移

### 13.3.1 概述

外泌体是一种能被多种细胞分泌的微小膜泡，具有脂质双层膜结构，直径40～100 nm，作为游离态存在于细胞培养上清液、血液、尿液和唾液等体液中。近年来，人们发现这种微小膜泡中含有细胞特异的蛋白质、脂质和核酸，能作为信号分子传递给其他细胞并改变其他细胞的功能[28]。发现肿瘤细胞释放的外泌体的量较大，这些外泌体与肿瘤的发生、发展、转移以及抗药性具有一定的相关性[28]。因此，可以利用肿瘤细胞释放到血液中的外泌体，检测其中特异的蛋白质和非编码RNA等，分析肿瘤相关的信息。近年，外泌体的检测及其意义成为热点，发展迅速。其重要里程碑事件如图13-1所示。

### 13.3.2 外泌体检测技术

虽然外泌体应用的前景广阔，但目前仍处于研究阶段，其提取、纯化的技术难度较高，对于外泌体中标志物的选择，还需要科研上有更多成果的支持。

(1) 外泌体的分离纯化

离心法是目前提取外泌体最常用的方法，这种方法得到的外泌体量多，但是纯度不足，电镜鉴定时会发现外泌体聚集成块。在离心法的基础上，加入两种浓度蔗糖溶液进行分离，衍生出密度梯度离心法，这种方法提高了外泌体的纯度，但耗时，得到的量少。利用分子量大小进行分离的过滤离心法，操作简单、省时，且不影响外泌体生物活性，但存在纯度不足的问题。还有利用包被有外泌体相关抗原(如CD9、CD63)抗体的磁珠与外泌体结合进行分离的免疫磁珠法，这种方法不需要进行超速离心，但得到的外泌体难以用于后续研究。

(2) 外泌体的鉴定分析

应用电镜可以直接观察外泌体形态；应用免疫印迹法可以根据外泌体表面的标志物CD9、CD63等跨膜分子，利用CD9、CD63单克隆抗体与相应抗原结合，检测外泌体蛋白质表达量；而应用PCR或测序的方法对外泌体内含有的遗传信息物质进行分析是目前应用越来越广泛的检测方法；其他还有一些鉴定技术如动态光散射技术、流式细胞术、纳米微粒追踪分析等，但都存在检测灵敏度的问题。

### 13.3.3 外泌体在肿瘤转移检测中的应用

研究表明，肿瘤来源和转移微环境来源的外泌体对肿瘤转移发挥着重要作用。有学者认为[29]，外泌体可以作为预测肿瘤转移潜力的生物标志物。外泌体还决定肿瘤转移的器官趋向性，参与肿瘤转移前微环境的形成，促进肿瘤细胞的EMT、迁移，影响肿瘤转移后的增殖能力，促进肿瘤血管新生并且参与肿瘤的免疫逃逸。研究发现乳腺癌细胞外泌体表达高水平miR-122，通过抑制丙酮酸激酶活性，抑制正常细胞的葡萄糖吸收。循环系统中高水平的

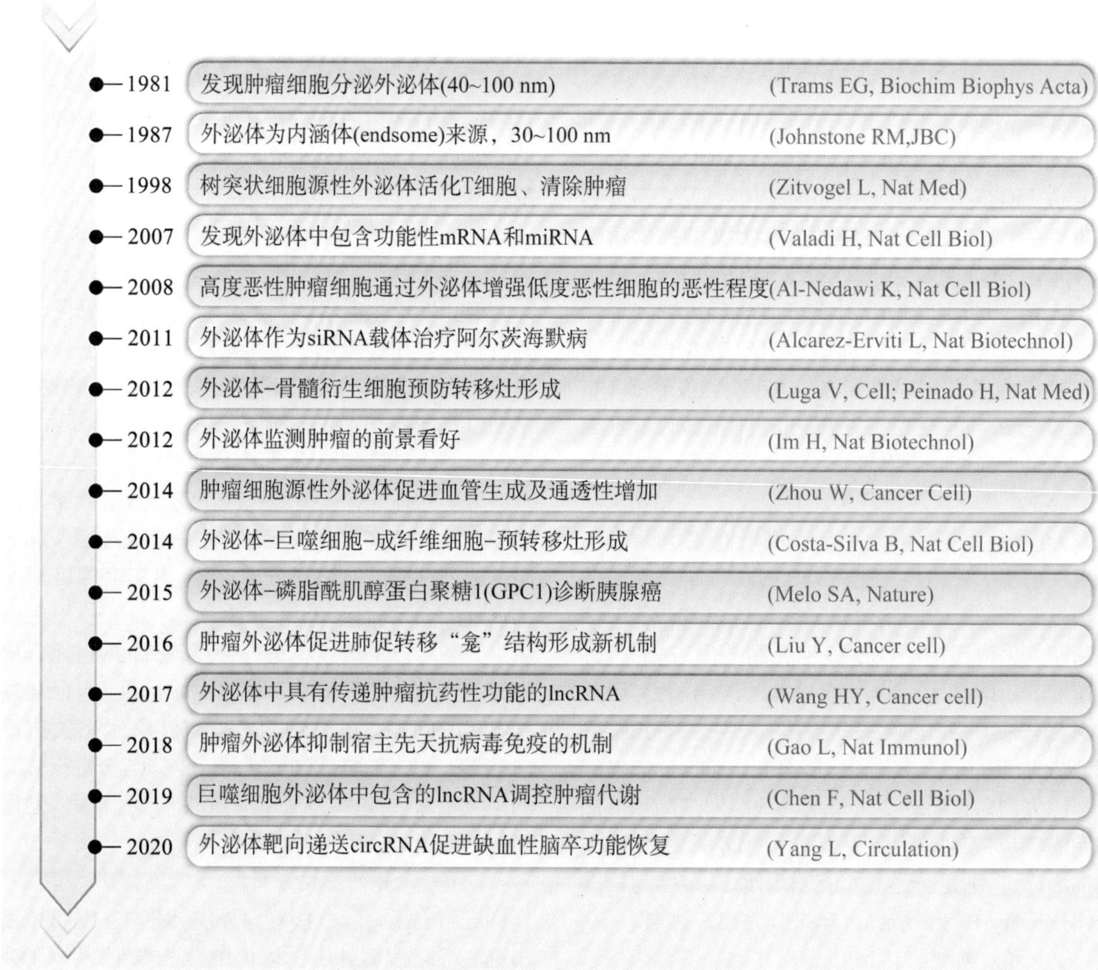

- 1981 发现肿瘤细胞分泌外泌体(40~100 nm) (Trams EG, Biochim Biophys Acta)
- 1987 外泌体为内涵体(endsome)来源，30~100 nm (Johnstone RM,JBC)
- 1998 树突状细胞源性外泌体活化T细胞、清除肿瘤 (Zitvogel L, Nat Med)
- 2007 发现外泌体中包含功能性mRNA和miRNA (Valadi H, Nat Cell Biol)
- 2008 高度恶性肿瘤细胞通过外泌体增强低度恶性细胞的恶性程度(Al-Nedawi K, Nat Cell Biol)
- 2011 外泌体作为siRNA载体治疗阿尔茨海默病 (Alcarez-Erviti L, Nat Biotechnol)
- 2012 外泌体-骨髓衍生细胞预防转移灶形成 (Luga V, Cell; Peinado H, Nat Med)
- 2012 外泌体监测肿瘤的前景看好 (Im H, Nat Biotechnol)
- 2014 肿瘤细胞源性外泌体促进血管生成及通透性增加 (Zhou W, Cancer Cell)
- 2014 外泌体-巨噬细胞-成纤维细胞-预转移灶形成 (Costa-Silva B, Nat Cell Biol)
- 2015 外泌体-磷脂酰肌醇蛋白聚糖1(GPC1)诊断胰腺癌 (Melo SA, Nature)
- 2016 肿瘤外泌体促进肺促转移“龛”结构形成新机制 (Liu Y, Cancer cell)
- 2017 外泌体中具有传递肿瘤抗药性功能的lncRNA (Wang HY, Cancer cell)
- 2018 肿瘤外泌体抑制宿主先天抗病毒免疫的机制 (Gao L, Nat Immunol)
- 2019 巨噬细胞外泌体中包含的lncRNA调控肿瘤代谢 (Chen F, Nat Cell Biol)
- 2020 外泌体靶向递送circRNA促进缺血性脑卒功能恢复 (Yang L, Circulation)

图 13-1 外泌体研究的里程碑事件

miR-122能够改变机体各部位能量代谢状况，有助于增加肿瘤转移前微环境的营养，为肿瘤转移提供良好条件[30]。除miR-122外，乳腺癌细胞外泌体还表达miR-105，作用于与细胞紧密连接蛋白-1(ZO-1)，破坏细胞间紧密连接，破坏阻碍转移机体屏障的完整性。转移前癌细胞高表达miR-105，可增加血管壁通透性，诱导癌细胞远处转移；而不发生转移的癌细胞中，miR-105的表达则受到抑制。miR-105在肿瘤未发生转移时即可在循环系统中检测到，表达水平与肿瘤是否转移相关，可用于肿瘤转移的早期判断[31]。Costa-Silva[32]等发现胰腺导管癌细胞来源外泌体能够促进肝脏肿瘤转移前微环境形成。肝Kupffer细胞吸收外泌体，分泌转化因子，上调肝星形细胞产生纤连蛋白的活性，这种纤维化微环境增强了骨髓来源巨噬细胞的聚集。同时外泌体高表达巨噬细胞移动抑制因子(MIF)，进一步使巨噬细胞聚集。研究显示，体内存在高水平MIF的患者更容易发生肿瘤转移。通过检测患者血清中的相应外泌体，可检测胰腺导管腺癌(PDAC)肝转移。

还有研究发现，肿瘤细胞外泌体在器官特异性转移中起着至关重要的作用。Hoshino[33]等发现不同器官肿瘤细胞来源的外泌体携带有其起源细胞的特定分子信息，能够诱导肿瘤将要转移到的靶器官细胞摄取这些外泌体。此外，肿瘤细胞外泌体还能重定位肿瘤细胞的转移方向。被组织细胞摄取的肿瘤外泌体整合素激活肉瘤基因磷酸化及促炎基因*S100*的表达，使组织血管通透性增加，介导炎症反应以及骨髓祖细胞的聚集。通过改变特定组织的微环境，肿瘤外泌体使原本不适合肿瘤细胞生存的组

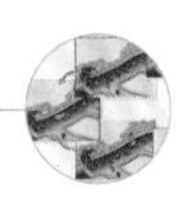

织适宜肿瘤细胞的存活发展，为肿瘤转移提供良好基础。肿瘤外泌体蛋白质表达有特定的整合素，外泌体整合素决定了肿瘤向肝、肺、脑等方向的转移，如α6β4和α6β1与肺转移有关，αvβ5与肝转移有关，而下调α6β4和αvβ5则能分别减少肝和肺对外泌体的摄取，抑制肿瘤向肝、肺转移。癌细胞转移的靶器官中特定组织基质细胞摄取不同肿瘤外泌体，这可能是由于特定外泌体整合素黏附在肝、肺组织细胞外基质丰富的区域，从而介导特定靶器官对外泌体的摄取。

Kosaka等[34]报道了转移性乳腺癌细胞释放外泌体，其所含的miR-210传递到内皮细胞，抑制了靶细胞的基因表达，从而促进肿瘤进展。Fabbri等[35]发现外泌体中miR-21和miR-29a可以通过与Toll样受体结合诱导转移前炎症反应，从而调节肿瘤微环境；Zhou等[31]发现外泌体中的miR-105可以破坏血管内皮屏障以促进脑转移；另有研究表明，转移性前列腺癌患者血浆外泌体中11种特异性miRNA表达均显著性高于未转移患者，其中miR-141和miR-375可作为前列腺癌是否转移的标志物[36]。

## 13.4 液体活检的挑战与展望

液体活检CTC、ctDNA和外泌体在肿瘤的早期筛查、疗效评估、监测复发等方面发挥重要作用，已迅速成为肿瘤诊治的热点。各个方法各有其优、缺点：①CTC检测，是目前最具发展潜力的肿瘤无创诊断和实时疗效监测手段。CTC检测安全、无创，并可反复获取以对肿瘤进行实时监测，有助于肿瘤个体化诊疗、转移监测和预后判断。与传统影像学诊断、内镜检查和病理学诊断比较，CTC检测的优势更显著，可更加敏感地发现疾病的变化，可更科学和迅速地评价治疗方案的效果。但其作为新一代肿瘤标志物的探索和临床应用仍面临着诸多挑战，如CTC的异质性和脆性、对CTC基因表达认识的不足、相关检测技术价格高和存在假阳性及假阴性等。②ctDNA检测，具有便于动态监测，能完整地反映肿瘤基因信息，克服单一病灶取样的空间限制等优势，为不易做穿刺手术取样的患者提供了肿瘤基因检测的途径，也为术后肿瘤复发监控提供了方便渠道。现阶段需要完善ctDNA检测的业界标准，细化取样时间、取样部位等操作细则，还需要研究生物学等因素对肿瘤释放到血液中ctDNA含量的影响，以及标准化的实验流程和对应的生物信息分析流程等。③外泌体检测：随着研究的不断深入，外泌体的各项功能逐渐被挖掘，越来越多的分离提取技术不断涌现。但目前依然存在着一些重大问题与挑战，例如不同细胞来源外泌体在机体内的作用机制尚不明确；尚无一种方法能够同时实现外泌体快速、高效、高纯度、无损伤的提取，难以满足目前科研和临床的需求。

液体活检克服了组织活检的缺点，具有取样简单安全、可连续多次取样，便于实时动态监测、监控等优点。近年来随着检测技术的不断进步，液体活检的灵敏度和特异性显著提高，也进一步推动了其临床应用与生物学意义的研究。目前已被用于肿瘤的早期诊断（包括早期筛查，转移复发风险的预测）、预后判断（计数/量、细胞与遗传学表型、动态变化）、疗效与耐药的动态监控，以及抗转移治疗靶标的开发等领域。并在肿瘤转移的动态监控、抗转移新策略研发方面发挥重要作用。

液体活检面临许多挑战：①液体活检样能在何种程度上准确反映肿瘤的异质性，或转移患者的所有肿瘤病灶？能否区分预后差与预后好的肿瘤？有助于了解癌生物、临床进程和预后吗？能否识别实体瘤的克隆扩展？是否能够提供克隆扩展的组织起源信息？②液体活检检测目标微量，需要检测技术的足够特异和敏感。富集技术可提高灵敏度，但是否影响特异性？③联合检测是提供准确性的重要途径，但尚未建立理想的联合检测策略（包括cfDNA、mRNA、miRNA、细胞外囊泡、蛋白质、代谢物或其他组分）。④目前液体活检检测的稳定性和精确性尚需提高，大多数缺乏临床验证和应用，缺乏精心设计的临床多中心验证和指南。

（郑　浩　毕峰瑞　颜宏利）

## 参考文献


[1] ACETO N, BARDIA A, MIYAMOTO D T, et al. Circulating tumor cell clusters are oligoclonal precursors of breast cancer metastasis [J]. Cell, 2014,158(5): 1110-1122.

[2] FISCHER K R, DURRANS A, LEE S, et al. Epithelial-to-mesenchymal transition is not required for lung metastasis but contributes to chemoresistance

[J]. Nature, 2015,527(7579):472 - 476.

[3] ZHENG X, CARSTENS J L, KIM J, et al. Epithelial-to-mesenchymal transition is dispensable for metastasis but induces chemoresistance in pancreatic cancer [J]. Nature, 2015,527(7579):525 - 530.

[4] PECOT C V, BISCHOFF F Z, MAYER J A, et al. A novel platform for detection of CK+ and CK− CTCs [J]. Cancer Discov, 2011,1(7):580 - 586.

[5] YU M, BARDIA A, WITTNER B S, et al. Circulating breast tumor cells exhibit dynamic changes in epithelial and mesenchymal composition [J]. Science, 2013,339 (6119):580 - 584.

[6] SUGIMACHI K, YOKOBORI T, IINUMA H, et al. Aberrant expression of plastin-3 via copy number gain induces the epithelial-mesenchymal transition in circulating colorectal cancer cells [J]. Ann Surg Oncol, 2014,21(11):3680 - 3690.

[7] YOKOBORI T, IINUMA H, SHIMAMURA T, et al. Plastin3 is a novel marker for circulating tumor cells undergoing the epithelial-mesenchymal transition and is associated with colorectal cancer prognosis [J]. Cancer Res, 2013,73(7):2059 - 2069.

[8] LIU S, CONG Y, WANG D, et al. Breast cancer stem cells transition between epithelial and mesenchymal states reflective of their normal counterparts [J]. Stem Cell Reports, 2014,2(1):78 - 91.

[9] RIETHDORF S, MULLER V, ZHANG L, et al. Detection and HER2 expression of circulating tumor cells: prospective monitoring in breast cancer patients treated in the neoadjuvant GeparQuattro trial [J]. Clin Cancer Res, 2010,16(9):2634 - 2645.

[10] FEHM T, MULLER V, AKTAS B, et al. HER2 status of circulating tumor cells in patients with metastatic breast cancer: a prospective, multicenter trial [J]. Breast Cancer Res Treat, 2010,124(2):403 - 412.

[11] BABAYAN A, HANNEMANN J, SPOTTER J, et al. Heterogeneity of estrogen receptor expression in circulating tumor cells from metastatic breast cancer patients [J]. PLoS One, 2013,8(9):e75038.

[12] THOMPSON R H, GILLETT M D, CHEVILLE J C, et al. Costimulatory B7 - H1 in renal cell carcinoma patients: Indicator of tumor aggressiveness and potential therapeutic target [J]. Proc Natl Acad Sci U S A, 2004,101(49):17174 - 17179.

[13] ALI H R, GLONT S E, BLOWS F M, et al. PD - L1 protein expression in breast cancer is rare, enriched in basal-like tumours and associated with infiltrating lymphocytes [J]. Ann Oncol, 2015,26(7):1488 - 1493.

[14] MAZEL M, JACOT W, PANTEL K, et al. Frequent expression of PD - L1 on circulating breast cancer cells [J]. Mol Oncol, 2015,9(9):1773 - 1782.

[15] BACCELLI I, SCHNEEWEISS A, RIETHDORF S, et al. Identification of a population of blood circulating tumor cells from breast cancer patients that initiates metastasis in a xenograft assay [J]. Nat Biotechnol, 2013,31(6):539 - 544.

[16] SUN Y F, XU Y, YANG X R, et al. Circulating stem cell-like epithelial cell adhesion molecule-positive tumor cells indicate poor prognosis of hepatocellular carcinoma after curative resection [J]. Hepatology, 2013,57(4):1458 - 1468.

[17] CHAE Y K, DAVIS A A, JAIN S, et al. Concordance of genomic alterations by next-generation sequencing in tumor tissue versus circulating tumor DNA in breast cancer [J]. Mol Cancer Ther, 2017,16(7):1412 - 1420.

[18] MADIC J, KIIALAINEN A, BIDARD F C, et al. Circulating tumor DNA and circulating tumor cells in metastatic triple negative breast cancer patients [J]. Int J Cancer, 2014,136:2158 - 2165.

[19] ANKER P, STROUN M. Circulating DNA in plasma or serum [J]. Medicina (B Aires), 2000,60(5 Pt 2):699 - 702.

[20] SHAPIRO B, CHAKRABARTY M, COHN E M, et al. Determination of circulating DNA levels in patients with benign or malignant gastrointestinal disease [J]. Cancer, 1983,51(11):2116 - 2120.

[21] JAHR S, HENTZE H, ENGLISCH S, et al. DNA fragments in the blood plasma of cancer patients: quantitations and evidence for their origin from apoptotic and necrotic cells [J]. Cancer Res, 2001,61 (4):1659 - 1665.

[22] STROUN M, ANKER P, LYAUTEY J, et al. Isolation and characterization of DNA from the plasma of cancer patients [J]. Eur J Cancer Clin Oncol, 1987, 23(6):707 - 712.

[23] CHANG H W, LEE S M, GOODMAN S N, et al. Assessment of plasma DNA levels, allelic imbalance, and CA 125 as diagnostic tests for cancer [J]. J Natl Cancer Inst, 2002,94(22):1697 - 1703.

[24] GORMALLY E, CABOUX E, VINEIS P, et al. Circulating free DNA in plasma or serum as biomarker

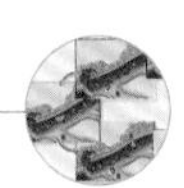

of carcinogenesis: practical aspects and biological significance [J]. Mutat Res, 2007, 635(2-3): 105-117.

[25] DIEHL F, LI M, DRESSMAN D, et al. Detection and quantification of mutations in the plasma of patients with colorectal tumors [J]. Proc Natl Acad Sci U S A, 2005, 102(45): 16368-16373.

[26] TABACK B, HOON D S. Circulating nucleic acids in plasma and serum: past, present and future [J]. Curr Opin Mol Ther, 2004, 6(3): 273-278.

[27] JUNG K, FLEISCHHACKER M, RABIEN A. Cell-free DNA in the blood as a solid tumor biomarker — a critical appraisal of the literature [J]. Clin Chim Acta, 2010, 411(21-22): 1611-1624.

[28] WORTZEL I, DROR S, KENIFIC C M, et al. Exosome-mediated metastasis: communication from a distance [J]. Dev Cell, 2019, 49(3): 347-360.

[29] FONG M Y, ZHOU W, LIU L, et al. Breast-cancer-secreted miR-122 reprograms glucose metabolism in premetastatic niche to promote metastasis [J]. Nat Cell Biol, 2015, 17(2): 183-194.

[30] ZHOU W, FONG M Y, MIN Y, et al. Cancer-secreted miR-105 destroys vascular endothelial barriers to promote metastasis [J]. Cancer Cell, 2014, 25(4): 501-515.

[31] COSTA-SILVA B, AIELLO N M, OCEAN A J, et al. Pancreatic cancer exosomes initiate pre-metastatic niche formation in the liver [J]. Nat Cell Biol, 2015, 17(6): 816-826.

[32] HOSHINO A, COSTA-SILVA B, SHEN T L, et al. Tumour exosome integrins determine organotropic metastasis [J]. Nature, 2015, 527(7578): 329-335.

[33] KOSAKA N, IGUCHI H, HAGIWARA K, et al. Neutral sphingomyelinase 2 (nSMase2)-dependent exosomal transfer of angiogenic microRNAs regulate cancer cell metastasis [J]. J Biol Chem, 2013, 288(15): 10849-10859.

[34] FABBRI M, PAONE A, CALORE F, et al. MicroRNAs bind to Toll-like receptors to induce prometastatic inflammatory response [J]. Proc Natl Acad Sci U S A, 2012, 109(31): E2110-E2116.

[35] BRYANT R J, PAWLOWSKI T, CATTO J W, et al. Changes in circulating microRNA levels associated with prostate cancer [J]. Br J Cancer, 2012, 106(4): 768-774.

[36] BRYANT R J, PAWLOWSKI T, CATTO J W F, et al. Changes in circulating microRNA levels associated with prostate cancer [J]. Br J Cancer, 2012, 106(4): 768-774.

# 肿瘤转移的精准预测和防治新策略



转移是影响肿瘤患者生存期的首要因素,肿瘤细胞的转移与扩散是导致90%癌症患者死亡的主要原因。术后高转移复发率已成为进一步提高远期疗效的瓶颈,精准预测转移复发的风险、探索有效的防治策略是进一步改善癌症患者预后的重要途径,也是攻克癌症的重要关键。

## 14.1 肿瘤转移的精准预测

肿瘤转移是一个多因素参与并相互作用的复杂过程,涉及癌细胞本身、癌细胞与癌周微环境及宿主免疫状态的相互作用。早期主要依靠传统肿瘤形态学因素(肿瘤大小、数目、血管侵犯等)及病理分级等临床参数判定肿瘤患者的转移复发。近年来,随着对肿瘤分子生物学特征的进一步了解,已发现分子标志物可更准确预测肿瘤患者预后。随着基因组、蛋白质组、代谢组学等新技术的出现及系统生物信息学的不断完善,高通量技术研究转移相关的基因组改变、基因/蛋白表达谱、代谢与免疫标签已被成功地用于多种肿瘤的转移复发及预后预测。

### 14.1.1 肿瘤形态及临床病理特征预测转移

早期对肿瘤患者转移复发的判断更多地依赖于患者的一般状态、肿瘤位置、肿瘤临床病理学特征(肿瘤大小、分化程度、淋巴结转移、血管侵犯及远处播散情况等)以及手术治疗相关因素(手术方式、输血)等。如在肝癌患者早期术后预测研究中,发现肝脏背景病变是肝癌根治性切除术后转移复发的显著危险因素,硬化的肝脏更易发生多中心肿瘤,而且这种影响随患者生存期的增加而逐渐显著。与之相反,有一些研究却未发现肝硬化和转移复发的危险相关[1]。也有文献报道肿瘤大小、外观可影响肝癌的转移复发[2]。另外,伴发的肝病背景如肝炎活动性、病毒载量、血清HBeAg阳性、余肝肝功能储备都已被证实为肝癌转移复发的独立危险因素[3]。在肠癌研究中,Dresen等从病理学角度进行回归分析,

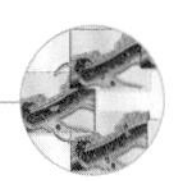

提示淋巴管侵犯、黏膜外静脉侵犯是中下段直肠癌根治性切除术后局部转移复发的重要因素[4]。随着对肿瘤临床病理学特征研究的深入，人们开始关注影响肿瘤转移的综合因素。在美国癌症联合委员会(AJCC)和国际抗癌联盟(Union for International Cancer Control，UICC)的共同努力下，通过对肿瘤原发灶大小、浸润范围，淋巴结转移及远处播散情况评估后制定 TNM 肿瘤分期，这一分期系统是临床上最广为人知、最常用的肿瘤风险评估模型，也是大部分肿瘤根治性切除术后复发转移预测的基础。如在淋巴结阴性结直肠癌中，N 分期、血管侵犯能很好地预测其术后转移复发[5]。近几年，人们开始关注更多其他临床病理特征对转移复发的影响。如大量的文献报道，淋巴结结外侵犯(extra-nodal extension)是影响鳞状细胞癌、前列腺癌、乳腺癌、非小细胞肺癌、消化道肿瘤、甲状腺癌等多种肿瘤患者转移复发风险和生存期的独立预测指标[6-9]。目前已有一些临床病理特征被常规用于乳腺癌的复发风险评估，如肿瘤大小、淋巴结状态和组织病理分级等。近期，由英国皇家马斯登医院 Ralph Lauren 乳腺癌研究中心 Mitch Dowsett 领衔的多机构联合团队尝试利用临床病理参数来建立乳腺癌转移复发预后预测的数学模型，简称 CTS5，其评分基于淋巴结分期、肿瘤大小(一维及二维，直径＜30 mm)、组织学分级及年龄等基本临床病理信息，用以评估雌激素受体(ER)阳性乳腺癌患者经过 5 年内分泌治疗后的晚期远处复发(distant recurrence，DR)残余风险。结果显示，CTS5 的预测结果和实际观察到的 DR 率接近[10]。CTS5 为未来的研究者提供了整合各类分子病理特征、综合预测 DR 的技术基础。

### 14.1.2 肿瘤细胞分子标志物预测转移复发风险

上述基于肿瘤临床病理特征为基础的研究，虽然为临床抉择提供了有益的指导，但其预测效率仍显不足。随着人类基因组图谱完成和高通量组学技术的出现及更新，通过评估患者的体细胞突变、拷贝数变异、DNA 重排、DNA 甲基化、mRNA 表达、miRNA 表达及蛋白质表达，以及代谢与免疫特征，可以更加有效地预测与预警转移复发高危患者。

(1) 基因表达谱

目前在临床上利用肿瘤组织分子标志物预测肿瘤复发转移最成功的是乳腺癌 21 基因检测(oncotype DX)。英国国家健康与临床卓越研究院已批准 Oncotype DX 预测乳腺癌患者复发风险，而美国临床肿瘤学会(ASCO)和美国国立综合癌症网络(NCCN)也将其纳入相关指南。其实早在 2008 年，NCCN 乳腺癌临床实践指南就推荐，对特定的 21 基因检测评估乳腺癌患者疾病复发风险，从低危乳腺癌患者中选择需要接受化疗的患者。2015 年 St. Gallen 会议认为 21 基因检测能提供 1～5 年及 5 年后复发风险。2016 年，NCCN 指南进一步将 21 基因检测推荐用于激素受体阳性、淋巴结阴性的早期乳腺癌患者，以评估患者疾病复发风险，并根据检测结果决定是否在内分泌治疗的基础上增加化疗。另外，针对乳腺癌患者，荷兰 Agendia 公司研发了一种高通量基因检测系统 MammaPrint，同样用于评估乳腺癌患者肿瘤转移复发风险[11]。MammaPrint 检测已获美国 FDA 和德国妇科肿瘤小组(German Gynecological Oncology Group，AGO)批准，用于预测淋巴结阴性乳腺癌患者 5～10 年内出现远处肿瘤转移的低危和高危人群。虽然 21 基因和 MammaPrint 等在预测患者转移复发风险上具有积极的意义，但基于中国现状很难广泛开展，存在应用范围有限的问题，所以未作推荐。国内复旦大学附属肿瘤医院邵志敏等研究适用于中国患者的乳腺癌分子标签，尚待多中心验证。

2003 年笔者与美国国立卫生研究院(NIH)合作，采用基因芯片技术在全基因组范围内比较不伴与伴有肝内转移(癌栓或肝内播散)的肝癌之间基因表达谱的差异，筛选出 153 个有显著性差异的基因群，建立了一个以基因表达谱为基础的肝癌转移分子预测模型，小样本研究预测准确率达 90%。提示这一模型可以在肝癌尚未出现转移前就可预测[12]。在此基础上，笔者选取了两组独立大样本进行验证，证实其预测肝癌转移的准确率在 76%以上，为世界上第 2 个经过临床大样本验证的癌转移预测模型[13]。在此基础上经过大样本回顾性和前瞻性研究进一步优化确立“五基因预测模型”，其准确率也在 70%以上，最近已成功研发预测试剂盒。法国 Zucman-Rossi 团队同样通过对肝癌患者表达谱分析建立了五基因生存预测模型，并分别在欧洲和美国人群及中国人群中进行验证，结果该模型不仅能很好地预测患者术后生存，同时也能准确地预测患者复发[14]。在结直肠癌研究中，通过分析结直肠癌患者的特定基因的表达，能明显提高淋巴结转移的

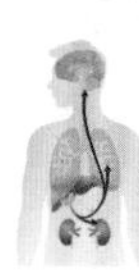



阳性预测值[15,16]。最近，中山大学肿瘤防治中心开展了现今国际最大规模的鼻咽癌分子标志物研究，通过表达谱芯片对接受治疗后有无出现远处转移的鼻咽癌组织全基因组表达水平进行对比分析，筛选出13个远处转移相关的基因构建分子标签DMGN，将患者分为高风险组和低风险组。结果显示，高风险组患者5年远处转移率明显高于低风险组[17]。Tan等人通过二维荧光差异凝胶电泳(2D-fluorescence difference gel electrophoresis，2D-DIGE)技术、质谱分析及组织芯片等技术对比伴与不伴有转移复发的肝癌患者肿瘤组织的蛋白质表达后，发现3个明显差异表达的蛋白质，这3个蛋白质表达水平能很好地区分肝癌患者远处转移及肝内复发，且显著优于目前临床常用的检测指标——甲胎蛋白[18]。

(2) 肿瘤分子遗传学改变

从单核苷酸多态性(SNP)到染色体不稳定、微卫星不稳定等，肿瘤分子遗传学改变已经成为临床预后判断的重要工具。

众所周知，*BRCA* 突变发生在 *BRCA1* 或 *BRCA2* 基因上，能够遗传，且大大增加了女性患乳腺癌和卵巢癌的风险。但最近的一项前瞻性队列研究显示，带有 *BRCA* 基因突变的年轻乳腺癌患者的预后情况与非突变患者相似[19]。但携带 *BRAC* 基因突变的卵巢癌患者，其生存率和无瘤生存率明显提高[20,21]。而 *KRAS* 突变是胰腺癌、肠癌和肺癌的常见驱动突变，*KRAS* 突变的患者其预后明显较差[22,23]。有研究发现，*KRAS* 突变的结直肠癌肝转移患者，生存期较短。而且 *KRAS* 突变的患者，发生肝转移的时间较短，并且患者肝转移的数目更多[24]。EGFR外显子-19缺失、外显子-21L858R点突变是肺癌患者最常见的两种突变类型，有研究发现这两种亚型 *EGFR* 突变总生存期和无进展生存期没有显著差异，但 *EGFR* 突变阳性的患者总生存期和无进展生存期较长[25]。

另外一项结直肠癌基因组研究，通过对原发灶和转移灶全基因组测序及单核苷酸和拷贝数分析，发现异质性高的结直肠癌更易发生肝转移，提示结直肠癌异质性可以预测肝转移可能及预后[26]。在前列腺癌研究中，通过对5家研究机构975例接受前列腺切除的患者，使用基因组检测方法——Decipher基因分类检测评分模型进行预后分析，发现Decipher评分低、中、高的患者中，10年累计转移发生率逐渐递增，提示Decipher基因分类检测评分可以预测术后转移[27]。即使在淋巴结阴性的前列腺癌患者中，Decipher基因分类检测评分模型也可以很好地预测患者术后5年转移风险[28]。Poon等分析肝癌患者全染色体变化发现1q21-23和8q22-24拷贝数增加与肝癌早期进展相关，3q22-24拷贝数增加与肿瘤转移复发和总预后差有关[29]。复旦大学钦伦秀团队通过比较基因组杂交分析，发现染色体8p缺失是肝癌转移相关最重要的遗传学异常[30]。采用更精确的全基因组微卫星分析技术，进一步定位8p11.2和8p23.3两个区段的缺失更有意义[31]。进一步发现肝癌组织中染色体8p的杂合性丢失(LOH)与肝内转移和根治术后5年生存率密切相关。多因素分析显示染色体8p缺失是肝癌患者根治术后生存及转移复发独立危险因素[32]。在此基础上进一步发现，位于8p转移抑制基因 *HTPAP* 的转录变异体和基因型也可以很好地预测肝癌转移复发[33,34]。同时通过单核苷酸多态性分析发现，骨桥蛋白(OPN)启动子多态性也可预测肝癌转移[35]。

(3) 微RNA

miRNA是一类长18～22 nt的非编码RNA，并在转录后调控中起到重要的作用。miRNA的失调已被发现存在于多种恶性肿瘤中，且这种失调被认为与恶性肿瘤的发生、发展有关。研究表明，miRNA在恶性肿瘤中的失调可成为其诊断、预后、治疗的分子标志物。

在乳腺癌研究中，miR-335及其调控的6个靶基因水平可以判断乳腺癌患者出现转移的风险[36]。miR-29b、miR-9和miR-9*(即miRNA前体RNA分子发夹结构中与形成miR-9的RNA相对的另一段小RNA片段的成熟产物)都是在大脑原发灶肿瘤细胞中特异性表达的miRNA分子，可以借助这些miRNA判断大脑原发肿瘤与转移灶[37]。复旦大学汤钊猷团队与美国NIH合作，采用miRNA芯片技术比较伴或不伴有肝内微血管侵犯(转移)肝细胞癌患者根治性手术切除组织的miRNA表达谱差异，筛选出一组与肝癌转移复发密切相关的miRNA，构建"肝癌转移20-miRNA预测模型"能有效区分伴或不伴转移的肝细胞癌患者[38]。在结直肠癌研究中，发现3个转移特异性miRNA(let-7i、miR-10b和miR-885-5p)，能准确预测术后患者的转移及预后[39]。在卵巢上皮癌研究中，通过分析3组独立样本中与预后相关的miRNA，建立了35 miRNA(MiROvaR)卵巢癌术后

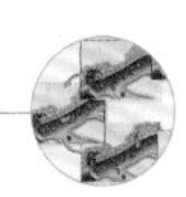

复发和进程的预测模型,并在两个独立大样本中进行验证,能很好地预测患者的高、中、低早期复发风险和疾病进程[40]。同样,在鼻咽癌研究中,发现一个由5个miRNA构成的分子标签,能很好地预测鼻咽癌患者的预后,特别是远处转移。以该miRNA分子标签和TNM临床分期,联合构建了一个预后危险评分模型,发现该模型的鼻咽癌预后预测能力明显优于单纯的TNM临床分期,能更准确地筛选出高危患者[41]。

### 14.1.3 肿瘤炎症免疫微环境分子标志物预测转移

炎症,是肿瘤的十大特征之一,非可控性炎症与肿瘤的侵袭转移密切相关。越来越多的研究发现癌周正常组织基因表达谱也可以较准确地预测肿瘤复发。

笔者团队与美国NIH合作,采用基因芯片技术比较伴和不伴转移肝癌患者癌周肝组织的基因表达谱,发现454个基因表达有显著性差异,其中最重要的一部分与细胞免疫、炎症应答有关。证实微环境中Th1/Th2因子比例失衡是促进转移的重要方面;利用其中17个与免疫反应相关基因分子标签建立分子预测模型,可准确预测肝癌转移复发和患者生存[42]。提示炎症及免疫反应状态在促进肝癌转移中发挥重要作用。经临床大样本回顾性和前瞻性研究,进一步优化为"五因子生存模型"。同时应用酶联免疫吸附法检测肝癌患者癌周肝组织中免疫反应相关细胞因子的蛋白质水平,证实癌旁肝组织中IL-2和IL-15水平可预测早期肝癌患者术后转移复发和预后[43]。

早在2006年,Fox提出免疫反应对患者的生存预后起着决定性作用,免疫反应强的患者转移风险更低。近年来,肿瘤学家在关注肿瘤组织免疫特性的基础上提出了一种名为"免疫评分"的预后预测新方法。在结直肠癌研究中,研究者发现在转移和无转移的患者中,绝大部分与肿瘤本身特征相关的基因表达没有明显差异,但在转移的患者中,免疫相关基因明显下调,包括Th1细胞相关基因、免疫细胞毒性相关基因和MHC Ⅱ型相关基因。而且在转移的结直肠癌患者中,微环境中淋巴管的密度及与适应性免疫反应密切相关的T细胞密度、细胞毒性分子颗粒酶B的表达均显著降低[44]。肿瘤中CD3及CD8细胞的数量定义的"免疫评分"也与预后显著相关,有转移灶的患者评分更低且预后最差[45]。即使在肿瘤进展的晚期(例如脑转移),免疫评分仍能有效地判断患者的预后[46]。因此,免疫评分能有效地预测结直肠癌患者的转移情况,甚至成为患者生存预后的重要标志物。近期在胃癌研究中,基于肿瘤中心区域和浸润交界区域中淋巴细胞的数量而得出的胃癌分类体系免疫评分(immunoscore of gastric cancer, ISGC),能有效地预测胃癌术后复发率、无病生存率和总生存率[47]。目前免疫评分已被证明是一种优于UICC-AJCC的TNM分期的预后因素,于2016年6月在欧洲各大肿瘤中心及医院被用于结肠癌的治疗决策。

### 14.1.4 外周血分子标志物预测转移

相对于肿瘤组织分子标志物,外周血分子标志物检测易于被临床患者接受,对于转移复发可能性的"预测"或"监测(早期诊断)"更加重要。而且外周血肿瘤标志物的检测具有无创伤、可重复、可于同一时间点进行检测多项指标等优点,是肿瘤诊断、预测的理想手段。

早在20世纪末肿瘤学研究兴起阶段,肿瘤学家们开始关注外周血分子标志物与肿瘤患者预后判断、复发及转移的关系。大量的文献报道,常用的血清肿瘤标志物如CA242、CA19-9、CA125、CEA等能有效预测消化道肿瘤、妇科肿瘤术后患者转移、复发及预后[48-53]。而且CA125能特异性地提示胰腺癌转移潜能,并与胰腺癌转移负荷正相关,是预测胰腺癌转移的新指标[54]。除了这些常用的血清肿瘤标志物,很多分泌性蛋白也显示其在肿瘤转移复发中起重要作用。OPN,一种分泌型的磷酸化糖蛋白,其血浆中表达水平与多种肿瘤如胃癌、结直肠癌、肾癌、膀胱癌、前列腺癌、乳腺癌、非小细胞肺癌患者的转移密切相关[55-58],是总体生存期(OS)和无瘤生存期(disease-free survival, DFS)的独立风险因素。笔者团队发现患者外周血OPN水平与肝癌术后复发和患者生存呈明显负相关,与血管侵犯和TNM分期一样,是影响患者预后的独立因素[59]。血浆OPN水平高的患者术后无瘤生存率明显低于血浆OPN水平低者,提示OPN可预测术后转移复发和患者生存,并可监控治疗反应[60]。即便在早期患者中,外周血OPN表达水平与肝癌转移、复发和生存呈明显负相关,是早期肝细胞癌患者预后的独立预测因子[61]。

miRNA在外周血中可稳定存在,其表达具有肿瘤相关性、组织特异性和表达稳定性,也是良好的肿

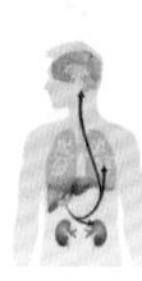



瘤血清标志物。在结直肠癌研究中,发生转移的患者血清中 miR-885-5p、miR-200c 不仅显著升高,而且能准确预测患者的转移及预后[39,62]。三阴性乳腺癌中,4 个 miRNA 组成的预测模型,能有效预测患者转移复发及预后[63]。在结直肠癌中,3 个转移特异性 miRNA(let-7i、miR-10b 和 miR-885-5p)能准确区分术后患者的转移及预后。肿瘤的骨转移是仅次于肺转移和肝转移的常见转移部位,肿瘤骨转移与破骨细胞的分化以及溶骨过程有关。最新的研究发现,miRNA 与肿瘤细胞骨转移密切相关;随着破骨细胞分化和形成,血清中 miR-16 和 miR-378 的水平显著升高[64]。

### 14.1.5 液体活检在肿瘤转移复发预测中的应用

液体活检(liquid biopsy)克服了组织活检的缺点,具有创伤小、取样简单安全、可连续多次取样,便于实时动态监测、监控等优点[65]。近年来随着检测技术不断进步,液体活检的灵敏度和特异性显著提高,也进一步推动其临床应用与生物学意义的研究。

1974 年 Sorrells 首次提出"液体活检"的概念,是一种非侵入式的测试,能监测肿瘤或转移灶释放到体液(主要是血液)中的遗传物质或细胞。液体活检的对象包括所有体液(如血液、尿、唾液、消化道液体等),但血液的液体活检进展迅速;主要包括循环肿瘤细胞(CTC)、循环肿瘤 DNA(ctDNA)和外泌体的检测等三大领域。液体活检基于无创、无损、实时、多次的特点及高灵敏度和准确度等优点,是目前全球研究热点之一。近年肿瘤液体活检的进展迅速,已被用于肿瘤的早期诊断(包括早期筛查、转移复发风险的预测)、预后判断、疗效与耐药的动态监控,以及抗转移治疗靶标的开发等领域[65,66],并在肿瘤转移的动态监控、抗转移新策略研发方面发挥重要作用[67,68]。

*(1) 循环肿瘤细胞*

1869 年,澳大利亚籍医生 Ashworth 首次提出 CTC 的概念。CTC 是存在于外周血中的各类肿瘤细胞的统称,主要通过捕捉检测外周血中痕量存在的 CTC,监测 CTC 类型、数量和表型变化的趋势,可用于患者预后预测与疗效判断。在早期开展的 CTC 研究中,来自不同的科研机构利用美国 FDA 认证的 CellSearch(Veridex)系统,分别检测了转移性乳腺癌[69]、结直肠癌[70]和前列腺癌[71]患者血样中 CTC 的数量,发现患者术前血中 CTC 数量可作为预测患者预后的独立指标。因此美国 FDA 在 2004、2007 和 2008 年分别批准了 CellSearch 系统检测 CTC 用于转移性乳腺癌、结直肠癌与前列腺癌的预后、无进展生存期(PFS)以及 OS 预测的临床应用。2007 年 ASCO 将 CTC 纳入了肿瘤标志物。2010 年,肿瘤 TNM 分期的 M 分期中加入 cM0(i+)一项,意在血液、骨髓、淋巴结中发现单个肿瘤细胞[72]。2012 年,中国 CFDA 也批准首个 CTC 检测与分析系统用于临床 CTC 检测。

CTC 用于预测转移复发在乳腺癌的相关研究较多。自 2004 年发表于《新英格兰医学杂志》(*N Engl J Med*)上的一项前瞻性多中心临床研究表明,治疗前 CTC 的数目是转移性乳腺癌患者的 PFS 和 OS 的独立预测指标[69]。随后一系列研究均证实 CTC 在乳腺癌预后预测的价值。如乳腺癌患者中淋巴结转移的患者 CTC 的数量明显高于无淋巴结转移的患者,具有 5 个或 5 个以上 CTC 的乳腺癌患者具有高转移复发风险[73]。另一项针对中国转移性乳腺癌女性患者多中心、双盲、前瞻性试验结果提示,CTC 可预测转移性乳腺癌、$HER2^+$ 或三阴性乳腺癌患者的 PFS 和 OS[74]。乳腺癌患者 CTC 中特异性基因表达水平也可作为预测肿瘤患者预后的独立指标,如 CTC 中 *TFF1* 基因高表达的患者更易发生骨转移[75]。在前列腺癌研究中,无明显转移的初发患者通常预后很好。为了有针对性地找出复发高危人群,Loh 等人检测了在传统高危前列腺癌患者[高前列腺特异性抗原(PSA)、高 Gleason 评分]中的 CTC 数量,发现只有少部分人 CTC 阳性,而另外一项研究也证实前列腺癌根治术后 CTC 持续阳性的患者更易复发[76]。除此之外研究人员还在许多肿瘤中发现了 CTC 数量和转移复发风险之间的关系,如结肠癌[77]、膀胱癌[78]、食管癌[79]、小细胞肺癌[80]、非小细胞肺癌[81]、胆管癌[82]等。在肝癌患者中,CTC 中 *Snail* 基因表达水平与肝癌转移密切相关[83]。目前一系列的研究结果均提示,CTC 数目上升,肿瘤进展,转移复发风险增大;CTC 数目下降,肿瘤缓解,转移复发风险降低。但 CTC 数量和转移复发风险之间的关系还需更多大规模临床研究进一步证实。该技术存在灵敏度不高、受捕获 CTC 抗体类型的限制导致漏检率高等缺点,使其在临床上未能得到广泛开展。

*(2) 循环肿瘤 DNA*

ctDNA 是指人体血液循环系统中不断流动肿瘤基因组的 DNA 片段,这些片段携带很多关于肿

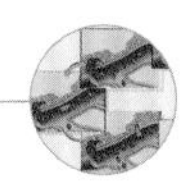

瘤的信息，包括基因突变、缺失、插入、重排、拷贝数异常、甲基化等。肿瘤存在空间异质性，局部的组织活检难以准确反映肿瘤的全貌，全部的肿瘤病灶（原发灶和转移灶）都会向血液中释放 ctDNA，因此基于 ctDNA 的液体活检能够真实地还原肿瘤全景。

早在 1948 年，科学家首次报道人的血浆中检测出细胞外游离 DNA 的存在。1965 年，Bendich 团队发现肿瘤与 cfDNA 存在相关性。1977 年，Leon 等通过放射免疫法发现外周血中游离 DNA 含量在癌症患者中尤为显著。随后更多证据表明血中游离 DNA 来源于肿瘤细胞，游离 DNA 具有致癌性。ctDNA 是一种高度灵敏、特异性的新型肿瘤标志物，对患者 ctDNA 进行检测，可以发现患者肿瘤发生变异的基因，为患者在早期诊断、用药指导、耐药监测、转移复发监测和预后指导等方面提供有效信息。

2013 年乳腺癌研究结果发现，ctDNA 检测作为一种无创的检测方法，能够真实地反映实体瘤组织中的基因突变图谱与频率，是治疗效果的评估及治疗后临床随访的重要监测指标[84]。在随后的研究中，通过连续监测辅助治疗阶段患者外周血与原发灶中相同的特异性 DNA 重排情况，发现其预测转移复发敏感性达 89%，且与传统临床检测手段比较，监测患者术后 ctDNA 能提前平均 11 个月（0～37 个月）检测到患者术后分子水平的复发，而长期随访无复发患者 ctDNA 检测阴性，首次证明了 ctDNA 用于乳腺癌复发风险监测的可能性[85]。随后有报道显示，80%的复发转移患者在辅助治疗连续随访期间检测到 ctDNA，50%的复发患者在术后首次血液检测中就能检测到 ctDNA，并能平均早于临床影像学检查 7.9 个月预测复发转移发生[86]。对于晚期乳腺癌患者，ctDNA 浓度显著高于早中期患者和健康对照组，并与肿瘤大小、TNM 分期、远处转移显著相关[87]。另外，Umetani 等同样发现晚期乳腺癌患者血浆 DNA 完整性显著高于健康女性，受试者操作特征曲线（receiver operating characteristic curve，ROC 曲线）分析显示诊断淋巴结转移乳腺癌的 ctDNA 完整性的患者 ROC 曲线下的面积（area under the curve，AUC）明显高于早中期乳腺癌患者[88]。多项研究证实 ctDNA 在发生血管侵袭的肝细胞癌患者中更易被检测，且 ctDNA 检出与患者术后短期内复发及机体内的播散有关[89]。来自美国约翰斯·霍普金斯大学的研究人员从 2011 年起持续 4 年收集澳大利亚 13 家医院的 230 例二期结肠癌患者血液样品，追踪了每例患者血液样品中的结肠癌相关突变。发现 ctDNA 能够准确地预测部分早期结肠癌患者转移复发的可能性[90]。有研究发现染色体不稳定性会增加肺癌术后复发的风险，复发转移的患者在确诊复发前可以在血浆中检出 ctDNA，这些 ctDNA 中的克隆、亚克隆同样在转移灶中可发现。通过比对基因演化的谱系，可以证实转移灶系由原发灶的癌细胞演化而来，ctDNA 可以提示转移灶癌细胞的基因特征。血浆中检出 ctDNA 的患者，其无复发生存率显著低于无检出患者。此外血浆中检出 ctDNA 的患者中有颅内复发，说明 ctDNA 可以穿过血-脑屏障。ctDNA 检测有可能比传统 TNM 分期更精准地筛选出高复发风险患者接受辅助化疗或放疗[91]。

近期一项乳腺癌研究，分别在新辅助治疗前、治疗后和术后 1 年监测 ctDNA 的甲基化（met - ctDNA）结果显示，新辅助治疗后的 met - ctDNA 与残留肿瘤负荷显著相关[92]。笔者的临床研究也证实在肝癌患者外周血 DNA 中检测染色体 8p 缺失可预测肝癌转移复发和判断患者预后[93]。2014 年，美国约翰斯·霍普金斯大学研发了一种名为 CancerSEEK 的“液体活检”技术，可同时对 8 大常见肿瘤（卵巢癌、肝癌、胃癌、胰腺癌、食管癌、结直肠癌、肺癌和乳腺癌）进行 ctDNA 早期检测，特异性达 99%以上，中位灵敏度达到 70%，而且发现 ctDNA 水平增高与癌症病程阶段相关。提示 ctDNA 在多种癌症中可以作为一个特异且灵敏的临床生物标志物，应用于癌症诊断和治疗的各个方面[94]。

ctDNA 检测已经逐步被应用于临床用药指导。2014 年 9 月，欧盟批准了制药公司阿斯利康的吉非替尼（易瑞沙）血液 ctDNA 伴随诊断试剂盒用于非小细胞肺癌（NSCLC）患者用药前 *EGFR* 突变检测；同年，阿斯利康联合罗氏制药开发的用于支持在研药物 AZD9291 的血液 ctDNA 伴随诊断试剂盒也进入了临床试验阶段。目前我国也有类似产品进入临床应用。另外，美国 FDA 于 2016 年 4 月批准了以检测血液中 *Septin9* 基因甲基化为基础的用于早期筛查大肠癌的 Epi proColon 技术。2016 年，罗氏诊断宣布其 cobas EGFR 突变检测（cobas EGFR Mutation Test）成为美国 FDA 批准的首个液体活检产品。2018 年，其新一代 cobas EGFR 突变检测（cobas EGFR Mutation Test v2）在华正式上市。该检测已获得中国 CFDA 批准用于 NSCLC 肿瘤组织样本中*EGFR* 基因突变检测；2019 年，新一代 cobas

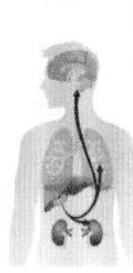



EGFR突变检测针对血浆样本的适应证也已正式在华获批。该检测已获得多个大型国际多中心注册临床研究（如ENSURE、AURA2、AURA3、FLAURA等）及非注册临床研究（如FASTACT2、Aarhus Study、ASPIRATION、AURA等）采用并验证。此外，美国FDA批准将其作为伴随诊断工具，以帮助鉴定*EGFR*基因突变的晚期NSCLC患者一线使用厄洛替尼、吉非替尼及奥西替尼的治疗。2019年，高等医学实验室（Laboratory for Advanced Medicine，LAM）开发的液体活检产品（IvyGene）通过分辨出不同癌症的甲基化模式，检测癌症及其发生位置，美国FDA认证其用于肝癌筛查检测。不过，其真正应用于临床之前尚有很多工作有待完成。近日，ASCO和美国病理学家协会（College of American Pathologists，CAP）共同发表了一项联合评估，提醒我们除了经过法规审批的经严格验证的ctDNA检测可用于指导靶向治疗外，大多数ctDNA检测的临床有效性和实用性还没有可靠证据[95]。

（3）外泌体

除了DNA和全细胞之外，来自肿瘤细胞的外泌体也可作为生物标志物。外泌体是由细胞内多囊泡体（multivesicular body，MVB）与细胞膜融合后，释放到细胞外基质中的膜性囊泡。1983年，Harding[96]与Pan[97]团队在观察绵羊网织红细胞时同时发现，有一种直径大小约为50 nm的小囊泡可在网织红细胞成熟过程中释放到胞外。1987年，Johnstone等证实多功能囊泡的存在，并将这种小囊泡命名为外泌体。2013年，外泌体因诺贝尔生理学或医学奖而被众人知晓，成为生物医学领域的研究热点。外泌体相对于CTC，具有数量多、易富集的优点；而相较ctDNA，外泌体膜的脂质双分子层结构又可以在血液中保护其内的蛋白质与核酸，减少降解的可能。因其在体液中广泛存在且极易获得性等特点被誉为液体活检"新贵"，成为肿瘤精准诊断的热点。

外泌体含有大量的蛋白质、脂质、mRNA、非编码RNA等内容物，被认为是重要的分子标志物。2006年，Ratajczak等报道，外泌体能够运载mRNA至靶细胞[98]，并翻译成相应蛋白质；2007年，Valadi等第1次证明了外泌体中存在RNA以及miRNA[99]，随后多项研究证实其可成为潜在的肿瘤发生、发展的分子标志物[100]。2015年6月，科学创始人、安德森癌症中心Raghu Kalluri称外泌体可以用来成功区分早期、晚期胰腺癌患者与良性胰腺疾病或健康受试者，且与胰腺癌的肿瘤大小和转移显著相关。磷脂酰肌醇蛋白聚糖1（glypican 1，GPC1）阳性的外泌体在胰腺恶性肿瘤的早期诊断中明显优于CA19－9，并且在临床随访中观察到胰腺癌患者术后外泌体的GPC1阳性率越低，其预后越好[101]。该研究结果在外泌体应用于肿瘤诊断和预后预测中具有里程碑意义。

目前已有大量文献报道外泌体中的非编码RNA、mRNA、蛋白质等可作为肿瘤转移复发分子标志物[102]。乳腺癌患者血清外泌体中的存活素及其剪接体表达量高者5年生存期显著高于对照组患者[103]。Sugimachi等发现肝癌肝移植后血清外泌体miR－718表达水平比术前降低者预示肿瘤复发[104]。卵巢癌患者血清中外泌体的蛋白质水平随着疾病病程发展而增加[105]。外泌体miRNA－718和miRNA－92a的下调已经被认为与肝癌高复发风险有关[106]。此外，外泌体与胰腺癌、卵巢癌等肿瘤预后的关系均陆续报道。在前列腺癌研究中，血清外泌体中miR－141表达水平用于诊断前列腺癌转移的灵敏度和特异性分别高达80%和87%[107]。而且前列腺癌患者血清、尿液以及细胞系外泌体蛋白质等陆续被报道与前列腺癌分期、转移复发及生存密切相关[108]。同样，监测唾液外泌体中的mRNA和蛋白质可以作为监测高危人群乳腺癌早期诊断的有效方法[103]。目前Exosome Diagnostics公司开发的基于血液外泌体的ExoDx Lung（ALK、$^{T790M}$EGFR）等NSCLC检测试剂盒、基于尿液外泌体的ExoDx Prostate（IntelliScore）前列腺癌诊断试剂盒已应用于临床疾病诊断、治疗监测。

液体活检技术被《麻省理工科技评论》（*MIT Technology Review*）评选为2015年十大技术突破之一，广泛应用于肿瘤研究。2018年10月，中华医学会检验医学分会与国家卫生健康委员会临床检验中心共同制定了《液体活检在临床肿瘤诊疗应用和医学检验实践中的专家共识》，为科学规范应用液体活检技术提供了指南。但循环肿瘤痕迹的罕见性——无论DNA、CTC还是脱落的囊泡，都具有临床应用的挑战。近年来液体活检也受到了一些质疑，尤其是最近美国ASCO与CAP共同发表文章质疑液体活检的临床有效性和实用性。因此大规模临床研究验证既是液体活检进入临床的重要环节，也是必不可少的。

液体活检还存在许多挑战：①血浆核酸成分及

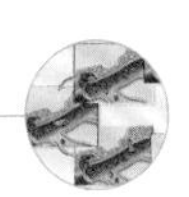

其来源。如何准确检测才能根据血浆中可追溯组分确定其组织来源？②肿瘤异质性。液体活检样本能否准确反映肿瘤异质性及其亚克隆，或所有转移病灶？能否区分预后差与预后好的肿瘤？是否有助于了解癌生物学特征、临床进程和预后？③组织的克隆起源与进化。液体活检能否识别组织的克隆来源？能否提供克隆进化的组织起源信息？是否能够预测这些克隆良、恶性转化？④检测技术的稳定性和精确性尚需提高。⑤尚未建立理想的联合检测策略。目前液体活检组分包括游离细胞 DNA（cell free DNA，cfDNA）、mRNA、miRNA、细胞外囊泡、蛋白质、代谢物或其他组分等，联合检测可进一步提高准确性，但如何联合尚无定论[109]。

### 14.1.6 转移复发预测的新动向：基于患者全貌的动态预测

随着恶性肿瘤诊疗手段的不断进展，实体肿瘤的治疗不再仅仅是单纯手术或手术＋放疗、化疗的简单治疗模式，特别是内分泌治疗、分子靶向治疗和免疫疗法的快速进步，术前新辅助治疗和术后辅助治疗联合方案层出不穷，为肿瘤患者带来更多选择的同时也对术前、术后不同时间节点的转移复发预测提出了更高的要求。

如 EndoPredict（EPclin）是一种乳腺癌风险预测手段，来自英国、德国和奥地利的研究团队分析了 OncotypeDX（RS）与 EPclin，通过整合 8 个基因特征（EP 评分）以及肿瘤大小和淋巴结状态得出综合预后信息，预测 $ER^+$/$HER2^-$ 乳腺癌患者未来 10 年转移风险[110]。而瑞典研究人员对 5 500 例乳腺癌患者的队列，基于 Tyrer-Cuzick 预测 10 年乳腺癌风险评分（Tyrer-Cuzick-predicted 10-year breast cancer risk score，TCRS）、乳腺 X 线密度（mammographic density，MD）以及 77 个单核苷酸多态性多基因风险评分（polygenic risk score，PRS）的 3 项打分评价乳腺癌肿瘤转移的风险和预后，发现 TCRS 和 PRS 积分均高者发生转移风险更低[111]。目前针对乳腺癌已开发出转移复发风险的数学计算方法，如辅助在线（Adjuvant Online）是根据北美最具代表性的大型肿瘤登记注册数据库之一[NCI 监测、流行病学和最终结果（SEER）注册患者数据]开发的，主要是根据肿瘤大小、淋巴结侵犯数目和雌激素受体状态评估乳腺癌复发和死亡危险。另外，美国明尼苏达大学 Paul Sperduto 等报道基于肺癌脑转移患者诊断特异性分级预后评估（diagnosis-specific graded prognostic assessment，DS－GPA）的 4 项因素（患者年龄、KPS 评分、是否有颅外转移和脑转移数量），增加了基因突变，即腺癌患者的 *EGFR* 突变和 *ALK* 突变（突变状态在非腺癌患者中没有作为常规检测），建立了新的肺癌预后评分系统——肺癌的分子标记（lung cancer using molecular markers，Lung-molGPA）。Lung-molGPA 可以对患者进行分层，保证临床研究所比较的群体在基线评估时具有相同的预后，提供更加精确的生存期评估结果[112]。此外，Lung-molGPA 是一个免费的小程序（App），可在 brainmetgpa. com 网站上下载使用。临床分期和治疗前血浆 EBV DNA 水平是目前公认影响鼻咽癌转移复发的因素。日前，中山大学肿瘤防治中心团队在国际上首次建立了基于血浆 EBV DNA、T 分期、N 分期、年龄、性别、体重指数、治疗前血清 C－反应蛋白水平、乳酸脱氢酶水平和血红蛋白水平等因素的预测模型，预测鼻咽癌的转移复发和预后，其预测能力较传统临床分期提高 10%[113]。

基于患者全貌的动态预测代表了新一代的预后评估方式，它将生物标志物整合入预测模型中，是肿瘤学未来发展的方向。表 14－1 列举了已报道的预测肿瘤转移风险的分子标签/模型。

**表 14－1 预测肿瘤转移风险的分子标签/模型**

| 类别 | 分子标签/模型 | 特 点 | 肿瘤类别 | 参考文献 |
|---|---|---|---|---|
| 分子遗传学标签 | *BRAC* 突变 | 与乳腺癌、卵巢癌患者脑转移相关 | 乳腺癌、卵巢癌 | [19—21] |
| | *KRAS* 突变 | 与多种肿瘤的不良预后及肝转移相关 | 胰腺癌、结直肠癌、胆管癌、肺癌 | [22—24] |
| | EBV DNA | 与鼻咽癌转移相关 | 鼻咽癌 | [113] |
| | 染色体 8p 缺失 | 与肝内转移和预后相关，是肝癌患者术后生存及转移复发的独立危险因素 | 肝癌 | [33，34] |
| | Decipher（22 个基因的基因组分类器） | 用于评估前列腺癌患者行根治性前列腺切除术后发生远处转移的风险 | 前列腺癌 | [27] |

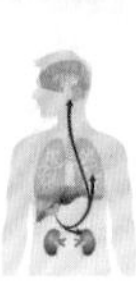



续表

| 类别 | 分子标签/模型 | 特　　点 | 肿瘤类别 | 参考文献 |
|---|---|---|---|---|
| mRNA分子标签 | DMGN（13个基因表达水平） | 国际最大规模的鼻咽癌分子标志物研究，有效预测局部晚期鼻咽癌转移 | 鼻咽癌 | [17] |
| | 153个基因表达谱为基础的肝癌转移分子预测模型，并进一步优化为五基因生存预测模型 | 经过大样本验证的肝癌转移预测模型，可预测肝癌患者转移风险 | 肝癌 | [13] |
| | Oncotype DX（21个基因表达水平） | 评估乳腺癌患者复发风险，特别是激素受体阳性、淋巴结阴性的早期乳腺癌患者 | 乳腺癌 | |
| | MammaPrint（70个基因表达水平） | 首个经美国FDA批准用于临床的多基因检测系统，用于预测淋巴结阴性乳腺癌患者5～10年内出现远处转移的高危人群。是目前全球唯一能够对1～3个腋窝淋巴结转移的激素受体依赖的乳腺癌进行预后评判的工具 | 乳腺癌 | [11] |
| | 20-miRNA（20个miRNA表达水平） | 有效区分伴或不伴转移的肝癌患者 | 肝癌 | [38] |
| | MiROvaR（35个miRNA表达水平） | 预测卵巢癌患者的复发风险和疾病进程 | 卵巢癌 | [40] |
| | 3-miRNA（miR-29b、miR-9、miR-9* 表达水平） | 判断大脑原发肿瘤与转移灶 | 脑癌 | [37] |
| | 3-miRNA（let-7i、miR-10b、miR-885-5p） | 预测术后患者的转移及预后 | 结直肠癌 | [39] |
| 免疫分子标签 | 基于免疫特征的胃癌分类体系免疫评分（ISGC） | 预测胃癌患者术后复发及生存情况 | 胃癌 | [47] |
| | Immunoscore[肿瘤样本预设区域（肿瘤区和浸润性边缘）$CD3^+$和$CD8^+$免疫细胞密度的百分位数] | 有效预测结直肠癌转移复发风险，用于结直肠癌的治疗决策指导 | 结直肠癌 | [114，115] |
| 循环肿瘤细胞 | 计数 | 有助于识别高复发风险患者 | 晚期乳腺癌、结直肠癌、黑色素瘤、前列腺癌、膀胱癌、食管癌、肺癌、胆管癌等多种肿瘤 | [69—82] |
| | TFF1、RPL15 | CTC中高表达TFF1、RPL15的患者更易发生转移 | 乳腺癌 | [75] |
| | Snail、EpCAM | Snail、EpCAM阳性CTC与肝癌转移复发、血管侵犯等密切相关 | 肝癌 | [83] |
| 循环肿瘤DNA | 阳性 | 预测肿瘤的残留病灶和肿瘤复发，是疗效评估的重要监测指标 | 乳腺癌、黑色素瘤、肺癌、肝癌、结直肠癌、胰腺癌等 | [84—91] |
| | ctDNA特定位点（羟）甲基化水平 | 协助评估复发、治疗后期转移动态的监测、体内残留肿瘤负荷及对治疗的反应。如基于Septin9基因甲基化用于早期筛查大肠癌 | 大肠癌、肝癌、乳腺癌、甲状腺癌等 | [92，94] |

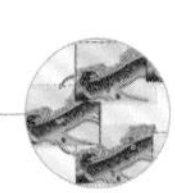

续表

| 类别 | 分子标签/模型 | 特　点 | 肿瘤类别 | 参考文献 |
|---|---|---|---|---|
| 游离细胞DNA | 肿瘤分数 | 可预测肠癌、膀胱癌、转移性乳腺癌患者的复发风险和疗效评估 | 肠癌、膀胱癌、转移性乳腺癌等 | [116]<br>[117]<br>[118] |
| 外泌体 | 磷脂酰肌醇蛋白聚糖1(GPC1) | 可以成功区分早期、晚期胰腺癌患者与良性胰腺疾病或健康受试者，且与胰腺癌的肿瘤大小和转移显著相关。在外泌体应用于肿瘤诊断和预后预测中具有里程碑意义 | 胰腺癌 | [101] |
| | miR-21、miRNA-92a、miR-301a、miR141、miR-451a、miRNA-718、lncRNA ATB等 | 外泌体中非编码RNA的表达水平与癌症患者术后早期监测、复发风险和预后相关 | 神经胶质瘤、非小细胞肺癌、肝癌、前列腺癌、卵巢癌等多种肿瘤 | [104][106，107] |
| | S100A4、DNM3、PTRF、Rab、GTP酶、ESCRT、CD9、CD81、CD63、flotillin、TSG101、ceramide、Alix、tetraspanins、integrins等 | 外泌体中特定蛋白质的表达可用于肿瘤诊断、复发风险、预后及疗效监测 | 前列腺癌、肝癌、神经胶质瘤、乳腺癌等多种肿瘤 | [103，105] |
| 血清肿瘤标志物 | CA242、CA19-9、CA125、CEA、骨桥蛋白等 | 血清肿瘤标志物与多种肿瘤术后患者转移、复发及预后相关 | 消化道肿瘤、妇科肿瘤等 | [48-61] |
| 基于患者全貌的分子标签 | EndoPredict[整合8个基因特征(EP评分)以及肿瘤大小和淋巴结状态得出综合预后信息] | 预测$ER^+$/$HER2^-$乳腺癌患者转移风险 | 乳腺癌 | [110] |
| | Tyrer-Cuzick预测10年乳腺癌风险评分(TCRS)、乳腺X线密度(MD)以及77个单核苷酸多态性多基因风险评分(PRS)的3项打分 | TCRS和PRS积分均高者发生转移风险更低 | 乳腺癌 | [111] |
| | Lung-molGPA(整合基因状态、KPS评分和颅外转移情况的软脑膜转移molGPA评分) | 可准确地预测驱动基因阳性非小细胞肺癌脑转移患者的预后，对野生型患者的预测价值不明显 | 肺癌 | [112] |
| | 基于血浆EBV DNA、T分期、N分期、年龄、性别、体重指数、治疗前血清C-反应蛋白水平、乳酸脱氢酶水平和血红蛋白水平等 | 预测鼻咽癌的转移复发和预后 | 鼻咽癌 | [113] |

### 14.1.7 转移复发预测模型相关研究报道的规范性

尽管近年来有大量关于肿瘤复发转移预测模型的报道，但对多因素模型的构建和验证过程的科学性和严谨态度参差不齐。Mallet等分析了47篇肿瘤领域有关预测模型研究，发现在模型构建方法、患者数据描述或统计学方法等描述中遗漏了大量信息[119]；Bouwmeester等分析了71篇高影响因子的研究，报道质量也总体较差[120]；存在问题主要包括样本数量过少、统计建模方法缺陷、缺失数据处理不当、缺乏验证过程、预测因素的描述不够详细

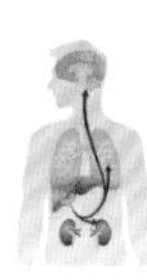



等[119,120]，因此这些多因素预测模型难以最终用于临床诊疗过程[121]。涉及转移复发预测相关的报道规范主要有3个声明：①REMARK声明着眼于肿瘤标志物的研究[122]，重点强调了预后因子的报道规范；②GRIPS声明主要针对基于遗传性危险因素的预后预测[123]；③TRIPOD声明[124]的适用范围较广，对于疾病诊断和预后的预测模型都可采用，更强调多因素预测模型的构建以及验证过程的阐述[124]。对于临床研究者而言，这些声明不仅对相关研究的报道提出了更高要求，也从侧面对研究的设计提供了更多思路。相信随着报道质量的提升，高质量的预测模型也会更容易被临床工作者接受，并更快地应用于临床决策。

尽管目前肿瘤转移的预测仍充满了争议，但随着生物信息学的快速发展和大数据共享，越来越多的临床数据和患者信息将得到收集，相信未来更多的预测模型不仅可以预测转移复发的风险，更能对治疗有提示作用。精准预测指导精准治疗是未来医学发展的趋势。

## 14.2 肿瘤转移防治新策略

理论上抑制、阻断肿瘤细胞侵袭转移级联过程的任何阶段均可有效抗转移，目前抗转移治疗的新策略大多集中在癌细胞到达靶器官后定植生长阶段。分子靶向治疗用于治疗实体瘤已走过20年，其中一个里程碑事件是证实血管生成抑制剂可有效治疗多种晚期和侵袭性癌症，这也是目前临床研究与应用最多的抗转移药物。另外，近年快速发展的免疫疗法（包括免疫检查点抑制剂、炎症免疫微环境再平衡等）也成为抗转移治疗的新希望。

### 14.2.1 抑制新生血管

抑制新生血管药物已成为肝癌的常用治疗手段之一，其主要机制是抑制新生血管刺激因子，如血管内皮细胞生长因子（VEGF）。尚无证据提示VEGF受体（VEGFR）表达水平或外周血VEGF浓度与VEGF或VEGFR抑制剂的疗效相关，也无证据提示抗血管生成治疗能改变外周血VEGF，因此无法在机制水平评价VEGF抑制剂的效果。此外，临床经验显示抗血管生成药物（主要是索拉非尼）可减少肿瘤内部活跃的肿瘤组织面积但不太可能改变肿瘤直径，基于此，有学者提出了改良实体瘤疗效评价标准（modified response evaluation criteria in solid tumors，mRECIST），依靠影像学判断肿瘤内部强化面积（活跃肿瘤组织）的改变来评价肿瘤对治疗的反应[125]。

（1）索拉非尼

索拉非尼是多靶点激酶抑制剂，其主要的工作原理是抑制血管内皮细胞生长因子受体（VEGFR1、2、3）、BRAF激酶、血小板衍生生长因子受体（PDGFRα和β）、Fms样酪氨酸激酶（Fms-like tyrosine kinase，FLT）、RET和KIT[126]。VEGFR2是血管生成最重要的刺激因子，而BRAF相关信号通路的过度激活也是肿瘤细胞进展的动力之一。基于两个随机对照研究的结果[127,128]，索拉非尼在2007—2008年间正式被批准用于治疗不能切除的晚期肝癌，即诊断为巴塞罗那分期（Barcelona clinic liver cancer，BCLC）C期的患者[129]。索拉非尼的诞生改变了肝癌基本上无药可治的历史。10年间有许多抗血管生成药物，包括舒尼替尼（sunitinib）[130]、布利伐尼（brivanib）[131]、利尼伐尼（linifanib）[132]等，试图挑战索拉非尼作为晚期肝癌一线治疗药物的地位，但都以失败告终。即使在2017年仑伐替尼（levantinib）通过非劣效性设计的研究，取得临床试验的成功，但也未能在统计学上证明仑伐替尼治疗组患者的OS好于索拉非尼组患者[133]。

索拉非尼的常见不良反应是手足综合征、高血压和腹泻[127,128]。迄今仍未发现生物标志物可用于筛选对索拉非尼治疗敏感的人群，其延长患者生存期的效果似乎与不良反应的严重程度呈正相关[134,135]。这一发现可激励患者克服不良反应，延长用药时间。

有学者发现索拉非尼的疗效在丙型肝炎病毒（HCV）感染的肝癌患者（HCV相关肝癌）明显好于乙型肝炎病毒（HBV）感染的肝癌患者[136]。这个结果可能来自HBV相关肝癌与HCV相关肝癌在疾病进展机制上的差异导致了疗效的差异，但该结果并非基于同一个临床试验直接比较的结果，尤其是需要注意的是HBV相关肝癌的基线OS就比HCV相关肝癌要差，因此上述的差异也可能是来自患者基线状态的差异。

索拉非尼进入临床10年，已使大量肝癌患者生命得以延长。综合Gideon研究（一项真实世界调查性研究反映接受索拉非尼治疗的患者情况）和以往的Ⅲ期研究数据，可以发现接受索拉非尼治疗的肝

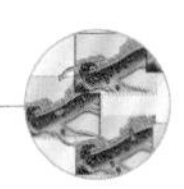

癌患者的OS(亚太地区8.5～8.9个月 vs. 其他地区11.8～15.1个月)已较10年前未接受索拉非尼治疗的患者明显延长(亚太地区4.2个月 vs. 其他地区7.9个月)[137]。尽管如此，个体患者对于治疗后的生存是否获得延长并无感受；同时索拉非尼的客观缓解率(objective response rate, ORR)[包括完全缓解(CR)和部分缓解(PR)]很低的事实导致临床应用受到一定的质疑和限制。另一个与临床应用相关的问题缺乏疗效预测相关标志物。即使按照为索拉非尼量身定做的mRECIST，索拉非尼的ORR也只有10%左右[133]。

(2) 仑伐替尼

仑伐替尼是一种口服多激酶抑制剂药物，其分子靶点是VEGFR1～3，成纤维细胞生长因子受体(FGFR)1～4，PDGFRα和RET和KIT，在针对晚期肝细胞癌患者的Ⅱ期临床试验中，显示出良好的抗肿瘤效果[138]。

REFLECT研究是全球随机开放标签非劣效性的Ⅲ期研究，目的是比较仑伐替尼与索拉非尼治疗不能切除肝癌的生存和不良反应[133]。全球共入组了954例患者，最终结果显示，在总体生存期上，仑伐替尼与索拉非尼无统计学差异($HR$:0.92;95% $CI$:0.79～1.06)，故达到了实验设计的目标，证明二者疗效相似。而如果考量至肿瘤进展时间(time to tumor progression, TTP)(8.9个月 *vs.* 3.7个月，$P<0.00001$)和无进展生存期(PFS)(7.4个月 *vs.* 3.7个月，$P<0.00001$)，仑伐替尼明显好于索拉非尼。更重要的是，研究者评估和盲态独立评估都能得到相近的结果，从而在一定程度上弥补了开放实验带来的主观偏移。

在亚组分析中，中国大陆、台湾和香港人群中(284例患者)，仑伐替尼组的中位OS是15个月，对比索拉非尼组为10.2个月，具有统计学差异($P=0.0262$)，从而提示在以HBV感染人群中，仑伐替尼的疗效明显好于索拉非尼。进一步研究发现，在PFS和TTP方面，仑伐替尼都显著好于索拉非尼。

在不良事件方面，所有≥Ⅲ级与治疗相关的不良事件发生率上，仑伐替尼为75%，索拉非尼为67%。在中国大陆、台湾和香港患者中，二者的数值为63%和63%。在不良事件的种类上，仑伐替尼主要是高血压和腹泻，发生率分别为42%和39%；而索拉非尼主要为手足综合征和腹泻，发生率分别为52%和46%。

上述研究另一个值得关注的特点是，仑伐替尼组患者肿瘤直径缩小的比例明显高于索拉非尼组。研究者评估的ORR在仑伐替尼组是24.1%，索拉非尼组是9.2%($P<0.00001$)，而在盲态独立评估的ORR分别为40.5%和12.4%($P<0.00001$)。

上述结果有可能在很大程度上改变肝癌治疗的格局。首先，在不能切除的肝癌患者中，有一部分是由于肿瘤巨大或者数目较多导致预期的切除范围较大，而余肝体积较小。如果仑伐替尼治疗导致这部分患者的肿瘤缩小或者数目减少，则有可能转化为能够手术切除的患者，也就是降期后的切除。其次，肿瘤缩小的反应可能给接受仑伐替尼的患者更多的希望，从而更可能克服不良反应，延长用药时间。最后，肿瘤体积的变化可以作为短期获益的指标，因此更容易找到对仑伐替尼治疗敏感的生物标记。

(3) 瑞戈非尼

瑞戈非尼(regorafenib)的分子靶点包括VEGFR1～3、FGFR1～4、PDGFRα、RET和KIT，这些分子参与血管生成、细胞增殖和免疫抑制等功能。瑞戈非尼作为肝癌二线治疗药物的临床对照研究在2017年获得成功。在一项包括843例经索拉非尼治疗失败或者不能耐受索拉非尼的患者中，瑞戈非尼组患者的生存期是10.6个月，而安慰剂组的生存期是7.8个月；其主要的Ⅲ级和Ⅳ级不良反应是高血压(15%)、手足反应(13%)、疲劳(9%)和腹泻(3%)[139]。

值得注意的是，瑞戈非尼是第1个在索拉非尼治疗失败后的晚期肝癌二线治疗中使患者在生存期上获益的药物。研究结果显示肝癌患者从接受索拉非尼和瑞戈非尼的序贯治疗可使OS从19.2个月延长到26个月[140]。2017年中国CFDA已批准瑞戈非尼作为晚期肝癌的二线治疗药物。

(4) 雷莫卢单抗

雷莫卢单抗是一种抑制血管生成的药物，其作用机制是结合在VEGFR2胞外部分，从而阻断VEGFR2与其配体的结合。VEGFR2的配体包括VEGF-A、VEGF-C和VEGF-D。在2015年公布的一项晚期肝癌二线治疗的研究(REACH)中，2周1次8 mg/kg雷莫卢单抗静脉注射治疗组相对安慰剂组，并未延长患者的生存期[141]。但后续多个分析结果显示雷莫卢单抗可以显著延长甲胎蛋白水平>400 μg/L患者的生存期[142-144]。因此礼来公司于2015年启动REACH-2研究，只入组甲胎蛋白水平>400 μg/L 的晚期肝癌患者。该研究入组了来自20个国家和地区的292例索拉非尼治疗失败的甲胎蛋白>400 μg/L 的晚期肝癌患者;2018年4月公布的研究结果证实雷莫卢单抗作为索拉非尼治疗失败后的二线治疗药物,可使甲胎蛋白>400 μg/L 的晚期肝癌患者的总体生存得到延长。该研究的细节尚未公布。

雷莫卢单抗的主要不良反应是高血压和低钠血症,但Ⅲ级或以上的不良反应较少出现[144]。

(5) 阿帕替尼

阿帕替尼(apatinib)最主要的分子靶点是 VEGFR2。2017年阿帕替尼已获批作为晚期胃癌的三线治疗药物。

阿帕替尼作为二线治疗药物治疗晚期肝癌的Ⅱ期研究已在2014的 ASCO 年会发表。晚期肝癌患者每天分别接受850 mg(70例)和750 mg(51例)剂量的阿帕替尼,两组患者的中位生存期(median survival time, MST)分别是9.7个月和9.8个月,中位至肿瘤进展时间是4.2个月和3.3个月,故两个剂量的疗效相近。对比 Sharp 研究,索拉非尼治疗组的肝癌患者中位生存期和至肿瘤进展时间是6.5个月和2.8个月,阿帕替尼似乎还显出一定的优势;考虑到这批患者是索拉非尼治疗后进展或者不能耐受索拉非尼的患者,该药物的临床获益还是值得期待的。

阿帕替尼在肝癌治疗中的其他探索也显示出其缩瘤效果。Zhang 等报道,每天阿帕替尼250~500 mg 治疗无法切除的肝癌患者,中位生存期>11.4个月,有81.8%的患者出现完全缓解、部分缓解或疾病稳定;更为重要的提示是阿帕替尼可使一些不能手术切除的患者转化为可切除的病例,并最终接受了手术切除[145]。

此外,阿帕替尼治疗肝内外胆管癌也有报道,其机制主要是抑制 VEGFR2[146,147],但目前尚无临床研究的报道。

阿帕替尼的不良反应较索拉非尼略严重,尤其是接受750 mg 和850 mg 治疗的患者;其常见不良反应是蛋白尿、高血压和手足综合征,而蛋白尿是导致减量或停药的重要原因。

抑制新生血管的治疗也会对抗肿瘤的治疗产生一些负面影响,其中最重要的临床发现是抑制新生血管的治疗可能诱导肿瘤耐药[148]和停药后的肿瘤反弹[149]。而在动物实验中,还能观察到促进肿瘤侵袭性[150]和抑制抗肿瘤免疫[151]的证据,其机制可能在于该治疗引起肿瘤组织缺氧,以及针对 VEGFR 的药物能够抑制免疫细胞的活化,或者降低 NK 细胞的活性[151];而缺氧环境导致 T 细胞凋亡[152]。此外,树突状细胞的活化也需要 VEGF 的刺激[153,154]。

### 14.2.2 免疫检查点抑制剂

近来,免疫检查点抑制剂(immune checkpoint inhibitor, ICI)治疗已逐渐成为肿瘤治疗的新手段,在黑色素瘤、肺癌等 ICI 已成为标准治疗手段之一[155,156]。在肝癌领域,已有 ICI 治疗的Ⅰ~Ⅲ期临床研究。而对于敏感人群的富集标志,人们还在积极的探索之中。

肿瘤微环境中的免疫负性调控信号是肿瘤细胞免疫逃逸的主要机制,其中 PD-1/PD-L1 和 CTLA-4 是参与免疫负性调控的主要分子。在阻断 PD-1/PD-L1 信号通路方面主要是2种药物,即 PD-1 抑制剂纳武单抗和派姆单抗与 PD-L1 抑制剂阿替利珠单抗(atezolizumab)。

(1) 纳武单抗和派姆单抗

基于一个Ⅱ期无对照的临床研究(CheckMate-040),2017年9月22日美国 FDA 批准纳武单抗成为治疗晚期肝癌的二线药物。纳武单抗治疗晚期肝癌的Ⅲ期全球多中心对照研究结果于2019年发表[157,158]。

上述Ⅱ期研究的数据显示,纳武单抗作为一线药物或作为索拉非尼后的二线药物治疗晚期肝癌,均具有较高的 ORR。值得一提的是,即使是基于盲态第三方审核的数据,纳武单抗也有14%~20%的 ORR。此外,纳武单抗治疗未接受过索拉非尼治疗的晚期肝癌患者,OS 可达28.6个月;即使在接受过索拉非尼患者,纳武单抗治疗也能达到15.6个月的 OS。此外,患者从开始接受纳武单抗治疗到出现 ORR 的时间约3个月,而 ORR 可以维持17个月(未接受索拉非尼治疗)或19个月(接受过索拉非尼治疗)。

纳武单抗治疗的另一个特点是不良反应较少,而且严重的可能致死的不良反应更为少见。最常见的不良反应是瘙痒(24%)、疲劳(20%)和皮疹(16%),而最常见的Ⅲ/Ⅳ级不良反应是皮疹(1%)和腹泻(1%)。

索拉非尼与仑伐替尼的研究数据都提示二者的疗效在亚洲人群与西方国家人群(或者是 HBV 感

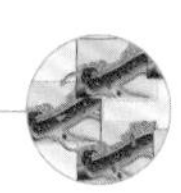

染人群与 HCV 感染人群）中存在较大的差异[133,136]。但纳武单抗的Ⅱ期研究数据显示西方人群与东方人群的疗效无差异。此外，尽管在非小细胞肺癌等其他肿瘤，纳武单抗的疗效与肿瘤组织中的 PD－L1 表达或肿瘤细胞的突变负荷（mutation burden）相关[159,160]，但在肝癌Ⅱ期研究的数据尚不支持这种相关性。

从机制上看，经过纳武单抗治疗后出现完全或部分缓解的肿瘤组织中的 CD8、NK 细胞数量都高于疾病进展的患者，而 M1 型巨噬细胞（参与抑制性免疫调控）的数量在疾病进展的肿瘤中较高[161]。

派姆单抗在肝癌的研究中尚处于早期。Keynote－22 研究是探索接受过索拉非尼治疗失败或者不能耐受索拉非尼治疗的晚期肝癌患者的有效性和安全性。在 104 例受试者中，ORR 为 16.3%，中位生存期在 14 个月时尚未达到，中位无进展生存期为 4.8 个月，持续缓解时间为 8.2 个月，相比纳武单抗的 16.6～19.4 个月稍显逊色。而在不良反应方面，两个 PD－1 抗体药物相似。

2020 年 3 月卡瑞利珠单抗（camrelizumab）（恒瑞艾瑞卡®）肝癌适应证获批上市，是首个在中国获批肝癌适应证的 ICI。目前尚无 PD－L1 抗体治疗肝癌的研究报道。如何有效筛选获益人群仍为一道难关。

（2）CTLA－4 抗体

CTLA－4 分子主要调节活化淋巴细胞的增殖，主要在 T 细胞活化的早期表达；CTLA－4 通过与 B7－1/B7－2 结合传递抑制信号，从而停止 T 细胞的活化。CTLA－4 抗体可阻止 CTLA－4 与 B7－1/B7－2 的结合，伊匹单抗和曲美木单抗（tremelimumab）是最早进入临床的该类药物。

Sangro 等首次报道了 CTLA－4 抗体治疗丙型肝炎相关肝癌的情况[162]。作者发现部分患病率为 17.6%，疾病控制率（disease control rate，DCR）为 76.4%，至肿瘤进展时间是 6.48 个月；该药物总体上比较安全，未出现需要使用激素的不良反应。此外，作者还观察到显著的 HCV 载量的下降。Duffy 等报道了 CTLA－4 抗体（曲美木单抗）联合射频消融治疗晚期肝癌的疗效[163]。作者发现，在可评价疗效的 19 例肝癌患者中，5 例达到部分缓解；14 例可检测到血清 HCV 的患者中，12 例患者的 HCV 负荷明显下降。在有临床获益的患者中，其肿瘤组织中的 $CD8^+$ 细胞数显著增加。6 个月和 12 个月的无进展生存占比分别为 57.1%和 33.1%，中位至肿瘤进展时间为 7.4 个月，中位生存期为 12.3 个月。最常见的不良反应是瘙痒。

随着 ICI 使用经验的增加，人们逐渐认识到该类治疗并非完美。首先，只有大约 20%的肿瘤患者能从该治疗中获益。黑色素瘤和肺癌的临床数据提示肿瘤细胞 PD－L1 表达与疗效相关[164-166]；2017 年美国 FDA 批准了肿瘤细胞的突变负荷，包括微卫星不稳定（microsatellite instability，MSI）和错配修复（mismatch repair，MMR）基因缺陷，是 ICI 治疗的生物标志物[167-169]。而与肝癌疗效相关的生物标志物尚需积累更多的使用经验。其次，免疫相关不良事件的报道逐渐增加。有研究比较了最近 10 年接受 ICI 治疗的患者与未接受该治疗的患者，发现 ICI 治疗可能导致肠炎、谷草转氨酶（AST）升高、皮肤红疹、甲状腺功能减退和肺炎，伊匹单抗发生皮肤红疹和肠炎的概率更高于 PD－1/PD－L1 抑制剂；致死性不良事件发生率＜1%[170]。因此，总体上 ICI 治疗的安全性高于激酶抑制剂和化疗。但上述结果提示，我们仍应该警惕和认识到 ICI 的不良事件，以便尽早干预。对于出现可疑的或者确定已出现相关的不良反应时，可以使用免疫抑制剂（如糖皮质激素）对抗此类不良反应[171]。而在接受肝移植治疗的肝癌患者，早期经验是 PD－1 抗体治疗很快导致移植器官的排斥并导致患者死亡[172]，但亦有报道接受肝移植治疗的肝癌患者再接受派姆单抗，未引起器官排斥的报道[173]。有报道发现，使用雷帕霉素（mTOR 抑制剂）可以避免 PD－1 抗体（纳武单抗）引起的免疫反应，并保全了患者的移植肾脏[174]。

### 14.2.3 抑制肿瘤相关巨噬细胞

肿瘤相关巨噬细胞（TAM）的促肿瘤作用已是共识，但针对 TAM 治疗的手段还比较缺乏的；目前最接近临床的是 CSF－1 抑制剂的治疗，已有临床试验的报道。

CSF－1 是较为重要的促进巨噬细胞成熟的细胞因子，肝癌细胞会分泌较多的 CSF－1。早期的研究发现，癌旁组织 CSF－1 的表达与肝癌术后早期复发相关[42]；其后的研究发现，肝癌癌旁组织中的巨噬细胞数量与肝癌术后早期复发和肝内播散相关[175]。CSF－1 促进巨噬细胞向 M2 表型转化，后者被认为是巨噬细胞中促癌的一个类型。动物实验发现特异靶向 CSF－1R 的酪氨酸激酶抑制剂

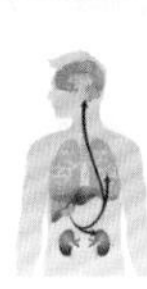



PLX3397 可抑制小鼠肝癌的生长，也能促使巨噬细胞向 M1 表型转化[176]。因此，阻断 CSF-1 信号通路即成为治疗肿瘤的一个合理选择[177]。已有Ⅱ期研究结果显示在复发性或者难治性的典型霍奇金淋巴瘤，CSF-1R 抑制剂 JNJ-40346527 治疗可被耐受，但抗肿瘤效果不显著。而另一个 CSF-1R 抑制剂阿昔替尼（axitinib，AG013736）已在多种肿瘤中做了探索。虽然在晚期肝癌中的对照研究提示阿昔替尼相对于安慰剂并未能延长患者的总体生存，但阿昔替尼在无进展生存和临床获益率方面有较好的表现[178]。阿昔替尼在 2012 年已获批成为一线治疗失败的晚期肾癌的治疗药物。

最近研究结果提示了 CSF-1R 抑制剂与 PD-1 抗体联合治疗的思路。M2 表型 TAM 可能为肿瘤微环境提供免疫抑制的信号，将 CSF-1R 抑制剂与 PD-1 抗体联合，可能提高 PD-1 抗体的疗效[179]。

### 14.2.4 直接抑制肿瘤细胞的治疗

迄今为止尚未发现可称为药靶的肝癌驱动基因，因此目前尚无针对肝癌癌基因的药物进入临床使用。最为接近临床治疗药物的是 *c-met* 抑制剂。

*c-met* 的拷贝数增加或者过表达导致酪氨酸激酶受体过度激活，此与肝癌进展相关。此外，c-met 是肝细胞生长因子（HGF）受体，因此也能通过外源性的信号激活。HGF 的功能主要是调节细胞增殖、运动、形态发生和血管生成。许多证据表明 c-met 激活与肝癌的发生和进展密切相关，而阻断 c-met 活化则能抑制肝癌进展[180]。尽管在 2013 年公布的治疗索拉非尼失败后的晚期肝癌患者临床研究中，特泊替尼（tivatinib）（针对 *c-met* 的小分子靶向药物）治疗未能显示生存获益，但在肿瘤组织 c-met 蛋白表达较高的患者中，特泊替尼治疗与患者的生存获益相关[181]。基于此，新一个临床研究在众人期待中重新开始，这个研究只纳入肿瘤组织 c-met 蛋白高表达的患者，但 2018 年公布的研究结果显示，特泊替尼并未延长经过索拉非尼治疗失败患者的总体生存（8.4 个月 *vs.* 9.1 个月，$P=0.81$）[182]。

### 14.2.5 联合治疗

联合治疗包括传统疗法（手术、局部消融、介入、放疗、化疗等）与分子靶向/免疫疗法的联合，不同靶向药物的联合应用，以及分子靶向治疗与免疫治疗的联合。后者是一线治疗的方向，也是近年来的研究热点。

索拉非尼与手术切除的联合已有许多探索。尽管 STORM 研究未能证明 BCLC-A 期患者在接受外科切除或者射频消融（RFA）后再接受索拉非尼治疗并未延长生存[183]，但这个阴性结果并未妨碍其他学者探索索拉非尼作为辅助治疗的价值。这些结果提示索拉非尼能延长具有术后复发高危因素患者的总体生存，并减少或推迟复发[184-186]。

索拉非尼与经导管动脉栓塞治疗（TACE）的联合治疗也有许多研究报道。尽管多个回顾性研究结果提示，索拉非尼与 TACE 联合[187,188]，或将索拉非尼、TACE 和 RFA 联合[189,190]可延长肝癌患者的生存期，但一项随机对照研究比较了载药微球 TACE（dTACE）联合索拉非尼与单用 dTACE 治疗 BCLC-B 期肝癌的疗效（SPACE 研究），结果两组患者在 OS 上并无显著差异，但联合治疗有较高的 ORR 和 DCR[191]。另外几项类似随机对照研究也未能证明碘油 TACE 与索拉非尼联合能使患者在 OS 上获益[192,193]。此外，肝动脉灌注化疗联合索拉非尼也未能较单用肝动脉灌注化疗体现出延长 OS 方面的优势[194]。

药物的联合治疗似乎显露出更有希望的前景[195]，其中最受瞩目的是抗血管生成药物与 ICI 的联合。阿特珠单抗和贝伐珠单抗联合一线治疗晚期肝细胞癌（IMbrave150），虽然 OS 尚未达到，但 PFS 为 6.8 个月、ORR 为 27%；已被批准为肝细胞癌的一线治疗[196]。另一有希望的组合是派姆单抗＋仑伐替尼一线治疗无法切除肝细胞癌，即“可乐组合”（Ⅰb 期试验 KEYNOTE 524），中位 OS 达 22 个月，ORR 为 46%，DCR 为 88%。较高的 ORR 为不可手术的患者提供了更多的可手术切除机会，是否能够成为肝癌患者的新辅助治疗方案（ASCO 2020 Poster 4519）？此外，分子靶向治疗联合阿司匹林或干扰素等非特异性免疫调节剂以及巨噬细胞抑制剂等也值得探索。笔者发现联合 CSF1/CSF1R 抑制剂可通过再平衡肿瘤微环境炎症免疫失衡，增强 PD-L1 抗体疗效[197]。

总之，随着对肿瘤转移过程及其机制的深入了解，在传统临床病理特征基础上，结合多组学的分子特征建立的分子预测模型，有利于对转移复发风险进行精确评估和识别，对高危患者进行多学科综合诊疗，制定个体化综合治疗方案，及早、有效地辅助

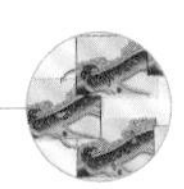

干预治疗降低复发，改善患者预后。近年来分子靶向与免疫治疗技术的迅速发展，为转移复发的精准防治带来光明前景。但需要重视如何进一步提高疗效、制定个体化方案、防治不良反应等问题。如何有效、合理地联合、序贯用好传统和新型治疗“武器”是值得关注的重点。

（董琼珠　孙惠川　钦伦秀）

## 参考文献


[1] CHEN M F, HWANG T L, JENG L B, et al. Postoperative recurrence of hepatocellular carcinoma. Two hundred five consecutive patients who underwent hepatic resection in 15 years [J]. Arch Surg, 1994,129(7): 738-742.

[2] JWO S C, CHIU J H, CHAU G Y, et al. Risk factors linked to tumor recurrence of human hepatocellular carcinoma after hepatic resection [J]. Hepatology, 1992,16(6):1367-1371.

[3] IMAMURA H, MATSUYAMA Y, TANAKA E, et al. Risk factors contributing to early and late phase intrahepatic recurrence of hepatocellular carcinoma after hepatectomy [J]. J Hepatol, 2003,38(2):200-207.

[4] DRESEN R C, PETERS E E, RUTTEN H J, et al. Local recurrence in rectal cancer can be predicted by histopathological factors [J]. Eur J Surg Oncol, 2009, 35(10):1071-1077.

[5] ZLOBEC I, BAKER K, MINOO P, et al. Node-negative colorectal cancer at high risk of distant metastasis identified by combined analysis of lymph node status, vascular invasion, and Raf-1 kinase inhibitor protein expression [J]. Clin Cancer Res, 2008,14(1):143-148.

[6] FAJKOVIC H, CHA E K, JELDRES C, et al. Extranodal extension is a powerful prognostic factor in bladder cancer patients with lymph node metastasis [J]. Eur Urol, 2013,64(5):837-845.

[7] KIM H, REHMAN A, CHUNG Y, et al. Clinicopathologic significance of extranodal tumor extension in colorectal adenocarcinoma with regional lymph node metastasis [J]. Gastroenterol Res Pract, 2016,2016:5620765.

[8] LUCHINI C, FLEISCHMANN A, BOORMANS J L, et al. Extranodal extension of lymph node metastasis influences recurrence in prostate cancer: a systematic review and meta-analysis [J]. Sci Rep, 2017, 7 (1):2374.

[9] LUCHINI C, WOOD LD, CHENG L, et al. Extranodal extension of lymph node metastasis is a marker of poor prognosis in oesophageal cancer: a systematic review with meta-analysis. J Clin Pathol, 2016,69(11):956-961.

[10] DOWSETT M, SESTAK I, REGAN M M, et al. Integration of clinical variables for the prediction of late distant recurrence in patients with estrogen receptor-positive breast cancer treated with 5 years of endocrine therapy: CTS5 [J]. J Clin Oncol, 2018,36(19):1941-1948.

[11] CARDOSO F, VAN'T VEER L J, BOGAERTS J, et al. 70-Gene signature as an aid to treatment decisions in early-stage breast cancer [J]. N Engl J Med, 2016,375 (8):717-729.

[12] YE Q H, QIN L X, FORGUES M, et al. Predicting hepatitis B virus-positive metastatic hepatocellular carcinomas using gene expression profiling and supervised machine learning [J]. Nat Med, 2003,9(4): 416-423.

[13] ROESSLER S, JIA H L, BUDHU A, et al. A unique metastasis gene signature enables prediction of tumor relapse in early-stage hepatocellular carcinoma patients [J]. Cancer Res, 2010,70(24):10202-10212.

[14] NAULT J C, DE REYNIES A, VILLANUEVA A, et al. A hepatocellular carcinoma 5-gene score associated with survival of patients after liver resection [J]. Gastroenterology, 2013,145(1):176-187.

[15] CRONER R S, FORTSCH T, BRUCKL W M, et al. Molecular signature for lymphatic metastasis in colorectal carcinomas [J]. Ann Surg, 2008, 247(5): 803-810.

[16] CRONER R S, PETERS A, BRUECKL W M, et al. Microarray versus conventional prediction of lymph node metastasis in colorectal carcinoma [J]. Cancer, 2005,104(2):395-404.

[17] TANG X R, LI Y Q, LIANG S B, et al. Development and validation of a gene expression-based signature to predict distant metastasis in locoregionally advanced nasopharyngeal carcinoma: a retrospective, multicentre, cohort study [J]. Lancet Oncol, 2018, 19(3): 382-393.

[18] TAN G S, LIM K H, TAN H T, et al. Novel proteomic biomarker panel for prediction of aggressive metastatic hepatocellular carcinoma relapse in surgically resectable patients [J]. J Proteome Res, 2014,13(11):

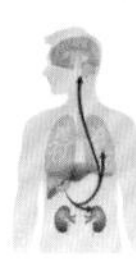



4833－4846.

[19] COPSON E R, MAISHMAN T C, TAPPER W J, et al. Germline BRCA mutation and outcome in young-onset breast cancer (POSH): a prospective cohort study [J]. Lancet Oncol, 2018,19(2):169－180.

[20] LORUSSO D, CIRILLO F, MANCINI M, et al. The different impact of BRCA mutations on the survival of epithelial ovarian cancer patients: a retrospective single-center experience [J]. Oncology, 2013,85(2):122－127.

[21] SUN C, LI N, DING D, et al. The role of BRCA status on the prognosis of patients with epithelial ovarian cancer: a systematic review of the literature with a meta-analysis [J]. PLoS One, 2014,9(5):e95285.

[22] GUAN J L, ZHONG W Z, AN S J, et al. KRAS mutation in patients with lung cancer: a predictor for poor prognosis but not for EGFR-TKIs or chemotherapy [J]. Ann Surg Oncol, 2013,20(4):1381－1388.

[23] LEE D W, KIM K J, HAN S W, et al. KRAS mutation is associated with worse prognosis in stage III or high-risk stage II colon cancer patients treated with adjuvant FOLFOX [J]. Ann Surg Oncol, 2015,22(1):187－194.

[24] KARAGKOUNIS G, TORBENSON M S, DANIEL H D, et al. Incidence and prognostic impact of KRAS and BRAF mutation in patients undergoing liver surgery for colorectal metastases [J]. Cancer, 2013,119(23):4137－4144.

[25] KIM J S, CHO M S, NAM J H, et al. Prognostic impact of EGFR mutation in non-small-cell lung cancer patients with family history of lung cancer [J]. PLoS One, 2017,12(5):e0177015.

[26] JOUNG J G, OH B Y, HONG H K, et al. Tumor heterogeneity predicts metastatic potential in colorectal cancer [J]. Clin Cancer Res, 2017,23(23):7209－7216.

[27] SPRATT D E, YOUSEFI K, DEHESHI S, et al. Individual patient-level meta-analysis of the performance of the decipher genomic classifier in high-risk men after prostatectomy to predict development of metastatic disease [J]. J Clin Oncol, 2017,35(18):1991－1998.

[28] KLEIN E A, YOUSEFI K, HADDAD Z, et al. A genomic classifier improves prediction of metastatic disease within 5 years after surgery in node-negative high-risk prostate cancer patients managed by radical prostatectomy without adjuvant therapy [J]. Eur Urol, 2015,67(4):778－786.

[29] POON T C, WONG N, LAI P B, et al. A tumor progression model for hepatocellular carcinoma: bioinformatic analysis of genomic data [J]. Gastroenterology, 2006,131(4):1262－1270.

[30] QIN L X, TANG Z Y, SHAM J S, et al. The association of chromosome 8p deletion and tumor metastasis in human hepatocellular carcinoma [J]. Cancer Res, 1999,59(22):5662－5665.

[31] QIN L X, TANG Z Y, YE S L, et al. Chromosome 8p deletion is associated with metastasis of human hepatocellular carcinoma when high and low metastatic models are compared [J]. J Cancer Res Clin Oncol, 2001,127(8):482－488.

[32] PANG J Z, QIN L X, REN N, et al. Loss of heterozygosity at D8S298 is a predictor for long-term survival of patients with tumor-node-metastasis stage I of hepatocellular carcinoma [J]. Clin Cancer Res, 2007,13(24):7363－7369.

[33] REN N, WU J C, DONG Q Z, et al. Association of specific genotypes in metastatic suppressor HTPAP with tumor metastasis and clinical prognosis in hepatocellular carcinoma [J]. Cancer Res, 2011,71(9):3278－3286.

[34] DAI C, DONG Q Z, REN N, et al. Downregulation of HTPAP transcript variant 1 correlates with tumor metastasis and poor survival in patients with hepatocellular carcinoma [J]. Cancer Sci, 2011,102(3):583－590.

[35] DONG Q Z, ZHANG X F, ZHAO Y, et al. Osteopontin promoter polymorphisms at locus －443 significantly affect the metastasis and prognosis of human hepatocellular carcinoma [J]. Hepatology, 2013,57(3):1024－1034.

[36] TAVAZOIE S F, ALARCON C, OSKARSSON T, et al. Endogenous human microRNAs that suppress breast cancer metastasis [J]. Nature, 2008,451(7175):147－152.

[37] NICOLOSO M S, SPIZZO R, SHIMIZU M, et al. MicroRNAs — the micro steering wheel of tumour metastases [J]. Nat Rev Cancer, 2009,9(4):293－302.

[38] BUDHU A, JIA H L, FORGUES M, et al. Identification of metastasis-related microRNAs in hepatocellular carcinoma [J]. Hepatology, 2008,47(3):897－907.

[39] HUR K, TOIYAMA Y, SCHETTER A J, et al. Identification of a metastasis-specific MicroRNA signature in human colorectal cancer [J]. J Natl Cancer

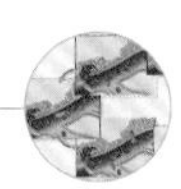

Inst, 2015,107(3):dju492.

[40] BAGNOLI M, CANEVARI S, CALIFANO D, et al. Development and validation of a microRNA-based signature (MiROvaR) to predict early relapse or progression of epithelial ovarian cancer: a cohort study [J]. Lancet Oncol, 2016,17(8):1137 - 1146.

[41] LIU N, CHEN N Y, CUI R X, et al. Prognostic value of a microRNA signature in nasopharyngeal carcinoma: a microRNA expression analysis [J]. Lancet Oncol, 2012,13(6):633 - 641.

[42] BUDHU A, FORGUES M, YE Q H, et al. Prediction of venous metastases, recurrence, and prognosis in hepatocellular carcinoma based on a unique immune response signature of the liver microenvironment [J]. Cancer Cell, 2006,10(2):99 - 111.

[43] ZHOU H, HUANG H, SHI J, et al. Prognostic value of interleukin 2 and interleukin 15 in peritumoral hepatic tissues for patients with hepatitis B-related hepatocellular carcinoma after curative resection [J]. Gut, 2010, 59(12):1699 - 1708.

[44] MLECNIK B, BINDEA G, KIRILOVSKY A, et al. The tumor microenvironment and Immunoscore are critical determinants of dissemination to distant metastasis [J]. Sci Transl Med, 2016,8(327):327ra326.

[45] GALON J, MLECNIK B, BINDEA G, et al. Towards the introduction of the 'Immunoscore' in the classification of malignant tumours [J]. J Pathol, 2014,232(2):199 - 209.

[46] BINDEA G, MLECNIK B, ANGELL H K, et al. The immune landscape of human tumors: Implications for cancer immunotherapy [J]. Oncoimmunology, 2014,3(1):e27456.

[47] JIANG Y, ZHANG Q, HU Y, et al. ImmunoScore signature: a prognostic and predictive tool in gastric cancer [J]. Ann Surg, 2018,267(3):504 - 513.

[48] WANG J, WANG X, YU F, et al. Combined detection of preoperative serum CEA, CA19 - 9 and CA242 improve prognostic prediction of surgically treated colorectal cancer patients [J]. Int J Clin Exp Pathol, 2015,8(11):14853 - 14863.

[49] YANG X Q, CHEN C, PENG C W, et al. Carbohydrate antigen 242 highly consists with carbohydrate antigen 19 - 9 in diagnosis and prognosis of colorectal cancer: study on 185 cases [J]. Med Oncol, 2012,29(2):1030 - 1036.

[50] WANG Y F, FENG F L, ZHAO X H, et al. Combined detection tumor markers for diagnosis and prognosis of gallbladder cancer [J]. World J Gastroenterol, 2014,20(14):4085 - 4092.

[51] LI F, LI S, WEI L, et al. The correlation between pre-operative serum tumor markers and lymph node metastasis in gastric cancer patients undergoing curative treatment [J]. Biomarkers, 2013,18(7):632 - 637.

[52] GU Y L, LAN C, PEI H, et al. Applicative value of serum CA19 - 9, CEA, CA125 and CA242 in diagnosis and prognosis for patients with pancreatic cancer treated by concurrent chemoradiotherapy [J]. Asian Pac J Cancer Prev, 2015,16(15):6569 - 6573.

[53] CHEN F, SHEN J, WANG J, et al. Clinical analysis of four serum tumor markers in 458 patients with ovarian tumors: diagnostic value of the combined use of HE4, CA125, CA19 - 9, and CEA in ovarian tumors [J]. Cancer Manag Res, 2018,10:1313 - 1318.

[54] LIU L, XU H X, WANG W Q, et al. Serum CA125 is a novel predictive marker for pancreatic cancer metastasis and correlates with the metastasis-associated burden [J]. Oncotarget, 2016,7(5):5943 - 5956.

[55] NG L, WAN T M, LAM C S, et al. Post-operative plasma osteopontin predicts distant metastasis in human colorectal cancer [J]. PLoS One, 2015, 10(5): e0126219.

[56] RAMANKULOV A, LEIN M, KRISTIANSEN G, et al. Elevated plasma osteopontin as marker for distant metastases and poor survival in patients with renal cell carcinoma [J]. J Cancer Res Clin Oncol, 2007,133(9): 643 - 652.

[57] WU C Y, WU M S, CHIANG E P, et al. Elevated plasma osteopontin associated with gastric cancer development, invasion and survival [J]. Gut, 2007,56(6):782 - 789.

[58] BRAMWELL V H, DOIG G S, TUCK A B, et al. Serial plasma osteopontin levels have prognostic value in metastatic breast cancer [J]. Clin Cancer Res, 2006,12(11 Pt 1):3337 - 3343.

[59] ZHANG H, YE Q H, REN N, et al. The prognostic significance of preoperative plasma levels of osteopontin in patients with hepatocellular carcinoma [J]. J Cancer Res Clin Oncol, 2006,132(11):709 - 717.

[60] ZHOU C, ZHOU H J, ZHANG X F, et al. Postoperative serum osteopontin level is a novel monitor for treatment response and tumor recurrence after resection of hepatitis B-related hepatocellular carcinoma [J]. Ann Surg Oncol, 2013,20(3):929 - 937.

[61] SUN J, XU H M, ZHOU H J, et al. The prognostic

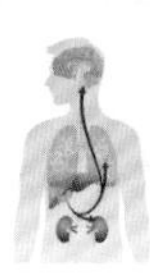



significance of preoperative plasma levels of osteopontin in patients with TNM stage-I of hepatocellular carcinoma [J]. J Cancer Res Clin Oncol, 2010,136(1):1-7.

[62] TOIYAMA Y, HUR K, TANAKA K, et al. Serum miR-200c is a novel prognostic and metastasis-predictive biomarker in patients with colorectal cancer [J]. Ann Surg, 2014,259(4):735-743.

[63] KLEIVI SAHLBERG K, BOTTAI G, NAUME B, et al. A serum microRNA signature predicts tumor relapse and survival in triple-negative breast cancer patients [J]. Clin Cancer Res, 2015,21(5):1207-1214.

[64] ELL B, MERCATALI L, IBRAHIM T, et al. Tumor-induced osteoclast miRNA changes as regulators and biomarkers of osteolytic bone metastasis [J]. Cancer Cell, 2013,24(4):542-556.

[65] HABER D A, VELCULESCU V E. Blood-based analyses of cancer: circulating tumor cells and circulating tumor DNA [J]. Cancer Discov, 2014,4(6):650-661.

[66] NEWMAN A M, BRATMAN S V, TO J, et al. An ultrasensitive method for quantitating circulating tumor DNA with broad patient coverage [J]. Nat Med, 2014, 20(5):548-554.

[67] COSTA-SILVA B, AIELLO N M, OCEAN A J, et al. Pancreatic cancer exosomes initiate pre-metastatic niche formation in the liver [J]. Nat Cell Biol, 2015,17(6):816-826.

[68] YU M, BARDIA A, ACETO N, et al. Cancer therapy. Ex vivo culture of circulating breast tumor cells for individualized testing of drug susceptibility [J]. Science (New York, NY), 2014,345(6193):216-220.

[69] CRISTOFANILLI M, BUDD G T, ELLIS M J, et al. Circulating tumor cells, disease progression, and survival in metastatic breast cancer [J]. N Engl J Med, 2004,351(8):781-791.

[70] COHEN S J, ALPAUGH R K, GROSS S, et al. Isolation and characterization of circulating tumor cells in patients with metastatic colorectal cancer [J]. Clin Colorectal Cancer, 2006,6(2):125-132.

[71] DE BONO J S, SCHER H I, MONTGOMERY R B, et al. Circulating tumor cells predict survival benefit from treatment in metastatic castration-resistant prostate cancer [J]. Clin Cancer Res, 2008, 14(19): 6302-6309.

[72] ALIX-PANABIERES C, PANTEL K. Clinical applications of circulating tumor cells and circulating tumor DNA as liquid biopsy [J]. Cancer Discov, 2016, 6(5):479-491.

[73] RACK B, SCHINDLBECK C, JUCKSTOCK J, et al. Circulating tumor cells predict survival in early average-to-high risk breast cancer patients [J]. J Natl Cancer Inst, 2014,106(5):dju066.

[74] JIANG Z F, CRISTOFANILLI M, SHAO Z M, et al. Circulating tumor cells predict progression-free and overall survival in Chinese patients with metastatic breast cancer, HER2-positive or triple-negative (CBCSG004): a multicenter, double-blind, prospective trial [J]. Ann Oncol, 2013,24(11):2766-2772.

[75] WANG H, MOLINA J, JIANG J, et al. Gene expression markers in circulating tumor cells may predict bone metastasis and response to hormonal treatment in breast cancer [J]. Mol Clin Oncol, 2013,1(6):1031-1038.

[76] LOH J, JOVANOVIC L, LEHMAN M, et al. Circulating tumor cell detection in high-risk non-metastatic prostate cancer [J]. J Cancer Res Clin Oncol, 2014,140(12):2157-2162.

[77] DENEVE E, RIETHDORF S, RAMOS J, et al. Capture of viable circulating tumor cells in the liver of colorectal cancer patients [J]. Clin Chem, 2013,59(9):1384-1392.

[78] GAZZANIGA P, DE BERARDINIS E, RAIMONDI C, et al. Circulating tumor cells detection has independent prognostic impact in high-risk non-muscle invasive bladder cancer [J]. Int J Cancer, 2014,135(8):1978-1982.

[79] REEH M, EFFENBERGER K E, KOENIG A M, et al. Circulating tumor cells as a biomarker for preoperative prognostic staging in patients with esophageal cancer [J]. Ann Surg, 2015,261(6):1124-1130.

[80] HOU J M, KREBS M G, LANCASHIRE L, et al. Clinical significance and molecular characteristics of circulating tumor cells and circulating tumor microemboli in patients with small-cell lung cancer [J]. J Clin Oncol, 2012,30(5):525-532.

[81] KREBS M G, SLOANE R, PRIEST L, et al. Evaluation and prognostic significance of circulating tumor cells in patients with non-small-cell lung cancer [J]. J Clin Oncol, 2011,29(12):1556-1563.

[82] YANG J D, CAMPION M B, LIU M C, et al. Circulating tumor cells are associated with poor overall survival in patients with cholangiocarcinoma [J]. Hepatology, 2016,63(1):148-158.

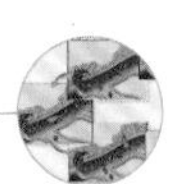

[83] MIN A L, CHOI J Y, WOO H Y, et al. High expression of Snail mRNA in blood from hepatocellular carcinoma patients with extra-hepatic metastasis [J]. Clin Exp Metastasis, 2009,26(7):759-767.
[84] DAWSON S J, TSUI D W, MURTAZA M, et al. Analysis of circulating tumor DNA to monitor metastatic breast cancer [J]. N Engl J Med, 2013,368(13):1199-1209.
[85] OLSSON E, WINTER C, GEORGE A, et al. Serial monitoring of circulating tumor DNA in patients with primary breast cancer for detection of occult metastatic disease [J]. EMBO Mol Med, 2015, 7(8): 1034-1047.
[86] GARCIA-MURILLAS I, SCHIAVON G, WEIGELT B, et al. Mutation tracking in circulating tumor DNA predicts relapse in early breast cancer [J]. Sci Transl Med, 2015,7(302):302ra133.
[87] TANGVARASITTICHAI O, JAIWANG W, TANGVARASITTICHAI S. The plasma DNA concentration as a potential breast cancer screening marker [J]. Indian J Clin Biochem, 2015,30(1):55-58.
[88] UMETANI N, GIULIANO A E, HIRAMATSU S H, et al. Prediction of breast tumor progression by integrity of free circulating DNA in serum [J]. J Clin Oncol, 2006,24(26):4270-4276.
[89] ONO A, FUJIMOTO A, YAMAMOTO Y, et al. Circulating tumor DNA analysis for liver cancers and its usefulness as a liquid biopsy [J]. Cell Mol Gastroenterol Hepatol, 2015,1(5):516-534.
[90] TIE J, WANG Y, TOMASETTI C, et al. Circulating tumor DNA analysis detects minimal residual disease and predicts recurrence in patients with stage II colon cancer [J]. Sci Transl Med, 2016,8(346):346ra392.
[91] ABBOSH C, BIRKBAK N J, WILSON G A, et al. Phylogenetic ctDNA analysis depicts early-stage lung cancer evolution [J]. Nature, 2017,545(7655):446-451.
[92] TAKAHASHI H, KAGARA N, TANEI T, et al. Correlation of methylated circulating tumor DNA with response to neoadjuvant chemotherapy in breast cancer patients [J]. Clin Breast Cancer, 2017,17(1):61-69; e63.
[93] REN N, QIN L X, TU H, et al. The prognostic value of circulating plasma DNA level and its allelic imbalance on chromosome 8p in patients with hepatocellular carcinoma [J]. J Cancer Res Clin Oncol, 2006,132(6):399-407.
[94] BETTEGOWDA C, SAUSEN M, LEARY R J, et al. Detection of circulating tumor DNA in early- and late-stage human malignancies [J]. Sci Transl Med, 2014,6(224):224ra224.
[95] MERKER J D, OXNARD G R, COMPTON C, et al. Circulating tumor DNA analysis in patients with cancer: American society of clinical oncology and college of American pathologists joint review [J]. J Clin Oncol, 2018,36(16):1631-1641.
[96] HARDING C, STAHL P. Transferrin recycling in reticulocytes: pH and iron are important determinants of ligand binding and processing [J]. Biochem Biophys Res Commun, 1983,113(2):650-658.
[97] PAN B T, JOHNSTONE R M. Fate of the transferrin receptor during maturation of sheep reticulocytes in vitro: selective externalization of the receptor [J]. Cell, 1983,33(3):967-978.
[98] RATAJCZAK J, MIEKUS K, KUCIA M, et al. Embryonic stem cell-derived microvesicles reprogram hematopoietic progenitors: evidence for horizontal transfer of mRNA and protein delivery [J]. Leukemia, 2006,20(5):847-856.
[99] VALADI H, EKSTROM K, BOSSIOS A, et al. Exosome-mediated transfer of mRNAs and microRNAs is a novel mechanism of genetic exchange between cells [J]. Nat Cell Biol, 2007,9(6):654-659.
[100] THAKUR B K, ZHANG H, BECKER A, et al. Double-stranded DNA in exosomes: a novel biomarker in cancer detection [J]. Cell Res, 2014,24(6):766-769.
[101] MELO S A, LUECKE L B, KAHLERT C, et al. Glypican-1 identifies cancer exosomes and detects early pancreatic cancer [J]. Nature, 2015,523(7559):177-182.
[102] ZHU L, SUN H T, WANG S, et al. Isolation and characterization of exosomes for cancer research [J]. J Hematol Oncol, 2020,13(1):152.
[103] YU D D, WU Y, SHEN H Y, et al. Exosomes in development, metastasis and drug resistance of breast cancer [J]. Cancer Sci, 2015,106(8):959-964.
[104] SUGIMACHI K, MATSUMURA T, HIRATA H, et al. Identification of a bona fide microRNA biomarker in serum exosomes that predicts hepatocellular carcinoma recurrence after liver transplantation [J]. Br J Cancer, 2015,112(3):532-538.
[105] SZAJNIK M, DERBIS M, LACH M, et al. Exosomes

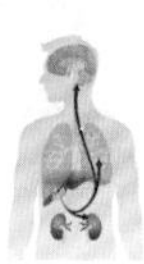



in plasma of patients with ovarian carcinoma: potential biomarkers of tumor progression and response to therapy [J]. Gynecol Obstet (Sunnyvale), 2013, Suppl 4:3.

[106] MASYUK A I, MASYUK T V, LARUSSO N F. Exosomes in the pathogenesis, diagnostics and therapeutics of liver diseases [J]. J Hepatol, 2013,59(3):621-625.

[107] LI Z, MA Y Y, WANG J, et al. Exosomal microRNA-141 is upregulated in the serum of prostate cancer patients [J]. Onco Targets Ther, 2016,9:139-148.

[108] NAWAZ M, CAMUSSI G, VALADI H, et al. The emerging role of extracellular vesicles as biomarkers for urogenital cancers [J]. Nat Rev Urol, 2014,11(12):688-701.

[109] HEITZER E, HAQUE I S, ROBERTS C E S, et al. Current and future perspectives of liquid biopsies in genomics-driven oncology [J]. Nat Rev Genet, 2019, 20(2):71-88.

[110] BUUS R, SESTAK I, KRONENWETT R, et al. Comparison of EndoPredict and EPclin with Oncotype Dx recurrence score for prediction of risk of distant recurrence after endocrine therapy [J]. J Natl Cancer Inst, 2016,108(11):djw149.

[111] HOLM J, LI J, DARABI H, et al. Associations of breast cancer risk prediction tools with tumor characteristics and metastasis [J]. J Clin Oncol, 2016, 34(3):251-258.

[112] SPERDUTO P W, YANG T J, BEAL K, et al. Estimating survival in patients with lung cancer and brain metastases: an update of the graded prognostic assessment for lung cancer using molecular markers (Lung-molGPA) [J]. JAMA Oncol, 2017,3(6):827-831.

[113] TANG L Q, LI C F, LI J, et al. Establishment and validation of prognostic nomograms for endemic nasopharyngeal carcinoma [J]. J Natl Cancer Inst, 2016,108(1):djv291.

[114] PAGES F, MLECNIK B, MARLIOT F, et al. International validation of the consensus Immunoscore for the classification of colon cancer: a prognostic and accuracy study [J]. Lancet, 2018,391(10135):2128-2139.

[115] VAN DEN EYNDE M, MLECNIK B, BINDEA G, et al. The link between the multiverse of immune microenvironments in metastases and the survival of colorectal cancer patients [J]. Cancer Cell, 2018,34(6):1012-1026; e1013.

[116] REINERT T, HENRIKSEN T V, CHRISTENSEN E, et al. Analysis of plasma cell-free DNA by ultradeep sequencing in patients with stages I to III colorectal cancer [J]. JAMA Oncol, 2019,5(8):1124-1131.

[117] CHRISTENSEN E, BIRKENKAMP-DEMTRODER K, SETHI H, et al. Early detection of metastatic relapse and monitoring of therapeutic efficacy by ultra-deep sequencing of plasma cell-free DNA in patients with urothelial bladder carcinoma [J]. J Clin Oncol, 2019,37(18):1547-1557.

[118] STOVER D G, PARSONS H A, HA G, et al. Association of cell-free DNA tumor fraction and somatic copy number alterations with survival in metastatic triple-negative breast cancer [J]. J Clin Oncol, 2018,36(6):543-553.

[119] MALLETT S, ROYSTON P, DUTTON S, et al. Reporting methods in studies developing prognostic models in cancer: a review [J]. BMC Med, 2010, 8:20.

[120] BOUWMEESTER W, ZUITHOFF N P, MALLETT S, et al. Reporting and methods in clinical prediction research: a systematic review [J]. PLoS Med, 2012,9(5):1-12.

[121] STEYERBERG E W, MOONS K G, VAN DER WINDT D A, et al. Prognosis Research Strategy (PROGRESS) 3: prognostic model research [J]. PLoS Med, 2013,10(2):e1001381.

[122] SAUERBREI W, TAUBE S E, MCSHANE L M, et al. Reporting recommendations for tumor marker prognostic studies (REMARK): an abridged explanation and elaboration [J]. J Natl Cancer Inst, 2018,110(8):803-811.

[123] JANSSENS A C, IOANNIDIS J P, VAN DUIJN C M, et al. Strengthening the reporting of genetic risk prediction studies: the GRIPS statement [J]. Eur J Clin Invest, 2011,41(9):1004-1009.

[124] COLLINS G S, REITSMA J B, ALTMAN D G, et al. Transparent reporting of a multivariable prediction model for individual prognosis or diagnosis (TRIPOD): the TRIPOD statement. The TRIPOD Group [J]. Circulation, 2015,131(2):211-219.

[125] LENCIONI R, LLOVET J M. Modified RECIST (mRECIST) assessment for hepatocellular carcinoma [J]. Semin Liver Dis, 2010,30(1):52-60.

[126] WILHELM S, CHIEN D S. BAY 43 - 9006:

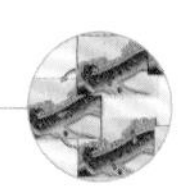

preclinical data [J]. Curr Pharm Des, 2002,8(25):2255 - 2257.

[127] CHENG A L, KANG Y K, CHEN Z, et al. Efficacy and safety of sorafenib in patients in the Asia-Pacific region with advanced hepatocellular carcinoma: a phase III randomised, double-blind, placebo-controlled trial [J]. Lancet Oncol, 2009,10(1):25 - 34.

[128] LLOVET J M, RICCI S, MAZZAFERRO V, et al. Sorafenib in advanced hepatocellular carcinoma [J]. N Engl J Med, 2008,359(4):378 - 390.

[129] DE LOPE C R, TREMOSINI S, FORNER A, et al. Management of HCC [J]. J Hepatol, 2012, 56 Suppl 1:S75 - S87.

[130] CHENG A L, KANG Y K, LIN D Y, et al. Sunitinib versus sorafenib in advanced hepatocellular cancer: results of a randomized phase III trial [J]. J Clin Oncol, 2013,31(32):4067 - 4075.

[131] JOHNSON P J, QIN S, PARK J W, et al. Brivanib versus sorafenib as first-line therapy in patients with unresectable, advanced hepatocellular carcinoma: results from the randomized phase III BRISK-FL study [J]. J Clin Oncol, 2013,31(28):3517 - 3524.

[132] CAINAP C, QIN S, HUANG W T, et al. Linifanib versus sorafenib in patients with advanced hepatocellular carcinoma: results of a randomized phase III trial [J]. J Clin Oncol, 2015,33(2):172 - 179.

[133] KUDO M, FINN R S, QIN S, et al. Lenvatinib versus sorafenib in first-line treatment of patients with unresectable hepatocellular carcinoma: a randomised phase 3 non-inferiority trial [J]. Lancet, 2018, 391 (10126):1163 - 1173.

[134] LAMARCA A, ABDEL-RAHMAN O, SALU I, et al. Identification of clinical biomarkers for patients with advanced hepatocellular carcinoma receiving sorafenib [J]. Clin Transl Oncol, 2017,19(3):364 - 372.

[135] OGAWA C, MORITA M, OMURA A, et al. Hand-foot syndrome and post-progression treatment are the good predictors of better survival in advanced hepatocellular carcinoma treated with sorafenib: a multicenter study [J]. Oncology, 2017,93 Suppl 1:113 - 119.

[136] JACKSON R, PSARELLI E E, BERHANE S, et al. Impact of viral status on survival in patients receiving sorafenib for advanced hepatocellular cancer: a meta-analysis of randomized phase III trials [J]. J Clin Oncol, 2017,35(6):622 - 628.

[137] FAIVRE S, DE GRAMONT A, RAYMOND E. Learning from 7 years of experience with sorafenib in advanced HCC: sorafenib better than sorafenib? [J]. Target Oncol, 2016,11(4):565 - 567.

[138] IKEDA K, KUDO M, KAWAZOE S, et al. Phase 2 study of lenvatinib in patients with advanced hepatocellular carcinoma [J]. J Gastroenterol, 2017, 52(4):512 - 519.

[139] BRUIX J, QIN S, MERLE P, et al. Regorafenib for patients with hepatocellular carcinoma who progressed on sorafenib treatment (RESORCE): a randomised, double-blind, placebo-controlled, phase 3 trial [J]. Lancet, 2017,389(10064):56 - 66.

[140] FINN R S, MERLE P, GRANITO A, et al. Outcomes of sequential treatment with sorafenib followed by regorafenib for HCC: Additional analyses from the phase III RESORCE trial [J]. J Hepatol, 2018,69(2):353 - 358.

[141] ZHU A X, PARK J O, RYOO B Y, et al. Ramucirumab versus placebo as second-line treatment in patients with advanced hepatocellular carcinoma following first-line therapy with sorafenib (REACH): a randomised, double-blind, multicentre, phase 3 trial [J]. Lancet Oncol, 2015,16(7):859 - 870.

[142] CHAU I, PECK-RADOSAVLJEVIC M, BORG C, et al. Ramucirumab as second-line treatment in patients with advanced hepatocellular carcinoma following first-line therapy with sorafenib: Patient-focused outcome results from the randomised phase III REACH study [J]. Eur J Cancer, 2017,81:17 - 25.

[143] KUDO M, HATANO E, OHKAWA S, et al. Ramucirumab as second-line treatment in patients with advanced hepatocellular carcinoma: Japanese subgroup analysis of the REACH trial [J]. J Gastroenterol, 2017,52(4):494 - 503.

[144] PARK J O, RYOO B Y, YEN C J, et al. Second-line ramucirumab therapy for advanced hepatocellular carcinoma (REACH): an East Asian and non-East Asian subgroup analysis [J]. Oncotarget, 2016, 7 (46):75482 - 75491.

[145] KONG Y, SUN L, HOU Z, et al. Apatinib is effective for treatment of advanced hepatocellular carcinoma [J]. Oncotarget, 2017, 8(62):105596 - 105605.

[146] PENG S, ZHANG Y, PENG H, et al. Intracellular autocrine VEGF signaling promotes EBDC cell

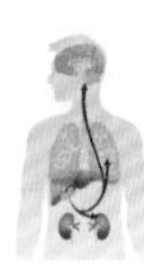



proliferation, which can be inhibited by Apatinib [J]. Cancer Lett, 2016,373(2):193-202.

[147] PENG H, ZHANG Q, LI J, et al. Apatinib inhibits VEGF signaling and promotes apoptosis in intrahepatic cholangiocarcinoma [J]. Oncotarget, 2016, 7(13): 17220-17229.

[148] ITATANI Y, KAWADA K, YAMAMOTO T, et al. Resistance to anti-angiogenic therapy in cancer-alterations to anti-VEGF pathway [J]. Int J Mol Sci, 2018,19(4):1232.

[149] ZUNIGA R M, TORCUATOR R, JAIN R, et al. Rebound tumour progression after the cessation of bevacizumab therapy in patients with recurrent high-grade glioma [J]. J Neurooncol, 2010, 99(2): 237-242.

[150] ZHANG W, SUN H C, WANG W Q, et al. Sorafenib down-regulates expression of HTATIP2 to promote invasiveness and metastasis of orthotopic hepatocellular carcinoma tumors in mice [J]. Gastroenterology, 2012,143(6):1641-1649; e1645.

[151] ZHU X D, SUN H C, XU H X, et al. Antiangiogenic therapy promoted metastasis of hepatocellular carcinoma by suppressing host-derived interleukin-12b in mouse models [J]. Angiogenesis, 2013, 16(4): 809-820.

[152] SUN J, ZHANG Y, YANG M, et al. Hypoxia induces T-cell apoptosis by inhibiting chemokine C receptor 7 expression: the role of adenosine receptor A (2) [J]. Cell Mol Immunol, 2010,7(1):77-82.

[153] MARTI L C, PAVON L, SEVERINO P, et al. Vascular endothelial growth factor-A enhances indoleamine 2, 3-dioxygenase expression by dendritic cells and subsequently impacts lymphocyte proliferation [J]. Mem Inst Oswaldo Cruz, 2014, 109(1): 70-79.

[154] ALFARO C, SUAREZ N, GONZALEZ A, et al. Influence of bevacizumab, sunitinib and sorafenib as single agents or in combination on the inhibitory effects of VEGF on human dendritic cell differentiation from monocytes [J]. Br J Cancer, 2009, 100(7): 1111-1119.

[155] PARDOLL D M. The blockade of immune checkpoints in cancer immunotherapy [J]. Nat Rev Cancer, 2012, 12(4):252-264.

[156] CHAPMAN P B, D'ANGELO S P, WOLCHOK J D. Rapid eradication of a bulky melanoma mass with one dose of immunotherapy [J]. N Engl J Med, 2015, 372(21):2073-2074.

[157] VILLANUEVA A. Hepatocellular Carcinoma [J]. N Engl J Med, 2019,380(15):1450-1462.

[158] EL-KHOUEIRY A B, SANGRO B, YAU T, et al. Nivolumab in patients with advanced hepatocellular carcinoma (CheckMate 040): an open-label, non-comparative, phase 1/2 dose escalation and expansion trial [J]. Lancet, 2017,389(10088):2492-2502.

[159] FORDE P M, CHAFT J E, SMITH K N, et al. Neoadjuvant PD-1 blockade in resectable lung cancer [J]. N Engl J Med, 2018,378(21):1976-1986.

[160] CARBOGNIN L, PILOTTO S, MILELLA M, et al. Differential activity of nivolumab, pembrolizumab and mpdl3280a according to the tumor expression of programmed death-ligand-1 (PD-L1): sensitivity analysis of trials in melanoma, lung and genitourinary cancers [J]. PLoS One, 2015,10(6):e0130142.

[161] RIAZ N, HAVEL J J, MAKAROV V, et al. Tumor and microenvironment evolution during immunotherapy with nivolumab [J]. Cell, 2017,171(4):934-949; e915.

[162] SANGRO B, GOMEZ-MARTIN C, DE LA MATA M, et al. A clinical trial of CTLA-4 blockade with tremelimumab in patients with hepatocellular carcinoma and chronic hepatitis C [J]. J Hepatol, 2013,59(1):81-88.

[163] DUFFY A G, ULAHANNAN S V, MAKOROVA-RUSHER O, et al. Tremelimumab in combination with ablation in patients with advanced hepatocellular carcinoma [J]. J Hepatol, 2017,66(3):545-551.

[164] JACQUELOT N, ROBERTI M P, ENOT D P, et al. Predictors of responses to immune checkpoint blockade in advanced melanoma [J]. Nat Commun, 2017,8(1):592.

[165] GARON E B, RIZVI N A, HUI R, et al. Pembrolizumab for the treatment of non-small-cell lung cancer [J]. N Engl J Med, 2015,372(21):2018-2028.

[166] HERBST R S, BAAS P, KIM D W, et al. Pembrolizumab versus docetaxel for previously treated, PD-L1-positive, advanced non-small-cell lung cancer (KEYNOTE-010): a randomised controlled trial [J]. Lancet, 2016,387(10027):1540-1550.

[167] LE D T, DURHAM J N, SMITH K N, et al. Mismatch repair deficiency predicts response of solid tumors to PD-1 blockade [J]. Science, 2017, 357

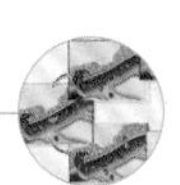

(6349):409 - 413.

[168] DUDLEY J C, LIN M T, LE D T, et al. Microsatellite instability as a biomarker for PD - 1 blockade [J]. Clin Cancer Res, 2016, 22(4): 813 - 820.

[169] OVERMAN M J, MCDERMOTT R, LEACH J L, et al. Nivolumab in patients with metastatic DNA mismatch repair-deficient or microsatellite instability-high colorectal cancer (CheckMate 142): an open-label, multicentre, phase 2 study [J]. Lancet Oncol, 2017,18(9):1182 - 1191.

[170] DE VELASCO G, JE Y, BOSSE D, et al. Comprehensive meta-analysis of key immune-related adverse events from CTLA - 4 and PD - 1/PD - L1 inhibitors in cancer patients [J]. Cancer Immunol Res, 2017,5(4):312 - 318.

[171] WANG D Y, JOHNSON D B, DAVIS E J. Toxicities associated with PD - 1/PD - L1 blockade [J]. Cancer J, 2018,24(1):36 - 40.

[172] FRIEND B D, VENICK R S, MCDIARMID S V, et al. Fatal orthotopic liver transplant organ rejection induced by a checkpoint inhibitor in two patients with refractory, metastatic hepatocellular carcinoma [J]. Pediatr Blood Cancer, 2017,64(12).

[173] VARKARIS A, LEWIS D W, NUGENT F W. Preserved liver transplant after PD - 1 pathway inhibitor for hepatocellular carcinoma [J]. Am J Gastroenterol, 2017,112(12):1895 - 1896.

[174] BARNETT R, BARTA V S, JHAVERI K D. Preserved renal-allograft function and the PD - 1 pathway inhibitor nivolumab [J]. N Engl J Med, 2017,376(2):191 - 192.

[175] ZHU X D, ZHANG J B, ZHUANG P Y, et al. High expression of macrophage colony-stimulating factor in peritumoral liver tissue is associated with poor survival after curative resection of hepatocellular carcinoma [J]. J Clin Oncol, 2008,26(16):2707 - 2716.

[176] AO J Y, ZHU X D, CHAI Z T, et al. Colony-stimulating factor 1 receptor blockade inhibits tumor growth by altering the polarization of tumor-associated macrophages in hepatocellular carcinoma [J]. Mol Cancer Ther, 2017,16(8):1544 - 1554.

[177] KUMARI A, SILAKARI O, SINGH R K. Recent advances in colony stimulating factor-1 receptor/c-FMS as an emerging target for various therapeutic implications [J]. Biomed Pharmacother, 2018, 103: 662 - 679.

[178] KANG Y K, YAU T, PARK J W, et al. Randomized phase II study of axitinib versus placebo plus best supportive care in second-line treatment of advanced hepatocellular carcinoma [J]. Ann Oncol, 2015, 26 (12):2457 - 2463.

[179] ANTONIOS J P, SOTO H, EVERSON R G, et al. Immunosuppressive tumor-infiltrating myeloid cells mediate adaptive immune resistance via a PD - 1/PD - L1 mechanism in glioblastoma [J]. Neuro Oncol, 2017,19(6):796 - 807.

[180] GOYAL L, MUZUMDAR M D, ZHU A X. Targeting the HGF/c-MET pathway in hepatocellular carcinoma [J]. Clin Cancer Res, 2013,19(9):2310 - 2318.

[181] SANTORO A, RIMASSA L, BORBATH I, et al. Tivantinib for second-line treatment of advanced hepatocellular carcinoma: a randomised, placebo-controlled phase 2 study [J]. Lancet Oncol, 2013,14 (1):55 - 63.

[182] RIMASSA L, ASSENAT E, PECK-RADOSAV-LJEVIC M, et al. Tivantinib for second-line treatment of MET-high, advanced hepatocellular carcinoma (METIV-HCC): a final analysis of a phase 3, randomised, placebo-controlled study [J]. Lancet Oncol, 2018,19(5):682 - 693.

[183] BRUIX J, TAKAYAMA T, MAZZAFERRO V, et al. Adjuvant sorafenib for hepatocellular carcinoma after resection or ablation (STORM): a phase 3, randomised, double-blind, placebo-controlled trial [J]. Lancet Oncol, 2015,16(13):1344 - 1354.

[184] WANG S N, CHUANG S C, LEE K T. Efficacy of sorafenib as adjuvant therapy to prevent early recurrence of hepatocellular carcinoma after curative surgery: A pilot study [J]. Hepatol Res, 2014, 44 (5):523 - 531.

[185] XIA F, WU L L, LAU W Y, et al. Adjuvant sorafenib after heptectomy for Barcelona Clinic Liver Cancer-stage C hepatocellular carcinoma patients [J]. World J Gastroenterol, 2016, 22(23): 5384 - 5392.

[186] ZHUANG L, WEN T, XU M, et al. Sorafenib combined with hepatectomy in patients with intermediate-stage and advanced hepatocellular carcinoma [J]. Arch Med Sci, 2017, 13(6): 1383 - 1393.

[187] ZHAO Y, WANG W J, GUAN S, et al. Sorafenib combined with transarterial chemoembolization for the

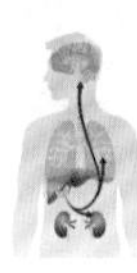


treatment of advanced hepatocellular carcinoma: a large-scale multicenter study of 222 patients [J]. Ann Oncol, 2013,24(7):1786 - 1792.

[188] MARRERO J A, KUDO M, VENOOK A P, et al. Observational registry of sorafenib use in clinical practice across Child-Pugh subgroups: The GIDEON study [J]. J Hepatol, 2016,65(6):1140 - 1147.

[189] PENG Z, CHEN S, WEI M, et al. Advanced recurrent hepatocellular carcinoma: treatment with sorafenib alone or in combination with transarterial chemoembolization and radiofrequency ablation [J]. Radiology, 2018,287(2):705 - 714.

[190] ZHU K, HUANG J, LAI L, et al. Medium or large hepatocellular carcinoma: sorafenib combined with transarterial chemoembolization and radiofrequency ablation [J]. Radiology, 2018,288(1):300 - 307.

[191] LENCIONI R, LLOVET J M, HAN G, et al. Sorafenib or placebo plus TACE with doxorubicin-eluting beads for intermediate stage HCC: The SPACE trial [J]. J Hepatol, 2016,64(5):1090 - 1098.

[192] KUDO M, IMANAKA K, CHIDA N, et al. Phase III study of sorafenib after transarterial chemoembolisation in Japanese and Korean patients with unresectable hepatocellular carcinoma [J]. Eur J Cancer, 2011,47(14):2117 - 2127.

[193] MEYER T, FOX R, MA Y T, et al. Sorafenib in combination with transarterial chemoembolisation in patients with unresectable hepatocellular carcinoma (TACE 2): a randomised placebo-controlled, double-blind, phase 3 trial [J]. Lancet Gastroenterol Hepatol, 2017,2(8):565 - 575.

[194] KUDO M, UESHIMA K, YOKOSUKA O, et al. Sorafenib plus low-dose cisplatin and fluorouracil hepatic arterial infusion chemotherapy versus sorafenib alone in patients with advanced hepatocellular carcinoma (SILIUS): a randomised, open label, phase 3 trial [J]. Lancet Gastroenterol Hepatol, 2018,3(6):424 - 432.

[195] HATO T, ZHU A X, DUDA D G. Rationally combining anti-VEGF therapy with checkpoint inhibitors in hepatocellular carcinoma [J]. Immunotherapy, 2016,8(3):299 - 313.

[196] FINN R S, QIN S, IKEDA M, et al. Atezolizumab plus bevacizumab in unresectable hepatocellular carcinoma [J]. N Engl J Med, 2020,382(20):1894 - 1905.

[197] ZHU Y, YANG J, XU D, et al. Disruption of tumour-associated macrophage trafficking by the osteopontin-induced colony-stimulating factor-1 signalling sensitises hepatocellular carcinoma to anti-PD-L1 blockade [J]. Gut, 2019, 68(9): 1653 - 1666.

# 各论篇

# 15 神经系统肿瘤转移复发



中枢神经系统肿瘤包括脑肿瘤和脊髓肿瘤，它可起源于颅内和脊髓中各种组织。脑肿瘤的产生与人免疫、遗传、肿瘤干细胞等有关，目前尚没有定论。从生物学特性看，它可分为生长缓慢、具有较完整包膜、不浸润周围组织及分化良好的良性肿瘤，以及生长较快、没有完整包膜和明确边界、呈浸润性生长、分化不良的恶性肿瘤两类。目前对于恶性脑肿瘤的病理诊断已经发展到分子水平，相比之前的诊断模式更为准确。比如弥漫性胶质瘤可分为弥漫性星形细胞瘤 *IDH* 突变型、弥漫性星形细胞瘤 *IDH* 野生型、少突胶质细胞瘤 *IDH* 突变和 lp/19q 联合缺失型。髓母细胞瘤分为 SHH 亚型（以 Sonic Hedgehog 通路突变为主的类型）、WNT 亚型（以 Wnt 信号通路突变为主的类型）、Group3 亚型（与 Notch 信号通路突变有关，具有 MYC 扩增、7 号染色体扩增等分子生物学特点的类型）、Group4 亚型（与 Notch 信号通路突变有关，分子生物学特征不明显的类型）等。恶性脑肿瘤预后较差，2014 年美国诊断 2.338 万例原发恶性脑部肿瘤和其他中枢神经系统肿瘤中，约 14 320 例患者死亡。恶性脑肿瘤（主要为神经胶质瘤）占颅内肿瘤的 40%～50%，但令人遗憾的是，对其治疗缺乏突破性进展。目前恶性脑肿瘤的治疗方式仍然为外科手术切除＋术后放疗和化疗。近年来，随着诊断和治疗技术的发展，以胶质瘤为主的恶性脑肿瘤患者的中位生存期改善有限，所有恶性脑肿瘤最终都会复发或者转移。上述现状已成为神经外科等学科最富挑战性而又亟待解决的一个难题。

神经系统肿瘤的转移与肿瘤病理类型有密切的关系，恶性程度越高的肿瘤预后越差，越容易发生转移复发。以前神经外科医生和学者认为中枢神经系统恶性肿瘤由于存在血-脑屏障，不会转移至神经轴

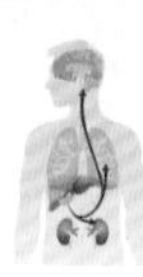



以外的系统，但随着对脑恶性肿瘤研究的深入以及患者生存期的延长，越来越多的恶性脑肿瘤颅外转移患者被发现。原发性脑肿瘤的转移可以通过以下几种途径发生：①通过肿瘤血管进行转移；②肿瘤侵入硬脑膜静脉后，通过静脉回流系统扩散；③通过脑脊液或者脑室/腹腔分流扩散；④血液和/或侵入颅骨和颅外软组织后淋巴管扩散。如髓母细胞瘤多发生在第四脑室，肿瘤细胞常沿脊髓静脉播散，易定植在脊髓，因此常见脊髓转移。胶质母细胞瘤(glioblastoma，GBM)恶性程度高，沿神经纤维传导束生长，可通过胼胝体侵犯对侧脑组织，形成蝶形生长。同样 GBM 也可沿丘脑间联合生长，可出现双侧丘脑肿瘤侵犯。以前认为胶质瘤复发基本是原位，但随着生存期延长，更多的胶质瘤远处转移也被发现。虽然在过去几十年里，学术界尝试了抗血管生成治疗、基因治疗、诱导分化治疗等新方法，但恶性脑肿瘤患者生存期和生活质量未得到明显的改善，其中恶性脑肿瘤出现转移后往往预后很差。因此，积极开展脑肿瘤转移的临床基础研究和应用，对于提高恶性脑肿瘤患者的预后具有重要的意义。

## 15.1 神经系统肿瘤转移临床规律

### 15.1.1 弥漫性星形细胞和少突胶质细胞肿瘤

(1) *胶质母细胞瘤*

GBM 又称多形性胶母细胞瘤，是恶性程度最高的胶质瘤，属 WHO Ⅳ级。GBM 可分为原发性和继发性。继发性 GBM 大多数由低级别胶质瘤进一步恶变而来，少部分可由间变少突胶质瘤演变而成。研究发现原发性与继发性 GBM 的分子发生机制不同：原发性 GBM 大多为 *IDH1* 野生型，约占 GBM 90%，发病年龄通常>55 岁；继发性 GBM 多为 *IDH* 突变型，约占 GBM 10%，发病年龄较年轻。GBM 外观常呈半球形分叶状。肿瘤生长呈浸润性及膨胀性。GBM 多沿神经纤维传导束生长和侵袭转移。浅表 GBM 可浸润脑深部，而脑深部 GBM 可侵入脑室内，并且沿着脑室壁进行播散转移。由于肿瘤生长速度快，恶性程度高，有时肿瘤术中可表现为具有清楚的边界，但实际上瘤周脑组织仍受肿瘤浸润。

GBM 的复发多在初次手术切除区域周围，约 2/3 的肿瘤复发位于原发肿瘤边缘 2 cm 内，这些大都和胶质瘤较强的侵袭性有关，胶质瘤常沿白质纤维束生长(图 15-1)。1/3 的复发 GBM 远离肿瘤原发部位，位于不同的脑叶、对侧大脑半球，甚至幕下。神经系统内原发肿瘤和复发肿瘤的基因谱上可以完全不同，特别是放化疗后。但神经系统外复发肿瘤和原发脑内肿瘤之间有着充分的基因相似性。笔者所在团队报道了一例颅内 GBM 伴有颌下肿物病例，在患者手术过程中发现肿瘤已累及硬脑膜，考虑颌下肿物是 GBM 转移所致，通过肿瘤组织基因测序证实颌下肿瘤由脑原发肿瘤转移而来[1](图 15-2、图 15-3)。GBM 复发的机制国际上目前尚未有共识，一般认为远处播散转移和肿瘤组织随脑脊液播散有关(图 15-4)；但也有观点认为 GBM 患者术后因为创伤致肿瘤部位出血，加速肿瘤复发进展(图 15-5)。由此可见，GBM 的转移复发是由多因素导致的。

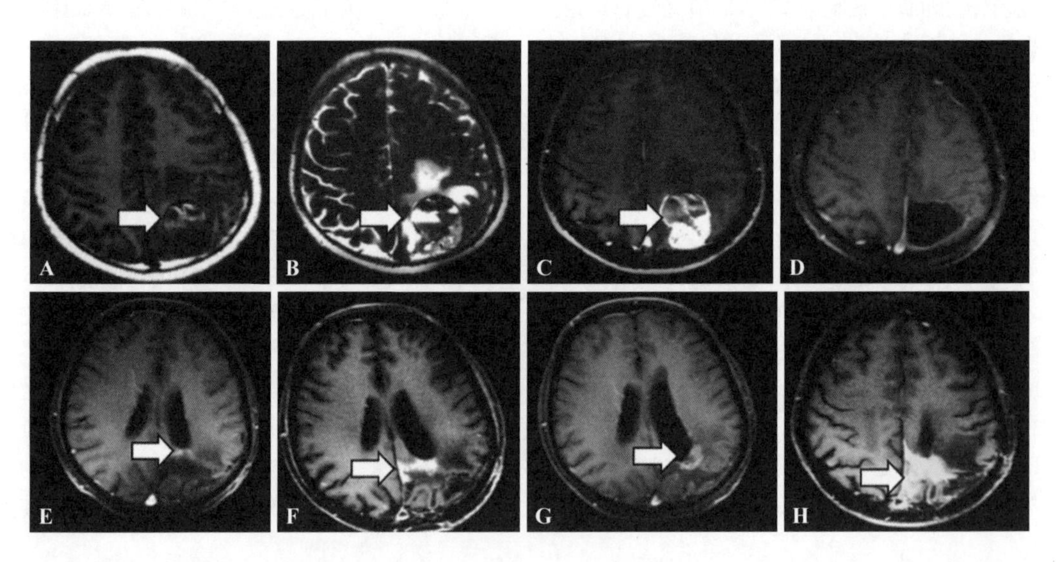

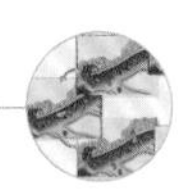

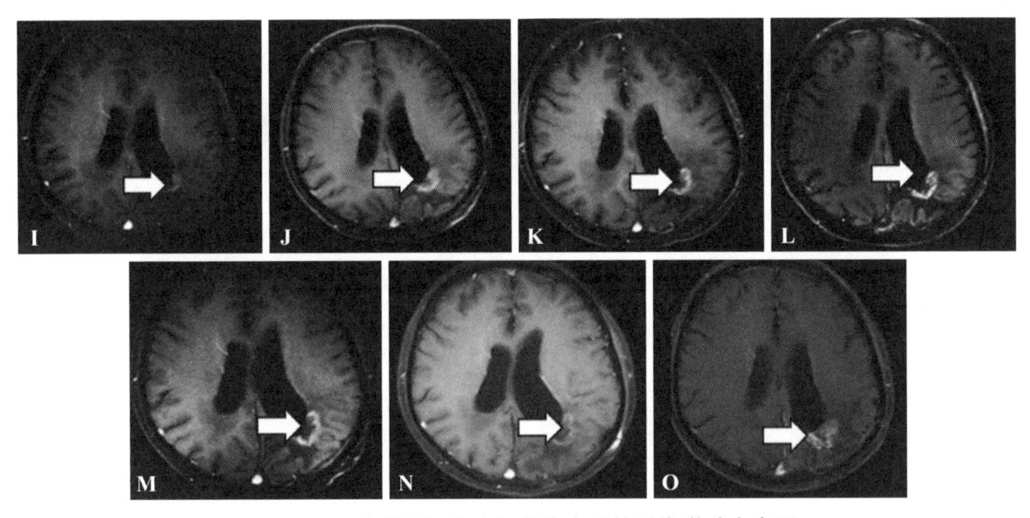


**图 15-1 胶质母细胞瘤复发治疗后的影像学动态表现**

A. 术前 MRI $T_1$；B. 术前 MRI $T_2$；C. 术前 MRI 增强；D、E. 术后 4 个月 MRI 示左侧脑室后角少许肿瘤残留；F. 术后 6 个月发生进展；G、H. 术后 15 个月左顶脑室旁强化灶明显增大，提示沿神经纤维束复发为主；I. 术后 16 个月，替莫唑胺化疗 1 个疗程后病情稳定；J. 术后 18 个月，替莫唑胺化疗 2 个疗程后病情稳定；K. 术后 19 个月，替莫唑胺化疗 3 个疗程后病情稳定；L. 术后 21 个月，替莫唑胺化疗 5 个疗程后病情稳定；M. 术后 23 个月，替莫唑胺化疗 6 个疗程后影像稳定，但癫痫加重；N. 术后 25 个月，顺铂＋小剂量替莫唑胺化疗 1 个疗程后病情稳定；O. 术后 31 个月，顺铂＋小剂量替莫唑胺化疗 3 个疗程、替莫唑胺再次化疗 3 个疗程后病情进展。

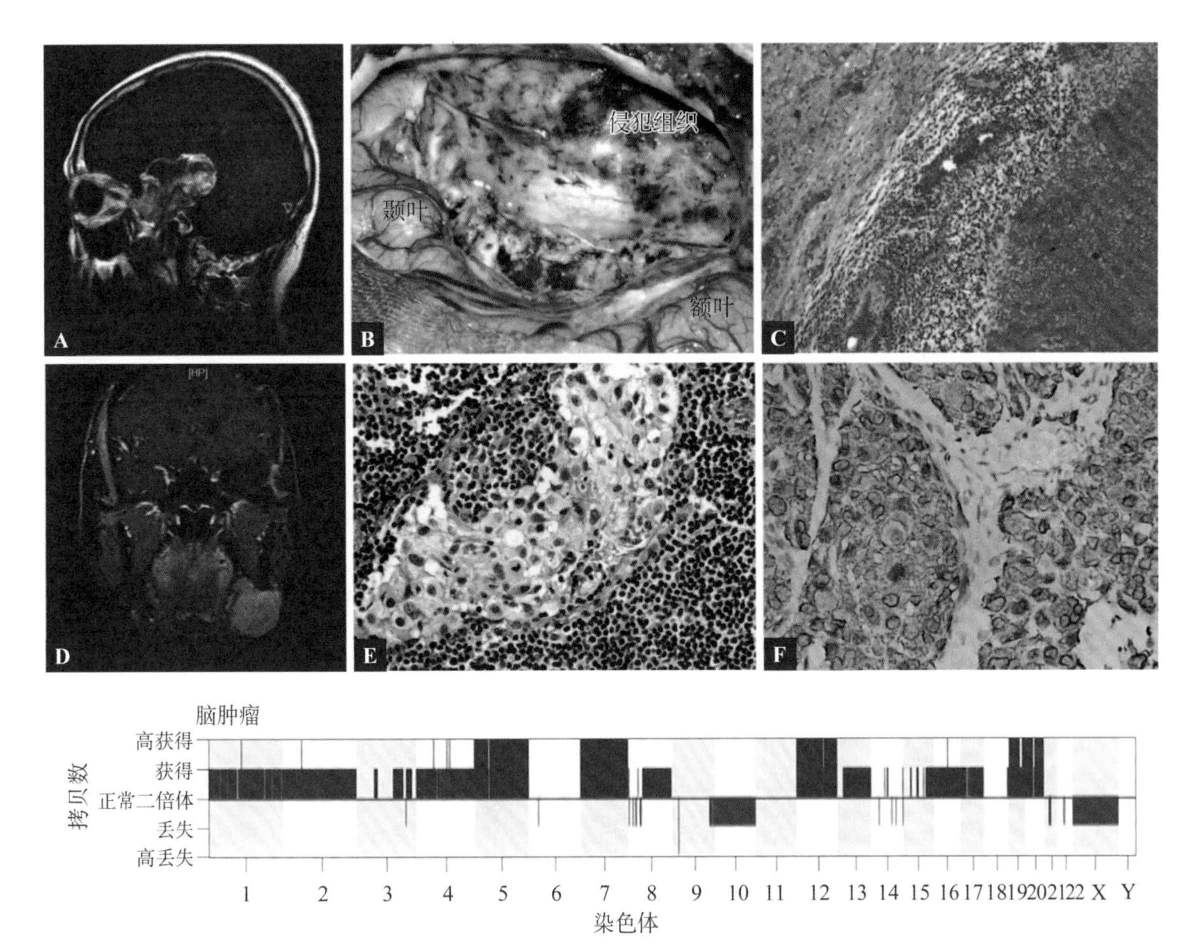

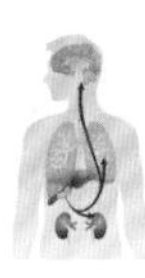

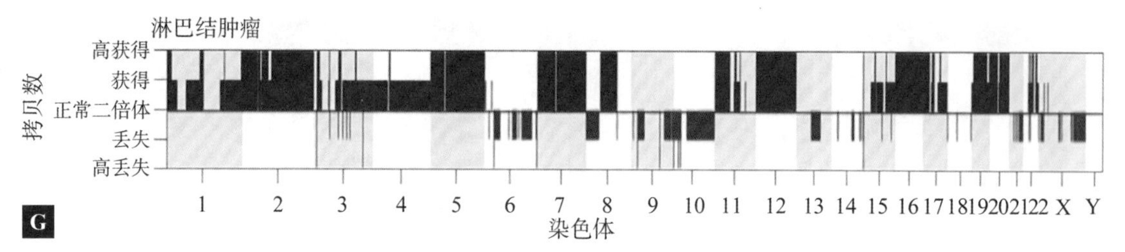


图 15-2　一例颅内胶质母细胞瘤伴有转移性颌下肿物病例表现

A. MRI $T_1$ 显示左颞肿瘤；B. 术中照片显示肿瘤侵犯硬脑膜；C. 脑肿瘤石蜡切片；D. 冠状位 MRI $T_1$ 增强显示左下颌部肿块；E、F. 下颌部肿块切除术后石蜡切片；G. 脑肿瘤及下颌部肿块瘤体基因测序，证实下颌部肿块由原发 GBM 转移而来。

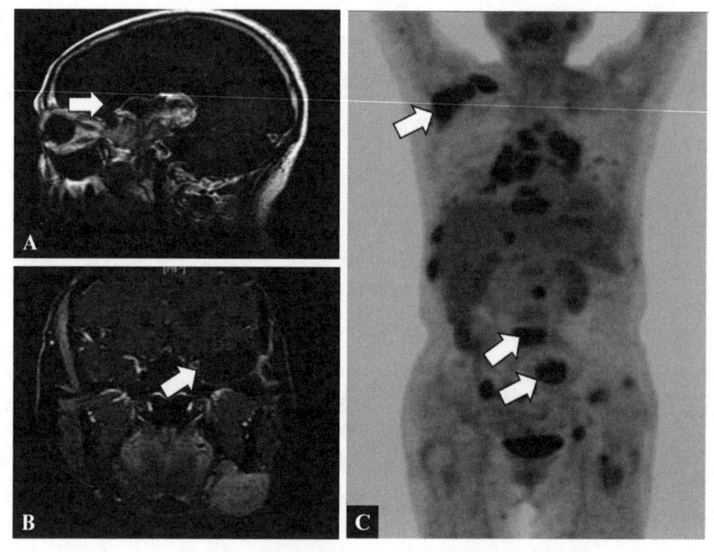


图 15-3　转移胶质母细胞瘤影像学表现

A. GBM 初发时影像学表现；B. GBM 术后影像改变；C. GBM 全身转移影像。

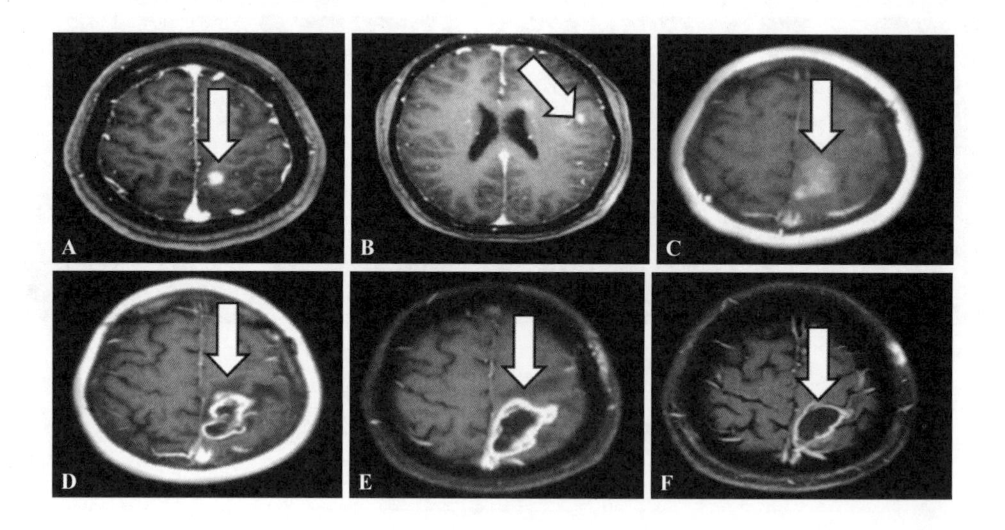

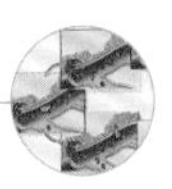

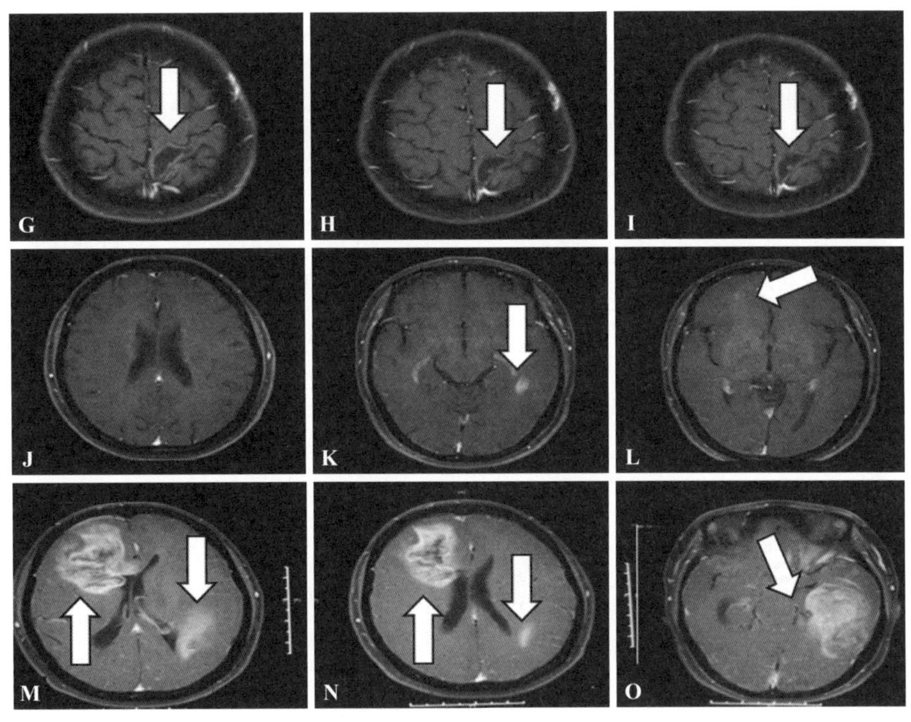

图 15-4 一例胶质母细胞瘤脑内转移复发的影像学表现

A、B. 术前 MRI 显示左额、左顶两处病灶；C. 左额病灶活检后病理是 GBM，此时发现左顶病灶进展明显；D. 活检术后 2 个月放疗后左顶病灶强化明显；E. 活检术后 3 个月化疗前，左顶病灶强化扩大，症状加重；F. 活检术后 5 个月顺铂＋替莫唑胺第 3 次化疗前，左顶病灶部分缓解；G. 活检术后 8 个月顺铂＋替莫唑胺 4 个疗程化疗后左顶病灶部分缓解；H. 活检术后 12 个月，顺铂＋替莫唑胺化疗 4 个疗程、替莫唑胺化疗 4 个疗程后，左顶病灶完全缓解；I. 活检术后 15 个月，左顶病灶无进展；J. 活检术后 15 个月，左额病灶无进展；K、L. 活检术后 15 个月，新发左颞及右额脑内强化转移复发灶，病情进展；M～O. 活检术后 20 个月转移复发明显。

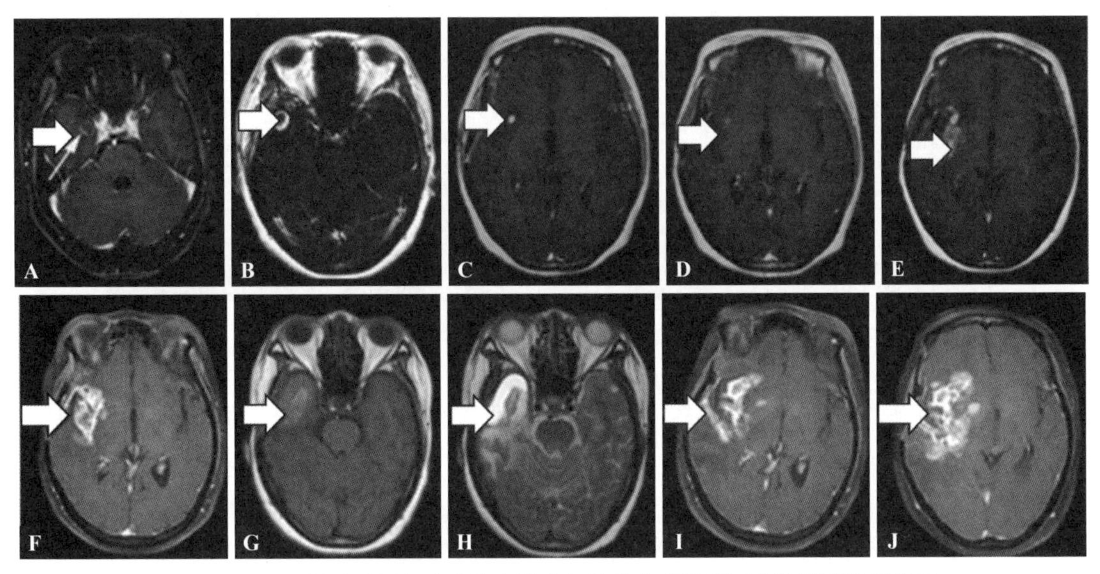

图 15-5 一例胶质母细胞瘤脑内转移复发伴有硬脑膜下血肿的影像学表现

A. 术前 MRI；B. 术后 9 个月右颞原位复发；C. 再次术后 3 个月疾病进展右岛强化灶；D. 再次术后 8 个月替莫唑胺化疗数疗程后病情稳定；E. 再次术后 15 个月 13 个疗程替莫唑胺化疗后疾病进展；F. 再次术后 18 个月疾病进展；G、H. 再次术后 22 个月创伤后复查右颞亚急性血肿，$T_1$ 高信号，$T_2$ 高低混杂信号；I. 再次术后 22 个月，病情进展；J. 再次术后 23 个月病情进展。

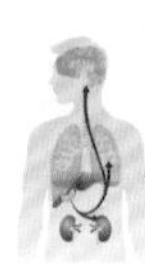


(2) 少突胶质细胞瘤

少突胶质细胞瘤(oligodendroglioma)(WHO Ⅱ级)起源于少突胶质细胞，占胶质瘤的 5%～10%，分为少突胶质细胞瘤与间变性少突胶质细胞瘤两类。分子生物学研究表明，少突胶质细胞瘤的发生与 1p19q 两个染色体的杂合子丢失有关。少突胶质细胞瘤的总体预后较好，转移复发相对于 GBM 少见。笔者团队发现一例少突胶质细胞瘤患者(WHO Ⅱ级)在术后 1 个月放疗过程中快速复发(图 15-6)，追问病史发现患者 13 年前因垂体瘤行手术+放疗，提示这次肿瘤的复发可能与之前的放疗史以及放疗诱导抵抗有关。

低级别胶质瘤(WHO Ⅰ～Ⅱ级)随着病程进展可能发展为高级别胶质瘤(WHO Ⅲ～Ⅳ级)。已有报道少突胶质细胞瘤在术后复发为 GBM，低级别胶质瘤进展为高级别胶质瘤的平均时间为 5 年。少突胶质细胞瘤转移复发特征类似 GBM，神经轴外转移较少，复发以原位复发为主，因此初次手术时应当在保证功能的前提下尽量完整切除肿瘤。部分少突胶质细胞瘤再复发后病理确诊为间变性星形细胞瘤(WHO Ⅲ级)，可能是肿瘤复发后恶性程度增高(图 15-7)。笔者团队曾发现一例少突胶质细胞瘤(WHO Ⅱ级)，术后复发后病理检查证实为间变性星形细胞瘤(WHO Ⅲ级)，同时还伴有脑脊液播散。

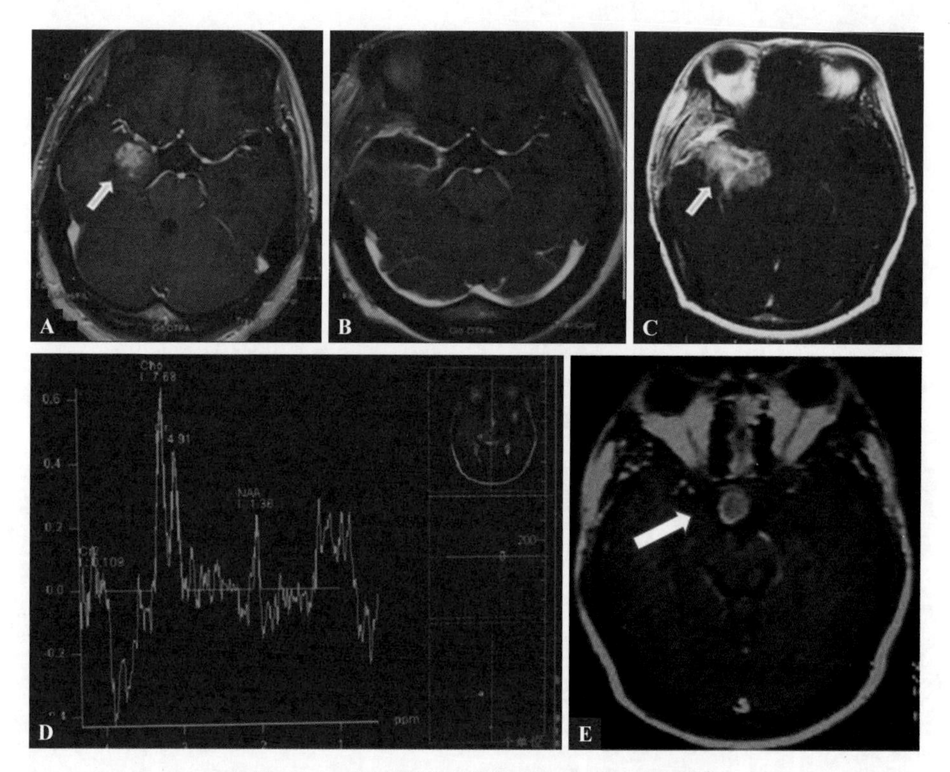


图 15-6　一例少突胶质细胞瘤在术后放疗时复发

A. 初发右颞肿瘤；B. 手术证实为少突胶质细胞瘤(WHO Ⅱ级)，此为术后 1 个月，放疗前；C. 术后 2 个月，放疗中发现复发；D. MRS 证实复发；追问病史，述 13 年前曾患垂体瘤，进行手术+放疗；E. 13 年前垂体瘤影像资料，当时垂体瘤术后曾放疗。

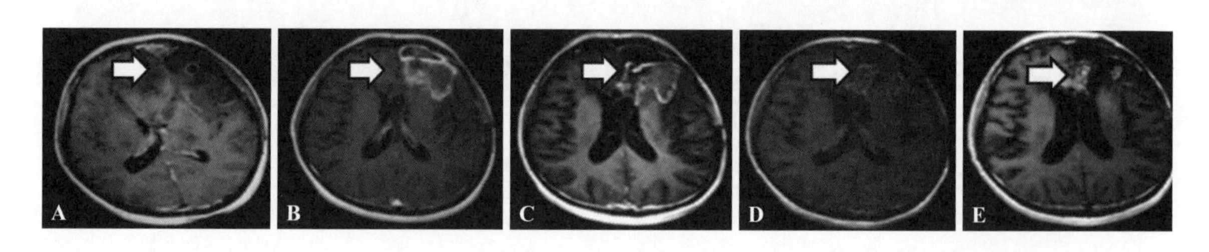

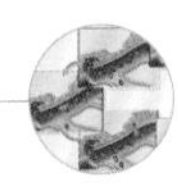

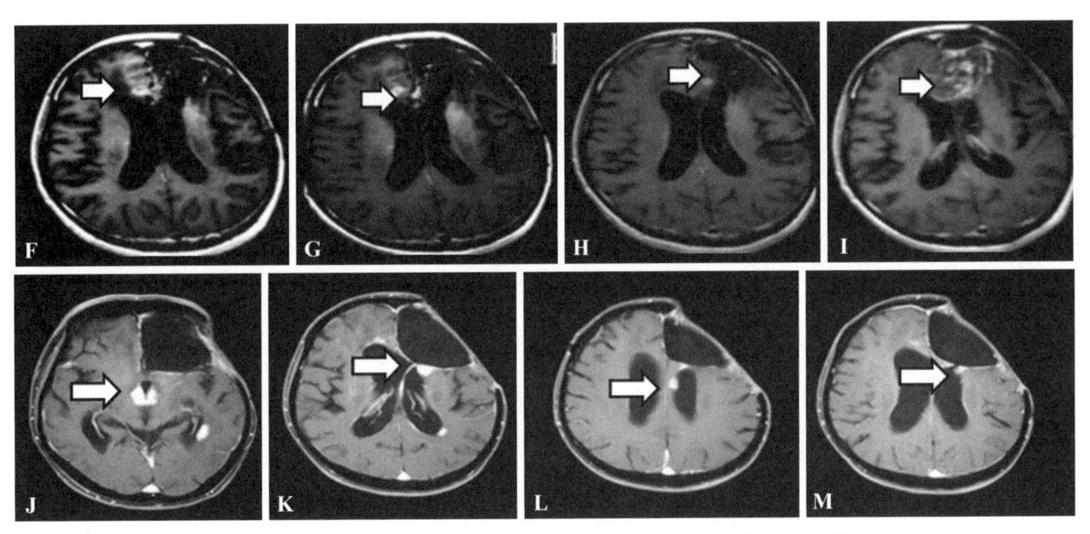

**图 15-7 一例少突胶质细胞瘤在术后复发伴随脑脊液播散**

A. 术前 MRI，石蜡病理为少突胶质细胞瘤（WHO Ⅱ级）；B. 术后 14 个月左额肿瘤原位复发；C. 术后 22 个月，替莫唑胺化疗 3 个疗程后疾病稳定；D. 术后 25 个月，PC 方案化疗 1 个疗程后病情平稳；E. 术后 27 个月，复发；F. 术后 31 个月 PC 方案化疗 3 个疗程后部分缓解；G. 术后 39 个月，PC 方案化疗 6 个疗程后疾病稳定；H. 术后 46 个月，PC 方案化疗 9 个疗程后疾病稳定，停药；I. 术后 50 个月疾病进展后再次手术，石蜡病理示间变性星形细胞瘤（WHO Ⅲ级）；J～M. 第 2 次术后 6 个月见右额叶鞍上脑室广泛播散。

### 15.1.2 室管膜肿瘤

室管膜肿瘤起源于室管膜细胞，多见于幕下第四脑室顶部和脊髓，也可见于幕上大脑半球，儿童室管膜瘤多见于颅内，而成人室管膜瘤多见于脊髓。任何年龄均可发生，以儿童和青年人较多见。根据组织学形态 WHO 将其分为 4 个亚型[2]：室管膜下瘤（WHO Ⅰ级）、黏液乳头型室管膜瘤（WHO Ⅰ级）、室管膜瘤（WHO Ⅱ级）和间变性室管膜瘤（WHO Ⅲ级）。2016 年 WHO 中枢神经系统肿瘤分类标准根据组织学特征，将室管膜瘤分为室管膜瘤和间变性室管膜瘤，其级别分别为Ⅱ级和Ⅲ级；并根据分子学特征提出了一个新的分子分型：室管膜瘤，*RELA* 融合基因阳性型[3]。中枢神经系统肿瘤分类分子信息与实践方法协会（the Consortium to Inform Molecular and Practical Approaches to CNS Tumor Taxonomy，cIMPACT-NOW）组织建议将解剖部位和分子学特征纳入室管膜瘤分类中。根据 cIMPACT-NOW 组织推荐的分类方法，幕上室管膜瘤将分为 *RELA* 融合基因阳性型和 *YAP1-MAMLD1* 融合阳性型；颅后窝室管膜瘤分为儿童型/*PFA* 型和成人型/*PFB* 型；以及脊髓室管膜瘤，*MYCN* 扩增型。

（1）室管膜瘤临床特点及转移复发规律

室管膜瘤来源于脑室与脊髓中央管的室管膜细胞或脑内白质室管膜细胞巢的中枢神经系统肿瘤。男多于女，多见于儿童及青年。在胶质瘤中占 18.2%，男多于女，多见于儿童及青年。颅内的室管膜瘤大多位于脑室内，少数瘤主体在脑组织内（图 15-8）。

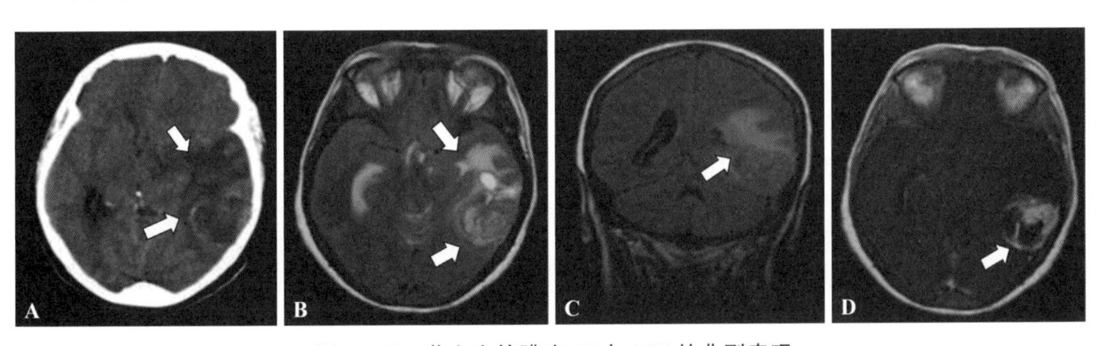

**图 15-8 幕上室管膜瘤 CT 与 MRI 的典型表现**

A. 幕上室管膜瘤 CT 表现；B. 幕上室管膜瘤 MRI $T_2$ 表现；C. 幕上室管膜瘤 Flair 冠状位表现；D. 幕上室管膜瘤 MRI 增强表现。

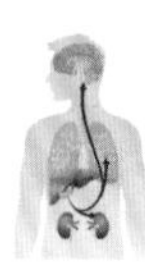



由于来源于脑室与脊髓中央管的室管膜细胞或脑内白质室管膜细胞巢，室管膜瘤复发常见于神经系统轴内，复发主要是在原发灶附近，同时往往发生沿着蛛网膜下腔脑脊液播散到脑室附近或者脊髓表面，极少数会出现神经轴外播散。

笔者曾发现一例室管膜瘤患者（WHO Ⅲ级），术后出现肿瘤脑室内转移（图 15－9），可能是肿瘤细胞随脑脊液播散、种植的结果。Dunst[4]等报道了一例左枕部区域的室管膜瘤，发生颈部淋巴结转移，手术切除和颅骨放疗后 4.5 年多发转移到椎管。Rousseau[5]等人报道了 80 例儿童室管膜瘤，其中 5 年生存率和无进展生存率分别为 56％和 38％，其中 14 例患者发生软脑膜扩散，没有患者发生任何神经轴外转移。

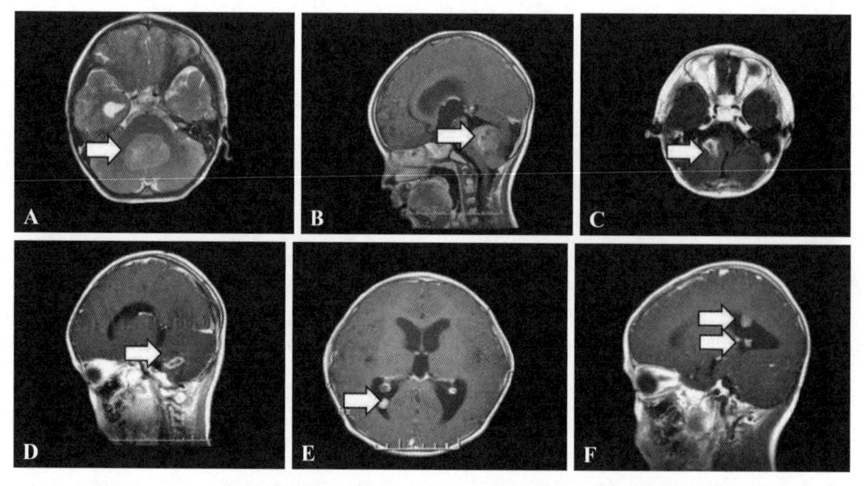


**图 15－9　一例第四脑室室管膜瘤术后出现脑室内转移的影像学表现**

A、B. 头颅 MRI 示第四脑室占位，行开颅手术，手术达到近全切除，病理证实为室管膜瘤，WHO Ⅲ级；C、D. 手术 8 个月后复查，发现肿瘤复发，5 个月后行第三脑室分流术；E、F. 第 2 次手术后 1 周，MRI 提示肿瘤脑室内转移。

目前对于室管膜瘤转移复发机制国际上尚无统一意见，其复发率取决于根治性手术的程度和术后放疗的剂量[6-9]。一些研究认为，室管膜瘤发生转移时经常会被忽略。80％由临床影像学证实的转移是由于原发病灶的进展而发现的，也有报道一些病例在确诊数十年后发现转移。有研究表明[7]，随着室管膜瘤的病程进展，染色体出现新的异常改变，包括 lp36 和 14q32 的丢失，并发现位于 1p36 的 *AJAPI*/*SHREWl* 基因表达降低，提出 *AJAPl*/*SHREWl* 基因可能为抑癌基因，其功能降低可能与肿瘤的进展与转移有关。还有一小部分室管膜瘤会变化成为 GBM。

（2）*间变性室管膜瘤临床特点及转移复发规律*

间变性室管膜瘤分别占幕上与幕下室管膜细胞肿瘤的 45％～47％与 15％～17％，又称恶性室管膜瘤。间变性室管膜瘤镜下可见肿瘤细胞增殖明显，形态多样，细胞核不典型，核内染色质丰富，分裂象多见。肿瘤内间质排列紊乱，血管增殖明显，可出现坏死。间变性室管膜瘤易出现肿瘤细胞脑脊液播散并种植，其发生率为 8.4％，幕下肿瘤更是高达 13％～15.7％。由于肿瘤生长较为迅速，患者病程较短，颅内高压症状明显。在 CT 与 MRI 上强化明显。肿瘤 MRI 表现为 $T_1$ 加权低信号，$T_2$ 加权与质子加权成像上为高信号，肿瘤内信号不均，可有坏死囊变。间变性室管膜瘤预后较差，复发率高，并易沿脑脊液播散。5 年生存率较室管膜瘤低，为 25％～40％。肿瘤干细胞（TSC）理论认为，室管膜肿瘤源于室管膜下区多能神经干细胞，即放射状胶质细胞[8]。放射状胶质细胞可以分化为不同形态的室管膜细胞，包括伸长细胞、胚胎性室管膜细胞、成熟室管膜上皮、特殊分化的室周器上皮和脉络膜上皮等。室管膜肿瘤的组织分化谱系相当于衍生出此种干细胞的不同分化阶段。2016 年 WHO 中枢神经系统肿瘤分类[3]唯一将 *RELA* 融合基因阳性室管膜瘤作为独特的室管膜瘤分子亚型进行独立分型，为基因型定义的室管膜瘤亚型 5，好发于儿童和青年，均位于幕上，包括绝大多数儿童幕上室管膜瘤（>70％），属 WHO Ⅱ级或Ⅲ级。组织学形态无特征性，但常可见明显分支状血管网或透明细胞。主

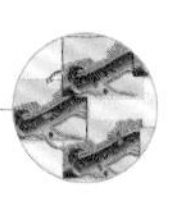

要分子特征是染色体 11q13.1 碎裂重排形成 *C11orf95* - *RELA* 融合基因。检测方法多样，荧光原位杂交(FISH)是最佳方法之一。该肿瘤除高表达 C11orf95 - RELA 融合蛋白外，还高表达 L1 细胞黏附分子(LlCAM)。该亚型预后较其他幕上室管膜瘤差，10 年无进展生存率＜20%，10 年总体生存率＜50%。还有一种主要亚型是 19 号染色体三倍体型室管膜瘤，该亚型是近年提出的有特殊遗传学特征的室管膜瘤，即 19 号染色体为三倍体，伴有 13q21.31 - q31.2 缺失[10]；约占所有室管膜类型的 9%，好发于儿童和青年，平均发病年龄为 14 岁。

间变性室管膜瘤颅外转移的主要部位是肺和淋巴结，提示通过血液和淋巴途径传播，并且出现转移的患者手术也会增加转移风险。皮肤的微环境有可能阻止一些原发性中枢神经系统肿瘤细胞的生长，但也会促进一些肿瘤的生长。有趣的是，据报道在 29 例间变性室管膜瘤患者中有 9 例(31%)发生皮肤转移[11]。

### 15.1.3 胚胎来源肿瘤

2016 年 WHO 中枢神经系统分类中定义胚胎性肿瘤包括髓母细胞瘤(medulloblastoma, MB)、胚胎性肿瘤伴多层菊形团、髓上皮瘤、神经母细胞瘤、中枢神经系统胚胎性肿瘤、中枢神经系统胚胎性肿瘤伴横纹肌样特征等。其中以髓母细胞瘤最为多见，近几年国际上对其发生分子机制研究较多，并且做出了髓母细胞瘤新的分子分型。本节主要讨论髓母细胞瘤的临床表现、播散转移特点和相关分子学基础。

髓母细胞瘤由 Bailey 与 Cushing 于 1925 年首先报道，是儿童最常见的恶性脑肿瘤，约占儿童恶性脑肿瘤的 20%；大约有 85%的髓母细胞瘤发生于 18 岁以下的患儿[12]。近年来，髓母细胞瘤患者的标准治疗方式(手术切除＋放疗＋化疗)使生存率有所改善，5 年生存期达到了 52%，但其病死率仍然很高，即使是治疗成功的患者也常常发生神经、内分泌方面的后遗症。髓母细胞瘤的发病率大约为 0.71/10 万人，在美国每年有 400～500 名儿童患病，该病发病高峰在 3～6 岁，并且在 50 岁以后的人群中罕见。目前还没有报道生化环境对髓母细胞瘤发病率有所影响。但是，某些遗传疾病会导致髓母细胞瘤的发生，约有 7%的患者生殖细胞基因会发生突变，也有少数髓母细胞瘤呈家族性聚集[13,14]。

目前，国际上已经认识到髓母细胞瘤不是单一的疾病，而是多种不同分子亚型组成的脑肿瘤。2016 年 WHO 将髓母细胞瘤按照分子通路分为 4 种核心的亚型，即 WNT、SHH、Group 3 和 Group 4；各个亚型在遗传学、人口统计学和临床特点上都有显著的差别[15](表 15 - 1)。RNA 表达谱仍然是髓母细胞瘤分子分型的金标准，也是区分 4 种不同亚型最好的方法。一些基因的表达也会影响不同亚型髓母细胞瘤的预后，在 SHH 亚型中 *GLI2* 扩增、*TP53* 突变、*MYCN* 基因的扩增、14q 的缺失及碎裂预示着预后不良；WNT 亚型中 *TP53* 的突变往往预示着较低的生存率；在 Group 3 亚型中 *MYC* 扩增和 17q 等臂染色体缺失同样也代表预后不良；而在 Group 4 亚型中，第 11 号染色体和第 17 号染色体缺失患者往往预后较好，并且复发周期相对来说也更长[16, 17]。

**表 15 - 1 不同亚型髓母细胞瘤生物学及临床特点**

| 特点 | SHH | WNT | Group 3 | Group 4 |
|---|---|---|---|---|
| 占比 | 10% | 30% | 25% | 35% |
| 好发年龄 | 儿童和成人 | 婴儿(主要)和成人 | 婴儿(主要)和儿童 | 儿童(主要)和成人 |
| 突变基因 | *CTNNB1*, *DDX3*, *SMARCA4*, *CREBBP*, *TP53* | *PTCH1*, *SUFU*, *SMO*, *TERT*, *IDH1*, *TP53*, *KMT2D* | *SMARCA4*, *CTDNEP1*, *KMT2D*, *KBTBD4* | *LDM6A*, *KMT2C* |
| 体细胞拷贝数改变 | — | MYCN, GLI2 | MYC, PVT1, OTX2, GFL1/1b | SNCAIP, MYCN, CDK6, GFL1/1b |
| 细胞遗传学 | 6 号染色体异常 | 3q, 9p 增殖; 9q, 10q, 14q, 17p 缺失 | 17q, 10q, 11, 16p, 17p 缺失; 1q, 7, 17q, 18q 增殖 | 17q, 11p, X 缺失; 7q, 18q 增殖 |
| 预后 | 好 | 一般 | 差 | 一般 |
| 转移率(%) | 5～10 | 10～15 | 40～45 | 35～40 |
| 复发模式 | 复发＋远处转移 | 复发 | 远处转移 | 复发 |

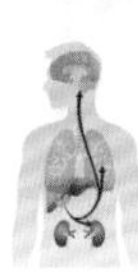

在所有亚型中，Group 4 亚型发病率最高，而WNT 亚型发病率最低。不同亚型髓母细胞瘤表现出很明显的性别差异。据统计，髓母细胞瘤男性的发病率约为女性的 1.5 倍。然而，在不同的亚型之间，男女发病比例也有显著差异。WNT 与 SHH 亚型中，男女发病比例为 1∶1；而在 Group 3 和 Group 4 亚型，男性发病率高达女性的 2 倍。有学者认为[15]，女性髓母细胞瘤患者预后要比男性好，可以猜测女性患者中 WNT 亚型存在的比例更高。Group 4 亚型的发生与 X 染色体的缺失有关，这也许能解释 Group 4 在女性中发病率更高的原因。

髓母细胞瘤转移主要途径是沿蛛网膜下腔播散。大约 14%的髓母细胞瘤患者会出现播散。髓母细胞瘤的转移评价按照 1960 年 Chang 等人提出的标准分为 M0、M1、M2、M3、M4。M0：临床影像学未出现髓母细胞瘤播散表现，脑脊液脱落细胞学阴性；M1：临床影像学未出现髓母细胞瘤播散表现，仅在脑脊液中发现肿瘤细胞；M2：临床影像学提示颅内播散；M3：临床影像学提示脊髓播散；M4：临床影像学提示中枢神经系统外转移[18]。在不同的分子分型中，WNT 亚型预后最好，最少出现播散，而 Group 3 亚型预后最差，有 40%～50%出现播散。髓母细胞瘤中枢神经系统外转移很少见，发生率为 7%～10%。髓母细胞瘤最常见的远处转移位点是骨和骨髓，其次是淋巴结、肺和肝。髓母细胞瘤中枢神经系统外转移可以与颅后窝局部复发同时发生，或者没有局部复发。髓母细胞瘤中枢神经系统外转移的其他部位如肌肉和皮下组织很少报道。有研究者[19]报道了 1961—2007 年文献报道中的 119 例髓母细胞瘤患者的中枢神经系统外转移。骨是最常见的转移部位（84.4%）；其他转移部位包括骨髓（26.9%）、淋巴结（14.7%）、肺（6.4%）和肝脏（6.4%）；也有极少数患者转移灶出现在胰腺、腹膜后、胸膜、鼻旁窦、皮肤、口腔和结缔组织等。Rochkind[20]等人仅发现 6 例肌肉和皮下转移患者（2 例患儿和 4 例成人患者）；很多研究中已经描述了多种可能的髓母细胞瘤神经外扩散机制。有研究认为转移髓母细胞瘤患者的预后与原发肿瘤的侵袭性有关系，侵袭性越大，患者出现转移后的预后越差[21]。目前髓母细胞瘤术后常规接受放疗＋化疗，高剂量的放射会导致部分儿童神经系统功能受损，因此在保证疗效的前提下尽可能降低放化疗剂量会在很大程度上改善患者的预后。笔者团队[22]的一项较大样本量研究表明，术后放化疗对成人 WNT/SHH 亚型髓母细胞瘤预后具有积极的影响（图 15－10）。

总的来说，髓母细胞瘤神经系统外转移的出现概率小、患者预后不佳，也许根据不同靶点的靶向药是未来髓母细胞瘤精准治疗的方向[23]。

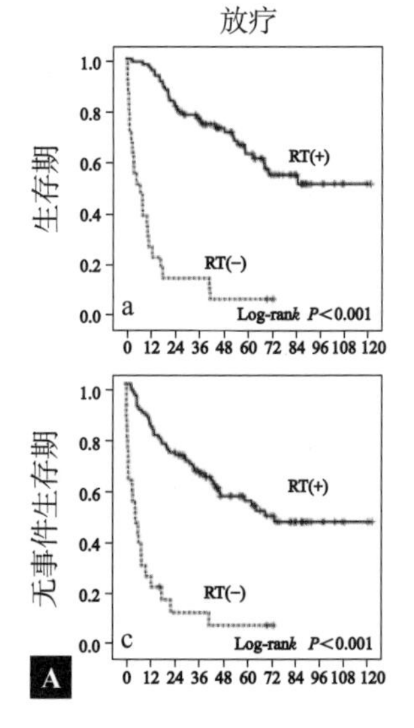


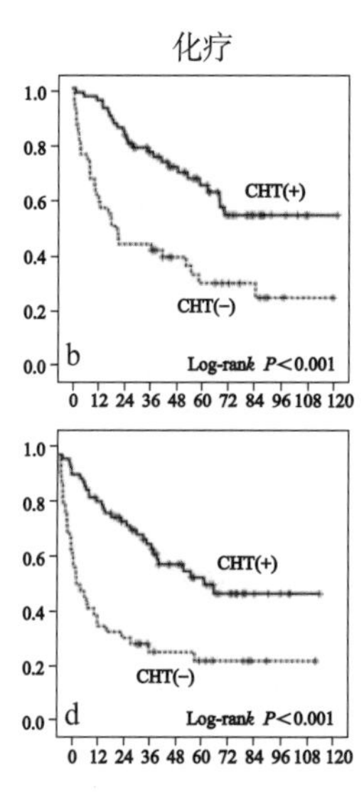


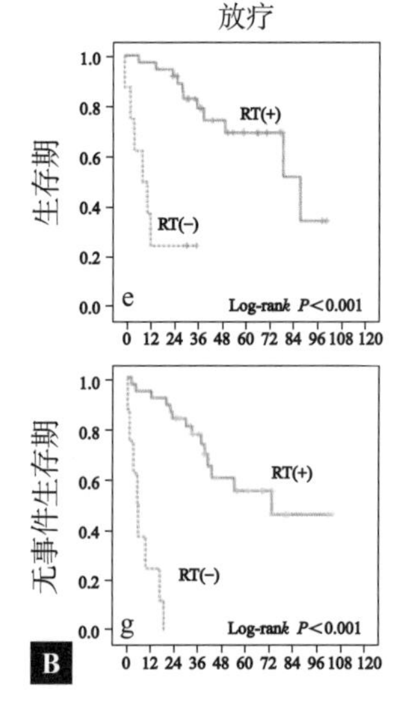


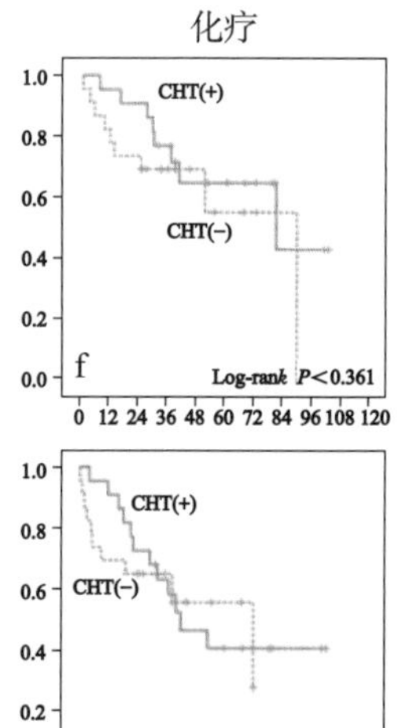

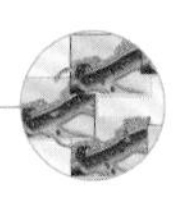

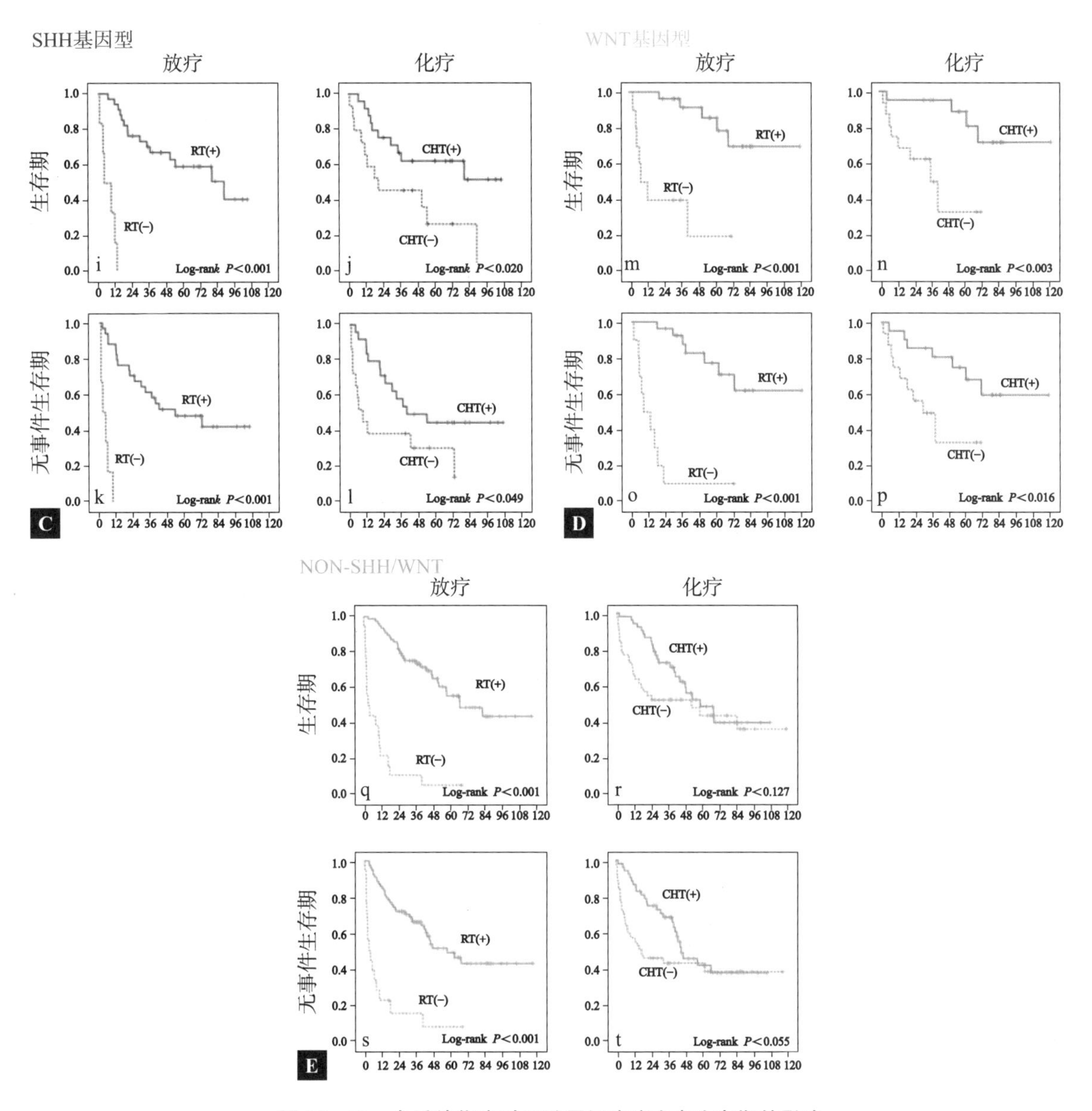


图 15－10　术后放化疗对于髓母细胞瘤患者生存期的影响

A. 经典型髓母细胞瘤术后放化疗均会提高患者的生存期；B. 增生性髓母细胞瘤术后放疗会提高患者的生存期，术后化疗不影响患者生存期；C. SHH 分子亚型髓母细胞瘤术后放化疗均会提高患者的生存期；D. WNT 分子亚型髓母细胞瘤术后放化疗均会提高患者的生存期；E. Group 3、Group 4 分子亚型髓母细胞瘤术后会提高患者的生存期，术后化疗则不影响患者生存期。以上为回顾性研究。

## 15.2　神经系统肿瘤转移复发的预测与诊断

### 15.2.1　分子分型与转移复发风险预测

最近几项独立研究表明 IDH1/2、TERT 启动子和 1p/19q 等分子标志物(表 15－2)可用于预后分层并预测治疗反应。*IDH1* 或 *IDH2* 突变的肿瘤具有独特的遗传和临床特征，并且这种患者比具有野生型 *IDH1/2* 基因肿瘤的患者具有更好的预后。作为胶质瘤的早期主要驱动基因，*IDH1/2* 突变状态在复发性胶质瘤中保持稳定[24]。

笔者收集了 48 对复发胶质瘤标本，对其初发与复发肿瘤中 IDH1/2、TERT 和 1p/19q 的状态进行了检测；所有患者初发与复发 IDH1/2 状态保持一致；其中 2 例患者(2/44，4.3%)1p/19q 状态在肿瘤复发后出现改变；组内 2 例患者(2/47，4.3%)TERT 状态在肿瘤复发后出现改变[25](图 15-11)。这些研究显示在原发性/复发性胶质瘤中，IDH、TERT 启动子突变和 1p/19q 缺失等分子事件相对肿瘤组织病理变化来说更为稳定，可以作为神经胶质瘤分类的标准组织病理学的重要补充[25]。

不同亚型髓母细胞瘤转移风险不同，WNT 亚型出现转移的可能性最小，SHH 亚型临床上多为原位复发，Group 3 和 Group 4 亚型的复发往往还伴随着转移，Group 4 亚型患者复发后致死率最高。同胶质瘤 *IDH* 突变状态一样，复发的髓母细胞瘤保持原有的分子亚型(SHH、WNT、Group 3、Group 4)。一些研究显示，发生肾脏、胸骨等部位转移的髓母细胞瘤相对具有遗传分子学差异，这也许提示不同分子亚型髓母细胞瘤的根本原因可能是起源细胞不同[26]。室管膜类肿瘤术后出现复发或者转移则常见于间变性室管膜瘤(WHO Ⅲ级)。

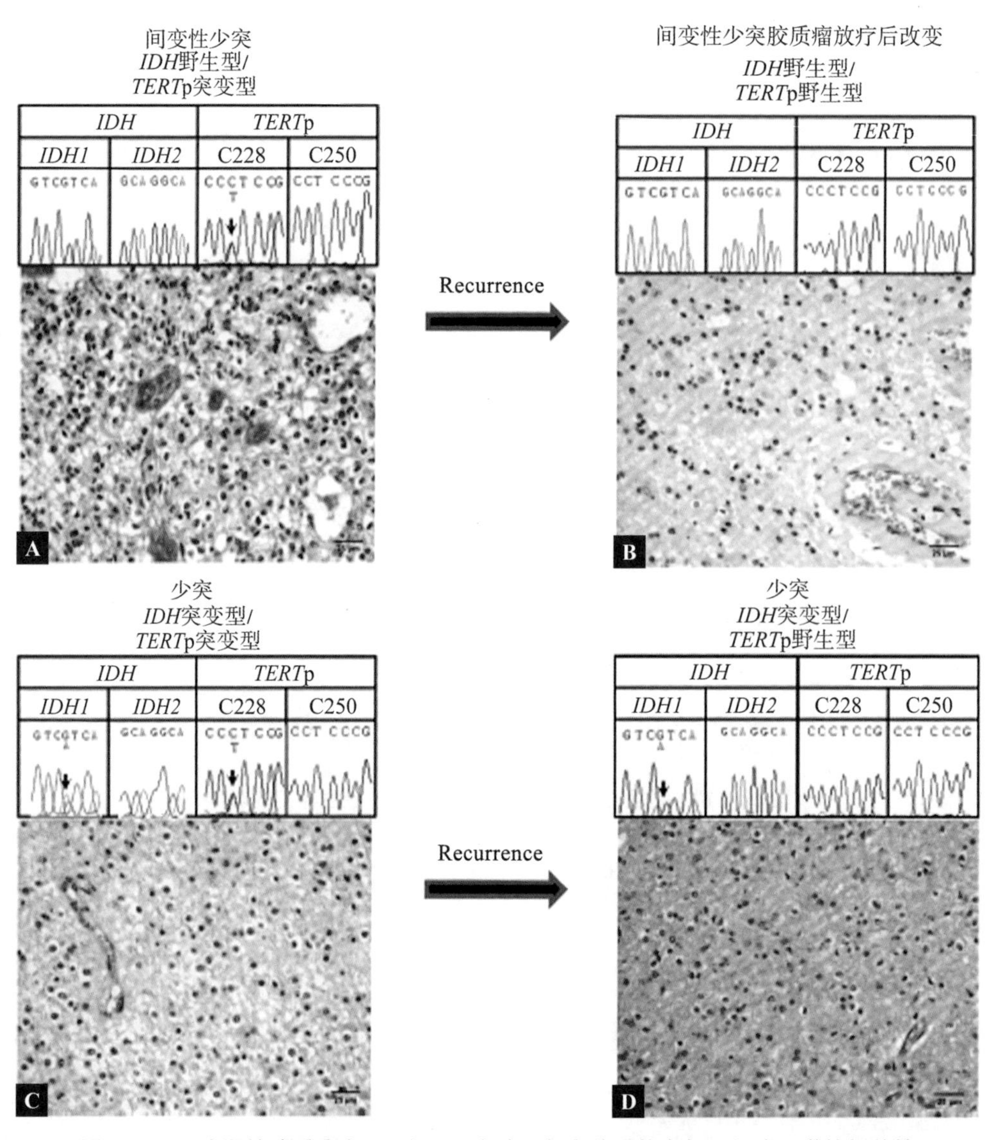


图 15-11　弥漫性胶质瘤中 IDH/TERT 启动子复发前后状态与组织病理学的相关性

间变性少突胶质细胞瘤和少突神经胶质瘤患者肿瘤复发后 TERT 启动子状态发生变化，而 IDH 状态保持不变。

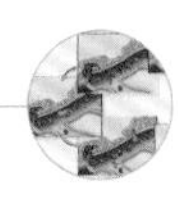

表 15-2 胶质瘤常用分子标志物及其意义

| 分子标志物 | 生物学功能 | 临床意义 | | |
|---|---|---|---|---|
| | | 胶质瘤Ⅱ级 | 胶质瘤Ⅲ级 | 胶质瘤Ⅳ级 |
| EGFR | 增殖，侵袭 | 无 | 提示病理可能低估，应重新评估病理是否为Ⅳ级胶质瘤 | 常过表达(40%)，EGFRvⅢ突变(25%)，可作为免疫治疗靶点 |
| 1p19q | 生物功能不明确，联合缺失提示少突胶质细胞来源 | 联合缺失者预后好，对放化疗敏感 | 联合缺失者预后好，对放化疗敏感 | 很少，意义不明确 |
| MGMT | DNA 修复 | 有争议 | 预后因素 | 甲基化者对放化疗敏感 |
| IDH1 | 可能和能量代谢血管早期形成的通路相关 | 预后因素 | 预后因素，可能对放化疗敏感 | 预后因素（继发性 GBM） |
| BRAF | 细胞生长和分裂 | 可能鉴别是否对 BRAF 激酶抑制剂起效 | 少，无意义 | 少，无意义 |
| TERT | 延长或稳定端粒 | 预后因素 | 预后因素 | 预后因素 |
| CDKN2A | 肿瘤抑制基因 | 预后因素 | 预后因素 | 缺失提示预后差 |
| PDGFRα | 促进肿瘤细胞的增殖、侵袭及新生血管形成等 | 扩增提示预后差 | 扩增提示预后差 | 扩增提示预后差 |
| PIK3CA | 减少细胞的凋亡，还可以促进肿瘤的浸润 | 与较短生存期相关，但不是独立预测分子 | 与较短生存期相关，但不是独立预测分子 | 与较短生存期相关，但不是独立预测分子 |
| MYCN | MYC 家族中一员 | 扩增与较短生存期相关 | 扩增与较短生存期相关 | 扩增与较短生存期相关 |
| PIK3R1 | 癌基因，与多种癌症相关 | 扩增可独立预测预后不良 | 扩增可独立预测预后不良 | 扩增可独立预测预后不良 |

### 15.2.2 影像学诊断

识别胶质瘤复发与治疗后改变(如放射性坏死、假性进展和假性反应)是影像学诊断的重点和难点。传统 MRI 扫描序列存在局限性，因此多模态 MRI 技术如灌注成像、波普成像、动态对比技术、弥散加权成像(DWI)等联合应用可以提高其准确性。正电子发射体层成像(PET)联合放射性显像剂提供形态学及功能代谢双重信息，对鉴别胶质瘤复发、预后评估具有重要意义。$^{18}$F-脱氧葡萄糖是临床最常用的显像剂，通过反映组织的代谢对肿瘤复发与放射性坏死进行鉴别。但正常大脑皮质葡萄糖代谢活跃，假阳性常见。氨基酸显像剂具有正常脑组织摄取率低的优点，有报道显示 c-蛋氨酸 PET 对区分复发和放射性坏死具有满意的敏感性(90.5%)及特异性(100.0%)[27]。Fleischmann 等发现动态$^{18}$F-乙基酪氨酸 PET 以及最小达峰时间可以预测复发后生存率[28]。PET 与 MRI 联合应用以及其他核苷代谢显像、胆碱代谢显像、乏氧代谢显像等新型显像手段具有比较大的价值。

影像学评估复发性/进展性 GBM 的标准影像学检查方法为增强 MRI(A 级推荐)。以往 MacDonald 等基于 CT(或 MRI)肿瘤二维测量、临床评估和皮质类固醇使用制定的标准仅强调了肿瘤的对比-增强部分，而忽略了该评价方法具有特异性，但它不能完全代表肿瘤的变化情况。这是因为：①20%～50%接受同步放化疗的新诊断为 GBM 的患者可发生假性进展，难以与真性进展相鉴别；②抗血管生成治疗可降低血管对造影剂的通透性，对比-增强范围迅速缩小，此类假性缓解难以与真性缓解相鉴别；③部分接受抗血管生成治疗者复发时表现为非增强的 MRI/FLAIR 高信号的浸润，难以评估。由于接受同步放化疗者易发生假性进展，且尤以放疗同步替莫唑胺治疗后 3 个月内和 C6-甲基鸟嘌呤-DNA 甲基转移酶基因启动子甲基化者最为常见，故建议对临床状况稳定者在同步放化疗后 3 个月进行首次 MRI 评估，此后每 2～3 个月复查；在放疗结束后 12 周内增强 MRI 的异常不足以确诊肿瘤进展，除非在放疗照射野之外有新发增强灶或再次手术者经病理检查证实存在肿瘤细胞。假性进展一般表现为放疗后 MRI 显示肿瘤增强影范围扩大，这时继续同一方案治疗或终止治疗后病灶保持稳定或得到改善，究其原因可能与放疗导致毛细血管通透性增加引起的增强范围扩大和脑水肿有关。对假

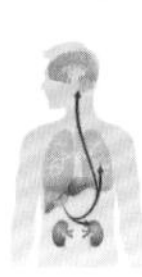



性进展者应继续替莫唑胺辅助治疗并以 MRI 增强密切随访；质子磁共振波谱成像和弥散张量成像可能有助于区分假性和真性进展。

对于恶性胶质瘤的免疫治疗是近几年科学家们研究的热点，一些靶向药物如贝伐珠单抗也被证明对于延缓 GBM 进展有一定帮助，研究证明靶向或者免疫治疗对于 GBM 有效果，但疗效（进展或者缓解）需要过一段时间再确认[29]（图 15 - 12）。

### 15.2.3 分子影像诊断

分子影像学是新型的医学技术，主要是一门涵盖医学影像技术和分子生物学、放射医学、核医学以

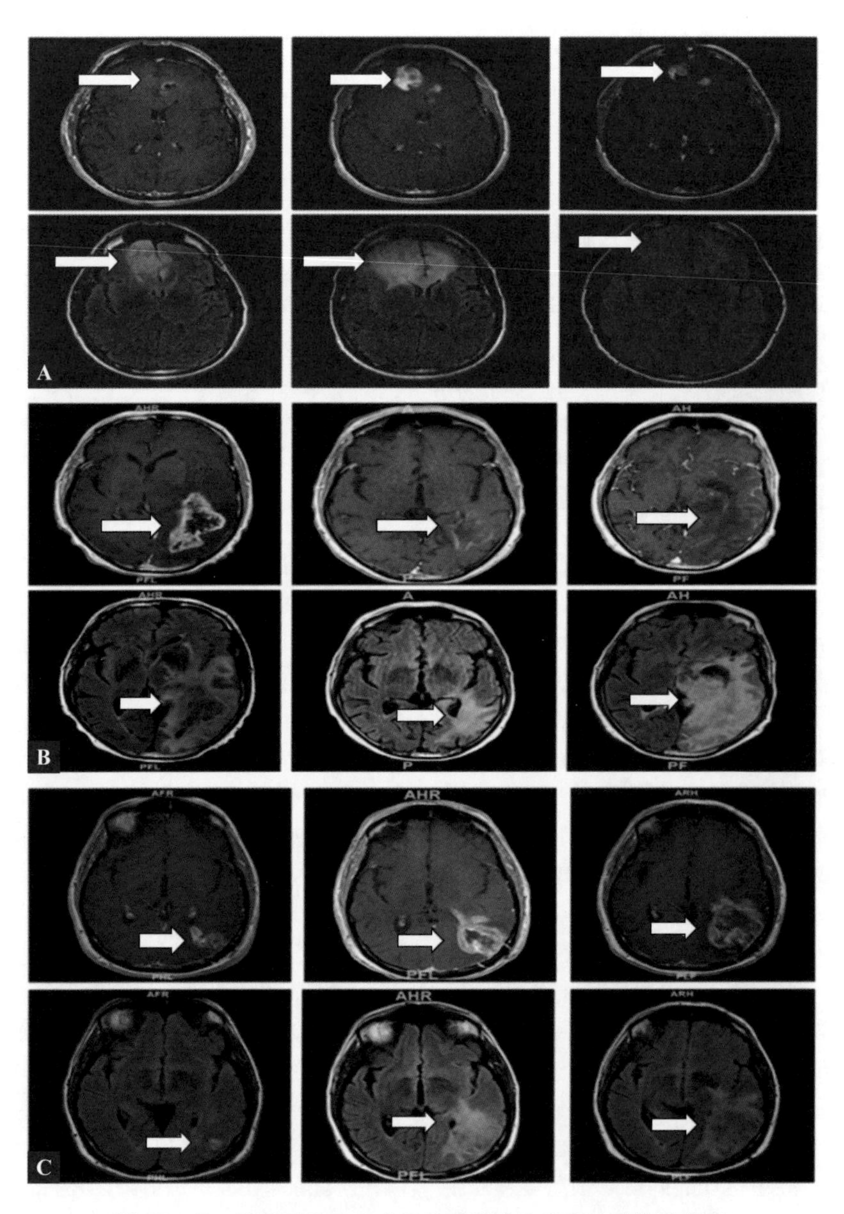


**图 15 - 12 胶质母细胞瘤术后接受辅助治疗后的影像学表现**

A. 新诊断为 GBM 的患者在完成放疗并同时应用替莫唑胺后（左）、放疗后 2 个月（中）和 3 个月（右）的 $T_1$ 增强和 FLAIR 图像。增强程度最初增加，但随后随时间推移而减少，表明最初的治疗后变化表现为假性进展。B. 复发性 GBM 患者在贝伐珠单抗治疗前（左）、1 个周期（中）和 5 个周期（右）之前（左）的 $T_1$ 增强和 FLAIR 图像。虽然在 5 个疗程后增强图像变化不明显，但 FLAIR 的范围继续扩大。C. 新诊断为 GBM 的患者在放疗+PD-1 抑制剂治疗之前（左）、1 个月后（中）和 3 个月（右）的 $T_1$ 后对比和 FLAIR 序列图像，后续病理证实为治疗反应，说明免疫治疗后影像学变化需要继续治疗观察（在临床不恶化的情况下）。

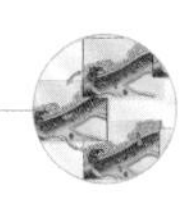

及计算机科学的新学科。它主要是以体内特定分子为成像对比度源，利用现有的一些医学影像技术对人体内部生理或病理过程在分子水平上进行无损伤的、实时的、精确的成像。它将生物化学遗传信息与新的成像探针进行综合，由精密的成像技术来检测，再通过一系列的图像后处理技术，达到显示活体组织在分子和细胞水平上的生物过程的目的。

分子影像学融合了分子生物化学、数据处理、纳米技术、图像处理技术等，因其具有高特异性、高灵敏度和图像的高分辨率，因而优于传统影像学检查。由此可见，分子影像学是各种技术的整合。分子影像技术有 3 个关键因素：高特异性分子探针、合适的信号放大技术，以及能灵敏地获得高分辨率图像的探测系统。它将遗传基因信息、生物化学与新的成像探针综合输入到人体内，用它标记所研究的“靶”(另一分子)，通过分子影像技术，把“靶”放大，由精密的成像技术来检测，再通过一系列图像后处理技术，达到显示活体组织分子和细胞水平上的生物学过程的目的，从而对疾病进行亚临床期诊断和治疗。

在分子影像学中，一个关键问题是如何客观地评价传递和表达的效果，特别是在体(动物或人体)进行评价。目前显示基因表达情况的方法分为有创性及无或小创伤性两大类。如果要对体内特殊分子或/和基因成像，必须满足 4 项必备前提：①高亲和力的探针，且该探针在体内有合理的药代动力学行为；②这些探针可穿透生物代谢屏障，如血管、间叶组织、细胞膜等；③化学的或生物的信号扩增方法；④敏感、快速、高分辨率的影像学技术。目前分子影像学已部分应用于脑部疾病，包括脑肿瘤的影像分析。

### 15.2.4 液体活检在脑肿瘤中的应用

异常表达的蛋白质和肽段是独特的癌症生物标志物，将有利于癌症的早期诊断、治疗指南和预后评估以及 mRNA 生物标志物。近年来，蛋白质组学已广泛应用于多种疾病的新生物标志物识别[30-32]。传统蛋白质液态活检技术采用数据依赖性采集(data depedent acquisition, DDA)技术，在 DDA 中，前体离子是基于它们的丰度而选择的，并且是连续碎裂的。虽然通常使用 DDA 有固有的局限性，如随机和不可重复的前体离子选择、欠采样和长仪器循环次数。最近的质谱仪的高分辨率、改进的质量精度和测序速度部分地减少了这些问题。没有偏见的数据非依赖性采集(data independent acquisition, DIA)战略也已开发，以克服 DDA 的局限性。接近多个前体离子的特征平行碎片，不管强度或其他特性，导致复杂但全面的产物离子数据[33,34]。

基于质谱的蛋白绝对定量是将靶向蛋白(所监测的目标蛋白)中对质谱定量过程响应最好的肽段进行人工合成，并掺入重标同位素用以区分被检样品内的相应肽段。利用已知含量的同位素标准品在质谱中建立质谱响应-标准品浓度曲线，继而与被检样品内的目标蛋白(肽段)的质谱响应做比对，演算出被检样品该蛋白的绝对含量。有标准品的绝对定量是当前最为准确的质谱定量方式，可以对某个(些)目标蛋白在不同批次临床样本间做绝对对比，适合于对极为确定的疾病标志物/疾病指标在不同样本内进行评估。其缺点是监测数目少，不适于诸如精准医疗这样的大数据积累。

综上所述，DIA 模式的质谱数据采集和存储是建立精准医疗病种数据库的最佳选择。鉴于其分析软件不完善而目前不适于检测蛋白组复杂的样品，利用 DIA 对蛋白组相对简单的、具有临床指导意义的、脑肿瘤患者脑脊液进行分析，是此新生技术当前最为正确合理的使用方式之一。

## 15.3 神经系统肿瘤转移复发的治疗

### 15.3.1 神经系统肿瘤的综合治疗

*(1) 颅内复发肿瘤的手术治疗*

神经外科治疗应尽可能彻底地切除(最大安全切除)肿瘤、尽可能减少复发率、通过提供充分的代表性肿瘤组织来确保精确诊断，通常能提供最好的预后以及为后续综合治疗提供分子信息。关于复发性脑肿瘤手术的决策较初发者复杂，取决于：①患者年龄和功能状态(KPS)；②与大脑运动语言等功能区接近和侵犯程度；③手术减少占位效应的可行性；④肿瘤切除的可行性(包括数量和病灶位置)；⑤复发患者距离上次手术的时间。手术方法包括立体定向活检、开颅活检、次全切除(STR)或全切除(GTR)。

*(2) 常见颅内肿瘤的术后放疗*

1) 立体定向放疗：是指通过立体定向装置、影像设备显示出患者颅内肿瘤的具体位置，经过计算机的分析与计算后，使用 γ 射线或者 X 线进行聚焦照射，对靶区进行高剂量的放射，达到消灭肿瘤细胞

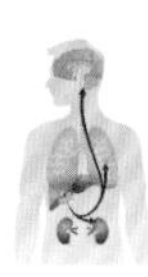


的目的。Lizarraga[35]等人对立体定向放疗的效果进行了研究，实验证明立体定向放疗的安全性较高，且能够有效地遏制残留星形细胞瘤的扩散。立体定向放疗与普通放疗相比较，定位更加精确，能够集中、高剂量对肿瘤进行照射，减少对健康组织的损伤。但研究中同样发现，由于恶性胶质瘤呈侵袭性生长，立体定向放疗难以确定肿瘤组织的边界，因此不能够将肿瘤细胞全部消除。所以，一般认为复发的胶质瘤，病灶较小，才考虑立体定向放射外科。Navarria[36]等人在立体定向放疗研究的基础上进行了低分割-立体定向放疗的研究，该放疗方法针对复发性高级别胶质瘤的治疗效果更好、安全性更高。

2）三维适形放疗与调强放疗：三维适形放疗（three dimensional conformal radiotherapy，3DCRT）借助多野照射技术，增加了照射的剂量；与立体定向放疗相比，它能够消灭更多的肿瘤细胞，保护健康组织，减少患者的并发症。该方法对影像学的依赖性较高，目前有结合功能磁共振的趋势，从而尽量保护脑功能，具有一定程度的降低肿瘤复发率的作用。调强放疗（intensity-modulated radiotherapy，IMRT）的精度更高，能够结合肿瘤的三维形状控制X线加速器调节辐射的强度，对恶性肿瘤进行精确剂量的照射。大多数调强放疗是根据局部病灶的情况进行，但随着转移复发脑瘤的发现，不少患者需要进行全神经轴的放疗。全脑-脊髓放疗计划设计原则：①适应证Ⅰ包括Ⅳ级脑星形细胞瘤播散型、髓母细胞瘤、播散松果体肿瘤、高度恶性幕下室管膜瘤有播散、脑膜白血病、恶性淋巴瘤脑脊液检查瘤细胞阳性。②照射技术，采用俯卧位垂直照射技术，两侧界要求包括椎间孔，一般上界为C2下界至S2。若分段放疗，应注意野之间的衔接，防止剂量出现冷点和热点。③剂量，全脊髓放疗一般剂量要求达30 Gy，脑膜白血病要求18～24 Gy，高度恶性室管膜瘤要求40～50 Gy。

病变范围较大者，效果不理想。对于术后残留的毛细胞星形细胞瘤来说，需要根据耐受剂量、影像学表现以及患者一般情况综合考虑[35]。

（3）化疗

Stewrt研究表明，手术后化疗能够有效地延长患者生命周期，改善患者的生活质量。目前，常见的化疗手段包括系统全身化疗、介入化疗以及瘤腔内化疗等。其中系统全身化疗需要使用大剂量药物。神经胶质瘤患者的血-脑屏障、肿瘤组织内以及周边水肿的脑组织间隙静水压较高等降低了药物的浓度，且患者肿瘤的耐药性、不良反应等都会对化疗效果产生一定的影响，对于复发高级别胶质瘤更是如此[36]。另外，化疗的毒性反应较为明显。在自体骨髓移植基础上的化疗可能是未来研究的方向。

（4）常见颅内恶性肿瘤及转移复发的综合治疗研究进展

1）低级别浸润性星形细胞瘤和少突胶质细胞瘤：对低级别胶质瘤患者实施术后外照射放疗（external beam radiation therapy，EBRT）的合适时间尚无统一观点[37]。部分肿瘤科医师主张，术后尽早实施EBRT，而其他一部分则主张延迟放疗。欧洲癌症研究与治疗组织（EORTC）22845试验中，罹患低级别胶质瘤的患者被随机分到术后即刻54 Gy放疗和不进行即刻放疗组[38]。中期分析中，即刻放疗组患者的5年无进展生存率显著高于延迟放疗的患者（44% *vs.* 37%，$P=0.02$）。但是，两者的5年总生存率无明显差异，提示延迟放疗是一部分选择性患者的选项。长期随访显示，早期放疗并未延长患者的总生存情况（7.4年 *vs.* 7.2年）。同样的另一项研究表明[39]，对于成年人低级别胶质瘤患者，5年总生存期也没有影响。如果计划放疗延迟，对于手术后仅接受观察治疗的患者一定要定期进行影像学随访。另外，对于EORTC高风险的低级别胶质瘤患者，一致的观点认为早期的直接放疗无论是在无进展生存率与总生存率方面都有显著的获益。当对低级别胶质瘤患者实施放疗时，应该有严格限定的边界。因为这些肿瘤强化不明显，$T_2$序列和/或Flair序列是确定肿瘤边界的最佳方法。临床靶区（clinical target volume，CTV）是指$T_2$序列和/或Flair序列边界外1～2 cm。每次放疗都要尽可能多地降低CTV以外的剂量，这一点可以通过3DCRT或者IMRT实现。针对低级别胶质瘤的标准放疗剂量是45～54 Gy，分割剂量为1.8～2 Gy。45～54 Gy剂量是基于对周围脑组织的相对安全性和没有证据显示提高剂量能够提高获益的基础上确定的。EORTC的随机研究中[40,41]，在低级别星形细胞瘤中观察45 Gy与59.4 Gy放疗剂量的生存情况。随访6年后，5年无进展生存期和总生存期相同。在另外一个中北部癌症治疗协作组（NCCTG）、放疗肿瘤协作组（RTOG）和东部肿瘤协作组（ECOG）的联合研究中，患者被随机分为两组：①50.4 Gy，28次分割；②64.8 Gy，36次分割。28次的中位随访

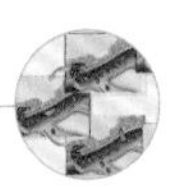

6.3年后，5年无进展生存期和总生存期再次出现相同。这提示在低级别胶质瘤中，低剂量的放疗可能和高剂量的放疗具有相同的疗效。由于无证据显示立体定向放射外科(SRS)在治疗低级别胶质瘤上的优势，因此这一治疗方法不被推荐。

化疗并非低级别胶质瘤传统的一线核心治疗手段。一些数据支持替莫唑胺的辅助化疗作用，但仅仅是2B级证据。一项关于替莫唑胺的Ⅱ期临床研究表明[42]，46例患者使用替莫唑胺的客观反应率是61%。一项对于低级别胶质瘤的部分长期剂量方案[43]，客观反应率为20%～52%。RTOG实施的一项临床研究(RTOG 9802)[44,45]中，针对低风险组(年龄<40岁，完整切除)只进行观察，针对高风险组(年龄≥40岁伴有任何切除形式或年轻患者未进行全切除)随机分为放疗联合或不联合PCV方案化疗。早期结果中，联合PCV方案组提高了无进展生存期但是并没有提高总生存期；长期结果报道中，PCV方案组出现生存获益。缺乏随机试验证据，多种方案都可以用于复发或者进展的低级别胶质瘤的治疗，包括替莫唑胺、洛莫斯汀或卡莫斯汀[46-48]，PCV方案以及卡铂[49]为基础的化疗方案。既往的研究还表明[50,51]，少突胶质细胞瘤患者，尤其是具有1p/19q联合突变的患者，是化疗更好的治疗对象，他们对化疗更为敏感，但这些结论均缺乏前瞻性研究支持。也有观点认为前卡巴嗪、洛莫斯汀和长春新碱对低级别少突胶质细胞瘤具有一定疗效[52]。

在复发肿瘤较大时，如果患者先前接受过放疗，推荐者接受手术后实施化疗。化疗后进展的选择包括：①改变化疗方案；②考虑再次接受放疗；③最佳支持治疗。如果患者在首次放疗后有超过2年的无进展生存，或在首次放疗靶点外部出现新发病灶，或者复发病灶体积较小，再次放疗是一个很好的选择。如果患者既往未接受放疗，可以首先接受手术治疗，然后再接受放疗或化疗，具体根据实际情况调整。

2) 间变性胶质瘤和GBM：对于间变少突星形细胞瘤和GBM等高度恶性肿瘤，实施术后分割外照射放疗是标准的辅助治疗方案[53-55]，同时对于不同分子特征的间变少突星形细胞瘤治疗策略也有所不同[56]，放疗可以延长生存的结论基于1970年代的两项随机临床研究[57,58]。Walker等[60]在303例患者中比较了术后支持治疗、卡莫司汀、放疗、放疗联合卡莫司汀的疗效，结果发现它们的中位生存期分别是14、18.5、35和34.5周。还有一项118例患者的临床研究发现，术后实施放疗相比于不实施放疗同样能明显延长生存期(10.8个月 *vs*. 5.2个月)。放疗的经典剂量是60 Gy，分割方式为1.8～2.0 Gy[59]。有部分中心在Ⅲ级星形细胞瘤或出现大脑胶质瘤时应用1.8 Gy分割达到55.8～59.4 Gy或应用1.9 Gy分割达到57 Gy。

利用大分割放疗显示对老年GBM患者更为有效和治疗时间短。经典的方案[60-62]包括：34 Gy/10次、40.05 Gy/15次和50 Gy/20次。在常规放疗后采用补量或近距离放疗补量的技术并没有获得生存获益。对于复发GBM接受再次放疗的疗效缺乏前瞻性的研究[63,64]。基于回顾性研究，利用目前更为先进的技术实施重复放疗(大分割和高精度立体定向分割放疗)也许对部分具有较好KPS评分和较小的复发肿瘤的患者可能获益[65,66]。

过去认为对于新诊断的高级别胶质瘤，使用化疗收益较小，但目前这种观念正在转变。特别是联合放化疗已经成为针对年轻的、KPS评分较高，并且1p/19q联合缺失的间变性少突胶质细胞瘤或间变性少突星形细胞瘤患者的标准治疗方案。中枢神经系统肿瘤分类分子信息与实践方法联盟(非WHO官方组织)(cIMAPCT-NOW)最新的观点认为病理类型为WHO Ⅱ级或Ⅲ级的*IDH*野生型弥漫星形胶质细胞瘤，如果出现以下分子特征之一：①出现较高的*EGFR*基因扩增；②同时呈现7号染色体扩增和10号染色体缺失；③携带TERT启动子的突变。则此类患者预后较差，类似于GBM，*IDH*野生型，WHO Ⅳ级。如果其有EGFR扩增、+7/10或TERT启动子突变，其治疗应该和GBM治疗原则相同，即术后放疗+化疗[67]。

早期的研究多数关注亚硝基脲为基础的化疗方案。英国医学研究理事会研究报道了一项高级别胶质瘤使用辅助化疗的大型随机试验结果。这项研究[68]将674例患者随机分为单纯放疗组和放疗联合PCV方案化疗组，研究表明增加的PCV方案化疗未能增加患者的获益，即便是在间变性星形细胞瘤内。然而，另外两项基于随机试验的荟萃分析发现术后放疗后增加化疗可以带来中度获益。另有报道[69]研究了化疗药物对复发性神经胶质瘤治疗的安全性和有效性的安慰剂对照试验。

一项安慰剂对照的Ⅲ期临床研究[70]发现，卡莫司汀化疗片联合放疗作为初始治疗也可以显著提高

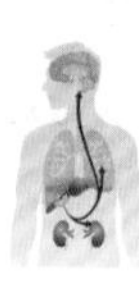



患者的生存期。其他化疗药及给药途径如[71]：术中术腔内埋植一种生物可降解多聚物化疗片(Wafer)局部给予卡莫斯汀，研究显示这种方案可以显著提高复发高级别胶质瘤患者的生存期(31 周 *vs*. 23 周；调整 *HR* 0.67；*P*=0.006)。因此，美国 FDA 已经批准了卡莫斯汀的这种给药途径。另外一项研究[72]中，240 例新诊断的恶性胶质瘤患者接受 *BCNU* 化疗片治疗的中位生存期较安慰剂组显著延长(13.9 个月 *vs*. 11.6 个月)。这种获益会在植入化疗片 2～3 年内获益。基于这些研究，美国 FDA 也批准了 *BCNU* 的化疗片应用于恶性胶质瘤的初始治疗。临床医生和患者应该清楚卡莫斯汀可能与其他药物相互作用而增加毒性(见下文)。植入的化疗片可能阻碍患者进一步参加其他的临床辅助化疗方案。

作为一种烷化剂(甲基化剂)，替莫唑胺联合术后放疗是目前对于较年轻的、一般状态较好的 GBM 患者的标准方案。Stupp 等[73,74]完成的一项Ⅲ期临床研究纳入 573 例 70 岁以下的 WHO ECOG Ⅱ级或更好状态的 GBM 患者。两组患者分别接受替莫唑胺同步放化疗后续 6 个周期的替莫唑胺辅助化疗或单纯接受放疗。替莫唑胺的不良反应包括脱发、恶心、呕吐、头痛、疲乏与食欲下降。由于淋巴细胞减少的风险会导致机会性感染，在放疗同步给予替莫唑胺前必须预防卡氏肺囊虫型肺炎的发生。与单纯放疗组比较，同步放化疗加辅助化疗显著提高了中位生存期(14.6 个月 *vs*. 12.1 个月)以及 2 年生存率(26.5% *vs*. 10.4%)。最终分析发现 5 年生存率显著获益(10% *vs*. 2%)。然而，该研究没有明确哪项因素导致生存率提高，是同步放化疗期、辅助化疗期还是两者都可以提高生存期。该研究实施的化疗方案，是在联合放化疗期间每日给予 75 mg/m$^2$，在辅助化疗期间是连续 5 d 给予 150～200 mg/m$^2$ 的替莫唑胺，每 28 d 为 1 个周期。替代方案如 21/28 剂量密度方案或是 50 mg/m$^2$ 连续给药方案对于新诊断的 GBM 的疗效已经有一些Ⅱ期[75]和Ⅲ期[76]临床研究报道。

对于具有 1p/19q 联合缺失的单纯或混合型间变性少突胶质细胞瘤，有两项临床研究建议使用 PCV 方案化疗联合放疗可作为新的标准。RTOG 9402 研究[77]将 291 例患者随机分组分别接受放疗后立即予 PCV 方案化疗或单纯放疗，21/28 剂量密度方案(RTOG 0525)与 5/28 标准方案的对比研究显示其疗效无显著差异[78]。也有研究[79]发现两组患者疗效无差异。然而，研究却意外发现具有 1p/19q 联合缺失的患者生存期显著长于未发生缺失的患者；对于发生联合缺失的患者，研究发现在放疗后添加 PCV 方案化疗可使中位生存期加倍(14.7 年 *vs*. 7.3 年；*HR*：0.59；95%*CI*：0.37～0.95，*P*=0.03)。对于那些没有发生 1p/19q 联合缺失的患者则未发现这种现象。

遗憾的是，目前所有的化疗方案都无法实现临床治愈。所有恶性脑肿瘤患者最终都会发生复发和进展。除去替莫唑胺[80, 81]和亚硝基脲[82]，常见的二线化疗方案包括联合 PCV 方案、环磷酰胺方案(2B 级证据)[83]以及铂类为基础(2B 级证据)的方案。对于间变性胶质瘤还可以使用伊立替康[84]或依托泊苷[85]。贝伐珠单抗[86, 87]是一种抗血管生成制剂，基于两项针对复发 GBM 的Ⅱ期临床试验，在 2009 年提前被美国 FDA 快速通道批准。AVF3708g 研究对 167 例患者随机分组，分别使用贝伐珠单抗联合伊立替康或单用贝伐珠单抗，MRI 检查发现治疗反应率分别是 28% 和 38%；中位生存期约为 9 个月[88]，这与前述两项研究类似。另一项[89](NCI 06-C-0064E)对于 48 例多次治疗后复发患者的研究中，报道中位生存期是 31 周。对于有较好 PFS 的患者并接受贝伐珠单抗单药治疗但再次出现影像学进展的患者，继续使用贝伐珠单抗可能延缓神经功能的快速恶化[90]。贝伐珠单抗联合伊立替康、卡莫司汀或洛莫司汀、卡铂(2B 级证据)或替莫唑胺同样被用于间变性胶质细胞瘤的治疗。这些治疗方案可以在单用贝伐珠单抗复发后考虑。虽然有效，但贝伐珠单抗与一系列可能的严重不良反应相关，包括升高血压、创口延迟愈合、肠道穿孔以及血栓形成[91-96]。

在 2011 年，美国 FDA 批准了一种便携式医疗设备，该设备可以产生一种称为肿瘤治疗电场(tumor treating fields，TTF)的低密度电场以治疗复发 GBM。美国 FDA 的审批通过是基于一项对 237 例患者进行随机接受 TTF 治疗和化疗的研究。其结果提示两组患者生存情况相同，但 TTF 的不良反应更低，且提高了患者的生存质量。

血管生成抑制剂通过对抗肿瘤血管生成，切断肿瘤的供氧，从而遏制肿瘤的生长和转移。它具有特异性、不易产生耐药和不良反应小等优点，并绕过了传统治疗对于实体瘤内部不易递送药物的问题。抑制血管生成因子释放、中和已经释放的血管生成因子；应用多种血管生成抑制剂抑制内皮细胞增殖、

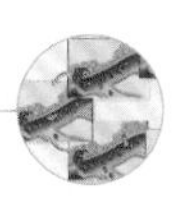

阻止细胞外基质降解；以及针对特异性肿瘤血管内皮细胞标志物，应用毒素或抗体阻塞肿瘤血管系统等方法，均能有效抑制血管生成和肿瘤的生长转移。其中，内源性血管生成抑制剂血管抑素和内皮抑制蛋白在动物实验中可使多种最顽固性实体瘤“休眠”。通过转导抗血管或血管生成信号阻断基因至肿瘤细胞，是抗血管生成治疗的进一步发展。如通过病毒转染 VEGF 受体变异基因使 VEGF 受体失活或应用反义 VEGF 阻断 VEGF 和 VEGF 受体旁分泌通路能抑制胶质瘤生长。近来，血管抑素和内皮抑制蛋白的 cDNA 转导也取得了可喜的成果。抗血管生成治疗特别适合于依赖血管生成的多种脑肿瘤的治疗，如恶性多形 GBM、脑膜瘤等是人体血管活性表达最强的肿瘤。在动物实验中，血管抑素、PF4 等血管生成抑制剂能显著抑制 GBM 的生长，沙利度胺治疗胶质瘤的Ⅱ期临床试验也正在进行；从理论上讲，如果能应用抗血管生成药物控制肿瘤发展、减少肿瘤血供，并将其缩小，就可能通过手术全切，甚至可以用立体定向、内镜以及射频、伽马刀等手段达到微侵袭切除病灶，这也将为放化疗提供契机和时机。

肿瘤细胞区别于正常细胞的一个主要特征在于分化障碍。分化障碍在胶质瘤形成中起重要作用，近期研究表明，诱导肿瘤细胞分化治疗可能有效。目前用于胶质瘤研究的分化诱导剂主要有：①极性化合物，如六亚甲基双乙酰胺、二甲基甲酰胺。②维 A 类化合物，如全反式维 A 酸、13 -顺维 A 酸(accutane，异维 A 酸)、9 -顺维 A 酸等。笔者团队早期使用了替莫唑胺联合 13 -顺维 A 酸治疗复发胶质瘤，认为是较为安全可靠的[97]，且服用方便，不良反应可以耐受；对于以往已采用替莫唑胺单药治疗而又复发的患者，同样可以尝试采用。但对于肿瘤生长较快的病例替莫唑胺辅助化疗期间就有复发迹象的患者不太合适采用此方案(图 15 - 13)。既往采用其他化疗方式如尼莫司汀(ACNU)等而又复发的患者以及在初发恶性胶质瘤术后是否可以采用这一联合方案需进一步的前瞻性临床试验的数据支持。③芳香脂肪酸，如苯乙酸、苯丁酸等。④环腺苷酸衍生物。⑤多种细胞因子。体外研究证实这些分化诱导剂对人、鼠多种胶质瘤细胞系有不同程度的抗增殖和诱导分化作用，可以使肿瘤细胞动力学发生改变，如 $G_1/G_2$ 期细胞增多，S 期细胞减少；细胞形态学和组织化学检查也出现成熟细胞的特征，体内应用也可以显著抑制肿瘤的生长。其中研究相对较多的是维 A 类化合物，它能通过激活相应维 A 酸核受体，与基因调控区域上的特定 DNA 序列——维 A 酸应答因子特异性结合，从而调控特定核基因的转录活性，产生诱导分化效应。

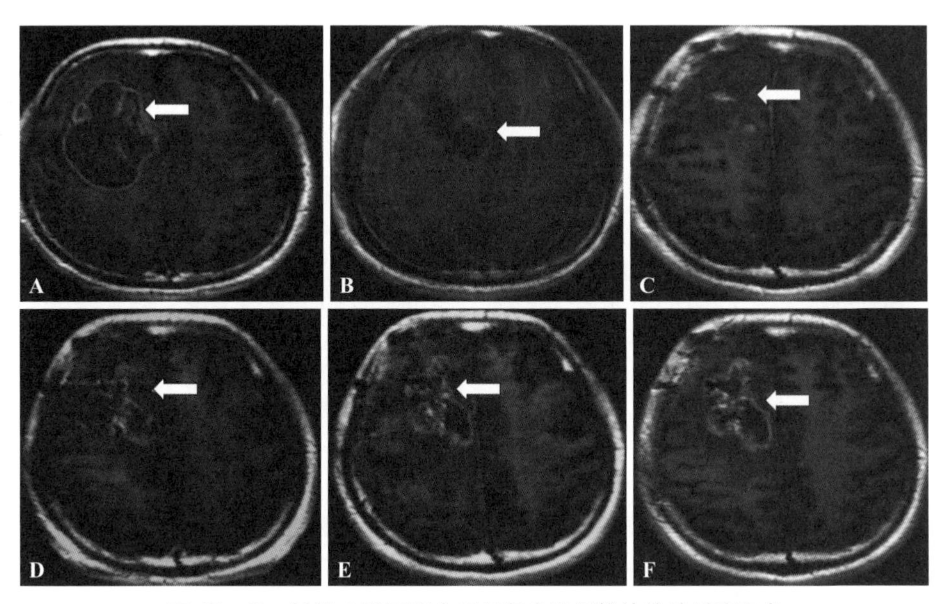


**图 15 - 13　异维 A 酸不适合用于复发进展较快的胶质瘤患者**

A. 右额肿瘤术前；B. 术后 72 h MRI；C. 完成同步放化疗和 3 个月替莫唑胺化疗时复查 MRI；D. 替莫唑胺化疗 6 个疗程后复查发现复发；E、F. 采用替莫唑胺联合异维 A 酸治疗 1 个疗程和 2 个疗程后复查 MRI。

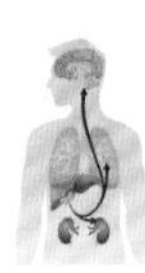



应用自杀基因治疗恶性脑肿瘤已进入临床试验阶段，例如转导单纯疱疹病毒胸腺嘧啶激酶（*1-1SV-tk*）基因，它能使非细胞毒性核苷酸类似物（Gcv）磷酸化，抑制分裂细胞的DNA合成。动物实验中应用反转录病毒介导 *HSV-tk* 基因治疗实验鼠胶质瘤，可使肿瘤完全消退。令人遗憾的是，HSV-tk/GCV系统的Ⅰ期临床结果显示其抗肿瘤活性有限，脑肿瘤原位注射的产病毒辅助细胞中仅有少部分转染至肿瘤细胞，这提示现有基因转染系统的转染效率并不理想。腺病毒也是近年常采用的载体，应用腺病毒介导 *1-1SV-tk* 基因治疗胶质瘤，国内外也进行了大量研究与反转录病毒相比，其对人类较安全，易于制备和纯化，还具有滴度高、不整合至宿主基因组等优点，但它有转染特异性较低、表达时间短、能引起免疫反应等缺点。由于缺少可接受的有效基因转染技术，目前基因治疗的临床应用受到了很大限制，基因治疗从理论和技术上还有待进一步改进和完善。

此外，对于复发高级别胶质瘤，再程放疗也展现出较好的临床疗效及可耐受毒性，Ⅱ期随机对照研究ROTG1205结果显示，对比单药贝伐珠单抗，再程放疗（35 Gy/10 fx）联合贝伐珠单抗治疗复发GBM虽未改善总生存期，但明显提升6个月无进展生存（54% *vs.* 29%；*HR*：0.42；95% *CI*：0.34～0.5；*P*＝0.001）[98]。在多种放疗方式中，大分割立体定向放疗因疗程短、精度高、剂量集中等优势逐渐成为复发高级别胶质瘤放疗的主要选择。

作为立体定向放疗代表性设备之一，射波刀（cyber kinfe，CK）为图像引导的X线放疗系统，头部治疗临床精确度可达0.7±0.3 mm[99]。目前已发表研究中，有3项前瞻性单臂研究报道了CK治疗复发高级别胶质瘤疗效及安全性[100-102]。Conti等人报道的前瞻性队列研究入组23例患者，其中CK联合剂量密集替莫唑胺疗法对比单纯CK放射外科治疗，患者中位生存期明显提高（12个月 *vs.* 7个月，*P*＜0.01）[102]。其余回顾性报道复发高级别胶质瘤射波刀治疗后中位生存期9～11.5个月，治疗中位剂量为19～25.5 Gy，中位分割次数为1～5 fx，治疗的毒性反应可耐受[103-105]。

复旦大学附属华山医院团队报道的回顾性研究数据同样支持以上结论，共70例患者纳入最终分析，其中初次手术后病理GBM患者49例，WHO Ⅲ级患者21例，中位计划靶区（PTV）16.68 $cm^3$，中位治疗剂量24 Gy（12～30 Gy），4次分割（2～6次）。治疗后中位生存期17.6个月（Ⅲ级患者19.5个月 *vs.* Ⅳ级患者14.6个月；*P*＝0.039）。未见相关Ⅲ级以上毒性反应。多因素分析显示，对于复发GBM患者，同期使用贝伐珠单抗、KPS＞70分是预后的独立预测因子[106]。基于以上结果，开展Ⅲ期随机对照研究进一步证实立体定向放疗治疗复发高级别胶质瘤及获益人群有一定价值。

3）颅内和脊髓内的室管膜瘤：对于间变性室管膜瘤和未能完全切除的室管膜瘤，术后进行放疗是有确切价值的，尽管多数的数据来源于儿童[107,108]。Rodriguez等[109]的一项纳入2 400例室管膜瘤患者的SEER数据库分析研究表明，没有实现全切除的室管膜瘤患者未进行放疗是预后不良的一个独立因素（*HR*：1.75；*P*＝0.024）。术后接受放疗的短期和10年的生存率分别为70%和50%[110-112]。

对于分化的室管膜瘤，实施放疗的价值仍有争议，因为数据主要是来源于部分切除肿瘤术后给予放疗获得的生存受益[113]。过去，标准治疗往往是全脑放疗或全脑-全脊髓放疗。但研究显示：①治疗失败的主要类型是局部复发；②如果没有局部复发，脊髓种植的情况比较少见；③对于高级别肿瘤，接受局部放疗和全脑-全脊髓放疗后复发类型相似；④预防性脊髓放疗并不能防止脊髓播散。与采用较高剂量的局部适形放疗相比，预防性全脑-全脊髓放疗或全脑放疗并没有提高生存率。经典的全脑-全脊髓放疗方案[114]包括全脑-全脊髓照射36 Gy（每次1.8 Gy），随后针对脊髓病灶局部野加到45 Gy。对于颅内室管膜瘤，原发脑肿瘤区需要接受54.0～59.4 Gy（每次1.8～2.0 Gy）。对于脊髓室管膜瘤，患者需要接受45.0～50.4 Gy（每次1.8 Gy）。如果脊髓肿瘤位于脊髓圆锥下，接受高达60 Gy的放射剂量也是合理的。为减轻治疗不良反应，可以考虑采用全脊髓的质子治疗。对于复发的患者，在EBRT之后，可以考虑给予SRS局部加量，但缺乏长期疗效足够的临床证据[114]。

关于化疗方案的研究主要针对儿童室管膜瘤，对于化疗在成人室管膜瘤治疗中的研究仍缺乏证据。目前，尚无研究报道对于新发的室管膜瘤患者，在放疗以外额外实施化疗是否有更大的治疗优势。但是，对于复发的患者，化疗确实是姑息治疗/最佳支持治疗以外的一种选择。可能的选择主要包括以铂类为基础的方案（顺铂和卡铂）、依托泊苷、洛莫司汀或卡莫司汀、贝伐珠单抗以及替莫唑胺[115-117]。

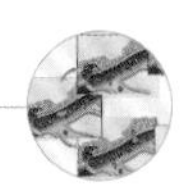

室管膜瘤的随访和复发取决于疾病的范围和部位。对于局部病变，增强的脑和全脊髓 MRI 检查（如果起初就是阳性的）应该在术后 2～3 周进行，然后在之后的 1 年内每 3～4 个月检查 1 次。在第 2 年可以每 4～6 个月检查 1 次，随后是每 6～12 个月检查 1 次，且取决于医生对病变范围的认识、组织病理学情况以及其他相关因素。如果术后任何一次发现有颅内或脊髓内的病变，基于脊髓和颅脑 MRI 进行分级以及进行脑脊液分析是必要的。如果可能的话，推荐再次切除；如果最初没有接受放疗，可以术后辅助放疗；在易于规划的病例中推荐行 SRS。一旦疾病进展，根据疾病的组织学类型、病变范围、患者年龄以及一般状况，有以下几种选择可以考虑：①放疗（包括 SRS 或再次放疗）；②对于手术和放疗抵抗的患者可以实施化疗；③支持治疗。

4）髓母细胞瘤和幕上原始神经外胚叶肿瘤（primitive neuroectodermal tumor，PNET）：手术后的辅助放疗是目前的标准治疗，尽管多数的经验都是基于儿童患者的。对于全脑-全脊髓放疗的传统剂量是 30～36 Gy，在颅内原发部位的缩野放疗是 54.0～55.8 Gy。对于中等风险患者，为了减少放疗不良反应，低剂量的全脑-全脊髓放疗（23.4 Gy）联合化疗，也是一个可以考虑的选择。当然，颅后窝局部放疗的剂量仍要维持在 54.0～55.8 Gy[118-122]，尽管有一项随机对照研究显示减少全脑-全脊髓放疗剂量可能会增加肿瘤复发的风险[123]。当然如果可能的话，也可以使用质子刀来实施全脑-全脊髓放疗，以减少放疗的神经毒性反应[124]。有一项小样本 12 例患者的研究[125]发现，伽马刀可能对残余病灶或复发病灶有效。

放疗后使用化疗来降低放疗剂量，目前对于儿童来说是越来越普遍的选择，但是对于成人如何实施最佳的化疗仍然是不清楚的[126,127]。

一项Ⅲ期临床试验[128]入组了 400 例 3～21 岁患者，接受术后放疗联合以铂类为基础的化疗方案，结果发现 5 年生存率可以达到 86%。有多种方案可以用来治疗复发的病例，多数方案包括依托泊苷[129,130]。替莫唑胺同样可以用于治疗复发的病例，如果之前对低剂量有较好的治疗反应，也可以考虑选择高剂量化疗联合自体干细胞移植[131-133]。

没有一个有力的证据支持 PNET 最佳的随访方案。多数指南建议在头 2 年内每 3 个月复查 1 次，在之后 3 年每年复查 2 次，随后每年复查 1 次。如果 MRI 随访发现复发，应该立即行脑脊液检查。如果患者既往有脊髓病变，或者有脊髓相关症状，应该考虑同时行脊髓影像学检查。骨扫描、CT 检查以及骨髓活检也可以考虑。

对于复发的肿瘤还是应该尝试最大范围安全切除，对部分患者可以考虑给予高剂量化疗联合自体干细胞移植。疾病进展时的其他治疗包括化疗、放疗（包括 SRS）和放化疗联合。转移的患者可以采用化疗或支持治疗，比如姑息治疗。

综上所述，神经恶性肿瘤术后的预后较差，并且所有恶性肿瘤最终都会复发或进展。随着影像学、基因诊断等技术不断发展，医学对神经肿瘤的认知和研究越来越多。在放化疗中，要根据胶质瘤的生物学、细胞学以及放化疗等多学科的知识，采用多重方案进行综合治疗，不断完善治疗方案，提高患者的治疗效果。

### 15.3.2 神经系统肿瘤免疫治疗研究进展

过去认为脑组织具有免疫豁免的特征，且脑内的外来抗原不能到达淋巴系统引起免疫应答反应。实验发现脑内异种移植并不像脑外组织一样引起应答免疫反应，提示存在所谓的神经系统免疫豁免性。除了血-脑屏障，中枢神经系统还需要一个生理的免疫监护内环境以保护各种刺激物引起的脑损伤。脑内有完整的免疫效应机制，但不能识别脑内抗原，原因是：①脑内免疫细胞（小胶质细胞和星形细胞）主要组织相容性抗原和共刺激分子的表达很低，不能有效激发免疫反应；②脑内受较强的免疫抑制分子控制。研究发现，眼球内免疫豁免状态是在神经控制之下。眼球的晶状体含有 α 促黑素细胞激素（α-melanocyte stimulating hormone，α-MSH）、血管活性肠肽（vasoactive intestinal peptide，VIP）和降钙素基因相关多肽（calcitonin gene-related polypeptide，CGRP），它们能够抑制和改变 T 细胞和巨噬细胞的功能特性。当角膜损伤后，前房周围组织停止释放免疫抑制因子，有助于形成眼内免疫的诱导和表达，从而控制其免疫豁免的状态。

目前大量资料显示神经系统内有免疫应答存在。神经系统的免疫细胞表面与外周血中免疫细胞表面同样有表面标志物的表达，神经系统表面也有免疫应答有关的主要组织相容性抗原的表达。但是，正常情况下神经系统免疫反应远较身体其他部位为低。

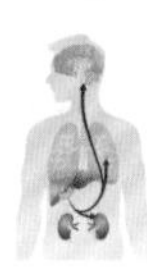



GBM具有独特的免疫逃避机制，包括减少其微环境中免疫应答细胞 $CD8^{+}$ 细胞水平，增加免疫抑制T细胞水平，低表达甚至不表达大脑中协同刺激分子而表达协同抑制分子如B7－H4，形成抑制免疫应答的胶质瘤干细胞以持续破坏宿主的抗肿瘤免疫应答等[134，135]。

随着分子生物学和分子免疫学的发展，基于免疫识别和效应机制而产生的免疫治疗成为当前的研究热点之一。肿瘤免疫治疗的独特之处在于其通过增强机体肿瘤特异性免疫反应，打破免疫耐受，以达到延缓肿瘤进展，减少肿瘤的复发、转移，甚至治愈肿瘤的目的。笔者团队前期编写了“胶质瘤免疫、靶向和电场治疗专家共识”，认为免疫治疗对于神经肿瘤患者是一个很有前途的治疗策略。细胞免疫治疗技术包括过继免疫细胞治疗（adoptive cell therapy，ACT）、肽疫苗（peptide vaccination）、树突状细胞免疫治疗（dendritic cell-based therapy）、嵌合抗原受体T细胞（CAR－T）等[136，137]。在这个方面我们的共识推荐建议：对于复发性GBM，可推荐参加树突状细胞相关临床试验。目前暂无对CAR－T、溶瘤病毒以及肽疫苗推荐建议。

免疫检查点（immune checkpoint）抑制剂在肿瘤治疗中纷纷取得了突破性进展。临床研究发现免疫检查点阻断单抗对黑色素瘤、非小细胞肺癌、肾细胞癌、结直肠癌、霍奇金淋巴瘤、卵巢癌等均取得显著的治疗效果[138-140]。PD－1/PD－L1是肿瘤细胞逃离机体免疫杀伤的重要免疫抑制靶点。临床使用的PD－1/PD－L1抗体包括派姆单抗、纳武单抗、德白鲁单抗等。目前PD－1/PD－L1单抗治疗GBM的Ⅲ期临床试验均以失败告终。共识推荐建议：不推荐在*MGMT*基因启动子非甲基化新诊断GBM使用抗PD－1治疗；不推荐在复发性GBM使用抗PD－1治疗；抗PD－1新辅助化疗可推荐用于复发性GBM的临床试验[141]。

## 15.3.3 分子靶向治疗在神经系统肿瘤抗复发、转移治疗中的应用

目前，没有标准化的治疗GBM颅外转移的方案，对于转移GBM患者大部分采用姑息治疗。大多数患者接受放疗和/或化疗，但是这些治疗方法之间没有观察到临床疗效的显著差异。放疗主要是缓解局部转移引起症状的姑息治疗；然而，无论选择何种治疗方法，患者的预后都很差。大多数受影响的患者将在几个月内死亡。因此寻找新的神经肿瘤治疗方法迫在眉睫。贝伐珠单抗一般用于复发的间变性星形细胞瘤和GBM。对于贝伐珠单抗我们的共识推荐：对于新诊断GBM患者，除外有明确分子标志物等检测结果指导的情况，在使用标准治疗方案基础上，不推荐联合贝伐珠单抗，因为该药物仅延长无进展生存期，不延长总生存期。对于复发性GBM患者推荐使用，特别是水肿范围大的患者[141]。

*EGFR*基因突变或扩增常导致EGFR过度激活，成为肿瘤细胞增殖失控的重要因素。GBM中的*EGFR*突变集中在胞外结构域，包括框内缺失突变（如常见的“EGFR vⅢ”变异）和错义突变。单克隆抗体治疗以EGFR胞外结构域为靶点，以防止配体结合和随后的EGFR激酶结构域激活。靶向EGFR扩增与胞外结构域变异是脑胶质瘤抗EGFR治疗的方向。国内外大型机构均已进行抗EGFR治疗GBM的临床研究，目前尚未获得理想疗效。我们的共识推荐：不推荐新诊断GBM和复发性GBM常规使用抗EGFR药物治疗。该类药物的使用需进一步结合分子标志物的筛选，从中找出可能的受益者[141]。

有研究[142]报道，使用树突状细胞的主动免疫疗法治疗多形性GBM，树突状细胞疫苗（DCV）是一种有前景的特异性免疫疗法，但目前效力有限。树突状细胞是抗原提呈细胞，启动免疫反应。几个早期临床试验表明DCV接种延长了存活期GBM患者[143]。我们之前的研究表明，GBM样干细胞（GSC）抗原可引发对胶质瘤的强烈免疫反应[144]。我们以前进行了Ⅰ期临床试验以确认安全性，用GSC抗原脉冲的DCV。GBM可以引发免疫抑制以逃避免疫监视。在以前的B7－H4研究中，一个成员共刺激B7家族，高度表达胶质瘤[145]。T细胞介导的抗肿瘤免疫可以被GSC抗原诱导的B7－H4表达抑制巨噬细胞/小胶质细胞，而抑制B7－H4导致在胶质瘤异种移植物中T细胞活化和肿瘤消退[142]。因此，B7－H4可作为生物标志物预测DCV免疫疗法的功效。一些分子标志物如1p/19q、IDH和TERT在胶质瘤的表达与之相关某些肿瘤抗原的表达相关[146-148]。但是，其间的关系肿瘤免疫和新的分子胶质瘤亚型分类到目前为止还没有被很好地理解。复旦大学附属华山医院完成了一项随机Ⅱ期临床试验，评估了GSC抗原引发的DCV疗效，并确定GBM相关的分子特征具有更高的响应DCV的可能性。发现对于*IDH1*野生型*TERT*突变型患者使

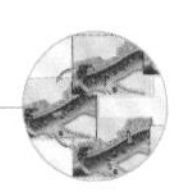

用 Kaplan-Meier 和对数秩检验分析，且相对于安慰剂组，总生存期和无进展生存期明显延长（OS：$P<0.01$；PFS：$P=0.03$）[149]（图 15－14）。研究已经证明了分子分类基于异柠檬酸的突变状态脱氢酶（IDH）端粒酶反转录酶（TERT）具有显著的预测和预后胶质瘤的价值[149]。

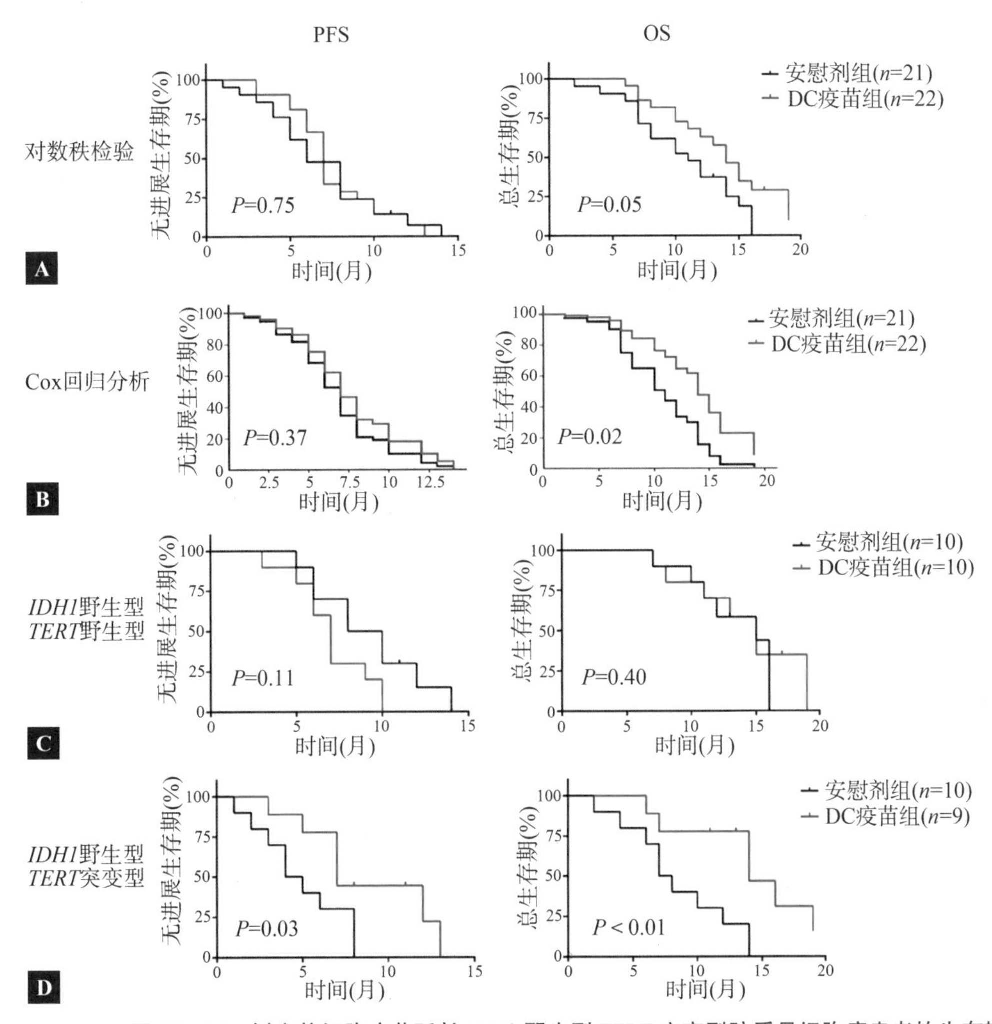


**图 15－14　树突状细胞疫苗延长 *IDH1* 野生型 *TERT* 突变型胶质母细胞瘤患者的生存期**

A. 在评估所有 43 例 GBM 患者中，DCV 组与安慰剂组比较 OS 无显著性差异（$P=0.05$），PFS（$P=0.75$）。B. 采用 Cox 回归分析调整 *IDH1* 和 *TERT* 启动子均为突变型，且 B7－H4 表达低的患者，DCV 治疗组相比安慰剂组 OS 明显延长（$P=0.03$），PFS 较佳（$P=0.48$）。C. 对于 *IDH1*、*TERT* 均为野生型患者，DCV 治疗组与安慰剂组相比无显著性差异（$P=0.40$）和 PFS（$P=0.11$）。D. *IDH1* 野生、*TERT* 突变，DCV 组与安慰剂组相比，有显著疗效，OS：$P<0.01$ 和 PFS：$P=0.03$。

## 15.4 神经系统肿瘤转移复发的相关基础研究进展

### 15.4.1 神经系统肿瘤发病机制研究进展

（1）免疫因素

患者颅内血-脑屏障对于免疫分子和免疫细胞的自由进出起到了一定的限制作用，因此被当成免疫“豁免”器官。免疫功能的“豁免”虽然能够有效避免正常脑组织受到异常免疫活动的损害，但也会为患者颅内肿瘤的生长提供可能性。因此免疫逃逸机制是颅内恶性肿瘤发病机制的重要因素。在中枢神经系统免疫中，神经胶质细胞会通过分泌及合成具有一定免疫功能的细胞因子，从而干扰神经系统信号的转导，使神经系统功能下降。神经中枢损伤时，

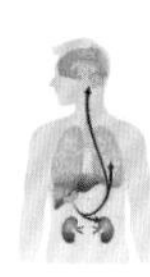



小胶质细胞在接受损伤信号刺激后，就会与巨噬细胞共同发挥作用，将抗原吞噬。

（2）遗传因素

遗传因素包括体细胞突变和表观遗传学两个方面。体细胞突变包括抑癌基因失活、癌基因激活以及多条染色体异常等。相关研究发现，大多颅内恶性肿瘤患者的染色体出现重排、易位、断裂以及片段缺失等。基因功能的缺失会导致患者体内蛋白质异常积聚，导致肿瘤生长。有关学者指出，GBM 的侵袭性以及恶性程度和位于 18q21 的 *DCC* 基因具有很大的关联性。表观遗传学是指在基因序列未发生变化的基础上发生了可以遗传的基因表达，通过对基因表达的调控而影响肿瘤的发生与发展。

（3）肿瘤干细胞

肿瘤组织中的细胞具有很强的分裂与分化能力，称为肿瘤干细胞。肿瘤干细胞能够在很短的时间内快速进行自我更新与增殖、分化等。肿瘤干细胞是人体内肿瘤细胞增殖、攻击转移等恶性行为的起源，并能够分化为与原发肿瘤相同的表型。通过对于人体颅内肿瘤球细胞进行深入研究，发现其具有肿瘤干细胞的特征，由此可以作出推断，脑肿瘤干细胞是存在的。

目前用于鉴定胶质瘤干细胞的标志物包括 CD133、ABCG2、神经上皮干细胞蛋白（nestin）、SOX2 和 Musashi-1（MSI-1）等，其中研究最多的是 CD133 和神经上皮干细胞蛋白（nestin）。CD133 是一种新型的 5 次跨膜蛋白，其分子量为 170 000，最初作为造血干细胞标志物被人们认识，现在也是公认的神经干细胞标志物。研究表明，无论是实体瘤还是体外细胞系，培养获得的脑肿瘤球细胞均显示 CD133 染色阳性，而用磁珠分选技术从胶质瘤细胞系获得的 CD133 阳性细胞在无血清培养时均呈球样生长；比较 CD133 阳性和阴性瘤细胞致瘤能力时发现，CD133 阳性瘤细胞具有很强的致瘤能力，而阴性细胞致瘤能力低。基于以上理由，CD133 被认为是脑肿瘤干细胞最重要的标志物。但是，Joo 等[150]在研究 CD133 高表达与低表达的 GBM 时发现，与 CD133 高表达细胞相比，CD133 低表达细胞的侵袭性更强，增殖基因出现高表达；进一步分离、纯化 CD133 阳性与 CD133 阴性细胞并接种于非肥胖性糖尿病的重症联合免疫缺陷病（non-obese diabetic-severe combined immunodeficiency disease, NOD-SCID）小鼠，发现 CD133 阴性细胞组表现出更强的侵袭性和血管形成能力。Zheng 等[151]等在研究胶质瘤细胞系 C6 时也发现 CD133 阴性细胞同样具有自我更新能力和致瘤性。Wang 等[152]把来源于 6 例脑肿瘤患者的 CD133 阴性肿瘤细胞分别接种于鼠脑后均形成了肿瘤，其中 3 例肿瘤发现 CD133 阳性肿瘤细胞；进一步研究发现，CD133 阴性细胞经过体内的增殖传代，CD133 的表达率会逐渐上调。所以，近来人们认为 CD133 并非胶质瘤干细胞必备的标志物，利用 CD133 分选出来的肿瘤细胞也未必都是胶质瘤干细胞。目前，CD133 阳性与 CD133 阴性细胞之间是否存在某种演进关系或转化机制尚不得知。另有新观点认为，在从胶质瘤组织分选 CD133 阳性细胞的过程中，由于胰蛋白酶对组成细胞表面分子 CD133 氨基酸的裂解作用以及抗体的专一性不强等原因，很容易低估胶质瘤干细胞的量。同时胶质瘤干细胞存在较强的耐药性。有研究发现[153]，同正常脑组织相比，CD133 高表达胶质瘤组织有明显的耐药性；研究还发现胶质瘤中 CD133 阳性细胞的比例大约是正常脑组织的 10 倍，且 CD133 阳性细胞比 CD133 阴性细胞表现出更强的化疗药物抗拒性。Liu 等[154]用含有不同浓度替莫唑胺、卡铂、紫杉醇和依托泊苷的 DMEM/F12 培养基培养同一肿瘤来源的 CD133 阳性和 CD133 阴性 GBM 细胞，发现 CD133 阳性细胞对替莫唑胺、卡铂、紫杉醇和依托泊苷等化疗药物有明显的抗药性，并认为肿瘤的耐药是由这些 CD133 阳性细胞导致；研究也发现同一肿瘤来源，化疗后复发的胶质瘤 CD133 的表达显著高于原发肿瘤组织，也提示 CD133 阳性细胞对化疗有更强的抗药性。胶质瘤干细胞的这种抗药性与其高表达包括多药耐药蛋白 1、多药耐药相关蛋白 1 以及 ABCG2 在内的 ABC 转运体蛋白有关[155]。ABC 转运载体能利用 ATP 水解提供的能量主动把胞内药物泵至胞外，导致化疗失败；其次，胶质瘤干细胞的耐药性还可能与其高表达 O6-甲基鸟嘌呤-DNA 甲基转移酶（O6-methylguanine-DNA methyltransferase, MGMT）、抗凋亡蛋白和凋亡蛋白抑制因子有关。CD133 阳性 GBM 细胞的 MGMT 表达水平显著高于 CD133 阴性 GBM 细胞。Beier 等[156]发现，如果完全清除 MGMT 阳性肿瘤干细胞在体外克隆的细胞并降低其体内的致瘤性，需要的替莫唑胺浓度比在 MGMT 阴性肿瘤干细胞发生同样效应需要的替莫唑胺浓度高 10 倍，提示 MGMT 可能参与 CD133 阳性肿瘤细

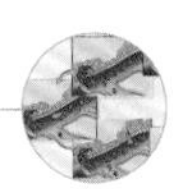

胞的耐药。

胶质瘤干细胞存在很强的放射抗拒性[157-159]。Kang 等[160]研究发现 GBM 中对放疗产生抗拒的细胞常常高表达 CD133、CD45 等表面标志物，进一步培养发现其有无限增殖、自我更新、多向分化的潜能，且在接种裸鼠后能够形成肿瘤。Blazek 等[161]的研究也发现 GBM 经过放疗后表现出 CD133 阳性细胞富集的现象，体外细胞系培养和体内肿瘤细胞异种移植经过放射打击后 CD133 阳性细胞的数量都是原来的 3～5 倍；针对临床病例的研究发现，初发且未经放疗的恶性胶质瘤标本中的 CD133 阳性细胞占 2%～3%，而经过放疗后复发的恶性胶质瘤标本中 CD133 阳性细胞的比例高达 6%～10%，经过 3 次重复照射和传代接种获得的耐辐射可移植性肿瘤细胞亚群中的 CD133 阳性细胞比例也比未照射细胞显著增加。肿瘤干细胞放射抗拒机制可能与损伤 DNA 的修复、影响细胞周期调控、细胞凋亡和增殖等转导信号通路的改变有关。胶质瘤干细胞通过优先激活 DNA 损伤检查点增强其对 DNA 的修复能力，从而表现出对放射线的抗拒性，而给予检查点激酶特异性抑制剂能够逆转肿瘤干细胞的放射抗拒。Hambardzumyan 等[162]报道了髓母细胞瘤经过放疗打击后的复发情况，他们发现放疗后存在于肿瘤内血管周围龛(perivascular niche, PVN)中的胶质瘤干细胞通过激活由放疗诱发的 PI3K/Akt 通路，使经依赖转录因子 p53 的细胞周期停滞，并在 72 h 后重回周期循环，从而逃避放疗的打击，导致肿瘤复发。进一步研究发现，阻断 Akt 信号通路能够增加胶质瘤干细胞对放疗的敏感性。由此可见，通过靶向阻断肿瘤干细胞为抵抗外来损伤作用而激活的信号通路及其相关调节因子，有可能逆转其放射抗拒性[163]。

脑瘤干细胞与正常神经干细胞共同的细胞信号通路为 Wnt 信号通路和 Hedgehog 信号通路。一般情况下，正常神经干细胞更新完成之后，Wnt 信号通路和 Hedgehog 信号通路会自动关闭。但是在收到某些因素刺激时，两条通路会持续激活，导致正常神经干细胞处于持续分裂的状态，产生基因突变，从而转化为肿瘤干细胞，为颅内恶性肿瘤的生长提供了机会。肿瘤细胞的分化与患者脑瘤干细胞表达具有较大的关联性，抑制脑瘤干细胞的表达是对颅内恶性肿瘤进行防治的重要手段。复旦大学附属华山医院团队对于胶质瘤和髓母细胞瘤肿瘤干细胞与肿瘤增殖等关系进行了研究，在胶质瘤中，发现胶质母细胞组织中有大量和恶性生物学行为相关的 IL-6 存在，而且肿瘤干细胞可以分泌大量 IL-6，通过 JAK/STAT3 途径诱导胶质瘤浸润性巨噬细胞/小胶质细胞(glioma-infiltrating macrophages/microglia, GIM)表达 B7-H4(图 15-15)，从而导致患者预后差[142]；而髓母细胞瘤的发生和复发可能

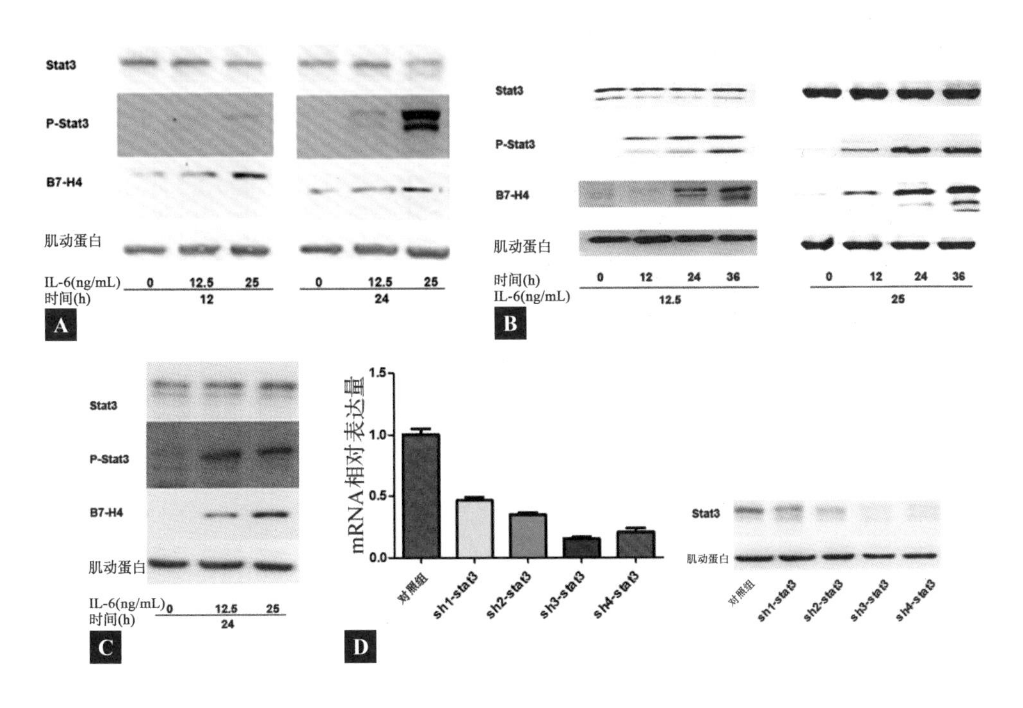

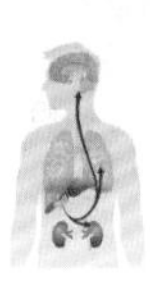

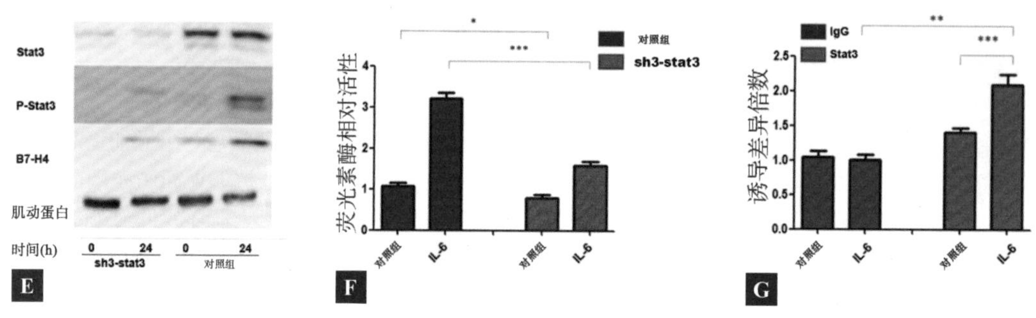


图 15－15 肿瘤干细胞通过 IL－6/JAK/STAT3 途径诱导 GIM 表达 B7－H4

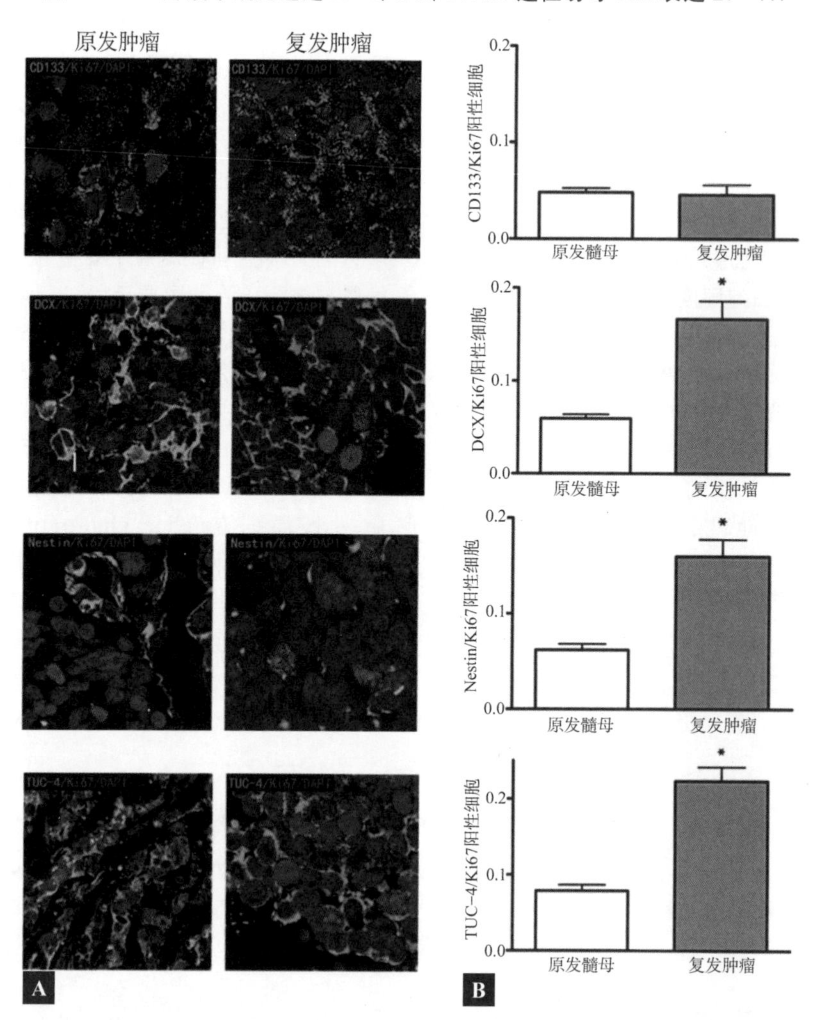


图 15－16 初发的髓母细胞瘤肿瘤干细胞样细胞的增殖状态明显弱于配对的复发性髓母细胞瘤

A. 使用抗 Ki67 抗原和抗神经干细胞蛋白 CD133、DCX、神经上皮干细胞蛋白(nestin)和 TUC－4 的抗体进行双重免疫标记。Ki67 抗原主要定位于细胞核，而其他标记主要是核外的。B. 原发性髓母细胞瘤和复发性髓母细胞瘤的肿瘤干细胞 Ki67 抗原和 CD133、DCX、神经上皮干细胞蛋白和 TUC－4 百分比采用共聚焦激光扫描显微镜分析。

与肿瘤干细胞有关，笔者团队检测了复发髓母细胞瘤中的肿瘤干细胞，发现复发髓母细胞瘤中肿瘤干细胞数量增加，也许可以认为肿瘤干细胞的数量与预后呈反比[164](图 15－16)。这些研究都说明了肿瘤干细胞会给患者带来更差的预后，并且有可能增加脑恶性肿瘤转移复发的概率。

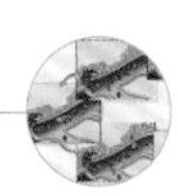

(4) 细胞表面物质与黏附分子

肿瘤细胞膜表面物质以及黏附因子也是肿瘤分子靶向研究内容。人体颅内肿瘤细胞表面具有表皮生长因子受体，该种受体是由某种癌基因编码的跨膜糖蛋白，其一般表达于肿瘤细胞的基质细胞与表皮细胞，但在正常脑组织中不表达。有学者指出，肿瘤病理等级与表皮生长因子受体在胶质瘤中的阳性率呈正相关。同时，其与趋化因子受体 4 具有一定的协同刺激作用，使蛋白质表达增强，导致肿瘤侵袭性增长。趋化因子受体 4 作为基质细胞衍生因子专属受体，与肿瘤细胞的增殖以及侵袭具有很大的相关性。肿瘤细胞表面物质与黏附分子对于肿瘤细胞的表达具有一定的促进作用。

颅内恶性肿瘤的发病机制较为复杂，包括遗传因素、免疫因素、脑瘤干细胞的分裂与分化以及肿瘤细胞表面物质与黏附分子等，虽然相关学说具有一定的片面性与局限性，但也具有科学性与相关性，因此颅内恶性肿瘤的防治也应从多方面入手，结合相关学者的报道进行更加深入的研究，使相关防治方案得以不断完善。

### 15.4.2 神经系统肿瘤转移复发的研究进展

神经系统的肿瘤转移与否与肿瘤性质有着密切的关系，恶性程度越高的肿瘤其预后越差。中枢神经系统肿瘤恶性程度按照 2016 年 WHO 中枢神经系统分类分为Ⅰ～Ⅳ级。原发性脑肿瘤的转移扩散可以通过多种扩散途径[8,165,166]。手术操作也是神经系统肿瘤外扩散的重要危险因素，主要是因为手术操作破坏了硬脑膜等结构，仅有 8.5%的脑肿瘤病例发生自发性颅外转移[167]。在大约 27.3%的原发性中枢神经系统肿瘤的神经外转移病例中，转移与心室/胸膜分流的位置直接相关[168]。

中枢神经系统原发性肿瘤瘤细胞进入血液循环必须经过血管内皮细胞-基膜-胶质膜构成的血-脑屏障，内皮细胞和内皮细胞的紧密连接是血-脑屏障的主要结构和功能基础，脑毛细血管的内皮细胞无窗孔。但是胶质瘤构成血-脑屏障的毛细血管形态上发生了明显的改变：胶质瘤毛细血管基膜常出现多层，每一层都包含周细胞，病变严重时血管基膜出现大的缺陷和扩张。有时还可见到肿瘤细胞进入基膜，造成基膜和细胞外间隙直接相通。还有文献报道在对多形性胶母细胞瘤进行超微结构的观察中发现，构成紧密连接的闭锁小带出现小的裂隙，导致肿瘤和瘤交界处血管通透性上升；在肿瘤实质内，肿瘤与正常交界处，正常脑组织内毛细血管壁上均未见窗孔[8,169]。另有文献报道，肿瘤组织中毛细血管的通透性高于正常组织中的毛细血管是因为囊泡空泡细胞器（vesiculo-vacuolar organelle，VVO）功能上调的缘故[11]。同时也有研究显示脑肿瘤转移复发与毛细血管形态改变有很大的关系[1,74,170-172]。

中枢神经系统肿瘤转移复发部位与其好发部位及起源有很大的关系。室管膜瘤由于其起源细胞的原因常会在脊髓或者第四脑室复发，其中间变性室管膜瘤预后较差，复发率高，约为 68%，并易沿脑脊液播散；5 年生存率较室管膜瘤低，为 25%～40%。髓母细胞瘤好发于第四脑室，肿瘤细胞在脑脊液中常沿蛛网膜下隙播散至脊髓并定植生长，因此在转移髓母细胞瘤患者中，最常见的累及部位是脊髓。有趣的是国外报道一例髓母细胞瘤术后行脑室-腹腔（V－P）分流术，后由于肿瘤细胞沿分流管转移至腹腔定植并生长。总的来说，不同类型脑肿瘤转移复发机制各不相同，下面我们将按照胶质瘤、室管膜瘤、胚胎性肿瘤 3 大类进行讨论。

(1) 胶质瘤

大多数新诊断 GBM 患者的治疗标准包括手术切除肿瘤和术后放化疗。然而，几乎所有的肿瘤患者最终都将复发，并且对于复发肿瘤的治疗效果不如原发肿瘤敏感，且多数情况下复发肿瘤已经侵袭了脑功能区，失去了二次手术切除的机会。目前，复发性 GBM 没有明确的治疗标准，多数患者在初次诊断后的 12～15 个月内死亡。在最近的一项大型研究[173]中研究者发现原发和复发肿瘤之间存在较高的突变基因保留率，而年龄、性别、基因表达亚型、放化疗、*IDH1*/*MGMT* 状态、肿瘤位置和驱动突变的类型等方面无统计学相关性；唯一例外的是，低突变基因保留率和远处复发肿瘤之间具有相关性。事实上，远处复发肿瘤与原发肿瘤相同的突变基因平均只有 25%，而原位复发肿瘤与原发肿瘤达到了 70%。基于这些研究结果，研究者推断远处复发确实起源于原发肿瘤，并且是源于疾病早期弥漫性侵犯脑组织的肿瘤细胞。毫无疑问，这项研究对于远处复发患者的靶向治疗具有临床意义，尤其是对于那些不能进行二次全切除手术的患者。一些报道将较差的患者生存率与原发性 GBM 组织中 CD133 的表达增加相联系，并发现在复发性 GBM 组织中 CD133 阳性细胞富集[174]。大多数的报道仅仅假设了 GSC 在

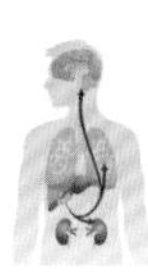



肿瘤复发中的作用，但是对于复发性GBM的GSC研究的实际数据仍然是稀缺且必要的。

有研究认为MGMT非甲基化状态GBM患者的肿瘤复发位于放疗范围内或其边缘（占85%），而MGMT甲基化患者的肿瘤复发位于放疗范围外（占57.9%）。似乎证明了肿瘤细胞复发位置的某种治疗相关性。放射外科通常不作为一线放疗手段，但在复发时可以采用。再次放疗的选择主要与前次治疗的剂量、靶体积、肿瘤的部位和体积以及与本次的时间间隔有关，其中以肿瘤体积较小、自诊断至复发的时间较短和患者年龄较小者立体定向放射外科（SRS）治疗的效果较好[175,176]。SRS治疗联合替莫唑胺、贝伐珠单抗等药物，治疗复发性GBM有较好疗效（图15－17）。然而对于有关细节，如放疗的联合治疗方式、剂量分割模式及药物适应证等都需要进行更加深入的研究。

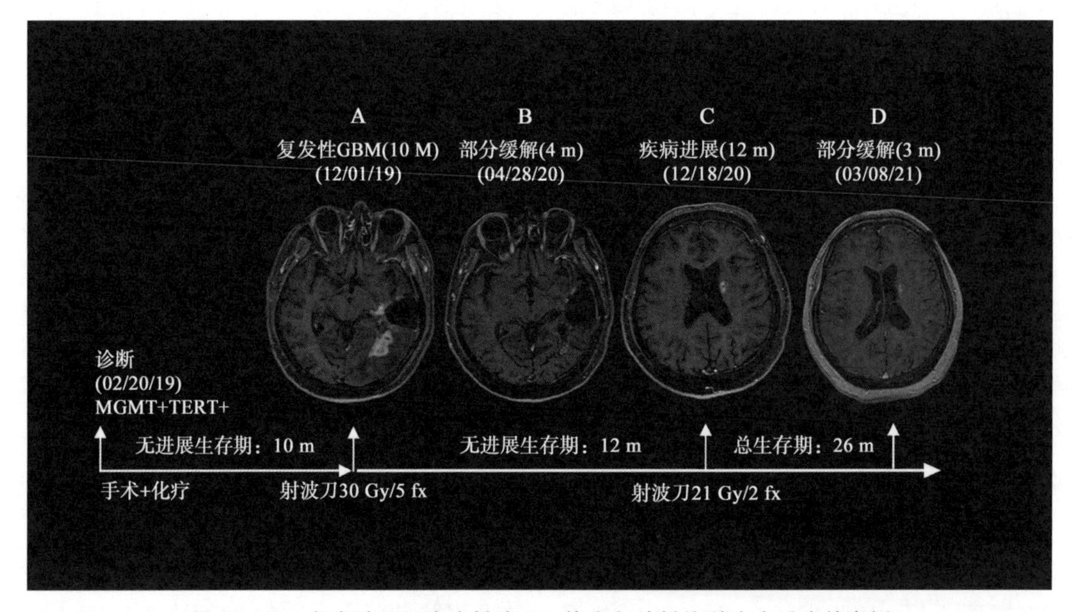


**图15－17　复发胶母细胞瘤射波刀立体定向放射外科治疗后疗效案例**

A. 患者女性46岁，左颞叶GBM（MGMT$^{+}$，1p19q$^{-}$，IDH1$^{-}$，TERT$^{+}$），术后放化疗（60 Gy/30 fx，同期120 mg替莫唑胺，辅助340 mg替莫唑胺第1～5天，4周一次，6个周期）后10个月复发，射波刀30 Gy/5 fx联合抗血管新生治疗。B. 最佳反应出现在治疗后4个月，疗效评估为部分缓解（PR）。C. 复发治疗后12个月评估，侧脑室旁转移病灶，疗效评估为疾病进展（PD），复发治疗后无进展生存期12个月。D. 转移病灶射波刀21 Gy/fx治疗后3个月，疗效评估为PR，截至末次随访患者生存，总生存期26个月。

复发性GBM的治疗与肿瘤微环境的变化相关，例如受骨髓细胞影响的血管生成因子的分泌抑或氧含量的降低。低氧环境被认为会产生替代血管生长因子例如成纤维细胞生长因子2（FGFR2）、血小板衍生生长因子α（PDGFα）和其他生长因子。这些生长因子替代了VEGF在肿瘤细胞和内皮细胞之间所起的作用。FGFRZ可直接刺激血管生成。类似于FGFRZ，VEGF受体2（VEGFR2）导致了肿瘤对贝伐珠单抗的耐药性。VEGFR2似乎通过VEGF以自分泌的方式被激活，并与促进细胞增殖、肿瘤生长及血管样结构的形成有关，进而使肿瘤独立于正常血管内皮源性血管系统。复旦大学附属华山医院团队在对GBM免疫靶点治疗研究中发现，GBM患者使用贝伐珠单抗治疗复发时侵袭性增加和HIF有关，提示贝伐珠单抗也许应该联合化疗以及肿瘤晚期使用比较合适[173]（图15－18）。

如上所述，恶性胶质瘤颅外转移的患者预后极差，预期寿命＜6个月。根据报道，对于原发性GBM，从症状发作到诊断原发性GBM的间隔时间较短。MRI的使用与总生存期的增加相关，而在年龄、性别或原发GBM部位未观察到类似的相关性。目前PD－1、CAR－T等免疫相关治疗是胶质瘤研究热点，相信未来可以取得好的成果。

（2）室管膜瘤

室管膜瘤在组织学、生物学和临床异质性上都属于罕见的神经胶质瘤，其显示室管膜分化的组织

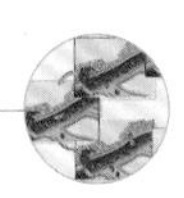

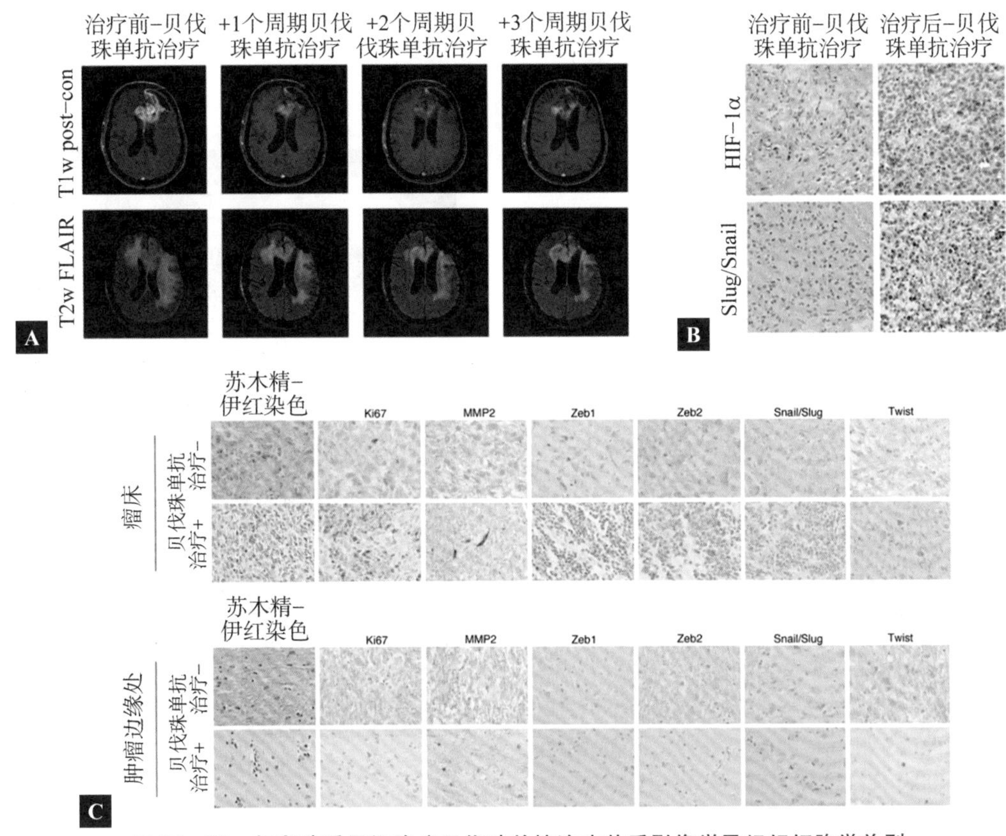


**图 15-18 复发胶质母细胞瘤贝伐珠单抗治疗前后影像学及组织细胞学差别**

A. 贝伐珠单抗治疗前后 GBM 中的 MRI 图像。在贝伐珠单抗治疗前、治疗后 1 个周期、2 个周期和 3 个周期，可见累及左额叶和胼胝体的残余肿瘤的增强部分开始减少，并且观察到整体脑水肿减少。然而，这些影像学的改进是暂时的，后来的成像显示增强和水肿增加。B. GBM 手术标本前(左)和(右)贝伐珠单抗治疗后，HIF-1α 和 EMT 的免疫组化染色。抗血管生成治疗后，HIF-1α 的表达增加，同时伴有 Slug/Snail 的表达增加。C. 用替莫唑胺治疗 GBM，用或不用贝伐珠单抗辅助放疗，用苏木精-伊红(HE)和多种 EMT 诱导物进行免疫组化染色。与放疗和替莫唑胺治疗肿瘤相比，贝伐珠单抗治疗后瘤床肿瘤细胞明显增多，Ki67 阳性，梭形间质细胞明显增多。

学特征并且优先位于脑室或脊髓中。室管膜瘤占所有神经胶质瘤的 6.8%，儿童发病的相对频率高于成人。在成人中，室管膜瘤占原发性中枢神经系统肿瘤的 4%以下，在脊柱(46%)中发现率高于幕上(35%)或幕下(19%)。室管膜瘤的特征是具有显著的结构异质性，在同一病变中可观察到钙化、坏死和囊性区域。间变性室管膜瘤局部区域复发相对频繁，特别是当手术切除不彻底时。术前脑和脊柱 MRI 是检测可能的脊柱受累的首选检查方法。局部复发率取决于根治性手术的程度和术后放疗。正如 2016 WHO 中枢神经系统肿瘤新分类所述，超过 2/3 的幕上室管膜瘤含有 RelA(NF-κB 信号转导的主要效应因子)和未表征的 C11orf95 基因之间的致癌融合。染色体 11q13.1 染色体败血症导致 C11orf95-RelA 融合。C11orf95-RelA 融合蛋白自发地转移至细胞核以激活 NF-κB 靶基因，并迅速转化神经干细胞以形成该肿瘤。一些研究者认为，一部分基因表达决定细胞表面分子类型的室管膜瘤发生转移时经常不会被发现，并且经过切除后病理证实与原发肿瘤无关。80%的由临床影像学证实的转移是由于原发病灶的进展而发现的，有报道一些病例在确诊数十年后发现转移。也有研究表明，随着室管膜瘤的病程进展，染色体出现新的异常改变，包括 lp36 和 14q32 的丢失，并发现位于 1p36 的 *AJAPI/SHREWl* 基因表达降低，提出 *AJAPl/SHREWl* 基因可能为抑癌基因，其功能降低可能与肿瘤的进展有关。

室管膜瘤发生颅外转移者少见。近几年国外有几篇关于幕上间变性室管膜瘤发生颅外转移的个案报道[175,176]，患者年龄 6～22 岁，均为首次手术后局部复发，经多次手术和/或放化疗，病情仍逐步进展，

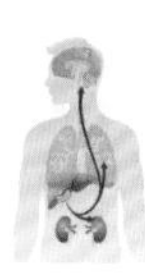



通常先出现手术区域种植性转移，后发展为局部淋巴结和/或全身多发转移。其中有报道[177-179]无手术区种植而直接发生全身性转移，考虑可能通过血运转移。有患者曾应用抗血管生成剂贝伐珠单抗治疗，死后尸检发现全身广泛转移，因此作者对应用抗血管生成剂后期是否参与促进肿瘤血道播散提出质疑[179]。有报道术后1年发生手术区皮下种植，开始误诊，未予处理，后病理证实与原发瘤相似，随后发现右腮腺肿瘤及颈部淋巴结转移，虽经多次手术切除并辅以放化疗，但最终仍发生全身多处骨骼转移[177]。也有病例病情进展较为迅速，在初次手术后首先发生脑室种植，后出现皮下、颈部及腹膜等多处转移。国内有多例颅外原发性室管膜瘤的个案报道[180]。

室管膜瘤中间变性室管膜瘤恶性程度较高，占复发/转移的绝大部分，目前国际上对其机制研究相对有限，也许分子靶向治疗是对转移性室管膜瘤治疗的新方向。

（3）*胚胎性肿瘤*

2016 WHO中枢神经系统分类中定义胚胎性肿瘤包括髓母细胞瘤、胚胎性肿瘤伴多层菊形团、髓上皮瘤、神经母细胞瘤、中枢神经系统胚胎性肿瘤、中枢神经系统胚胎性肿瘤伴横纹肌样特征等。其中以髓母细胞瘤最为多见，近几年国际上对其发生分子机制研究较多，并且作出了髓母细胞瘤新的分子分型。2016年WHO将髓母细胞瘤按照分子通路分为4种核心的亚型，即WNT、SHH、Group 3和Group 4。本节主要讨论髓母细胞瘤的转移相关研究。

髓母细胞瘤为中枢神经系统恶性肿瘤，属于WHO Ⅳ级。诊断主要依靠影像学检查及体格检查。其发病率占儿童颅脑肿瘤的29%左右，占成人脑肿瘤的3%[181]。治疗为手术切除＋术后放疗＋术后化疗。髓母细胞瘤可沿脊髓周围血管网络转移播散，多见神经轴内转移（图15－19）；神经轴外转移少见，为5%～10%[182]。髓母细胞瘤转移中骨转移较常见（图15－20）。转移途径目前认为多为血运转移，通路可能为经脊髓静脉网[183]。同样，预后及转移复发与髓母细胞瘤的分型也有关，在所有亚型中，SHH亚型髓母细胞瘤出现转移的概率最低，而Group 3亚型髓母细胞瘤出现转移的概率最大。在SHH亚型中GLI2扩增、*TP53*突变、*MYCN*基因扩增、14q缺失及碎裂预示着预后不良；WNT亚型中*TP53*的突变往往预示着较低的生存率；在Group 3亚型中*MYC*扩增和17q等臂染色体缺失同样代表预后不良；而在Group 4亚型中，第11号染色体和第17号染色体缺失患者往往预后较好，并且复发周期相对来说也更长。

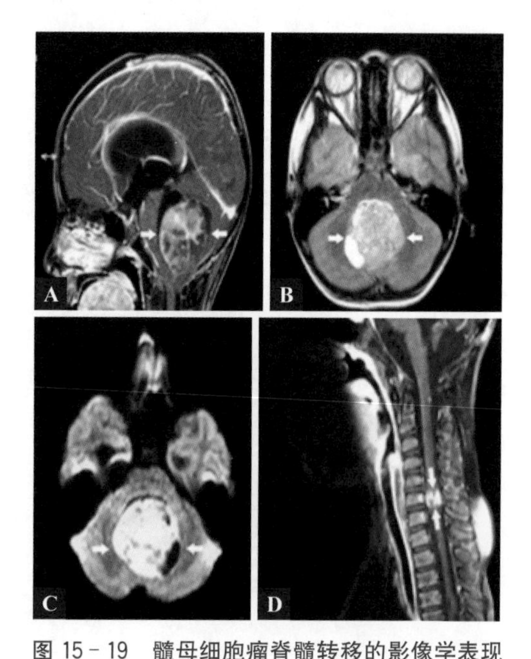


**图15－19 髓母细胞瘤脊髓转移的影像学表现**

A～C. 初发髓母细胞瘤时的MRI表现。D. 脊髓转移时的MRI表现。

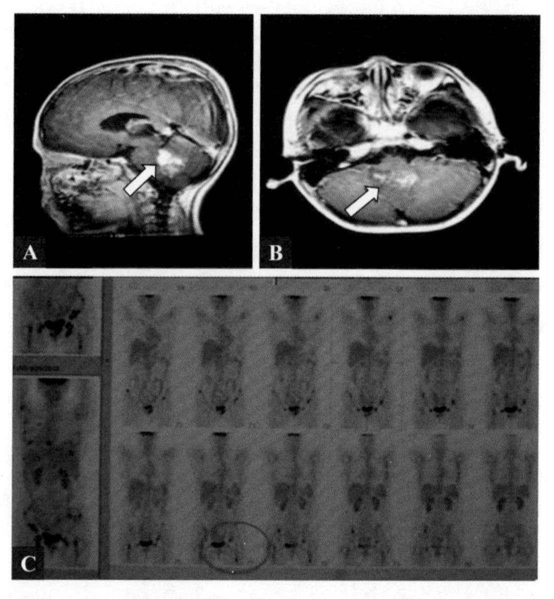


**图15－20 髓母细胞瘤中枢神经系统外转移的影像学表现**

A、B. 初发髓母细胞瘤时头颅MRI，后接受手术，肿瘤全切除，病理证实为髓母细胞瘤；C. 术后、放化疗后出现骨转移时的影像学表现。

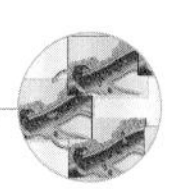

虽然髓母细胞瘤软脑膜转移是最差的预后指标之一，但是其驱动转移的机制受到的关注较少。解释转移机制的主要方向集中在癌细胞行为的几个方面：①髓母细胞瘤与细胞外基质的相互作用；②驱动运动性的细胞内细胞网络；③生长因子及其受体；④组成许多细胞通路的 miRNA；⑤基因特征表达。

第 1 个被发现与髓母细胞瘤转移有关的表面蛋白是 PSA - NCAM。PSA - NCAM 通常在发育过程中在迁移神经元中表达，它与髓母细胞瘤的软脑膜转移也有关[184]。其他临床转移行为相关的蛋白质包括细胞外基质蛋白腱生蛋白- C、细胞表面蛋白 a9 -和 b1 -整联蛋白[185]。同时，高 MYC 表达通过抑制细胞外基质蛋白血小板应答蛋白- 1 来刺激成髓母细胞瘤细胞迁移和入侵[186]。

细胞丝状网络与髓母细胞瘤转移之间有许多联系。基底膜蛋白——富含半胱氨酸的酸性分泌蛋白(SPARC)可以通过细胞骨架破坏来减少髓母细胞瘤的迁移速度[187]。CaMKK/CaMKI 级联通过部分激活 Rac1 来调节基础髓母细胞瘤细胞迁移[188]。提供细胞膜和细胞骨架之间连接的细胞绒毛蛋白也涉及髓母细胞瘤的迁移。培养基细胞中细胞绒毛蛋白的表达水平与这些细胞中丝状伪足的形成和肿瘤侵袭相关[189,190]。在髓母细胞瘤细胞系中的体外实验显示，通过 siRNA 介导的沉默，*LASP1* 敲低后细胞迁移强度增加，肿瘤细胞黏附增加，进一步表明 *LASP1* 在髓母细胞瘤的进展和转移性播散中的功能作用[191]。

在一些研究中，PDGFRα 及其下游激活的 RAS - MAPK 信号通路与髓母细胞瘤转移有关[191-193]。也有人认为 PDGF - B 可能通过 Rac1 - Pak1 通路影响髓母细胞瘤的转移[194]。与髓母细胞瘤侵袭相关的其他生长因子受体包括 ERBB2、IGF - Ⅱ 和 MET[195,196]。在动物模型中 IGF - Ⅱ 下游分子的过表达导致髓母细胞瘤转移[187]。在一些研究中，分子和药理学试剂抑制 HGF - Met 途径会降低髓母细胞瘤细胞的转移潜能[196-198]。3 种不同的 miRNA 与髓母细胞瘤转移有关：miR - 21、miR - 182 和 miR - 183。miR - 21 的异常表达与许多癌症包括神经胶质瘤的转移有关，它在人原代髓母细胞瘤的细胞系中也有上调[199]。与非转移髓母细胞瘤相比，miR - 182 在转移性髓母细胞瘤中显著过度表达[199]。miR - 183 簇调节多个生物学程序，这些程序汇聚以支持髓母细胞瘤的维持和转移潜能。

最近对鼠和人髓母细胞瘤的基因组筛查为原发性和转移性肿瘤之间的关系提供了新的线索。在个别病例中，转移灶彼此相似，但与原发肿瘤不同。在原发肿瘤的受限亚克隆中证实了转移中的克隆遗传事件，表明原发肿瘤内仅有少量的细胞产生了转移。这些数据使笔者推测，成功的治疗将取决于转移灶以及原发肿瘤的更好表征。

恶性脑肿瘤如高级别胶质瘤、髓母细胞瘤、恶性淋巴瘤等，目前标准治疗方式为手术切除后根据结果进行术后放化疗。即使如此，患者的 5 年生存期仍然很低，并且常伴有神经系统后遗症。分子靶向治疗包括贝伐珠单抗、西仑吉肽(cilengitide)、马立马司他(marimastat)、索拉非尼等。胶质瘤血管生成和侵袭的机制尚不清楚，还有很多方面有待研究。

同时，免疫治疗、电场治疗等新型的胶质瘤治疗方式近几年在世界各个临床中心都展开了临床试验并取得了一些成果。免疫治疗是继手术、放疗、化疗治疗 GBM 的又一重要方法，很多学者在这方面已经做了大量临床及基础研究工作，并取得了一定成果。但是到目前为止，我们尚未攻克这一疾病，仍需继续努力。

(王玉元　陈灵朝　关　运　唐　超　姚　瑜)

## 参考文献


[1] XU M, WANG Y, XU J, et al. Extensive therapies for extraneural metastases from glioblastoma, as confirmed with the OncoScan assay [J]. World Neurosurg, 2016, 90:698;e7 - 698;e11.

[2] LOUIS D N, OHGAKI H, WIESTLER O D, et al. WHO classification of tumours of the central nervous system. 4th ed. [M]. Lyon: IARC Press, 2007.

[3] WEN P Y, HUSE J T. 2016 World Health Organization classification of central nervous system tumors [J]. Continuum (Minneap Minn), 2017, 23(6):1531 - 1547.

[4] DUNST J, KLINGER M, THIERAUF P. Ependymom mit zervikalen Lymphknotenmetastasen [J]. Klin Pädiatr, 1987,199(1):19 - 21.

[5] ROUSSEAU P, HABRAND J-L, SARRAZIN D, et al. Treatment of intracranial ependymomas of children: review of a 15-year experience [J]. Int J Radiat Oncol

Biol Phys, 1994,28(2):381 - 386.

[6] KEATING R F, GOODRICH J T, PACKER R J. Tumors of the pediatric central nervous system [M]. Stutgart: Thieme Group, 2001.

[7] PIERRE-KAHN A, HIRSCH J F, RENIER D, et al. Intracranial ependymoma in children. Prognosis and therapeutic perspectives [J]. Arch Fr Pediatr, 1983,40(1):5 - 9.

[8] RICKERT C H. Extraneural metastases of paediatric brain tumours [J]. Acta Neuropathol, 2003,105(4):309 - 327.

[9] MASSIMINO M, BOSCHETTI L, BIASSONI V, et al. Posterior fossa ependymoma prognosis according to patients age: the AIEOP 2nd protocol experience [C]. 16th International Symposium on Pediatric Neuro-Oncology (ISPNO), 2014,16:17 - 18.

[10] ROUSSEAU E, PALM T, SCARAVILLI F, et al. Trisomy 19 ependymoma, a newly recognized genetico-histological association, including clear cell ependymoma [J]. Mol Cancer, 2007,6(1):1 - 10.

[11] VARAN A, SARI N, AKALAN N, et al. Extraneural metastasis in intracranial tumors in children: the experience of a single center [J]. J Neuro Oncol, 2006, 79(2):187 - 190.

[12] ELLISON D W, DALTON J, KOCAK M, et al. Medulloblastoma: clinicopathological correlates of SHH, WNT, and non-SHH/WNT molecular subgroups [J]. Acta Neuropathol, 2011,121(3):381 - 396.

[13] LI K K-W, LAU K-M, NG H-K. Signaling pathway and molecular subgroups of medulloblastoma [J]. Int J Clin Exp Pathol, 2013,6(7):1211 - 1222.

[14] KOOL M, KORSHUNOV A, REMKE M, et al. Molecular subgroups of medulloblastoma: an international meta-analysis of transcriptome, genetic aberrations, and clinical data of WNT, SHH, Group 3, and Group 4 medulloblastomas [J]. Acta Neuropathol, 2012,123(4):473 - 484.

[15] WANG J, GARANCHER A, RAMASWAMY V, et al. Medulloblastoma: from molecular subgroups to molecular targeted therapies [J]. Annu Rev Neurosci, 2018,41:207 - 232.

[16] HOVESTADT V, REMKE M, KOOL M, et al. Robust molecular subgrouping and copy-number profiling of medulloblastoma from small amounts of archival tumour material using high-density DNA methylation arrays [J]. Acta Neuropathol, 2013,125(6):913 - 916.

[17] ROBINSON G, PARKER M, KRANENBURG T A, et al. Novel mutations target distinct subgroups of medulloblastoma [J]. Nature, 2012,488(7409):43 - 48.

[18] BARTLETT F, KORTMANN R, SARAN F. Medulloblastoma [J]. Clin Oncol, 2013,25(1):36 - 45.

[19] MUOIO V M F, SHINJO S O, MATUSHITA H, et al. Extraneural metastases in medulloblastoma [J]. Arq Neuropsiquiat, 2011,69:328 - 331.

[20] ROCHKIND S, BLATT I, SADEH M, et al. Extracranial metastases of medulloblastoma in adults: literature review [J]. J Neurol Neurosurg Psychiatry, 1991,54(1):80 - 86.

[21] MAZLOOM A, ZANGENEH A H, PAULINO A C. Prognostic factors after extraneural metastasis of medulloblastoma [J]. Int J Radiat Oncol Biol Phys, 2010,78(1):72 - 78.

[22] ZHANG Z-Y, XU J, REN Y, et al. Medulloblastoma in China: clinicopathologic analyses of SHH, WNT, and non-SHH/WNT molecular subgroups reveal different therapeutic responses to adjuvant chemotherapy [J]. Plos One, 2014,9(6):e99490.

[23] RAMASWAMY V, REMKE M, BOUFFET E, et al. Recurrence patterns across medulloblastoma subgroups: an integrated clinical and molecular analysis [J]. Lancet Oncol, 2013,14(12):1200 - 1207.

[24] YAO Y, CHAN A K-Y, QIN Z Y, et al. Mutation analysis of IDH1 in paired gliomas revealed IDH1 mutation was not associated with malignant progression but predicted longer survival [J]. Plos One, 2013,8(6):e67421.

[25] ZHANG Z, CHAN A K-Y, DING X, et al. Glioma groups classified by IDH and TERT promoter mutations remain stable among primary and recurrent gliomas [J]. Neuro Oncol, 2017,19(7):1008 - 1010.

[26] BATORA N V, STURM D, JONES D T W, et al. Transitioning from genotypes to epigenotypes: why the time has come for medulloblastoma epigenomics [J]. Neuroscience, 2014,264:171 - 185.

[27] KIM Y H, OH S W, LIM Y J, et al. Differentiating radiation necrosis from tumor recurrence in high-grade gliomas: assessing the efficacy of 18F-FDG PET, 11C-methionine PET and perfusion MRI [J]. Clin Neurol Neurosur, 2010,112(9):758 - 765.

[28] FLEISCHMANN D F, UNTERRAINER M, BARTENSTEIN P, et al. 18 F-FET PET prior to

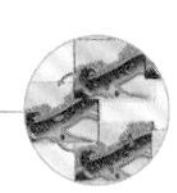

recurrent high-grade glioma re-irradiation — additional prognostic value of dynamic time-to-peak analysis and early static summation images? [J]. J Neurooncol, 2017,132(2):277 - 286.

[29] WEN P Y, CHANG S M, VAN DEN BENT M J, et al. Response assessment in neuro-oncology clinical trials [J]. J Clin Oncol, 2017,35(21):2439.

[30] RAUNIYAR N, PENG G, LAM T T, et al. Data-independent acquisition and parallel reaction monitoring mass spectrometry identification of serum biomarkers for ovarian cancer [J]. Biomark insights, 2017, 12:1177271917710948.

[31] ASLAM B, BASIT M, NISAR M A, et al. Proteomics: technologies and their applications [J]. J Chromatogr Sci, 2017,55(2):182 - 196.

[32] MUNTEL J, XUAN Y, BERGER S T, et al. Advancing urinary protein biomarker discovery by data-independent acquisition on a quadrupole-orbitrap mass spectrometer [J]. J Proteome Res, 2015,14(11):4752 - 4762.

[33] KELSTRUP C D, YOUNG C, LAVALLEE R, et al. Optimized fast and sensitive acquisition methods for shotgun proteomics on a quadrupole orbitrap mass spectrometer [J]. J Proteome Res, 2012,11(6):3487 - 3497.

[34] GEROMANOS S J, VISSERS J P, SILVA J C, et al. The detection, correlation, and comparison of peptide precursor and product ions from data independent LC-MS with data dependant LC-MS/MS [J]. Proteomics, 2009,9(6):1683 - 1695.

[35] LIZARRAGA K J, GORGULHO A, LEE S P, et al. Stereotactic radiation therapy for progressive residual pilocytic astrocytomas [J]. J Neurooncol, 2012,109(1):129 - 135.

[36] NAVARRIA P, ASCOLESE A M, TOMATIS S, et al. Hypofractionated stereotactic radiation therapy in recurrent high-grade glioma: a new challenge [J]. Cancer Research Treat, 2016,48(1):37.

[37] KARIM A B, AFRA D, CORNU P, et al. Randomized trial on the efficacy of radiotherapy for cerebral low-grade glioma in the adult: European Organization for Research and Treatment of Cancer Study 22845 with the Medical Research Council study BRO4: an interim analysis [J]. Int J Radiat Oncol Biol Phys, 2002, 52 (2):316 - 324.

[38] VAN DEN BENT M J, AFRA D, DE WITTE O, et al. Long-term efficacy of early versus delayed radiotherapy for low-grade astrocytoma and oligodendroglioma in adults: the EORTC 22845 randomised trial [J]. Lancet, 2005,366(9490):985 - 990.

[39] SHAW E G, TATTER S B, LESSER G J, et al. Current controversies in the radiotherapeutic management of adult low-grade glioma [C]. Elsevier, 2004: 653 - 658.

[40] SHAW E G, WISOFF J H. Prospective clinical trials of intracranial low-grade glioma in adults and children [J]. Neuro Oncol, 2003,5(3):153 - 160.

[41] QUINN J A, REARDON D A, FRIEDMAN A H, et al. Phase II trial of temozolomide in patients with progressive low-grade glioma [J]. J Clin Oncol, 2003, 21(4):646 - 651.

[42] KESARI S, SCHIFF D, DRAPPATZ J, et al. Phase II study of protracted daily temozolomide for low-grade gliomas in adults [J]. Clin Cancer Res, 2009,15(1): 330 - 337.

[43] POURATIAN N, GASCO J, SHERMAN J H, et al. Toxicity and efficacy of protracted low dose temozolomide for the treatment of low grade gliomas [J]. J Neurooncol, 2007,82(3):281 - 288.

[44] CHAMBERLAIN M C. Does RTOG 9802 change practice with respect to newly diagnosed low-grade glioma? [J]. J Clin Oncol, 2013,31(5):652 - 653.

[45] VAN DEN BENT M J, JAECKLE K, BAUMERT B, et al. RTOG 9802: good wines need aging [J]. J Clin Oncol, 2013,31(5):653 - 654.

[46] PERRY J R, RIZEK P, CASHMAN R, et al. Temozolomide rechallenge in recurrent malignant glioma by using a continuous temozolomide schedule: the "rescue" approach [J]. Cancer-Am Cancer Soc, 2008,113(8):2152 - 2157.

[47] MASSIMINO M, SPREAFICO F, RIVA D, et al. A lower-dose, lower-toxicity cisplatin-etoposide regimen for childhood progressive low-grade glioma [J]. J Neurooncol, 2010,100(1):65 - 71.

[48] BRANDES A A, BASSO U, VASTOLA F, et al. Carboplatin and teniposide as third-line chemotherapy in patients with recurrent oligodendroglioma or oligoastrocytoma: a phase II study [J]. Ann Oncol, 2003,14(12): 1727 - 1731.

[49] MOGHRABI A, FRIEDMAN H S, ASHLEY D M, et al. Phase II study of carboplatin (CBDCA) in progressive low-grade gliomas [J]. Neurosurg Focus, 1998,4(4):E5.

[50] HOANG-XUAN K, CAPELLE L, KUJAS M, et

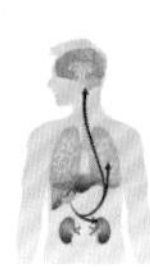



al. Temozolomide as initial treatment for adults with low-grade oligodendrogliomas or oligoastrocytomas and correlation with chromosome 1p deletions [J]. J Clin Oncol, 2004,22(15):3133-3138.

[51] KALOSHI G, BENOUAICH-AMIEL A, DIAKITE F, et al. Temozolomide for low-grade gliomas: predictive impact of 1p/19q loss on response and outcome [J]. Neurology, 2007,68(21):1831-1836.

[52] BUCKNER J C, GESME JR D, O'FALLON J R, et al. Phase II trial of procarbazine, lomustine, and vincristine as initial therapy for patients with low-grade oligodendroglioma or oligoastrocytoma: efficacy and associations with chromosomal abnormalities [J]. J Clin Oncol, 2003,21(2):251-255.

[53] CAIRNCROSS G, MACDONALD D, LUDWIN S, et al. Chemotherapy for anaplastic oligodendroglioma. National Cancer Institute of Canada Clinical Trials Group [J]. J Clin Oncol, 1994,12(10):2013-2021.

[54] INO Y, BETENSKY R A, ZLATESCU M C, et al. Molecular subtypes of anaplastic oligodendroglioma: implications for patient management at diagnosis [J]. Clin Cancer Res, 2001,7(4):839-845.

[55] KEIME-GUIBERT F, CHINOT O, TAILLANDIER L, et al. Radiotherapy for glioblastoma in the elderly [J]. New Engl J Med, 2007,356(15):1527-1535.

[56] VAN DEN BENT M, CHINOT O-L, CAIRNCROSS J G. Recent developments in the molecular characterization and treatment of oligodendroglial tumors [J]. Neuro Oncol, 2003,5(2):128-138.

[57] WALKER M D, ALEXANDER E, HUNT W E, et al. Evaluation of BCNU and/or radiotherapy in the treatment of anaplastic gliomas: a cooperative clinical trial [J]. J Neurosurg, 1978,49(3):333-343.

[58] KRISTIANSEN K, HAGEN S, KOLLEVOLD T, et al. Combined modality therapy of operated astrocytomas grade III and IV. Confirmation of the value of postoperative irradiation and lack of potentiation of bleomycin on survival time: a prospective multicenter trial of the Scandinavian Glioblastoma Study Group [J]. Cancer, 1981,47(4):649-652.

[59] ROA W, BRASHER P M A, BAUMAN G, et al. Abbreviated course of radiation therapy in older patients with glioblastoma multiforme: a prospective randomized clinical trial [J]. J Clin Oncol, 2004, 22(9): 1583-1588.

[60] MALMSTRÖM A, GRØNBERG B H, MAROSI C, et al. Temozolomide versus standard 6-week radiotherapy versus hypofractionated radiotherapy in patients older than 60 years with glioblastoma: the Nordic randomised, phase 3 trial [J]. Lancet Oncol, 2012,13(9):916-926.

[61] LAPERRIERE N J, LEUNG P M, MCKENZIE S, et al. Randomized study of brachytherapy in the initial management of patients with malignant astrocytoma [J]. Int J Radiat Oncol Biol Phys, 1998,41(5):1005-1011.

[62] SOUHAMI L, SEIFERHELD W, BRACHMAN D, et al. Randomized comparison of stereotactic radiosurgery followed by conventional radiotherapy with carmustine to conventional radiotherapy with carmustine for patients with glioblastoma multiforme: report of Radiation Therapy Oncology Group 93-05 protocol [J]. Int J Radiat Oncol Biol Phys, 2004,60(3):853-860.

[63] NIEDER C, ASTNER S T, MEHTA M P, et al. Improvement, clinical course, and quality of life after palliative radiotherapy for recurrent glioblastoma [J]. Am J Clin Oncol, 2008,31(3):300-305.

[64] COMBS S E, DEBUS J, SCHULZ-ERTNER D. Radiotherapeutic alternatives for previously irradiated recurrent gliomas [J]. BMC Cancer, 2007, 7(1): 1-11.

[65] STEWART L A. Chemotherapy in adult high-grade glioma: a systematic review and meta-analysis of individual patient data from 12 randomised trials [J]. Lancet, 2002,359(9311):1011-1018.

[66] MEDICAL RESEARCH COUNCIL BRAIN TUMOUR WORKING PARTY. Randomized trial of procarbazine, lomustine, and vincristine in the adjuvant treatment of high-grade astrocytoma: a Medical Research Council trial [J]. J Clin Oncol, 2001,19(2):509-518.

[67] BRAT D J, ALDAPE K, COLMAN H, et al. cIMPACT-NOW update 3: recommended diagnostic criteria for "Diffuse astrocytic glioma, IDH-wildtype, with molecular features of glioblastoma, WHO grade IV"[J]. Acta Neuropathol, 2018,136(5):805-810.

[68] FINE H A, DEAR K B, LOEFFLER J S, et al. Meta-analysis of radiation therapy with and without adjuvant chemotherapy for malignant gliomas in adults [J]. Cancer, 1993,71(8):2585-2597.

[69] BREM H, PIANTADOSI S, BURGER P C, et al. Placebo-controlled trial of safety and efficacy of intraoperative controlled delivery by biodegradable polymers of chemotherapy for recurrent gliomas [J]. Lancet, 1995,345(8956):1008-1012.

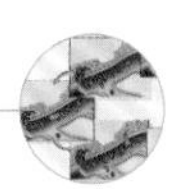


[70] WESTPHAL M, HILT D C, BORTEY E, et al. A phase 3 trial of local chemotherapy with biodegradable carmustine (BCNU) wafers (Gliadel wafers) in patients with primary malignant glioma [J]. Neuro Oncol, 2003,5(2):79 - 88.

[71] VALTONEN S, TIMONEN U la, TOIVANEN P, et al. Interstitial chemotherapy with carmustine-loaded polymers for high-grade gliomas: a randomized double-blind study [J]. Neurosurgery, 1997,41(1):44 - 49.

[72] WESTPHAL M, RAM Z, RIDDLE V, et al. Gliadel wafer in initial surgery for malignant glioma: long-term follow-up of a multicenter controlled trial [J]. Acta Neurochir, 2006,148(3):269 - 275.

[73] STUPP R, MASON W P, VAN DEN BENT M J, et al. Radiotherapy plus concomitant and adjuvant temozolomide for glioblastoma [J]. New Engl J Med, 2005,352(10):987 - 996.

[74] STUPP R, HEGI M E, MASON W P, et al. Effects of radiotherapy with concomitant and adjuvant temozolomide versus radiotherapy alone on survival in glioblastoma in a randomised phase III study: 5-year analysis of the EORTC-NCIC trial [J]. Lancet Oncol, 2009,10(5):459 - 466.

[75] CLARKE J L, IWAMOTO F M, SUL J, et al. Randomized phase II trial of chemoradiotherapy followed by either dose-dense or metronomic temozolomide for newly diagnosed glioblastoma [J]. J Clin Oncol, 2009,27(23):3861.

[76] GILBERT M R, WANG M, ALDAPE K D, et al. RTOG 0525: A randomized phase III trial comparing standard adjuvant temozolomide (TMZ) with a dose-dense (dd) schedule in newly diagnosed glioblastoma (GBM) [J]. J Clin Oncol, 2011,29(15 suppl):2006.

[77] CAIRNCROSS G, WANG M, SHAW E, et al. Phase III trial of chemoradiotherapy for anaplastic oligodendroglioma: long-term results of RTOG 9402 [J]. J Clin Oncol, 2013,31(3):337.

[78] PERRY J R, BÉLANGER K, MASON W P, et al. Phase II trial of continuous dose-intense temozolomide in recurrent malignant glioma: RESCUE study [J]. J Clin Oncol, 2010,28(12):2051 - 2057.

[79] YUNG W A, PRADOS M D, YAYA-TUR R, et al. Multicenter phase II trial of temozolomide in patients with anaplastic astrocytoma or anaplastic oligoastrocytoma at first relapse [J]. J Clin Oncol, 1999,17(9):2762 - 2771.

[80] WICK W, PUDUVALLI V K, CHAMBERLAIN M C, et al. Phase III study of enzastaurin compared with lomustine in the treatment of recurrent intracranial glioblastoma [J]. J Clin Oncol, 2010,28(7):1168.

[81] TRIEBELS V, TAPHOORN M J B, BRANDES A A, et al. Salvage PCV chemotherapy for temozolomide-resistant oligodendrogliomas [J]. Neurology, 2004,63(5):904 - 906.

[82] CHAMBERLAIN M C, TSAO-WEI D D. Salvage chemotherapy with cyclophosphamide for recurrent, temozolomide-refractory glioblastoma multiforme [J]. Cancer, 2004,100(6):1213 - 1220.

[83] CHAMBERLAIN M C, TSAO-WEI D D, GROSHEN S. Salvage chemotherapy with cyclophosphamide for recurrent temozolomide-refractory anaplastic astrocytoma [J]. Cancer, 2006,106(1):172 - 179.

[84] CHAMBERLAIN M C, WEI-TSAO D D, BLUMENTHAL D T, et al. Salvage chemotherapy with CPT - 11 for recurrent temozolomide-refractory anaplastic astrocytoma [J]. Cancer, 2008,112(9):2038 - 2045.

[85] FULTON D, URTASUN R, FORSYTH P. Phase II study of prolonged oral therapy with etoposide (VP16) for patients with recurrent malignant glioma [J]. J Neurooncol, 1996,27(2):149 - 155.

[86] FRIEDMAN H S, PRADOS M D, WEN P Y, et al. Bevacizumab alone and in combination with irinotecan in recurrent glioblastoma [J]. J Clin Oncol, 2009,27(28):4733 - 4740.

[87] VREDENBURGH J J, DESJARDINS A, HERNDON J E, et al. Bevacizumab plus irinotecan in recurrent glioblastoma multiforme [J]. J Clin Oncol, 2007,25(30):4722 - 4729.

[88] KREISL T N, KIM L, MOORE K, et al. Phase II trial of single-agent bevacizumab followed by bevacizumab plus irinotecan at tumor progression in recurrent glioblastoma [J]. J Clin Oncol, 2009,27(5):740.

[89] CHAMBERLAIN M C, JOHNSTON S. Bevacizumab for recurrent alkylator-refractory anaplastic oligodendroglioma [J]. Cancer, 2009,115(8):1734 - 1743.

[90] CHAMBERLAIN M C, JOHNSTON S. Salvage chemotherapy with bevacizumab for recurrent alkylator-refractory anaplastic astrocytoma [J]. J Neurooncol, 2009,91(3):359 - 367.

[91] NORDEN A D, YOUNG G S, SETAYESH K, et al. Bevacizumab for recurrent malignant gliomas: efficacy, toxicity, and patterns of recurrence [J]. Neurology, 2008,70(10):779 - 787.

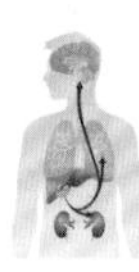



[92] SOFFIETTI R, RUDA R, TREVISAN E, et al. Phase II study of bevacizumab and nitrosourea in patients with recurrent malignant glioma: a multicenter Italian study [J]. J Clin Oncol, 2009,27(15_suppl):2012.

[93] TAILLIBERT S, VINCENT L A, GRANGER B, et al. Bevacizumab and irinotecan for recurrent oligodendroglial tumors [J]. Neurology, 2009,72(18):1601-1606.

[94] VREDENBURGH J J, DESJARDINS A, HERNDON J E, et al. Phase II trial of bevacizumab and irinotecan in recurrent malignant glioma [J]. Clin Cancer Res, 2007,13(4):1253-1259.

[95] MRUGALA M M, CREW L K, FINK J R, et al. Carboplatin and bevacizumab for recurrent malignant glioma [J]. Oncol Lett, 2012,4(5):1082-1086.

[96] THOMPSON E M, DOSA E, KRAEMER D F, et al. Treatment with bevacizumab plus carboplatin for recurrent malignant glioma [J]. Neurosurgery, 2010,67(1):87-93.

[97] 姚瑜,毛颖,周良辅. 替莫唑胺联合 ACCUTANE 治疗复发胶质瘤——附 3 例体会[J]. 中国神经肿瘤杂志,2010,8(1):64-67.

[98] TSIEN C, PUGH S, DICKER A P, et al. Randomized phase II trial of re-irradiation and concurrent bevacizumab versus bevacizumab alone as treatment for recurrent glioblastoma (NRG Oncology/RTOG 1205): initial outcomes and RT plan quality report [J]. Int J Radia Oncol Biol Phys, 2019,105(1):S78.

[99] PANTELIS E, MOUTSATSOS A, ANTYPAS C, et al. On the total system error of a robotic radiosurgery system: phantom measurements, clinical evaluation and long-term analysis [J]. Phys Med Biol, 2018,63(16):165015.

[100] GREENSPOON J N, SHARIEFF W, HIRTE H, et al. Fractionated stereotactic radiosurgery with concurrent temozolomide chemotherapy for locally recurrent glioblastoma multiforme: a prospective cohort study [J]. Oncotargets Ther, 2014,7:485.

[101] YOSHIKAWA K, SAITO K, KAJIWARA K, et al. CyberKnife stereotactic radiotherapy for patients with malignant glioma [J]. Minim Invasive Neurosurg, 2006,49(2):110-115.

[102] CONTI A, PONTORIERO A, ARPA D, et al. Efficacy and toxicity of CyberKnife re-irradiation and "dose dense" temozolomide for recurrent gliomas [J]. Acta Neurochir, 2012,154(2):203-209.

[103] ADACHI K, HAYASHI K, KAGAWA N, et al. Feasibility of salvage re-irradiation with stereotactic radiotherapy for recurrent Glioma using CyberKnife [J]. Anticancer Res, 2019,39(6):2935-2940.

[104] HASAN S, CHEN E, LANCIANO R, et al. Salvage fractionated stereotactic radiotherapy with or without chemotherapy and immunotherapy for recurrent glioblastoma multiforme: a single institution experience [J]. Front Oncol, 2015,5:106.

[105] PINZI V, ORSI C, MARCHETTI M, et al. Radiosurgery reirradiation for high-grade glioma recurrence: a retrospective analysis [J]. Neurol Sci, 2015,36(8):1431-1440.

[106] GUAN Y, XIONG J, PAN M, et al. Safety and efficacy of Hypofractionated stereotactic radiosurgery for high-grade Gliomas at first recurrence: a single-center experience [J]. BMC Cancer, 2021,21(1):1-8.

[107] MERCHANT T E, FOULADI M. Ependymoma: new therapeutic approaches including radiation and chemotherapy [J]. J Neurooncol, 2005,75(3):287-299.

[108] MANSUR D B, PERRY A, RAJARAM V, et al. Postoperative radiation therapy for grade II and III intracranial ependymoma [J]. Int J Radiat Oncol Biol Phys, 2005,61(2):387-391.

[109] RODRÍGUEZ D, CHEUNG M C, HOUSRI N, et al. Outcomes of malignant CNS ependymomas: an examination of 2408 cases through the Surveillance, Epidemiology, and End Results (SEER) database (1973-2005)[J]. J Surg Res, 2009,156(2):340-351.

[110] TAYLOR R E. Review of radiotherapy dose and volume for intracranial ependymoma [J]. Pediatr Blood Cancer, 2004,42(5):457-460.

[111] RENI M, BRANDES A A, VAVASSORI V, et al. A multicenter study of the prognosis and treatment of adult brain ependymal tumors [J]. Cancer, 2004,100(6):1221-1229.

[112] KANO H, NIRANJAN A, KONDZIOLKA D, et al. Outcome predictors for intracranial ependymoma radiosurgery [J]. Neurosurgery, 2009,64(2):279-288.

[113] LO S S, ABDULRAHMAN R, DESROSIERS P M, et al. The role of Gamma Knife Radiosurgery in the management of unresectable gross disease or gross residual disease after surgery in ependymoma [J]. J

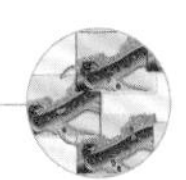

Neurooncol, 2006,79(1):51-56.

[114] MANSUR D B, DRZYMALA R E, RICH K M, et al. The efficacy of stereotactic radiosurgery in the management of intracranial ependymoma [J]. J Neurooncol, 2004,66(1):187-190.

[115] BRANDES A A, CAVALLO G, RENI M, et al. A multicenter retrospective study of chemotherapy for recurrent intracranial ependymal tumors in adults by the Gruppo Italiano Cooperativo di Neuro-Oncologia [J]. Cancer, 2005,104(1):143-148.

[116] GORNET M K, BUCKNER J C, MARKS R S, et al. Chemotherapy for advanced CNS ependymoma [J]. J Neurooncol, 1999,45(1):61-67.

[117] CHAMBERLAIN M C. Recurrent intracranial ependymoma in children: salvage therapy with oral etoposide [J]. Pediatr Neurol, 2001, 24(2): 117-121.

[118] CHAN A W, TARBELL N J, BLACK P M, et al. Adult medulloblastoma: prognostic factors and patterns of relapse [J]. Neurosurgery, 2000,47(3): 623-632.

[119] FROST P J, LAPERRIERE N J, WONG C S, et al. Medulloblastoma in adults [J]. Int J Radia Oncol Biol Phys, 1995,32(4):951-957.

[120] CHARGARI C, FEUVRET L, LEVY A, et al. Reappraisal of clinical outcome in adult medulloblastomas with emphasis on patterns of relapse [J]. Brit J Neurosurg, 2010,24(4):460-467.

[121] DOUGLAS J G, BARKER J L, ELLENBOGEN R G, et al. Concurrent chemotherapy and reduced-dose cranial spinal irradiation followed by conformal posterior fossa tumor bed boost for average-risk medulloblastoma: efficacy and patterns of failure [J]. Int J Radiat Oncol Biol Phys, 2004,58(4):1161-1164.

[122] MERCHANT T E, KUN L E, KRASIN M J, et al. Multi-institution prospective trial of reduced-dose craniospinal irradiation (23.4 Gy) followed by conformal posterior fossa (36 Gy) and primary site irradiation (55.8 Gy) and dose-intensive chemotherapy for average-risk medulloblastoma [J]. Int J Radiat Oncol Biol Phys, 2008,70(3):782-787.

[123] DEUTSCH M, THOMAS P R, KRISCHER J, et al. Results of a prospective randomized trial comparing standard dose neuraxis irradiation (3,600 cGy/20) with reduced neuraxis irradiation (2,340 cGy/13) in patients with low-stage medulloblastoma [J]. Pediatr Neurosurg, 1996,24(4):167-177.

[124] BROWN A P, BARNEY C L, GROSSHANS D R, et al. Proton beam craniospinal irradiation reduces acute toxicity for adults with medulloblastoma [J]. Int J Radiat Oncol Biol Phys, 2013,86(2):277-284.

[125] GERMANWALA A V, MAI J C, TOMYCZ N D, et al. Boost Gamma Knife surgery during multimodality management of adult medulloblastoma [J]. J Neurosurg, 2008,108(2):204-209.

[126] RIFFAUD L, SAIKALI S, LERAY E, et al. Survival and prognostic factors in a series of adults with medulloblastomas [J]. J Neurosurg, 2009, 111(3): 478-487.

[127] HERRLINGER U, STEINBRECHER A, RIEGER J, et al. Adult medulloblastoma [J]. J Neurol, 2005,252 (3):291-299.

[128] PACKER R J, GAJJAR A, VEZINA G, et al. Phase III study of craniospinal radiation therapy followed by adjuvant chemotherapy for newly diagnosed average-risk medulloblastoma [J]. J Clin Oncol, 2006, 24 (25):4202-4208.

[129] ASHLEY D M, MEIER L, KERBY T, et al. Response of recurrent medulloblastoma to low-dose oral etoposide [J]. J Clin Oncol, 1996,14(6):1922-1927.

[130] CHAMBERLAIN M C, KORMANIK P A. Chronic oral VP-16 for recurrent medulloblastoma [J]. Pediatr Neurol, 1997,17(3):230-234.

[131] DUNKEL I J, GARDNER S L, GARVIN J H, et al. High-dose carboplatin, thiotepa, and etoposide with autologous stem cell rescue for patients with previously irradiated recurrent medulloblastoma [J]. Neuro Oncol, 2010,12(3):297-303.

[132] NICHOLSON H S, KRETSCHMAR C S, KRAILO M, et al. Phase 2 study of temozolomide in children and adolescents with recurrent central nervous system tumors: a report from the Children's Oncology Group [J]. Cancer, 2007,110(7):1542-1550.

[133] GILL P, LITZOW M, BUCKNER J, et al. High-dose chemotherapy with autologous stem cell transplantation in adults with recurrent embryonal tumors of the central nervous system [J]. Cancer, 2008,112(8):1805-1811.

[134] XU M, YAO Y, HUA W, et al. Mouse glioma immunotherapy mediated by A2B5 + GL261 cell lysate-pulsed dendritic cells [J]. J Neurooncol, 2014, 116(3):497-504.

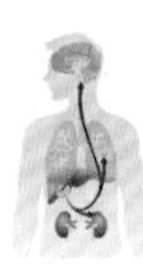



[135] YAO Y, WANG X, JIN K, et al. B7 - H4 is preferentially expressed in non-dividing brain tumor cells and in a subset of brain tumor stem-like cells [J]. J Neurooncol, 2008,89(2):121 - 129.

[136] ZHANG E, GU J, XU H. Prospects for chimeric antigen receptor-modified T cell therapy for solid tumors [J]. Mol Cancer, 2018,17(1):1 - 12.

[137] HARRIS D T, KRANZ D M. Adoptive T cell therapies: a comparison of T cell receptors and chimeric antigen receptors [J]. Trends Pharmacol Sci, 2016,37(3):220 - 230.

[138] JAIN P, JAIN C, VELCHETI V. Role of immune-checkpoint inhibitors in lung cancer [J]. Ther Adv Respir Dis, 2018,12:1753465817750075.

[139] MAHONEY K M, FREEMAN G J, MCDERMOTT D F. The next immune-checkpoint inhibitors: PD - 1/PD - L1 blockade in melanoma [J]. Clin Ther, 2015, 37(4):764 - 782.

[140] SASIDHARAN NAIR V, ELKORD E. Immune checkpoint inhibitors in cancer therapy: a focus on T-regulatory cells [J]. Immunol Cell Biol, 2018,96(1): 21 - 33.

[141] 中国医师协会脑胶质瘤专业委员会,上海市抗癌协会神经肿瘤分会. 中国中枢神经系统胶质瘤免疫和靶向治疗专家共识(第二版)[J]. 中华医学杂志,2020,100(43):3388 - 3396.

[142] YAO Y, YE H, QI Z, et al. B7 - H4 (B7x)-mediated cross-talk between glioma-initiating cells and macrophages via the IL6/JAK/STAT3 pathway lead to poor prognosis in glioma patients [J]. Clin Cancer Res, 2016,22(11):2778 - 2790.

[143] BREGY A, WONG T M, SHAH A H, et al. Active immunotherapy using dendritic cells in the treatment of glioblastoma multiforme [J]. Cancer Treat Rev, 2013,39(8):891 - 907.

[144] HUA W, YAO Y, CHU Y, et al. The CD133+ tumor stem-like cell-associated antigen may elicit highly intense immune responses against human malignant glioma [J]. J Neurooncol, 2011,105(2): 149 - 157.

[145] MO L-J, YE H-X, MAO Y, et al. B7 - H4 expression is elevated in human U251 glioma stem-like cells and is inducible in monocytes cultured with U251 stem-like cell conditioned medium [J]. Chin J Cancer, 2013,32(12):653.

[146] DOUCETTE T, RAO G, RAO A, et al. Immune heterogeneity of glioblastoma subtypes: extrapolation from the cancer genome atlas [J]. Cancer Immunol Res, 2013,1(2):112 - 122.

[147] ECKEL-PASSOW J E, LACHANCE D H, MOLINARO A M, et al. Glioma groups based on 1p/19q, IDH, and TERT promoter mutations in tumors [J]. New Engl J Med, 2015,372(26):2499 - 2508.

[148] CHAN A K-Y, YAO Y, ZHANG Z, et al. TERT promoter mutations contribute to subset prognostication of lower-grade gliomas [J]. Modern Pathol, 2015,28(2):177 - 186.

[149] YAO Y, LUO F, TANG C, et al. Molecular subgroups and B7 - H4 expression levels predict responses to dendritic cell vaccines in glioblastoma: an exploratory randomized phase II clinical trial [J]. Cancer Immunol Immunother, 2018, 67(11): 1777 - 1788.

[150] JOO K M, KIM S Y, JIN X, et al. Clinical and biological implications of CD133-positive and CD133-negative cells in glioblastomas [J]. Lab Invest, 2008, 88(8):808 - 815.

[151] ZHENG X, SHEN G, YANG X, et al. Most C6 cells are cancer stem cells: evidence from clonal and population analyses [J]. Cancer Res, 2007, 67(8): 3691 - 3697.

[152] WANG J, SAKARIASSEN P Ø, TSINKALOVSKY O, et al. CD133 negative glioma cells form tumors in nude rats and give rise to CD133 positive cells [J]. Int J Cancer, 2008,122(4):761 - 768.

[153] SHERVINGTON A, LU C. Expression of multidrug resistance genes in normal and cancer stem cells [J]. Cancer Invest, 2008,26(5):535 - 542.

[154] LIU G, YUAN X, ZENG Z, et al. Analysis of gene expression and chemoresistance of CD133+ cancer stem cells in glioblastoma [J]. Mol Cancer, 2006,5(1):1 - 12.

[155] LU C, SHERVINGTON A. Chemoresistance in gliomas [J]. Mol Cell Biochem, 2008, 312(1): 71 - 80.

[156] BEIER D, RÖHRL S, PILLAI D R, et al. Temozolomide preferentially depletes cancer stem cells in glioblastoma [J]. Cancer Res, 2008,68(14):5706 - 5715.

[157] HUANG Z, CHENG L, GURYANOVA O A, et al. Cancer stem cells in glioblastoma — molecular signaling and therapeutic targeting [J]. Protein Cell, 2010,1(7):638 - 655.

[158] NAKANO I. Stem cell signature in glioblastoma:

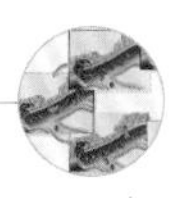

therapeutic development for a moving target [J]. J Neurosurg, 2015,122(2):324 - 330.

[159] WAGHMARE I, ROEBKE A, MINATA M, et al. Intercellular cooperation and competition in brain cancers: lessons from Drosophila and human studies [J]. Stem Cell Transl Med, 2014, 3 (11): 1262 - 1268.

[160] KANG M K, HUR B I, KO M H, et al. Potential identity of multi-potential cancer stem-like subpopulation after radiation of cultured brain glioma [J]. BMC Neurosci, 2008,9(1):1 - 12.

[161] BLAZEK E R, FOUTCH J L, MAKI G. Daoy medulloblastoma cells that express CD133 are radioresistant relative to CD133 − cells, and the CD133 + sector is enlarged by hypoxia [J]. Int J Radiat Oncol Biol Phys, 2007,67(1):1 - 5.

[162] HAMBARDZUMYAN D, BECHER O J, ROSENBLUM M K, et al. PI3K pathway regulates survival of cancer stem cells residing in the perivascular niche following radiation in medulloblastoma in vivo [J]. Gene Dev, 2008,22(4):436 - 448.

[163] SOEDA A, PARK M, LEE D, et al. Hypoxia promotes expansion of the CD133-positive glioma stem cells through activation of HIF - 1α[J]. Oncogene, 2009,28(45):3949 - 3959.

[164] TANG X, YAO Y, ZHU J, et al. Differential proliferative index of cancer stem-like cells in primary and recurrent medulloblastoma in human [J]. Childs Nerv Syst, 2012,28(11):1869 - 1877.

[165] PICCIRILLI M, BRUNETTO G M F, ROCCHI G, et al. Extra central nervous system metastases from cerebral glioblastoma multiforme in elderly patients. Clinico-pathological remarks on our series of seven cases and critical review of the literature [J]. Tumori J, 2008,94(1):40 - 51.

[166] HOFFMAN H J, DUFFNER P K. Extraneural metastases of central nervous system tumors [J]. Cancer, 1985,56(S7):1778 - 1782.

[167] STEWART P A, FARRELL C L, DEL MAESTRO R F. The effect of cellular microenvironment on vessels in the brain. Part 1: vessel structure in tumour, peritumour and brain from humans with malignant glioma [J]. Int J Radiat Biol, 1991,60(1 - 2):125 - 130.

[168] DVORAK A M, KOHN S, MORGAN E S, et al. The vesiculo-vacuolar organelle (VVO): a distinct endothelial cell structure that provides a transcellular pathway for macromolecular extravasation [J]. J Leukocyte Biol, 1996,59(1):100 - 115.

[169] MOON K-S, JUNG S, LEE M-C, et al. Metastatic glioblastoma in cervical lymph node after repeated craniotomies: report of a case with diagnosis by fine needle aspiration [J]. J Korean Med Sci, 2004,19(6): 911 - 914.

[170] KIM J, LEE I-H, CHO H J, et al. Spatiotemporal evolution of the primary glioblastoma genome [J]. Cancer Cell, 2015,28(3):318 - 328.

[171] BAO S, WU Q, LI Z, et al. Targeting cancer stem cells through L1CAM suppresses glioma growth [J]. Cancer Res, 2008,68(15):6043 - 6048.

[172] LATHIA J D, HITOMI M, GALLAGHER J, et al. Distribution of CD133 reveals glioma stem cells self-renew through symmetric and asymmetric cell divisions [J]. Cell Death Dis, 2011,2(9):e200.

[173] XU H, RAHIMPOUR S, NESVICK C L, et al. Activation of hypoxia signaling induces phenotypic transformation of glioma cells: implications for bevacizumab antiangiogenic therapy [J]. Oncotarget, 2015,6(14):11882.

[174] KUMAR P, RASTOGI N, JAIN M, et al. Extraneural metastases in anaplastic ependymoma [J]. J Cancer Res Ther, 2007,3(2):102.

[175] DAVIS M J, HASAN F, WEINREB I, et al. Extraventricular anaplastic ependymoma with metastasis to scalp and neck [J]. J Neurooncol, 2011, 104(2):599 - 604.

[176] HUSSAIN M, MALLUCCI C, ABERNETHY L, et al. Anaplastic ependymoma with sclerotic bone metastases [J]. Pediatr Blood Cancer, 2010,55(6): 1204 - 1206.

[177] FISCHER C, HAQUE S S, HUSE J T, et al. Extraneural ependymoma: distant bone, lung, liver, and lymph node metastases following bevacizumab [J]. Pediatr Blood Cancer, 2013,60(1):143 - 145.

[178] MILDE T, PFISTER S, KORSHUNOV A, et al. Stepwise accumulation of distinct genomic aberrations in a patient with progressively metastasizing ependymoma [J]. Genes Chromosomes Cancer, 2009, 48(3):229 - 238.

[179] SPREAFICO F, MASSIMINO M, GANDOLA L, et al. Survival of adults treated for medulloblastoma using paediatric protocols [J]. Eur J Cancer, 2005,41 (9):1304 - 1310.

[180] PAULINO A C. Long-term survival in a child with

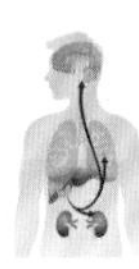



extraneural metastasis from medulloblastoma treated with chemo-radiotherapy [J]. Med Pediatr Oncol, 2003,40(6):396 - 397.

[181] KIM W, CHOY W, DYE J, et al. The tumor biology and molecular characteristics of medulloblastoma identifying prognostic factors associated with survival outcomes and prognosis [J]. J Clin Neurosci, 2011,18 (7):886 - 890.

[182] FIGARELLA-BRANGER D, DUBOIS C, CHAUVIN P, et al. Correlation between polysialic-neural cell adhesion molecule levels in CSF and medulloblastoma outcomes [J]. J Clin Oncol, 1996,14(7):2066 - 2072.

[183] FIORILLI P, PARTRIDGE D, STANISZEWSKA I, et al. Integrins mediate adhesion of medulloblastoma cells to tenascin and activate pathways associated with survival and proliferation [J]. Lab Invest, 2008, 88 (11):1143 - 1156.

[184] ZHOU L, PICARD D, RA Y-S, et al. Silencing of thrombospondin-1 is critical for myc-induced metastatic phenotypes in medulloblastoma [J]. Cancer Res, 2010,70(20):8199 - 8210.

[185] BHOOPATHI P, GONDI C S, GUJRATI M, et al. SPARC mediates Src-induced disruption of actin cytoskeleton via inactivation of small GTPases Rho-Rac-Cdc42 [J]. Cell Signal, 2011, 23 (12): 1978 - 1987.

[186] DAVARE M A, SANEYOSHI T, SODERLING T R. Calmodulin-kinases regulate basal and estrogen stimulated medulloblastoma migration via Rac1 [J]. J Neurooncol, 2011,104(1):65 - 82.

[187] OSAWA H, SMITH C A, RA Y S, et al. The role of the membrane cytoskeleton cross-linker ezrin in medulloblastoma cells [J]. Neuro Oncol, 2009, 11 (4):381 - 393.

[188] TRAENKA C, REMKE M, KORSHUNOV A, et al. Role of LIM and SH3 protein 1 (LASP1) in the metastatic dissemination of medulloblastoma [J]. Cancer Res, 2010,70(20):8003 - 8014.

[189] MACDONALD T J, BROWN K M, LAFLEUR B, et al. Expression profiling of medulloblastoma: PDGFRA and the RAS/MAPK pathway as therapeutic targets for metastatic disease [J]. Nat Genet, 2001,29(2): 143 - 152.

[190] CHOPRA A, BROWN K M, ROOD B R, et al. The use of gene expression analysis to gain insights into signaling mechanisms of metastatic medulloblastoma [J]. Pediatr Neurosurg, 2003,39(2):68 - 74.

[191] YUAN L, SANTI M, RUSHING E J, et al. ERK activation of p21 activated kinase-1 (Pak1) is critical for medulloblastoma cell migration [J]. Clin Exp Metastas, 2010,27(7):481 - 491.

[192] PROVENÇAL M, LABBÉ D, VEITCH R, et al. c-Met activation in medulloblastoma induces tissue factor expression and activity: effects on cell migration [J]. Carcinogenesis, 2009,30(7):1089 - 1096.

[193] MUMERT M, DUBUC A, WU X, et al. Functional genomics identifies drivers of medulloblastoma dissemination [J]. Cancer Res, 2012,72(19):4944 - 4953.

[194] KONGKHAM P N, NORTHCOTT P A, RA Y S, et al. An epigenetic genome-wide screen identifies SPINT2 as a novel tumor suppressor gene in pediatric medulloblastoma [J]. Cancer Res, 2008,68(23):9945 - 9953.

[195] KONGKHAM P N, ONVANI S, SMITH C A, et al. Inhibition of the MET receptor tyrosine kinase as a novel therapeutic strategy in medulloblastoma [J]. Transl Oncol, 2010,3(6):336 - 343.

[196] LABBÉ D, PROVENÇAL M, LAMY S, et al. The flavonols quercetin, kaempferol, and myricetin inhibit hepatocyte growth factor-induced medulloblastoma cell migration [J]. J Nutr, 2009,139(4):646 - 652.

[197] GRUNDER E, D'AMBROSIO R, FIASCHETTI G, et al. MicroRNA - 21 suppression impedes medulloblastoma cell migration [J]. Eur J Cancer, 2011,47 (16):2479 - 2490.

[198] BAI A H, MILDE T, REMKE M, et al. MicroRNA-182 promotes leptomeningeal spread of non-sonic hedgehog-medulloblastoma [J]. Acta Neuropathol, 2012,123(4):529 - 538.

[199] WEERARATNE S D, AMANI V, TEIDER N, et al. Pleiotropic effects of miR - 183 ~ 96 ~ 182 converge to regulate cell survival, proliferation and migration in medulloblastoma [J]. Acta Neuropathol, 2012,123(4):539 - 552.

# 甲状腺癌转移复发



## 16.1 甲状腺癌概述

甲状腺癌约占全身恶性肿瘤的 1%，全世界范围内甲状腺癌的发病率呈逐年快速上升的趋势，近年来已成为发病率增长最快的实体恶性肿瘤。1995—2015 年，美国甲状腺癌的发病率由 6.1/10 万上升至 14.5/10 万。与之类似，我国甲状腺癌的发病率亦呈上升趋势，2009—2014 年，人群总发病率从 4.21/10 万上升至 12.40/10 万，甲状腺癌在女性中的发病率从 6.50/10 万上升至 18.99/10 万，由居女性恶性肿瘤发病率的第 8 位上升至第 4 位[1,2]。甲状腺癌多好发于女性，男女发病率之比约为 1∶3。虽然甲状腺癌的发病率逐年升高，但其死亡率维

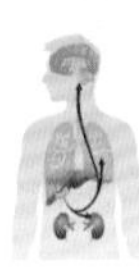



持在 0.5/10 万左右相对较低的水平。

### 16.1.1 甲状腺癌的病理分型

甲状腺癌的病理分型分为起源于甲状腺滤泡上皮细胞的分化型甲状腺癌(differentiated thyroid carcinoma, DTC)和未分化型甲状腺癌(anaplastic thyroid carcinoma, ATC),以及起源于甲状腺滤泡旁细胞(C 细胞)的甲状腺髓样癌(medullary thyroid cancer, MTC)。DTC 包括甲状腺乳头状癌(papillary thyroid carcinoma, PTC)和甲状腺滤泡状癌(follicular thyroid carcinoma, FTC),占所有甲状腺癌的 90%～95%,这两类甲状腺癌细胞在一定程度上保留了甲状腺滤泡上皮细胞的功能,大多预后良好。据统计,甲状腺癌发病率的上升主要为 DTC 发病人数的增加所致,尤以乳头状癌为主。

乳头状癌是临床上最常见的甲状腺癌,约占 DTC 的 90%以上,多见于 30～45 岁女性,一般分化良好,恶性程度低,生长缓慢,主要经淋巴道播散,较早可出现颈淋巴结转移,但预后较好,10 年生存率>90%。

滤泡状癌较乳头状癌少见,占 DTC 的 5%～8%,常见于中年人,属中度恶性,虽同样可经淋巴道转移,但主要是通过血行转移到肺、骨、脑和肝等处,其预后不如乳头状癌。

未分化癌少见,占甲状腺癌的 1%～2%,多发生于老年人,多见于男性,高度恶性,肿瘤生长迅速,短期内就可侵犯周围组织器官,出现颈部淋巴结转移,并可经血行向肺、骨等远处转移,预后极差,总生存期仅 3～6 个月。

髓样癌同样较少见,占甲状腺癌的 1%～2%,随着乳头状癌发病率的明显升高,其占比低于以往广泛引用的 3%～5%。MTC 可分为散发性(占 70%～80%)和遗传性(占 20%～30%)两大类。遗传性 MTC 大多数由原癌基因 RET 突变所致,主要分为 3 种类型:多发性内分泌肿瘤 2a 型(MEN-2a)、多发性内分泌肿瘤 2b 型(MEN-2b)和家族性甲状腺髓样癌(FMTC)。癌细胞可分泌降钙素、多种胺类和多肽类激素等,恶性程度高于乳头状癌和滤泡状癌,可有颈淋巴转移和血行转移,预后介于分化型与未分化型甲状腺癌之间。

### 16.1.2 甲状腺癌的诊断

明确诊断对于甲状腺癌的治疗非常重要,常用的诊断方法包括临床体检、实验室检查、超声检查、核素扫描、CT 检查、MRI 检查以及细针穿刺细胞学检查(fine needle aspiration cytology, FNAC)等。

临床体检时,要仔细检查甲状腺结节的部位、大小、质地、活动度以及颈部淋巴结有无肿大,当甲状腺结节呈现不规则、质地硬、活动度差或有颈部淋巴结异常肿大时,要考虑甲状腺癌的可能。

实验室检查的内容包括血清促甲状腺激素(thyroid stimulating hormone, TSH)、三碘甲腺原氨酸(triiodothyronine, T3)、甲状腺素(thyroxine, T4)、甲状腺球蛋白(thyroglobulin, Tg)、甲状腺球蛋白抗体(thyroglobulin antibody, TgAb)、甲状腺过氧化物酶抗体(thyroid peroxidase antibody, TPOAb)、降钙素(calcitonin ,Ct)、癌胚抗原(CEA)等检测。TSH、T3、T4 检测可判断甲状腺功能。Tg 在多种甲状腺疾病中均可升高,不能用于鉴别甲状腺结节的良恶性,但对于甲状腺全切除术后的患者,Tg 可帮助了解是否存在复发或转移。TgAb、TPOAb 有助于判断是否存在甲状腺功能亢进(甲亢)或慢性淋巴细胞性甲状腺炎。降钙素是 MTC 的特异性肿瘤标志物,甲状腺结节伴血清降钙素升高患者,应首先考虑 MTC,部分 MTC 患者可有血清 CEA 升高。

超声检查是评估甲状腺结节良恶性的首选方法。美国甲状腺学会(American Thyroid Association, ATA)和《成人甲状腺结节与分化型甲状腺癌诊疗指南》推荐所有甲状腺结节患者均应行颈部超声检查[3-5]。高分辨率超声检查在甲状腺结节诊断方面有较高的灵敏度和特异性,超声检查可以确定甲状腺结节的数量、部位、大小、形态、实质性或囊性、边界、包膜、钙化、血供和与周围组织的关系等情况,同时可以评估颈部淋巴结有无异常,以及协助鉴别甲状腺结节的良恶性。当甲状腺结节的超声检查出现以下征象时要考虑甲状腺癌的可能:实性低回声结节、结节形态和边缘不规则、纵横比>1、微钙化,同时伴有颈部异常肿大淋巴结等。值得注意的是超声检查鉴别甲状腺结节良恶性的能力与超声医师的临床经验相关。随着更多的医疗机构陆续采用甲状腺结节的甲状腺影像报告和数据系统(Thyroid imaging reporting and data system, TI-RADS)进行分类评估,医师个人判断因素所造成的差异逐步缩小。

甲状腺核素扫描以往是甲状腺结节常规的检查

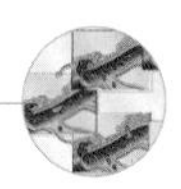

方法之一。因分辨率所限，甲状腺核素扫描适用于评估直径>1 cm 的甲状腺结节。当甲状腺结节为实质性病变，核素扫描表现为“冷结节”时，常提示为恶性可能。目前逐渐被超声、CT 等检查所替代。当甲状腺结节直径>1 cm 且伴有血清 TSH 降低时，应行甲状腺核素扫描，判断结节是否有放射性核素摄取功能。

CT 和 MRI 检查在评估甲状腺结节良恶性方面不优于超声检查，不推荐作为评估甲状腺结节的常规检查。但增强 CT 对显示肿瘤与周围组织器官的关系、肿瘤是否向胸骨后生长以及颈部和纵隔淋巴结转移情况，具有不可替代的作用。MRI 诊断价值不及增强 CT，不推荐使用，但对碘造影剂过敏患者 MRI 检查也有一定的作用。2015 年 ATA 颁布的《成人甲状腺结节与分化型甲状腺癌诊疗指南》建议，对于临床进展期疾病包括原发病灶侵犯广、有多发或大块淋巴结转移的患者，应该行增强 CT 或 MRI 检查来补充超声检查结果。

PET/CT 能反映甲状腺结节的代谢情况，但对评估甲状腺结节良恶性的价值有限，对判断甲状腺癌远处转移情况有意义。

FNAC 是评估甲状腺结节最精确且性价比最高的方法，在欧美等国家已普遍用于对甲状腺结节的评估。2009 版 ATA 指南推荐对直径>5 mm 的结节进行 FNAC，超声引导下的 FNAC 在国外成为术前诊断甲状腺癌的常规检查方法，但随着近年来的研究和总结，更趋向于强调超声检查的价值，FNAC 的适应证更加保守。2015 版 ATA 指南调整了 FNAC 的适用范围，拟行 FNAC 的可疑恶性结节的大小由>5 mm 变成>1 cm，根据结节恶性风险的超声征象分类(高度可疑恶性、中度可疑恶性、低度可疑恶性、极低度可疑恶性和良性结节的恶性风险分别为 70%～90%、10%～20%、5%～10%、<3%和<1%)提出了 FNAC 的适应证，高度、中度可疑恶性的结节穿刺最大直径>1 cm，低度可疑恶性的结节>1.5 cm，极低度可疑恶性的结节>2 cm，不符合上述标准的结节和单纯的囊性结节不做 FNAC。并明确建议 FNAC 结果应以贝塞斯达系统(Bethesda System)为标准进行报告。近年来在国内 FNAC 也逐渐进入了临床应用。我国的甲状腺结节与分化型甲状腺癌治疗指南推荐，除了核素显像证实为有自主摄取功能的“热结节”、超声提示为纯囊性结节及超声影像学检查高度怀疑为恶性的结节以外，直径>1 cm 的甲状腺结节均可考虑 FNAC。直径<1 cm 的甲状腺结节，不推荐常规行 FNAC。但当存在以下情况，可考虑行超声引导下 FNAC：超声提示结节有恶性征象；伴颈部淋巴结超声影像学异常；童年期有颈部放射线照射史或辐射污染接触史；$^{18}$F－FDG PET 显像阳性；伴血清降钙素水平异常升高。FNAC 通常建议在超声引导下进行，可以提高取材成功率和诊断准确率。对经 FNAC 仍不能确定良恶性的甲状腺结节，对穿刺标本进行甲状腺癌分子标志物(如 *BRAF* 突变)检测，可提高诊断准确性，*BRAF* 突变检测还有助于 PTC 临床预后预测，便于制定个体化的诊疗方案。

### 16.1.3 甲状腺癌的治疗

甲状腺癌的治疗是以手术为主的个体化综合治疗，手术治疗是除 ATC 以外各型甲状腺癌的主要治疗方式，综合治疗还包括术后促甲状腺素(TSH)抑制治疗、$^{131}$I 治疗、靶向治疗、化疗和放疗等。

对于 DTC 的手术治疗，包括甲状腺原发灶手术和颈部淋巴结的处理。甲状腺原发灶手术方式主要有甲状腺腺叶加峡部切除术和全/近全甲状腺切除术两种。甲状腺腺叶加峡部切除术是单侧甲状腺癌治疗中切除范围最小的手术方式，其适应证为：局限于一侧腺叶内的单发 DTC，且肿瘤直径<1 cm、无腺体外侵犯、复发危险度低、无童年期头颈部放射线接触史、无甲状腺癌家族史、无颈部淋巴结转移和远处转移。全/近全甲状腺切除术的适应证为：肿瘤直径>4 cm；多灶癌，尤其是双侧癌灶；伴有腺外侵犯；不良的病理亚型；伴有双侧颈部淋巴结转移；已有远处转移；童年期有头颈部放射线接触史。我国对于肿瘤直径 1～4 cm 的患者，根据低危或高危等具体情况，可采取甲状腺腺叶加峡部切除术，也可以采取全/近全甲状腺切除术。以往国外对肿瘤直径>1 cm 的 DTC 几乎都采取全/近全甲状腺切除术。研究显示，全/近全甲状腺切除术与甲状腺腺叶加峡部切除术相比，对于 1～4 cm PTC 患者没有总生存获益。2015 版 ATA 指南对于这部分患者的手术方式做了明显的修改，对于肿瘤直径 1～4 cm、无腺外侵犯、无颈部淋巴结转移的患者，可采取甲状腺腺叶加峡部切除术或全/近全甲状腺切除术。对于低危的患者来说，患侧腺叶加峡部切除术可能已经足够。

颈部淋巴结的处理，包括中央区和颈侧区淋巴结的处理。我国指南推荐，分化甲状腺癌术中在有效保留甲状旁腺和喉返神经情况下，需行病灶同侧中央区（Ⅵ区）淋巴结清扫术。而国外对中央区淋巴结的处理有所不同，2015 版 ATA 指南推荐中央区淋巴结清扫为治疗性而非常规选择性，对于临床确定有中央区淋巴结转移的患者建议给予治疗性中央区淋巴结清扫术；对于中央区淋巴结未受侵的乳头状癌患者，如果是局部晚期（$T_3$、$T_4$ 期）、颈侧区淋巴结转移（$cN_{1b}$），可考虑行预防性单侧或双侧中央区淋巴结清扫；对于 $T_1$ 和 $T_2$ 期、非侵袭性和 $cN_0$ 乳头状癌以及大部分滤泡状癌患者只行甲状腺切除术而不行预防性中央区淋巴结清扫术。对于颈侧区淋巴结的处理，国内外的指南基本相同，对颈侧区淋巴结转移的患者，应行治疗性颈侧区淋巴结清扫，对临床颈侧区淋巴结阴性的患者，不行预防性颈侧区淋巴结清扫。

分化型甲状腺癌术后应及时给予 TSH 抑制治疗，通过应用甲状腺激素将 TSH 抑制在正常低限或低限以下甚至检测不到的程度，一方面补充术后所缺乏的甲状腺激素，另一方面抑制肿瘤细胞的生长。尤其是在高危患者中，TSH 抑制水平与肿瘤的转移复发和癌症相关死亡的关系密切。TSH 抑制目标：高危患者，TSH 应抑制在<0.1 mU/L 水平；中危患者，TSH 控制在 0.1～0.5 mU/L；低危患者，TSH 可维持在正常参考范围的下限。TSH 抑制治疗会导致骨质疏松症和心血管系统疾病风险增加，应同时兼顾肿瘤复发危险度和 TSH 抑制治疗的不良反应，制定 TSH 抑制治疗的个体化治疗方案。TSH 抑制治疗用药首选左旋甲状腺素（*L*－T4）口服制剂。

$^{131}$I 治疗是分化型甲状腺癌术后另一重要治疗手段，$^{131}$I 治疗包括两个层次：①采用$^{131}$I 清除术后残留的甲状腺组织，简称$^{131}$I 清甲；②采用$^{131}$I 清除手术不能切除的局部或远处转移灶，简称$^{131}$I 清灶。对于甲状腺全切除的患者，2015 版 ATA 指南推荐：高危患者强力推荐$^{131}$I 治疗；中危患者推荐$^{131}$I 治疗，仅有镜下腺外侵犯且癌灶较小或淋巴结转移个数少、受累直径小且不伴高侵袭性组织亚型或血管侵犯等危险因素的中危患者不建议行$^{131}$I 治疗；低危患者不推荐行$^{131}$I 治疗。

DTC 对放疗敏感性差，手术切除干净的患者不需要术后放疗。当肿瘤侵犯邻近组织器官，切除后怀疑有残余癌或有少许肉眼残余癌时，可考虑行放疗，能取得一定的疗效。

MTC 的治疗，手术是唯一有效的手段，手术应力争积极彻底。2015 版 ATA 指南推荐 MTC 的基本术式为全甲状腺切除加中央区淋巴结清扫术。经超声检查如果没有颈部淋巴结转移及远处转移迹象，应进行甲状腺全切除加中央区淋巴结清扫；若肿瘤局限于颈部和颈部淋巴结的患者，则应行甲状腺全切除加中央区淋巴结清扫和受累侧颈侧区淋巴结清扫；影像学检查提示同侧颈侧区淋巴结阳性而对侧颈侧区淋巴结阴性，如果基础降钙素>200 pg/ml，应考虑同时行对侧颈侧区淋巴结清扫[6]。

ATC 病情进展快，诊断时大多数患者肿瘤已超出腺体、侵犯至周围组织或器官或伴有远处转移，已无根治性手术机会，可采用放疗、化疗及靶向治疗等进行综合治疗；对于部分原发病灶较小、局限于腺体内的患者，尽量手术切除，术后采用放疗及化疗，有的患者有一定的疗效。

### 16.1.4 甲状腺癌的随访

甲状腺癌术后的随访非常重要。虽然甲状腺癌尤其是 DTC 治疗效果好、生存期长，术后仍有 20%～30%的 DTC 患者会出现复发或转移。定期随访复查，可监控 TSH 抑制治疗的效果，还便于早期发现转移复发并及时治疗。随访内容包括：定期复查 T3、T4、TSH、Tg、TgAb，对于 MTC 患者需测定血清降钙素、CEA，明显增高者提示肿瘤转移复发；颈部超声检查是术后随访的常规检查，发现可疑颈部淋巴结时可进行穿刺活检，也可以考虑行增强 CT、MRI 检查以及$^{131}$I 全身显像（whole body scan, WBS）。随访时间术后 1 年内每 3～6 个月 1 次，之后每 6～12 个月 1 次，高危患者可以增加复查次数，中、低危患者可以延长复查的间期。

## 16.2 甲状腺癌转移复发的临床规律

甲状腺癌的生物学行为有很大差异，未分化癌高度恶性，死亡率高；而占大多数的乳头状癌，则大多为低度恶性，预后好，死亡率低，10 年生存率>90%，但术后仍有 20%～30%的患者会出现复发或转移，其中约 2/3 发生在术后 10 年内，因其惰性生长的特性，术后 20 年以上依然可出现复发或转移。由于肿瘤生长缓慢等因素，复发和术后残存肿瘤二者很难界定，本文所述的复发是指甲状腺癌手术治疗后，在随访过程中所新发现的病理类型与原发甲

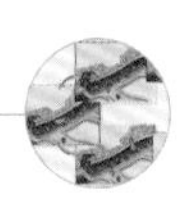

状腺癌相同的病灶。根据复发的部位不同，可分为局部复发（甲状腺床）、颈淋巴结转移和远处转移，其中颈淋巴结转移最为常见，约占75%。影响甲状腺癌复发的主要因素有年龄、性别、肿瘤原发灶大小、病灶数目、有无包膜侵犯、淋巴结转移状况、临床分期、病理分型以及有无基因突变等，除了上述肿瘤本身的病理学特性外，不当的临床诊断与处理方式，也是影响甲状腺癌复发的重要因素。术前诊断和初始手术不规范者更易复发，术后未行 TSH 抑制治疗及$^{131}$I 治疗者复发率更高。

### 16.2.1 局部复发

甲状腺癌术后局部复发是指甲状腺癌手术治疗后在甲状腺床区域包括甲状腺原位及其周围肌肉、气管或食管等部位新发现的肿瘤性病灶。甲状腺癌常表现为多灶性和双侧性，占甲状腺癌的20%～40%，尤其是 MTC 和 PTC。散发性 MTC 中32%～67%为双侧性和多灶性，遗传性 MTC 的比例更高，可达80%～94%。多灶性甲状腺癌常伴甲状腺外侵犯、淋巴结转移，治疗后复发率高，首次诊断不准确和手术治疗不规范是局部复发的重要原因。若术前误诊为良性病变，受医院病理科条件限制术中不能做冷冻病理检查或部分外科医师没有常规送检冷冻病理检查的习惯，把癌当作良性结节处理，手术仅行结节切除或部分腺叶切除，术后病理确诊为甲状腺癌，若不及时追加手术行腺叶切除或全甲状腺切除，易发生术后局部复发。甲状腺腺叶切除不彻底，或应该行全甲状腺切除术者，如 MTC 患者，仅行腺叶切除术等初次不规范手术方式均会导致局部复发率增加。

### 16.2.2 颈部淋巴结转移

甲状腺癌好发颈部淋巴结转移，PTC 易早期发生区域淋巴结转移，30%～80%的 PTC 患者在确诊时即存在颈部淋巴结转移，以颈部中央区最为常见，而 FTC 颈淋巴结转移相对较少。MTC 颈淋巴结转移较早，转移率可高达60%～80%，部分患者可还可出现对侧颈部淋巴结转移。颈部淋巴结转移是甲状腺癌患者复发率增高和存活率降低的危险因素。甲状腺癌颈部淋巴结转移特点：一般先转移至原发灶同侧中央区（Ⅵ区），再向颈侧区（Ⅱ～Ⅳ区）和颈后区（Ⅴ区）淋巴结转移。PTC 颈部淋巴结转移部位以Ⅵ区最为常见，随后颈部淋巴结转移发生率从高到低依次为Ⅲ/Ⅳ区、Ⅱ区、Ⅴ区及Ⅰ区。甲状腺癌还存在颈部淋巴结“跳跃性”转移，即中央区无淋巴结转移，而在颈部其他区域发生淋巴结转移。例如位于甲状腺上极的 PTC 和 MTC 较易出现上颈侧区淋巴结“跳跃性”转移，而位于甲状腺中下极的 PTC 和 MTC 则易转移至中央区、颈侧区和上纵隔淋巴结，位于甲状腺下极的肿瘤还可转移至对侧颈部Ⅵ区淋巴结。有学者对于 $cN_0$ 患者行预防性颈侧区淋巴结清扫术发现Ⅵ区淋巴结阴性、颈侧区淋巴结转移者占32.89%。PTC 淋巴结转移以多区转移为主，仅单区转移较少见。甲状腺癌术后颈部淋巴结转移复发与术前评估不完善、首次颈淋巴结清扫手术方式不规范等因素密切相关。术前评估不完善，导致临床与亚临床淋巴结转移灶遗漏是甲状腺癌术后复发的主要原因，而仅行颈部淋巴结摘除术则伴有明显的高复发率。

### 16.2.3 远处转移

甲状腺未分化癌及髓样癌容易发生远处转移。未分化癌病情发展迅速，确诊时约有50%患者已有肺、骨、脑、肝等远处转移。10%～20%的髓样癌患者会发生肝、肺、骨、脑等远处转移。8%～12%的滤泡状癌患者会发生远处转移。乳头状癌远处转移较少，为4%～8%，最常见于肺与骨。

甲状腺癌远处转移的部位包括肺、骨、脑及肝等脏器。DTC 远处转移最常见于肺，占80%～85%；骨次之，占5%～10%。有研究报道，2%～20%的 DTC 发生肺转移，多见于女性患者，无论年龄大小，肺转移风险相当，但<45岁患者预后较好。原发灶越大、多灶、有包膜侵犯、有纵隔淋巴结转移及颈部淋巴结转移数目较多者更易发生肺转移。若能早期诊断辅以有效的治疗，肺转移者10年生存率可达90%。3%～5%的 DTC 可发生骨转移，多见于40岁以上患者，男女发生率相近。骨转移多发生于上半身中轴骨和扁骨，以多发性溶骨性病变为主，表现为膨胀性囊状改变，少数为成骨性改变。骨转移主要表现为严重的癌性骨痛、病理性骨折、脊髓压迫综合征及高钙血症等，严重影响患者的生存质量及生存率。骨转移者10年生存率仅为13%～21%。脑是 DTC 除肺、骨转移外的第3个常见远处转移部位，且大多伴有肺和/或骨转移。DTC 脑转移多见于老年患者，乳头状癌多见，脑转移发生率不高，但该类患者预后极差。肝转移多见于 MTC，DTC 肝

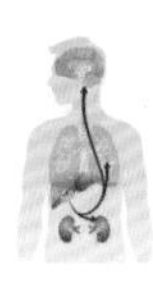



转移较少见，且大多伴有肺和/或骨转移，肝转移以老年患者多见，乳头状癌多见，肝转移初期肝脏相关的临床症状不明显，且血常规、肝功能检查大都在正常范围内，容易被忽略。

## 16.3 甲状腺癌转移复发的预测与诊断

### 16.3.1 甲状腺癌复发风险分层

甲状腺癌特别是 DTC 大多具有侵袭性较低的特性，病情进展缓慢，肿瘤总体死亡风险仅为 0.5/10 万。关注甲状腺癌转移复发风险显得更为重要，如何预测其转移复发风险，2009 版 ATA 指南首次提出了复发风险分层的概念，根据术中病理特征，如病灶残留程度、病理亚型、包膜及血管侵犯、淋巴结转移及术后刺激性 Tg（stimulated thyroglobulin，sTg）水平和 $^{131}$I 治疗后全身显像（post-treatment wholebody scan，RxWBS）等权重因素将患者的复发风险分为低、中、高危 3 层。这一分层系统也是后续治疗（如 TSH 抑制治疗、$^{131}$I 治疗）的重要决策依据。

近年来研究发现，肿瘤大小、淋巴结转移特征、血管侵犯程度及分子病理特征等均是预测 DTC 复发的重要因素。对于癌灶局限于甲状腺内的患者，其复发率随着肿瘤直径的增大和病灶的增多呈上升趋势。转移淋巴结的数目、大小及结外侵犯等因素也显著影响疾病的复发，局部复发率随着淋巴结转移数目的增多及受累直径的增大而逐渐增高，淋巴结外受累也是 DTC 患者复发的独立预测因素之一。血管侵犯与复发、远处转移及肿瘤相关死亡显著相关，复发及死亡风险随着血管侵犯的程度及范围的扩大呈显著上升趋势。对于 PTC，伴有血管侵犯者的复发率亦显著高于无侵犯者。*BRAF*$^{V600E}$ 基因突变与 PTC 的多灶性、包膜侵犯、淋巴结转移、较晚的 TNM 分期等侵袭性病理特征，以及复发、肿瘤相关死亡密切相关。

2015 版 ATA 指南对影响复发风险分层因素的权重进行了修正和补充。

（1）低危组

PTC 且符合以下全部条件：无局部或远处转移，所有肉眼可见的肿瘤均被彻底切除，肿瘤没有侵犯周围组织，肿瘤不是侵袭型的组织学亚型（如高细胞型、鞋钉样变异型、柱状细胞型等），如果该患者清除全部甲状腺组织治疗后行全身碘显像，甲状腺床以外没有发现碘摄取，没有血管侵犯，以及 2015 版 ATA 指南增加的：临床无淋巴结转移（$cN_0$）或病理学检查有淋巴结微转移（$pN_1$），≤5 枚淋巴结受累，最大径<0.2 cm。2015 版 ATA 指南还增加了：局限于甲状腺内的包裹型滤泡亚型甲状腺乳头状癌；局限于甲状腺内的分化型滤泡型甲状腺癌伴包膜受侵，但没有血管侵犯或仅轻微血管侵犯（<4 处）；局限于甲状腺内的单发或多发病灶的甲状腺乳头状微小癌，包括 *BRAF*$^{V600E}$ 基因突变（若可知）。

（2）中危组

病理检查显微镜下发现肿瘤侵犯甲状腺周围软组织；$^{131}$I 治疗后全身显像发现有颈部转移灶；肿瘤为侵袭型的组织学亚型（如高细胞型、鞋钉样变异型、柱状细胞型等）；甲状腺乳头状癌伴血管侵犯。2015 版 ATA 指南增加了：临床有淋巴结转移（$cN_1$）或病理学检查证实淋巴结转移（$pN_1$），转移数>5 枚，且最大径<3 cm；局限于甲状腺内的甲状腺乳头状癌，肿瘤直径为 1～4 cm，*BRAF*$^{V600E}$ 基因突变（若可知）；多发病灶的甲状腺乳头状微小癌伴腺外侵犯和 *BRAF*$^{V600E}$ 基因突变（若可知）。

（3）高危组

肉眼可见肿瘤侵犯甲状腺周围软组织；肿瘤未完全切除；有远处转移；术后血清 Tg 检测提示有远处转移。2015 版 ATA 指南增加了：病理学检查证实淋巴结转移（$pN_1$），且任意转移淋巴结最大径≥3 cm；滤泡型甲状腺癌伴广泛血管侵犯（>4 根血管侵犯）。

上述的复发风险分层主要是基于术前、术中和术后短期内获得的临床病理特征资料而进行的静态评估。随着疾病自然转归及其对后续治疗所做出的不同反应，患者的复发及肿瘤相关死亡风险会不断发生变化。根据治疗反应等新数据建立连续动态危险度评估模式，可实时修正 DTC 的分期及复发危险度分层，更有助于及时调整后续的随访和治疗方案。2015 版 ATA 指南将治疗反应纳入了初始治疗后的动态危险度评估标准。DTC 患者经甲状腺全切术及初始 $^{131}$I 治疗后危险度分层动态评估标准如下：①疗效满意（excellent response，ER）：影像学结果阴性，且抑制性 Tg<0.2 ng/ml 或刺激性 Tg<1 ng/ml。②疗效不确切（indeterminate response，IDR）：存在非特异性影像学发现，碘扫描有甲状腺床的微量核素摄取，可检测到非刺激性 Tg<1 ng/

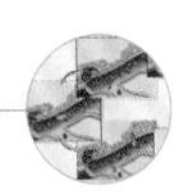

ml,刺激性 Tg＜10 ng/ml 或者在无结构或功能性病灶的情况下,Tg 抗体稳定或下降。③生化疗效不佳(biochemical incomplete response, BIR):影像学结果阴性,且抑制性 Tg＞1 ng/ml 或刺激性 Tg＞10 ng/ml 或 Tg 抗体水平逐渐增高。④结构性疗效不佳(structural incomplete response, SIR):存在结构或功能性病变的证据,无论 Tg 水平及 Tg 抗体阳性与否。

### 16.3.2 血清 Tg 检测在转移复发性甲状腺癌诊断和随访中的作用

Tg 是甲状腺激素的蛋白质前体,只有正常的甲状腺滤泡细胞或滤泡细胞来源的甲状腺癌可以分泌。对于全甲状腺切除术后或$^{131}$I 清除全部甲状腺组织治疗后已清除全部甲状腺的 DTC 患者,体内应当不再有 Tg 的来源,若在血清中检测到 Tg,往往提示 DTC 病灶残留或复发,血清 Tg 的组织特异性强,其水平高低与患者体内 DTC 瘤负荷呈正相关,可作为评估肿瘤转移复发的临床肿瘤标志物。对已清除全部甲状腺治疗的 DTC 患者,应定期随访测定血清 Tg,血清 Tg 变化是判断患者是否存在肿瘤残留或复发的重要手段。

血清 Tg 测定包括 TSH 抑制状态下的基础 Tg 测定(即抑制性 Tg)和 TSH 刺激后的 Tg 测定(即刺激性 Tg)。TSH 是正常甲状腺细胞或 DTC 细胞产生和释放 Tg 的最重要的刺激因子。TSH 抑制状态下,肿瘤细胞分泌 Tg 的能力也会受到抑制。为了更准确地反映病情,可通过停用 $L$－T4 或应用重组人 TSH(rhTSH)的方法,使血清 TSH 水平升高至＞30 mU/L,再行 Tg 测定,即刺激性 Tg 检测。刺激性 Tg 较抑制性 Tg 能更敏感地发现潜在病灶的存在。

TgAb 存在时,会降低血清 Tg 的化学发光免疫分析方法检测值,影响其准确性。对甲状腺已全部清除、彻底缓解的患者,TgAb 应该在 3 年内逐渐降低直至最后测不出。若 TgAb 持续存在或降低后再升高,应视为肿瘤复发或持续存在。每次测定血清 Tg 时均应同时检测 TgAb。不同种 Tg 和 TgAb 检测试剂的测定结果可能存在较大差异,每次随访检测应采用同种检测试剂。

一般认为,对已清除全部甲状腺的 DTC 患者,在无 TgAb 干扰下,血清抑制性 Tg 和刺激性 Tg＜1 ng/ml 或检测不到,提示其无病生存。若血清 Tg 检测值未达到上述标准,或在随访中再次升高,则提示存在肿瘤残留或转移复发可能。无论是抑制性 Tg 还是刺激性 Tg 测定,肿瘤负荷与 Tg 都密切相关。当仅有颈部孤立的淋巴结转移或胸片不能发现的微小肺转移灶时,Tg 有可能测不出。低分化甲状腺癌复发时 Tg 也有可能维持在很低的水平。

对已清除全部甲状腺的 DTC 患者,大多数术后 1 个月 Tg 浓度达到最低点。随访期间可根据 DTC 患者的复发危险度,选择性应用血清抑制性 Tg 或刺激性 Tg 检测。建议首次检测血清抑制性 Tg 时间一般应在术后或$^{131}$I 清除甲状腺组织后 1 个月,随后每 6～12 个月复查。对高危复发风险患者应更频繁地监测抑制性 Tg,而对于中、低危患者其监测间隔可延长至 12～24 个月。2015 版 ATA 指南推荐对于中、低危患者其首次监测刺激性 Tg 时间为初始治疗后 6～18 个月。对于初始治疗后因 IDR、BIR 或 SIR 而再次治疗的 DTC 患者,为了继续动态评估其治疗反应,推荐对抑制性及刺激性的 Tg 水平的再次评估。

未完全切除甲状腺的 DTC 患者,残留的正常甲状腺组织仍是血清 Tg 的来源之一,目前还没有研究能够提供具体的 Tg 值来区分正常甲状腺残留组织和复发病灶,但仍建议术后 1 个月行血清抑制性 Tg 检测,可作为 Tg 长期随访及动态风险评估的基线值,术后每 6 个月检测血清 Tg,同时检测 TgAb。对术后血清 Tg 水平呈持续升高趋势者,应怀疑复发,需结合颈部超声等其他检查进一步评估。

对 DTC 转移复发的患者,治疗后定期检测血清 Tg 水平可用于评估疗效及预后。治疗后血清 Tg 水平下降是治疗有效的重要征象。

### 16.3.3 转移复发性甲状腺癌的超声检查

血清 Tg 检测联合颈部超声检查是甲状腺癌治疗后最基本的随访监测手段。超声检查对早期发现局部复发或颈部淋巴结转移具有高度灵敏度,是首选的影像学检查方法。建议超声检查时间为术后 3 个月,并结合患者复发风险分层和血清 Tg 水平定期随访,每年复查 1～2 次。

超声检查内容包括甲状腺床和颈部淋巴结。在甲状腺床若出现形态不规则低回声,纵横比＞1,内部微钙化及局部无回声,局部血流信号丰富,则为可疑复发或残留病变。甲状腺癌术后颈部淋巴结转移的常见部位为Ⅵ区、Ⅲ/Ⅳ区,淋巴结转移的超声特征包括淋巴结内的微钙化、囊性改变、高回声、淋巴结变圆及周边血流、淋巴结皮髓质分界消失等，淋巴结皮髓质分界消失这一特征的灵敏度高，但特异度较低，而微钙化、囊性改变的特异度高，具有重要诊断价值。当超声检查发现甲状腺床可疑病灶或颈部可疑淋巴结肿大，又难以明确诊断时，可行超声引导下FNAC，或行增强CT检查。2015版ATA指南建议，对于短径>8 mm的可疑淋巴结可进行超声引导下FNAC，并可行冲洗液的Tg水平测定。Tg≥1 ng/ml为可疑转移，Tg水平越高则淋巴结为转移的可能性越大。

### 16.3.4 转移复发性甲状腺癌的CT及MRI检查

CT及MRI检查对诊断评估转移复发病灶、协助确定手术范围或外照射治疗计划具有一定价值。CT及MRI检查能显示超声检查无法探及部位的转移灶，如纵隔和咽旁淋巴结等；检查图像能较直观地显示转移复发灶的范围及肿瘤侵犯周围器官，如气管和食管等情况，便于确定手术部位和范围。在肺转移病例中，肺部CT的检出率可达80%～90%。对于近期需要行$^{131}$I治疗的患者，可考虑以MRI代替增强CT检查。2015版ATA指南推荐CT、MRI检查主要用于局部侵犯广泛、高风险DTC患者血清Tg升高(通常>10 ng/ml)或TgAb上升明显时。

### 16.3.5 核素显像在转移复发性甲状腺癌诊断和随访中的应用

$^{131}$I全身显像可以探查到甲状腺床和转移部位摄碘病灶。残余甲状腺大小、肿瘤的摄碘能力及肿瘤负荷等均可影响$^{131}$I全身显像的灵敏度和特异性。核素显像曾是甲状腺癌监测的主要方法，但现在已大部分被颈部超声所取代。在低复发风险患者中，低血清Tg水平联合颈部超声检查无异常对复发有很高的阴性预测价值。若血清Tg和颈部超声检查均为阴性，$^{131}$I全身显像也无法提供额外的有价值信息，而当血清Tg升高时，需进一步行$^{131}$I全身显像来确认肿瘤复发的区域及程度。2015版ATA指南仅推荐具有高危侵袭特征的中、高危患者于初始治疗后6～12个月行诊断性全身核素显像(diagnostic whole bodyscan, DxWBS)，而对于治疗评估达到ER的中、低危患者不推荐行DxWBS。$^{18}$F-FDG PET检查则主要在DTC高危患者、血清Tg升高(>10 ng/ml)及$^{131}$I全身显像阴性结果时应用。

对已明确为DTC转移复发的患者，$^{131}$I全身显像是诊断转移复发，筛选$^{131}$I治疗适应证，了解摄取$^{131}$I病灶的部位、数量，以及病灶$^{131}$I摄取情况的主要手段；同时对评价疗效及评估预后也具有重要参考价值。DTC转移复发的患者，经$^{131}$I清除病灶治疗后RxWBS显示病灶数目减少、浓集范围缩小或程度减淡，同时伴血清Tg水平下降，是治疗有效的重要征象。对于长期随访中的转移复发性DTC患者，目前认为DxWBS应用价值有限，不作为常规推荐。

## 16.4 转移复发性甲状腺癌的治疗

对于转移复发性甲状腺癌需采取综合治疗，可选择的治疗方法依次为手术、对可摄取$^{131}$I的病灶行$^{131}$I治疗、外照射治疗、TSH抑制治疗及靶向药物治疗等。转移复发性甲状腺癌治疗流程如图16-1。

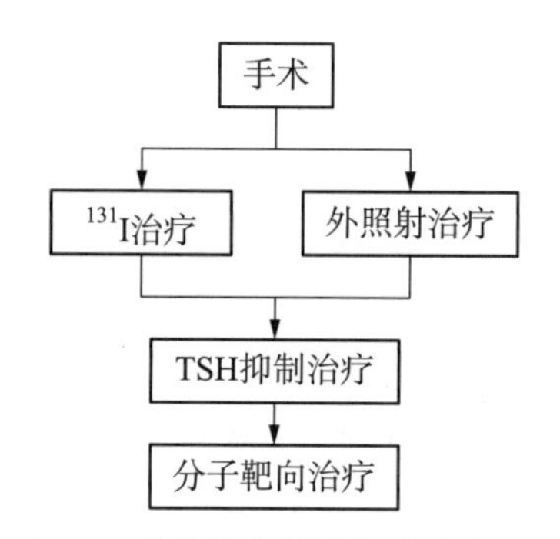


**图16-1 转移复发性甲状腺癌治疗流程**

### 16.4.1 手术治疗

对于甲状腺癌的转移复发性病灶，手术是首选的治疗方法。对于甲状腺床局部复发患者，除了手术切除局部复发病灶，若初次手术未行甲状腺全切除者，建议补充行全甲状腺切除术。对于颈部淋巴结转移复发者，应行治疗性颈中央区和/或颈侧区淋巴结清扫术，并保留未受累的重要器官或结构。当然，对曾行颈淋巴结清扫术者，若术后出现复发，常因瘢痕粘连，可能只能行限制性或针对性的病灶切除。

对转移复发性甲状腺癌，选择再次手术时，应兼顾手术风险和获益两者的平衡。再次手术医源性损伤，如永久性甲状旁腺功能低下、永久性喉返神经损伤的发生率均明显高于初次手术。有研究显示，少量小的转移复发淋巴结可能是惰性的，常常在多年

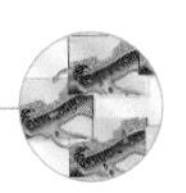

的随访中没有变化，并且未发现因此类复发导致的死亡率增加。因此，对于少量小的可疑淋巴结，可以随访密切监测，而对于大量的或侵犯关键结构的转移复发淋巴结应考虑手术治疗。2015 版 ATA 指南建议，随访中患者若影像学检查在手术区域发现最小径≥8 mm 的中央区淋巴结，或最小径≥10 mm 颈侧区淋巴结，并通过活检证实肿瘤复发，应行治疗性颈中央区和/或颈侧区淋巴结清扫术，并保留未受累的重要结构。

对侵犯周围重要结构转移复发病灶的外科治疗选择，要权衡手术并发症、重要结构功能丧失和肿瘤局部控制及生存获益的利弊。一般认为切除肉眼可见的肿瘤病灶有利于控制复发、延长生存。对于喉返神经受累患者，若无声带麻痹，应尽量切除肿瘤，保留神经；若已明确有声带麻痹、肿瘤包绕神经，则可切除病灶及受累的神经，并尽可能行一期神经修复。对于肿瘤局部侵犯气管或食管者，若侵犯浅层未侵入管腔时，可行肿瘤剔除，术后应行$^{131}$I 治疗和/或外照射治疗；若肿瘤已侵犯气管或食管深层甚至管腔时，应切除病灶及受累器官，并行气管或食管吻合、修复重建或造口术；对于病灶无法切除、有窒息或明显咯血时，可行局部姑息性手术。对单侧颈内静脉明显受累者，可切除受累的颈内静脉；双侧颈内静脉受累者，可切除受累静脉，但至少要行一侧血管重建；若颈总动脉受累时，切除后需行血管重建。

对于孤立的、单发的或产生并发症的远处转移病灶可以考虑行病灶切除，特别是病灶较大时应尽量手术切除。颅内转移灶可能会引起威胁生命的并发症，手术的选择应充分评估手术风险与获益。

### 16.4.2 $^{131}$I 治疗

(1) $^{131}$I 治疗适应证

手术是转移复发性甲状腺癌首选的治疗方法，而仅对于无法手术切除的摄碘病灶推荐$^{131}$I 治疗。$^{131}$I 治疗的适应证包括：①无法手术切除的 DTC 局部复发或远处转移病灶，且具备摄$^{131}$I 功能；②对于血清 Tg 阳性$^{131}$I 阴性患者，指甲状腺已完全清除，而血清刺激性 Tg 可疑升高或呈升高趋势，但 DxWBS 未发现转移病灶，当停服 *L* - T4 所致的刺激性 Tg＞10 ng/ml 或应用 rhTSH 所致的刺激性 Tg＞5 ng/ml 或 Tg 水平持续升高，对于这部分可能存在转移复发的患者，可行经验性$^{131}$I 治疗，如 RxWBS 发现 DTC 功能性转移病灶或血清 Tg 水平下降，则可重复$^{131}$I 治疗。

不宜行$^{131}$I 治疗的情况包括：①临床或影像学证据提示为碘难治性分化性甲状腺癌（radioiodine refractory differentiated thyroid cancer, RAIR - DTC）或碘抵抗性 DTC；②转移复发病灶接受$^{131}$I 治疗之外的其他治疗方案有更大获益者；③伴有严重心血管疾病、肝肾功能障碍、其他严重并发症，如出现粒细胞缺乏、严重全血细胞减少等或预期生存期不足 6 个月者；④妊娠期、哺乳期及计划短期内（6 个月）妊娠者不宜行$^{131}$I 治疗。

(2) $^{131}$I 治疗前准备

$^{131}$I 治疗前应进行临床评估，常规检查包括血常规、肝肾功能、甲状腺功能、TSH 刺激后的 Tg 水平以及超声等检查。有研究发现，PTC 原发灶的 *BRAF*$^{V600E}$ 基因突变与其远处转移灶的摄$^{131}$I 能力下降有关，因此，对 PTC 的远处转移患者，可预先检测 *BRAF*$^{V600E}$ 基因突变情况，以辅助预测患者远处转移的$^{131}$I 摄取、治疗疗效及预后。

$^{131}$I 治疗前应先评估甲状腺是否近全切除及是否存在可手术切除的病灶，若存在可手术切除的病灶或初次手术甲状腺未达到近全切除，应首选手术切除。$^{131}$I 治疗前应低碘饮食 1～2 周，并避免使用含碘造影剂及含碘药物，以保证$^{131}$I 可至残余甲状腺组织或肿瘤病灶。

$^{131}$I 治疗前需要升高 TSH 水平（≥30 mU/L），以促进甲状腺组织及 DTC 肿瘤病灶对$^{131}$I 的摄取。升高 TSH 水平的方法有两种：停服 *L* - T4 3～4 周，以升高内源性 TSH 水平，或使用外源性 rhTSH。

(3) $^{131}$I 治疗的实施

对于 DxWBS 发现的局部复发或颈部淋巴结转移性病灶，$^{131}$I 治疗可作为治疗方法之一于再次术前或术后凭经验实施。关于经验性$^{131}$I 治疗中组织的最大耐受剂量的上限，2015 版 ATA 指南中，将其由先前的 200 mCi 降低至 150 mCi。

对于远处转移的$^{131}$I 治疗，因病灶部位、摄碘能力等的不同而存在差异。肺部转移病灶对$^{131}$I 治疗的碘摄取及治疗反应较好，推荐肺转移患者行$^{131}$I 治疗，并对于病灶逐渐缩小或减少的患者，每隔 6～12 个月再次施行$^{131}$I 治疗。推荐的经验性治疗剂量为 100～200 mCi，对于 70 岁以上患者的剂量为 100～150 mCi。骨转移虽然大多不能经$^{131}$I 治疗治愈，但是病灶摄碘的骨转移患者仍可通过$^{131}$I 治疗改善生

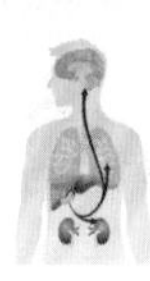



存，故对于该部分患者可行$^{131}$I治疗，推荐治疗剂量也为100～200 mCi。

首次$^{131}$I清除病灶治疗应在$^{131}$I清除全部甲状腺组织后至少3个月后进行。$^{131}$I清除病灶治疗后2～10 d进行RxWBS，以预估$^{131}$I治疗效果以及后续清除病灶治疗的必要性。重复$^{131}$I清除病灶治疗宜间隔4～8个月。

$^{131}$I清除病灶治疗会对DTC病灶、邻近组织及其他可摄$^{131}$I的正常组织器官形成直接辐射损伤，导致不同程度的放射性炎性反应。如DTC病灶数目较多、范围较大时，在$^{131}$I治疗的同时可考虑应用糖皮质激素，以减轻靶病灶的放射性炎性反应，尤其是对于DTC的脑转移灶。服用$^{131}$I后如出现唾液腺肿痛的患者，可给予糖皮质激素以减轻症状。

（4）$^{131}$I*治疗后疗效评价*

$^{131}$I清除病灶治疗6个月后，可进行疗效评估。评估手段包括血清Tg测定、$^{131}$I全身显像及超声、CT等其他影像学检查。治疗有效的征象包括：在无TgAb干扰的情况下，血清Tg持续下降，$^{131}$I全身显像显示转移灶减少、浓集范围缩小或程度减淡；其他影像学检查显示转移灶减少或缩小等。如判定治疗有效，可重复$^{131}$I清除病灶治疗。

### 16.4.3 外照射治疗

甲状腺癌外照射治疗的适应证包括：①手术切缘有残留者，尤其不摄取$^{131}$I的患者；②术后残存病灶较大，虽然吸收$^{131}$I，但不足以达到治疗剂量者；③病灶无法手术切除患者；④无法手术切除的复发或转移患者。

外照射治疗的剂量需综合考虑患者的一般状况、治疗耐受性、外照射技术的选择等因素，一般选择剂量的范围在50～70 Gy。外照射治疗应尽可能使用调强放疗技术，该技术能更好地保证靶区治疗剂量、提高对病灶的局部控制，并保护正常组织、降低治疗的不良反应、改善生活质量。

### 16.4.4 TSH抑制治疗

DTC是TSH依赖性肿瘤，TSH能够刺激表达TSH受体的DTC细胞生长。应用甲状腺激素将TSH抑制在正常低限或低限以下甚至检测不到的程度，能够起到抑制DTC细胞生长的作用。

TSH抑制水平与高危DTC的复发、转移和癌症相关死亡关系非常密切，高危DTC患者术后TSH抑制至＜0.1 mIU/L时，肿瘤的复发、转移概率显著降低。因此，转移复发性DTC患者TSH抑制的目标值宜设为＜0.1 mIU/L。TSH抑制治疗用药首选*L*－T4口服制剂。*L*－T4最终剂量的确定依赖于血清TSH的检测。

长期使用超生理剂量的甲状腺激素，会造成亚临床甲亢，加重患者的心脏负荷，甚至导致患者心血管病相关事件和死亡风险增高。对于绝经后妇女，长期TSH抑制可能增加骨质疏松症的发生率，并导致其骨折风险增加。因此，对于那些合并心脏疾病、老年、绝经后妇女等TSH抑制治疗不良反应风险较高的患者，应制定个体化的TSH抑制治疗目标，将TSH抑制至接近达标的最大可耐受程度，并予以动态评估，同时预防和治疗心血管和骨骼系统的相应病变。

有关转移复发性甲状腺癌患者经再次治疗干预后的TSH抑制治疗，需根据对其治疗后动态评估及风险分层进行相应的调整。

### 16.4.5 分子靶向治疗及研究进展

靶向治疗是以DNA、RNA、蛋白质等与癌症发生、肿瘤生长所必需的特异性结构分子作为靶点，利用能与这些靶分子特异性结合的抗体、配体等，特异性杀死肿瘤细胞的一种治疗方法。分子靶向治疗不仅能更加特异性作用于肿瘤细胞，阻断其生长、转移或诱导其凋亡，使其治疗更加精准，而且同时降低了对正常细胞的杀伤作用，可降低传统药物非选择性所导致的不良反应。

随着对甲状腺癌分子病理机制研究的不断进展，以激酶抑制剂为代表的分子靶向治疗在晚期甲状腺癌治疗中得到越来越广泛的应用，目前国内外多个指南建议，手术、$^{131}$I治疗以及TSH抑制治疗无效或存在治疗禁忌的进展性复发或转移性DTC患者以及复发或转移性MTC患者可考虑接受分子靶向药物治疗。

酪氨酸激酶抑制剂（TKI）是目前在甲状腺癌中研究最多的靶向治疗药物。研究表明，细胞膜上的酪氨酸激酶受体（tyrosine kinase receptors，TKR）的基因突变和异常表达及其下游激酶信号通路的异常激活是甲状腺癌发生、发展的关键性驱动因子，如PTC中的*RET*/*PTC*基因重排和*BRAF*基因突变，FTC中的*RAS*、*PTEN*和*PPAR*/*PAX8*基因突变，ATC中的*RAS*和*BRAF*基因突变，以及

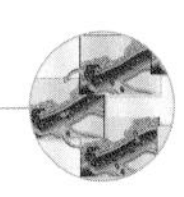

MTC中的*RET*基因突变等，这构成了TKI治疗晚期甲状腺癌的药理学基础[7]。大部分的TKI通常作用于与肿瘤细胞分化、凋亡、迁移、浸润及淋巴结全身转移机制相关的多个靶点，即可以抑制多种酪氨酸激酶的活性而发挥作用，而它们最主要是通过抑制血管内皮生长因子受体(VEGFR)并阻断肿瘤新生血管生成而发挥抗癌效应的。目前，已有凡德他尼、卡博替尼、索拉非尼、仑伐替尼4种TKI已被批准用于晚期甲状腺癌的治疗[8]。晚期甲状腺癌的靶向治疗药物见表16-1。

**表16-1　晚期甲状腺癌的靶向治疗药物**

| 药物 | 治疗靶点 | 适应证 | 临床试验 | 中位PFS(月) | 严重不良反应 |
|---|---|---|---|---|---|
| 凡德他尼 | VEGFR2～3<br>RET、EGFR | 晚期MTC | Ⅲ期 | 30.5 *vs.* 19.3 | 腹泻、高血压、QT间期延长 |
| 卡博替尼 | VEGFR1～2<br>RET、MET | 晚期MTC | Ⅲ期 | 11.2 *vs.* 4.0 | 腹泻、手足皮肤反应、疲乏、高血压、胃肠道穿孔和肠瘘等 |
| 索拉非尼 | VEGFR1～3<br>PDGFR、RET、RAF | RAIR-DTC | Ⅲ期 | 10.8 *vs.* 5.8 | 手足皮肤反应、腹泻、高血压、体重减轻、疲乏等 |
| 仑伐替尼 | VEGFR1～3、KIT<br>FGFR、PDGFR、RET | RAIR-DTC | Ⅲ期 | 18.3 *vs.* 3.6 | 高血压、蛋白尿、血栓、出血性脑卒中 |

凡德他尼是一种口服的小分子多靶点TKI，可同时作用于肿瘤细胞VEGFR2～3、RET、EGFR等。2011年，凡德他尼是第1个被美国FDA批准用于治疗局部晚期或转移性MTC的靶向治疗药物。此次批准是基于一项国际的随机、双盲、安慰剂对照Ⅲ期临床试验(ZETA)的结果。该Ⅲ期临床试验结果显示，凡德他尼组患者无进展生存期(PFS)显著长于安慰剂组(30.5个月 *vs.* 19.3个月)，客观缓解率(ORR)亦明显更高(45% *vs.* 13%)。其最常见的严重不良反应为腹泻、高血压、QT间期延长等。

卡博替尼是另一种口服的小分子多靶点TKI，其治疗靶点为VEGFR1～2、RET、MET等。其Ⅲ期临床试验(EXAM)结果显示，卡博替尼显著延长晚期MTC患者PFS至11.2个月，而安慰剂组患者PFS仅为4.0个月，卡博替尼组ORR为28%，而对照组则为0。由此，卡博替尼于2012年获美国FDA批准，用于不可手术切除的局部晚期或转移性MTC的治疗。卡博替尼最常见的严重不良反应为腹泻、手足皮肤反应(hand-foot skin reaction, HFSR)、疲乏、高血压，少部分患者出现胃肠道穿孔和肠瘘等。

对于DTC的靶向治疗，最早应用于临床的靶向药物为索拉非尼。2013年，索拉非尼被美国FDA批准用于进展期(转移性)、$^{131}$I耐受的DTC的靶向治疗。我国也于2017年由CFDA批准索拉非尼用于治疗进展性RAIR-DTC。索拉非尼也是口服的小分子多靶点TKI，其作用靶点包括VEGFR1～3、血小板衍生生长因子受体(PDGFR)、RET、RAF等。其Ⅲ期临床试验(DECISION)纳入多达417例RAIR-DTC患者，结果显示，索拉非尼治疗的中位PFS为10.8个月，较安慰剂组延长了5个月，降低了41%的疾病进展或死亡风险。最常见的严重不良反应为HFSR和腹泻，其他常见严重不良反应包括高血压、体重减轻、疲乏等。

仑伐替尼是继索拉非尼后第2个可临床用于DTC靶向治疗的药物。2015年由美国FDA批准用于治疗RAIR-DTC。仑伐替尼也是多靶点TKI，其作用靶点包括VEGFR1～3、成纤维细胞生长因子受体(FGFR)、PDGFR、RET及KIT等。在其Ⅲ期临床试验(SELECT)中，结果显示其能显著改善患者的PFS，仑伐替尼组的中位PFS达到18.3个月，而安慰剂组仅为3.6个月。最常见的严重不良反应包括高血压、蛋白尿、血栓以及出血性脑卒中等。

研究表明，分子靶向药物在转移复发性甲状腺癌患者的治疗中取得了良好的效果，但该治疗仅显示了PFS的延长，而没有生存获益。分子靶向药物在部分患者中可能出现药物相关的严重不良反应，影响患者的生活质量。部分转移复发性DTC患者即使进展为RAIR-DTC，其自然病程可达到几年。因此，分子靶向治疗的决策要综合考虑患者临床获益和可能的严重不良反应风险，给予个体化的治疗。对于病情相对稳定、无症状的转移甲状腺癌患者，可以选择积极随访和TSH抑制治疗。对于有症状(如局部疼痛或因肿瘤压迫引起的症状)、疾病进展且不适合RAI治疗的转移复发患者，可以选择一线TKI

分子靶向药物治疗,包括索拉非尼和仑伐替尼。

关于分子靶向治疗的疗效评价,无论使用哪一种 TKI 进行治疗,应综合病灶的解剖学证据以及肿瘤标志物证据进行评估,而不是单纯依据血液检测结果的变化,如 MTC 患者的降钙素、CEA 升高,或 DTC 患者的 Tg 升高。若患者总体反应良好,或仅有单个病灶的进展,可以选择继续其治疗方案或者辅以手术或消融等局部治疗措施;如一线 TKI 治疗后病情呈广泛进展,应更换为二线 TKI 治疗,虽然这些药物作用机制相似,但有研究表明二线药物仍可使患者获益,且没有明确的交叉耐药。在分子靶向治疗过程中若出现严重的药物不良反应而不能耐受继续治疗者,应及时终止治疗。

除上述提及的 4 种 TKI 外,还有很多多靶点 TKI 在甲状腺癌中进行了治疗研究,尽管未获美国 FDA 批准,但鉴于其类似的作用机制和初步的阳性实验结果,可以在严格筛选合适的患者后进行应用。其中最值得关注的是阿昔替尼、培唑帕尼和舒尼替尼。阿昔替尼在 RAIR－DTC 和 MTC 中均开展了治疗研究,结果显示,两项研究中阿昔替尼组的 ORR 分别达到 30%和 35%,而缓解持续时间(duration of response, DOR)则分别达到 21 个月和 17 个月。一项纳入 37 例患者的Ⅱ期临床研究提示,培唑帕尼治疗 RAIR－DTC 达到了 47%的 ORR,中位 PFS 为 11.7 个月,且所有患者均达到部分缓解(PR);在 MTC 患者中 PR 为 14%,中位 PFS 为 9.4 个月。有关舒尼替尼的一项Ⅱ期临床研究中,总体 ORR 为 31%,在 DTC 中 ORR 为 28%, MTC 为 50%。

目前,也有针对甲状腺癌相关重要信号通路中的其他靶点进行的药物研究,如 RET、ALK、RAS、MEK、BRAF 等。我们知道,*BRAF*$^{V600E}$ 突变与 PTC 的发生、发展密切相关,针对该突变的小分子抑制剂维罗非尼(vemurafenib)和达拉非尼(dabrafenib)正开展甲状腺癌治疗的早期临床试验。除此以外,MEK1/2 抑制剂司美替尼(selumetinib)也在 RAIR－DTC 的治疗中展现了潜力。mTOR 抑制剂用于晚期甲状腺癌的治疗也有相关研究,包括依维莫司和替西罗莫司。

### 16.4.6 免疫治疗在转移复发性甲状腺癌中的研究进展

近几年来,在肿瘤治疗研究领域,免疫治疗已经成为一个热点,其被誉为继手术、放疗、化疗 3 大常规疗法后的第 4 种肿瘤治疗方法。其发挥作用主要通过以下两种形式:①增加肿瘤特异性免疫反应;②对抗肿瘤的免疫抑制潜能。

(1) *免疫检查点抑制剂*

免疫检查点是一类免疫抑制分子,一方面参与维持对自身抗原的免疫耐受而避免自身免疫性疾病;另一方面避免免疫反应过度激活从而对健康组织造成的损伤。一些肿瘤细胞可以通过分泌类似免疫检查点的细胞因子,抑制 T 细胞的激活,从而逃避免疫杀伤。其中,细胞毒性 T 细胞相关抗原 4(cytotoxic T lymphocyte-associated antigen-4, CTLA－4)和程序性死亡－1(PD－1)是目前的研究热点。

CTLA－4 为免疫球蛋白超家族成员,与配体分子结合后可抑制 T 细胞激活。因此,阻断 CTLA－4 可抑制免疫细胞活化增殖,从而增强抗肿瘤免疫反应[9]。目前,针对 CTLA－4 为靶点的抗体伊匹单抗(ipilimumab)已应用于恶性黑色素瘤的一线治疗,其主要不良反应有皮疹、瘙痒、腹泻、结肠炎等。然而 CTLA－4 抑制剂在甲状腺癌的治疗方面研究仍较少,但其有望用于甲状腺癌的免疫治疗。

PD－L1 为 PD－1 的配体之一,两者的结合与 CTLA－4 相似,也可起到抑制 T 细胞活化的作用。因此,阻断 PD－1/PD－L1 结合对于抑制肿瘤具有重要的意义[10]。纳武单抗(nivolumab)和帕博利珠单抗(pembrolizumab)是两种被美国 FDA 批准的 PD－1 针对性抗体,其中纳武单抗有助于 *BRAF*$^{V600E}$ 基因突变的甲状腺癌靶向治疗。目前,PD－1/PD－L1 仍是最具发展潜力的免疫检查点抑制剂目标。

(2) *肿瘤疫苗*

肿瘤疫苗是将自体或异体肿瘤细胞、病毒、细菌等经过特殊处理后使其失去毒性,同时又保持其免疫源性,再输注入患者体内,刺激机体产生相应的效应细胞以杀灭肿瘤细胞的一种免疫治疗方式。主要包括完整肿瘤细胞、肿瘤细胞裂解的多肽段、重组病毒载体及溶瘤病毒等。树突状细胞和细胞因子诱导的杀伤细胞(cytokine-induced killer cell, CIK 细胞)等常作为可以为 T 细胞提呈特异位点的疫苗载体。GVAX 是使用较为广泛的树突状细胞疫苗。研究发现,它可以诱导甲状腺球蛋白抗体的分泌,从而识别独特的抗原表位。目前,使用 MTC 的降钙素、癌胚抗原和肿瘤裂解物制备树突状细胞疫苗的研究已初具成效,其有望用于甲状腺癌的免疫治疗中。

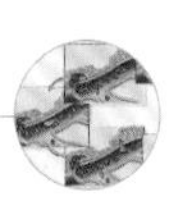

(3) 巨噬细胞靶向疗法

有研究发现，肿瘤相关巨噬细胞(TAM)可分泌多种细胞因子促进甲状腺癌的转移。TAM浸润密度和肿瘤细胞浸润、淋巴结转移和肿瘤分期密切相关，且将TAM来源的培养液用于培养甲状腺肿瘤细胞后其侵袭能力明显增强。因此，关于此类细胞的免疫疗法也日益增多。卡芦单抗(carlumab)是一种阻断巨噬细胞迁移的抗CC亚族趋化因子配体2(CCL2)抗体，对肿瘤血管生成、侵袭和转移有抑制作用，但其仍处于临床试验阶段[11]。巨噬细胞靶向治疗可能也适用于侵袭性甲状腺癌，特别是在TAM高表达的甲状腺癌中。

(4) 靶向疗法

调节性T细胞(Tr细胞)具有抑制自体免疫反应的作用。研究发现，Tr细胞在甲状腺癌患者甲状腺组织中的浸润较良性甲状腺肿瘤患者更为明显，且浸润程度与肿瘤分期呈正相关。因此，抑制Tr细胞的功能对甲状腺癌的治疗具有积极意义。目前研究发现，靶向抑制CD25有可能耗竭Tr细胞和肿瘤特异性活化的T细胞[12]。其实际用于甲状腺癌的免疫治疗中仍有待进一步研究。

## 16.5 甲状腺癌转移复发基础研究

### 16.5.1 肿瘤转移相关信号通路的异常激活调控甲状腺癌的转移复发

人类恶性肿瘤的发生与进展，与基因的变异密切相关。对于甲状腺恶性肿瘤，基因的突变主要集中于丝裂原活化蛋白激酶(MAPK)和PI3K/Akt信号通道蛋白的编码基因。

(1) MAPK/ERK信号通路与甲状腺癌

MAPK/ERK信号通路是一条经典的细胞内信号通路，它调控着细胞的许多生理活动，如增殖、分化、凋亡和存活等。该通路由许多受体、非受体激酶、GTP结合蛋白和转录因子(c-Myc、Ets、CREB、c-Jun、c-Fos)组成，通路的激活或灭活主要通过蛋白磷酸化来完成。受体酪氨酸激酶、G蛋白偶联受体和部分细胞因子等都可以激活MAPK信号通路，它可将细胞外信号刺激转导至细胞及其核内，从而调控细胞的增殖、分化和凋亡等活动。

近年来，研究发现过度活化的MAPK信号通路参与了恶性肿瘤的发生及进展。在甲状腺癌中，有研究表明，RET/PTC重排、*RAS*基因突变、*BRAF*基因突变等均可异常激活MAPK/ERK信号通路，从而在甲状腺癌的发生、增殖及转移中起到至关重要的作用。

1) *BRAF*基因突变发生在所有的基因突变类型中，BRAF基因突变在甲状腺癌相关的突变中也是十分常见的一种。研究发现，*BRAF*突变型PTC的组织侵袭力强，更容易浸润甲状腺周围组织，临床分期晚。

在*BRAF*基因的所有突变中，$BRAF^{V600E}$突变(*BRAF*基因第15位外显子上的T1799A突变导致其编码的缬氨酸被谷氨酸取代)在甲状腺癌中较为常见。有文献分析了29项关于甲状腺肿瘤$BRAF^{V600E}$突变的临床研究[13]，结果在44%的PTC和24%的ATC中均发现$BRAF^{V600E}$突变，而在FTC、MTC和甲状腺良性肿瘤中均未见$BRAF^{V600E}$突变，提示$BRAF^{V600E}$突变与PTC的发生密切相关。此外，发生$BRAF^{V600E}$突变的甲状腺癌病灶更易侵犯甲状腺外组织，发生淋巴结转移和远处转移。Kim等人也对72例PTC患者进行研究，发现其中49例BRAF突变阳性(占68.1%)，而其中的3例在血浆及肿瘤中均提取出了$BRAF^{V600E}$突变基因，并均进展为肺转移。发生$BRAF^{V600E}$突变的PTC患者，其复发率可达无突变患者的3倍，且复发灶多无摄碘能力。此外，也有学者通过在转基因小鼠身上进行的实验证实$BRAF^{V600E}$突变与肿瘤侵袭性强、分化较差有关。

2) *RAS*基因突变与人类肿瘤相关的*RAS*基因有3种，即*H-RAS*、*K-RAS*和*N-RAS*，分别位于11、12和1号染色体。正常情况下，*RAS*有活化(*Ras-GTP*)和非活化(*Ras-GDP*)两种形态。*RAS*的突变会使其与GTP的关系更加密切，从而持续、异常地激活下游的MAPK和PI3K/Akt信号通路，继而导致肿瘤的发生。

有研究发现，*RAS*基因的突变与肿瘤去分化、体积较大、血管侵袭、远处转移和生存率低相关。Jang等学者[14]入组了28例发生远处转移的FTC患者，其*RAS*的突变率为61%(17/28)，其中76%(13/17)均是*NRASS61*突变。分析*RAS*突变与远处转移部位的关系后得出结论，只有一个部位远处转移的患者(肺、骨)*RAS*基因的突变率比多器官远处转移的患者高。

(2) PI3K/Akt信号通路与甲状腺癌

PI3K是一种磷脂酰肌醇3激酶，由催化亚基

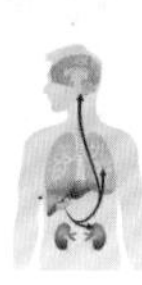



p110 调节亚基 p85 构成。Akt，又称蛋白激酶 B (protein kinase B, PKB)，是 PI3K 的下游靶蛋白。当激活后，活化的 PIK3 产生第二信使 3,4,5-三磷酸磷脂酰肌醇(PI-3,4,5-P3,PIP3)，它通过与 Akt 和磷酸肌醇依赖性激酶 1(PDK1)结合，改变 Akt 的蛋白结构，使之移位到细胞膜，最终导致 Akt 活化。活化的 Akt 通过磷酸化作用激活或抑制其下游一系列底物如 Bad、胱天蛋白酶-9、NF-κB、GSK23 等改变，从而调节细胞的增殖、分化、凋亡以及迁移等。

PI3K/Akt 信号通路是细胞内重要的信号转导途径之一，与细胞的增殖、转化、凋亡和肿瘤的发生及进展密切相关。已有文献证实[15]，PI3K/Akt 信号通路在调控 HIF-1α 和 VEGF 的表达中也起到重要作用，而后者已被证实与肿瘤的生长和肿瘤血管形成有关。此外，也有作者提出，Akt 在肿瘤恶变过程中也起到了促进肿瘤生长和血管生成的作用。

研究发现，*PIK3CA*、*PIK3CB* 基因拷贝数的增加、*PTEN* 基因突变等均与甲状腺癌的发生和进展密切相关。*PIK3CA* 基因拷贝数的增加可引起磷酸化 Akt 的增加，从而起到促进肿瘤生长的作用[16]。Wang 等学者发现，*PIK3CA* 基因拷贝数目的增加与肿瘤高危临床病理特点相关。*PTEN* 的缺失被认为与甲状腺癌的发生密切相关[17]。实验表明，随着 PI3K 信号的增加，甲状腺中 *PTEN* 的缺失足以诱发小鼠甲状腺癌的发生。也有较多研究表明，人 *PTEN* 基因的失活或缺失在 ATC 患者中发生率较高，而在 PTC 患者中发生率较低。

目前研究表明，MAPK/ERK 信号通路在 PTC 的发生及其向 ATC 的转变中发挥着重要作用，而 MAPK/ERK 也和 PI3K/Akt 信号通路有着十分密切的联系。这两种信号通路都可导致许多下游靶点的磷酸化，从而在细胞存活和增殖方面发挥重要作用。如 *BRAF*、*RAS* 和 *RTK* 基因的突变可同时激活 MAPK/ERK 和 PI3K/Akt 信号通路。此外，也有学者在 PTC 和 ATC 的标本中同时发现了 *BRAF* 突变和 *PIK3CA* 的扩增，这提示两种信号通路在肿瘤的发生和侵袭方面可能同时发挥一定作用，这也说明基因突变与甲状腺肿瘤的去分化可能也有一定关系。

### 16.5.2 基因突变在甲状腺癌转移复发中的调控机制

Wnt/β-联蛋白信号通路是调控细胞生长增殖的关键途径，也是目前研究较多且较深入的一种。在正常的体细胞中，β-联蛋白作为一种细胞骨架蛋白在胞膜处与上皮钙黏素(E-cadherin)形成复合体，从而维持同型细胞的黏附、防止细胞的移动。当 Wnt 信号通路被激活后，β-联蛋白在细胞质中聚集起来，并向细胞核转移。在细胞核中，β-联蛋白通过转录因子 TCF/LEF 结合，形成转录激活复合体，从而实现某些基因(如 *C-myc*、*cyclinD1* 等)的表达增强或减弱，起到调节细胞增殖、分化、成熟的作用。在这条信号通路中 β-联蛋白发挥了重要作用，其在胞质中积累继而向胞核的转位，被认为是该信号通路被激活的标志。

多项研究表明，Wnt/β-联蛋白信号通路在肿瘤的发生、发展和转移中均发挥重要作用，其过度激活也会促进甲状腺肿瘤的发生。有研究发现[18]，沉默 β-联蛋白能显著提高 *cyclinD1* 的水平，从而抑制甲状腺癌细胞的增殖，诱导细胞衰老。且 *BRAF* 基因突变可诱导 β-联蛋白水平升高，*RAS* 基因突变可诱导 β-联蛋白在细胞核内聚集，从而导致肿瘤的发生、发展。此外，Wnt/β-联蛋白信号通路与甲状腺癌的分化程度也密切相关，细胞核内 β-联蛋白表达越高，肿瘤的分化程度越低，且 Wnt 信号可能使 DTC 发生二次突变，从而使 DTC 向 ATC 或是更具侵袭性方向发展。

Wnt/β-联蛋白信号通路在甲状腺癌的转移中也发挥着一定作用。研究发现，发生淋巴结转移的甲状腺癌中 β-联蛋白和 *cyclin D1* mRNA 表达水平和蛋白表达阳性率均显著高于无淋巴结转移组，说明 β-联蛋白和 *cyclin D1* 的激活促进了甲状腺癌的淋巴结转移。此外，在肿瘤细胞中，上皮钙黏素的过量表达能抑制 β-联蛋白的功能，从而阻止细胞的增殖转移[19]。而在转移的肿瘤中上皮钙黏素表达的下调可能会影响 Wnt/β-联蛋白信号通路，从而导致与肿瘤转移相关基因的异常表达。

### 16.5.3 EMT 与甲状腺癌转移复发

所有的生物体都含有两种细胞，上皮细胞和间质细胞。上皮细胞通常是属于有极性的一群细胞，靠着一些细胞黏附分子的分布，上皮细胞才能决定它的方位，也是靠着这些细胞黏附分子，上皮细胞才能相互连接并附着于细胞底部的基质，进而形成各种上皮组织。间质细胞则是另一类完全不同的细胞，它们能够在细胞基质间自由移动，且多半不需要

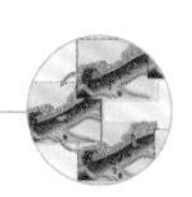

细胞黏附分子的存在。这两种细胞在生物体内并不是一成不变的，在许多情况下，它们会相互转化细胞特性，以进行特定的生物活动。上皮-间质转化(EMT)指上皮细胞转化为具有活动能力的间质细胞的过程。在此过程中，细胞黏附性丢失，运动性增强。有作者提出了一种可逆的 EMT 模型以解释肿瘤转移的动态过程[20]。肿瘤细胞首先通过 EMT 获得更强的迁移和侵袭能力，当其转移到远处后，可再次转变为上皮形态，从而重新获得增殖能力。因此，与位于甲状腺癌灶中心的细胞相比，具有更强侵袭力的肿瘤细胞往往具有与 EMT 更一致的基因表达变化[21]。

上皮钙黏素是黏附分子的一种，其表达缺失可作为衡量 EMT 发生的重要标志。有临床病理研究证实，在分化差的甲状腺肿瘤中，上皮钙黏素表达降低[22]。此外，也有文献表明，上皮钙黏素的表达下调和缺失与肿瘤的淋巴结转移和不良预后也有一定关系。Liu 等学者提出了甲状腺乳头状癌的细胞极性/黏附性丧失（loss of celluar polarity/cohesiveness, LOP)概念[23]，在 LOP 区域中，上皮钙黏素表达下调，而甲状腺乳头状癌中≥20%的 LOP 区域与甲状腺外浸润、分期和复发有关。此外，也有研究发现[24]，PTC 发生淋巴结转移的病例均与肿瘤周围 LOP 区域相关，即甲状腺癌周围可能存在 EMT 区域，其可能与淋巴结转移及侵袭性升高有关。

在众多诱导 EMT 的细胞信号中，TGF-β 是研究比较多的细胞信号，它被认为是诱导 EMT 的经典途径。TGF-β 在肿瘤早期能发挥抑制肿瘤的作用，而在肿瘤晚期能促进肿瘤的转移和侵袭。有实验证明，TGF-β 能诱导培养基中正常细胞和转化细胞形态的改变和 EMT 特征的出现，且 TGF-β 诱导 EMT 与上皮钙黏素的表达降低是同步的。此外，有研究表明，*BRAF* 基因突变的细胞更易发生 TGF-β 诱导的 EMT[25]。

TGF-β/Smad 信号通路的高表达也被证实与 PTC 的腺体外侵犯，淋巴结转移以及 *BRAF* 基因突变相关。*BRAF*$^{V600E}$ 下调 NIS 的表达、抑制碘摄取的作用也依赖于 TGF-β 信号通路[26]。此外，在分化较差的甲状腺癌细胞中发现了上皮钙黏素表达的降低以及 Smad2 的磷酸化，这提示 TGF-β 可能与肿瘤的分化程度也存在一定关联。

### 16.5.4 甲状腺癌转移复发过程中的表观遗传学改变

表观遗传学是指在基因组序列不变的情况下，可以决定基因表达与否并可稳定遗传下去的调控密码，包括 DNA 甲基化、组蛋白修饰等。到目前为止，大量研究表明，肿瘤的形成是基因突变的结果，其中也包括表观遗传学的改变。

(1) DNA 甲基化

在甲状腺恶性肿瘤的发生过程中，DNA 甲基化是一种常见的改变。有研究发现，*PTEN* 基因的甲基化在正常甲状腺组织及乳头状癌中的发生率分别为 0 和 45.7%。另一项研究表明[27]，*PTEN* 的甲基化水平在滤泡性腺瘤(12%)、FTC(51%)及 ATC(69%)中逐渐升高，且 *PTEN* 的甲基化与 PI3K/Akt 信号通路中基因(如 *PIK3CA*、*RAS*)突变相关。Carsten 等学者发现，在 13%的非肿瘤组织、33%的滤泡性腺瘤、44%的 PTC、50%的 FTC、75%的分化较差癌及 85%的 ATC 中均存在 *p16* 基因启动子的甲基化，且肿瘤组织 p16 蛋白表达明显降低，从而使 CDK4 过度活化，刺激细胞的异常增殖进而导致肿瘤的发生。

(2) 组蛋白修饰

组蛋白是染色体结构的主要蛋白元件，组蛋白翻译后修饰的方式很多，包括乙酰化、甲基化、磷酸化、泛素化等，这些修饰通过改变 DNA 构型来影响基因转录的进程。有学者探讨了甲状腺癌细胞中甲状腺转录因子-1(thyroid transcriptional factor-1, TTF-1)的表观遗传修饰[28]。研究发现，在正常甲状腺和乳头状癌组织中，*TTF-1* 呈阳性表达，而在 ATC 中则不表达。组蛋白 H3-Lys9 的乙酰化和甲状腺癌细胞中 TTF-1 的表达呈正相关，DNA 的去甲基化能恢复甲状腺癌细胞系中 TTF-1 的表达。由此可推断，表观遗传学机制参与了甲状腺癌中 TTF-1 的失活，并为通过表观遗传修饰，以 *TTF-1* 基因作为靶基因进行分化诱导治疗提供了可能。

近几十年来，甲状腺癌的发病率在全世界范围内持续上升，但甲状腺癌的死亡率一直相对稳定。有学者认为，甲状腺癌发病率的增加主要是由于甲状腺超声检查和其他诊断手段的增加所致。不同甲状腺癌患者的预后存在着很大差异，大多数乳头状癌表现为惰性生长，应该避免不被过度治疗，但临床上同样会遇到高侵袭性或晚期转移复发性甲状腺癌

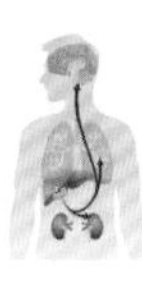



患者需要更积极的治疗。美国国立癌症研究所SEER数据库显示，美国甲状腺癌患者的5年生存率高达98.1%，而我国这一数据仅为84.3%，与发达国家相比仍存在着很大的差距，说明我国还面临着更多的晚期转移复发甲状腺癌病例需要诊治。甲状腺癌早期合理的诊断和规范化的治疗是减少其转移复发的重要措施。DTC初始治疗后，主要是通过血清Tg测定、超声等检查进行随访，并根据动态危险度评估标准进行连续动态危险度评估。对于转移复发的甲状腺癌病例，同样需要规范化的临床诊治，可选择的治疗方法依次为手术、对可摄取$^{131}$I的病灶行$^{131}$I治疗、外照射治疗、TSH抑制治疗及靶向药物治疗等综合治疗。特别是以激酶抑制剂为代表的索拉非尼、仑伐替尼、凡德他尼、卡博替尼等分子靶向药物已被批准用于晚期甲状腺癌的治疗，为手术、$^{131}$I治疗以及TSH抑制治疗无效或存在治疗禁忌的转移复发性DTC患者，以及转移复发性MTC患者提供了重要的治疗方法。期待甲状腺癌转移复发基础研究的进展，能转化为更有效的临床诊疗方法，并取得患者生存的获益。

（王红鹰）

## 参考文献

[1] 陈万青，张思维，郑荣寿，等. 中国2009年恶性肿瘤发病和死亡分析[J]. 中国肿瘤，2013，22(1)：2－12.

[2] 陈万青，孙可欣，郑荣寿，等. 2014年中国分地区恶性肿瘤发病和死亡分析[J]. 中国肿瘤，2018，27(1)：1－14.

[3] AMERICAN THYROID ASSOCIATION (ATA) GUIDELINES TASKFORCE ONTHYROID NODULES AND DIFFERENTIATED THYROID CANCER, COOPER DS, DOHERTY GM, et al. Revised American thyroid associationmanagement guidelines for patients with thyroid nodules anddifferentiatedthyroid cancer [J]. Thyroid, 2009, 19(11): 1167－1214.

[4] 中华医学会内分泌学分会，中华医学会外科学分会内分泌学组，中国抗癌协会头颈肿瘤专业委员会，等. 甲状腺结节和分化型甲状腺癌诊治指南[J]. 中华内分泌代谢杂志，2012，28(10)：779－797.

[5] HAUGEN B R, ALEXANDER E K, BIBLE K C, et al. 2015 American thyroid association management guidelines foradult patients with thyroid nodules and differentiated thyroid cancer: the American thyroid association guidelines taskforce on thyroid nodules and differentiated thyroid cancer [J]. Thyroid, 2016, 26(1): 1－133.

[6] WELLS S A, ASA S L, DRALLE H, et al. Revised American Thyroid Association guidelines for the management of medullary thyroidcarcinoma [J]. Thyroid, 2015, 25(6): 567－610.

[7] RAJHBEHARRYSINGH U, TAYLOR M, MILAS M. Medical therapy for advanced forms of thyroid cancer [J]. Surg Clin North Am, 2014, 94(3): 541－571.

[8] LIROV R, WORDEN F P, COHEN M S. The Treatment of advanced thyroid cancer in the age of novel targeted therapies [J]. Drugs, 2017, 77(7): 733－745.

[9] PARDOLL D M. The blockade of immune checkpoints in cancer immunotherapy [J]. Nat Rev Cancer, 2012, 12(4): 252－264.

[10] AHN S, KIM T H, KIM S W, et al. Comprehensive screening for PD－L1 expression in thyroid cancer [J]. Endocr Relat Cancer, 2017, 24(2): 97－106.

[11] QIAN B Z, LI J, ZHANG H, et al. CCL2 recruits inflammatory monocytes to facilitate breast-tumour metastasis [J]. Nature, 2011, 475(7355): 222－225.

[12] BALACHANDRAN V P, CAVNAR M J, ZENG S, et al. Imatinib potentiates antitumor T cell responses in gastrointestinal stromal tumor through the inhibition of ido [J]. Nat Med, 2011, 17(9): 1094－1100.

[13] XING M. BRAF mutation in papillary thyroid cancer: pathogenic role, molecular bases, and clinical implications [J]. Endocr Rev, 2007, 28(7): 742－762.

[14] JANG E K, SONG D E, SIM S Y, et al. NRAS codon 61 mutation is associated with distant metastasis in patients with follicular thyroid carcinoma [J]. Thyroid, 2014, 24(8): 1275－1281.

[15] XING M. Genetic alterations in the phosphatidylinositol-3 kinase/Akt pathway in thyroid cancer [J]. Thyroid, 2010, 20(7): 697－706.

[16] VIGLIETTO G, AMODIO N, MALANGA D, et al. Contribution of PKB/AKT signaling to thyroid cancer [J]. Front Biosci (Landmark Ed), 2011, 16: 1461－1487.

[17] XING M, HAUGEN B R, SCHLUMBERGER M. Progress in molecular-based management of differentiated thyroid cancer [J]. Lancet, 2013, 381(9871): 1058－1069.

[18] SASTRE-PERONA A, RIESCO-EIZAGUIRRE G, ZABALLOS M A, et al. beta-catenin signaling is required for RAS-driven thyroid cancer through PI3K activation [J]. Oncotarget, 2016, 7(31): 49435－49449.

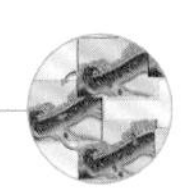

[19] ROCHA A S, SOARES P, FONSECA E, et al. E-cadherin loss rather than beta-catenin alterations is a common feature of poorly differentiated thyroid carcinomas [J]. Histopathology, 2003,42(6):580-587.

[20] YANG J, MANI S A, WEINBERG R A. Exploring a new twist on tumor metastasis [J]. Cancer Res, 2006, 66(9):4549-4552.

[21] VASKO V, ESPINOSA AV, SCOUTEN W, et al. Gene expression and functional evidence of epithelial-to-mesenchymal transition in papillary thyroid carcinoma invasion [J]. Proc Natl Acad Sci U S A, 2007,104(8):2803-2808.

[22] MONTERO-CONDE C, MARTIN-CAMPOS J M, LERMA E, et al. Molecular profiling related to poor prognosis in thyroid carcinoma. Combining gene expression data and biological information [J]. Oncogene, 2008,27(11):1554-1561.

[23] LIU Z, KAKUDO K, BAI Y, et al. Loss of cellular polarity/cohesiveness in the invasive front of papillary thyroid carcinoma, a novel predictor for lymph node metastasis; possible morphological indicator of epithelial mesenchymal transition [J]. J Clin Pathol, 2011, 64 (4):325-329.

[24] ELOY C, SANTOS J, CAMESELLE-TEIJEIRO J, et al. TGF-beta/Smad pathway and BRAF mutation play different roles in circumscribed and infiltrative papillary thyroid carcinoma [J]. Virchows Arch, 2012,460(6): 587-600.

[25] KNAUF J A, SARTOR M A, MEDVEDOVIC M, et al. Progression of BRAF-induced thyroid cancer is associated with epithelial-mesenchymal transition requiring concomitant MAP kinase and TGFbeta signaling [J]. Oncogene, 2011,30(28):3153-3162.

[26] RIESCO-EIZAGUIRRE G, RODRIGUEZ I, DE LA VIE JA A, et al. The BRAFV600E oncogene induces transforming growth factor beta secretion leading to sodium iodide symporter repression and increased malignancy in thyroid cancer [J]. Cancer Res, 2009,69 (21):8317-8325.

[27] ALVAREZ-NUNEZ F, BUSSAGLIA E, MAURICIO D, et al. PTEN promoter methylation in sporadic thyroid carcinomas [J]. Thyroid, 2006,16(1):17-23.

[28] KONDO T, NAKAZAWA T, MA D, et al. Epigenetic silencing of TTF - 1/NKX2 - 1 through DNA hypermethylation and histone H3 modulation in thyroid carcinomas [J]. Lab Invest, 2009,89(7):791-799.

# 17 鼻咽癌转移复发



鼻咽癌是指原发于鼻咽黏膜上皮的恶性肿瘤，好发于咽隐窝及鼻咽顶后壁。因鼻咽癌的解剖学特点、特殊的生物学行为及其对放射线的敏感性，决定了放疗成为其首要和主要的治疗方法。近年来在多项临床试验数据的推动下，化疗和分子靶向治疗也成为鼻咽癌的综合治疗手段之一。随着现代影像学技术的进步、放疗技术的发展以及各类临床研究的不断开展，鼻咽癌的5年生存率已由20世纪70年代的45%提高至现今的70%～80%。尽管如此，仍有20%～30%的患者在治疗结束后发生了远处转移。远处转移成为目前鼻咽癌治疗失败的主要原因，一旦发生远处转移，则没有效的治疗方法。

## 17.1 鼻咽癌转移的临床规律

### 17.1.1 鼻咽癌的淋巴结转移

鼻咽癌淋巴结转移发生率高与鼻咽淋巴管网丰富、粗大并且左右交叉有密切的关系。肿瘤细胞浸润突破固有层后就会侵袭淋巴系统毛细管，即发生淋巴结转移。鼻咽癌颈部淋巴结转移率高达70%以上，不仅影响鼻咽癌的临床分期及治疗计划，也是预后的主要影响因素之一[1, 2]。颈部淋巴结分区一直以来都是头颈外科和放疗科医生比较关注的问题，1991年美国耳鼻咽喉头颈外科基金学会(American Academy of Otolaryngoglogy Head and

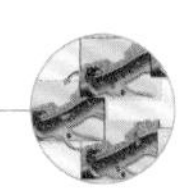

Neck Surgery Foundation，AAO－HNSF）将颈部淋巴结分为 6 个区。2002 年美国癌症联合委员会（AJCC）补充了Ⅶ区（上纵隔淋巴结），因其更适用于颈部淋巴结清扫而成为标准命名系统（图 17－1）。2013 年 11 月，欧洲放射肿瘤学协会（European Society of Radiotherapy and Oncology，ESTRO）官方杂志在线发表了新的颈部淋巴结分区标准（表 17－1）。

临床上颈部淋巴结转移的发生率与分布在鼻咽癌放疗方案的制定方面发挥很大作用。咽后淋巴结和上颈淋巴结组被认为是鼻咽癌的前哨淋巴结[3,4]。根据文献报道，鼻咽癌颈部淋巴结Ⅰ～Ⅵ区、咽后淋巴结的转移率分别为 0～3.0%、95%～98%、30%～61%、7.3%～35%、13%～27%、0～3.0% 和 70%～90%[3,5,6]。局限于鼻咽一侧的原发癌可出现双侧或对侧淋巴结转移。但通常情况下鼻咽黏膜下淋巴管网汇集后，沿着淋巴管引流的方向依次转移，较少出现跳跃现象。淋巴结跳跃转移率约为 7.9%[3]。

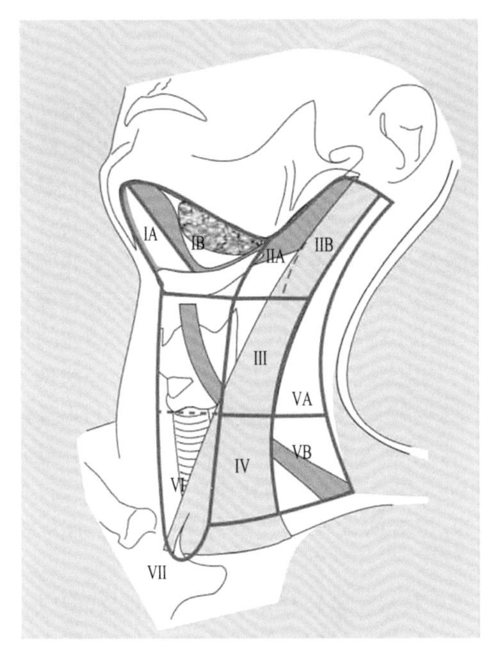


图 17－1 颈部淋巴结分区（AJCC）

表 17－1 新旧头颈部淋巴结区域指南中不同区域名称对比

| 旧的颈淋巴结分区 | | 新的颈淋巴结分区 | |
|---|---|---|---|
| 淋巴结区 | 淋巴结名称 | 淋巴结区 | 淋巴结名称 |
| Ⅰa | 颏下淋巴组 | Ⅰa | 颏下淋巴组 |
| Ⅰb | 颌下淋巴组 | Ⅰb | 颌下淋巴组 |
| Ⅱa | 上颈前淋巴结 | Ⅱa | 上颈前淋巴组 |
| Ⅱb | 上颈后淋巴结 | Ⅱb | 上颈后淋巴组 |
| Ⅲ | 颈内静脉淋巴结中组 | Ⅲ | 中颈淋巴组 |
| Ⅳ | 颈内静脉淋巴结下组 | Ⅳa | 下颈淋巴组 |
| | | Ⅳb | 锁骨上内侧组 |
| Ⅴ | 颈后三角区淋巴结 | Ⅴ | 颈后三角淋巴组 |
| | | Ⅴa | 上颈后三角淋巴组 |
| | | Ⅴb | 下颈后三角淋巴组 |
| | | Ⅴc | 锁骨上外侧组 |
| Ⅵ | 内脏周围淋巴结 | Ⅵ | 颈前淋巴组 |
| | | Ⅵa | 颈前淋巴结 |
| | | Ⅵb | 喉前、气管前和气管旁淋巴结 |
| Ⅶ | 上纵隔淋巴结 | Ⅶ | 椎前淋巴结 |
| | | Ⅶa | 咽后淋巴结 |
| | | Ⅶb | 茎突后淋巴结 |
| | | Ⅷ | 腮腺淋巴结 |
| | | Ⅸ | 面颊淋巴结 |
| | | Ⅹ | 颅底后组 |
| | | Ⅹa | 耳后、耳下淋巴结 |
| | | Ⅹb | 枕淋巴结 |

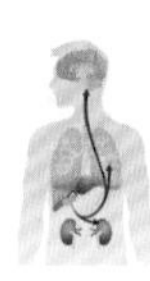



### 17.1.2 鼻咽癌的远处转移

远处转移是鼻咽癌患者死亡的重要原因[7]。鼻咽癌确诊时约有4.2%的患者存在远处转移，个别病例以远处转移为主诉而就诊。鼻咽癌远处转移的发生与颈部淋巴结的转移密切相关；随着转移淋巴结的增大、数目的增多，远处转移的概率亦明显增加[8]。既往大型回顾性研究的结果显示，接受调强放疗(IMRT)的患者经过长期随访，15.8%的患者在治疗结束后出现了远处转移，且大部分病例远处转移发生较早，80%以上在3年内出现远处转移[9,10]。中山大学肿瘤防治中心的统计结果显示，鼻咽癌5年累计远处转移率为20%～25%，其中$N_2$、$N_3$患者的5年累计远处转移率分别为30%和45%。

鼻咽癌虽可以转移至全身各个部位，但以骨转移最常见，肺和肝转移次之[11]。个别患者还可出现骨髓转移，以及皮肤转移。

骨转移是鼻咽癌最常见的转移部位，发生率为66.7%～75%[10,12,13]。椎静脉系统播散是骨转移的重要途径。以扁骨系统最高发，如椎体、肋骨、骶髂骨、胸骨等，其次为股骨、肩胛骨、肱骨、颅面骨和颌骨。未分化型鼻咽癌发生骨转移的概率要高于分化的鳞状细胞癌[14]。

肺转移是鼻咽癌的第二常见转移部位，发生率为46%[10]。肺部丰富的毛细血管床是其发生转移的重要原因。

肝转移的发生率为38%[10]，尽管其不是鼻咽癌远处转移的首要部位，但肝转移与鼻咽癌其他器官远处转移相比预后最差[10]，临床同样需要重视。

## 17.2 转移性鼻咽癌的临床表现

### 17.2.1 淋巴结转移引发的临床表现

颈部淋巴结转移最初表现为颈部无痛性可移动肿块，肿大淋巴结不断增大并向包膜外扩展，使得肿块与周围神经血管束和肌肉粘连固定，可能引发血管、神经受压的表现。

1) 颈内动、静脉受压或受侵表现：出现与脉搏一致的搏动性头痛或回流障碍的面颈胀痛；颈动脉窦过敏综合征，表现为发作性突然晕厥，常在头颈部扭动、低头等转动性体位时发生(颈深上组淋巴结转移，压迫或侵犯颈动脉窦所致)，反复多次发作患者提示预后不良。

2) 颈深上组的后组淋巴结转移表现：即在颈动脉出入颅处或乳突深面淋巴结转移，可压迫或侵犯后四对脑神经和颈交感神经节，临床表现为头痛，第Ⅶ、Ⅸ、Ⅹ、Ⅺ对脑神经麻痹及霍纳(Horner)综合征。

### 17.2.2 远处转移的临床表现

骨转移患者多半在局部有固定疼痛和压痛。X线摄片往往要在出现疼痛症状后3个月才能发现改变，大多为溶骨型，其次为虫蚀状，部分病例可见“肿瘤性新生物”，即所谓的成骨型表现，但较为少见。成骨型可表现为斑片状，并在邻近关节引起增殖性改变，可造成误诊。目前由于全身放射性核素扫描、MRI和薄层CT的应用，往往可在临床出现症状前3个月发现骨转移灶，为及时治疗创造了有利的条件。

肺转移患者多数无明显症状，部分可有咳嗽、痰中带血丝、胸痛等症状。如纵隔受累常压迫喉返神经致声音嘶哑。后期亦可出现胸腔积液和严重的呼吸困难。少数病例可因此而导致杵状指的改变。肺转移患者诊断的困难在于区分是单发转移还是第二原发肿瘤。X线表现可见单发或多发的圆形或类圆形、大小不等的结节或块状阴影，常呈多发性，预后方面单发性好于多发性。

肝转移患者可见单发或多发转移结节，临床表现主要为肝区压痛，肝大硬实或呈结节状；随转移灶的增大、肝小管的堵塞可出现全身黄疸，晚期可出现腹水。B超或CT检查有助诊断。肝转移者往往病情发展迅速。

其他部位转移时会出现不同的症状及体征。多脏器转移时除系统症状外常伴有发热、贫血、消瘦和恶病质。

## 17.3 转移的预测

准确地预测鼻咽癌的转移潜能非常重要，因为可基于其恶性潜能进行肿瘤风险分级。这不仅有利于建立研究模式，还有助于制定更适合的治疗方案，在保证最佳疗效的同时也节约了不必要的花费并可降低并发症的发生率。许多临床、病理学和生物学因素已经被证明可用于预测转移性肿瘤。

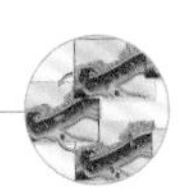

### 17.3.1 预测转移的临床和组织病理学指标

许多临床和组织病理学参数与肿瘤转移的危险分级相关。既往吸烟史是一项重要的病因学指标。已知吸烟相关原发肿瘤的生物学行为不同于非吸烟相关癌症，前者原发肿瘤表现为更具侵袭表型[15]。同时吸烟也是鼻咽癌转移的一个独立危险因素[16]。老龄、男性发生鼻咽癌转移的危险性更高[17, 18]。原发灶的累积放疗剂量是总体生存的预后因子[19]。鼻咽癌原发灶的大小及对周围组织、骨质的浸润是决定T分期的因素，肿瘤分期高与远处转移率高相关[20-22]。一旦出现颈部淋巴结转移，远处转移也会明显增加[20]，同时转移淋巴结的大小、包膜外浸润的出现以及发现下一站淋巴结转移都是有助于判断是否远处转移的指标[18,23]。原发肿瘤的组织类型是决定转移潜能的另一重要因素，未分化鼻咽癌较其他组织学类型鼻咽癌的转移率更高[24]。对于已经发生转移的患者，转移部位是影响其预后的主要因素之一。骨转移是鼻咽癌最常见转移部位，也是鼻咽癌治疗失败和死亡的最主要原因；相比之下，单纯肺转移较其他器官转移患者生存率高[25]。

### 17.3.2 预测转移的生物学指标

肿瘤的发生是一系列内在和外在因素共同导致的基因突变或基因沉默使然，原发肿瘤很可能含有一些可预测肿瘤转移潜能的潜在生物学特征，因此对肿瘤内在生物学特征以及肿瘤患者生化指标的了解相较于传统的肿瘤学分期可能能够更好地预测肿瘤的侵袭和转移。随着现代分子生物学的发展，越来越多鼻咽癌转移的相关分子标志物被发现。深入了解这些分子标志物的表达及调控，筛选出对鼻咽癌具有较高灵敏度、特异性并可进行早期诊断及评估预后的标志物，寻找出药物新靶点进行针对性更强的抗肿瘤治疗具有十分重要的意义。

(1) 血浆EB病毒DNA载量

EB病毒(EBV)与鼻咽癌的发生、发展密切相关[26]。EBV编码基因参与免疫逃避和多种信号通路的调节。潜伏膜蛋白1(*LMP1*)基因是在EBV基因组中发现的第1个能改变细胞形态的癌基因，是诱导侵袭转移的主要因素。通过活化NF-κB、AP-1、JAK/STAT、PI-PLC-PKC等细胞内信号通路，促进细胞转化，从而导致肿瘤细胞具有很强的侵袭和转移能力[27]。EBV-LMP1诱导Twist表达增加，促进鼻咽上皮细胞发生上皮-间质转化(EMT)，同时引起E-钙黏素的下降，导致细胞形态、黏附能力变化，从而使其侵袭和转移能力增加[28]。LMP1通过增加贴壁生长、基膜穿透以及细胞移动能力等进一步促进鼻咽癌细胞转移[29]。研究发现，外周血细胞EBV-DNA的存在是鼻咽癌重要的预后因子，提示了高转移风险和低生存率[30]。

(2) 血管内皮生长因子

血管内皮生长因子(VEGF)能在体内诱导新的血管生成，而新生血管是实体瘤生长、侵袭和转移的基础。研究表明，VEGF在鼻咽癌组织中阳性表达率>70%，并且淋巴结转移组的VEGF阳性表达明显高于无淋巴结转移组，但在鼻咽正常黏膜组中呈弱表达。提示在从正常组织向癌的转变过程中，VEGF表达是上调的，这可能是鼻咽癌生长及区域淋巴结转移的重要原因之一。VEGF与鼻咽癌转移呈正相关，但与局部浸润无关[31]。

(3) 基质金属蛋白酶

肿瘤细胞对细胞外基质的降解是肿瘤侵袭、转移过程的一个关键节点，其通过激活蛋白酶引起细胞外基质酶的降解发挥作用。基质金属蛋白酶(MMP)与基质金属蛋白酶抑制剂(MMPI)生成水平与激活程度的失衡是肿瘤侵袭、转移的关键因素。有研究表明，MMP9的活性高低与淋巴结转移潜能呈正相关，不但鼻咽癌组织中MMP2和MMP9的阳性率远高于正常对照组，而且淋巴结转移组阳性率亦远高于无淋巴结转移组[32,33]。由此可见，MMP2、MMP9可能在鼻咽癌侵袭和转移过程中发挥重要作用。

(4) 乳酸脱氢酶

作为糖酵解过程中的限速酶之一，乳酸脱氢酶(LDH)在许多肿瘤患者血清中水平明显增高。研究表明，鼻咽癌全身多处转移患者的血清LDH水平最高时是正常值的30余倍；鼻咽癌患者血清LDH水平偏高者较偏低者易出现远处转移，但不影响局部复发率；治疗前血清LDH水平>245 U/L时，鼻咽癌转移的危险性显著增高[34-36]。

除了以上预测鼻咽癌转移的生物学指标，上皮细胞E-钙黏素水平减低、BCL2L12高表达、中性粒细胞淋巴细胞比值(NLR)>2.81，白/球蛋白比值(AGR)≤1.34，治疗后血红蛋白变化δ HGB>25.8 g/L均被证明会增加鼻咽癌转移风险[22, 36]。还有研

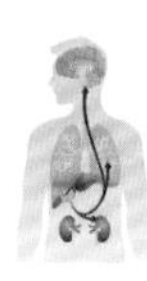



究报道,肿瘤浸润淋巴细胞百分比低的鼻咽癌患者,转移危险性更高[37]。

随着技术的进步和临床研究的不断开展,研究者们发现越来越多的潜在性生物标志物,但尚未发现单个的生物标志与鼻咽癌淋巴结或远处转移有确切的关联。此外,对标志物的研究常常存在参数标准的不统一、标志物的灵敏度和特异性差等问题,因此对特异性肿瘤转移生物标志物的研究仍是一个亟待解决的重要问题。

## 17.4 转移性鼻咽癌的诊断

近几十年来,关于转移性鼻咽癌的诊断性预测,国内外做了大量的研究和实践,从临床分析到诊断设备的更新,再到临床与生物学的结合,不断地寻求提高诊断的时效性、灵敏度和特异性的方法,以实现"早诊断、早治疗",提高患者生存率和预后。

评估鼻咽癌颈部淋巴结转移的常规检查方法包括CT、MRI和超声。CT检查的灵敏度、特异性分别为83%~93%、39%~70%;MRI检查为81%~92%、40%~81%;超声检查为63%~96%、73%~91%[38-40]。虽然在CT、MRI上能够观察到异常肿大淋巴结和坏死淋巴结,但在鼻咽癌患者中,无坏死或囊外扩散的边缘大小淋巴结与反应性或正常淋巴结均无可靠区别,使得诊断难度增加[41]。有研究表示,超声比CT对于颈部淋巴结转移的诊断更有优势,原因是超声能够更好地显示肿大淋巴结的大小[39]。此外,彩色多普勒超声(彩超)检查在血流动力学上有特征性表现,可鉴别复发和纤维化。颈部复发灶内血流丰富,Ⅱ~Ⅲ级血流占90.5%,而纤维化组织肿物以0~Ⅰ级血流为主,占82.3%。因此,彩超可作为鉴别鼻咽癌颈部淋巴结转移和纤维化的主要诊断方法。近年来,超声引导下细针吸取细胞学(USgFNAC)技术应用逐渐增多,该检测方法的特异性可达98%~100%,但因易受检医师技术影响,其敏感性变化较大[42,43]。一项荟萃分析研究表明,USgFNAC对颈部淋巴结转移的检出率最高,但临床上常规的颈部淋巴结转移检查方法还是以CT和MRI为主,这是因为CT和MRI检查具有能够同时对原发病变进行分期、检查耗时短、受不同检查医师的影响较小、可获得性更好、对医师专业性要求更低等优点[38]。

临床上,隐匿性淋巴结转移仍是一个令人头疼的问题,常规成像技术对隐匿性淋巴结转移的检出率不足50%[44]。有研究报道,超小超顺磁性氧化铁(USPIO)-增强MRI较常规MRI诊断淋巴结转移的灵敏度(89%)、特异性(92%)更高,具有诊断隐匿性淋巴结转移的潜在优势。但由于技术问题和空间要求,USPIO-增强MRI仍难以成为常规的隐匿性淋巴结诊断技术[43]。

临床上,鼻咽癌远处转移常用的诊断方法有骨扫描、胸部X线检查、腹部超声等[40],当然全身CT/MRI检查也对远处转移的检出有很大帮助。对怀疑有骨转移的患者,常用骨扫描检查。骨扫描可能在骨转移症状出现前3个月或X线平片检出骨破坏前3~6个月内即有放射性浓聚的表现。胸部X线检查和肝脏超声分别用来诊断肺转移和肝转移。在临床上,患者常常在出现临床症状后才会做这些检查。

近年来,PET/CT对于肿瘤复发和转移的应用成为大家关注的热点。PET/CT是生物成像和功能成像的结合,通过放射性核素在体内高葡萄糖代谢区域的浓聚加之与全身解剖特点的即时整合,能够更加直观地观察异常部位。且相较于多次的常规检查方法,PET/CT是一次性的全身检查[45]。很多研究表明,相较于传统检查方法,PET/CT对于远处转移的检出率、灵敏度和准确性更高[46]。另一项研究将特定器官远处转移常规诊断方法的灵敏度与PET/CT作了比较:骨扫描、胸片、肝脏超声对诊断骨转移、肺转移、肝转移的灵敏度分别为42.0%、39.3%、35.7%,对应PET/CT的灵敏度分别为89.8%、87.5%、72.7%[40]。虽然PET/CT作为一种新的诊断技术,在某些方面表现出了相较于传统诊断方法的优势,但其因费用昂贵加之并不十分令人满意的诊断敏感性和特异性,仍无法被作为常规检查手段[47]。而骨扫描、肝脏超声、胸片检查的费用低、易操作性和可获得性好,是现阶段诊断鼻咽癌转移更为合适的常规检查方法。有研究将PET/CT与治疗前血浆EBV-DNA水平相结合以诊断性预测鼻咽癌转移,并按转移危险性将患者分为不同亚组(极低危、低危、中危),将诊疗费用纳入考虑因素,评价PET/CT与常规检查对不同组别患者的诊断治疗效益。研究结果表示:中危组患者($N_2$~$N_3$期,EBV-DNA >4 000拷贝数/mL)以PET/CT替代常规检查是最经济且有益的方案[46]。

目前还没有任何生化检查方法被作为淋巴结或

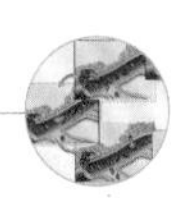

远处转移的诊断常规，生物标志物的使用也仍处于研究阶段。更常用的是一些分子预后标志物。已有研究表明，循环 EBV-DNA 可用于预测远处转移和生存率[30]，未来有望利用分子生物诊断技术有效诊断淋巴结的隐匿性转移。荷兰早期多中心研究利用芯片杂交技术检测活检淋巴结的基因表达谱，其阴性预测值达 89%，可惜的是阳性预测值并不理想，只有 37%。这意味着很大一部分患者可能付出很高代价做了一项不必要的检查。

## 17.5 转移性鼻咽癌的预后因素

由于转移性鼻咽癌获取病理诊断较难，诊断准确性难以保证，且疾病异质性大，治疗方案不统一，因此预后差异性较大。一般认为其预后与患者的一般情况（行为状态评分、贫血）、疾病因素（出现转移的时间、转移类型、转移部位及数量）、治疗因素（化疗方案及强度、化疗周期数、是否进行联合治疗、对治疗的反应）有关，但尚缺乏多中心循证医学证据。一项研究对根治性放疗后发生远处转移的鼻咽癌患者进行了预后分析，结果显示初诊时的 N 分期越晚者、初诊时有化疗者、治疗后发生转移的间隔时间短者、多脏器转移以及转移后未放疗或化疗者预后较差（均 $P<0.05$）[48]。

淋巴结转移对鼻咽癌的预后影响很大。在大多数局限性病变中，淋巴结转移灶的出现是影响生存率的主要因素。图 17-2、图 17-3 描述了淋巴结分期对鼻咽癌无远处转移生存和总生存率的影响。大量研究表明，鼻咽癌淋巴结分期是鼻咽癌转移的独立预后因子[25, 48-50]。表 17-2 是淋巴结分期影响鼻咽癌预后的单因素分析。有文献报道，鼻咽癌同侧淋巴结转移总生存率为 30%，双侧转移即下降为 10%。当淋巴结由上颈部淋巴结转移到中下颈部淋巴结时，生存率显著下降（分别为 20%、8%）[51]。

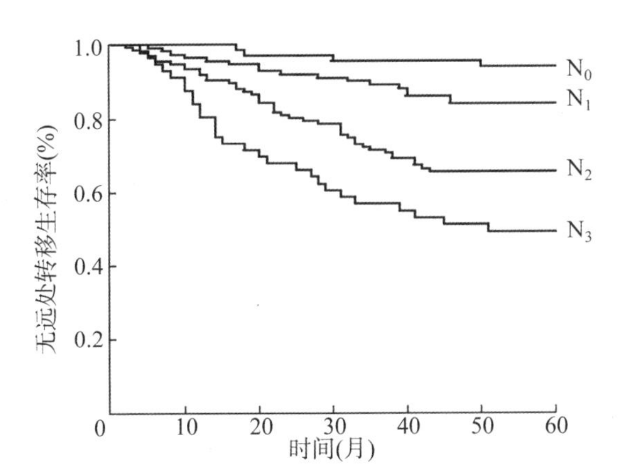


图 17-2 371 例鼻咽癌患者不同淋巴结分期的无远处转移生存曲线比较

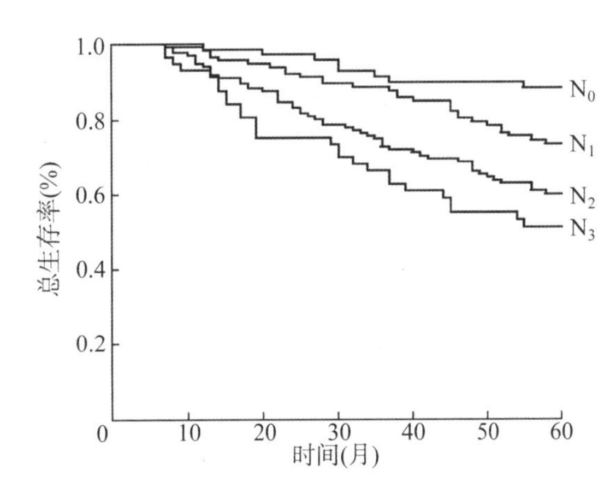


图 17-3 371 例鼻咽癌患者不同淋巴结分期的总生存率比较

注：资料来自陕西省肿瘤医院放疗一科 2003 年 1 月至 2009 年 6 月间在该院接受治疗的初诊鼻咽癌患者。

表 17-2 淋巴结分期影响鼻咽癌预后的单因素分析

| N 分期 | 病例数 | 生存率（%） | | | Log Rank 值 | $P$ 值 |
|---|---|---|---|---|---|---|
| | | 1 年 | 3 年 | 5 年 | | |
| $N_0$ | 170 | 88 | 79 | 72 | 46.247 | 0.000 |
| $N_1$ | 444 | 87 | 78 | 75 | | |
| $N_2$ | 566 | 83 | 69 | 60 | | |
| $N_3$ | 106 | 71 | 50 | 29 | | |

注：资料来自 2006 年 1 月 1 日至 2012 年 9 月 1 日就诊于南京军区福州总医院的初诊鼻咽癌患者。

鼻咽癌一旦发生远处转移，提示预后差。相比于其他远处转移，鼻咽癌肺转移者预后相对较好[25]，肝转移者预后最差[10]。在一项关于转移性鼻咽癌预后的研究中，鼻咽癌骨转移、肺转移、肝转移的中位生存期分别是 11.2、16.3、3.2 个月[10]。

## 17.6 鼻咽癌转移的分子机制

肿瘤细胞转移是一个多步骤的复杂过程，包括少量肿瘤细胞侵袭进入血管或淋巴管等微管组织，

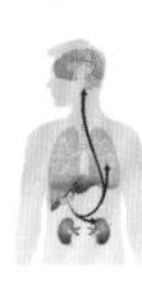



在微管组织中存活并循环，黏附并在靶器官中定植。EMT在细胞侵袭进入微管组织过程中起着重要作用。EMT是指上皮细胞在一些因素的作用下，丢失细胞极性和细胞黏附连接，转化成为具有间质表型的细胞，从而获得迁移和侵袭能力的生物学过程。EMT导致上皮源性肿瘤细胞失去细胞极性，细胞间连接变疏松，细胞黏附能力下降，迁移运动能力增加，使得肿瘤细胞更易于离开原有的位置并发生转移。肿瘤细胞发生EMT时，除了细胞形态和极性发生变化外，还有一些生物标志物(如膜表面蛋白、骨架蛋白以及转录因子)的表达也会出现改变。例如作为上皮细胞标志物的E-钙黏素表达下调，而作为间质细胞标志物的波形蛋白表达上调并出现纺锤状的细胞形态。这些形态学的改变与Snail、Zeb和Twist通路的激活相关[52]。一旦肿瘤细胞到达远处转移位点，就会发生相反的过程即所谓的间质-上皮转化(MET)，使得肿瘤细胞处于高增殖状态并促进转移灶的形成。

### 17.6.1 EB病毒与细胞转移

EBV作为首个被发现的人类致瘤病毒，其感染与鼻咽癌的发生、发展密切相关。EBV在利用宿主细胞复制的同时，也会表达自身基因。在潜伏感染过程中，EBV在宿主细胞内只表达少数基因，包括*EBER*、*EBNA1*、*LMP1*、*LMP2A*和*BART*等[53]。这些基因在鼻咽癌的发生、发展和侵袭转移过程中扮演着重要角色。

*LMP1*通过DNA甲基转移酶(DNMT)使E-钙黏素启动子发生甲基化[54]，或者通过转录因子Twist、Snail或Slug(Snail2)抑制E-钙黏素的转录，从而降低其表达[55]；在多种上皮细胞中，TGF-β与酪氨酸激酶受体或者Ras协同诱导EMT发生，*LMP1*通过诱导TGF-β表达或者激活PI3K/ERK/MAPK信号通路而参与EMT过程；和别的经历EMT转化的上皮细胞一样，*LMP1*相关的EMT过程还伴随肿瘤干细胞或者肿瘤祖细胞标志物(CD44high/CD24low)的表达，并获得肿瘤干细胞或祖细胞的特性[56]。另外，EBV潜伏相关蛋白基因*LMP2A*同样能够诱导鼻咽癌细胞发生EMT，同时诱导侧群细胞(side-population, SP)表型的增加，伴随肿瘤干细胞特性增强表现为在鼻咽癌组织和细胞株中上皮干细胞分子标志物表达增强[57]。这些研究表明，在合适的细胞环境中，*LMP1*和*LMP2A*可以刺激EMT转化并且重编程EBV感染的上皮细胞以获得干细胞或者祖细胞的特性。

EBV在*BamH1*片段表达44个成熟的微小RNA(miRNA)，其中*BART*在Ⅱ型潜伏感染中表达，而*BHRF1*主要在Ⅲ型潜伏感染中表达。越来越多的研究表明，病毒相关的miRNA通过靶向抑癌基因而在肿瘤生成过程中发挥重要作用。鼻咽癌患者血清中EBV相关miRNA的表达升高，其下游靶基因包括*WIF1*、*PTEN*和*E-cadherin*，聚类分析发现与Wnt信号通路有关。EB病毒的micrRNA EBV-miR-BART7-3p在鼻咽癌中高表达并且与鼻咽癌淋巴结转移和临床分期相关。机制研究发现EBV-miR-BART7-3p引起鼻咽癌细胞的EMT，其下游靶基因是抑癌基因*PTEN*，调控PI3K/Akt/GSK-3β信号通路，并最终引起*Snail*和*β-catenin*的表达增高并入核[58]。

### 17.6.2 血管生成与转移

血管生成即招募新生血管，是肿瘤转移过程中的重要组成部分。这些血管提供了肿瘤细胞脱离原位并进入循环系统的基础通道。对于很多种类的肿瘤来说，血管密度可以作为转移潜能的预测指标，高血管密度的原位肿瘤比低密度的具有更高的转移可能性。血管生成受到多种血管生成刺激因子的调控，包括FGF和VEGF家族成员。此外，肿瘤还可以激活血管生成抑制因子，例如血管抑素和内皮抑素，来调节原位和下游转移位点的血管生成。因此，利用天然或者人工合成的抑制因子作为抗肿瘤药物的研究愈发受到重视。

近年来的研究显示：鼻咽癌细胞中EBV潜伏感染相关蛋白LMP1通过NF-κB结合位点诱导激活细胞因子IL-8的表达，进而促进鼻咽癌的血管生成[59]；另有研究表明LMP1诱导COX-2表达，进而诱导VEGF的产生而参与血管生成[60]。*EZH2*抑制miRNA1转录表达，解除对ET-1的抑制作用，从而促进鼻咽癌血管生成[61]。研究发现，转移性鼻咽癌组织中类δ配体4(DLL4)相较于原发鼻咽癌组织表达明显上调，表达强度与VEGF表达及远处转移呈正相关[62]。

### 17.6.3 肿瘤淋巴管生成和淋巴结转移

肿瘤细胞的转移性播散是大部分肿瘤患者死亡的重要原因。对于实体肿瘤来说，肿瘤细胞经淋巴

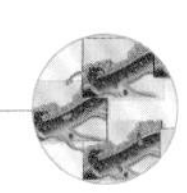

管转移至局部淋巴结是肿瘤转移性播散的一般步骤。长期以来，临床证据显示肿瘤相关淋巴管是肿瘤转移性播散的重要途径。然而，由于缺乏有效的分子指标，例如区分淋巴内皮细胞的分子标志物，淋巴管生成一直没有受到足够的重视。随着荧光探针和共聚焦显微技术的迅速发展，以及一系列淋巴管内皮细胞特异性标志物的发现，对于淋巴管的三维立体构造、生长机制和功能的研究更加深入。研究发现，肿瘤可诱导淋巴管的生成。肿瘤新生淋巴管管壁薄，基底膜不完整，肿瘤细胞易侵入淋巴管管腔，从而促进淋巴结转移。肿瘤细胞经常表达多种生长因子和细胞因子，刺激血管和淋巴管生成，VEGF - C/VEGF - D/VEGFR3 信号通路是目前已知的最主要的调控淋巴管生成和淋巴结转移的信号通路[63]。肿瘤微环境中的炎症细胞产生的细胞因子，也能促进瘤内、瘤周淋巴管的生成和淋巴结转移。

### 17.6.4 基质金属蛋白酶与转移

MMP 是一个大家族，因其需要 $Ca^{2+}$、$Zn^{2+}$ 等金属离子作为辅助因子而得名。其家族成员具有相似的结构，一般由 5 个功能不同的结构域组成：①疏水信号肽序列。②前肽区，主要作用是保持酶原的稳定。当该区域被外源性酶切断后，MMP 酶原被激活。③催化活性区，有金属离子结合位点，对酶催化作用的发挥至关重要。④富含脯氨酸的铰链区。⑤羧基末端区，与酶的底物特异性有关。其中酶催化活性区和前肽区具有高度保守性。MMP 几乎能降解细胞外基质中的各种蛋白质成分，破坏肿瘤细胞侵袭的组织学屏障，在肿瘤侵袭转移中起关键性作用，从而在肿瘤浸润转移中的作用日益受到重视，被认为是该过程中主要的蛋白质水解酶。MMP 家族已分离鉴别出 26 个成员，编号分别为 MMP1～MMP26。根据作用底物以及片段同源性，将 MMP 分为 6 类，分别为胶原酶、明胶酶、基质降解素、基质溶解素、弗林蛋白酶(furin)活化的 MMP 和其他分泌型 MMP。

除了对细胞-细胞连接和细胞极性的影响，*LMP1* 还通过诱导 MMP 表达和下调多种转移抑制因子而参与调控细胞-基质间的相互作用，包括上调细胞绒毛蛋白(一种肿瘤侵袭转移相关的骨架蛋白)[64]、下调 RECK1(一种转移抑制因子)[65]。除了体外的调节功能，在转移性鼻咽癌组织中，*LMP1* 与多种 MMP 的高表达呈正相关，包括 MMP1、MMP3 和 MMP9[66-68]。

### 17.6.5 外泌体与转移

外泌体是直径在 40～100 nm 的膜囊泡结构，在细胞交流过程中作为功能介质介导细胞转移。外泌体中包含大量蛋白质、脂质、核酸等，可在多种体液中检测到。由于标本采集便捷而且可连续动态监测和随访，外泌体在肿瘤患者的早期诊断、疗效监测和预后判断中发挥着重要作用。作为细胞与细胞间交流的新型媒介，可通过传递内容物至受体细胞，重塑肿瘤微环境，在肿瘤的增殖、转移、治疗敏感性和免疫逃逸等方面发挥重要作用。

肿瘤来源的外泌体包含促进 EMT 的成分，包含 TGF - β、窖蛋白- 1(caveolin-1)、HIF - 1α、β -联蛋白等，这些成分会增强受体细胞的侵袭转移能力，并且重塑基质环境、促进转移前环境的形成。外泌体中整合素表达的不同可以解释其被不同器官特异性细胞摄取的差异；通过免疫相关分子如 CD39、CD73 等的表达，外泌体可以调节肿瘤微环境的免疫结构，进而影响其对免疫治疗的反应。

由肿瘤细胞产生并释放的外泌体可以促进血管生成、细胞增殖、迁移侵袭和免疫逃逸。由 EBV 潜伏感染的鼻咽癌细胞产生释放的外泌体包含 LMP1、细胞信号转导的分子和病毒编码的 miRNA[69]。受体细胞摄取这些外泌体后能够激活受体细胞的 ERK/Akt 信号通路。此外，这些外泌体中还包含病毒 miRNA 和表皮生长因子受体(EGFR)，对于受体细胞的 EGFR 信号通路激活有重要意义。

近期研究表明，肿瘤来源的外泌体在 EMT 过程中发挥重要作用。使用含有 LMP1 的外泌体处理 EBV 阴性细胞能够通过 EMT 促进细胞转移。EBV 感染的鼻咽癌细胞分泌的外泌体包含大量 LMP1 和具有转录活性的 HIF - 1α，在被受体细胞摄取后其中的 HIF - 1α 仍然具有 DNA 结合能力和转录调控活性，与 Snail 通路相互作用并且提高 Twist 的表达，进而诱导 EMT 的发生，通过 EMT 促进周围细胞侵袭转移[70]。

### 17.6.6 干细胞与转移

鼻咽癌细胞中有一群侧群细胞(side population of cells)拥有干细胞特性。EBV 潜伏感染相关蛋白 LMP2A 在 57.6%的鼻咽癌组织中高表达，并且位

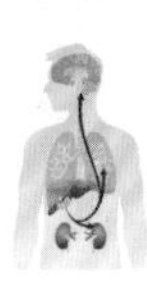



于肿瘤侵袭前沿位置。LMP2A 通过 EMT，通过上调 ABCG2 表达来增加侧群细胞数量以促进鼻咽癌细胞侵袭转移。LMP2A 促进鼻咽癌细胞的恶性转化能力和体内成瘤能力，可能与 Akt 信号通路相关[57]。Bmi-1 蛋白的上调与鼻咽癌的侵袭表型和不良预后有着密切的关系。有研究表明，Bmi-1 蛋白能够诱导 EMT，通过抑制肿瘤抑制因子 PTEN 的表达而上调 PI3K/Akt/GSK-3β 信号通路，稳定 Snail 而促进 EMT，增加鼻咽上皮细胞的移动性和侵袭性[71]。

### 17.6.7 非编码 RNA 与转移

后基因组学时代发现基因组产物中＞90%都是非编码 RNA，包括长链非编码 RNA（lncRNA）、miRNA、环状 RNA（circRNA）等，能在多个层面调控基因表达，极大丰富了人们对肿瘤发生、发展分子机制的理解。lncRNA 广泛参与基因组印记、染色质修饰、核内运输及基因转录等过程，发挥复杂而精确的调控功能，与鼻咽癌侵袭转移密切相关。lncRNA AFAP1-AS1 与鼻咽癌的进展密切相关，下调 AFAP1-AS1 的表达能够抑制鼻咽癌细胞侵袭和迁移能力[72]；鼻咽癌组织中高表达的 H19 能通过 miR-630/EZH2 信号通路抑制 E-钙黏素表达，增强鼻咽癌细胞侵袭能力[73]。

miR-200a 的表达随着鼻咽癌细胞株的分化程度升高而降低，其在鼻咽癌中表达降低。功能研究发现 miR-200a 抑制鼻咽癌细胞的增殖、侵袭和转移。*ZEB2* 和 *CTNNB1* 可能是 miR-200a 的下游靶基因，其中 *ZEB2* 与侵袭、转移有关，而 *CTNNB1* 与增殖有关[74]。

### 17.6.8 细胞因子受体与转移

细胞因子受体在鼻咽癌转移过程中有重要作用。细胞因子受体 CXCR4 在鼻咽癌组织和细胞株中高表达，在表达 CXCR4 的细胞株中用其配体基质细胞衍生因子-1α（SDF-1α）处理能够促进鼻咽癌细胞转移。而用转染反义 CXCR4 降低内源性 CXCR4 的表达同时抑制 SDF-1α 引起的转移[75]。

### 17.6.9 表观遗传修饰与转移

在鼻咽癌组织和细胞株中存在多基因的启动子超甲基化，而在正常鼻咽上皮组织中则没有发现。*RASSF2* 可以直接结合于 *K-Ras* 并作为 Ras 蛋白的负调控因子，*RASSF2A* 是唯一在启动子区域存在 CpG 岛的分子型。研究发现 *RASSF2A* 在绝大多数的鼻咽癌细胞株和组织中低表达，其原因是存在启动子甲基化修饰。*RASSF2A* 在鼻咽癌中作为抑癌基因行使功能，能够抑制鼻咽癌细胞的细胞周期、克隆形成和迁移，在临床上其低表达与淋巴结转移相关[76]。类似的还有抑癌基因 *ADAMTS9*，也由于启动子甲基化而在鼻咽癌组织中低表达，并且与淋巴结转移相关[77]。

## 17.7 转移性鼻咽癌的治疗策略

### 17.7.1 局部晚期鼻咽癌的治疗

局部晚期鼻咽癌（$T_1$、$N_{1\sim3}$；$T_{2\sim4}$、任何 N）中的 $N_{1\sim3}$ 期鼻咽癌是出现淋巴结转移的鼻咽癌。

美国国立综合癌症网络（NCCN）《肿瘤学临床实践指南》（*Clinical Practice Guidelines in Oncology*）推荐将同时期放化疗±辅助化疗或诱导化疗作为局部区域晚期鼻咽癌的治疗方式。多数随机试验支持将顺铂作为同步放化疗方案中的化疗药物[78,79]。辅助化疗常选择 5-氟尿嘧啶（5-FU），但是其疗效仍具有不确定性[80]。

诱导化疗是同步放化疗前的化疗。同步放化疗之前是否应该进行诱导化疗仍存在很大争议。NCCN 指南专家组也没有在这一方面达成广泛共识。一项最新的对有淋巴结转移的Ⅲ到Ⅳb 期鼻咽癌患者进行的Ⅲ期多中心临床研究显示，接受 TPF（紫杉醇＋顺铂＋5-氟尿嘧啶）诱导联合同期放化疗较单纯的同期放化疗能够显著提高患者的 3 年总生存率（92% *vs*. 86%）、无治疗失败生存率（80% *vs*. 72%）及无远处转移生存率（90% *vs*. 83%）。但是前者Ⅳ级不良反应的发生率较后者明显增高（18% *vs*. 1%；$P<0.001$），最常见的是骨髓抑制[81]。另一项研究发现 PF（顺铂＋5-氟尿嘧啶）方案的辅助化疗也具有良好的抗肿瘤效果，而且化疗毒性有所减低，但是对患者总生存率并没有明显的帮助。得益于多项随机试验和荟萃分析研究成果[81-84]，最新的 NCCN 指南将诱导化疗＋同步放化疗方案由 3 类治疗策略升级为 2A 类治疗策略，说明诱导化疗治疗局部晚期鼻咽癌正逐渐得到广泛认可，但诱导化疗局部晚期鼻咽癌治疗中的地位和作用仍需要进一步深入了解。

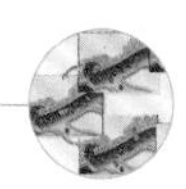

对鼻咽癌有效的化疗药物有：①铂类药物，如顺铂(DDP)、卡铂(CBP)、奈达铂(NDP)；②紫杉醇类药物，如紫杉醇(TAX)、多西紫杉醇(DOX)；5-氟尿嘧啶(5-FU)；③多柔比星(阿霉素，ADM)等。常见的联合用药方案有 TP 方案(TAX/DOX+DDP)、TPF 方案(TAX/DOX+DDP+5-FU)、PF 方案(DDP+5-FU)、CF 方案(CBP+5-FU)等。表 17-3 为 NCCN 指南推荐的局部晚期鼻咽癌治疗方案。其中放疗剂量如下：计划靶区(PTV)高危病灶，70～70.2 Gy(1.8～2.0 Gy/f)，5 f/周，共 7 周；低至中危亚临床病灶，44～50 Gy(2.0 Gy/f)至 54～63 Gy(1.6～1.8 Gy/f)。

表 17-3 NCCN 指南推荐的局部晚期鼻咽癌治疗方案

| 治疗方案 | 联合化疗方案 | | 药物 | 给药剂量 [mg/(m²·d)] | 给药时间 | 每周期间隔时间(周) | 周期数 |
|---|---|---|---|---|---|---|---|
| 同步放化疗+辅助化疗 | 同步 | | DDP | 40 | 每周 1 次 | | |
| | | | DDP | 100 | 第 1 天 | 3 | 3 |
| | 辅助 | PF | DDP | 80 | 第 1 天 | 4 | 3 |
| | | | 5-FU | 1000 | 第 1～4 天 | | |
| | | CF | CBP | AUC5* | 第 1 天 | 3 | 2 |
| | | | 5-FU | 1000 | 第 1～4 天 | | |
| 诱导化疗+同步放化疗 | 诱导 | TPF | DOX | 75 | 第 1 天 | 3 | 3 |
| | | | DDP | 75 | 第 1 天 | | |
| | | | 5-FU | 1000 | 第 1～5 天 | | |
| | | TP | DOX | 75 | 第 1 天 | 3 | 2 |
| | | | DDP | 75 | 第 1 天 | | |
| | | PF | DDP | 100 | 第 1 天 | 3 | 3 |
| | | | 5-FU | 1000 | 第 2～6 天 | | |
| | 同步 | | DDP | 40 | 每周 1 次 | 1 | |
| | | | DDP | 100 | 第 1 天 | 3 | 2 |
| | | | CPB | 100 | 第 1 天 | 1 | 5 |
| 同步放化疗 | | | DDP | 40 | 第 1 天 | 1 | 7 |
| | | | DDP | 100 | 第 1 天 | 3 | 2 |

*：AUC5 表示卡铂剂量(mg)=5 [mg/(ml·min)]×[肌酐清除率(ml/min)+25]。

## 17.7.2 远处转移性鼻咽癌的治疗

全身姑息性化疗是转移性鼻咽癌的标准治疗方法。鼻咽癌远处转移预后很差，1 年总生存率只有 50%[85]。对于骨转移的患者除了药物治疗外，可给予放疗，主要目的是缓解疼痛和解除压迫。

转移性鼻咽癌常用的单药化疗药物有 DDP、CBP、5-FU、TAX、DOX、吉西他滨(GCB)、卡培他滨(CAP)、甲氨蝶呤(MTX)等。常用的化疗联合方案有：GCB+DDP；DDP/CBP+TAX；DDP+5-FU；CBP+西妥昔单抗(CET)。相比于 DDP+5-FU，GCB+DDP 的化疗方案使患者的中位无进展生存期延长(7 个月 *vs*. 5.6 个月)。表 17-4 为 NCCN 指南推荐的远处转移性鼻咽癌治疗方案。

2016 年 PD-L1 单抗被美国 FDA 批准用于 PD-L1 阳性的复发或转移头颈部鳞癌的治疗。2018NCCN 指南推荐将 PD-L1 单抗作为 PD-L1 阳性的复发或远处转移鼻咽癌的靶向治疗药物，证据级别为 2B 类。在一项关于 PD-L1 单抗治疗 PD-L1 阳性的复发或转移鼻咽癌患者的 Ⅰb 期临床试验的分析中，采用 PD-L1 单抗治疗的 27 例鼻咽癌转移患者，其客观缓解率为 25.9%，51.9%的患者病情稳定，66.7%的患者病灶大小都有一定程度的减小，中位反应持续时间是 17.1 个月；15%左右的患者出现药物相关的不良反应，包括皮疹、皮肤瘙痒、疼痛、甲状腺功能减退、乏力等。总体来说，PD-L1 单抗在复发及转移鼻咽癌的治疗中是安全可耐受的，且治疗效果令人欣喜[86]。但是 PD-L1 抗体在鼻咽癌治疗中的疗效尚需进一步的验证。

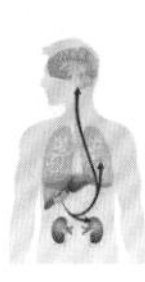



表 17-4 NCCN指南推荐的远处转移性鼻咽癌治疗方案

| 治疗方案 | | 药物 | 给药剂量 [mg/(m²·d)] | 给药时间 | 每周期间隔时间(周) | 周期数 |
|---|---|---|---|---|---|---|
| 联合化疗 | GP | GCB | 1000 | 第1、8天 | | |
| | | DDP | 80/3 | 第1~3天 | | |
| | DC | CBP | AUC6 | 第1天 | 3 | ≤6 |
| | | DOX | 65 | 第1天 | | |
| | FP | 5-FU | 1000 | 第1~5天 | 3 | |
| | | DDP | 100 | 第1天 | | |
| | | | 80/3 | 第1~3天 | | |
| | TP | TAX | 175 | 第1天 | | |
| | | DDP | 80/3 | 第1~3天 | | |
| | EC | CET | 250(首次400) | 第1天 | 1 | ≤8 |
| | | CBP | AUC5 | 第1天 | 3 | |
| 单药化疗 | | DDP | 100 | 第1天 | 3 | |
| | | CBP | AUC6 | 第1天 | 3 | |
| | | TAX | 80 | 第1天 | 1 | 6 |
| | | DOX | 100 | 第1天 | 3 | |
| | | 5-FU | 1000 | 第1~4天 | 3 | |
| | | MTX | 50 | 第1天 | 1 | |
| | | CAP | 2.5 | 每日2次(第1~14天) | 3 | ≥2 |
| | | GCB | 1000 | 第1、8、15天 | 4 | |
| | | PD-L1单抗 | 10 | 第1天 | 2 | ≥2年 |

## 17.8 展望

近几十年来,尽管在肿瘤诊断、治疗的技术和策略方面已经有了很大进展,放疗、化疗、综合治疗对于减少鼻咽癌远处转移,提高生存率已到达平台期,迫切需要寻找新的转移干预靶点。以往人们一直依赖以大小和数量为基础的物理方法对疾病进行诊断和治疗,现在人们认识到对肿瘤分子机制的了解才是诊断肿瘤、提高肿瘤疗效的关键。正常细胞从异形性增加到癌变到不断增殖再到迁移扩散,包含了千变万化的复杂分子过程,找到研究的突破点是关键。

转移性鼻咽癌的研究重点已逐渐转移到肿瘤的生物学上。一方面是更好地认识分子标志物及其功能,更加明确是单独应用还是与其他标志物联合应用。这样不仅能够预测肿瘤的预后,还能基于多种生物学特征对肿瘤进行分组并预测肿瘤发生转移的概率。另一方面是将生物学技术与其他技术相结合。在肿瘤的诊断方面,将影像学技术与生物学特征结合,进一步提高诊断的准确性、灵敏度和特异性。在治疗方面,利用生物成像技术描绘肿瘤不同部分的特征,并可根据不同特征使用不同剂量的射线,即"数字剂量分布"概念[87]。例如:现已有利用PET技术将放射性核素($^{18}$F-FAZA等)聚集于缺氧区域,与CT技术联合应用,确定靶区内的缺氧部位,以指导使用不同的剂量和分割大小治疗的技术[88]。

同时,利用肿瘤的生物学特性判断其发生转移的风险,从而能更有效地制定患者的治疗策略。此外分子标志物的研究,有利于分子治疗特异性靶点的发现,从而有助于靶向药物的研究和开发。

(曾木圣)

## 参考文献

[1] 高云生,胡超苏,应红梅,等. 1837例鼻咽癌疗效的回顾性分析[J]. 中华放射肿瘤学杂志,2008,(5):335-339.

[2] 潘建基,张瑜,林少俊,等. 1706例鼻咽癌放疗远期疗效分析[J]. 中华放射肿瘤学杂志,2008,(4):247-251.

[3] NG S H, CHANG J T, CHAN S C, et al. Nodal metastases of nasopharyngeal carcinoma: patterns of disease on MRI and FDG PET [J]. Eur J Nucl Med Mol

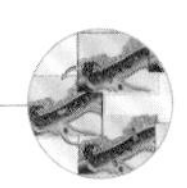

Imaging, 2004,31(8):1073 - 1080.

[4] CUI C Y, LI L, LIU X W, et al. MRI in exploring the spread pattern of retropharyngeal lymp node metastases in nasopharyngeal carcinoma [J]. Zhonghua Zhong Liu Za Zhi, 2007,29(10):754 - 758.

[5] SUN Y, MA J, LU T X, et al. Regulation for distribution of metastatic cervical lymph nodes of 512 cases of nasopharyngeal carcinoma [J]. Ai Zheng, 2004,23(11 Suppl):1523 - 1527.

[6] LV J, WANG R, QING Y, et al. Magnetic resonance imaging analysis of regional lymph node metastasis in 1 298 cases of nasopharyngeal carcinoma [J]. Lin Chuang Er Bi Yan Hou Tou Jing Wai Ke Za Zhi, 2012, 26(18):769 - 772.

[7] WANG C T, CAO K J, LI Y, et al. Prognosis analysis of nasopharyngeal carcinoma patients with distant metastasis [J]. Ai Zheng, 2007,26(2):212 - 215.

[8] SHAM J S, CHOY D, CHOI P H. Nasopharyngeal carcinoma: the significance of neck node involvement in relation to the pattern of distant failure [J]. Br J Radiol, 1990,63(746):108 - 113.

[9] LI A C, XIAO W W, SHEN G Z, et al. Distant metastasis risk and patterns of nasopharyngeal carcinoma in the era of IMRT: long-term results and benefits of chemotherapy [J]. Oncotarget, 2015, 6(27):24511 - 24521.

[10] HUANG C J, LEUNG S W, LIAN S L, et al. Patterns of distant metastases in nasopharyngeal carcinoma [J]. Kaohsiung J Med Sci, 1996,12(4):229 - 234.

[11] SHAM J S, CHEUNG Y K, CHAN F L, et al. Nasopharyngeal carcinoma: pattern of skeletal metastases [J]. Br J Radiol, 1990,63(747):202 - 205.

[12] GACANI W, BAL I S, BABU M A, et al. Distant metastases from nasopharyngeal carcinoma at Kenyatta National Hospital, Nairobi [J]. East Afr Med J, 2001, 78(12):678 - 681.

[13] HE S, WANG Y, PENG H, et al. Pretreatment alkaline phosphatase and Epstein-Barr virus DNA predict poor prognosis and response to salvage radiotherapy in patients with nasopharyngeal carcinoma and metachronous bone-only metastasis [J]. J Cancer, 2017,8(3):417 - 424.

[14] LEON X, QUER M, ORUS C, et al. Distant metastases in head and neck cancer patients who achieved loco-regional control [J]. Head Neck, 2000,22(7):680 - 686.

[15] MANSOUR O I, SNYDERMAN C H, D'AMICO F. Association between tobacco use and metastatic neck disease [J]. Laryngoscope, 2003,113(1):161 - 166.

[16] 郑家捷. 吸烟与鼻咽癌肺转移的病例对照研究[D]. 南昌大学;南昌大学医学院,2014.

[17] TEO P M, KWAN W H, LEE W Y, et al. Prognosticators determining survival subsequent to distant metastasis from nasopharyngeal carcinoma [J]. Cancer, 1996,77(12):2423 - 2431.

[18] AHMAD A, STEFANI S. Distant metastases of nasopharyngeal carcinoma: a study of 256 male patients [J]. J Surg Oncol, 1986,33(3):194 - 197.

[19] LIU M T, HSIEH C Y, CHANG T H, et al. Prognostic factors affecting the outcome of nasopharyngeal carcinoma [J]. Jpn J Clin Oncol, 2003,33(10):501 - 508.

[20] MO L, WENG J, ZENG F, et al. The relationship between extend types and distant metastasis of nasopharyngeal carcinoma [J]. Lin Chuang Er Bi Yan Hou Tou Jing Wai Ke Za Zhi, 2010,24(12):554 - 555, 558.

[21] TEO P, YU P, LEE W Y, et al. Significant prognosticators after primary radiotherapy in 903 nondisseminated nasopharyngeal carcinoma evaluated by computer tomography [J]. Int J Radiat Oncol Biol Phys, 1996,36(2):291 - 304.

[22] LI A C, XIAO W W, WANG L, et al. Risk factors and prediction-score model for distant metastasis in nasopharyngeal carcinoma treated with intensity-modulated radiotherapy [J]. Tumour Biol, 2015, 36(11):8349 - 8357.

[23] AL-OTHMAN M O, MORRIS C G, HINERMAN R W, et al. Distant metastases after definitive radiotherapy for squamous cell carcinoma of the head and neck [J]. Head Neck, 2003,25(8):629 - 633.

[24] ZANG J, LI C, ZHAO L N, et al. Prognostic model of death and distant metastasis for nasopharyngeal carcinoma patients receiving 3DCRT/IMRT in nonendemic area of China [J]. Medicine (Baltimore), 2016,95(21):e3794.

[25] HUI E P, LEUNG S F, AU J S, et al. Lung metastasis alone in nasopharyngeal carcinoma: a relatively favorable prognostic group. A study by the Hong Kong Nasopharyngeal Carcinoma Study Group [J]. Cancer, 2004,101(2):300 - 306.

[26] DU X J, TANG L L, MAO Y P, et al. Circulating EBV DNA, globulin and nodal size predict distant metastasis after intensity-modulated radiotherapy in stage II nasopharyngeal carcinoma [J]. J Cancer, 2016,

7(6):664-670.

[27] TERZIC T T, BORICIC M I, PENDJER I P, et al. Prognostic significance of clinical parameters and Epstein-Barr virus infection in non-endemic undifferentiated carcinoma of nasopharyngeal type: a Serbian report [J]. Med Oncol, 2011,28(4):1325-1330.

[28] HORIKAWA T, YANG J, KONDO S, et al. Twist and epithelial-mesenchymal transition are induced by the EBV oncoprotein latent membrane protein 1 and are associated with metastatic nasopharyngeal carcinoma [J]. Cancer Res, 2007,67(5):1970-1978.

[29] 李刚,李湘平,刘雄,等. DNA 载体介导 RNA 干扰抑制 LMP-1 基因对鼻咽癌细胞转移能力的影响[J]. 中华肿瘤杂志,2006,(10):724-727.

[30] LIN J C, CHEN K Y, WANG W Y, et al. Detection of Epstein-Barr virus DNA in the peripheral-blood cells of patients with nasopharyngeal carcinoma: relationship to distant metastasis and survival [J]. J Clin Oncol, 2001, 19(10):2607-2615.

[31] 李钦,陈彦林,孔平,等. 鼻咽癌组织中 COX-2 和 VEGF-C 的表达及意义[J]. 山东医药,2007,(12): 7-8.

[32] 熊丹宁,赵勇,曾庆富,等. 未分化型鼻咽癌中 MMP-9 表达与淋巴结转移及预后的关系[J]. 郧阳医学院学报,2006,(6):328-330.

[33] 罗国庆,周慧,曹庆硕,等. MMP-2、MMP-9 在鼻咽癌组织中表达的免疫组化研究[J]. 齐齐哈尔医学院学报,2008,(14):1665-1667.

[34] 陈建华,钟忠辉,夏向南. 鼻咽癌全身骨转移出现乳酸脱氢酶明显增高一例[J]. 福州总医院学报,2004,(4):287.

[35] CHENG S H, JIAN J J, TSAI S Y, et al. Prognostic features and treatment outcome in locoregionally advanced nasopharyngeal carcinoma following concurrent chemotherapy and radiotherapy [J]. Int J Radiat Oncol Biol Phys, 1998,41(4):755-762.

[36] FENDRI A, KONTOS C K, KHABIR A, et al. BCL2L12 is a novel biomarker for the prediction of short-term relapse in nasopharyngeal carcinoma [J]. Mol Med, 2011,17(3-4):163-171.

[37] CHIA C S, ONG W S, LI X J, et al. Serglycin expression: An independent marker of distant metastases in nasopharyngeal carcinoma [J]. Head Neck, 2016,38(1):21-28.

[38] DE BONDT R B, NELEMANS P J, HOFMAN P A, et al. Detection of lymph node metastases in head and neck cancer: a meta-analysis comparing US, USgFNAC, CT and MR imaging [J]. Eur J Radiol, 2007,64(2):266-272.

[39] FURUKAWA M, KANEKO M, MOCHIMATSU I, et al. Comparative studies of diagnosis with US or CT of the cervical lymph node metastases in head and neck cancer [J]. Nihon Jibiinkoka Gakkai Kaiho, 1991, 94 (4):577-586.

[40] XU C, ZHANG Y, PENG L, et al. Optimal modality for detecting distant metastasis in primary nasopharyngeal carcinoma during initial staging: a systemic review and meta-analysis of 1774 patients [J]. J Cancer, 2017, 8(7):1238-1248.

[41] ANZAI Y, BRUNBERG J A, LUFKIN R B. Imaging of nodal metastases in the head and neck [J]. J Magn Reson Imaging, 1997,7(5):774-783.

[42] DE BREE R, TAKES R P, CASTELIJNS J A, et al. Advances in diagnostic modalities to detect occult lymph node metastases in head and neck squamous cell carcinoma [J]. Head Neck, 2015, 37(12): 1829-1839.

[43] WU L, CAO Y, LIAO C, et al. Diagnostic performance of USPIO-enhanced MRI for lymph-node metastases in different body regions: a meta-analysis [J]. Eur J Radiol, 2011,80(2):582-589.

[44] KRABBE C A, DIJKSTRA P U, PRUIM J, et al. FDG PET in oral and oropharyngeal cancer. Value for confirmation of N0 neck and detection of occult metastases [J]. Oral Oncol, 2008,44(1):31-36.

[45] LARDINOIS D, WEDER W, HANY T F, et al. Staging of non-small-cell lung cancer with integrated positron-emission tomography and computed tomography [J]. N Engl J Med, 2003,348(25):2500-2507.

[46] TANG L Q, CHEN Q Y, FAN W, et al. Prospective study of tailoring whole-body dual-modality [18F] fluorodeoxyglucose positron emission tomography/computed tomography with plasma Epstein-Barr virus DNA for detecting distant metastasis in endemic nasopharyngeal carcinoma at initial staging [J]. J Clin Oncol, 2013,31(23):2861-2869.

[47] GONG J, CAO W, ZHANG Z, et al. Diagnostic efficacy of whole-body diffusion-weighted imaging in the detection of tumour recurrence and metastasis by comparison with 18F-2-fluoro-2-deoxy-D-glucose positron emission tomography or computed tomography in patients with gastrointestinal cancer [J]. Gastroenterol Rep (Oxf), 2015,3(2):128-135.

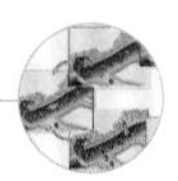

[48] CHEN J, ZONG J, WU J, et al. Prognostic analysis of nasopharyngeal carcinoma patients with distant metastasis after curative radiotherapy [J]. Zhonghua Zhong Liu Za Zhi, 2015,37(3):216 - 221.

[49] SHAM J S, CHOY D. Prognostic factors of nasopharyngeal carcinoma: a review of 759 patients [J]. Br J Radiol, 1990,63(745):51 - 58.

[50] AI Q Y, KING A D, MO F K F, et al. Prediction of distant metastases from nasopharyngeal carcinoma: Improved diagnostic performance of MRI using nodal volume in N1 and N2 stage disease [J]. Oral Oncol, 2017,69:74 - 79.

[51] BAKER S R, WOLFE R A. Prognostic factors in nasopharyngeal malignancy [J]. Cancer, 1982,49(1):163 - 169.

[52] LAMOUILLE S, XU J, DERYNCK R. Molecular mechanisms of epithelial-mesenchymal transition [J]. Nat Rev Mol Cell Biol, 2014,15(3):178 - 196.

[53] ZHANG J, JIA L, TSANG C M, et al. EBV infection and glucose metabolism in nasopharyngeal carcinoma [J]. Adv Exp Med Biol, 2017,1018:75 - 90.

[54] TSAI C N, TSAI C L, TSE K P, et al. The Epstein-Barr virus oncogene product, latent membrane protein 1, induces the downregulation of E-cadherin gene expression via activation of DNA methyltransferases [J]. Proc Natl Acad Sci U S A, 2002,99(15):10084 - 10089.

[55] HORIKAWA T, YOSHIZAKI T, KONDO S, et al. Epstein-Barr virus latent membrane protein 1 induces Snail and epithelial-mesenchymal transition in metastatic nasopharyngeal carcinoma [J]. Br J Cancer, 2011,104(7):1160 - 1167.

[56] KONDO S, WAKISAKA N, MURAMATSU M, et al. Epstein-Barr virus latent membrane protein 1 induces cancer stem/progenitor-like cells in nasopharyngeal epithelial cell lines [J]. J Virol, 2011, 85(21):11255 - 11264.

[57] KONG Q L, HU L J, CAO J Y, et al. Epstein-Barr virus-encoded LMP2A induces an epithelial-mesenchymal transition and increases the number of side population stem-like cancer cells in nasopharyngeal carcinoma [J]. PLoS Pathog, 2010,6(6):e1000940.

[58] CAI L M, LYU X M, LUO W R, et al. EBV-miR-BART7 - 3p promotes the EMT and metastasis of nasopharyngeal carcinoma cells by suppressing the tumor suppressor PTEN [J]. Oncogene, 2015,34(17):2156 - 2166.

[59] REN Q, SATO H, MURONO S, et al. Epstein-Barr virus (EBV) latent membrane protein 1 induces interleukin-8 through the nuclear factor-kappa B signaling pathway in EBV-infected nasopharyngeal carcinoma cell line [J]. Laryngoscope, 2004,114(5):855 - 859.

[60] BAI W, TANG J. The expression and relationship of cyclooxygenase-2 and latent membrane protein-1 in nasopharyngeal carcinoma [J]. Lin Chuang Er Bi Yan Hou Tou Jing Wai Ke Za Zhi, 2009,23(3):105 - 108.

[61] LU J, ZHAO F P, PENG Z, et al. EZH2 promotes angiogenesis through inhibition of miR - 1/Endothelin-1 axis in nasopharyngeal carcinoma [J]. Oncotarget, 2014,5(22):11319 - 11332.

[62] ZHANG J X, CAI M B, WANG X P, et al. Elevated DLL4 expression is correlated with VEGF and predicts poor prognosis of nasopharyngeal carcinoma [J]. Med Oncol, 2013,30(1):390.

[63] GUPTA R, KITAICHI M, INOUE Y, et al. Lymphatic manifestations of lymphangioleiomyomatosis [J]. Lymphology, 2014,47(3):106 - 117.

[64] SHEN Z H, CHEN X Y, CHEN J. Impact of up-regulating Ezrin expression by Epstein-Barr virus latent membrane protein 1 on metastasis ability of nasopharyngeal carcinoma cells [J]. Ai Zheng, 2008,27(2):165 - 169.

[65] LIU L T, PENG J P, CHANG H C, et al. RECK is a target of Epstein-Barr virus latent membrane protein 1 [J]. Oncogene, 2003,22(51):8263 - 8270.

[66] LEE D C, CHUA D T, WEI W I, et al. Induction of matrix metalloproteinases by Epstein-Barr virus latent membrane protein 1 isolated from nasopharyngeal carcinoma [J]. Biomed Pharmacother, 2007,61(9):520 - 526.

[67] HORIKAWA T, YOSHIZAKI T, SHEEN T S, et al. Association of latent membrane protein 1 and matrix metalloproteinase 9 with metastasis in nasopharyngeal carcinoma [J]. Cancer, 2000,89(4):715 - 723.

[68] CHANG S H, CHANG H C, HUNG W C. Transcriptional repression of tissue inhibitor of metalloproteinase-3 by Epstein-Barr virus latent membrane protein 1 enhances invasiveness of nasopharyngeal carcinoma cells [J]. Oral Oncol, 2008, 44(9):891 - 897.

[69] TEOW S Y, LIEW K, KHOO A S, et al. Pathogenic role of exosomes in Epstein-Barr virus (EBV)-associated cancers [J]. Int J Biol Sci, 2017,13(10):

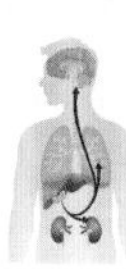



1276 - 1286.

[70] AGA M, BENTZ G L, RAFFA S, et al. Exosomal HIF1alpha supports invasive potential of nasopharyngeal carcinoma-associated LMP1-positive exosomes [J]. Oncogene, 2014,33(37):4613 - 4622.

[71] SONG L B, LI J, LIAO W T, et al. The polycomb group protein Bmi - 1 represses the tumor suppressor PTEN and induces epithelial-mesenchymal transition in human nasopharyngeal epithelial cells [J]. J Clin Invest, 2009,119(12):3626 - 3636.

[72] BO H, GONG Z, ZHANG W, et al. Upregulated long non-coding RNA AFAP1 - AS1 expression is associated with progression and poor prognosis of nasopharyngeal carcinoma [J]. Oncotarget, 2015, 6 (24): 20404 - 20418.

[73] LI X, LIN Y, YANG X, et al. Long noncoding RNA H19 regulates EZH2 expression by interacting with miR - 630 and promotes cell invasion in nasopharyngeal carcinoma [J]. Biochem Biophys Res Commun, 2016, 473(4):913 - 919.

[74] XIA H, CHEUNG W K, SZE J, et al. miR - 200a regulates epithelial-mesenchymal to stem-like transition via ZEB2 and beta-catenin signaling [J]. J Biol Chem, 2010,285(47):36995 - 37004.

[75] LUO H N, LI X P, LIU X, et al. Association of CXCR4 and SDF - 1alpha with organ-specific metastasis of nasopharyngeal carcinoma [J]. Zhonghua Zhong Liu Za Zhi, 2009,31(4):260 - 264.

[76] ZHANG Z, SUN D, VAN DO N, et al. Inactivation of RASSF2A by promoter methylation correlates with lymph node metastasis in nasopharyngeal carcinoma [J]. Int J Cancer, 2007,120(1):32 - 38.

[77] LUNG H L, LO P H Y, XIE D, et al. Characterization of a novel epigenetically-silenced, growth-suppressive gene, ADAMTS9, and its association with lymph node metastases in nasopharyngeal carcinoma [J]. Int J Cancer, 2008,123(2):401 - 408.

[78] AL-SARRAF M, LEBLANC M, GIRI P G, et al. Chemoradiotherapy versus radiotherapy in patients with advanced nasopharyngeal cancer: phase III randomized Intergroup study 0099 [J]. J Clin Oncol, 1998,16(4): 1310 - 1317.

[79] CHAN A T C, LEUNG S F, NGAN R K C, et al. Overall survival after concurrent cisplatin-radiotherapy compared with radiotherapy alone in locoregionally advanced nasopharyngeal carcinoma [J]. J Natl Cancer Inst, 2005,97(7):536 - 539.

[80] DECHAPHUNKUL T, PRUEGSANUSAK K, SANGTHAWAN D, et al. Concurrent chemoradiotherapy with carboplatin followed by carboplatin and 5-fluorouracil in locally advanced nasopharyngeal carcinoma [J]. Head Neck Oncol, 2011,3:30.

[81] SUN Y, LI W F, CHEN N Y, et al. Induction chemotherapy plus concurrent chemoradiotherapy versus concurrent chemoradiotherapy alone in locoregionally advanced nasopharyngeal carcinoma: a phase 3, multicentre, randomised controlled trial [J]. Lancet Oncol, 2016,17(11):1509 - 1520.

[82] LEE A W, NGAN R K, TUNG S Y, et al. Preliminary results of trial NPC - 0501 evaluating the therapeutic gain by changing from concurrent-adjuvant to induction-concurrent chemoradiotherapy, changing from fluorouracil to capecitabine, and changing from conventional to accelerated radiotherapy fractionation in patients with locoregionally advanced nasopharyngeal carcinoma [J]. Cancer, 2015,121(8):1328 - 1338.

[83] CAO S M, YANG Q, GUO L, et al. Neoadjuvant chemotherapy followed by concurrent chemoradiotherapy versus concurrent chemoradiotherapy alone in locoregionally advanced nasopharyngeal carcinoma: A phase III multicentre randomised controlled trial [J]. Eur J Cancer, 2017,75:14 - 23.

[84] RIBASSIN-MAJED L, MARGUET S, LEE A W M, et al. What is the best treatment of locally advanced nasopharyngeal carcinoma? An individual patient data network meta-analysis [J]. J Clin Oncol, 2017,35(5): 498 - 505.

[85] CHUA M L K, WEE J T S, HUI E P, et al. Nasopharyngeal carcinoma [J]. Lancet, 2016,387(10022):1012 - 1024.

[86] HSU C, LEE S H, EJADI S, et al. Safety and antitumor activity of pembrolizumab in patients with programmed death-ligand 1-positive nasopharyngeal carcinoma: results of the KEYNOTE - 028 study [J]. J Clin Oncol, 2017,35(36):4050 - 4056.

[87] BENTZEN S M. Theragnostic imaging for radiation oncology: dose-painting by numbers [J]. Lancet Oncol, 2005,6(2):112 - 117.

[88] GROSU A L, SOUVATZOGLOU M, ROPER B, et al. Hypoxia imaging with FAZA-PET and theoretical considerations with regard to dose painting for individualization of radiotherapy in patients with head and neck cancer [J]. Int J Radiat Oncol Biol Phys, 2007,69(2): 541 - 551.

# 食管癌转移复发



## 18.1 食管癌概述

### 18.1.1 食管癌流行病学

全球范围，食管癌是常见的上消化道恶性肿瘤，居全部恶性肿瘤发病率第 8 位，死亡率第 6 位；2020 年约有 60 万人被确诊为食管癌，54 万人死于食管癌；食管癌的发病率和死亡率在性别上存在巨大差异，男性发病和死亡人数远多于女性[1]。食管癌发病率和死亡率的地区差异性较大，西非男性食管癌发病率 0.8/10 万，东亚男性食管癌发病率高达 17.0/10 万；密克罗尼西亚/波利尼西亚女性食管癌发病率仅 0.2/10 万，东非女性食管癌发病率 7.8/10 万。关于食管癌死亡率，东亚和南非男性食管癌死亡率较高，分别为 14.1/10 万和 12.8/10 万；东非和南非女性食管癌死亡率分别为 7.3/10 万和 6.2/10 万。我国的调查数据显示[2]，2014 年，全国每年新发食管癌 25.8 万例，发病率 12.2/10 万，是全球食管癌发病率的 2.1 倍，居我国恶性肿瘤发病率第 6

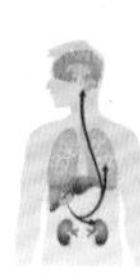



位；全国食管癌死亡病例19.3万例，死亡率8.8/10万，是全球食管癌死亡率的1.8倍，居我国恶性肿瘤死亡率第4位。中国男性食管癌发病数为女性的2.6倍。近几十年来，食管癌发病率在大多数国家趋于平稳，死亡率呈下降趋势[3]，但食管癌预后依然较差，其5年生存率仅20.9%[4]，严重危害居民健康。食管癌是多种环境因素与宿主基因遗传因素相互作用，经长时间与多阶段演化的复杂疾病，研究食管癌的病因及危险因素可为食管癌的预防和治疗提供重要的理论依据。

### 18.1.2 食管癌病因学

(1) 社会经济状况

在西方国家，社会经济状况已成为影响癌症发生、诊断、治疗和预后的重要因素。来自法国的一项研究表明，社会经济地位低的食管癌患者，其5年生存率明显低于社会经济地位高的患者[5]。来自美国的一项研究也证实了社会经济状况的高低影响食管癌的发病及其生存[6]。在中国，虽然尚缺乏相关研究证实不同社会经济状况与食管癌发病存在差异，但大量研究提示，食管癌高发与社会经济状况密切相关[7-9]。因此，有理由认定社会经济状况低下是影响食管癌发病的主要危险因素之一。

(2) 吸烟和饮酒

吸烟和饮酒是食管癌的重要危险因素。吸烟可增加食管癌的发病风险($OR$：2.9；95%$CI$：2.1～4.1)[10]。有研究表明，与不吸烟者相比，吸烟者食管鳞癌的发病风险可增加3～7倍[11]。每日吸烟支数、吸烟年限与食管癌的发病风险存在显著的剂量-效应关系。中国第三次死因回顾性调查分析结果显示，食管癌死亡病例男性17.9%归因于吸烟，而女性仅1.9%[12]。饮酒可能增加食管癌的发病风险，因为乙醛已被列为一级致癌物质，乙醛是乙醇的代谢产物。口腔中的微生物能将乙醇转化为乙醛，促进致癌。有研究表明，与不饮酒者相比，每天分别饮酒1～1.5、1.5～6和6杯以上的人，食管癌的发病风险依次增加38%、260%和550%[13,14]。在亚洲国家，包括中国、伊朗、日本和印度，酒精摄入使食管癌的发病风险增加1.6～5.3倍[15-18]；在非洲和南美洲增加3倍[19,20]；在欧洲增加6倍[21]；在北美洲增加9倍[22]，这可能是因暴露水平差异造成的。此外，有研究指出，吸烟和饮酒对食管癌发病风险有协同作用。一项荟萃分析结果显示，饮酒与吸烟的综合效应约是单项危险因素效应总和的两倍[23]。由此可见，加强戒烟限酒是降低食管癌发病的有效措施。

(3) 化学因素

亚硝胺类化合物是一类强致癌物，人体中的亚硝胺类化合物主要由食物和饮水中的二级胺、硝酸盐氮和亚硝酸盐氮在胃内酸性环境下产生的。我国食管癌高发区饮食及饮用水中硝酸盐、亚硝酸盐含量高，增加了人体内亚硝胺的合成，从而增加高发区食管癌的发病风险。研究证实，河北省食管癌高发区磁县农村饮用水中“三氮”含量高，为人体合成致癌物提供了条件，促进了食管癌的发生、发展[24]，林县井水中也含有大量硝酸盐与亚硝酸盐，且与人食管癌和食管上皮增生的患病率呈正相关。研究还发现，林县居民唾液中能检出硝酸盐和亚硝酸盐，其含量与当地居民食管癌及食管上皮增生的患病率呈正相关。在食管癌高发区居民胃液中发现了可诱发动物食管癌的亚硝胺类化合物，并发现不同发病地区和不同性别、年龄组人群胃内亚硝胺的暴露水平与食管癌死亡率水平相一致，呈明显的正相关。高发区居民尿液中的N-亚硝胺水平高于低发区，胃液中亚硝基化合物含量与食管上皮病变呈正相关，黏膜上皮正常者低于黏膜重度不典型增生和食管癌患者[25]。河南林县改水后，降低了饮用水中硝酸盐和亚硝酸盐的含量，与该地区食管癌发病率和死亡率下降相关[26]。

(4) 生物因素

霉菌，特别是串珠镰刀菌、互隔交链孢霉、轮状镰刀霉菌和烟曲霉等有致癌作用的霉菌，是我国食管癌发生的重要危险因素。我国食管癌高发区居民粮食中含有较高的致癌性霉菌毒素，如黄曲霉毒素、杂色曲霉素和伏马菌素等。伏马菌素是轮状镰刀霉菌分泌的一种毒素，具有致癌作用。研究表明，河北磁县68.4%的人，其口腔有真菌，47.8%的人的食管携带真菌，口腔和食管携带产毒真菌的比例基本一致。食管癌高发区人群细胞学普查发现，食管黏膜上皮细胞的霉菌污染率很高。食管癌高发区鹤壁市伏马菌素与人类食管癌发生关系的研究发现，当地居民长期食用玉米，玉米中总伏马菌素含量高，这可能是当地食管癌高发的原因之一[27]。幽门螺杆菌是从人胃黏膜中培养出来的，其分泌的毒素可损害食管黏膜，延长胃排空，影响胃食管反流。有研究表明，幽门螺杆菌感染与食管癌的发病风险相关[28]，

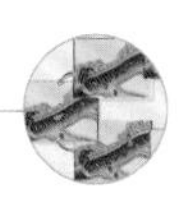

但对食管鳞癌和腺癌的作用有所不同，其可明显降低食管腺癌发病的风险（*OR*：0.3；95%*CI*：0.2～0.6），但细胞毒素相关基因 A 抗原阳性的幽门螺杆菌感染则显著增加食管鳞癌的风险（*OR*：2.1；95%*CI*：1.1～4.0）[29]。

（5）营养缺乏

大量关于饮食和癌症风险的研究结论是，较高的水果和蔬菜摄入量可能会降低食管癌发病的风险。食管癌高发区居民摄入新鲜蔬菜和水果较少。Freedman 等人对美国 49 万人群的研究发现，水果、蔬菜摄入是食管鳞癌的保护因素（*HR*：0.78；95%*CI*：0.67～0.91），其中水果（*HR*：0.73；95%*CI*：0.57～0.93）比蔬菜（*HR*：0.84；95%*CI*：0.66～1.07）更有意义，但与食管腺癌无统计学关系（*HR*：0.98；95%*CI*：0.90～1.08）[30]。研究表明，每天增加 50 g 生食蔬菜，食管癌发病风险下降 31%，同样每天增加 50 g 水果摄入量可使食管癌发病风险减少 22%[31]。林县的一项为期 10 年的随访研究结果显示，硒、β-胡萝卜素和 α-生育酚补充剂可以使年龄<55 岁的食管癌患者死亡风险显著降低 17%[32,33]。但《中国居民营养与慢性病状况报告（2015）》显示[34]，我国居民蔬菜、水果摄入量不足，钙、铁、维生素 A 和维生素 D 等营养素缺乏。2010 年英国的一项调查显示，英国 46%食管癌发病归因于蔬菜和水果摄入量不足。同年澳大利亚的一项调查数据提示，9.8%的食管鳞癌的发病归因于蔬菜摄入量不足；43%归因于水果摄入量不足[36]。因此，营养缺乏是影响食管癌发病和死亡的另一个关键危险因素。

（6）遗传因素

家族史也是食管癌的危险因素之一。一项以人群为基础的病例对照研究显示，一级亲属中有人患食管癌，其患食管癌的危险度升高 2 倍；且个体患食管癌的风险随着患食管癌亲属数量的增加而增加[37]。研究食管癌相关基因及其基因多态性与遗传易感性之间的关系，明确食管癌发病机制，找出能识别高风险人群个体的生物标志物分子，找到靶点基因，是食管癌预防和诊治的首要任务。

### 18.1.3 癌前病变与食管癌的组织学变化特征

早期食管癌是指肿瘤组织局限于食管黏膜层及黏膜下层，无淋巴结转移的食管癌。而食管上皮内瘤变由于存在恶变的可能，称为食管癌前病变。目前，消化内镜是早期食管癌及癌前病变的主要诊断方法，日本食管疾病学会（Japan Esophageal Disease Society，JEDS）将食管癌在内镜下分为 3 型，分别是Ⅰ型（隆起型）、Ⅱ型（平坦型）和Ⅲ型（凹陷型），其中Ⅱ型（平坦型）又分为Ⅱa 型（浅表隆起型）、Ⅱb 型（浅表平坦型）和Ⅱc 型（浅表凹陷型）。食管癌的大体形态呈多样性，可分为髓质型、溃疡型、蕈伞型、缩窄型和腔内型。其中以髓质型最常见，约占 60%；其次是溃疡型和蕈伞型，约占 15%；缩窄型约占 10%；腔内型最少，约占 3%。按组织学特点，食管癌一般分为 5 类：鳞状细胞癌、腺癌、腺鳞癌、未分化癌和癌肉瘤。其中最常见的是鳞状细胞癌，约占 90%；腺癌次之，约占 7%。其他罕见的食管恶性肿瘤包括癌肉瘤、小细胞癌、恶性黑色素瘤、黏液表皮样癌等[3]。

### 18.1.4 食管癌分期

根据统一标准，精准判定食管癌的 TNM 分期，对于准确判断食管癌患者的病情与预后，指导食管癌临床治疗方式的选择，以及促进食管癌防治研究交流，均有十分重要的意义。

（1）TNM 分期的发展历史

法国学者皮埃尔·德努瓦（Pierre Denoix）于 1943 年首先提出并系统阐述了恶性肿瘤的 TNM 分期系统。此后，国际抗癌联盟（UICC）一致同意利用此 TNM 分期系统，对肿瘤按解剖学范围进行分类，并在 1968 年出版了《TNM 分期标准》第 1 版。1978 年，为了促成美国医学界统一认可的恶性肿瘤临床分期系统标准，美国癌症联合委员会（AJCC）发表了第 1 版的《AJCC 癌症分期手册》。1987 年，UICC 和 AJCC 合作，统一定义恶性肿瘤的 TNM 分期标准，并联合出版了这一 TNM 分期标准。在最近几版的 TNM 分期系统标准的制定中，尤其是食管癌部分，也采纳了我国学者的一些观点，见图 18-1。

由美国癌症联合委员会（AJCC）和国际抗癌联盟（UICC）联合制定的恶性肿瘤 TNM 分期标准，将恶性肿瘤按肿瘤大小（T）、区域淋巴结转移（N）和远处转移（M）情况进行分期，目前最新的第 8 版食管癌 TNM 分期标准见表 18-1 和图 18-2[38]。

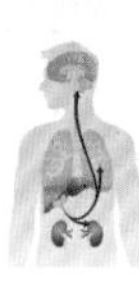

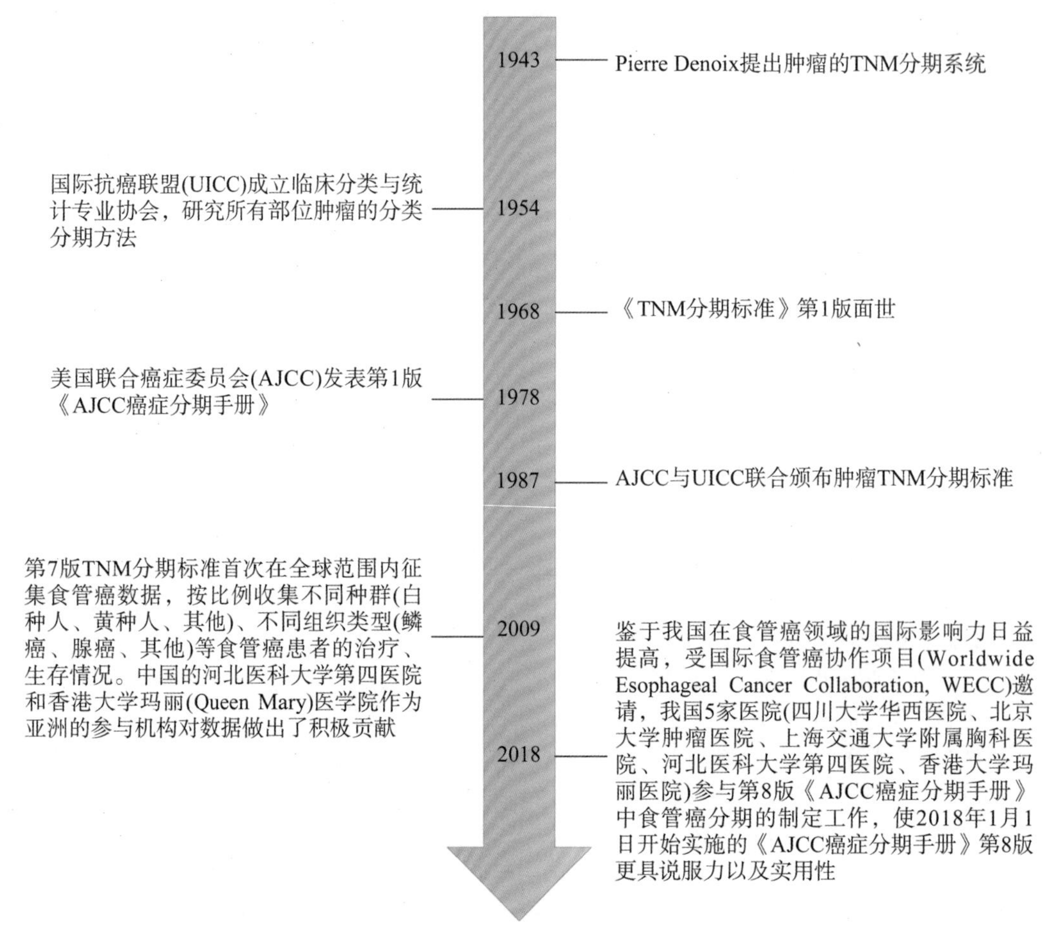


图 18-1　TNM 分期的发展历史

表 18-1　第 8 版食管癌 TNM 分期标准

| 分类 | 标　　准 |
|---|---|
| T 分期 | |
| Tx | 原发肿瘤不能确定 |
| $T_0$ | 无原发肿瘤证据 |
| $T_{is}$ | 重度不典型增生，恶性细胞未突破基底膜 |
| $T_1$ | 肿瘤侵犯黏膜固有层、黏膜肌层或黏膜下层 |
| $T_{1a}$ | 肿瘤侵犯黏膜固有层或黏膜肌层 |
| $T_{1b}$ | 肿瘤侵犯黏膜下层 |
| $T_2$ | 肿瘤侵犯食管肌层 |
| $T_3$ | 肿瘤侵犯食管外膜 |
| $T_4$ | 肿瘤侵犯食管邻近组织器官 |
| $T_{4a}$ | 肿瘤侵犯胸膜、心包、奇静脉、膈肌或腹膜 |
| $T_{4b}$ | 肿瘤侵犯其他邻近组织，如主动脉、椎体或气管 |
| N 分期 | |
| Nx | 区域淋巴结转移不能确定 |
| $N_0$ | 无区域淋巴结转移 |

续表

| 分类 | 标　准 |
| --- | --- |
| $N_1$ | 1～2 枚区域淋巴结转移 |
| $N_2$ | 3～6 枚区域淋巴结转移 |
| $N_3$ | ≥7 枚区域淋巴结转移 |
| M 分期 | |
| $M_0$ | 无远处转移 |
| $M_1$ | 有远处转移 |
| G 分类 | |
| 腺癌 G 分类 | |
| Gx | 分化程度不能确定 |
| $G_1$ | 高分化，>95%的肿瘤组织由分化好的腺体组成 |
| $G_2$ | 中分化，50%～95%的肿瘤组织显示腺体形成 |
| $G_3$ | 低分化，肿瘤组织由片状和巢状细胞组成，其中可见腺体结构的细胞成分<50% |
| 鳞状细胞癌 G 分类 | |
| Gx | 分化程度不能确定 |
| $G_1$ | 高分化，有明显的角化珠结构及较少量的非角化基底样细胞，肿瘤细胞呈片状分布，有丝分裂象少 |
| $G_2$ | 中分化，呈现出各种不同的组织学表现，从角化不全到角化程度很低，再到角化珠基本不可见 |
| $G_3$ | 低分化，主要是由基底样细胞组成的大小不一的巢状结构，内有大量中心性坏死；由片状或铺路石样肿瘤细胞组成的巢状结构，其中偶见少量角化不全细胞或角化的细胞 |

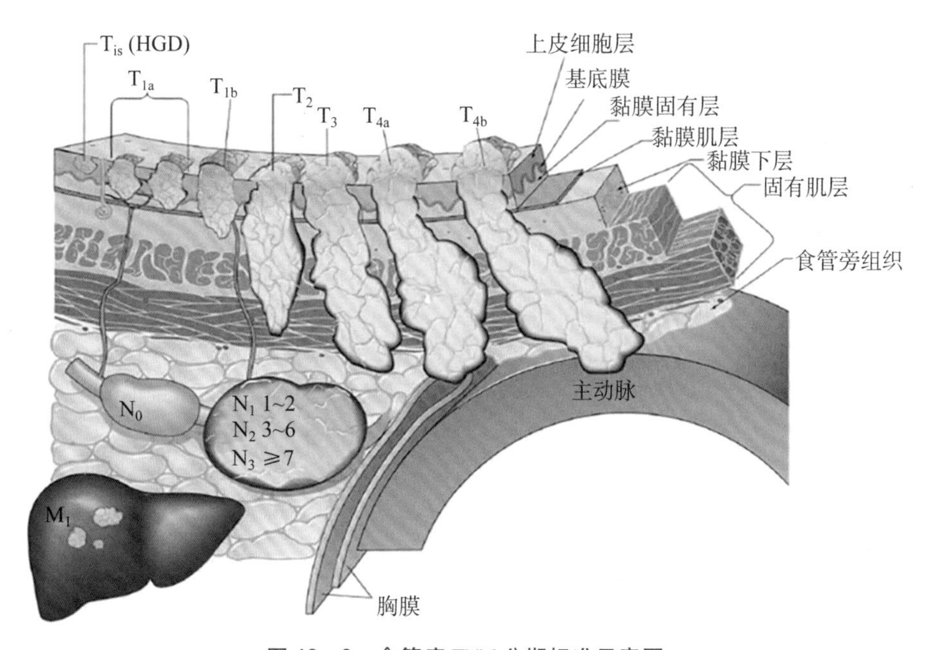


图 18-2　食管癌 TNM 分期标准示意图

### 18.1.5　食管癌治疗原则与预后

食管癌的治疗原则为首先做好充分的治疗前检查和评估，根据临床分期评估肿瘤的可切除性。颈段食管癌或胸上段食管癌距会厌不超过 5 mm 首选根治性放化疗。对于肿瘤侵犯黏膜但未至黏膜下层且无区域淋巴结转移的可考虑内镜下黏膜切除术或者食管切除术。位于黏膜下层或更深的食管肿瘤推

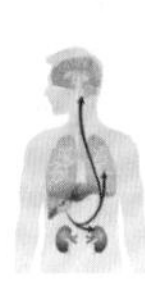



荐外科手术治疗。对于术前评估为 $T_4$ 或 $N_1$ 以上但没有远处转移，患者年龄较轻，可选择以手术为基础的综合治疗或以放化疗为基础的综合治疗。不可切除的食管癌包括 $T_{4a、b}$ 期和Ⅳ期，应选择以放化疗为基础的综合治疗[38]。

食管癌的总体预后较差，但早期食管癌无论行内镜黏膜切除还是常规外科手术，其 5 年生存率均可达到 90%以上。多数有症状前来就诊的患者，确诊时大多为进展期，其单纯手术切除的 5 年生存率仅为 20%～30%；其中无区域淋巴结转移的患者预后较好，其 5 年生存率可达 60%～70%。对于不能手术的晚期患者，采用同步放化疗，其 5 年生存率为 10%～20%；出现远处转移的患者，其中位生存期约 12 个月，少有长期生存[3]。

## 18.2 食管癌转移复发的临床规律

### 18.2.1 食管癌转移途径

*(1) 食管癌壁内扩散*

食管癌壁内扩散，分为两种：一种为直接扩散，一种为跳跃式转移。直接扩散指的是食管原位癌沿上皮向外侵入固有层、黏膜下层，进一步侵入肌层或纤维膜的过程。食管黏膜下层是食管癌直接扩散最多、最早的部位，其直接扩散范围可达 1 cm 以上。食管癌细胞沿着黏膜下层扩散，部分食管癌黏膜下层扩散患者内镜下表现黏膜呈苍白色或有小结节形成，酷似多发性肿瘤，而大多数食管癌患者黏膜下层扩散肉眼无法识别，只有通过内镜活检才能证实。食管黏膜下层具有丰富的沿食管纵轴排列的淋巴管网，当食管癌侵入食管壁内淋巴管网时，癌细胞或者癌栓会随淋巴引流管道离开主病灶，停留在某一段的淋巴管内，形成新的癌灶，从而导致食管壁内的跳跃式转移，因此手术切除的范围，应包括距离癌组织边缘上下 5 cm 以上肉眼检查正常的食管组织[39]。

*(2) 直接浸润邻近器官*

由于食管没有浆膜层，因此食管癌浸透肌层后，很容易累及周围邻近的器官，不同部位的食管癌，其所侵犯的器官也不同，上段食管癌可侵犯的器官有喉返神经、喉部、气管和甲状腺等；中段食管癌可侵犯的器官有支气管、肺、胸膜、胸导管、奇静脉和主动脉外膜等；下段食管癌主要侵犯纵隔、心包膜、肝左叶和膈肌等[39-41]。

*(3) 淋巴结转移*

淋巴结转移是食管癌最常见的转移途径，也是食管癌复发转移、导致患者死亡的重要原因。食管癌的淋巴结转移特点主要有“区域性转移”“上下双向性转移”“跳跃式转移”等。现从以下 3 个方面阐述食管癌淋巴结转移的特点。

1) 淋巴引流：食管的黏膜层和黏膜下层含有丰富的毛细淋巴管网。食管黏膜层的毛细淋巴管网位于食管黏膜的固有层，最为密集，具有环向和纵向远距离引流的特点，并与黏膜下层的毛细淋巴管网相互交通。食管黏膜下层毛细淋巴管网汇合成淋巴管、相互吻合形成黏膜下淋巴管丛。由于黏膜下层的淋巴管主要为纵行，且纵行淋巴管的数量是横行淋巴管数量的 6 倍，因此黏膜下层的淋巴管丛发出的集合淋巴管既可直接穿过肌层注入区域淋巴结，亦可上行、下行至较远距离后再穿过肌层注入区域淋巴结。食管肌层毛细淋巴管网分布于环行肌层、纵行肌层和环纵肌间内，由肌层毛细淋巴管网发出的淋巴管也吻合成丛，并形成集合淋巴管，与来自黏膜下层的集合管汇合，穿经外膜注入区域淋巴结。也有研究显示，食管淋巴液通过食管淋巴管网也可不注入区域淋巴结而直接注入胸导管，再经静脉角汇入血液内[39]。

食管不同部位的淋巴液分别注入不同的淋巴结区域。颈部和食管胸上段的淋巴管注入颈下深淋巴结、气管旁淋巴结、上段食管旁淋巴结、支气管肺淋巴结、椎前淋巴结和食管主动脉间淋巴结。食管胸部下段淋巴管大部分向下通过膈肌食管裂孔注入胃周淋巴结、胃左血管旁淋巴结、腹腔淋巴结，一部分向上方或者两侧注入气管支气管淋巴结、支气管肺淋巴结、气管旁淋巴结、椎前淋巴结、食管主动脉间淋巴结、食管旁淋巴结。通过注射染料方法研究发现，食管壁内与胃壁无淋巴交通，而是通过壁外的淋巴管道进行引流[40]。

2) 转移途径：根据食管淋巴引流特点，食管癌可能有以下 3 条淋巴结转移途径：①癌细胞经食管壁内淋巴管直接转移至区域淋巴结；②癌细胞沿食管黏膜下层淋巴网纵向转移至远处淋巴结；③癌细胞通过食管淋巴管网直接注入胸导管，再经过静脉角汇入静脉系统导致血行转移。由于食管内淋巴网相互贯通，不同部位的食管癌细胞可通过食管淋巴网出现颈部、胸部、腹部淋巴结转移[41]。

3) 食管癌淋巴转移的相关因素：研究发现，食

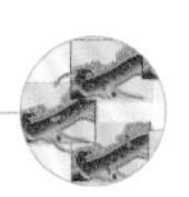

管癌淋巴结转移与食管肿瘤形态、肿瘤侵犯深度有关。溃疡型、髓质型、缩狭型食管癌淋巴结转移率高于蕈伞形，这可能与蕈伞形食管癌主要沿着食管腔内生长、浸润深度较浅，而其他类型食管癌主要沿着食管黏膜向食管腔外生长、浸润深度较深有关。侵及黏膜下层的食管癌，随着浸润深度的增加，淋巴结转移也随之增加。肿瘤类型、分化程度与食管淋巴结转移之间的关系仍存在争议，但大部分学者更倾向于分化较差的食管癌更易于发生淋巴结转移的观点[41]。

(4) 血行转移

黏膜下层的静脉丛由无数小静脉从黏膜肌层穿出而形成，它们进一步穿过肌层，在食管表面汇集成10～15条纵性贯穿食管全长的静脉丛，其相互交通构成静脉网络结构，均匀地沿食管周径分布。不同部位的食管静脉丛汇集到人体不同的静脉内。在颈部，食管静脉汇入到甲状腺下静脉或头臂静脉；胸部食管静脉汇入到奇静脉和半奇静脉，再汇入至上腔静脉；胸部食管下段静脉也可汇集成两条比较明显的静脉干，分别伴随着迷走神经的前、后干向下汇入胃冠状静脉；腹段食管静脉先汇入胃冠状静脉再汇入门静脉。食管的动脉血供具有“节段性”“多源性”“多支性”和“分支细小”等特点，颈、胸、腹3段供养食管的动脉通过食管壁内、壁外彼此连通。癌细胞可侵入食管血管，循血流到达远处脏器，也可通过淋巴管网转移至静脉系统导致血行转移。研究发现，食管癌患者出现血行转移多见于晚期，通常血行转移的部位为肺、肝、骨、肾上腺、脑、皮下等处[39-41]。

### 18.2.2 食管癌转移复发的临床特征

根据食管癌转移复发的部位及程度，可分为局部-区域性复发、远处转移、二者兼有的混合型转移复发。

(1) 局部-区域性复发

局部-区域性复发指发生于吻合口、残食管、食管床、食管淋巴结引流区域的复发[42]。其中，局部复发包括纵隔淋巴结、食管癌瘤床区和吻合口复发。区域淋巴结复发包括下颈部锁骨区淋巴结转移和腹腔淋巴结转移等。

1) 食管癌瘤床区和吻合口复发：癌组织沿着吻合口黏膜生长，可出现吞咽困难、吞咽疼痛、呕吐黏液、嗳气、胃灼热、上消化道出血等症状。癌组织沿食管黏膜、吻合口黏膜向外广泛侵蚀，可将气管、支气管、肺、主动脉、神经等周围组织融合形成巨大的肿块，从而出现相应的临床症状，如压迫或侵及气管，可出现气道狭窄、气管瘘，引起咳嗽、咳出含有食物的痰液、发热、呼吸困难、肺部感染，严重者可出现窒息死亡；侵及纵隔胸膜，可引起胸腔积液，出现胸闷、气短、胸壁疼痛等症状；侵及膈神经，可引起呃逆、呼吸困难、膈神经麻痹；侵及喉返神经，可出现声音嘶哑、饮水呛咳、音调失常，甚至失声；侵及脊柱，可引起胸背部疼痛[42]。

2) 淋巴结转移：淋巴结转移首先表现为淋巴结肿大融合，颈部、锁骨上区、腋下淋巴结转移，查体时可触及相应区域淋巴结肿大。转移肿大淋巴结压迫上腔静脉及其分支，可引起血液回流不畅，颈静脉怒张、头面部、上肢肿胀；侵及臂丛神经，可引起上臂酸困、不能上举、感觉异常；侵及喉返神经，可出现声音嘶哑、音调失常，甚至失声；侵及交感神经可出现Horner综合征（临床表现为同侧眼睑下垂、眼裂缩小、瞳孔缩小、面颈部及上肢无汗症）；出现腹腔淋巴结转移的患者，临床表现为腹部疼痛、腹胀、进食差等。

(2) 远处转移

远处转移指通过血行播散出现在全身其他脏器的转移，以及区域淋巴结以外的淋巴结转移。通常血行转移的部位为肺、肝、骨、肾上腺、脑、皮下等处。不同脏器的转移，其临床症状表现不同，多数食管癌患者出现肺转移症状较轻，多为咳嗽、胸闷、咯血，如伴有肺部感染时，可出现发热等症状；肝转移患者可引起肝部不适、肝大、厌食、腹胀、黄疸等症状；骨转移可出现病理性骨折、剧烈疼痛；脑转移可出现呕吐、头痛等颅内压升高表现；皮下转移可于皮下触及单个或多个逐渐增大、活动、质稍硬的结节，此类结节一般压痛不明显；肾上腺转移，肿瘤较大时，可出现腰区胀痛。个别患者也可出现腹股沟淋巴结转移，查体时可在腹股沟区触及肿物。

(3) 二者兼有的混合型转移复发

此种类型的临床特征兼有以上两种类型的临床表现。另外，食管癌胸膜播散转移并不少见，其不同于淋巴结转移和血行转移。

### 18.2.3 食管癌转移复发的规律

(1) 食管癌术后转移复发的规律

食管癌术后失败的主要原因是局部-区域性复发，尤其是纵隔和颈部淋巴结转移复发，食管壁内丰

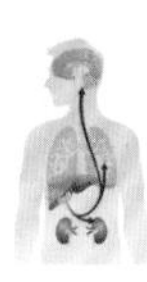



富的淋巴网使淋巴结转移成为食管癌术后转移复发的主要途径。食管壁内的淋巴管分布不同于其他胃肠道消化器官，其黏膜下层聚集着广泛、密集、相互交织成网的淋巴管，且淋巴液因纵向移动而出现“跳跃式”转移，亦可穿过肌层，抵达区域淋巴结或直接汇入胸导管，癌细胞一旦侵及黏膜下层，则有19%～41%的概率出现淋巴结转移。因此，食管癌一旦侵及黏膜下层就应被视为系统性全身疾病。食管淋巴网的相互贯通，使其转移模式更加复杂。控制局部复发率对食管癌的治疗十分重要，经左胸的二野淋巴结清扫术无法完全清扫上纵隔、颈部淋巴结区域，易出现食管癌的复发转移，尤其是上段食管癌患者。通过进行食管次全切除加三野淋巴结清扫术，对有淋巴结转移的食管癌患者其生存期较二野淋巴结清扫术有所延长。由于手术后纵隔及淋巴引流区内有残留微小转移灶的可能，对于食管癌淋巴结清扫术后，淋巴结病理回报为阳性的食管癌患者，接受术后放疗可减少食管癌复发转移、提高患者生存率[42]。

(2) *食管癌放化疗后转移复发的规律*

食管癌的治疗首选外科手术治疗，但由于食管结构、解剖关系、患者主观感觉差异等方面的特点，许多患者就诊时已属于晚期，失去手术机会，放化疗成为非手术治疗食管癌的主要手段。食管癌放化疗后仍具有较高的转移复发风险，其可能原因如下：①食管周围有气管、肺组织、脊髓及心脏组织，在普通放疗期，不同的组织结构导致食管接受不同的放射剂量，而不均匀的放射剂量导致食管癌患者放射疗效不佳；②由于食管癌淋巴结转移具有“双向性”和“跳跃性”的特点，以及目前影像学检查方法尚难以检测出隐匿性微转移灶，从而难以明确食管癌患者高危淋巴引流区的放疗范围，对于食管癌转移淋巴结临床靶区目前仍没有统一的共识[43]；③对于放化疗处于 PR 的患者，癌组织中存在对放化疗反应不敏感的肿瘤细胞，这些不敏感的肿瘤细胞最终可能发展导致转移复发[44]。Van 等人的研究结果证明了这一观点，他们同时提出放化疗后残留病变的大小与区域复发和远处转移密切相关[45]。另外有报道显示，对于放化疗后达到 CR 的患者，其原发病灶和远处脏器仍是食管癌放化疗后最主要的复发部位[46-52]。

远处转移和混合型复发的食管癌患者，其中位生存期明显低于局部复发的患者，其原因可能为：①局部复发患者主要的临床表现为颈部或锁骨上淋巴结肿大，或纵隔肿大淋巴结压迫周围脏器而出现声音嘶哑、胸闷等临床症状，其相对于通过血行转移至肺、肝、骨等来说更容易被发现；②局部复发的患者通过放化疗，可以控制局部复发率，延长患者的生存期；③由于远处转移患者，其症状出现较晚，且治疗方法以化疗为主，治疗方法较单一，如出现耐药等，效果较差。

## 18.3 食管癌转移复发的预测与诊断

对食管癌转移复发进行有效的诊断与监测，建立基于特异分子改变的新的食管癌分期系统显得十分迫切[53,54]。现分以下 5 个方面进行阐述。

### 18.3.1 食管癌的影像学诊断

目前，用于食管癌诊断的常用影像学方法包括，超声内镜(EUS)、食管 X 线钡餐造影、计算机断层扫描(CT)、磁共振成像(MRI)等，这些方法同样适用于食管癌转移复发的诊断与评估，各有其优缺点。

食管 X 线钡餐造影可动态、多角度观察食管黏膜病变的部位与范围，但在评估肿瘤的浸润深度与局部淋巴结转移情况时准确性欠佳。CT 能够评估肿瘤的浸润深度，肿瘤是否累犯周围组织器官，以及评估局部淋巴结转移情况等，有助于治疗前分期。如能配合超声内镜可进一步提高肿瘤浸润深度和局部淋巴结转移的检测敏感度。MRI 与增强 CT 对食管癌的诊断效能相似，但前者容易因呼吸、心脏与大血管搏动产生伪影，且扫描时间过长[55,56]。

食管癌的多学科、个体化诊疗有赖于准确的临床分期，根据患者实际情况，综合应用上述影像学检查手段，有助于在治疗前对病变进行准确评估。

### 18.3.2 食管癌的分子影像学诊断

分子影像学是现代医学影像学与分子生物学相结合的新型交叉学科，能够对分子层面上的变化进行实时、动态成像，实现由解剖影像向功能影像或解剖影像与功能影像相结合的转变和延伸，在肿瘤的诊断、分期及疗效监测等方面具有巨大的应用潜力。除了成像设备外，各类高特异性与高敏感性分子成像探针的开发至关重要。有关分子影像学技术在食管癌方面的研究目前尚较少。主要技术包括超声分子内镜、光学分子成像、核医学分子成像，以及磁共

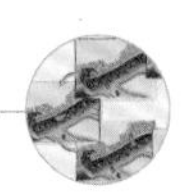

振成像等。$^{18}$F-氟代脱氧葡萄糖正电子发射断层扫描(FDG-PET)是一种非侵入性、功能性的成像技术,是目前最常用于食管癌分期的分子影像学分析手段。FDG利用天然葡萄糖转运蛋白进入细胞,由于许多肿瘤细胞的葡萄糖摄取能力增强,导致FDG在这些细胞中容易积累,并可被PET检测。在发现转移灶上,该技术比CT和超声内镜(EUS)联合检查的诊断准确性更高[57]。正电子发射计算机断层显像(PET/CT)不适合食管癌的早期诊断,其优势在于检测癌细胞远处转移,能发现微小转移灶,但检测费用偏高。Sekiguchi等[58]通过比较14 790例无症状个体的FDG-PET和食管胃十二指肠镜(EGD)筛查结果发现,在51例FDG-PET检查结果阳性的病例中,只有1例为真阳性,在50例假阳性病例中,食管下段有31例,其中胃食管反流病17例。FDG-PET的食管癌病变检测的低灵敏度,提示其难以作为食管癌的早期筛查方法。另一项2 861例无症状个体胃癌的FDG-PET和上消化道内镜筛查的对比性研究发现,FDG-PET的胃癌检出灵敏度仅为10%,提示其也不适用于胃癌的早期诊断[59]。FDG-PET可以检测到侵入黏膜下层或更深的食管癌,但难以检测到更多浅表的上皮病变[60-63]。而内镜,尤其是图像增强的内镜检查,被认为是最有用的早期食管癌筛查方法[64-69]。FDG-PET扫描则在食管癌的复发、转移及治疗后评价等方面具有优势。能发现约5%原来未检出的远处转移[70],也被认为是新辅助治疗后疗效评估的有效方法[71]。Nilendu等[72]评估PET/CT在食管癌和食管胃交界部腺癌患者的辅助治疗决策中的价值,在156例研究对象中,检出远处转移25例,漏诊3例,发现第二肿瘤3例,从而使25例患者由原计划手术治疗改为姑息治疗,3例进行额外手术,提示18-FDG PET/CT有助于食管癌临床精准治疗,避免不必要的手术治疗,Ⅳ期食管癌患者最能从FDG-PET扫描中获益。

目前有关食管癌分子影像学方面的研究尚较少;限制其应用的一个重要因素是食管癌特异性分子改变研究尚不充分,以及影响高特异性与高灵敏度分子影像探针的开发。另外,每种检测方法均有其优缺点及适用范围,如何整合各种分子影像学技术,实现检测的多靶点、多功能、多维度、高精度及高灵敏度,应该是食管癌分子影像技术未来的研究方向。

### 18.3.3 食管癌的食管黏膜活检[55]

除了影像学诊断外,结合碘染色的内镜下食管黏膜活检是现阶段早期食管癌诊断的金标准,是最实用有效的方法。目前主要的内镜技术包括普通白光内镜、色素内镜、电子染色内镜、放大内镜、超声内镜、共聚焦激光显微内镜(CLE)和自发荧光内镜(AFI)等。临床上常联合使用上述多种内镜技术。白光内镜可直接观察黏膜病变情况,如黏膜粗糙、增厚、糜烂及斑块等,诊断的灵敏度和准确性高度依赖内镜医师的经验。色素内镜和电子染色内镜,特别是后者的窄带成像技术(NBI)已广泛应用于食管癌的筛查和诊断,可实现电子染色内镜和白光内镜间的自由切换,通过特殊的光学处理实现对食管黏膜的电子染色,同时配合放大内镜,可进一步观察黏膜的结构及微血管变化,实现对病变的准确锁定并引导活检。超声内镜可显示病变浸润深度及其与邻近脏器的关系,其诊断局部淋巴结转移的灵敏度高于CT,但远处转移的评估效果差。共聚焦激光显微内镜(CLE)及自发荧光内镜(AFI)尚未普及,仍需深入研究确认。

《中国消化内镜活组织检查与病理学检查规范专家共识》提倡应用色素内镜、新型内镜技术进行指示性活检。受内镜医生的经验、病变异质性及活检局限性等多种因素影响,活检病理结果存在一定比例的误差,因此,需经综合评估后才可行内镜下诊断性切除。

### 18.3.4 液体活检在食管癌中的应用

常规病理检测方法和现有的影像学检查手段均不能灵敏地发现隐匿性转移灶及转移前期状态。近年来液体活检技术突飞猛进,有望解决这一临床难题。概括而言,有关液体活检在食管癌中的应用主要包括以下4个方面。

(1) 早期诊断

虽然影像学检测技术突飞猛进,但其仍存在检测灵敏度不高等问题,即使PET/CT也只能检测到直径>0.2 cm的肿瘤,因此如何在肿瘤未出现影像学改变前,就能在血液中检测到肿瘤DNA片段的存在,为肿瘤的治疗争取宝贵的时间是十分重要的[73]。Komatsu等[74]研究发现,食管鳞癌患者血浆中的致癌性miRNA(miR21)水平明显高于对照组,而肿瘤抑制性miRNA(miR375)水平则明显低于对

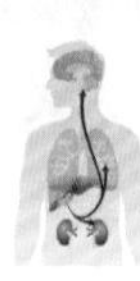



照组，且 miR21 的高水平与肿瘤的血管浸润及复发高度相关。Feber 等[75]研究发现，食管鳞癌和腺癌组织中的 miRNA 的表达存在明显差异，如 miRNA200C、miRNA192 和 miRNA194 等，在食管鳞癌中表达下调，而在食管腺癌中则表达上调。另外食管腺癌和巴雷特（Barrett）食管组织中的 miRNA 也存在表达差异，提示检测 miRNA 有助于食管癌的病理分型和早期诊断[76,77]。Boldrin 等[78]研究发现，液体活检是 Barrett 食管癌变过程中的一种新的有效的辅助诊断手段，能在癌前期患者的血浆游离 DNA（cfDNA）中发现相应的序列突变。上述研究提示，液体活检可能是食管癌早期诊断和肿瘤动态监测的有效手段。

（2）转移复发监测及预后分层

通过 ctDNA 监测肿瘤转移复发的灵敏度高于 PET/CT。有研究表明，检测 ctDNA 预测肿瘤转移复发的中位时间比 PET/CT 平均提前 3.5 个月[72]。Reeh 等[79]利用 Cell-Search 系统分析了 100 例可切除食管癌患者，进行术前外周血 CTC（$EpCAM^+$/$CK^+$/CD45）检查，发现 10%（3/29）的食管鳞癌和 21%（14/68）食管腺癌患者 CTC 阳性，CTC 阳性的非转移性患者的总生存期和无进展生存期明显短于 CTC 阴性患者。多因素分析发现，CTC 是肿瘤转移复发的独立预后因素，检测 CTC 能提高食管癌术前分期的准确性。Wang 等[80]对来源于不同数据平台，包含 979 例食管鳞癌 CTC 研究的 13 篇文献进行荟萃分析。结果显示，979 例食管鳞癌患者中有 424 例 CTC 阳性，CTC 的存在与较差的生存率相关，这进一步证实了外周血 CTC 是食管鳞癌患者预后不良的独立预后预警指标。同时，相对于肿瘤活检组织，外周血 CTC 能更全面、实时地反映肿瘤细胞的异质性和肿瘤进展过程中遗传物质的改变，而且 CTC 的量与肿瘤的负荷呈正相关，与预后呈负相关。另外 CTC 还具有取样简单、可重复性强、患者依从性好等诸多优点，是监测食管癌转移复发和预测预后的理想手段。

（3）治疗选择和监测治疗效果

CTC 是食管癌患者预后不良的独立危险因素，治疗前和治疗中进行 CTC 的富集和检测有可能改善术前分期，提供进一步采取新辅助治疗或其他辅助治疗方式的有效指示[81]。

（4）疗效评估

Rumiato 等[82]研究发现，不典型增生性 Barrett 食管患者，其血浆游离 DNA（cfDNA）序列改变的频率明显高于化生性 Barrett 食管患者。通过内镜治疗后这种改变的频率明显下降，表明 cfDNA 可用于疗效监测。

液体活检在食管癌的早期诊断、转移复发预测、治疗方式选择及治疗效果评价等方面具有良好的应用潜能，但目前其在食管癌中的研究相对滞后，仍有许多需要解决的问题。首先要继续完善和优化循环肿瘤细胞（CTC）及其 DNA 的识别、富集、检测、鉴定和定量技术；其次应深入挖掘其临床应用价值，评估其与常规检测结果间的相关性和可靠性；最后要尽量降低其假阳性或假阴性率，并加强 CTC 标志物的研究。相信液体活检将会在食管癌的早期诊断、转移复发监测及疗效判断等方面发挥作用，使食管癌患者从中获益。

### 18.3.5 食管癌的分子分型与转移复发风险预测

目前，传统的 TNM 分期难以满足对食管癌转移复发风险评估和针对性个体化治疗的需求，也无法用于参与临床药物试验患者的有效分层，影响疗效评价。因此，在 TNM 分期基础上增加基于分子的食管癌分子分型显得十分必要和迫切。这将有助于更精确地评估食管癌转移复发的风险，优化预后预警效能，以便临床采取有针对性的治疗措施。下面主要介绍基于高通量检测或涉及食管癌发生、发展关键分子事件的食管癌分子分型。

Xiong 等人[83]通过综合分析 360 例东亚人群食管鳞癌基因表达、信号通路激活、预后及生存期等信息，将食管鳞癌分为以下 4 个分子亚型：①ESCC1：低侵袭性，癌组织细胞分化良好，总生存率在 4 个亚型中最高，约 60%患者有吸烟史。②ESCC2：高转移性，癌组织细胞分化差、恶性度高，生长扩散快，预后差，总生存率低，约 24%的 ESCC 属于该亚型；主要分子特征是上皮间质转化（EMT）和 MAP4K4/JNK 信号通路激活。③ESCC3：预后、癌组织细胞分化及总生存率介于 ESCC1 和 ESCC2、ESCC4 型之间。④ESCC4：主要表现为染色体不稳定性（chromosomal instability，CIN），包括杂合性缺失、拷贝数增加或减少，伴 *myc* 表达上调；肿瘤进展快，预后差，总生存率低，约 50%患者有吸烟史。

2017 年国际合作组织癌症基因组图谱研究网（The Cancer Genome Atlas Research Network，

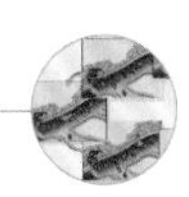

TCGA)在 *Nature* 上发表了一篇有关食管癌分子分型的报告[84]，其团队通过大样本(164 例食管癌、359 例胃腺癌及 36 例胃食管交界处腺癌)的基因表达分析，综合基因表达特点及候选信号通路等，定义食管癌的分子亚型并提供潜在的治疗靶点。该团队将食管鳞癌分为 3 个分子亚型：ESCC1、ESCC2 和 ESCC3。

1) ESCC1：主要分子事件是激活 *NRF2* 信号通路的基因突变，*NFE2L2* 突变与预后差、放化疗抵抗相关；还有 *ATG7*、*KEAP1* 及 *CUL3* 变异，*SOX2* 及 *TP63* 扩增。*YAP1* 扩增及 *VGLL3*/*ATG7* 缺失提示 Hippo 信号通路的激活，KEAP1 蛋白可以抑制 *NFE2L2* 编码转录因子，这将是一个有潜在开发价值的治疗靶点。该亚型的分子特征与头颈部等部位的鳞状细胞癌相似。

2) ESCC2：该亚型的主要分子特征为 DNA 甲基化的减少及 BST2 基因高表达。BST2 基因编码调节免疫活性的蛋白，与 ESCC 不良预后相关。该亚型可利用 BST2 抗体治疗提高患者的免疫活性。该亚型还存在 *Notch1* 与 *ZNF750* 基因突变、*KDM6A*、*KDM2D*、*PTEN* 及 *PIK3R1* 基因失活、*CDK6* 基因扩增、白细胞浸润及胱天蛋白酶-7 蛋白降解增多等。

3) ESCC3：该亚型的主要特征是 SMARCA4 基因突变和 PI3K 信号通路激活。因此，目前正在进行临床试验的 PI3K 抑制剂可能对该亚型有效。

分子分型有助于对食管癌进行更加精确的预后预测和个体化治疗策略的制定。

通过不同的公共生物信息学平台对 164 例食管癌根据基因拷贝数差异、DNA 甲基化、mRNA 以及 miRNA 表达数据的聚类分析发现，食管鳞癌与食管腺癌存在特异性基因改变，分子证据提示，两者属于完全不同的疾病，它们虽然存在着相同的信号通路，但通路上的关键活性节点分子明显不同。国际 TCGA 数据及 Murphy 等[85]的研究表明，食管腺癌与胃腺癌染色体不稳定亚型具有明显相似性，缺乏绝对差异性特征将两者区分开来，因此可视两者为同一疾病，其分子特点主要为 *TP53*、*Smad4*、*PIK3C* 和 *CDKN2A* 基因突变、频繁的体细胞拷贝数改变和高度的染色体不稳定性[86]。而食管鳞癌除了一些潜在的新的癌症相关基因和组蛋白修饰基因外，具有与头颈部及皮肤等部位鳞癌相似的基因突变，如 *TP53*、*RB1*、*CDKN2A*、*PIK3CA*、*Notch1* 和 *NFE2L2* 等。食管鳞癌和食管腺癌不同的分子特征可能是导致其不同病理进展的根本原因，也是采用不同治疗策略的理论基础。

综合应用现代分子影像学技术、液体活检技术及基因分析技术，将有助于食管癌的早诊早治；也有助于提前对食管癌的转移复发进行干预；同时利用有效的分子分型系统对食管癌患者进行分层，使疗效和预后评估更精确，治疗更精准化。

## 18.4 食管癌转移复发的治疗

食管癌根治性切除术后，主要的局部复发类型包括食管癌原位复发、吻合口复发、残胃复发等，转移类型包括淋巴结转移(颈部、纵隔、腹部区域)，肝、肺、骨和脑等远处器官转移，以及一些罕见部位，如皮肤转移等。目前在临床上，局部复发后食管癌患者的治疗尚是一个难题，局部复发和淋巴结转移发生率为 19.8%～44.9%，复发时间(time-to-relapse, TTR)绝大多数在术后 2 年内。食管癌治疗后转移复发是导致食管癌患者死亡的主要原因[87]。

对食管癌治疗后转移复发的治疗方法仍主要基于手术、放化疗等，目前尚未建立统一清晰的治疗模式，总体治疗效果也不尽如人意，其主要原因在于食管癌术后转移类型的多样化、复杂化、个体差异和多数患者较差的体质情况等。食管癌转移复发的总体治疗原则是延长生存，改善生活质量。治疗手段包括针对局部复发的以治愈为目的再根治性治疗手段，以及针对不可治愈以减轻症状为目的的姑息性或支持性治疗手段。再根治具体方法有：手术、放疗、化疗，以及目前多处于临床试验阶段的靶向治疗和免疫治疗等。而姑息性或支持性治疗，主要基于减轻症状，以改善患者生活质量为目的，主要如营养支持、镇痛处理，安置食管支架以解决进食梗阻或封堵食管瘘，安置鼻-空肠营养管或实施空肠造瘘术行肠内营养支持等措施[88]。

### 18.4.1 食管癌转移复发的外科治疗

外科治疗原则：根治性放化疗后病变局部复发，首先要行手术可行性评估，争取手术切除；根治性手术后出现的残食管癌、残胃癌和吻合口复发的患者，应进行严格的评估，判断肿瘤学层面能否达到再根治，外科学层面肿瘤切除-消化道重建技术是否可行，患者全身情况是否安全耐受，对于满足上述条件

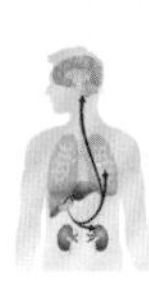



的患者仍应积极考虑手术治疗。此外,手术前更严格的多学科评估也至关重要,胃镜、胸腹部增强 CT、上消化道造影、气管镜检查以及全身 PET/CT,其中全身 PET/CT 有助于判断远处器官转移情况。

一般来说,对于身体状况较好、术前检查确认无远处转移、复发病变较为局限的患者应首要考虑手术治疗。但术前评估需注意以下问题:①病变与邻近器官,尤其是与大血管、支气管膜部的关系,术前胸部增强 CT 显示病变包绕胸主动脉周径应<1/3,且尽量有一定的组织间隙,气管镜检查需明确有无气管膜部受侵。②先前足量放疗对于患者的心肺功能有不同程度的损害,术后心肺并发症发生率高,因此术前应当积极改善心肺功能。术前可适当给予营养心肌、改善供血药物调整心功能;适量应用抗生素,加强雾化吸入,通过呼吸功能锻炼仪锻炼呼吸功能,减少术后肺部感染的概率。③部分放疗后的患者身体状况不佳,营养不良、贫血等,包括部分患者合并糖尿病、高血压等疾病,术前应当给予充分营养支持,补充血容量,维持内环境基本正常。④足量放疗后的患者,特别是放疗后 10 个月以上的患者,纵隔组织有不同程度的充血、水肿,病变段食管与周围组织器官粘连紧密,正常界限消失并出现纤维瘢痕,尽管肿瘤无明显外侵,处理起来仍十分困难,术中操作亦需格外仔细,以锐性分离为主。⑤对于放疗后出现溃疡穿孔的病例,一般应当急诊手术,但应当评估病变与周围组织的关系,若仅为纵隔局限性脓肿或肺脓肿,可考虑切除食管的同时行局部肺切除或脓肿清除,若为食管-气管瘘则手术风险较大,需慎重考虑[89]。

根治性放疗后局部复发食管癌的手术患者,较单纯手术患者术后并发症发生率高(可达 41%)且严重,死亡率亦高,因此选择病例一定要慎重,手术适应证考虑要更为严格。但手术若成功,则效果较其他方法好,术后 3 年生存率可>30%。因此,严格控制手术适应证,并重视围手术期准备,尽量减少并发症发生率和死亡率,尽量延长患者术后生存期。

复发患者的手术入路主要包括经右胸-上腹正中-颈部切口(McKeown 术式),以及上腹-右胸切口(Ivor-Lewis 术式)。对于二次手术患者,经原切口一定程度上可减轻对心肺功能的干扰,但考虑对肿瘤切除和消化道重建的目的,不一定拘泥于原切口入路。术前常规做好结肠准备,以保障术中消化道重建的需要。目前多数报道倾向于选择 McKeown 术式,其优势在于:①良好的暴露视野,手术中将奇静脉离断后,胸段食管完全显露,暴露条件好,易于解剖游离,肿瘤的切除率高。②便于清扫胸内淋巴结,特别是上纵隔区域淋巴结。③选择吻合部位时,应首先考虑吻合器官组织的血供,吻合部位尽量建立在放疗野之外,胸内复发病变不论位于哪一段,吻合口均建议放在颈部。另外,术后即使出现吻合口瘘也可经颈部引流,不会出现脓胸等严重并发症,颈部瘘口的愈合时间较胸内瘘明显缩短。笔者体会到,术中首先应探查清楚病变食管与主动脉弓、气管膜部的关系,遇到肿瘤融合冻结状态时手术应适时停止,若病变段食管与这些组织粘连属瘢痕组织,手术游离十分困难,属有切除可能时,应采用仔细的锐性解剖分离。对于无法根治切除者可采取姑息切除,术后补加放疗及化疗。另外,术中要注意外侵其他脏器或转移部分的合并切除,以提高外科治疗的效果[90]。

针对食管癌患者术后吻合口局部复发的外科治疗。食管癌切除术后,食管残端癌的发生率为 4.2%~31.3%。主要原因多考虑肿瘤上缘的切除距离不够,吻合口附近的多原发癌被诊断为复发,或食管壁内跳跃性转移灶的活跃增生。手术适应证除前文提及的外,还要注意:①吻合口局部复发诊断明确。须指出,对食管癌根治性放疗后因狭窄或梗阻再次求治的患者,要仔细鉴别是局部肿瘤复发还是单纯瘢痕狭窄和放疗后非肿瘤性溃疡。②无显著外侵及广泛的纵隔淋巴结转移,无远处转移。③术前钡剂灌肠了解结肠的情况,确定患者在吻合口病变切除后能顺利进行消化道重建。术前常规行结肠的肠道准备以备结肠代替食道行消化道重建。再手术的手术方式选择主要根据吻合口的位置、胸胃的大小、与周围组织粘连的致密程度、结肠的条件以及手术医生的偏好而决定[91]。

针对食管癌患者术后胸胃复发的外科治疗。食管癌术后胸胃再发癌或转移癌患者多以上消化道出血为其主要症状,大部分患者多在术后 1 年左右出现。对术后出血患者在积极保守治疗的基础上,出血停止或稳定后行内镜检查,发现胃部肿块,病理为鳞癌或转移性鳞癌者,对于体质较好,未发现其他部位有转移的原食管胃胸内吻合患者再次切除行结肠移植术。病变范围较小、胸胃张力不大者可行病变局部切除。

复发患者术后的主要并发症为肺部感染,这也

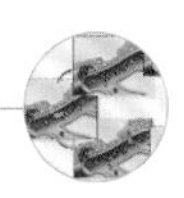

是造成围手术期死亡的主要原因，占术后总死亡的67%。感染发生率高的主要原因为先前放疗对呼吸系统的损伤，如气管、支气管黏膜上皮纤毛受损脱落、肺实质纤维化而顺应性下降、血液循环差、组织抗感染能力下降等。因此，预防术后肺部感染尤为重要，术前要做好呼吸道准备工作，缩短手术时间，术后加强呼吸道护理工作。

食管癌术后远处转移器官常见于肝、肺、脑和骨等。对于食管癌治疗后远处器官转移的患者，外科手术需要满足转移肿瘤手术指征经典“三原则”，即：①食管癌原发病变控制满意；②远处转移病灶较为孤立或局限，手术能彻底切除；③无其他部位转移。同时还需考虑患者的身体耐受条件。

### 18.4.2 食管癌转移复发的放射治疗

虽然外科手术对食管癌复发转移患者仍有根治性切除的机会，但多数情况下，患者一般不能耐受二次手术，或难以达到严格的手术指征，放疗已成为其主要的治疗手段，尤其是颈部和纵隔淋巴结转移的较为有效的方法。食管癌根治术后局部复发放疗后的1、2和3年总体生存率分别为33%、15%和12%[91]。

我国食管癌的主要病理类型为食管鳞癌，比例高达96%以上。选择放疗的食管癌转移复发的患者主要以淋巴结转移为主，占90%以上；其次为吻合口复发和瘤床复发。其中，颈部和上纵隔转移复发可占所有部位的68%，同时往往累及多个区域淋巴结，高达90%。上纵隔气管食管沟和双侧喉返神经旁(1～2组)淋巴结转移存在高发现象，转移率占30%。在过去几十年间，中国普遍开展的经左胸入路二野淋巴结清扫，非常容易遗漏颈部与上纵隔的淋巴结，而此区域正是术后淋巴结转移复发的高危区。在制定放疗计划时，需针对上述淋巴结转移复发特点，考虑不同部位食管癌转移复发规律、术后病理因素、肿瘤部位等，结合影像学检查，进行放疗靶区的设计[91]。

综合疗效与放疗反应等因素，多数研究建议复发患者行再程放疗时宜采用三维适形放疗(3DCRT)或调强放疗(IMRT)技术。经CT定位复发病灶并进行三维重建，行多角度适形照射，使剂量尽量集中在病变部位，减少正常组织照射量。该疗法在一定程度上克服了常规模拟定位受正常组织限制，而不能提高放疗剂量的缺点，并且使病变部位的三维空间剂量分布均匀，可以较大幅度提高肿瘤区域的放疗剂量，抑制肿瘤放疗后的再增殖，提高放疗效果。

食管癌根治术后局部复发和淋巴结转移，病灶压迫气管、支气管或侵犯气管壁可致呼吸道狭窄，而引起咳嗽、气急；吻合口复发病灶或肿大淋巴结压迫食管可引起吞咽困难，放疗可缓解上述症状，提高患者生活质量。同时也需要注意放疗的主要并发症，如放射性脊髓炎、放射性肺炎和放射性气管炎等。总之，放疗对减轻复发患者痛苦，提高生活质量是有积极意义的，但延长生存期有限。

### 18.4.3 食管癌转移复发的化疗与分子靶向治疗

对有远处转移，但全身情况良好，能够耐受化疗者，可考虑予以全身化疗。方案仍以顺铂+5-FU为主要方案，此外，紫杉醇联合铂类药物也可能取得一定效果。对Karnofsky评分<60分，或ECOG评分>3分的患者，应只给予最佳支持治疗，而不建议化疗。若化疗2个周期后无改善，只能给予最佳支持治疗。另外，宜鼓励患者积极参加新药临床试验。需要注意的是，对接受化疗的患者，要始终重视以营养支持为主的支持治疗。临床一线的化疗方案包括：顺铂+5-FU(联合放疗)，或紫杉醇+顺铂(联合放疗)，吉西他滨+顺铂(单纯化疗)[92]。

食管癌是一种全身性疾病，放化疗综合治疗因其协同、增敏等作用机制，能增加局部控制率，降低局部复发及远处转移，进而提高近、远期疗效，使患者长期生存率提高，在食管癌首次治疗中的地位已得到肯定，但复发后再治疗时行放化综合治疗的疗效却不尽如人意。对于食管癌根治术后局部复发和淋巴结转移放疗与化疗的综合治疗，目前意见不一，从理论上讲化疗结合放疗可以提高局部病灶的控制率，降低远处转移率，从而延长患者的生存期。但需要注意的是，再程放疗配合化疗时毒性和不良反应明显增加，应格外慎重，尤其是食管癌复发转移患者，多数体质差，甚至进展到恶病质，难以耐受化疗[93-98]。

目前食管鳞癌尚无特异性靶向药物。食管癌靶向治疗的研究和临床试验方向集中在几个方面：EGFR相关的靶向药物(EGFR酪氨酸激酶抑制剂，抗EGFR单抗)、HER2的靶向药物、VEGF/VEGFR的靶向药物等。靶向药物也呈现多样化，

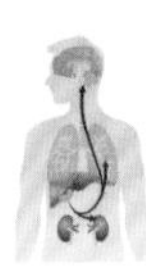



由单一靶点走向多靶点，目前食管癌的靶向治疗药物多处于Ⅱ/Ⅲ期临床研究中，靶向药物的效果也未十分明确。现今已有较多研究认可曲妥株单抗在治疗 HER2 强阳性的胃食管交界处腺癌中有生存获益，而厄罗替尼由于其安全性和预期价值也已被 NCCN 指南推荐用于临床。对于食管鳞癌，目前已有较多研究认为西妥昔单抗联合顺铂可提高治疗食管鳞癌疗效，其临床价值值得进一步研究。在研究靶向治疗的过程中，有以下几点值得注意：①选择合适的治疗方案，以及合适的治疗人群有望提高食管癌患者的生存收益；②寻找有效的特异性分子标志物越来越重要，指导肿瘤早期预测、个体化治疗及评价预后与转归；③针对食管癌患者基因水平筛查也是一个切入点。总之，随着对食管癌靶向治疗认识的不断深入，寻找更有针对性的食管癌治疗分子靶点，对食管癌的治疗无疑具有重要的意义，分子靶向治疗的前景值得期待。

### 18.4.4 食管癌转移复发免疫治疗的应用前景

临床上最早较为成功的肿瘤免疫治疗的临床应用，是 2010 年新英格兰医学杂志报道，针对转移性黑色素瘤，采用抗 CTLA－4 单抗（伊匹单抗，ipilimumab）的治疗。随后，伊匹单抗和另外一种抗 CTLA－4 单抗药物替西木单抗（tremelimumab）在包括胃食管交界癌的几种恶性肿瘤Ⅰ～Ⅲ期临床试验中获得了一定的阳性试验结果。但总体上，食管癌免疫治疗的临床试验还非常有限。在替西木单抗治疗胃食管交界癌的Ⅱ期临床试验中（18 例患者），缓解率仅 5%，甚至低于二线化疗药物的缓解率。Ohigashi 等人报道了 PD－L1 和 PD－L2 在食管癌中的表达情况，PD－L 阳性患者预后更差，晚期食管癌患者的这一现象更为明显[98]。PD－L1 和 PD－L2 状态可能是预测食管癌患者预后的新指标，为发展靶向性 PD－1/PD－L 途径的免疫治疗提供了一定的理论依据。究竟免疫治疗在食管癌治疗的价值如何，目前尚无法得出一个清晰的答案[93-98]。

### 18.4.5 难题与展望

食管癌治疗后复发转移患者的治疗仍是难题，可用的根治性治疗手段有限，总体治疗效果仍不满意。同时，在食管癌治疗中，目前临床上无特异性靶向药物可用，并且缺乏评价食管癌治疗效果的分子标志物等有效监测手段。虽然目前已有一些针对食管癌/胃食管交界癌的靶向治疗或免疫治疗临床试验，但目前而言，我们尚未看到在此方面的治疗突破。笔者认为，作为食管癌大国，我们应认识到加强食管癌应用基础研究的必要性与迫切性，探索反映食管癌进展、转移复发、疗效的分子标志物，积极研发食管癌靶向药物和新的治疗手段。

## 18.5 食管癌转移研究进展

基于深刻挖掘食管癌发生、发展分子机制，在分子水平，应大力推进食管癌转移临床鉴别诊断方法学研究，开发出能够精准鉴别食管癌转移，尤其是微转移的分子标志物，帮助医生们准确判断食管癌的转移情况，以便让那些已处于不同转移阶段的食管癌患者，能够得到最适宜的治疗，改善食管癌临床治疗现状。近 10 年来，随着多组学研究蓬勃发展，食管癌领域多家实验室，在基因组学、转录组学、蛋白组学以及代谢组学等层面，深入开展食管癌发生、发展分子机制研究，在食管癌转移分子机制理论及其临床转化应用方面取得了许多新的进展[99,132-136]。现分以下 3 个方面进行概述。

### 18.5.1 食管癌转移分子机制科学理论学说

关于食管癌等恶性肿瘤转移分子机制科学理论学说，长期以来，一直是肿瘤研究领域的核心科学问题。按照所提出年代的先后，综合而言，主要包括：①“种子土壤”学说[100,101]；②新生血管或新生脉管学说[102]；③上皮-间质转化（EMT）学说[103,104]；④肿瘤干细胞学说[105,106]；⑤细胞骨架结合蛋白异常表达与异常修饰是食管癌细胞侵袭转移原动力学说[107,108]。毫无疑问，上述 5 种学说，均有其令人信服的科学实验依据和各自的优势，同时也难免有其局限性。与此同时，各学说之间还可以相互解释、相互支持，只不过各有其偏重而已。

### 18.5.2 食管癌转移驱动因子

食管癌转移是一个涉及食管癌组织中癌细胞与其微环境之间相互作用的多因素参与和多阶段演进的动态过程。这一过程伴随着信号转导异常，细胞黏附改变，细胞外基质降解，细胞骨架系统调控异常，癌细胞侵袭邻近组织，癌组织血管与淋巴管生成，免疫逃逸，远端组织次发肿瘤的生长等一系列变

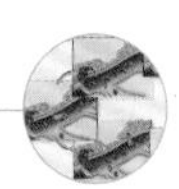

化。此一系列变化均由癌细胞转移驱动因子高表达引发，促进食管癌转移。

食管癌转移驱动因子包括多种类型的生物分子，均拥有促进癌细胞转移的潜能。例如，高表达的Id-1(Inhibitor of differentiation or DNA binding)通过异常激活PI3K/Akt信号通路，促进食管癌转移[107]。在食管癌的侵袭转移过程中，上调表达的EZH2通过抑制癌细胞转移抑制蛋白的活性，导致食管癌转移[108]。异常高表达和/或异常修饰的细胞骨架结合蛋白埃兹蛋白(ezrin)和肌成束蛋白(Fascin)等通过影响细胞微丝骨架重组，促进食管癌侵袭转移[109-117]。

在食管癌转移中，一些功能性RNA也可能发挥转移驱动因子的作用。有研究表明，某些miRNA的异常表达与食管癌的淋巴结转移和TNM分期明显相关，影响食管癌细胞的侵袭和迁移[118]。在此，仅以miR-375和miR-21为例，说明miRNA对食管癌转移的影响。有研究报道，miR-375抑制胰岛素样生长因子受体1的表达，阻止食管癌细胞的生长和转移[118]。在食管癌组织中，伴随着癌细胞浸润深度加深，miR-21水平明显升高；与此同时，当伴有癌细胞淋巴结转移或静脉入侵时，miR-21的表达水平同样明显增高，并靶向抑制程序性细胞死亡因子4(PDCD4)的表达，促进食管癌细胞的增殖和侵袭[120]。随着研究的深入，科研人员发现，众多的长链非编码RNA也可充当癌细胞转移驱动因子的角色，参与食管癌转移过程。在此仅以HOTAIR为例加以说明。HOTAIR在食管癌中的表达水平明显升高，与TNM分期，以及组织分化具有显著相关性；进一步的体外实验发现，在食管癌细胞TE-1中敲降HOTAIR表达可显著抑制癌细胞的增殖、浸润和迁移[121]。

从某种意义上讲，食管癌的转移也是食管癌细胞DNA序列突变不断积累的结果。伴随着食管癌组织细胞转移能力不断增强，癌细胞基因组DNA序列的突变会逐步增加。与此同时，驱动癌细胞转移的因子种类与数量也会显著增加。毫无疑问，驱动食管癌转移的因子，大部分并未得到充分证明。在此，基于近年来食管癌多组学研究相关文献报道，对那些潜在的食管癌转移驱动因子给予综述分析。

从2009年开始，历时数年，全球先后有多家实验室，主要通过全基因组关联分析(genome-wide association study, GWAS)等实验技术手段，对食管癌基因组的单核苷酸多态性(single nucleotide polymorphism, SNP)特征进行深度探查，目的是寻找食管癌易感基因位点[122-127]。这其中，有关磷脂酶PLCE1[123,125-127]、核黄素转运蛋白RFT2[125]、乙醇脱氢酶ADH1B[122,124]和乙醛脱氢酶ALDH2[122,124]等，由于拥有十分重要的生物学功能，比如PLCE1介导与细胞增殖密切相关的双第二信使分子，二酯酰甘油和PI3的合成，RFT2负责转运人体能量代谢不可缺少的核黄素，ADH1B和ALDH2参与体内酒精代谢，而且与人们以往研究所观察到的诸多事实，比如，核黄素缺乏可能是食管癌的发病因素，饮酒或吸烟与食管癌发生密切相关等，十分契合，因此上述研究曾一度引起人们非常大的关注。然而，后续一系列的体内外实验研究结果表明，这些所谓的食管癌易感基因，实际上，在食管癌的恶性进展转移过程中，或多或少，同样发挥作用，有的甚至还可能作为食管癌转移的关键驱动因子，其高表达或异常修饰可使食管癌的侵袭转移能力显著增强[128-131]。

紧随GWAS之后，2014—2016年，世界上有多家实验室，通过综合运用全基因组测序、全外显子测序和比较基因组杂交等实验技术手段，相继研究了食管鳞癌组织细胞DNA序列的变异特征，发现*TP53*、*CCND1*、*CDKN2A*、*NFE2L2*、*RB1*、*KMT2D*、*KMT2C*、*KDM6A*、*EP300*、*CREBBP*、*FAT1*～*FAT4*、*AJUBA*、*Notch1*～*Notch3*、*FBXW7*、*PIK3CA*、*ADAM29*、*FAM135B*、*ASH1L*、*SETD1B*、*ZNF750*和*PTCH1*等多个重要功能蛋白编码基因发生了单核苷酸多态性(SNP)或拷贝数异常(CNV)，进而为合理解释食管癌恶性进展转移分子机制提供了充实的科学理论依据[132-137]。

2012年，有人曾对食管癌全基因组染色体拷贝数变异规律进行分析，发现食管癌组织细胞DNA拷贝数，在3q26-27、5p15-14、8p12、8p22-24、11q13、13q21-31、18p11和20q11-13等区域高频扩增；相反，在8p23-22、11q22、14q32和18q11-23等区域高频缺失。尤其是11q13区域在食管癌组织细胞中扩增最显著，而癌基因CCND1恰好位于该区域，同时CCND1蛋白表达也明显增加，并且与癌细胞的淋巴结转移高度相关[138]。

### 18.5.3 食管癌转移分子标志物

食管癌转移分子标志物是指从食管癌组织或食

管癌患者体液等样品中可检测到的结构或功能异常的任何生物分子，能够特异性预警食管癌转移。具体而言，基因组DNA序列变异，信使RNA和ncRNA表达水平升高或降低，功能性蛋白表达变化及其修饰异常，小分子代谢物变化等，只要与食管癌的转移拥有显著相关性，这些“分子标志物”均可能被用来警示食管癌转移。然而，时至今日，关于食管癌转移特异性分子标志物，尚未见试剂盒被成功应用于临床。虽然近年来，此方面的研究报道明显增多[139-152]，然而，这些研究均处于临床前实验室阶段，尚不成熟。

与其他的生物分子标志物一样，作为食管癌转移的分子标志物，其同样应具备特异性、稳定性、易检测性，以及检测样品的易获得性等特征。有关食管癌转移分子标志物检测样品的来源是十分广泛的，既可以来源于食管癌患者的活检或手术切除组织，也可以来源于食管癌患者的血液、尿液、唾液，甚至汗液等样品。

毫无疑问，针对不同类型的食管癌转移分子标志物，需要采用不同的实验方法进行检测。比如，对DNA类食管癌转移分子标志物，通常需要利用测序等实验方法进行检测；对RNA类食管癌转移分子标志物，则需要利用RT-PCR、qRT-PCR和RNA-seq等实验方法进行检测；而蛋白类食管癌转移分子标志物，最常用的实验检测方法是免疫印迹、免疫组化和酶联免疫吸附等。近年来，多组学，尤其是蛋白组学实验技术不断发展完善。有理由确信，今后随之而来，必将有更多的食管癌转移分子标志物候选者被发现。

目前，在食管癌研究领域，有关非编码RNA(noncoding RNA，ncRNA)的研究，近年来一直十分活跃，主要涉及miRNA和lncRNA等。查阅相关文献报道可知，针对这些ncRNA是否适宜于作为食管癌转移分子标志物的研究是当前人们普遍关注的热点科学问题。然而，这些研究主要集中于ncRNA在食管癌中分子作用机制方面的探讨[116,153-159]，至于是否能够真正用于临床，作为食管癌转移的分子标志物，尚缺乏系统性临床方面的实验证据支持。

(李恩民　黄海花　贺宇彤　田子强　陈龙奇)

## 参考文献


[1] SUNG H, FERLAY J, SIEGEL R L, et al. Global cancer statistics 2020: GLOBOCAN estimates of incidence and mortality worldwide for 36 cancers in 185 countries [J]. CA Cancer J Clin, 2021,71(3):209-249.

[2] 陈万青，孙可欣，郑荣寿，等. 2014年中国分地区恶性肿瘤发病和死亡分析[J]. 中国肿瘤，2018,27(1):1-14.

[3] 陈万青，彭侠彪. 常见消化系统恶性肿瘤预防和控制[M]. 北京：军事医学科学社会主义，2014.

[4] ZENG H, ZHENG R, GUO Y, et al. Cancer survival in China, 2003-2005: a population-based study [J]. Int J Cancer, 2015,136(8):1921-1930.

[5] LAUNAY L, DEJARDIN O, PORNET C, et al. Influence of socioeconomic environment on survival in patients diagnosed with esophageal cancer: a population-based study [J]. Dis Esophagus, 2012,25(8):723-730.

[6] JEMAL A, SIMARD E P, XU J, et al. Selected cancers with increasing mortality rates by educational attainment in 26 states in the United States, 1993-2007 [J]. Cancer Cause Control, 2013,24(3):559-565.

[7] 张琳，成宏伟，周余春，等. 江苏省泰兴地区食管鳞癌发病与社会经济状况的关联研究[J]. 中华流行病学杂志，2014,35(2):147-150.

[8] GAO X, WANG Z, KONG C, et al. Trends of esophageal cancer mortality in rural China from 1989 to 2013: An age-period-cohort analysis [J]. Int J Env Res Pub He, 2017,14(3):218.

[9] WANG N, CAO F, LIU F, et al. The effect of socioeconomic status on health-care delay and treatment of esophageal cancer [J]. J Transl Med, 2015,13(1):1-5.

[10] PANDEYA N, OLSEN C M, WHITEMAN D C. Sex differences in the proportion of esophageal squamous cell carcinoma cases attributable to tobacco smoking and alcohol consumption [J]. Cancer Epidemiol, 2013,37(5):579-584.

[11] KAMANGAR F, CHOW W-H, ABNET C C, et al. Environmental causes of esophageal cancer [J]. Gastroenterol Clin N, 2009,38(1):27-57.

[12] WANG J-B, FAN J-H, LIANG H, et al. Attributable causes of esophageal cancer incidence and mortality in China [J]. PLOS One, 2012,7(8):e42281.

[13] BAGNARDI V, ROTA M, BOTTERI E, et al. Light alcohol drinking and cancer: a meta-analysis [J]. Ann Oncol, 2013,24(2):301-308.

[14] ISLAMI F, FEDIRKO V, TRAMACERE I, et al. Al-

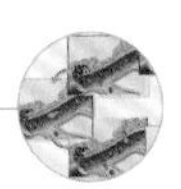

cohol drinking and esophageal squamous cell carcinoma with focus on light-drinkers and never-smokers: A systematic review and meta-analysis [J]. Int J Cancer, 2011,129(10):2473-2484.

[15] NASROLLAHZADEH D, KAMANGAR F, AGHCHELI K, et al. Opium, tobacco, and alcohol use in relation to oesophageal squamous cell carcinoma in a high-risk area of Iran [J]. Brit J Cancer, 2008,98(11):1857-1863.

[16] HONGJIE Y U, CHAOWEI F U, JIANMING W, et al. Interaction between XRCC1 polymorphisms and intake of long-term stored rice in the risk of esophageal squamous cell carcinoma: a case-control study [J]. Biomed Environ Sci, 2011,24(3):268-274.

[17] LIN Y, TOTSUKA Y, HE Y, et al. Epidemiology of esophageal cancer in Japan and China [J]. J Epidemiol, 2013,23(4):233-242.

[18] SINGH V, SINGH L C, SINGH A P, et al. Status of epigenetic chromatin modification enzymes and esophageal squamous cell carcinoma risk in northeast Indian population [J]. Am J Cancer Res, 2015, 5(3):979.

[19] PATEL K, WAKHISI J, MINING S, et al. Esophageal cancer, the topmost cancer at MTRH in the Rift Valley, Kenya, and its potential risk factors [J]. ISRN Oncol, 2013:503249.

[20] DE CARVALHO ALMODOVA E, DE OLIVEIRA W K, MACHADO L F A, et al. Atrophic gastritis: risk factor for esophageal squamous cell carcinoma in a Latin-American population [J]. World J Gastroenterol, 2013,19(13):2060-2064.

[21] VIOQUE J, BARBER X, BOLUMAR F, et al. Esophageal cancer risk by type of alcohol drinking and smoking: a case-control study in Spain [J]. BMC Cancer, 2008,8(1):1-10.

[22] MORRIS BROWN L, HOOVER R, SILVERMAN D, et al. Excess incidence of squamous cell esophageal cancer among US Black men: role of social class and other risk factors [J]. Am J Epidemiol, 2001,153(2):114-122.

[23] PRABHU A, OBI K O, RUBENSTEIN J H. The synergistic effects of alcohol and tobacco consumption on the risk of esophageal squamous cell carcinoma: a meta-analysis [J]. Am J Gastroenterol, 2014,109(6):822-827.

[24] 罗贤懋,王凤荣.食管癌高发现场的综合防治研究[J].中华流行病学杂志,2003,24(1):62-63.

[25] 梁索原,曹玉,陈志峰,等.磁县食管癌高发区农村饮水中"三氮"含量的调查研究[J].中华肿瘤防治杂志,2012,19(9):649-651.

[26] 韩建英,徐致祥,邢海平,等.实验改水对林州市食管癌发病率和死亡率的影响[J].中国肿瘤,2007,16(2):79-80.

[27] ABEDI-ARDEKANI B, KAMANGAR F, HEWITT S M, et al. Polycyclic aromatic hydrocarbon exposure in oesophageal tissue and risk of oesophageal squamous cell carcinoma in north-eastern Iran [J]. Gut, 2010,59(9):1178-1183.

[28] 邱茂锋,刘秀梅.某食管癌高发区人群伏刀菌素摄入量及尿二氢神经鞘氨醇/神经鞘氨醇比值的调查[J].卫生研究,2001,30(6):365-367.

[29] KHOSHBATEN M, ZADIMANI A, BONYADI M R, et al. Helicobacter pylori infection reduces the risk of esophageal squamous cell carcinoma: a case-control study in Ian [J]. Asian Pac J Cancer Prev, 2011, 12(1):149-151.

[30] FREEDMAN N D, PARK Y, SUBAR A F, et al. Fruit and vegetable intake and esophageal cancer in a large prospective cohort study [J]. Int J Cancer, 2007, 121(12):2753-2760.

[31] YE W, HELD M, LAGERGREN J, et al. Helicobacter pylori infection and gastric atrophy: risk of adenocarcinoma and squamous-cell carcinoma of the esophagus and adenocarcinoma of the gastric cardia [J]. J Natl Cancer Inst, 2004,96(5):388-396.

[32] ENGEL L S, CHOW W-H, VAUGHAN T L, et al. Population attributable risks of esophageal and gastric cancers [J]. J Natl Cancer Inst, 2003,95(18):1404-1413.

[33] QIAO Y-L, DAWSEY S M, KAMANGAR F, et al. Total and cancer mortality after supplementation with vitamins and minerals: follow-up of the Linxian General Population Nutrition Intervention Trial [J]. J Natl Cancer Inst, 2009,101(7):507-518.

[34] 国家卫生和计划生育委员会.中国居民营养与慢性病状况报告(2015)[R].北京:国家卫生和计划生育委员会,2015:1-116.

[35] PARKIN D M, BOYD L. Cancers attributable to dietary factors in the UK in 2010 [J]. Br J Cancer, 2011,105(Suppl 2):S19-S23.

[36] NAGLE C M, WILSON L F, HUGHES M C B, et al. Cancers in Australia in 2010 attributable to inadequate consumption of fruit, non-starchy vegetables and dietary fibre [J]. Aust N Z J Public Health, 2015,

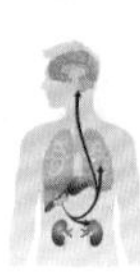



39(5):422-428.

[37] CHEN T, CHENG H, CHEN X, et al. Family history of esophageal cancer increases the risk of esophageal squamous cell carcinoma [J]. Sci Rep, 2015,5:16038.

[38] 袁勇,陈龙奇. AJCC 第八版食管癌分期系统更新解读[J]. 中华外科杂志,2017(2):109-113.

[39] 钟世镇. 胸心外科临床解剖学[M]. 济南:山东科学技术出版社,2010.

[40] 中国抗癌协会食管癌专业委员会编. 食管癌规范化诊治指南[M]. 北京:中国协和医科大学出版社,2013.

[41] 王文萍. 实用肿瘤转移学[M]. 沈阳:辽宁科学技术出版社,2003.

[42] 许之晨,李建成. 胸中上段食管癌三野淋巴结清扫术后局部复发模式的研究[J]. 中国癌症防治杂志,2018,9(6):488-490.

[43] 罗毅君,王晓莉,于金明,等. 食管鳞癌累及野放疗的理论和实践[J]. 中华放射肿瘤学杂志,2017,26(8):965-969.

[44] 魏祯瑶,韩波. 局部晚期食管癌放化疗综合治疗新进展[J]. 现代肿瘤医学,2016,24(20):3319-3322.

[45] VAN HAGEN P, HULSHOF M, VAN LANSCHOT J J B, et al. Preoperative chemoradiotherapy for esophageal or junctional cancer [J]. New Engl J Med, 2012, 366(22):2074-2084.

[46] CHUN S G, SKINNER H D, MINSKY B D. Radiation therapy for locally advanced esophageal cancer [J]. Surg Oncol Clin N Am, 2017,26(2):257-276.

[47] YU E, DAR R, RODRIGUES G B, et al. Is extended volume external beam radiation therapy covering the anastomotic site beneficial in post-esophagectomy high risk patients? [J]. Radiother Oncol, 2004,73(2):141-148.

[48] D'AVOLIO L W, FARWELL W R, FIORE L D. Comparative effectiveness research and medical informatics [J]. Am J Med, 2010,123(12):e32-e37.

[49] CHANG S, KIM S-J. Prediction of recurrence and mortality of locally advanced esophageal cancer patients using pretreatment F-18 FDG PET/CT parameters: intratumoral heterogeneity, SUV, and volumetric parameters [J]. Cancer Biother Radio, 2016,31(1):1-6.

[50] KANG C H, HWANG Y, LEE H J, et al. Risk factors for local recurrence and optimal length of esophagectomy in esophageal squamous cell carcinoma [J]. Ann Thorac Surg, 2016,102(4):1074-1080.

[51] KAWAGUCHI Y, NISHIYAMA K, MIYAGI K, et al. Patterns of failure associated with involved field radiotherapy in patients with clinical stage I thoracic esophageal cancer [J]. Jpn J Clin Oncol, 2011,41(8):1007-1012.

[52] KATO H, SATO A, FUKUDA H, et al. A phase II trial of chemoradiotherapy for stage I esophageal squamous cell carcinoma: Japan Clinical Oncology Group Study (JCOG9708)[J]. Jpn J Clin Oncol, 2009, 39(10):638-643.

[53] CHEN W, ZHENG R, BAADE P D, et al. Cancer statistics in China, 2015 [J]. CA Cancer J Clin, 2016, 66(2):115-132.

[54] GAOFENG L, HUI C, BAOTIAN L, et al. Effect of recombinant human endostatin on radiotherapy for esophagus cancer [J]. Asian Pac J Trop Med, 2016,9(1):84-88.

[55] 中华医学会消化内镜学分会病理学协作组. 中国消化内镜活组织检查与病理学检查规范专家共识(草案)[J]. 中国实用内科杂志,2014,34(9):862-866.

[56] 庄奇新,孟令平. 食管疾病影像学[M]. 上海:上海科学技术出版社,2017.

[57] VAN KOUWEN M C, OYEN W J, NAGENGAST F M, et al. FDG-PET scanning in the diagnosis of gastrointestinal cancers [J]. Scand J Gastroenterol, 2004,39(241):85-92.

[58] SEKIGUCHI M, TERAUCHI T, KAKUGAWA Y, et al. Performance of 18-fluoro-2-deoxyglucose positron emission tomography for esophageal cancer screening [J]. World J Gastroenterol, 2017,23(15):2743.

[59] SHODA H, KAKUGAWA Y, SAITO D, et al. Evaluation of 18F-2-deoxy-2-fluoro-glucose positron emission tomography for gastric cancer screening in asymptomatic individuals undergoing endoscopy [J]. Br J Cancer, 2007,97(11):1493-1498.

[60] HIMENO S, YASUDA S, SHIMADA H, et al. Evaluation of esophageal cancer by positron emission tomography [J]. Jpn J Clin Oncol, 2002,32(9):340-346.

[61] KATO H, FUKUCHI M, MIYAZAKI T, et al. Positron emission tomography in esophageal cancer [J]. Esophagus, 2005,2(3):111-121.

[62] KATO H, MIYAZAKI T, NAKAJIMA M, et al. The incremental effect of positron emission tomography on diagnostic accuracy in the initial staging of esophageal carcinoma [J]. Cancer, 2005,103(1):148-156.

[63] NAKAJO M, NAKAJO M, TANI A, et al. Clinical significance of primary lesion FDG uptake for choice between oesophagectomy and endoscopic submucosal

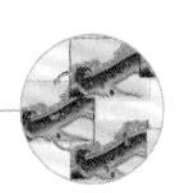

dissection for resectable oesophageal squamous cell carcinomas [J]. Eur Radiol, 2011, 21(11): 2396 - 2407.

[64] HASHIMOTO C L, IRIYA K, BABA E R, et al. Lugol's dye spray chromoendoscopy establishes early diagnosis of esophageal cancer in patients with primary head and neck cancer [J]. Am J Gastroenterol, 2005, 100(2):275 - 282.

[65] KURAOKA K, HOSHINO E, TSUCHIDA T, et al. Early esophageal cancer can be detected by screening endoscopy assisted with narrow-band imaging (NBI) [J]. Hepatogastroenterology, 2009,56(89):63 - 66.

[66] MUTO M, MINASHI K, YANO T, et al. Early detection of superficial squamous cell carcinoma in the head and neck region and esophagus by narrow band imaging: a multicenter randomized controlled trial [J]. J Clin Oncol, 2010,28(9):1566.

[67] WANG C-H, LEE Y-C, WANG C-P, et al. Use of transnasal endoscopy for screening of esophageal squamous cell carcinoma in high-risk patients: yield rate, completion rate, and safety [J]. Dig Endosc, 2014,26(1):24 - 31.

[68] TANAKA T, NIWA Y, TAJIKA M, et al. Prospective evaluation of a transnasal endoscopy utilizing flexible spectral imaging color enhancement (FICE) with the Valsalva maneuver for detecting pharyngeal and esophageal cancer [J]. Hepatogastroenterology, 2014, 61 (134):1627 - 1634.

[69] NAGAMI Y, TOMINAGA K, MACHIDA H, et al. Usefulness of non-magnifying narrow-band imaging in screening of early esophageal squamous cell carcinoma: a prospective comparative study using propensity score matching [J]. Am J Gastroenterol, 2014, 109 (6):845.

[70] VAN WESTREENEN H L, WESTERTERP M, SLOOF G W, et al. Limited additional value of positron emission tomography in staging oesophageal cancer [J]. Br J Surg, 2007,94(12):1515 - 1520.

[71] ANDEREGG M C, DE GROOF E J, GISBERTZ S S, et al. 18F-FDG PET-CT after neoadjuvant chemoradiotherapy in esophageal cancer patients to optimize surgical decision making [J]. Plos One, 2015, 10(11): e0133690.

[72] ROSCHEWSKI M, DUNLEAVY K, PITTALUGA S, et al. Circulating tumour DNA and CT monitoring in patients with untreated diffuse large B-cell lymphoma: a correlative biomarker study [J]. Lancet Oncol, 2015, 16(5):541 - 549.

[73] LOPEZ A, HARADA K, MIZRAK KAYA D, et al. Liquid biopsies in gastrointestinal malignancies: when is the big day? [J]. Expert Rev Anticanc, 2018, 18(1):19 - 38.

[74] KOMATSU S, ICHIKAWA D, TAKESHITA H, et al. Circulating microRNAs in plasma of patients with oesophageal squamous cell carcinoma [J]. Br J Cancer, 2011,105(1):104 - 111.

[75] FEBER A, XI L, LUKETICH J D, et al. MicroRNA expression profiles of esophageal cancer [J]. J Thorac Cardiovasc Surg, 2008,135(2):255 - 260.

[76] SAAD R, CHEN Z, ZHU S, et al. Deciphering the unique microRNA signature in human esophageal adenocarcinoma [J]. Plos One, 2013,8(5):e64463.

[77] WIJNHOVEN B P L, HUSSEY D J, WATSON D I, et al. MicroRNA profiling of Barrett's oesophagus and oesophageal adenocarcinoma [J]. Br J Surg, 2010,97 (6):853 - 861.

[78] BOLDRIN E, RUMIATO E, FASSAN M, et al. Liquid biopsy as a novel tool to monitor the carcinogenesis of Barrett's esophagus [J]. Transl Res, 2016,176:127 - 131.

[79] REEH M, EFFENBERGER K E, KOENIG A M, et al. Circulating tumor cells as a biomarker for preoperative prognostic staging in patients with esophageal cancer [J]. Ann Surg, 2015,261(6):1124 - 1130.

[80] WANG S, DU H, LI G. Significant prognostic value of circulating tumor cells in esophageal cancer patients: A meta-analysis [J]. Oncotarget, 2017,8(9):15815.

[81] GOPALAN V, LAM A K. Circulatory tumor cells in esophageal adenocarcinoma [M]. Esophageal Adenocarcinoma: Springer, 2018:177 - 186.

[82] RUMIATO E, BOLDRIN E, MALACRIDA S, et al. Detection of genetic alterations in cfDNA as a possible strategy to monitor the neoplastic progression of Barrett's esophagus [J]. Transl Res, 2017,190:16 - 24;e1.

[83] XIONG T, WANG M, ZHAO J, et al. An esophageal squamous cell carcinoma classification system that reveals potential targets for therapy [J]. Oncotarget, 2017,8(30):49851.

[84] CANCER GENOME ATLAS RESEARCH NETWORK, ANALYSIS WORKING GROUP: ASAN UNIVERSITY, BC CANCER AGENCY, et al. Integrated genomic characterization of oesophageal carcinoma [J]. Nature, 2017,541(7636):169 - 175.

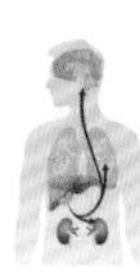


[85] MURPHY A, KELLY R J. From molecular classification to targeted therapeutics: the changing face of systemic therapy in metastatic gastroesophageal cancer [J]. Gastroent Res Pract, 2015,2015:896560.

[86] OPENSHAW M R, RICHARDS C J, GUTTERY D S, et al. The genetics of gastroesophageal adenocarcinoma and the use of circulating cell free DNA for disease detection and monitoring [J]. Expert Rev Mol Diagn, 2017,17(5):459 - 470.

[87] 陈明耀,邵令方,陈宇航. 食管癌术后胸内吻合口癌的再手术[J]. 中华胸心血管外科杂志,2001,17(2):77 - 78.

[88] 高宗人. 食管癌治疗后复发转移的再次治疗[J]. 中华肿瘤防治杂志,2007,14(5):321 - 323.

[89] 李涛,于长华,彭进. 食管癌术后纵隔转移灶三维适形放射治疗的疗效[J]. 中华放射肿瘤学杂志,2004,13(4):268 - 269.

[90] 桑玫,陈建华. 食管癌术后复发的治疗结果[J]. 中国癌症杂志,2000,10(5):413 - 415.

[91] 孙培军,马尚超,李宏宾,等. 根治性放疗后局部复发食管癌的外科治疗[J]. 肿瘤基础与临床,2009,22(2):171 - 172.

[92] FUJIMOTO Y, NAKASHIMA Y, SASAKI S, et al. Chemoradiotherapy for solitary skeletal muscle metastasis from oesophageal cancer: case report and brief literature review [J]. Anticancer Res, 2017,37(10):5687 - 5691.

[93] NERI A, MARRELLI D, VOGLINO C, et al. Recurrence after surgery in esophago-gastric junction adenocarcinoma: current management and future perspectives [J]. Surgical oncology, 2016,25(4):355 - 363.

[94] SCHIZAS D, LAZARIDIS I I, MORIS D, et al. The role of surgical treatment in isolated organ recurrence of esophageal cancer - a systematic review of the literature [J]. World J Surg Oncol, 2018,16(1):1 - 10.

[95] SHAHEEN O, GHIBOUR A, ALSAID B. Esophageal cancer metastases to unexpected sites: a systematic review [J]. Gastroent Res Pract, 2017,2017:1657310.

[96] TACHIMORI Y. Pattern of lymph node metastases of squamous cell esophageal cancer based on the anatomical lymphatic drainage system: efficacy of lymph node dissection according to tumor location [J]. J Thorac Dis, 2017,9(Suppl 8):S724.

[97] YUAN X, LV J, DONG H, et al. Does cervical lymph node recurrence after oesophagectomy or definitive chemoradiotherapy for thoracic oesophageal squamous cell carcinoma benefit from salvage treatment? [J]. Interact Cardiovasc Thorac Surg, 2017,24(5):792 - 795.

[98] OHIGASHI Y, SHO M, YAMADA Y, et al. Clinical significance of programmed death-1 ligand-1 and programmed death-1 ligand-2 expression in human esophageal cancer [J]. Clin Cancer Res, 2005,11(8):2947 - 2953.

[99] LIU W, XIE L, HE Y-H, et al. Large-scale and high-resolution mass spectrometry-based proteomics profiling defines molecular subtypes of esophageal cancer for therapeutic targeting [J]. Nat Commun, 2021,12(1):4961.

[100] PAGET S. The distribution of secondary growths in cancer of the breast. 1889 [J]. Cancer Metastasis Rev, 1989,8(2):98 - 101.

[101] FIDLER I J. The pathogenesis of cancer metastasis: the 'seed and soil' hypothesis revisited [J]. Nat Rev Cancer, 2003,3(6):453 - 458.

[102] FOLKMAN J. Tumor angiogenesis: therapeutic implications [J]. N Engl J Med, 1971,285(21):1182 - 1186.

[103] THIERY J P. Epithelial-mesenchymal transitions in tumour progression [J]. Nat Rev Cancer, 2002,2(6):442 - 454.

[104] BRABLETZ T, HLUBEK F, SPADERNA S, et al. Invasion and metastasis in colorectal cancer: epithelial-mesenchymal transition, mesenchymal-epithelial transition, stem cells and β-catenin [J]. Cells Tissues Organs, 2005,179(1 - 2):56 - 65.

[105] OLSON M F, SAHAI E. The actin cytoskeleton in cancer cell motility [J]. Clin Exp Metastas, 2009,26(4):273 - 287.

[106] YILMAZ M, CHRISTOFORI G. EMT, the cytoskeleton, and cancer cell invasion [J]. Cancer Metast Rev, 2009,28(1):15 - 33.

[107] LI B, TSAO S W, LI Y Y, et al. Id - 1 promotes tumorigenicity and metastasis of human esophageal cancer cells through activation of PI3K/AKT signaling pathway [J]. Int J Cancer, 2009, 125(11): 2576 - 2585.

[108] TANG X, MILYAVSKY M, SHATS I, et al. Activated p53 suppresses the histone methyltransferase EZH2 gene [J]. Oncogene, 2004, 23(34): 5759 - 5769.

[109] XIE J-J, XU L-Y, XIE Y-M, et al. Roles of ezrin in the growth and invasiveness of esophageal squamous carcinoma cells [J]. Int J Cancer, 2009,124(11):2549 - 2558.

[110] LI L-Y, XIE Y-H, XIE Y-M, et al. Ezrin Ser66

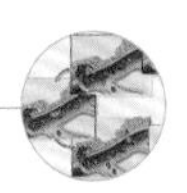

phosphorylation regulates invasion and metastasis of esophageal squamous cell carcinoma cells by mediating filopodia formation [J]. Int J Biochem Cell Biol, 2017, 88:162 - 171.

[111] ZENG F-M, WANG X-N, SHI H-S, et al. Fascin phosphorylation sites combine to regulate esophageal squamous cancer cell behavior [J]. Amino Acids, 2017,49(5):943 - 955.

[112] ZENG F-M, CHENG Y-W, HE J-Z, et al. Fascin lysine 471 acetylation cooperates with serine 39 phosphorylation to inhibit actin-bundling activity and tumor metastasis in esophageal squamous cell carcinoma [J]. Cancer Commun (Lond), 2022, 42 (7):668 - 672.

[113] CHENG Y-W, ZENG F-M, LI D-J, et al. P300/CBP-associated factor (PCAF)-mediated acetylation of Fascin at lysine 471 inhibits its actin-bundling activity and tumor metastasis in esophageal cancer [J]. Cancer Commun (Lond), 2021,41(12):1398 - 1416.

[114] ZHAN X-H, JIAO J-W, ZHANG H-F, et al. LOXL2 upregulates phosphorylation of ezrin to promote cytoskeletal reorganization and tumor cell invasion [J]. Cancer Res, 2019,79(19):4951 - 4964.

[115] JIAO J-W, ZHAN X-H, WANG J-J, et al. LOXL2-dependent deacetylation of aldolase A induces metabolic reprogramming and tumor progression [J]. Redox Biol, 2022,57:102496.

[116] ZHANG X-D, HUANG G-W, XIE Y-H, et al. The interaction of lncRNA EZR-AS1 with SMYD3 maintains overexpression of EZR in ESCC cells [J]. Nucleic Acids Res, 2018,46(4):1793 - 1809.

[117] LI L-Y, YANG Q, JIANG Y-Y, et al. Interplay and cooperation between SREBF1 and master transcription factors regulate lipid metabolism and tumor-promoting pathways in squamous cancer [J]. Nat Commun, 2021,12(1):4362.

[118] CHEN Z, ZHAO X, WANG J, et al. MicroRNA - 92a promotes lymph node metastasis of human esophageal squamous cell carcinoma via E-cadherin [J]. J Biol Chem, 2011,286(12):10725 - 10734.

[119] KONG K L, KWONG D L W, CHAN T H-M, et al. MicroRNA - 375 inhibits tumour growth and metastasis in oesophageal squamous cell carcinoma through repressing insulin-like growth factor 1 receptor [J]. Gut, 2012,61(1):33 - 42.

[120] MA W, LV G, TUERSUN A, et al. Role of microRNA - 21 and effect on PTEN in Kazakh's esophageal squamous cell carcinoma [J]. Mol Biol Rep, 2011,38(5):3253 - 3260.

[121] LV X-B, LIAN G-Y, WANG H-R, et al. Long noncoding RNA HOTAIR is a prognostic marker for esophageal squamous cell carcinoma progression and survival [J]. Plos One, 2013,8(5):e63516.

[122] CUI R I, KAMATANI Y, TAKAHASHI A, et al. Functional variants in ADH1B and ALDH2 coupled with alcohol and smoking synergistically enhance esophageal cancer risk [J]. Gastroenterology, 2009, 137(5):1768 - 1775.

[123] WU C, HU Z, HE Z, et al. Genome-wide association study identifies three new susceptibility loci for esophageal squamous cell carcinoma in Chinese populations [J]. Nat Genet, 2011,43(7):679 - 684.

[124] WU C, KRAFT P, ZHAI K, et al. Genome-wide association analyses of esophageal squamous cell carcinoma in Chinese identify multiple susceptibility loci and gene-environment interactions [J]. Nat Genet, 2012,44(10):1090 - 1097.

[125] WANG L-D, ZHOU F-Y, LI X-M, et al. Genome-wide association study of esophageal squamous cell carcinoma in Chinese subjects identifies a susceptibility locus at PLCE1 [J]. Nat Genet, 2010,42(9):759 - 763.

[126] ABNET C C, FREEDMAN N D, HU N, et al. A shared susceptibility locus in PLCE1 at 10q23 for gastric adenocarcinoma and esophageal squamous cell carcinoma [J]. Nat Genet, 2010,42(9):764 - 767.

[127] DUAN F, XIE W, CUI L, et al. Novel functional variants locus in PLCE1 and susceptibility to esophageal squamous cell carcinoma: based on published genome-wide association studies in a central Chinese population [J]. Cancer Epidemiol, 2013, 37 (5):647 - 652.

[128] LONG L, PANG X-X, LEI F, et al. SLC52A3 expression is activated by NF - κB p65/Rel - B and serves as a prognostic biomarker in esophageal cancer [J]. Cell Mol Life Sci, 2018,75(14):2643 - 2661.

[129] ZHAI S, LIU C, ZHANG L, et al. PLCE1 promotes esophageal cancer cell progression by maintaining the transcriptional activity of snail [J]. Neoplasia, 2017, 19(3):154 - 164.

[130] CUI X-B, LI S, LI T-T, et al. Targeting oncogenic PLCE1 by miR - 145 impairs tumor proliferation and metastasis of esophageal squamous cell carcinoma [J]. Oncotarget, 2016,7(2):1777 - 1795.

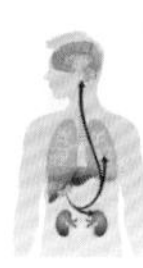



[131] FU T, LIU Y, WANG Q, et al. Overexpression of riboflavin transporter 2 contributes toward progression and invasion of glioma [J]. Neuroreport, 2016, 27(15):1167-1173.

[132] GAO Y-B, CHEN Z-L, LI J-G, et al. Genetic landscape of esophageal squamous cell carcinoma [J]. Nat Genet, 2014,46(10):1097-1102.

[133] SONG Y, LI L, OU Y, et al. Identification of genomic alterations in oesophageal squamous cell cancer [J]. Nature, 2014,509(7498):91-95.

[134] WU C, WANG Z, SONG X, et al. Joint analysis of three genome-wide association studies of esophageal squamous cell carcinoma in Chinese populations [J]. Nat Genet, 2014,46(9):1001-1006.

[135] LIN D-C, HAO J-J, NAGATA Y, et al. Genomic and molecular characterization of esophageal squamous cell carcinoma [J]. Nat Genet, 2014,46(5):467-473.

[136] ZHANG L, ZHOU Y, CHENG C, et al. Genomic analyses reveal mutational signatures and frequently altered genes in esophageal squamous cell carcinoma [J]. Am J Hum Genet, 2015,96(4):597-611.

[137] SAWADA G, NIIDA A, UCHI R, et al. Genomic landscape of esophageal squamous cell carcinoma in a Japanese population [J]. Gastroenterology, 2016,150(5):1171-1182.

[138] YING J, SHAN L, LI J, et al. Genome-wide screening for genetic alterations in esophageal cancer by aCGH identifies 11q13 amplification oncogenes associated with nodal metastasis [J]. Plos One, 2012, 7(6):e39797.

[139] CHEN M, HUANG J, ZHU Z, et al. Systematic review and meta-analysis of tumor biomarkers in predicting prognosis in esophageal cancer [J]. BMC Cancer, 2013,13(1):1-15.

[140] SASAKI K, NATSUGOE S, ISHIGAMI S, et al. Expression of CXCL12 and its receptor CXCR4 correlates with lymph node metastasis in submucosal esophageal cancer [J]. J Surg Oncol, 2008, 97(5): 433-438.

[141] KITA Y, MIMORI K, IWATSUKI M, et al. STC2: a predictive marker for lymph node metastasis in esophageal squamous-cell carcinoma [J]. Ann Surg Oncol, 2011,18(1):261-272.

[142] SGOURAKIS G, GOCKEL I, LYROS O, et al. Detection of lymph node metastases in esophageal cancer [J]. Expert Rev Anticanc, 2011,11(4):601-612.

[143] SCHREURS L M, SMIT J K, PAVLOV K, et al. Prognostic impact of clinicopathological features and expression of biomarkers related to (18) F-FDG uptake in esophageal cancer [J]. Ann Surg Oncol, 2014,21(12):3751-3757.

[144] CHENG C-P, KUO I-Y, ALAKUS H, et al. Network-based analysis identifies epigenetic biomarkers of esophageal squamous cell carcinoma progression [J]. Bioinformatics, 2014,30(21):3054-3061.

[145] XIE J-J, XIE Y-M, CHEN B, et al. ATF3 functions as a novel tumor suppressor with prognostic significance in esophageal squamous cell carcinoma [J]. Oncotarget, 2014,5(18):8569-8582.

[146] SUN L-L, WU J-Y, WU Z-Y, et al. A three-gene signature and clinical outcome in esophageal squamous cell carcinoma [J]. Int J Cancer, 2015,136(6):E569-E577.

[147] LIU F, GU L, CAO Y, et al. Aberrant overexpression of EZH2 and H3K27me3 serves as poor prognostic biomarker for esophageal squamous cell carcinoma patients [J]. Biomarkers, 2016,21(1):80-90.

[148] LIU M, HU Y, ZHANG M F, et al. MMP1 promotes tumor growth and metastasis in esophageal squamous cell carcinoma [J]. Cancer Lett, 2016,377(1):97-104.

[149] CHENG X, WEI L, HUANG X, et al. Solute carrier family 39 member 6 gene promotes aggressiveness of esophageal carcinoma cells by increasing intracellular levels of zinc, activating phosphatidylinositol 3-kinase signaling, and up-regulating genes that regulate metastasis [J]. Gastroenterology, 2017,152(8):1985-1997. e12.

[150] ZHANG W, HONG R, XUE L, et al. Piccolo mediates EGFR signaling and acts as a prognostic biomarker in esophageal squamous cell carcinoma [J]. Oncogene, 2017,36(27):3890-3902.

[151] SMYTH E C, LAGERGREN J, FITZGERALD R C, et al. Oesophageal cancer [J]. Nat Rev Dis Primers, 2017,3(1):1-21.

[152] HUANG J, XU B, MO H, et al. Safety, activity, and biomarkers of SHR-1210, an anti-PD-1 antibody, for patients with advanced esophageal carcinoma [J]. Clin Cancer Res, 2018,24(6):1296-1304.

[153] GAO T, HE B, PAN Y, et al. Long non-coding RNA 91H contributes to the occurrence and progression of esophageal squamous cell carcinoma by inhibiting IGF2 expression [J]. Mol Carcinogen, 2015,54(5):359-367.

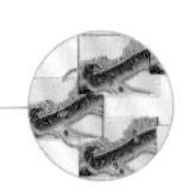

[154] ZHANG H-F, ZHANG K, LIAO L-D, et al. MR-200b suppresses invasiveness and modulates the cytoskeletal and adhesive machinery in esophageal squamous cell carcinoma cells via targeting Kindlin-2 [J]. Carcinogenesis, 2014,35(2):292-301.

[155] XU X, CHEN Z, ZHAO X, et al. MicroRNA-25 promotes cell migration and invasion in esophageal squamous cell carcinoma [J]. Biochem Bioph Res Co, 2012,421(4):640-645.

[156] LIN C, WANG Y, ZHANG S, et al. Transcriptional and posttranscriptional regulation of HOXA13 by lncRNA HOTTIP facilitates tumorigenesis and metastasis in esophageal squamous carcinoma cells [J]. Oncogene, 2017,36(38):5392-5406.

[157] MA J, ZHAN Y, XU Z, et al. ZEB1 induced miR-99b/let-7e/miR-125a cluster promotes invasion and metastasis in esophageal squamous cell carcinoma [J]. Cancer Lett, 2017,398:37-45.

[158] LIU J, LIU Z-X, WU Q-N, et al. Long noncoding RNA AGPG regulates PFKFB3-mediated tumor glycolytic reprogramming [J]. Nat Commun, 2020,11(1):1-16.

[159] REN P, ZHANG H, CHANG L, et al. LncRNA NR2F1-AS1 promotes proliferation and metastasis of ESCC cells via regulating EMT [J]. Eur Rev Med Pharmacol Sci, 2020,24(7):3686-3693.

# 19 乳腺癌转移复发



## 19.1 乳腺癌概述

乳腺癌已成为全球女性中发病率和死亡率均居首位的恶性肿瘤，严重危害女性的生命健康。近年来，全球乳腺癌的发病率和死亡率呈逐年上升的趋势，年增长速度约为 0.3%。据 2020 年公布的全球最新癌症数据显示[1]，全球乳腺癌的新发病例数为 226 万例，占新发癌症总数的 11.7%，位居于首位；同时全球乳腺癌的死亡人数 68 万例，占比全球女性癌症死亡总数的 15.5%，是造成 20～59 岁女性癌症患者死亡的主要原因之一。不同地区乳腺癌发病和死亡情况各不相同。乳腺癌发病呈发达地区高，欠发达地区低；城市高于农村的特点。其中全球发病率最高的为北美地区，其发病率高达 92/10 万；发病率最低的为东亚和中非，发病率仅为 22/10 万左右，高发地区的发病率是低发地区的 4 倍多。

在发达地区，乳腺癌的发病年龄相对较晚，而欠发达地区乳腺癌的发病年龄较早。发达地区女性乳腺癌的新发病例为 78.8 万例，占发达地区女性恶性肿瘤发病总数的 27.9%，世界标化发病率为 73.4/10 万；欠发达地区新发病例 88.3 万例，占欠发达地区女性恶性肿瘤发病总数的 23.0%，世界标化发病率为 31.3/10 万。发达地区的乳腺癌发病率和死亡率依然高于欠发达地区。

在中国，随着城镇化进程和社会经济的高速发展，乳腺癌的发病率呈现不断上升趋势。2020 年度乳腺癌的新发病例数为 42 万例，占癌症新发总数的 9.1%，排名恶性肿瘤第 4 位，其发病率以每年 3.9% 的速度增长。在东部发达地区，我国女性乳腺癌发病率相对较高，而中部地区发病率水平和东部地区发病率水平相差不大；西部欠发达地区相对较低，均较东部地区和中部地区低。中国乳腺癌死亡率为 10.50/10 万，在世界范围内处于中等偏下的水平。

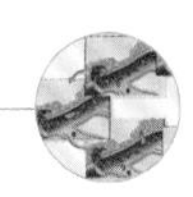

目前乳腺癌已经进入规范化诊治时代，其诊断包括病史采集、临床症状、影像学检查、病理学检查、分子分型以及多基因检测等各个方面。详细的病史采集是早期发现和诊断乳腺癌的基础；患者最常见的临床表现是发现乳房肿块，80%的乳腺癌患者以此为主诉就诊。影像学检查主要包括乳腺彩超、钼靶以及乳腺 MRI。由于我国女性乳腺癌的中位发病年龄是 48 岁，相对欧美国家显著年轻，因此加强早期筛查对于防治乳腺癌具有非常重要的意义。而最终的病理学检查是诊断乳腺癌的金标准，目前临床普遍采用免疫组化 4 项检测，根据雌激素受体(ER)、孕激素受体(PR)、人表皮生长因子受体 2(HER2)以及 Ki67 的蛋白表达情况，对乳腺癌进行病理分型以代替昂贵的基因表达谱检测，对乳腺癌进行近似的分子分型。在此基础之上，乳腺癌的治疗也进入基于分子分型指导下的精准治疗时代，其主要治疗手段包括手术、化疗、放疗、内分泌治疗、靶向治疗以及免疫治疗等。近年来，随着乳腺癌筛查的普及和医疗技术的不断革新，乳腺癌的总体生存率得到提高，但是不同国家和不同地区之间仍有明显差异。据统计[2]，西欧国家乳腺癌患者的 5 年生存率达到 88%，而目前我国乳腺癌患者的 5 年生存率约为 83%。

尽管早期乳腺癌的诊治已取得了巨大进步，仍会有 30%～40%的患者在接受规范的辅助治疗后发生复发或转移，转移复发是导致乳腺癌患者死亡的主要原因[3]，全球每年约有 50 万人死于转移性乳腺癌(MBC)。晚期乳腺癌通常不可治愈，患者的中位生存期为 2～4 年，仅 5%～10%的患者能存活 5 年以上，其治疗目标主要是缓解症状、改善患者生活质量和延长生存期[4]。随着基础及转化研究的不断深入，目前晚期乳腺癌已从单纯依靠传统病理和临床分期的诊疗，进入结合分子分型和二代测序的精准诊治时代。不同分子亚型和不同转移部位的晚期乳腺癌预后完全不同，治疗手段包含化疗、内分泌治疗、局部治疗、新型靶向治疗和免疫治疗等[5,6]。近年来对乳腺癌转移驱动信号通路的阐明、肿瘤免疫微环境调控乳腺癌发生、发展等最新研究结果，也为揭示乳腺癌转移复发的分子机制提供了强有力的证据，大大提高了晚期乳腺癌的诊治水平和新药研发速度。本章主要围绕乳腺癌转移复发的临床规律、预测与诊断、转移模型、分子机制和相关标志物等热点问题，结合国内外乳腺癌领域最新进展和高水平研究结果进行阐述。

## 19.2 乳腺癌转移复发的临床规律

### 19.2.1 乳腺癌转移的现状与形式

(1) *局部浸润*

局部浸润又称直接蔓延，指恶性肿瘤于原发部位，沿组织间隙、淋巴管、血管、神经束支蔓延并破坏组织或器官。瘤细胞从原发瘤脱落后向周围组织侵袭，穿过瘤周的细胞外基质屏障，继而穿过管壁的基底膜进入管壁。在这过程中细胞间的黏附、溶解酶及细胞外基质等因素相互作用介导肿瘤细胞的局部侵袭。其中上皮-间质转化(EMT)过程使肿瘤细胞丢失上皮细胞表型，获得更强的侵袭能力。大量研究表明，EMT 的发生与 Twist、Slug 等 EMT 转录因子、缺氧诱导因子等相关。

(2) *血行转移*

肿瘤的转移是一个多阶段序贯连续的过程。瘤细胞先突破组织屏障，然后侵入血管随血液到达某一组织或器官生长、增殖成为转移灶。进入血管的方式有两种：一是肿瘤在生长的过程中侵犯周围的血管；二是先侵入淋巴系统，然后肿瘤细胞随淋巴液经胸导管或右淋巴导管汇入上腔静脉进而到达全身。此外，肿瘤新生血管的内皮细胞之前无紧密连接，肿瘤细胞极其容易进入脉管系统进行全身扩散。

乳腺癌血行转移受到一些基因、因子的影响，研究得比较多的有 *nm23* 基因、血管内皮生长因子、钙黏素、整合素等。除此以外，近些年血小板介导的血道转移也成为研究热点。肿瘤细胞能够激活血小板，同时可以诱导血小板分泌 VEGF、血小板源性生长因子(PDGF)、HIF－1、血管生成素 1(ANGPT1，又称 Ang1)等多种物质，以及具有双向调节肿瘤血管生成作用的 TGF－β 等，它们共同调节肿瘤的血管生成。这些物质参与肿瘤的发生和发展，并在肿瘤血行转移过程中发挥着关键性的作用。

(3) *淋巴转移*

淋巴系统由淋巴管、沿淋巴管全程分布的淋巴结、集合性淋巴组织(如脾和胸腺)和循环的淋巴细胞组成，在维持血浆的容积、防止组织压升高和免疫系统的功能中起重要的作用。淋巴管的生成和血管生成有着相似的过程，它在刺激物作用下也发生内皮细胞增殖和迁移、胞外基质的降解和管状结构的

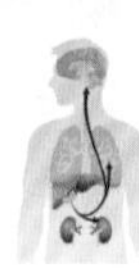



形成。

大量研究表明，在肿瘤发展过程中存在淋巴管的形成，其中 VEGF－C、VEGF－D 是淋巴管生成的两个重要因子，二者有相似的结构与功能，有相同的受体，即 VEGFR2 和 VEGFR3，通过活化 VEGFR2 促进血管内皮的增殖，通过活化 VEGFR3 促进淋巴管的增生与淋巴道扩散。具体作用如下：①增加浸润肿瘤细胞的表面积，促进淋巴内皮的增生。②增加通透性或改变淋巴内皮细胞间的黏着力或改变淋巴内皮的某些化学因子、细胞因子的表达。③改变组织间液压力，增加血管间隙；组织淋巴液增加是肿瘤细胞进入脉管循环的决定因素。④可能通过刺激一氧化氮（NO）产生而调节淋巴管收缩，增加淋巴管通透性，并促进淋巴液经周期性收缩作用而扩散至淋巴结。

### 19.2.2　乳腺癌器官转移的特异性

（1）乳腺癌器官转移的好发部位

乳腺癌可以向多个器官转移，其靶器官主要包括骨、肺、脑、肝等，但骨是最常见的转移部位。目前关于乳腺癌器官特异性转移仍无统一观点。主流观点主要有肿瘤转移的解剖学理论、特异性的肿瘤细胞黏附理论以及“种子与土壤”学说。另外，肿瘤转移是随机的过程，循环肿瘤细胞（CTC）机械性随机停留在某个器官的淋巴结或毛细血管中。

1）骨转移：乳腺癌骨转移在转移复发乳腺癌的病程中发生率为 65%～75%，最常见的骨转移部位是椎骨、盆骨、股骨和颅骨。乳腺癌骨转移的患者中位生存期为 34 个月，5 年生存率为 20%～30%[7,8]。骨特殊的解剖结构和微环境是发生骨转移的重要原因。

椎静脉系统分布在椎腔内外，伸入椎骨内，向上直达颅脑，向前经过椎间孔与其胸、腹、腰、骶等处的奇静脉属支及体表，包括皮肤、乳房、外生殖器和肋间的静脉形成广泛而丰富的侧支吻合；因为这些静脉腔内压力偏低，血流缓慢，所以患者胸、腹腔的压力暂时升高时，静脉系统的癌栓则有可能通过其吻合支而逆流入椎静脉系统，或者肿瘤受到过度挤压时，癌细胞可以直接通过椎静脉系进入脊椎或颅腔。

骨中特殊的微环境对肿瘤细胞转移到骨中有特殊的作用。被肿瘤分泌的因子可以重塑骨髓中的微环境，或者肿瘤可直接适应骨髓中原本干细胞微环境。肿瘤细胞通过与被自己激活的基质细胞或其他细胞相互作用来提高自身的生存能力。另一方面骨髓衍生细胞或者基质在癌细胞到达骨之前已为其创造出转移微环境。促进形成转移前微环境的因子有人 S100 钙结合蛋白 A8 和 A9、人血清淀粉样蛋白 A3 和 CXC 类趋化因子配体 12（CXCL12）等。这些因子来自不同类型的细胞，如造血祖细胞、间质细胞、血小板、内皮祖细胞和成纤维细胞等。这些分子为肿瘤转移到骨提供了合适的微环境，并且可以促进肿瘤的增殖。此外，有很多细胞外基质蛋白可以作为肿瘤细胞的趋化因子，对肿瘤细胞集落的形成有重要作用[9]，见图 19－1。

2）肺转移：肺是乳腺癌的第二常见转移部位，其 5 年生存率为 16.8%[10]。乳腺癌肺转移的临床症状根据转移的部位不同而表现不同。常见的症状为咳嗽、咳痰、咯血、呼吸困难、发热等。乳腺癌肺转移是多种因素交互作用、制约及影响的极其复杂的病理过程，其具体机制至今尚未阐述清楚，但是相关理论或学说却层出不穷，近年来比较有代表性的有“EMT”“微环境”以及“自激注入”等。

3）肝转移：在乳腺癌内脏转移中，肝转移的发生率仅次于肺转移，其 5 年生存率为 8.5%[11]。乳腺癌转移至肝脏的途径包括血行转移和淋巴转移，以血行转移为主。血行转移包括肝动脉转移，该方式占血行转移的 58%～65%。早期的乳腺癌肝转移可以不表现任何临床不适症状，但随着病情发展，可能会出现肝脏受损的非特异性症状如发热、乏力、纳差、腹胀、体重下降等。乳腺癌肝转移是一个多因素、多步骤发生与发展的过程。经典的信号转导通路有 CXCL12－CXCR4 轴、Wnt/β－联蛋白信号通路。近年来研究较热门的信号转导通路包括 AF1q/TCF7/CD44 调节轴、层粘连蛋白受体/Akt/ERK 信号通路以及肝脏微环境中的影响因素，包括中性粒细胞胞外诱捕网（neutrophil extracellar trap，NET）[12]、HIF、肿瘤相关成纤维细胞（CAF）、脂肪基质干细胞、基质金属蛋白酶（MMP）、选择性配体、炎症细胞免疫浸润等。

4）脑转移：乳腺癌中枢神经系统转移的发生率为 15%～25%。尤其是在人表皮生长因子受体 2（HER2）阳性及三阴性乳腺癌（triple negative breast cancer，TNBC）中，中枢神经系统转移的比例明显增高，为 30%～50%[13]。乳腺癌转移偏好最高灌注的区域，因此转移的 80%发生在大脑半球，15%分布

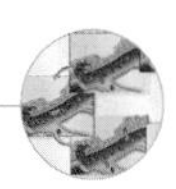

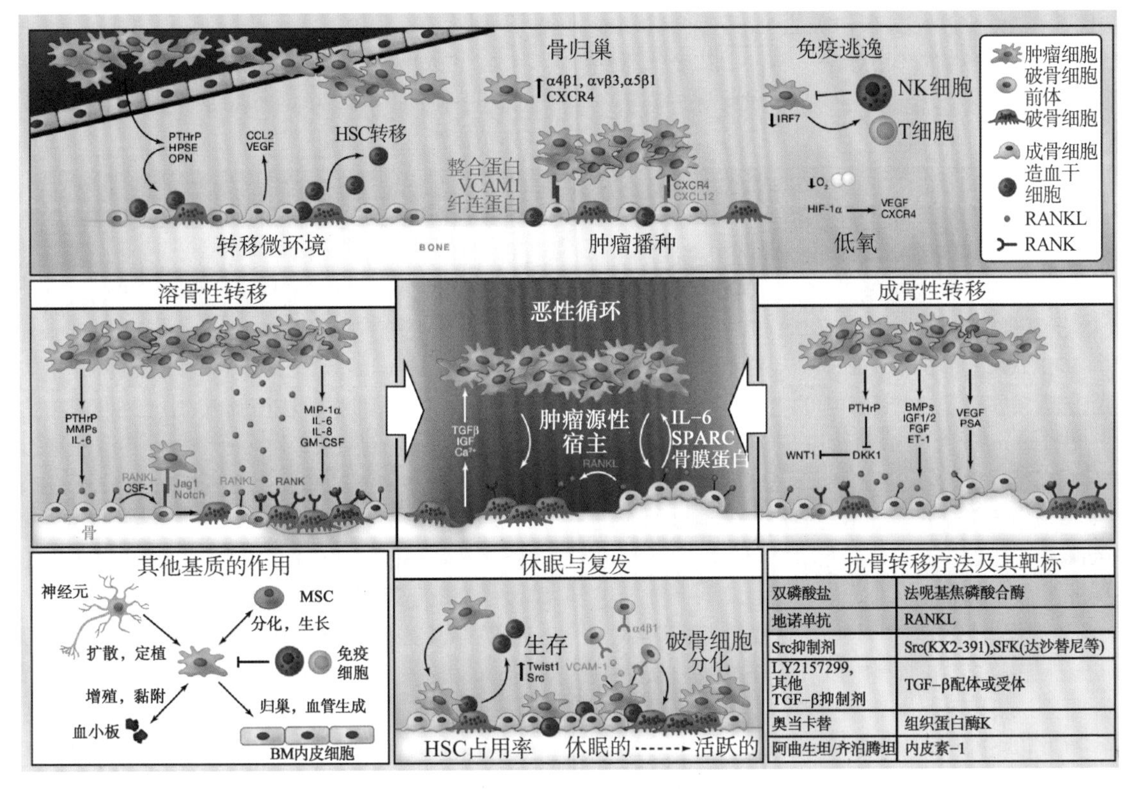


**图 19-1 乳腺癌骨转移机制**

在乳腺癌骨转移过程中，乳腺癌的肿瘤细胞与骨细胞互相作用并影响骨转移的形成，包括转移微环境(metastasis niche)形成、肿瘤细胞定植(seeding)、肿瘤细胞归巢(homing)、肿瘤细胞休眠(dormancy)、骨重塑恶性循环(vicious cycle)。此外，其他基质细胞，如免疫细胞、血小板、骨髓内皮细胞等也对乳腺癌转移起重要作用。

在小脑，其余5%发生在脑干。单个肿瘤细胞转移至脑部，必须通过血-脑屏障。相关研究表明，通过血-脑屏障之后，乳腺癌细胞表面的配体需要与内皮细胞上的受体结合，通过多种信号通路来激活内皮细胞，继而激活脑组织中各种细胞，从而使乳腺癌细胞有选择性地转移到脑组织中。目前已知乳腺癌发生脑转移的信号通路可能有Wnt和Notch信号通路、表皮生长因子受体(EGFR)通路，与乳腺癌脑转移相关的受体可能有VEGF和信号转导及转录激活因子3(STAT 3)、微管蛋白和拓扑异构酶ⅡA(TOP2A)、BNC1、GALNT9、CCDC8、HER2、HER3、MMP、纤维蛋白原结合蛋白(FBP)、肌氨酸等。

(2) 乳腺癌的分子分型与转移器官的特异性

在20世纪末21世纪初，Perou等[14]根据基因表达谱和免疫组化的情况将乳腺癌至少分为5个亚型，包括腔面上皮A型(Luminal A型)、腔面上皮B型(Luminal B型)、HER2阳性型、基底细胞样型和正常乳腺样型。乳腺癌中的不同分子亚型在特异性转移至远端器官的能力明显不同。Smid等[10]分析了344例原发性乳腺癌的患者，发现骨转移的患者大部分属于Luminal型，而少发生在基底型患者中。Luminal A型较少发生肺部转移，但大多数的胸膜转移却发现在Luminal型中。

器官特异性转移不是一个随机的过程，而是有多个因素相互作用及影响产生的结果，这些影响因素包括：乳腺癌分子亚型、特异的转移微环境、不同肿瘤细胞的分子特性和细胞间的交联等。

1) 不同亚型乳腺癌的器官选择性：

A. Luminal型：据文献报道[15]，除基底型乳腺癌外，其他亚型的乳腺癌更易于发生骨转移，其中以Luminal型为甚，且与其他亚型相比，Luminal亚型较少发生肺转移。激素、年龄、经期等因素与骨转移的关系密不可分，骨微环境、内分泌系统、绝经等因素之间可以互相影响。年龄和激素水平可以调节骨代谢，并且与骨髓的细胞因子分泌相关。

乳腺癌骨转移以溶骨性骨转移为主，乳腺癌细

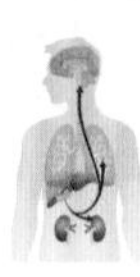



胞上调甲状旁腺素相关蛋白表达时，虽然会促使成骨细胞分泌更多的骨保护素——NF-κB受体激活蛋白配体(RANKL)，却会下调另一种骨保护素——护骨因子(osteoprotegerin, OPG)的表达，结果导致破骨细胞的大量分化并激活，从而促进溶骨。存在于骨基质的活性物质如TGF-β、IL-6、VEGF等，在骨基质被降解同时释放入骨微环境中，促进肿瘤的增殖和产生。据文献报道，绝经以及相关的激素改变能够影响骨髓细胞的细胞因子和分泌因子(如IL-6和TGF-β)的产生，这些因子能够影响肿瘤细胞的骨转移以及在骨组织中的生存及浸润。

在Luminal A型中黏着斑[10]表达上调。黏着斑是器官特异性转移的重要调节分子，是一种特殊的大型蛋白质复合物。细胞的细胞骨架通过黏着斑与细胞外基质连接并连通。黏着斑可以阻碍乳腺癌肿瘤细胞发生肺转移。

B. HER2过表达型：HER2阳性乳腺癌转移主要以内脏转移多见，而其中以肝转移为甚。虽然中枢神经系统转移不是HER2过表达型乳腺癌患者的第一高发转移部位，但随着时间的延长，30%～55%的此型患者最终会发生脑转移。对于HER2过表达型乳腺癌为何嗜脑转移，其中原因可能为大脑组织中存在HER2-HER3二聚体的配体调蛋白(heregulin, HRG)的大量表达，能诱导HER2/HER3过表达的乳腺癌细胞穿过血-脑屏障侵入大脑。

曲妥珠单抗是HER2过表达型乳腺癌的靶向药。据文献报道，使用曲妥珠单抗的HER2阳性MBC患者，脑转移发生率高达40%～50%[16]。Park等[17]回顾分析251例HER2阳性乳腺癌患者，分为两组，即接受与不接受曲妥珠单抗治疗，观察得到脑转移的发生率分别为37.8%与25.0%，发生脑转移的中位时间分别为15个月和10个月，从脑转移到死亡的中位时间分别为14.9个月和4.0个月。HER2阳性MBC接受曲妥珠单抗治疗发生脑转移的概率高，可能原因包括：①HER2阳性乳腺癌更倾向于向中枢神经系统转移；②使用曲妥珠单抗治疗更具生存优势，使得患者的生存期延长；③曲妥珠单抗及化疗药物不能有效地穿过血-脑屏障，脑脊液药物浓度低。换言之，曲妥珠单抗使用本身与脑转移的风险关系并不大，只是因为曲妥珠单抗在提高颅外全身性控制率的同时又不能透过血-脑屏障，中枢神经系统成为HER2阳性乳腺癌转移的避难所，因此接受曲妥珠单抗治疗的患者脑转移发生率上升[18]。

C. 三阴性型：TNBC患者发生脑转移的风险高达25%～46%。TNBC患者脑转移发生时往往伴随颅外转移进展，且脑转移的发生时间较早，这可能与此亚型患者目前缺乏有效的治疗药物及肿瘤细胞的恶性程度极高有关。TNBC患者一旦发生脑转移预后非常差，生存期一般短于6个月。

Bos等[19]发现在原发性乳腺癌中，环氧合酶-2(COX-2)及肝素结合表皮生长因子(heparin binding epidermal growth factor, HBEGF)的过表达能够增加肿瘤细胞转移至肺部、中枢神经系统的能力，而*ST6GALNAC5*作为一个特别的调控基因，其过表达能够调控肿瘤发生特异性的脑转移，并增加肿瘤细胞穿透血-脑屏障的能力。此外，Wnt信号通路也与特异性脑转移相关，Wnt/β-联蛋白信号通路激活有助于基底型乳腺癌转移至大脑。

2) 乳腺癌转移器官特异性与分子亚型间的关联：Smid等[10]通过分析发现，虽然许多基因在不同的分子亚型及特异性器官转移中存在差异性表达，但其中某些基因或信号通路在不同分子亚型和特异性器官转移中是存在共同表达的，如：Wnt信号在基底型和特异性脑转移中表达上调，而在Luminal亚型和骨转移中表达下调。基底型肺部转移率高。肺部转移患者总共有67个差异表达基因，而其中59个基因也在基底型的患者中有相似表达。同样，发生骨转移的患者和Luminal A型、Luminal B型和HER2阳性型的患者之间发现大量重叠基因。

对重叠的基因进行分析发现，在Luminal B型骨转移复发患者中，ER相关基因(例如*TFF1*和*GATA3*)是其中最重要的基因。细胞骨架重构相关的基因在基底型乳腺癌和肺转移复发的患者有显著的重叠性。此外，研究还发现，11q13上的基因，它们在骨复发和HER2阳性乳腺癌中上调。

上述研究说明器官特异转移与乳腺癌不同的分子分型之间存在相似的分子基础[10]。

(3) 器官特异性转移与预后

不同分子亚型的乳腺癌由于其各自特殊的分子生物学特征导致了其转移部位的不同。而器官转移的特异性会导致预后的不同。

1) 脑转移与预后：据报道，组织学分级、肿瘤体积大小、年龄、HER2表达情况、是否伴有肺转移是乳腺癌患者发生脑转移的独立危险因子。研究表明，组织学分级3级、肿瘤长径>5 cm、ER阴性、

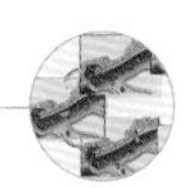

HER2阳性的乳腺癌患者容易发生脑转移。

Niwinska[20]对222例乳腺癌脑转移患者进行分析的结果显示，中位总生存期（OS）为49.2个月。不同分子分型的从确诊乳腺癌至死亡的中位OS也存在差异，Luminal型、HER2过表达型和三阴性型患者中位OS分别为64.8、51.6和33.6个月。HER2过表达型和三阴性型患者的无病生存期（DFS）均较Luminal型患者明显缩短，而Luminal型、HER2过表达型和三阴性型患者确诊脑转移后的中位OS分别为11.2、12.7和11.6个月。Anders[21]等对119例乳腺癌脑转移患者分析发现，这部分患者从乳腺癌发生脑转移到死亡的平均时间为0.65年（0.48～0.98年）。脑转移患者的生存期受分子亚型的影响较明显，三阴性、$HER2^+$、$HR^+/HER2^-$、$HR^+/HER2^+$亚型脑转移后的生存期分别为0.24年（95%*CI*：0.17～0.48）、1.19年（95%*CI*：0.27～3.02）、0.8年（95%*CI*：0.35～1.54）、1.27年（95%*CI*：0.65～3.37），提示三阴性型患者疾病控制时间短且进展迅速。

应用全脑放疗（WBRT）可延长患者的生存期。因血-脑屏障的存在且多数药物无法通过该屏障，多年来人们认为化疗以及内分泌治疗在乳腺癌脑转移患者中并不能发挥重要作用。而近年来的研究显示，WBRT后对患者进行全身系统治疗（化疗、内分泌治疗和靶向治疗）可进一步延长脑转移患者的生存期。据文献报道[22]，乳腺癌脑转移患者在接受WBRT后行或不行全身系统治疗的中位OS分别为10个月和3个月（$P=0.0001$）。不同分子分型在接受WBRT后行或不行全身系统治疗的中位OS也存在差异。在Luminal A型中中位OS分别为12个月和3个月（$P=0.003$）。研究表明WBRT后使用靶向药物如曲妥珠单抗能够延长HER2阳性型乳腺癌脑转移患者的生存期。在HER2阳性、ER/PR阳性患者中给予或不给予全身系统治疗及全身系统治疗联合靶向治疗中位OS分别为6个月、4个月和13个月（$P<0.001$）。

2）骨转移与预后：乳腺癌骨转移的中位OS为34个月。骨痛、骨损伤、骨相关事件（skeletal related event，SRE）及生活质量降低是乳腺癌骨转移的常见并发症。所谓的SRE是影响患者自主活动能力和生活质量的主要因素。双磷酸盐类可以预防和治疗SRE。双磷酸盐用于乳腺癌患者治疗和预防SRE的临床研究中，不同临床试验中位用药时间为6～18个月，已有用药2年以上的安全性数据，因此临床实践中推荐用药时间可达2年或更长时间，但应根据患者的安全性和临床获益情况采取合理的用药时间。中国的一项临床研究结果显示，乳腺癌骨转移患者（$n=181$）使用双磷酸盐治疗超过24个月（平均36个月），仍可显著降低SRE的发生率，且安全性良好，1～2级和3级肾脏不良事件的发生率分别为3.9%和0.7%，仅1例发生下颌骨坏死[23]。

3）内脏转移与预后：文献报道15%～20%的患者术后虽无局部复发，但会发生远处转移。乳腺癌患者的生存期往往决定于是否发生远处转移，尤其是内脏转移常为致死的主要原因。国外资料统计77%乳腺癌患者死于肺转移。

目前，乳腺癌肝、肺转移患者的治疗仍然是一个棘手的问题。影响乳腺癌内脏转移患者的预后因素尚不明确，包括患者、疾病和治疗3个方面的因素。胡夕春等[24]分析了复旦大学附属肿瘤医院收治的141例乳腺癌肝、肺转移住院患者的治疗结果，一线、二线、三线和四线化疗的疗效依次下降，分别为35.6%、30.6%、28.6%和12.5%。单因素和Cox多因素分析模型分析结果均提示激素受体状态、从手术到发生内脏转移时间、化疗疗效是影响生存率的独立预后因素。与乳腺癌其他部位转移相比，乳腺癌肝转移对化疗反应差，生存期短，文献报道平均生存期为9个月，1年生存率仅为23.14%。而其他部位的转移，如骨、肺及胸膜的生存期则相对长些。

## 19.3　乳腺癌转移复发的理论基础

### 19.3.1　乳腺癌转移理论及模型

和其他肿瘤一样，从一开始的“机械理论”学说认为转移只是机械的物理过程，到如今的“瀑布转移”学说阐述了乳腺癌的侵袭和转移是一种多步骤的生物学行为，其过程涉及多种调控机制及大量调控因子。至今，人们对转移的发生和发展过程及驱动环节尚未了解透彻，以下介绍当下较广为接受的学说。

*（1）乳腺癌转移的相关学说*

1）“机械理论”学说：最初认为肿瘤发生转移并形成转移灶是由于肿瘤细胞侵袭进入毗邻器官并且进入血管和淋巴管，在相应脏器的毛细血管和毛细淋巴管中出现滞留，然后溢出至相应脏器，形成转移灶。这种单纯从解剖角度出发的学说无法解释肺癌

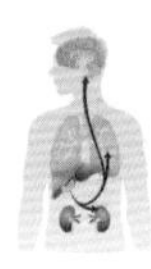



倾向于脑转移、乳腺癌倾向于骨转移等远处器官转移倾向性的问题。

2）"种子与土壤"学说：1889 年，英国皇家医院的外科医师佩吉特提出恶性肿瘤转移"种子-土壤"学说[25]，认为肿瘤的转移是特殊的肿瘤细胞（种子）在适宜的组织环境（土壤）中生长发展的结果，即肿瘤转移的发生与分布在很大程度上依赖于原发肿瘤的组织类型以及肿瘤侵袭转移过程中局部的微环境。这一学说被认为是肿瘤转移研究历史上的重要里程碑。其中，肿瘤的微环境作为"土壤"由周边成分构成，包括细胞外基质、肿瘤间质细胞（如单核巨噬细胞、成纤维细胞、肿瘤相关巨噬细胞、血管生成细胞及其分泌的各种细胞因子）、代谢产物及肿瘤血管等。随着对肿瘤微环境研究的日益深入，形成了多种关于微环境促进转移的学说，如血管微环境学说、免疫微环境学说、代谢微环境学说等。

A. 血管微环境学说：1971 年，福克曼（Folkman）[26]首次提出了肿瘤生长依赖于血管生成的学说，即肿瘤在生长到一定大小后，必须有新的毛细血管的生成。通过使用特异性的血管生成抑制因子，阻断肿瘤组织中促血管生成分子的作用或促进血管生成抑制因子在肿瘤组织中的表达等，在实验中均能获得抑制肿瘤生长的效果。在肿瘤发生转移时，肿瘤细胞从原发灶进入血管，在循环系统中存活，定位于靶器官的微血管并进入靶器官，定植并生成转移灶，进而诱发转移灶血管生成。血管形成是转移过程自始至终所必需的关键环节。在血管微环境中，肿瘤细胞或其宿主间质细胞，如巨噬细胞和成纤维细胞等能产生多种肿瘤血管生成因子，其中 VEGF 的作用最为重要。VEGF 是已知最强烈的直接激活血管生成因子，能有效促进血管内皮细胞增殖和新生血管形成，并能增加血管通透性。肿瘤细胞分泌的 VEGF 在血管生成的旁分泌刺激中起重要作用，尤其是在低氧环境中，肿瘤细胞通过 HIF－1 上调 VEGF 表达，促进内皮细胞活化和血管生成，进而促进肿瘤转移、生长。

B. 免疫微环境学说：免疫微环境被视为肿瘤标志性特征之一，其在肿瘤转移中的作用越发受到重视。其机制包括促进肿瘤血管生成、改变肿瘤的生物学特性、筛选适应微环境的肿瘤细胞存活或建立适宜的肿瘤微环境促进肿瘤转移，甚至可以调节肿瘤干细胞活性。免疫细胞是组成免疫微环境的主要组成成分，比如巨噬细胞出现在肿瘤发生、发展的全过程，并且促进肿瘤进展，表现在刺激肿瘤血管生成和增强肿瘤细胞迁移、侵袭和转移。免疫系统与肿瘤细胞的相互作用复杂，表现在不仅能消灭癌细胞或抑制它们的生长，相反地还能筛选更适合宿主微环境的癌细胞，促进肿瘤发展。肿瘤内包含淋巴细胞、骨髓来源抑制细胞、巨噬细胞和树突状细胞，这些免疫细胞的失调和损害，帮助了肿瘤细胞的免疫逃逸。在肿瘤细胞和免疫细胞的相互作用下，肿瘤局部积聚了大量不利于抗肿瘤免疫效应发挥却有利于肿瘤生长的调节细胞和抑制因子，这些免疫效应和调节细胞是肿瘤发生、发展的关键因素。宋尔卫等在研究乳腺癌肿瘤相关巨噬细胞（TAM）时发现，TAM 可通过大量分泌 CC 亚族趋化因子配体 18（CCL18），并通过结合其功能受体 PITPNM3，增强肿瘤细胞侵袭和转移能力[27]。在后续研究中进一步发现，CCL18－PITPNM3 的相互结合通过促发细胞内 NF－κB 通路，诱导肿瘤细胞发生 EMT，而发生了 EMT 的肿瘤细胞分泌粒细胞-巨噬细胞集落刺激因子（GM－CSF），又引起巨噬细胞向 TAM 表型转变，因而形成一条介导乳腺癌转移的正反馈环路[28]。随后，宋尔卫等首次运用细胞表面标志物在乳腺癌中鉴定出一个特殊亚群的 CAF，并通过进一步研究发现此特殊亚群 CAF 具有维持乳腺癌干细胞特性并促进乳腺癌化疗耐受的作用[29]。以上研究成果说明肿瘤微环境在肿瘤的发生、发展中起了重要的作用。

C. 代谢微环境学说：肿瘤本身以及微环境的代谢异常与肿瘤转移存在密切的联系。葡萄糖是生物体进行糖类代谢的主要原料。与正常组织相比，即使在有氧条件下，肿瘤组织仍然主要以糖酵解方式进行葡萄糖代谢，产生大量乳酸，这种现象即"Warburg 效应"，也称有氧糖酵解[30]。该研究还发现，高度恶性或者转移性的肿瘤细胞比低度恶性的肿瘤细胞糖酵解能力更强，提示肿瘤异常代谢与其侵袭转移特性可能存在潜在的联系。在整个糖酵解过程中，丙酮酸、乳酸等的代谢均和肿瘤的发展和转移相关。研究发现正常组织中主要表达 M1 型丙酮酸激酶（PKM1），而肿瘤组织异常表达 M2 型丙酮酸激酶（PKM2）。PKM2 的异常表达与多种肿瘤的转移呈正相关。乳酸一方面参与肿瘤干细胞特性的维持，另一方面，最新研究显示乳酸可能参与肿瘤细胞与微环境的相互作用，肿瘤细胞分泌的乳酸可促进微环境中的巨噬细胞向 M2 型转化，进而促进肿瘤

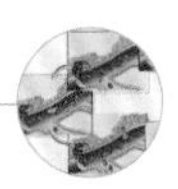

的侵袭转移[31]。此外，磷酸戊糖途径(PPP)对肿瘤的转移也起到重要作用，在乳腺癌脑转移瘤中，PPP氧化分支中葡萄糖-6-磷酸脱氢酶(G6PD)的表达较未转移的乳腺癌中的表达量明显升高。

3) 肿瘤干细胞学说：人们发现肿瘤细胞与干细胞之间存在很高的相似性。干细胞最主要特征是自我更新，具有分裂的不对称性、可塑性，能够被诱导分化。如在造血干细胞和骨髓细胞的移植中，发现还可分化产生非造血细胞，这些特征可应用于组织器官的重建。在肿瘤的研究中，同样发现了肿瘤细胞群体中少量细胞具有分化产生肿瘤细胞的能力，即为肿瘤干细胞(CSC)。CSC是一种异常的干细胞，与肿瘤的发生、治疗、预后、复发和转移关系极为密切。

在2003年，Al-Hajj等[32]提出乳腺癌起源于乳腺干细胞，并且首次分离得到实体乳腺癌干细胞。有研究表明，乳腺上皮细胞株可通过EMT形成具有乳腺干细胞和乳腺CSC特征的细胞，说明经过EMT的细胞具有干细胞特性。而且通过诱导EMT的产生，不仅能够促进肿瘤细胞从原发部位扩散，而且能够提升肿瘤细胞的自我更新能力。因此，肿瘤细胞能够通过EMT成为CSC，表明CSC可能通过EMT获得迁徙性的改变。

(2) *肿瘤转移理论的新观点*

1) 克隆进展学说：转移灶克隆形成的概念由Weinberg等人[33]在2011年提出，是指肿瘤细胞从原发灶脱落，经转移到达潜在的位点，在重新获得增殖能力后，由微小转移灶逐步生长扩大，形成肉眼可见的转移灶的过程。该过程是转移中的限速阶段，只有少部分转移细胞能够成功形成转移灶克隆。这一过程受到多种相关基因的调控，并与组织器官的结构有关。大量证据表明，肿瘤转移在癌症早期就已经启动，但形成肉眼可见的转移灶尚需要相当长时间。肿瘤转移灶克隆形成有早发性和器官亲嗜性转移两大特点。早发性是指在患者被确诊身患肿瘤时，已经有肿瘤细胞从原发灶处脱落，进入机体循环系统了；这些散播细胞中大部分会在循环系统或者远隔器官中死亡，但有小部分能够存活下来，繁殖形成微小转移灶。器官亲嗜性是肿瘤转移最为突出的特征，是指各种不同的肿瘤能在人体内相同或不同的部位形成转移灶；有些肿瘤的转移目标器官要比其他肿瘤特异得多，比如前列腺癌几乎只会转移到骨。转移灶克隆形成受到微环境的影响，转移灶起源于原发灶，理论上该组织类型、分子分型应完全一样，但在实际中仍有相当的病理结果不一致，说明在转移过程中肿瘤克隆进化部分改变了肿瘤细胞分子特性。

2) 转移前微环境学说：Peinado等[34]针对“土壤”变化过程提出转移前微环境(壁龛)及转移微环境学说。由于原发肿瘤的微环境和转移灶的微环境相差甚远，为了避免原发肿瘤经过循环到达远处器官后会因微环境的差别而无法继续生长，原发肿瘤在转移之前会在远处器官形成和原发肿瘤微环境相似的微环境，这就是“转移前微环境”，指出“土壤”的变化是转移瘤形成的保障。肿瘤还没发生转移之前，靶组织就已经发生变化，我们可以观察到靶组织持续炎症反应、骨髓干细胞聚集、基质重塑、氧自由基增多以及其他生物活性致癌因子富集。2005年，Kaplan等[35]对肿瘤转移与微环境关系进行的研究显示，在肿瘤转移前，表达VEGFR1阳性的骨髓源性造血祖细胞先于肿瘤细胞进入特定的转移部位并形成细胞集落，从而形成肿瘤转移前微环境，诱导肿瘤细胞的转移。使用抗VERFR1抗体可阻断骨髓源性造血祖细胞形成的前微环境，能极大地抑制肿瘤的转移能力。转移前微环境学说指出肿瘤转移是肿瘤干细胞从原发灶微环境脱离到转移灶微环境的定植，目标组织器官的适宜肿瘤转移微环境的形成为肿瘤转移的启动和归巢做好铺垫。

3) 瀑布转移学说：该学说指出，乳腺癌的侵袭和转移不是由某单一因素决定的过程，而是一种多步骤的生物学行为，这种行为被称为“侵袭-转移瀑布”。其过程包括原发肿瘤的生物学行为改变、局部侵袭、血管内渗、在血液中存活、血管外渗、被远处器官捕获、形成微转移灶、形成转移克隆集落，最后形成被临床观察的转移灶等步骤。每一步都涉及多种分子生物学机制，而决定能否成为转移灶的关键步骤在于癌细胞从血管外渗到达相应器官后能否适应环境存活并形成克隆集落。

(3) *主流转移模型*

1) 克隆优势模型：又称“达尔文模型”或“克隆演化模型”，指癌细胞内部会出现随机突变，使得癌细胞的增殖、侵袭、转移能力各不相同，在转移过程中，非优势细胞克隆会被淘汰，而只有生存、侵袭、转移能力强的优势克隆才能到达相应的器官定植并最后形成克隆、形成转移灶。由于癌细胞在转移过程中发生了突变，所以该模型假定原发灶和转移灶的

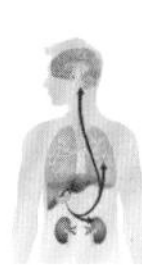


基因和表观遗传表型不一样，解释了临床工作中众多原发灶和转移灶分子表现差异较大的现象[33]。这一模型实际与克隆进展学说相一致。

2）线性进展模型：肿瘤细胞之所以能进行转移，内在原因是“转移毒力基因”，包括“转移激活基因”和“转移进展基因”的表达[36]。当正常的上皮细胞经过致癌基因的激活之后，会直接形成原始的肿瘤（primary tumor），再通过对“转移激活基因”和“转移进展基因”的激活，随着体液的流动到达相应的脏器进行定植，这样的转移形式称为线性进展模型。根据形成原始肿瘤后到形成转移灶的过程差异，形成了4个相关模型（图19-2A～D），分别是原始细胞模

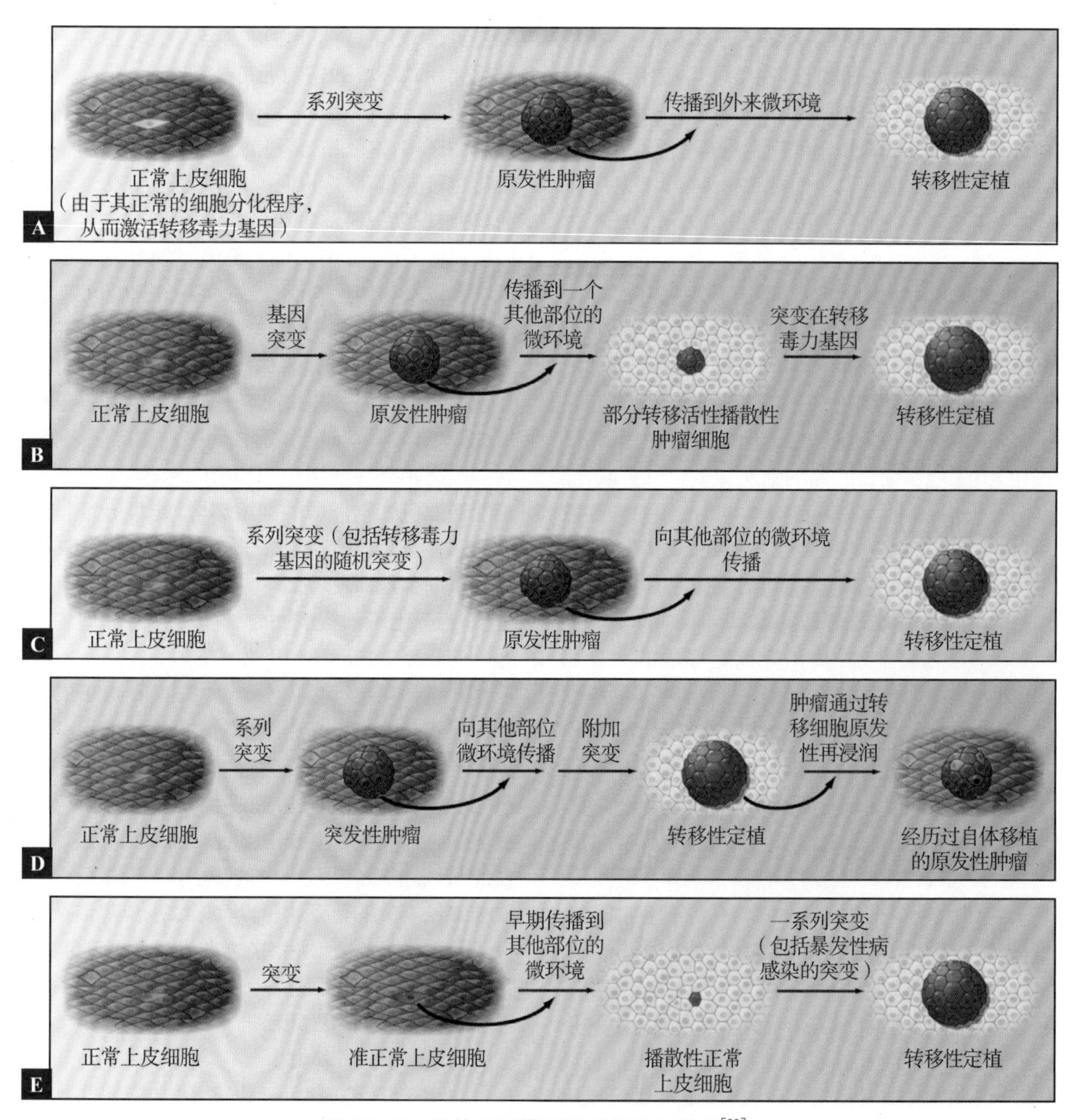


**图19-2 线性进展模型及平行进展模型[33]**

A. 原始细胞模型：在正常上皮细胞阶段已经激活转移毒力基因，后经过突变后形成肿瘤细胞，再经播散形成远处转移。B. 部分能力模型：正常上皮细胞经过突变后形成肿瘤细胞，经播散形成部分能力的远处转移灶，后再经过转移毒力基因突变形成转移灶。C. 随机模型：正常上皮细胞经过随机突变（包括转移毒力基因突变）后形成肿瘤细胞，经播散形成转移灶。D. 肿瘤自身种植模型：正常上皮细胞经过突变后形成肿瘤细胞，在播散过程中遭遇附加突变后形成转移灶，转移灶细胞可以重新种植回原发部位。E. 平行进展模型：正常上皮细胞突变后形成类上皮细胞，类上皮细胞可早期转移形成转移灶，后转移灶再经过随机突变（包括转移毒力基因突变）后形成转移灶。

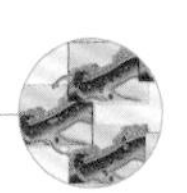

型(cell-of-origin model)、部分能力模型(partial-competent model)、随机模型(stochastic model)、肿瘤自身种植模型(tumor self-seeding model/re-seeding model)[33]。其中,肿瘤自身种植模型主要阐明了复发的过程。化疗、放疗、手术等传统治疗后患者出现复发的原因在于,在形成原发灶之前或在治疗过程中,肿瘤细胞会暂时离开原发灶进入其他部位,在治疗结束之后,之前"逃离"的细胞会重新种植回到原发灶,并且这些细胞更有侵袭性,这从另一角度解释了复发的肿瘤治疗效果更差的现象[37]。

3) 平行进展模型:与线性进展模型相对的是平行进展模型,其不同点为正常的上皮细胞经过致癌基因突变后不是形成原始肿瘤,而是形成类正常上皮细胞(quasi-normal epithelial cell),这种类正常上皮细胞进入体循环到达相应脏器后通过"转移激活基因"和"转移进展基因"的激活,最后形成转移灶(见图 19-2E)。该模型指出上皮细胞在没完全恶变之前已经出现了转移,这也能解释为什么临床上治疗完全缓解的患者依然有相当一部分患者发生肿瘤复发和转移。

4) 综合转移模型:肿瘤的转移是一个多步骤、由多种机制参与其中的生物行为。其中的复杂性致现阶段仍不能用单一的模型来解释所有的基础和临床现象。在解释某一转移现象的时候要用到多个模型或假说。例如有些肿瘤不容易发生转移,即可能是其突变来自分化较高的干细胞,可能是本身肿瘤抗性较弱,无法在漫长的转移过程中存活下来,也可能是微小转移灶微环境的调节,释放抑制因子等令其无法形成最终的转移灶。随着对转移研究的深入,越来越多的机制被阐明,相信综合转移模型能够建立。

### 19.3.2 乳腺癌转移的分子机制

*(1) 肿瘤微环境与转移*

肿瘤微环境的不同组分均参与促进肿瘤转移(图 19-3)。目前研究较多的包括细胞外基质(ECM)、TAM、CAF、肿瘤相关脂肪细胞(TAA)、肿瘤微环境中浸润的淋巴细胞等。

1) ECM:ECM 在肿瘤转移过程中发挥了重要作用。肿瘤进展过程中通常发生 ECM 的降解和重组,而 ECM 状态的改变对肿瘤表型的转化过程发挥了重要作用。造成 ECM 变化的分子有 E-钙黏素、整合素和 MMP 等。

E-钙黏素是研究最为透彻的钙黏素家族的成员之一,作为跨膜蛋白,其胞内段通过与联蛋白和细胞膜骨架蛋白相互作用,可引发胞外段的激活与失活,从而调节细胞间黏附。E-钙黏素可被肿瘤调节,例如肿瘤组织中的成纤维细胞可分泌类似 MMP3 的 E-钙黏素裂解酶。E-钙黏素缺失的肿瘤往往伴随着 EMT,并且易于转移和恶化。在侵袭性乳腺癌中,E-钙黏素的缺失与远处转移和不良预后相关。

整合素是一种介导细胞和 ECM 之间连接的跨膜蛋白。整合素作为异质二聚体,由多种不同的 α、β 亚单位组合形成,保证了整合素类型和功能的异质性。一方面,整合素与 ECM 成分相互作用可调节细胞内信号通路,影响肿瘤的发生、生长、迁移和浸润等生物行为。某些整合素的过表达能引起细胞黏附分解和细胞分散。另一方面,肿瘤细胞也可影响整合素表达的类型和数量。原发灶肿瘤通过抑制 β1 整合素表达,而骨髓转移灶促进整合素表达,从而保证肿瘤的骨髓转移。

MMP 能够降解细胞外基质。肿瘤细胞及间质细胞通过分泌 MMP 可以降解与重塑 ECM,因此整合素与 MMP 之间的相互依存关系在肿瘤转移和基质重塑过程中起重要作用。此外,MMP 还可激活生长因子和其他不活动的 MMP,形成级联反应。和正常组织相比,乳腺导管原位癌中 MMP2 和 MMP9 呈高表达。在侵袭性肿瘤患者中,MMP1、MMP12 表达增加提示预后不良。但 MMP 抑制剂 BMS-275291 针对非小细胞肺癌的Ⅲ期临床试验表明患者的生存率未能得到改善,这提示 MMP 如何作为治疗靶点尚需进一步研究。

2) TAM:血液中的单核细胞在不同条件刺激下可分化为 M1 型巨噬细胞和 M2 型巨噬细胞。M1 型巨噬细胞可杀伤肿瘤,而 M2 型巨噬细胞可促进肿瘤进展。目前发现的 TAM 表型上以 M2 型为主,通过高表达非调理素受体,分泌炎症因子,并无法激活 T 细胞等方式促进肿瘤的生长与扩散。TAM 与发生 EMT 的乳腺癌细胞之间可以形成正反馈通路:间质变的乳腺癌细胞分泌 GM-CSF 促进巨噬细胞向 TAM 转化,TAM 分泌的 CCL18 亦引导乳腺癌细胞发生 EMT[28]。肿瘤 EMT 是其发生转移的重要因素之一;同时研究发现阻断 GM-CSF 和 CCL18 可以减少乳腺癌的转移。CCL18 是 TAM 介导转移的重要因子,除与肿瘤 EMT 相关外,

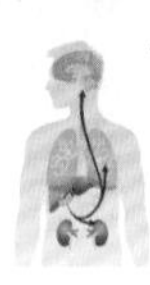

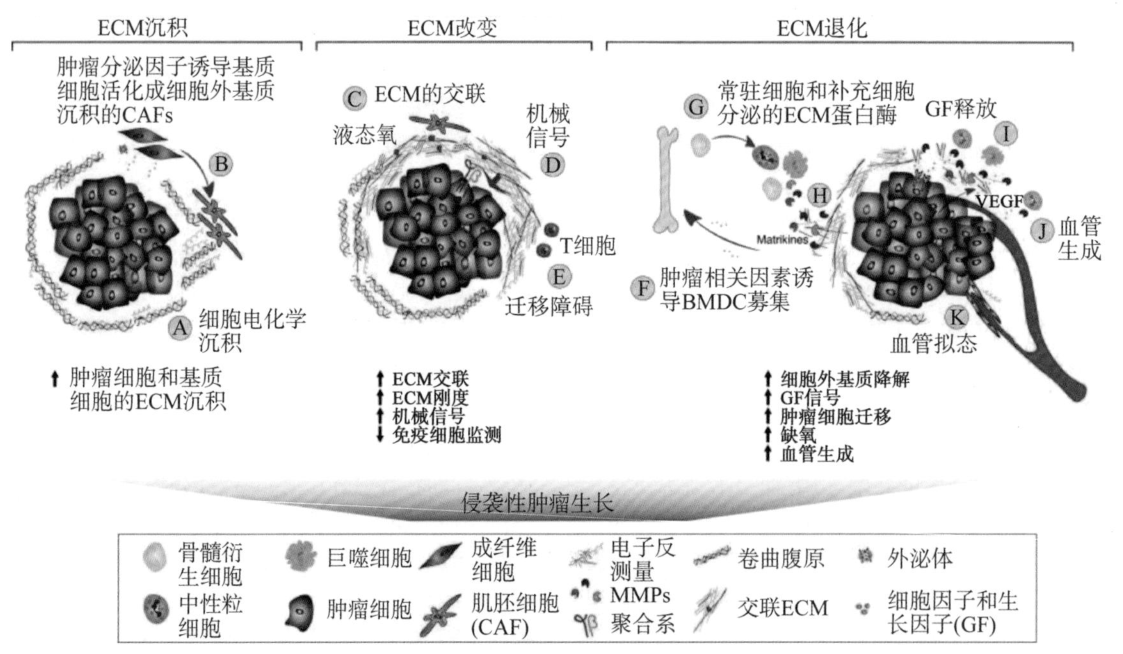


**图 19-3　肿瘤转移前原发灶的微环境重构[39]**

A、B. 肿瘤细胞分泌细胞因子激活间质细胞，诱导 CAF 在肿瘤周围合成并分泌大量细胞外间质成分；C. 肿瘤细胞表达的 ECM 重塑酶[如赖氨酰氧化酶(LOX)]、CAF 以及纤维蛋白的交织导致 ECM 质地坚硬，形成物理屏障(E)，导致 T 细胞无法浸润肿瘤微环境；D. ECM 的逐渐坚硬促进非细胞成分与细胞表面受体的相互作用，从而导致整合素等机械力响应的细胞信号激活；F. 为了维持微环境稳定，肿瘤细胞和免疫细胞分泌细胞因子、趋化因子及生长因子招募骨髓衍生细胞(BMDC)浸润到肿瘤微环境；G. BMDC、CAF 和肿瘤细胞分泌细胞外基质降解蛋白酶，包括细胞表面绑定的以及分泌形式的 MMP；H. 被溶解的 ECM 组分产生具有生物学活性的基质酶，释放绑定在基质成分中的生长因子，这些因子通过激活促癌信号促进肿瘤生长、转移、进展以及血管生成；J. 这一系列的改变将会为 ECM 创造低氧微环境，中性粒细胞会分泌大量 MMP9，从而降解 ECM 并且释放出绑定在基质成分中的 VEGF，从而为血管新生创造条件；K. 在质地坚硬的 ECM 物理刺激下，肿瘤细胞可能会获得上皮样表型，从而模拟血管细胞，有助于血管的互相连接。

还可与其受体 PITPNM3 结合，增强肿瘤细胞与细胞外基质的黏附。TAM 还能分泌蛋白水解酶与 MMP 导致 ECM 降解，继而从基底膜裂隙处迁出诱导肿瘤细胞浸润与转移[38]。此外，TAM 分泌的集落刺激因子 1(CSF1)与肿瘤细胞膜表面 EGFR 作用，促进肿瘤细胞向富含巨噬细胞的血管迁移。血管旁的 TAM 还可促进肿瘤周围的胶原纤维产生，而肿瘤细胞在胶原纤维的移动速度快于间质，因此肿瘤细胞沿着胶原纤维向血管迁移，最终导致转移的发生[29]。

3) CAF：肿瘤组织分泌的 TGF-β 通过促进成纤维细胞内活性氧(ROS)和 α-平滑肌肌动蛋白(α-SMA)产生增加，从而促进其分化为 CAF。CAF 在肿瘤组织中数量多、成分复杂，其作用也不尽相同。其中 $CD10^{+}$ $GPR77^{+}$ 亚型的 CAF 通过对 NF-κB 信号通路的激活，对肿瘤的形成、转移及耐药具有促进作用，临床数据亦表明 CD10 和 GPR77 表达量高的患者无转移生存期较短，预后较差[29]。CAF 可产生大量趋化因子、生长因子与 MMP，促进肿瘤的浸润与迁移。例如 CAF 可分泌肝细胞生长因子(HGF)诱导肿瘤细胞发生 EMT；CAF 产生的 MMP3 促进肿瘤细胞内 ROS 释放，从而导致肿瘤细胞向干细胞分化和侵袭能力增加；在乳腺癌中，CAF 还可分泌基质细胞衍生因子-1(SDF-1)/CXC 类趋化因子受体 4(CXCR4)促进肿瘤生长和血管生成。

4) 骨髓来源的抑制性细胞(MDSC)：MDSC 是源于骨髓祖细胞和未成熟的髓细胞，是树突状细胞、巨噬细胞和粒细胞的前体，具有抑制免疫细胞应答的能力。MDSC 公认其具有的免疫抑制功能可参与肿瘤免疫逃逸，进而作为肿瘤转移的重要因素。肿瘤微环境中募集而来的 MDSC 一方面可以通过高表达一氧化氮合酶 2(NOS2)产生 NO，抑制 $CD8^{+}$ T 细胞功能；另一方面也可以通过精氨酸代谢，氧化 T

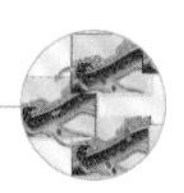

细胞表面识别受体使 T 细胞失活。也有文献报道 MDSC 可分泌 IL－6、IL－23 和 TGF－β 等因子募集 Th17 细胞，Th17 细胞通过分泌 IL－17 因子反作用于 MDSC，促进更多 MDSC 招募，从而形成正向反馈。此外，CAF 等也可分泌粒细胞集落刺激因子(G－CSF)促进 MDSC 的募集。

5) TAA：TAA 可在肿瘤侵袭前沿富集。不同于正常脂肪细胞，TAA 脂滴和成熟脂肪细胞标志物减少，但炎症因子和蛋白酶表达增加，通过旁分泌各种因子产生促转移作用。在乳腺癌中，TAA 不仅可以产生 IL－6、IGF、VEGF、过氧化物酶体增殖物激活受体(peroxisome proliferator-activated receptor, PPARγ)等因子促进肿瘤进展；还可上调患者体内雌激素水平、提高雌激素效应，进一步刺激乳腺上皮增生。TAA 可分泌肿瘤坏死因子－α(TNF－α)，通过调节 IL－6 间接影响芳香化酶的表达，使脂肪组织中雄二烯酮向雌酮转化；IL－6 亦能上调瘦素的表达，激活不依赖雌二醇的雌激素受体信号通路，加强肿瘤内血管生成，进而促进转移[39]。

(2) 肿瘤代谢异常与转移

在致癌因子的作用下，肿瘤细胞的代谢呈现出不同于正常细胞的特征，如葡萄糖摄取量增加、乳酸堆积、核酸合成增加等。肿瘤细胞代谢方式的改变，既可为细胞增殖提供物质原料，也可为细胞提供持续增殖的信号，从而促进肿瘤的转移。目前已发展多种肿瘤代谢相关靶向治疗药物(表 19－1)。

**表 19－1 肿瘤代谢相关靶向治疗药物**

| 代谢途径 | 靶点 | 靶点作用 | 抑制剂 |
|---|---|---|---|
| 糖代谢 | *HK2* | 糖酵解 | 3Br－PA |
| | *GLUT1* | 葡萄糖转运 | WZB117 |
| | *GLUT4* | 葡萄糖转运 | 利托那韦 |
| | *PHGDH* | 磷酸甘油酸酯脱氢 | CRB－5884 |
| | *LDHA* | 乳酸合成 | 二氯乙酸(dichloroacetic acid)，棓黄素(galloflavin) |
| 脂代谢 | *ACLY* | 脂肪酸合成 | HCA，SB－204990 |
| | *FASN* | 脂肪酸合成 | 浅蓝菌素(cerulenin)，C75 |
| | *ACAT1* | 胆固醇代谢 | 阿戈麦布(avasimibe) |
| 氨基酸代谢 | *SLC6A14* | 谷氨酰胺转运 | α－MT |
| | *GLS1* | 谷氨酰胺水解 | C－968 |

1) 低氧对肿瘤转移的影响：肿瘤组织通常呈现缺氧状态，与正常组织氧分压($PO_2$＝40 mmHg)相比，肿瘤组织的氧分压仅为 7.5 mmHg 以下。这是因为多数肿瘤细胞代谢和增殖速率远远高于正常细胞，并且肿瘤组织血管结构和分布的异常，造成过度灌注性缺氧；此外，肿瘤患者往往存在不同程度的贫血，加之化疗后期，化疗药物对血管内皮的损伤作用，导致肿瘤细胞的供氧量显著下降。这一系列的变化导致肿瘤局部的低氧状态。目前认为，低氧微环境是促使肿瘤进展、转移的重要因素，其中 HIF 起到了至关重要的作用。HIF 可以激活 HGF 受体及其下游的信号转导通路，使肿瘤细胞之间的连接松弛，ECM 发生降解，增强肿瘤细胞的侵袭转移能力。缺氧还会引起肿瘤细胞发生 EMT，上皮组织标志物如 E－钙黏素下调，而间叶细胞标志物如波形蛋白、Snail 蛋白等上调，肿瘤细胞由此获得间叶组织的特性，因此更容易发生转移。除了对肿瘤细胞的直接影响，缺氧还会造成 ECM 的重构，如缺氧可通过 HIF 造成多种 MMP 分泌与激活，刺激肿瘤细胞分泌生长因子，诱导巨噬细胞迁移到肿瘤微环境中等。

2) 糖代谢与肿瘤转移：细胞的糖代谢通过线粒体氧化磷酸化和糖酵解两种方式供能。肿瘤细胞在供氧不足与线粒体氧化磷酸化供能不足的情况下，转而主要通过糖酵解途径产生能量以满足其生长需要，同时产生大量乳酸和少量 ATP。这种现象即著名的 Warburg 效应。在口腔鳞癌与肾细胞癌的标本中发现，肿瘤糖酵解量与转移能力存在一定的相关性。大量糖酵解产生的乳酸亦对肿瘤细胞产生保护作用。研究表明，肿瘤细胞中乳酸的水平与肿瘤

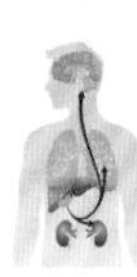



的转移有直接关系：一方面，乳酸可以诱导糖酵解关键酶的表达与激活，如己糖激酶和磷酸果糖激酶1（phosphofructokinase 1，PFK1），增强肿瘤细胞的ATP供应，同时肿瘤细胞可以直接将乳酸作为能量来源进行新陈代谢；另一方面，肿瘤细胞可从周围细胞中获取乳酸维持自身的酸性环境，维持自身转移性、细胞凋亡抗性及血管生成能力。有研究表明，肿瘤细胞内部聚集的乳酸通过激活TGF-β2信号通路影响肿瘤细胞转移。因此，改变肿瘤细胞所处的酸性环境，消除肿瘤细胞生长的微环境优势，阻断肿瘤细胞代谢的能量来源，是阻止肿瘤转移的有效途径。

3）脂类代谢：脂类包括脂肪、类脂及其衍生物，是细胞膜的重要构成成分，也是机体所需三大营养物质之一。研究证实，肿瘤细胞中脂肪的从头合成普遍存在，是肿瘤脂类代谢的主要特点，常常发生在肿瘤形成的早期阶段，亦与癌症发生、发展及转移关系密切：Lipin-1是甘油三酯生物合成所必需的一种磷脂酸磷酸酶，与邻近组织相比人乳腺肿瘤的磷酸化Lipin-1水平升高，并与肿瘤大小、淋巴结转移、患者的复发时间和生存率相关。Lipin-1的酪氨酸磷酸化由Src活化生长因子介导，显著提高了其磷脂酸磷酸酶及脂肪合成的活性，由此揭示了脂肪生成与肿瘤进展转移之间的联系[40]。有研究发现，在血清中亚油酸的单独作用下，乳腺癌的发病风险增加，而亚油酸的重复去饱和作用可以降低其致癌风险。此外，肿瘤细胞在不断增殖和转移的过程中对胆固醇的要求也有所增加。胆固醇作为细胞膜脂阀的重要成分，参与细胞表面整合素的内化和循环，而整合素在细胞转移过程中促进细胞的黏附，胆固醇合成增加可能会加速肿瘤转移。除了特定的脂质成分可促进肿瘤转移，研究发现体内注射乳腺癌细胞后，高脂饮食的小鼠比正常饮食的小鼠更容易发生肺部和肝脏转移。脂代谢影响肿瘤转移的机制另外报道较多的是通过固醇调节元件结合蛋白（sterol regulation element-binding protein，SREBP）作用的。SREBP-1可以通过调节与脂肪酸从头合成途径有关的基因调节细胞内的代谢，如乙酰辅酶A羧化酶（*ACC*）和脂肪酸合成酶（*FAS*）基因等。SREBP-1受到抑制会使细胞内不饱和脂肪酸含量减低，导致肿瘤细胞恶性增殖和转移。

（3）表观遗传与转移

表观遗传学上的改变通常被认为是DNA核苷酸序列保持不变却因修饰作用引起基因表达的改变，其机制主要包括DNA甲基化、组蛋白修饰和非编码RNA（ncRNA）。与基因突变不同，肿瘤细胞表观遗传学的改变是可以通过表观遗传调节剂来逆转的，从而达到治疗乳腺癌的目的。近年来，表观遗传调控乳腺癌转移的机制、表观遗传调节剂的应用均取得了一定的成绩，有望成为乳腺癌治疗的新方向。

1）DNA甲基化：DNA甲基化是指CpG二核苷酸中的胞嘧啶被选择性甲基化，形成5-甲基胞嘧啶。DNA甲基化主要由DNA甲基转移酶（DNMT）催化完成，其中发挥主要作用的是DNMT3a和DNMT3b。通常，DNA甲基化与基因沉默相关，而DNA去甲基化与基因活化相关。目前已发现许多甲基化标志物与肿瘤转移相关，其中包括细胞凋亡、细胞黏附、细胞外基质降解、细胞运动与迁移相关基因的甲基化等。

抗凋亡能力是肿瘤细胞转移的必备条件。在胃癌、食管癌、宫颈癌中，发现抑癌基因*p16*失活的主要机制是启动子区高甲基化和纯合性缺失，而突变等其他遗传学改变发生较少。通过*p16*基因的失活，其表达产物P16蛋白也相应减少，导致细胞周期蛋白依赖性激酶（CDK）激活，使肿瘤细胞具备抗凋亡能力。

E-钙黏素作为细胞间黏附的重要分子，在肿瘤转移过程中发挥不可或缺的作用。在胃癌、结直肠癌、乳腺癌及前列腺癌的研究中，均有报道E-钙黏素启动区CpG岛甲基化。E-钙黏素启动子区发生甲基化是肿瘤进展的早期标志物：E-钙黏素的甲基化程度与肿瘤细胞的侵袭能力、浸润深度、淋巴结转移数量呈正相关。

MMP2、MMP7与MMP9的表达也受到甲基化调控。体外实验提示，其甲基化的程度可以影响肿瘤细胞的侵袭能力，并且这种现象可以被甲基化抑制剂5-氮杂胞苷（5-AZA）所加强。金属蛋白酶组织抑制因子（TIMP）是MMP的天然抑制因子，包括TIMP1、TIMP2、TIMP3、TIMP4。大量文献报道TIMP自身的甲基化可以导致基因沉默，从而促进肿瘤的发生、发展，TIMP甲基化程度与患者的总生存期呈反比，可以作为判断预后的指标。

2）miRNA：miRNA是长约22个核苷酸、内源性非编码的单链RNA，可以通过与目的mRNA的不完全互补结合抑制mRNA的翻译或降低mRNA的稳定性。不少研究表明，miRNA与肿瘤的转移也

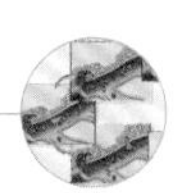

存在密切联系。目前研究发现，参与恶性肿瘤转移调节的涉及 30 多种常见的 miRNA。

let－7 与肿瘤 EMT、侵袭转移密切相关。研究表明，在乳腺癌的肿瘤起始细胞（TIC）中 let－7 的表达随细胞分化而逐渐增多，let－7 与 *HMGA2*、*H－Ras* 表达呈反比。在非肥胖糖尿病/重症联合免疫缺陷（NOD/SCID）小鼠体内注射过表达 let－7 的乳腺癌 TIC，肿瘤的形成与转移能力明显减弱。在前列腺癌细胞中，发现敲低 let－7 能促进组蛋白甲基化转移酶 zeste 同源物 2 增强子（EZH2）表达，进而导致 EMT 与侵袭转移。miR－21（micro－21）可以通过参与细胞增殖、凋亡、侵袭等多个环节的基因促进肿瘤转移。原肌球蛋白 1（*TPM1*）基因、第 10 号染色体缺失的同源性磷酸酶-张力蛋白（*PTEN*）基因、程序性细胞死亡蛋白 4（*PDCD4*）、乳腺丝氨酸蛋白酶抑制剂（maspin）基因等抑癌基因均受到 miR－21 的调控。miR－155（micro－155）在晚期、淋巴结阳性乳腺癌组织中表达上调。研究发现，miR－155 与 HER2 的表达量呈正相关，在激素受体阴性的乳腺癌组织中表达上调，提示 miR－155 具有癌基因的活性。其功能可能是通过 RhoA 参与调节的 TGF－β 信号转导通路的激活，TGF－β 可以诱导肿瘤 EMT 的发生。miR－155 可以作为乳腺癌侵袭潜能的预测指标，其表达水平可能与肿瘤不良预后相关。其他 miRNA 如 miR－10b、miR－373、miR－155 均被报道在乳腺癌中高表达，并促进乳腺癌细胞的侵袭转移。

3）长链非编码 RNA（lncRNA）：lncRNA 是一类长度大于 200 个核苷酸的 ncRNA，它们在肿瘤细胞的表观遗传调控、细胞周期调控、细胞增殖分化和侵袭转移等过程中发挥重要作用。lncRNA 主要通过干扰转录、染色体重排、组蛋白修饰、调节蛋白细胞内定位及功能活性、修饰选择性剪接序列等发挥功能。lncRNA 功能复杂，数量巨大（哺乳动物细胞中 4%～9%的 DNA 序列转录本是 lncRNA），绝大部分 lncRNA 功能仍需进一步研究[41]。

HOX 转录反义基因间 RNA（HOTAIR）是最早报道与乳腺癌转移相关的 lncRNA。HOTAIR 含有两个主要的功能域，其中 5′端功能域与多梳蛋白复合体 2（PRC2）结合，3′端功能域可以与组蛋白去甲基化酶复合体（LSD/CoREST/REST）结合。HOTAIR 将两种复合物连接并定位到特定基因位点，使染色体组蛋白 H3 第 27 位赖氨酸三甲基化和第 4 位赖氨酸去二甲基化，从而可沉默 40 000 的 DNA 序列。临床数据表明，发生转移的乳腺癌 HOTAIR 表达升高，在 ER 阳性乳腺癌中高表达 HOTAIR 的患者预后较差。H19 是最早被鉴定出来的印记基因，只由母系等位基因表达，含有 5 个外显子与 4 个内含子。研究表明，与正常组织相比，乳腺癌组织 H19 的表达量较高，且 H19 与激素受体相关。H19 在常见的转移部位有较高表达，H19 可与 HIF－1α 等重要组分共同参与肿瘤微环境的调节。而 HIF－1α 反义 lncRNA（HIF-1α anti-sense lncRNA，HIFAL）可介导低氧微环境条件下的肿瘤转移：HIFAL 将脯氨酰羟化酶（PHD）3 募集到 PKM2 以诱导其脯氨酰羟化，并通过与异质核糖核蛋白 F（heterogeneous nuclear ribonucleoprotein F，hnRNPF）结合将 PKM2/PHD3 复合物引入细胞核，从而增强 HIF－1α 的转录激活作用[41]。同时，HIF－1α 也可诱导 HIFAL 转录，形成正反馈前环以维持 HIF－1α 的转录激活活性[42]。临床样本研究中提示，高 HIFAL 表达与侵略性乳腺癌表型和不良患者预后相关。lncRNA－重编程调节因子（regulator of reprogramming，ROR）首先在诱导多能干细胞（induced pluripotent stem cell，iPSC）中被发现，后来发现 lncRNA－ROR 在乳腺癌组织中表达量升高，一方面通过抑制 *Zeb2* 的下调，诱导乳腺癌细胞 EMT 的发生；另一方面使乳腺癌细胞获得干细胞潜能，促进肿瘤的浸润与转移。其他与乳腺癌转移关系较为明确的 lncRNA 还有：类固醇受体 RNA 激活因子（steroid receptor RNA activator，SRA）的非编码形式，脑胞质 RNA1（brain cytoplasmic RNA1，BCYRN1），肺腺癌转移相关转录物（metastasis associated lung adenocarcinoma transcript，MALAT）1 等。

4）组蛋白修饰：组蛋白修饰是表观遗传学改变的重要途径之一，包括组蛋白乙酰化与去乙酰化。高度乙酰化提示基因的转录处于活跃状态，去乙酰化表示基因转录被抑制。两者通过组蛋白乙酰转移酶（HAT）和组蛋白脱乙酰酶（histone deacetylase，HDAC）实现转录活化与抑制之间的平衡。近期研究表明，HAT 和 HDAC 调节失衡是许多肿瘤发生、发展的重要因素。乳腺癌的发生、进展也与 HDAC 的活性存在一定的相关性。HDAC 可以从信号转导、基因转录、细胞分化、细胞凋亡等多方面进行调节。特别的，HDAC 还可调节乳腺癌细胞激素受体

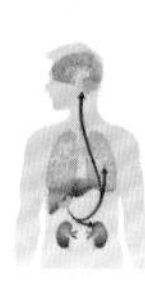


及其下游通路的激活。目前研究发现，在多种肿瘤细胞中存在高度去乙酰化的表观遗传学表型，证明组蛋白去乙酰化或 HDAC 的高表达可促进肿瘤发生、发展。因此组蛋白修饰是近年来研究领域关注的点，同时 HDAC 也被视为临床难治性乳腺癌等癌症的治疗新靶点。

HDAC 家族共有 18 个家族成员，其中 HDAC1、HDAC2 和 HDAC6 与乳腺癌的关系最为密切。HDAC 可影响肿瘤细胞的信号转导通路：乳腺癌转移抑制因子 1（breast cancer metastasis suppressor 1，BRMS1）作为 switch-independent 3(SIN3)-HDAC 的核心组成部分，与乳腺癌转移、临床预后密切相关。

（4）*转移相关的分子通路*

近年来研究表明，PI3K/Akt/mTOR 信号通路、NF－κB 信号通路、TGF－β 信号通路等在乳腺癌细胞转移过程中常常被激活，从而促进乳腺癌的进展。这些通路的多种分子抑制剂可抑制肿瘤细胞的增殖、诱导凋亡，在乳腺癌的靶向治疗中发挥了重要作用。

1）PI3K/Akt/mTOR 信号通路：是肿瘤治疗的重要靶点。PI3K 位于细胞膜，可被 PIK 磷酸化而激活。含有磷酸化酪氨酸残基的生长因子受体或连接蛋白与 PI3K 相互作用后，PI3K 的两个亚基构象发生改变而被激活。其中ⅠA 亚型的 PI3K 是由 p110/p85 两个亚基组成的异源二聚体，可以使细胞膜表面的磷脂酰肌醇－4,5－二磷酸(PIP2)被磷酸化为磷脂酰肌醇－3,4,5－三磷酸(PIP3)。PIP3 是 PI3K 活化后的直接产物。PIP3 与细胞内的磷酸肌醇依赖性激酶 1(PDK1)结合，对 Akt 蛋白的 Thr308 进行磷酸化，Akt 蛋白再通过 PDK2 对自身的 Ser473 进行活化。Akt 是 PI3K 主要的下游效应分子之一，活化的 Akt 从细胞膜转移到细胞内部，通过激酶作用磷酸化下游靶蛋白如 Bcl－2 关联死亡启动子(BAD)、胱天蛋白酶－9、NF－κB、结节蛋白(tuberin)、糖原合成酶激酶－3β(GSK－3β)、叉头盒(forkhead)和哺乳动物雷帕霉素靶蛋白（mTOR）等，调节细胞的增殖、凋亡和迁移等。当然 PI3K/Akt 并不是 mTOR 的唯一调控通路，Ras/MAPK/RSK 等信号通路也可对其进行调节。PI3K/Akt/mTOR 信号通路激活后，可以增加肿瘤细胞的运动能力、调节生长因子受体的表达、促进 EMT，并与 NF－κB 信号通路之间交互作用[28]。

2）NF－κB 信号通路：以 NF－κB 为代表的炎性信号通路在肿瘤转移中发挥重要作用。NF－κB 家族蛋白一方面能被多种刺激因素激活，另一方面含有 c－Rel、RelA、RelB 等转录激活区，发挥转录因子的功能。当细胞受到炎性刺激，活化的 IKKβ 激活 NF－κB 抑制因子 IκB－α，IκB 降解之后释放 p50/p65 二聚体，p50/p65 进入细胞核，结合到靶基因的启动子区域，实现对下游基因，包括 *CCND1*、*c－myc* 等增殖相关基因，*VEGF*、*IL－6* 等血管生成相关基因，*MMP*、*Snail*、E－钙黏素等基因的转录调控，促进肿瘤的转移与进展。研究发现，NF－κB 相互作用的 lncRNA（NF-κB interacting lncRNA，NKILA）是 NF－κB 信号转导通路的负反馈调节因子[42]。在乳腺癌细胞中，NKILA 的表达受到抑制，导致 IκB 过度磷酸化和肿瘤相关炎症。

3）TGF－β 信号通路：TGF－β 通路的激活依赖于 TGF－β 分子和Ⅰ、Ⅱ型丝苏氨酸激酶膜受体形成受体复合物，TGF－β 先和Ⅱ型受体结合，Ⅱ型受体磷酸化Ⅰ型受体。Ⅰ型受体胞内段磷酸化激活 Smad2/Smad3 转录因子，在 Smad4 的作用下入核调节下游蛋白的表达。Smad 蛋白除了激活经典的 Smad 通路之外，还可调控或者被 MAPK、Notch、Wnt 以及 PI3K 信号通路调控。TGF－β 在乳腺癌骨转移的过程中起到的作用包括诱导骨髓抑制细胞(MDSC)迁移到发生骨重吸收的部位进行骨重建。在恶性循环中，骨质中的大量 TGF－β 被释放出，刺激甲状旁腺激素相关蛋白(PTHrP)、Jagged1 蛋白(JAG1)的产生，进而促进成骨细胞释放 NF－κB 受体激活蛋白配体(RANKL)，诱导破骨细胞的成熟，造成溶骨转移。

4）Notch 信号通路：Notch 是一条保守的信号通路，调控多种器官、组织的早期发育和凋亡，同时在肿瘤组织中也可以被激活。Notch 受体与细胞内的配体结合后经过“三步蛋白水解”产生活化的 Notch 结构域，其随后转移到细胞核中，刺激多种下游基因的表达，促进乳腺癌转移。Notch1 在乳腺癌标本的表达量明显高于癌旁组织，在浸润性导管癌的表达量明显高于导管原位癌。此外，研究发现淋巴结转移阳性的乳腺癌 Notch1 阳性率亦较高。在乳腺癌脑转移模型中，转移瘤细胞高表达的 IL－1β 可以与周围星形胶质细胞 JAG2 相互作用，导致肿瘤细胞和胶质细胞中的 Notch 信号通路被激活。

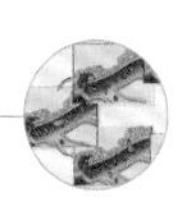

## 19.4　乳腺癌转移复发的预测与诊断

### 19.4.1　分子分型与转移复发风险预测

目前临床根据乳腺癌免疫组化结果中ER、PR、HER2、Ki67指数4个指标的表达情况，将乳腺癌分为Luminal A型、Luminal B型、HER2阳性型及三阴性型。分子分型对于转移复发风险有较大的影响，不同的分子分型在转移复发中的表现并不相同。在分子分型的基础上，通过基因表达谱技术进一步区分复发风险的高低，能够实现更个体化的辅助治疗方案制定，以减少转移复发的发生。

(1) *免疫组化分子分型*

2017年乳腺癌Gallen共识重新对分子分型进行了定义，根据激素受体(hormone receptor, HR)状态及HER2状态分为$HR^+/HER2^-$型、$HR^+/HER2^+$型、$HR^-/HER2^+$型和三阴性型四大类。HR包括ER、PR，ER和/或PR>1%则定义为HR阳性。根据共识，进一步将$HR^+/HER2^-$型分为Luminal A型(ER和/或PR表达高，Ki67表达低，肿瘤组织学分级低)及Luminal B型(ER和/或PR表达低，Ki67表达高，肿瘤组织学分级高)。

1) $HR^+/HER2^-$型：该分型中的Luminal A型，占整体乳腺癌30%～70%，是最为常见的乳腺癌分子分型。多个研究报道Luminal A型乳腺癌患者术后10年局部复发率为1.75%～8.00%，10年远处转移发生率为1.75%～5.02%，10年无瘤生存期(DFS)高达95%，是预后最佳的一类乳腺癌。Luminal B型占总体乳腺癌10%～20%，10年局部复发率为4.5%～14%，10年远处转移率为2.07%～7.88%，10年DFS可达92%。

2) $HR^+/HER2^+$型：此分型曾被定义为Luminal B2型，占总体乳腺癌5%～18%，术后10年局部复发率为9%～20%，10年远处转移发生率为6.61%～8%，10年DFS约为91%。

3) $HR^-/HER2^+$型：该类型占整体乳腺癌3%～14.7%，术后10年局部复发率为5.52%～21%，10年远处转移发生率为8%～13.1%，10年DFS约为87%。与$HR^+/HER2^-$型相比，HER2阳性的乳腺癌更容易发生多发病灶及腋窝淋巴结的转移。但是，由于不同研究之间入组患者使用靶向治疗的情况不同，导致转移复发率存在一定差异。

4) 三阴性型：TNBC占乳腺癌的11%～18%，其中80%为基因表达谱分型中的基底样细胞亚型。由于该类型乳腺癌对内分泌无反应及无特异性治疗靶标，目前主要治疗手段是化疗，预后较差。术后10年基底细胞样型局部复发率为9%～20%，非基底样细胞型局部复发率为7%～13%；TNBC 10年远处转移发生率高达16.7%～42.9%，10年DFS约为70%。有研究显示，在随访的前5年，TNBC患者相对于非TNBC患者具有更高的复发风险($HR$：2.6；95%$CI$：2.0～3.5；$P$<0.000 1)及死亡风险($HR$：3.2；95%$CI$：2.3～4.5；$P$<0.001)。在随访的前3年，TNBC患者复发风险达到高峰，随后峰值迅速下降至与非TNBC相当的水平，而非TNBC的复发风险曲线呈现相对恒定的水平。

(2) *基因表达谱分子分型*

自2017年起，美国国立综合癌症网络(NCCN)指南及美国癌症联合委员会(AJCC)分期指南均明确强调了乳腺癌基因检测对预测转移复发的临床意义。部分多基因检测在上述指南中被提及，其中21基因(oncotype DX)检测作为1类证据被指南推荐。21基因包含16个肿瘤相关基因及5个参考基因，利用反转录聚合酶链反应(RT-PCR)技术对乳腺癌石蜡包埋组织标本进行基因检测，并计算复发评分(recurrence score, RS)，从而预测患者转移复发风险，并指导患者是否需要辅助化疗。NSABP-B14研究的临床数据显示，HR阳性淋巴结无转移且接受他莫昔芬治疗，通过21基因预测为低危、中危及高危的患者，其10年远处复发率分别为6.8%(95%$CI$：4.0～9.6)、14.3%(95%$CI$：8.3～20.3)和30.5%(95%$CI$：23.6～37.4)[43]。5年后，ATAC试验的研究数据再次证实，21基因还可用于预测淋巴结阳性的绝经后女性远处复发风险，低、中、高危患者的9年局部复发率分别为17%、28%、49%[44]。2015年，NCI支持的Ⅲ期临床试验(TAILORx)的数据显示：$T_{1\sim2}$、$N_0$、HR阳性、HER2阴性的浸润性乳腺癌患者，若21基因评分<11分，仅用内分泌辅助治疗，其5年DFS高达99.3%[45]。

使用微阵列技术检测乳腺癌石蜡包埋组织或新鲜冷冻组织中的70个基因表达水平(MammaPrint)，可用于评估远处复发风险。美国FDA已批准使用70基因对ER阳性或阴性的患者进行复发风险高危及低危的评估，但尚不能指导辅助治疗的选择。前瞻性的RASTER研究报道，70基因评分低危患者

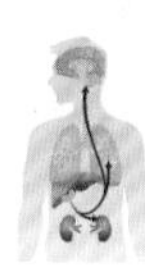



的5年无远处转移生存率为97%[36]。

通过RT-PCR技术检测50个癌基因及5个参考基因的表达(PAM50),将乳腺癌分为Luminal A、Luminal B、HER2富集型和基底细胞样型。同时,通过复发风险(risk of recurrence, ROR)评分评估绝经后激素受体阳性乳腺癌患者预后。ABCSG-8研究与ATAC研究证实,ROR低危的患者10年远处转移复发率<3.5%[46]。

除此之外,第二代乳腺癌多基因预后评估工具(Endopredict, EPclin)、乳腺癌指数(breast cancer index, BCI)、IntClust系统等亦被AJCC指南提及,但目前暂时未被AJCC及NCCN指南推荐常规使用。基于目前已有的临床研究证据,NCCN指南推荐可常规对$T_{1\sim2}N_0M_0$、ER阳性、HER2阴性患者进行21基因检测,预测预后及判断辅助化疗的反应性。

乳腺癌复发风险预测的临床病理及分子标志物见表19-2。

**表19-2 乳腺癌复发风险预测的临床病理及分子标志物[47]**

| 标志 | 应用 |
|---|---|
| 临床病理学标志 | |
| 淋巴结转移 | 随访监测影响力最强的总体预后因素,诊断后5年内及5年后均是 |
| 肿瘤大小 | 随访监测影响力重要的总体预后因素,诊断后5年内及5年后均是 |
| 肿瘤Grade分级 | 在诊断后的前5年有预测价值;可预测对细胞毒性化疗的反应 |
| 免疫组化和/或FISH检测标志 | |
| ER或PR | 在诊断后的前5年有预测价值;可预测对内分泌治疗的反应 |
| HER2 | 预测对曲妥珠单抗和相关化合物的反应 |
| Ki67 | 类似于肿瘤Grade分级;在诊断后的前5年有预测价值;可预测对细胞毒性化疗的反应 |
| IHC4 | 整合了ER、PR、HER2及Ki67水平的模型 |
| RNA表达或基因拷贝数标志 | |
| Oncotype DX复发评分 | 第1个广泛使用的分子预测试剂盒;使用21基因;适用于ER阳性、淋巴结阴性患者 |
| MammaPrint | 用于早期乳腺癌;使用70基因,将患者分为高风险和低风险人群 |
| 基于PAM50的复发风险评分 | ER阳性早期乳腺癌;使用了50个基因和临床数据 |
| EndoPredict (EPclin) | ER阳性、HER2阴性早期乳腺癌;使用12个基因和临床数据;对诊断后5年前后的随访监测均有用 |
| 乳腺癌指数(BCI) | ER阳性、HER2阴性早期乳腺癌;对诊断后5年前后的随访监测均有用 |
| IntClust | 识别出11种具有不同复发特征的新亚型 |

(3) *潜在分子病理学标志物*

乳腺癌具有高异质性,且肿瘤细胞在宿主压力下不断发生基因突变,单一的肿瘤标志物不能持续、特异地表达于所有的乳腺癌肿瘤细胞,这意味着需要更敏感和精确的评价指标。通过对肿瘤细胞转移的关键过程和重要成分的研究,寻找可能相关的标志物。

1) 组织学与细胞学标志物:肿瘤组织中除肿瘤细胞外,还存在肿瘤间质细胞,以及大量炎症细胞的浸润。其与正常组织中细胞表型及细胞因子的分布差异,也可作为肿瘤标志之一。

作为肿瘤免疫效应的执行场所,肿瘤微环境中包含大量免疫细胞,为肿瘤免疫逃逸提供条件。乳腺癌的免疫微环境是影响其发展和预后的重要因素之一。

近年来的研究中发现了许多免疫调节细胞和机制:①调节性T细胞(Tr细胞),通过抑制T细胞的增殖、分化,阻碍抗原提呈细胞的抗原提呈作用和直接介导靶细胞死亡等方式来实现免疫抑制效应。研究表明,Tr细胞大量存在于肿瘤间质中,其高密度浸润往往预示着不良的临床预后,且Tr细胞的存在能够有效地削弱自身抗原引起的抗肿瘤免疫,协助肿瘤细胞逃避免疫侦查和杀伤。②肿瘤浸润性淋巴细胞(TIL)。肿瘤组织中可有不同类型的淋巴细胞浸润,乳腺髓样癌是乳腺癌的一种特殊类型,其表现即为肿瘤组织中有大量的淋巴细胞浸润。髓样癌的预后明显优于同期其他分型的侵袭性乳腺癌,这可能与TIL的存在相关。此外,TIL的浸润对乳腺癌

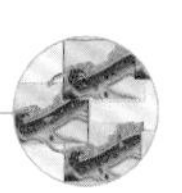

的新辅助化疗疗效有一定的预测价值，并且在HER2阳性及TNBC中与预后呈正相关。然而，在Luminal型HER2阴性的亚组中，TIL的浸润与预后不良相关，提示这一亚型的免疫浸润可能具有不同的生物学特性[48]。③中性粒细胞及其网状结构。近期研究发现，中性粒细胞分泌的中性粒细胞胞外诱捕网（NET），肿瘤细胞表面的CCDC25受体可使细胞感知NET，并与之结合，促进肿瘤的转移。早期乳腺癌患者血清中的NET-DNA能够帮助预测日后肝脏转移的发生风险，原发性肿瘤中CCDC25的高表达与患者的不良预后密切相关，这表明检测NET及CCDC25的水平将有助于预测患者的预后[12]。近年来，单细胞测序技术的应用，为系统性评估肿瘤微环境各类免疫细胞浸润提供了强有力的武器，肿瘤相关免疫细胞种类及比例，在未来或许可作为一种新的预测转移复发及预后的指标。

2）转录翻译水平分子标志物：

A. mRNA表达谱：肿瘤的发生、发展是一个复杂的生物学变化过程，单一因素的作用无法解释其过程，以表达谱的方式从微观到宏观来研究其变化，能得到更多的信息。在生长过程中，激素水平的变化可对mRNA表达产生影响，随之使mRNA转录蛋白的生理功能产生一系列的变化。因此，正常组与肿瘤细胞中mRNA的表达谱有明显差异。基因表达谱芯片——微阵列（microarray）作为一种大规模、高通量、高集成、微型化和自动化的研究手段，可以从转录层面高效地检测不同个体在不同条件下不同组织内mRNA表达水平。通过肿瘤细胞与正常乳腺组织mRNA表达谱的对比，可以筛选出差异表达的基因，mRNA表达谱的差异可能对药物在不同类型乳腺癌中的应用具有重要影响，也为寻找肿瘤调控的新靶点提供了方向。

B. 蛋白质表达谱：基因转录水平的研究只能在一定程度上反映基因表达产物的变化，而蛋白质是生理功能的执行者，生命活动的直接体现。因此，直接检测蛋白质表达水平及其相互作用对于全面了解细胞生理、病理过程显得尤为重要。蛋白质表达谱研究基因编码所有蛋白质的识别和定量，及其在细胞中的定位和在后转录阶段进行的修饰。研究蛋白质表达水平，能更直观地阐述乳腺癌转移的发生机制，为临床药物研发提供可能的靶点。

蛋白质组学及其相关技术为解决上述问题提供了理论基础与技术手段。目前蛋白质组学研究范围主要有：①大规模的蛋白质鉴定及转录后修饰的鉴定；②差异蛋白质表达分析；③蛋白质相互作用分析等。

3）表观遗传学标志物：肿瘤既是遗传学疾病，又是表观遗传学疾病。肿瘤细胞从原发灶播散到其他组织部位存活、增殖，需获得表观特性，表观遗传学的改变参与了肿瘤转移的过程。在不改变基因组序列的前提下，通过DNA甲基化和组蛋白的修饰来调控基因表达。近年来，人类染色体上编码基因以外的核苷酸序列逐渐被重视，随着对ncRNA的深入研究，发现其对基因表达的调控起着不可或缺的作用，miRNA及lncRNA在“19.3.2乳腺癌转移的分子机制”节进行了详细介绍，本节不再介绍。

A. 环状RNA（circRNA）：环状RNA作为一类特殊的ncRNA分子，具有高度的保守性和疾病的特异性，是近年肿瘤转化研究的热点。随着高通量测序技术的发展，越来越多的环状RNA分子被证实具有多种生物学功能，可影响肿瘤的发生、发展。由于其独特的封闭环形结构，环状RNA不易被核酸外切酶降解，比线性RNA的表达更加稳定。此外，环状RNA可在外周血中被检测到，因此，是筛查转移及预后的理想指标。例如，TNBC中circKIF4A显著上调并且与较差的生存呈正相关，故circKIF4A可以作为TNBC的预后生物标志物和治疗靶标。

B. 甲基化谱：DNA甲基化是一种重要的遗传外修饰，是表观遗传学的重要组成部分，也是调节基因组功能的重要手段。研究发现，DNA过甲基化是乳腺癌发生、发展过程中常见的现象，常常包括细胞周期控制基因、肿瘤易感性基因、肿瘤代谢酶基因、细胞黏附分子基因等。因此，有学者认为，启动子的甲基化是乳腺癌发生的早期事件，可早于肿瘤转移复发出现。DNA甲基化谱的差异可用于早期诊断及预测肿瘤的恶性程度，以及患者的化疗敏感性等。由于DNA甲基化在不同肿瘤组织中的高度特异性，外周血中基因甲基化谱有望成为预测乳腺癌风险的有效指标。

C. 乙酰化谱：组蛋白乙酰化修饰是表观修饰中的一种重要方式。组蛋白乙酰化/脱乙酰化是重要的组蛋白共价修饰方式之一，高度乙酰化提示基因转录活化，脱乙酰化则表明基因转录抑制或转录沉默。基因转录的活化与沉默对肿瘤细胞的增殖、分化和凋亡起着重要的调控作用。有研究表明，癌细

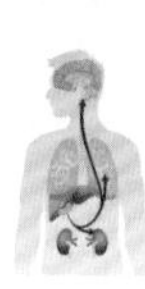



胞中乙酰化酶表达低于正常细胞，而脱乙酰化酶表达高于正常细胞。有文献报道，在 HER2 阳性乳腺癌中，组蛋白 H4K16 乙酰化水平高时，其附近的染色质更为开放，基因处于激活的状态；相反，当乙酰化水平低的时候，附近的染色质状态固缩，基因不表达或低表达。研究也发现在人的多种类型的恶性肿瘤中均存在 H4K16ac 水平的降低，并推测这种变化可作为人类恶性肿瘤的一个共同标志。

肿瘤标志物的研究，是实现肿瘤精准治疗的重要环节，临床价值高，发展迅速。我们有理由相信，日益增多的研究成果会在不远的将来为肿瘤治疗带来新的重大突破，为肿瘤患者带来生存福音。

### 19.4.2 分子病理学诊断

乳腺癌出现转移时，需要与其他部位的原发肿瘤或转移瘤相鉴别。目前，应用最广泛的免疫组化方法，通过使用灵敏度高、特异性强的抗体对肿瘤来源进行判断，在多种情况下可发挥鉴别诊断的作用，如：①在腋窝发现的肿瘤，组织学表现不典型并且与先前发生的乳腺癌不同；②判断肝、肺、骨等组织的转移瘤来源，在乳腺癌病史缺如或年代久远时尤为关键；③形态学表现不典型的乳房肿块，需与其他组织来源的肿瘤相鉴别等。

经典分子病理学标志物如下。

（1）雌激素受体(ER)

ER 是一个灵敏度和特异性都不高的 MBC 的标志物。原发乳腺癌病灶中阳性率为 70%～80%，转移灶阳性率只有约 50%。同时，ER 在其他非乳腺来源的肿瘤中也广泛表达，包括子宫内膜癌、卵巢癌、甲状腺乳头状癌等。在 10%～20%的原发性肺腺癌中也可见 ER 免疫组化染色阳性，不过通常在这些肿瘤中 ER 只是局部表达且表达水平相对低。由于 ER 诊断乳腺癌的特异性和灵敏度均不高，因此并不作为主要的判断标志物。

（2）GCDFP－15

GCDFP－15 即巨囊病液体蛋白 15(gross cystic disease fluid protein 15)，是由乳腺腺上皮细胞病理性分泌的一种糖蛋白，存在于肿瘤细胞的胞质中。1983 年，研究者通过兔的多克隆抗体发现 GCDFP－15 在 55%的原发性乳腺癌中表达。数十年来，科学家们使用不同来源的抗体测试 GCDFP－15 在诊断乳腺癌来源的转移灶中的灵敏度，发现其灵敏度最高可达 69%。此外，研究还发现在表现出大汗腺特征的肿瘤和具有印戒特征的小叶癌中，GCDFP－15 的诊断灵敏度最高，在 TNBC 中诊断灵敏度则最低。然而，GCDFP－15 并非乳腺特异性表达，可由顶泌腺(存在于乳房、汗腺、外阴、眼睑和耳道中)分泌，气管支气管树和颌下唾液腺中也有分泌，因此，不能作为乳腺癌肺转移与肺原发癌的鉴别。

（3）乳腺珠蛋白

乳腺珠蛋白(mammaglobin，MBP)是由 93 个氨基酸组成的蛋白质，存在于细胞质中。MBP 作为乳腺来源肿瘤标志物的灵敏度与 GCDFP－15 相当或稍高。根据不同文献报道，通过使用几种不同的抗体、预处理和检测系统，其灵敏度范围为 50%～70%。有 5%～10%的乳腺癌是 MBP 阳性而 GCDFP－15 阴性的，因此两者结合可将诊断灵敏度提高至 85%～90%。但是，MBP 在唾液腺和子宫内膜来源的肿瘤中也有表达。MBP 诊断乳腺转移灶的特异性高达 90%～100%，且在肺原发肿瘤中不表达，因而可作为鉴别乳腺癌肺转移与肺原发肿瘤的标志物。

（4）GATA－3

GATA－3 是锌指转录因子家族的 6 个成员之一，对许多组织的分化至关重要，包括乳腺腺上皮细胞、毛囊、T 细胞等。GATA－3 位于胞核，并且在绝大多数 GATA－3 阳性的乳腺癌中，所有肿瘤细胞均显示出阳性，这与 GCDFP－15 和 MBP 仅在部分肿瘤细胞中呈阳性明显不同。有研究发现 *GATA－3* 是与 ER 相关的基因，与乳腺癌良好预后相关。因此，在 ER 阴性的乳腺癌中 GATA－3 的表达相对较低，但并不会降低其诊断的敏感性。GATA－3 诊断乳腺癌的灵敏度为 69%～90%。在 MBP 中，GATA－3 诊断灵敏度仍有 66%～86%，高于 GCDFP－15 和 MBP 在 MBP 中的诊断效能。由于 GATA－3 在膀胱癌、皮肤相关的肿瘤中均高表达，并在部分肺腺癌、膀胱癌中少量表达，因而在与这些癌症相鉴别时，GATA－3 特异性较低。

临床上，需灵活结合这几种标志物在不同来源肿瘤中的表达特点，对不同部位的转移灶与原发肿瘤相鉴别，从而提高诊断准确率。

### 19.4.3 液体活检与转移复发诊断及疗效检测

液体活检是通过体液标本进行诊断分析的检测方法，检测标本包括外周血、尿液、唾液、胸腹腔积液

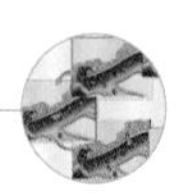

等，肿瘤诊治是其主要应用领域。液体活检的主要检测对象包括循环肿瘤DNA（ctDNA）、循环肿瘤细胞（CTC）、CSC、外泌体等，具有创伤小、易重复采集、可实时动态监测和良好反映肿瘤异质性等优点，在肿瘤早期诊断、病情监测、预后评价和指导治疗方面具有良好的应用前景。其中，目前报道最多的可预测或诊断乳腺癌转移复发的液体活检对象为ctDNA及CTC。

(1) *循环肿瘤DNA*

ctDNA指的是循环中携带肿瘤特异性序列的DNA片段，存在于血浆/血清或体液中。由于总循环游离DNA在血液中浓度很低，而ctDNA仅占总循环游离DNA中很小的一部分，在肿瘤早期更加微量，因此ctDNA检测对技术要求很高。随着测序技术的进步，如今可以快速鉴定个体肿瘤中的体细胞基因组改变，并可用于监测ctDNA。

2015年，Garcia-Murillas等对55例完成治疗的乳腺癌患者进行血浆ctDNA检测的前瞻性研究结果发现，术后2～4周进行的单次ctDNA检测，检测出ctDNA的患者DFS仅为6.5个月，尚未达到ctDNA检测阴性患者的中位DFS，证实术后ctDNA可预测早期乳腺癌的转移复发；通过连续随访，研究者发现ctDNA可在临床出现转移复发症状或影像学改变前7.9个月诊断乳腺癌的复发。研究中共有15例发生复发的患者，ctDNA的结果预测到其中12例患者的复发。术后单时间点ctDNA预测转移复发的准确率高，而对连续样本中的突变追踪增加了预测复发的灵敏度。因此，ctDNA可以识别复发风险高的早期乳腺癌患者，并通过随访追踪对转移复发进行更早期的诊断，从而及早进行干预。另一项类似研究的结果报道，术后单次ctDNA检测预测复发的准确性高，真阳性率为93%，阴性预测价值为100%。同时，86%的患者，ctDNA的检出比临床检测异常（转移复发症状）出现得更早，中位提前检出时间为11个月，而长期无病生存的患者术后未检测到ctDNA。

在早期预测及发现乳腺癌转移复发方面，ctDNA展示出比其他循环肿瘤标志物如CA153等更高的灵敏度，同时其他研究证实肿瘤拷贝数目范围变化和肿瘤负荷的改变呈正相关。因此，ctDNA可用于监测肿瘤对治疗的反应性。

(2) *循环肿瘤细胞*

循环肿瘤细胞（CTC）是来自原发肿瘤或不同转移灶的具有异质性的肿瘤细胞。绝大多数CTC脱落后很快死亡，仅少数发展为转移灶。目前，CTC分离检测方法主要基于其物理或分子免疫特征。唯一通过美国FDA认证的CTC检测系统CellSearch利用肿瘤细胞表达上皮标志物——上皮细胞黏附分子（EpCAM），通过使用EpCAM抗体包被的磁珠对CTC进行富集。其他同样利用肿瘤细胞表面特异性标志物系统包括MACS系统和CTC-chip系统等。此外，还可利用细胞密度分离CTC的Oncoquick检测系统和利用细胞大小的ISET检测系统。不同分离检测方法在灵敏度、特异度、检测成本、保留细胞活性等方面各有其优势与不足。目前CTC在反映肿瘤负荷、预测疾病进展方面的临床应用价值已得到认可。

CTC进入循环系统后，可以单独或以细胞簇的形式贴附在其他组织，常以休眠状态潜伏其中，等待激活唤醒，一旦激活后便开始增殖或迁移到适宜的组织（图19-4）。研究提示，未能形成转移的关键因素在于休眠细胞未能得到适宜的激活，细胞因子、生长因子、激素和细胞外基质等微环境因素可参与其中，从而激活和调节细胞的增殖。因此，在乳腺癌患者外周血中检测到的CTC预示有可能发生肿瘤转移，即CTC的出现是肿瘤转移复发过程中的必要条件。*Lancet Oncology* 报道了研究者采用Veridex细胞研究系统检测302例乳腺癌患者血液样本中的CTC，继而将结果与肿瘤特征（例如大小和分级）、激素受体状态（ER、PR和HER2）以及腋窝淋巴结受累范围进行相关性分析。中位随访35个月，结果显示：检出CTC，预示无进展生存期（PFS）、OS下降，早期复发率上升；在检出CTC的患者中，15%（11/73）出现复发；未检出CTC的患者复发率为3%（7/229）；检出的CTC数量越多，PFS和OS越低。在随访2年后，无CTC的患者无进展生存率为98%，有≥1个CTC的患者为87%，≥2个CTC者为79%，≥3个CTC者为69%，而其他的原发肿瘤特征（包括大小等）均不能准确预测能否检出CTC。《新英格兰医学杂志》同样报道了基线或随访血液中检出1个或更多的CTC均与DFS和OS及晚期乳腺癌的PFS呈负相关。2017年，AJCC第8版乳腺癌分期指南推荐利用CellSearch系统检测乳腺癌CTC，并定义晚期乳腺癌外周血CTC≥5个/7.5 ml，早期乳腺癌外周血≥1个/7.5 ml提示预后不良。*JAMA Oncology* 报道显示，在可检测出CTC的早期乳腺癌患者中，接

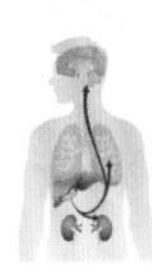



受放疗可延长患者的无局部复发时间、DFS 及 OS，CTC 可能对保乳手术患者的治疗方案选择有重要提示意义[49]。但是，CTC 检测目前仍存在缺陷，包括检出率低、局限在细胞计数层面、信息量少，以及由于 CTC 之间存在异质性，CTC 所反映的肿瘤分子特征和提供的遗传学特性不足等问题。

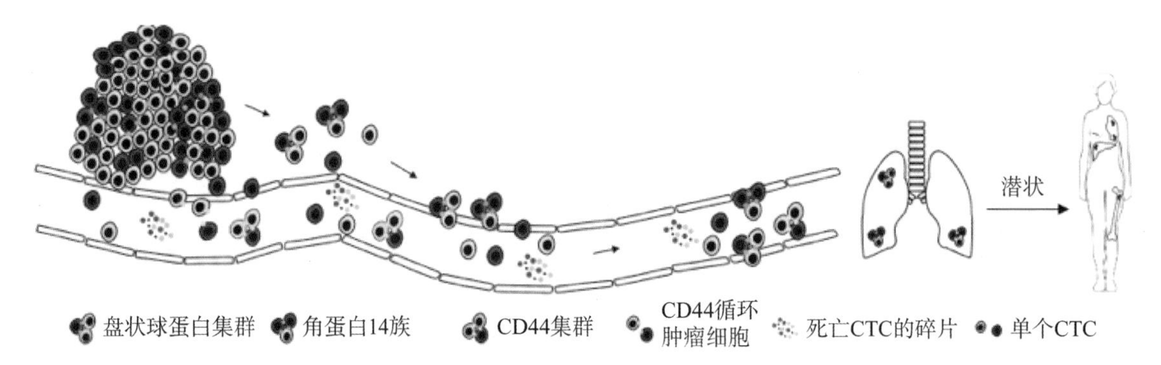


**图 19－4　循环肿瘤细胞群表现出增强的转移适应性[50]**

肿瘤细胞可以作为单个细胞或成群离开原发肿瘤，直接或通过淋巴系统进入循环系统。空间和时间上在近端血管内渗可使细胞在脉管系统内进一步形成群簇。大多数 CTC 被清除，不形成临床显著转移。然而，预形成的和从头形成的 CTC 集群均比单个 CTC 具有生存优势，它们显示出增强的肿瘤细胞表型，从而导致在次生器官形成更有效的转移。

(3) *肿瘤干细胞*

外周血中存在少量具有 CSC 潜能的亚群，其表型为 $CD44^{+}/CD24^{-/low}$，这类细胞具有干细胞的特征，只需要 100 个即可在模型上形成肿瘤，且这种肿瘤细胞还具有无限增殖和自我更新等多种能力，具有更强的转移侵袭能力。

近年发现，乳腺肿瘤干细胞(breast cancer stem cell, BCSC)与 EMT 间存在密切关系。研究发现，BCSC 至少存在 2 种表型和功能状态：上皮样状态(epithelial-like state)和间质样状态(mesenchymal-like state)。上皮样状态的 BCSC 主要为 $ALDH^{+}$ 细胞，分布于肿瘤的中心区域，处于增殖相对活跃状态，可以进行快速增殖和自我更新，从而产生新的肿块；而间质样状态的 BCSC 则主要为 $CD44^{+}/CD24^{-}$ 细胞，分布于肿瘤的边缘区域，处于增殖静息状态，但具有很强的侵袭能力，可以进入血管随血液转移至远端器官，一旦到达远端器官，这些干细胞就会转化成上皮样状态的干细胞，促使肿瘤细胞在远端器官快速增殖。不同状态间的转换在肿瘤生长和迁移过程中起着关键作用，并且这种转换可能受到多种不同信号的调控。

CSC 的存在及活化对肿瘤的增殖、侵袭至关重要。因此，检测外周血 CSC 可能对肿瘤的系统治疗及预后评估有指导意义。然而现阶段由于外周血中的脱落 CSC 收集困难，且富集过程中可能因表面标志物研究尚浅而存在细胞选择精准性低的现象，其在临床实际应用价值有限，富集及检测手段有待进一步优化。

### 19.4.4　影像学诊断

影像学检查在乳腺癌患者完成初次系统治疗后的随访过程中起着重要的作用，主要用于筛查诊断并监测乳腺癌局部复发及远处转移情况。在 2020 年 NCCN 指南中推荐接受保乳术的患者在完成放疗的 6～12 个月后，每年使用钼靶检查乳腺癌复发情况，若体查或随访中发现阳性体征或可疑征象，则建议缩短钼靶复查间隔。对于已发现明确转移灶及乳腺癌复发的患者，NCCN 指南推荐使用胸部 CT 平扫加增强以明确诊断肺部情况；腹部 CT 加或不加盆腔 CT 平扫加增强，或加增强腹部 MRI 以诊断腹部情况；若出现可疑的中枢神经系统症状，建议行头颅增强 MRI 进行诊断；若出现背部疼痛或脊髓压迫等症状建议行全脊柱增强 MRI 检查；常规行骨扫描或氟化钠 PET/CT(NaF PET/CT)检查是否存在骨转移；对于存在乳腺癌局部复发并难以判断是否存在远处转移的患者，可选择行 $^{18}F$-氟代脱氧葡萄糖 PET/CT(FDG PET/CT)检查远处转移情况。

(1) *FDG PET/CT 诊断乳腺癌转移*

20 世纪初期 PET/CT 技术被引入肿瘤领域并展现出它的重要作用。PET 是指正电子发射体层

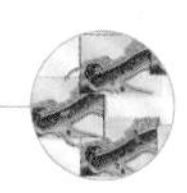

成像技术，通过检测放射性核素示踪剂衰变产生的正电子，精准检测肿瘤病灶。在肿瘤领域，最常用的放射性核素是$^{18}$F-氟代脱氧葡萄糖(FDG)，它与葡萄糖一样可被细胞吸收。由于恶性肿瘤组织的需糖量及代谢率更高，因而FDG在恶性肿瘤组织中被富集。PET/CT将PET所反映的代谢异常与CT所反映的解剖学异常相结合，组合成更多的诊断信息，两者的相互校正共同提高了成像的准确性，即可检测出全身局部或远处转移的病灶。早在2010年，Pennant等人通过纳入25个研究的荟萃分析得出PET/CT用于检测乳腺癌转移的灵敏度高于单纯CT(98% *vs*. 95%，$P$=0.015)。另有Pan等通过对42个相关研究进行荟萃分析，试图比较FDG PET/CT与MRI对乳腺癌转移病灶的诊断效能，结果显示FDG PET/CT与MRI的灵敏度分别为95.3%与95%，MRI相比PET/CT特异性更高(92.9% *vs*. 86.3%)。但目前仍缺乏高级别的大样本量前瞻性随机对照临床研究探索PET/CT与全身MRI或与PET/MRI在乳腺癌转移中的诊断效能。因此，FDG PET/CT仍未被指南推荐用于乳腺癌转移筛查的常规影像学检查手段。

(2) 乳腺癌骨转移的影像学诊断

在完成原发肿瘤辅助治疗后，约有15%乳腺癌患者发生远处转移，其中70%为骨转移。由于骨转移引起的疼痛及病理性骨折将严重影响乳腺癌患者的生存质量，因此早期准确诊断骨转移很重要。由于骨组织的骨皮质与骨髓的密度、含水量、血管分布及代谢均不同，导致两者成像有差异。所以，成骨性转移与破骨性转移和混合性骨转移在不同成像技术下的诊断效能有所不同。现有可用于诊断骨转移的影像学手段包括：骨扫描、SPECT/CT、MRI、FDG PET/CT和NaF PET/CT。目前，临床诊断恶性肿瘤骨转移的首选方法是骨扫描，骨扫描常用的核素为$^{99m}$Tc标记的亚甲基二磷酸盐($^{99m}$Tc-MDP)。此外，由于正常骨骼摄取$^{18}$F-NaF是$^{99m}$Tc-MDP的2倍以上，骨转换增加时$^{18}$F-NaF相对摄取更高，同时$^{18}$F-NaF能更迅速地从血池中被清除，因此，$^{18}$F-NaF PET/CT图像具有更高的灵敏度，能够探测骨扫描无法监测到的由骨转移瘤早期引起的轻微骨病变。文献报道了$^{18}$F-NaF PET/CT诊断骨转移特异性(98%)、准确率(96%)及阳性预测值(90%)均比$^{99m}$Tc-MDP骨扫描显著提高，因此$^{18}$F-NaF PET/CT诊断骨转移癌更有价值，尤其对预后极差的溶骨性病灶更具优越性。

(3) 分子影像学诊断

分子影像被核医学学会定义为在分子水平对生物学过程进行可视化、可测量并具有特征性的影像学技术。乳腺癌的分子影像学诊断可采用多种影像学技术进行，包括使用特殊造影剂的MRI，造影增强超声、PET、SPECT和使用荧光染料技术的光学成像。目前，分子影像学技术在临床应用尚有许多待解决的问题，因而并未进行常规推广。本节简单介绍其在乳腺癌诊断领域的进展。

1) 特殊标记PET影像：

A. 激素受体标记PET影像：16α-[$^{18}$F]氟-17β-雌二醇($^{18}$F-FES)是一种可在PET中显影的示踪剂，为了达到无创性检测激素受体表达情况目的而设计合成的ER配体。数项研究显示，在ER阳性的乳腺癌患者中，FES的摄取量与免疫组化中ER阳性百分比呈正相关，提示$^{18}$F-FES-PET可无创性监测全身同时存在的多个肿瘤病灶的ER表达情况。对于发生远处转移的患者，若转移部位难以进行穿刺活检，亦可通过$^{18}$F-FES-PET判断转移部位ER表达情况。此外，另有研究提出，$^{18}$F-FES的摄取浓度与ER阳性乳腺癌接受内分泌治疗后的反应性相关，提示$^{18}$F-FES-PET可用于协助判断转移复发ER阳性转移灶对内分泌治疗的灵敏度[51]。

B. HER2标记PET影像：抗HER2治疗在乳腺癌的综合治疗中占重要地位，并取得了较好的临床疗效。临床上，转移复发乳腺癌不论原发灶或任一转移灶，只要出现HER2表达阳性，均有进行抗HER2治疗的指征。因而，准确判断每一个病灶的HER2状态十分关键。至今，全长HER2单克隆抗体已用碘-124、钇-86、溴-76、锆-89和铜-64成功标记，并应用于HER2 PET检查。HER2靶向抗体片段，蛋白质和肽已用氟-18、镓-68、铜-64、碘-124和溴-76成功标记。研究报道使用铜-64-曲妥珠单抗PET技术，直径>2 cm的HER2阳性原发性乳腺癌病灶和直径>1 cm的HER2阳性脑转移病灶均可实现影像学可视化。但目前仍缺少充分的临床研究证据支持该项技术在临床中的常规应用。

2) 超声分子影像：超声分子影像学技术是传统超声技术结合化学方法合成的具有组织特异性的探针，通过探针与乳腺癌组织中高表达的靶分子结合而达到特异性显影的目的。超声分子影像的探针构成主要包括超声微泡和相关靶蛋白的配体。超声微

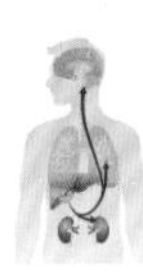



泡主要为磷脂等高分子材料，配体通过化学方法与超声微泡结合，注入人体后，配体即可与乳腺癌组织中的靶分子结合，在肿瘤组织中特异性蓄积，从而达到靶向显影的目的。目前探讨较多的配体为肿瘤新生血管上高表达的分子，如 VEGF2 的配体及乳腺癌高表达的分子如 ER、HER2 等的配体。该项技术虽然具有早期诊断乳腺癌转移复发的临床应用潜能，但相关研究仍停留在动物模型及动物实验阶段，并未获得临床数据支持[52]。

(4) 影像组学在诊断和预测中的应用

随着计算机技术的进步及影像学检查的普及，越来越多的研究者尝试将人工智能技术应用于影像资料的分析与解读。乳腺癌的多种影像学检查如 CT、超声、钼靶及 MRI 等的图像资料均可通过人工智能的学习，获得更多的数据信息，用于乳腺癌的诊断及预后预测(图 19－5)[53]。例如，自动深度学习卷积神经网络(convolutional neural network，CNN)方法可以识别细微差别的乳房钼靶影像特征，区分因假阳性可能被召回的乳腺钼靶图像上的信息(良性病变、恶性病变或阴性结果)，以提高诊断的准确率，减少不必要的检查[54]。Park[55]等分析乳腺癌患者术前 MRI 图像并建立放射性组学诺模图，用于预测患者的 DFS。此模型的预测效能优于临床病理学。宋尔卫团队利用人工智能机器学习方法建立了磁共振影像组学，精准预测早期乳腺癌淋巴结转移模型，模型预测淋巴结转移精确性高达 0.92，并且对患者术后的 3 年 DFS 的预测准确率达 0.91，对患者的淋巴结转移状态及预后具有良好的预测能力[56]。影像组学还可用于特定化疗方案疗效的预测：在新辅助化疗患者治疗前、中、后的 MRI 图像上半手工勾画的功能性肿瘤体积，并通过影像组学的方法进行动态分析，可以较好地预测患者的无复发生存期[57]。影像组学是无创性的分析手段，目前人工智能深度学习算法的飞速发展，利用乳腺癌的影像信息，结合其他组学立体化多维度地进行数据精准分析，未来影像组学将会对乳腺癌的诊断、疗效预测、复发转移预测等临床实践方面产生更多具有指导意义的进展[58]。

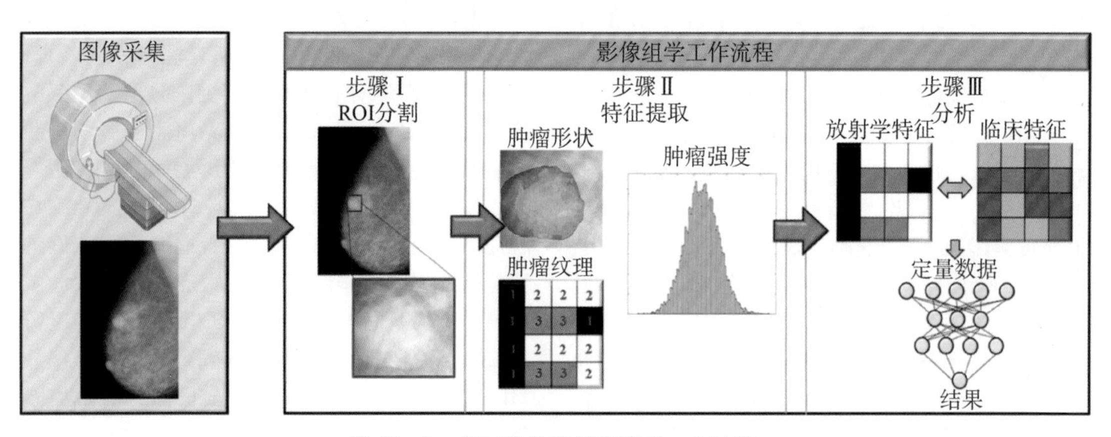


**图 19－5　人工智能影像组学的一般流程**

医学图像采集后，第一步，对感兴趣区域(ROI)进行人工或自动分割，此图例中已勾画出可疑病变作为 ROI。第二步，从 ROI 中提取放射性特征。这些特征包括肿瘤形状、一阶统计特征(来自图像强度直方图)和二阶统计特征(称为“纹理特征”)。第三步，对放射组特征进行冗余校正。然后通过统计方法或机器学习算法分析有意义的定量特征，获得临床可解释的结果。

## 19.5　晚期乳腺癌的治疗

### 19.5.1　晚期乳腺癌的手术治疗

(1) 原发灶手术治疗的争议和新进展

3%～10%的乳腺癌患者在初诊时即有远处转移，这类患者被认为不可治愈，标准治疗应以系统治疗为主体，包括化疗、内分泌治疗及靶向治疗等。初诊晚期乳腺癌患者的原发灶手术是当前临床的热点问题，目前各大国际指南缺乏对手术地位的相关明确推荐[59]。既往基础实验结果显示手术切除乳腺癌原发灶会促进肿瘤的恶性进展[60]；相反，大量回顾性研究却显示手术切除乳腺癌原发灶能改善患者的预后[61]，前期基于回顾性研究的荟萃分析亦进一步证实[62]，局部手术切除Ⅳ期乳腺癌原发灶能明显

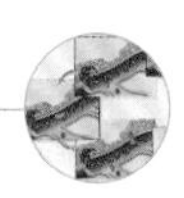

延长患者的总生存期。然而，由于回顾性研究的患者基线资料存在明显的选择偏倚，其结论证据级别不够充分，不足以决定和改变临床实践，因此手术通常应用于原发灶出血、溃烂的情况，旨在改善晚期乳腺癌患者的生活质量。近年来针对局部手术在Ⅳ期乳腺癌原发灶中的价值探讨，亦开展了几项前瞻性、随机对照临床试验。以下对此热点问题进行详细介绍。

既往动物实验表明，原发灶手术可能会加速晚期乳腺癌转移的进程，可能的机制如下：手术促进CTC黏附至靶器官的血管内皮；手术诱导机体免疫抑制；手术引起肿瘤新生血管的形成；肿瘤微环境炎症级联反应等。

然而，近年来许多回顾性研究的结果却与之相反，提示手术可能为晚期乳腺癌患者带来生存获益。一项基于SEER数据库9734例晚期乳腺癌患者的回顾性研究发现，相较于非手术组，手术切除原发灶组为患者带来OS的显著获益（36.0个月 *vs.* 21.0个月；$P<0.001$）。同样，来自中国223例晚期乳腺癌的回顾性分析印证了上述结果[63]，相较于非手术组，手术切除原发灶显著改善患者的OS（45.6个月 *vs.* 21.3个月；$P<0.001$）。而基于既往回顾性研究的荟萃分析进一步提示，手术切除原发灶可明显延长晚期乳腺癌患者的生存预后，其可能的机制如下：手术切除了耐药乳腺癌细胞的克隆数量，从而提高全身治疗敏感性；手术减少了肿瘤负荷，肿瘤负荷是影响患者OS的主要因素，而原发肿块被认为是其他转移灶的来源，降低肿瘤负荷可能会对后续的综合治疗产生积极作用。但上述回顾性研究可能存在患者的选择偏倚、医生选择不同的手术时机以及不同的系统治疗方案，导致其结论尚不具备决定性的、改变临床实践的能力。

为解决基础实验和回顾性研究所带来的争议、回顾性研究的设计缺陷等问题，近几年国外发起了几项前瞻性临床研究（表19-3），旨在探索原发灶手术对晚期乳腺癌患者预后的影响。2015年来自印度的TATA随机对照临床试验结果发表在 *Lancet Oncology*[64]。该试验分析了原发灶手术治疗在初诊Ⅳ期乳腺癌中的价值，将接受系统治疗达到客观缓解的350例患者，随机分为手术治疗组173例和非手术治疗组177例，中位随访时间23个月，中位OS达到19.2个月（95%*CI*：15.98～22.46），两组之间的OS无明显统计学差异（*HR*：1.04；95%*CI*：0.81～1.34；$P=0.79$）。随后2016年报道的美国TBCRC-013是一项前瞻性、多中心临床试验[65]，同样是评价原发灶手术对初诊Ⅳ期乳腺癌患者预后的影响，结果发现对于接受系统治疗达到了缓解的患者，局部手术并不能改善任何分子亚型患者的预后。2016年来自埃及的Niveen发起了另一项随机对照试验[66]，总共入组57例Ⅳ期乳腺癌患者，其中27例接受全乳切除术，30例不接受手术，最终两组的中位OS分别为18个月和11个月，提示原发灶手术具有使患者得到生存获益的趋势，但该趋势未达到显著的统计学差异（$P=0.085$）。

**表19-3 Ⅳ期乳腺癌原发灶手术价值的前瞻性临床研究汇总**

| 研究名称 | 年份（年） | 手术组（例） | 非手术组（例） | OS率（%） | LPFS率（%） | DPFS率（%） | 2年OS率（%） | 3年OS率（%） |
|---|---|---|---|---|---|---|---|---|
| TATA | 2015 | 173 | 177 | 30.1 | 54.2 | 54.1 | 71.8 | 28.6 |
| TBCRC-013 | 2016 | 39 | 47 | 4.5 | — | — | 3.8 | 6.7 |
| Abo-Touk | 2016 | 27 | 30 | 1.1 | — | — | 10.0 | 3.5 |
| MF07-01 | 2018 | 138 | 136 | 27.3 | — | — | — | 28.5 |
| ABCSG-28 | 2018 | 45 | 45 | 11.0 | — | 45.9 | 14.4 | 9.4 |
| ECOG-ACRIN-2108 | 2020 | 129 | 129 | 26.0 | 45.8 | — | — | 23.4 |

而来自土耳其的MF07-01随机对照试验却得到了阳性结果[67]，该研究总共入组274例初诊Ⅳ期乳腺癌患者，按照1∶1随机分配到两组：手术切除原发灶序贯化疗（$n=138$）对比单纯化疗（$n=136$），中位随访时间为40个月（95%*CI*：20～51）。研究发现手术序贯化疗组的OS明显优于单纯化疗组（*HR*：0.66；95%*CI*：0.49～0.88；$P=0.005$）。

2017年ASCO会议公布了ABCSG28随机对照临床试验（Abstract No. 557）。该项目共入组90例初诊Ⅳ期乳腺癌患者，随机分配到一线系统治疗后

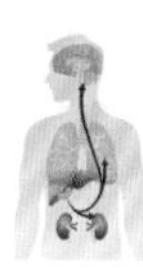


接受手术对比不接受手术，两组之间的中位OS分别达到34.6个月和54.8个月，即手术组患者预后具有更差的趋势，但结果无显著的统计学差异（*HR*：0.691；95%*CI*：0.358～1.333；*P*=0.267）。2017年ASCO会议还同时公布了JCOG1017 PRIM-BC随机对照试验(Abstract No. TPS588)。该研究设计为先筛选出对系统治疗敏感的Ⅳ期乳腺癌患者，随机进入到手术切除原发灶后继续系统治疗组对比单纯系统治疗组，主要研究终点为OS。该研究项目从2011年5月开始入组，未来期待其研究结果的公布。

最新来自2020年ASCO的Ⅲ期LBA2-E2108临床试验，入组了256例初诊Ⅳ期乳腺癌患者，根据患者情况和肿瘤特征给予最佳系统治疗(OST)，并将系统治疗4～8个月内未发生进展的患者随机分配至接受局部治疗(LRT)(*n*=125)或无局部治疗(*n*=131)。主要终点为OS，次要终点为局部复发率。中位随访59个月后，OST+LRT组和单纯OST组的3年OS率(68.4% *vs*. 67.9%，*P*=0.63；*HR*：1.09；90%*CI*：0.80～1.49)以及PFS(*P*=0.40)均无显著差异。相较于OST+LRT组，单纯OST组患者的3年局部复发率显著增加(25.6% *vs*. 10.2%；*P*=0.003)。此外，根据FACT-B指数评估健康相关生活质量(health-related quality of life，HRQL)，在随访18个月时，OST+LRT组较单纯OST组更差(*P*=0.01)。

考虑到以上争议，在2017 ASCO会议的“乳腺癌——单纯局部/区域复发/辅助治疗(Breast Cancer — Local/Regional/Adjuvant)”专场中，中山大学孙逸仙纪念医院乳腺肿瘤中心姚和瑞团队展示了题目为“Ⅳ期乳腺癌局部手术治疗的患者(Locoregional surgery of the primary tumor in stage Ⅳ breast cancer patients)”的一项高质量的荟萃分析。该研究结果同时发表在2017年的JCO增刊[68]。为进一步比较首诊Ⅳ期乳腺癌患者接受原发灶手术与否的疗效差异，姚和瑞团队收集了中山大学孙逸仙纪念医院、中山大学肿瘤防治中心及佛山市第一人民医院的首诊Ⅳ期乳腺癌患者，通过倾向评分匹配(propensity score matching)对原发灶手术组和非手术组的患者进行配对，Kaplan-Meier曲线及对数秩检验对OS进行评估。除此之外，该课题还将目前发表的前瞻性和回顾性研究分别进行荟萃分析。姚和瑞团队的研究成果再次入选2018ASCO壁报展示。基于以上研究成果的论文发表于*Annals of Surgial Oncology*[69]。

该研究团队从PubMed、EMBASE、Cochrane Central Register of Controlled Trials数据库、ASCO、ESMO会议摘要和ClinicalTrials. gov中通过综合检索，进一步研究了局部手术治疗在Ⅳ期乳腺癌原发灶切除的效果，研究纳入了6项前瞻性临床试验的1115例Ⅳ期乳腺癌患者，手术治疗组和非手术治疗组分别为551例和564例。通过荟萃分析和GRADE评估结果发现，中位随访时间为32.5个月(95%*CI*：26.7～39.7)；总的合并分析显示，相对不接受手术组，接受原发灶手术治疗组不能明显改善Ⅳ期乳腺癌患者的OS率(*HR*：0.90；95%*CI*：0.70～1.15；*P*=0.40)。结果显示，相较于非手术组来说，手术治疗组的局部无进展生存(LPFS)率明显延长(*HR*：0.23；95% *CI*：0.10～0.53；*P*＜0.001)，但是两组在远处无进展生存(DPFS)率上并无统计学差异(*HR*：0.95；95% *CI*：0.41～2.22；*P*=0.91)。除此之外，2年OS率(*OR*：1.09；95%*CI*：0.76～1.56；*P*=0.65)及3年OS率(*OR*：1.10；95%*CI*：0.85～1.42；*P*=0.48)，两者结果无差别。GRADE评估得出其证据质量级别为中级别。

另外，该研究纳入了353例患者进行真实世界研究分析，189例(53.5%)进行了原发灶手术，164例(46.5%)未手术，共配对出226例基线资料相仿的患者，中位随访时间为22.1个月。分析显示，手术治疗组在配对前显示出OS率的获益(*HR*：0.63；95%*CI*：0.40～0.99；*P*=0.041)，但在配对后未显示生存获益(*HR*：0.84；95%*CI*：0.45～1.57；*P*=0.579)。与非手术组相比，手术治疗组的骨转移患者在配对前(*HR*：0.36；*P*=0.034)、匹配后(*HR*：0.18；*P*=0.017)均显示出总体生存率的获益。该研究根据真实世界的研究数据、对回顾性研究和前瞻性研究的荟萃分析结果，认为对于首诊Ⅳ期乳腺癌患者，原发灶手术并不能为患者带来生存获益。

(2) *原发灶手术治疗的价值和适应人群*

上文提到，回顾性研究存在患者的选择偏倚，医生在过去的临床实践中倾向于选择功能状态较好、预期生存期较长的患者进行手术。Cady采用对此分析了美国622例Ⅳ期乳腺癌患者，发现来自患者的病例选择偏倚如年龄、转移部位及受体状态是原发灶手术带来生存获益的主要原因。Blanchard等

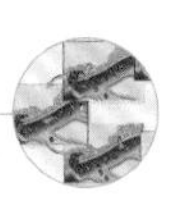

为了明确这一问题，回顾性分析了395例Ⅳ期乳腺癌患者，其中242例(61.3%)接受原发灶手术，153例(38.7%)未接受手术，结果发现接受手术的患者的确具有更好的基线特征，如激素受体阳性者居多、原发肿块偏小、更少的转移灶数目、更少的内脏器官累及；进一步对比接受手术或不接受手术，结果显示患者的中位OS分别为27.1个月和16.8个月($P<0.0001$)，接受手术组的OS可延长10.3个月；但在校正了两组的基线特征之后，手术仍然是预后良好的独立因素($P=0.006$)。

这两项研究告诉我们不能采取"一刀切"的模式，应当高选择能够从手术中获益的患者。既往回顾性研究也曾探索哪类患者可能从手术中获益更多。Neuman回顾性分析了纽约纪念医院的69例接受原发灶手术的Ⅳ期乳腺癌患者，结果发现手术具有改善患者总生存的趋势($HR$:0.71; 95%$CI$:0.47～1.06)，探索性分析表明HR阳性和/或HER2阴性的患者更能从手术中获益($P=0.004$)，而TNBC患者则不能从手术中获益。Tadahiko回顾性分析了日本344例Ⅳ期乳腺癌患者，其中160例患者(47%)接受原发灶手术，184例患者(53%)不接受原发灶手术，总的结果显示手术组患者的总生存期得到延长($P=0.049$)；进一步分析显示，手术仅改善年轻患者的总生存期($P=0.021$)，而不能改善年长患者的总生存期(年长定义为>51岁；$P=0.665$)。

除了患者及疾病因素之外，不同的手术方式及手术切缘也可能对Ⅳ期乳腺癌患者的预后产生不同影响。来自美国莫菲特(Moffitt)癌症中心研究所的回顾性研究表明，相对于保乳术而言，全乳切除可为患者带来进一步的生存改善($P=0.0275$)。Elisabetta回顾性分析了300例日内瓦癌症中心的Ⅳ期乳腺癌患者，发现相对于不接受原发灶手术而言，完全切除原发灶肿瘤并达到边缘阴性可得到40%的相对死亡风险下降($HR$:0.6; 95%$CI$:0.4～1.0; $P=0.049$)，且分层分析显示该死亡风险的下降在单纯骨转移患者中尤其明显($HR$:0.2; 95%$CI$:0.1～0.4; $P=0.001$)；然而手术切缘阳性的患者无生存获益。

原发灶术后的局部放疗也可能对患者预后产生不同的影响。Hong分析美国SEER数据库的8761例Ⅳ期乳腺癌患者，对于接受保乳手术的患者，加放疗对比不加放疗，患者总生存分别为28个月和20个月($P<0.0001$)；而对于乳房切除的患者，加放疗对比不放疗，总生存期无差异，两组均为28个月($P=0.895$)；多因素分析显示，保乳手术、乳房全切除术和放疗分别可降低相对死亡风险达28%、42%和10%。

近年来新开展的前瞻性随机对照临床试验亦探索了哪些人群能从原发灶手术中获益更多。Niveen发现具有较好的ECOG-PS($P=0.003$)以及单纯骨转移患者($P<0.001$)更能从手术中获益。土耳其MF07-01临床随机对照试验的亚组分析表明，在单发骨转移患者中，局部手术序贯系统治疗组的中位生存期比单纯系统治疗组延长14个月($HR$:0.67; 95%$CI$:0.43～1.07; $P=0.09$)；此外，具有惰性转移特征的患者，如ER(阳性)、HER2(阴性)及患者年龄<55岁等，均更能从原发灶手术中获益。姚和瑞团队研究的分层分析显示，Ki67≥20%的患者接受原发灶手术可带来生存获益($HR$:0.47; 95%$CI$:0.22～0.97)。

(3) *原发灶手术时机的选择*

选择不同的原发灶手术时机是否会对Ⅳ期乳腺癌患者预后产生不同影响？Jose回顾性分析了来自西班牙的208例患者，其中123例接受原发灶手术，85例不接受手术，中位随访29.68个月，结果发现手术组和非手术组患者的总生存期分别为40.4个月和24.3个月($P<0.001$)；进一步根据手术时机的不同将手术患者分为两个亚组，即"诊断为Ⅳ期乳腺癌之前的3个月内接受手术"亚组和"诊断为Ⅳ期乳腺癌之后接受手术"亚组，结果提示亚组之间患者无OS的差异($P=0.996$)。来自荷兰的研究根据同样的方法探索手术时机对患者预后的影响，结果发现不同的手术时机亦未能影响患者OS($P=0.81$)。

中山大学孙逸仙纪念医院乳腺肿瘤中心姚和瑞团队的荟萃探索性亚组分析发现，相较于单纯系统治疗，原发灶手术序贯系统治疗的治疗模式可带来显著生存获益($HR$:0.66; 95%$CI$:0.51～0.86; $P=0.002$)；然而，系统治疗序贯原发灶手术与单纯系统治疗，两组没有生存的差异($HR$:1.07; 95%$CI$:0.88～1.30; $P=0.48$)。GRADE评估得出其证据质量级别为中级别。说明最佳手术时机的确会影响初诊Ⅳ期乳腺癌患者的预后，比如尽早切除原发灶序贯系统治疗的治疗模式。

然而，目前有关Ⅳ期乳腺癌患者原发灶手术的前瞻性临床研究同样存在设计缺陷，例如印度TATA研究入组的患者有31%是HER2阳性，但由于经济局限性，这些患者中的绝大多数都未接受抗HER2靶向治疗；此外，仅部分患者接受了以紫杉醇为基础的化疗方案；还有，由于诊断时间较晚，两组患者的总生存期都劣于发达国家所报道的数据。但文章的讨论部分并未分析这些不足与预后的关联性。

综上所述，目前报道的有关Ⅳ期乳腺癌原发灶手术的研究提示手术的价值不能采取“全”或“无”的观点，应当高选择出能够从原发灶手术治疗中获益的人群，比如单发骨转移、Ki67≥20%的患者；同时确定手术的最佳时机，比如选用尽早切除原发灶序贯系统治疗的治疗模式。未来的随机对照试验应当选择更同质化的人群、采用更优的临床设计，以进一步探讨原发灶手术治疗在Ⅳ期乳腺癌患者中的价值。

### 19.5.2 晚期乳腺癌的放射治疗

*(1) 晚期乳腺癌放疗概述*

放疗是治疗肿瘤的重要手段之一，对提高乳腺癌局部-区域控制率和总生存率有重要作用。晚期乳腺癌的治疗应强调多学科综合治疗，目的是获得局部控制和长期生存。在全身治疗有效的基础上，对于急需缓解症状或解除并发症的患者可采用局部治疗。对于预后好的单纯局部/区域复发（local/regional recurrence，LRR）、寡转移病灶进行放疗，同时结合系统治疗，患者可获得长期生存，甚至有潜在治愈的可能。放疗在晚期乳腺癌治疗中的意义如下：①缓解肿瘤相关症状，减轻患者骨转移引起的疼痛及脊髓、神经压迫；②控制病情，适当延长患者生存期；③根治局部病变，增加综合治疗的整体疗效。

放疗按放射技术分类，可分为常规二维放疗、三维适形放疗、立体定向放疗、适形调强放疗、影像引导放疗、质子放疗技术等。同时，螺旋断层放疗系统（TOMO）等尖端设备应用于临床，使放疗更加精确。随着放疗新技术的进展，对大部分转移灶的控制被证实是安全、有效的局部治疗方式，可减轻患者痛苦，改善生活质量。

*(2) 放疗技术介绍*

1) 常规二维放疗：是适形放疗技术发展前主要的放疗方式，其射野适形度差，周围正常组织受照量大，影响治疗效果，不良反应发生率高，现在多用于浅表肿瘤如锁骨上区、皮肤及骨转移等简单照射野的治疗。

2) 三维适形放疗（3DCRT）：利用多叶光栅或适形档铅技术，将照射野的形状由普通放疗的方形或矩形调整为肿瘤的形状，使照射的高剂量区在人体内的三维立体空间上与肿瘤的实际形状相一致，提高了肿瘤的照射剂量，保护了肿瘤周围正常组织，从而降低放射并发症，提高肿瘤的控制率。该技术应用范围广泛，适用于头、体部位体积较大的肿瘤，但靶区内剂量分布欠均匀。

3) 立体定向放疗（stereotactic radiotherapy，SRT）：包括立体定向放射外科（stereotactic radiosurgery，SRS）和分次立体定向放疗（fractional stereotactic radiosurgery，FSRT）。SRS是以精确的立体定位和聚焦方法对病变靶区进行多角度、单次大剂量照射，包括X刀（X-knife）、伽马刀（γ-knife）和射波刀（cyber knife）。其靶区剂量分布特点为：高剂量分布相对集中；边缘等剂量线以外剂量锐减。SRS特别适宜治疗头部重要神经高度集中区域的小肿瘤以及脑转移瘤和位置较深的肿瘤。其局限性：受肿瘤体积、形状限制；靶区边缘定位的精确度尚待提高；靶区周围重要组织放射耐受性有限。γ刀主要用于颅内直径<3 cm的病变。X刀可应用在头部、胸、腹、盆等区域肿瘤，应用范围比γ刀广，可用于直径<4 cm的病变。射波刀是用X线进行放疗外科的专用放疗设备，最大的优势是利用先进的电脑立体定位和机器人技术，通过图像的实时引导，实现对恶性肿瘤毫米级的精确放射外科治疗，一般用于治疗直径<6 cm的肿瘤。FSRT应用立体定向技术，对颅内病变、颅外肿瘤（鼻咽癌、肺癌、肺转移癌、腹腔或盆腔单发转移癌）进行等中心非共面旋转小野集束大剂量分次照射，精确地将高剂量区集中到靶区，而周围正常组织的剂量迅速递减，从而提高肿瘤的局部控制率，减轻正常组织的放射性损伤。

4) 适形调强放疗（IMRT）：可通过改变靶区内的射线强度，使靶区内的任何一点都能得到均匀的剂量，同时将重要器官所受剂量限制在可耐受范围内，使紧邻靶区的正常组织受量降到最低。IMRT比常规治疗多保护15%～20%的正常组织，同时可增加20%～40%的靶区肿瘤剂量。这种高精度的放疗技术使肿瘤放疗跨入了新时代。TOMO是目前国际上最先进的放疗治疗系统，集IMRT和影像引导放疗（imaging guided radiotherapy，IGRT）于一体，以螺旋CT旋转方式治疗肿瘤；与传统治疗相比，最大的特点是：①肿瘤剂量适形度更高；②肿瘤剂量强度调

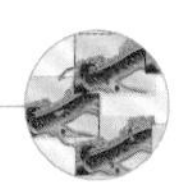

节更准；③肿瘤周围正常组织剂量调节更细。TOMO对大体积、不规则的肿瘤治疗效果更佳。

5）影像引导放疗（IGRT）：是一种四维的放疗技术，它在三维放疗技术的基础上加入了时序的概念。患者进行治疗前、治疗中利用各种先进的影像设备对肿瘤及正常器官进行实时监控，并能根据器官位置变化调整治疗条件，使照射野精确至靶区。

6）质子放疗技术：质子作为带正电核的粒子，以极高的速度进入人体，由于其速度快，故在体内与正常组织或细胞发生作用的机会极低，当到达癌细胞的特定部位时，速度突然降低并停止，释放最大能量（产生Bragg峰），将癌细胞杀死。尤其对于有重要组织器官包绕的肿瘤，质子治疗显示出巨大的优越性。

乳腺癌术后放疗未来的研究方向主要在于如何缩短放疗持续时间、降低放疗不良反应、改善患者生存质量、降低医疗费用等方面，为患者制定合理的治疗模式，使更多的肿瘤患者从中获益。随着放疗新技术和新设备的不断发展，将更加具有临床应用意义和推广力。

（3）*放疗适应证*

1）乳腺癌根治术后广泛局部/区域复发：治疗目的在于既有效控制局部疾病的发展，亦尽可能减少后续远处转移的发生。对可切除的乳腺癌复发灶进行局部切除和放疗，对不可手术的病灶则考虑单纯放疗。

2）骨转移：①患者有骨痛症状。②根治性潜在治愈可能的单发/少部位骨转移，且为溶骨性破坏，周围有软组织形成伴压迫改变，有病理性骨折、脊髓或神经压迫等高危因素，有放疗指征。③骨转移灶为多发转移时，应充分评估病理性骨折的风险、病变的部位、肿瘤负荷和可切除性，若有高危病理性骨折风险的转移灶部位——第7颈椎体、股骨头、股骨小转子，这3个部位若为成骨性转移，无需放疗；若为溶骨性转移，CT显示骨破坏范围＞1/2时需放疗以预防病理性骨折；若其他椎体有多发转移时，溶骨性破坏程度＞2/3时需放疗。溶骨性破坏若没达到以上标准，但患者有强烈意愿，也可酌情考虑放疗，或已存在椎体转移伴脊髓、神经根压迫时，需急症放疗。

3）脑转移：①患者有明显颅高压症状、脑水肿及占位效应时。②患者既往已行WBRT，全身治疗后脑转移灶局部再进展，但无症状，MRI显示无脑水肿及占位效应，不考虑再行WBRT，但需密切监测脑转移高风险病灶：脑膜、邻近脑室、基底节、中脑水管等；若患者出现症状、以上高风险病灶进展，可考虑行立体定向放疗。

（4）*局部/区域复发的放疗*

根治术后以乳房/胸壁、手术切口和皮瓣附近及同侧腋窝、区域淋巴结（锁骨上淋巴结、胸骨旁淋巴结）的复发为首次复发部位，并经影像学检查排除远处转移，复发灶经组织学或细胞学证实。通常乳房/胸壁的复发以皮下结节的形式被发现，腋窝、区域淋巴结复发常见的表现形式为同侧腋窝、锁骨上区触及无痛性包块及胸骨旁无痛性皮下包块。

1）复发时对于既往未行放疗的患者：放疗结合局部肿瘤切除是主要的治疗模式，可明显提高肿瘤局部控制率[70]，照射剂量为全乳/全胸壁50 Gy/25 F，肿瘤复发部位补充加量照射15～25 Gy。

2）复发时既往已行放疗的患者：再次行全乳/全胸壁放疗往往疗效不满意，并可能导致放射性溃疡引起伤口久不愈合等严重的并发症。对于保乳术后仅局部复发再次行保乳术后的患者，在患者可耐受及保证乳房美观的前提下，仍然需要二次放疗以提高局部控制率。目前临床上有探究部分乳腺放疗对于复发的瘤床及其周围局部区域的疗效观察。

综上所述，LRR放疗后的局部控制率与放疗前LRR的完全切除、复发的部位、大小有关。有研究显示，仅淋巴结复发及孤立的胸壁复发患者的预后明显好于胸壁多部位复发。大多数复发灶单纯切除的后续再次复发率可达60％～75％，应将肿瘤完全切除或大部分切除后给予足量的放疗[71]。手术＋放疗联合后续的全身治疗可以进一步提高LRR患者DFS和OS。

（5）*特殊转移部位的放疗*

总治疗原则：对于MBC进行局部放疗前，应首先考虑全身治疗，在全身治疗有效的基础上，进行局部治疗才能达到理想的临床疗效[72]。

1）骨转移姑息放疗：

A. 骨转移放疗的目的及治疗原则：骨转移是乳腺癌最常见的转移，较其他部位转移相比，患者具有相对较好的预后。乳腺癌骨转移放疗的目的：①缓解疼痛，恢复肢体功能；②预防和治疗SRE；③控制骨转移瘤进展；④延长患者生存期，改善生活质量。治疗原则：以全身治疗为主，有效的全身治疗合理优先应用，可推迟或避免过度的止痛放疗。化疗、内分泌和靶向治疗是MBC的基本药物治疗，双磷酸盐抗骨转移治疗[73]。

B. 骨转移放疗策略：SRE及生活质量降低是乳腺癌骨转移常见的并发症。SRE包括骨痛加剧或出现新的骨痛、病理性骨折（椎体骨折、非椎体骨折）、椎体压缩或变形、脊髓压迫、骨放疗后症状（因骨痛或防治病理性骨折或脊髓压迫所行的放疗）及高钙血症。

因骨转移引起的持续性和局限性疼痛患者，需要进行放射影像学评估，以确定是否有即将发生或实际已经发生的病理性骨折。如果有可能或已经发生长骨骨折，需请骨科评估是否需要手术固定；而在没有明确骨折风险的情况下，通常放疗是首选的治疗方法（ABC3 ⅠA类推荐）。神经症状和体征表明有脊髓受压的可能性时，必须行紧急处理，首选MRI进行全面评估，明确是否需要急诊行手术减压术。如果不能减压/固定，则选择急诊放疗；椎体成形术也是一种选择。当椎体已发生病理性骨折且压缩>1/3时，或已有脊髓压迫并新发生截瘫时，为增加脊柱稳定性、迅速缓解症状，推荐手术治疗，以减少病理性骨折。

目前国内外各大指南推荐骨转移患者在排除禁忌证后，在系统治疗的基础上均应使用骨改良药物。该类药物包括唑来膦酸、伊班膦酸、地诺单抗或其他磷酸盐类药物。由于需要对严重转移性骨痛进行迅速而有效的治疗，研究越来越多地集中于第3代双磷酸盐伊班磷酸的负荷剂量的使用。止痛放疗适用于需要迅速缓解的严重骨痛，以及系统全身治疗和双磷酸盐治疗后仍无法满意控制的骨痛。

体外照射是骨转移姑息治疗的常用有效方法。骨转移放疗的常用剂量及分割方法有：30 Gy/10 F/2 w、24 Gy/6 F/2 w、20 Gy/5 F/1 w、8 Gy/F（单次照射），4种照射方法骨痛缓解疗效及耐受性无显著差异。放疗对骨痛治疗明显有效，疼痛缓解率为59%～86%，13%～32%的患者疼痛完全缓解。临床研究显示[74-77]，分割次数越多，每次的分割剂量越少，其以后重复治疗比例越低；单次照射再放疗及病理性骨折发生率高于分次放疗。因此，预后好的骨转移止痛放疗，推荐尽量选择长疗程的剂量分割照射方案（表19-4），需要紧急缓解骨痛者则建议短疗程特别是8 Gy单次照射方案。若患者可行椎体肿块姑息性切除术，且无其他骨外转移，术后3个月左右可考虑行高姑息放疗。

**表19-4 骨转移止痛放疗的分割照射方式**

| 报道者 | 病例数 | 剂量分割方案 | 疼痛缓解率/缓解时间 | 疼痛完全缓解率(%) | 急性反应(%) | 晚期反应(%) | 重复治疗比例(%) |
|---|---|---|---|---|---|---|---|
| McDonald[74] | 298 | 8 Gy/F | 10 d | NR | NR | NR | NR |
| Jeremic[75] | 327 | 4 Gy/F | 59% | 21 | 32 | 6 | 42 |
| | | 6 Gy/F | 73% | 27 | 29 | 7 | 44 |
| | | 8 Gy/F | 78% | 32 | 37 | 7 | 38 |
| Foro[76] | 160 | 8 Gy/F | 75% | 15 | 12 | NR | 28 |
| | | 30 Gy/10 F | 86% | 13 | 18 | NR | 2 |
| Kaasa[77] | 376 | 8 Gy/F | 相当 | NR | 较少 | 4 | NR |
| | | 30 Gy/10 F | 相当 | NR | | 11 | NR |

注：NR，未测量(not reported)。

2）脑转移姑息放疗：

A. 脑转移放疗的目的及治疗原则：乳腺癌脑转移药物治疗的效果有限，主要依靠放疗及外科治疗。多发性脑转移预后差，多采用姑息性治疗，但随着系统治疗的进步，有相当一部分脑转移患者可以在脑转移瘤控制良好的前提下获得较长的生存期。放疗的目的：①控制转移灶进展；②减轻脑水肿与降低颅内压，预防脑疝发生；③延长患者生存期。

脑转移瘤局部治疗的原则需根据脑转移瘤的个数、转移部位及患者的一般情况具体分析。1～3个

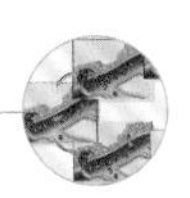

脑转移灶推荐的局部治疗原则：①对于颅外疾病控制好，KPS≥60分的患者，首选手术切除（1A类推荐）＋术后残腔部位进行SRS。因为缺乏生存获益数据，且有神经认知障碍风险，手术或SRS治疗后，不常规推荐WBRT。②颅外疾病控制差，KPS评分低的患者考虑WBRT或支持治疗。另外，脑转移灶直径≤3.5 cm或不能手术的病灶，考虑SRS（1B类推荐）。脑转移灶数目＞3个时推荐行WBRT或SRS。脑膜转移的局部治疗原则：首选在糖皮质激素和脱水等对症支持治疗基础上采用WBRT。WBRT剂量选择范围为（20～40）Gy/（5～20）F，部分患者也可考虑选择鞘内注射药物治疗。

B. 脑转移放疗策略：

a. 孤立性脑转移治疗：①对于有颅内高压症状、肿瘤水肿占位效应明显，或导致严重脑积水、中线偏移、部位适合切除、病灶直径＞3 cm、KPS评分好且颅外病灶控制稳定的患者，外科手术可获益，术后再行放疗。②对于无颅内高压症状、转移病灶较少、单个转移病灶的最大直径＜3 cm的患者，可单独行伽马刀、射波刀等SRS治疗，剂量为15～25 Gy，或立体定向放疗。

b. 多发性脑转移的治疗：2017年NCCN指出，和外科手术相比，SRS的无手术相关死亡，水肿及放射性坏死等晚期并发症少见，不论脑转移灶的多少都能从SRS治疗中获益；若外科切除或者SRS不可行，WBRT在联合SRS或手术预防复发以及作为复发患者的挽救治疗中仍起着非常重要的作用。对于体力状态较好的患者行外科切除＋WBRT或者SRS比单纯行WBRT的预后更好。对于不适合行手术切除，比如肿瘤位于功能区，全身广泛转移或者其他原因，WBRT是这些患者的主要治疗措施。既往有研究指出，在1～3个脑转移瘤患者中，与单纯SRS组相比，SRS＋WBRT治疗组学习记忆功能明显下降，因此，在考虑肿瘤控制时，需同时考虑WBRT的并发症。因此行WBRT时，应平衡颅内疾病控制达较长时间和对神经认知功能影响的风险（ABC3 Ⅰ B类推荐）。目前建议预期生存期超过1年的患者使用保护海马体的精确全脑调强放疗，以减少放疗对神经细胞的影响[77]。目前WBRT常规分割剂量为30 Gy/10 F。虽然有报道在转移灶数目＞4枚的患者中也可以首选SRT而暂时不行WBRT，但是必须充分告知后续的复发风险。

随着近年来化疗药物的进展，手术、放疗技术、靶向治疗等的发展，乳腺癌骨、脑转移综合治疗的方法不断发展，积极有效的乳腺癌骨、脑转移治疗有重要的临床意义，放疗仍是重要的局部治疗方式。整体治疗决策的制定需要基于患者的全身情况实施个体化治疗，同时考虑骨、脑转移的数目、部位，有无脑转移高风险病灶，局部骨破坏的性质和程度，原发灶病理、分子分型及骨外转移灶控制情况等综合因素进行个体化制定，以期提供安全、有效、经济可行的治疗方案。局部放疗参与的根本治疗原则是改善患者生存质量，延长无痛生存期。随着放射物理各项技术手段如三维适形调强放疗、TOMO的快速发展，高度适形的精确放疗为乳腺癌骨、脑转移患者带来更优选择，为进一步提高疗效、改善生存质量提供了可能，也为乳腺癌骨、脑转移患者带来了新的希望。

### 19.5.3 晚期乳腺癌的药物治疗

MBC的治疗主要还是集中在药物治疗。随着精准医疗的发展，根据原发灶或转移灶的分子类型确定治疗方案，但在原发灶和转移灶生物标志物不一致时，应该根据哪个生物标志物结果进行治疗决策目前尚不确定；在原发灶和转移灶中至少有一个病灶阳性，就可依据这个阳性结果选择内分泌治疗和抗HER2的治疗；也有认为转移灶的结果更能指导治疗。

（1）*内分泌治疗*

60%～70%的晚期乳腺癌患者为HR阳性，此部分患者对内分泌治疗敏感。一线内分泌治疗与一线化疗相比，DFS和OS并无差别，但不良反应更容易耐受，患者的生活质量明显改善。因此，国内外各大指南均指出，对于DFS＞2年，既往辅助内分泌治疗敏感，肿瘤负荷不大，没有内脏危象的HR阳性晚期乳腺癌，提倡一线内分泌优先治疗的原则[78]。《中国晚期乳腺癌临床诊疗专家共识》将内脏危象定义为：通过症状、体征、实验室检查、疾病快速进展确认的数个脏器功能异常。内脏危象并非单纯指存在内脏转移，而是指危重的内脏情况需快速、有效的治疗来控制疾病进展，尤其指担忧进展后经其他治疗无效的情况。例如严重的肝脏转移、癌性肺淋巴管炎、软脑膜转移等。

近年来研发了多种新型内分泌治疗的药物，如氟维司群、MTOR信号通路抑制剂、CDK4/6抑制剂、PI3K信号通路抑制剂、脱乙酰化酶抑制剂等，使内分泌治疗的效果进一步提高。本节结合已有的循

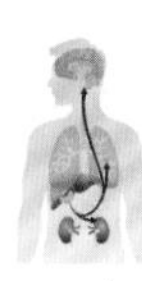



证医学证据，介绍 $HR^+/HER2^-$ 复发 MBC 内分泌治疗的现状和进展。

1）内分泌治疗药物：

A. 促性腺激素释放激素（GnRH）类似物：GnRH 类似物通过竞争性结合垂体 GnRH 的大部分受体，反馈性抑制黄体生成素（luteinizing hormone，LH）和卵泡刺激素（follicle-stimulating hormone，FSH）的分泌，从而抑制卵巢雌激素的生成，达到药物性卵巢切除的治疗作用，代表性药物为戈舍瑞林和亮丙瑞林。综合资料显示戈舍瑞林与传统的卵巢去势术疗效相似，不良反应主要包括燥热、阴道分泌物增多、阴道炎、性欲减退、头晕等。

B. 选择性 ER 调节剂：17β-雌二醇是血浆中主要存在的雌激素，其与肿瘤细胞的 ER 结合启动胞内信号转导，是促进乳腺癌生长的重要机制。他莫昔芬（tamoxifen，TAM）是选择性 ER 调节剂（selective estrogen receptor modulator，SERM）的代表性药物，通过与雌激素竞争性结合 ER，阻断雌激素相关基因的表达，从而减缓肿瘤细胞的分裂和增殖。

C. 芳香化酶抑制剂：绝经后的女性体内仍可以通过芳香化酶将肾上腺产生的雄激素转变为雌激素，因此芳香化酶抑制剂（aromatase inhibitor，AI）能抑制雌激素的生成，治疗绝经后 HR 阳性乳腺癌。第 1 代 AI 代表药物为氨鲁米特，为非选择性，能抑制肾上腺所有类固醇激素的合成，因此不良反应大，且使用不方便，已被临床摒弃。第 2 代 AI 代表药物为福美司坦，能选择性抑制芳香化酶，但疗效并不优于 TAM。近年来开发了多种具有高度选择性并能强效抑制芳香化酶的第 3 代 AI，不良反应较轻，且大大提高了抗肿瘤疗效。第 3 代 AI 按结构分为两种，一种是非甾体 AI，代表药物为来曲唑和阿那曲唑；另一种为甾体 AI，代表药物为依西美坦。非甾体和甾体 AI 疗效相当，最常见的不良反应为骨不良事件，包括骨质疏松和骨折。

D. 选择性 ER 下调剂：氟维司群是 17β-雌二醇的衍生物，与雌激素竞争性结合 ER，抑制 ER 二聚体的形成和进入胞核，从而抑制 ER 介导的转录活性；同时形成的复合体稳定性差，能加速 ER 蛋白的降解，是一种选择性 ER 下调剂（selective estrogen receptor downregulator，SERD）。与 TAM 等其他 SERM 相比，具有以下特点：①更高的亲和力，氟维司群与 ER 的亲和力可以达到雌二醇的 89%，是 TAM 与 ER 结合力的 50～100 倍。②更彻底地拮抗 ER，无 TAM 的部分激动剂活性。氟维司群可同时抑制转录激活功能区 1（activation function 1，AF-1）和 AF-2，完全抑制转录功能，进而抑制 ER 所调节的基因表达。而 TAM 只抑制 AF-2 的功能激活，不影响 AF-1，因此后者显示出部分激动剂的作用。③氟维司群与 TAM 无交叉耐药。

E. 内分泌治疗靶向药：内分泌治疗是 HR 阳性乳腺癌的主要治疗手段，但约 1/3 患者存在原发耐药，而且几乎所有患者会出现继发耐药，这是乳腺癌治疗中亟待解决的重要问题。中国临床肿瘤学会（Chinese Society of Clinical Oncology，CSCO）乳腺癌诊疗指南将内分泌耐药分为原发性耐药和继发性耐药。其中，原发性耐药的定义是：辅助内分泌治疗时间＜2 年复发，或晚期一线内分泌治疗＜6 个月出现疾病进展；继发性耐药的定义是：辅助内分泌治疗时间＞2 年且于停药后 1 年内复发的患者，或晚期一线内分泌治疗≥6 个月出现疾病进展。内分泌耐药的机制复杂，涉及多条信号转导通路，目前针对这些通路研发了多种靶向药物，旨在增强内分泌治疗的疗效及逆转内分泌耐药。

a. CDK4/6 抑制剂：细胞周期的失调是肿瘤生长和转移的典型标志之一。CDK4/6 是细胞周期的关键调节因子，通过与周期蛋白 D 形成复合物，磷酸化 Rb 蛋白，释放 E2F，从而能够触发细胞周期从 DNA 合成前期（$G_1$ 期）进入 DNA 复制期（$S_1$ 期）。研究发现，周期蛋白 D1 基因（*CCND1*）表达异常是导致细胞周期失调的主要原因，约 20%的乳腺癌存在 *CCND1* 基因扩增，50%的乳腺癌存在 CCND1 蛋白过表达，这种现象在 HR 阳性乳腺癌中更加常见。因此，阻断了 CDK4/6 激酶的活性，恢复细胞周期控制，阻断肿瘤细胞增殖，是 $HR^+/HER2^-$ 乳腺癌治疗的重要策略。目前已有的 CDK4/6 抑制剂有帕博西尼（palbociclib）、瑞博西尼（ribociclib）和阿贝西尼（abemaciclib），其作用机制是抑制 Rb 蛋白磷酸化，从而使细胞周期停留在 $G_1$ 期。

b. PI3K/Akt/mTOR 信号通路抑制剂：PI3K/Akt/mTOR 信号通路是细胞赖以生存的重要通路，驱动着细胞的增殖和生长。在 HR 阳性乳腺癌细胞中，PI3K/Akt/mTOR 信号通路与 ER 信号通路也存在相互对话（cross talk）：雌二醇-ERa 复合物能直接结合至 PI3K 调节亚基 p85a 上，从而激活 Akt/mTOR 通路；反之，Akt 及 mTOR 下游的 S6 激酶 1（S6K1）亦能磷酸化激活 ERa，继而启动配体非依赖

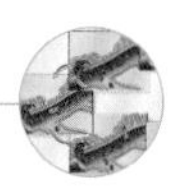

性 ER 信号通路转导。基础研究发现，PI3K 的激活和 PTEN 的失活与 ER 的表达呈负相关，抑制 PI3K/Akt/mTOR 信号通路可以增加 ER 信号的表达，恢复 TAM 抗雌激素治疗的敏感性。因此，PI3K/Akt/mTOR 通路的异常激活是 ER 阳性乳腺癌对抗雌激素治疗产生耐药的重要原因。近年来开发了一系列 PI3K/Akt/mTOR 信号通路抑制剂，主要包括 mTOR 抑制剂（依维莫司）、PI3K 信号通路抑制剂［匹替利司（pictilisib）、布帕利司（buparlisib）、阿培利司（alpelisib）和他塞利司（taselisib）］、PI3K/mTOR 双重抑制剂，以及 Akt 抑制剂，对逆转内分泌耐药和增强内分泌治疗的疗效发挥了重要作用。

c. 其他靶向药：ER 及其他生长因子受体信号通路组成部分的表观遗传沉默在内分泌耐药中起重要的作用。其中，组蛋白脱乙酰酶是改变核染色质结构以控制基因表达的关键酶。该基因异常表达可导致可逆的、基于表观遗传学的药物耐受。近期研究已证实组蛋白脱乙酰化酶抑制剂西达本胺（chidamide）在晚期乳腺癌中的疗效。

研究提示 VEGF 可以诱导乳腺癌细胞增殖，并通过自分泌机制诱导内分泌耐药。VEGF 水平与早期复发和内分泌耐药相关，这为抗血管生成抑制剂与内分泌联用提供了理论依据。然而两项贝伐珠单抗和 AI 联用临床研究（LET 研究和 CALGB-40503 研究）均显示，一线内分泌治疗中添加贝伐珠单抗，均不能给患者带来 OS 的获益，但不良反应却明显增加。其他一些靶向药如 IGF 受体（IGFR）抑制剂、成纤维细胞生长因子受体（FGFR）抑制剂、免疫检查点抑制剂等也正在进行临床试验。

F. 孕激素：孕激素抗乳腺癌的作用机制有多方面：①抑制下丘脑促性腺激素释放素，从而抑制 FSH 和 LH 分泌；②诱导肝 α 还原酶以加速体内雄激素降解，从而减少雌激素的合成；③结合 PR 后竞争性抑制雌二醇与 ER 的相互结合。孕激素的疗效早被 TAM 和 AI 超越，主要用于全身状况差、虚弱或食欲不振患者。

2）HR 阳性、HER2 阴性晚期乳腺癌内分泌治疗的临床应用策略：专家共识明确指出，对于初始治疗或复发转移后病理证实为 HR 阳性，肿瘤进展缓慢，无内脏危象的晚期乳腺癌患者，应优先进行内分泌治疗。对一线内分泌治疗获益的患者，需继续其治疗，失败后可更换其他内分泌治疗药物。如前文所述，内分泌治疗药物近年来发展势头猛烈，新药层出不穷，具体的临床应用策略应结合既往内分泌治疗敏感性、经济能力和资源可及性进行个体化选择。

A. 绝经后 HR 阳性、HER2 阴性晚期乳腺癌内分泌治疗策略：

a. 一线内分泌治疗的选择策略：晚期一线内分泌治疗的选择，需考虑患者的辅助治疗方案、无病间期、复发/转移的疾病负荷来综合选择治疗方案。

ⅰ. 既往 TAM 辅助治疗后进展或从未经任何内分泌治疗者：①AI。多个临床研究证实在 TAM 辅助治疗结束 1 年后或 6 个月后进展的激素受体阳性晚期乳腺癌，第 3 代 AI 较 TAM 能延长患者 PFS 3～4 个月。例如 0027/0030 研究的联合分析（$n$＝1 021 例）显示，对于 HR 阳性或 HR 不明的绝经后晚期乳腺癌，阿那曲唑对比 TAM 一线治疗的肿瘤进展时间（TTP）为 8.5 个月和 7.0 个月。P025 临床试验显示，来曲唑一线治疗绝经后 HR 阳性 MBC（$n$＝916 例），疗效优于 TAM，中位 TTP 分别为 9.4 个月和 6.9 个月（$P$＜0.001）。EORTC10951 试验（$n$＝391）显示依西美坦与 TAM 的 TTP 分别为 9.9 个月与 5.8 个月，客观缓解率（ORR）分别为 46%与 31%，临床获益率（clinical benefit rate，CBR）分别为 66%与 49%（$P$＜0.05）。虽然 AI 未取得总生存优势，但 AI 已取代 TAM 成为 21 世纪新的一线治疗方案。②氟维司群 500 mg 单药。早年的 0020/0021 Ⅲ期研究显示，TAM 治疗失败（辅助治疗中/后进展或晚期一线治疗后进展）的患者，氟维司群 250 mg 每 28 d 1 次（首程第 1、14 天）和 AI 的疗效相当，中位 TTP 分别为 5.5 个月和 4.1 个月（$P$＝0.48）。如前文所述，氟维司群为剂量依赖性。Confirm 研究结果报道之后，氟维司群 250 mg 的用法已被摒弃，EMA 和美国 FDA 将 500 mg 每 28 d 1 次（首程第 1、14 天）设为其标准的用药方式。FIRST Ⅱ期临床研究对比了氟维司群 500 mg 与阿那曲唑在一线内分泌治疗的疗效和安全性。入组条件为绝经后、HR 阳性、内分泌治疗敏感的乳腺癌患者［未接受辅助内分泌治疗（70%～80%）或辅助 TAM 治疗结束 1 年以上进展（20%～30%）］。结果显示，主要研究终点 CBR 在氟维司群（$n$＝102）和阿那曲唑组（$n$＝103）无明显差异，分别为 72.5%和 67.0%（$P$＝0.386）。然而次要研究终点 PFS 在氟维司群组显著延长 10.3 个月（23.4 个月 *vs*. 13.1 个

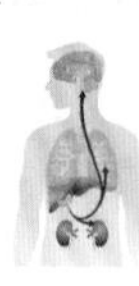



月；$P=0.01$），OS也较阿那曲唑组显著延长5.7个月（54.1个月 *vs*. 48.4个月；$P=0.041$），两组的安全性相似。这一次要研究终点结论在随后的Ⅲ期临床试验（FALCON）中得到了证实。FALCON研究将462例既往从未接受任何内分泌治疗的晚期乳腺癌患者随机分到氟维司群（500 mg）组与阿那曲唑组进行一线治疗的疗效对比，2016年ESMO报道的中期结果显示氟维司群组的PFS显著优于阿那曲唑组（中位PFS：16.6个月 *vs*. 13.8个月；$P=0.0486$）。亚组分析显示，在没有内脏转移的患者中，氟维司群的PFS优势更为显著，可延长PFS 8.5个月（22.3个月 *vs*. 13.8个月；$P<0.01$）。③CDK4/6抑制剂：基础研究发现Luminal亚型为帕博西尼敏感型，且帕博西尼与抗雌激素药物有协同性。临床研究证实，多种CDK4/6抑制剂与内分泌药物的联用都显示出了惊人的疗效，首次使内分泌一线治疗的PFS突破2年。帕博西尼联合来曲唑一线治疗绝经后$HR^+$/$HER2^-$晚期乳腺癌的Ⅱ期临床研究PALOMA-1及Ⅲ期临床研究PALOMA-2一致显示，与来曲唑单药治疗相比，帕博西尼联合来曲唑能显著提高患者PFS 10.2～10.3个月（PALOMA-1：10.2个月 *vs*. 20.2个月；PALOMA-2：14.5个月 *vs*. 24.8个月；$P<0.000001$）。中性粒细胞减少是联合治疗组最常见的不良反应[79]，其中3度中性粒细胞减少发生率为56.1%，但发热性中性粒细胞减少罕见（2.5%）。另一项CDK4/6抑制剂瑞博西尼一线治疗$HR^+$/$HER2^-$ MBC的MONALEESA-2研究在2017年ESMO大会首次报道了第1次中期分析的数据，瑞博西尼组的中位PFS未达到（95%*CI*：19.3个月未达），安慰剂组该数据为14.7个月（95%*CI*：13～16.5个月），瑞博西尼组进展的风险降低了44%（*HR*：0.556；95%*CI*：0.42～0.72）。同时，瑞博西尼组的整体缓解率更高（53% *vs*. 37%；$P=0.00028$）、CBR更大（80% *vs*. 72%；$P=0.02$）。在亚组分析中，无论年龄、种族、是否内脏转移，均能从瑞博西尼联合治疗中获益。其不良反应和帕博西尼相似，以血液学毒性为主，主要表现为中性粒细胞减少。2018年第2次中期分析的中位随访时间为26.4个月，瑞博西尼组与安慰剂组相比，中位PFS分别为25.3个月和16.0个月，进展和死亡风险减少43.2%（*HR*：0.568；$P<0.000001$）。第3个类似的MONARCH-3 Ⅲ期临床研究中位随访时间17.8个月时，安慰剂组中位PFS为14.7个月，阿贝西尼治疗组PFS尚未达到，阿贝西尼组显著下降了疾病进展风险（*HR*：0.543；$P=0.000021$）。探索性的PFS分析显示，无治疗间期（treatment free interval，TFI）（辅助内分泌治疗结束时间至入组开始治疗的时间）<36个月的患者从阿贝西尼联合治疗中获益更多；仅合并骨转移的患者，不能从联合治疗组中获益。阿贝西尼最常见的不良反应为腹泻（发生率为90%）。

综上所述，对于未经内分泌治疗或既往辅助TAM治疗失败的患者，AI、氟维司群和CDK4/6抑制剂联合AI都是一线治疗的优选方案。其中CDK4/6抑制剂价格昂贵，因根据经济能力和资源可及性进行个体化选择。在氟维司群资源不可及的情况下，AI仍然是较为经济的标准一线方案。

ⅱ.既往AI辅助治疗失败者：①甾体/非甾体AI互换。既往两项临床试验（EFECT研究和SoFEA研究）在非甾体AI治疗失败后（辅助治疗中或一线治疗后进展），比较依西美坦和氟维司群250 mg负荷剂量（第1天500 mg，第14天250 mg，第28天250 mg，后每28 d 1次）的疗效，两项研究均显示，依西美坦和氟维司群250 mg负荷剂量的疗效相似。依西美坦组的PFS约3.7个月（EFECT）和3.4个月（SoFEA），提示对于AI耐药的患者，换用另一种机制的AI效果不佳。②氟维司群500 mg单药：EFECT研究和SoFEA研究提示氟维司群250 mg疗效相当于甾体/非甾体AI互换。而全球CONFIRM及中国CONFIRM研究的入组人群中，均包含了AI治疗后复发/转移的晚期患者。其中中国CONFIRM研究中经AI治疗亚组，氟维司群500 mg的PFS达5.8个月，证实了对于AI治疗后患者的临床优势。③联用靶向药物：随着mTOR抑制剂、CDK4/6抑制剂、脱乙酰化酶抑制剂的研发，这部分AI耐药患者的疗效得到了提高。例如BOLERO-2研究旨在逆转内分泌耐药。该研究纳入724例非甾体AI治疗失败的患者（辅助治疗中或一线后进展），比较依维莫司联合依西美坦对比安慰剂联合依西美坦的疗效和安全性。结果显示在总体人群中，中央评估的主要研究终点PFS在依维莫司组为11.0个月，在安慰剂组仅为4.1个月（*HR*：0.38；95%*CI*：0.31～0.48；$P<0.0001$）。亚组分析显示，在AI辅助治疗进展后一线使用依维莫司者，PFS的延长更为显著，中央评估的PFS在依维莫司+依西美坦组达15.2个月，在依西美坦单药组

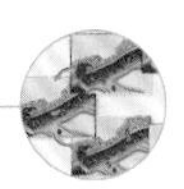

为4.2个月[80]。

CDK4/6抑制剂在AI耐药后的研究更为丰富。PALOMA-3是一项Ⅲ期临床研究，纳入521例无论绝经状态的$HR^+$/$HER2^-$晚期乳腺癌，研究在AI治疗进展后(针对晚期的一线治疗或AI辅助治疗结束1年之内)比较帕博西尼+氟维司群500 mg和安慰剂+氟维司群500 mg的疗效，其中围绝经期和绝经前患者联合使用促性腺激素释放激素类似物(GnRHa)。结果显示，帕博西尼+氟维司群组的PFS从3.8个月提高到9.2个月[81]。另一项研究设计类似的MONARCH-2 Ⅲ期临床试验也显示阿贝西尼+氟维司群的PFS均较氟维司群单药治疗组显著延长，中位PFS在联合治疗组达16.4个月，而氟维司群500 mg单药治疗组的PFS为9.3个月[82]。

我国研发的组蛋白脱乙酰酶抑制剂西达本胺在AI耐药的患者中也证实了较好的疗效。ACE研究[83]结果表明，对于绝经后$HR^+$/$HER2^-$、既往接受过他莫西芬和/或非甾体AI治疗失败的晚期乳腺癌患者，西达本胺联合依西美坦，较依西美坦可显著延长PFS(7.4个月 *vs*. 3.8个月)，ORR和CBR方面也优于依西美坦。

基于以上循证医学证据，对于辅助AI治疗耐药的$HR^+$/$HER2^-$晚期患者，优先考虑联合靶向药的治疗。因PALOMA-3、MONARCH-2、中国CONFIRM研究中对AI继发耐药患者，氟维司群500 mg单药的治疗效果结论不一致，PFS长短不一(3.8～9.3个月)，因此对于AI耐药者，选择氟维司群单药治疗，尚需更多的循证医学证据(2A类证据)。

ⅲ. 既往AI辅助治疗结束1年以上进展者：对于结束AI辅助治疗1年以上出现进展的患者，属于内分泌治疗敏感的患者。因甾体与非甾体AI的药代动力学和分子结构的不同，使用非甾体AI者换用甾体AI，仍能取得临床获益，反之亦然。亦可以基于FIRST研究的结果使用氟维司群单药。

b. 再进展后的内分泌治疗：一线内分泌治疗失败后，若无内脏危象，仍需考虑继续二、三线的内分泌治疗。方案的选择，应结合既往内分泌治疗用药及治疗反应情况，尽量不重复使用辅助治疗或复发/转移性一线内分泌治疗使用过的药物。若一线治疗中未使用过CDK4/6抑制剂，仍推荐CDK4/6抑制剂联合内分泌治疗作为进展后的优选。而BOLERO-2研究的亚组分析显示，无论先前是否使用氟维司群或化疗，依维莫司联合依西美坦在后线治疗仍能获益。因此对于先前未使用依维莫司的患者，依维莫司联合依西美坦亦是不错的选择。阿培利司是一种选择性磷脂酰肌醇3激酶α(PI3Kα)抑制剂，基础研究显示该药物对于PI3Kα的抑制活性是其他PI3K亚型的50倍；*PIK3CA*突变是阿培利司灵敏度的最佳阳性预测因子。Ⅲ期临床试验SOLAR-1研究显示，对于AI治疗中或治疗后进展或复发的患者，阿培利司联合氟维司群治疗延长了*PIK3CA*突变患者的PFS(11.0个月 *vs*. 5.7个月)，而未携带*PIK3CA*突变的患者阿培利司未显示出治疗效果[84]。有意思的是，Ⅰ～Ⅱ期临床研究显示，$HR^+$/$HER2^-$晚期乳腺癌多线治疗进展后，使用阿贝西尼单药治疗(200 mg，12 h 1次无间断给药)仍然有效，ORR约为19.7%，CBR约为42.4%，这远高于帕博西尼(29%)/瑞博西尼，可能与阿贝西尼对周期蛋白D1/CDK4的酶活性抑制作用较周期蛋白D3/CDK6强14倍有关。因此NCCN指南亦推荐阿贝西尼单药作为后线治疗的一种选择。

综上所述，对于多数HR阳性MBC患者而言，序贯内分泌治疗是优选治疗方案；应根据辅助治疗药物、无病生存期以及器官功能选择合适的治疗方案。在以上证据的基础上，ASCO晚期乳腺癌内分泌治疗指南总结了$HR^+$/$HER2^-$ MBC的治疗模式(图19-6)。

B. 绝经前HR阳性、HER2阴性晚期乳腺癌内分泌治疗策略：NCCN指南及ASCO晚期乳腺癌内分泌治疗指南均推荐绝经前HR阳性晚期乳腺癌患者先行卵巢去势，再根据绝经后HR阳性晚期乳腺癌患者的治疗模式进行内分泌治疗。卵巢去势的方法可选择手术切除或促黄体素释放激素(LHRH)拮抗剂。

值得一提的是，国际多中心大型Ⅲ期临床试验MONALEESA-7首次证实CDK4/6抑制剂在绝经前/围绝经期患者中的获益。MONALESSA-7研究达到了主要终点PFS，瑞博西尼联合内分泌治疗+卵巢功能抑制(ovarian function suppression，OFS)组患者的中位PFS达到23.8个月，远高于安慰剂组的13.0个月(*HR*：0.553；95%*CI*：0.441～0.694；$P<0.0001$)。从亚组分析来看，瑞博西尼+TAM组对比安慰剂的患者中位PFS分别为22.1个月 *vs*. 11.0个月(*HR*：0.585；95%*CI*：0.387～0.884)，瑞博西尼+AI组对比安慰剂的患者中位PFS

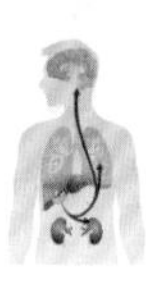

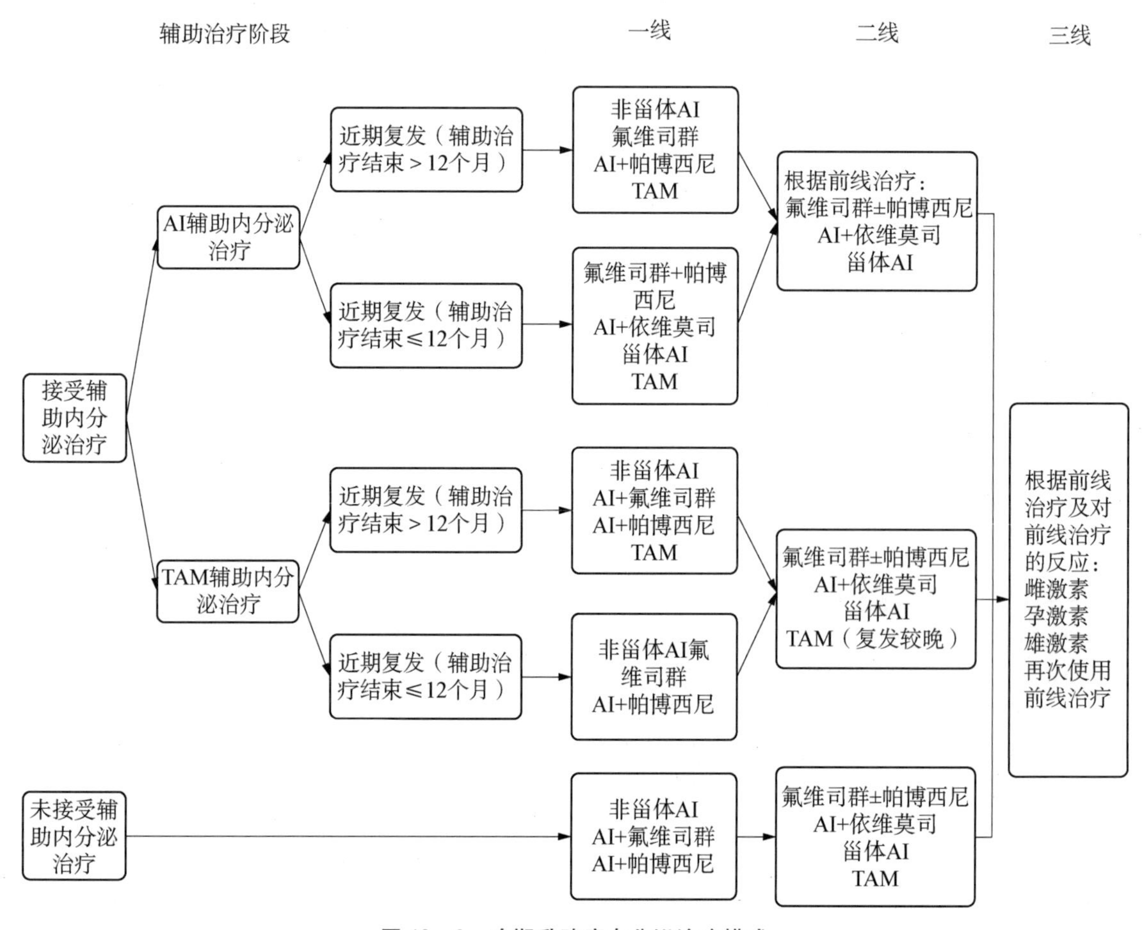


**图 19－6　晚期乳腺癌内分泌治疗模式**

分别为 27.5 个月 *vs*. 13.8 个月（*HR*：0.569；95% *CI*：0.436～0.743）。这提示瑞博西尼联合 AI 治疗绝经前晚期乳腺癌可能获益更明显。OS 中期分析结果显示，瑞博西尼组和安慰剂组 42 个月的 OS 率分别为 70.2%和 46.0%。瑞博西尼组对比安慰剂组，可以显著延长患者 OS，降低了 29%的死亡风险（*HR*：0.71；95%*CI*：0.54～0.95；*P*＝0.009 73）。瑞博西尼组的中位 OS 尚未达到，安慰剂组为 40.9 个月[85]。

一项Ⅱ期随机开放性临床研究 KCSG BR10－04（FLAG 研究）纳入已接受 TAM 辅助内分泌治疗的 138 例绝经前晚期乳腺癌患者，拟接受一线内分泌治疗，并随机分为 3 组：氟维司群＋戈舍瑞林组、阿那曲唑＋戈舍瑞林组、戈舍瑞林单药组。结果提示 TAM 经治的绝经前晚期乳腺癌中氟维司群＋戈舍瑞林组的 TTP 达到 16.3 个月，优于阿那曲唑＋戈舍瑞林组（14.5 个月）和戈舍瑞林单药组（13.5 个月）[86]。证实氟维司群联合戈舍瑞林对 TAM 经治的绝经前 HR 阳性晚期乳腺癌患者是有效的治疗方式。

C. 内分泌维持治疗：众所周知，晚期乳腺癌的治疗目标是延长生存期及改善生活质量。近些年随着乳腺癌诊疗理念和模式的不断发展，晚期乳腺癌已被众多国内外专家学者倾向作为一种慢性疾病来长期管理。在这种理念下，维持治疗应运而生。维持治疗是指接受规范的一线化疗（通常 4～8 个周期）后达到疾病控制[包括完全缓解（CR）、部分缓解（PR）、疾病稳定（SD）]的晚期乳腺癌患者，通过延长药物治疗时间，控制肿瘤进展，达到缓解症状，改善生活质量，提高 PFS 的目的。复发 MBC 是不可治愈的，且停止治疗后疾病较易发生进展，所以维持治疗显得尤其重要。对于 $HR^+/HER2^-$ 晚期乳腺癌患者，解救化疗后的维持治疗的手段可以选用化疗维持，亦可以选用内分泌治疗维持。近期我国学者王树森报道了一项Ⅱ期 FANCY 研究，旨在探讨 $HR^+$/

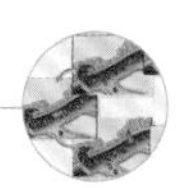

HER2⁻患者一线联合化疗后，氟维司群 500 mg 维持治疗的疗效。这项单臂研究结果显示，氟维司群维持治疗的 PFS 达 16.1 个月，从一线化疗开始的 PFS 达 19.5 个月[87]。尽管内分泌维持的证据有限，基于其对 HR 阳性晚期乳腺癌一线治疗的有效性，且为口服或肌注给药，方便低毒，大大提高了患者的生活质量。NCCN 指南、ESMO ABC3 共识、中国晚期乳腺癌诊疗专家共识均明确指出：这种治疗策略（内分泌维持）虽然尚未在随机临床试验进行评价，但在临床实践中被广泛应用，证据级别为ⅠC 级。

然而，目前尚缺乏前瞻性的"头对头"的研究（直接比较研究）回答我们化疗维持，还是内分泌维持才是 $HR^+/HER2^-$ 患者最佳的维持治疗模式。或者说，$HR^+/HER2^-$ 患者中，是否还能甄别出某种特定亚群，分别适合做化疗维持或内分泌维持。例如既往辅助内分泌治疗的灵敏度、一线化疗的获益情况，是部分缓解，还是疾病稳定，还有 HR 受体表达的情况等，这些都有可能影响维持治疗的疗效。目前中山大学孙逸仙纪念医院乳腺肿瘤中心姚和瑞团队正在开展的一项前瞻性、头对头的Ⅲ期临床研究（FAMILY 研究，NCT04263298），旨在比较卡培他滨和氟维司群作为维持治疗的疗效。同时，该研究希望通过检测受试者的基因表达情况，筛选出指导维持治疗方案选择的分子标志物。

3）结语：HR 阳性、HER2 阴性晚期乳腺癌的治疗需贯穿全程管理的理念，条件允许时应优先考虑内分泌治疗并尽可能让患者尝试更多线的内分泌治疗。前线内分泌治疗药物及疗效是疾病进展时决定后续治疗方案的重要参考因素。当前不断涌现的靶向治疗药物给 HR 阳性、HER2 阴性晚期乳腺癌的内分泌治疗模式带来了极大的冲击和变革。内分泌治疗联合靶向治疗为克服内分泌治疗耐药提供了新的治疗选择，能够延长内分泌治疗的时长、推迟患者进入化疗的时间，并为后线继续使用内分泌治疗创造机会。当 HR 阳性、HER2 阴性晚期乳腺癌需要使用化疗时，应注意化疗的周期，在内脏危象解除后，适当应用内分泌维持治疗。

*（2）靶向治疗*

晚期乳腺癌已经进入分子分型指导的阶段，基于 HR 和 HER2 表达状态的治疗策略是目前的治疗共识，特别是以内分泌靶向治疗、抗 HER2 信号通路、抗血管生成、免疫检查点抑制剂为代表的药物逐渐在临床广泛应用。针对 HR 阳性晚期乳腺癌的内分泌靶向治疗已在前文涉及，本节主要涉及其他类型靶向治疗进展。

1）抗 HER2 靶向治疗：

A. 抗 HER2 治疗的药物：25%～30%乳腺癌存在 HER2 过表达。未经抗 HER2 治疗的 HER2 阳性乳腺癌患者，5 年生存率仅 13.2%。随着曲妥珠单抗的应用，HER2 阳性 MBC 的 5 年生存率提高了 77%，达到与 HER2 阴性 MBC 相当的水平。近年来，抗 HER2 靶向药物不断推陈出新，在临床中得到广泛应用，HER2 阳性晚期乳腺癌治疗已发生了翻天覆地的变化，HER2 阳性不再是晚期乳腺癌患者预后不良的绝对指征。

a. 抗 HER2 单克隆抗体：1987 年 Slamon 在 *Science* 杂志上首次报道了乳腺癌标本中存在 *HER2* 基因高度扩增。1990 年，基因泰克公司成功生产出完全人源化的抗 HER2 抗体，命名为曲妥珠单抗。根据 H0648 试验的结果，1998 年美国 FDA 批准曲妥珠单抗用于治疗 HER2 阳性 MBC，这是第 1 个用于治疗实体肿瘤的单克隆分子靶向药物。其作用机制是曲妥珠单抗能特异性结合 HER2 胞外段，通过竞争性抑制作用，阻断 HER2 蛋白同源二聚化，使 HER2 信号转导通路受阻；同时，通过抗体依赖细胞介导的细胞毒作用（ADCC）杀伤肿瘤细胞。目前，ABC3、NCCN 和 ESMO、CSCO 指南都推荐曲妥珠单抗作为晚期乳腺癌抗 HER2 治疗的基础药物。

帕妥珠单抗是第 2 个以 HER2 为靶点的人源化单克隆抗体，与 HER2 胞外区（ECD Ⅱ）结合，从而阻断 HER2 与其他 HER 家族成员（包括 EGFR、HER3 和 HER4）生成配体依赖型异源二聚体。CLEOPATRA 研究通过 99.9 个月的随访证明，帕妥珠单抗＋曲妥珠单抗＋多西他赛（PTH 方案）一线双靶联合治疗方案与常规曲妥珠单抗＋多西他赛（TH 方案）组治疗 HER2 阳性 MBC，联合帕妥珠单抗双靶可显著延长 PFS 6.3 个月（18.7 个月 *vs.* 12.4 个月），同时也显著延长 OS 达 16.3 个月（57.1 个月 *vs.* 40.8 个月），双靶组 8 年随访仍有 37%患者生存，对照组 8 年生存率为 23%，且两组不良反应类似。因此，目前曲妥珠单抗和帕妥珠单抗双靶联合多西他赛已成为国内外各大指南推荐的 HER2 阳性 MBC 一线治疗方案[83]。

玛格妥昔单抗（margetuximab）是一种伴有工程化 FCγ 结构域、诱导抗体依赖性细胞毒性的 HER2 靶向药物。体外数据显示，玛格妥昔单抗通过优化

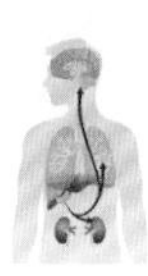



与HER2阳性肿瘤细胞结合，以增加诱导抗体依赖性细胞毒性的能力，且与FCγ受体无关。Ⅲ期SOPHIA试验招募了既往接受过≥2线抗HER2靶向治疗的HER2阳性MBC患者，受试者以2∶1的比例随机分组接受玛格妥昔单抗或曲妥珠单抗治疗，两组均采用医生选择的化疗药物联合给药。研究假设玛格妥昔单抗在低结合*CD16A-158F*等位基因携带者（约占入组人群的85%）中具有更好的疗效。第2次中期分析显示，玛格妥昔单抗组可以延长患者PFS（5.7个月 *vs*. 4.4个月；$P<0.001$），有OS改善的趋势（21.6个月 *vs*. 19.8个月；$P=0.326$）；在预先设定的探索性分析显示，接受玛格妥昔单抗治疗的*CD16A-158F*携带者中观察到4.3个月OS的改善（23.7月 *vs*. 19.4个月；$P=0.087$）。两组不良反应相似，玛格妥昔单抗组在首次输注中观察到较高的输注反应发生率[88]。

b. 抗体药物偶联物：恩美曲妥珠单抗（trastuzumab emtansine，T-DM1）由曲妥珠单抗、硫醚连接体MMC连接以及强效抗微管化疗药物美坦新（maytansine）派生物（DM1）组成新型抗体药物偶联物，可特异性将DM1释放至HER2过表达的肿瘤细胞内。EMILIA研究试验证明，T-DM1在HER2阳性晚期乳腺癌疾病控制时间（9.6个月 *vs*. 6.4个月；$P<0.001$）及总生存期（29.9个月 *vs*. 24.6个月；$P<0.001$）均显著优于拉帕替尼联合卡培他滨，安全性良好，T-DM1组发生率较高的不良反应为血小板减少和血清转氨酶升高[89]。基于EMILIA的研究结果，2013年2月美国FDA批准T-DMI上市，也奠定了T-DM1国际标准二线治疗（曲妥珠单抗治疗失败后）HER2阳性MBC的地位。

抗体偶联类药物的另一明星药物为德曲妥珠单抗（trastuzumab deruxtecan，DS-8201a），由人源化HER2单克隆抗体曲妥珠单抗、肽基连接体、新型拓扑异构酶Ⅰ抑制剂喜树碱衍生物（DX-8951衍生物DXd）偶联构建而成。临床前和临床活性研究表明，德曲妥珠单抗在T-DM1耐药和HER2低表达肿瘤中也表现出了潜在的治疗作用。DESTINY-Breast 01是一项全球、多中心、开放Ⅱ期研究，共入组184例患者，平均接受治疗线数为6线，DS-8201治疗总缓解率为60.9%（95% *CI*：53.4%～68.0%），疾病控制率为97.3%（95%*CI*：93.8%～99.1%），中位PFS为16.4个月（95%*CI*：12.7个月至未达到），达到了令人惊叹的效果。常见的不良反应包括低级别血液学和消化道不良反应；在5.4 mg/kg的推荐治疗剂量下，值得重视的严重不良反应是间质性肺疾病，4例（2.2%）患者死亡，需要引起重视[90]。DS-8201a于2019年12月获得美国FDA批准用于≥2线抗HER2靶向治疗HER2阳性MBC。此外，对比DS-8201a和医生选择的方案在HER2阳性MBC三线治疗疗效与安全性的Destiny-Breast 02研究、对比DS-8201a和T-DM1在二线治疗的Destiny-Breast 03以及验证DS-8201a对HER2低表达乳腺癌患者疗效的Destiny-Breast 04正在进行中。

c. 酪氨酸激酶抑制剂（TKI）：关于小分子TKI治疗HER2阳性MBC相关研究也开展得如火如荼。TKI除了作用于HER2受体外，还可作用于其他HER家族受体，目前指南推荐用于曲妥珠单抗治疗失败的HER2阳性MBC患者二线治疗。

拉帕替尼为治疗乳腺癌的第1代TKI，是可逆的小分子EGFR/HER2双重抑制剂，能抑制受体自身磷酸化，阻断下游信号通路，促进肿瘤细胞凋亡。国际Ⅲ期临床研究EGF100151证实，在曲妥珠单抗治疗失败、既往接受过含蒽环或紫杉烷类药物治疗的MBC患者中，拉帕替尼联合卡培他滨较单独应用卡培他滨可明显延长中位PFS（8.4个月 *vs*. 4.4个月；$P<0.001$），但两组患者OS无明显差异。2007年美国FDA批准拉帕替尼与卡培他滨联合，用于曲妥珠单抗治疗失败的HER2阳性MBC患者。但拉帕替尼在晚期乳腺癌一线治疗及早期乳腺癌辅助/新辅助治疗，与曲妥珠单抗"头对头"比较的临床试验中，均未获得满意结果。

吡咯替尼（pyrotinib）是第2代不可逆的小分子TKI抑制剂，由我国恒瑞医药公司自主研发，以EGFR、HER2及HER4为靶点的药物。2017年圣安东尼奥会议报道了吡咯替尼Ⅱ期临床研究，对于既往经蒽环类和紫杉烷类治疗失败、转移复发后化疗不超过2线的HER2阳性晚期乳腺癌，吡咯替尼联合卡培他滨的疗效显著优于拉帕替尼联合卡培他滨，客观有效率分别为78.5%和57.1%（$P=0.01$）。亚组分析显示无论既往是否使用过曲妥珠单抗，吡咯替尼组患者的中位PFS都优于拉帕替尼组。治疗相关不良反应主要为手足综合征、腹泻与中性粒细胞减少。2020年我国徐冰河展示了吡咯替尼Ⅲ期研究——PHOEBE的初步结果。试验入组了266例既往接受过曲妥珠单抗和紫杉烷类治疗的2～3

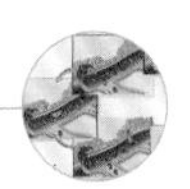

线 HER2 阳性晚期乳腺癌患者，按 1∶1 随机分组接受吡咯替尼/拉帕替尼联合卡培他滨治疗，直至疾病进展。结果吡咯替尼组 PFS 明显优于拉帕替尼，PFS 分别为 12.5 个月与 6.8 个月($P$<0.000 1)；两组中位 OS 目前均未达到；吡咯替尼组 31%患者出现 3 级以上腹泻不良反应[91]。吡咯替尼联合卡培他滨在中国已获批为转移性 HER2 阳性乳腺癌二线标准治疗方案，并已纳入国家医保。

奈拉替尼(neratinib)是一种强效、小分子量、口服给药的泛 HER TKI。临床前研究显示，与拉帕替尼相比，奈拉替尼效果更优。根据 ExteNet 试验的结果，奈拉替尼已获批在 HER2 阳性早期乳腺癌术后强化辅助治疗。Ⅲ期 NALA 试验入组 621 例既往接受≥2 线抗 HER2 治疗的 HER2 阳性 MBC 患者，按 1∶1 随机分配接受奈拉替尼＋卡培他滨或拉帕替尼＋卡培他滨治疗。考虑到累积的胃肠道毒性，奈拉替尼组中卡培他滨的剂量略低，且允许预防性口服抗腹泻药物。约 1/3 的患者既往已接受 T-DM1、曲妥珠单抗和帕妥珠单抗治疗。结果显示中心评估奈拉替尼组 PFS 更优(8.8 个月 *vs*. 6.6 个月；$P$=0.000 03)，两组 OS 没有显著性差异(24.0 个月 *vs*. 22.2 个月；$P$=0.206 6)。奈拉替尼降低脑转移事件的累计发生率并延迟干预时间(总体累计发生率：22.8% *vs*. 29.2%；$P$=0.043)。2020 年 2 月美国 FDA 批准奈拉替尼联合卡培他滨用于既往接受≥2 种抗 HER2 治疗方案的 HER2 阳性 MBC。

妥卡替尼(tucatinib)是一种口服、强效、特异性以 HER2 为靶点的 TKI，在 HER2 阳性小鼠异种移植模型(包括颅内肿瘤异种移植模型)中，表现出良好的单药或与化疗/曲妥珠单抗联合治疗的活性。治疗 HER2 阳性晚期实体瘤的Ⅰ期研究显示妥卡替尼组腹泻和皮疹的发生率和严重程度均低于 HER2/EGFR 双重抑制剂组，而且妥卡替尼在经过多线治疗的 HER2 阳性 MBC 患者中显示出更强的抗肿瘤活性。HER2CLIMB 研究将 612 例既往已接受曲妥珠单抗、帕妥珠单抗和 T-DM1 的 HER2 阳性局部晚期或 MBC 以 2∶1 的比例随机分配接受妥卡替尼＋卡培他滨＋曲妥珠单抗或安慰剂＋卡培他滨＋曲妥珠单抗。该试验独特之处在于入组患者近 50%存在乳腺癌脑转移(breast cancer brain metastasis，BCBM)。妥卡替尼组的中位 PFS 为 7.8 个月，对照组为 5.6 个月($HR$：0.54；$P$<0.000 01)，中位 OS 分别为 21.9 个月和 17.4 个月($HR$：0.66；$P$<0.004 80)。妥卡替尼组 BCBM 患者的中位 PFS 更优(7.6 个月 *vs*. 5.4 个月；$HR$：0.48；$P$<0.000 01)。更加重要的是，在脑转移患者中，妥卡替尼组 1 年 DFS 为 24.9%，而安慰剂组为 0($HR$：0.48；95%$CI$：0.34～0.69；$P$<0.001)。不良反应方面，妥卡替尼组 3 级以上腹泻、肝功能异常以及掌跖红斑、感觉异常发生率略高[16]。2020 年 4 月美国 FDA 批准妥卡替尼联合曲妥珠单抗与卡培他滨用于 HER2 阳性 MBC(伴或不伴脑转移)。妥卡替尼＋曲妥珠单抗＋卡培他滨治疗 HER2 阳性软脑膜转移的临床试验正在招募中。

B. HER2 阳性晚期乳腺癌治疗策略：

a. 一线治疗策略：ABC3、ASCO 指南和 NCCN 指南推荐 HER2 阳性晚期乳腺癌标准一线治疗为曲妥珠单抗、帕妥珠单抗双靶联合多西他赛。2020 年 CSCO 指南明确指出，对于未使用过曲妥珠单抗，或曾使用过曲妥珠单抗但符合再使用的患者，首选 PTH 方案双靶向治疗，或以 TH 方案为基础的治疗方案。曾使用过曲妥珠单抗但符合再次使用的患者人群包括：①既往新辅助阶段使用曲妥珠单抗治疗有效；②辅助治疗阶段使用曲妥珠单抗治疗，在治疗结束至少 1 年后的时间复发；③转移复发阶段使用曲妥珠单抗治疗有效，但未持续使用。

CLEOPATRA 研究中，曲妥珠单抗与帕妥珠单抗联合组显著延长了患者的 PFS 及 OS，同时 PTH 方案组的心脏毒性没有增加。目前，曲妥珠单抗、帕妥珠单抗双靶联合多西他赛方案被各大国际指南作为优先推荐，用于 HER2 阳性 MBC 一线治疗。

曲妥珠单抗可与多种化疗药物联合具有协同增效作用。H0648g 首次证实，一线曲妥珠单抗联合化疗[包括蒽环类药联合环磷酰胺(CTX)或紫杉烷类药物]与单独化疗相比，能提高 HER2 阳性晚期乳腺癌的 ORR(50% *vs*. 32%；$P$<0.001)，明显延长 TTP(7.4 个月 *vs*. 4.6 个月；$P$<0.001)及 OS(25.1 个月 *vs*. 20.3 个月；$P$=0.046)，但蒽环类药化疗联合曲妥珠单抗增加心脏毒性，因此目前临床治疗不推荐蒽环类药联合曲妥珠单抗。M77001 研究进一步证实，多西他赛联合曲妥珠单抗较多西他赛单药一线治疗 HER2 阳性 MBC，可显著延长 PFS(11.7 个月 *vs*. 6.1 个月；$P$=0.001)及 OS(31.2 个月 *vs*. 22.7 个月；$P$=0.03)[84]。CHAT 研究比较了一线 HTX 方案(曲妥珠单抗＋多西他赛＋卡培他滨)与 HT 方案(曲妥珠单抗＋多西他赛)治疗 HER2

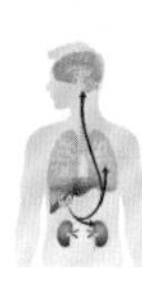


阳性晚期乳腺癌，HTX 方案组可明显延长 PFS（17.9 个月 *vs*. 12.8 个月；$P=0.045$）。因此 2020 年 CSCO 乳腺癌诊疗指南中说明，考虑到医保政策和性价比，TXH 方案仍为 1 级推荐。

在几项关于联合化疗＋曲妥珠单抗对比单药化疗＋曲妥珠单抗的临床试验，对增加化疗是否能带来临床获益还存在争议。2017 年 ASCO 摘要报道了中山大学孙逸仙纪念医院乳腺肿瘤中心姚和瑞团队的荟萃分析结果，该项研究表明，双药化疗联合曲妥珠单抗与单药化疗联合曲妥珠单抗相比，虽然不能提高 ORR（*RR*：1.07；$P=0.157$），却使 PFS（*HR*：0.69）和 OS（*HR*：0.90）得到明显改善。因此，推荐在 HER2 阳性 MBC 一线治疗中，对于功能状态较好的患者，可以优先考虑曲妥珠单抗联合双药化疗以争取更好的生存获益，而对于功能状态不好的患者，基于不良反应的考虑，推荐单药化疗。目前指南推荐的联合双药化疗方案有多西他赛联合卡培他滨或紫杉醇联合卡铂。

b. 二线治疗策略：目前国际各大指南推荐，接受了一线曲妥珠单抗治疗的 HER2 阳性晚期乳腺癌患者二线优选 T－DM1，也可选择继续使用曲妥珠单抗同时更换化疗药物，改用拉帕替尼同时更换化疗药物，曲妥珠单抗联合拉帕替尼双靶向治疗。继续抑制 HER2 通路仍为治疗的基础。但在既往接受帕妥珠单抗作为新辅助或者晚期一线治疗进展后患者中，T－DM1 的疗效尚不明确。

2012 年发表在《新英格兰医学》杂志的 EMILLA 研究，结果揭示了在紫杉醇与曲妥珠单抗治疗失败的 HER2 阳性局部晚期乳腺癌或 MBC，T－DM1 对比卡培他滨联合拉帕替尼治疗，两组患者的中位 PFS 分别为 9.6 个月与 6.4 个月（$P<0.001$），中位 OS 分别为 30.9 个月与 25.1 个月（$P<0.001$）。因 T－DM1 显著延长了 PFS 及 OS，奠定了国际标准二线治疗的地位。HERMINE 研究表明，在一线曲妥珠单抗治疗进展后，继续曲妥珠单抗治疗可显著延长 OS，从疾病进展开始计算，其中位 OS 分别为 21.3 个月与 4.6 个月（$P<0.001$）。

目前，T－DM1 是 NCCN 指南推荐优选曲妥珠单抗失败后的治疗方案，已进入我国市场，但费用较昂贵。既往 CSCO 指南推荐拉帕替尼联合卡培他滨为抗 HER2 二线治疗的优选方案。但随着吡咯替尼Ⅱ、Ⅲ期研究结果公布，显示吡咯替尼疗效优于拉帕替尼。2020 年 CSCO 指南已将吡咯替尼联合卡培他滨作为曲妥珠单抗治疗失败患者首选推荐方案（表 19－5）。HER2 阳性乳腺癌三线及后续治疗方案目前无标准推荐治疗药物。对于晚期乳腺癌，抗 HER2 治疗的最佳持续时间未知。我国指南建议：如患者获得完全缓解，HER2 靶向治疗持续时间应权衡治疗毒性、经济负担等情况，也可在病情晚期缓解后 2～3 年，部分患者暂停抗 HER2 治疗，病情再度进展后可恢复使用以前曾获益的抗 HER2 药物治疗。

**表 19－5　HER2 阳性复发转移乳腺癌治疗（2020 年 CSCO 指南）**

| 分　层 | Ⅰ级推荐 | Ⅱ级推荐 | Ⅲ级推荐 |
|---|---|---|---|
| 1. 未用过曲妥珠单抗（H）<br>2. 曾用曲妥珠单抗但符合再使用 | 1. THP（紫杉烷类＋H＋帕妥珠单抗）（1A）<br>2. TXH（紫杉烷类＋卡培他滨＋H）（1A） | H 联合化疗（2A）<br>包括：紫杉烷类、长春瑞滨、卡培他滨等 | 1. 吡咯替尼＋卡培他滨（2B）<br>2. H＋帕妥珠单抗＋其他化疗（2B） |
| 曲妥珠单抗治疗失败 | 吡咯替尼＋卡培他滨（1A） | 1. T－DM1（1A）<br>2. 拉帕替尼＋卡培他滨（2B） | 1. 吡咯替尼单药<br>2. TKI 联合其他化疗（2B）<br>3. H 联合其他化疗（2B） |

C. HER2 阳性、HR 阳性晚期乳腺癌治疗策略：约 50% HER2 阳性乳腺癌患者 HR 阳性，ER 与 HER2 信号通路存在细胞内相互交联，HER2 过表达可导致内分泌治疗耐药。TAnDEM 研究证明，HER2 及 HR 均为阳性的 MBC，一线采用曲妥珠单抗联合阿那曲唑对比阿那曲唑单药，延长 PFS 1 倍（4.8 个月 *vs*. 2.4 个月；$P=0.0016$），提高 CBR（42.7% *vs*. 27.9%；$P=0.026$）。另一项研究 EGF30008 也证实，拉帕替尼联合来曲唑对比来曲唑单药，可提高 ORR（37.9% *vs*. 14.8%；$P=0.021$），延长 PFS（8.2 个月 *vs*. 3.0 个月；$P=0.019$）。2020 年发表了Ⅲ期临床研究 ALTERNATIVE 的初步结果：HER2 及 HR 均阳性的患者，相比曲妥珠单抗联合 AI，接受拉帕替尼＋曲妥珠单抗双靶联合

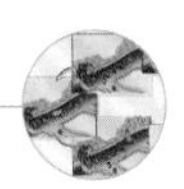

AI，将延长中位 PFS 至接近 2 倍（11 个月 *vs*. 5.6 个月），进展或死亡风险显著减少 38%。拉帕替尼＋AI 与曲妥珠单抗＋AI 相比，中位 PFS 延长约 1.5 倍（8.3 个月 *vs*. 5.6 个月），死亡或进展风险减少 15%。目前正在开展的国际多中心Ⅲ期临床研究 DETECT V/CHEVENDO 旨在比较帕妥珠单抗＋曲妥珠单抗联合一个化疗药（多西他赛、卡培他滨或长春瑞滨）与帕妥珠单抗＋曲妥珠单抗联合内分泌治疗（他莫昔芬、氟维司群、来曲唑或阿那曲唑）的疗效，研究结果令人期待。

CDK4/6 抑制剂已经是激素受体阳性型晚期乳腺癌的一线推荐治疗方案，在 HER2 阳性、HR 阳性晚期乳腺癌中，也在探索抗 HER2 靶向治疗同时联合 CDK4/6 抑制剂能否取得更好的疗效。monarcHER 是一项随机Ⅱ期临床研究，入组 236 例经治、HER2 阳性、HR 阳性晚期乳腺癌，分为 3 个治疗组。包括：曲妥珠单抗联合研究者选择化疗、曲妥珠单抗联合阿贝西尼、曲妥珠单抗和阿贝西尼联合氟维司群。氟维司群组 PFS 优于曲妥珠单抗联合化疗组（8.3 个月 *vs*. 5.7 个月；$P=0.0253$）。还有 CDK4/6 抑制剂联合 T－DM1 的相关临床研究正在开展中。

2）多腺苷二磷酸核糖聚合酶－1（poly ADP ribose polymerase-1，PARP－1）抑制剂：PARP－1 是 DNA 单链损伤修复的关键酶之一。当以 PARP－1 抑制剂作用于携带 *BRCA 1/2* 突变的癌细胞时，阻断了腺苷核糖聚合物的形成，从而不能募集形成 PARP 依赖的 DNA 损伤修复复合体，未修复的 DNA 单链损伤最终导致 DNA 复制卡顿停滞，进而形成 DNA 双链损伤；由于缺乏 *BRCA 1/2* 依赖的同源重组修复，最终导致细胞死亡，这种现象被称为"合成致死"原理。OlympiAD 是一项对比奥拉帕利（olaparib）单药与化疗在 HER2 阴性并且 *BRCA* 基因突变 MBC 的Ⅲ期临床研究，研究共入组 302 例患者，化疗由研究者决定（方案包括卡培他滨、艾日布林和长春瑞滨）。化疗组的中位 PFS 为 4.2 个月，奥拉帕利组的中位 PFS 明显延长至 7.0 个月（$P<0.001$）。奥拉帕利组与化疗组的 ORR 分别为 59.9% 和 28.8%，且 3 级以上不良反应发生率较化疗组更低（36.6% *vs*. 50.5%）。OlympiAD 为首个在 *BRCA* 基因突变、HER2 阴性 MBC 患者中，PARP 抑制剂单药与标准化疗相比取得明显 PFS 改善的Ⅲ期临床研究[92]。一项 5931 例女性乳腺癌调查显示，总体 *BRCA 1*、*BRCA 2* 突变检出率分别为 1.9% 和 2.1%；家族性乳腺癌患者 *BRCA 1/2* 检出率为 16.9%；早发性乳腺癌 *BRCA 1/2* 检出率为 5.2%。*BRCA 1* 突变患者中 80% 为 TNBC。*BRCA 2* 突变患者中 80% 为 Luminal 型乳腺癌。2018 年 1 月美国 FDA 已批准奥拉帕利用于胚系 *BRCA* 基因突变的 HER2 阴性 MBC 的治疗。目前国内外指南一致推荐 *BRCA 1/2* 胚系突变的患者优先选择 PARP 抑制剂（奥拉帕利）治疗。目前，*HRD* 基因组不稳定评分高或 *BRCA* 样亚群的乳腺癌是否适用 PARP 抑制剂，多个临床研究正在开展中。

3）抗血管生成靶向治疗：实体恶性肿瘤在生长、侵袭及迁移的各个时期都伴随着新生血管的形成，高表达 VEGF 乳腺癌预后较差。VEGF 通路抑制剂包括 VEGF 抗体（如贝伐珠单抗）和 VEGF 受体的 TKI 类（索拉非尼、阿帕替尼等）。

贝伐珠单抗是 VEGF 的单克隆抗体，也是唯一通过 EMA 和美国 FDA 批准用于治疗 MBC 的抗血管生成药，但 2011 年美国 FDA 撤回了贝伐珠单抗在乳腺癌中的适应证。贝伐珠单抗联合化疗一线或二线治疗 MBC，仅改善 PFS，并没有改善 OS。E2100 结果显示，一线接受紫杉醇单药或紫杉醇联合贝伐珠单抗治疗，两组的 PFS 分别为 5.8 个月和 11.3 个月（$P<0.001$），ORR 也成倍提高（22% *vs*. 50%；$P<0.001$），两组总生存无统计学差异（24.8 个月 *vs*. 26.5 个月；$P=0.017$）。基于 E2100 的研究结果，贝伐珠单抗获得美国 FDA 批准用于治疗晚期乳腺癌。另外 2 项研究 AVADO 及 RIBBON－1，均证实贝伐珠单抗可延长 MBC 患者的一线治疗的 PFS，改善 ORR，但 OS 无差别。RIBBON－2 研究证实，MBC 二线治疗中采用贝伐珠单抗联合化疗与单纯化疗相比，仍能延长 PFS（7.2 个月 *vs*. 5.1 个月；$P=0.0072$）。荟萃分析的结果提示，TNBC 更能够从贝伐珠单抗联合化疗的治疗取得 PFS 的延长（*HR*：0.63；$P<0.001$）。但美国 FDA 因贝伐珠单抗的使用未能改善 MBC 的 OS，反而增加了多种严重不良反应，于是于 2011 年撤回了贝伐珠单抗在乳腺癌中的适应证，而欧盟仍保持着该药治疗乳腺癌的适应证。

贝伐珠单抗联合内分泌治疗未有满意结果。CALGB－40503 研究及 LEA 研究显示，内分泌治疗基础上加上贝伐珠单抗的生存获益未明确。

索拉非尼联合卡培他滨虽然有 PFS 延长，但

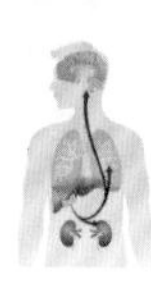



3/4 级不良事件特别是 3/4 级心力衰竭的发生率达 45%，且被忽略。阿帕替尼为口服的第 2 代磷酸化 VEGFR2 的 TKI，Hu 等开展了两项阿帕替尼单药治疗、多线治疗后的乳腺癌Ⅱ期临床研究，在针对 TNBC 患者的研究中，单药阿帕替尼 PFS 为 3.3 个月；针对非 TNBC 患者取得的 PFS 为 4.0 个月。阿帕替尼单药治疗的有效性和安全性仍有待进一步的验证。

4）晚期乳腺癌的其他靶向治疗：TNBC 占所有乳腺癌的 15%～20%。与其他亚型相比，TNBC 发病年龄轻、疾病进展迅速，预后最差，目前化疗仍是其最重要的治疗手段。研究发现 TNBC 其实包含不同的分子亚型，其复杂性也决定了其较高的治疗难度。近年来，PARP 抑制剂、抗血管生成抑制剂及免疫治疗均在 TNBC 治疗中取得了一定的成果，本章已有介绍，接下来对其他通路靶向治疗进行补充。

A. 雄激素受体阻断剂：TNBC 的 ER 和 PR 均为阴性，对传统的内分泌治疗没有反应。研究证实，10%～35%的 TNBC 表达雄激素受体。这部分管腔雄激素受体（luminal androgen receptor，LAR）亚型患者以高表达管腔型基因和雄激素受体及下游靶基因为特点，预后极差，成为抗雄激素治疗的潜在获益人群。

比卡鲁胺是一种口服雄激素受体抑制剂。TBCRC011 是多中心Ⅱ期临床研究，对于雄激素受体表达阳性，比卡鲁胺可使 19%的 LAR－TNBC 患者达到临床获益[93]。目前正在开展有关Ⅲ期临床研究。恩杂鲁胺是新一代抗雄激素受体药，Ⅱ期研究初步结果显示，随访 16 周时的 CBR 为 42%[94]。ABC3 指南指出，LAR－TNBC 可选用抗雄激素治疗。

B. 酪氨酸激酶抑制剂（TKI）：EGFR 在多种乳腺癌亚型中都存在过表达情况，在 TNBC 中过表达率>50%，在 TNBC 中与不良预后的相关性也更为明显。相关研究发现抗 EGFR 靶向治疗未能使总体乳腺癌患者获益，但提示能使 TNBC 亚型患者获益。BALI－1 试验的研究结果证明，西妥昔单抗可使 TNBC 患者从治疗中获益。研究比较了顺铂单药或顺铂联合西妥昔单抗治疗晚期 TNBC 的疗效，共入组 173 例患者按 1∶2 进行随机分配。结果表明，联合西妥昔单抗可使总反应率（10.3% *vs.* 20%）和 PFS(1.5 个月 *vs.* 3.7 个月）都提高[95]。另一项临床研究 TBCRC，比较西妥昔单抗单药或联合卡铂治疗晚期 TNBC，结果显示单药西妥昔单抗的有效率为 6%，联合组的有效率为 17%[96]。目前的研究提示，单药 EGFR 抑制剂靶向治疗临床获益有限，与化疗联合有望发挥协同作用。

C. 间质-上皮转化抑制剂：原癌基因 *MET* 编码的蛋白质产物 MET 蛋白是 HGF 的受体，并具有酪氨酸激酶活性。HGF 可激活 MET 信号通路，从而促进 MET，导致肿瘤细胞侵袭能力增强。c－Met 酪氨酸激酶抑制剂（tivantinib）是口服 MET 选择性 TKI，在晚期 TNBC 治疗的Ⅱ期临床研究（NCT01575522）耐受性可，但未获得预期疗效。目前 MET 多靶点的 TKI 在 TNBC 的临床试验（NCT01738438）正在进行中。

D. Src 抑制剂：Src 蛋白是由肉瘤病毒基因（sarcoma gene，SRC）编码的具有酪氨酸蛋白激酶活性的癌蛋白，在 TNBC 中高表达，与预后不良相关。达沙替尼是 Src 的口服小分子抑制剂，体外研究发现能够抑制基底样和 TNBC 细胞系的生长。Finn 等进行的Ⅱ期临床研究发现，达沙替尼单药治疗晚期 TNBC 的疾病控制率为 9.3%，部分缓解率为 4.3%，中位 PFS 为 8.3 周，临床获益有限。关于达沙替尼联合化疗治疗 TNBC 的临床研究目前尚未见报道。

E. PI3K/Akt/mTOR 信号通路抑制剂：多项研究表明，TNBC 中 PI3K/Akt/mTOR 信号通路失调。依维莫司为 mTOR 抑制剂，在体外研究中展示了对 TNBC 细胞系的抗肿瘤活性。一项入组 25 例晚期 TNBC 患者的研究，采用依维莫司 5 mg/d 联合含有卡铂的化疗方案，6 个月的 CBR 为 28%，中位 PFS 为 3 个月，中位 OS 为 16.6 个月。帕他色替（ipatasertib，IPAT）为口服的 Akt 抑制剂，LOTUS（NCT02162719）Ⅱ期临床研究入组 136 例一线晚期 TNBC，对比 IPAT 或安慰剂联合紫杉醇周疗的治疗疗效。总体人群中，两组的中位 PFS 分别为 6.2 个月与 4.9 个月（*HR*：0.60；95%*CI*：0.40～0.91），其中 PI3K/Akt/PTEN 信号通路发生改变的亚组患者中，实验组与安慰剂组的 PFS 分别为 9.0 个月与 4.9 个月（*HR*：0.44；95%*CI*：0.22～0.87）。上述均为Ⅱ期样本量较小的研究，需要进一步的证据支持。

5）小结：靶向治疗是近年来晚期乳腺癌治疗中发展最为迅速的治疗手段。抗 HER2 靶向治疗已在临床中普遍应用。PARP 抑制剂为处于困境中的晚期 TNBC 治疗带来一线新的曙光。抗血管生成治疗带来的临床获益尚存争议。肿瘤免疫治疗在乳腺

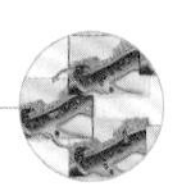

癌治疗中仍处于摸索阶段，需要寻找相应的分子标志物。随着精准医疗的不断发展，越来越多的乳腺癌患者能从靶向治疗中取得较大的获益。

(3) *化疗及免疫治疗*

乳腺癌是实体瘤中对化疗敏感的肿瘤之一，很多临床研究显示姑息化疗可以延长晚期乳腺癌的生存期。既往研究提示晚期乳腺癌一线化疗的 CBR 为 30%～50%，中位 PFS 为 10～13 个月。但化疗药物存在血液学、心脏、肝脏、肾脏及神经方面的毒性反应等，因此需要权衡患者的体力评分和肿瘤负荷，综合评价是否需要选择姑息化疗。

1) 化疗药分类：

A. 烷化剂类药物：如 CTX。CTX 有口服和静脉注射两种剂型，对于晚期乳腺癌患者，口服 CTX 联合甲氨蝶呤(MTX)和 5－氟尿嘧啶(5－FU)的效果要优于静脉给药。

B. 抗代谢类药物：常用于乳腺癌的抗代谢类化疗药物包括 MTX、5－FU、吉西他滨、卡培他滨。其中吉西他滨和卡培他滨是常用于晚期乳腺癌姑息化疗的药物。

美国耶鲁大学的研究比较了卡培他滨与长春瑞滨或吉西他滨的治疗安全性。分析结果提示，卡培他滨单药治疗 MBC 可减少化疗相关并发症，并由此减少化疗费用。由于其耐受性较好，口服用药方便，故在对耐药转移复发性乳腺癌的姑息治疗中的应用逐渐增多。

吉西他滨同属于嘧啶类抗代谢类化疗药，其单药在一线治疗失败或耐药的晚期乳腺癌的客观有效率为 14%～42%。吉西他滨联合化疗表现出较高的反应率，吉西他滨(1 250 $mg/m^2$，第 1、8 天，每 3 周)联合紫杉醇(175 $mg/m^2$，每 3 周)对比紫杉醇单药(175 $mg/m^2$)化疗，具有更高的 1 年生存率(70.7% *vs*. 60.9%；$P=0.019$)。

C. 蒽环类药物：蒽环类单药化疗或者联合化疗方案是乳腺癌治疗有效率最高的化疗方案，其在未经治疗的晚期乳腺癌中的一线客观有效率高达 50%～60%，在蒽环、紫杉烷类药经治的晚期乳腺癌中的一线有效率达 20%～30%。但由于蒽环类药物已经成为中高风险早期乳腺癌辅助治疗的标准组成部分，且存在剂量限制性心脏毒性，因此其在晚期乳腺癌中的应用受到了一定的限制。脂质体多柔比星(阿霉素)相较普通多柔比星，在保证相同疗效的同时，可以显著降低心脏毒性，提高患者的耐受性，因此在既往使用过蒽环类药物的患者，可以考虑使用脂质体多柔比星。

D. 紫杉烷类药物：紫杉烷类药物是从紫杉树皮中提取的一种化合物。其中紫杉醇分离自大西洋红豆杉，多烯紫杉醇分离自欧洲红豆杉，白蛋白结合型紫杉醇是由紫杉醇结合白蛋白形成纳米颗粒的紫杉醇制剂。紫杉类药物可以通过促进肿瘤细胞中的微管形成，抑制肿瘤细胞的有丝分裂，使肿瘤细胞停留在有丝分裂中期，达到细胞凋亡的目的。

在晚期乳腺癌治疗中，紫杉醇的客观缓解率达 22%～53%，而多西他赛的客观缓解率为 30%～40%。近年来的研究提示相较传统的 3 周治疗方案，单周紫杉醇用药方法可以提高晚期乳腺癌患者的客观缓解率、疾病控制时间，甚至是总生存期，单周紫杉醇治疗相较 3 周紫杉醇治疗，其周围神经毒性反应发生率更高，但粒细胞减少发生率显著降低，因此对于晚期乳腺癌患者，尤其是既往化疗时骨髓抑制表现较为明显的患者可以考虑单周紫杉醇化疗。因药代动力学的不同，多西他赛临床研究显示，3 周多西他赛治疗在晚期乳腺癌中的有效率高于单周多西他赛治疗，因此指南推荐多西他赛使用 3 周治疗方案。

E. 其他抗微管类药物：

a. 长春瑞滨：长春瑞滨是第 3 代半人工合成的长春新碱类抗肿瘤药物。目前推荐单药用于晚期乳腺癌，尤其是既往蒽环类及紫杉烷类化疗耐药的一线或二线姑息治疗中。其有效率为 30%～60%。相较其他化疗药物，长春瑞滨的不良反应较少，临床耐受性较好。Ⅲ期临床研究提示，在既往蒽环类及紫杉烷类化疗耐药的晚期乳腺癌患者中，相较单药酒石酸长春瑞滨(诺维本)，酒石酸长春瑞滨联合吉西他滨可以显著提高患者的疾病控制时间(4 个月 *vs*. 6 个月)，但并没有延长患者的总生存期(15.9 个月 *vs*. 16.4 个月)。

b. 艾立布林(eribulin)：是非紫杉烷类的微管抑制剂。作为一种新型的微管抑制剂，艾立布林的微管结合位点与其他微管抑制剂不同，其主要结合到微管蛋白的正极(图 19－7)，并形成无功能蛋白聚合物，可以阻滞微管延长，对紫杉烷类耐药后患者依然有效。而且艾立布林还具有独特的非微管作用机制。首先艾立布林具有血管重建效应，可以改善肿瘤微环境，增加药物灌注，提升序贯药物的抗肿瘤活性；其次，艾立布林可以作用于 TGF－β 通路相关蛋白，

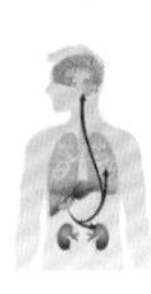

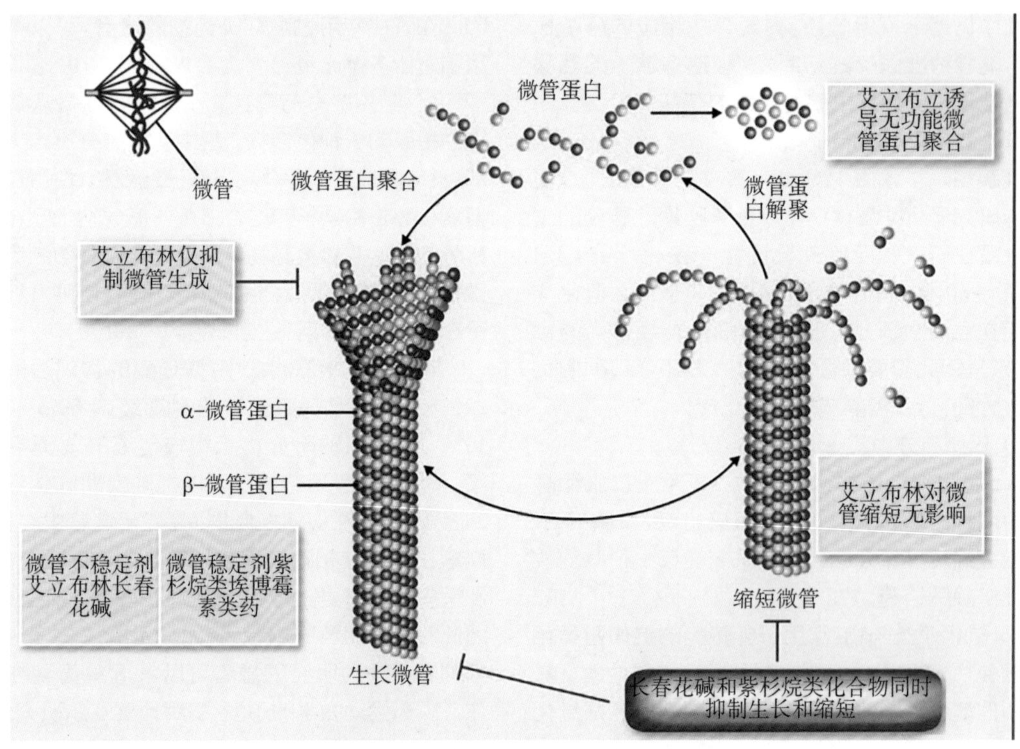


**图 19-7　艾立布林的作用机制[99]**

艾立布林通过阻断微管蛋白聚合和抑制微管生长而不缩短微管，从而使微管不稳定。艾立布林要么直接结合到微管末端，要么通过与可溶性微管蛋白竞争来诱导微管蛋白聚集到微管的生长末端。相比之下，长春花碱通过阻止聚合和促进解聚来破坏微管的稳定性，抑制生长和缩短。紫杉烷类（紫杉醇）和埃博霉素类药（伊沙匹隆）通过抑制微管解聚和增强微管组装来稳定微管。

延迟肿瘤细胞的转移时间。EMBRACE 研究提示，对于既往 2～5 个化疗药物治疗失败且蒽环类和紫杉烷类药物耐药的晚期乳腺癌患者，艾立布林的单药有效率显著高于医生选择的治疗（treatment of physician's choice，TPC），并可以提高约 3 个月的 OS（13.12 个月 *vs*. 10.65 个月）[97]。该Ⅲ期临床研究批准艾立布林应用于既往两线姑息化疗失败，且蒽环类或紫杉烷类化疗药物耐药的晚期乳腺癌患者。另一个 Study 301 Ⅲ期研究将既往接受过至少两线化疗（包含蒽环类和紫杉烷类药物）的 1 102 例晚期乳腺癌患者随机分为两组，一组接受单药艾立布林（1.4 mg/m$^2$，第 1、8 天，每 3 周），另一组接受单药卡培他滨（1 250 mg/m$^2$，每日 2 次，第 1～14 天，每 3 周），结果显示两组患者的 PFS（4.1 个月 *vs*. 4.2 个月）及 OS（15.9 个月 *vs*. 14.5 个月）无显著差异；但亚组分析显示，在 HER2 阴性或者晚期 TNBC 患者中，艾立布林组的中位生存期显著高于卡培他滨组[98]。上述两项Ⅲ期临床研究的综合分析提示，相较医生选择的治疗方案，艾立布林可以显著提高晚期乳腺癌患者的 OS（15.2 个月 *vs*. 12.8 个月），且在 HER2 阴性亚组（OS：15.2 个月 *vs*. 12.3 个月）及 TNBC 亚组（OS：12.9 个月 *vs*. 8.2 个月），艾立布林的优势更加明显。交互分析提示在高肿瘤负荷患者亚群中（2 个以上脏器转移），艾立布林组具有更高的生存获益（$P=0.023$）。

c. 伊沙匹隆（ixabepilone）：是埃博霉素 B 的半合成类似物，这类复合物的微管抑制作用类似紫杉烷类，都可以使肿瘤细胞周期停止在 $G_2$ 至 M 期，从而导致细胞凋亡。但伊沙匹隆对多重耐药机制的易感性更低，因此美国 FDA 批准其用于治疗蒽环类、紫杉烷类和卡培他滨治疗失败的局部晚期乳腺癌或 MBC 患者。一项Ⅱ期临床研究显示对于既往蒽环类、紫杉烷类、卡培他滨治疗失败的晚期乳腺癌患者，单药伊沙匹隆（40 mg/m$^2$，每 3 周）的客观有效率为 18.3%，中位疾病缓解时间为 5.7 个月，中位 PFS 为 3.1 个月，中位 OS 为 8.6 个月[100]。另一项Ⅲ期

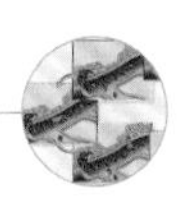

临床研究对比了伊沙匹隆联合卡培他滨对比单药卡培他滨在既往接受过蒽环类、紫杉烷类药物的晚期乳腺癌中的效果，结果提示联合组可以显著提高患者的中位 PFS（5.8 个月 *vs*. 4.2 个月）及 ORR（35% *vs*. 14%）[101]。基于以上临床研究，2007 年美国 FDA 批准伊沙匹隆应用于既往蒽环类及紫杉烷类化疗药物治疗失败的晚期乳腺癌患者。

F. 铂类药物：用于晚期乳腺癌的铂类药物包括顺铂、卡铂等。其中顺铂和卡铂对于未经治疗的晚期乳腺癌患者的客观有效率高达 50%和 32%，但在已接受化疗的晚期乳腺癌患者中的客观有效率＜10%。铂类极少单药用于晚期乳腺癌的姑息治疗，而是与常用姑息化疗药物紫杉烷类、长春瑞滨、吉西他滨、卡培他滨等联用。在一线治疗中，铂类联合紫杉醇或者长春瑞滨的有效率高达 60%以上。

2）晚期乳腺癌姑息化疗的目标和适应证：

A. 目标：晚期乳腺癌姑息化疗的目标是在保证生活质量的前提下延长生存期和控制症状。

B. 适应证：根据 CSCO 乳腺癌诊疗指南（2018 年），乳腺癌姑息性化疗的适应证包括：①激素受体阴性晚期乳腺癌患者；②激素受体阳性晚期乳腺癌但内分泌耐药患者；③激素受体阳性乳腺癌患者存在有症状的内脏危象时。内脏危象定义（根据 ABC 5 指南）：由症状、体征、实验室检查、疾病快速进展确认的数个脏器功能异常。内脏危象并非单纯指存在内脏转移，而是指危重的内脏情况需快速有效治疗以控制疾病进展，尤其指进展后就失去化疗机会的情况。

3）晚期乳腺癌姑息化疗的具体策略：晚期乳腺癌姑息化疗的选择需要综合考虑肿瘤相关因素及患者相关因素，包括原发灶和转移灶的病理情况（激素受体状态、HER2 状态），治疗意愿，既往辅助治疗的方案、自辅助治疗至复发的时间，既往内分泌治疗、化疗和靶向治疗的缓解持续时间，患者 PS 评分，转移性疾病负荷、伴发疾病状况，既往化疗毒性（如神经毒性、骨髓抑制、心脏毒性），患者就诊的方便性、药物使用的方便性等因素。

荟萃分析提示相较单药序贯化疗，联合化疗仅有更高客观缓解率和无疾病进展时间，并没有带来更高的总生存获益，且联合化疗存在更高概率的毒性反应。因此，除内脏危象或进展迅速需要快速缩小肿瘤缓解症状的患者外，单药序贯化疗适合更为广泛的晚期乳腺癌患者。

综上所述，单药序贯化疗或者联合化疗的选择应该基于肿瘤相关的症状，内脏转移的程度，患者的年龄、合并症、体力状态，患者治疗意愿之间取得平衡。

A. 既往蒽环类治疗失败后的一线解救化疗选择：2015 年 Cochrane 数据库的一项纳入 28 项随机对照试验研究的荟萃分析提示，既往蒽环类药辅助化疗失败的患者，一线含紫杉烷类姑息放疗方案相较非紫杉烷类化疗方案可以显著提高患者的疾病控制时间和总生存期，因此建议此类患者优选紫杉烷类药物为基础的方案，包括单药紫杉烷类药化疗（1A 证据：多西他赛、紫杉醇、白蛋白紫杉醇），或者含紫杉烷类药的联合化疗（TX、GT、TP 方案）。2002 年一项Ⅲ期临床研究的研究结果提示相较单药卡培他滨，多西他赛联合卡培他滨方案有更长的疾病控制时间和总生存期。后续临床试验进一步发现吉西他滨联合多西他赛方案与多西他赛联合卡培他滨方案具有相同的 ORR、PFS 和 OS，因此 TX 和 GT 方案作为蒽环类药辅助治疗失败后一线解救化疗的 1 级推荐方案（1A 推荐），而卡培他滨、长春瑞滨、吉西他滨为一线解救化疗 2 级推荐方案（2A 推荐）（表 19－6）。

**表 19－6　CSCO 乳腺癌诊疗指南(2020)**

| 分层 | Ⅰ级推荐 | Ⅱ级推荐 | Ⅲ级推荐 |
|---|---|---|---|
| 蒽环类治疗失败 | 1. 单药紫杉烷类<br>白蛋白紫杉醇(1A)<br>多西他赛(2A)<br>紫杉醇(2A)<br>2. 联合化疗<br>TX 方案(1A)<br>GT 方案(1A)<br>TP 方案(2A) | 1. 单药化疗<br>卡培他滨(2A)<br>长春瑞滨(2A)<br>吉西他滨(2A)<br>依托泊苷(2B)<br>2. 联合化疗<br>紫杉类＋贝伐珠单抗(2B) | 多柔比星脂质体(2B)<br>紫杉醇脂质体(2B) |

续表

| 分层 | Ⅰ级推荐 | Ⅱ级推荐 | Ⅲ级推荐 |
|---|---|---|---|
| 蒽环类和紫杉烷类治疗失败 | 1. 单药方案<br>卡培他滨(2A)<br>长春瑞滨(2A)<br>吉西他滨(2A)<br>2. 联合方案<br>NP 方案(2A)<br>GP 方案(2A)<br>NX 方案(2A) | 1. 单药化疗<br>艾立布林(2B)<br>白蛋白紫杉醇(2B)<br>依托泊苷(2B)<br>2. 联合化疗<br>卡培他滨+贝伐珠单抗(2B)<br>白蛋白紫杉醇+其他化疗(2B)<br>优替德隆+卡培他滨(2B) | 多柔比星脂质体 (2B)<br>紫杉醇脂质体(2B) |

B. 既往蒽环类和紫杉烷类治疗失败后的一线解救化疗选择:①可选择的单药化疗方案:卡培他滨、吉西他滨、长春瑞滨;②可选择的联合化疗方案:长春瑞滨联合铂类(NP)、吉西他滨联合铂类(GP)、长春瑞滨联合卡培他滨(NX)(见表 19-6);③还可以考虑紫杉烷类化疗药物的互换,或依托泊苷等不同作用机制的化疗药物。

4) 晚期乳腺癌姑息化疗的特殊策略:

A. 维持化疗:1987 年,Coates 等人首次观察到持续性化疗相比间歇性化疗能延长至疾病进展时间,改善患者生存。随后一些随机对照研究发现维持化疗与观察相比,可以提高疾病缓解率,进一步延长疾病控制时间,但是否能延长总生存结论不一致,且毒性反应显著增加。2008 年维持治疗的概念正式提出,其定义为经 6~8 周期化疗取得临床获益者继续给予药物治疗。2011 年一项纳入 11 项研究的荟萃分析提示更长周期的一线化疗能使疾病进展风险下降 36%,死亡风险下降 9%。2014 年 CSCO 中国乳腺癌调研项目协作组的一项纳入全国 47 个中心共 2 000 多例晚期乳腺癌的前瞻性调研数据分析显示,卡培他滨维持治疗的 PFS 约为 14.8 个月。因卡培他滨具有高效、低毒、口服给药方便的优势,中国晚期乳腺癌维持治疗共识推荐其作为初始化疗有效后的维持治疗。

B. 化疗联合内分泌治疗:早期体外试验发现他莫昔芬可以降低化疗药的细胞毒作用。SWOG 8814 试验进一步提示,化疗序贯 TAM 的疗效优于化疗同期内分泌治疗。因此化疗联合内分泌治疗不推荐于早期辅助化疗。但近年基础研究发现新型内分泌药物氟维司群,与多种化疗药物间存在协同作用。一些晚期乳腺癌的临床研究亦显示,内分泌治疗联合化疗存在无疾病进展时间甚至总生存期的获益。例如 2014 年的一项Ⅱ期临床研究显示氟维司群联合卡培他滨(希罗达)节拍化疗(750 mg,每日 2 次或 1 000 mg,每日 2 次)的中位 PFS 为 14.98 个月,中位疾病进展时间为 26.94 个月,中位 OS 为 28.65 个月,患者耐受性良好。因此对于晚期乳腺癌,化疗联合内分泌治疗是一种可以选择的个体化治疗方案。

C. 节拍化疗:是一种化疗药物低剂量、无间断的给药方式。节拍化疗的不良反应较小,耐受性好,不仅具有持续的细胞毒作用,且有一定的抗血管生成作用及免疫作用,因此主要应用于老年晚期乳腺癌患者或其他治疗耐受性较差的晚期乳腺癌患者,或者姑息化疗后的维持治疗,或者与内分泌治疗或靶向治疗联合使用。常用于节拍化疗的药物包括卡培他滨、长春瑞滨、CTX 和 MTX。一项Ⅲ期临床研究对比了传统给药方式的卡培他滨(1 000 $mg/m^2$,第 1~14 天,每 3 周)、节拍化疗的卡培他滨(650 $mg/m^2$,每天)及 CMF 方案在晚期乳腺癌中的有效率,结果显示,相较 CMF 方案,两组卡培他滨均表现更高的客观缓解率和更低的毒性反应,且两种给药方式的卡培他滨有效性和不良反应没有统计学差异。

D. TNBC 的化疗:TNBC 占女性乳腺癌的 15%~25%,以侵袭性高、疾病进展迅速、预后差为临床特点,因该类型乳腺癌的激素受体及 HER2 均为阴性,因此晚期 TNBC 只可以接受化疗或者靶向治疗(PARP 抑制剂、EGFR 抑制剂等)。

a. TNBC 与 *BRCA 1* 突变、铂类化疗:80%~90%的 *BRCA* 突变乳腺癌为 TNBC,因此 TNBC 患者建议行 *BRCA* 基因检测,尤其是年轻女性患者。对于 *BRCA* 胚系突变的晚期 TNBC 患者可以选择 PARP 抑制剂(如奥拉帕利)。多项临床试验提示吉西他滨联合卡铂治疗方案中加入 PARP 抑制剂后可以显著改善患者的无疾病进展时间及总生存期。

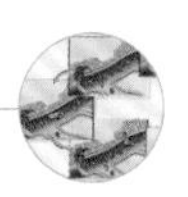

2014 年 TNT 临床研究对比了卡铂或者多西他赛治疗晚期 TNBC 或 *BRCA 1/2* 突变型乳腺癌，试验允许患者疾病进展后交叉进入另一治疗组。研究结果显示虽然全部人群中二组的客观缓解率是相当的，但是在 *BRCA 1/2* 突变的乳腺癌亚群中，卡铂组的客观缓解率显著优于多西他赛组(68% *vs*. 33%；*P* = 0.003)。2015 年 CBCSG006 研究[102]将晚期 TNBC 患者随机分为吉西他滨联合紫杉醇治疗(GT)组及吉西他滨联合顺铂治疗(GP)组，结果显示 GP 组的客观反应率(67.9% *vs*. 54%)及无疾病进展时间(232 d *vs*. 194 d)均显著高于 GT 组。因此 2015 年 ASCO 指南推荐吉西他滨联合顺铂方案应用于晚期 TNBC(1b 证据)。

b. 白蛋白紫杉醇在晚期 TNBC 中的价值：白蛋白紫杉醇是利用专利纳米技术，把活性成分紫杉醇与白蛋白颗粒结合在一起，可以有效地利用白蛋白受体内在途径传输药物通过肿瘤新生血管内皮细胞壁。与单纯紫杉醇相比，其作用时间更长，不良反应更小。一项Ⅲ期临床试验数据显示：相较传统紫杉醇，白蛋白紫杉醇更能提高晚期乳腺癌治疗的有效率(33% *vs*. 19%)，延长无疾病进展期(23.0 周 *vs*. 16.9 周)，且不良反应更小。2016 年圣安东尼奥的会议摘要 tnAcity 研究将晚期 TNBC 一线治疗的患者随机分为白蛋白紫杉醇联合卡铂治疗组、白蛋白紫杉醇联合吉西他滨治疗组、吉西他滨联合卡铂治疗组，结果显示白蛋白紫杉醇联合吉西他滨组的客观反应率最高(72% *vs*. 39% *vs*. 44%)，无疾病进展时间最长，提示白蛋白紫杉醇在晚期 TNBC 中的一线治疗价值。同时，随着近年来免疫治疗在晚期乳腺癌尤其是晚期 TNBC 中的广泛应用，白蛋白紫杉醇作为不需要地塞米松预处理的化疗药物，已成为免疫治疗的最佳搭配组合，在 IMpassion130 临床研究中表现出显著改善总生存的优势。

综上所述，转移复发乳腺癌患者需要综合考虑肿瘤因素及患者因素制定个体化的治疗方案，并在保证生活质量的前提下延长生存期和控制症状。既往蒽环类药治疗失败的患者优选紫杉烷类药物为基础的单药方案或者联合方案，既往蒽环类药和紫杉烷类治疗失败的患者优选卡培他滨、吉西他滨、长春瑞滨等为基础的单药化疗或者联合化疗方案。治疗有效的患者可以在疾病稳定、患者临床获益后选择维持治疗。但维持治疗应该选择化疗维持还是内分泌治疗维持，国内正在进行的多中心Ⅲ期随机对照研究是唯一的高证据等级“头对头”临床研究，期待它的研究结果带给我们临床实践更多的提示。

5) 免疫检查点抑制剂：近年来，免疫治疗是目前癌症治疗的新模式，在恶性肿瘤治疗领域发展迅速，为恶性肿瘤的治疗带来了希望。而在乳腺癌的免疫治疗中，TNBC 因基因突变负荷、肿瘤浸润性淋巴细胞和程序性死亡蛋白配体-1(PD-L1)的表达等免疫原性特征高于其他分型，使其成为更适合进行免疫治疗的亚型[103-105]。

免疫检查点作为免疫系统中的一种信号通路分子，参与免疫反应的负性调节。肿瘤细胞表面的免疫检查点配体与免疫细胞表面受体结合，阻断免疫细胞活化，从而逃避免疫系统的攻击，发生免疫逃逸。因此阻断免疫检查点，可重新激活 T 细胞对肿瘤细胞的免疫应答，发挥抗肿瘤作用。目前应用较为广泛的免疫检查点抑制剂为程序性死亡-1/程序性死亡蛋白配体-1(PD-1/PD-L1)抗体和 CTLA-4 抗体，其抗肿瘤的作用机制如图 19-8 所示[106]。

目前 TNBC 领域应用较为成熟的为 PD-1/PD-L1 抗体。PD-L1 在 TNBC 的表达高于其他亚型乳腺癌，晚期 TNBC 使用阿替利珠单抗(PD-L1 单抗)或帕博利珠单抗(PD-1 单抗)，阻断 PD-1/PD-L1 通路可获得良好的疗效和持久的应答。

帕博利珠单抗为 PD-1 单抗，在晚期 TNBC 中的研究显示其疗效显著，尤其是与化疗联合使用。KEYNOTE-012 研究[107]是一项多中心的Ⅰb 期临床研究，旨在评估帕博利珠单抗单药治疗 PD-L1 阳性的晚期 TNBC、胃癌等实体肿瘤的疗效。27 例被评估的 TNBC 患者，ORR 为 18.5%，其中 CR 率为 3.7%，PR 率为 14.8%，中位 PFS 及 OS 分别为 1.9 个月、11.2 个月。常见不良反应均较轻微，包括关节痛、疲劳、肌痛、恶心等。KEYNOTE-086 为一项Ⅱ期临床研究[108]，结果亦表明帕博利珠单抗单药用于多线治疗后的晚期 TNBC 患者疗效持久，安全性可控，总体和 PD-L1 阳性人群 ORR 分别为 5.3%和 5.7%；疾病控制率(DCR)分别为 7.6%和 9.5%。KEYNOTE-119 Ⅲ期临床研究[109]对比帕博利珠单抗与化疗在二线或三线治疗转移性 TNBC 的疗效，研究结果显示帕博利珠单抗未能显著改善总体人群、PD-L1 联合阳性评分(combined positive score，CPS)≥1 分和 CPS≥10 分的患者的 OS。因

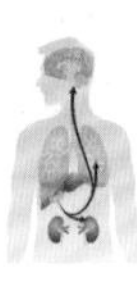



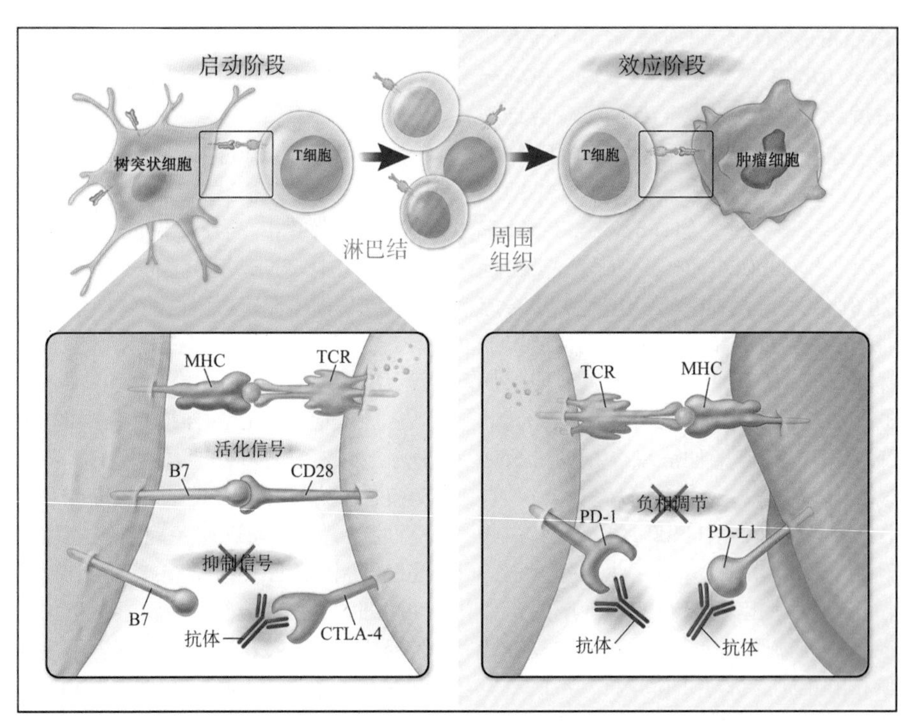


**图 19-8 CTLA-4 抗体及 PD-1/PD-L1 抗体在肿瘤治疗中的作用机制**

MHC:主要组织相容性复合体;TCR:T 细胞受体。

此，KEYNOTE - 012、KEYNOTE - 086 及 KEYNOTE-119 研究，探索帕博利珠单抗单药治疗转移性 TNBC 疗效有限，需要进一步探索免疫治疗与化疗联合治疗模式。KEYNOTE-355 研究[110]探索了帕博利珠单抗联合化疗对比安慰剂联合化疗用于初治的局部复发且不可手术或转移性 TNBC 的疗效。结果显示，在 PD-L1 阳性（CPS≥10 分）转移性 TNBC 的一线治疗中，帕博利珠单抗＋化疗与安慰剂＋化疗相比，PFS 显著提高（9.7 个月 *vs*. 5.6 个月）。提示在转移性 TNBC 的一线治疗中，化疗联合帕博利珠单抗可发挥一定作用。

阿替利珠单抗为 PD-L1 单抗，其疗效和安全性首先在 PD-L1 阳性的转移性 TNBC 中进行了评估。GP28328 研究是一项多中心 Ⅰb 期临床研究[111]，通过白蛋白紫杉醇联合阿替利珠单抗治疗转移性 TNBC 疗效和安全性。研究显示，该联合治疗安全性可控，并具有一定的抗肿瘤效果，其 ORR 和 DCR 分别为 39.4%和 51.5%；中位 PFS 和 OS 分别为 5.5 个月和 14.7 个月。IMpassion130 为一项Ⅲ期研究，探索阿替利珠单抗联合白蛋白紫杉醇与安慰剂联合白蛋白紫杉醇治疗未经治疗的局部晚期乳腺癌或转移性 TNBC 的疗效。研究结果显示，阿替利珠单抗＋白蛋白紫杉醇组的意向性治疗（intention-to-treat，ITT）及 PD-L1 阳性组的 PFS 较对照组显著延长，PFS（ITT 组：7.2 个月 *vs*. 5.5 个月；PD-L1 阳性组：7.5 个月 *vs*. 5 个月）[112]。2020 年 ESMO 会议报道了最终的 OS 分析结果，在 ITT 人群和 PD-L1 阳性人群中，阿替利珠单抗＋白蛋白紫杉醇组患者的中位 OS 较对照组显著延长（ITT 人群：21 个月 *vs*. 18.7 个月；PD-L1 阳性人群：25.4 个月 *vs*. 17.9 个月）。联合应用组具有良好的耐受性，最主要的毒性反应是白蛋白紫杉醇相关神经毒性反应，免疗治疗的不良反应主要表现为甲状腺功能异常（17.3% *vs*. 4.3%），且大部分免疫相关不良反应都可缓解[113]。进一步支持阿替利珠单抗联合白蛋白紫杉醇作为 PD-L1 阳性转移性 TNBC 患者一线治疗的效果。基于 IMpassion130 研究，阿替利珠单抗联合白蛋白紫杉醇被美国 FDA 和欧洲 EMA 批准用于治疗 PD-L1 阳性的不可手术局部晚期乳腺癌或转移性 TNBC 患者。IMpassion131[114]研究探索了阿替利珠单抗联合紫

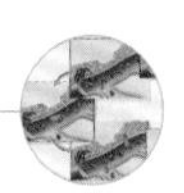

杉醇一线治疗局部晚期乳腺癌或转移性 TNBC 的疗效,但此研究未达到首要研究终点,与安慰剂+紫杉醇相比,阿替利珠单抗+紫杉醇并未显著延长 PD - L1 阳性转移性 TNBC 患者的 PFS 和 OS。IMpassion131 与 IMpassion130 研究结果不一致的潜在原因尚需进一步探讨。需要进一步探索在转移性 TNBC 中免疫治疗的获益人群和免疫治疗联合化疗的更优配伍方式。

CTLA - 4 表达在活化的 T 细胞表面的跨膜蛋白受体,阻断 CTLA - 4 与其配体结合能够解除 T 细胞活性受抑制状态,重新激活 T 细胞的免疫反应,从而引起抗肿瘤效应。目前主要的 CTLA - 4 抑制剂有伊匹单抗、曲美木单抗等。其中伊匹单抗已被美国 FDA 批准用于转移性黑色素瘤的治疗。虽然目前尚无药物被批准用于治疗乳腺癌,但研究发现[115]CTLA - 4 单抗能够使具有黑色素瘤相关抗原 A(MAGE - A)表达的 TNBC 患者产生更强的免疫反应。期待开展更多 CTLA - 4 单抗在 TNBC 治疗中的研究,为 TNBC 提供新的治疗思路。

综上所述,免疫治疗为 TNBC 患者带来益处。目前有多项关于乳腺癌免疫治疗相关的临床试验在酝酿和招募中,期待未来出现更多、更有效的免疫治疗模式。

(姚和瑞　汪颖　李青剑　龚畅　宋尔卫)

## 参考文献


[1] SIEGEL R L, MILLER K D, JEMAL A. Cancer statistics, 2020 [J]. CA Cancer J Clin, 2020,70(1):7 - 30.

[2] SANCHO-GARNIER H, COLONNA M. Breast cancer epidemiology [J]. Presse Med, 2019,48(10):1076 - 1084.

[3] HARBECK N, PENAULT-LLORCA F, CORTES J, et al. Breast cancer [J]. Nat Rev Dis Primers, 2019,5(1):66.

[4] HARBECK N, GNANT M. Breast cancer [J]. Lancet, 2017,389(10074):1134 - 1150.

[5] CESCA M G, VIAN L, CRISTOVAO-FERREIRA S, et al. HER2-positive advanced breast cancer treatment in 2020 [J]. Cancer Treat Rev, 2020,88:102033.

[6] GARRIDO-CASTRO A C, LIN N U, POLYAK K. Insights into molecular classifications of triple-negative breast cancer: improving patient selection for treatment [J]. Cancer Discov, 2019,9(2):176 - 198.

[7] WEILBAECHER K N, GUISE T A, MCCAULEY L K. Cancer to bone: a fatal attraction [J]. Nat Rev Cancer, 2011,11(6):411 - 425.

[8] XIONG Z, DENG G, HUANG X, et al. Bone metastasis pattern in initial metastatic breast cancer: a population-based study [J]. Cancer Manag Res, 2018, 10:287 - 295.

[9] ELL B, KANG Y. Snapshot: bone metastasis [J]. Cell, 2012,151(3):690;e1.

[10] SMID M, WANG Y, ZHANG Y, et al. Subtypes of breast cancer show preferential site of relapse [J]. Cancer Res, 2008,68(9):3108 - 3114.

[11] PENTHEROUDAKIS G, FOUNTZILAS G, BAFALOUKOS D, et al. Metastatic breast cancer with liver metastases: a registry analysis of clinicopathologic, management and outcome characteristics of 500 women [J]. Breast Cancer Res Treat, 2006,97(3):237 - 244.

[12] YANG L, LIU Q, ZHANG X, et al. DNA of neutrophil extracellular traps promotes cancer metastasis via CCDC25 [J]. Nature, 2020,583(7814):133 - 138.

[13] RIPPAUS N, TAGGART D, WILLIAMS J, et al. Metastatic site-specific polarization of macrophages in intracranial breast cancer metastases [J]. Oncotarget, 2016,7(27):41473 - 411487.

[14] PEROU C M, SORLIE T, EISEN M B, et al. Molecular portraits of human breast tumours [J]. Nature, 2000,406(6797):747 - 752.

[15] METZGER-FILHO O, SUN Z, VIALE G, et al. Patterns of recurrence and outcome according to breast cancer subtypes in lymph node-negative disease: results from international breast cancer study group trials VIII and IX [J]. J Clin Oncol, 2013,31(25):3083 - 3090.

[16] MURTHY R K, LOI S, OKINES A, et al. Tucatinib, trastuzumab, and capecitabine for her2-positive metastatic breast cancer [J]. N Engl J Med, 2020,382(7):597 - 609.

[17] PARK Y H, PARK M J, JI S H, et al. Trastuzumab treatment improves brain metastasis outcomes through control and durable prolongation of systemic extracranial disease in HER2-overexpressing breast cancer patients [J]. Br J Cancer, 2009,100(6):894 - 900.

[18] CHOONG G M, CULLEN G D, O'SULLIVAN C C. Evolving standards of care and new challenges in the management of HER2-positive breast cancer [J]. CA Cancer J Clin, 2020,70(5):355 - 374.

[19] BOS P D, ZHANG X H, NADAL C, et al. Genes that

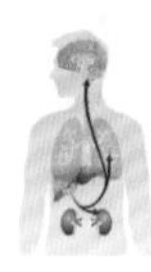



mediate breast cancer metastasis to the brain [J]. Nature, 2009,459(7249):1005 - 1009.

[20] NIWINSKA A, MURAWSKA M, POGODA K. Breast cancer brain metastases: differences in survival depending on biological subtype, RPA RTOG prognostic class and systemic treatment after whole-brain radiotherapy (WBRT) [J]. Ann Oncol, 2010,21(5):942 - 948.

[21] ANDERS C K, DEAL A M, MILLER C R, et al. The prognostic contribution of clinical breast cancer subtype, age, and race among patients with breast cancer brain metastases [J]. Cancer, 2011, 117(8): 1602 - 1611.

[22] NIWINSKA A, MURAWSKA M, POGODA K. Breast cancer subtypes and response to systemic treatment after whole-brain radiotherapy in patients with brain metastases [J]. Cancer, 2010,116(18):4238 - 4247.

[23] DING X, FAN Y, MA F, et al. Prolonged administration of bisphosphonates is well-tolerated and effective for skeletal-related events in Chinese breast cancer patients with bone metastasis [J]. Breast, 2012, 21(4):544 - 549.

[24] 胡夕春,郭海宜,杨新苗,等. 乳腺癌肝转移患者预后的多因素分析[J]. 中国癌症杂志,2005,(5):438 - 441.

[25] PAGET S. The distribution of secondary growths in cancer of the breast. 1889 [J]. Cancer Metastasis Rev, 1989,8(2):98 - 101.

[26] FOLKMAN J. Tumor angiogenesis: therapeutic implications [J]. N Engl J Med, 1971, 285(21): 1182 - 1186.

[27] CHEN J, YAO Y, GONG C, et al. CCL18 from tumor-associated macrophages promotes breast cancer metastasis via PITPNM3 [J]. Cancer Cell, 2011, 19 (4):541 - 555.

[28] SU S, LIU Q, CHEN J, et al. A positive feedback loop between mesenchymal-like cancer cells and macrophages is essential to breast cancer metastasis [J]. Cancer Cell, 2014,25(5):605 - 620.

[29] SU S, CHEN J, YAO H, et al. CD10(+)GPR77(+) cancer-associated fibroblasts promote cancer formation and chemoresistance by sustaining cancer stemness [J]. Cell, 2018,172(4):841 - 856.

[30] PORPORATO P E, PAYEN V L, PEREZ-ESCUREDO J, et al. A mitochondrial switch promotes tumor metastasis [J]. Cell Rep, 2014,8(3):754 - 766.

[31] COLEGIO O R, CHU N Q, SZABO A L, et al. Functional polarization of tumour-associated macrophages by tumour-derived lactic acid [J]. Nature, 2014, 513 (7519):559 - 563.

[32] AL-HAJJ M, WICHA M S, BENITO-HERNANDEZ A, et al. Prospective identification of tumorigenic breast cancer cells [J]. Proc Natl Acad Sci U S A, 2003,100(7):3983 - 3988.

[33] VALASTYAN S, WEINBERG R A. Tumor metastasis: molecular insights and evolving paradigms [J]. Cell, 2011,147(2):275 - 292.

[34] PEINADO H, LAVOTSHKIN S, LYDEN D. The secreted factors responsible for pre-metastatic niche formation: old sayings and new thoughts [J]. Semin Cancer Biol, 2011,21(2):139 - 146.

[35] KAPLAN R N, RIBA R D, ZACHAROULIS S, et al. VEGFR1-positive haematopoietic bone marrow progenitors initiate the pre-metastatic niche [J]. Nature, 2005,438(7069):820 - 827.

[36] DRUKKER C A, BUENO-DE-MESQUITA J M, RETEL V P, et al. A prospective evaluation of a breast cancer prognosis signature in the observational RASTER study [J]. Int J Cancer, 2013,133(4):929 - 936.

[37] KIM M Y, OSKARSSON T, ACHARYYA S, et al. Tumor self-seeding by circulating cancer cells [J]. Cell, 2009,139(7):1315 - 1326.

[38] PANCHABHAI S, KELEMEN K, AHMANN G, et al. Tumor-associated macrophages and extracellular matrix metalloproteinase inducer in prognosis of multiple myeloma [J]. Leukemia, 2016,30(4):951 - 954.

[39] WINKLER J, ABISOYE-OGUNNIYAN A, METCALF K J, et al. Concepts of extracellular matrix remodelling in tumour progression and metastasis [J]. Nat Commun, 2020,11(1):5120.

[40] SONG L, LIU Z, HU H H, et al. Proto-oncogene Src links lipogenesis via lipin-1 to breast cancer malignancy [J]. Nat Commun, 2020,11(1):5842.

[41] ZHENG F, CHEN J, ZHANG X, et al. The HIF - 1alpha antisense long non-coding RNA drives a positive feedback loop of HIF - 1alpha mediated transactivation and glycolysis [J]. Nat Commun, 2021,12(1):1341.

[42] HUANG D, CHEN J, YANG L, et al. NKILA lncRNA promotes tumor immune evasion by sensitizing T cells to activation-induced cell death [J]. Nat Immunol, 2018,19(10):1112 - 1125.

[43] PAIK S, SHAK S, TANG G, et al. A multigene assay to predict recurrence of tamoxifen-treated, node-negative breast cancer [J]. N Engl J Med, 2004, 351

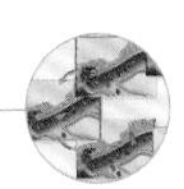

(27):2817 - 2826.

[44] DOWSETT M, CUZICK J, WALE C, et al. Prediction of risk of distant recurrence using the 21-gene recurrence score in node-negative and node-positive postmenopausal patients with breast cancer treated with anastrozole or tamoxifen: a TransATAC study [J]. J Clin Oncol, 2010,28(11):1829 - 1834.

[45] SPARANO J A, GRAY R J, MAKOWER D F, et al. Prospective validation of a 21-gene expression assay in breast cancer [J]. N Engl J Med, 2015,373(21): 2005 - 2014.

[46] DOWSETT M, SESTAK I, LOPEZ-KNOWLES E, et al. Comparison of PAM50 risk of recurrence score with oncotype DX and IHC4 for predicting risk of distant recurrence after endocrine therapy [J]. J Clin Oncol, 2013,31(22):2783 - 2790.

[47] CUZICK J. Predicting late recurrence in ER-positive breast cancer [J]. Nat Rev Clin Oncol, 2019,16(7): 406 - 408.

[48] DENKERT C, VON MINCKWITZ G, DARB-ESFAHANI S, et al. Tumour-infiltrating lymphocytes and prognosis in different subtypes of breast cancer: a pooled analysis of 3771 patients treated with neoadjuvant therapy [J]. Lancet Oncol, 2018,19(1): 40 - 50.

[49] GOODMAN C R, SEAGLE B L, FRIEDL T W P, et al. Association of circulating tumor cell status with benefit of radiotherapy and survival in early-stage breast cancer [J]. JAMA Oncol, 2018,4(8):e180163.

[50] RODRIGUES P, VANHARANTA S. Circulating tumor cells: come together, right now, over metastasis [J]. Cancer Discov, 2019,9(1):22 - 24.

[51] KURIHARA H, SHIMIZU C, MIYAKITA Y, et al. Molecular imaging using PET for breast cancer [J]. Breast Cancer, 2016,23(1):24 - 32.

[52] ABOU-ELKACEM L, WILSON K E, JOHNSON S M, et al. Ultrasound molecular imaging of the breast cancer neovasculature using engineered fibronectin scaffold ligands: a novel class of targeted contrast ultrasound agent [J]. Theranostics, 2016,6(11):1740 - 1752.

[53] BI W L, HOSNY A, SCHABATH M B, et al. Artificial intelligence in cancer imaging: Clinical challenges and applications [J]. CA Cancer J Clin, 2019,69(2):127 - 157.

[54] ABOUTALIB S S, MOHAMED A A, BERG W A, et al. Deep learning to distinguish recalled but benign mammography images in breast cancer screening [J]. Clin Cancer Res, 2018,24(23):5902 - 5909.

[55] PARK H, LIM Y, KO E S, et al. Radiomics signature on magnetic resonance imaging: association with disease-free survival in patients with invasive breast cancer [J]. Clin Cancer Res, 2018,24(19):4705 - 4714.

[56] YU Y, TAN Y, XIE C, et al. Development and validation of a preoperative magnetic resonance imaging radiomics-based signature to predict axillary lymph node metastasis and disease-free survival in patients with early-stage breast cancer [J]. JAMA Netw Open, 2020,3(12):e2028086.

[57] HYLTON N M, GATSONIS C A, ROSEN M A, et al. Neoadjuvant chemotherapy for breast cancer: functional tumor volume by MR imaging predicts recurrence - free survival - results from the ACRIN 6657/CALGB 150007 I-SPY 1 TRIAL [J]. Radiology, 2016,279(1):44 - 55.

[58] CONTI A, DUGGENTO A, INDOVINA I, et al. Radiomics in breast cancer classification and prediction [C]//Seminars in Cancer Biology. New York: American Academic Press, 2021,72;2020:238 - 250.

[59] GRADISHAR W J, ANDERSON B O, BALASSANIAN R, et al. Breast cancer, version 4.2017, NCCN clinical practice guidelines in oncology [J]. J Natl Compr Canc Netw, 2018,16(3):310 - 320.

[60] DEMICHELI R, RETSKY M W, SWARTZENDRUBER D E, et al. Proposal for a new model of breast cancer metastatic development [J]. Ann Oncol, 1997,8(11):1075 - 1080.

[61] LIUBOTA R, CHESHUK V, VERESHCHAKO R, et al. The impact of locoregional treatment on survival of patients with primary metastatic breast cancer [J]. Exp Oncol, 2017,39(1):75 - 77.

[62] HARRIS E, BARRY M, KELL M R. Meta-analysis to determine if surgical resection of the primary tumour in the setting of stage IV breast cancer impacts on survival [J]. Ann Surg Oncol, 2013,20(9):2828 - 2834.

[63] XIE Y, LV X, LUO C, et al. Surgery of the primary tumor improves survival in women with stage IV breast cancer in southwest china: a retrospective analysis [J]. Medicine (Baltimore), 2017,96(22):e7048.

[64] BADWE R, HAWALDAR R, NAIR N, et al. Locoregional treatment versus no treatment of the primary tumour in metastatic breast cancer: an open-label randomised controlled trial [J]. Lancet Oncol, 2015,16(13):1380 - 1388.

[65] KING T A, LYMAN J P, GONEN M, et al.

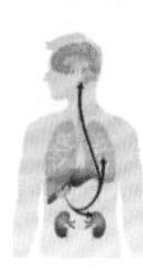



Prognostic impact of 21-gene recurrence score in patients with stage IV breast cancer: TBCRC 013 [J]. J Clin Oncol, 2016,34(20):2359 - 2365.

[66] TORRE L A, BRAY F, SIEGEL R L, et al. Global cancer statistics, 2012 [J]. CA Cancer J Clin, 2015,65(2):87 - 108.

[67] SORAN A, OZBAS S, KELSEY S F, et al. Randomized trial comparing locoregional resection of primary tumor with no surgery in stage IV breast cancer at the presentation (Protocol MF07 - 01): a study of Turkish Federation of the National Societies for Breast Diseases [J]. Breast J, 2009,15(4):399 - 403.

[68] CARDOSO F, COSTA A, SENKUS E, et al. 3rd Eso-esmo international consensus guidelines FOR advanced breast cancer (abc 3) [J]. Ann Oncol, 2017, 28(12):3111.

[69] YU Y, HONG H, WANG Y, et al. Clinical evidence for locoregional surgery of the primary tumor in patients with de novo stage IV breast cancer [J]. Ann Surg Oncol, 2021,28(9):5059 - 5070.

[70] HALVERSON K J, PEREZ C A, KUSKE R R, et al. Isolated local-regional recurrence of breast cancer following mastectomy: radiotherapeutic management [J]. Int J Radiat Oncol Biol Phys, 1990,19(4):851 - 858.

[71] HALVERSON K J, PEREZ C A, KUSKE R R, et al. Survival following locoregional recurrence of breast cancer: univariate and multivariate analysis [J]. Int J Radiat Oncol Biol Phys, 1992,23(2):285 - 291.

[72] CHUA T C, SAXENA A, LIAUW W, et al. Hepatic resection for metastatic breast cancer: a systematic review [J]. Eur J Cancer, 2011,47(15):2282 - 2290.

[73] MANCINI I, DUMON J C, BODY J J. Efficacy and safety of ibandronate in the treatment of opioid-resistant bone pain associated with metastatic bone disease: a pilot study [J]. J Clin Oncol, 2004, 22(17): 3587 - 3592.

[74] MCDONALD R, DING K, BRUNDAGE M, et al. Effect of radiotherapy on painful bone metastases: a secondary analysis of the NCIC clinical trials group symptom control trial SC. 23 [J]. JAMA Oncol, 2017, 3(7):953 - 959.

[75] JEREMIC B, SHIBAMOTO Y, ACIMOVIC L, et al. A randomized trial of three single-dose radiation therapy regimens in the treatment of metastatic bone pain [J]. Int J Radiat Oncol Biol Phys, 1998,42(1): 161 - 167.

[76] FORO ARNALOT P, FONTANALS A V, GALCERAN J C, et al. Randomized clinical trial with two palliative radiotherapy regimens in painful bone metastases: 30 Gy in 10 fractions compared with 8 Gy in single fraction [J]. Radiother Oncol, 2008,89(2):150 - 155.

[77] LIN X, DEANGELIS L M. Treatment of brain metastases [J]. J Clin Oncol, 2015,33(30):3475 - 3484.

[78] GRADISHAR W J, ANDERSON B O, BALASSANIAN R, et al. NCCN Guidelines insights: breast cancer, version 1. 2017 [J]. J Natl Compr Canc Netw, 2017,15(4):433 - 451.

[79] HORTOBAGYI G N, STEMMER S M, BURRIS H A, et al. Ribociclib as first-line therapy for HR-positive, advanced breast cancer [J]. N Engl J Med, 2016,375(18):1738 - 1748.

[80] YARDLEY D A, NOGUCHI S, PRITCHARD K I, et al. Everolimus plus exemestane in postmenopausal patients with HR(+) breast cancer: BOLERO - 2 final progression-free survival analysis [J]. Adv Ther, 2013, 30(10):870 - 884.

[81] CRISTOFANILLI M, TURNER N C, BONDARENKO I, et al. Fulvestrant plus palbociclib versus fulvestrant plus placebo for treatment of hormone-receptor-positive, HER2-negative metastatic breast cancer that progressed on previous endocrine therapy (PALOMA - 3): final analysis of the multicentre, double-blind, phase 3 randomised controlled trial [J]. Lancet Oncol, 2016,17(4):425 - 439.

[82] SLEDGE G W, JR., TOI M, NEVEN P, et al. Monarch 2: abemaciclib in combination with fulvestrant in women with HR+/HER2− advanced breast cancer who had progressed while receiving endocrine therapy [J]. J Clin Oncol, 2017,35(25):2875 - 2884.

[83] SWAIN S M, BASELGA J, KIM S B, et al. Pertuzumab, trastuzumab, and docetaxel in HER2-positive metastatic breast cancer [J]. N Engl J Med, 2015,372(8):724 - 734.

[84] MARTY M, COGNETTI F, MARANINCHI D, et al. Randomized phase II trial of the efficacy and safety of trastuzumab combined with docetaxel in patients with human epidermal growth factor receptor 2-positive metastatic breast cancer administered as first-line treatment: the M77001 study group [J]. J Clin Oncol, 2005,23(19):4265 - 4274.

[85] IM S A, LU Y S, BARDIA A, et al. Overall survival with ribociclib plus endocrine therapy in breast cancer

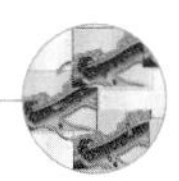

[J]. N Engl J Med, 2019,381(4):307 - 316.

[86] KIM J Y, IM S A, JUNG K H, et al. Fulvestrant plus goserelin versus anastrozole plus goserelin versus goserelin alone for hormone receptor-positive, HER2-negative tamoxifen-pretreated premenopausal women with recurrent or metastatic breast cancer (KCSG BR10 - 04): a multicentre, open-label, three-arm, randomised phase II trial (FLAG study) [J]. Eur J Cancer, 2018, 103:127 - 136.

[87] XU F, ZHENG Q, XIA W, et al. A phase II study of fulvestrant 500 mg as maintenance therapy in hormone receptor-positive, human epidermal growth factor receptor 2-negative patients with advanced breast cancer after first-line chemotherapy [J]. Oncologist, 2021,26 (5):e742 - e748..

[88] RUGO H S, IM S A, CARDOSO F, et al. Efficacy of margetuximab vs trastuzumab in patients with pretreated ERBB2-positive advanced breast cancer: a phase 3 randomized clinical trial [J]. JAMA Oncol, 2021,7(4):573 - 584..

[89] VERMA S, MILES D, GIANNI L, et al. Trastuzumab emtansine for HER2-positive advanced breast cancer [J]. N Engl J Med, 2012,367(19):1783 - 1791.

[90] MODI S, SAURA C, YAMASHITA T, et al. Trastuzumab deruxtecan in previously treated HER2-positive breast cancer [J]. N Engl J Med, 2020, 382 (7):610 - 621.

[91] XU B, YAN M, MA F, et al. Pyrotinib plus capecitabine versus lapatinib plus capecitabine for the treatment of HER2-positive metastatic breast cancer (PHOEBE): a multicentre, open-label, randomised, controlled, phase 3 trial [J]. Lancet Oncol, 2021, 22 (3):351 - 360.

[92] ROBSON M, IM S A, SENKUS E, et al. Olaparib for metastatic breast cancer in patients with a germline BRCA mutation [J]. N Engl J Med, 2017,377(6):523 - 533.

[93] GUCALP A, TOLANEY S, ISAKOFF S J, et al. Phase II trial of bicalutamide in patients with androgen receptor-positive, estrogen receptor-negative metastatic breast cancer [J]. Clin Cancer Res, 2013,19(19):5505 - 5512.

[94] BARTON V N, D'AMATO N C, GORDON M A, et al. Multiple molecular subtypes of triple-negative breast cancer critically rely on androgen receptor and respond to enzalutamide in vivo [J]. Mol Cancer Ther, 2015,14 (3):769 - 778.

[95] BASELGA J, GOMEZ P, GREIL R, et al. Randomized phase II study of the anti-epidermal growth factor receptor monoclonal antibody cetuximab with cisplatin versus cisplatin alone in patients with metastatic triple-negative breast cancer [J]. J Clin Oncol, 2013, 31 (20):2586 - 2592.

[96] CAREY L A, RUGO H S, MARCOM P K, et al. TBCRC 001: randomized phase II study of cetuximab in combination with carboplatin in stage IV triple-negative breast cancer [J]. J Clin Oncol, 2012, 30(21):2615 - 2623.

[97] CORTES J, O'SHAUGHNESSY J, LOESCH D, et al. Eribulin monotherapy versus treatment of physician's choice in patients with metastatic breast cancer (EMBRACE): a phase 3 open-label randomised study [J]. Lancet, 2011,377(9769):914 - 923.

[98] KAUFMAN P A, AWADA A, TWELVES C, et al. Phase III open-label randomized study of eribulin mesylate versus capecitabine in patients with locally advanced or metastatic breast cancer previously treated with an anthracycline and a taxane [J]. J Clin Oncol, 2015,33(6):594 - 601.

[99] JAIN S, VAHDAT L T. Eribulin mesylate [J]. Clin Cancer Res, 2011,17(21):6615 - 6622.

[100] PEREZ E A, LERZO G, PIVOT X, et al. Efficacy and safety of ixabepilone (BMS - 247550) in a phase II study of patients with advanced breast cancer resistant to an anthracycline, a taxane, and capecitabine [J]. J Clin Oncol, 2007,25(23):3407 - 3414.

[101] THOMAS E S, GOMEZ H L, LI R K, et al. Ixabepilone plus capecitabine for metastatic breast cancer progressing after anthracycline and taxane treatment [J]. J Clin Oncol, 2007,25(33):5210 - 5217.

[102] HU X C, ZHANG J, XU B H, et al. Cisplatin plus gemcitabine versus paclitaxel plus gemcitabine as first-line therapy for metastatic triple-negative breast cancer (CBCSG006): a randomised, open-label, multicentre, phase 3 trial [J]. Lancet Oncol, 2015,16(4):436 - 446.

[103] JIA H, TRUICA C I, WANG B, et al. Immunotherapy for triple-negative breast cancer: Existing challenges and exciting prospects [J]. Drug Resist Updat, 2017,32:1 - 15.

[104] LOI S, SIRTAINE N, PIETTE F, et al. Prognostic and predictive value of tumor-infiltrating lymphocytes in a phase III randomized adjuvant breast cancer trial in node-positive breast cancer comparing the addition of

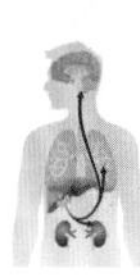



docetaxel to doxorubicin with doxorubicin-based chemotherapy: BIG 02-98 [J]. J Clin Oncol, 2013, 31(7):860-867.

[105] WIMBERLY H, BROWN J R, SCHALPER K, et al. PD-L1 expression correlates with tumor-infiltrating lymphocytes and response to neoadjuvant chemotherapy in breast cancer [J]. Cancer Immunol Res, 2015,3(4):326-332.

[106] RIBAS A. Tumor immunotherapy directed at PD-1 [J]. N Engl J Med, 2012,366(26):2517-2519.

[107] NANDA R, CHOW L Q, DEES E C, et al. Pembrolizumab in patients with advanced triple-negative breast cancer: phase Ib KEYNOTE-012 study [J]. J Clin Oncol, 2016,34(21):2460-2467.

[108] ADAMS S, SCHMID P, RUGO H S, et al. Pembrolizumab monotherapy for previously treated metastatic triple-negative breast cancer: cohort A of the phase II KEYNOTE-086 study [J]. Ann Oncol, 2019, 30(3):397-404.

[109] WINER E P, LIPATOV O, IM S A, et al. Pembrolizumab versus investigator-choice chemotherapy for metastatic triple-negative breast cancer (KEYNOTE-119): A randomised, open-label, phase 3 trial [J]. Lancet Oncol, 2021,22(4):499-511.

[110] CORTES J, CESCON D W, RUGO H S, et al. Pembrolizumab plus chemotherapy versus placebo plus chemotherapy for previously untreated locally recurrent inoperable or metastatic triple-negative breast cancer (KEYNOTE-355): a randomised, placebo-controlled, double-blind, phase 3 clinical trial [J]. Lancet, 2020,396(10265):1817-1828.

[111] ADAMS S, DIAMOND J R, HAMILTON E, et al. Atezolizumab plus nab-paclitaxel in the treatment of metastatic triple-negative breast cancer with 2-year survival follow-up: a phase 1b clinical trial [J]. JAMA Oncol, 2019,5(3):334-342.

[112] SCHMID P, ADAMS S, RUGO H S, et al. Atezolizumab and nab-paclitaxel in advanced triple-negative breast cancer [J]. N Engl J Med, 2018,379(22):2108-2121.

[113] IWATA H, EMENS L, ADAMS S, et al. 49MO IMpassion130: Final OS analysis from the pivotal phase III study of atezolizumab + nab-paclitaxel vs placebo+ nab-paclitaxel in previously untreated locally advanced or metastatic triple-negative breast cancer [J]. Annals of Oncology, 2020,31:S1261-S1262..

[114] FRANZOI M A, AZAMBUJA E D. Atezolizumab in metastatic triple-negative breast cancer: IMpassion130 and 131 trials-how to explain different results? [J]. ESMO Open, 2020,5(6):e001112.

[115] WANG H, SANG M, GENG C, et al. MAGE-A is frequently expressed in triple negative breast cancer and associated with epithelial-mesenchymal transition [J]. Neoplasma, 2015,63(1):44-56.

# 肺癌转移复发



## 20.1 肺癌概述

肺癌是我国发病率和死亡率增长最快、对人群健康和生命威胁最大的恶性肿瘤。据世界卫生组织(WHO)最新数据显示，2020 年全球新发癌症病例 1 929 万，其中中国新发癌症病例 457 万(占全球新发癌症人数的 23.7%)；2020 年全球癌症死亡病例 996 万，其中中国癌症死亡病例 300 万，占全球癌症死亡人数的 30.1%；2020 年全球新发肺癌病例 220 万，肺癌死亡人数 180 万；中国新发肺癌病例 82 万，占全球新发肺癌人数的 37.3%；中国肺癌死亡人数 71 万，占全球肺癌死亡人数的 39.4%[1]。

据统计，1970 年，我国新发肿瘤病例 260 万，其中肺癌病例 19.1 万(占全部新发肿瘤的 7.35%)；2020 年，我国新发肿瘤病例 457 万，新发肺癌病例

82万(占17.9%);分别较1970年增长了175.8%和429.3%。1970年,我国肺癌死亡病例16.2万,2020年我国肺癌死亡病例71.5万,较1970年增长了441.4%。而美国癌症尤其是肺癌死亡率大幅下降。2019年1月8日,美国肿瘤学会主办的《临床医师癌症杂志》发表的美国2019年肿瘤统计报告表明,1991—2016年25年间美国男性肺癌病死率下降了38%,女性肺癌病死率下降了17%。

上述数据表明,肺癌是我国癌症发病率和死亡率第1位的恶性肿瘤,也是导致我国癌症死亡的第一"杀手",其中肺癌转移是导致肺癌死亡最主要的原因。

### 20.1.1 肺癌转移相关病理及生物学特征

(1) 肺癌癌前病变及病理组织学分类特征

近年来,肺癌的早期诊断和临床治疗进展迅速,为进一步提高医师对肺癌的诊疗水平、给各级临床医师提供专业的参考资料,从而改善患者的预后,本部分以2015版胸部肿瘤WHO病理和遗传学分类为基础编写[2],对肺癌的病理分类、组织形态学特点、免疫表型、主要分子改变特征及临床治疗进行简要介绍,以帮助临床医师加深对肺癌病理分型的正确认识。

1) 肺癌癌前病变的病理与生物学特征:2015版胸部肿瘤WHO组织学分类中,将肺癌癌前病变列为3种主要形式:①非典型腺瘤样增生(atypical adenomatous hyperplasia, AAH)和原位腺癌(adenocarcinoma in situ, AIS);②鳞状上皮异型增生(squamous dysplasia)和鳞状上皮原位癌(squamous cell carcinoma in situ);③弥漫性特发性肺神经内分泌细胞增生(diffuse idiopathic pulmonary neuroendocrine cell hyperplasia, DIPNECH)。WHO将这3种病变分别作为腺癌、鳞状细胞癌和肺类癌的癌前病变。然而,对于高级别神经内分泌癌(包括大细胞神经内分泌癌和小细胞肺癌)至今未发现癌前病变,推测可能来源于呼吸道干细胞。

AAH通常发生于肺叶外周,直径<0.5 cm,是一种由邻近终末性细支气管或肺泡发生的、界限清楚的肺实质病变。组织学显示肺泡结构完好,表面被覆圆形、立方、低柱或"鞋钉样"细胞。AAH病变完整切除即可治愈。

AIS,即直径≤3 cm,表现为附壁样原位结构的肺泡上皮肿瘤,分为黏液型、非黏液型和混合型3种亚型,大部分AIS病变为非黏液型(图20-1)。AIS

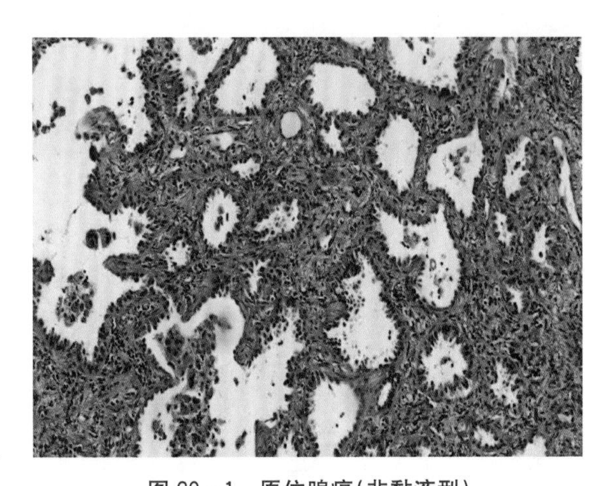

**图20-1 原位腺癌(非黏液型)**

示肿瘤细胞沿肺泡间隔呈单纯贴壁样生长(HE×100)

缺乏肺间质、脉管、胸膜侵犯以外,同时强调无肿瘤气道播散。肺AIS完整切除后被证实可100%无病生存。

鳞状上皮原位癌和鳞状上皮不典型增生表现为鳞状化生的呼吸道黏膜上皮细胞层次不同程度的增多、排列紊乱、极向消失及异型性。根据异型性的轻重可分为轻度、中度和重度3级,当不典型增生累及上皮全层时即为原位癌。鳞状上皮不典型增生和原位癌不侵犯间质,基底膜完整并有不同程度增厚。因属于癌前病变,外科手术后5年生存率可达100%。

DIPNECH的组织学特征与类癌相似,常显示肺神经内分泌细胞(pulmonary neuroendocrine cell, PNEC)的广泛增生。一旦增生的PNEC突破基底膜形成局灶浸润,就会形成"微小瘤形"增生(直径2~5 mm)的细胞团,伴有明显纤维性间质。这是一种缓慢进展的病变,可以表现为一个历经多年的良性过程,预后良好。

2) 肺癌组织病理学特征与分类:根据2015版胸部肿瘤WHO分类,肺癌主要包括以下几种类型:肺腺癌、鳞状细胞癌、神经内分泌肿瘤、大细胞癌、腺鳞癌、肉瘤样癌、其他少见及未分类肿瘤、唾液腺型肿瘤以及转移性癌等[2]。

A. 肺腺癌:包括浸润前病变、微小浸润性腺癌及浸润性腺癌。浸润前病变包括非典型腺瘤样增生及原位腺癌,前文癌前病变部分已详述。浸润性腺癌则包括5个亚型(贴壁为主型、腺泡型、乳头型、微乳头型和实体型)及4个变异型(浸润性黏液腺癌、

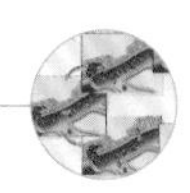

胶样腺癌、胎儿型腺癌、肠型腺癌)。

a. 微小浸润性腺癌(minimally invasive adenocarcinoma, MIA)是一个孤立的小腺癌(直径≤3.0 cm),绝大部分呈附壁型结构,浸润性成分深度≤0.5 cm,无脉管、神经及胸膜侵犯,无气道扩散及肿瘤性坏死。MIA 大多数情况下为非黏液型,罕见情况下可为黏液型。针对同一肿瘤内有多个浸润性病灶,2015 版胸部肿瘤 WHO 分类提出可采用浸润性病灶的百分比之和乘以肿瘤的最大径,如数值≤0.5 cm 仍可诊断为 MIA。非黏液型 MIA 表达肺泡上皮细胞标记,如甲状腺转录因子-1(TTF-1)和天冬氨酸蛋白酶 A(napsin A)。黏液型 MIA 的免疫表型与浸润性黏液腺癌相似,肺泡上皮细胞的标记常常是阴性,表达 CK20 和 HNF4A。完全切除预后非常好。

b. 浸润性腺癌:贴壁型腺癌由温和的肺泡细胞[Ⅱ型肺泡细胞或克拉拉细胞(Clara cell)]沿肺泡壁表面生长(图 20-2A),形态学与 MIA 和 AIS 相似,其肿瘤生长方式以非黏液性附壁成分为主,存在直径>0.5 cm 浸润性病灶的浸润性腺癌。可以存在血管、淋巴管或胸膜侵犯,或有肿瘤细胞气道内播散。

腺泡型腺癌是肿瘤生长方式以腺样结构为主,肿瘤细胞环绕排列,中央可见圆形或卵圆形腔隙(图 20-2B)。目前将筛状结构亦归为腺泡型腺癌(图 20-2C),但此类型腺癌预后明显较差[4]。

乳头型腺癌是腺样分化的肿瘤细胞围绕纤维血管轴心的间质生长,间质和肿瘤细胞分支呈乳头状(图 20-2D),间质是否有肌纤维母细胞反应不作为诊断标准。

微乳头型腺癌是肿瘤排列呈无纤维血管轴心的微小乳头状结构,肿瘤细胞通常较小、呈立方状,有时也呈印戒样(图 20-2E),常有血管、淋巴管和间质侵犯,并可见砂粒体形成。该亚型腺癌侵袭性较强,通常可见脉管瘤栓或淋巴结转移,属预后较差的腺癌类型。

实体型腺癌是由成片的多角形肿瘤细胞组成,无腺泡、小管和乳头结构(图 20-2F)。实体型腺癌表达肺泡上皮细胞标记,每 2 个高倍视野至少有 5 个肿瘤细胞有黏液存在。因此可借助免疫组化和特殊染色等与非角化型鳞状细胞癌和大细胞癌相鉴别。

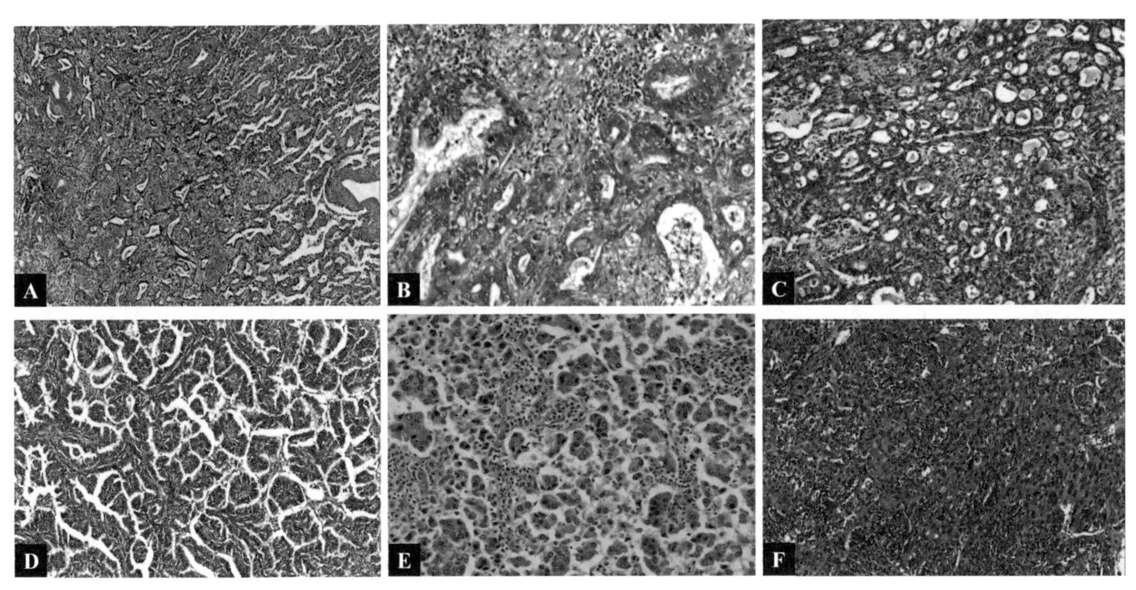


图 20-2 浸润性肺腺癌

A. 贴壁型浸润性腺癌,形态学与原位腺癌相似,左下方为浸润成分且最大径>0.5 cm(HE×40);B. 腺泡型浸润性腺癌,肿瘤主要呈腺腔样结构,中央可见圆形/卵圆形腔隙(HE×100);C. 腺泡型浸润性腺癌,主要呈筛状结构(HE×100);D. 乳头型浸润性腺癌,乳头轴心为纤维血管组织,乳头结构较粗大(HE×100);E. 微乳头型浸润性腺癌,可见无纤维血管轴心的微小细胞簇(HE×100);F. 实体型浸润性腺癌,肿瘤细胞呈实性生长,无腺泡、小管、乳头等结构(HE×100)。

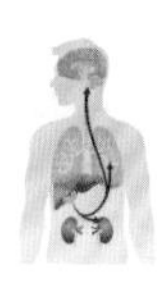


c. 浸润性腺癌的免疫组化表达情况及基因改变特征：浸润性腺癌大部分表达肺泡上皮的标记，如TTF－1和Napsin A。大约75％的浸润性腺癌TTF－1阳性，且似乎与组织学类型和肿瘤位置密切相关。大部分贴壁型肺癌和乳头型肺癌TTF－1阳性，而实体型肺癌TTF－1阳性率明显较低。并且，TTF－1可以表达于其他肿瘤，如小细胞癌、大细胞神经内分泌癌、类癌和甲状腺癌，某些中枢神经系统肿瘤和肝细胞癌也可表达TTF－1。Napsin A也可表达于肾细胞癌和卵巢透明细胞癌。

组织学亚型与肿瘤基因突变也存在一定的联系。*EGFR*突变常见于非黏液型腺癌，包括贴壁型、乳头型和微乳头型腺癌[3,4]；*KRAS*突变常见于实体型腺癌伴细胞外黏液及浸润性黏液腺癌[5]；*ALK*融合常见腺泡状（包括筛状结构），或实性以及实性伴印戒细胞样成分中；*STK11*和*TP53*基因突变更常见于实体型肺癌。

d. 变异型腺癌：浸润性黏液腺癌即原分类中的肿瘤直径＞3 cm的黏液型细支气管肺泡癌类型。肿瘤细胞沿肺泡生长或跳跃性生长，肺泡腔内常充满黏液（图20－3）。癌细胞表达CK7、CK20，较少表达TTF－1和Napsin A。浸润性黏液腺癌中*KRAS*的突变率可高达90％。*NRG1*融合基因在浸润性黏液腺癌的突变率也较高，其与*KRAS*突变是互斥的，主要是发生于没有*KRAS*突变的病例中[6]。

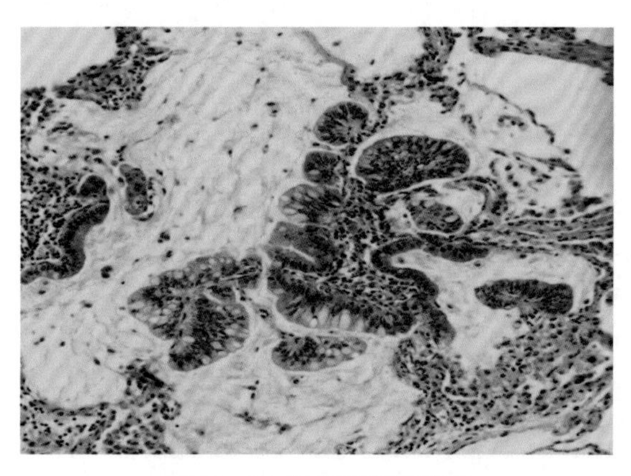

图20－3　浸润性黏液腺癌

示肿瘤细胞由柱状细胞和杯状细胞组成，癌细胞核位于基底（HE×200）。

胶样腺癌的组织学特征是肿瘤组织内见大量细胞外黏液并形成黏液池，细胞常无明显异型性，可附壁样生长，也可漂浮在黏液池中。肿瘤细胞表达CK20、MUC2和CDX2，可弱表达或局部表达TTF－1、CK7和Napsin A。

胎儿型腺癌可分为低级别和高级别两种亚型。低级别胎儿型腺癌类似于假腺管期胎儿肺被覆上皮，通常肿瘤性腺体被疏松的纤维黏液间质包绕，可见桑葚样结构（moruleformation），瘤细胞表达TTF－1同时在低级别胎儿型腺癌肿瘤细胞可出现β-联蛋白和雌激素受体β（ERβ）异常的核质表达以及独特的*CTNNB1*基因突变驱使。高级别胎儿型腺癌肿瘤细胞核呈明显异型性，可见坏死，缺少桑葚样结构，肿瘤细胞可表达甲胎蛋白（AFP）、磷脂酰肌酸蛋白聚糖3（glypican3）和SALL4[7]。

肠型腺癌具有结肠腺癌的组织学特点和免疫表型，且这样的成分必须占全部肿瘤50％以上（图20－4）。肿瘤表达结肠腺癌的标志——CDX2（Villin也可表达）、CK20、MUC2[8]，同时约50％表达CK7和TTF－1。诊断该类型时应常规在临床和影像学等各类检查排除转移性结肠腺癌后，才能作出肺肠型腺癌的病理诊断。

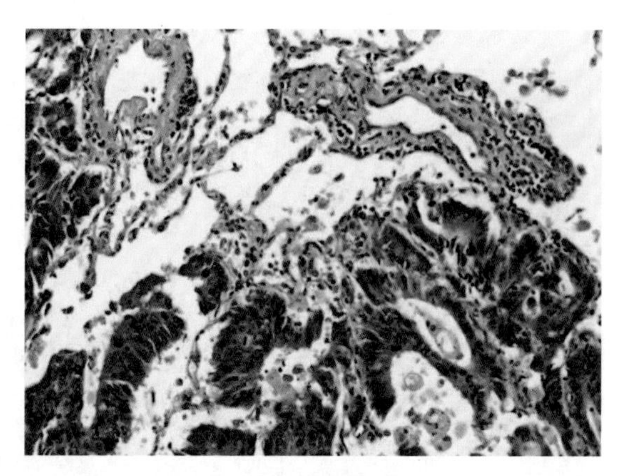

图20－4　肠型腺癌

肿瘤呈腺样结构，细胞呈假复层排列，形态和结肠腺癌相似（HE×200）。

B. 鳞状细胞癌：鳞状细胞癌分为角化型、非角化型和基底样型3种亚型。角化型鳞状细胞癌的特征包括细胞角化、角化珠形成和细胞间桥（图20－5）。非角化型鳞状细胞癌（图20－6）需要借助于免疫组化与实体型鳞状细胞癌或大细胞癌相鉴别。基底样型鳞状细胞癌细胞分化差，需要与小细胞癌相鉴别。支持鳞状细胞癌的指标有CK5/6、P40阳

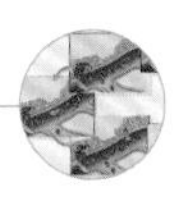

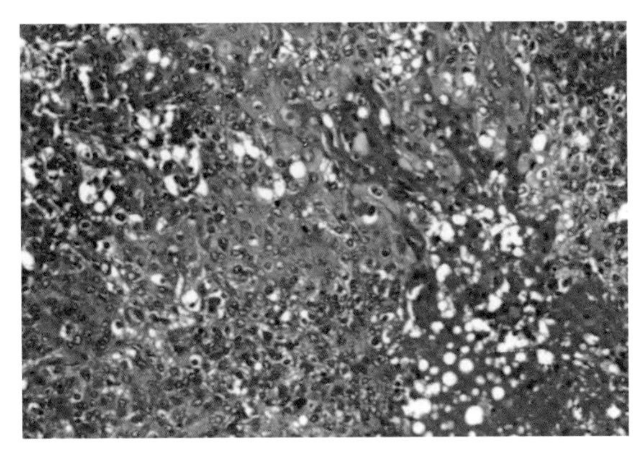

**图 20-5　角化型鳞状细胞癌**

可见明显角化形成(HE×200)。

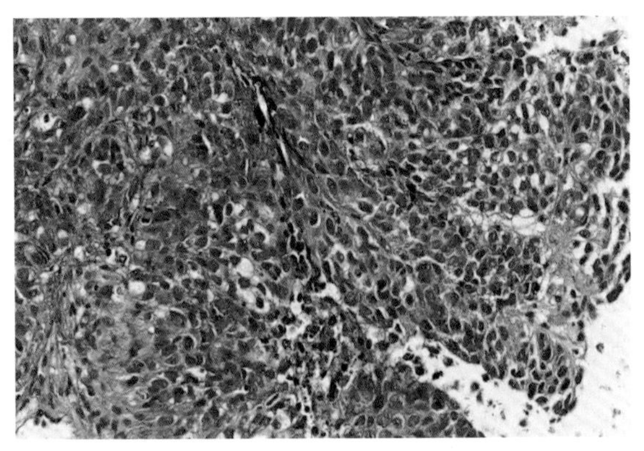

**图 20-6　非角化型鳞状细胞癌**

肿瘤细胞呈实性排列,无角化珠形成(HE×200)。

性,TTF-1 阴性。

C. 神经内分泌肿瘤:肺神经内分泌肿瘤分为两大类,即低至中级别神经内分泌癌(包括典型类癌和不典型类癌)和高级别神经内分泌癌(包括大细胞神经内分泌癌和小细胞癌)。其中高级别神经内分泌癌亚型还包括复合型,即合并有非小细胞癌成分如腺癌或鳞状细胞癌等,具体有复合型大细胞神经内分泌癌和复合型小细胞癌。

a. 类癌:典型类癌(typical carcinoid, TC)通常和吸烟无关,最常发生于中央气道。典型类癌组织学形态具有典型神经内分泌肿瘤特征,诊断依据主要是核分裂<2 个/2 $mm^2$,无坏死形成。免疫组化推荐 CD56、CgA、Syn、CK、Ki67 等。

不典型类癌(atypical carcinoid, AC)和吸烟有轻度相关性。其镜下形态与典型类癌相似,或异型性稍明显。诊断依据为核分裂 2～10 个/2 $mm^2$,或出现点状坏死,偶尔出现局灶片状坏死,不应出现大片弥漫坏死区域。由于这些特征为局灶性改变,因此对于完整切除的手术标本来说,广泛的取材及仔细镜检才能得出准确诊断。免疫组化推荐同典型类癌。

典型类癌与不典型类癌通常以手术切除为主要治疗手段,典型类癌的 5 年及 10 年生存率几乎为 90%,不典型类癌的 5 年及 10 年生存率分别为 70% 和 35%。

类癌独有的分子改变特征为 *MEN1* 基因突变但缺乏蛋白质表达,这种 *MEN1* 基因的等位缺失发生于 11p13。

b. 大细胞神经内分泌癌(large cell neuroendocrine carcinoma, LCNEC):是一种具有神经内分泌病理形态及分化特征的非小细胞肺癌(NSCLC),与吸烟相关,最常位于肺外周。镜下肿瘤细胞体积较大,常>3 个静止期淋巴细胞,胞质丰富,染色质粗糙,核仁明显[有助于和小细胞肺癌(SCLC)鉴别],常伴有广泛坏死。核分裂象>10 个/2 $mm^2$,很少低于 30 个/2 $mm^2$。Ki67 指数一般在 40%～80%。免疫组化表达 CD56、CgA、Syn, TTF-1 阳性率约为 50%。大约 70% 的病例也表达 CD117,且与生存率降低和复发率增高相关。

基因谱改变和 SCLC 相似,即 *TP53* 和 *RB* 基因失活很常见。最近有研究提示 LCNEC 的分子改变可分为 3 类,分别是 SCLC 样、NSCLC 样和类癌样。其中,类癌样所占比例最低,其他涉及 EGFR、KRAS 等分子的突变事件以及 ALK 重排极为罕见。

LCNEC 尽管与 SCLC 同属于高级别神经内分泌癌,目前治疗仍采用早期手术切除。而对于不能切除的 LCNEC,最近已提出根据 LCNEC 分子分型进行临床治疗的相应策略,并且临床疗效良好。LCNEC 患者常见复发,并且和其他 NSCLC 相比,即使为Ⅰ期病例,生存期仍然更短,5 年生存率大约为 32%。

亚型:复合型 LCNEC 为 LCNEC 伴有腺癌、鳞癌、梭形细胞癌或巨细胞癌,大约 30%的 LCNEC 伴有非神经内分泌癌成分。复合型 LCNEC 中的非神经内分泌癌成分没有含量比例要求。

c. 小胞肺癌(SCLC):目前研究认为所有 SCLC 患者均是重度吸烟者。SCLC 是一种来源于呼吸道干细胞的恶性上皮性肿瘤,常位于主气道的中央部位，组织学由胞质稀少的小细胞构成(图 20-7)。肿瘤细胞大小通常<3 个静止淋巴细胞直径，染色质细而弥散呈粉尘状，核仁不明显，可出现广泛坏死，核分裂象>10 个/2 $mm^2$。Ki67>50%，通常≥80%。免疫组化细胞角蛋白(CK)呈点状阳性，表达 CD56、CgA、Syn。TTF-1 在 90%~95%的病例中阳性，CK 染色常表现为核周点状阳性。*TP53* 和 *RB* 基因失活很常见。

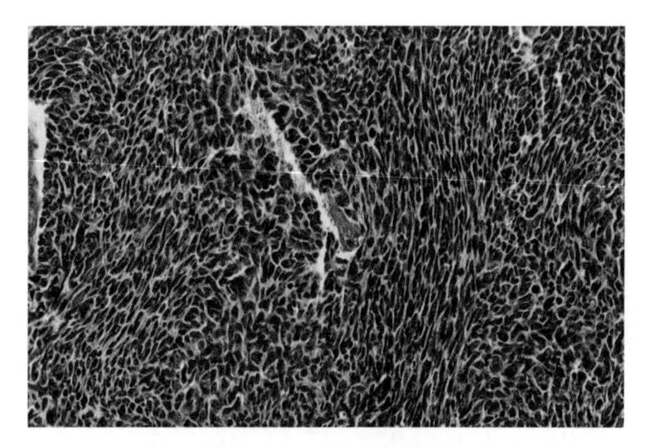

图 20-7　小细胞肺癌

肿瘤细胞胞质稀少，核质比高(HE×100)。

亚型：复合型 SCLC 为 SCLC 伴 NSCLC 成分，可以为腺癌(图 20-8A)、鳞癌(图 20-8B)、大细胞癌，或 LCNEC，少见类型是梭形细胞癌或巨细胞癌。当两种高级别神经内分泌癌同时存在时，至少有10%的大细胞成分才能诊断复合型 SCLC 和 LCNEC，而小细胞癌与其他 NSCLC 成分复合存在时则无成分含量等要求，只是需要在病理报告中给出组织类型和成分含量等信息。由于存在此种病理改变，应谨慎使用"小细胞肺癌与非小细胞肺癌转化"的概念。

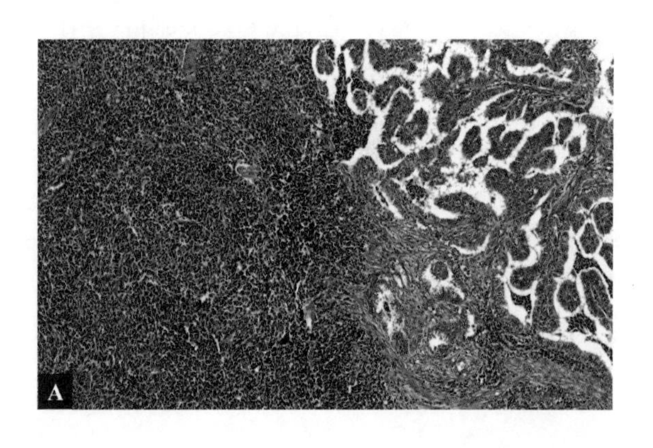

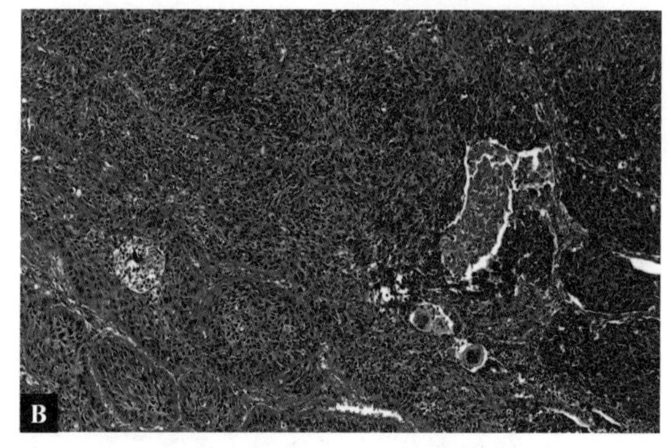

图 20-8　复合型小细胞肺癌

A. 可见小细胞肺癌(图左)与乳头型腺癌(图右)复合(HE×40)；B. 可见小细胞肺癌(右上)与鳞状细胞癌(左下)复合(HE×40)。

D. 大细胞癌：大细胞癌是未分化的 NSCLC，缺乏腺癌、鳞状细胞癌以及神经内分泌癌的组织学特征(图 20-9)和免疫表型(裸型)。因此大细胞癌的诊断只能在手术切除肿瘤中作出，不适用于小活检标本和细胞学，是真正意义上的 NSCLC 未分化型。此类型应是肺癌类型中最为少见的组织类型，目前尚无准确的发生比例。

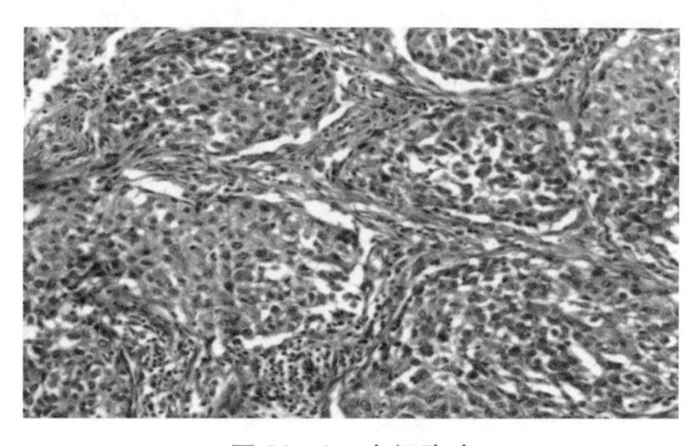

图 20-9　大细胞癌

癌组织排列成巢团状，无明显腺或鳞状分化(HE×200)。

E. 腺鳞癌：腺鳞癌只占据所有肺癌的 0.6%~2.3%。WHO 定义为有腺癌和鳞癌两种成分的 NSCLC，而且每一种成分至少达 10%，应仅在手术切除标本中应用这种诊断名称(活检和细胞学标本仅能作出提示性诊断)。腺癌和鳞状细胞癌两种成分可相互独立或者混合存在。肿瘤常位于肺外周并伴有中央瘢痕形成。腺鳞癌预后较差，与其他 NSCLC 相比侵袭性强，大宗病例报道术后 5 年生存

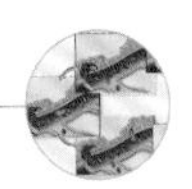

率约为40%。免疫组化主要依靠TTF-1和p40染色分布标记不同细胞成分，而在TTF-1表达的阳性细胞中同时出现P63等表达，则不属于腺鳞癌诊断表型[9]。

F. 肉瘤样癌：肉瘤样癌少见(0.3%～1.3%)，为一类含有肉瘤或肉瘤样成分（梭形和/或巨细胞样）的分化差的NSCLC，目前分为5个亚型：多形性癌、梭形细胞癌（图20-10）、巨细胞癌、癌肉瘤和肺母细胞瘤。多形性癌为分化差的NSCLC中出现至少10%的梭形细胞或巨细胞癌成分；梭形细胞癌为形态类似肉瘤，全部表现为梭形细胞成分的肿瘤，诊断时需要借助于角蛋白等免疫组化标志物与真性肉瘤相鉴别；巨细胞癌则完全由高度多形性和多核瘤巨细胞组成，且中性粒细胞浸润是其特征；癌肉瘤为NSCLC合并真性肉瘤如软骨肉瘤、骨肉瘤、肌源性肿瘤等的一组肿瘤；肺母细胞瘤由原始上皮和间叶成分组成，前者类似胎儿性腺癌，后者则为幼稚间叶成分。

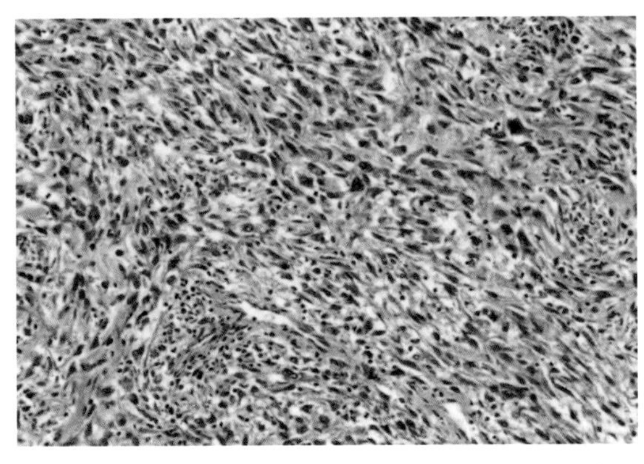

**图20-10 梭形细胞癌**

肿瘤细胞呈梭形，异型性明显，形似肉瘤(HE×200)。

G. 其他少见及未分类肿瘤：

a. NUT癌：NUT癌是一种罕见（目前仅100余例）、侵袭性强且细胞分化差的癌，分子遗传学以*NUT*（睾丸核蛋白）基因重排为特征。好发于儿童及青年人，绝大部分发生于膈肌以上的中线器官（纵隔/头颈），膈肌以下中线器官及非中线器官也可发生。组织学特点由片状排列的小至中等大小、形态单一的低分化或未分化肿瘤细胞构成，常见大片的凝固性坏死；鳞状上皮的陡然角化为其特征性表现，但并不特异。免疫组化特点为>50%的肿瘤细胞核弥漫阳性表达NUT蛋白。大部分病例CK、p63/p40阳性，CD34常阳性，上皮细胞膜抗原(EMA)、癌胚抗原(CEA)、BerEP4表达不一致。分子遗传学出现*BRD 4-NUT*基因(70%)、*BRD 3-NUT*基因(6%)，以及其他未知基因融合。NUT癌侵袭性强、预后差，中位生存期仅7个月，目前尚无特异性治疗。

b. 淋巴上皮瘤样癌：是一种罕见(0.92%)且类型独特的癌，与EB病毒感染有关。组织学由以合体样方式生长、分化差的癌细胞混合大量的淋巴细胞（类似未分化型鼻咽癌）组成。间质可出现非坏死性肉芽肿反应或肿瘤内淀粉样物沉积，有时可出现中心性坏死，核分裂象10个/2 $mm^2$。肿瘤细胞表达CK(AE1/3)、CK5/6、P40/63，浸润的淋巴细胞为$CD3^+$ T细胞和$CD20^+$ B细胞。*EBER1*原位杂交显示肿瘤细胞阳性，而周围浸润的淋巴细胞为阴性。预后好于NSCLC患者，大量$CD8^+$的淋巴细胞浸润及P53和EGFR的缺失是预后好的因素。对于早期病变完整切除可以治愈，但是对于局部晚期病例，患者需要接受新辅助化疗或放疗。

H. 唾液腺型肿瘤：①黏液表皮样癌形态与涎腺同类型肿瘤相似，缺乏TTF-1和Napsin A表达，*CRTC1-MAML2*融合基因在低级别和高级别肿瘤中均可发生，但在低级别肿瘤中更常见。②腺样囊性癌组织结构同涎腺，肿瘤细胞具有导管上皮和肌上皮细胞的免疫表型，包括CK、CD117、平滑肌肌动蛋白(SMA)、钙调理蛋白(calponin)、S-100、P63和胶质细胞原纤维酸性蛋白(GFAP)。

上皮-肌上皮癌，是一种低度恶性的上皮性肿瘤，由形成内层腺管结构的上皮细胞和围绕在腺管外层的肌上皮细胞构成。上皮细胞呈立方形、胞质嗜酸性，周围肌上皮细胞常具有梭形、透明细胞或浆细胞样的特点。几乎无核分裂象和坏死。上皮细胞CK阳性，S100及波形蛋白常阴性；肌上皮细胞CK、CD117及GFAP弱阳性，S100和SMA强阳性，CEA和HMB45阴性。无*KRAS*或*EGFR*突变[28]，*HRAS*的*p.Q61R*和*p.Q61K*突变在头颈部上皮-肌上皮癌中已有报道[10]。病变整体呈惰性过程，仅个别病例报道转移；治疗通常采取手术切除。

I. 肌上皮癌：肌上皮肿瘤是一种罕见（目前仅有不足15例报道）、主要或仅显示肌上皮分化的肿瘤。恶性肌上皮肿瘤即为肌上皮癌。组织学上，肿瘤细胞为上皮样或梭形，也可呈浆细胞样外观，胞质可见透明包涵体，细胞核大小一致，伴嗜酸性或透明胞质。肿瘤显示梁状或网状结构特点，伴丰富的黏液样间质。免疫组化显示大部分肿瘤细胞 CK、S100、钙调理蛋白(calponin)、GFAP 阳性，SMA、P63 可阳，结蛋白(desmin)和 CD34 阴性。分子遗传学改变为 *EWSR1* 基因重排。肌上皮癌可转移至其他部位，低的核分裂可能是一种预后好的因素。

J. 转移性肺癌：肺内转移癌的常见器官来源按照发生频次为乳腺、消化道、肾、前列腺、肝、甲状腺、肾上腺和生殖系统等。详细的病史和充分的临床检查对准确诊断至关重要。肺转移性肿瘤的典型表现是双侧多发性周围型结节，孤立性转移结节少见，但仍可见于 9%的病例。

(2) 肺癌分子病理学研究进展

过去 20 年中，肺癌驱动基因改变的深入研究以及程序性死亡-1/程序性死亡蛋白配体-1(PD-1/PD-L1)在肿瘤免疫微环境中的机制探索，促进了靶向治疗和免疫治疗在肺腺癌临床应用的巨大成功。因此系统、深入地了解在肺癌，尤其是 NSCLC 中的驱动基因改变及分子生物学进展，将更有助于肺癌患者的精准化和个体化治疗。

肺癌的主要驱动基因：1984 年，在一例 66 岁男性肺鳞癌患者的组织中首次检测到 *KRAS* 基因 G12C 点突变。目前已发现的 10 余种肺癌相关驱动基因突变中，临床应用较多的有表皮生长因子受体(*EGFR*)、间变性淋巴瘤激酶(*ALK*)融合、*ROS1* 融合和 *BRAF* 突变等。下面对这些主要驱动基因靶点的研究进展进行梳理。

A. *EGFR*：EGFR 是表皮生长因子细胞表面受体家族成员之一，其家族成员还包括 ErbB2(HER2/neu)、ErbB3(HER3)和 ErbB4(HER4)。生理条件下 EGFR 蛋白通过与细胞外配体结合，受体构象从失活状态转变为激活状态，继而引起 Tyr 残基自磷酸化，激活下游 PI3K/Akt/mTOR 和 MAPK 信号通路，参与调节细胞增殖、转移和凋亡等。

*EGFR* 最常见的敏感突变类型主要包括 19 外显子缺失突变、21 外显子点突变(L858R)，分别占 NSCLC 患者的 44%和 31%，其他 *EGFR* 少见突变还包括 T790M、20 外显子插入、G719X、L861Q、S768I 等(图 20-11)。第 1 代 EGFR-TKI(吉非替尼或厄洛替尼)属于可逆性 ATP 竞争 EGFR-TKI 抑制剂。晶体分析显示，*19DEL* 和 *L858R* 突变显著增加其与 EGFR-TKI 的亲和力，抑制 *EGFR* 的自身磷酸化和下游 RAS 信号通路的激活。研究表明，20 外显子 T790M 是 *EGFR* 最常见的耐药机制，占继发性耐药突变的 50%～60%。EGFR 蛋白的 Thr790 是激酶催化结构域中 ATP 结合的关键位点，亲水的苏氨酸(Thr)突变为疏水的蛋氨酸(Met)引起 EGFR 空间构象改变，大大降低了一代 EGFR-TKI 的靶向结合能力。

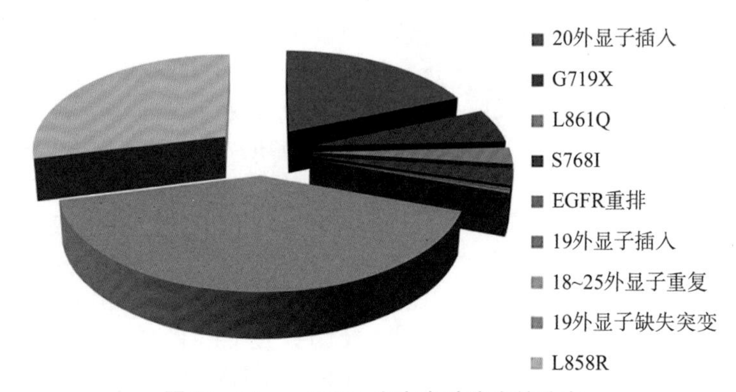


图 20-11 *EGFR* 突变在肺癌中的分布

随着第 3 代 EGFR-TKI 在临床的广泛应用和机制研究的不断深入，学者相继发现除 T790M 突变以外的 EGFR-TKI 耐药的其他机制(图 20-12)：①*EGFR* 基因 20 外显子 C797S 突变；②旁路信号通路或下游信号通路的继发激活，如 *c-MET*/*HER2* 基因的扩增，*BRAF* 或 *PI3KCA* 基因的活化；③组织类型的变化，由 NSCLC 变化为 SCLC，常常在复合性 SCLC 类型肿瘤治疗过程中，出现病理组织类型的变化。*EGFR* 基因 20 外显子插入突变占 NSCLC 癌患者的 4%～10%，也是“最难治”的

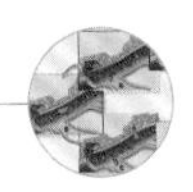

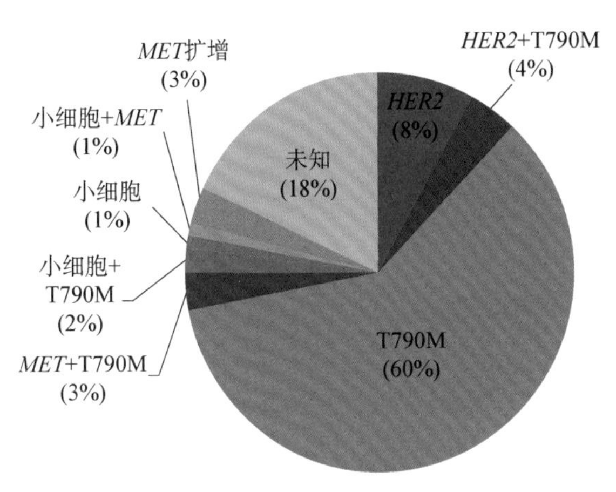


图 20－12　*EGFR* 获得性耐药突变的分布

*EGFR* 突变类型。第 1 代、第 2 代 EGFR－TKI 治疗效果均不理想。20 外显子插入突变位于 *EGFR* 基因 C 螺旋(C－helix)的羧基端,C 螺旋构象的改变是决定 *EGFR* 活化与否的关键因素。此外,*EGFR* 基因 20 外显子的插入突变具有明显的异质性,其中以 D770_N771ins X 和 V769_D770insX 最为常见。2019 年,美国 FDA 批准了莫博替尼(mobocertinib)孤儿药资格,用于治疗 *EGFR* 20 外显子插入突变或 *HER2* 突变的肺癌患者。

B. *ALK*/*ROS1* 基因融合:2007 年,首次在肺癌细胞系及肺部原发肿瘤中发现原癌基因 *EML4*(棘皮动物微管相关蛋白样蛋白 4)－*ALK* 和 SLC34A 2/CD74－ROS1 融合蛋白。尽管 *ALK* 和 *ROS1* 的融合基因突变在腺癌为主的 NSCLC 中的发生率仅为 4%和 2%,但是它们体现了肺癌在基础科学研究、诊断及治疗方面的飞速发展。

*EML4*－*ALK* 是 NSCLC 中最常见的 *ALK* 融合形式,由编码 *ALK* 的基因(2p23)和编码 *EML4* 的基因(2p21)在 2 号染色体短臂倒置形成,占 NSCLC 患者的 3%～7%。在已知的 *ALK* 基因融合类型中 *ALK* 基因的断裂点是保守的,通常发生在 19 号内含子或 20 号外显子,导致融合伴侣蛋白经常与 ALK 蛋白细胞内的酪氨酸激酶结构域融合,最终引起 ALK 蛋白在细胞质中的异常表达。目前肺癌中共确认超过 20 种 *ALK* 的融合方式,除较为常见的 *EML4* 基因外,其他 *ALK* 融合伴侣基因还包括 *KIF5B*、*TFG*、*KLC1* 及 *HIPI* 等。

人类 *ROS1* 基因位于 6 号染色体短臂 2 区 2 带,编码一种与 ALK 受体进化上高度同源(同源性高达 49%)的酪氨酸激酶受体。Rikova 等在 41 株 NSCLC 细胞系和 150 例中国 NSCLC 患者的广泛筛选中发现了 *CD74*－*ROS1* 和 *SLC34A2*－*ROS1* 两种融合突变类型。前者是由 *CD74* 基因的 6 号外显子与 *ROS1* 基因的 34 号外显子融合,后者是由 *SLC34A2* 基因的 4 号外显子与 *ROS1* 基因的 32/34 号外显子融合,产生了一个包含两个跨膜区域的融合蛋白。Rikova 等未在 *ROS1* 基因的激酶结构域发现任何的基因突变类型,提示 NSCLC 的发病机制可能与 *ROS1* 的重排融合更为密切,与 *ROS1* 自身的突变关系不大。目前已知 *ROS1* 的融合伴侣有 *SLC34A2*、*CD74*、*TPM3*、*SDC4*、*EZR*、*LRIG3*、*KDELR2*、*LIMA1*、*MSN*、*CLTC*、*CCDC6* 等。

2013 年,克唑替尼先后被美国 FDA 和 EMA 批准作为进展期 *ALK*/*ROS1* 阳性的晚期肺癌患者的二线治疗药物,疗效显著[11]。中枢神经系统是 *ALK*/*ROS1* 重排阳性的肺癌患者耐药后常见的复发部位。克唑替尼的耐药机制主要分为 ALK 激酶区域突变(kinase domain mutation, KDM)和非 *ALK* 基因依赖的耐药突变。我们相信在 *EGFR* 继发耐药研发经验的基础上,很快会有克服上述耐药机制的二代抑制剂问世。

C. *KRAS*:KRAS 蛋白属于小 GTP 酶蛋白质超家族成员,突变的 *KRAS* 基因打破了细胞内的非活化-活化的动态平衡,阻碍了 GTP 水解酶的活性,抑制了 GTP 结合的 KRAS 活化蛋白的失活,导致下游信号通路的持续激活,肿瘤异常增生。

在欧美国家中,*KRAS* 突变占肺癌患者的 20%～25%,亚洲人群中略低,为 10%～15%。与肺癌其他驱动基因不同,*KRAS* 基因突变多见于有吸烟史的肺腺癌患者,少见于肺鳞癌患者,只有 5%～10%的 *KRAS* 基因突变发生在轻度吸烟或不吸烟的肺癌患者。在 NSCLC 患者中约有 95%的 *KRAS* 基因突变发生在 12 和 13 密码子中,最常见的点突变类型为 G12C(39%),其次是 G12V(18%～21%)和 G12D(17%～18%)。2019 年 6 月的美国临床肿瘤学会(ASCO)会议首次报道了接受 AMG510 治疗的 10 例 NSCLC 患者,5 例患者达到部分缓解,4 例患者达到病情稳定。随后同年 9 月份的世界肺癌大会报道了 34 例入组患者的数据,在 23 例可评估的患者中,7 例患者达到部分缓解,6 例患者疾病稳定,疾病控制率 100%。因此,期待 AMG510 会成为 *KRAS p.G 12C* 突变肺癌患者的希望。

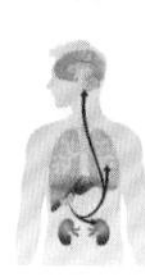



D. *c*-*Met*：*c*-*Met* 是酪氨酸激酶受体的一种，其唯一配体为肝细胞生长因子(HGF)。HGF 与 c-Met 结合，c-Met 发生二聚体化、自磷酸化，激活 Ras/Raf/MAPK、PI3K/Akt 下游信号通路。它的过度激活与肿瘤发生、发展、预后与转归密切相关。MET 蛋白的过表达，HGF 引起过度刺激，c-Met 突变、扩增和 14 外显子跳跃突变都可以导致 *MET* 基因的活化。

在 NSCLC 的治疗中主要关注的是 *MET* 基因的扩增和 14 外显子的跳跃突变。临床病理特征显示，*MET* 14 外显子跳跃突变于 NSCLC 中以肺肉瘤样癌和腺癌最为多见。*c*-*Met* 扩增在 EGFR-TKI 一线初治时突变频率为 2%～4%，二线耐药时 *MET* 扩增在 4%～10%，在奥希替尼(osimertinib)二线治疗的耐药机制中约占 20%。奥希替尼一线治疗中 *MET* 扩增是最常见耐药机制，约占 15%。2020 年 3 月，全球首个针对 *MET* 14 外显子跳跃突变的抑制剂特泊特尼(tepotinib)在日本获批，是 *MET* 抑制剂开发领域的里程碑事件。

E. *RET*：*RET* 基因位于染色体 10q11.2 上，编码由 1 100 个氨基酸组成的酪氨酸激酶受体，其信号的活化可通过下游 STAT/PLCγ 通路，促进细胞的存活、迁移和生长。而 *RET* 基因变异与肿瘤的发生、发展密切相关。*RET* 相关肿瘤发病机制主要有 *RET* 基因改变[融合(82.5%)和点突变(6.4%)]和 *RET* 基因的表达异常。大多数 *RET* 突变并不产生临床意义，而 *RET* 融合与多种癌症的发生、发展相关。目前已知的 *RET* 基因融合伴侣有 17 种，其中肺癌最常见的是 *KIF5B*-*RET*，其次是 *CCDC6*-*RET*、*NCOA4*-*RET* 及 *TRIM33*-*RET*。

目前靶向 *RET* 的小分子抑制剂主要分为非特异性多靶点抑制剂及特异性 *RET* 抑制剂。新型选择性 *RET* 抑制剂，如 BLU-667 和 LOXO-292 在 2020 年 5 月和 9 月先后获得美国 FDA 的批准上市，成为 *RET* 驱动基因阳性肺癌患者的新希望。其中 BLU-667(普拉替尼，pralsetinib)是一种高度选择性激酶抑制剂，专为靶向 *RET* 融合(*KIF5B*-*RET* 和 *CCDC6*-*RET*)及 *RET* 突变(C634W、M918T、V804L/M)设计，其对 *RET* 的选择特异性比其他多靶点抑制剂高 10 倍以上。2020 年，ASCO 公布的 ARROW 临床试验显示 BLU-667 在 NSCLC 中具有良好的疗效。研究评估了 42 例 *RET* 融合阳性 NSCLC 患者，使用 BLU-667 后客观缓解率达到 61%，95%患者观察到肿瘤缩小，其中 14%患者达到完全缓解。LOXO-292 疗效显著优于目前已获批的多靶点 *RET* 靶向药[如卡博替尼(cabozantinib)、凡德他尼(vandetanib)等]，与 BLU-667 相比疗效也不相上下，目前成为 *RET* 阳性晚期肺癌患者的一线推荐方案用药[12]。

F. *BRAF*：*BRAF* 基因位于 7 号染色体上，其结构由 3 个功能不同的保守区(Cr)组成，编码的丝氨酸/苏氨酸蛋白激酶在 MAPK/ERK 通路中发挥重要作用，参与细胞的生长、增殖、存活和分化。*BRAF* 在恶性肿瘤中的整体突变率为 8%，其中黑色素瘤突变率较高(50%)，肺癌突变率较低(3%～5%)。最常见的突变类型是 15 外显子的点突变，即 $\mathrm{BRAF}^{\mathrm{V600E}}$ 突变(约 56.7%)。这种突变提高了 BRAF 激酶结构域的活性，使 *BRAF* 在不依赖 Ras 介导的条件下持续激活细胞外信号调节激酶(ERK)，并忽略 *ERK* 的负反馈调节。*BRAF* 突变的 NSCLC 患者临床上无明显特异性表现，*BRAF* 突变更易见于腺癌、女性患者，与既往吸烟史无明显相关性。*BRAF* 突变对 NSCLC 预后的价值尚无定论。有研究认为，*BRAF* 突变与较短的无瘤生存期(DFS)和总生存期(OS)显著相关。也有研究表明，在晚期 NSCLC 肺癌患者中，*BRAF* 突变型与野生型在 DFS 和 OS 方面没有明显差异。2014 年，美国 FDA 批准了达拉非尼(dabrafenib)联合曲美替尼(frametinib)用于 $BRAF^{\mathrm{V600E}}$ 突变的 NSCLC 患者，有效率 > 60%。此外，达拉非尼、威罗非尼(vemurafenib)单药也用于 $BRAF^{\mathrm{V600E}}$ 突变的肺癌患者的治疗。

G. *NTRK*：*NTRK* 基因家族包括 *NTRK1*、*NTRK2* 和 *NTRK3*，分别编码酪氨酸激酶受体(TRK)家族蛋白 TRKA/B/C。TRK 家族蛋白由细胞外的配体结合区、跨膜区和位于细胞内的酪氨酸激酶区组成。当 *NTRK* 基因与其他基因融合后，异常的 TRK 蛋白不依赖于配体，持续激活下游多条信号通路，促进肿瘤细胞增殖及转移。*NTRK* 融合基因是肺腺癌驱动基因之一，发生率较低(<1%)，在无常见已知突变的 NSCLC 中发生率约为 3%。目前已知的 *NTRK* 融合伴侣有 30 多种，常见的融合基因有 *MPRIP*-*NTRK1*、*CD74*-*NTRK1*、*TPM3*-*NTRK1* 和 *TRIM24*-*NTRK2* 等。目前美国 FDA 于 2018 年和 2019 年先后批准了第 1 代 TRK 抑制剂拉罗替尼(larotrectinib，LOXO-101)

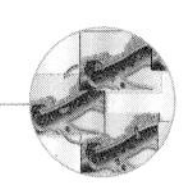

和恩曲替尼(entrectinib，RXDX－101)，前者是特异性 TRK 抑制剂，后者为广谱抑制剂。2019 年，第 3 版 NCCN NSCLC 指南推荐 *NTRK* 基因融合阳性的晚期患者可选择拉罗替尼。恩曲替尼作为广谱抑制剂，可靶向 *NTRK*、*ROS1* 和 *ALK* 基因融合，也可通过血-脑屏障，对脑转移患者有较好的疗效。

### 20.1.2 肺癌器官特异性转移的基本原则

肺癌转移具有器官非特异性转移和器官特异性转移两种。肺癌器官非特异性转移指肺癌细胞无选择性地转移到远处多个靶器官，而肺癌器官特异性转移是指肺癌细胞在多种因素(包括肺癌细胞自身、器官特异性转移调控基因以及靶器官微环境等)交互影响、共同作用下，从原发肿瘤灶脱落，靶向性地转移到特定靶器官的恶性表型。

尽管不同组织学类型的肺癌发生远处转移和不同器官特异性转移具有各自独特的分子机制，往往均遵循以下几项基本原则：①不同转移靶器官和特定转移靶器官可能在转移发生之前就已经决定。这种情况可能是由于“种子的预筛选”或目标转移器官的“转移前龛”决定的[13]。所谓“种子预筛选”，是指肺癌细胞在离开原发灶之前，原发灶肿瘤制造一个适宜于某种特定的转移器官的微环境(如骨)，从而那些适应当前环境能力更强的肺癌细胞有更大的可能被选择定植到不同器官或者特定的转移靶器官。这个现象可以解释在某些条件下，原发灶肿瘤的基因表达谱可以预测特定器官转移的发生[14]。而“转移前龛”，是指在肺癌细胞到达转移器官之前就通过一系列方式诱导靶器官的局部形成适合转移灶定植的微环境，从而便于肺癌细胞达到后的生存、附着、侵袭，发生免疫逃逸和过度生长[15]。②特定的趋化和黏附因子可能有助于播散肿瘤细胞(DTC)在特定转移靶器官中定植。这一过程类似于免疫细胞对不同外周器官的归巢。③肺癌转移目标靶器官中不同的血管结构为肺癌细胞穿透血管壁建立了特定的要求。例如，不同器官的血液屏障结构可能选择具有不同破坏内皮细胞连接能力的转移性“种子”。④肺癌转移的目标靶器官中特定的原生细胞，以及由这些细胞产生的外泌体和细胞外基质决定了首批肿瘤细胞到达后的最初命运。⑤肺癌细胞与原生细胞的相互作用和重塑微环境的能力决定了是否可以建立明显的转移。在这些最初的交互作用中，肺癌细胞和被癌细胞控制的微环境细胞可能形成难以终止的恶性循环。⑥所有上述过程都涉及“种子”(癌细胞)和“土壤”(肿瘤微环境)之间的特定互动，这些互动在整个定植过程中可能是动态的、不断发展的[12]。

## 20.2 肺癌转移复发的临床规律

大约 30％的肺癌在就诊时已有远处转移，40％～50％的肺癌在治疗过程中发生肺癌远处转移，转移最终导致 80％左右的肺癌死亡。肺癌可转移至多种器官，但有一定的器官亲嗜性，按总发生率排序依次为脑(20％～65％)、骨骼(20％～15％)、肝脏(20％左右)和肾上腺(15％～10％)。转移就意味着预后差，本节将重点阐述肺癌的脑转移和骨转移。

### 20.2.1 肺癌脑转移

(1) 肺癌脑转移的发生率

脑是肺癌最常见的远处转移部位之一。肺癌脑转移发生率较其他恶性肿瘤高，为 20％～65％。不同组织学类型肺癌的脑转移发生率存在差异，美国医疗保险的监督、流行病学和最终结果(surveillance, epidemiology, and end results, SEER)数据库的一项长期随访结果显示，在非转移性 NSCLC 中，肺腺癌、鳞癌及大细胞癌发生脑转移的风险分别为 11％、6％及 12％。而 SCLC 首次就诊时脑转移发生率为 10％，诊疗过程中为 40％～50％，存活 2 年以上的患者脑转移达 60％～80％，是影响 SCLC 患者生存及生活质量的重要因素之一。脑转移包括脑实质转移(brain metastasis, BM)和脑膜转移(leptomeningeal metastasis, LM)。脑实质转移瘤最常见的发生部位为大脑半球，其次为小脑和脑干。脑膜转移较脑实质转移少见，但预后更差[16]。

(2) 肺癌脑转移的临床表现与诊断

脑实质转移主要表现为颅内压增高和局灶性症状。颅内压增高的症状和体征主要表现为头痛、呕吐和视神经盘水肿。大脑半球功能区附近的转移瘤早期可出现局部刺激症状，晚期则出现神经功能破坏性症状，且不同部位肿瘤可产生不同的定位症状和体征，包括精神症状、癫痫发作、感觉障碍、运动障碍、失语症和视野损害等。丘脑转移瘤可产生丘脑综合征。小脑转移可表现为患侧肢体协调动作障碍、同侧肌张力减低、腱反射迟钝、步态不稳、行走困

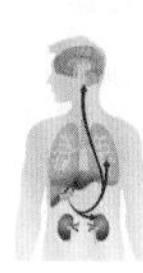



难等。脑干转移瘤大都出现交叉性瘫痪，即病灶侧脑神经周围性瘫痪和对侧肢体中枢性瘫痪及感觉障碍。

脑膜转移患者的临床表现常因肿瘤细胞侵犯部位不同而复杂多样，缺乏特异性。主要临床表现有：①脑实质受累及脑膜刺激的表现；②脑神经受累表现；③颅内压增高表现（头痛、呕吐、视神经盘水肿）和脑积水压迫脑组织引起的进行性脑功能障碍表现（智力障碍、步行障碍、尿失禁）等；④如同时伴有脊膜播散，可出现脊髓和脊神经根刺激的表现。

脑转移检测的金标准是增强 MRI。增强 MRI 在肺癌脑转移的诊断、疗效评价及随访中均具有重要作用。若有头颅 MRI 检查禁忌的患者应行 CT 检查。除了影像学检查，腰椎穿刺及脑脊液检查，如细胞学检查见癌细胞可明确诊断。

（3）肺癌脑转移的治疗与预后

针对肺癌脑转移的治疗需在全身治疗基础上进行综合治疗。包括手术、全脑放疗（WBRT）、立体定向放疗（SRT）、化疗、靶向药物治疗等。

NSCLC 无症状患者可先行全身治疗。*EGFR*/*ALK* 阳性可选用相应靶向药物；驱动基因阴性可先行化疗。有症状应积极局部治疗。脑转移瘤≤3 个可行手术或 SRT 联合 WBRT 治疗，＞3 个应行 WBRT 或 SRT 治疗。SCLC 无症状脑转移可先行化疗，序贯 WBRT；有症状的应积极应用 WBRT。

肺癌脑转移患者预后差，自然平均生存期仅 1～2 个月。随着放疗、靶向治疗、手术技术的进步，延长了脑转移患者的生存期[17]。

### 20.2.2 肺癌骨转移

骨骼也是肺癌主要的血行转移部位之一。骨转移常预示患者生活质量的下降和生存期的缩短。骨转移及骨相关事件（SRE）如骨痛、病理性骨折、脊髓压迫、高钙血症及相关治疗带来的痛苦等，严重影响患者的生活质量。在控制原发疾病的同时，积极预防和治疗骨转移及 SRE 尤为重要。

（1）肺癌骨转移的发生率与类型

肺癌骨转移发生率为 15%～20%。与其他转移部位相比，骨转移的存在预示了更差的预后，肺癌骨转移后患者的中位生存期仅为 6～10 个月，经过治疗后 1 年生存期也仅为 40%～50%。肺癌骨转移的好发部位在脊柱和躯干骨近端，发生于脊柱者占 50%、股骨占 25%、肋骨和胸骨占 12%。

骨转移按病变特征可分为以下 3 种类型：溶骨型、成骨型和混合型。肺癌骨转移主要是破骨细胞导致的骨吸收，大多表现为溶骨型病变。溶骨型病变为主的骨转移患者发生 SRE 的危险性高。

（2）肺癌骨转移的临床表现与诊断

仅 50%肺癌骨转移患者出现临床症状。肺癌骨转移常伴严重的骨痛及 SRE（病理性骨折、脊髓压迫、高钙血症等），不仅明显影响患者睡眠、情绪、日常生活能力，而且威胁患者的生存。骨痛为骨转移最主要的临床症状。随着肿瘤增大至骨髓腔内压力＞6.67 kPa 出现骨痛，且随病情进展逐渐加重。

病理性骨折常为肺癌骨转移癌的首发症状。约 1/3 患者以骨转移癌为首发症状而无原发癌表现。在此前，患者可全无自觉症状，甚至带瘤生存数月至数年。高钙血症是肺癌骨转移的致死原因之一。肺癌骨转移晚期还可出现乏力、消瘦、贫血、低热等症状。

发射计算机体层成像（emission computed tomography，ECT）与正电子发射计算机体层成像（PET/CT）是筛查骨转移的主要手段。目前 ECT 是骨转移首选的筛查方法，能够早期发现发生在骨骼中的成骨、溶骨或混合性骨转移灶，特别是对成骨性转移具有独特的优势，具有灵敏度高、全身骨组织一次成像不易漏诊的优点。X 线是常规的骨科检查方法，但 X 线平片检测早期骨转移瘤的灵敏度低，难以发现早期转移灶，故 X 线并不作为骨转移的常规检查手段。MRI 对于骨转移的诊断有较高的敏感性和特异性，能通过多平面、多序列成像观察，更准确地显示转移侵犯部位、范围及周围软组织侵犯情况；增强 MRI 有助于显示更多转移灶、MRI 有优于全身骨显像的灵敏度，可显示 ECT 无法显示的早期骨转移灶，尤其适用于检测脊柱的转移灶，伴有神经症状的患者。当怀疑骨转移，全身骨显像和 X 线平片仍不能确定时，可行 MRI 检查提供诊断证据。CT 较常规 X 线平片检测骨转移瘤的灵敏度高，是对骨转移的诊断、骨质破坏程度评价较实用的工具。

肺癌骨转移的诊断应满足以下两个条件之一：①临床或病理诊断肺癌，骨病变活检符合肺癌转移；②肺癌病理诊断明确，具有典型的骨转移影像学表现。

（3）肺癌骨转移的治疗与预后

治疗肺癌骨转移的目标是提高生活质量、延长生命、缓解症状、预防或延缓病理性骨折等 SRE。肺癌出现骨转移时即为全身性疾病，应采取以全身治

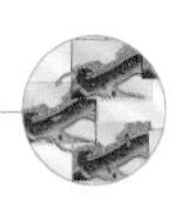

疗为主的综合治疗方式，包括肺癌（原发病）的系统治疗（化疗、分子靶向治疗或免疫治疗）、放疗、手术、止痛、双磷酸盐治疗。

治疗原则是以全身治疗为主，其中化疗、分子靶向治疗、免疫治疗可作为肺癌的抗肿瘤治疗方式。合理的局部治疗可以更好地控制骨转移相关症状，其中手术推荐用于治疗孤立骨转移灶，放疗也是有效的局部治疗手段。双磷酸盐可以预防和延缓SRE的发生。对症止痛治疗可明显改善患者的生活质量。推荐双磷酸盐和地诺单抗（denosumab）用于肺癌骨转移的治疗，无论是否有相应症状，在预防SRE发生方面，患者均可从治疗中受益。

## 20.3 肺癌转移复发的预测与诊断

### 20.3.1 肺癌的分子分型

肺癌的病理分型经历了从组织学到分子学分型的变革。21世纪以来，随着对肺癌发生与进展相关驱动基因改变等机制的深入认识，肺癌的分型也由过去单纯的病理组织学分类，进一步细分为基于驱动基因的分子亚型[18]。同时也为转移复发与预后的预测提供了新的手段。下面简述用于肺癌分子分型的驱动基因及其意义。

（1）*EGFR* 基因突变

EGFR（ErbB-1或HER1）是一种具有酪氨酸激酶活性的跨膜糖蛋白，是人类表皮生长因子受体酪氨酸激酶4个家族成员之一，通路活化后影响细胞的增殖、分化、信号传导、血管形成、细胞凋亡的抑制等。*EGFR* 突变主要在肺腺癌、亚裔、非吸烟及女性患者中，其中亚裔人群和我国的肺腺癌患者 *EGFR* 基因敏感突变阳性率为40%～50%，无吸烟史者比例高达50%～60%；*EGFR* 突变并不会跟NSCLC中发现的其他癌基因的突变（如 *KRAS* 突变、*ALK* 重排等）重叠。*EGFR* 突变主要包括4种类型：外显子19缺失突变、外显子21点突变、外显子18点突变和外显子20插入突变。最常见的 *EGFR* 突变为外显子19缺失突变（19DEL）和外显子21点突变（21L858R），均为 *EGFR-TKI* 的敏感性突变，18外显子G719X、20外显子S768I和21外显子L861Q突变亦均为敏感性突变，20外显子的T790M突变与 *EGFR-TKI* 获得性耐药有关，还有许多类型的突变临床意义尚不明确。目前已经获批的治疗药物包括第1代靶向药厄落替尼、吉非替尼和埃克替尼。第2代为阿法替尼和达克替尼。第3代的奥希替尼对T790M的选择性更高，临床效果更佳且毒性更小。

（2）ALK 基因融合

*EML4* 和 *ALK* 两个基因分别位于人类2号染色体的p21和p23上。这两个基因片段的倒位融合能够使得组织表达新的融合蛋白EML4-ALK，这种融合基因能通过PI3K/Akt、MAPK和JAK/STAT途径导致肿瘤的发生。ALK阳性NSCLC的发生率为3%～7%，东西方人群发生率没有显著差异。

*ALK* 融合更容易出现在既往少量/无吸烟史和年轻的患者；其病理类型常常是腺癌，具体类型多为腺泡癌和印戒细胞癌；约33%非 *EGFR* 和 *KRAS* 突变的NSCLC患者会出现 *EML4-ALK* 突变；*EML4-ALK* 突变有很强的排他性，即当它突变时，其他驱动基因往往不会发生变异。根据多项研究证实针对 *ALK* 的靶向药有效率高，不良反应较小，因此，*ALK* 突变被称为“钻石突变”。从检测方法学角度，$ALK^+$ NSCLC不仅是基因序列层面的改变即序列重排，ALK融合蛋白也是该类疾病中的重要变异。检测技术包括 *ALK* 基因荧光原位杂交（FISH）检测、*ALK* 融合变异反转录聚合酶链反应（RT-PCR）检测或ALK融合蛋白免疫组化（IHC）检测。

（3）*ROS1* 基因突变

*ROS1* 全称 *c-ros* 原癌基因，是一种跨膜的受体酪氨酸激酶基因。ROS1染色体的易位可以激活ROS1激酶活性。出现 *ROS1* 突变的患者，多为年轻、非吸烟的肺癌患者，其中肺腺癌居多。突变者约占NSCLC总数的3%。治疗 *ROS1* 融合的药物有克唑替尼（crizotinib）、色瑞替尼（ceritinib）、卡博替尼、劳拉替尼（lorlatinib）、恩曲替尼、洛普替尼（repotrectinib，TPX005）以及他雷替尼（taletrectinib）（DS-6051b）。

（4）*BRAF* 基因突变

*BRAF* 基因能编码丝氨酸/苏氨酸蛋白激酶，是RAF家族的一员。BRAF能通过磷酸化MEK和激活下游的ERK信号通路介导肿瘤发生。只有1%～3%的NSCLC会出现 *BRAF* 基因突变，这其中有50%是 $BRAF^{V600E}$ 突变，更容易出现在腺癌、女性和不吸烟的患者中。美国FDA曾批准达拉非

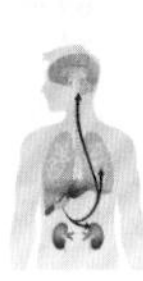



尼(150 mg,每日 2 次)联合曲美替尼(2 mg,每日 1 次)的治疗方案,客观缓解率(ORR)为 64%,疾病控制率(DCR)为 72%,无进展生存期(PFS)为 9.7 个月。除此,达拉非尼、威罗非尼单药都可用于 *BRAF*$^{V600E}$ 突变肺癌患者的治疗;威罗非尼单药治疗 ORR 为 42%, PFS 为 7.3 个月;达拉非尼单药治疗 ORR 为 33%, DCR 为 56%。

(5) *MET* 基因突变

MET 是一种酪氨酸激酶受体,它的过度激活与肿瘤发生、发展、预后与转归密切相关。过度激活会导致其下游信号途径的激活,最终导致细胞的转化、增殖和抵抗细胞凋亡、促进细胞生存、引起肿瘤转移、血管生成及上皮-间质转化(EMT)等。目前针对 *MET* 基因异常的药物较多,克唑替尼及卡博替尼在临床中应用比较普遍,此外卡马替尼(capmatinib, INC280)、特泊替尼(tepotinib)、奥那妥组单抗(onartuzumab, MetMAb)、利妥木单抗(rilotumumab)、赛沃替尼(savolitinib)等药物也逐步进入临床应用。

(6) *HER2* 基因突变

HER2(又称 ErbB2)和 EGFR 一样,也是 ErbB 受体家族四大成员之一。*HER2* 是一个增殖驱动基因,它在 NSCLC 中的异常表现为扩增、过表达和突变。在 NSCLC 中,*HER2* 扩增和 *HER2* 过表达占 20%和 6%~35%, *HER2* 突变占 1%~2%。大部分出现 *HER2* 基因突变的 NSCLC 患者是女性、不吸烟者和腺癌患者。靶向 *HER2*(ErbB2)突变药物有恩美曲妥珠单抗(T-DM1)、阿法替尼(afatinib)、曲妥珠单抗(trastuzumab)、吡咯替尼(pyrotinib)和波齐替尼(poziotinib)。由于上述可用药物效果并不佳,因此一直不被重视而被归为化疗范畴。但随着德曲妥珠单抗(trastuzumab deruxtecan)(DS-8201)的出现,为 *HER2* 突变/高表达的实体瘤患者(包含肺癌、乳腺癌、胃癌、肠癌)带来新高疗效,使 *HER2* 靶点强势崛起。德曲妥珠单抗治疗 *HER2* 突变的肺癌患者,可以获得 61.9%的有效率。

(7) *RET* 基因突变

*RET* 基因可以与 *CCDC6*、*KIF5B*、*NCOA4* 和 *TRIM33* 等易位融合。这种现象可以在 1%的腺癌患者中发生。但对于年轻的、不吸烟的患者来说,概率可以提升到 7%~17%。NCCN 指南建议凡德他尼和卡博替尼均可用于 *RET* 阳性的 NSCLC 患者。也有报道提示 *RET* 抑制剂普拉替尼和塞尔帕替尼(selpercatinib, LOXO-292)以及阿戈拉非尼(agerafenib, RXDX-105)在治疗 *RET* 融合的 NSCLC 患者中效果显著。在带有 *RET* 融合变异的患者中,塞尔帕替尼的总体缓解率为 77%;其中,NSCLC 的总体缓解率也为 77%。

(8) *KRAS* 突变

*KRAS* 是 *RAS* 家族的一员。*KRAS* 的突变会持续刺激细胞生长,并阻止细胞死亡,从而导致肿瘤的发生。有 *KRAS* 突变的患者会对 EGFR 抑制剂耐药。伴有 *KRAS* 基因突变的 NSCLC 患者会有更高的复发和转移概率。因此,存在 KRAS 突变的肿瘤更具侵袭性和更加预后不良。腺癌、吸烟史及白色人种是 *KRAS* 突变的危险因素。

在 *KRAS* 突变亚型中,*G12C*、*G12V*、*G12D* 3 种亚型最为常见,突变率分别为 40%、19%、15%。且从免疫角度来看,*KRAS* 突变患者的 PD-L1 和肿瘤突变负荷(tumor mutation burden, TMB)表达水平高于整体水平,提示 *KRAS* 突变患者对于免疫治疗也是适用的。在靶向治疗方面,两款靶向 *KRAS* 新药就是索托拉西布(sotorasib, AMG510)和阿达格拉西布(adagrasib, MRTX849),针对 *G12C* 突变亚型肺实体瘤患者分别能达到 32.2%和 50%的有效率。在 *KRAS G12C* 突变的肺癌患者中,索托拉西布(sotorasib, AMG510)和阿达格拉西布可分别获得 54%、43%的有效率。此外,目前全球也有在研发泛 *KRAS* 突变的靶向药物。

(9) *NTRK* 基因融合

*NTRK* 基因能编码高亲和力的神经生长因子(NGF)受体 TrkA,从而促进细胞分化。据报道,约有 3%没有其他已知癌基因突变的 NSCLC 患者肿瘤中可以发现 *NTRK1* 基因融合现象。曾被学界高度关注的“治愈系”广谱抗癌药拉罗替尼可对 *NTRK* 基因融合患者适用。

(10) 其他

*NRG1* 融合在 3%的 NSCLC 中检出,其结合在 HER3 上。新药泽妥珠单抗(zenocutuzumab, MCLA-128)是一种 HER2/HER3 的双抗药物,在一例 *NRG1* 融合的肺癌患者中,可使肿瘤体积减小 41%。目前Ⅱ期临床研究正在开展。此外,阿法替尼有可能对 *NRG1* 靶点具有成功的治疗效果。

*TROP2* 是近两年发现的一种新型的泛癌种靶点,其靶向药物戈沙妥珠单抗(sacituzumab goritecan, IMMU-132)已经获批用于三阴性乳腺

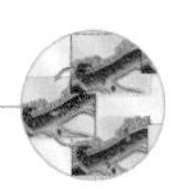

癌患者，不要求患者 *TROP2* 的表达。在肺癌上同样做出成绩，且横跨 NSCLC 和 SCLC。在临床上，NSCLC 与 SCLC 的治疗一直是区别对待，而两者都对戈沙妥珠单抗显示出良好的应答和临床效果，后续研究进展值得期待。

### 20.3.2 肺癌转移复发风险的预测

肿瘤的复发转移一直是临床医生与基础科研工作人员的关切热点[19]。由于肺癌分子分型的研究进展一直处在诸多肿瘤研究的前沿，越来越多的研究报道证实了两者的相关性。根据荷兰癌症研究所参与的一项关于"Ⅳ期非鳞状非小细胞肺癌（ns-NSCLC）患者的分子状态与转移器官诊断"之间的关联性研究可以发现：①NSCLC 的分子状态与诊断时的转移模式相关；②$EGFR^+$ 肿瘤往往比三阴性肿瘤更容易发生骨和胸膜转移；③$EGFR^+$ 肿瘤往往比三阴性肿瘤更少发生脑和肾上腺转移；④$KRAS^+$ 和 $ALK^+$ 肿瘤分别在肺和肝脏的转移发生率较高（三阴性肿瘤指 EGFR、KRAS 和 ALK 都是阴性的肿瘤）。比较分子亚群在肿瘤转移比例中最常见的 7 种转移性器官，ns-NSCLC 最常见的转移器官是骨、胸膜、肺和脑。

ns-NSCLC 通常是由分子改变所驱动的，如 $KRAS^+$、$EGFR^+$ 及 $ALK^+$。研究共鉴定 8 608 个 NSCLC，其中 5 462 个（63.4%）为腺癌或非小细胞肺癌非特指型（NSCLC-NOS），其中 3 323 例（60.8%）为Ⅳ期。最终纳入 2 052 例肿瘤：218 例 $EGFR^+$，784 例 $KRAS^+$，42 例 $ALK^+$，1 008 例三阴性。对于每个转移器官，将每个分子亚型的转移肿瘤的比例与三阴性肿瘤相比较，通过统计学方法进行分析。与三阴性患者相比，$EGFR^+$（19del 和 L858R）患者发生骨转移（19del：47.8%；L858R：61.4%）和胸膜转移（19del：36.7%；L858R：38.6%）更多；发生脑转移（L858R：10.0% *vs.* 22.0%）和肾上腺转移（19del：5.6% *vs.* 19.1%）较少。发生 *KRAS* G12A 突变的患者比三阴性患者更容易发生骨转移（42.9% *vs.* 31.5%）、肺转移（29.5% *vs.* 20.3%）。在长达 30.2 个月的中位随访时间里，三阴性患者的中位总生存期（8.9 个月）比 $EGFR^+$（18.2 个月）和 $ALK^+$（15.4 个月）患者低，但比 $KRAS^+$（8.8 个月）患者高。在所有的分子亚型中，与没有发生肝转移患者相比，肝转移患者有更低的总生存期。只有在 $KRAS^+$ 患者中骨、胸膜和肾上腺转移与总生存期更低相关。由此可见，NSCLC 的分子状态和诊断器官转移存在一定关系。

相信随着对肿瘤微环境更深入的研究与诸如单细胞测序技术的发展，对肺癌的分子分型将提供更多可能性，同时对不同分子分型与复发转移的关系也将带来革命性的进展。

### 20.3.3 肺癌转移复发的诊断

（1）影像学诊断

影像学检查在肺癌的诊疗体系中发挥着极其重要的作用，从疾病的筛查、随访、诊断、评估到治疗过程中的检测，再到评估复发与远处转移等。

1）针对肺癌病灶的常见影像学检查：

A. X 线片：可以显示心、肺、气管、大血管以及淋巴结，是较为常用且最简单的检查方法。由于胸片的广泛普及性、简便易行及费用低廉，是监测肺癌患者治疗效果以及终身随诊的最基本影像学检查手段。缺点是对于某些微小病变或隐匿部位的病变难以发现。

B. CT：已成为肺癌早期检出、诊断与鉴别、分期、疗效评价及终生随访最主要和最常用的方法。应用低剂量螺旋 CT 对高危人群进行肺癌筛查能提高肺癌早期检出率和手术根治率，其假阳性率和性价比目前尚未定论，是国内外临床研究争论的焦点。各种肺小结节计算机辅助检出与诊断分析软件（CAD）也趋于成熟，逐步投入临床应用。例如对难以定性的肺结节，可通过 1～3 个月后复查 CT，计算倍增时间，帮助判断良性和恶性。对周围型肺结节和肺弥漫性病变（如怀疑淋巴结转移）应注意行高分辨 CT（HRCT）检查；对中心型肺癌应行增强扫描，并尽量应用多平面重建（MPR）等二维或三维后处理技术判断肿瘤与周围结构的关系，帮助判断手术可切除性及制定治疗方案。

C. MRI：是 CT 的补充手段，对肺上沟瘤，与胸壁、膈肌关系紧密的肺癌，碘造影剂过敏但要显示病变与肺门、纵隔大血管关系的患者，可首选 MRI；对一些肺肿块的鉴别诊断（如矽结节）、放疗 1 年以上的纤维化与肿瘤复发，MRI 可能优于 CT。

D. PET/CT：目前主要应用于临床的为 $^{18}F$-氟代脱氧葡萄糖（$^{18}F$-FDG）全身显像，对肺癌诊断的特异性和准确性高，分期较为全面、准确，对于肺癌疗效观察和早期检出治疗后残留及复发肿瘤亦有重要价值。PET/CT 的弱点包括：仍有一定的假阳性和假阴性，小病灶（直径＜1 cm）易被漏诊，对中枢神经系统转移不够敏感，所提供的解剖细节不如CT。

E. 纤维细支气管镜：支气管镜可直接观察管腔内的病变，而且还可进行活组织病理学检查，确诊率可达90%以上，并发症很低。缺点是：为侵入性检查，患者有一定不适。全身麻醉后检查可以消除痛苦，适用于靠近纵隔的中央型肺癌检查。

F. CT导引下经皮穿刺活检：直接通过胸部皮肤对可疑病灶进行细针穿刺，以获取部分组织进行病理学检查。这种检查较多适用于周围性肺癌。

2）针对转移灶的影像学检查：

A. 颅脑或全身MRI：MRI通常情况下用于检测肺癌有没有扩散到脑组织或全身脏器。怀疑或排除中枢神经系统转移时，MRI为首选方法。对局灶性可疑骨转移，X线、CT及骨扫描不能定性时，MRI可能有助于诊断。

B. 放射性核素骨扫描：骨扫描即在身体内注射一种放射性双磷酸盐，检查时其放射性很低，持续时间短暂，对身体影响有限。放射性核素注射进入人体后，如果骨骼内存在肿瘤转移，放射性核素活性往往会比较高，这样通过一种特殊成像系统就可以发现是否存在骨转移，并确定其转移部位。

C. 纵隔镜：患者在全身麻醉后，从胸骨下经颈部底端做小切口插入。特殊仪器经过管子能够从纵隔淋巴结（沿着气管和主要支气管区域）取样，观察有无淋巴结转移。

3）CT应用于肺癌器官特异性转移的临床诊断：CT是肺癌器官特异性转移临床诊断的最常用方法之一，尤其是增强扫描能为临床诊断提供重要的信息，如病灶的位置、形态、大小、数目及与周围组织之间的关系。因其操作的方便性、价格的可接受性以及对病灶的敏感性，CT常常作为肺癌器官特异性转移的首选筛查手段（图20－13）。

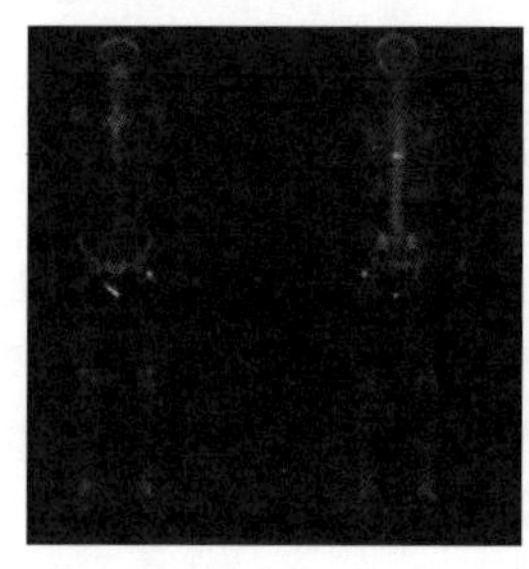
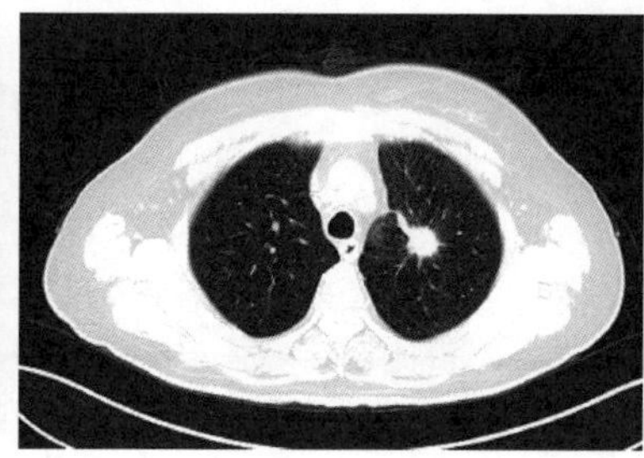
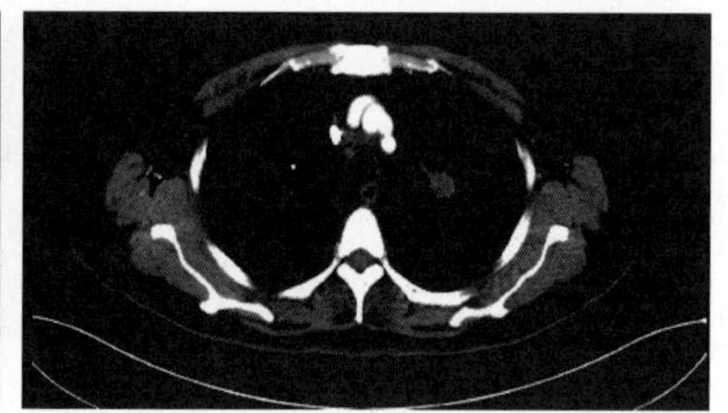

**图20－13　左肺上叶周围性肺腺癌伴第7胸椎骨特异性转移**

胸部CT显示左肺上叶结节伴毛刺征。骨扫描显示第7胸椎放射性核素聚集，病理活检为中分化腺癌，NGS显示*EGFR21*外显子L858R突变。

CT广泛应用于骨转移肺癌骨转移的临床诊断中，其优点在于空间分辨率高、扫描快、图像清晰。而随着三维重建等CT图像后处理技术的发展进步，CT在肺癌骨转移诊断中占据十分重要的地位。有文献报道，CT对骨转移瘤诊断特异性高达99.3%，灵敏度为66.2%，能较好地判断溶骨性和成骨性病灶。肺癌骨转移病灶约有75%以上表现为溶骨性改变，早期呈虫蚀样破坏，在后期融合成斑片团状、骨皮质残缺，常伴有软组织肿块，但较少有骨膜反应；成骨性转移者常表现为多发棉团样或弥漫性硬化，多数无骨外形增大；少数混合型转移病灶兼具以上两种表现。虽然当病灶伴有骨质疏松或退行性改变时，CT对骨转移病灶的诊断受到一定的限制，且对评估肿瘤是否侵犯骨髓腔不够灵敏，但CT三维重建成像能更好地显示细小的骨皮质病灶，有报道称其在肋骨、胸骨、四肢骨、颅骨方面的检出率甚至能与MRI相当，尤其是在骨盆孤立性转移的诊断中具有较高的价值（图20－14～图20－18）。

肺癌脑转移在CT平扫图像中表现为稍高、等密度或低密度影，其中以稍高密度最为常见；当转移瘤瘤周发生明显水肿时，增强成像则呈现中等程度环状强化，偶有均匀的结节状强化和不均匀强化。虽然其对肺癌脑转移诊断的特异性和灵敏度均低于MRI，但因操作的方便性而对病灶筛查和偶然发现具有一定的价值。有研究报道了不同类型脑转移瘤的CT特征，如腺癌脑转移瘤常常表现为多发、易出血囊变、环形强化比例高；而鳞癌脑转移瘤则多为单发、等密度、结节性强化，为临床诊断提供了帮助。

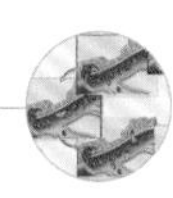

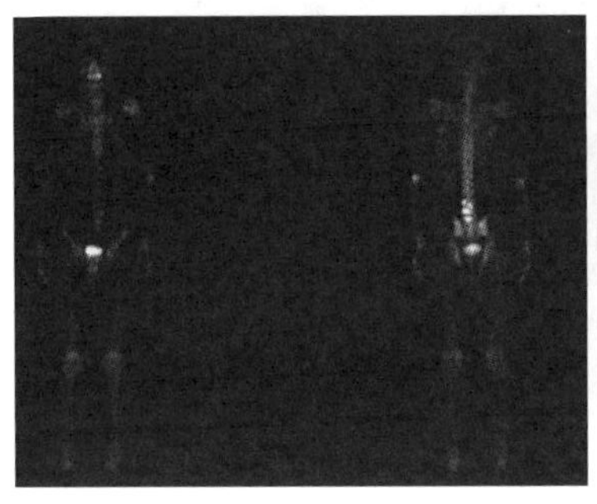
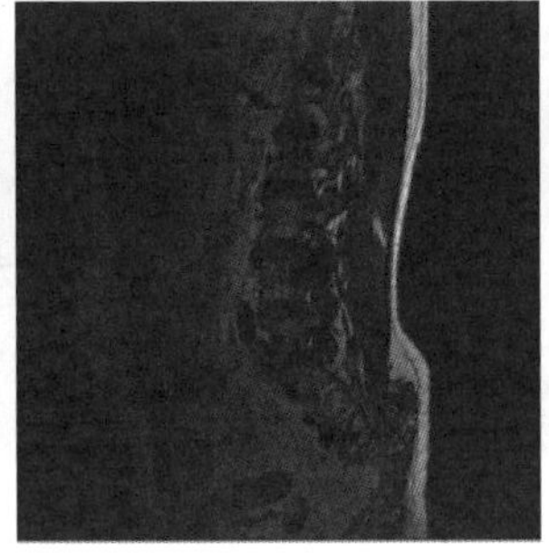
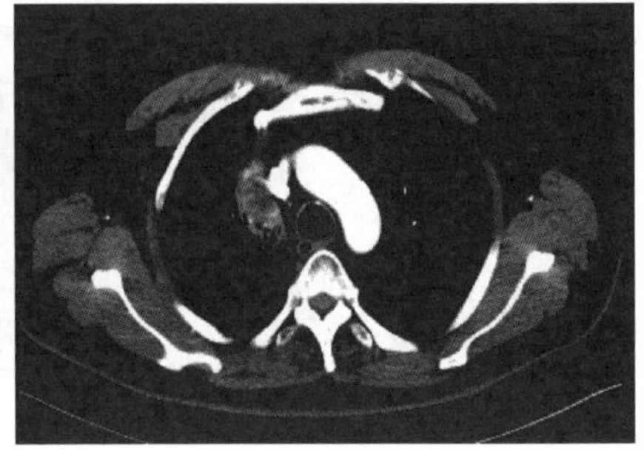

图 20 - 14 右肺上叶腺癌伴第 4 腰椎骨转移

纤维支气管镜活检为低分化腺癌。NGS：EGFR(－)，BRAF(＋，14.34%)。骨扫描显示第 4 腰椎放射性核素聚集。胸部 CT 显示右肺门包块影，MRI 显示第 4 腰椎骨质破坏。

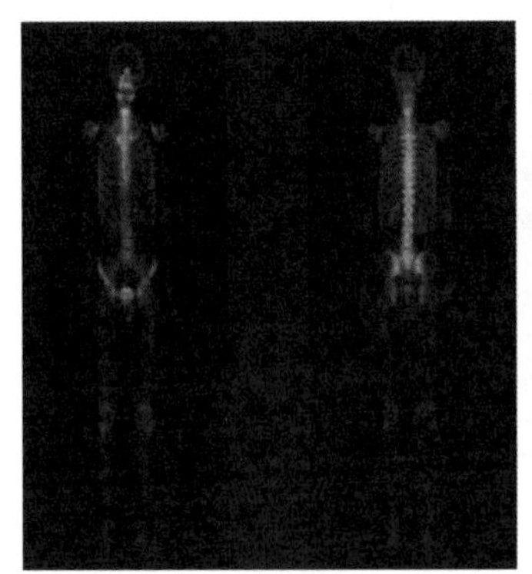
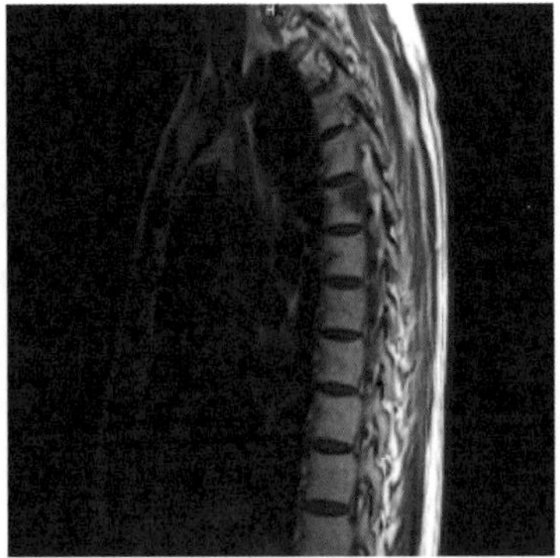
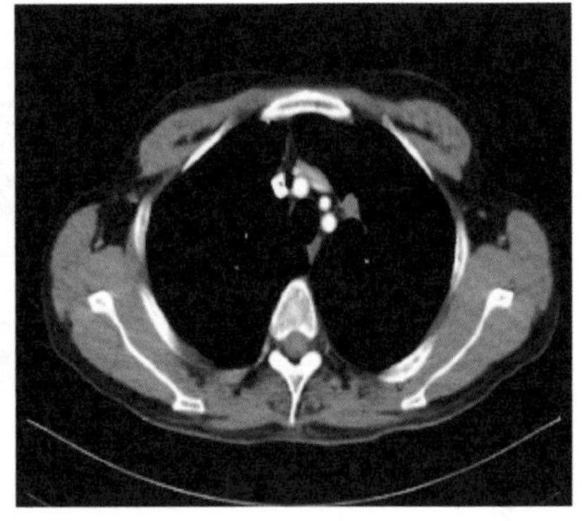

图 20 - 15 左肺上叶中分化腺癌伴第 5 胸椎特异性转移

放射性核素骨扫描显示第 5 胸椎放射性核素聚集，胸椎 MRI 显示第 5 胸椎骨质破坏。胸部 CT 显示左肺上叶前段结节。病理活检为中分化腺癌。NGS:EGFR(－)、ALK - V(－)、ROS - 1(－)，PD - L1(＋，80%)。

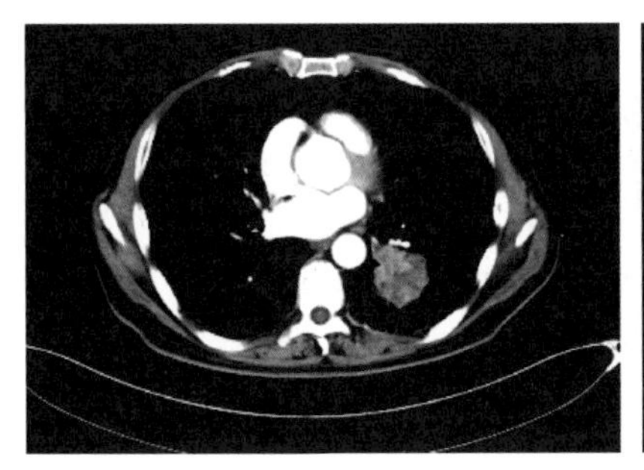
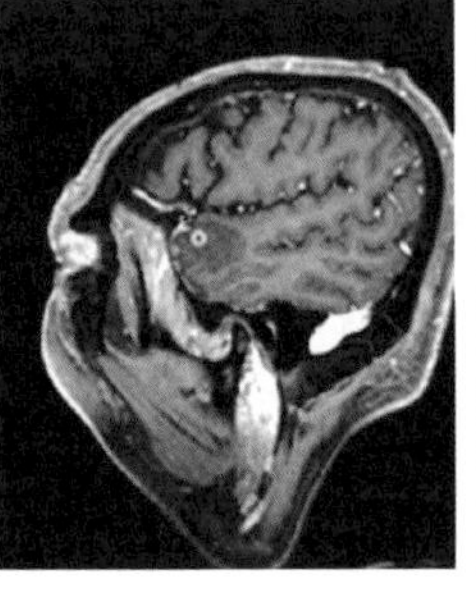
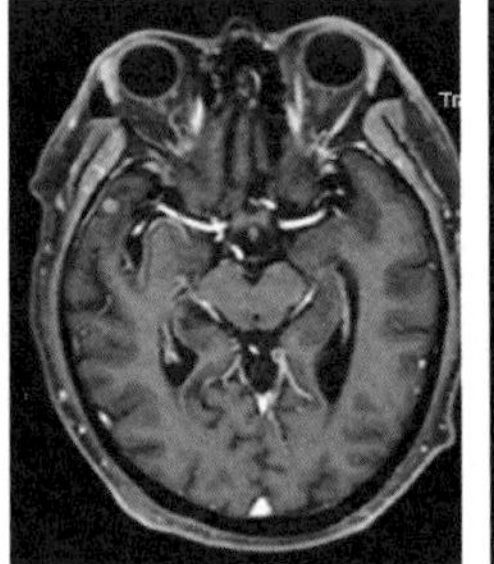
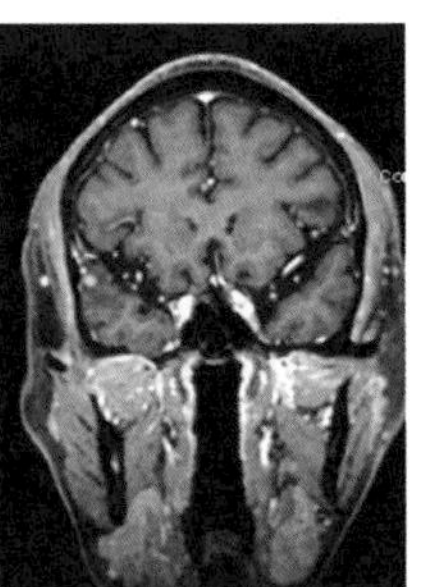

图 20 - 16 左肺下叶中心型低分化鳞癌伴脑器官特异性转移

胸部 CT 显示左肺下叶包块。头部增强 MRI 显示右侧大脑孤立性脑转移。NGS:EGFR(－)、ALK - V(－)、ROS - 1(－)，PD - L1(＋，约占 5%)。

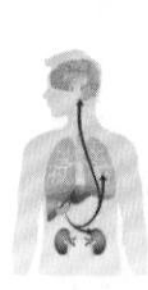

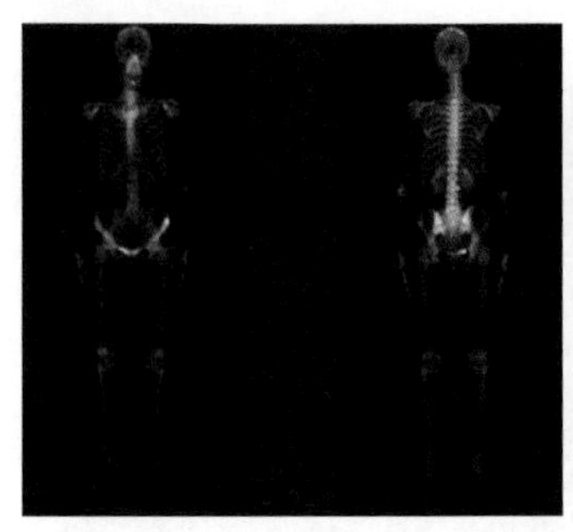
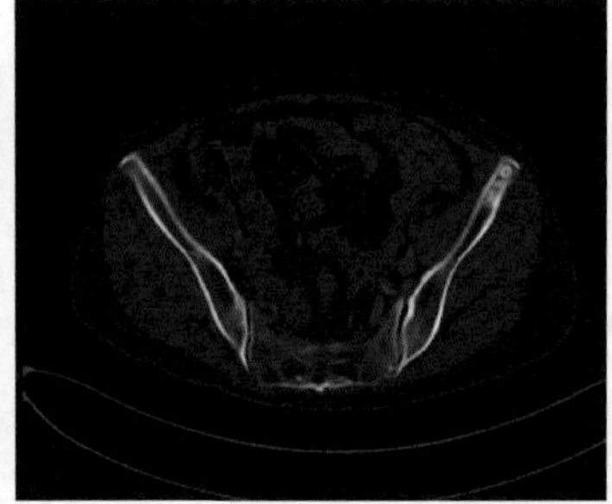
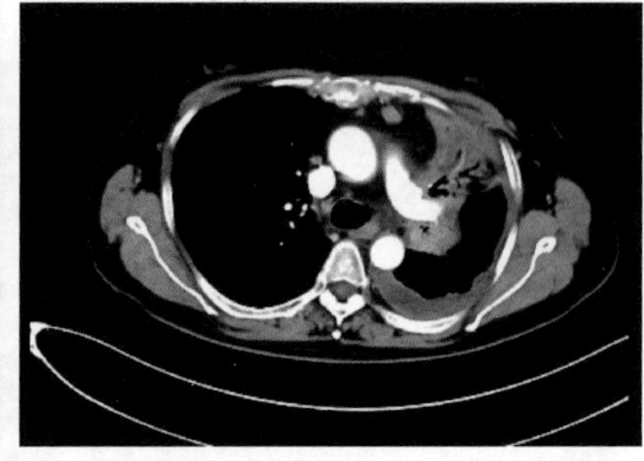

**图 20－17　左肺上叶低分化腺癌伴左侧髂骨特异性转移**

骨扫描显示左侧器官放射性核素聚集。骨盆强化 CT 显示左侧髂骨骨密度增高伴骨质破坏；胸部增强 CT 显示左肺上叶包块、左肺上叶部分不张、纵隔淋巴结 1，左侧胸腔积液。NGS：EGFR（－）、ALK（－）、ROS－1（－），PD－L1（－）。

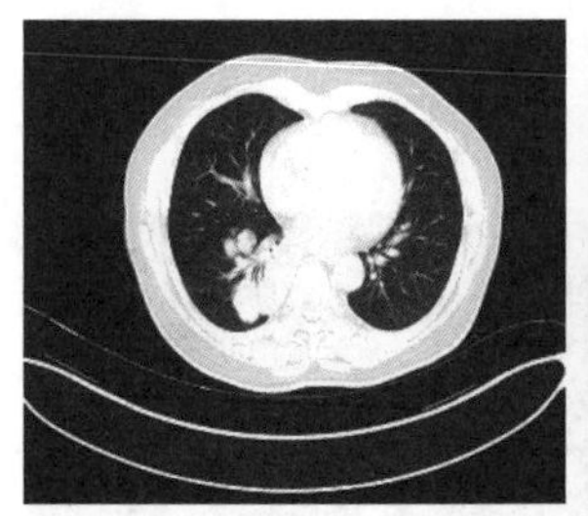
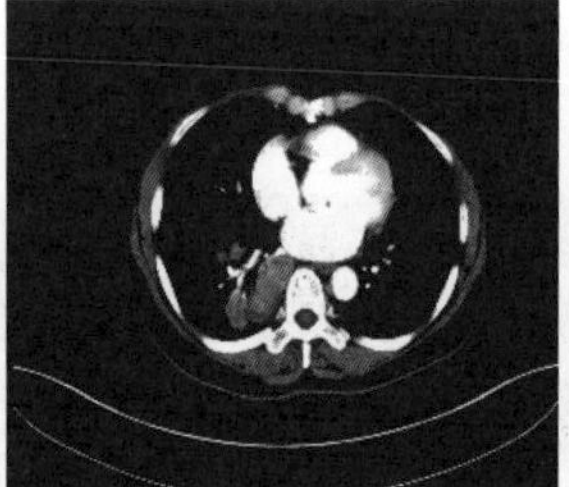
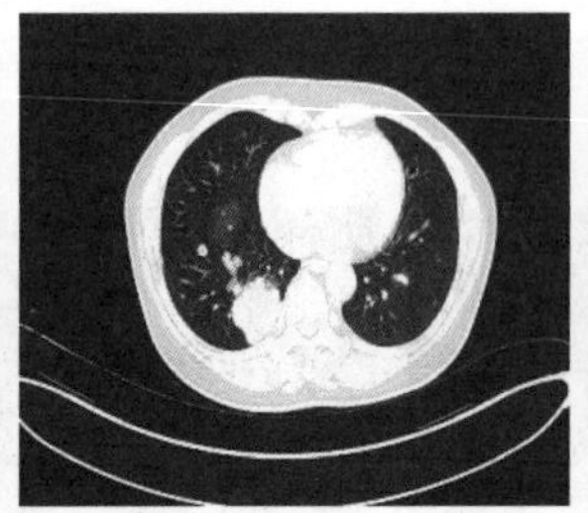
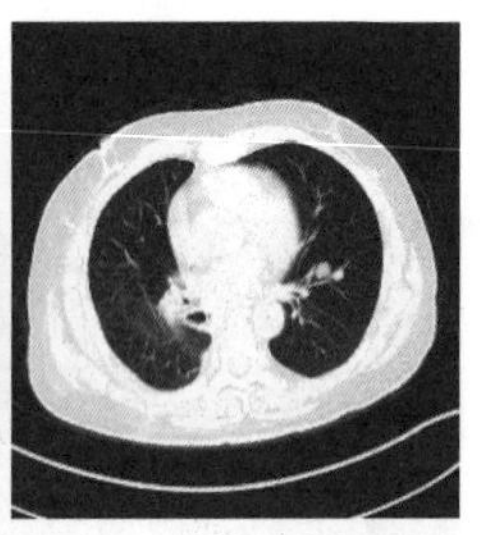

**图 20－18　右肺下叶肺癌伴双肺多发肺器官特异性转移**

胸部 CT 显示右肺下叶不规则包块，右肺下叶多发结节及左肺结节。应用培美曲塞＋顺铂化疗＋派姆单抗治疗 3 个周期后施行右肺下叶切除＋系统性淋巴结清扫＋右肺器官特异性转移结节和左肺器官特异性转移结节切除。右肺下叶包块、双肺器官特异性转移结节 NGS：EGFR（－）、ALK（－）、ROS－1（－），*TP53* 基因 4 号外显子 pR110L 错义突变，BRAF（＋，12.54％）。

4）MRI 应用于肺癌器官特异性转移的临床诊断：MRI 已广泛应用于肺癌器官特异性转移的临床诊断中，对脑转移和骨转移病灶均具有很高的诊断价值。在临床诊断中，MRI 具有以下优点：①对人体没有电离辐射损伤；②无需重建就能得到原生三维成像；③对软组织结构显示清晰；④更丰富的多序列、多图像类型。这些优点使 MRI 在临床应用中具有非常高的诊断价值。

MRI 在肺癌脑转移中诊断价值和优势已成为共识。脑转移病灶在 MRI 中常表现为长 $T_2$、长 $T_1$ 的异常信号影，常伴有不规则的转移瘤周水肿；病灶增强后呈现不规则的结节状、明显的环状强化影。平扫时，病灶可表现为实性、囊性、囊实性，部分伴有出血的大小不等的椭圆形、圆形或不规则形；$T_1$ 表现为低信号或等信号，若伴有出血则为混杂信号或高信号，$T_2$ 表现为等信号、高信号或高混杂信号；因病灶常伴有液化、坏死出血或囊变而导致信号不均匀。增强时，病灶常表现为斑片状、环状、结节状强化明显，其中环状强化的环壁光滑且较薄。MRI 平扫结合增强能够较为准确地反映肺癌脑转移病灶的部位、形态、大小、数目及水肿范围，有无出血及出血的程度，周围脑组织的受压情况等，为临床诊断和治疗方案的选择提供了有力的影像学证据。

MRI 由于其良好的软组织分辨率，常常作为肺癌骨转移病灶尤其是脊柱转移病灶诊断和评估的优势检查手段。肺癌骨转移瘤多为类圆形，偏心性生长，局部骨皮质不连续，常伴有软组织肿块形成，且以溶骨型病变多见。肺癌骨转移瘤在 MRI 平扫时常表现为 $T_1$WI 低信号、STIR 高信号，$T_2$WI 低信号、高信号或混杂信号。溶骨性骨转移病灶常表现为 $T_1$WI 低信号、$T_2$WI 高信号、STIR 序列高信号；而成骨性转移常表现为 $T_1$WI 低信号，$T_2$WI 低信号、STIR 序列高信号。在增强扫描下，病灶常呈现不均匀强化。在肺癌骨转移的临床诊断中，MRI 具有显著优势，除了有较高的早期检出率，其对骨髓、周围组织受累情况的评估也优于 CT。

5）全身骨显像应用于肺癌器官特异性转移的临床诊断：全身骨显像是一种通过显示放射性核素

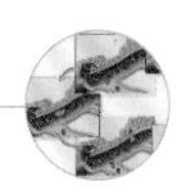

示踪剂在病变部位选择性沉积，并与生化、功能、代谢信息、活化生理相结合的四维显像方式。肺癌骨转移病灶在病变骨的破坏或修复过程中，血流明显增加，能够摄取大量的$^{99m}$Tc－亚甲基二磷酸盐($^{99m}$Tc－MDP)骨显像剂，从而在骨显像中显影。全身骨显像常用于早期筛查，尤其是无症状的肺癌骨转移病灶，在临床中应用广泛。由于$^{99m}$Tc－MDP显像的非特异性，只能反映全身骨组织的代谢性改变，对于孤立性病灶常需借助CT、MRI等必要的进一步影像学检查来帮助诊断。

(2) 分子病理学诊断

1) 潜在分子病理学标志物：肿瘤标志物研究是实现肿瘤精准治疗的重要环节，临床价值高，发展迅速。我们有理由相信，日益增多的研究成果将为肿瘤治疗带来新的重大突破，为肿瘤患者带来生存福音[19]。

肺癌相关分子病理学标志物的探索一直走在诸多病种的前列，最为著名的便是Lung－MAP研究。Lung－MAP SWOG S1400是一个完整的生物标志物驱动的主要研究方案，由美国NCI发起的首个基于分子病理检测(高通量测序为主)的生物标志物筛选和快速审评注册为目的的多研究子集方案，旨在解决ns－NSCLC未满足的治疗需求。临床研究时间从2014年6月持续至2019年1月，共有1 864例患者接受入组筛选，其中90.9%的患者获得了生物标志物结果，83.9%的患者进入实验用药阶段。生物标志物驱动的亚研究评估了靶向PIK3CA改变(taselisib)、细胞周期基因改变(palbociclib)、FGFR改变(AZD4547)、MET[利妥木单抗(rilotumumab)＋厄洛替尼(erlotinib)]、同源重组修复缺陷(talazoparib)和MET(telisotuzumab vedotin)。非匹配亚研究评估了德瓦鲁单抗(durvalumab)和纳武单抗(nivolumab)联合伊匹单抗(ipilimumab)治疗为接受抗PD－1或抗PD－L1治疗的初发疾病，德瓦鲁单抗(durvalumab)联合替西木单抗(tremelimumab)治疗接受过PD－1或抗PD－L1治疗的疾病。

2019年初，Lung－MAP鳞癌主方案关闭，新的Lung－MAP方案开启，将入组的标准拓展到所有NSCLC的组织学类型；同时将ctDNA检测纳入筛查标准。已经结束的Lung－MAP S1400是否达到了最初的目标。该组方案的基本假设是针对鳞状非小细胞肺癌，根据生物标志物指导的治疗优于传统治疗。从研究报道的结果来看，这一假设尚未成立。汇总所有生物标志物亚组的结果，接受实验性靶向药物治疗有效应答的患者仅有7.0%。Lung－MAP的阴性结果提示对建立在药物—靶点假设上的精准治疗的临床研究来说，坚实可靠的临床前(pre-clinical)的证据至关重要。

Lung－MAP研究方案证实应用高通量二代测序进行分子病理检测分子生物标志物指导诊疗个体化患者，筛选分子生物标志物是可行的。一系列基于分子生物标志物的药物研究可以进行，即便是罕见的分子病理类型也能够提高评估药物治疗价值的效能。同时对那些无明确可治疗靶点的患者设立非匹配(非靶向治疗)实验组也是非常必要的。与Lung－MAP采用同样复杂精密的主流程(master protocol)设计的还有ALCHEMIST，对NSCLC术后进行靶向治疗研究；NCI－MATCH，对不同组织来源的肿瘤做统一可治疗靶点的探索；FOCUS4研究，针对结直肠癌的精准治疗进行探索。随着目前多个亚研究的积累和一系列强有力的方案正在开发中，Lung－MAP仍然忠实于其最初的愿景，即快速改善肺癌患者的治疗选择。

2) 免疫检查点相关标志物及其意义：进入21世纪以来，免疫检查点抑制剂(ICI)应用于多种恶性肿瘤治疗已有令人瞩目的成效，是部分驱动基因阴性患者的标准治疗选择。对于晚期肺癌多个临床试验数据证实ICI作为一线或二线使用疗效均优于以铂类为基础的化疗。遗憾的是，仅20%～40%的晚期NSCLC患者能从PD－(L)1抑制剂治疗中获得持续性临床获益；大部分患者存在原发性或获得性的免疫治疗抵抗；甚者，对免疫治疗无应答者不仅遭受免疫相关不良事件(irAE)的风险，还需承担高额且无意义的PD－(L)1单抗治疗费用。因此，确定合适的生物标志物以区分潜在应答与非应答者，以及实时监测患者临床反应具有重要临床指导意义。

既往研究发现，PD－1/PD－L1表达水平可在一定程度上预测ICI的疗效，因此在进行ICI治疗前基于组织进行PD－1/PD－L1的检测十分必要[20]。此外，部分研究发现，较多的非同义突变与接受ICI较好的疗效有关，并通过肿瘤突变负荷(TMB)这一指标进行衡量，通过二代测序技术可以精确地预测TMB的水平。

A. PD－L1表达：PD－1主要表达于激活的T细胞表面，其配体PD－L1在多种正常组织和肿瘤组织中均有表达，两者相互结合，抑制T细胞的活

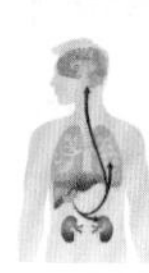



化，维持T细胞免疫稳态。而在许多肿瘤中，肿瘤细胞高表达PD-L1分子，与肿瘤部位浸润T淋巴细胞表面的PD-1分子结合后，抑制T细胞活性，实现肿瘤的免疫逃避。理论上讲，PD-L1表达水平越高，PD-1/PD-L1通路的免疫抑制作用越活跃，因此使用免疫检查点抑制剂效果会更好。

然而PD-L1作为生物标志物也面临一些其他挑战。有研究表明PD-L1表达水平处于动态变化过程，能否有效预测免疫治疗疗效尚缺乏有效临床数据支持。由于肿瘤具有异质性，同一个病灶的不同位置、不同病灶之间的PD-L1表达可能是不同的。检测平台、检测方法、检测阈值、染色系统等暂时没有成熟统一的设定，这些因素在一定程度上限制了PD-L1作为预测疗效的生物标志物的应用。

B. 肿瘤突变负荷(TMB)：TMB定义为每兆碱基(1Mb)中的突变总数量，即肿瘤基因组去除胚系突变后的体细胞突变总数量。也是评价基因突变频率高低的指标。一般认为，肿瘤细胞基因突变频率高，则细胞表面所携带的肿瘤抗原就多，越有可能被免疫系统视为外源物质，从而激活人体的免疫反应。因此，检测恶性肿瘤的肿瘤突变负荷，可以预测患者对免疫治疗的效果。

TMB高的肿瘤患者可能免疫治疗的疗效更好，这已经在黑色素瘤、尿路上皮癌、非小细胞肺癌、小细胞肺癌和结直肠癌中得到证实。2018年，首个关于TMB作为伴随诊断的前瞻性研究Check-Mate227公布了研究结果，结果表明：在TMB≥10的晚期非小细胞肺癌患者中，与铂类双联化疗相比，纳武单抗(nivolumab)加低剂量伊匹单抗(ipilimumab)治疗明显延长了1年的无进展生存率(42.6% *vs.* 13.2%)，无进展生存期也显著延长(7.2个月 *vs.* 5.4个月)。

在另一项关于TMB的前瞻性研究CheckMate568中，接受纳武单抗加伊匹单抗治疗的非小细胞肺癌患者，TMB≥10的患者中位无进展生存期显著优于TMB<10的患者(7.1个月 *vs.* 2.6个月)，无论PD-L1表达水平如何。基于这两项研究的结果，NCCN指南已经推荐TMB作为非小细胞肺癌免疫治疗标志物。

尽管TMB是一种极具潜力的免疫治疗生物标志物，但在临床实践中，其应用仍存在一定的局限性。在一些研究中，TMB高的患者也存在免疫治疗不应答的情况，但在TMB低的患者中，仍有一部分人使用免疫治疗有效。总的来说，虽然高TMB的患者治疗应答较好，而且对免疫治疗应答的患者其TMB平均值也高于非应答患者，但对于TMB低的患者，不能完全排除使用免疫治疗有效的可能性。

C. 微卫星不稳定(MSI)：MSI指由于在DNA复制时插入或缺失突变引起的微卫星序列长度改变的现象，表现为部分肿瘤细胞的微卫星序列增长或截短，常由错配修复(MMR)功能缺陷引起。按照不稳定的水平，MSI可以进一步分为高水平不稳定(MSI-H)和低水平不稳定(MSI-L)。MSI现象于1993年被Jacobs等人在结直肠癌中首次发现，MSI-H广泛存在于结直肠癌、子宫内膜癌、胃癌、肝细胞癌、乳腺癌等肿瘤中。

MSI-H作为免疫检查点抑制剂的一个有效生物标志物，在结直肠癌中得到了证实。2016年ASCO报道了Ⅱ期随机试验CheckMate-142研究的中期结果，本研究评价纳武单抗单药或联合抗CILA-4抗体伊匹单抗在MSI-H表型和非MSI-H表型mCRC中疗效。结果显示，MSI-H型治疗组中联合组(纳武单抗3 mg/kg+伊匹单抗1 mg/kg)ORR(33.3%)优于单药组(25.5%)，同时在联合组(纳武单抗3 mg/kg+伊匹单抗1 mg/kg)组，MSI-H表型治疗组ORR(33.3%)显著优于非MSI-H表型治疗组。与非MSI-H表型患者相比，MSI-H表型患者应用免疫检测点抑制剂明显获益更多。

2016年美国癌症研究学会(AACR)的一篇综述提到，免疫治疗效果的最终生物标志物并不是MSI，也不是TMB，而是出现免疫原性的新抗原。这在未来可能更直接地评估免疫治疗，进而使免疫治疗更加精准。但目前，MSI的状态是免疫治疗的一种非常实际且实用的生物标志物。2017年美国FDA已承认MSI作为免疫治疗广谱生物标志物的重要性，在治疗前也需要考虑肿瘤的类型并进行MSI检测。

随着上述需求的必要性与急迫性，美国FDA将PD-L1免疫组化检测纳入NSCLC患者接受ICI治疗的伴随诊断或补充诊断；而美国国立综合癌症网络(NCCN)新近增加肿瘤突变负荷(TMB)作为ICI治疗反应的预测因子并写入指南。外周血因具有非侵袭性、低风险和重复取样的便捷性，以及能提供反映机体整体免疫状态的信息等优势，引发研究者们基于血液生物标志物选择适宜患者和治疗监测的关注。

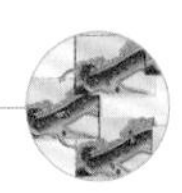

(3) 分子影像学诊断

肿瘤的传统影像学评估主要依赖于定性特征，如肿瘤密度、增强模式、瘤内细胞和无细胞组成(包括血液、坏死和钙化)、肿瘤边缘的规律性，与周围组织的解剖关系以及对这些结构的影响。基于尺寸和基于形状的肿瘤测量可以在一、二、三维分析中量化。这些定性表型描述统称为“语义”特征。相比之下，一个快速发展的领域称为放射组学，可将放射线图像数字解码为定量特征，包括描述形状、大小和纹理图案的扭曲。

癌症作为一种自我维持和适应性过程，与其微环境动态相互作用，使得其诊断和治疗极为复杂。鉴于这种复杂性，在癌症诊疗的每个阶段都会出现难点，包括：①早期检测、准确区分癌前病变和肿瘤；②手术治疗中浸润性肿瘤边缘的测定；③跟踪肿瘤演变和随时间推移对治疗的获得性抵抗；④预测肿瘤侵袭性、转移模式和复发。正因为这些存在的难点，伴随着医学成像和生物标志物的技术进步，有望应对这些挑战。

随着 AI 技术在医疗领域的飞速发展，自动量化医学成像数据中的射线照相模式也取得了很大进展。深度学习是 AI 的一个子集，可以自动学习样本图像中的特征表示，并且通过研究证明其在特定任务的应用中，与人类的表现相当甚至超过人类。

癌症生物学的血管表征可更准确地评估预后和实时疾病监测。除了为临床医生提供辅助信息外，多项研究也证明了 AI 在临床决策工作流程中的实用性。基于 AI 综合诊断，将分子和病理信息与基于图像的研究结果相结合，将为研究结果增加丰富的智能分析与判断，最终导致更明智的决策[21]。

根据英国 TRACERx 肺癌研究计划发表的研究成果，科学家们利用人工智能手段，绘制了肺腺癌中免疫细胞的空间位置图谱，可以根据免疫细胞浸润出的“冷区”和“热区”，预测患者的肿瘤复发风险。这个最新的 AI 阅片把 100 例患者的多区域外显子组和 RNA 测序(RNA - seq)数据，与免疫细胞分布的空间组织学信息进行了整合，成功进行了 970 例肺腺癌患者的队列验证。将来这套工具有望用于临床指导复发高风险患者的诊疗。而这次研究构建的深度学习模型，比之前的分析更进一步，同时调用了 85 例患者 275 个肿瘤区域的切片，从而分析癌细胞、淋巴细胞、间质细胞(成纤维细胞＋上皮细胞)和其他细胞(巨噬细胞、肺细胞等)的空间分布特点[22]。

在 TRACERx 研究中，结合多区域外显子组和 RNA 测序数据，以及病理科医生阅片等信息的认证，AI 区分免疫细胞和癌细胞的准确度达到 90%以上。之后通过 AI 根据肿瘤区域当中淋巴细胞的浸润比例，来划分免疫“热区”和“冷区”。可以看出淋巴细胞的浸润在不同肿瘤区域差异是很明显的，而且冷区的癌细胞进化出的亚克隆更加多样化。划分区域的目的还是要为指导临床服务。在 970 例患者的验证队列中，AI 识别出肿瘤内的“冷区”超过一个，就与癌症复发风险上升 48%有关，而这种风险是与肿瘤大小、癌症分期和单个患者的取样个数无关的。在免疫冷区当中，癌-间质细胞界面的几何不规则性和复杂性显著增加，两种细胞的接触明显增多。接触增多，就会让间质细胞更容易阻止免疫细胞的浸润，有利于癌细胞的存活。这项研究为临床区分复发高危的癌症患者提供了全新的手段，也为分析癌细胞的免疫逃逸提供了新视角。

### 20.3.4 液体活检在转移复发预测与诊断中的应用

在晚期或转移性癌症患者的血液中，循环肿瘤细胞(CTC)与循环肿瘤 DNA(ctDNA)的浓度要比癌症早期的患者高出许多。如今患者体液样本中分离出的 CTC，ctDNA 与外泌体不但能标志肿瘤的严重程度，也标志着肿瘤在不同阶段所拥有的细胞多样性。开发出高灵敏度和高特异性的检测手段，在癌症诊断上会有巨大的价值[23,24]。

(1) 循环肿瘤细胞

癌症的原发病灶会将一些肿瘤细胞释放到血液中。这些细胞一般具有侵袭性，并对失巢凋亡具有耐受。因此，它们能在肿瘤原发部位之外的器官(如肝脏、骨骼和大脑)安家，产生新的肿瘤。

一些临床研究表明，CTC 的生命周期理应极短，大概只能存活 1～2.4 小时。然而，这些细胞会想尽一切办法活得更久。在一些研究中，易于被免疫细胞攻击的 CTC 会通过在细胞表面表达 PD - L1 蛋白来伪装自己，让免疫系统失活。在另一些研究中，被血小板包裹的 CTC 也对免疫系统介导的细胞裂解有更好的保护。研究人员指出，事实上，由于肿瘤细胞容易聚集并停留在微血管中，它们很容易出现外渗，从而离开血液循环。就是这种短暂的“搭便车”，对癌症的转移起到了决定性的作用。

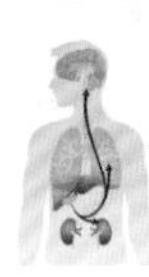



(2) 循环肿瘤 DNA

肿瘤患者和循环肿瘤 DNA(ctDNA)水平显著上升,被认为具有诊断的潜力。已在 ctDNA 中找到肿瘤相关突变,能够很好地反映出原生肿瘤和转移病灶的异质性。2016 年,美国 FDA 批准了首个相关的诊断测试(cobas EGFR Mutation Test v2),用来检测肺癌患者血液中 DNA 内带有的 EGFR 基因突变。作为 EGFR 抑制剂厄洛替尼(erlotinib)的伴随测试,它能通过 PCR 扩增的手段,检测 19 号外显子删除或 21 号外显子中 L858R 点突变等特异性突变。

ctDNA 的另一项应用是在患者切除肿瘤后检测残留病灶。一些研究发现,在结直肠癌患者中,它能被用来进行术后监控。这些应用能提供重要的病情进展信息,帮助那些有高复发风险的患者尽早采取干预措施。

(3) 外泌体

外泌体包含了大量从母细胞中获得的细胞组分,它们包括蛋白质、mRNA、miRNA,甚至 DNA。这些物质对于癌症进展来说非常关键。比如,它们能调控癌症的微环境,在 CTC 抵达前,建立起一个适合转移的位点。目前,外泌体的分离主要通过超速离心,或是基于抗体的方法。利用微流体科技,通过表面等离子体共振(surface plasmon resonances)的新式外泌体检测技术也已成为可能。

目前,液体活检中分离出的 CTC 或 ctDNA 关注于患者的分层和癌症患者的个体化监控。这些应用会让精准医疗计划更好地落到实处,并实时为癌症患者进行疾病发展和疗法效率的监控。考虑到 CTC 和 ctDNA 能用不同的分子去探寻,这两者之间有望在临床上形成互补。举例来说,我们可以同时检测表达 PD-L1 的目标,以及产生耐药性的 RNA 变体。最近取得巨大发展的外泌体生物学则会提供更多宝贵的临床信息。这些技术上的发展以及这些技术产生的大量信息能被用于癌症的伴随诊断[25]。

## 20.4 肺癌转移复发的治疗

发生转移的晚期肺癌治疗的目的是改善患者症状、延长生存期、提高生活质量。以铂类药物为基础的双药联合治疗可改善患者预后,但仅限于 PS 评分较好的患者。放疗及手术在晚期肺癌的综合治疗中具有一定的地位,尤其对于寡转移患者地位重要。过去 10 年中,研究主要聚焦在发现相应靶点并研发对应的分子靶向药物及免疫治疗药物等。

### 20.4.1 手术治疗

随着酪氨酸激酶抑制剂(TKI)和免疫检查点抑制剂(ICI)等高应答率系统治疗方法的发展,一些不可切除的肺癌患者在初次治疗后有机会进行根治性切除。虽然对肺癌中"不可切除"的定义没有普遍共识,宏观意义上的"可切除"指的是技术上可切除,并表明切除在一定程度上可以提供良好预后。不可切除的肺癌通常表现为Ⅲ期和Ⅳ期疾病。对于不可切除的Ⅲ/Ⅳ期 NSCLC,最具代表性的外科治疗方法是挽救性手术,即对非手术治疗后的局部残留/复发病灶进行外科治疗。外科治疗也用于治疗Ⅳ期 NSCLC 的寡转移[26]。

Ⅲ期肺癌是一种异质性疾病,在一些技术上可切除的 NSCLC 患者($cT_4/cN_2$ 等)中,同步放化疗后进行手术治疗是一种选择。不可切除肺癌的代表性外科治疗是挽救性手术。

Ⅳ期肺癌的标准治疗方法是药物治疗,但对于寡转移状态的患者还有另一种治疗选择。在这种情况下,转移性病灶的局部治疗可获得与非转移性疾病相当的良好预后。因此,Ⅳ期 NSCLC 的外科治疗有两种情况:寡转移病例的外科治疗和根治性系统治疗(尤其是 TKI 或 ICI)后的挽救性手术。

(1) Ⅲ期 NSCLC 的挽救性手术

1) 根治性 CRT 后的挽救性手术:Ⅲ期 NSCLC 患者经根治性 CRT 后局部复发的发生率为 24%~35%,CRT 后的生存率低至 5%~25%。残存/复发肿瘤的挽救性手术几乎是唯一可以治愈的方法。但到目前为止,对原发性肺癌行根治性 CRT 后的挽救性手术报道有限。2018 年,有学者报道晚期 NSCLC 根治性 CRT 后挽救性手术相关文献的系统回顾,纳入 158 例患者。手术切除组($n=152$)共行单肺切除 44 例,双肺切除 11 例,肺叶切除 89 例,节段切除 6 例,楔形切除 3 例。完全切除率为 85%~100%,90 d 病死率为 0~11.4%,中位生存期(MST)为 9~46 个月,5 年生存率为 20%~75%。Romero 和 Kobayashi 等人也分别报道了 CRT 后挽救性手术的结果,发现围手术期死亡率似乎是可以接受的,并且在选定的患者中长期存活是可能的。

2) 根治性放疗后挽救性手术:对于不适合

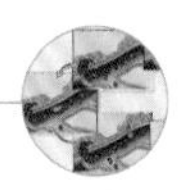

CRT 的Ⅲ期 NSCLC 患者，宜采用单次放疗，SRT 是一个很好的选择，尤其是对于局部病变。2018 年，Dickhoff 等[27]对 SRT 后 NSCLC 局部复发后的挽救手术进行了系统回顾(7 个病例系列，共 47 例患者)，SRT 术后 5 年局部复发率约为 10%，选定患者接受挽救性手术，90 d 病死率为 0～11%，MST 为 13.6～82.7 个月。尽管对于放疗后局部复发 NSCLC 的挽救性手术证据有限，但这种治疗被认为是可行的，并且可以为选定的患者提供可接受的病死率。

3) 同步放化疗联合免疫治疗后的挽救性手术：在Ⅲ期 PACIFIC 研究中，符合条件的患者在 CRT 后接受度伐利尤单抗治疗显著延长了 PFS(16.8 个月 *vs*. 5.6 个月)。在这种联合治疗的基础上增加手术治疗的意义尚不清楚。同时在进行中的一项临床试验(JCOG1807C)，比较可切除肺上沟瘤患者术前和术后接受 CRT 和度伐利尤单抗联合治疗的安全性和有效性，以及不可切除肺上沟瘤患者接受 CRT 联合度伐利尤单抗维持治疗的安全性和有效性，结果值得期待。

(2) Ⅳ期 NSCLC 的外科治疗

1) 寡转移 NSCLC 的外科治疗：在 NSCLC 寡转移的病例中，脑和肾上腺转移的预后相对较好，5 年生存率分别为 20%和 20%～30%。对于这类患者，NCCN 指南建议对转移性病灶进行局部治疗，对原发病灶进行多学科治疗，包括系统治疗。

对于寡转移 NSCLC 患者，有两种治疗策略：①预先切除原发肿瘤，然后用手术/放疗和药物治疗微转移控制远处肿瘤；②对药物治疗有反应，并且为局限行转移的患者，联合应用局部治疗(手术/放疗)。

2) 系统治疗后挽救性手术：①TKI 治疗后挽救性手术。对于Ⅳ期非 NSCLC 患者，与最佳支持治疗相比，化疗仅能使 1 年生存率提高约 7%。与化疗相比，在 *EGFR* 突变阳性患者的 EGFR - TKI 疗法应答率较高，奥希替尼(osimertinib)的应答率可达 80%。虽尚无大规模数据支持，有研究提示在这类患者中，对局部残留/复发病灶进行挽救性手术是一种可行的治疗策略。②ICI 治疗后挽救性手术。迄今有关 ICI 治疗后挽救性手术的报道很少。一项回顾性总结了 19 例因转移性或不可切除的肺部肿瘤在接受 ICI 治疗后行肺切除的患者，包括肺癌(47%)和转移性黑色素瘤(37%)。在接受手术的患者中，95%的患者实现了 R0 切除，并发症发生率为 32%，2 年总生存率为 77%。ICI 后的挽救性手术可能是一种可行和有效的治疗方法。

综上所述，如手术或放疗作为系统治疗后的局部挽救治疗或作为寡转移 NSCLC 的一线局部治疗的疗效值得期待。TKI/ICI 作为新辅助和辅助治疗的意义进一步得到验证，将部分“不可切除”患者“转化”为“可切除”，扩大手术指征范围，并进一步降低术后转移复发率、提升术后疗效，有望扩大外科治疗的适应性[28]。

(3) 肺癌器官特异性转移的外科治疗原则

肺癌器官特异性转移可以是同时性，也可以是异时性发生；可以是孤立性转移、寡转移，也可以是多器官多转移。转移方式的不同外科治疗方法选择也应该不同。此外，肺癌原发肿瘤的临床分期将在很大程度上影响患者是否适合于外科手术治疗。众所周知，迄今肺癌的首选治疗方法仍然是外科手术治疗，它是唯一可能将肺癌完全治愈的方法。肺癌器官特异性转移的治疗也一样，对于适合于外科手术治疗的一定不要放弃外科手术治疗的机会。然而，肺癌是一种全身性疾病，单纯手术治疗并不能完全解决肺癌的全部问题，必须与化疗、放疗、分子靶向治疗，以及免疫检查点抑制剂等其他治疗联合应用，施行多学科综合治疗(MDT)。此外，还应该根据不同患者的一般状况、病理分期与分子分期相结合的“个体化”分期情况，在不同时间、不同空间的合理应用肺癌 MDT，进行“个体化”的 MDT 治疗。

肺癌器官特异性转移外科治疗的总体原则如下。

1) 不同器官的肺癌器官特异性转移的外科治疗原则应有所区别：①对肺癌肾上腺转移患者，只要原发肺癌和肾上腺转移癌适合外科手术者，应该给予患者手术选择；②对肺癌脑转移患者，尤其是孤立性转移者，只要原发肺癌和脑转移癌适合外科手术者，应该给予患者手术选择，或者外科手术切除原发肺癌，全脑放疗＋立体定向放疗治疗脑转移瘤；③对肺癌肺内转移患者，尤其是同侧肺、单发转移者，只要原发肺癌和肺转移癌适合外科手术者，应该给予患者手术选择；④对肺癌骨转移，尤其是多发骨转移患者，原则上不考虑外科手术治疗。只有当肺癌转移到脊柱伴脊髓压迫症状、病理性骨折严重影响患者生活质量的情况，以及下肢承重骨转移发生病理性骨折时，方可考虑以改善患者生活质量为

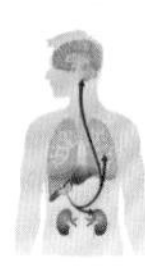



目的的姑息性手术；⑤对肺癌肝脏转移患者，原则上不考虑外科手术治疗，因为外科手术不能改善患者预后和生存。

2）同时性肺癌器官特异性转移的外科手术治疗原则：①对同时性、同侧肺癌肺内转移患者，只要患者一般情况及肺癌适合于外科手术者，可以在切除原发肺癌的同时切除同侧转移性肺癌；②对同时性、对侧肺癌肺内转移患者，只要患者一般情况及肺癌适合于外科手术者，可以先切除原发肺癌之后，后期切除对侧转移性肺癌；③对同时性、同侧肺癌肾上腺转移患者，只要患者一般情况及肺癌适合于外科手术者，胸外科医生可以与泌尿外科医生合作，在切除原发肺癌的同时，由泌尿外科医生同时切除同侧转移性肾癌；④对同时性、对侧肺癌肾上腺转移患者，只要患者一般情况及肺癌适合于外科手术者，可以先切除原发肺癌之后，后期切除对侧转移性肾癌。

3）异时性肺癌器官特异性转移外科手术治疗原则：①只要没有外科手术禁忌证，适合于外科手术治疗的异时性肺癌器官特异性转移，都应该考虑外科手术治疗；②在施行异时性肺癌器官特异性转移癌前，需要确定原发肺癌已经"治愈"或者经过系统评估，没有局部复发。

4）所有肺癌器官特异性转移的患者，均需要术后多学科辅助治疗，以及术后长期随访。

（4）*肺癌脑转移的外科治疗*

脑是NSCLC患者发生肺外远处转移最常见的部位，40%的NSCLC患者最终将发生脑转移。而NSCLC患者一旦发生脑转移，通常预后较差，中位生存期仅为7个月，这些患者通常只给予内科治疗而不是积极的外科治疗。一些单中心的回顾性病例研究表明，NSCLC脑特异性转移，尤其是孤立性脑转移内寡转移接受外科治疗可以带来生存获益。已有的研究表明：当NSCLC发生同时性脑特异性转移时，应该对肺部病变进行积极的治疗（手术切除或>45 Gy的放疗联合化疗），或者施行肺癌完全性切除的同时，施行颅内转移瘤切除或者全脑放疗加缩野的立体定向放疗。Li等发表了一项荟萃分析探讨同时性脑寡转移NSCLC患者接受积极胸部治疗的生存获益。该研究包括了7个回顾性分析研究，共668例同时性脑寡转移性NSCLC患者。结果显示积极胸部治疗可以降低52%的死亡风险。接受积极胸部治疗患者的1、2、3和4年生存率分别为74.9%、52.1%、23.0%和12.6%，而没有接受积极胸部治疗的患者则分别为32.3%、13.7%、3.7%和2.0%。可以看出积极的胸部治疗在同时性脑转移治疗中起了重要作用，有效地延长患者的生存期。另一项研究结果显示，NSCLC发生同时性脑转移的中位生存期为12.3个月；脑内转移灶接受手术切除患者的中位生存期为15.4个月，而接受全脑放疗的患者则为11.5个月（$P=0.002$）。与同时性脑转移的NSCLC比较，发生异时性脑转移的NSCLC患者预后效果不佳。Sakamoto等的研究发现，3.2%的患者在切除原发肺部肿瘤后发生异时性脑转移的NSCLC患者，肿瘤复发后生存率差。Bae等统计了2 382例接受手术切除原发灶的NSCLC患者，其中86例出现术后异时性脑转移，这些患者在出现脑转移后的中位生存期为11个月。Patchell等发现手术切除脑转移灶后辅以全脑放疗（WBRT）要比单纯接受化疗和接受全脑放疗可以取得更好的疗效。在NSCLC脑转移的治疗中，肺门及纵隔淋巴受累情况对患者的预后有较大影响。梅奥诊所总结28例NSCLC伴同时性脑转移的研究结果表明，$N_0$期患者在治疗后较非$N_0$期患者具有更好的生存期（中位生存期$N_0$期患者为44个月，而$N_1/N_2$期患者仅10个月）。因此，脑内转移灶采用手术切除或立体定向放疗可以显著提高NSCLC患者的生存期。有症状的脑转移患者为了防止神经后遗症，应该先接受开颅手术切除转移灶或立体定向放疗，加或不加全脑放疗（WBRT），然后再行肺部原发灶手术。NSCLC原发肿瘤$R_0$切除、单发转移灶、低级别的T及N分期、同时性脑寡转移、较短的原发肿瘤切除与颅内寡转移灶切除间隔时间是患者良好的预后因素，这些患者接受外科治疗可以获得较好的疗效。

迄今，临床研究已经证明有外科手术参与的肺癌脑转移的多学科综合治疗疗效，均显著优于没有外科手术参与的内科性多学科治疗的疗效。肺癌脑特异性转移的外科治疗原则如下。

1）异时性肺癌脑转移，只要没有外科手术禁忌证，原则上均应该实行原发肺癌切除，后期实行脑转移瘤切除，同时给予术后多学科辅助治疗。

2）孤立性肺癌脑转移，无论是同时性，还是异时性，只要原发性肺癌适合于外科治疗，均应该设法切除孤立性肺癌脑转移灶，再给予多学科辅助治疗。

3）对于驱动基因敏感阳性的肺癌异时性多发脑特异性转移，例如EGFR 19外显子、21外显子突

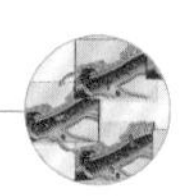

变者，应该先给以奥希替尼为代表的 EGFR－TKI 新辅助治疗 2 个月，然后再做系统检查评估，决定继续 EGFR－TKI 药物治疗＋脑放疗（全脑＋缩野立体定向放疗），还是做脑转移瘤切除（如果治疗后多发脑转移变为孤立性转移）＋术后脑放疗（全脑＋缩野立体定向放疗）。

4）对于驱动基因敏感阳性的肺癌同时性多发脑特异性转移，原则上给予奥希替尼为代表的 EGFR－TKI 新辅助治疗＋脑放疗（全脑＋缩野立体定向放疗）。

5）对于免疫驱动基因阴性的肺癌同时性多发脑特异性转移，原则上给予化疗加免疫检查点抑制剂的免疫治疗。

6）肺原发肿瘤为可切除肺癌，同时性肺癌脑寡转移为孤立性转移者。

7）肺原发肿瘤为可切除肺癌，同时性脑寡转移为巨大转移瘤伴有严重颅内高压，首先内科治疗，再根据治疗结果评估是否有外科手术的适应证。

8）肺原发肿瘤切除后，发生异时性孤立性脑寡转移，经过系统检查评估，其他部位没有肿瘤复发，内科治疗疗效不佳伴颅内高压的异时性脑寡转移，外科手术目的为解除颅内高压。

2006 年，美国安德森癌症中心 Hu 等报道 84 例新诊断为单一脑转移的非小细胞肺癌患者的多学科治疗结果。84 例患者中，Ⅰ期 12 例，Ⅱ期 27 例，Ⅲ期 45 例，其中 53 例患者行开颅术，31 例施行 SRS 放疗治疗孤立性脑转移，44 例原发肺癌患者接受术后胸部放疗，23 例接受术后辅助化疗，13 例接受术后辅助放化疗治疗。全组 1 年、2 年、3 年和 5 年的总生存率分别为 49.8%、16.3%、12.7%和 7.6%。其中 53 例接受开颅术者的 1 年、2 年、3 年和 5 年的生存率分别为 69.8%、56.3%、32.7%和 27.6%。2020 年，日本学者 Suzuki 报道 56 例非小细胞肺癌脑转移患者行开颅肿瘤切除术及原发性肺癌切除术的生存结果。56 例患者的中位生存期为 14.5 个月，1 年生存率为 71.4%，3 年生存率为 53.6%，5 年生存率为 32.1%。2020 年，Jünger 报道一组 377 例接受外科手术与 278 例接受内科治疗的肺癌脑转移患者生存结果，接受外科手术治疗的肺癌脑转移患者，无论是中位生存期（21.4 个月 *vs*. 6.7 个月），还是 1、3、5 年生存率（69.4%、43.6%和 22.1%）均显著优于内科治疗（9.4%、3.6%和 0）的患者。2021 年，日本学者 Suzuki 等报道了 47 例 $T_{1\sim2}$ 的 NSCLC 伴脑转移患者施行肺癌和脑转移瘤切除的前瞻性研究结果，47 例患者的 5 年总生存率为 31.8%。

（5）肺癌肾上腺转移的外科治疗

肾上腺是 NSCLC 器官特异性转移的常见器官，12%～15%的 NSCLC 患者会发生肾上腺转移[26]。NSCLC 发生肾上腺特异性转移时往往提示预后不良，然而近年来越来越多的患者通过外科治疗获得了十分理想的生存期。目前，NSCLC 肾上腺器官特异性转移外科治疗的随机对照研究很少，多个回顾性研究报道了非小细胞肺癌肾上腺转移患者接受外科治疗的预后。Tanvetyanon 等[29]进行的一项荟萃分析结果表明，同时性肾上腺特异性转移比异时性转移有更短的中位生存期，其中同时性肾上腺转移为 12 个月，异时性肾上腺寡转移的中位生存期为 31 个月（$P=0.02$）。但是，两者有相同的 5 年生存率（均为 25%）。由此可见，无论是同时性还是异时性肾上腺特异性转移患者，手术治疗均应作为重要的选择之一。Raz 等回顾分析了 37 例 NSCLC 肾上腺特异性转移患者的临床数据，其中 20 例患者接受肾上腺转移灶切除术，其余患者接受内科保守治疗。结果发现 $N_{0\sim1}$ 伴肾上腺特异性转移的患者接受外科手术治疗者的 5 年生存率为 52%，而 $N_2$ 伴肾上腺特异性转移的患者接受外科手术治疗者生存期均没有超过 5 年（$P=0.008$），可见 $N_{0\sim1}$ 的 NSCLC 伴肾上腺转移的患者接受外科治疗的患者较 N2 伴肾上腺寡转移的患者预后更好。该项研究同时也显示了 NSCLC 肾上腺特异性转移灶位于肺原发灶同侧的患者较肾上腺转移灶位于对侧的患者具有更高的 5 年生存率，其中同侧肾上腺转移患者的 5 年生存率为 83%，对侧肾上腺转移灶患者的 5 年生存率为 0。与脑特异性转移相反，同时性肾上腺转移的治疗策略通常是先行肺部手术，而后再处理肾上腺寡转移灶病变。然而，Pardo 等认为可以先行外科切除同时性肾上腺转移灶，而后再行肺部原发肿瘤切除，其团队认为先施行肾上腺寡转移灶切除并没有带来死亡率的提高，不会影响肺癌的手术效果。对于同时性同侧 NSCLC 肾上腺特异性转移患者也可以施行同时性肺癌切除术和肾上腺特异性转移切除。NSCLC 肾上腺寡转移患者接受外科治疗可以得到生存获益，但仍需要进行更多的多中心前瞻性研究来证实。已有的研究表明，越来越多的 NSCLC 伴肾上腺特异性转移患者通过外科治疗获得了十分理想的生存期。目前，NSCLC 肾上腺特异性转移外科治疗的随机对照研究相对较少，多个回顾性研究报道了非小细胞肺癌肾上腺转移患者接受外科治疗的预后。

2007年，Tanvetyanon等报道114例非小细胞伴肾上腺器官特异性转移患者外科手术治疗结果。114例患者中48例(42%)的患者肾上腺转移为同步转移，66例(58%)为肾上腺异时转移。肾上腺同步转移患者的中位总生存期明显短于异时性肾上腺转移患者(12个月 *vs*. 31个月；$P=0.02$)。然而，5年生存率分别为26%和25%。2017年，Gao等报道98例因单纯肾上腺转移和原发性非小细胞肺癌(NSCLC)接受手术治疗患者的结局和预后因素。回顾性研究非小细胞肺癌和孤立性肾上腺转移行肺叶切除或全肺切除和肾上腺切除术的患者。全组患者中位总生存率为18个月，1年、2年和5年生存率分别为66.5%、40.5%和28.2%。研究结果发现，异时性肾上腺转移患者预后明显优于同时性肾上腺转移患者($P<0.05$)，淋巴结转移阴性患者预后明显好于淋巴结转移阳性患者($P<0.05$)，病理(鳞状癌和腺癌)和转移到原发肿瘤的相对位置(同侧肾上腺转移或对侧肾上腺转移)对预后没有显著影响，NSCLC患者因原发肿瘤和肾上腺转移而接受手术治疗，尤其是有异时性肾上腺转移或淋巴结转移阴性的患者，可获得显著的生存利益。2011年，Raz等报道62例肺癌伴肾上腺转移肺癌患者外科治疗结果。62例患者平均年龄60(±12)岁；55%(34/62)为男性，85%(53/62)为单纯性肾上腺转移，82%(51/62)为异时性疾病，中位无病间隔(DFI)为22个月(6～217个月)。全组肾上腺转移切除术的中位生存期为30个月，5年生存率为31%。2013年，Howell等报道36例接受外科手术，治疗肺癌伴肾上腺转移者的生存结果。36例患者中包括腺癌29例，鳞状细胞癌5例，大细胞癌2例。全组患者的5年生存率为30.1%。这些患者的5年生存率为25.3%。2012年，Hanagiri等报道128例接受肾上腺切除术和非手术治疗的患者的生存期，并分析与长期生存相关的临床特征。接受手术治疗的患者5年总生存率为34%，非手术治疗的患者5年总生存率为0($P=0.002$)。在接受肾上腺切除术的患者中，同侧转移的患者5年生存率为83%，而对侧转移的患者5年生存率为0($P=0.003$)。无纵隔淋巴结疾病的患者5年生存率为52%，而有纵隔淋巴结疾病的患者5年生存率为0($P=0.008$)。同时性和异时性肾上腺转移行肾上腺切除术的患者生存率无显著差异($P=0.81$)。

NSCLC伴肾上腺转移的外科手术原则如下。

1) NSCLC为可切除肺癌，可以在切除原发肺癌的同时，一期同时切除同侧同时性肾上腺转移病灶。

2) 施行完全性原发肺癌切除术后，发生孤立性异时性肾上腺转移，经系统评估没有其他部位肿瘤复发转移者，施行肾上腺转移瘤切除。

3) NSCLC为可切除肺癌，切除原发肺癌后1个月，经系统评估没有其他部位肿瘤复发转移者，二期切除对侧同时性肾上腺转移。

4) 施行完全性原发肺癌切除术后，发生双侧异时性肾上腺转移，经系统评估没有其他部位肿瘤复发转移者，施行双侧肾上腺特异性转移瘤切除。

(6) 肺癌肺内转移的外科治疗

临床关于肺癌肺内转移的诊断仍存在一定的困难，国际肺癌研究协会(International Association for the Study of Lung Cancer，IASLC)与美国国家癌症研究所(NCI)联合开展的“监测、流行病学与最终结果(surveillance，epidemiology，and end results，SEER)”研究回顾性分析了肺内转移患者的预后。根据IASLC第7版TNM分期，同肺叶内转移定义为$T_3$；同侧不同肺叶转移定义为$T_4$；对侧肺内转移定义为$M_{1a}$。然而，临床上还需要进一步鉴别多原发癌与肺转移瘤。对此Martini与Melamed等1975年提出的鉴别原则沿用至今。近期愈来愈多的分子检测方法被应用于评估多发肿瘤之间的联系。Girard等研究发现上述鉴别标准仅与68%肿瘤分子检测结果相符，因此提出组织学综合评估可能将取代Martini与Melamed标准。IASLC研究结果中同侧肺寡转移术后疗效较好，其中同肺叶卫星灶与同侧肺不同肺叶病灶的5年生存率分别为28%和21%。通过比较5年生存率，姑息性全身治疗远不及外科治疗。因此，随着诊疗技术的进步应推崇更加积极的外科手术为主的MDT治疗方案。

限期行手术切除是肺癌肺内转移治疗的首选方法。首次外科方案需参考患者术前肺功能状况。若原发肿瘤灶需要行肺叶切除或双肺叶切除术，则对侧转移瘤应行肺段切除术或肺楔形切除术。鉴于肺外原发灶病例肺转移瘤切除术后死亡率为0～25%，因而可推断肺癌肺内转移切除术后死亡率也应较低。Voltolini等分析了同时性多发肺癌根治性

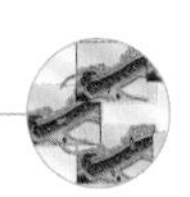

切除术后患者的远期疗效，其中同侧多发 27 例，对侧多发 28 例。两组患者 5 年生存率分别为 27%与 43%，差异无统计学意义。淋巴结转移是重要的预后危险因素。Leyn 等研究了经根治切除术治疗双侧同时性肺癌的 66 例患者，总体中位生存期为 25.4 个月，5 年生存率为 38%。尽管研究对象的病理组织学类型不同，但不同组织类型与同种类型多原发癌患者的生存率差异无统计学意义。因此，若无淋巴结受累或远处转移证据，即便对侧肺伴肺癌器官特异性转移，尤其是孤立性转移者仍建议行手术切除，其疗效优于被认为Ⅳ期而行全身姑息性化疗的效果。

2021 年，Hu 等报道 169 例肺癌合并意外胸膜播散的 NSCLC 患者外科治疗结果。169 例患者被分为肿瘤切除组和剖胸探查组。将无进展生存期(PFS)和总生存期(OS)与 LogRank 检验进行比较，采用多变量 Cox 分析确定预后因素。65 例患者仅施行了开胸探查手术，104 例患者行原发肺癌及可见胸膜转移结节切除术。肿瘤切除显著延长了 OS（*HR*：0.408；*P*＜0.001）、局部 PFS（*HR*：0.283；*P*＜0.001）、局部 PFS（*HR*：0.506；*P*＝0.005）和远处转移（*HR*：0.595；*P*＝0.032）。多变量 Cox 分析证实，除远处转移外，手术方式是 OS、局部无进展生存期和局部无进展生存期的独立预后因素。亚组分析显示，肿瘤切除不能改善靶向治疗患者的 OS（*HR*：0.649；*P*＝0.382），而肿瘤切除对单纯辅助化疗患者有利（*HR*：0.322；*P*＜0.001）。在肿瘤切除组中，肺叶切除（*HR*：0.960；*P*＝0.917）和系统性淋巴结切除（*HR*：1.512；*P*＝0.259）没有显示 OS 的生存获益。对于不能接受辅助靶向治疗的 UPD 患者，主要肿瘤及可见胸膜结节切除可以显著改善患者预后。

2019 年，Li 等报道应用多变量回归模型从美国国家癌症研究所监测、流行病学和最终结果数据库条目中纳入 5 513 例伴有同侧胸膜播散的Ⅳ期 NSCLC 患者，研究原发肿瘤切除对这些患者生存的影响。5 513 例同侧胸膜播散患者中，309 例接受原发肿瘤切除术。在整个队列中，手术与未匹配组和匹配组的总生存期（OS）的改善相关（均为日志级别，*P*＜0.001）。在手术推荐的队列中，接受手术治疗的患者在配对前后的 OS 也显著延长。多变量回归模型显示手术是 OS 的独立有利预后因素（*HR*：0.56；95% *CI*：0.48～0.65；*P*＜0.001）和肺癌特异性死亡率（亚危险比：0.60；95% *CI*：0.51～0.70；*P*＜0.001）。除心包积液（*P*＝0.065）或 $N_3$ 疾病（*P*＝0.17）外，手术与所有亚组的生存改善独立相关。在手术队列中，接受肺叶/双叶切除术的患者的 OS 明显好于接受全肺切除术的患者（Log - Rank，*P*＜0.001）。因此，该研究的结论是：除心包积液或 $N_3$ 疾病患者外，NSCLC 多模式治疗中纳入原发肿瘤切除与患同侧胸膜播散肺癌种植结节切除的患者生存率显著提高相关。

2016 年，Ren 等报道采用多变量分析和倾向评分匹配方法，回顾性研究评估了来自美国监测流行病学和最终结果数据库（SEER）的患同侧恶性胸腔积液的 NSCLC 患者外科治疗和内科治疗在总生存期（OS）和肺癌特异性生存期（LCSS）中的疗效对比研究结果。在这项回顾性研究中，共纳入 2 217 例符合条件的患者。与无肿瘤切除组比较，原发肿瘤切除组与更好的 OS(25.7% *vs.* 3.1%)和 LCSS 显著相关，中位生存期（20 个月 *vs.* 7 个月；*P*＜0.001；LCSS，*P*＜0.001）。多因素分析显示，无原发肿瘤切除与 OS 降低相关（*HR*：2.136；*P*＜0.001）和 LCSS（*HR*：2.053；*P*＜0.001）。在倾向评分匹配对中，接受原发肿瘤切除术的同侧恶性胸腔积液患者与未接受肿瘤切除术的患者相比，更好的 OS 和 LCSS 被进一步证实（MST，20 个月 *vs.* 6 个月，*P*＜0.001；LCSS，*P*＜0.001）。同样地，多变量分析也表明，无原发肿瘤切除与 OS 降低密切相关（*HR*：2.309；*P*＜0.001）和 LCSS（*HR*：2.301；*P*＜0.001）。综上所述，NSCLC 合并恶性胸腔积液（$M_{1a}$）患者外科手术后的预后显著优于预期。

NSCLC 肺内转移的外科治疗适应证如下。

1）可切除的 NSCLC 伴同侧同时性肺内转移者，同期切除原发性肺癌和同侧同时性肺转移瘤。

2）可切除的 NSCLC 伴对侧同时性肺转移者，首先切除原发性肺癌，分期切除对侧同时性肺转移瘤。

3）原发肿瘤切除后的同侧异时性肺转移，经系统评估患者没有其他部位肿瘤复发转移，能够耐受同侧肺寡转移瘤切除者。

4）原发肿瘤切除后的对侧异时性肺寡转移，经系统评估患者没有其他部位肿瘤复发转移，能够耐受对侧肺器官特异性转移瘤切除者。

*（7）肺癌骨转移的外科治疗*

肺癌骨转移原则上不适合外科手术治疗。

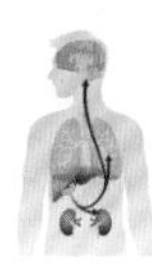



Tnnies 等[30]报道 NSCLC 骨转移与其他转移位点比较具有更低的中位生存期(5 个月 *vs*. 40 个月)。Shimada 等[31]也报道了即使接受手术切除,NSCLC 骨转移患者仍有较差的生存期,因而得出结论 NSCLC 骨转移都具有很低的生存率。因此,NSCLC 骨转移患者的治疗主要为化疗、放疗、分子靶向治疗、唑来膦酸治疗,以及基于上述不同治疗方法在不同时间、不同空间组合的多学科综合治疗。NSCLC 骨转移患者只有在下列情况中才实行外科手术治疗。

1) 原发肺癌为适合于完全性肺癌切除者。

2) 骨转移为单部位、单发转移灶者。

3) 骨转移部位位于负重部位者,例如下肢股骨、胫骨。

4) 骨转移导致严重骨相关事件者,例如脊柱骨寡转移伴脊髓压迫者。

综上所述,肺癌器官特异性转移已经不再是外科手术的禁忌证,外科治疗应被列为 NSCLC 器官特异性转移治疗的重要方法之一。筛选 $N_{0\sim1}$ 患者、单发孤立转移、肾上腺或脑转移患者可以获得良好疗效。同时,NSCLC 器官特异性转移的患者具有敏感基因突变时,靶向药物应作为外科治疗后的良好补充。目前大多数文献来自病例回顾分析,还需要更多前瞻性研究来证实外科治疗的作用并制定详细的手术适应证,使患者获益最大。

### 20.4.2 放疗

放疗是一种传统的癌症治疗手段,20 世纪 90 年代,放疗和化疗的结合提高了患者局部肿瘤的控制和生存获益,成为Ⅲ期 NSCLC 患者的标准疗法,并一直持续至今。早在 1953 年研究者发现,在多发病灶的患者中,照射野外的肿瘤也会退缩,这种现象被称为“远隔效应”。远隔效应也被认为是免疫介导产生的[32]。

近年,免疫治疗从根本上改变了癌症的临床治疗策略,越来越多与免疫疗法联合治疗的方式被开发。已发现放疗与宿主机体免疫系统之间具有协同作用。ICI 可逆转肿瘤微环境的免疫抑制效应,达到抗肿瘤的作用。辐射可以促进损伤相关因子和趋化因子的释放,进而招募炎症细胞进入肿瘤微环境,包括抗原提呈细胞等。尽管 PD-1、PD-L1 和 CTLA-4 抗体已改善 NSCLC 患者的治疗模式,但单独使用 ICI 的应答率仅为 19%～47%,因此,ICI 与放疗联合的探索日益增多[33]。

NSCLC 患者发生有限部位和数量的转移称为“寡转移”,寡转移患者的预后较广泛转移者好,约 1/4 患者在清除所有转移灶后能长期生存。手术切除转移灶是过去寡转移患者局部治疗的唯一方式,现在已经进入了 SRT 时代。

放射免疫调节领域的临床成功与 ICI 的出现密切相关。免疫系统具有多个检查点通路,它们的作用是刺激或抑制某些 T 细胞功能。在过去 10 年里,基于免疫检查点的疗法研究已经从确定功效发展为阐明机制,并扩大了患者的用药选择。ICI 治疗后,具有“良好的免疫评分”和预先存在肿瘤特异性 T 细胞的患者预后较好。有研究表明,原本对 ICI 无反应的患者,局部放疗可诱导产生肿瘤特异性 T 细胞,从而提高对 ICI 的疗效反应。

联合治疗的潜在机制是放疗可以激活免疫系统对抗肿瘤细胞,ICI 可以通过阻断免疫检查点来逆转肿瘤微环境的免疫抑制效应。KEYNOTE-001 研究的二次分析显示,与未接受过放疗的患者相比,先前接受过放疗患者的 PFS(4.4 个月 *vs*. 2.1 个月;$P=0.019$)和 OS(10.7 个月 *vs*. 5.3 个月;$P=0.026$)均显著延长。在接受放疗的患者(43%)中,39%的患者接受过颅外放疗,25%的患者接受过胸部放疗。进一步分析显示,与未接受颅外放疗的患者相比,接受过颅外放疗患者的 PFS(6.3 个月 *vs*. 2.0 个月;$P=0.0084$)和 OS(11.6 个月 *vs*. 5.3 个月;$P=0.034$)明显更长。

目前的证据表明,放疗可通过多种机制激活局部和全身的免疫反应,从而可以支撑肿瘤细胞的存活或促进肿瘤细胞的死亡。通过联合放疗和免疫疗法可增强固有免疫和适应性免疫,以提高患者的生存率。

基于大量的临床前和临床研究,放疗与 ICI 相结合被认为是未来有效的治疗模式。目前,各种组合方案正在进行,包括不同的免疫疗法、不同的剂量和分割方案、较小的靶病灶以及不同的联合治疗顺序。将来,这些临床试验有望提供确凿的证据,证明 NSCLC 患者可从联合治疗中获益。并且,针对不同阶段 NSCLC 患者的联合治疗方案研究也在开展。

(1) 放疗技术

随着计算机技术的广泛应用、现代医疗设备和医学影像学技术的进步,三维适形放疗(3DCRT)、调强放疗(IMRT)、容积旋转调强放疗(volume

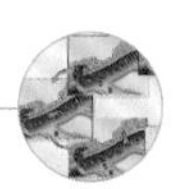

modulated arc therapy，VMAT)、螺旋断层放疗系统(TOMO)、射波刀(SRT)和质子、重离子放疗等先进技术层出不穷，大大提高了肿瘤靶区物理适形度，使肿瘤靶区得到最大的照射剂量，同时最大限度地降低靶区周围正常组织的受照剂量，从而步入了精准放疗时代，显著改善了肿瘤控制率、患者耐受性及治疗便利性。SRT 的局部控制(LC)可达 90%～95%，已经成为失去手术机会的早期 NSCLC 患者的标准疗法。肺癌器官特异性转移由于具有转移部位的特殊性，因而其放疗也具有其特殊性。该领域已取得了迅速发展，有效提高了治疗效率，显著降低不良反应的发生率，使得患者的生活质量得以提高。其中，较为重要的肺癌器官特异性转移的放疗技术包括 SRT、图像引导放疗(IGRT)和呼吸运动管理放疗技术。

1) SRT：SRT、SRS 及立体体部定向放疗(stereotactic body radiation therapy，SBRT)，均是使用先进的影像学技术对病灶和危及器官进行精准定位，然后对靶区给予小野集束照射的放疗技术，对于肺癌特异性脑转移患者是比较常用的放疗方法[42-43]。区别于其他放疗技术的主要特点是高剂量(每次 6～30 Gy)、低分次(1～5 次)、毫米级边缘精确定位，SRS 和 SBRT 摆位误差应不大于 1 mm。

SBRT 通过提高单次照射剂量来减少总照射次数，如果使用常规剂量率设备，单次照射时间会大大增加，而患者在长时间的照射下不可避免地会产生较大范围的呼吸活动，必然导致治疗效果的降低。SBRT 要求的摆位精度高于常规放疗技术，影像学手段顺理成章地成为提高精度的手段。

2) IGRT：由于肿瘤和周围的正常器官在放疗摆位过程中存在误差，在放疗过程中会随时间推移而产生移位(位置和形状变化)，使得放疗效益大打折扣，尤其是 SRS 和 SBRT 与传统共面照射不同，通常依靠加速器治疗床旋转而采用非共面照射技术，对治疗床的机械精度提出了更高要求，IGRT 成为 SRS 和 SBRT 的先决条件，是一种重要的放疗辅助模式[34]。

IGRT 是在三维放疗技术的基础上加入了时间因素后形成的一种四维放疗技术，将放疗机与影像设备相结合，在放疗过程中考虑到摆位误差、呼吸动度、靶区剂量分布等因素造成的误差，应用各种影像设备在患者治疗前、治疗中对肿瘤及肿瘤周围的正常组织器官进行实时监控，并做出相应的调节以提高肿瘤放疗的精准性。CT 引导的放疗图像易于与定位 CT 图像比对，且 CT 图像具有较高的软组织分辨率，是 IGRT 重点发展的方向。目前 X 线图像导引方式主要有两种：机载 CT 成像和 X 线成像。以下简要介绍两类主流技术。

A. 锥形束千伏级 CT 影像：美国瓦里安公司(Varian)和瑞典医科达公司(Elekta)就可以在加速器机架两侧加装一个传统 X 线球管和一个硅晶影像板，形成一个和光子线射野垂直交叉的千伏级影像采集野。这些设备具备拍片、透视和采集千伏级锥形束 CT(cone-beam CT，CBCT)的功能。以瓦里安公司 OBI 系统为代表之一的 CBCT 影像引导技术已经作为临床 IGRT 位置验证的金标准被广泛应用于国内外各大放疗中心。该系统优势是可以将患者放疗前或放疗中采集的接近诊断级别的 CBCT 图像，与定位 CT 采集图像经治疗计划系统(treatment plan system，TPS)重建生成的数字重建 X 线片(digitally reconstructed radiograph，DRR)图像进行配准和位置比较，从而为放疗医生判断患者摆位准确性提供依据。

B. X 线 2D 千伏级正交图像(stereoscopic imaging)：Accuray 公司生产的射波刀和德国博医来公司生产的 Exactrac 系统都属于 2D 千伏级正交图像引导设备。该设备包括两个 X 线光球管和两个影像接收设备，可以生成两个接近正交的并穿过等中心的 X 线图像。

Brainlab-Exactrac 立体定向影像引导系统包括一个光学定位系统和一个千伏级 X 线定位系统(与射波刀影像原理类似)。光学定位系统为一个影像摄像头和一个红外线摄像头，通过追踪患者体表的红外反射球进行初始定位。千伏级 X 线定位系统是将平板探测器采集两幅 X 线图像，和由定位 CT 生成的 DRR 图像进行比对，对患者进行最终的摆位。另外，在治疗过程中，红外线摄像头可以用于实时追踪患者呼吸和移动。该系统独立于直线加速器，由两个±45°斜交分布的 X 线球管同时曝光采集两张患者摆位位置影像，图像采集和配准仅需数十秒即可完成，执行效率相比三维图像引导设备系统大大提高，患者接受的额外剂量大幅降低，同时 Brainlab-Exactrac 系统还具有实时监测患者靶区运动的功能，实现真正意义上的靶区跟随。

3) 呼吸运动管理放疗技术：前文述及肺癌特异性肺内转移及肝脏转移是较为常见的特异性转移，

呼吸运动往往引起肺部及腹部活动，引起靶区周期性位置移动，造成治疗计划中的靶区剂量分布和放射目标实际接受的剂量分布存在差异，是制约放疗剂量提高的主要原因之一，影响放疗的预期。在获取到肿瘤的分次间和分次内的运动影像后，如何控制胸、腹部病灶随呼吸运动的范围，从而精准地勾画靶区，成为肺癌特异性肺内转移和肝脏转移放疗所面临的重要问题。为了实现精确放疗，保障肿瘤控制率，当前使用的主流技术是四维 CT（4DCT）定位技术和呼吸门控技术[35]。

A. 放疗分次间的运动管理：对肿瘤和危及器官分次间的运动管理主要有以下几种手段：一种是通过在肿瘤中植入金属标志物，并且假定金属标志物与肿瘤间的相对位置关系是不变的。在每次治疗时，通过配准在线影像和计划影像中的金属标志物，根据配准结果移动治疗床，以达到管理肿瘤分次间运动的目的。这里的在线影像可以是正交的 X 线投影图像。另一种是通过治疗室内 CT 或锥形束 CT 获取在线影像，通过刚体配准肿瘤或与肿瘤位置相对固定的组织和器官，根据配准结果，移动治疗床，以达到管理肿瘤分次间运动的目的。

通过对肿瘤进行精确摆位，可减少肿瘤分次间运动带来的影响。但是，由于肿瘤和周围危及器官的分次间运动会使剂量投放时射线穿过的解剖结构与计划时不同，使得即使对肿瘤进行精确的摆位，投放到肿瘤上的剂量也会有所变化。同时，摆位只针对放疗时相对重要的肿瘤，对危及器官分次间运动造成的剂量变化常常不能兼顾。

B. 放疗分次内的运动管理：对肿瘤的分次内运动的管理，主要包括有确定内部靶体积（internal target volume，ITV）的方法、门控的方法和追踪放疗的方法。确定 ITV 的方法是指考虑呼吸运动的情况下获取图像，确定肿瘤随呼吸运动整个范围的 ITV。根据 ITV 制定放疗计划，使 ITV 接受处方剂量，同时正常组织受到尽量少的辐射。确定 ITV 的主要方法有 CT、呼气吸气末端屏气 CT 和 4DCT 3 种技术手段。目前使用最为活跃的是 4DCT，通过融合 4DCT 中各个呼吸状态下的靶区轮廓，确定 ITV 的范围。

C. 4DCT 定位技术：4DCT 应用呼吸时相融合控制技术进行 CT 图像采集，用以观察肿瘤的运动及其在呼吸周期中的形态变化。其原理是在 CT 扫描的同时，提取患者的呼吸信号，采集完整呼吸周期的全部 CT 图像，并按时相分类到不同的呼吸时相，从而获得不同呼吸时相的三维 CT 图像集以及整个呼吸周期的 4DCT 图像，便于临床医生勾画 ITV[36]。然而，4DCT 的一个局限性在于，在采集 CT 数据时患者的呼吸要保持较好的可重复性，对于有些患者，由于不能产生足够好的呼吸重复性，要么使 4DCT 的采集不能进行，要么产生呼吸伪影，影响采集的 4DCT 的图像质量。

D. 呼吸门控技术[36,37]：呼吸运动会使上腹部脏器包括肺部、胰腺、肝脏和其他胸、腹部的肿瘤产生位移。为解决呼吸运动导致的肿瘤位置改变，可采用屏气技术和压腹的方法，以减小肿瘤的运动幅度。屏气技术主要包括深吸气屏气（deep inspiration breath-hold，DIBH）技术和主动呼吸控制（active breathing control，ABC）技术。DIBH 技术是在 CT 扫描和实施放疗时，患者主动配合屏气，减小肿瘤移位。ABC 技术利用呼吸面罩控制患者呼吸，当肺容积超过特定阈值时实施放疗（图 20－19）。DIBH 和 ABC 技术虽然显著提高了肿瘤位置的重复性，但一半的患者因肺功能不佳或呼吸配合不畅无法应用，因此这两种屏气技术在临床上有很大的局限性。

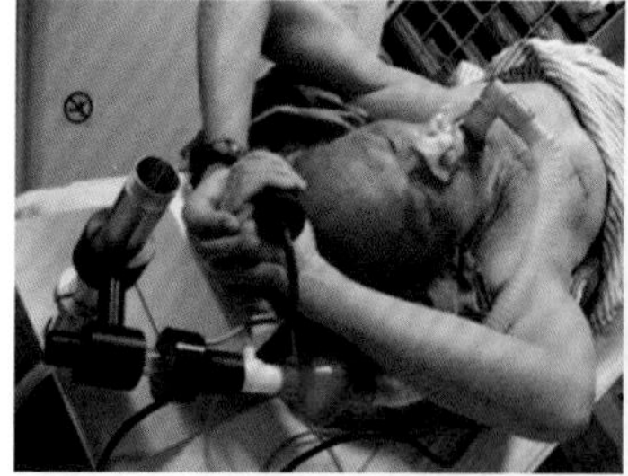
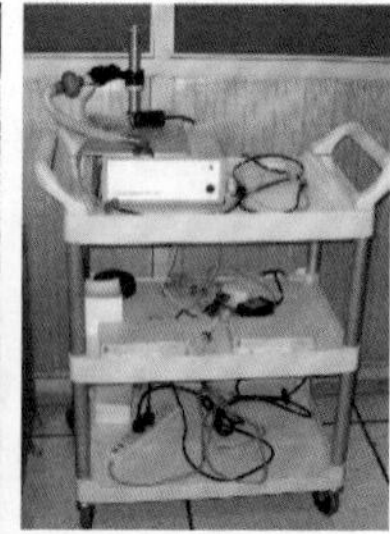

**图 20－19　主动呼吸控制技术**

呼吸门控放疗（respiration-gated radiotherapy，RGRT）技术通过门控设备控制射线开关监测呼吸运动，使射线束的放射周期与呼吸周期同步，在呼吸周期的某一特定时相内出束进行放疗。

4）放疗质量控制：在胸、腹部放疗过程中，因呼吸运动所致剂量差异的量化一直是胸、腹部放疗质量控制的难题，通常依据医生经验将肿瘤的边界外放；高水平医院使用 4DCT 定位技术明确肿瘤运动幅度及范围，有效确立了靶区运动的范围。由于各运动时相的靶区位置叠加，靶区照射范围相应增大，危及器官的照射体积随之增大，致并发症发生率增

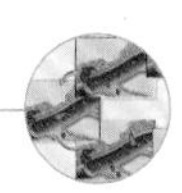

加。同时，患者放疗分次间的呼吸状态和 4DCT 定位时存在一定差异，而临床上普遍使用的静态体模剂量验证方法存在明显的局限性，不能检验靶区运动状态下的剂量受照信息，不利于剂量差异的准确评估，因此治疗过程中迫切需要动态体模验证其差异。

此外，4DCT 定位的精度是靶区运动范围确定的必要保障，需要已知运动参数的动态体模进行校验，以保证定位精度。因此，胸、腹部放疗对精确的靶区运动范围、准确的剂量验证技术有进一步的要求。各国放射物理师致力于运动靶区剂量差异的量化方法研究，寻求非自主器官运动引起靶区运动范围及靶区的动态剂量验证方法技术，以提高肿瘤放疗的控制率。

放疗剂量验证方面，主要方法是在治疗前应用 γ 分析，采用静态计划剂量验证，分析计划系统计算剂量与测量剂量在特定二维平面的分布差异。此方法应用在肺部肿瘤放疗上有一定的局限性，不能明确靶区在运动状态下受照剂量与计划剂量的差异，因此，迫切需要具有运动关系已知、可提供空间解剖位置的仿真运动模型进行动态剂量验证方法的研究。为提供探究呼吸运动对放疗的剂量分布和剂量验证的研究工具，近年来医疗设备公司先后开发出了 Model 008A 型胸部动态体模和 QUASAR 呼吸运动体模，能够模拟呼吸运动，但制作材料非组织等效材料，其剂量衰减与真实人体差距较大，因此迫切需要可设置运动参数、明确空间解剖信息的动态仿真体模，为动态剂量验证提供工具及研究方法，进行动态剂量符合性检验，可以提供外扩范围数据依据，以期降低照射范围，提高肿瘤控制率。陆军军医大学第二附属医院研究团队基于国家重点研发计划（2016YFC0103100）研发的胸腹部剂量验证动态仿真体模，应用人体等效材料制作，并进行动态仿真体模在肺放疗中的动态剂量验证可行性研究，研究结果初步表明应用 γ 分析联合轮廓（profile）曲线比较方法，动态仿真体模可为肺部大放疗中的动态剂量验证提供一种新技术、新方法。

（2）肺癌肺内转移的放疗

放疗在肺癌各分期中均具有重要的地位。依据不同分期采用不同的放疗技术和放疗目的，常常采用与根治手术、化疗、抗血管生成治疗、靶向治疗、免疫治疗等相结合的多学科综合治疗模式，实施个体化治疗方案。

肺癌放疗属于局部治疗范畴，因此对于放疗要求对肿瘤病灶有较高的放射剂量，而对周围组织影响越小越好。既往的“普放”由于没有好的选择性，导致对肿瘤周围组织产生的不良反应较大，也难以对处于正常组织包围中的肿瘤组织实施理想的高剂量，直接影响了放疗的治疗效果。现在的精准放疗则可以对肿瘤给予较高的治疗剂量而对周围的正常组织影响较小，明显提高了肿瘤的放疗效果。

肺癌原发灶的放疗已有较多指南和规范供临床参考，本书也有相关论述，本节聚焦在肺癌特异性肺内转移的放疗。前文已述及，NSCLC 患者在初始诊断时，19.9%的患者出现单一的肺转移。关于肺内转移的放疗尚缺乏足够研究，我们借鉴 CSCO 和 NCCN 肺癌指南，参考 PubMed 上相关文章，阐述肺癌特异性肺内转移的放疗技术和相关问题。

1）NSCLC 肺内转移的放疗：

A. 全身化疗联合局部放疗治疗肺内寡转移：Ⅳ期 NSCLC 寡转移，特别是肺内寡转移，经过放疗或手术等积极的局部治疗，患者可以获得更好的生存获益。回顾性研究和前瞻性研究均显示在Ⅳ期 NSCLC 寡转移患者中，对原发灶及转移灶进行局部巩固性治疗（手术或放疗）能够延长患者的 PFS，从而获得更长的生存获益。2016 年，安德森癌症中心 Gomez 等[38]报道了一项Ⅱ期随机对照研究，研究结果显示：寡转移灶≤3 个，标准一线化疗后，对比维持治疗或观察，局部巩固治疗组 PFS 显著延长，中位 PFS 局部巩固治疗组为 11.9 个月（90% *CI*：5.72～20.90 个月）、维持治疗组为 3.9 个月（90% *CI*：2.30～6.64 个月）。2018 年，西蒙斯（Simmons）癌症中心 Iyengar 等报道了一项Ⅳ期寡转移患者接受化疗维持治疗对比化疗维持治疗联合 SABR 的Ⅱ期随机对照研究，结果显示化疗维持治疗联合 SABR 组的中位 PFS 达到 9.7 个月，显著长于化疗维持治疗组的 PFS（3.5 个月）（$P=0.01$）。2019 年武汉大学人民医院 Gong 等报道了 95 例 NSCLC 寡转移患者接受全身化疗后未发生疾病进展，对残存病灶进行局部放疗。这组患者的中位 PFS 为 11 个月，中位 OS 为 15 个月，1 年生存率和 2 年生存率分别为 58%和 23%。

B. 靶向联合放疗治疗 NSCLC 肺内转移：EGFR－TKI 包括吉非替尼、厄洛替尼、埃克替尼、阿法替尼、达克替尼、奥希替尼等一线治疗 *EGFR* 基因敏感性突变晚期 NSCLC 患者的 PFS 可以达到

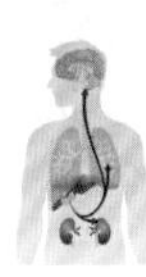



9.5～13.7 个月，已成为晚期 *EGFR* 突变阳性 NSCLC 患者的一线首选治疗方式。TKI 联合放疗在 NSCLC 肺内转移中已有系列研究，取得了良好的临床疗效，已成为临床实践的一部分[39]。2018 年，上海市肺科医院 Xu 等率先报道了 *EGFR* 敏感性突变的 NSCLC 寡转移包括肺内转移患者，一线接受 TKI 治疗并局部消融治疗（local ablative therapy，LAT）的回顾性临床研究，145 例患者中，有 51 例（35.2%）患者原发病灶和寡转移灶全部接受 LAT（All－LAT 组），55 例（37.9%）患者原发灶或转移灶部分接受 LAT（Part－LAT 组），39 例（26.9%）患者原发病灶及转移灶均未接受 LAT（Non－LAT 组）。All－LAT 组的 PFS 和 OS 均显著长于 Part－LAT 组和 Non－LAT 组，而 Part－LAT 组的 PFS 和 OS 并未显著长于 Non－LAT 组。2020 年，四川省肿瘤医院 Wang 等在 ASCO 报道了一线 EGFR－TKI 联合或不联合早期积极的局部放疗治疗 *EGFR* 突变阳性寡转移 NSCLC 的Ⅲ期随机对照 SINADS 研究，PFS 和 OS 在 TKI 联合放疗组较单纯 TKI 治疗组展现出明显的获益。PFS：TKI 联合放疗 20.2 个月 *vs*. 单纯 TKI 组 12.5 个月；*HR*：0.6188；$P<0.001$。OS：TKI 联合放疗 25.50 个月 *vs*. 单纯 TKI 组 17.4 个月；*HR*：0.6824；$P<0.001$。晚期 NSCLC 患者应用 TKI 后往往会产生耐药性，进而出现疾病进展。Qiu 等人对全部进展灶行放疗并维持原来 TKI 治疗，得出≤5 个转移灶、疾病进展至放疗的时间间隔＜6 个月是预后良好的因素。肿瘤体积缩小有助于减轻正常组织损伤，肿瘤原发灶最大缩减时间相对较低的患者可能更会从 SABR 或 SRS 等局部治疗中获益。

综上所述，针对 NSCLC 特异性肺内转移患者的同步治疗、EGFR－TKI 治疗后达到寡残留患者的巩固治疗、EGFR－TKI 治疗后出现寡进展患者的挽救放疗，具有重要的延长生存和提高生活治疗的临床价值，其放疗干预的最佳时机和技术选择，需要未来随机对照临床试验提供更多的循证医学证据。

C. 免疫联合放疗治疗 NSCLC 肺内转移：免疫治疗通过促进抗原提呈、减少肿瘤微环境中的免疫抑制因素而增强肿瘤特异性免疫效应，是近年来治疗肿瘤的一项新疗法，但 60%～70%患者可能对单独 ICI 治疗无应答，与癌细胞、免疫系统和肿瘤微环境的复杂性密不可分。放疗作为传统治疗手段之一，与免疫治疗相联合在 NSCLC 各时期发挥着重要作用，在 NSCLC 特异性肺内转移的联合应用方面尤为突出[40]。

a. 放疗联合免疫治疗在 NSCLC 肺内转移的应用：对于Ⅳ期 NSCLC 患者，已有较多研究显示，放疗联合免疫治疗，可以发挥协同效应，提升治疗疗效，这类研究包括 KN－001、Pembro－RT、Bauml 研究以及汇集（pool）分析等，其中包含 NSCLC 特异性肺内转移的较多病例数。放射线杀伤肿瘤细胞，释放肿瘤特异性抗原，引起原位疫苗效应；放射线重构肿瘤微环境，激活免疫因子，诱发肿瘤免疫应答，放射野外的远隔病灶可能消退，即远隔效应。单纯放疗所诱导的远隔效应极为罕见，随着 ICI 的广泛应用，与放疗联合，尤其是与 SBRT 联合，在诱发放射-免疫远隔效应更具有前景。SBRT 联合 ICI 可充分发挥各自的优势，ICI 刺激抗原提呈细胞和效应 T 细胞，使之更好地应答 SBRT 的肿瘤抗原释放；ICI 改变肿瘤微环境，放大 SBRT 的免疫效应，产生更强的放射-免疫远隔效应。2020 年 ASCO 报道，SBRT 联合免疫治疗的 ORR 达到 48%～54%，去除单纯免疫治疗背景（ORR 约为 20%）的真实放射-免疫远隔效应 ORR 为 28%～34%。放射-免疫远隔效应将局部治疗转换成全身效应，极其具有临床价值，可望开发成为晚期肺癌的重要治疗模式。

b. 放疗与免疫治疗相结合的最佳时机：目前，放疗和免疫治疗的最佳时间间隔及顺序都暂无定论。PACIFIC 研究结果显示放化疗后使用度伐利尤单抗作为巩固治疗可以延长 PFS 和 OS。亚组分析显示，不管放疗完成后 14 d 内还是 14 d 后使用度伐利尤单抗，PFS 都有显著获益，但 14 d 内使用度伐利尤单抗的 PFS 获益更明显，并与更长的 OS 显著相关。类似地，PEMBRO－RT 研究显示，SBRT 后 1 周内加用派姆单抗较单用派姆单抗，12 周的 ORR 从 20%提高到 50%；Bauml 研究显示，放疗后 4～12 周使用派姆单抗，中位 PFS 比历史值有 3 倍延长（19.1 个月 *vs*. 6.6 个月）。然而，一项回顾性研究显示，NCDB 数据库中 2004—2015 年接受任何部位 SBRT 的晚期 NSCLC，SBRT 后大于 21 d 比 21 d 内接受免疫治疗的患者有更长的 OS（19 个月 *vs*. 15 个月；$P=0.0335$）。作为回顾性研究，存在许多偏倚，比如两组间患者的肿瘤负荷以及全身状态的不平衡。因此，需要更多大型前瞻性研究阐明放疗后应该间隔多久使用免疫治疗才是最佳时机[40]。

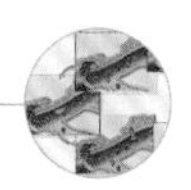

c. 合适的放疗分割剂量和分割次数：2019年ASCO年会上报道了一项派姆单抗联合或不联合肺部病灶放疗对晚期NSCLC疗效影响的研究，其中放疗剂量包括50 Gy/4次、70 Gy/10次或45 Gy/15次。结果显示联合组相较于单药组的放射野外有效率没有明显增加(22% *vs*. 25%；$P$=1.00)，探索性分析显示SBRT相较于传统分割放疗显著延长了患者PFS(21.1个月 *vs*. 6.8个月；$P$=0.03)。因此SBRT比传统分割放疗更能增强免疫治疗疗效。

另一项临床研究(NCT02221739)探索放疗联合伊匹单抗在化疗耐药的转移性NSCLC中的疗效，对单个转移病灶行30 Gy/5次或27 Gy/3次的放疗同步伊匹单抗。结果显示两种分割方式都能增加疗效并且无显著差异。

放疗剂量与免疫联合治疗的疗效密切相关，目前尚没有足够研究结果显示放疗联合免疫治疗时哪种剂量和分割次数是最合适的。当前研究显示，较高的分割剂量有更强的免疫诱导效应，放疗剂量每次8～10 Gy，分割次数1～3次可以很好地激活机体抗肿瘤免疫；不断提高放疗剂量会损伤免疫细胞从而抑制机体抗肿瘤免疫。期待未来的前瞻性研究来回答这个问题。

d. 免疫联合放疗时的放疗靶区：NSCLC放疗时，肿瘤区(gross target volume, GTV)常规采用的剂量是60 Gy，临床靶区(CTV，亚临床病灶或淋巴结引流区)的剂量是45～50 Gy。考虑到淋巴结引流区是T细胞激活和聚集的重要区域，选择性淋巴结照射可能会破坏适应性免疫。多项研究表明，心脏受量、肺受量、平均身体受量都与淋巴细胞减少有关。因此，放疗的靶区应该优化以减少放疗的体积，尽量采用SBRT或者质子放疗以减少平均身体受照剂量，从而减少放疗对淋巴细胞的损伤。

放射-免疫远隔效应报道以来，已有大量临床研究探索单一病灶放疗联合免疫治疗的有效性。但越来越多证据表明，考虑到不同转移病灶肿瘤相关抗原的不同，肿瘤的异质性和肿瘤负荷不同，多部位的放疗而不是单一部位的放疗可以增强放疗联合免疫治疗的疗效。一项Ⅰ期临床研究评估SBRT联合伊匹单抗治疗晚期NSCLC的肺部和肝脏转移灶的有效性，结果显示肝脏转移灶比肺部转移灶的SBRT更能激活T细胞，获得生存获益。骨髓被认为是免疫赦免器官，骨转移病灶放疗难以引起远隔效应。

e. 放射-免疫相关不良反应：放疗联合免疫治疗不仅增强抗肿瘤效应，也会增加治疗相关不良反应。PACIFIC研究中度伐利尤单抗治疗组和安慰剂组的3级或4级不良反应发生率分别为30.5%和26.1%，任何级别的肺炎发生率分别为33.9%和24.8%；3～4级不良反应最常见的是肺炎，发生率分别为3.6%和3.0%。PEMBRO-RT研究中，派姆单抗联合SBRT组比派姆单抗单药组肺炎的发生率高(26% *vs*. 8%)。

2) SCLC肺内转移的放疗：SCLC在疾病确诊时，局限期SCLC约占30%，广泛期SCLC约占70%。由于SCLC生物恶性度高，广泛期SCLC易于局部侵犯和早期发生淋巴道及血行转移，其中特异性肺内转移是常见现象。

2015年，*Lancet* 发表CRESTⅢ期研究结果，498例广泛期SCLC，一线有效的患者接受预防性颅脑照射(PCI)，而后随机接受胸部放疗(30 Gy/10 F)或观察，1年生存率为33% *vs*. 28%，2年生存率为13% *vs*. 3%($P$=0.0001)，差异具有显著性。分层分析显示：有残留病灶者获益更为明显，≤2个转移部位的患者可从胸部放疗中显著获益，无骨转移和/或肝转移的广泛SCLC患者可从胸部放疗中显著获益。

对于该研究采用30 Gy/10 F剂量是否是最佳放疗方案，放疗业内对此有所争议，兼顾多数回顾性研究中更高剂量带来的生存优势，生物等效剂量(biological equralent dose, BED)>50 Gy者生存更佳，建议临床上在可以耐受前提下予以尽量高剂量照射。

随着靶向治疗、小分子抗血管治疗的进展，迎来了SCLC治疗的进步。一项关于SCLC的Ⅱ期临床试验正在进行，其目的是测试培唑帕尼(pazopanib)能否作为放疗后SCLC患者的临床用药(NCT01797874)。放疗联合小分子抗血管药物也是SCLC探索的新方向，期待未来有Ⅲ期研究结果为广泛期SCLC的放疗带来更多治疗选择。

3) 肺癌肺内转移的放疗相关毒性：

A. 放射性肺炎(radiation pneumonitis, RP)作为胸部放疗最常见的不良反应，RP通常发生在放疗开始后3个月内。RP不仅直接导致患者肺功能和生活质量的下降，而且限制了处方剂量的给定和放疗计划的实施，影响放疗疗效，严重时甚至导致患者死亡。放射损伤与修复是由众多细胞和细胞因子等

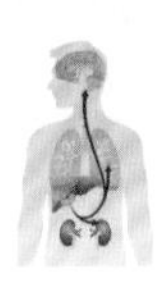


参与和相互作用的复杂病理生理过程，给予早期诊断和治疗可减轻肺损伤，保护肺功能。RP 的临床症状和体征与感染性肺炎没有明显特异性差别，但症状轻，白细胞总数升高不明显或仅中性分类稍高。糖皮质激素有刺激白细胞升高的作用，使用前应进行有关检查。CT 诊断 RP 敏感，可用于分期、指导治疗和预后的判断，其肺损伤改变可能落后于症状 7～10 d。RP 的治疗除了止咳祛痰等对症处理外，糖皮质激素的治疗是关键。建议使用长效地塞米松或泼尼松，个体化较小剂量开始，依病情调整至有效剂量并维持至 3～4 周，后缓慢减量以免病情反复。冲击疗法容易导致剂量过量或不足，而不足可导致反复性 RP 的发生。

B. 放射性食管炎（radiation esophagitis, RE）：食管在胸部放疗尤其是中央型肺癌的放疗过程中不可避免地部分或全部被包括于照射野内，出现充血、水肿、黏膜上皮细胞变性、坏死而发生无菌性炎症反应，引起吞咽疼痛、胸部不适、胃灼热、呃逆，甚至吞咽困难等症状。多数 RE 发生在放疗 2 周后。胸部放疗中食管是一个重要保护器官，当剂量达 10～20 Gy 时照射野内正常食管黏膜可发生充血、水肿，引起吞咽困难；当剂量达 30～40 Gy 后食管黏膜充血进一步加重，表现为局部疼痛或胸骨后烧灼感，尤以进食时为著。重度食管炎可能需要中断放疗、住院对症治疗，显著影响患者生活质量，并对长期生存产生负面影响。对于急性 RE，可提供鼻饲营养支持以及支持性治疗，对于放疗结束后继续发展的食管晚期损伤，则容易出现食管狭窄、溃疡甚至穿孔，严重降低患者的生活质量。

*(3) 肺癌脑转移的放疗*

肺癌脑转移是肺癌最常见的远处转移之一，发生率为 30%～50%，未予治疗者中位生存期仅 1～2 个月，是肺癌不良预后因素，严重影响患者的生存质量。前文已述及 NSCLC 患者在初始诊断时，15.8% 的患者已出现单一的脑转移。

目前，肺癌脑转移患者的主要局部治疗手段包括手术、SRS 及 WBRT。其中，单纯行 WBRT 的有效控制率约为 75%，可将患者的中位生存期延长 3～6 个月，但有较高的中枢神经系统并发症发生率。随着放疗技术的不断发展，SRS 成为治疗脑寡转移瘤患者的有效方法，特别是对于不能耐受或不愿意手术的患者，局部控制率明显优于 WBRT，且不良反应发生率更低；而对于多发脑转移患者，SRS 联合 WBRT 成为更有效的治疗模式。

1) NSCLC 脑转移的放疗：

A. SRS/SRT：瑞典著名神经外科学家 Lars Leksell 于 1951 年提出了立体定向外科的概念，即用多个小野三维集束单次大剂量照射颅内不能手术的病灶。1968 年第 1 台医用的钴-60 放射源集束照射的 γ 刀装置问世，因其能实现靶区内高剂量照射而靶区边缘剂量陡降，达到外科手术的效果，也称为 SRS。随着 SRS 技术的发展和延伸，根据照射的不同分次模式提出 SRT 的概念。美国放射肿瘤学会（American Society for Radiation Oncology, ASTRO）和美国神经外科医师协会（American Association of Neurological Surgeons, AANS）联合定义 SRT 为单次剂量 SRS 或者 2～5 分次的 SRS。SRT 缩短了总治疗时间和减少分次治疗次数，实现了对肿瘤的大剂量照射的同时最大限度降低肿瘤周围正常组织接受的放射剂量。

SRT 的剂量分布的特点：①小野集束照射，剂量分布集中；②运用几何聚集原理，将众多能量聚焦形成焦点达到治疗靶区上，靶区和周围正常组织剂量梯度大，且剂量分布不均匀；③靶区受到损毁性照射，靶区周边正常组织仅受到小剂量照射（图 20-20）。

SRS 治疗脑转移有严格的适应证，主要有：①肿瘤病灶较小（直径<3 cm）；②转移数目较少（1～3 个）；③位置较深或位于功能区；④手术或放疗后复发的病灶。Kaul 等研究发现，提高局部控制率应使处方剂量≥18 Gy（$P<0.01$），患者中位生存期可提高至 7.3～13.9 个月，且 80%以上患者的神经功能障碍可以得到改善。Niibe 等应用 SRS 治疗 61 例 NSCLC 脑寡转移患者，其中位生存期为 26 个月，2 年和 5 年总生存率分别为 60.7%和 15.7%。

B. SRS 联合 WBRT：WBRT 照射范围广，对于颅内潜在转移病灶、合并脑膜转移瘤有较好的控制，放疗总剂量的限制是导致局部肿瘤未控制或复发的主要原因。而 SRS 产生独特的剂量分布使局部肿瘤放疗总剂量提高到肿瘤所需根治性放疗剂量，病灶可以得到更好的控制。SRS 联合 WBRT 可以弥补单纯 WBRT 肿瘤易复发的缺点，提高局部肿瘤控制率。2004 年，一项关于 SRS 联合 WBRT 与单纯 WBRT 的大样本对照研究，结果显示：接受联合治疗的患者局部控制率得到提高，生存质量得到改善；尤其联合治疗可以提高单发病灶患者的生存期；2～

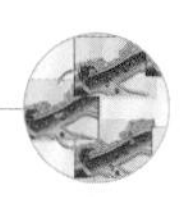

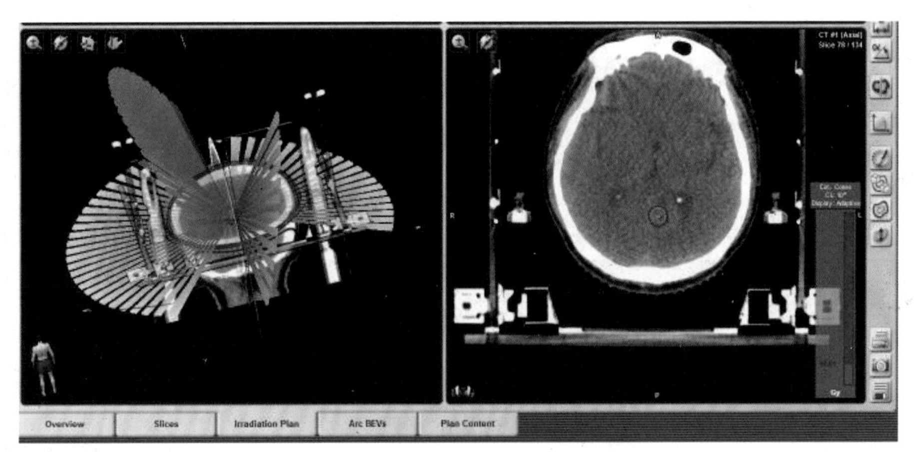


图 20－20　肺癌脑转移 X 刀放疗示例

3 个病灶的患者中位生存期和治疗不良反应两组无显著差异。O'Neill 等人同样也做过 SRT 联合 WBRT 和手术联合 WBRT 的回顾性研究，两种治疗方式下的 1 年生存率无显著差异，多因素分析发现两组的局部控制率存在差异，SRS 联合 WBRT 具有无创性或者微创的特点，较手术联合 WBRT 组能够延长患者生存期，提高生活质量，SRS 联合 WBRT 组要优于手术联合 WBRT 组。

2）SCLC 脑转移的放疗：PCI 可以有效降低 SCLC 患者脑转移的发生率并提高患者的生存率。一项荟萃分析结果显示，SCLC 患者行脑预防照射(PCI)后脑转移发生率降低了 54%，死亡风险降低了 16%，3 年生存率提高了 5%。即使对于已经有其他部位转移的广泛期的 SCLC 患者来说，化疗后进行 PCI 也是必要的，研究显示 PCI 在晚期患者中减少了脑转移的症状(14.6% *vs*. 40.4%)且提高了患者生存率，1 年生存率提高了约 14%。2007 年，EORTC 08993 研究显示，对于广泛期 SCLC，经化疗后达到完全缓解(CR)或部分缓解(PR)，推荐给予 PCI，该研究结果作为Ⅰ类证据纳入临床指南。2017 年 *Lancet Oncology* 杂志发表了日本设计严谨的前瞻性、随机、Ⅲ期临床试验结果，纳入 PCI 之前经颅脑 MRI 排除脑转移，化疗 2 个周期或更多周期后达到任何缓解，包括 CR、PR、小 PR 的人群，给予放疗 25 Gy/10 F 对比随访观察，研究结果显示 224 例患者 PCI 较观察能降低脑转移发生率(48% *vs*. 69%；$P<0.0001$)，但未提高 1 年 OS(48% *vs*. 54%，$P=0.094$)。该研究缺少神经认知功能评价。PCI 组无生存获益的原因：①排除了无症状性脑转移；②可能存在亚洲和欧洲种族的差异；③观察组 58%患者随后接受了延迟放疗。目前指南推荐，局限期 SCLC 患者在对放化疗有效(完全退缩或部分退缩)时应行 PCI(2020 年 CSCO 指南，Ⅰ类证据)，PCI 应在化放疗后 3 周进行，PCI 推荐剂量为：25 Gy，2 周内分 10 次完成。对于广泛期 SCLC 患者，经过系统化疗和胸部放疗后，达到很好疗效(CR/PR)的前提下，进行颅脑 MRI 检测排除脑转移的情况下，进行 PCI 要慎重决定(2020 年 CSCO 指南)。NCCN 指南推荐行脑部 MRI(优先推荐)或者 CT 检查，第 1 年每 3～4 个月复查 1 次，第 2 年每 6 个月复查 1 次。PCI 可导致患者记忆力下降，因此在制定 PCI 的治疗决策时应与患者及其家属充分沟通，根据具体情况权衡利弊后确定。对于年龄＞70 岁、有严重的合并症，功能状态(PS)评分＞2 分、已经存在神经认知功能受损的患者建议慎行 PCI 治疗，PCI 前建议行头颅增强 MRI 检查排除脑转移。为了尽可能减少 PCI 的此类毒性，可选择 IMRT 保护“海马”的全脑照射。

SCLC 患者诊断后 2 年内发生脑转移的概率约为 70%。一旦出现脑转移，患者存活期以及生活质量都会受到严重的影响。对于广泛期 SCLC 在初诊时出现特异性脑转移，如果没有症状，可以先以系统化疗为主，化疗 3～4 个周期后择期进行头部放疗；如果有明显脑转移症状，则尽快进行头部放疗，建议 WBRT，剂量 30 Gy/10 F，预期生存 4 个月以上者可采用 SRS 或 SRT 局部巩固治疗残留病灶，或采用 WBRT 同时局部同步加量调强放疗(simultaneous integrated boost－IMRT，SIB－IMRT)方式(图 20－21)。

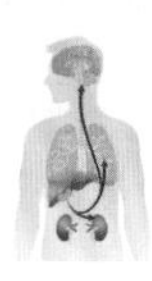

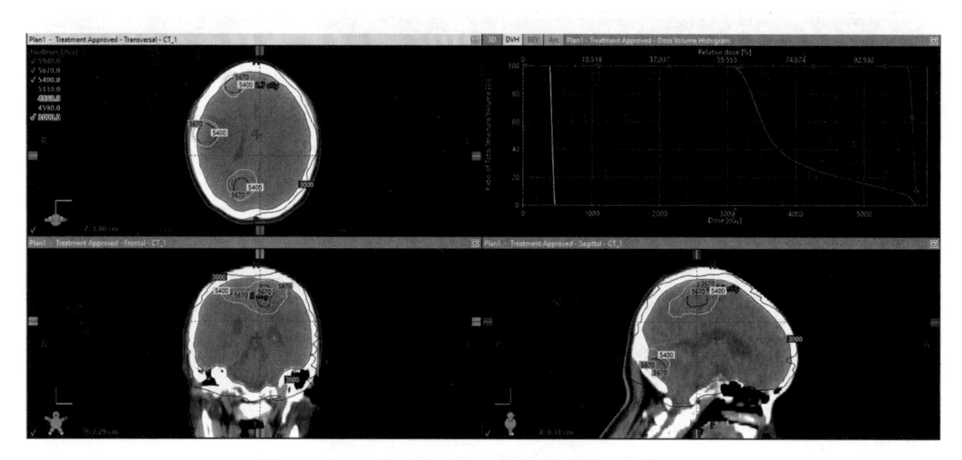

图 20－21　全脑同步局部推量调强放疗示例

3）肺癌脑转移巨大病灶的放疗：单次分割的SRS治疗是一种有效且被公认的替代WBRT治疗脑转移瘤的方法。然而，特别是在治疗直径较大的肿瘤中，进行单次分割治疗中使用高剂量，有发生急性和晚期不良反应的可能性，以及受到周围危及器官的剂量限制，放射外科并不总能得到实施。大分割放疗（hypofractionated radiotherapy，HFRT）通过在每次分割时使用高剂量，可以在保持对病灶的良好局部控制的同时，减少不良反应事件的发生。但是，最佳的剂量及分割模式仍需进一步探讨及研究。

大体积脑转移瘤通常指所测量的病灶直径≥3 cm或体积≥4 $cm^3$。治疗方案包括：手术联合术后放疗瘤床残腔，或手术联合WBRT，或单独SRS，或HFRT。在可能的情况下应考虑手术，联合术后放疗，以减少占位效应，减轻神经症状，利于治疗处理。对于不能手术切除的大体积脑转移瘤患者，WBRT被认为是标准的治疗方法。然而，WBRT治疗直径较大的病变，局部控制率不佳。

另外，一种可能的替代单次分割SRS治疗和HFRT的方法是在2周或几个月间隔的2个或2个以上的疗程中进行多阶段放疗。Higuchi等在2009年发表的一项研究涉及43例脑转移患者的治疗，所测量的脑转移瘤的容积≥10 $cm^3$，每隔2周3次分割使用30 Gy照射。在受照10 Gy和20 Gy的照射后，90%以上的肿瘤体积分别减少18.8%和近40%。治疗后12个月的局部控制率为75.9%。Yomo和Hayash采用两阶段治疗，每隔3～4周进行一次放疗，58处脑转移瘤的体积>10 ml，共使用20～30 Gy照射。观察到治疗后1年的局部控制率为64%。

对于大体积脑转移瘤进行手术治疗，手术后瘤床残腔往往直径>3 cm，使SRS变得很困难，因此，较大的瘤床残腔通常采用HFRT，剂量范围24～36 Gy，3～6次分割。

HFRT是WBRT的一种可行的替代方案，可用于先期治疗不适合SRS或手术的脑转移瘤，或在手术后进行。HFRT具有可接受的不良反应和良好的局部病灶控制。最佳的分割剂量仍需进一步研究。

4）肺癌脑转移的放射综合治疗：

A. 放疗联合靶向治疗：在EGFR－TKI问世之前，由于化疗整体疗效较差且透过血-脑屏障的能力较弱，面对合并脑转移的晚期NSCLC，包括手术、放疗在内的局部治疗是脑转移的标准治疗，尤其是多发的、有症状的脑转移。随着TKI类靶向药不断推陈出新，其抗癌活性和血-脑屏障的透过率逐步提升，全身药物治疗对脑转移的控制能力不断增强，与之相关的不良反应不断降低，脑部局部治疗的地位正在受到挑战。如何精准界定脑部局部治疗的适应人群，合理选择脑部局部治疗的技术手段，科学安排脑部局部治疗的干预时机，成为当下晚期*EGFR*突变NSCLC脑转移的研究热点。对于脑部寡转移、一般情况较好、分级预后评估（GPA）评分较高的晚期*EGFR*突变NSCLC患者，一线治疗推荐EGFR－TKI和脑部SRS联合治疗；而对脑部多发转移、一般情况较差、GPA评分较低的患者，一线治疗首选EGFR－TKI单药治疗。

随着奥希替尼、阿美替尼等第3代EGFR－TKI

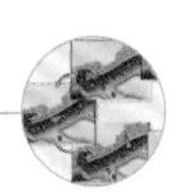

药物上市，脑部局部治疗的临床价值和干预时机再次成为争议的焦点。在AURA3研究的脑转移人群亚组分析中，奥希替尼治疗基线有可评估病灶的脑转移患者，ORR为70%、疗效维持的中位期为8.9个月、脑部病灶无进展生存的中位期为11.7个月。在FLAURA研究的脑转移人群亚组分析中，奥希替尼一线治疗基线有可评估病灶的脑转移患者，ORR高达91%，脑部病灶无进展生存期尚未达到（>16.5个月）。

对于*EGFR*突变的晚期NSCLC脑转移患者，需要结合所用的EGFR-TKI的类型、脑转移的个数和大小、颅外转移病灶的分布以及患者的一般情况等多个因素综合考虑。其中，脑部寡转移、一般情况较好的患者，大概率可以从及时、积极的脑部SRS中获益；而在第3代EGFR-TKI治疗时代，脑部局部治疗的临床价值和干预时机亟须高质量的循证医学数据。

B. 放疗联合免疫治疗：放疗能够诱导肿瘤抗原释放，改善肿瘤免疫微环境，引发远隔效应，与免疫治疗产生协同抗肿瘤反应。一些回顾性研究结果提示，ICI与放疗联合治疗脑转移可以增强疗效，而且似乎二者同步进行相比序贯和单用放疗疗效更佳。Ahmed等回顾性分析了17例NSCLC脑转移患者，共有49个脑转移灶，其中22个病灶为放疗后序贯免疫治疗，13个病灶为放疗同步免疫治疗，14个病灶为免疫治疗后序贯放疗。研究结果显示，在免疫治疗前或同步接受放疗的脑转移患者，6个月颅内客观缓解率（iORR）为57%，而免疫后序贯放疗的脑转移患者则为0（$P=0.05$）。上述研究提示，免疫治疗同步接受放疗对于脑转移患者可能具有更好的疗效。此外，有两项研究观察了免疫治疗联合放疗的安全性。一项回顾性研究收集了54例NSCLC脑转移患者，其中免疫联合SRS组37例，单纯SRS组17例。该研究结果显示，两组放射性坏死或瘤内出血发生率无明显增加（5.9% *vs*. 2.9%；$P=0.99$），瘤周水肿发生率亦无显著差异（11.1% *vs*. 21.7%；$P=0.162$）。研究提示免疫联合放疗治疗NSCLC脑转移患者耐受性较好，不良反应无明显增加。但Martin等回顾性分析了480例接受SRS的脑转移患者（包括294例NSCLC、145例黑色素瘤和41例肾细胞瘤），其中115例（包括38例NSCLC）脑转移患者接受ICI联合治疗（药物包括伊匹单抗、派姆单抗和纳武单抗）。研究结果显示，免疫联合放疗较单纯放疗的放射性脑坏死发生率增高（23/115，20% *vs*. 25/365，6.8%），且与免疫治疗相关（$P=0.004$）。研究提示，免疫联合放疗应警惕放射性脑坏死的发生。

上述回顾性研究提示，免疫联合放疗显示出较好的生存获益，总体安全性较好，但应警惕放射性脑坏死的发生。关于联合治疗中放疗的最佳时机以及如何与其他治疗手段进行有效整合等，仍需进一步探究。

5）放射性脑损伤的预防和处理：在HFRT的情况下，放射性脑坏死的发生率可达10%～15%。在一系列对应用SRS和HFRT治疗脑转移瘤的对比研究中，当患者接受单次分割治疗时，放射性脑坏死的发生率似乎更高。有报道接受HFRT后出现相关的神经学症状，患者需要长期类固醇激素治疗。周围脑水肿和放射性脑坏死引起的死亡虽然很罕见，但也见于报道。

颅脑放疗的急性不良反应包括脑水肿、头痛、恶心、呕吐、脱发、口腔黏膜炎、乏力、厌食、听力丧失、急性放射性脑病、亚急性脱髓鞘综合征、放射性脑坏死、视神经萎缩和继发性脑卒中等。延迟不良反应（通常在放疗6个月后）主要为神经认知障碍、卒中样症状等。治疗方法包括营养支持、糖皮质激素、甘露醇及甘油果糖等。

脑放射性坏死是放疗后的严重并发症，一般发生在放疗6个月以后，位置在原肿瘤区或其周围，与肿瘤复发有相似的临床表现及常规MRI形态学改变，常规CT及MRI并不能可靠地鉴别脑肿瘤复发和放射性坏死，可使用MRI灌注成像，放射性坏死通常表现为低灌注。使用贝伐珠单抗（bevacizumab）能够改善放射性脑损伤，并能有效减轻放疗后脑水肿。

（4）肺癌肝转移的放疗

前文已述及，NSCLC患者在初始诊断时，5.8%的患者出现单一的肝转移；在整个病程中，肺癌肝转移的发生率为38%～44%，其中SCLC的比例较高。因此，肝脏是较为常见的肺癌远处转移器官。肺癌肝转移预后较差，中位生存期一般<7个月。对于肺癌肝转移手术治疗的意见尚不能统一，有研究认为，肝转移瘤首选手术切除，术后5年生存率为25%～49%，手术死亡率约为3%。随着外科技术不断进步，肺癌肝转移患者手术治疗逐渐增多，多个研究称部分患者术后可获得较长生存。但并非所有

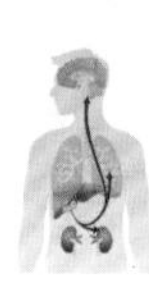


患者都能接受手术治疗,由于肝转移灶的解剖及大小、数量的影响,相当比例的患者不能接受手术。对于不能手术的肝转移瘤目前以化疗为主,但它的有效率约为 25%,而且化疗并不能改善患者的生存期。因此,放疗等局部治疗方法越来越广泛地应用于肝转移癌治疗中。

1) 肝脏寡转移与多发转移:寡转移概念首先由 Hellman 与 Weichselbaum 共同提出。寡转移状态是一段肿瘤生物侵袭性较温和的阶段,介于局限区原发灶与广泛性转移之间的过渡阶段。寡转移瘤数目有限并且转移器官具有特异性。"寡转移"强调局限性肿瘤负荷,近似于孤立性转移但又有所不同。孤立性转移强调了单个的转移数目。寡转移灶可以是单一器官的多个转移灶或多发器官的多发转移。转移灶数目 1~8 个均有报道,但大多数文献认为最多在 5 个以内。相对应的,超出了寡转移之外的Ⅳ期肺癌,称为多转移。2015 年,国际肺癌研究协会(International Association for the Study of Lung Cancer, IASLC)提出的第 8 版 NSCLC 分期调整中,寡转移被归类为 $M_{1b}$,预后与 $M_{1a}$ 相似,明显优于广泛期转移($M_{1c}$)的患者。并且,新分期特别强调了局部治疗手段(如手术切除、SRT 等)在 NSCLC 寡转移中的优势地位。

寡转移通常有以下几种表现形式:①开始型寡转移或同期寡转移,指首诊时就表现出寡转移的情况;②复发型寡转移(寡复发)或异期寡转移,指原来已消除的病灶在治疗一段时间后又出现复发的转移;③诱导型寡转移,指原来广泛转移的患者经过一段时间的全身治疗后,转移灶数目减少从而表现出的寡转移;④进展型寡转移(寡进展),指正在接受全身治疗的患者原发病灶及大部分转移病灶得到控制但又出现了新的局限性转移灶。寡转移状态的形成并非随机和无序的,整个过程受到机体的严格调控。

2) 肺癌肝转移的放疗:

A. 伴有肝寡转移的放疗:目前,肺癌肝寡转移瘤的标准治疗方法是手术治疗,但受寡转移灶部位或大小的影响,能进行手术治疗患者比例仅为 10%~15%。肝脏是放射灵敏度仅次于骨髓、淋巴组织和肾的器官。以往由于对放射性肝损伤的顾虑,肝脏放疗在临床上受限;随着放疗技术的不断发展,各种先进放疗技术的应用,肝脏肿瘤的放疗开始广泛开展起来。IMRT 及 SBRT 可以精确控制剂量分布,使得靶区剂量分布集中,靶区周边剂量较小,从而保护正常组织,放疗用于肝转移瘤治疗的安全性和有效性也已得到认可。SBRT 利用每次高剂量的放疗,短短几次照射即能达到根治性剂量以消灭肿瘤,所以也被称为 SABR(图 20-22、图 20-23)。同头部立体放疗类似,都要求对肿瘤进行精准定位照射,同时尽量保护周围正常组织和器官。

SBRT 治疗肝转移癌更是在临床得到广泛的应用。越来越多的文献报道 SBRT 治疗肝转移癌取得较好的效果,无论局控还是生存都能使患者获益。McGinn 等认为,在不超过 2/3 的正常肝脏体积免受

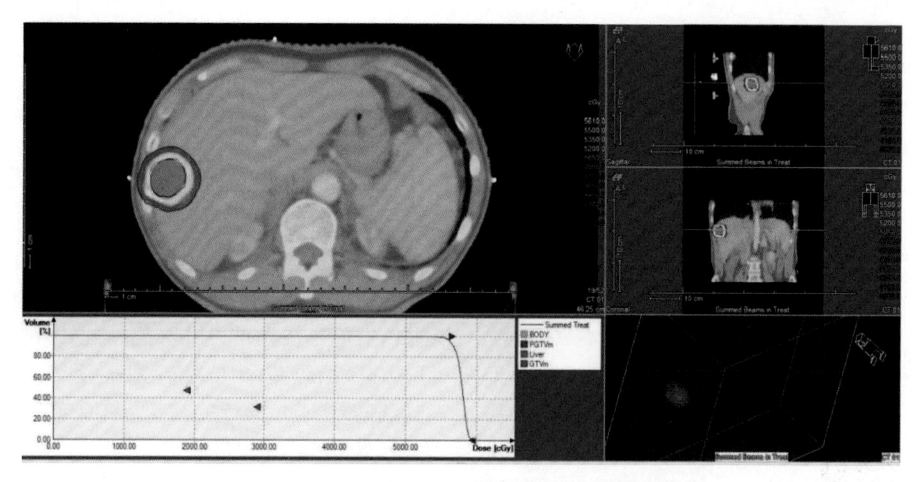


**图 20-22 肺癌肝脏单发转移立体定部定向放疗**

肿瘤位于肝脏右叶边缘,计划肿瘤区(PGTV)54 Gy/10 F。

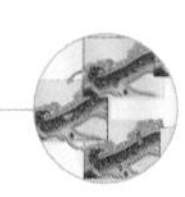

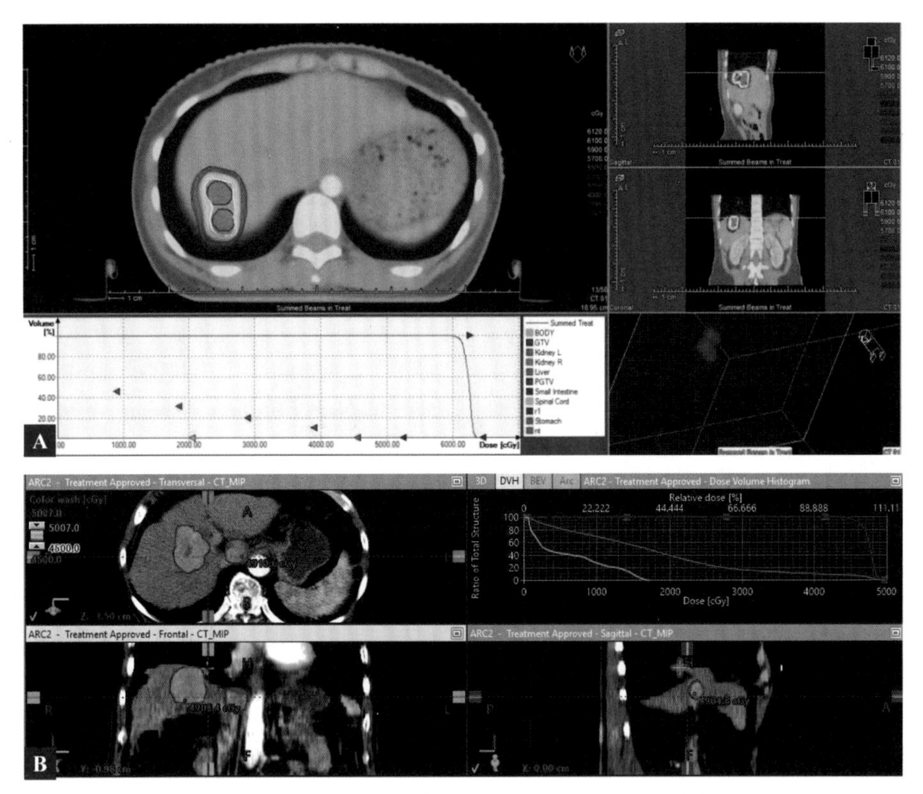


图 20－23　肺癌肝脏多发转移立体定部定向放疗

A. 肿瘤位于肝脏右叶，PGTV 60 Gy/10F；B. 肿瘤位于肝脏右叶及尾叶，PGTV 45 Gy/10 F。

高剂量照射的情况下，给予原发肿瘤或者转移灶 100 Gy 的照射剂量，出现严重的放疗反应发生率较低，这也为 NSCLC 肝脏转移瘤 SBRT 提供了理论依据，为不能手术的患者提供了新的可靠的治疗方案。Lanciano 等用 SBRT 治疗 39 例肝寡转移患者，中位随访 22 个月，接受 BED＞100 Gy 的患者 2 年局部控制率为 75%，而接受 BED＜100 Gy 的患者仅为 38%。Rule 等进行前瞻性随机对照研究，将 SBRT 治疗肝转移癌的患者分为 3 个剂量组，即 30 Gy/3 F、50 Gy/5 F 和 60 Gy/5 F，结果显示 3 组的 2 年肺癌肝转移局部控制率分别为 56%、89%和 100%，各组均未出现严重并发症。由此可见，SBRT 治疗肝寡转移时局部疗效具有剂量依赖性，肝寡转移灶所接受照射剂量的大小是影响局部控制率的主要因素。

B. 伴有肝多发转移的放疗：伴有肝脏转移的多发转移肺癌患者预后较差，放疗主要作用是姑息减症，如缓解肿瘤压迫症状、减轻疼痛等，以提高患者生活质量。20 世纪 80—90 年代，放疗肿瘤协作组(RTOG)曾对 109 例患者给予 7～19 次放疗，总剂量达 21～30 Gy，临床总缓解率达 35%。国外多项临床研究表明，低剂量全肝放疗后，肝区疼痛缓解率达 55%～80%，患者生存质量得到明显改善。RTOG 的另一项研究表明，2 次 10 Gy 的放疗剂量可使 1/2～2/3 的患者缓解症状。一项Ⅱ期临床研究也证实单次剂量 8 Gy 即可有效缓解临床症状，但患者 OS 并无明显延长。这些研究都证实，低剂量全肝放疗可以缓解患者临床症状，但对患者生存期延长无意义，而且具有诱发放射性肝疾病的严重风险，限制了放疗剂量的提高而达不到满意的肿瘤控制，近年已不再推荐低剂量全肝放疗。对肝内转移灶实施 SBRT，可以缩短治疗周期，在不造成严重不良反应的同时能够达到姑息减症的目的，因此越来越多地运用于肝脏多发转移的治疗。

3) 肺癌肝转移的放射综合治疗：

A. 放疗联合靶向治疗：近年来，靶向药物治疗已全面改变了肺癌的诊疗模式，并显著改善了肺癌患者的生存期和生活质量。针对 SCLC 靶向治疗包

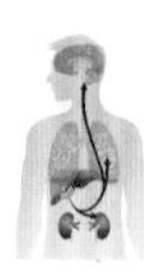



括多腺苷二磷酸核糖聚合酶(PARP)抑制剂、极光激酶(aurora)抑制剂以及小分子多靶点抗血管药物等;与NSCLC相关的靶向治疗包括EGFR抑制剂、*ALK*基因抑制剂、*ROS1*基因抑制剂、*NTRK*基因抑制剂,等等。

放疗作为局部治疗手段,在4DCT及IGRT技术指引下,可以对肝脏转移病灶实施SBRT,在不造成肝脏严重不良反应的前提下最大限度地杀灭转移性肿瘤,缓解症状,提高患者生存质量。2020年ASCO公布了一项评价吉非替尼+SBRT对比吉非替尼单药治疗*EGFR*突变、寡转移NSCLC的Ⅲ期随机对照研究SINDAS的结果,提示联合组PFS(*HR*:0.618)和OS(*HR*:0.682)都有显著延长。

B. 放疗联合免疫治疗:NSCLC肝转移患者免疫单药治疗疗效不佳;KEYNOTE-189采用派姆单抗联合化疗则对NSCLC肝转移产生了临床获益。IMpower150模式的肝转移更新数据,95%*CI*上界跨1,但和总体人群的OS趋势是一致的,显示肝转移使用阿替利珠单抗+贝伐珠单抗+卡铂+紫杉醇四药联合策略有OS获益趋势;对于这类难治的、预后很差的肝转移人群,是可选择治疗模式。然而,对于不同肿瘤的肝转移患者,这些纯粹药物的方式是否是最佳方案,放疗能否发挥用武之地需要进行更多的研究。

肝脏是免疫耐受器官,在其特殊的免疫微环境中髓系来源的抑制性细胞、肝脏树突状细胞、Kupffer细胞通过免疫抑制网络抑制$CD8^+$和$CD4^+$效应T细胞的活化,而放疗联合免疫治疗有望改造肝脏免疫微环境,进而从免疫抑制环境中增强免疫疗效,接受肝脏放疗患者有可能增加:①$CD8^+$细胞表达诱导性共刺激分子(inducible costimulator, ICOS)、糖皮质激素诱导的肿瘤坏死因子变体(GITR)和淋巴细胞激活因子3(LAG3);②$CD4^+$细胞表达4-1BB因子、GITR和T细胞免疫球蛋白和黏蛋白结构域3(TIM-3);③肿瘤表面PD-L1的表达促进PD-1活化。在结直肠癌肝脏寡转移使用SBRT、派姆单抗、手术联合治疗的小样本研究取得了不错的结果。

近年来,联合治疗越来越多地受到认可,特别是以免疫为中心的联合治疗,如免疫联合化疗、免疫联合靶向治疗、免疫联合放疗和其他治疗。其中,免疫联合放疗的组合方式格外引人注目。虽然在既往研究中,除了姑息放疗外,放疗在晚期NSCLC中尚无使用指征,但结合文献,这类患者使用放疗有以下4个理论基础:①放疗已被证明可提高寡转移性(仅有少数转移灶)晚期NSCLC患者的生存率;②放疗会增加抗原的释放和递呈,促进抗肿瘤免疫反应,从而杀死肿瘤(微)转移灶;③放疗可调节肿瘤微环境,增加细胞毒性T细胞的浸润,这是抗肿瘤免疫反应的关键;④放疗会通过重塑肿瘤微环境而降低免疫治疗抵抗。

无论是Keynote189研究还是Keynote407研究都证实,在肺癌中ICI获益人群PFS明显延长。2012年*New England Journal of Medicine*杂志发表的一篇文章中,免疫治疗联合传统放疗产生免疫远隔效应的个案报道引起肿瘤学界强烈关注。所谓远隔效应即局部放疗所引起的放射靶区外的肿瘤病灶退缩。其机制包括促进肿瘤抗原释放、促进肿瘤抗原递呈、与免疫抑制剂协同作用诱导肿瘤浸润性淋巴细胞(TIL)的产生、增加肿瘤细胞对免疫介导细胞死亡的易感性等。2017年公布的Pacific研究结果将免疫治疗在NSCLC的适应证从晚期扩展到了局部晚期。同年发表在*The Lancet Oncology*杂志上的Keynote001二次分析结果提示,放疗增强免疫应答可能存在记忆效应,但记忆效应产生机制、时间窗等问题目前尚不清楚。随着近年来PEMBRO-RT研究的发表,放疗联合免疫治疗的各种细节日渐清晰。在临床工作中,放疗联合免疫治疗参与肺癌的全程治疗,结果值得期待。

4) 放射性肝炎的预防与处理:肝脏的放射敏感性仅次于骨髓、淋巴组织和肾。肺癌肝转移放疗的不良反应作用包括胃肠道反应和骨髓抑制,以及放疗引起放射性肝损伤(radiation-induced liver damage, RILD)等。肝转移瘤行SBRT疗效满意且不良反应发生率低,常见不良反应为恶心、呕吐及乏力等,少数患者出现转氨酶升高、胃炎及血小板减少等,其主要治疗手段为对症处理。

文献报道的肝脏肿瘤急性放疗不良反应包括纳差、恶心、呕吐、上消化道出血、肝功能损害,后期放疗不良反应主要是RILD,一般发生在放疗结束2周之后,迟者也可在半年后出现。

RILD是继发于肝脏放疗后并发的最严重、制约剂量递增的致死性并发症。肝脏是放射敏感器官,然而体外肝实质细胞却是放射抵抗细胞,很难用"经典的靶细胞理论"解释。肝实质细胞微环境包括非实质细胞、放疗后产生的细胞因子级联效应参与肝

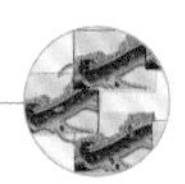

脏放射损伤发生、发展，即放疗后的非靶向性效应(non-target effect)在RILD中发挥重要作用。辐射诱导基因调控下多条信号转导途径进行细胞内及细胞间的信息传递，形成庞大调控网络，但它们之间的相互关系及调控模式仍不清楚。大量文献支持肝脏非实质细胞是放射敏感细胞，放疗后释放大量细胞因子是放射诱导非靶向性效应的关键因素。

程度较轻的RILD多可自行修复，而严重的RILD一旦发生，多呈进行性进展，对此暂时没有有效的治疗方法，主要是对症处理为主，临床上可给予复方甘草酸苷、门冬氨酸钾镁等。相对于治疗，预防RILD的发生显得更为重要。除了对患者进行详细的评估外，放疗技术也是一个关键因素。随着精准放疗和个体化放疗概念的引进，在达到肿瘤治疗剂量的同时，尽可能地对周围正常的肝脏组织进行保护。IGRT以及立体定向追踪技术将大大减少照射误差。此外，利用呼吸运动触发技术(压腹、浅呼吸、憋气、门控和跟踪技术)可有效降低因呼吸运动导致肝脏肿瘤位移和形变而产生的治疗不精确性，减少肝脏正常组织的受照体积及RILD的发生率。

(5) 肺癌骨转移的放疗

肺癌发病率高且发病隐匿，确诊时约50%为晚期(Ⅳ期)。前文已述及，骨转移是肺癌主要的晚期表现之一，22.3%的NSCLC患者在初始诊断时出现单一的骨转移。随着治疗方法和技术的进步，晚期肺癌患者的5年生存率逐渐提高。患者生存获益的同时，发生骨转移及骨相关事件(SRE)的风险亦随之增高。虽然化疗、靶向治疗等方式在NSCLC、SCLC等瘤中存有不同方式，但对于骨转移放疗方面大体相似。

肺癌骨转移发生率为10%～15%，研究显示甚至有50%的肺癌患者死后尸解发现有骨转移。肺癌骨转移后患者的中位生存期仅为6～10个月，经过治疗后1年生存率也仅为40%～50%。肺癌骨转移的好发部位在脊柱和躯干骨近端，发生于脊柱者占50%、股骨占25%、肋骨和胸骨占12%。

1) 肺癌骨转移的放疗方式：放疗是肺癌骨转移有效的治疗方法之一，能够减轻或消除症状、改善生活质量、延长生存，还能预防病理性骨折和脊髓压迫的发生及缓解脊髓压迫症状。放疗包括外照射和放射性核素治疗两类。

A. 体外放疗：体外放疗是肺癌骨转移姑息性放疗的首选方法。对经化疗和双磷酸盐治疗后仍无法缓解的顽固性疼痛、椎体不稳、即将发生病理性骨折和脊髓压迫症的患者，局部放疗可迅速、有效地缓解骨破坏和软组织病变导致的疼痛。对于长骨骨折患者，放疗可有效控制疼痛，并有可能促进骨折愈合。

a. 骨转移外放疗技术：局部外照射技术的选择主要取决于治疗部位，原则是用最少的治疗获得最大疗效，避免因治疗增加并发症。颈椎转移癌可采用侧野照射以减少上呼吸消化道的放疗反应。胸椎转移癌可采用高能光子单后野照射技术，但是通常需要拍侧位平片来测量病变的深度，计算和记录脊髓受照剂量，并保证低于脊髓的耐受剂量。腰椎病变由于位置较深，单独后野照射难以满足剂量学要求，应该从侧位平片实测肿瘤深度，采用前后对穿野照射并调节其剂量权重可以达到满意的剂量分布。对于肋骨的转移癌，根据病变的具体位置和范围，可以选用光子线切线或电子线照射。当骨转移癌向骨外生长或紧邻脊髓时，应通过CT或MRI等影像学资料确定靶区和重要的危及器官，采用CT模拟定位和三维计划设计，确保肿瘤得到充分的照射剂量，同时保护脊髓等重要器官。

随着放疗技术的发展，SBRT的出现给肺癌骨转移患者带来了新的希望。SBRT可显著提高患者的局部控制率，并可显著缓解骨转移引起的疼痛症状，给患者带来更好的生活质量。传统放疗技术因靶区适形性和精确性较差，或者受到脊髓受量的限制，疗效不甚满意。而SBRT因其靶区适形性和精确性较高，保证肿瘤周围正常组织受到相对少的剂量照射，能更好地保护脊髓，在脊柱寡转移瘤治疗中的应用也越来越广泛。目前主要的分割模式为单次分割和多次分割，两种分割模式均能很好地止痛，但前者局部控制率相对较低，复发率相对较高。Bhattacharya等建议单次分割运用于预期寿命较短或者一般情况较差的患者，多次分割运用于预期寿命较长或者一般情况较好的患者。

b. 骨转移外放射适应证：①治疗前评估患者全身症状及其他部位肿瘤情况。PS评分<2分，全身病变稳定：较高剂量较长时间或对寡转移病灶采用SBRT技术，尽量提高局部控制率；PS评分≥2分，其他部位进展：较低剂量较短时间，姑息缓解疼痛为主。②骨转移部位：承重骨即使无症状亦可预防照射，减少骨不良事件发生；非承重骨其他治疗手段缓解疼痛症状无效、影响功能，尽早予局部放疗。③骨痛需要放疗的SRE定义：非承重骨的骨转移，伴骨

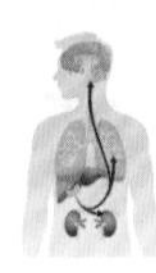



痛[视觉模拟评分(visual analogue scale, VAS) 4分],经中度止痛药无效而接受放疗属于 SRE;承重骨骨转移,伴疼痛(VAS 4 分)接受放疗属于 SRE;承重骨骨转移无疼痛,但有明显骨质破坏而接受放疗则属于伴随治疗。④体外放疗适应证:有疼痛症状的骨转移灶,缓解疼痛及恢复功能;选择性地用于负重部位骨转移的姑息性放疗(如脊柱或股骨转移);骨寡转移 SBRT。

c. 单次放射及多次放射适应证:①单次放射适用于非中线骨转移;行动不便急需解决骨痛患者;有骨折风险患者。②多次放射适用于因其他治疗止痛无效而疼痛需要放疗的骨转移患者;对大多数无椎体或重要结构骨转移的初治骨转移患者,可推荐单次较高剂量放疗,但再放疗和病理性骨折的发生率较高。

d. 骨转移外放射常用剂量与分割方法:每次300 cGy,共 10 次;每次 400 cGy,共 6 次;每次400 cGy,共 5 次;每次 800 cGy,单次照射(顽固性疼痛、已发生或即将发生的病理性骨折的患者,推荐剂量为 8 Gy/次、10 Gy/次);对于寡转移或者形成软组织肿块的骨转移病灶可适当提高放疗剂量,包括采用 SBRT 技术。

e. 骨转移外放射疗效评价:①疼痛改善程度。完全缓解:指疼痛明显减轻或基本消失,恢复正常活动,基本可以不用止痛药。部分缓解:指疼痛减轻,止痛药使用明显减少,因骨转移所导致的功能障碍部分缓解。无效:疼痛略减轻或无明显缓解,止痛药物剂量不能减少。②影像学检查。

B. 全身性内照射放疗:是肺癌骨转移的一种有效的治疗手段。放射性核素治疗常用药物包括$^{89}$Sr 和$^{153}$Sm,后者已较少应用。适应证:①经临床、CT 或 MRI、全身骨显像和病理确诊多发骨转移性肿瘤。尤其是前列腺癌、乳腺癌和肺癌骨转移患者且全身骨 ECT 显像病灶处有放射性浓聚。②骨转移性肿瘤患者伴骨痛。③白细胞≥3.5×$10^9$/L,血小板≥80×$10^9$/L。禁忌证:①骨显像示转移灶仅为溶骨型冷区。②严重骨髓、肝肾功能障碍患者。③近期(6 周内)进行细胞毒素治疗患者。常用剂量及方法:$^{89}$Sr 常用剂量为 1.48～2.22 MBq/kg,成人每次一般为 148 MBa, 3～6 个月后可重复应用。给药方法:一次静脉缓慢注射给药(1～2 min)。注意:该治疗发生骨髓抑制风险较高,且恢复较慢(1～2 周甚至更长)。

C. 骨转移外放疗与手术治疗:恶性脊髓压迫症(malignant spinal cord compression, MSCC)是由原发性或继发性椎管内肿瘤或硬脊膜外肿瘤导致脊髓受压而出现的一系列神经系统的症状和体征。MSCC 是晚期肿瘤的常见并发症,95%是髓外的脊髓转移瘤,最常见的原发肿瘤为肺癌、乳腺癌和前列腺癌。MSCC 侵犯最多的是胸椎(60%～78%),其次为腰椎(16%～33%)和颈椎(4%～15%),>50%的患者会发生多节段的侵犯。MSCC 最终导致患者进行性瘫痪、麻痹、感觉丧失和括约肌功能障碍,严重影响患者的生活质量,显著缩短其生存期。MRI 是目前诊断 MSCC 首选的影像学检查手段,也是诊断的金标准,其总的准确率可达到 95%(灵敏度为93%,特异性为 97%),可以清晰地显示椎体骨质、周围软组织及椎旁间隙的结构,并生成全脊椎扫描图像,与传统 X 线及 CT 相比,能获得更多信息。

手术在骨转移的治疗是有限的,目的是止痛、保持功能。虽然多数外科医师和患者选择内固定来治疗骨折和有高危骨折危险者,在缓解疼痛和保持功能方面是非常有效的,但这只是暂时的方法。外固定有时也可以起到此目的。有明显脊髓压迫者进行手术减压,而后结合放疗或放化疗;对骨或周围组织不能耐受再次放疗者,且病变局限者可考虑手术切除外,一般不考虑进行单纯手术治疗。四肢骨单发骨转移,可行局部广泛切除;病理骨折可行外固定或手术固定止痛。对于溶骨性脊柱转移或脊柱不稳定又不适合常规手术的患者,椎体成形术或经皮椎体后凸成形术可能较为适用,但是目前椎体成形术与外照射的合理顺序以及是否增加外照射疗效还缺乏可靠的临床研究证据。

D. 骨转移疼痛复发再放疗:尽管骨转移单次照射和分次照射的疼痛缓解率相似,但前者放疗后因疼痛复发进行的再治疗率显著高于后者,分别约为8%和 20%。在下列 3 种情况下可以考虑再照射:①初程放疗后疼痛未缓解或进展;②初程放疗后疼痛部分缓解,希望通过再放疗进一步减轻疼痛;③初程放疗后疼痛部分或完全缓解,但是后来疼痛复发。

2) 骨转移放疗不良反应及处理:

A. 放射性脊髓炎:是由放射性所致的脊髓损伤,是较为严重的并发症。放射线在杀伤肿瘤细胞的同时,会有一部分射线经过脊髓。当这部分射线的剂量超过脊髓的耐受量(一般为 45 Gy),就可能导

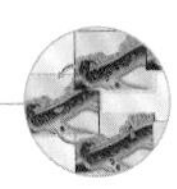

致放射性脊髓炎。主要临床表现：①早期短暂型，为主观的感觉症状和很轻微的客观感觉障碍，经过3个月后逐渐缓解；②下运动神经元损害型，表现为肢体无力、肌肉萎缩、腱反射减弱或消失。在放疗期间或放疗后，患者如果出现感觉异常，或颈部活动时出现自颈部沿脊柱向肢体放射的触电样感觉时，需要警惕有无放射性脊髓炎，以决定是否调整治疗方案，行激素、脱水剂、血管活化剂、改善微循环药物治疗，慢性期主要以促进神经细胞恢复药物及功能锻炼为主。

B. 放疗相关性骨髓抑制：肺癌骨转移患者在针对骨盆转移性放疗时，骨髓内各种造血细胞的分裂增生受到抑制，向周围血中释放的成熟细胞（包括白细胞、红细胞和血小板）减少。射线对生成这3种细胞的前体细胞放射敏感度是一样的，而白细胞和血小板的寿命很短，因此外周血中计数很快下降，而红细胞的寿命时间较长，故贫血出现较晚。白细胞和血小板下降到一定程度就会对人体产生影响并有一定的危害，如患者自觉全身乏力，易导致严重感染甚至败血症；有出血倾向，导致内脏、颅内出血致死亡。当白细胞$<3\times10^9$/L、血小板$<70\times10^9$/L时应暂停放疗，予升血对症治疗，血象恢复后再开始治疗。放疗期间应每周检查血象1次。单纯放疗一般不易引起明显的血象下降，下降的多少与照射野大小、部位等因素有关。放疗中应加强营养，促进造血功能，食物宜高维生素、高蛋白。

C. 放疗相关爆发性痛：骨转移癌放疗引起的爆发痛[疼痛闪耀反应（flare reaction）]是指在放疗早期出现的暂时性的疼痛加重现象，尤其多见于单次大剂量照射者，其原因可能与放疗早期肿瘤或组织细胞肿胀、局部压力增高有关。地塞米松预防使用5 d可减少发生。出现疼痛闪耀反应与疼痛控制无关。

（6）肺癌肾上腺转移的放疗

肾上腺是转移瘤好发脏器之一，仅次于肺、肝、骨骼而居第4位，最常见的原发肿瘤来自肺、乳腺、皮肤、肾、甲状腺及结肠等，其中上皮来源肿瘤的肾上腺转移率高达27%、黑色素瘤肾上腺转移率为50%、肺癌肾上腺转移率为30%～40%。临床上一般无症状，偶可出现肾上腺功能不全。

肾上腺转移性肿瘤中有18%～38%来自肺癌，孤立性肾上腺转移发生率为1.6%～3.5%。手术和SBRT都可用于治疗肾上腺转移，以往肾上腺寡转移患者局部治疗以手术为主，常规放疗常用以治疗肾上腺转移灶压迫神经引起的疼痛，而SBRT具有较高的局部控制率，且为非创伤性治疗手段。

关于NSCLC孤立性肾上腺转移的治疗目前尚缺乏大样本、前瞻性、随机对照临床研究数据，多为小样本回顾性研究，证据级别不高。

Raz等研究了37例伴有肾上腺转移的NSCLC患者生存情况。同时切除肺部及肾上腺病灶的患者中位生存期达到19个月，远高于未手术患者的6个月。Milano等运用SBRT治疗肾上腺寡转移的前瞻性研究结果表明，局部控制率可达74%，中位生存期为18个月，证实SBRT在肾上腺寡转移局部治疗中的地位。Casamassima等对48例肾上腺转移患者进行SBRT，处方剂量36 Gy/3F，其1年及2年生存率分别为39.7%和14.5%，2年局部控制率为90%。上述研究表明，SBRT对肾上腺寡转移具有较好的疗效。SBRT应用于肾上腺寡转移瘤时，不良反应较轻微，一般表现为恶心和/或胃肠道溃疡。

周彩存等探究了局部消融治疗（LAT）的临床疗效。LAT包括放疗和手术治疗，Ⅳ期伴*EGFR*突变的NSCLC寡转移患者均接受了一线EGFR-TKI治疗。他们分别比较了不同病灶进展组中加用局部治疗和仅用TKI维持治疗的中位OS差异，其中原发灶（40.5个月 *vs*. 31.5个月；$P<0.001$）、脑转移灶（38.2个月 *vs*. 29.2个月；$P=0.002$）、肾上腺转移灶（37.1个月 *vs*. 29.2个月；$P=0.032$），中位OS均明显改善。

从分期来看，寡转移属于晚期，但是从治疗上看，局部治疗不良反应低且可以很好控制转移灶。因此，通过局部治疗（手术切除、LAT、SBRT）结合靶向或免疫等全身性治疗，可以获得长期生存。

关于孤立肾上腺转移Ⅳ期NSCLC的治疗，多个回顾性研究提示：PS评分0～1分、肺部病变为非$N_2$且可完全切除患者，给予肺部原发病灶完全性手术切除及根治性肾上腺切除术联合系统全身化疗，患者可获益，中位生存期可达11～31个月（2020年CSCO Ⅰ级推荐、1类证据）。对于原发病灶分期较晚特别是有$N_2$淋巴结转移患者行手术治疗效果差，不建议手术治疗。对于不愿意或肺部病灶不能手术切除的患者，针对肺原发病灶SBRT或放化疗联合，肾上腺转移灶行放疗（2020年CSCO Ⅱ级推荐、1类证据），患者有生存获益，中位生存期达10.2～23个月。对于PS评分0～1分、肺部病灶为$T_4$或$N_2$患者，可给予肾上腺转移灶SRS/SRT/SBRT+肺部病

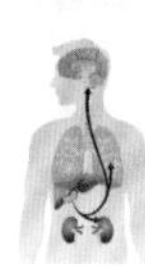



变同步或序贯放化疗＋系统性全身化疗(2020 年 CSCO Ⅰ级推荐、2B 类证据)。

### 20.4.3 系统药物治疗

(1) 化疗

化疗是利用化学药物阻止肺癌癌细胞的增殖、浸润、转移,直至最终杀灭癌细胞的一种治疗方式。它是一种全身性治疗手段,和手术、放疗一起,称为癌症的三大治疗手段。

1) 肺癌化疗的指征:①Ⅰ~ⅢA 期 NSCLC 以手术治疗为主,化疗一般作为术后辅助治疗,也可作为ⅢA 期患者的术前新辅助化疗。②Ⅴ期患者以化疗为主,可行局部姑息性放疗。虽然对于 NSCLC 有效的化疗方案很多,但总的疗效不如 SCLC。有效率一般在 20%~40%;有报道提高剂量可使有效率增至 50%左右,但大多需要造血刺激因子治疗。③NSCLC 化疗能达到完全缓解的患者很少,因此绝大多数不能通过化疗取得根治,需要配合其他治疗手段如手术或放疗。④SCLC 在局限期通过放化疗及手术综合治疗可提高生存期,广泛期则以化疗为主,预后很差。

2) 肺癌脑转移的化疗:肺癌是最常引起脑转移的恶性肿瘤,脑转移的发生将带来更差的预后。传统观念认为,由于血-脑屏障的存在,而化疗药物分子量较大,携带电荷并且容易与白蛋白结合,因此很难穿透血-脑屏障对颅内转移病灶发挥抗肿瘤作用,但化疗仍然是 NSCLC 脑转移患者重要且不可或缺的综合治疗手段之一。

临床研究 GFPC07 - 01 的结果显示,顺铂联合培美曲塞对 NSCLC 脑转移患者的颅内病灶有控制作用[41]。该研究纳入初治 NSCLC 脑转移患者,接受顺铂联合培美曲塞方案化疗 6 个周期,化疗完成或者脑转移进展时接受全脑照射。该治疗方案的脑转移有效率为 41. 9%,颅外病灶的有效率为 34. 9%,中位 OS 为 7. 4 个月。培美曲塞联合顺铂可以成为 NSCLC 脑转移的一个治疗选择。替莫唑胺是一种新型咪唑四嗪类烷化剂,研究显示其能够透过血-脑屏障在颅内发挥抗肿瘤作用,针对既往接受脑转移放疗的肺癌脑转移患者或全身化疗后脑转移的肺癌患者有一定的效果。一项纳入 31 例经治疗 NSCLC 伴脑转移患者的Ⅱ期临床研究结果显示,替莫唑胺在该类患者中对脑转移有效率为 6. 5%,疾病控制率为 16. 5%。另一项纳入 30 例经重度治疗 NSCLC 伴脑转移患者的Ⅱ期临床研究结果显示,替莫唑胺对该类患者脑转移有效率为 10%,其中有 2 例患者达到完全缓解,疾病控制率为 10%。同时有Ⅱ期临床研究显示,替莫唑胺在 NSCLC 脑转移患者的治疗中可以联合头部放疗以及联合全身化疗,可起到协同增效的作用。GLOT - GFPC 研究结果显示,替莫唑胺联合顺铂序贯 WBRT 脑转移的 NSCLC 患者,客观有效率为 16%,疾病进展期 2. 3 个月,总生存期 5 个月。联合方案的安全性、有效性得到初步证实,但尚需大规模的Ⅲ期临床研究进一步证实。

化疗是 NSCLC 综合治疗的重要治疗手段之一,同时也对 NSCLC 脑转移的颅内病灶具有较好的治疗效果。NSCLC 的一线标准化疗方案为依托泊苷联合顺铂或卡铂,该方案对颅内转移病灶也有一定的疗效。研究显示,对于基线伴脑转移的 NSCLC 患者,接受环磷酰胺、依托泊苷及长春新碱化疗的颅内病灶缓解率可达到 82%。NSCLC 的另一个一线化疗方案为伊立替康联合顺铂或卡铂,研究显示该方案在 NSCLC 脑转移的颅内病灶有效率可达到 65%。因此,NCCN 指南推荐对于广泛期 NSCLC 伴脑转移的患者,如脑转移无症状,一线治疗先采用全身化疗(依托泊苷联合顺铂/卡铂或伊立替康联合顺铂/卡铂),全身化疗结束后或脑转移进展时再进行 WBRT。另外,拓扑替康作为 NSCLC 的二线治疗药物,也有临床研究显示其对于小细胞肺癌脑转移患者的颅内病灶有效率为 33%。

3) 肺癌骨转移的化疗:肺癌出现骨转移时即为全身性疾病,多数相关治疗指南都推荐以全身抗肿瘤治疗为主,整合骨改良治疗、放疗、手术治疗、介入治疗、对症支持治疗以及心理治疗等多种治疗手段的综合治疗模式,总体治疗目标是提高生活质量、延长生命、缓解症状及心理痛苦,预防或延缓病理性骨折等系列骨相关不良事件。有效的全身抗肿瘤治疗包含化疗、分子靶向治疗、免疫治疗等。化疗对于肺癌骨转移也有治疗效果。化疗适用于机体功能状态(PS)评分≤2 分且器官功能可以耐受化疗的患者,而对于化疗较敏感的 SCLC 患者 PS 评分可放宽至 3 分。对于驱动基因阴性的 NSCLC 骨转移患者,顺铂/卡铂联合第 3 代化疗药物方案为其标准化疗方案,在有效率及生存获益方面均优于单药化疗方案。而对于 SCLC 骨转移患者,顺铂/卡铂联合依托泊苷/伊立替康是其标准化疗方案。

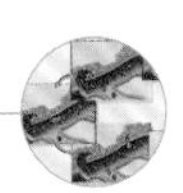

4）肺癌肝转移的化疗：全身化疗是晚期肺癌肝转移的一线治疗手段。由于肝脏是大部分细胞毒药物的活化代谢器官，肺癌肝转移的化疗效果往往低于肝脏外病变。研究显示肺癌肝转移全身化疗的总有效率仅为11.8%，中位疾病进展期5.9个月。陈珑等人分析了肺癌肝转移患者的化疗疗效，发现全部9例患者肝功能均得到改善，客观有效率为33%（3/9），中位疾病进展期为12个月。因此肺癌肝转移患者在接受全身化疗基础上，联合局部治疗如肝动脉化疗栓塞可能会进一步提高肝转移病灶的疗效。

5）肺癌肾上腺转移的化疗：肾上腺为肺癌转移最常见的脏器之一，临床就诊时发病率为5%～10%，国外报道尸检肾上腺转移发生率为25%～45%。对于肺癌肾上腺转移，根据现有治疗指南应先对肾上腺转移灶行局部根治性治疗，例如手术或放疗。针对原发病灶，有手术指征时行手术治疗序贯术后全身化疗或行新辅助治疗后行手术治疗，如无手术指征则对原发病灶行同步放化疗。SCLC合并同时性肾上腺转移时，通常以指南推荐的方案行全身化疗为首选。

（2）靶向治疗

近年基于分子分型的肺癌分子靶向治疗进展迅速，为伴有转移的晚期肺癌（特别是NSCLC）和肺癌治疗后转移复发提供了新的手段，显著延长生存。

1）EGFR突变的NSCLC的酪氨酸激酶抑制剂（TKI）治疗：约20%的晚期NSCLC患者携带*EGFR*基因突变，尤其以21L858R及19del最为常见，携带这些突变的患者可以接受TKI类药物治疗，包括吉非替尼、厄洛替尼、阿法替尼、达克替尼及奥希替尼等药物，EGFR-TKI治疗具有*EGFR*-基因敏感突变的晚期NSCLC患者具有较好的疗效，其PFS均优于化疗。近期一项Ⅲ期研究发现，达克替尼较吉非替尼可显著改善患者的OS（34.1个月 *vs*. 26.8个月；$P=0.04$）。

对于NSCLC脑转移患者，不同EGFR-TKI的颅内缓解情况存在差异。第1代EGFR-TKI包括吉非替尼、厄洛替尼和埃克替尼（icotinib）。不同研究报道中，第1代EGFR-TKI对*EGFR*基因敏感突变型NSCLC脑转移患者的颅内ORR为50%～80%。厄洛替尼的血-脑屏障渗透率和脑脊液浓度高于吉非替尼。埃克替尼治疗肺癌脑转移患者的颅内ORR可达65%，颅内中位PFS达10个月。第2代EGFR-TKI包括阿法替尼和达克替尼。阿法替尼用于EGFR基因敏感突变型NSCLC脑转移患者一线治疗的颅内ORR为72.9%；阿法替尼后线治疗的颅内ORR为35%，颅内DCR为66%。由于ARCHER1050研究中未纳入脑转移患者，因此达克替尼治疗NSCLC脑转移的证据尚缺乏。第3代EGFR-TKI包括奥希替尼、阿美替尼（almonertinib）和伏美替尼（furmonertinib），在治疗NSCLC患者脑转移上均显示出较好的疗效。奥希替尼一线治疗*EGFR*基因敏感突变阳性型NSCLC患者的中位PFS获益可达19.1个月，明显优于第1代EGFR-TKI[42,43]。奥希替尼治疗EGFR T790M突变阳性NSCLC患者的颅内ORR接近70%，颅内中位PFS可达11.7个月。奥希替尼对于脑膜转移的NSCLC患者也显示出良好的疗效。对于既往应用第1代或第2代EGFR-TKI治疗后进展且伴脑膜转移的晚期NSCLC患者，后续应用奥希替尼治疗的颅内ORR为62%，颅内缓解时间为15.2个月。对于具有*EGFR* T790M突变阳性且脑膜转移的NSCLC患者，奥希替尼治疗的颅内ORR为55%。阿美替尼和伏美替尼为国产第3代EGFR-TKI，在Ⅱ期关键注册临床研究中均纳入了脑转移患者。阿美替尼治疗*EGFR* T790M突变阳性伴脑转移NSCLC患者的颅内ORR为60.9%，颅内DCR为91.3%，颅内中位PFS为10.8个月。伏美替尼治疗*EGFR* T790M突变阳性伴脑转移NSCLC患者的颅内ORR为65.2%，颅内DCR为91.3%。在临床实践中，部分初治NSCLC脑转移患者服用EGFR-TKI后原发病灶和脑转移灶同时得到缓解，对这样的患者可适时联合脑部放疗。

临床前期药物拉泽替尼（YH25448）是新型的第3代EGFR-TKI，与奥希替尼相比，它具有更高的效力和选择性，对血-脑屏障的渗透性更强，毒性也有所改善，在携带*EGFR*突变L858R和T790M的肺癌脑转移动物模型，以及在*EGFR* 19号外显子缺失的患者衍生的异种移植模型中，此药物都能引起肿瘤消退，提高生存率。当拉泽替尼以先前研究奥希替尼的相同临床相关剂量给药时，拉泽替尼显示出高出30%的生存获益。在2例既往使用*EGFR*-TKI后进展的EGFR敏感突变的肺癌患者中，拉泽替尼不仅显示出颅外的反应，其中1例甚至显示出50%的颅内肿瘤消退。

2）间变性淋巴瘤激酶融合阳性NSCLC的TKI

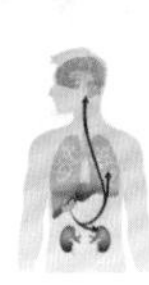



治疗：间变性淋巴瘤激酶（ALK）融合基因是NSCLC另一个明确的治疗靶点。*ALK*融合基因约占整个肺癌驱动突变谱的5%，NSCLC患者*ALK*融合基因的阳性率约为5%。中国NSCLC患者*ALK*融合基因的阳性率为3%～11%。目前临床常用的ALK－TKI包括克唑替尼、阿来替尼、塞瑞替尼(ceritinib)和恩莎替尼(ensartinib)。克唑替尼与含铂双药相比，具有生存优势(10.9个月 *vs*. 7.0个月；$P<0.001$)，被首先批准用于这部分患者的治疗，并把*ALK*融合基因检测作为肺癌诊疗的常规。新1代ALK－TKI(阿来替尼、色瑞替尼及布格替尼等)可更强效且特异地阻断ALK的激酶域，因此可以用来治疗克唑替尼耐药的患者。

研究结果显示，与化疗相比，克唑替尼对*ALK*融合基因阳性的NSCLC脑转移患者颅内转移瘤的控制率更高。第2代ALK－TKI比克唑替尼有更高的颅内转移灶控制率。阿来替尼对比克唑替尼一线治疗*ALK*融合基因阳性晚期NSCLC患者的一项Ⅲ期临床研究中，脑转移亚组患者分析结果显示，阿来替尼的颅内ORR为81%，颅内DCR为17.3个月。克唑替尼耐药后应用阿来替尼治疗的Ⅱ期临床研究中脑转移NSCLC患者的结果，阿来替尼的颅内ORR为64%，颅内DCR为10.8个月。塞瑞替尼治疗脑转移患者，颅内ORR为30%～70%。塞瑞替尼对于伴脑膜转移的NSCLC患者，颅内ORR为20%。一项Ⅱ期临床研究发现恩莎替尼用于克唑替尼治疗后进展的*ALK*融合基因阳性NSCLC脑转移患者的颅内ORR为70%。布加替尼与克唑替尼一线治疗*ALK*融合基因阳性NSCLC的Ⅲ期临床研究中，脑转移患者的亚组分析结果显示，布加替尼组和克唑替尼组的颅内ORR分别为78%和29%。

3) ROS1重排阳性的NSCLC的TKI治疗：有1%～2%的NSCLC患者携带*ROS1*基因的重排，由于ALK及ROS1激酶域存在一定的相似性，因此部分ALK－TKI可以用来治疗ROS1重排的患者。目前，克唑替尼是唯一经过美国FDA批准上市治疗药物，也是中国唯一批准的ROS1－TKI，可以作为NSCLC脑转移患者的治疗选择。但色瑞替尼及劳拉替尼等药物也有效。ALKA－372－001、STARTRAK－1和STARTRAK－2临床研究的汇总结果显示，恩曲替尼用于*ROS1*融合基因阳性NSCLC脑转移患者的颅内ORR为55.0%。

4) BRAF突变的NSCLC的TKI治疗：$BRAF^{V600E}$突变可见于1%～2%的患者，单药达拉非尼或威罗非尼治疗效果有限。一项Ⅱ期临床研究将达拉非尼和MEK抑制剂曲美替尼联合应用，ORR达到64%，中位PFS为11.0个月。这些数据支持应当把$BRAF^{V600E}$突变作为晚期NSCLC患者常规的检测项目。

对于具有EGFR敏感靶点突变或*ALK*融合位点为代表的驱动基因阳性，伴有器官特异性转移的非小细胞肺癌患者首选分子靶向治疗。针对伴有肺癌脑转移病灶的治疗，特异性针对敏感靶点突变的小分子酪氨酸激酶类的药物是这类患者的首选，尤其是选择奥希替尼为最佳治疗方案。

(3) 针对肺癌脑转移的靶点与临床前药物

1) 小分子纳米药物：血-脑屏障形成的物理屏障是阻碍药物到达中枢神经系统的主要障碍。人们开发了不同的策略来增加药物进入大脑的机会。其中，由于纳米材料的生物化学特性，使用特定的载体系统来传递纳米材料，显示出卓越的疗效和安全性。将非渗透性药物配制成纳米药物，由于增强了高通透性和滞留效应(enhanced permeability and retention effect，EPR)效应，并增加了其在循环中的时间，从而提高了大脑的渗透率。

目前，已有多项临床前期研究将传统化疗药物与纳米载体结合，以增加其对于血-脑屏障的有限通透性。最近，用载脂体和聚乳酸-羟基乙酸共聚物(PLGA)纳米颗粒装载，并由载脂蛋白E结合肽修饰的多柔比星被报道为一种有效的策略，通过控制纳米系统的蛋白冕来实现靶向脑组织。其中最成熟的靶向配体是谷胱甘肽(GSH)，这是一种内源性肽，在血-脑屏障/血-肿瘤屏障(blood tumor barrier，BTB)为具有特异性的转运蛋白。它被用来修改PEG化的脂质体，从而改善大脑的吸收，如多柔比星、甲泼尼龙或抗体片段等。其中，包裹多柔比星的制剂被称为2B3－101，包裹甲泼尼龙的制剂被称为2B3－201，二者正在进行临床试验(NCT01386580和NCT02048358)，分别用于实体瘤(黑色素瘤、乳腺癌和肺癌)和脑转移以及多发性硬化症。对于肺癌脑转移而言，在试验动物的植入性脑转移瘤中，以纳米结合物PRINT－C2－多西他赛进行干预性治疗，与多西他赛＋空载对照组相比，动物的生存率提高了35%。

最近，一种由聚硅氧烷基质和钆螯合物组成的化

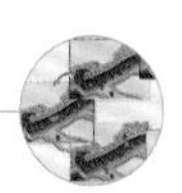

合物 AGuIX，已被评估为放射增敏剂。由于通透性增强和延迟效应，这种纳米结合物在肿瘤中积累，其特点是超小尺寸（<5 nm）可经肾脏清除。在对有黑色素瘤多发脑转移的小鼠进行静脉注射该制剂，然后进行头部照射，与只进行照射的小鼠相比，寿命延长了3倍。目前，一项Ⅰb期的临床研究（NCT02820454）正在进行，以评估该制剂在包括肺癌、黑色素瘤、乳腺癌和结肠癌的多种脑转移中的疗效。

2）以脑肿瘤相关微环境作为药物靶标：近年来，许多研究都集中在描述脑微环境（brain microenvironment，BME）对脑转移瘤发展的影响。现有证据支持 BME 对脑转移细胞的转录组、代谢组或蛋白质组的调控。因此，这种肿瘤-瘤体的相互作用可能决定了癌细胞中特定治疗靶点的存在与否，从而影响药物疗效。近年来，一种新型的 STAT3 抑制剂——水飞蓟宾（silibinin）被研制用于靶向活性的星形细胞亚群，该亚群通过促进免疫抑制环境而有利于转移病灶的生长。水飞蓟宾用于治疗既往治疗失败的脑转移晚期肺癌患者，其对脑部病灶的总体反应率（overall response rate，ORR）达到75%，其中16.7%（3/18）的患者甚至出现了完全缓解（CR）。对 BME 的治疗反应也可能来自它在诱导肿瘤细胞耐药方面发挥的促进作用。据报道，由于肺癌及乳腺癌脑转移细胞可与星形细胞通过间隙连接相互作用，并在星形细胞中启动促炎性的程序，该炎性信号又传递回肿瘤细胞，促进其生长和化学抵抗。用间隙连接抑制剂麦考酚胺和托那博沙（tonabersat），与可渗透血-脑屏障的化疗药物卡铂联合使用，可降低肺癌和乳腺癌动物模型中的脑转移瘤负荷，而单独使用卡铂的对照组并没有明显减少转移瘤的生长。基于这项研究的结果，目前正在进行一项临床试验（NCT02429570），评估麦考酚胺在实体瘤进展性脑转移患者中的应用。

（4）针对肺癌骨转移病灶的骨改良药物

推荐双磷酸盐和地诺单抗（denosumab）用于肺癌骨转移的治疗，无论是否有相应症状，在预防骨转移及骨相关事件发生方面，患者均可从治疗中受益。

1）双磷酸盐类药物：研究表明双磷酸盐治疗骨转移的机制包括：①可以被破骨细胞选择性吸收，抑制破骨细胞活性，诱导破骨细胞凋亡；②抑制破骨细胞成熟；③抑制成熟破骨细胞的功能；④抑制破骨细胞在骨质吸收部位的聚集；⑤抑制肿瘤细胞扩散、浸润和黏附于骨质。双磷酸盐能抑制破骨细胞对骨小梁的溶解和破坏，因此能阻止肿瘤转移引起的溶骨型病变、减少骨吸收、减轻骨痛及由骨转移所致的高钙血症及其他骨相关事件。另外，已有多项研究显示，部分双磷酸盐有直接抗肿瘤作用，可抑制肿瘤细胞浸润和骨基质的黏附性，阻断肿瘤细胞释放破坏骨质释放的细胞因子和生长因子，并可诱导肿瘤细胞凋亡。第1代双磷酸盐药物如氯膦酸等，第2代双磷酸盐药物如帕米膦酸二钠、阿仑膦酸钠等，都能减轻肿瘤骨转移患者疼痛、预防或延缓骨相关事件发生和提高患者生活质量。第3代双磷酸盐药物唑来膦酸、伊班膦酸钠和因卡膦酸二钠，在前二代基础上，还能显著降低恶性肿瘤骨转移的高钙血症，增加骨质密度，减少骨代谢紊乱。对于骨转移伴严重疼痛的患者，伊班膦酸负荷剂量可快速缓解肿瘤骨转移患者的疼痛。

2）地诺单抗/地舒单抗（denosumab，D-mab）：D-mab 特异性靶向核因子-κB 受体激活蛋白配体（RANKL），抑制破骨细胞活化和发展，减少骨吸收，增加骨密度。美国国立综合癌症网络（NCCN）指南及欧洲肿瘤内科学会（ESMO）指南中均推荐地诺单抗用于肺癌骨转移的治疗。

3）其他潜在治疗靶点及其前景：尽管双磷酸盐和地舒单抗在增强骨质和延缓骨肿瘤进展方面有一定的疗效，但由于其主要作用靶点在破骨细胞，旨在降低破骨细胞的骨吸收作用，对肿瘤细胞的作用有限，此类药物对于肿瘤患者的总生存获益仍然存疑。因此，亟须更多具有对骨转移有直接疗效的药物。近年来，多个研究开始进一步涉足这个领域，并且开始尝试从骨转移恶性循环的早期环节进行干预，为骨转移的新治疗靶点提供了依据。其中，在肺癌骨转移方面的基础和临床前研究药物包括 Ron 激酶抑制剂、TGF-β 抑制剂、Jagged1 单抗等。此外，Src 抑制剂达沙替尼（dasatinib）被证明能加速骨髓来源的间质干细胞（MSC）向成骨细胞的分化，同时抑制破骨细胞的活性，可能是未来骨转移治疗药物的潜在靶点。

（5）肺癌肝转移的靶向治疗

目前，临床上尚无针对肺癌特异性肝转移的靶向治疗药物。然而，一项将原发性肺腺癌与其对应的肝转移灶经配对后进行全外显子测序，发现肝转移灶的肿瘤细胞在基因突变的相似性上与原发灶高度相关，提示肝转移病灶与原发灶之间的基因突变属于线性进展模式，而非脑转移病灶与肺原发灶之

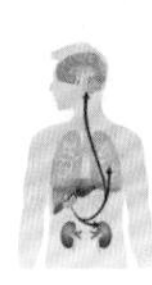



间的平行进展模式。该现象提示，对于原发灶存在 EGFR 或 ALK 敏感靶点突变的 NSCLC，对原发灶有效的 TKI 类靶向药物可能对肝转移病灶同样有效。然而，亦有研究发现，具有 EGFR 敏感靶点突变的肺癌肝转移患者，其 PFS 和 OS 显著差于无肝转移患者，其原因可能与肝脏的微环境有关。一方面，有研究发现，在肺癌肝转移病灶中存在肝细胞生长因子(HGF)/间质-上皮转化(MET)通路的过度激活。HGF 在包括癌症在内的肝脏疾病，以及有肝转移的癌症患者中均被发现升高。由于 HGF 对 c-Met 的激活可以增强 ErbB3/PI3K/Akt 的信号转导，因此从理论上讲，肝转移可能会促进对 EGFR TKI 的抗性发展，从而使预后和治疗反应更差。

另外，Boram 等报道，肿瘤坏死因子受体-2(TNFR-2)促进骨髓来源的抑制性细胞(MDSC)的浸润，与 $CD4^+$ FoxP3+Tr 细胞的增加相吻合，促进了肝脏中免疫抑制微环境的形成，从而促进肝转移灶的定植和生长。这项研究结果提示，靶向 TNFR-2 可能通过消除促进肿瘤的 MDSC 来预防肝转移，是一种有前景的治疗策略。

### 20.4.4 免疫治疗

免疫检查点抑制剂(ICI)已经深刻改变了驱动基因阴性患者的治疗策略[44]。这种治疗策略可以激活机体免疫反应并通过调节性 T 细胞的作用摧毁肿瘤细胞。CTLA-4 和 PD-1/PD-L1 免疫检查点通路可通过下调 T 细胞激活维持外周耐受性，形成免疫抑制状态，使肿瘤逃避自身免疫系统识别而不被清除。因此，通过抑制 CTLA-4 和 PD-1/PD-L1 通路来恢复治疗肺癌的抗肿瘤免疫应答是一种很有前途的治疗方式[45]。

*(1) 免疫检查点抑制剂及其应用进展*

1) 帕博利珠单抗(pembrolizumab)：一线用于晚期 NSCLC 患者的数据来自 KEYNOTE-024 研究，这项研究纳入 PD-L1 表达≥50%的且不携带驱动基因突变的患者。结果显示，接受帕博利珠单抗(商品名 Keytruda)单药治疗无论是 ORR(45% *vs*. 28%)、PFS(10.3 个月 *vs*. 6.0 个月)还是 OS(30.0 个月 *vs*. 14.2 个月)都较化疗有显著获益。更重要的是，帕博利珠单抗单药的严重不良反应发生率更低(27% *vs*. 53%)[46]。而Ⅲ期 KEYNOTE-042 研究则进一步扩大了帕博利珠单抗的适应证。在这项研究中，入组患者 PD-L1 表达水平由≥50%放宽至≥1%，结果发现，总体人群的 OS 仍然有改善。但事后分析发现，总体结果的阳性主要是由 PD-L1 表达≥50%的这部分患者驱动的，因为 PD-L1 表达在 1%～49%的患者，其 OS 与化疗相比无差异(13.4 个月 *vs*. 12.1 个月；*HR*：0.92；95% *CI*：0.77～1.11)，基于这项研究，美国 FDA 扩大了帕博利珠单抗的适应证。与此形成鲜明对比的是另外两款 ICI——纳武单抗(nivolumab)和德瓦鲁单抗(durvalumab)却并未显示有任何获益。

2) 纳武单抗(nivolumab)：CheckMate026 研究结果表明，在 PD-L1≥5%的 NSCLC 患者中，与标准化疗相比，纳武单抗药(商品名 Opdivo)治疗 PFS、OS、ORR 无获益，但是毒性较低，且高肿瘤突变负荷(TMB)患者的 ORR 和 PFS 明显优于化疗[47]。

3) 阿替利珠单抗(atezolizumab)：BIRCH 研究结果表明接受阿替利珠单抗(商品名 Tecentriq)单药治疗的晚期 NSCLC 患者 ORR、PFS、OS 均明显获益，且安全性较高。FIR 研究结果则进一步验证了阿替利珠单抗单药的临床获益[48]。

*(2) 肺癌脑转移的免疫治疗*

NSCLC 脑转移的经典治疗手段是放疗以及手术治疗。近年研究显示对于驱动基因阳性的 NSCLC 患者，靶向治疗药物，如 EGFR-TKI 对于脑转移也有较好的效果。而对于驱动基因阴性的 NSCLC 脑转移患者，PD-1/PD-L1 抗体的免疫治疗可以改变颅内的免疫豁免模式，从而针对肺癌脑转移显示出初步的良好效果。近年随着以 PD-1/PD-L1 抗体为主的免疫治疗药物在晚期 NSCLC 的临床研究结果陆续发表，回顾性分析也显示 PD-1/PD-L1 抗体对于 NSCLC 脑转移的疗效总体上优于化疗，文献报道有效率为 20%左右。2015 年发表的 KEYNOTE 001 研究结果初步证实派姆单抗对于 NSCLC 脑转移具有治疗效果，18 例中 6 例(33%)NSCLC 伴脑转移患者达到客观缓解，颅内和颅外病灶缓解率一致。研究中观察到 1 例脑转移患者接受派姆单抗治疗 3 年，未进行针对性脑放疗，研究者观察到颅内额叶病变坏死，小脑病变消失，说明派姆单抗对该患者脑转移的治疗效果显著。在后续的 KEYNOTE 024 研究中，纳入 18 例 NSCLC 脑转移患者(PD-L1≥50%)接受派姆单抗治疗，纳入 10 例 NSCLC 脑转移患者接受化疗，派姆单抗组有效率为 61%，颅内疾病进展时间为 3.3 个月，总生存期为 30 个月，其疗效优于化疗组。2018 年，ASCO 报

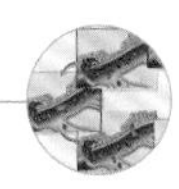

道 KEYNOTE 028 研究中，24 例中枢神经系统转移的 NSCLC 患者(PD－L1＞1％)，脑转移客观缓解率 58％，颅内疾病进展时间 1.9 个月，中位生存期 11.3 个月。纳武单抗对于 NSCLC 脑转移的疗效与派姆单抗相似。CheckMate－017 研究中，纳入 19 例经治的肺鳞癌伴脑转移患者，脑转移有效率 63％(12/19)，颅内疾病进展时间 2.9 个月，总生存期 9.2 个月。另一项回顾性研究结果显示，纳武单抗二线治疗非鳞状细胞肺癌脑转移的颅内有效率约为 17％，颅内疾病控制率为 39％，其中 4 例患者达到颅内病灶完全缓解，颅内疾病进展时间 3 个月，总生存期 8.6 个月。PD－L1 抑制剂(如阿替利珠单抗)对于 NSCLC 脑转移也有类似疗效报道，文献报道客观有效率为 6％～35％，中位疾病进展时间为 1.5～5.2 个月，中位生存期为 5.9～21.3 个月。一项综合 KEYNOTE 024、KEYNOTE 189 和 OAK 3 项研究的荟萃分析发现，合并脑转移的患者尽管预后更差，但仍然能从免疫治疗联合化疗的方案中获益，免疫治疗的干预使脑转移患者的死亡风险降低 43％。亚组分析发现，PD－1 抗体在肝转移患者中更明显，死亡风险降低 57％，但 PD－L1 抗体治疗的获益未达统计学显著性；免疫治疗单药对比化疗治疗肝转移患者结果未达统计学显著性，而免疫联合化疗降低肝转移患者死亡风险达 59％。对于驱动基因阴性的 NSCLC 脑转移，PD－L1 的表达以及肿瘤突变负荷的高低对于 PD－1/PD－L1 抗体药物的疗效有一定预测作用。在一项评估派姆单抗治疗脑转移 NSCLC 患者疗效的Ⅱ期试验中，PD－L1 表达≥1％患者的脑转移缓解率为 29.7％，而另一组 PD－L1 表达＜1％或无法评估患者的脑转移缓解率为 0。然而，由于脑转移的独特免疫微环境，PD－L1 的表达谱在原发肿瘤和转移之间可能是相当不均一的，表现出时间和空间上的不一致性。因此，虽然 PD－L1 的表达可能是一个预后因素，但脑转移的反应率可能与原发肿瘤有很大的不同，在指导临床决策时应考虑从转移部位获得活检。

SCLC 脑转移的治疗通常以放疗以及外科手术为主。近年 PD－1/PD－L1 抗体药物的免疫治疗对于 SCLC 脑转移的相关研究也有少量数据报道。PD－1/PD－L1 抗体对于 SCLC 脑转移也有一定的效果。KEYNOTE 158 研究结果显示，SCLC 脑转移接受派姆单抗免疫治疗有效率达 55％(6/11)，颅内疾病进展时间为 1.7 个月，中位生存期为 9.1 个月。CheckMate－032 研究结果显示，SCLC 脑转移接受纳武单抗免疫治疗有效率达 35％(7/20)，中位生存期为 6.2 个月。IMPower－133 研究结果显示，SCLC 脑转移接受阿替利珠单抗治疗有效率为 41％(11/27)，中位生存期为 12.3 个月。回顾性研究发现，SCLC 中 PD－L1 表达水平或 TMB 高低与 PD－1/PD－L1 抗体药物的疗效呈正相关，但目前原发灶与转移灶的 PD－L1 表达水平和 TMB 水平并不完全一致，因此 PD－L1 表达和 TMB 水平尚不能很好地预测 PD－1/PD－L1 抗体药物在 SCLC 脑转移中的疗效。

(3) *肺癌骨转移的免疫治疗*

免疫治疗近年已被指南推荐作为驱动基因阴性的晚期 NSCLC 一线治疗以及晚期 SCLC 一线治疗手段之一，为晚期肺癌的治疗提供了新的治疗选择。一项意大利的回顾性研究纳入了接受纳武单抗作为二线及以上治疗的晚期 NSCLC 合并骨转移的患者，观察骨转移是否影响免疫治疗的疗效。研究结果显示，非鳞癌合并骨转移患者免疫治疗有效率为 12％(非骨转移组为 23％)，疾病进展时间为 3.0 个月(骨转移组为 4.0 个月)，总生存期为 7.4 个月(骨转移组为 15.3 个月)；而鳞癌合并骨转移患者免疫治疗有效率为 13％(非骨转移组为 22％)，疾病进展时间为 2.7 个月(骨转移组为 5.2 个月)，总生存期为 5.0 个月(骨转移组为 10.9 个月)；骨转移显著降低了免疫治疗的疗效。另一项针对派姆单抗的回顾性研究结果也显示，NSCLC 合并骨转移提示预后不良，骨转移组患者疾病进展时间为 9.3 个月，较非骨转移患者(23.2 个月)具有更低的疾病进展时间。尽管骨转移患者的预后不良，但是一项Ⅲ期随机对照研究对比纳武单抗联合伊匹单抗与化疗治疗晚期 NSCLC 的 CheckMate－227 研究结果显示，无论是否存在骨转移，患者的死亡风险都显著降低，骨转移组死亡风险降低 25％，非骨转移组死亡风险降低 19％。临床研究结果显示，以派姆单抗为代表的 PD－1 抗体无论是单药还是联合化疗，均可作为晚期 NSCLC 的一线治疗。而阿替利珠单抗为代表的 PD－L1 抗体联合依托泊苷及卡铂的化疗方案也较传统化疗进一步改善了晚期 SCLC 患者的生存期。免疫药物联合化疗的治疗模式进一步提高了化疗的有效率，改善了疾病进展时间及患者总体生存期，相应骨转移症状也得到改善。同时在全身抗肿瘤治疗的基础上应联合双磷酸盐药物进一步降低骨相关不

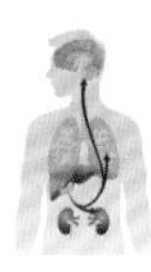



良事件的发生率。

(4) 肺癌肝转移的免疫治疗

近年来,PD-1/PD-L1抗体的免疫治疗为驱动基因阴性晚期肺癌患者的治疗提供了新的选择。但有研究显示,在接受免疫治疗的晚期NSCLC患者中,肝转移人群的预后较没有肝转移的人群差,中位生存期是3.12个月 *vs.* 11.37个月,中位疾病进展时间是1.35个月 *vs.* 3.75个月,客观有效率是22.5% *vs.* 29.7%,疾病控制率为37.5% *vs.* 61.4%。导致效果欠佳的原因有许多,广泛接受的是肝脏诱导的免疫耐受现象,具体机制涉及$CD8^+$ T细胞不完全激活,激活的$CD8^+$ T细胞的诱捕和缺失,$CD4^+$ T细胞激活不良,Kupffer细胞促进调节性T细胞的激活等。尽管如此,NSCLC肝转移患者仍有从免疫治疗中获益的报道。Ricciuti等报道了首例经纳武单抗二线治疗肺癌肝转移患者产生长期应答的病例,患者在停药6个月后疗效持续存在。提示不应将肝转移患者从免疫治疗中排除,事实上这类患者的免疫治疗反应率也超过了其他传统疗法的反应率。荟萃分析显示,即使肝转移患者的整体预后差于无肝转移患者,但是化疗联合PD-1/PD-L1抗体免疫治疗对比单纯化疗,肝转移患者的疾病进展风险仍降低31%之多,总体人群疾病进展风险降低40%,肝转移患者仍可以从免疫治疗中获益[49-52]。另一项综合免疫治疗联合或不联合化疗对比单纯化疗治疗NSCLC合并肝转移患者的荟萃分析结果显示,免疫治疗的干预可使肝转移患者的疾病进展风险降低35%,死亡风险降低34%,免疫单药对比化疗使肝转移患者死亡风险降低32%,免疫治疗联合化疗对比化疗未能延长患者生存期,免疫治疗联合化疗加抗血管生成治疗使患者死亡风险降低48%。另外值得注意的是,该研究的亚组分析发现,PD-1抗体使得肝转移患者死亡风险显著降低34%,而PD-L1抗体对于肝转移患者死亡风险降低结果差异未达到统计学显著性。因此,对于NSCLC肝转移的患者而言,免疫治疗单药或者联合化疗加抗血管生成治疗仍较传统化疗带来更多获益。

化疗是SCLC肝转移患者的一线标准治疗,以阿替利珠单抗、度伐利尤单抗为代表的PD-L1抑制剂联合依托泊苷及卡铂的化疗方案对比单纯化疗延长了晚期SCLC患者的无疾病进展生存期及总生存期。IMpower 133研究结果显示,阿替利珠单抗联合化疗一线治疗广泛期SCLC,生存期延长至12.3个月(化疗组为10.3个月),死亡风险降低30%,疾病进展时间延长至5.2个月(化疗组为4.3个月),疾病进展风险降低23%。该研究亚组分析中肝转移患者获益低于无肝转移患者,但仍有生存获益趋势。CASPIAN研究得到类似的结果,度伐利尤单抗联合化疗对比单纯化疗治疗广泛期SCLC患者,生存期延长至12.9月(化疗组为10.5个月),死亡风险降低25%。亚组分析也显示肝转移患者的预后差于无肝转移患者,免疫治疗联合化疗在肝转移人群中显示出了生存获益趋势。因此,对于存在肝转移的SCLC患者,PD-L1抗体联合化疗方案较传统化疗带来更多获益。

(5) 肺癌肾上腺转移的免疫治疗

免疫治疗近年为肺癌患者一线治疗提供了新的选择,无论是晚期NSCLC或广泛期SCLC,免疫治疗均能带来获益[53]。专门针对肾上腺转移病灶化疗以及免疫治疗的研究比较缺乏,通常情况下肾上腺转移并不影响全身系统治疗方案的选择,应根据指南推荐选择治疗方案。

### 20.4.5 肺癌器官特异性转移的多学科综合治疗

(1) 肺癌多学科综合治疗定义

肺癌是一个全身性和慢性疾病,总体而言(除了绝大部分Ⅰ期外)肺癌的治疗不是一种方法、一种药物、一种治疗手段,也不是一把手术刀就能解决所有问题的。肺癌MDT治疗是指不同学科从理论到实践对肺癌治疗的全面参与,而不是不同治疗方法的简单相加。肺癌的预防控制、筛查、诊断及治疗均需要从事肺癌基础研究、影像学、分子生物学、生物信息学、病理学、化疗、放疗、外科治疗等多学科团结协作,恰当合理地应用现有的肺癌治疗方法及技术,根据不同时间、不同空间,更重要的是"个体化"地应用现有的治疗方法进行MDT治疗。在制定肺癌多学科综合治疗方案时,需要遵循局部与全身治疗并重,分期治疗、个体化治疗、生存期与生活质量并重,不断求证更新以及成本与效果并重的原则。

有关肺癌多学科综合治疗的定义可以追溯到1999年华西医科大学附属第一医院肿瘤中心周清华主编的《肺癌基础研究与临床治疗进展》给出的定义[54]:根据肺癌患者的机体状况、免疫功能状况,肺癌的组织学类型、临床或者病理学分期,肺癌细胞分化程度、生物学行为,肺癌相关基因构成和/或功能

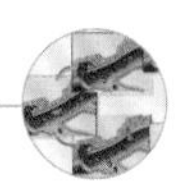

改变情况，肺癌侵犯范围和发展趋势，以及肺癌生物学行为和分子生物学行为相结合的"个体化"分期的情况，既从肺癌的局部，也从肺癌患者整体观点出发，合理、有计划地，根据不同时间、不同空间，"个体化"地综合应用现有的肺癌治疗药物及技术，以期较大幅度地提高肺癌治疗的有效性、肺癌的治愈率，最大限度地延长肺癌患者生存期，提高肺癌患者生活质量。

（2）肺癌器官特异性转移 MDT 治疗模式

肺癌多学科治疗模式包括两大类，一类是以局部治疗为主的多学科综合治疗模式；另一类是以全身治疗为主的多学科综合治疗模式。以局部治疗为主的多学科综合治疗模式包括：①手术前新辅助化疗，主要用于局部晚期 NSCLC 患者，如肺门和纵隔多发淋巴结转移的患者或中心型肺癌累及肺门结构的Ⅲ期肺癌患者。优点是：可以使大约 40%的患者肿瘤缩小、分期降低，提高手术切除率，减灭存在于循环系统中的循环肿瘤细胞（CTC）。缺点是：可能增加手术的难度，对那些新辅助化疗无效的患者，会影响其手术治疗时间。②手术前新辅助化疗联合新辅助免疫治疗，优点是：与新辅助化疗比较，使原发肿瘤缩小、分期降低，提高手术切除率，减灭存在于循环系统中的 CTC 的作用更加明显。缺点是：一是增加手术的难度更为明显；二是对那些对新辅助化疗联合新辅助免疫治疗均无效的患者，会影响其手术治疗时间。③手术前新辅助放疗，目前主要用于肺上沟瘤（Pancoast tumor）的手术前治疗，其优点是可以使 50%～60%的肿瘤缩小，使癌性侵犯变成纤维粘连，提高肿瘤完全性切除的比例。④手术前新辅助放化疗治疗，主要用于肿瘤较大，对纵隔器官侵犯比较明显的ⅢB 期肺癌。优点是：可以使 40%左右的患者肿瘤缩小、分期降低，提高手术切除率，减灭存在于循环系统中的 CTC，提高肿瘤完全性切除的比例。缺点是：可能会增加手术的难度，对那些新辅助化疗无效的患者，会影响其手术治疗时间，可能使手术并发症和死亡率增高。⑤术前新辅助分子靶向治疗，用于肺癌局部分期比较晚的驱动基因敏感突变的肺癌器官特异性转移患者。优点是：使原发肿瘤缩小、分期降低，提高手术切除率，减灭存在于循环系统中 CTC。缺点是：增加手术的难度更为明显；对那些对新辅助分子靶向治疗无效的患者，会影响其手术治疗时间。⑥手术后的辅助化疗或者术后辅助化疗联合辅助免疫治疗：凡是手术后分期为Ⅱ期以上的肺癌应考虑给予手术后辅助化疗或者术后辅助化疗联合辅助免疫治疗。优点是：可以明显提高 5 年生存率。缺点是：不能确定术后辅助化疗或者术后辅助化疗联合辅助免疫治疗究竟使哪些人群获益。⑦手术后辅助放疗，主要用于不完全性肺癌切除者，支气管残端有癌残留者。纵隔淋巴结转移者是否需要术后放疗仍有争议。优点是：使 5%～7%的患者局部控制提高。缺点是：有部分患者可能产生放射性肺损伤等并发症。⑧术后分子靶向靶向治疗，对于术前新辅助治疗应用分子靶向治疗者，术后一般继续应用分子靶向治疗 2 年左右，可使肺癌器官特异性转移患者生存获益。对于存在驱动基因 *EGFR* 突变的患者，来自中国的 ADJUVANT、EVAN 以及 ADUARA 研究结果显示术后辅助靶向治疗可以显著延长患者的 DFS。

另一类肺癌器官特异性转移的多学科治疗模式是非手术患者的全身多学科综合治疗，多为化疗、放疗等内科治疗手段，如化疗、放疗、分子靶向治疗、抗血管生成治疗、免疫治疗的联合，往往应用于局部晚期以及晚期的肺癌，其目的在于提高治愈率，也有减轻肿瘤负荷、缓解症状、防止严重并发症、维持功能等作用。常用的多学科治疗模式有：①序贯疗法，局部治疗和全身治疗序贯进行是应用最广泛的一种模式。序贯疗法避免了两种方法的直接毒性作用相加，各种治疗手段可全景应用，治疗时间长，效果也优于单纯一种治疗手段。对多数局部晚期肺癌，目前多倾向先全身后局部的模式。②同时疗法（concurrent therapy），是指全身和局部治疗同时进行的模式，例如较为成熟的同步放化疗组合方式，其特点是把不同作用机制的化疗和放疗结合起来，起到协同效应。当然，因为不良反应也有相加，所以导致每种方法剂量的改变，患者对治疗耐受性差。这一治疗模式并不是两种治疗方法的简单相加，局部和全身治疗通过何种强度来同时施治，还要期待更多的循证医学证据，是需要继续深入研究的课题。近期最成功的例子是对不可手术切除的Ⅲ期 NSCLC 同时放化疗之后用 ICI 巩固治疗，提高了这一期肺癌的总生存率，目前已成为不可手术切除的Ⅲ期 NSCLC 的标准治疗。③交替疗法，也称为"三明治"疗法，主要指放疗、内科治疗之间的组合方式，即诱导治疗-放疗-巩固治疗的模式。与同时疗法相比，它的急性不良反应较少，患者的耐受性提高；与序贯疗法相比，疗效相对较好。例如局部晚期肺癌

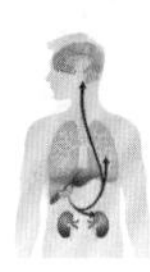



患者在同步放化疗或序贯放化疗后继续免疫治疗巩固治疗的模式可以显著延长 PFS。

总之，综合治疗方案的设计，需根据治疗的目的、治疗失败的原因、肿瘤的特点，在循证医学的基础上采用最优的模式，制定合理的方案。

（3）肺癌器官特异性转移 MDT 治疗策略

全身系统性治疗是晚期 NSCLC 的主要治疗方式。对于一部分特定部位的肺癌器官特异性转移实施肺部手术以及转移灶的局部治疗能使其生存获益。在肺癌器官特异性转移患者中脑寡转移患者预后最优，OS 11.8～94.8 个月，5 年生存率达 11.0%～36.8%。对于脑部孤立性转移脑部手术与立体定向放疗处理脑转移灶的效果相当，脑转移灶的局部治疗通常先于肺部手术进行。肾上腺寡转移患者生存期 12～66 个月，5 年生存率为 10.2%～34.0%，其中同侧肾上腺转移可能更优；采用腹腔镜手术先行处理肾上腺转移灶是可行的方法。骨转移患者生存总体较差，但孤立椎体转移的患者经外科治疗后中位生存期可达 20 个月。对于肺癌器官特异性转移患者来说，肺部病灶分期为 $T_{1\sim2}N_{0\sim1}$ 也是获得更优预后的有利因素。文献报道在肺部病灶病理分期为 $T_{1\sim2}N_{0\sim1}$ 的情况下，对原发灶实施手术切除，并且对转移灶进行局部治疗的脑寡转移、同侧肾上腺转移以及孤立椎体转移患者，其生存均能够获益。

1）NSCLC 脑及肾上腺转移的 MDT 治疗：有关 NSCLC 孤立性脑或肾上腺转移的治疗目前尚缺乏大样本前瞻性随机对照临床研究数据，多为小样本回顾性研究，证据级别不高。

关于脑部病灶的处理参照脑单发或寡转移（包括其他实体瘤，其中绝大部分为 NSCLC）的前瞻性随机对照临床研究的结果。对于 PS 评分 0～1 分的患者，两项前瞻性随机对照临床研究比较了脑部手术＋WBRT 与单 WBRT 的疗效，结果显示手术可显著提高患者生存率及局部控制率。

对于不能或不愿手术的患者，基于 4 项前瞻性随机对照临床研究的结果（包括 2015 年 ASCO 摘要 LBA4）：PS 评分 0～1 分，脑部 SRS 联合 WBRT 较单纯 SRS 仅提高局部控制率，并无生存获益，且增加神经系统并发症，降低学习和记忆能力。

关于孤立肾上腺转移Ⅳ期 NSCLC 的治疗，多个回顾性研究提示，PS 评分 0～1 分、肺部病变为非 $N_2$ 且可完全切除患者，给予肺部原发病灶完全性手术切除及根治性肾上腺切除术联合系统全身化疗，患者可获益，MST 可达 11～31 个月。研究结果同时提示：对于原发病灶分期较晚，特别是有 $N_2$ 淋巴结转移患者行手术治疗效果差，不建议手术治疗。对于不愿意或肺部病灶不能手术切除的患者，针对肺原发病灶 SBRT 或放化疗联合肾上腺转移灶放疗，患者有生存获益，MST 达 10.2～23 个月。

2）NSCLC 孤立性骨转移的 MDT 治疗：有关 NSCLC 骨转移的治疗目前尚缺乏大样本前瞻性随机对照临床研究数据。对于 PS 评分 0～1 分、肺部病变为非 $N_2$，且可完全性切除的患者，多项回顾性研究显示，肺原发病变手术治疗加骨转移病变放疗或手术，联合系统全身化疗和双磷酸盐治疗，患者可获益，MST 可达 8～35 个月。对于原发病变分期为Ⅰ～Ⅱ期的患者，手术的生存获益明显优于Ⅲ期患者。对于承重骨骨转移患者推荐转移灶手术切除加局部放疗，可显著降低神经功能损伤，提高 KPS 评分及患者生存质量。

对于原发性病变能完全切除但由于其他原因无法手术或不愿手术的患者，可考虑原发病变放疗和骨转移病变放疗，联合系统性全身化疗＋双磷酸盐治疗，MST 达到 13.5～23 个月。

对于 PS 评分 0～1 分、肺部病变为 $N_2$ 或 $T_4$ 的患者，回顾性研究结果显示原发病变行序贯或同步放化疗，骨转移病变放疗，联合系统性全身化疗＋双磷酸盐治疗，患者可获益，MST 为 13.5～14 个月，1、2 和 3 年的总生存率分别为 58.1%、24.8%和 15.8%。

3）NSCLC 其他少见器官转移的 MDT 治疗：对于 NSCLC 少见器官转移的治疗，目前无大规模循证医学证据支持，仅有少量的个案报道。四川大学华西医院肺癌中心收治的 NSCLC 患者覆盖了Ⅰ～Ⅳ期的全部病情，在临床工作中，遇到一些特殊器官特异性转移的情况，如 NSCLC 肾脏-输尿管转移及 NSCLC 胃肠道转移等，他们对这些患者实行“个体化”MDT 治疗，显著改善患者的生存和生活质量。

在总体治疗原则上，可以参照脑转移及肾上腺孤立转移的 MDT 治疗原则。①明确原发病灶和转移病灶哪一处是威胁患者生存期的最主要矛盾，制定治疗策略的优先级。②坚持 MDT 治疗原则，在治疗的关键节点，全程多学科诊治，决不能寄希望于单一治疗手段或单一学科可以解决患者病情。③基于分子分型、基因分型及分子分期手段，精准治疗原发病灶及转移病灶，在局部治疗手段解决主要病灶的同时，根据精准治疗原则，选择全身治疗方案。

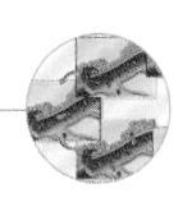

④对于肝脏、肾脏、胃肠道等特殊部位的转移，必要时需申请全院多学科会诊，包括外科局部治疗的方法、内科器官功能的评估意见等，全面评估治疗过程及风险综合施策。

肺癌器官特异性转移 MDT 治疗目前呈现几个趋向：①采用循证医学的基本原则，指导 MDT 治疗的临床研究，并形成循证肿瘤学的鲜明特色；②以生物标志物为核心的转化医学加快了分子靶向药物的研发过程，也加快了精准治疗的步伐；③基于分子分期和分子分型的“个体化”MDT 治疗的兴起，将是未来 MDT 的研究热点及方向；④各学科自身研究的深化，为综合治疗方案制定增添了更多的选择，如外科手术的精细化和微创化；内科新研发的和更好的药物不断出现和对相应药物耐药机制的逐步阐明；新的放疗技术如质子和重粒子的临床应用等；姑息治疗药物也在不断涌现。随着基础医学和临床医学的不断发展，肺癌的 MDT 治疗也必将日臻完善。

## 20.5 肺癌器官特异性转移的基础研究进展

### 20.5.1 细胞外囊泡在肺癌器官特异性转移中的作用

近年来，越来越多的证据表明，细胞外囊泡(EV)是影响肺癌微环境的重要因素，并在肺癌的转移和器官特异性选择中发挥着重要作用。EV 是在人体的多种生物液体，包括血液[55]、尿液[56]、脑脊液[57]、精液[58]中大量存在的一种膜封闭的纳米颗粒[59]，可以由包括癌细胞[60]、免疫细胞[61]、红细胞[62,63]等分泌产生。在脂质层膜结构的保护下，EV 在膜上和囊泡内都携带各种生物功能的分子，包括蛋白质、核酸和脂质。EV 的功能在很大程度上取决于它所运送的各种分子，这些分子可以反映原生细胞的情况。基于不同的生物生成途径，EV 通常被分为 3 大类：胞外体(外泌体)、微囊泡和凋亡体。EV 信号传递是细胞间通讯的重要模式，根据生物活性分子的不同，分为 DNA、RNA 以及蛋白质。EV 通过肿瘤细胞和肿瘤微环境的信号转导体现在以下几个方面：首先，高度转移性的肺癌细胞通过传递生物分子到低度恶性的肿瘤细胞，并增强其恶性程度。例如，EV 可协助肿瘤原性细胞将整合素 $\alpha v\beta 3$ 传递到其他细胞，使受体细胞表达恶性特质，促进整合素 $\alpha v\beta 3$ 依赖的黏附和迁移。此外，EV 在介导耐药、免疫抑制、重塑细胞代谢等方面亦发挥着重要作用。

目前已知在肺癌的器官特异性转移方面，EV 主要发挥的作用被认为参与了目标转移器官的转移前龛的塑造。具体表现在以下几个方面。

(1) 肿瘤细胞来源的 EV 对靶器官微环境的影响

原发灶肺癌细胞在到达远处器官之前就将 EV 作为信使分泌到血液循环中[64]。EV 携带生物活性分子，从原发性肿瘤部位到达靶器官的转移前龛，并被那里的原生细胞所摄取[64]，之后这些分子将参与受体细胞的生物作用，从而改变肺癌转移靶器官的微环境状态，如促进肿瘤相关成纤维细胞(CAF)形成、内皮细胞迁移以及肿瘤血管生成等[65]。

(2) 非肿瘤细胞来源的 EV 的影响

来自其他细胞类型的 EV 在与原发肿瘤细胞的相互作用下，可以进一步增强某些肿瘤的转移潜力。Janowska-Wieczorek 等[66]发现，血小板衍生的 EV(pdEV)会对人类肺癌细胞产生化学趋化作用。pdEV 通过激活 MAPK p42/44 和 Akt 促进肺癌转移，并上调基质金属蛋白酶(MMP)的表达水平，还通过上调 VEGF、IL-8 和 HGF 诱导血管生成。除 MMP 外，pdEV 还能够将血小板衍生的整合素，如 CD41 转移到肺癌细胞。

综上所述，肺癌在转移的过程中具有器官特异性转移的现象。该现象可能与肿瘤细胞本身(“种子”)的特性，以及靶器官的微环境(“土壤”)相应的生物学特性具有密切联系，且肺癌细胞与靶器官微环境具有相互作用、动态变化的特点。因此，肺癌在脑、骨、肝等器官特异性转移方面均具有其独特的分子生物学机制及特定靶点，以下将进行详述。

### 20.5.2 肺癌不同器官特异性转移的细胞与分子机制研究进展

(1) 肺癌脑转移的细胞与分子机制研究进展

肺癌脑转移包括脑实质转移和脑膜转移。脑实质转移瘤最常见的发生部位为大脑半球，其次为小脑和脑干。近年来，随着肺癌发病率的上升，诊疗技术不断发展，使患者生存期延长，肺癌脑转移的发生率和诊断率也逐年升高。肺癌脑转移发生率明显高于黑色素瘤、乳腺癌、肾癌和结直肠癌，20%～65%的肺癌患者在病程中会发生脑转移。不同组织学类

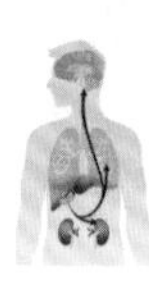



型肺癌脑转移的发生率存在差异，美国 NCI 的 SEER 数据库的一项长期随访结果显示，NSCLC 患者中，肺腺癌、鳞癌和大细胞癌发生脑转移的风险分别为 11%、6%和 12%。SCLC 患者首次就诊时脑转移的发生率为 10%，诊疗过程中为 40%～50%；生存 2 年以上的患者脑转移达 60%～80%，是影响 SCLC 患者生存和生活质量的重要因素。

肺癌脑转移的发生由于其特殊的解剖结构而呈现与其他器官特异性转移不同的机制。

1）上皮-间质转化(EMT)与血-脑屏障：肺癌细胞经过局部浸润、进入血管内循环、外渗至组织间隙、增殖和血管生成等一系列过程才能发生脑转移。有研究发现，长链非编码 RNA(lncRNA)肺腺癌转移相关转录本-1(MALAT-1)过表达的肺腺癌细胞上皮钙黏素表达降低，从而促进 EMT 过程，减少细胞黏附，增强肺癌细胞的侵袭能力，从而增加肺癌脑转移的风险[67]。

从大脑的解剖结构而言，大脑组织由血-脑屏障所保护，使其与人体其他组织保持相对隔离状态，从而在一定程度上起到了保护作用。然而，在一定条件下，肺癌细胞的某些特性可以打破血-脑屏障的屏障作用，使其进入脑组织。对脑转移肺癌细胞的分析发现，血管内皮生长因子(VEGF)、MMP9 在脑器官特异性转移细胞株表达水平显著升高，在非脑转移肺癌细胞株中表达水平降低，从而促进胶原蛋白和细胞外基质的降解，促进血管生成。此外，一些肿瘤细胞会产生蛋白酶 S，以分解联结点黏附分子 B，并促进肿瘤细胞通过血-脑屏障的迁移[68]。它们还可能释放富含 miRNA-181c 的 EV，靶向磷酸肌醇依赖性蛋白激酶 1(PDPK1)/丝切蛋白(cofilin)分子以调节肌动蛋白，破坏血-脑屏障，达到肿瘤细胞进入脑组织的目的。此时血-脑屏障将由保护性屏障作用转变为阻止抗肿瘤药物进入脑组织杀伤癌细胞的屏障。

2）肺癌细胞的基因突变状态在脑转移中的作用：研究表明，肺癌原发灶的基因突变类型显著影响肺癌脑转移的发生率。研究证明，高达 50%的具有表皮生长因子受体(*EGFR*)突变或间变性淋巴瘤激酶(*ALK*)重排的 NSCLC 患者发生肺癌脑转移，强烈提示这两个基因决定了肺癌的脑转移特性。PI3K/Akt/mTOR 信号通路是 EGFR 的下级经典级联信号通路。这些基因的单核苷酸多态性(SNP)显著增加了 NSCLC 发生肺癌脑转移的风险。其中蛋白激酶 B(Akt)的磷酸化形式过表达也能增加 NSCLC 脑转移的风险[69]。

3）星形胶质细胞在脑转移中的作用：脑神经龛主要由神经元和胶质细胞(星形胶质细胞、少突胶质细胞、小胶质细胞)组成。其中，星形胶质细胞在脑特异性转移中的作用研究相对透彻。星形胶质细胞通过分泌生长因子和细胞因子支持神经元，这种能力可被肿瘤细胞劫持以促进肺癌脑转移。星形胶质细胞衍生的 IL-6、TGF-β 和 IGF-Ⅰ增加了肿瘤细胞的增殖。另外，来自星形胶质细胞并被肿瘤细胞吸收的富含 miRNA-19a 的外泌体降低了抑癌基因 *PTEN* 的表达。PTEN 的丧失和肿瘤细胞诱导的 CCL2 的表达招募了促进肺癌脑转移的骨髓间质细胞。

此外，肺癌细胞与星形胶质细胞的相互作用可以促进肿瘤细胞的存活，诱导化疗抵抗。研究发现肿瘤细胞来源的原钙黏附蛋白-7 促进了由 CX43 组成的癌细胞-星形胶质细胞连接。这些连接将环状 GMP-AMP(cGAMP)转移到星形胶质细胞，以激活干扰素基因刺激因子(stimulator of interferon gene, STING)途径并释放炎症细胞因子，支持肿瘤生长和化疗抵抗。肺癌细胞亦可产生丝氨酸蛋白酶抑制蛋白抑制星形胶质细胞来源的浆膜蛋白，以启动肺癌脑转移[69-73]。Yu 等[69]总结了肺癌脑转移可能的机制包括以下方面：①原发性肿瘤的独特基因亚型或其亚克隆的独特基因表型，使其能够脱离、传播、穿透血-脑屏障；②肺癌细胞在低氧、低糖的微环境中增殖和生存；③特定的转录组学形成的转移细胞特定转录组和表观遗传学变化，使其得以生长；④优势癌细胞与大脑中的细胞相互作用而形成有利于转移的大脑微环境；⑤癌细胞和大脑中的细胞通过引发炎症、招募骨髓源性抑制细胞和促进代谢适应而有利于肺癌脑转移的大脑微环境；⑥免疫抑制导致适应性免疫反应无法实现，适应性免疫反应不能识别或杀死大脑中的癌细胞。

（2）肺癌骨转移的细胞与分子机制

骨转移是大多数癌症死亡相关的重要原因，骨是肿瘤转移扩散的主要器官之一。尽管所有癌症都可能转移到骨，但骨髓的微环境似乎更有利于特定类型的癌症如乳腺癌、前列腺癌、肺癌或多发性骨髓瘤的转移。尸检结果表明，70%乳腺癌和前列腺癌、36%的肺癌患者有骨转移，其中 22%～60%的肺癌骨转移患者表现为骨髓微转移。肺癌骨转移不仅给

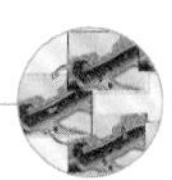

患者带来身体上的折磨，包括疼痛、骨折和脊柱压迫，也给患者带来精神上的折磨，从而大大降低患者的生活质量和总体生存率[74-76]。一项对 661 例 NSCLC 患者的回顾性研究显示，57.7%的病例在诊断时存在骨转移，其 MST 为 9.5 个月。

1）骨代谢的生理特征与肺癌骨转移：骨和骨髓由独特的细胞类型组成，包括成骨细胞、破骨细胞和骨细胞。破骨细胞吸收骨基质，而成骨细胞用新的骨沉积填充溶骨腔，以成熟为衬里细胞或嵌入骨基质中形成成骨细胞。骨的代谢过程中有几个关键因子，包括 NF－κB 受体激活蛋白配体（RANKL）/RANK/护骨因子（OPG）轴的受体激活剂。RANKL 属于肿瘤坏死因子（TNF）细胞因子超家族的一员，由成骨细胞和基质细胞产生。RANKL 由前破骨细胞表达，通过与其受体 RANK 相互作用，刺激破骨细胞分化和成熟。OPG 是一种 RANKL 的可溶性诱饵受体，它由成骨细胞产生，可以阻止过度的骨吸收。一些促骨细胞生成（如 IL－1，IL－6、M－CSF）和抗骨细胞生成（如 IL－4、IL－18 和 IFN－β）的细胞因子，以及一些参与钙平衡的激素有助于调节骨吸收和骨生成之间的平衡[75]。

2）肺癌骨转移的过程及其病理生理学特点：研究表明，骨转移存在 3 种类型的病变：成骨细胞介导的成骨型改变、破骨细胞介导的溶骨型改变以及两者的混合型。其中，溶骨型改变在肺癌的骨转移中占主导地位。一项肺癌骨转移的回顾性调查中，74.3%的患者能检测到溶骨型改变，而混合型（14.3%）和成骨型（11.4%）则相对少见。在骨转移的多项研究证明，是破骨细胞而非肿瘤细胞造成了骨质的破坏。在这种溶骨型病变中，肺癌细胞通过持续分泌一系列细胞因子，包括甲状旁腺激素相关蛋白（PTHrP）、RANKL 和 M－CSF 等促进破骨细胞生成。同时，过度生成的异常激活的破骨细胞提高了骨吸收，其中生长因子，包括 TGF－β、IGF、血小板衍生生长因子（PDGF）和骨形态生成蛋白（BMP），以及钙质、胶原蛋白、糖蛋白、透明质酸、蛋白多糖和蛋白酶等都从骨基质中释放。这些因子会促进肺癌细胞的增殖，从而在成骨细胞、破骨细胞和肿瘤之间形成一个恶性循环[76]。

3）调控肺癌骨转移相关的分子通路：根据骨转移及骨代谢的特点，破骨细胞的代谢是研究溶骨性病变的关键点。多种分子和信号通路与肿瘤细胞、成骨细胞和骨微环境中的其他细胞类型共同参与这一过程，而关键的信号通路是 RANKL/RANK/OPG 轴，该信号轴是使破骨细胞的骨吸收作用和成骨细胞的骨生成作用保持平衡的关键所在。据报道，肺癌骨转移患者血清中的可溶性 RANKL 和 OPG 升高，表明该轴在肺癌骨转移中发挥重要作用[75,76]。此外，大量的分子已被发现参与该轴的调节，包括前列腺素 E、甲状旁腺素、TGF－β、IL－1、TNF－α 和 PTHrP 等。普遍认为 PTHrP 可能是参与肺癌骨转移的独特调节因素之一。PTHrP 在肺癌中的阳性表达表明其发生骨转移的概率较高，且肺癌细胞产生的 PTHrP 可能诱导成骨细胞表达 RANKL，同时减少 OPG 的生成，导致破骨细胞的成熟和激活。TGF－β 也可以促进肺癌细胞过度表达 PTHrP，如果 TGF－β 信号通路被抑制，PTHrP 的表达就会相应减少。另外根据 Deng 等在对高度骨转移倾向的人肺鳞癌细胞株的研究，细胞绒毛蛋白［埃兹蛋白（ezrin）］在骨转移病灶中的表达水平显著升高[77,78]。

4）肺癌细胞与骨转移灶微环境相互作用促进肺癌骨转移：最近，原发肿瘤已被证明能够释放出胞外体、生长因子，如：TGF－β、VEGF、胎盘生长因子（PLGF），以及细胞因子（如 TNF－α），能够招募骨髓衍生细胞（BMDC）[79]。BMDC 通过增加血管通透性，促进细胞外基质重塑和调节免疫抑制来创造转移前的微环境（壁龛），为癌细胞的归巢和生存的微环境。肺癌骨转移倾向由相互吸引的趋化因子配体和受体驱动，而这些因子和配体分别由基质细胞和肺癌细胞表达。如骨定向转移的肿瘤细胞过度表达趋化因子受体－4（CXCR－4），其配体、趋化因子配体－12，由原生于骨内的基质细胞分泌；具有特定整合素如 αvβ3 和 αvβ5 表达的肿瘤细胞可以成功与骨基质细胞作用，识别并结合骨基质蛋白，而 α4β1 与骨髓基质细胞表达的 VCAM－1 相互作用。由此，获得了与骨原生细胞类似的典型特性——骨化反应（osteomimicry），以此逃避细胞毒作用的治疗以及免疫反应，直到骨微环境在数月甚至数年后变成适合其生长的环境[79,80]。

肿瘤的细胞外微粒及其释放的细胞因子被认为在肿瘤细胞与目标转移器官微环境的交互中发挥了重要的作用。Xu 等发现肺腺癌细胞的肿瘤源性 EV 介导了破骨细胞的发生。肺腺癌细胞的 EV 含有高水平的 miRNA－21，可以通过 EV 转移到破骨细胞祖细胞，并通过靶向 PDCD4 促进破骨细胞的发生。Valencia 等[81]发现，miR－326 是肺癌骨转移模型中

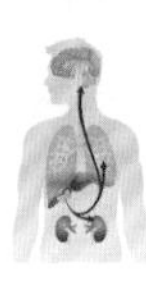



代表溶骨的相关生物标志物。在肺癌小鼠模型中，miR-192 的系统递送可以减少溶骨型病变。在对 SBC-5 细胞株的研究中，miR-335 的缺失通过降低 RANKL 和 IGF-ⅠR 的表达水平促进 SCLC 转移性骨病变。

5）种子预筛选与转移前龛在肺癌骨转移中的作用：肿瘤的亲骨性转移趋势可能在其原发肿瘤时就已形成。既往研究表明，肿瘤相关成纤维细胞（CAF）有助于创造一个类似于骨髓的细胞因子环境，从而选择更适合定植于骨微环境的癌细胞。这种选择甚至发生在肿瘤细胞播散之前，被称为“种子预筛选”。甚至在肿瘤细胞到来之前，它们就可以在远处器官中诱导形成支持性微环境，即“预转移龛”，以利于它们的生存、附着、侵袭、免疫逃逸和增殖。例如，缺氧的肿瘤可以通过分泌赖氨酰氧化酶（LOX）招募骨髓细胞到转移前的部位。其他因素，包括 miRNA、胞外体也能促进转移前龛的形成。例如，发现癌源性 miR-25-3p 胞外体通过招募造血祖细胞（HPC）和诱导血管通透性和血管生成来促进转移前龛的形成[81]。

（3）肺癌肝转移的细胞与分子机制

肝脏是肺癌最常转移的器官之一，肝转移也是预后最差的转移。肺癌发生肝转移的比例在 13%～20%。肺癌发生肝转移的患者与其他转移部位的 NSCLC 患者比较，其预后最差，MST 仅 3～6 个月。

1）肺癌肝转移相关的生理学特征：肝脏接受来自肝门静脉和肝动脉的双重血液供应，并且具有肝窦的血压梯度更低[82,83]。这种独特的结构特征是肺癌的 CTC 更易于在肝窦内皮附着和着床。此外，与其他器官紧密排列的内皮壁和基底膜相比，肝脏窦道的内皮层是有裂缝的，这可能更有利于肺癌细胞穿透血管壁进入组织。

2）肝脏转移前龛和促转移龛在肺癌肝转移中的作用：肺癌肝转移取决于转移前龛和促转移龛的形成。来自肺癌细胞的各种循环因子，特别是以胞外体形式出现的因子，可以帮助建立肺癌肝转移前龛。Kupffer 细胞是位于肝脏窦道中，紧邻内皮细胞的特殊巨噬细胞[84]。从解剖结构上看，Kupffer 细胞有很大机会接触到循环的肿瘤源性 EV。从功能上讲，Kupffer 细胞在信号传递中起着中介作用，一方面，它们在吞噬颗粒方面发挥积极作用；另一方面，它们分泌许多生物活性物质，如细胞因子，以影响其邻近的细胞。Hoshino 等[85]报道，肺癌肝转移与肿瘤来源的 EV 上的整合素 αvβ5 有关。这些整合素 αvβ5 阳性的 EV 被 Kupffer 细胞内吞，导致促炎症基因 S100 成员的上调，并有助于转移前龛的形成。此外，使用 RGD 肽或抗整合素 αvβ5 抗体阻断 EV 上的整合素 αvβ5，可明显减少 Kupffer 细胞对 EV 的摄取和肺癌肝转移前龛的形成。

此外，肝脏原生细胞可以促进促转移龛的形成，从而支持播散肿瘤细胞（DTC）的生长。例如，肝细胞通过 IL-6/STAT3/血清淀粉样蛋白 A1 和 A2 信号转导，协调肝脏内的骨髓细胞积累和纤维化，引导形成促转移龛。肝星状细胞在被激活后，分泌生长因子和细胞因子，如 PDGF、肝细胞生长因子（HGF）、TGF-β，以促进细胞外基质（ECM）降解，从而刺激血管生成并抑制免疫反应，为肿瘤细胞建立一个适宜的微环境[86]。

## 20.5.3 肺癌器官特异性转移的细胞模型

有研究证明，体外培养和建立人肺癌细胞系，对于研究肺癌癌变、侵袭转移、多药耐药的分子机制、生物学特征，以及开发抗肺癌新药等，均有十分重要的理论和临床意义。研究肺癌转移的有效方法是利用具有相同遗传背景，不同转移潜能、基因和信号调节途径的肺癌细胞株作为天然对比材料。经过多年对肿瘤转移机制的研究，人们认识到肺癌细胞异质性与肺癌转移及器官特异性转移密切相关，其理论核心是：肿瘤本质上是由多克隆异质性细胞所组成，转移之所以发生，主要是由于具有高转移能力的克隆株细胞存在于肿瘤细胞群体之中。已有的研究证明，肺癌与其他肿瘤一样其远处转移具有器官特异性选择。目前，国内外已经构建了前列腺癌、乳腺癌、肝癌和胰腺癌器官特异性转移细胞株。为了筛选鉴定和建立具有相同遗传背景、不同器官特异性转移的人肺癌细胞株，四川大学华西医院周清华课题组应用人高转移母系大细胞肺癌细胞株 L9981-Luc 为材料，通过体内外筛选的方法，构建了 4 株具有相同遗传背景、不同靶向性器官特异性转移潜能的肺癌细胞株，为进一步的研究肺癌靶向器官特异性转移提供科学可靠的细胞模型[87]。

（1）肺癌器官特异性转移细胞株的筛选构建方法

从液氮罐取出 L9981-Luc 细胞株，复苏后常规培养，等到细胞株贴壁生长良好后，将 $1\times10^5$ 母系肺癌细胞株 L9981-Luc 接种到裸鼠腹股沟皮下，每

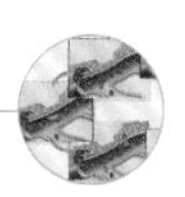

周1次应用动物活体成像仪对荷裸鼠进行活体成像，观察母系肺癌细胞株L9981-Luc在裸鼠体内的成瘤性和远处转移情况。当活体成像观察到母系肺癌细胞株L9981-Luc在远处形成转移瘤后，处死裸鼠，在无菌情况下解剖出裸鼠的肺癌转移器官（肺、大脑、脊柱和纵隔淋巴结），并在无菌条件下解剖出相应的肺癌器官特异性瘤结节。在无菌条件下，在培养基中将相应的肺癌器官特异性瘤结节切成细碎片，并进行器官特异性转移的原代培养。当原代培养的器官特异性转移肺癌细胞株贴壁生长良好后，将大部分原代培养器官特异性转移肺癌细胞株在液氮中冻存，将$1\times10^5$原代培养器官特异性转移肺癌细胞株分别接种到裸鼠腹股沟皮下，每周1次应用动物活体成像仪对荷裸鼠进行活体成像，观察原代培养的器官特异性转移肺癌细胞株在裸鼠体内的成瘤性和远处转移情况。当活体成像观察到在原代培养的器官特异性转移肺癌细胞株在远处形成转移瘤后，处死裸鼠，在无菌情况下解剖出裸鼠的肺癌转移器官（肺、大脑、脊柱和纵隔淋巴结），并在无菌条件下解剖出相应的肺癌器官特异性瘤结节。在无菌条件下，在培养基中将相应的肺癌器官特异性瘤结节切成细碎片，并进行器官特异性转移的原代培养。经过如此反复将器官特异性转移原代肺癌细胞株进行体内外筛选后，筛选建立成功4株人器官特异性转移肺癌细胞株[87]。

（2）肺癌转移细胞株成瘤性及器官靶向转移特征的筛选鉴定

应用母系肺癌高转移大细胞肺癌细胞株L9981-Luc为对照，4株肺癌器官特异性转移肺癌细胞株（肺癌肺内转移肺癌细胞株L9981-LuM、肺癌淋巴结器官转移肺癌细胞株L9981-LnM、肺癌脑转移肺癌细胞株L9981-BrM和肺癌骨转移肺癌细胞株L9981-BoM）为实验组，分别接种裸鼠，评估器官特异性转移在裸鼠体内成瘤率和器官特异性转移百分比。每组5只裸鼠作为独立的实验，接种对照组和实验组细胞株后每周进行裸鼠活体成像，8周后解剖取得肺、淋巴结、脊柱、脑组织，并解剖出器官特异性转移的转移瘤，用活体成像仪分析。研究结果发现母系人高转移大细胞肺癌细胞株（对照组）中的5只小鼠的肺、淋巴结、脊柱、大脑均发生了肺癌转移，转移百分比均为100%。而实验组4株肺癌细胞株均具有器官特异性转移，但没有发生其他器官转移：L9981-LuM接种裸鼠后，5只裸鼠均发生了肺转移瘤，肺部转移百分比均为100%，而纵隔淋巴结、脊柱、大脑均没有发生肺癌转移；L9981-LnM接种裸鼠后5只裸鼠中均发生了纵隔淋巴结转移，而肺、脊柱和大脑均未发现有肺癌转移；L9981-BrM接种裸鼠后5只裸鼠均发生了大脑转移，而肺、淋巴结和骨均未发现有肺癌转移；L9981-BoM接种裸鼠后5只裸鼠全部发生了脊柱转移，而肺、淋巴结和大脑均未发现肺癌转移[87]。

（3）肺癌器官特异性转移细胞株裸鼠移植瘤模型的活体成像特征

通过裸鼠腹股沟皮下种植筛选获得的具有靶器官特异性转移潜能的肺癌细胞株L9981-LuM、L9981-LnM、L9981-BrM和L9981-BoM，然后分别在第1、3、6周活体成像分析其体内转移能力，发现所有肺癌器官特异性转移肺癌细胞株在体内普遍成瘤，而且均发生了器官特异性转移。动物活体成像观察的原位癌信号强弱与体内生长时间呈正相关，体内转移灶肿瘤细胞信号强弱同样与时间呈正相关[87]。

### 20.5.4 肿瘤干细胞与肺癌器官特异性转移

已有的研究表明，肿瘤干细胞（CSC）可能是肿瘤转移的起源细胞[88]。许多研究发现，肿瘤组织是一个等级分明的团体，其中存在少量的CSC处于等级的顶层，具有类似正常组织中干细胞的特征、自我更新能力，以及可多向分化和起始肿瘤的潜能，可以分化成形态功能各异的肿瘤细胞。转移多样性的起源可以追溯到“肿瘤起始”CSC。最近在实体瘤包括肺癌、乳腺癌、脑肿瘤和结直肠癌中发现了这些干细胞。与白血病中的CSC相似，实体瘤中的CSC在功能上由其显著的肿瘤启动能力决定，表型上由细胞表面特异性标志物定义。CSC可以在体内自我更新和分化，在植入免疫缺陷小鼠后再生一个完全发育的异质性肿瘤，而原始肿瘤的非成瘤细胞群则无法再生继发性肿瘤。例如，从乳腺癌患者胸腔积液中分离出来200个$CD44^+CD24^{-/low}Lin^-$细胞能够在NOD/SCID小鼠中形成肿瘤，而注射20 000个$CD44^+CD24^+$细胞却不能形成肿瘤。然而，还没有研究能够用单个CSC构建形成实体瘤，这一成就类似于正常乳腺干细胞再生整个乳腺的能力。此外，目前CSC的证据仅限于一些初步研究，仍有待进一步验证。尽管如此，CSC在器官特异性转移中的作用值得研究。

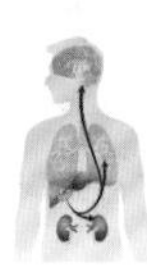



由于CSC独特的致瘤能力，推测CSC也与远处转移有关。能够播散形成远处转移的CSC被定义为"转移性肿瘤干细胞"(mCSC)。目前尚不清楚CSC何时何地获得器官特异性转移能力。原发性肿瘤可能具有多种不同的CSC，它们具有锚定特定宿主器官的独特特性。这种多样性可能来自随机的基因组或表观遗传改变，或来自不同的CSC起源。另一方面，CSC只有在到达靶器官后才能获得器官特异性的转移特性。CSC的可塑性和多谱系分化能力可能促进这种转变。长期休眠状态播散性微转移的存在可能反映了CSC在不同器官微环境中的逐渐适应现象，其在受到炎症和缺氧等外界刺激的影响下发生微转移。

根据"种子与土壤"学说，肿瘤细胞与宿主组织微环境的相互作用应该在肿瘤细胞到达靶点后才发生。然而，这一观点受到了最近发现的"转移前微环境(PMN)"的挑战。Kaplan等人发现，VEGFR1阳性骨髓来源的造血祖细胞(HPC)被原发性肿瘤(Lewis肺癌)分泌的因子动员，在转移靶器官形成富含纤维连接蛋白的斑块。值得注意的是，这些微环境是在转移性肿瘤细胞到达之前形成的。VEGFR1抗体阻断PMN的形成显著抑制了肿瘤的转移。此外，在转基因小鼠肿瘤模型和肿瘤患者的转移靶器官中也发现了VEGFR1阳性簇，这是转移前微环境的标志。引人注目的是，PMN显示出精密转移模式，或器官特异性。黑色素瘤细胞系的条件培养基可以重定向Lewis肺癌细胞转移到黑色素瘤倾向转移的器官，而不是肺癌细胞倾向转移的器官。原发性肿瘤产生的两种细胞因子VEGF和PLGF被认为介导了转移前微环境的形成。

PMN模型，如果被进一步的研究证实适用于其他癌症类型，则对"种子与土壤"学说提供了重大修改的依据，因为它表明肿瘤细胞和靶器官之间的远程通信发生在器官特异性转移细胞到达远处器官之前。通过外推PMN理论，人们甚至可以推测，肺癌细胞到达PMN后，可能进一步改变局部微环境，使其成为更适宜定植的成熟转移微环境(mature metastasis niche, MMN)。MMN可以来源于PMN，也可以来源于靶器官中的正常干细胞微环境，例如位于骨和骨髓交界处的骨髓内造血干细胞微环境。研究PMN和MMN的产生和演变及其在肺癌器官特异性转移中的作用，可能为开发新的预后预测指标和治疗方法提供新的途径。

尽管人们已经认识到癌症转移的致命性以及针对癌症转移级联反应开发特异性抗转移治疗的重要性，但对于癌症转移的研究仍然不足。周清华课题组应用实验小鼠模型检测了CTC在血液中的状态。CTC在注射入血流后几分钟内通过黏附于血管内皮而定位于毛细血管内。循环中CTC的丢失遵循双相衰减模式，血液中CTC的数量与血液循环周期密切相关。体内计算的CTC分布体积(Vd)显示了CTC的器官特异性结合。此外，共聚焦显微镜、小鼠转移模型的体内荧光成像和血液循环模式分析支持器官特异性肿瘤转移的概念。该研究表明，血液循环模式与"种子-土壤"相容性因子的协同作用影响了器官特异性肿瘤转移。这些新发现为优化癌症转移预防策略提供了新的见解，例如创造一个有害的循环微环境，或是靶向抑制器官特异性的"种子-土壤"相容性因子。

为了追踪CTC在血液中的增殖，Lu等将CellTrace™CFSE试剂标记的结肠癌细胞株CT26细胞注射到小鼠的尾静脉，并用流式细胞术检测小鼠血液中的CSC。研究发现尾静脉注射肿瘤细胞4周后，活体成像显示CFSE标记的结肠癌细胞株CT26细胞在BALB/c小鼠肺内形成了明显的转移性结节，表明CFSE不影响结肠癌细胞株CT26细胞的转移能力。为了研究CTC的器官和组织特异性分布，研究者将CFSE标记的结肠癌细胞株CT26细胞直接注射到心脏或尾静脉，1 h后处死小鼠，取心脏、肝、脾、肺、肾冷冻切片于共聚焦显微镜下观察。当CFSE标记的结肠癌细胞株CT26细胞通过尾静脉注射时，在肺切片中可以很容易地看到绿色荧光CTC的聚集物；而在其他器官，如心脏、肝脏、脾脏和肾脏中没有观察到CTC。然而，当将CFSE标记的结肠癌细胞株CT26细胞注射到心脏时，在心脏、肝、肺和肾的切片中可见绿色荧光细胞。然而，与尾静脉注射相比，心脏注射后CTC在肺内的分布要低得多。令人惊讶的是，无论是否注射CTC，脾脏都避开了肿瘤细胞的侵袭。这些结果表明，CTC在各器官中的分布高度依赖于注射途径。为了进一步证实CTC的定位是器官特异性的，研究者应用PhotonIMAGER系统观察了注射到BALB/c小鼠尾静脉的CFSE标记的结肠癌细胞株CT26细胞。将$1\times10^6$个CFSE标记的结肠癌细胞株CT26细胞注射入小鼠尾静脉1h后，处死小鼠，取心、肝、脾、肺、肾、大肠、小肠进行成像。在肺中检测

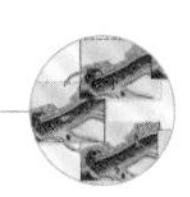

到非常强的荧光信号，在肝脏、大肠和小肠中检测到较弱的荧光信号，在心脏、脾脏和肾脏中未观察到荧光信号，这与荧光显微镜观察到的结果一致。

研究观察到结肠癌细胞株 CT26 细胞通过尾静脉注射与肺特异性结合的，研究者进一步研究其他肿瘤细胞是否也表现出同样的器官特异性。为此，研究者对小鼠黑色素瘤细胞株 B16F10、Lewis 肺癌细胞株 LLC、乳腺癌细胞株 4T1 和结肠癌细胞株 CT26 进行了评估。每只小鼠尾静脉分别注射 $5\times 10^4$ 个肿瘤细胞，2 周和 4 周后取出器官，对各器官上的肿瘤结节进行定位和定量。结果显示：接种 2 周后，B16F10、LLC、CT26 和 4T1 细胞分别在 100%、87.5%、100%和 100%的小鼠中形成了明显的肺转移结节。只有一只注射 B16F10 和 4T1 细胞的小鼠发生了胸膜腔转移，而在其他器官上没有发现任何转移结节。接种 4 周后，所有癌细胞在肺部形成密集的转移性结节；与注射 2 周相比，注射 B16F10、LLC、CT26 和 4T1 细胞 4 周后的小鼠胸膜腔转移率分别为 37.5%、16.7%、2.9% 和 19.2%。此外，在注射 B16F10、CT26 和 4T1 癌细胞的小鼠中，观察到较低程度的肝转移（分别为 12.5%、14.3%和 7.7%）。然而，LLC 癌细胞没有发生肝转移（进一步证明了 Lewis 肺癌为只转移到肺的肿瘤）。这些结果表明，通过尾静脉注射肿瘤细胞是研究器官特异性转移的良好模型。大多数小鼠的原发转移部位是肺，随后一部分转移到胸膜腔和肝脏。

已有的研究发现，不同转移潜能肺癌细胞株中 CSC 的比例和 CSC 的干性标志物表达水平均存在明显差异。周清华课题组一项研究比较了不同转移潜能肺癌细胞中 CSC 的比例和 CSC 的干性标志物表达水平，结果发现人低转移潜能细胞肺癌细胞株 NL9980 中 CTC 的比例为 0.039%±0.009%，人高转移大细胞肺癌细胞株的 CSC 比例为 2.206%±0.140%，而人肺腺癌细胞株 A549 的 CSC 的比例为 1.005%±0.006%。具有相同遗传背景的高转移大细胞肺癌细胞株 L9981 的 CSC 比例显著高于人低转移大细胞肺癌细胞株 NL9980，两组间比较有显著差异（$P=0.000$）；中转移潜能肺腺癌细胞株 A549 的 CSC 比例也显著低于 L9981 肺癌细胞株，组间比较均有显著差异（表 20-1，图 20-24）（$P=0.000$）[89]。

**表 20-1　不同转移潜能肺癌细胞株中肿瘤干细胞比例**

| 肺癌细胞株 | 肿瘤干细胞比例（%） |
|---|---|
| L9980 | 0.0391 |
| A549 | 1.0053 |
| L9981 | 2.2060 |

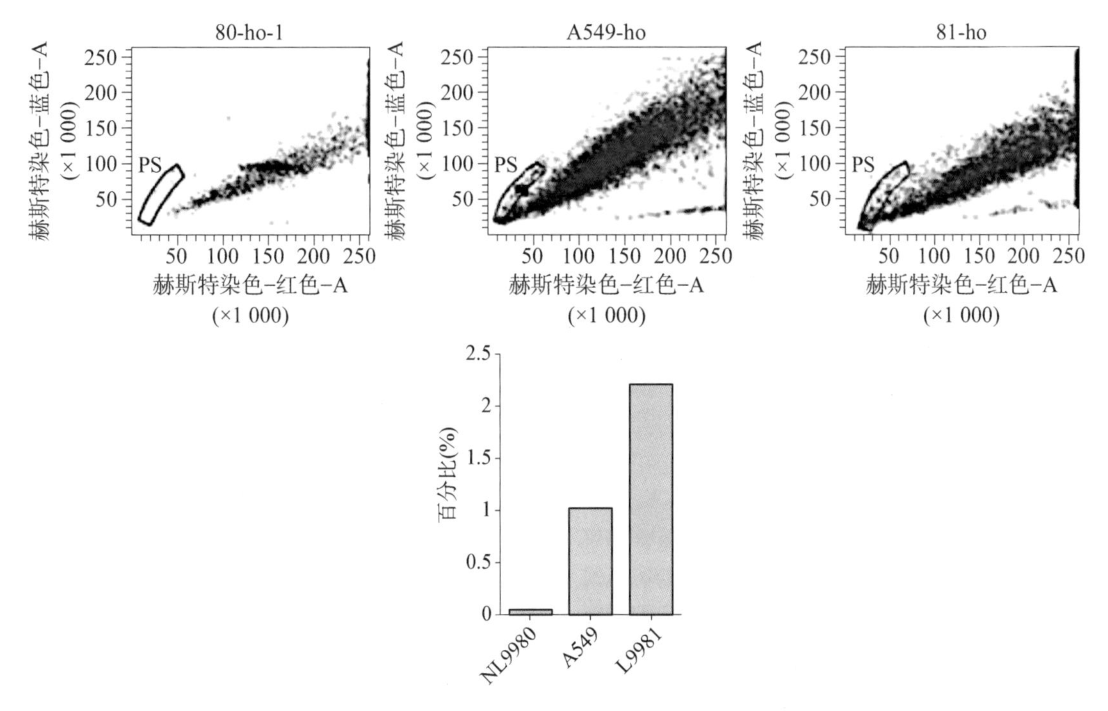


图 20-24　不同转移潜能肺癌细胞株中肿瘤干细胞流式细胞仪检测结果

该研究还发现在不同转移潜能肺癌细胞株中CSC与非肿瘤干细胞(non-CSC)间相关标志物基因mRNA表达水平存在显著差异。人低转移大细胞肺癌细胞株NL9980的CSC中*Oct4*、*Nanog*、*Sox2*基因mRNA表达水平均明显高于母系NL9980肺癌细胞株中*Oct4*、*Nanog*、*Sox2*基因mRNA表达水平(表20-2,图20-25);A549肺癌细胞株CSC中相关标志物*Oct4*、*Nanog*、*Sox2*、*ABCG2*基因mRNA表达水平均明显高于non-CSC中*Oct4*、*Nanog*、*Sox2*、*ABCG2*基因mRNA表达水平(表20-3,图20-26);L9981肺癌细胞株的CSC中*Oct4*、*Nanog*、*Sox2*、*ABCG2*基因mRNA表达水平均明显高于non-CSC中*Oct4*、*Nanog*、*Sox2*、*ABCG2*基因mRNA表达水平(表20-4,图20-27)[89]。

表20-2 NL9980肺癌细胞株CSC与NL9980肺癌细胞株non-CSC间相关标志物基因mRNA表达水平比较

| 基因 | 相对水平(目标基因*GAPDH*) | | CSC/non-CSC | *P* |
|---|---|---|---|---|
| | CSC | non-CSC | | |
| *Oct4* | 0.01928±0.00168 | 0.00764±0.00113 | 2.523 | 0.001 |
| *C-myc* | 0.00202±0.00025 | 0.00548±0.00038 | 0.369 | 0.001 |
| *Nanog* | 0.00220±0.00003 | 0.00090±0.00015 | 2.347 | 0.003 |
| *Sox2* | 0.00094±0.00013 | 0.00053±0.00006 | 1.790 | 0.019 |
| *ABCG2* | 0.01723±0.00266 | 0.01194±0.00220 | 1.443 | 0.059 |

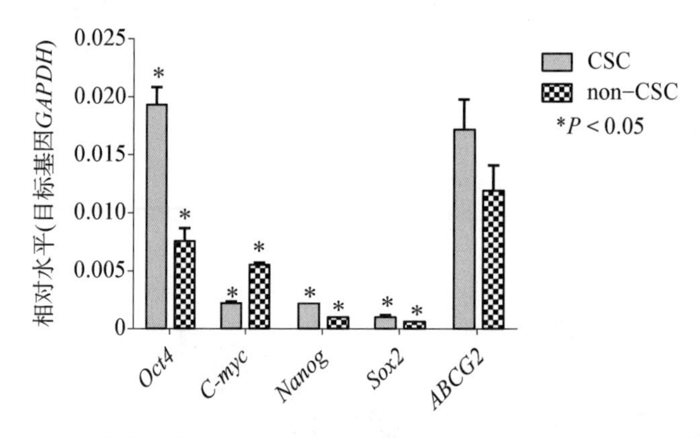


图20-25 NL9980肺癌细胞株CSC与non-CSC中相关标志物基因mRNA表达水平比较

表20-3 A549肺癌细胞株中CSC与non-CSC中相关标志物基因mRNA表达水平比较

| 基因 | 相对水平(目标基因*GAPDH*) | | CSC/non-CSC | *P* |
|---|---|---|---|---|
| | CSC | non-CSC | | |
| *Oct4* | 0.02699±0.00729 | 0.00890±0.00272 | 3.030 | 0.037 |
| *C-myc* | 0.00479±0.00113 | 0.00781±0.00114 | 0.613 | 0.032 |
| *Nanog* | 0.00453±0.00115 | 0.00107±0.00034 | 4.226 | 0.027 |
| *Sox2* | 0.00180±0.00028 | 0.00110±0.00013 | 1.626 | 0.033 |
| *ABCG2* | 0.00205±0.00036 | 0.00337±0.00036 | 0.608 | 0.002 |

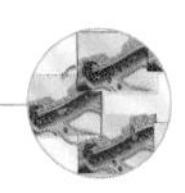

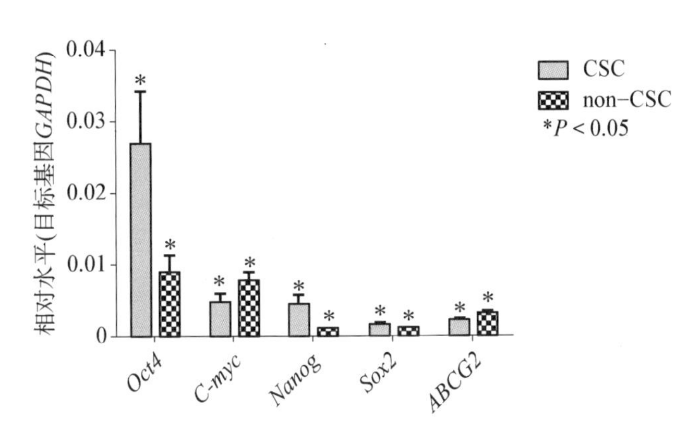


图 20-26　A549 肺癌细胞株中 CSC 与 non-CSC 中相关标志物基因 mRNA 表达水平比较

表 20-4　L9981 肺癌细胞株中 CSC 与 non-CSC 中相关标志物基因 mRNA 表达水平比较

| 基因 | 相对水平(目标基因 *GAPDH*) | | CSC/non-CSC | *P* |
|---|---|---|---|---|
| | CSC | non-CSC | | |
| *Oct4* | 0.041 24±0.006 17 | 0.013 32±0.002 12 | 3.097 | 0.009 |
| *C-myc* | 0.006 53±0.000 62 | 0.011 73±0.003 15 | 0.368 | 0.022 |
| *Nanog* | 0.008 31±0.001 50 | 0.004 44±0.000 81 | 2.347 | 0.003 |
| *Sox2* | 0.004 40±0.000 87 | 0.000 24±0.000 49 | 1.850 | 0.036 |
| *ABCG2* | 0.001 02±0.000 17 | 0.002 54±0.000 55 | 0.400 | 0.032 |

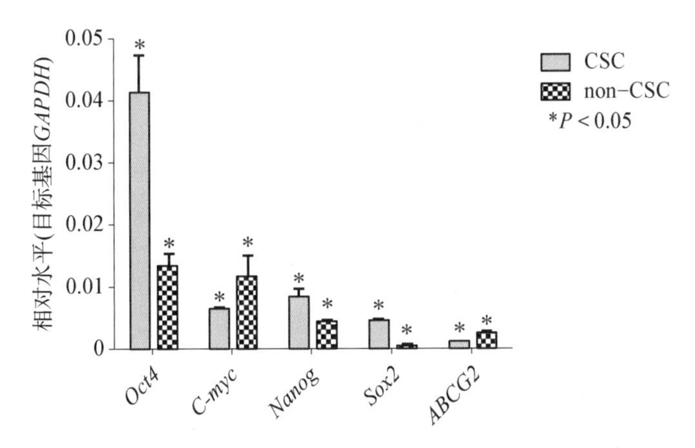


图 20-27　L9981 肺癌细胞株中 CSC 与 non-CSC 中相关标志物基因 mRNA 表达水平比较

### 20.5.5　上皮-间质转化及肿瘤微环境在肺癌器官特异性转移中的作用

许多研究发现无论肺癌组织学类型如何，NSCLC 转移的主要部位是骨骼(19%～33%)、大脑(35%～45%)、肾上腺(18%～38%)和肝脏(15%～25%)，并在不同组织学类型肺癌和相同组织学类型肺癌的不同肺癌个体之间肺癌转移具有器官特异性转移特点。有证据表明，这些优先转移部位或者特异性转移，很大程度上与肺癌细胞的 EMT，肺癌细胞与肺癌转移靶器官的肿瘤微环境间的相互作用决定的。

肺癌转移的早期阶段之一是局部侵袭，肿瘤细胞突破基底膜与肿瘤间质和组织实质细胞接触。基底膜的降解是建立肿瘤-间质相互作用的关键事件，有相当多的证据表明肿瘤也招募间质成分(如免疫

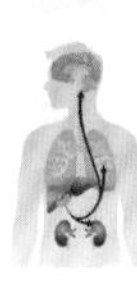



细胞)。对肺癌细胞转移的观察揭示了癌细胞侵入局部间质的两种不同模式:①肺癌细胞以簇/片形式移动的"集体模式";②涉及单个肺癌细胞移动的单细胞入侵。后者通过蛋白酶、整合素和应力纤维介导的途径或 Rho/ROCK 介导的替代途径发生转移。一些蛋白质被鉴定为促进 NSCLC 侵袭,包括:①L1 细胞黏附分子(L1CAM);②脑表反应介质蛋白(collapsin response mediator protein, CRMP)-1 的特异性亚型。

肺癌细胞向更具运动性表型的转变,包括失去极化的上皮形态和获得梭形的间质表型,这一过程称为 EMT。EMT 涉及从上皮钙黏素到神经钙黏素表达的转换,由转录辅助抑制因子 Slug、Snail 1/2、Twist、ZEB1、SIP1 和 E47 介导。低氧水平也增加了肺癌细胞的恶性行为,部分是通过 HIF 家族转录因子实现的。HIF 调节 *EMT* 基因的表达,促进血管生成、细胞增殖和组织重塑。

肺癌肿瘤基质由 ECM 和细胞成分组成。ECM 包括分泌的蛋白多糖,在结构和细胞信号转导中起作用。细胞成分包括免疫细胞、肿瘤相关成纤维细胞(CAF)、内皮细胞、脂肪细胞、骨髓源性细胞、肌成纤维细胞和成纤维细胞。功能基因组学研究已经确定了预测 NSCLC 转移的基因特征,包括编码 ECM 蛋白的基因,并发现 ECM 在肺癌器官特异性转移中起重要作用。参与肺癌器官特异性转移的生长因子包括 ET-1、VEGF-A、PDGF-C、骨桥蛋白、IL-8 和 CXCL1。当肺癌细胞穿透器官/血管(基底膜)上皮下的薄层纤维时,它们会遇到各种细胞,包括内皮细胞、脂肪细胞、骨髓源性细胞、肌成纤维细胞、成纤维细胞和免疫细胞[90,91]。肿瘤相关基质表现出与创伤愈合相关基质相似的表型,NSCLC 间质内的主要细胞是成纤维细胞。CAF 通过促进肿瘤生长和调节药物反应促进肺癌发展和局部组织侵袭。CAF 表现出 α-平滑肌肌动蛋白(α-SMA)的高表达和细胞周期/应激反应基因(即 *p53* 和 *p21*)表达下调,以及促肿瘤生长因子/细胞因子的诱导/分泌。有人提出,CAF 可能是通过正常成纤维细胞的转化,从骨髓、EMT 或原有成纤维细胞向肿瘤的迁移而产生的。CAF 是参与蛋白酶介导的 ECM 降解的主要细胞。此外,CAF 分泌因子(如 TGF-β)改变了侵袭肿瘤前沿细胞内的蛋白质表达。因此,CAF/NSCLC 肿瘤细胞相互作用促进侵袭性发展。CAF 也分泌促转移因子:HGF 和基质细胞衍生因子(SDF)-1/CXCL12。改变的 ECM 特性可以通过机械传导传感对促进转移的 CAF 进行重新编程。将 CAF 与正常成纤维细胞进行比较,发现包括由 EMT 调节因子 TGF-β1 调节成分在内的改变的蛋白质。TGF-β 是一种多效性生长因子,在癌前细胞中发挥肿瘤抑制功能,但在癌症后期则具有促进肿瘤生长的作用。TGF-β 由肿瘤细胞和间质细胞分泌,在浸润性肺癌的前期诱导癌细胞内抗凋亡蛋白(即 Bcl2)、细胞黏附分子和整合素的表达。腺癌相关的 CAF 也分泌免疫调节性细胞因子,包括 TGF-β 和 VEGF 诱导的叉头盒 P3 表达调节性 T 细胞、免疫抑制性淋巴细胞参与肺癌器官特异性转移的 EMT 过程[92,93]。

研究证明,间质干细胞(MSC)也存在于肿瘤部位,由于细胞因子/细胞因子受体对下游的归巢,包括单核细胞趋化蛋白(MCP)/CCR2、HMGB1/RAGE、SDF-1(CXCL12)/CXCR4、SCF/c-Kit、VEGF/VEGFR 和 HGF/c-Met 等[92,93],MSC 释放促血管生成介质参与肺癌器官特异性转移进程。Wood 等报道 PDGF、成纤维细胞生长因子(FGF)-2、FGF-6、IL-6、IL-8、VEGF 和血管生成素-1 增加肿瘤血管密度及毛细血管渗漏。骨髓 MSC 也通过抑制树突状细胞成熟、T 细胞增殖和 NK 细胞/B 细胞活化而发挥免疫抑制作用,促进肺癌免疫逃逸及 EMT。

肿瘤相关巨噬细胞(TAM)是一种额外的基质成分,具有两种功能类别:促肿瘤 M2 和抗肿瘤 M1 巨噬细胞。NSCLC 细胞通过分泌 IL-17 招募 TAM,同时肿瘤细胞分泌前列腺素 E2(PGE2)诱导 M2 巨噬细胞分化。TAM 与 NSCLC 细胞之间发生广泛的相互作用,TAM 分泌环氧合酶-2(COX-2)、MMP9、PDGF-B、VEGF-A、HGF、组织蛋白酶 K(CK)和尿激酶型纤溶酶原激活物(u-PA),其中 MMP9/u-PA 特异性作用于增加肺癌细胞 EMT 及肺癌细胞的侵袭性,参与肺癌器官特异性转移过程的调控。

NSCLC 细胞外基质与正常组织不同。NSCLC 层粘连蛋白-5(LN-5)的高表达导致 PTEN 低表达和磷酸化 EGFR/磷酸化 Akt 高表达及肿瘤细胞发生 EMT。赖氨酰氧化酶(LOX)是一种铜依赖性单胺氧化酶,能交联胶原,在肿瘤缺氧时表达水平显著上调。NSCLC 中 LOX 高表达与 Src 磷酸化和前 EMT 转录因子 Snail 的高表达,以及 5 年生存率显

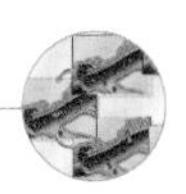

著下降密切相关。LOX 介导的胶原交联通过改变整合素/FAK 信号通路活化，增加肺癌的 EMT 及侵袭性。LN-5 过表达导致 EGFR/Akt 信号活化，进一步促进 NSCLC 发生 EMT 和侵袭性增强。肺癌细胞也通过改变蛋白酶表达来调节 ECM。NSCLC 中 MMP1、MMP2 和 MMP9 表达水平升高，增加 EMT 和肺癌侵袭性。原发性肺肿瘤 ECM 重塑可刺激促炎细胞因子表达升高、蛋白酶介导的基质降解、氧化应激途径激活，参与肺癌 EMT 及侵袭性。

已有的研究结果发现，肺癌细胞在血管内扩散需要细胞进入血液或淋巴系统。有两种不同的机制参与其过程，即肺癌细胞在细胞因子梯度内进行血管内浸润、被动扩散和肺癌细胞的主动迁移。SDF-1/CXCL12 通过同源受体 CXCR4/CXCR7 发挥重要作用。CXCL12 与 CXCR4 结合触发 MMP12 分泌；相反，CXCL12 与 CXCR7 结合则抑制 MMP12 分泌，同时刺激 VEGF-A 表达，促进肿瘤微血管形成。NSCLC 中 CXCR7 表达升高常常预示肺癌易发生早期转移。CXCR7 信号还促进细胞生长、存活和血管生成。由于 NSCLC 中 Notch 受体过表达，促进肺癌细胞在血管内和跨内皮细胞的迁移。

肺癌细胞在血液和淋巴系统中生存均将面临相当大的压力。因此，只有少数进入血液和淋巴系统的原发性肿瘤脱落细胞在这个过程中能够存活。进入循环系统的肺癌细胞以 CTC、DTC 或循环肿瘤微栓子（cirulating tumor microemboli，CTM）的形式存在。NSCLC 衍生的 DTC 具有强大的 PI3K/Akt 和 EGF 介导的抗凋亡信号，确保了 DTC 在血液及淋巴系统期间的存活。进入血液和淋巴系统的 CTC 能够与血小板结合，形成微癌栓而掩盖抗原提呈结构域的“血小板隐形”等现象逃避免疫监视。CTC 也面临来自 ECM 分离和整合素介导的信号丢失的压力，导致称为失巢凋亡的凋亡反应。NSCLC 的抗失巢凋亡介质包括血小板内皮细胞黏附分子（PECAM）和 PECAM1 免疫球蛋白超家族成员。

近年来，不同癌症转移到不同器官的问题已受到广泛关注。在某些癌症中，继发转移的分布反映了血流的方向，例如结直肠癌细胞转移到肝脏。但是，更多的继发转移模式不能完全用血流模式来解释。佩吉特在肿瘤转移的“种子与土壤”学说中提出了远处组织部位（土壤）的微环境提供促进转移的信号/功能，增强播散癌细胞（种子）的存活/生长，以及器官特异性转移的概率。肺癌原发性肿瘤的血管系统通常具有很高的渗透性，对癌细胞具有更为多孔的屏障，而远处的血管系统发育良好且相对“不透水”。NSCLC 细胞外渗的调节因子包括人血管生成素样蛋白 4（ANGPTL4），其他血管通透性介质包括 VEGF 和 SDF-1/CXCL12，它们增加肿瘤内皮通透性并收缩内皮细胞。近期的研究发现，肺癌细胞与外渗部位的结合还涉及广泛表达的整合素 αvβ3 和 PECAM1 之间的相互作用，因为肺癌中整合素 αvβ3 表达水平与肺癌细胞经内皮迁移率密切相关。肺癌细胞外渗的最后阶段是肿瘤细胞通过基底膜的迁移。由丝氨酸蛋白酶纤溶酶、其激活剂 u-PA、受体 u-PA-R（CD87）和抑制剂 PAI-1/2 组成的尿激酶型纤溶酶原激活物系统（urokinase plasminogen activator system，u-PAS）在包括肺癌在内的许多癌症中都显示出表达水平显著上调。u-PAS 系统在病理生理过程中重塑 ECM 和基底膜。实验证据表明 u-PAS 系统在协助肺癌细胞扩散的多个方面发挥作用，包括 BM 分解。

肺癌细胞到达靶器官微转移的生存需要细胞适应与原发肿瘤不同的肿瘤微环境。继发转移部位的基质细胞成分/ECM 蛋白与原发肿瘤部位亦不相同。近年来，研究发现肺癌细胞能够改变其靶器官的转移微环境。一种理论认为肺癌转移部位在肿瘤细胞到达形成纤维化的“转移前生态位”之前被修饰。纤维化微环境包含分泌高水平 ECM 蛋白的活化成纤维细胞。肿瘤分泌的 LOX 可以交联胶原，改变 ECM 的物理化学性质，促进成纤维细胞介导的纤连蛋白沉积。纤连蛋白结合 VEGFR1 阳性造血细胞上的整合素 α4β1，束缚这些细胞，然后这些细胞分泌 MMP9，以及刺激整合素，并在癌细胞到达之前释放分离的成分，如 SDF-1/CXCL12，改变肺癌转移靶器官的微环境，为肺癌细胞的到达和生存做“准备”[93]。

### 20.5.6 趋化因子在肺癌器官特异性转移中的作用

已有的研究表明，参与调控肺癌转移及肺癌器官特异性转移的因素很多，既有肺癌自身的因素，也有肺癌宿主和众多其他一些已知和未知因素，其中趋化因子也是参与肺癌器官特异性转移的重要因素之一。迄今，一些研究发现一些趋化因子与肺癌的脑特异性转移相关，一些趋化因子与骨特异性转移

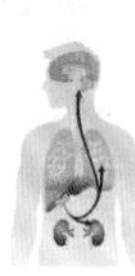



相关，另外一些趋化因子则与肺癌肾上腺靶向性转移相关[94]。

众所周知，脑转移是肺癌的常见特征，大约50%的NSCLC患者在某个阶段发生脑转移。目前，几个研究发现SDF-1过表达或CXCL12/CXCR4趋化因子受体信号通路被认为在脑转移中起重要作用[94, 95]。在肺癌小鼠异种移植瘤研究中已经证实，肺癌转移部位的CXCL12高表达，因此肺癌转移可能遵循趋化性CXCL12梯度。CXCL12/CXCR4信号通路对肺癌细胞具有抗凋亡作用，同时也具有诱导肺癌脑特异性转移的作用。Wood等通过RNA测序研究脑转移源性肿瘤与原发性肺肿瘤间差异表达基因，发现25个基因在转移瘤中过度表达。这些基因包括细胞-细胞连接、细胞周期、细胞骨架和细胞黏附蛋白。通过应用反相微阵列(RPMA)对肺癌脑转移瘤中富集的癌上皮细胞进行基于蛋白质组学研究，确定了肺癌脑转移瘤中mTOR介导的细胞信号，以及EGFR、ERBB2和VEGFR2为肺癌向脑转移的信号通路被激活。

在一项以免疫组化为基础的研究中，比较了NSCLC原发肿瘤和匹配的肾上腺转移瘤中CX3CR1、CXCR4、CCR6和CCR7的表达。与原发肺癌比较，在肾上腺转移瘤中CCR6及其配体CCL20显著高表达，表明肾上腺转移灶内CCR6及其配体CCL20的高表达介导了NSCLC肾上腺特异性转移。

已有的研究发现，多种趋化因子及其受体过表达与骨转移肺癌骨转移的发生有关。Han等的研究发现，与肺癌原发肿瘤比较，肺癌骨转移灶中CCL7及其受体CCR1、CCR2和CCR3表达水平显著上调。此外，还发现CCL7以剂量依赖的方式促进肺癌细胞的迁移和侵袭。为了探讨CCL7介导肺癌骨特异性转移的分子基础，检测了肺癌骨特异性转移肿瘤中CCL7激活基因表达的变化，发现与原发肿瘤比较，MBD1、DDR2、AREG、IL1B、S100A8、HMGA2、TRAF4、DUSP6、CD22、GAB1、GRK5、WNT11、ETS1和RBX1表达水平显著上调。此外，研究还发现DDR2、S100A8、IL1B和TRAF4参与了NF-κB信号通路的激活，从另外的途径参与肺癌骨转移。

### 20.5.7 免疫逃逸在肺癌器官特异性转移中的作用

肺癌器官特异性转移弥散性克隆的成功增殖，到临床表现的器官特异性转移肿瘤的生长，取决于肿瘤细胞逃避自然或治疗诱导的免疫监视的能力，这一观点已被广泛接受[96-99]。肺癌免疫治疗的临床疗效目前正超过我们对器官转移免疫相关机制的科学理解。与原发肿瘤相比，调节器官特异性转移瘤对免疫调节敏感性的不同因素仍未得到充分研究。然而，肿瘤免疫尽管局部和系统的异质性可能部分归因于肿瘤上皮-间质可塑性，从肿瘤微环境成分中调节抗肿瘤免疫。骨和免疫系统是紧密相连的，因为所有的免疫系统细胞都来自骨骼中的造血干细胞，而且许多免疫调节细胞因子影响着骨细胞的命运。此外，来自免疫和骨细胞的许多细胞因子和分泌因子促进肺癌骨转移瘤生长，导致骨转移的恶性循环。众所周知，几乎所有骨微环境因子都参与了肿瘤EMT状态的调节。T细胞与破骨细胞前体之间通过CD137/CD137L和RANK/RANKL相互作用调节肺癌骨转移中的骨吸收。由于MDSC是破骨细胞前体的祖细胞，因此它们在骨转移患者中大量增加。MDSC自身可以通过在次级淋巴器官中积累来促进肺癌骨转移肿瘤的生长，从而导致抗肿瘤T细胞反应的强烈抑制。MDSC在次级淋巴器官中的积累是由Wnt/β-连环素信号通路介导的，该通路也是一种重要的EMT调节因子。MDSC也与肺转移中的MET有关。在MMTV-PyMT乳腺肿瘤小鼠的肺转移前微环境中，积累的MDSC分泌多能蛋白聚糖(versican)，一种细胞外基质蛋白聚糖。多能蛋白聚糖通过降低磷酸化Smad2水平刺激转移性肿瘤细胞的MET，从而导致细胞增殖升高，加速转移。随着原发肿瘤的生长和越来越缺氧和炎症，肿瘤细胞分泌因子和细胞外囊泡，并从骨髓中招募MDSC，启动肺癌转移前生态位。这些肿瘤分泌因子也适应了远端器官微环境，以接受骨髓来源的细胞和CTC，从而形成一个促进肿瘤转移的生态，其特征是血管生成和血管通透性增加、ECM重构、慢性炎症和免疫抑制。在脑转移中，STAT3阳性反应星形胶质细胞不仅抑制$CD8^+$ T细胞的活化，而且促进$CD74^+$小胶质细胞/巨噬细胞的扩增，产生肿瘤生长促进因子，从而促进脑转移瘤的生长。在一项肺癌动物移植瘤实验中，阻断反应性星形胶质细胞中的STAT3信号可以减少来自原发肿瘤来源的实验性脑转移。STAT3长期以来被认为是肿瘤EMT的关键刺激因子。肺癌脑转移瘤中EMT相关因子的表达不仅在肿瘤细胞中增加，而且在肿瘤

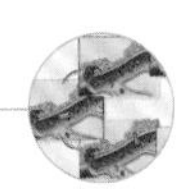

相关星形胶质细胞中显著增加。

近年来,研究人员对其他免疫细胞参与肺癌器官特异性转移进行了研究,发现的细胞包括转移相关巨噬细胞(MAM)、中性粒细胞、NK 细胞和 T 细胞。来自肿瘤细胞和间质细胞的分泌因子是控制这些免疫细胞功能的关键因素。同样,其中许多因子也调节肿瘤上皮-间质可塑性。在一项肺癌小鼠模型中,巨噬细胞的短暂消耗减少了小鼠后期的肺转移负担。此外,在 Lewis 肺癌肺转移小鼠模型中,肿瘤细胞和内皮细胞分泌的 CCL-2 优先招募 CC 类趋化因子受体 2(CCR2)巨噬细胞到肺中,导致转移播散和肿瘤生长增加。CCL-2 也被证明在脑转移中起着有害的作用。Zhang 等人证明,肺癌细胞浸润脑实质时体内分泌大量的 CCL-2,导致 $IBA1^{+}$ 巨噬细胞的募集,从而反过来促进肺癌脑转移瘤的生长加速。

韩国学者 Song 等对 28 份来自 NSCLC 原发肿瘤灶和脑转移灶的组织中进行了包含 770 个免疫相关基因的表达谱分析,并应用免疫细胞图谱对 42 个匹配样本的免疫组化结果进行验证,探讨 NSCLC 脑转移瘤的肿瘤免疫微环境特征,以及 NSCLC 原发灶及其脑转移瘤的免疫表型特征。结果发现 54 个基因在肺癌原发灶和肺癌脑转移瘤中有显著差异表达;聚类分析显示,带有 *EGFR* 突变的肿瘤细胞倾向于在大脑中聚集在一起;通路分析显示,与脑转移瘤相比,原发灶中与包括免疫调节、T 细胞活性和趋化因子有关的免疫调节通路的基因更为丰富;与 *EGFR* 野生型肺腺癌比较,*EGFR* 突变的脑转移瘤中多种免疫调节相关通路的基因表达水平显著上调,但在原发肿瘤中没有明显变化;在脑转移瘤中,干扰素-γ 相关基因表达水平明显降低;抗炎标志物 Toll 作用蛋白(Toll-interacting protein, TOLLIP)和人白细胞抗原-G(HLA-G)在脑转移瘤中表达显著上调;与原发肺癌比较,肺癌脑转移瘤中大部分免疫细胞的比例均显著降低,但是在巨噬细胞和 CD56 dim-NK 细胞中,$CD163^{+}$ M2/$iNOS^{+}$ M1 巨噬细胞比例和 $NCR1^{+}$NK/$CD3^{+}$T 细胞比例均显著升高。该研究发现,在 NSCLC 肺原发灶和脑转移灶的免疫微环境之间存在器官特异性和 *EGFR* 突变状态依赖性的差异。脑转移灶在免疫调节相关通路和免疫细胞浸润方面呈现出免疫抑制的表型。

(周清华　陈晓峰　张建国　林冬梅　秦昌龙　刘洁薇　李　潞　崔剑雄)

致谢:王　艇　唐小军　董静思　李　稳　黄　麟　翟小倩　刘　洋　赖玉田　李鹏飞　王　轩　钱金栋　赵利荣　陈光朋　钟良志　崔天祥　杨　帆　伍　宁

## 参考文献


[1] SIEGEL R L, MILLER K D, FUCHS H E, et al. Cancer statistics 2021 [J]. CA Cancer J Clin, 2021,71(1):7-33.

[2] TRAVIS W D, BRAMBILLA E, NICHOLSON A G, et al. The 2015 world health organization classification of lung tumors: impact of genetic, clinical and radiologic advances since the 2004 classification [J]. J Thorac Oncol, 2015,10(9):1243-1260.

[3] DEMIRAĞ F, YıLMAZ A, YıLMAZ DEMIRCI N, et al. EGFR, KRAS, and BRAF mutational profiles of female patients with micropapillary predominant invasive lung adenocarcinoma [J]. Turk J Med Sci, 2017,47(5):1354-1361.

[4] YATABE Y, KOSAKA T, TAKAHASHI T, et al. EGFR mutation is specific for terminal respiratory unit type adenocarcinoma [J]. Am J Surg Pathol, 2005,29(5):633-639.

[5] REKHTMAN N, ANG D C, RIELY G J, et al. KRAS mutations are associated with solid growth pattern and tumor-infiltrating leukocytes in lung adenocarcinoma [J]. Mod Pathol, 2013,26(10):1307-1319.

[6] NAKAOKU T, TSUTA K, ICHIKAWA H, et al. Druggable oncogene fusions in invasive mucinous lung adenocarcinoma [J]. Clin Cancer Res, 2014,20(12):3087-3093.

[7] MORITA S, YOSHIDA A, GOTO A, et al. High-grade lung adenocarcinoma with fetal lung-like morphology: clinicopathologic, immunohistochemical, and molecular analyses of 17 cases [J]. Am J Surg Pathol, 2013,37(6):924-932.

[8] LIN D, ZHAO Y, LI H, et al. Pulmonary enteric adenocarcinoma with villin brush border immunoreactivity: a case report and literature review [J]. J Thorac Dis, 2013,5(1):E17-E20.

[9] NONAKA D. A study of ΔNp63 expression in lung non-small cell carcinomas [J]. Am J Surg Pathol, 2012,36(6):895-899.

[10] CHIOSEA S I, MILLER M, SEETHALA R R. HRAS mutations in epithelial-myoepithelial carcinoma [J]. Head Neck Pathol, 2014,8(2):146-150.

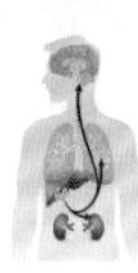




[11] SGAMBATO A, CASALUCE F, MAIONE P, et al. Targeted therapies in non-small cell lung cancer: a focus on ALK/ROS1 tyrosine kinase inhibitors [J]. Expert Rev Anticancer Ther, 2018,18(1):71 - 80.

[12] DRILON A, OXNARD G R, TAN D S W, et al. Efficacy of selpercatinib in ret fusion-positive non-small-cell lung cancer [J]. N Engl J Med, 2020,383(9):813 - 824.

[13] PEINADO H, ZHANG H, MATEI I R, et al. Pre-metastatic niches: organ-specific homes for metastases [J]. Nat Rev Cancer, 2017,17(5):302 - 317.

[14] ZHANG X H, JIN X, MALLADI S, et al. Selection of bone metastasis seeds by mesenchymal signals in the primary tumor stroma [J]. Cell, 2013,154(5):1060 - 1073.

[15] GONG Z, LI Q, SHI J, et al. Lung fibroblasts facilitate pre-metastatic niche formation by remodeling the local immune microenvironment [J]. Immunity, 2022,55(8):1483 - 1500;e9.

[16] WU S Y, XING F, SHARMA S, et al. Nicotine promotes brain metastasis by polarizing microglia and suppressing innate immune function [J]. J Exp Med, 2020,217(8):e20191131.

[17] MCLAUGHLIN M, PATIN E C, PEDERSEN M, et al. Inflammatory microenvironment remodelling by tumour cells after radiotherapy [J]. Nat Rev Cancer, 2020,20(4):203 - 217.

[18] ARBOUR K C, RIELY G J. Systemic therapy for locally advanced and metastatic non-small cell lung cancer: a review [J]. JAMA, 2019,322(8):764 - 774.

[19] GAO Y, BADO I, WANG H, et al. Metastasis organotropism: redefining the congenial soil [J]. Dev Cell, 2019,49(3):375 - 391.

[20] ANAGNOSTOU V, FORDE P M, WHITE J R, et al. Dynamics of tumor and immune responses during immune checkpoint blockade in non-small cell lung cancer [J]. Cancer Res, 2019,79(6):1214 - 1225.

[21] BI W L, HOSNY A, SCHABATH M B, et al. Artificial intelligence in cancer imaging: Clinical challenges and applications [J]. CA Cancer J Clin, 2019,69(2):127 - 157.

[22] ABDULJABBAR K, RAZA S EA, ROSENTHAL R, et al. Geospatial immune variability illuminates differential evolution of lung adenocarcinoma[J]. Nat Med, 2020, 26(7):1054 - 1062.

[23] WANG Z, CHENG Y, AN T, et al. Detection of EGFR mutations in plasma circulating tumour DNA as a selection criterion for first-line gefitinib treatment in patients with advanced lung adenocarcinoma (BENEFIT): a phase 2, single-arm, multicentre clinical trial [J]. Lancet Respir Med, 2018, 6(9): 681 - 690.

[24] LEE J H, LONG G V, BOYD S, et al. Circulating tumour DNA predicts response to anti-PD1 antibodies in metastatic melanoma [J]. Ann Oncol, 2017,28(5): 1130 - 1136.

[25] GOLDBERG S B, NARAYAN A, KOLE A J, et al. Early assessment of lung cancer immunotherapy response via circulating tumor DNA [J]. Clin Cancer Res, 2018,24(8):1872 - 1880.

[26] ENDO C, HASUMI T, MATSUMURA Y, et al. A prospective study of surgical procedures for patients with oligometastatic non-small cell lung cancer [J]. Ann Thorac Surg, 2014,98(1):258 - 264.

[27] DICKHOFF C, OTTEN R H J, HEYMANS M W, et al. Salvage surgery for recurrent or persistent tumour after radical (chemo) radiotherapy for locally advanced non-small cell lung cancer: a systematic review [J]. Ther Adv Med Oncol, 2018,10:1 - 12.

[28] SUZUKI S, GOTO T. Role of surgical intervention in unresectable non-small cell lung cancer [J]. J Clin Med, 2020,9(12):3881.

[29] ANGELOVA M, MLECNIK B, VASATURO A, et al. Evolution of metastases in space and time under immune selection [J]. Cell, 2018, 175 (3): 751 - 765;e716.

[30] REN Y, DAI C, ZHENG H, et al. Prognostic effect of liver metastasis in lung cancer patients with distant metastasis [J]. Oncotarget, 2016, 7 (33): 53245 - 53253.

[31] HUNG J J, JENG W J, WU Y C, et al. Factors predicting organ-specific distant metastasis in patients with completely resected lung adenocarcinoma [J]. Oncotarget, 2016,7(36):58261 - 58273.

[32] XIA W Y, FENG W, ZHANG C C, et al. Radiotherapy for non-small cell lung cancer in the immunotherapy era: the opportunity and challenge-a narrative review [J]. Transl Lung Cancer Res, 2020,9(5):2120 - 2136.

[33] WEICHSELBAUM R R, LIANG H, DENG L, et al. Radiotherapy and immunotherapy: a beneficial liaison? [J]. Nat Rev Clin Oncol, 2017,14(6):365 - 379.

[34] WANG Y, LI Y, XIA L, et al. Continued EGFR-TKI with concurrent radiotherapy to improve time to

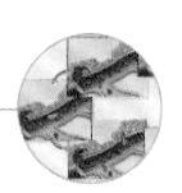

progression (TTP) in patients with locally progressive non-small cell lung cancer (NSCLC) after front-line EGFR-TKI treatment [J]. Clin Transl Oncol, 2018,20(3):366 - 373.

[35] SCOCCIANTI S, OLMETTO E, PINZI V, et al. Immunotherapy in association with stereotactic radiotherapy for non-small cell lung cancer brain metastases: results from a multicentric retrospective study on behalf of AIRO [J]. Neuro Oncol, 2021,23(10):1750 - 1764.

[36] KANAI T, PAZ A, FURUICHI W, et al. Four-dimensional carbon-ion pencil beam treatment planning comparison between robust optimization and range-adapted internal target volume for respiratory-gated liver and lung treatment [J]. Phys Med, 2020,80:277 - 287.

[37] CHANG J Y, SENAN S, PAUL M A, et al. Stereotactic ablative radiotherapy versus lobectomy for operable stage I non-small-cell lung cancer: a pooled analysis of two randomised trials [J]. Lancet Oncol, 2015,16(6):630 - 637.

[38] GOMEZ D R, BLUMENSCHEIN G R, J R, LEE J J, et al. Local consolidative therapy versus maintenance therapy or observation for patients with oligometastatic non-small-cell lung cancer without progression after first-line systemic therapy: a multicentre, randomised, controlled, phase 2 study [J]. Lancet Oncol, 2016,17(12):1672 - 1682.

[39] MAGNUSON W J, LESTER-COLL N H, WU A J, et al. Management of brain metastases in tyrosine kinase inhibitor-naïve epidermal growth factor receptor-mutant non-small-cell lung cancer: a retrospective multi-institutional analysis [J]. J Clin Oncol, 2017,35(10):1070 - 1077.

[40] THEELEN W, PEULEN H M U, LALEZARI F, et al. Effect of pembrolizumab after stereotactic body radiotherapy vs pembrolizumab alone on tumor response in patients with advanced non-small cell lung cancer: results of the PEMBRO-RT phase 2 randomized clinical trial [J]. JAMA Oncol, 2019,5(9):1276 - 1282.

[41] MAYNARD A, MCCOACH C E, ROTOW J K, et al. Therapy-induced evolution of human lung cancer revealed by single-cell RNA sequencing [J]. Cell, 2020,182(5):1232 - 1251;e1222.

[42] YU X, SHENG J, PAN G, et al. Real-world utilization of EGFR TKIs and prognostic factors for survival in EGFR-mutated non-small cell lung cancer patients with brain metastases [J]. Int J Cancer, 2021,149(5):1121 - 1128.

[43] NAM Y, KIM H C, KIM Y C, et al. Clinical impact of rebiopsy among patients with epidermal growth factor receptor-mutant lung adenocarcinoma in a real-world clinical setting [J]. Thorac Cancer, 2021,12(6):890 - 898.

[44] SUN R, LIMKIN E J, VAKALOPOULOU M, et al. A radiomics approach to assess tumour-infiltrating CD8 cells and response to anti-PD - 1 or anti-PD - L1 immunotherapy: an imaging biomarker, retrospective multicohort study [J]. Lancet Oncol, 2018, 19(9):1180 - 1191.

[45] EGUREN-SANTAMARIA I, SANMAMED M F, GOLDBERG S B, et al. PD - 1/PD - L1 blockers in NSCLC brain metastases: challenging paradigms and clinical practice [J]. Clin Cancer Res, 2020,26(16):4186 - 4197.

[46] CORTELLINI A, CANNITA K, TISEO M, et al. Post-progression outcomes of NSCLC patients with PD - L1 expression ⩾50% receiving first-line single-agent pembrolizumab in a large multicentre real-world study [J]. Eur J Cancer, 2021,148:24 - 35.

[47] HUANG Z, SU W, LU T, et al. First-line immune-checkpoint inhibitors in non-small cell lung cancer: current landscape and future progress [J]. Front Pharmacol, 2020,11:578091.

[48] SPIGEL D R, CHAFT J E, GETTINGER S, et al. FIR: efficacy, safety, and biomarker analysis of a phase II open-label study of atezoliznmab in PD-l1-selected patients with NSCLC [J]. J Thorac Oncol, 2018, 13(11): 1733 - 1742.

[49] SHI Y, CHEN W, LI C, et al. Efficacy and safety of first-line treatments with immune checkpoint inhibitors plus chemotherapy for non-squamous non-small cell lung cancer: a meta-analysis and indirect comparison [J]. Ann Palliat Med, 2021,10(3):2766 - 2775.

[50] YU J, GREEN M D, LI S, et al. Liver metastasis restrains immunotherapy efficacy via macrophage-mediated T cell elimination [J]. Nat Med, 2021,27(1):152 - 164.

[51] CHAI R, FAN Y, ZHAO J, et al. Prognostic nomogram on clinicopathologic features and serum indicators for advanced non-small cell lung cancer patients treated with anti-PD - 1 inhibitors [J]. Ann Transl Med, 2020,8(17):1078.

[52] YANG L, HAO X, HU X, et al. Superior efficacy of

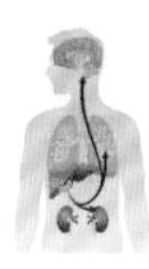



immunotherapy-based combinations over monotherapy for EGFR-mutant non-small cell lung cancer acquired resistance to EGFR-TKIs [J]. Thorac Cancer, 2020,11(12):3501-3509.

[53] MA S C, TANG X R, LONG L L, et al. Integrative evaluation of primary and metastatic lesion spectrum to guide anti-PD-L1 therapy of non-small cell lung cancer: results from two randomized studies [J]. Oncoimmunology, 2021,10(1):1909296.

[54] 周清华. 肺癌基础研究与临床治疗进展[M]. 北京:科学出版社,1999:640.

[55] NANOU A, MILLER M C, ZEUNE L L, et al. Tumour-derived extracellular vesicles in blood of metastatic cancer patients associate with overall survival [J]. Br J Cancer, 2020,122(6):801-811.

[56] LINXWEILER J, JUNKER K. Extracellular vesicles in urological malignancies: an update [J]. Nat Rev Urol, 2020,17(1):11-27.

[57] WELTON J L, LOVELESS S, STONE T, et al. Cerebrospinal fluid extracellular vesicle enrichment for protein biomarker discovery in neurological disease; multiple sclerosis [J]. J Extracell Vesicles, 2017,6(1):1369805.

[58] WELCH J L, KADDOUR H, SCHLIEVERT P M, et al. Semen exosomes promote transcriptional silencing of hiv-1 by disrupting NF-κB/Sp1/Tat circuitry [J]. J Virol, 2018,92(21):e00731-18

[59] KALLURI R, LEBLEU V S. The biology, function, and biomedical applications of exosomes [J]. Science, 2020,367(6478):eaau6977.

[60] XU R, RAI A, CHEN M, et al. Extracellular vesicles in cancer-implications for future improvements in cancer care [J]. Nat Rev Clin Oncol, 2018,15(10):617-638.

[61] RAI A, GREENING D W, XU, R, et al. Secreted midbody remnants are a class of extracellular vesicles molecularly distinct from exosomes and microparticles [J]. Commun Biol, 2021,4(1):400.

[62] VEERMAN R E, GüçLüLER AKPINAR G, ELDH, M, et al. Immune cell-derived extracellular vesicles-functions and therapeutic applications [J]. Trends Mol Med, 2019,25(5):382-394.

[63] ZHANG D X, KIOMOURTZIS T, LAM C K, et al. The biology and therapeutic applications of red blood cell extracellular vesicles [M]. London: IntechOpen, 2019.

[64] BECKER A, THAKUR B K, WEISS, J M, et al. Extracellular vesicles in cancer: cell-to-cell mediators of metastasis [J]. Cancer Cell, 2016,30(6):836-848.

[65] NAITO Y, YOSHIOKA Y, YAMAMOTO Y, et al. How cancer cells dictate their microenvironment: present roles of extracellular vesicles [J]. Cell Mol Life Sci, 2017,74(4):697-713.

[66] JANOWSKA-WIECZOREK A, WYSOCZYNSKI M, KIJOWSKI J, et al. Microvesicles derived from activated platelets induce metastasis and angiogenesis in lung cancer [J]. Int J Cancer, 2005,113(5):752-760.

[67] KLIKOVITS T, LOHINAI Z, FáBIáN K, et al. New insights into the impact of primary lung adenocarcinoma location on metastatic sites and sequence: A multicenter cohort study [J]. Lung Cancer, 2018,126:139-148.

[68] TENG X, WEI L, HAN L, et al. Establishment of a serological molecular model for the early diagnosis and progression monitoring of bone metastasis in lung cancer [J]. BMC Cancer, 2020,20(1):562.

[69] YUZHALIN A E, YU D. Brain metastasis organotropism [J]. Cold Spring Harb Perspect Med, 2020,10(5):a037242.

[70] YANG X, ZENG, Y, TAN, Q, et al. Efficacy of PD-1/PD-L1 inhibitors versus chemotherapy in lung cancer with brain metastases: a systematic review and meta-analysis [J]. J Immunol Res, 2022, 2022: 4518898.

[71] NI W, CHEN W, LU Y. Emerging findings into molecular mechanism of brain metastasis [J]. Cancer Med, 2018,7(8):3820-3833.

[72] LI H, CHEN Y, XU N, et al. AMD3100 inhibits brain-specific metastasis in lung cancer via suppressing the SDF-1/CXCR4 axis and protecting blood-brain barrier [J]. Am J Transl Res, 2017,9(12):5259-5274.

[73] TAKAMORI S, TOYOKAWA G, OKAMOTO I, et al. Clinical significance of PD-L1 expression in brain metastases from non-small cell lung cancer [J]. Anticancer Res, 2018,38(1):553-557.

[74] HUANG J, GU T, YING J. A meta-analysis survey of appropriate bone turnover markers in the detection of bone metastasis in lung cancer [J]. Int J Clin Oncol, 2017,22(6):1015-1025.

[75] HAN S, WANG T, CHEN Y, et al. High CCL7 expression is associated with migration, invasion and bone metastasis of non-small cell lung cancer cells [J]. Am J Transl Res, 2019,11(1):442-452.

[76] URSAVAS A, KARADAG M, UZASLAN E, et

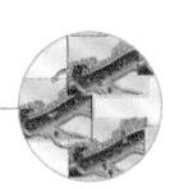

al. Can clinical factors be determinants of bone metastases in non-small cell lung cancer? [J]. Ann Thorac Med, 2007,2(1):9 - 13.

[77] KANAJI N, TADOKORO A, WATANABE N, et al. Association of specific metastatic organs with the prognosis and chemotherapeutic response in patients with advanced lung cancer [J]. Respir Investig, 2019, 57(5):472 - 480.

[78] BAYRAK S B, CEYLAN E, SERTER M, et al. The clinical importance of bone metabolic markers in detecting bone metastasis of lung cancer [J]. Int J Clin Oncol, 2012,17(2):112 - 118.

[79] KONG Q Q, SUN T W, DOU Q Y, et al. Beta-CTX and ICTP act as indicators of skeletal metastasis status in male patients with non-small cell lung cancer [J]. Int J Biol Markers, 2007,22(3):214 - 220.

[80] BODY J J, BONE H G, DE BOER R H, et al. Hypocalcaemia in patients with metastatic bone disease treated with denosumab [J]. Eur J Cancer, 2015,51(13):1812 - 1821.

[81] GONG M, MA J, GUILLEMETTE R, et al. miR - 335 inhibits small cell lung cancer bone metastases via IGF-IR and RANKL pathways [J]. Mol Cancer Res, 2014,12(1):101 - 110.

[82] ERLER J T, BENNEWITH K L, COX T R, et al. Hypoxia-induced lysyl oxidase is a critical mediator of bone marrow cell recruitment to form the premetastatic niche [J]. Cancer Cell, 2009,15(1):35 - 44.

[83] KUMAR A, SHARMA P, SARIN S K. Hepatic venous pressure gradient measurement: time to learn! [J]. Indian J Gastroenterol, 2008,27(2):74 - 80.

[84] BORDON Y. Kupffer cells: finding their niche [J]. Nat Rev Immunol, 2019,19(11):660 - 661.

[85] HOSHINO A, COSTA-SILVA B, SHEN T L, et al. Tumour exosome integrins determine organotropic metastasis [J]. Nature, 2015,527(7578):329 - 335.

[86] JIANG T, FANG Z, TANG S, et al. Mutational landscape and evolutionary pattern of liver and brain metastasis in lung adenocarcinoma [J]. J Thorac Oncol, 2021,16(2):237 - 249.

[87] 周清华,祖玲玲,李潞,等. 器官特异性转移肺癌细胞株的筛选及建立[J]. 中国肺癌杂志,2014,17(3):175 - 182.

[88] LAWSON D A, BHAKTA N R, KESSENBROCK K, et al. Single-cell analysis reveals a stem-cell program in human metastatic breast cancer cells [J]. Nature, 2015, 526(7571):131 - 135.

[89] 月文科,焦锋,刘彬,等. 人大细胞肺癌干细胞样细胞的富集及其功能研究[J]. 中国肺癌杂志,2011,14(6):484 - 491.

[90] KALTSCHMIDT C, BANZ-JANSEN C, BENHIDJEB T, et al. A role for NF - κB in organ specific cancer and cancer stem cells [J]. Cancers (Basel), 2019,11(5):655.

[91] RUBIN M A. Insights into the mechanism of organ-specific cancer metastasis [J]. Cancer Discov, 2014,4(11):1262 - 1264.

[92] SONG K H, PARK M S, NANDU T S, et al. GALNT14 promotes lung-specific breast cancer metastasis by modulating self-renewal and interaction with the lung microenvironment [J]. Nat Commun, 2016,7:13796.

[93] YANG S, LIU Y, LI M-Y, et al. FOX P3 promotes tumor growth and metastasis by activating Wnt/β-catenin singnaling pathway and EMT in non-small cell lurg cancer[J]. Mol Cancer, 2017, 16(1): 124.

[94] CHOI Y H, BURDICK M D, STRIETER B A, et al. CXCR4, but not CXCR7, discriminates metastatic behavior in non-small cell lung cancer cells [J]. Mol Cancer Res, 2014,12(1):38 - 47.

[95] XIE S, ZENG W, FAN G, et al. Effect of CXCL12/CXCR4 on increasing the metastatic potential of non-small cell lung cancer in vitro is inhibited through the downregulation of CXCR4 chemokine receptor expression [J]. Oncol Lett, 2014,7(4):941 - 947.

[96] FORTUNATO O, BELISARIO D C, COMPAGNO M, et al. CXCR4 inhibition counteracts immunosuppressive properties of metastatic nsclc stem cells [J]. Front Immunol, 2020,11:02168.

[97] DE CICCO P, ERCOLANO G, IANARO A. The New Era of Cancer Immunotherapy: Targeting Myeloid-Derived Suppressor Cells to Overcome Immune Evasion [J]. Front Immunol, 2020,11:1680.

[98] WANG T, JING B, XU D, et al. PTGES/PGE(2) signaling links immunosuppression and lung metastasis in Gprc5a-knockout mouse model [J]. Oncogene, 2020,39(15):3179 - 3194.

[99] DELIGNE C, MURDAMOOTHOO D, GAMMAGE A N, et al. Matrix-targeting immunotherapy controls tumor growth and spread by switching macrophage phenotype [J]. Cancer Immunol Res, 2020,8(3):368 - 382.

# 21 胃癌转移复发



## 21.1 胃癌概述

我国胃癌发病率及死亡率居世界首位。根据世界卫生组织(WHO)国际癌症研究机构(International Agency for Research on Cancer, IARC)最新发布的癌症监测数据显示,2020 年全球共计确诊胃癌 1 089 103 例,死亡 768 793 例,发病与死亡分别占全部癌症发病与死亡顺位的第 5 位和第 4 位;我国胃癌新发病例数约占全球胃癌发病总数的 44%,发病率约为 30.00/10 万;死亡率也比较高,我国每年的胃癌死亡约占全世界的 50%,死亡率约为 13.30/10 万[1]。总体来看,我国胃癌高发区仍集中在西北及沿海各省,如福建、甘肃、山东、辽宁、江苏。

与日本等发达国家相比,我国胃癌患者就诊时多数已处于进展期,约占全部胃癌的 80%,早期胃癌所占比例不足 10%。近年来,我国有关胃癌的基础、预防及临床研究水平已有很大提高,许多项目已达到国际水平;目前我国胃癌治疗策略已逐渐形成以手术为主,辅以化疗、放疗、生物免疫疗法的综合治疗方式。淋巴结转移是最常见的胃癌转移方式,而一旦出现肝转移、腹膜转移、腹主动脉旁淋巴结转移或其他器官转移等远隔转移,即被称为Ⅳ期胃癌,约占 15%。尽管胃癌患者行外科治疗的长期生存率由 10%~20%上升至 50%~60%,但Ⅳ期胃癌患者的 5 年生存率仍徘徊在 10%左右[2]。Ⅳ期胃癌既

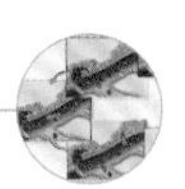

往以姑息化疗为主要治疗手段，但近年来转化治疗研究结果为转移性胃癌患者带来了希望[3]。

胃癌病理分型系统众多，目前常用的是组织形态学分型，有 WHO 分型和 Lauren 分型等。WHO 分型包括：①腺癌(肠型，弥漫型)；②乳头状腺癌；③管状腺癌；④黏液腺癌；⑤印戒细胞癌；⑥鳞腺癌；⑦鳞状细胞癌；⑧小细胞癌；⑨未分化癌；⑩其他。Lauren 分型将胃癌分为肠型、弥漫型、混合型。肠型胃癌一般具有明显的腺管结构，结构类似肠癌，以膨胀式生长。肠型胃癌病程较长，发病率较高，多见于老年、男性，预后较好，常被认为继发于慢性萎缩性胃炎。弥漫型胃癌癌细胞呈弥漫性生长，缺乏细胞连接，一般不形成腺管，分化较差。与肠型胃癌相比，弥漫型胃癌受环境影响较小，多见于年轻女性，易出现淋巴结转移和远处转移，预后较差[4]。

## 21.2 胃癌转移的临床规律

### 21.2.1 胃癌的病理分型与转移特征

胃癌不同的病理分型，其转移发生率与特征明显不同。管状腺癌和低分化腺癌二者均属于肠型胃癌，淋巴结转移率较其印戒细胞癌低，5 年生存率高，预后较好。印戒细胞癌属弥漫型胃癌，由黏附力差的细胞弥漫性地浸润胃壁构成，侵袭力强，淋巴结转移率高，5 年生存率极低，预后差[5]。弥漫型胃癌常侵及十二指肠；这类病变浆膜浸润、淋巴管血管浸润以及淋巴结转移率都非常高。

转移是影响胃癌患者预后的首要因素，胃癌转移方式按好发程度依次为淋巴结转移、腹膜种植转移和血行转移。

1) 淋巴结转移：进展期胃癌的淋巴结转移率约在 65%，上部癌(U)的淋巴结转移率可高达 80.1%，中部癌(M)约为 62.6%，下部癌(L)约为 67.8%。淋巴结转移的高危因素包括浸润深度、大体类型、生长方式、癌灶长径＞4 cm、低分化、淋巴管受侵阳性等[6]。

2) 腹膜转移：胃癌腹膜转移占胃癌术后复发患者的 40%～50%，是影响预后的主要原因。目前最主流的学说认为胃癌腹膜转移的过程主要包括：癌细胞浸透胃浆膜，向腹腔脱落，在腹腔内环境作用下形成有生物活性的脱落癌细胞，进而与腹膜黏附着床、增殖形成癌结节。腹膜转移病灶一旦形成，即为临床转移，治疗十分困难，中位生存期 5～7 个月。腹腔脱落癌细胞阳性是腹膜转移的亚临床阶段，术中腹腔冲洗液细胞学检查是目前诊断隐匿性腹膜转移的常用方法[2]。

3) 血行转移：胃癌的血行转移发生率仅次于淋巴结、腹膜转移，约占 20%，临床确诊多属晚期，预后极差。转移灶多位于肝、肺、骨等脏器，其中以肝转移最为多见，胃癌同时性肝转移的发病率为 2.0%～9.6%[6]。

### 21.2.2 胃癌转移临床诊治的热点及难点

转移性胃癌在胃癌患者中占有一定的比例，部分患者的预后极差，腹膜转移、肝转移以及远隔淋巴结转移是近年来转移性胃癌诊治的热点及难点，特别是围绕此类患者所开展的转化治疗、新辅助治疗、靶向药物的应用以及免疫治疗等，均是转移性胃癌研究的热点问题。

淋巴结转移是胃癌中最为常见的转移。日本学者所主导的胃癌淋巴结引流及淋巴结转移规律的研究为标准淋巴结根治术奠定了基础，并且 Dutch 研究结果的公布，D2 根治术已被东西方所接受，并成为胃癌的标准术式[7]。而胃癌淋巴结转移的研究热点主要集中在 16 组淋巴结转移、特殊淋巴结分站的手术清扫等方面。腹主动脉周围淋巴结(16a2/b1)转移，在第 3 版《胃癌指南》中定义为 $M_1$，即远处转移[8]。既往的 JCOG9501 试验证实，预防性 D2＋腹主动脉旁淋巴结清扫术(para-aortic nodal dissection, PAND)未能改善预后[12]。而对于术前影像学即判断存在 16 组淋巴结转移的患者，JCOG0001、JCOG0405、JCOG1002 等研究证实了腹主动脉周围淋巴结转移行术前新辅助化疗的意义。因此，日本学者建议对此类患者应首先经过多学科团队(MDT)讨论，根据情况决定是否先进行术前化疗。

肝转移同样是转移性胃癌诊治的难点。胃癌肝转移其总体发生率为 4%～14%，依据转移时间的不同，肝转移可分为同时性肝转移与异时性肝转移。既往包括美国国立综合癌症网络(NCCN)指南及日本胃癌治疗指南所推荐的对肝转移的治疗采取系统化疗、支持治疗等姑息治疗手段[10]，仅部分患者可手术切除原发灶及肝转移灶，并且其疗效较好。而随着肠癌肝转移转化治疗的成功，这一概念也被引入到胃癌肝转移的治疗中。对于存在肝转移不可切除的患者，其术前的转化治疗，将不可切除的肝转移

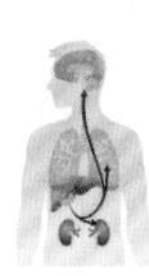



转化为可切除的肝转移，进而行手术切除，可使患者生存获益。但胃癌肝转移与肠癌肝转移的生物学行为截然不同，仅仅照搬肠癌肝转移转化治疗这一理念是远远不够的；目前对于胃癌肝转移尚无明确的转化治疗方案，各研究也仅处于探索阶段。未来对于肝转移转化治疗需要继续深入研究，包括适宜的转化人群、合理的药物选择等。

腹膜转移是胃癌术后最为常见的复发方式，并且有相当部分患者在初次就诊时已存在腹膜转移。腹膜转移是胃癌诊疗中最为棘手的问题，因其存在早期诊断难、发病率高以及预后极差等特点，而这也成为胃癌腹膜转移诊治的难点与关键。既往对于腹膜转移的治疗大多为腹腔热灌注化疗联合细胞减灭术，尽管这一措施较姑息性化疗明显提高了患者的生存，但是其疗效仍不乐观。近年来转化治疗在胃癌腹膜转移的应用，给这类患者的治疗带来了希望。PHOENIX-GC 研究结果证实替吉奥(S-1)联合紫杉醇(腹腔灌注)对比 S-1 联合顺铂(静脉滴注)，在总体上并不能提高患者的预后，但随后的敏感性分析发现在校正腹水基线水平后，腹腔灌注紫杉醇对胃癌腹膜转移的患者具有临床疗效[11]。但这一治疗尚存在一些问题，如化疗药物的选择、靶向药物与免疫治疗的应用、转化治疗适宜人群的筛选以及手术时机的把握等。

日本学者 Yoshida 等人基于有无肉眼腹膜转移及手术切除的难易程度将晚期胃癌患者分为 4 型[12]。该分型也是首次将转移性胃癌患者依据其生物学行为等进行分类，用以指导临床转化治疗。但这一分型的临床意义仍需未来的研究加以证实，并且对转移性胃癌这一生物学行为极为复杂的一类肿瘤，需要结合现阶段分子分型、多维组学等技术，在分子层面对其加以分类，以指导临床诊疗。

转移性胃癌患者预后差，严重制约着胃癌患者的总体生存期。目前针对转移性胃癌患者诊疗的热点及难点问题应当进行多学科协作，发挥 MDT 诊疗的优势，并且在基础领域深入研究，探索转移性胃癌诊疗新的突破点。

## 21.3 胃癌转移的临床预测与诊断

### 21.3.1 胃癌的相关分期系统

临床病理分期系统是预测与诊断胃癌临床预后的重要参考指标体系。根据胃癌的转移复发特征，常用的分期系统包括 TNM 分期、胃癌腹膜转移分期以及腹膜癌指数(peritoneal carcinomatosis index, PCI)分期系统。

(1) TNM 分期

国际抗癌联盟(UICC)与美国癌症联合委员会(AJCC)TNM 分期系统是目前世界范围内评估胃癌预后及临床治疗决策最重要的参考标准。自 1976 年起，UICC 及 AJCC 共颁布了 7 个版本的胃癌 TNM 分期系统，并广泛应用于临床。其中，第 7 版胃癌 TNM 分期系统经过 6 年的临床验证，逐步呈现出其不足。2016 年 10 月，UICC 及 AJCC 联合颁布了第 8 版 TNM 分期系统[13]。相对于第 7 版，第 8 版 TNM 分期(表 21-1)系统首次与国际胃癌学会(International Gastric Cancer Association, IGCA)开展合作，纳入了包括东西方共 25 000 余例胃癌患者的临床及病理学分期数据[14]，使得第 8 版 TNM 分期系统的分析数据源更具代表性。

表 21-1 第 8 版 UICC 及 AJCC 胃癌病理学 TNM 分期(pTNM)

| | $N_0$ | $N_1$ | $N_2$ | $N_{3a}$ | $N_{3b}$ | 任何 N、$M_1$ |
|---|---|---|---|---|---|---|
| $T_{is}$ | 0 | | | | | Ⅳ |
| $T_1$ | ⅠA | ⅠB | ⅡA | ⅡB | ⅢB | Ⅳ |
| $T_2$ | ⅠB | ⅡA | ⅡB | ⅢA | ⅢB | Ⅳ |
| $T_3$ | ⅡA | ⅡB | ⅢA | ⅢB | ⅢC | Ⅳ |
| $T_{4a}$ | ⅡB | ⅢA | ⅢA | ⅢB | ⅢC | Ⅳ |
| $T_{4b}$ | ⅢA | ⅢB | ⅢB | ⅢC | ⅢC | Ⅳ |
| 任何 T、$M_1$ | Ⅳ | Ⅳ | Ⅳ | Ⅳ | Ⅳ | Ⅳ |

1) 原发肿瘤 T 分期：决定分期的主要因素是癌穿透胃壁的深度。

$T_x$：原发肿瘤无法评估。

$T_0$：无原发肿瘤的证据。

$T_{is}$：原位癌。上皮内肿瘤，未侵及黏膜固有层。

$T_1$：肿瘤侵及黏膜固有层、黏膜肌层或黏膜下层。

$T_{1a}$：肿瘤侵及黏膜固有层或黏膜肌层。

$T_{1b}$：肿瘤侵及黏膜下层。

$T_2$：肿瘤侵及固有肌层。

$T_3$：肿瘤穿透浆膜下结缔组织，而尚未侵犯脏层腹膜或邻近结构。

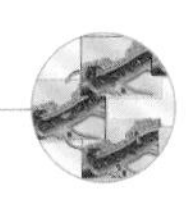

$T_4$:肿瘤侵犯浆膜(脏层腹膜)或邻近结构。

$T_{4a}$:肿瘤侵犯浆膜(脏层腹膜)。

$T_{4b}$:肿瘤侵犯邻近结构。

2)区域淋巴结N分期:决定分期的主要因素是转移淋巴结数目(图21-1)。

$N_x$:区域淋巴结无法评估。

$N_0$:区域淋巴结无转移。

$N_1$:1～2个区域淋巴结转移。

$N_2$:3～6个区域淋巴结转移。

$N_3$:≥7个区域淋巴结转移。

$N_{3a}$:7～15个区域淋巴结转移。

$N_{3b}$:≥16个区域淋巴结转移。

3)远处转移M分期:

$cM_0$:临床无远处转移。

$cM_1$:临床有远处转移。

$pM_1$:显微镜下证实有远处转移,例如细针穿刺活检。

如果cM1病例的活检结果是阴性的,则为$cM_0$,而不是$pM_0$。

4)胃癌的淋巴结分组:

No. 1:贲门右淋巴结。

No. 2:贲门左淋巴结。

No. 3:胃小弯淋巴结。

No. 4sa:胃短血管淋巴结。

No. 4sb:胃网膜左血管淋巴结。

No. 4d:胃网膜右血管淋巴结。

No. 5:幽门上淋巴结。

No. 6:幽门下淋巴结。

No. 7:胃左动脉淋巴结。

No. 8a:肝总动脉前淋巴结。

No. 8p:肝总动脉后淋巴结。

No. 9:腹腔干淋巴结。

No. 10:脾门淋巴结。

No. 11p:脾动脉近端淋巴结。

No. 11d:脾动脉远端淋巴结。

No. 12a:肝十二指肠韧带内沿肝动脉淋巴结。

No. 12b:肝十二指肠韧带内沿胆管淋巴结。

No. 12p:肝十二指肠韧带内沿门静脉后淋巴结。

No. 13:胰头后淋巴结。

No. 14v:肠系膜上静脉淋巴结。

No. 14a:肠系膜上动脉淋巴结。

No. 15:结肠中血管淋巴结。

No. $16a_1$:主动脉裂孔淋巴结。

No. $16a_2$:腹腔干上缘至左肾静脉下缘之间腹主动脉周围淋巴结。

No. $16b_1$:左肾静脉下缘至肠系膜下动脉上缘之间腹主动脉周围淋巴结。

No. $16b_2$:肠系膜下动脉上缘至腹主动脉分叉之

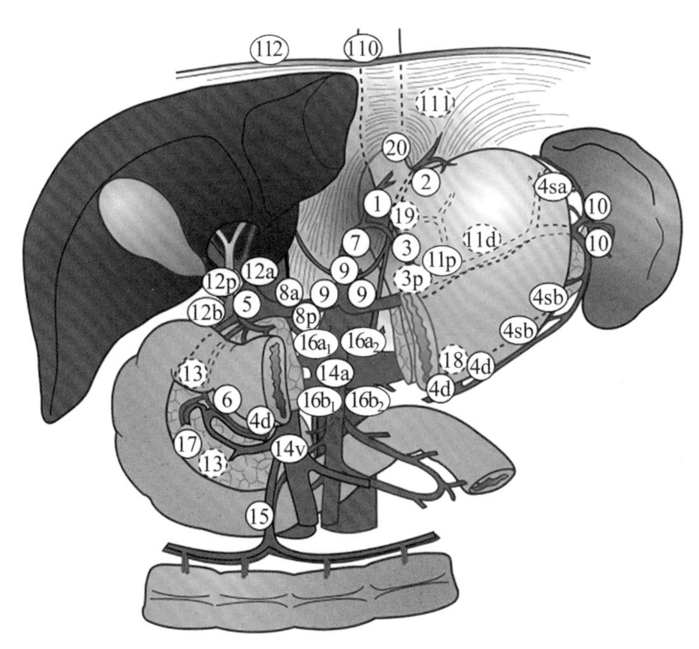


图21-1 胃癌的淋巴结分组示意

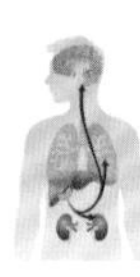



间腹主动脉周围淋巴结。

No. 17：胰头前淋巴结。

No. 18：胰腺下缘淋巴结。

No. 19：膈下淋巴结。

No. 20：膈肌食管裂孔淋巴结。

No. 110：下胸部食管旁淋巴结。

No. 111：膈上淋巴结。

No. 112：中纵隔后淋巴结。

（2）胃癌腹膜转移的临床病理分期

根据日本胃癌学会《胃癌分期规约》（2017 年第 15 版），腹膜转移(P)（TNM 分期为 $M_1$）。

$P_x$：有无腹膜转移不明者。

$P_0$：无腹膜转移。

$P_1$：有腹膜转移。

$P_{1a}$：局限性转移（仅局限在胃、大网膜、小网膜、横结肠膜前叶、胰腺膜、脾脏等附近的腹膜）。

$P_{1b}$：转移至上腹部（横结肠至脏侧的腹膜）。

$P_{1c}$：转移至中下腹部。

$P_{1x}$：确定腹膜转移，但无法判断具体分布。

腹腔游离癌细胞（CY）：

$CY_x$：未行腹腔灌洗液细胞学检查。

$CY_0$：腹腔灌洗液细胞学检查无癌细胞。

$CY_1$：腹腔灌洗液细胞学检查有癌细胞。

（3）Sugarbaker 腹膜癌指数分期系统

胃癌、结直肠癌、卵巢癌、腹膜假黏液瘤、腹膜恶性间皮瘤、原发性腹膜癌等腹盆腔恶性肿瘤局域性进展易形成腹膜表面肿瘤（peritoneal surface malignancies），通常称为腹膜癌病（peritoneal carcinomatosis，PC），简称腹膜癌。目前临床上将其定义为广泛转移，常采取姑息治疗，预后差，中位生存期约 6 个月。Sugarbaker PCI 是最常用的腹膜癌分期系统[15]。该法将腹部分成 13 个区，每个区的肿瘤负荷评分总和就是腹膜癌指数 PCI（图 21－2）。PCI 评分非常重要，有助于选择合适的患者。

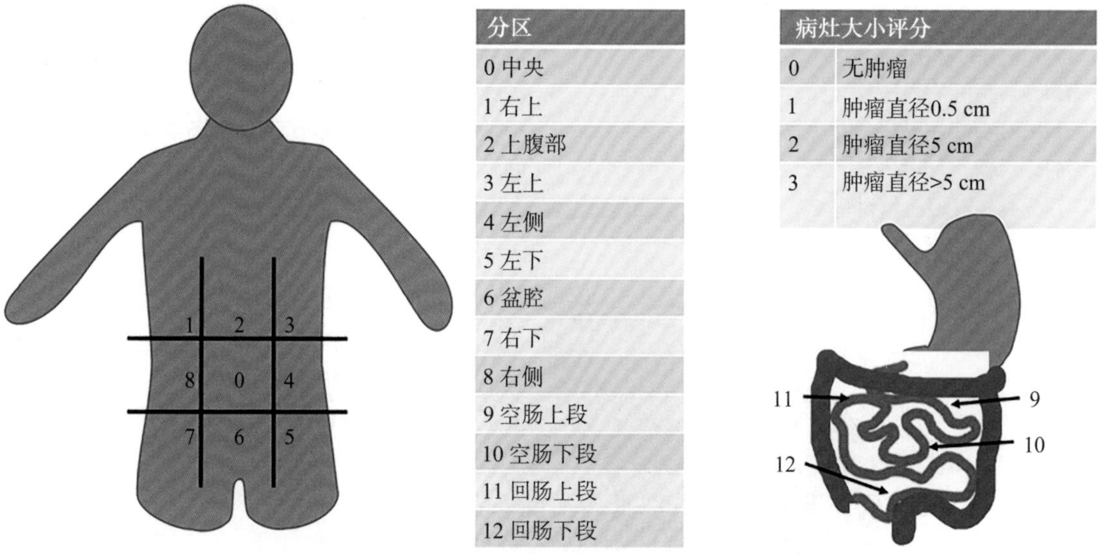

| 分区 |
|---|
| 0 中央 |
| 1 右上 |
| 2 上腹部 |
| 3 左上 |
| 4 左侧 |
| 5 左下 |
| 6 盆腔 |
| 7 右下 |
| 8 右侧 |
| 9 空肠上段 |
| 10 空肠下段 |
| 11 回肠上段 |
| 12 回肠下段 |

| 病灶大小评分 | |
|---|---|
| 0 | 无肿瘤 |
| 1 | 肿瘤直径0.5 cm |
| 2 | 肿瘤直径5 cm |
| 3 | 肿瘤直径>5 cm |

图 21－2　腹膜癌指数分区示意[16]

## 21.3.2　胃癌转移复发诊断概述

胃癌转移复发的常用临床诊断措施包括影像学检查、血清学检查、腹腔镜探查和腹腔灌洗液细胞学检查等。

胃癌的诊断由最初的 X 线钡餐造影，逐渐发展为以内镜下活检取病理检查为诊断金标准。目前对于进展期胃癌的分期和肿瘤转移的判断任何单一的检查都是不够的，往往需要超声、内镜、影像学检查、肿瘤标志物以及液体活检联合诊断。

超声内镜（EUS）是近些年来将内镜和超声结合在一起的检测技术，根据超声探头下胃黏膜解剖分层的改变，通常表现为解剖分层不规则隆起、狭窄、结构紊乱、缺损等改变，以及根据正常淋巴结、炎性淋巴结、转移淋巴结回声不同，可准确诊断胃癌以及判断胃癌是否有周围器官及淋巴结的转移。

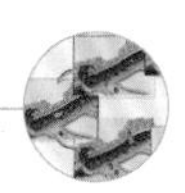

CT是评估胃癌病期的最重要手段之一，可以用来判断肿瘤侵入胃壁的深度，肿瘤是否已穿破胃壁并侵犯胃周围的其他器官，胃周围淋巴结有无转移，肿瘤有无远处转移(如肝转移、腹膜转移等)。CT检查根据是否注射造影剂分为增强CT和平扫CT。在增强CT的基础上利用计算机进行三维重建可以提供更多的病期评估信息。

MRI在胃癌的影像学检查中的应用不及CT普遍。MRI的对比分辨率较CT好，但目前MRI对胃癌的病期评估作用仍十分有限。通常，当胃癌患者的肝内病灶无法通过CT明确是否为转移时，或者患者对CT造影剂过敏时，医生才建议做MRI进一步明确诊断。

近年来恶性肿瘤的PET/CT检查逐渐兴起。对于已确诊为胃癌的患者，PET/CT对其病期评估有一定价值，主要用于筛查全身有无转移灶，对于远处直径>1 cm的淋巴结转移诊断价值较高。这对协助临床病期评估及确定治疗方案具有重要价值。

近年来一些液体活检，如腹腔脱落癌细胞、循环血肿瘤细胞等研究发展迅速，这些对胃癌亚临床转移的判断提供了更多的帮助。

### 21.3.3 影像学检查

随着影像学技术的不断发展，用于胃癌诊断、分期及转移的手段更加丰富，影像学检查诊断准确率不断提高。除传统的上消化道钡餐造影外，还包含EUS、多排CT(multidetector computed tomography, MDCT)、MRI、PET/CT等。

(1) 上消化道钡餐造影

上消化道钡餐造影是胃癌诊断的传统影像学检查方法。它通过对黏膜改变的观察、胃壁蠕动性的变化等来诊断胃癌，把病变范围清晰地显示出来，长期以来是行胃癌根治术必不可少的检查方法。具有操作简单、价格低廉等优点。但其局限性包括：①仅能观察黏膜面的改变，不能进一步反映肿瘤的侵犯深度、周围肿大淋巴结及与邻近器官的情况；②无法准确判断早期癌；③图像质量及诊断准确性依赖技师的经验技术水平，因此限制了其在胃癌临床诊断与分期中的准确性。

(2) EUS

EUS检查是1980年由Dimagno和Green首次引入并应用于临床。经过持续改进，目前EUS被认为是明确胃癌T分期的首选检查方法。它经内镜导入超声探头，结合了胃镜与超声的优点，不仅可以在直视下观察胃壁黏膜的病变，还可以弥补钡餐造影无法判断病变的侵犯深度与范围等缺点，为诊断与分期提供了依据。但由于超声探头探测范围的限制性，EUS对胃癌淋巴结转移的诊断价值不太理想。

(3) MDCT

随着MDCT扫描与图像处理的不断完善，使得它在胃癌转移的诊断、准确分期、疗效评估与术后随访中成为最主要的检查手段。MDCT对于胃癌的分期准确率可以达到70%～80%，在进展期胃癌分期中，其准确率可达80%以上。MDCT与EUS相比在反映肿瘤与胃周脂肪组织、器官及周围主要血管的关系方面有优势。但当胃壁边缘由于纤维炎性反应所致出现小的不规则影时，可能会认为是因为肿瘤浸润造成，出现过度诊断，对于$T_2$、$T_3$分期诊断出现困难。CT具有较高的软组织分辨率，可以清晰地显示胃周与腹腔淋巴结，是胃癌N分期的主要影像学检查手段。但CT在判断淋巴结转移方面尚缺乏统一的标准。径线较小的淋巴结常常有微转移，淋巴结的肿大也可因炎症或纤维性反应引起。影像资料中显示的肿大淋巴结不易与术后病理标本的淋巴结一一对照，因此对于不同性质的淋巴结难以做到回顾分析。胃癌远处转移的检查，CT一直是重要手段，对胃癌肝转移的诊断已得到认可，但对于腹膜转移的诊断效果欠佳。

(4) MRI

MRI在软组织分辨率方面有明显优势，常用于神经和骨骼系统疾病检查。MRI通过不同成像方式进行信号比较来显示病灶基本特性。MRI与CT相比不用担心辐射伤害，可重复进行屏气动态增强扫描，对对比剂的剂量要求不高。但曾经因为蠕动伪影使其在胃肠道疾病的检查中受到较多制约。近年来随着MRI技术的发展、图像清晰度的提高、成像速度的增快，使其在胃癌术前分期中提供的图像质量与CT相当。MRI对胃癌淋巴结转移的判断准确率稍低于MDCT，但差异无显著性。近年，超顺磁性氧化铁等作为MRI特异度造影剂的应用，对胃癌淋巴结评估取得了巨大进展。MRI对于胃癌其他器官转移分期的检查，只有当肝内病灶无法通过CT明确时，或者对CT增强剂过敏时，才建议MRI进一步明确诊断。

(5) PET/CT

在明确肺、肝脏、腹腔淋巴结、骨等器官有无转

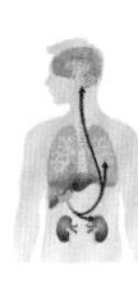



移中,PET/CT 有明显优势。尽管 PET/CT 对进展期胃癌淋巴结转移的诊断与 CT 基本一致,但与 MDCT 相比,其临床应用不广泛且费用远高于 MDCT,再加上较多的辐射量,PET/CT 不是诊断胃癌首选的检查方法[17]。

总之,影像学技术的不断发展,为胃癌转移的发现、诊断、治疗提供了有利条件。胃癌转移复发的诊断,MDCT 仍然是首选的影像学检查方法。PET/CT 可用于对于早期化疗疗效的评估,以及鉴别肿瘤治疗后复发或者纤维化。对于肿瘤标志物指标持续升高但 CT 与 MRI 无法检测出明显异常的患者,可推荐 PET/CT 来发现肿瘤隐匿转移灶,从而明确肿瘤分期并调整治疗方案[18]。另外,在选择合适的检查方法时,还应从辐射量、个体差异、耐受性及性价比等方面进行综合考虑。

### 21.3.4 血清学检测

(1) 临床上常用的与胃癌相关的血清标志物

目前,血清肿瘤标志物 CA72-4、CEA、CA19-9 和 CA125 普遍被用于胃癌的辅助检查,以提高胃癌转移的诊断率和敏感性。

糖类抗原 CA72-4 对胃癌的诊断特异性较高,CA72-4 的变化可以预测胃癌的转移复发,是目前诊断胃癌的最佳肿瘤标志物之一。有文献表明,高水平的血清 CA72-4 常常出现在术中发现有腹膜转移的胃癌患者中[19]。

CEA 为胃及结直肠癌的常用标志物。目前血清 CEA 主要用于判断胃及结直肠癌患者的预后和疗效观察,以及术后转移复发的监测。血清 CEA 对胃癌肝转移或腹腔转移有较高的灵敏度,同时对有淋巴结转移、周围脏器转移亦显示相对较高浓度[20]。

CA19-9 对诊断胰腺恶性肿瘤灵敏度最高,在胰腺癌、胆囊癌、胃癌、结直肠癌等患者中有一定的检出率。有研究证实,CA19-9 与胃癌肿瘤直径、浸润深度及淋巴结转移有着紧密联系,并且 CA19-9 对于确定姑息手术的有效性、识别复发及判断预后有重要作用。血清 CA19-9 随着胃癌的进展,其在患者中表现出的阳性率也会随之升高,提示肿瘤标志物 CA19-9 的水平与胃癌病理分期密切相关。胃癌患者的血清 CA19-9 随着 TNM 的分期增高而增高,与胃癌淋巴结转移、肝转移预后及生存率紧密相关,可作为治疗前后随诊的重要指标。有研究认为,有肿瘤转移扩散的胃癌患者其血清 CA19-9 会明显升高,并且认为 CA19-9 与胃癌的腹膜转移密切相关[21]。

CA125 最早应用于卵巢癌的诊断及治疗,而后逐渐应用于消化道恶性肿瘤、乳腺癌、肺癌等的诊断及疗效观察。胃癌中 CA125 也会升高,CA125 对胃癌术后复发有一定的预测价值。同时血清 CA125 水平的升高与胃癌腹膜转移、淋巴结转移和远处转移的关系密切[22]。

有研究显示,肿瘤大、TNM 分期高、有腹膜转移、淋巴结转移和远处转移的胃癌患者,其 CEA 和 CA19-9 检出的阳性率高;浸润深度深,CA72-4 及 CEA 的检出阳性率高;有远处转移者其血清 CA125 及 CEA 浓度更高[23-25]。

(2) 新型血清标志物用于胃癌转移复发的预测与诊断

存活蛋白(survivin):存活蛋白在正常成人组织中几乎不能检测到其表达,而在几乎所有恶性肿瘤中都能发现它的高表达,并且其表达量与肿瘤细胞的分化程度呈负相关。研究表明,对于存活蛋白在胃癌诊断中的作用多集中于测定外周血中存活蛋白 mRNA 的转录量。存活蛋白 mRNA 在正常胃炎患者外周血中未见转录,而在胃癌患者中的转录率可达 86%。鉴于此,作为基因表达产物的存活蛋白也可能是很有潜力的肿瘤标志物[26]。

E 选择素:即 CD62E,又称内皮细胞白细胞黏附分子-1(ELAM-1),主要表达于活化的血管内皮细胞,在静止或未激活的内皮细胞基本不表达,参与细胞间的黏附过程。临床资料表明,胃癌的可溶性 E 选择素平均浓度显著高于正常人,且与肿瘤浸润胃壁的深度、区域淋巴结转移及远处转移相关。因此,可溶性 E 选择素对胃癌的诊断、预测胃癌的转移起到了一定的辅助作用,是一种新型的血清标志物[27]。

巨噬细胞抑制因子-1(MIC-1):是 TGF-β 家族的成员。胃癌患者血清中 MIC-1 的浓度显著高于良性疾病,对胃癌诊断的灵敏度优于 CEA 及 CA19-9,但 MIC-1 对肿瘤具体作用机制仍不明确,有待进一步研究、探讨[28]。

胃蛋白酶原(pepsinogen, PG):PG 主要由泌酸腺的主细胞合成和分泌,可分为 PGⅠ和 PGⅡ两种类型。胃作为 PG 的主要来源,因而 PG 的变化能够很明确地反映出胃黏膜的功能状态。国内外已有多项研究涉及 PG 对胃癌的诊断意义。

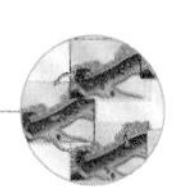

MG7抗原(MG7-antigen, MG7 - Ag):是鼠源性抗人胃癌单克隆抗体MG7所能识别的胃癌相关标志物,其对胃癌的诊断具有较高的灵敏度及特异性。

若能将上述血清肿瘤标志物与内镜、超声波、CT或MRI检查结合进行术前胃癌评估,具有更好的临床价值,更有利于手术方案的制定。为此,我们应该做到在术前根据肿瘤相关标志物以及相关辅助检查明确胃癌患者的肿瘤进展程度,有选择地对患者进行根治性手术或姑息性手术;不同的胃癌分期可以选择不同的治疗方案,实施个体化治疗,以最大限度减轻患者的痛苦,提高患者的术后生存率,减少复发率,从而提高患者生存质量。

### 21.3.5 腹腔镜探查

传统影像学检查手段对进展期胃癌的腹腔内转移的评价能力有限,导致临床上非治疗性剖腹探查的比例偏高[29]。胃镜等是诊断胃癌最有效的方法,但对于确定胃癌的临床分期意义不大。影像学检查难以发现胃外微小的转移病变。EUS虽可用于检测胃周淋巴结转移,然而其特异性较低,对直径<5 mm的淋巴结难以准确判定是否为转移,对估价远处转移敏感度较低,对$T_4$期胃癌患者指导根治性手术的意义有限[30,31]。影像学检查也难以检测出肝脏的微小转移灶及胃癌的腹腔种植[32]。有报道术前常规检查对于腹膜转移检出率较低,只有13%~37%[33]。Stell[29]等对103例胃癌患者行腹腔镜、超声、CT术前分期研究,报道腹腔镜判断肝转移、淋巴结转移和腹膜播散的准确率分别为99%、65%和94%,均高于超声、CT,对远处转移的评价有特殊价值。

腹腔镜的直视及放大作用提高了对术前胃癌患者TNM分期诊断的准确度,避免了一些不必要的剖腹探查[34]。30%~45%直径<5 mm的腹膜转移灶不能被CT发现[35],腹腔镜检查可直观地发现腹膜微转移灶或通过腹腔冲洗检查脱落癌细胞明确远处转移。有研究统计[36]腹腔镜判断腹膜转移的准确度为94.2%,腹腔镜检查适合应用于腹膜高风险的胃癌患者中。诊断性腹腔镜手术通过直视下精确细致的观察,可弥补实验室检查、影像学检查的不足,尤其在检查腹腔内隐性转移灶方面腹腔镜探查独具优势;不仅能够将原发肿瘤的范围、部位、浸润程度、浆膜类型、腹腔转移、淋巴结转移、腹水以及是否侵犯邻近组织等检查清楚,还可直接行组织活检,大大提高了肿瘤分期诊断的准确性,可以评估腹腔内的转移情况,了解腹膜转移的分布和大小,并获得明确的组织学及细胞学证据,用于制定临床治疗策略,进而评估治疗疗效及监测疾病进展[37]。而且可选择合适的患者直接施行腹腔镜手术、埋置化疗泵等进行姑息性治疗,从而尽可能避免不必要的开腹探查,减少并发症和治疗费用。

目前,腹腔镜检查主要适用于进展期胃癌($cT_{2\sim4}$及任何N和M)的治疗前诊断、术前治疗后的疗效评价。既往腹盆腔手术史明确、可疑严重腹腔粘连等无法接受腹腔镜手术或心肺功能不能耐受麻醉及$CO_2$气腹的患者,不能进行诊断性腹腔镜检查[37]。

因此,术前腹腔镜探查是一种安全、简单、相对经济的方法。它既可作为确诊M期胃癌的特异方法,使患者免于开腹手术,又可准确地将胃癌分期,有助于新辅助疗法方案制定[38]。临床上建议评价胃癌转移应用诊断性腹腔镜,胃癌临床分期的准确率能明显提高[39]。腹腔镜在诊断性探查的同时还可行腹腔灌洗术,对灌洗液中的脱落细胞进行检查,发现可疑病灶并行病理检查,使临床分期的准确率进一步提高[40]。

### 21.3.6 腹腔灌洗细胞学检测预测胃癌转移复发与预后

应用腹腔灌洗细胞学(peritoneal lavage cytology, PLC)检查可作为检测腹腔游离癌细胞的有效方法,而且其检测结果是预测胃癌腹膜复发的可靠指标。腹腔细胞学阳性(cytology positive, $CY^+$)提示胃癌患者预后不良[41-43]。腹腔游离癌细胞阳性是胃癌预后的独立预测因子[44]。日本第13版《胃癌处理规约》认为腹腔脱落癌细胞阳性(CY1)是可以比肩于$P_1$的预后因素[45]。

尽管腹腔灌洗细胞学检查的意义已经被广泛认可,并且术中腹腔灌洗也在世界范围内普遍开展,但是目前尚无标准的术中腹腔灌洗的方法。在冲洗区域的选择、冲洗液体量、液体温度、冲洗时间、冲洗液留取方式等方面都存在较大差异。

日本从第13版《胃癌处理规约》开始明确规定了腹腔脱落癌细胞的采集方法:如有腹水,则直接收集;如无腹水,则将100 mL生理盐水注入腹腔,冲洗后,从直肠子宫陷凹(Douglas腔)中抽出[45]。此后,来自日本学者的相关研究在腹腔脱落癌细胞的冲洗

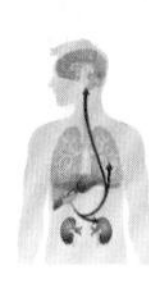



及收集方法方面逐渐一致，即 100 mL 左右生理盐水，仅在盆腔一处冲洗并收集，几乎不冲洗其他区域[46-48]。该方法从第 13 版《胃癌处理规约》开始到目前的第 15 版没有再做过修改[49]。

我国从 2017 年制定了胃癌腹膜转移防治中国专家共识，对腹腔游离癌细胞检查的操作规范如下：如有足够量(≥200 mL)腹水则直接取腹水进行细胞学检查；如无腹水或腹水量＜200 mL 者，则用＞250 mL 的温生理盐水依次冲洗双侧膈顶、肝下区、大网膜、双侧结肠旁沟及直肠子宫陷凹，避免直接冲洗原发病灶；于双侧膈下区、肝下区及直肠子宫陷凹收集＞100 mL 的灌洗液，行细胞学检查[50]。

从历史沿革来看，无论是否额外冲洗其他区域，盆腔(直肠子宫陷凹)为必选区域得到世界范围广泛的采用和沿袭[46-48, 50-52]。除了冲洗和收集区域，对于冲洗液的成分选择较为一致，即生理盐水。对于冲洗液的温度多选择常温或者 37℃；对于冲洗液的液体量，日本较为一致，即冲洗 100 mL[53-55]；其他国家不统一，多集中在 100～250 mL，多因研究指标的差异而选择不同的冲洗量；对于冲洗液留置腹腔内的时间，目前没有统一的标准，一般多不提及或者 3 min 左右；对于冲洗液留置腹腔时是需要搅动还是静置，也没有相关标准；关于冲洗液的收集位置，大多选择在盆腔一处收集，也有极个别选择分开收集[55]。关于冲洗液的收集量，目前也没有统一标准，文献大多描述为“尽可能多地收集冲洗液”。

综上所述，腹腔脱落癌细胞检查得到广泛认可，下一步有必要对其作以下探究：①将腹腔冲洗液的留取方法更加精细化、规范化，进行前瞻性研究，加强针对性；对腹腔冲洗的方法，尤其是冲洗区域的选择、冲洗液体量、液体温度、冲洗时间、冲洗液的留取方式等方面国内外均有待统一。②进一步提高腹腔脱落癌细胞检查的阳性率，探讨腹腔镜胃癌手术对腹腔游离癌细胞检查的影响，积极探索细胞学亚分期，尝试分区域冲洗，分区域收集腹腔冲洗液。③腹腔冲洗的目的是提高腹膜转移的早期检出率，及时发现微转移。腹腔灌洗液细胞学应作为常规技术用于腹腔游离癌细胞的检查，但对仅有少量腹腔游离癌细胞的腹腔灌洗液其检验敏感性较差。仅仅通过改良腹腔冲洗和收集的方式是不够的，应该考虑多种方法结合：细胞学检测为金标准，同时辅助以肿瘤标志物蛋白检测、肿瘤标志物基因检测等多种手段。

## 21.4 胃癌转移复发的治疗

### 21.4.1 胃癌转移复发治疗的历史沿革

在外科治疗上，转移性胃癌手术切除的目的主要有两个：缓解症状和改善预后。一方面，转移性胃癌经常引发梗阻、穿孔和出血等严重症状，手术切除能高效快捷地减轻症状；另一方面，手术切除是否能够改善转移性胃癌患者预后还存在争议。

起初，转移性胃癌患者大多接受胃切除和转移病灶的切除，但人们发现这不仅不能改善患者的预后，而且手术并发症严重影响了患者的生存质量。2008 年一项多中心的Ⅲ期随机对照实验 REGATTA 比较了姑息手术加化疗与单纯化疗对于单一不可切除因素转移性胃癌的优劣[2]，结果表明，胃切除手术加术后化疗患者中位总体生存期为 14.3 个月，而单纯化疗组患者为 16.6 个月，前者并未显著延长患者总体生存期，并且胃切除手术合并术后化疗患者其化疗相关不良反应发生率更高。因此胃手术切除并未能证实其在转移性胃癌中的生存获益价值。但是，对于不同类型、不同转移部位病灶，其处理措施可能有所差异。目前认为具有单一不可切除因素的转移性胃癌患者最有可能从胃切除手术中获益，在第 4 版日本《胃癌治疗规约》中对远处淋巴结转移、肝转移和腹膜转移的临床问题作了专门解析，推荐对于不同转移部位患者采用不同手术方式的综合治疗[7]。

多数循证医学证据表明，化疗、放疗、放化疗为转移性胃癌治疗的基石。尽管东西方具体化疗方案有所差异，但较一致的共识是，相比于单药化疗，多药联合能显著改善总体生存和提高肿瘤反应率。亚洲国家多使用基于铂类和氟尿类双药联合方案。日本胃癌治疗指南把 S-1 联合顺铂方案推荐为转移性胃癌的一线治疗。美国 NCCN 指南把双药联合方案推荐为一般状态较好的转移性胃癌患者的一线治疗，通过毒性评估可以三药联合[8]。

近年，转化治疗展现出巨大的前景，其主要通过 MDT 模式，给予全身化疗、放化疗、靶向药物治疗等，依靠腹部 CT、EUS、腹腔镜探查及肿瘤标志物检测等手段评估病情，对不可切除风险因素出现部分缓解或完全缓解且癌灶有 $R_0$ 切除机会的病例，给予根治性胃癌切除术(D2/D2＋淋巴结清扫)，并根

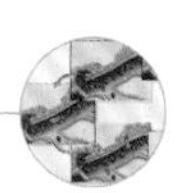

据病理结果给予术后辅助化疗，可最终实现延长患者的总体生存期及提高生活质量[9]。

有关胃癌分子靶向治疗和免疫治疗的临床试验逐年增多，但关于分子靶向药物治疗的研究大多未获得成功，目前只有曲妥珠单抗（赫赛汀）、雷莫芦单抗（ramucirumab）和阿帕替尼（apatinib）被获准用于治疗胃癌患者。虽然曲妥珠单抗已经用于一线治疗，但合适的患者群体比较小。针对胃癌的免疫联合治疗研究、二线和一线的免疫治疗研究，包括 PD-1 抗体和 PD-L1 抗体在内的各项研究均在进行中，但都处于早期阶段，疗效仍需进一步研究确认。未来的发展方向，一方面是联合靶向治疗，如目前已经开始尝试抗血管药物与免疫治疗相联合；另一方面是其他在分子层面有相互作用的药物之间的联合。

### 21.4.2 胃癌转移复发的外科治疗

（1）胃癌淋巴结转移的外科治疗

1）标准胃癌根治术的淋巴结清扫策略：淋巴转移是胃癌转移的重要方式，尤其对于进展期胃癌，淋巴结转移的发生率较高且严重影响患者的预后。对于可切除的局部进展期胃癌，在患者条件适宜的情况下，以根治性手术为核心的综合治疗是目前最佳的治疗模式。而完成高质量胃癌根治手术的一个重要环节即对胃癌可能发生转移的淋巴引流区域，进行规范化淋巴结清扫。胃癌的手术分级用 D（Dissection）表示，D0～D4 对应 5 个不同的手术分级：D0 手术只切除胃癌组织，不做淋巴结清扫；D1 手术清扫胃周第 1 组的淋巴结（No. 1）；D2 手术在 D1 的基础上，即清扫第 2 组淋巴结（No. 2）；D3 手术是在 D2 的基础上清扫第 3 组淋巴结；D4 手术是在 D3 的基础上清扫第 4 组淋巴结。不足或扩大的淋巴结清扫都会影响患者的治疗效果及预后。循证医学表明，病期为 $cT_{1a}N_0$ 期或 $cT_{1b}N_0$ 期、肿瘤直径≤1.5 cm、组织学为分化型的胃癌，可施行 D1 根治术。其他情况的 $cT_{1b}N_0$ 期胃癌应施行 D1＋根治术。$cT_1N+M_0$ 期及 $cT_{2\sim4}N_0/+M_0$ 期的胃癌应行标准 D2 根治术。以下就各类型的标准胃癌根治术对应的淋巴结清扫范围进行简述。

A. 全胃切除：

D1 根治术：清扫 No. 1、2、3、4、5、6、7 组淋巴结；如食管受累还应清扫 No. 110 组淋巴结。

D1＋根治术：D1 根治术淋巴结清扫范围＋No. 8a、9、11p 组淋巴结；如食管受累还应清扫 No. 110 组淋巴结。

D2 根治术：D1 根治术淋巴结清扫范围＋No. 8a、9、10、11p、11d、12a 组淋巴结；如食管受累还应清扫 No. 19、20、110、111 组淋巴结。

B. 远端胃切除：

D1 根治术：清扫 No. 1、3、4sb、4d、5、6、7 组淋巴结。

D1＋根治术：D1 根治术淋巴结清扫范围＋No. 8a、9 组淋巴结。

D2 根治术：D1 根治术淋巴结清扫范围＋No. 8a、9、11p、12a 组淋巴结。

C. 近端胃切除：

D1 根治术：清扫 No. 1、2、3、4sa、4sb、7 组淋巴结。

D1＋根治术：D1 根治术淋巴结清扫范围＋No. 8a、9、11p 组淋巴结；如食管受累还应清扫 No. 110 组淋巴结。

D2 根治术：D1 根治术淋巴结清扫范围＋No. 8a、9、10、11p、11d 组淋巴结；如食管受累还应清扫 No. 19、20、110、111 组淋巴结。

D. 食管胃结合部癌淋巴结清扫：主体在食管侧的肿瘤可行全胃或近端胃切除术，D2 根治术的基础上加 No. 19、20、110、111 组淋巴结清扫。主体在胃侧的肿瘤可行全胃或近端胃切除术，D2 根治术的基础上加 No. 19、20 组淋巴结清扫，食管同时受累时再加 No. 110、111 组淋巴结清扫。由于食管胃结合部癌远端淋巴结的转移概率较低，清扫远端胃部的淋巴结患者是否获益缺少循证医学证据。

另外对于 D2 根治术，要求淋巴结清扫数目≥16 枚，才能保证术后准确的病理分期及预后的判断。个别组的淋巴结如脾门淋巴结（No. 10 组）、肠系膜上静脉根部淋巴结（No. 14v 组）清扫的必要性目前尚存在争议，仍需进一步研究。对于腹主动脉旁淋巴结（No. 16 组）目前较一致认为预防性清扫并不能使患者获益，而治疗性清扫的价值仍有待研究。

E. 扩大胃癌根治术适应证及淋巴结清扫策略：扩大胃癌根治术主要是在胃癌 D2 根治术的基础上，进一步扩大手术切除与淋巴结清扫的范围，是针对相对病期更晚的进展期胃癌的一种手术方式。标准胃癌根治术的适应证通常为Ⅰ～Ⅲ期（Ⅲa 期为主）的胃癌，而扩大胃癌根治术的适应证主要为部分Ⅲ期（多为Ⅲb 期）与部分Ⅳ期胃癌患者。胃癌扩大根

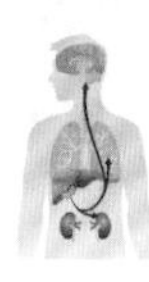



治术在达到全胃或次全胃切除加大小网膜与横结肠系膜前叶甚至联合部分胃周脏器切除的基本切除范围的同时，应清扫第2组淋巴结甚至第3组及腹主动脉旁淋巴结。

胃癌扩大根治术的手术标准要求达到：①断端无肿瘤残留；②淋巴结清扫范围充分(D>N)；③受累脏器与组织能整块切除。

选择施行标准D2胃癌根治术或者扩大胃癌根治术的临床指征应参考临床分期。中国医科大学附属第一医院的资料表明，Ⅱ期胃癌的淋巴结转移率为22.2%，主要限于第1组淋巴结(No.1)；而Ⅲ期胃癌淋巴结转移率高达81%，其中No.2转移率为22.8%，No.3转移率为7.8%。天津医科大学肿瘤医院对D2＋手术的患者的回顾性研究结果显示No.8p、12b、12p、13、14v、$16a_2$和$16b_1$转移率为7.01%～20.00%。因而根据精准的临床分期，进行个体化的手术方案制定，选择必要的扩大根治方式是进展期胃癌手术治疗的重要发展方向。

2) 腹腔镜及机器人手术胃癌淋巴结清扫：腹腔镜及机器人手术器械技术的进步，为当今微创外科带来了革命性的改变。其具有的微创、视野可以高清放大、操作系统精细稳定等优势，使其在临床中得到广泛应用。对于胃癌的治疗，腹腔镜胃癌根治术的淋巴结清扫必须与开腹手术遵循相同的范围和原则，但因解剖层面复杂，沿着胃周血管分布的区域淋巴结清扫要跨越多个解剖层面，且需要处理较多复杂及变异的血管，有着较大的术中出血风险，故而腹腔镜下胃癌淋巴结清扫手术难度较大。

初期腹腔镜胃癌手术主要用于治疗病期较早的胃癌，并且取得了与传统手术相当的远期疗效。现今对于进展期胃癌，已有研究证实腹腔镜及机器人手术与开腹手术相比近期疗效存在优势，远期疗效相当。有经验的微创外科医生可以安全有效地开展腹腔镜D2根治术。虽然目前的研究表明腹腔镜能完成胃癌的D2和一部分的D2＋淋巴结清扫手术，但对于No.12b、12p、13、14a、16等淋巴结清扫的技术难度较大，且缺乏相关疗效的研究报道，因此对需行D3根治术的胃癌患者不宜行腹腔镜手术。

(2) *胃癌肝转移的外科治疗*

胃癌肝转移(gastric cancer with liver metastases，GCLM)是指胃癌患者通过影像学检查、组织学检查或手术探查证实肝脏中出现了源自胃癌的转移病灶。肝脏是胃癌血行转移最常见的靶器官，总体发生率为4%～14%。根据肝转移出现的时间不同分为同时性肝转移和异时性肝转移。同时性GCLM是指胃癌初诊时已发生肝转移(包括胃癌术后6个月内)，且排除了其他转移至肝脏的病变，检出率为2.0%～9.9%；异时性GCLM则是指肝转移发生的时间在胃癌诊断之后，分为根治性胃癌切除术后肝转移(通常在术后6个月至2年内出现)和未行根治性胃癌切除术的肝转移。GCLM的出现表明肿瘤已进入晚期，且多伴有局部复发浸润、远处淋巴结或器官转移如果不予以相应治疗，预后极差，中位生存期不足6个月，5年生存率<10%[56]。目前，对于GCLM尚无标准治疗方案。

日本第5版治疗指南推荐：当GCLM的转移灶个数少，又无其他非治愈性因素时，可行包含外科切除的综合治疗(弱推荐)。GCLM多为两叶、多发转移，多伴有肝外转移等，所以能作为肝切除研究的病例很少。迄今尚无GCLM行肝切除的大规模临床试验研究，只有单独的一些医疗机构进行的长时间累积下来的少数肝切除病例的回顾性研究。虽然这些研究报道5年生存率为10%～40%，但却是经过慎重选择适应证，切除后获得的长期生存者。多所医疗中心进行回顾性研究，把诊断转移个数的影像学诊断统一进行队列研究等相关研究，得出单个转移灶为影响预后的重要因素，肝转移灶≤3个，转移灶直径≤5 cm可作为手术适应证[57]。与同时性肝转移相比，异时性肝转移的转移结节更少，行肝切除后术后并发症更少，住院天数更短，5年生存率更高[58]。转移灶的直径也是评价预后的重要因子，研究认为直径>5 cm提示预后不良[59]。与同时性肝转移相比，异时性肝转移可能具有更好的预后，围手术期化疗可使GCLM患者预后受益[60]。

GCLM是NCCN《胃癌临床实践指南》所推荐的新辅助化疗适应证。一项针对胃癌同时性多发肝转移新辅助化疗的试点性研究评估了多西他赛、顺铂和氟尿嘧啶在新辅助化疗中的疗效，依据实体瘤的疗效评价标准(RECIST)，应答率可达100%[61]。目前，许多针对晚期胃癌的分子靶向治疗药物亦显示出良好的前景，以表皮生长因子受体阻断剂、单克隆抗体、抗肿瘤血管生成药物、抗肿瘤疫苗以及基因治疗药物为代表。

对于GCLM患者不可切除的肝转移灶，如具有以下情况可考虑进行射频消融术(radiofrequency ablation，RFA)治疗：①一般情况不适宜或不愿意

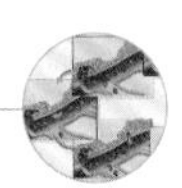

接受术后切除的可切除 GCLM 患者；②预期术后残留肝脏体积过小；③肝转移灶直径＜5 cm；④无腹膜及其他远处转移。现阶段广泛应用的局部射频治疗方法中以 RFA 和微波消融术（microwave ablation，MWA）安全性最高、疗效最好。MWA 作为一种较为新兴的治疗方法，与 RFA 相比还具有更高的瘤内温度、更大的消融体积、更短的耗时、无热库效应等优势。RFA 和 MWA 既可经皮使用也可在开腹手术或腹腔镜手术中超声或 CT 引导下使用，可单次使用也可二次用于复发患者，特别适用于切除难度较大的转移病灶。原发病灶切除的情况下 RFA 治疗效果优于化疗[62]。

若转移灶＞4 个的散发型肝转移、弥漫型肝转移或需要局部控制的巨大肝转移（如肝转移灶直径＞5 cm）则介入治疗较为常用[63]。GCLM 的治疗目前仍缺乏明确的指南性方案。MDT 综合讨论、充分的治疗前评估、手术适应证的严格掌控及个体化治疗方案，是延长患者生存期、提高生活质量的重要措施。

（3）胃癌腹膜转移的外科治疗

胃癌一旦发生腹膜转移，则预后极差，其中位生存期为 1～9 个月。但近年来的研究显示，胃癌腹膜转移的患者采用细胞减灭术（CRS）联合腹腔热灌注化疗（HIPEC）可以明显提高患者的生存期[64]。

CRS＋HIPEC 是目前国际上治疗局部腹腔种植转移癌症的综合性治疗方法，最早出现在 20 世纪 80 年代的美国。肿瘤 CRS 是疑似存在腹腔扩散的肿瘤病患的常用手术方案，其目的是尽可能切除所有明显癌灶（特别是直径≥1 cm 的病灶）及容易形成种植转移的器官、组织，术后需要配合全身治疗方法，如化疗、靶向治疗等。HIPEC 是一种腹腔恶性肿瘤辅助治疗手段，是将含化疗药物的灌注液精准恒温、循环灌注、充盈腹腔并维持一定时间，预防和治疗腹膜的种植和转移。HIPEC 在预防和治疗胃癌、结直肠癌、卵巢癌、腹膜假性黏液瘤、腹膜恶性间皮瘤、肝癌、胆管癌和胰腺癌等腹腔恶性肿瘤种植转移及其并发的恶性腹水方面具有独特的疗效。

笔者科室早期便开展了胃癌患者 HIPEC 的实验与临床研究。结果如下：①卡铂腹腔化疗药代动力学的研究证明，120、240 min 时药物在腹腔内均保持较高浓度，在腹腔中峰值浓度较股静脉高 139 倍与 64 倍，门静脉亦较股静脉高 13.3 倍与 6.5 倍。提示腹腔给药可明显提高并延长卡铂的有效浓度，而不良反应较静脉给药为低。②温热低渗液联合卡铂腹腔化疗的体内实验证明，43℃ 双重蒸馏水（double distilled water，DDW）、卡铂 30 mg 和 43℃ DDW＋卡铂 10 mg 3 个实验组，对胃癌腹膜移植瘤细胞均有直接杀伤、抑制增殖、诱导凋亡及延长荷瘤小鼠生存期等效果，以 43℃ DDW 协同卡铂组疗效最为显著。③低渗化疗的体外实验证明，低渗液组对瘤细胞的增殖抑制作用较等渗液组明显增强，增效比为 11.5。低渗液联合顺铂组起效时间较等渗液联合顺铂组明显提前呈速效型，对瘤组织的穿透性增强（等渗组 2.0 mm，低渗组 4.5 mm），瘤细胞对顺铂摄入量和铂结合量亦显著高于等渗组。此为胃癌腹腔温热低渗化疗提供了重要的理论和实验依据[65]。

在实验研究的基础上，笔者对施行根治术的 317 例胃癌患者随机施行关腹前腹腔灌洗，采用 43℃ DDW 4 000 mL 灌洗 10 min（A 组，158 例）；DDW 4 000 mL＋5％醋酸氯己定 12 mL（0.015％）灌洗 3～4 min（B 组，79 例）；常温生理盐水 3 000 mL 灌洗作为对照（C 组，80 例），其适应证为除黏膜内癌（m 癌）、黏膜下癌（sm 癌）以外的根治性切除进展期胃癌病例。随访结果显示，A 组与 B 组的 5 年生存率（48.5％ *vs.* 48.1％）基本相同，而 C 组为 31.3％；灌洗组较对照组提高 5 年生存率 15％左右，分层分析显示主要是Ⅱ、Ⅲa 期胃癌获益[66,67]。

目前，国内外有多篇报道研究了胃癌患者接受 CRS 联合 HIPEC 的治疗[68,69]。在药物选择方面研究报道称，丝裂霉素加顺铂为主的方案、以铂类为主的方案和以多西他赛为主的方案均可行。细胞毒药物的选择主要考虑其浸润深度和细胞毒效应，并不要求严格与病理类型相关[70,71]。丝裂霉素加顺铂为主的药物方案，在 40～43℃ 下行开放性 HIPEC 60～90 min，流速控制在 500 mL/min，是目前最常用的 HIPEC 方案。在治疗的效果方面，现有研究皆报道称 CRS＋HIPEC 能延长患者的生存期。然而，有文献报道称 CRS＋HIPEC 可能会引起较高的严重并发症发生率，该报道称由于手术范围的扩大和时间的延长，CRS 联合 HIPEC 的并发症发生率明显高于一般的胃癌根治术，严重不良事件的发生率高达 24.9％，围手术期死亡率达 4.8％，胃肠道瘘、腹腔脓肿和肠梗阻是最常见的并发症[72]。但也有些文献称 CRS 联合 HIPEC 并不能明显增加严重不良事件[73,74]。因此，仍需大量的多中心随机对照试验

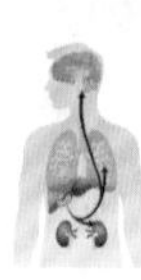



(RCT)研究来确定是否合适将 CRS＋HIPEC 纳入胃癌腹膜转移的标准治疗中。

(4) 减量手术和姑息手术

1935 年 Meigs 首次提出肿瘤 CRS 的概念，通过尽可能多地切除肿瘤组织用以提高术后治疗效果，也是其后减量手术(reduction surgery)的雏形[75]。通过不断的探索与试验，减量手术在卵巢癌、肾癌和结直肠癌中的应用已被多项临床试验证实，对患者可以体现出明确的生存优势。

胃癌的减量手术是指具有相关非治愈因素(如不能切除的肝转移和腹膜转移等)，并且没有因肿瘤引起的出血、狭窄、疼痛等合并症所进行的原发肿瘤切除，是以减少肿瘤量、延迟症状出现和延长生存期为目的进行的手术[76]。单从 20 世纪 80 年代早期到 21 世纪初的研究结果来看，胃癌减量手术联合术后化疗的治疗模式可以改善晚期胃癌患者的生存期。然而，这些研究大多数是回顾性、单中心的病例分析，且存在着较大的选择偏倚。另外，近 10 年的研究指出，单纯化疗可以取得减量手术联合化疗相似的总生存期。由于以上这些原因，使得在治疗不可治愈的晚期胃癌患者的过程中，减量手术是否能改善患者生存产生了较大的争议。

因此，日本临床肿瘤学组(Japan Clinical Oncology Group, JCOG)和韩国胃癌协会(Korean Gastric Cancer Association, KGCA)协作进行了一项开放、随机的Ⅲ期临床试验(REGATTA)[2]。该试验入选了病理确诊为胃腺癌且同时存在单一不可治愈因素的患者，并被 1∶1 随机分配至单独化疗组以及胃减量手术联合化疗组。REGATTA 试验中患者的不可治愈因素包括：肝转移 H1(2～4 个病灶，转移灶直径 1～5 cm)；腹膜转移 P1(膈膜或盆腔至横结肠的腹膜转移，且无大量腹水和肠梗阻)；腹主动脉旁淋巴结转移(包括腹腔干或肠系膜下动脉以下的远隔淋巴结转移，No. $16a_1$，$16b_2$ 且转移淋巴结直径≥1 cm)。REGATTA 试验可见化疗组与减量手术组在 2 年总生存率和中位总生存期(OS)上未见明显差异，减量手术组未见明显生存优势；试验中两组 2 年的无进展生存率亦无明显差异；在药物不良反应及并发症方面，减量手术组在白细胞减少、厌食、恶心、低钠血症等方面较单纯化疗组发病率更高。

日韩联合的 REGATTA 试验是第 1 个在晚期胃癌合并单一不可治愈因素的患者中，减量手术联合化疗较单纯化疗并没有显示出明显优势的随机对照试验，并且该试验得出了这样的结论：减量手术联合化疗不适用于晚期胃癌患者，即使合并单一不可治愈因素也同样不适用；在晚期胃癌的患者中，减量手术联合化疗较单纯化疗并没有显示出明显的优势，对这样的患者化疗仍然是标准治疗方案。所以，根据 REGATTA 试验的研究结果，日本胃癌学会发布的第 5 版《胃癌治疗指南》否定了以往实施的减量手术，并且明确指出对于有非治愈因素的进展期胃癌，强烈不推荐以改善预后为目的的减量手术[76]。

减量手术针对具有非治愈因素且没有合并症的胃癌患者，而对于存在肿瘤引起的出血、狭窄、疼痛等合并症，我们则需要进行姑息性手术(palliative surgery)缓解症状。有学者基于美国国家癌症研究所(NCI)的监督、流行病学和最终结果(SEER)数据库进行了相关的回顾性研究，该研究纳入了 1998—2009 年诊断为Ⅳ期胃癌的 8 249 例患者，其中 1 445 例进行了姑息性胃切除手术，而其余 6 804 例未进行手术[77]。研究显示姑息性胃切除手术组的 1、2、3 年 OS 及癌症特异生存期(cancer-specific survival, CSS)均高于未手术患者；单因素及多因素分析中姑息性胃切除术组较未手术组在 OS 及 CSS 上均存在生存优势。该试验研究者认为，在伴有远处转移的胃癌患者中进行姑息性胃切除术可以改善 OS 与 CSS，但只有少数患者受益于姑息性胃切除术，特别是在有症状的患者以及以改善生活为治疗目标的患者。

减量手术远期生存率并没有显著提高，其治疗意义依然需要相关前瞻性试验的进一步支持。而对于存在合并症的患者，姑息性手术意义重大，患者可有明显的生存获益。

### 21.4.3 胃癌转移的新辅助及转化治疗

(1) 新辅助治疗定义及适应证

新辅助治疗(neoadjuvant therapy)是指手术前给予的综合治疗措施，包括新辅助化疗、放疗、放化疗。Frei 提出的新辅助化疗(neoadjuvant chemotherapy)概念是指恶性肿瘤在局部治疗(手术或放疗)之前给予的全身化疗，又称起始化疗，以此区别于手术后进行的辅助化疗[78]。新辅助治疗在实体肿瘤综合治疗中取得了许多进展。与单纯手术相比，其优势在于：①在肿瘤血管和淋巴管未受手术、放疗损伤前予以化疗，可提高局部药物浓度。②有效的术前化疗在减轻多种恶性肿瘤伴随症状的同时也减轻了患者精

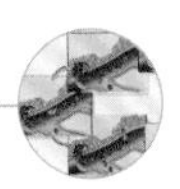

神和心理上的不适反应。术前患者体质较好，能耐受，较少发生急性毒性反应。③降低临床TNM病期，缩小原发病灶及转移的淋巴结，为无手术条件的患者提供手术的可能，提高根治性手术的切除率；由于瘤体缩小可使手术范围相对缩小，有利于手术中最大限度地保留正常组织。④新辅助化疗使手术时肿瘤细胞活力降低，不易播散入血，减少手术中转移、术后并发症的发生，有利于患者术后恢复。⑤及早预防远处转移的发生，提高长期生存率。国内外大量资料证明：一般Ⅲ期患者术前有微小转移灶存在，新辅助化疗可以有效消灭这些微小转移灶，减少术后远处发生转移的可能性。⑥术前化疗可使手术时肿瘤细胞增殖能力处于最低状态，减少术中癌细胞医源性播散等。⑦术前化疗后通过影像学观察和手术切除标本的病理检查，有助于了解肿瘤对化疗药物的敏感性，利于术后化疗药物的选择。⑧新辅助化疗方案与术后化疗一样，但效果优于术后化疗，所以并没有增加患者的医疗负担。

新辅助化疗主要是用于术前评估能够进行根治切除的局部进展期胃癌患者，以期通过先做化疗使肿瘤缩小，再通过手术或放疗等治疗方法治愈肿瘤。中国临床肿瘤学会(CSCO)指南中推荐Ⅲ期及以上局部进展期可切除胃癌患者术前接受新辅助治疗。NCCN指南推荐无远处转移的局部进展期胃癌，即术前分期$T_{3/4}N^+$患者，接受新辅助化疗。

(2) 第16组淋巴结转移的转化治疗

腹主动脉旁淋巴结(paraaortic lymph node，PALN)(第16组，No. 16)分布于腹主动脉周围，日本学者对其进行了详细的划分。以左肾静脉下缘高度为界，分为上、下(a、b)区；又以腹腔动脉高度，把a区分为$a_1$、$a_2$；以肠系膜下动脉高度，把b区分为$b_1$、$b_2$。第3版日本《胃癌治疗指南》将第16组转移归为$M_1$，第7版UICC胃癌TNM分期中也指出伴第16组转移视为远处转移，5年生存率徘徊在10%上下。PAND手术治疗进展期胃癌以来，无论在手术技术、手术适应证，还是在淋巴流向的解剖学及临床研究，一直是热门探索的问题，几经变革，时至今日，对于其在进展期胃癌治疗中的价值已初步形成共识。

伴第16组转移的患者须行充分的影像学术前评估及术前分期，经过MDT讨论后，决定治疗方案。JCOG9501试验提示预防性第16组淋巴结清扫没有临床意义。JCOG0001和JCOG0405研究发现，局限于No. $16a_2/b_1$转移的患者，经新辅助化疗后R0切除率可达82%，5年存活率高达57%，与Ⅲ期胃癌患者的总体预后相仿，强调了局限于No. $16a_2/b_1$转移且排除其他无法根治因素时，在术前新辅助治疗前提下，可对胃癌伴PALN转移患者采取综合治疗策略[79]。在上述研究的推动下，日本第5版指南指出，针对无其他非治愈因素时，仅局限于No. $16a_2/b_1$转移的患者，推荐做新辅助化疗+D2+PAND。新辅助化疗可使肿瘤降期，增加R0手术的机会，要求术者有丰富的D2淋巴结清扫及扩大淋巴结清扫经验，能否彻底清扫No. $16a_2/b_1$是患者生存获益的保障。

(3) 不可切除胃癌肝转移的转化治疗

GCLM预后较差，患者的5年生存率甚至<10%。如GCLM患者不予干预治疗，则患者中位生存期仅为3～5个月，通常肝转移诊断后的中位生存期为5～34个月，如同时存在肝外转移则预后更差[80]。GCLM长久以来被认为是晚期胃癌的一部分，美国NCCN指南和日本《胃癌处理规约》均推荐全身化疗，辅以靶向治疗和最佳支持治疗为主要治疗手段。但是近年来，随着转化治疗的发展，GCLM的手术治疗被重新审视。GCLM转化治疗的理念源自1996年Bismuth等结肠直肠癌的治疗[81]。GCLM转化治疗就是对于一些原发灶和/或肝转移灶可能切除或者部分不可R0切除患者，可以经过一定的术前治疗，从而有望转化为R0切除。目前，对于GCLM病例进行肝脏部分切除术的指征主要为：①同时性GCLM，无腹膜或其他远处转移；②异时性GCLM，无其他部位复发；③肝转移灶可以完整切除，并且切除后可恢复良好的肝功能[82]。所以对于那些术前评估病灶比较局限且无远处转移但无法R0切除的GCLM患者，肿瘤生物学特性对放化疗比较敏感，身体耐受程度较好，预计经过术前治疗转为可切除的患者可以选择转化治疗作为治疗策略[83]。

系统化疗仍然是转化治疗的主要治疗方式，目前关于转化治疗术前化疗方案尚无统一认识，主要借鉴进展期胃癌的新辅助化疗[84,85]。美国NCCN指南推荐转化治疗方案包括三药方案，如DCS、DCX和DOX方案；亦有联合靶向治疗方案，如SP、XP或DCS方案联合曲妥珠单抗。由于肝脏作为血供丰富的实质性器官，对肝脏转移灶局部治疗效果很好，而且安全性要比全身治疗好很多，主要包括局

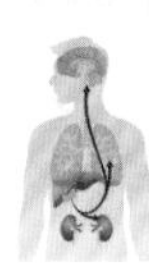



部介入化疗和 RFA 治疗等。介入治疗的优势在于能够将高浓度的药物直接作用于局部,发挥最大的抗肿瘤作用,不良反应小,绝大部分患者可接受治疗[86]。目前主要的介入治疗方法包括肝动脉灌注化疗和肝动脉栓塞。由于 RFA 的安全性、实用性,其被认为是手术切除肿瘤的替代治疗方法,目前临床上常应用于原发性和继发性肝脏肿瘤。RFA 可作为肝脏转移灶多、体积大、位置特殊而难以行根治性肝切除的 GCLM 患者姑息性治疗的一种手段。

对于转化失败的患者,往往需要 MDT 治疗、更改方案或者调整治疗策略转为姑息性的维持治疗,包括全身治疗、最佳支持治疗等。

GCLM 的转化治疗尚处于早期萌芽阶段,已有研究报道部分患者经过有效的转化治疗赢得了根治性手术的机会,取得了很好的预后。目前转化治疗在病情评估、病例选择、方案制定等方面还缺乏高级别医学证据,因此有待开展大样本、多中心的研究甚至随机对照临床试验研究。

(4) *转化治疗在腹膜转移中的应用*

胃癌腹膜转移具有发生率高、早期诊断难、生存期短等临床特点。早期有效的诊治是提高预后的关键,但影像学诊断难度较大,发现时往往已属晚期,血清标志物检查敏感度和阳性预测率较差。目前,分期腹腔镜检查是最为可靠的方法,联合腹腔灌洗液细胞学检查亦可以提高隐匿性腹膜转移的发现率[87,88]。美国 NCCN 推荐 $T_3$ 或 $N_1$ 分期及以上的患者行分期腹腔镜联合灌洗液细胞学检查。欧洲肿瘤内科学会(ESMO)推荐对所有潜在可切除的ⅠB~Ⅲ期胃癌患者行腹腔镜探查及腹腔游离癌细胞的检测。胃癌腹膜转移一经确诊,理论上已失去手术的机会,化疗为主的多学科综合治疗是晚期胃癌治疗的主要策略,随着近年来转化治疗的开展,使胃癌腹膜转移的患者得到根治手术的机会。

目前对于胃癌腹膜转移的转化治疗的人群筛选尚无统一的认识,一般根据转移类型和转移病灶的负荷,评估是否有转化的可能。对于无远处转移,腹膜转移灶较为局限,以胃旁区域腹膜转移为主(P1);或腹腔内散在性种植(P2),无腹水或仅存在少量腹水;或 PCI<15 的患者具有较好的转化前景,可以尝试转化治疗,视为可转化型。但对于腹膜转移为 P3 或 PCI>15,以及远侧器官转移者,一般转化较困难,为不可转化型[89]。胃癌腹膜转移常伴有严重的并发症,往往失去手术机会,转化治疗的关键时期是亚临床转移阶段(P0CY1)[90]。胃癌腹膜转移转化治疗的主要手段仍是化疗,主要分为全身性化疗以及腹腔内区域性化疗。研究表明,紫杉醇、多西他赛与 S-1 或奥沙利铂(oxaliplatin)等联合应用,在胃癌腹膜转移治疗中效果比较好。NCCN 指南推荐转化治疗方案包括三药方案,如 DCS、DCX 和 DOX 方案;亦有联合靶向治疗方案,如 SP、XP 或 DCS 方案联合曲妥珠单抗。

转化治疗后一般需要 3 个周期以上进行评估,传统 CT 等影像学检查准确率较低,二次诊断性腹腔镜联合腹腔灌洗液细胞学检查是最佳方法。经过评估后决定是否需要手术干预。关于转化治疗的手术时机,目前尚无统一共识,一种观点认为一旦达到 R0 切除的指征,即刻进行外科干预;另一种观点认为延长药物治疗 6 个月甚至 1 年,若患者疾病稳定,再进行外科干预,可能更安全、获益更明显[89,90]。

手术并不意味着转化治疗的结束,术后需继续补充化疗或靶向治疗,以此加强巩固治疗效果或者消除潜在的残留病灶。关于术后治疗的具体方案目前没有统一标准,一般仍沿用转化治疗成功后的新辅助腹腔内联合全身化疗(neoadjuvant intraperitoneal and systemic chemotherapy, NIPS)方案。对于转化失败或疾病进展的病例,应进行 MDT 讨论,尽量使患者的生存期和生活质量获益。

(5) *P0CY1 的治疗策略*

胃癌 P0CY1 中 P0 是指无腹膜转移,CY1 是指腹腔灌洗液细胞检查癌细胞阳性。P0CY1 是胃癌的一种特殊状态,即无肉眼可见腹膜转移病灶,但是腹腔灌洗液细胞学检查可见癌细胞[88]。这一特殊状态与胃癌腹膜转移相关。胃癌腹膜转移的转移机制目前还不完全清楚,但是"种子与土壤"学说是目前最主流的转移机制[87]。腹腔脱落癌细胞是种子的来源,腹膜特异性的结构以及癌细胞 TGF-β1 等因子上调构成的微环境是腹膜转移的土壤[91-93]。脱落癌细胞的检查对于胃癌腹膜转移的诊治与预防具有很重要的价值。而腹腔灌洗液细胞学检查是目前游离癌细胞发现的金标准,近年来随着腹腔镜的普遍开展,分期性腹腔镜联合腹腔灌洗液细胞学检查进一步提高了隐匿转移灶的发现率。

多项研究表明,P0CY1 患者并不能从单纯手术中获益[94,95],NCCN 指南中不推荐手术为初始治疗,除非存在外科急症,如肠梗阻、出血、顽固性腹水等,MDT 讨论后可以考虑通过姑息性手术缓解相关

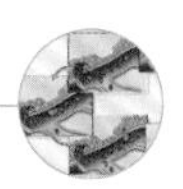

症状。

术前化疗对疾病特异性生存具有一定的统计学意义。Lorenzen[96]等人研究证明，应用术前化疗＋根治术后，与腹腔游离癌细胞未转阴的患者相比，转阴患者中位生存期明显延长（36.1 个月 *vs*. 9.2 个月）。Badgwell[97]等研究提示，术前治疗可以使 CY 阳性患者的 3 年总存活率由 0 提高到 12%。Okabe[98]等研究中 46%的患者在接受术前治疗后 CY 阳性可以转为阴性，之后接受根治性手术后患者中位生存期明显延长（43.2 个月 *vs*. 10.3 个月）。这些研究提示对术前化疗敏感的 P0CY1 的患者可以从根治术中获益。术后化疗相对于单纯手术是否能够延长预后尚存在争议。日本 CCOG0301 研究[99]表明，CY 阳性患者接受常规根治手术＋S－1 辅助化疗可以改善预后，但入组患者较少，证据等级不高。

腹腔局部化疗相比全身化疗拥有明显优势。Kuramoto[100]等人的一项研究表明，手术＋术中腹腔灌洗＋腹腔化疗疗效显著优于手术＋腹腔化疗，优于单纯手术（5 年存活率 48.3% *vs*. 4.6% *vs*. 0）。除此之外，腹腔大剂量灌洗等也是常用的治疗手段。

日本第 5 版指南提出 P0CY1 患者可采用 D2 治疗后辅助化疗。虽然术前区域性治疗方式也取得了一些成果，但目前尚无统一的共识，有待前瞻大样本的临床研究进一步明确。

### 21.4.4 胃癌转移的系统性治疗

（1）*系统化疗*

早期胃癌且无淋巴结转移证据，选择内镜下治疗或手术治疗后无需辅助放疗或化疗。局部进展期胃癌或伴有淋巴结转移的早期胃癌，应当采取以手术为主的综合治疗。根据肿瘤侵犯深度及是否伴有淋巴结转移，可考虑直接行根治性手术或术前先行新辅助化疗，再考虑根治性手术。成功实施根治性手术的局部进展期胃癌，需根据术后病理分期决定辅助治疗方案（辅助化疗，必要时考虑辅助放化疗）。复发/转移性胃癌应当采取以药物治疗为主的综合治疗手段，在恰当的时机给予姑息性手术、放疗、介入治疗、射频治疗等局部治疗，同时也应当积极给予止痛、支架置入、营养支持等最佳支持治疗。

化疗分为姑息化疗、辅助化疗和新辅助化疗，应当严格掌握临床适应证，并在肿瘤内科医生的指导下施行。化疗应当充分考虑患者病期、体力状况、不良反应、生活质量及患者意愿，避免治疗过度或治疗不足。①姑息化疗，其目的为缓解肿瘤导致的临床症状，改善生活质量及延长生存期。适用于全身状况良好、主要脏器功能基本正常的无法切除、复发或姑息性切除术后的患者。常用的系统化疗药物包括：5－氟尿嘧啶、卡培他滨、替吉奥、顺铂、表柔比星、多西紫杉醇、紫杉醇、奥沙利铂、伊立替康等。化疗方案包括两药联合或三药联合方案。对体力状态差、高龄患者，考虑采用口服氟尿嘧啶类药物或紫杉类药物的单药化疗。②辅助化疗，其对象包括术后病理分期为Ⅰb 期伴淋巴结转移者，术后病理分期为Ⅱ期及以上者。辅助化疗始于患者术后体力状况基本恢复正常，一般在术后 3～4 周开始，联合化疗在 6 个月内完成，单药化疗不宜超过 1 年。辅助化疗方案推荐氟尿嘧啶类药物联合铂类的两药联合方案。对临床病理分期为Ⅰb 期、体力状况差、高龄、不耐受两药联合方案者，考虑采用口服氟尿嘧啶类药物的单药化疗。③新辅助化疗，对无远处转移的局部进展期胃癌（$T_{3/4}$ $N^{+}$），推荐新辅助化疗，应当采用两药或三药联合的化疗方案，不宜单药应用。胃癌的新辅助化疗推荐 ECF 及其改良方案。新辅助化疗的时限一般不超过 3 个月，应当及时评估疗效，并注意判断不良反应，避免增加手术并发症。术后辅助治疗应当根据术前分期及新辅助化疗疗效，有效者延续原方案或根据患者耐受性酌情调整治疗方案，无效者则更换方案。

（2）*靶向治疗*

随着肿瘤分子生物学的发展，靶向药物和免疫治疗在乳腺癌、结直肠癌中的疗效得以证实，但在胃癌治疗中的应用仍相对滞后[101-103]。胃癌的靶向治疗根据靶点的不同，可分为抗表皮生长因子受体 1（EGFR1）、抗人表皮生长因子受体 2（HER2）治疗、抗血管内皮生长因子（VEGF）治疗、抗哺乳动物雷帕霉素靶蛋白（mTOR）治疗和抗密封蛋白 18.2（claudin18.2）（CLDN18.2）治疗等。

1）EGFR1 抑制剂：EGFR1 是 HER 家族的成员之一，广泛表达于食管癌、胃癌等肿瘤，且其高表达与临床预后较差有密切的关联[104]。临床上抗 EGFR1 靶点治疗的药物主要有西妥昔单抗（cetuximab）和帕尼单抗（panitumumab）。西妥昔单抗已经批准在结直肠癌、小细胞肺癌化疗中应用[105]。但西妥昔单抗和帕尼单抗在胃癌治疗中的疗效判断还处于研究中。

2）HER2 抑制剂：HER2 是第 1 个被发现针对

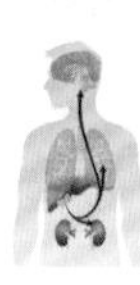


胃癌治疗有意义的靶点。7%～22%的胃癌患者表现 HER2 过表达[106]。临床上抗 HER2 靶点治疗的药物主要有曲妥珠单抗和拉帕替尼(lapatinib)。Bang 等[107]报道的 ToGA 研究的成功使人们发现 HER2 阳性这一特殊胃癌亚型,成功开启了胃癌个体化诊疗的新纪元。由此,曲妥珠单抗被广泛应用于胃癌临床治疗中,成为第 1 个被证实的能在晚期胃癌一线治疗中提高疗效,延长总生存期的靶向药物。拉帕替尼是 HER2 和 EGFR 的双重酪氨酸激酶抑制剂(TKI),可用于治疗曲妥珠单抗耐药的晚期转移性乳腺癌。TRIO013/LOGIC 试验[108]表明,拉帕替尼联合一线化疗方案(奥沙利铂+卡培他滨)并没有明显改善进展期胃食管结合部癌的总生存期(12.2 个月 *vs*. 10.5 个月),而亚组分析发现 60 岁以下及亚洲患者的总生存期有一定改善。但拉帕替尼增加了毒性作用(腹泻、皮疹等),因此未被推荐应用。

3) VEGF 抑制剂:VEGF 不仅可以促进血管生成和提高血管通透性,还可以与肿瘤细胞表面的受体结合激活下游信号通路,直接参与肿瘤干细胞的形成、发生与迁移等进程,在肿瘤的发生、发展中发挥重要的作用。临床上抗 VEGF 靶点治疗的药物主要有阿帕替尼和雷莫芦单抗。一项Ⅲ期临床研究证实阿帕替尼应用于二线及以上化疗失败后的晚期胃癌或胃食管结合部腺癌患者,能有效控制肿瘤进展[109]。两项Ⅲ期临床研究 REGARD 研究和 RAINBOW 研究证实了雷莫芦单抗在晚期胃癌二线治疗中可以看到持续的生存获益。在 2014 年 4 月,美国 FDA 首次批准雷莫芦单抗作为一种单一制剂用于治疗晚期胃癌或胃食管结合部腺癌,为晚期胃癌患者带来福音,同时也提示 VEGR 靶向治疗在晚期胃癌二线及二线以上安全有效。

4) mTOR 抑制剂:mTOR 是一种丝/苏氨酸蛋白激酶,多数肿瘤存在 mTOR 通路的过度激活,而抗 mTOR 的靶向药物可以阻断该信号通路异常引起的癌变与肿瘤生长,起到抗肿瘤效果[110]。针对抗 mTOR 的靶向药物依维莫司(everolimus)的一项多中心、随机、双盲的Ⅲ期临床研究(入组了一线/二线化疗失败的转移性胃癌患者 656 例),证实依维莫司不能显著改善晚期胃癌患者的生存期。但抗 mTOR 的靶向药物在胃癌治疗中联合应用是否有效还有待进一步研究。

5) 免疫检查点抑制剂(ICI):近些年随着分子生物学和基础免疫学的发展,以及对癌症的发生、发展信号通路的认知,针对不同靶点的抗癌药物层出不穷,其中针对免疫检查点 PD-1/PD-L1 的抑制剂为癌症的治疗开辟了新纪元,使胃癌的治疗进入了新的时代。代表药物有派姆单抗和阿维单抗(avelumab)。此类药物在胃癌上的疗效仍处于临床试验中。

我国胃癌的靶向治疗处于较为落后的状态,靶向药物的获批及其在临床的应用也经历了漫长的阶段。2012 年 8 月,已在中国上市 10 年的曲妥珠单抗被允许"联合卡培他滨或 5-氟尿嘧啶和顺铂,用于既往未接受过针对转移性疾病治疗的 HER2 阳性转移性胃腺癌或胃食管结合部腺癌",改写了胃癌治疗没有靶向药物的历史。2014 年 12 月,获国家 CFDA 批准的用于治疗胃癌的新型药物阿帕替尼也正式在中国上市。作为目前晚期胃癌靶向药物中唯一一个口服制剂,阿帕替尼的上市标志着中国胃癌治疗水平发展到达新的高度。雷莫芦单抗、佐妥昔单抗(zolbetuximab, IMAB362)、阿维单抗等虽在临床研究中表现出较好的活性,但是目前并未在中国上市。我们期待更多的临床研究推动胃癌靶向药物的进展,为我国广大的胃癌患者带来福音(表 21-2)[111]。

**表 21-2　我国获批的胃癌靶向药物**

| 药物 | 靶点 | 上市时间 | 获批适应证 | 常见不良反应 |
|---|---|---|---|---|
| 曲妥珠单抗 | HER2 | 2012 年 8 月 | HER2 过度表达的转移性乳腺癌;联合卡培他滨或 5-氟尿嘧啶和顺铂,用于既往未接受过针对转移性疾病治疗的 HER2 阳性转移性胃腺癌或胃食管结合部腺癌 | 恶心、呕吐、便秘、肝毒性、低钾血症、高血压、头痛 |
| 阿帕替尼 | VEGF | 2014 年 12 月 | 单药适用于既往至少接受过 2 种系统化疗后进展或复发的晚期胃腺癌或胃食管结合部腺癌患者 | 恶心、呕吐、白细胞减少、粒细胞减少、血小板减少、蛋白尿、高血压、手足综合征、乏力、声音嘶哑、上消化道出血 |

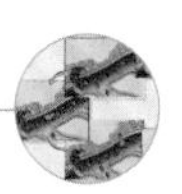

### 21.4.5　胃癌转移的放射治疗

胃癌转移的患者可能因局部肿瘤侵犯或压迫，存在较严重的临床症状。例如，消化道梗阻直接导致患者营养摄入困难；出血则造成贫血；腹腔疼痛限制了患者的日常活动或影响睡眠等。手术对于缓解症状有立竿见影的效果，但风险相对较大，对患者身体状况要求较高，并不是所有的患者都能耐受，并且，在预计患者生存期有限的情况下，有创性的手术操作通常并不能带来生存获益。单纯化疗对于缓解这些症状能力有限，且要求患者血象与肝、肾功能基本正常，所以更适用于无明显临床症状或这些症状已经得到良好控制、患者一般情况不再恶化后的系统治疗。放疗作为一种局部治疗手段，具有无创、高效的特点，可缓解晚期胃癌患者的一些临床症状，起到提高生活质量，甚至延长生存期的作用。

放疗主要适应证为：①减少出血。通过放射线使血管闭塞而减少肿瘤出血。②缓解疼痛。缓解肿瘤局部组织浸润、腹膜后淋巴结侵及后腹壁神经或骨转移等引起相应部位的剧烈疼痛。文献报道疼痛缓解率为 86%～90%。③解除压迫。通过缩小原发肿瘤或转移瘤而解除局部压迫症状，如消化道梗阻、梗阻性黄疸、脑转移等。临床上消化道梗阻最为多见，主要表现为吞咽困难甚至食后呕吐，可迅速导致患者营养状态恶化。

同步放化疗的效果仍然被证实为优于单纯放疗，对一些一般状况较好的患者使用同步放化疗，治疗增益比可能增加。值得注意的是，若消化道梗阻较重，需先行小肠营养管置入、胃造瘘术或胃肠道短路手术，解决食物能量供应问题，再行放疗，以保证治疗的顺利进行。

### 21.4.6　胃癌转移治疗的前沿进展

（1）免疫治疗用于抗胃癌转移

免疫治疗近年来发展迅速。目前针对胃癌的免疫治疗包括免疫检查点抑制剂、肿瘤疫苗、细胞过继免疫治疗等。

在肿瘤免疫过程中，免疫检查点通路可以抑制 T 细胞的活化，从而使肿瘤细胞逃避免疫系统的杀伤。因此，阻断免疫检查点通路可以激活 T 细胞发挥识别并杀伤肿瘤的功能。在胃癌治疗中，免疫检测点抑制剂主要为针对 PD－1 和 CTLA－4 的抗体。其中，派姆单抗是针对 PD－1 的人源化单克隆抗体。KEYNOTE－012 试验结果显示，派姆单抗对复发或转移性胃癌患者有着不错的治疗效果且不良反应可控[112]。KEYNOTE－059 研究纳入了 259 例多线治疗失败后应用派姆单抗单药治疗的患者，结果显示，客观缓解率可以达到 15.5%，严重不良事件发生率为 17.8%。此项研究表明，对于一线、二线治疗失败后的患者，派姆单抗是安全有效的[113]。曲美木单抗是一种全人源化的抗 CTLA－4 $IgG_2$ 单克隆抗体，一项Ⅱ期临床试验评估了曲美木单抗对晚期胃癌患者的疗效。该研究入组的患者至少接受过一种铂类为基础的化疗。该研究显示，曲美木单抗的整体疗效不佳，但其在达到部分缓解的患者中显示出了持久的抗肿瘤效应。本研究提示寻找合适的分子标志物，并筛选合适的人群对免疫治疗具有重要意义[114]。

将肿瘤治疗相关性 T 细胞回输到肿瘤患者体内称为过继细胞治疗。研究显示相比于单纯化疗，化疗联合肿瘤相关淋巴细胞可以改善Ⅳ期胃癌患者的总生存率[115]。抗 CD3 单克隆抗体诱导的杀伤细胞和细胞因子诱导的杀伤细胞（CIK 细胞）是多种细胞因子共同诱导培养的细胞，多数细胞带有 T 细胞标志，部分细胞带有 NK 细胞标志，不仅可以直接杀伤肿瘤细胞，也可以通过分泌各种细胞因子间接抑制肿瘤细胞。有研究显示，相比于单纯化疗，化疗联合 CIK 细胞腹腔灌注免疫治疗对伴有腹水的胃癌患者有更好的疗效[116]。

肿瘤疫苗的原理是将肿瘤抗原以多种形式导入患者体内，克服肿瘤引起的免疫抑制状态，增强免疫原性，激活患者自身的免疫系统，诱导机体细胞免疫和体液免疫应答，从而达到控制或清除肿瘤的目的。肿瘤疫苗联合化疗将是一个很有前途的治疗手段[117]。

（2）胃癌的分子分型与转移复发精准防治

虽然组织病理学在指导治疗决策及预后预测方面具有十分重要的价值，但在日益提倡癌症个体化治疗与精准医疗的时代，传统的组织病理学已无法满足反映肿瘤内在特性、指导早期诊断和个体化治疗的需要。近 10 年来，随着样本量的扩大，纳入分型依据的增多以及分析方法的完善，胃癌的分子分型日臻成熟与完善，如 Shah 分型、Tan 分型、Lei 分型、TCGA 分型、ACRG 分型等。

2010 年，美国的 Shah 等[118]利用基因芯片分析 36 个原发胃腺癌样本基因表达谱，通过流行病学、

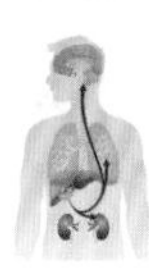



组织病理学、解剖学和分子生物学分析将胃癌分为非贲门胃癌、弥漫型胃癌和非弥漫型近端胃癌。尽管这项研究的胃癌分型混杂了流行病学、组织病理学、解剖学等因素，但是为后续的胃癌分子分型研究打下良好的工作基础。

2011年新加坡的Tan等[119]分析了37株胃癌细胞系的基因表达情况，将胃癌分为两种亚型：基因肠型（G-INT）和基因弥漫型（G-DIF）。研究者用来自新加坡和澳洲两个独立队列的共152例患者对该分型进行验证，发现基因肠型的预后明显优于基因弥漫型（*HR*：1.79；95% *CI*：1.28～2.51，$P=0.001$）；研究者进行了体外药敏试验，基因肠型对氟尿嘧啶和奥沙利铂敏感，而基因弥漫型对顺铂敏感，且Tan分型与以氟尿嘧啶为基础的术后辅助化疗方案获益存在显著相关性（$P=0.002$）。以上研究提示，Tan分型具有预测预后和指导用药的潜力。

在2013年，杜克-新加坡国立大学医学院Lei等[120]对248例胃癌基因表达谱进行分析，鉴定出3种主要亚型：①间质型，多数属于Lauren弥漫型（约占58.2%），含有肿瘤干细胞样特征的细胞，对PI3K/Akt/mTOR信号通路抑制剂敏感。②增殖型，多数属于Lauren肠型（约占73.6%）。此型具有细胞周期改变和高水平的基因组不稳定性，表现出特征性高拷贝数改变。③代谢型，其中的Lauren弥漫型和肠型比例相当。代谢型胃癌较其他亚型而言，对氟尿嘧啶的敏感性更高，经氟尿嘧啶治疗有更好的生存获益。Lei分型系统充分考虑到胃癌分子亚型具有不同的分子特征和对药物治疗的反应差异，这些信息有助于不同亚型的胃癌患者选择更具有针对性的治疗方案。

作为国际癌症基因图谱（TCGA）计划工作的一部分，TCGA联合课题组对未经化疗的295例胃癌患者组织和血液标本，整合分析了基于体细胞拷贝数阵列分析、全外显子序列分析、DNA甲基化程度阵列分析、mRNA序列分析、miRNA序列分析和基于反相蛋白阵列分析所测得的数据，在2014年发表了胃腺癌的分子分型，提出将胃癌分为4个亚型，即EB病毒（EBV）阳性型、微卫星不稳定（MSI）型、基因稳定型和染色体不稳定（CIN）型。TCGA分型可显示每种亚型特有的基因组特征，在胃癌患者靶向治疗的选择和临床试验中具有指导意义，但TCGA队列的病例缺乏长期的临床随访数据，未能确定分子特征与复发和预后的关系[121]。

亚洲癌症研究组（Asian Cancer Research Group，ACRG）对来源于三星医学中心（SMC-2）300例肿瘤标本的基因表达数据进行分析，采用主成分分析法，并与一些预设的基因表达特征（EMT、MSI、细胞因子通路、细胞增殖、DNA甲基化、TP53活性等）进行比较。ACRG在2015年提出将胃癌分为4个分子亚型：①微卫星不稳定（MSI）型，约占22.6%，好发于胃窦，多属Lauren肠型，50%的患者在病程初期即被确诊（Ⅰ/Ⅱ期），病理类型多为分化良好的腺癌。此型几乎没有EB病毒感染，对放化疗敏感性最佳（58.2%）。②微卫星稳定（microsatellite stability，MSS）/EMT型：此型约占15.3%，男性多于女性，在年轻患者中常见，超过80%的患者在Ⅲ/Ⅳ期，多为Lauren弥漫型，病理类型多数为低分化腺癌和印戒细胞癌，转移方式主要通过淋巴管浸润和神经浸润。MSS/EMT型中的腹膜种植率（64%）高于其他3种亚型之和（23%），其放化疗效果也不如其他3种亚型。③MSS/$TP53^+$型：约占26.4%，男性多于女性，好发于胃体，Lauren弥漫型与肠型比例相当，转移途径主要通过淋巴管浸润。此型EB病毒感染频率较高。④MSS/$TP53^-$型：约占35.7%，男性多于女性，好发于胃窦，病理类型多为分化良好的管状腺癌，转移方式主要通过淋巴管浸润[122]。

（3）国内外有关转移性胃癌大型临床试验介绍

目前，关于转移性胃癌的临床试验目的主要是延长患者的生存期，提高其生活质量。随着近年来转化治疗及靶向药物治疗、免疫治疗等发展，围绕治疗模式及药物的临床试验也是其主要的研究内容。

对于转移性胃癌患者，能够根治性手术依然是其治愈的唯一手段。而转移性胃癌除部分远隔淋巴结转移或孤立肝转移灶可手术外，其余转移均无法根治切除，而目前兴起的转化治疗则主要针对第16组淋巴结转移、肝转移及腹膜转移的患者。既往对于此类患者的治疗，NCCN及日本胃癌治疗指南均推荐化疗联合靶向药物的姑息性治疗。而由日本、韩国及新加坡发起的REGATTA临床试验证实，姑息手术联合辅助化疗与单纯化疗比较，并不能使晚期胃癌患者获益[2]。当然REGATTA试验也存在一些问题，例如手术病例仅实施D1淋巴结清扫，以及病例选择时存在一定的偏倚等。因此，今后转移性胃癌的手术治疗还需要设计更加完善的临床试验进一步证实。

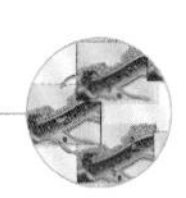

第16组淋巴结转移是转移性胃癌患者中较为特殊的一类，作为胃癌临床试验中的里程碑研究之一，JCOG9501试验证实了D2根治术加预防性的PAND并不能使患者在生存上获益，因此并不推荐常规行PAND[11]。但对于术前影像学发现存在第16组转移的患者，转化治疗或新辅助治疗有效仍是实施根治性手术的关键。日本的JCOG0405研究在术前给予S-1与顺铂2个周期的新辅助化疗，后行D2手术及PAND，其结果也证实了新辅助治疗的安全性及有效性[123]。在此之前的JCOG0001试验也同样是针对术前怀疑第16组淋巴结转移的病例，其区别在于JCOG0001试验采用的是术前伊立替康联合顺铂的方案，但由于其较高的治疗相关病死率而提前中止[124]。此后对于这两项试验的比较分析JCOG1012-A研究也证实，S-1联合顺铂的方案较伊立替康联合顺铂的方案更加安全有效。复旦大学附属中山医院采用XELOX方案针对第16组淋巴结转移患者实行新辅助治疗，也取得了较好的结果[125]。

ToGA试验是胃癌临床研究中的另一项里程碑试验，第1次将靶向药物引入到了转移性胃癌的治疗中，并且取得了有效的结果[107]。该研究首次证实了曲妥珠单抗在治疗HER2阳性晚期胃癌患者中是安全有效的。但在其后的GATSBY的Ⅱ/Ⅲ期临床试验中，曲妥珠单抗联合紫杉类对比单纯紫杉类化疗在HER2阳性晚期胃癌二线治疗中并未展现出优势[126]。此外，雷莫芦单抗也成为胃癌靶向治疗的药物之一，两项国际多中心临床试验（REGARD与RAINBOW研究）证实雷莫芦单抗单用或与化疗连用可改善一线治疗失败后晚期胃癌患者预后[127,128]。而国内目前的原研药物阿帕替尼也在晚期胃癌的治疗中取得了较好的结果，在国内的多中心临床试验中证实阿帕替尼与安慰剂相比，可以显著延长晚期胃癌患者中位生存期与中位无进展生存期，并且安全性较好[109]。尽管这些实验将靶向治疗应用于转移性胃癌治疗中，但其有效性还需继续探索，未来仍然需要更多的临床试验拓展其应用。

转化治疗近年来成为晚期胃癌（转移性胃癌）治疗的热点，特别是针对腹膜转移的治疗。由于其本身极差的预后及较高的发病率，腹膜转移的转化治疗更是成为转化治疗的难点与关键点。近年来腹腔灌注化疗结合静脉化疗成为腹膜转移转化治疗的有效手段。日本的学者发起的PHOENIX-GC研究结果表明，S-1联合紫杉醇（腹腔灌注）对比S-1联合顺铂（静脉滴注），总体生存期无统计学差异[13]。但经校正腹水基线水平后比较发现，腹腔灌注紫杉醇对胃癌腹膜转移的患者具有临床疗效。这一研究为腹腔灌注化疗提供了一定的临床依据。

近年来，胃癌的临床研究发展迅速，大量临床试验为指南的制定、临床决策的选择提供了真实可靠的参考依据，然而我们需要认识到胃癌，特别是转移性胃癌，其肿瘤本身的异质性强，东西方在胃癌的认识上存在较大的差异，而我国目前关于转移性胃癌的临床试验尚处于起步阶段，未来仍然需要大样本、多中心临床试验为我国胃癌的诊疗提供循证医学证据。

## 21.5 胃癌转移复发的基础研究进展

近30年来，在胃癌转移的基础研究方面，国内外学者做了大量工作，从细胞形态、表型、分子变化、微环境等方面不同程度地揭示了胃癌转移的规律和机制。有关胃癌转移的SCI（科学引文索引）文章多达2万余篇，涉及的分子通路成百上千，这些基础研究的进展为胃癌的预防与治疗提供了新的思路，比如：研究发现我国胃癌高发区的成人幽门螺杆菌（Hp）感染率在60%以上，Hp能促使硝酸盐转化成亚硝酸盐及亚硝胺，引起胃黏膜慢性炎症，加上环境致病因素可加速黏膜上皮细胞的过度增殖，促进胃黏膜细胞恶变；Hp的毒性产物CagA、VacA也可能有促癌作用。因此，根治Hp预防胃癌已成为临床医生的共识。根据胃癌的基因表达谱，对其进行分子分型，结合传统的病理分型判断细胞的恶性程度，预测其转移复发和生存预后，对高危患者提前进行针对性的治疗，已在做临床前研究。根据新的靶点，开发新的靶向药物及免疫治疗，比如用MG7修饰的嵌合抗原受体T细胞（CAR-T）治疗晚期胃癌，动物学实验取得了良好的结果。这些基础研究的结果都在慢慢地改变着临床的决策。本节我们根据胃癌转移必须具备的几大表型进行分类，分别叙述其相关的研究进展。

### 21.5.1 胃癌干细胞

肿瘤干细胞理论认为肿瘤的发生、发展源于肿瘤干细胞。这些细胞在肿瘤组织中占比很小，但具有无限自我更新、多向分化潜能，是肿瘤增殖、耐

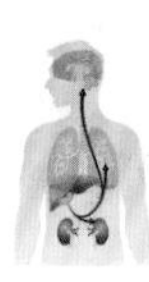



药、转移的原动力。目前主要采用分子标志物对肿瘤干细胞进行筛选，用成瘤、分化能力等对肿瘤干细胞进行鉴定。2009 年 Takaishi 等[129]用在其他实体瘤干细胞中发现的 CD44 为标记，分离高表达 CD44 的胃癌细胞，然后用无血清培养基培养产生肿瘤干细胞球，将这些细胞接种免疫缺陷小鼠皮下后形成胃癌移植瘤，证明胃癌细胞系中确实存在胃癌干细胞(gastric cancer stem cell，GCSC)。此外，CD24[130]、CD90[131]、Oct4[131]、Sox2[132]、Notch1[133]、ALDH1[134,135]等亦可能作为 GCSC 的分子标志物。Uchihara 等在新近发表的综述中对目前 GCSC 标志物的研究进展做了较为全面的总结(表 21 - 3)[136]，但学术界尚无共识，仍处于研究探索阶段。

表 21 - 3　胃癌干细胞标志物

| 标志物 | 一般功能 | 意义 | 治疗靶点 | 参考文献 |
|---|---|---|---|---|
| CD44 | 细胞黏附分子，透明质酸受体 | 成瘤性，肿瘤球形成，化疗耐药性 | 谷胱甘肽代谢(CD44v) | [16, 28, 58] |
| CD24/CD44 | 细胞黏附分子 | 成瘤性 | — | [17] |
| CD54/CD44 | 细胞黏附分子 | 成瘤性，层次结构 | — | [18] |
| Lgr5 | Wnt 靶基因，限制隐窝碱基 | 成瘤性 | Notch/mTOR 信号 miR - 132 | [21, 23, 24, 46, 59 - 62] |
| Lrig1 | 细胞周期调控因子 | 成瘤性 | 未显示 | [32] |
| Mist1 | 转录调节因子 | 成瘤性 | 未显示 | [33] |
| EpCAM/CD44 | 细胞黏附分子 | 成瘤性，表型异质性，化疗耐药性 | 未显示 | [19] |
| ALDH1 | 解毒酶 | 成瘤性，表型异质性 | 未显示 | [27,28] |
| CD90 | 免疫球蛋白超家族 | 成瘤性，曲妥珠单抗可减少 CD90 阳性群体 | CD90 | [29, 30] |
| CD71 | 转铁蛋白受体 | 成瘤性，化疗耐药性，肿瘤细胞侵袭性 | 未显示 | [31] |
| CD133 | 长效五羟淀粉跨膜糖蛋白 | 低分化胃癌，独立预后因素 | CD133 | [25, 26, 56, 63] |

关于 GCSC 的起源目前有以下 3 种观点：①胃腺干细胞起源学说。2008 年法国科学家研究发现 *TFF1* 基因敲除鼠的胃腺中肿瘤前体细胞增多，这些细胞具有干细胞的特征，从而支持胃癌起源于胃腺干细胞的观点[137]。②骨髓干细胞起源学说。骨髓源性干细胞(bone marrow-derived stem cell，BMDSC)也可能是 GCSC 的来源之一。用致死剂量放射线破坏 C57BL/6J 雌性小鼠造血及免疫系统，然后移植绿色荧光蛋白转基因雄性小鼠的 BMDSC；在感染幽门螺杆菌后，BMDSC 会聚集于胃黏膜处，并可能逐渐发生肠化、不典型增生，甚至癌变[138]。③细胞融合学说。BMDSC 与胃腺中的干细胞发生融合导致胃癌[139]。

转移是一个涉及多步骤的复杂过程。肿瘤细胞从肿瘤组织脱落，通过基质，侵袭迁移至血管、淋巴管或体腔，沿管腔运行至合适的器官，再出管腔，增殖、血管生成，形成转移灶。肿瘤干细胞是转移的根本原因，只有肿瘤干细胞具备完成转移这个复杂过程所必需的条件和能力。目前研究表明，肿瘤干细胞具备 EMT、迁移、侵袭、抗脱落凋亡、自我更新、增殖、耐药等一系列特性。不同肿瘤，或者同一肿瘤不同亚群，其转移能力的高低与肿瘤起源的干细胞相关。比如，比利时的学者利用基因工程小鼠研究皮肤鳞状细胞癌的转移能力时发现，起源于毛囊干细胞肿瘤易发生转移，而起源于毛囊间表皮干细胞的肿瘤很少发生转移。进一步分析肿瘤起源细胞及相应肿瘤的转录谱和表观遗传谱，发现肿瘤起源细胞的表观遗传和转录图谱会影响肿瘤的转移特性[140]。也就是说，在正常干细胞刚开始恶性转化的时候，不同类型的干细胞会影响肿瘤是向高转移特性转变，还是向低转移特性演变。此研究表明肿瘤在一发生的时候因为来源肿瘤干细胞的不同就已经决定了其转移特性。这种理论可以称之为“出身决定转移”。还有研究认为，原发肿瘤是一个多克隆起源，也就是说在正常干细胞恶性转化的时候，是多个干细胞的恶变导致肿瘤的形成。所以，在肿瘤组织中存在多

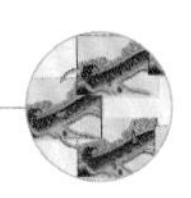

克隆来源的、转移能力不同的肿瘤细胞。在肿瘤发展的过程中，由于进化、选择的作用，转移能力强的肿瘤细胞竞争性克隆生长扩散，最终导致转移。这一现象已有学者在前列腺癌中进行研究证实[141]。这种理论可以称之为"选择进化转移"。除了上述观点，还有经典的克隆演变学说。在肿瘤发生、发展的过程中，由于遗传学高度不稳定，低转移能力的克隆随着基因突变及表观遗传学的改变，逐渐演变为高转移能力的克隆，并最终形成转移病灶。这种理论可以称之为"后天演变转移"。这几种观点是在其他肿瘤模型中的研究发现，在胃癌中是否也存在类似的现象，还需进一步研究证实。此外，GCSC 除了其本身作为主体外，还通过影响肿瘤微环境促进转移。一是 GCSC 可以分化为血管内皮细胞形成肿瘤血管促进转移[142]；二是 GCSC 可通过分泌性蛋白调节肿瘤微环境促进转移[143]。

研究 GCSC 对转移的影响还有很多工作要做，特别是在以下几个方面：①GCSC 的分离纯化。目前分离纯化 GCSC 主要依靠细胞表面分子标志或生物学特性，但是已经报道的 GCSC 的分子标志基本上在正常干细胞或祖细胞也都具备。如果针对这些标志分子进行靶向治疗，可能会损伤正常干细胞群。因此，还需进一步鉴定更加特异的 GCSC 分子标志物。除分子标志物外，利用 GCSC 不能被核酸结合染料 Hoechst 33342 染色的特点进行分选，这种方法分选的细胞中包括一部分非 GCSC，它并不能完全体现 GCSC 的特性。还有利用 GCSC 对化疗药物耐药的特性用药物杀伤进行富集，其缺点与核酸结合染料的方法类似。因此，需进一步探索新的、更为有效的 GCSC 的富集方法，便于进一步研究其标志物、功能与机制。②GCSC 的培养。GCSC 一旦脱离其生存的微环境可能会丧失干性。目前主要使用含有表皮生长因子和成纤维细胞生长因子的无血清培养基进行培养，其对 GCSC 是否有影响？是否是 GCSC 生存的合适环境等问题还需进一步证实。

### 21.5.2 上皮-间质转化

EMT 是指高度有序、形态均一、紧密附着的上皮细胞变为形态各异、侵袭迁移的间质细胞的过程。EMT 不仅对胚胎、器官正常发育非常重要，还参与了肿瘤转移。胃癌细胞 EMT 过程中，上皮肿瘤细胞失去黏附力，从形态、功能和基因表达谱上变为具有移动能力的间质细胞，进一步发生转移。EMT 在本质上更像是功能转化，而不是细胞类型转化。从胃癌转移的病理过程来看，EMT 是胃癌细胞转移必须具备的能力，也是胃癌转移必须经历的过程。

胃癌细胞发生 EMT 时，上皮细胞的分子标志物，如上皮钙黏素、细胞角蛋白等分子表达下调；间质细胞标志物神经钙黏素、波形蛋白、纤连蛋白等分子表达上调。这些分子改变，使胃癌细胞之间、胃癌细胞与基底膜之间的黏附力下降，胃癌细胞脱离原发肿瘤组织[144]。同时，胃癌细胞在形态上会发生变化，细胞上下极逐渐消失，由扁平型变为梭形或圆形，运动能力增强[145,146]。此外，有研究认为，EMT 在 GCSC 的干性维持中也起着重要的作用[147]。

胃癌细胞 EMT 是肿瘤细胞本身与微环境相互作用后，众多分子、信号通路变化后的结果。微环境中其他细胞可以通过胞外体的形式向肿瘤细胞传递信号。上海交通大学医学院沈立松团队研究发现肿瘤相关 M2 型巨噬细胞亚群通过胞外体向胃癌细胞传递 ApoE 蛋白，激活胃癌细胞中 PI3K/Akt 信号通路，诱导胃癌细胞骨架重排和 EMT，促进胃癌转移[148]。而更为常见的是，微环境中的信号分子与肿瘤细胞膜表面的相应受体结合，通过信号转导的方式，改变转录因子的活性，使肿瘤细胞的基因表达谱发生变化，从而引起细胞表型的变化。目前发现的主要信号通路有 TGF-β 信号通路[149]、Wnt 信号通路[150]、Rho 家族激酶、受体酪氨酸激酶 Ras/MAPK 信号通路[151]、PI3K/Akt 信号通路[152-155]，相关的转录因子有 Snail[156]、Slug[157]、Twist[158]、ZEB1/ZEB2[159-161]、SIP1[162]等，这些转录因子抑制上皮细胞表型相关基因的表达，激活间质细胞表型相关基因的转录。比如转录因子 Snail、Slug 能够结合上皮钙黏素启动子区的 E-box 序列，抑制其转录[163,164]；Twist 在抑制上皮钙黏素的同时，诱导 Snail、Slug 的表达[165,166]，从而形成一个正性调控的反馈环。此外，Twist 能够激活神经钙黏素的转录[167]，众多基因变化后协同作用，使细胞骨架中的微丝、微管重排，细胞失去极性，从而出现间质样表型，促进胃癌侵袭转移。

在 EMT 信号转导的过程中，非编码 RNA (ncRNA) 也起着重要的调控作用，已经报道的 miRNA 有 miR-646[168]、miR-218[169,170]、miR-216a[171]、miR-302b[172]、miR-30a[173]、miR-204[174]、miR-1271[175]、miR-449a[176]等，长链非编码 RNA（lncRNA）有 lncRNA SNHG6[177]、

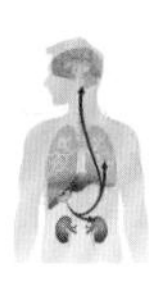



lnc01614[178]、lncRNA UCA1[179]、lncRNA ZEB1 - AS1[180]等，这些非编码 RNA 与前述的 TGF - β、Wnt 通路、Ras/MAPK 通路、PI3K/Akt 等信号通路及 Snail、Slug、Twist、ZEB 等转录因子相互作用，参与调控胃癌 EMT 过程。

### 21.5.3 抗脱落凋亡

失巢凋亡与经典的细胞凋亡一致，能通过线粒体途径或者细胞表面死亡受体途径诱导发生。在正常生理条件下，细胞失去与细胞外基质联系后，失巢凋亡被激活，其生物学的意义在于防止这些细胞种植于其他部位。失巢凋亡通过细胞死亡的方式应答细胞与细胞外基质之间相互作用的变化，使细胞群能够保持在一个可控的范围内，在维持不同器官的正常大小、形状和功能方面发挥重要作用[181]，从而在调节组织稳态中发挥重要生理作用[182]。获得抗失巢凋亡能力是转移性肿瘤细胞的一个显著特征。肿瘤细胞由于其恶性潜能可以通过一些方法抵抗失巢凋亡得以生存，存活的肿瘤细胞进入淋巴和血液循环系统，然后定植到远处的组织上生长，这一过程是肿瘤进展和癌细胞扩散转移的关键步骤。因此，包括胃癌在内的上皮来源的肿瘤细胞要从原发肿瘤组织脱落，通过血管、淋巴管、体腔迁移到其他脏器进行生长增殖完成转移，其必须具备抗失巢凋亡的能力。

在失巢凋亡过程中有多种内源性和外源性凋亡信号通路被激活[183]，包括一些关键调节因子，如 Mcl - 1、Cav - 1、Bcl - xL、14 - 3 - 3ζ 和 cFLIP，作为抑制剂在失巢凋亡中发挥作用，下调其表达能够恢复肿瘤细胞中失巢凋亡的敏感性。相反，Bit1 是一种失巢凋亡的启动子，上调其表达也能够恢复肿瘤细胞中失巢凋亡的敏感性。本节将介绍失巢凋亡过程中的主要途径和关键调节因子。

（1）失巢凋亡的内源性凋亡途径

当内源性凋亡途径被激活时，BH3 家族成员能够减弱 Bcl - 2 家族中抗凋亡成员的活性，从而促进 Bax 或 Bak 介导的细胞色素 C 从线粒体中释放，最终引起细胞色素 C 介导的依赖胱天蛋白酶的细胞死亡[184]。因此，抗凋亡的 Bcl - 2 家族成员在抑制内源性凋亡途径发挥着关键作用，并且它们的异常表达导致肿瘤细胞具有抗失巢凋亡特性[185]。

Mcl - 1 是一种短半衰期蛋白，能够快速被蛋白酶降解，提示 Mcl - 1 在如细胞外基质缺失环境中等快速调控的凋亡过程中起重要作用[186]。Mcl - 1 定位在线粒体外膜上，其主要作用是抑制细胞色素 C 的活性，从而抑制内源性细胞凋亡途径[187]。多项研究发现，Mcl - 1 在多种肿瘤中表达显著升高，通过抑制内源性凋亡途径，在促进肿瘤细胞增殖、增强细胞耐药性、抗凋亡和促进肿瘤转移中起重要作用[188-190]。此外，研究表明在肿瘤患者中 Mcl - 1 的表达与患者预后负相关[191]。Boisvert-Adamo 等在具有抗失巢凋亡特性的 WM793 黑色素瘤细胞中发现 Mcl - 1 的降解被抑制，敲减 Mcl - 1 的表达能够恢复细胞的失巢凋亡敏感性[192]。在骨肉瘤和乳腺癌细胞中，细胞能够通过激活 PI3K/Akt 和 MEK/ERK 信号通路来抑制 Mcl - 1 的降解和促进 Bim 的生成而获得抗失巢凋亡特性。Akiyama 等研究发现，Bim 能够降低 Mcl - 1 的活性，在调控生存信号通路中起重要作用[193]。Cav - 1 属于窖蛋白(caveolin)家族成员，广泛表达于各种类型细胞中，具有潜在的促癌能力。Chunhacha 等在 NSCLC 细胞系 H460 中发现过表达 Cav - 1 能够介导 Cav - 1/Mcl - 1 复合体的形成，从而能够抑制 Mcl - 1 蛋白酶对 Mcl - 1 的降解，以达到肿瘤细胞获得抗失巢凋亡能力的目的[194]。

Bcl - xL 定位于线粒体外膜，能够抑制细胞色素 C 的释放以达到抑制内源性细胞凋亡的作用。Chen 等证实过表达 Bcl - xL 能够促进肿瘤细胞转移及抑制化疗对肿瘤细胞的杀伤作用[195]，表明过表达的 Bcl - xL 能够作为疾病进展及预后的标志物。Frankel 等在卵巢癌中发现持续性表达 Bcl - xL 能够增强肿瘤细胞的抗失巢凋亡特性，小干扰 RNA (siRNA)敲低 Bcl - xL 的表达能够使肿瘤细胞恢复失巢凋亡的特性[196]。此外，Alfano 和 Coll 分别证实 Bcl - xL 也能在未转化细胞中调控细胞失巢凋亡的过程，进一步证实 Bcl - xL 是调节细胞失巢凋亡的关键分子[197,198]。

14 - 3 - 3ζ 属于 143 - 3 分子家族，该家族高度保守，存在于所有真核细胞中，共有 7 个不同亚组，通过与 *pSer*/*pThr* 基因序列上的靶蛋白结合形成二聚体参与细胞的多种生理过程。在 143 - 3 家族中，14 - 3 - 3ζ 在肿瘤侵袭过程中发挥重要作用。Neal 等人研究发现，过表达 14 - 3 - 3ζ 能够增加细胞侵袭和转移能力[199]。Matta 和 Fan 的研究提示，14 - 3 - 3ζ 的表达与肿瘤复发和疾病进展呈正相关[200,201]。Neal 和 Yu 发现 14 - 3 - 3ζ 在多种肿瘤

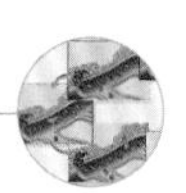

中能够作为肿瘤预后的标志物[202]。

(2) 失巢凋亡中的外源性凋亡途径

外源性细胞凋亡与内源性细胞凋亡作用一样，都能够促进细胞程序性死亡。死亡受体 Fas、DR4、DR5 与各自配体结合被激活后，外源性细胞凋亡途径随即被活化启动，形成死亡诱导信号复合体(DISC)，随后，DISC 介导胱天蛋白酶-8(FLICE)活化以促进胱天蛋白酶依赖的死亡信号转导。Bagnoli 等研究表明细胞型 FLICE 样抑制蛋白(cFLIP)能够上调外源性细胞凋亡启动的阈值，从而促进癌细胞的存活[203]。cFLIP 的 C 端具有胱天蛋白酶结构域，与胱天蛋白酶原-8 的化学结构相似。因此，作为胱天蛋白酶原-8 的竞争性抑制剂，cFLIP 能够竞争性与 DISC 结合以抑制胱天蛋白酶原-8 的激活。Valnet-Rabier 和 Yang 研究发现在肿瘤细胞中过表达 cFLIP 能够抑制化疗对肿瘤细胞的杀伤作用，并且增强细胞的侵袭和转移能力，导致外源性细胞凋亡途径被抑制[204,205]。此外，有研究发现在多种肿瘤中分析 cFLIP 与肿瘤患者预后具有正相关。Mawji 在前列腺癌细胞 PPC-1 中证实 cFLIP 表达显著升高，使得肿瘤细胞获得抗失巢凋亡的能力，并且功能学实验证实敲低 cFLIP 的表达能够恢复肿瘤细胞的失巢凋亡能力[206]。因此，cFLIP 在调控肿瘤细胞失巢凋亡过程中发挥着重要作用。

(3) 失巢凋亡中非依赖胱天蛋白酶的死亡信号转导途径

除了内源性与外源性细胞凋亡途径外，细胞内还存在非依赖胱天蛋白酶途径的失巢凋亡。Bit1 是一种线粒体蛋白，当整合素与细胞外基质之间失去相互作用时，Bit1 被转运到胞质中，其拥有的死亡结构域(death domain, DD)被激活以促进细胞死亡信号的转导[207]。因此，在肿瘤细胞的胞质中 Bit1 的表达显著下降，Karmali 等在浸润性导管癌患者中证实了上述现象[208]。在乳腺导管原位癌(ductal carcinoma in situ, DCIS)组织标本中发现，胞质中 Bit1 的表达与失联细胞外基质的肿瘤细胞呈负相关，提示胞质中 Bit1 参与了肿瘤发生的多个步骤[208]。胞质中 Bit1 通过抑制胞核中裂解的 Split 1 转导蛋白样增强子(transducin like enhancer of Split 1 TLE1)的活性来促进细胞的死亡。Brunquell 等在抗失巢凋亡的乳腺癌细胞系 MDA-MB-231 中发现胞质中 Bit1 表达降低能够引起胞核中 TLE1 的表达升高，而外源性增加 Bit1 可恢复肿瘤细胞的失巢凋亡能力[209]。TLE1 是 Groucho/TLE/Grg 蛋白家族的一个成员，其主要功能是与 DNA 结合蛋白相互作用调控细胞转录。TLE1 在胞核中能够抑制核酸酶(如内切核酸酶等)的转录，从而导致 DNA 片段化和核凋亡[210]。此外，胞质中的 Bit1 能够促进胞质中 TLE1 的蛋白酶降解，以维持 TLE1 的活性。Bit1 除了能够调控失巢凋亡外，还能调控其他致癌过程。Chen 等人在小鼠上原位种植肿瘤细胞，结果发现 Bit1 中的死亡结构域能够抑制肿瘤细胞生长[211]。Karmali 等人在体内外实验证实敲低 Bit1 的表达能够促进细胞外信号调节激酶(ERK)磷酸化，进而导致肿瘤细胞的黏附和迁移能力增强[208]。因此，Bit1 在肿瘤转移中的作用及分子机制有待更为深入的研究。

(4) 胃癌中可能调控失巢凋亡的分子

除了上述的调控失巢凋亡的分子外，其他可能参与调控失巢凋亡的分子包括含有 CUB 结构域蛋白 1(CUB domain-containing protein 1, CDCP1)、血管生成素样蛋白 4(ANGPTL4)及 Pokemon 等，但对于这些分子在失巢凋亡过程中的作用及分子机制仍知之甚少。既往研究表明，多个失巢凋亡调控分子参与肿瘤的发生、侵袭、转移等过程，其中 Mcl-1、Bcl-xL、Cav-1、14-3-3ζ、cFLIP 及 Bit1 等作为关键调控分子在失巢凋亡中起关键性作用。近年来，在胃癌中也有一些调控失巢凋亡的分子被报道。Huang 等的研究发现密封蛋白-1 在胃癌组织中过表达，功能研究表明其能够促进胃癌细胞抗失巢凋亡，其分子机制与 Wnt/β-联蛋白及 Akt 和 Scr 通路活化相关[212]。Zhang 等发现胃癌组织中沉默信息调节因子 1(silence infor-mation regulator1, SIRT1)表达升高伴随着 miR-204 表达降低，过表达 miR-204 能够抑制胃癌细胞侵袭和抗失巢凋亡，而这一过程与 miR-204 在转录后水平抑制 SIRT1 表达有关[213]。因此，上述分子可能作为治疗肿瘤的潜在靶点，以恢复肿瘤细胞的失巢凋亡能力，特别是抗凋亡 Bcl-2 家族成员，它们是调控失巢凋亡所涉及的多个信号通路的交汇点，值得进一步深入探究。此外，非依赖胱天蛋白酶信号通路也参与了失巢凋亡的调控，尤其是 Bit1 在其中发挥着关键作用。综上所述，对参与失巢凋亡调控的分子及信号通路的进一步研究有助于更好地理解肿瘤转移的具体分子机制，并有望在未来成为治疗肿瘤的新的靶点。

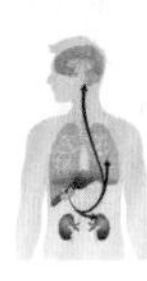



### 21.5.4 移动能力

细胞迁移对于许多生物学过程是必要的，例如胚胎发育、免疫监视和组织修复，而细胞迁移的异常调控促进了许多疾病的进展，特别是肿瘤的侵袭和转移[214]。因此，了解肿瘤细胞转移的基础是对细胞运动过程、肿瘤细胞迁移和侵袭的不同方式的认识。广义上，细胞运动的过程可分为 4 个步骤：突起、黏附、收缩和回缩。由于细胞外生长因子或趋化因子的作用，细胞通过极化和延伸肌动蛋白聚合，驱动细胞膜向胞外刺激突起，从而启动细胞运动[215]。通过连接肌动蛋白细胞骨架与细胞外基质蛋白的黏附，突起得以稳定，然后肌动蛋白收缩产生作用于基质的力，促进细胞后方黏附的分解，使尾部细胞体向细胞移动方向回缩。细胞运动（或迁移）包括上述 4 个步骤，通常以二维、平面的方式进行研究，其中细胞利用丝状伪足和板状伪足结构向细胞外基质上的趋化剂移动，而细胞侵袭是细胞在三维细胞外基质中的运动。肿瘤细胞成功通过许多物理障碍（如基底膜）而完成转移需要专门的结构，如伪足和足细胞。细胞迁移存在不同的模式，如间质和变形虫运动。间质运动与肌动蛋白丝丰富的突起有关，其细胞形态是细长的，而变形虫运动则是一个圆形的与滤泡相关的运动模式[216]。本节主要介绍参与转移过程中调节细胞运动的几个重要效应分子。

（1）*肌动蛋白及其调节蛋白*

细胞运动性的改变是转移的标志性特征，促进肿瘤细胞向身体局部和远处部位的进展[217]。这个过程的关键是肌动蛋白细胞骨架的动态重组。肌动蛋白细胞骨架的重组是上皮样细胞向运动间质样细胞转化即 EMT 过程中的关键，这在发育、创伤愈合和癌症进展中很重要[218]。在 EMT 期间，细胞重组其肌动蛋白细胞骨架，这使得细胞动态伸长和定向运动，共同促进其迁移表型。间质样迁移细胞的前缘包含扁平膜性板状伪足突起，突起力是通过质膜上的局部肌动蛋白聚合产生的。这个过程的时空调控是由多个关键细胞信号事件所介导的。

（2）*骨架蛋白调节因子 Rho GTP 酶*

Rho GTP 酶家族是由 20 种小 G 蛋白组成的家族，通过其下游效应蛋白的作用，调节细胞骨架对细胞周期、细胞极性和细胞迁移的影响[219]。Rho GTP 酶作为分子开关存在于无活性的、GDP 结合的形式或有活性的、GTP 结合的形式中[220]。在真核细胞中 3 个最广泛研究的 Rho GTP 酶，即 Rho、Rac 和 Cdc42 可调节肌动蛋白细胞骨架和 CDC42 微管细胞骨架的组装和排列[221]。Rho 可以招募 ROCK（也称为 Rho 相关卷曲形成蛋白激酶，或 Rho 激酶）家族激酶[222]，磷酸化各种细胞骨架蛋白促进肌动蛋白应力纤维的形成和收缩力的产生；Rac 重组肌动蛋白细胞骨架，促进大的膜突起的形成，称为板状伪足，它驱动多种细胞的运动；Cdc42 信号促进形成富含肌动蛋白的微突起，以感受细胞外趋化因子并启动定向细胞运动。Rho GTP 酶家族蛋白质的主要下游效应因子是 Rho 激酶。Rho 激酶是小 GTP 酶 Rho 的效应因子，通过丝切蛋白和肌球蛋白轻链（myosin light chain，MLC）的磷酸化，在肌动蛋白重塑的调节中起关键的作用。Eitaki 等确定了微管在调节肿瘤细胞运动模式中的关键作用[223]。在胃癌细胞中，微管动力学的改变增加了 RhoA 活性，随后通过 ROCK 信号通路导致细胞骨架排列的改变，并最终使得细胞转变为变形虫样的细胞运动。据推测，微管动力学改变影响运动模式是通过释放 Rho GEF-H1 而行，其作用于 RhoA 从而调节下游 MLC 的磷酸化和收缩性。在运动模式调控中，微管动力学对肌动蛋白排列的影响说明了微管和肌动蛋白丝的相互作用，这种信号级联的破坏可能是转移性肿瘤的共同特征[224]。在胃癌中，Rho 家族蛋白也受到多种调节。Ge 和 Korourian 等发现，在胃癌细胞中 RhoA 表达升高伴随着 miR-31 表达显著降低；功能实验表明 miR-31 能够在转录后水平调控 RhoA 表达，从而形成 miR-31/RhoA 轴调控胃癌细胞的运动和侵袭[225,226]。

（3）*丝切蛋白及 LIM 激酶 1*

在 Rho GTP 酶通路下游，由肌动蛋白相关蛋白（actin-related protein，ARP）2/3 复合物和丝切蛋白组成的丝切蛋白通路在游离肌动蛋白丝末端的生成中起主要作用，导致肌动蛋白丝通过在板状伪足内的聚合和解聚而重塑[227]。研究表明 ARP2/3 复合物调节蛋白 WAVE2 的表达与多种癌症的转移风险密切相关[228,229]。RNAi 介导的 *WAVE2* 基因沉默导致黑色素瘤细胞的侵袭和肺转移显著降低，同时在多种恶性肿瘤中观察到丝切蛋白的表达上调，并与化疗耐药性、侵袭性和转移性相关。

LIM 激酶 1（LIMK1）的磷酸化可使丝切蛋白失活[230]。丝切蛋白活性的空间限制对趋化性是必须的，因为它导致肌动蛋白丝的重组，这是朝向趋化因

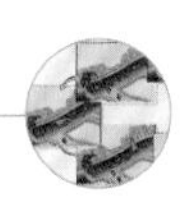

子运动所必须的。在多种侵袭性肿瘤中，丝切蛋白活性调节的激活和失活臂的组分都是过表达的。因此，肿瘤细胞的侵袭性和转移性通过肌动蛋白重组支撑，需要丝切蛋白及其调节组件之间达到平衡[231]。越来越多的证据表明，LIMK1 在肿瘤细胞侵袭和转移中起重要作用。在许多类型肿瘤中已观察到 LIMK1 表达升高。体外和体内研究都证实 LIMK1 活性下调与侵袭性降低有关，相反，LIMK1 活性的过表达与侵袭性增加有关[232]。此外，升高的 LIMK1 水平对细胞运动和侵袭的影响可通过丝切蛋白的过表达而逆转；因此，LIMK1/丝切蛋白的比值变化即可增加或降低侵袭性[233]。

### 21.5.5 血管生成

血管生成是指从已有的毛细血管或毛细血管后静脉发展而形成新的血管的过程。关于肿瘤血管生成的研究已经进行了多年，由 Judah Folkman 在 1971 年首次提出[234]。目前，人们已经意识到肿瘤的生长和转移依赖于血管生成所提供的充足的血液供应。在体内，没有血管生成的情况下，肿瘤的生长不能超过营养物质从毛细血管中弥散的最大距离，通常为 100～500 $\mu$m。

（1）血管生成在肿瘤转移中的作用

血管生成在肿瘤转移这一复杂的过程中也发挥了重要的作用。肿瘤的低转移活性可能与它们没有血管生成相关表型有关。已有研究证明肿瘤的生长和转移需要血管生成因子的表达和血管数量的增加[235,236]。研究证明，肿瘤的生长在无血管生长期中比较缓慢，例如结肠息肉因其上皮层没有血管化，通常没有扩散的机会。而进入血管期后，血管形成不仅为肿瘤供给了营养，同时也提供了转移的有利条件。对于大多数恶性肿瘤来说，尽管转移路线和目的地有所不同，但转移的步骤是相似的，第一步即为血管生成[237]。总的来说，肿瘤越大，肿瘤的血管密度越大，肿瘤细胞逃逸的可能性就越大。因此，要形成继发性肿瘤转移灶，恶性肿瘤细胞必须增殖并再次经历血管生成过程[238]。此外，相对正常血管，肿瘤血管具有明显的异质性，形态通常扭曲；肿瘤血管不成熟，而且通常缺乏足够的周细胞覆盖率，血管渗漏增加，易于破裂[239]；肿瘤细胞可以直接进入血流并在远隔部位形成转移，这些都为肿瘤的转移提供了潜在的便利。在胃癌中，Tanigawa 等人运用免疫组化染色的方法在 110 例胃癌患者的样本中分析了血管生成对转移的作用，结果证实肿瘤血管生成与人类胃癌转移的发展密切相关[240]。因此，从目前的研究分析，血管生成是胃癌转移的必要途径。

（2）血管生成在胃癌转移中的分子机制

正常情况下，促血管形成因子和抑制因子处于平衡状态。通常认为肿瘤细胞可释放血管生长因子，诱导内皮细胞的活化，开启血管生成的过程。除了肿瘤细胞外，肿瘤微环境中的许多其他细胞，包括肿瘤相关的成纤维细胞和巨噬细胞，也能分泌血管生成因子，从而导致血管生成。

胃癌血管生成也是众多分子、信号通路变化后综合效应的结果。肿瘤血管生成的开始是肿瘤发展的一个关键点，被称为“血管生成开关”。在转移部位的血管生成开关的机制就是由原发性肿瘤分泌的内源性血管生成调节相关因子的失调[241,242]。目前已发现的血管生成相关因子至少有数十种，比如 VEGF、FGF、IL－8、IL－12、HGF 等，涉及众多通路的变化，如 P53[243]、ERK[244]、TGF－β[245]、ANG/TIE[246]。

VEGF 可单独作用调节血管生成，在原位肿瘤的形成和生长以及在转移瘤的形成中起着十分重要的作用。多项研究表明，VEGF 可以调控胃癌血管生成过程并且与远端转移、淋巴结转移、早期胃癌转移密切相关[247-251]。此外，VEGF 介导的血管生成在肿瘤发生和转移中起着重要的作用，而这一过程也可以被 P53 和 TGF－β1 所调控[243,252]。VEGF 与其他分子的协同作用同样被广泛研究。有研究表明 MMP9 和 VEGF 表达与增强胃癌血管生成有关，并可能在胃癌的侵袭和转移中起关键作用[253]。整合素 β3 和 VEGF 的高表达可以协同增强肿瘤的血管生成，并可能在胃癌的侵袭和转移中起着至关重要的作用[254]。

除了 VEGF 外，在胃癌血管生成起作用的众多分子中，还有很多对其转移有着重要的作用。研究表明，磷酸酶和张力蛋白同源区（PTEN）表达的丢失可能通过促进胃癌的血管生成，在肿瘤的发展和转移中起着至关重要的作用[255]；不止一项研究表明，环氧合酶（COX）－2 在胃癌的血管生成中起着重要的作用，由 COX－2 引起的血管生成同样有利于肿瘤的侵袭和淋巴结转移[256]。通过 COX－2 诱导血管生成可能是促进胃癌侵袭和转移的一种机制，它可能成为抗血管生成的新治疗靶点[257]。此外，还有研究发现，高血管抑制蛋白（vasohibin）－1 表达与

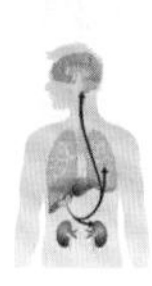



淋巴结转移、远处转移密切相关[258]；Li等人的研究证实了肺腺癌转移相关转录本-1(MALAT-1)可以通过ERK/MMP和局部黏附激酶(FAK)/桩蛋白(paxillin)信号通路，在血管生成拟态(vasculogenic mimicry, VM)和血管生成中发挥重要作用，从而提升胃癌细胞的致瘤性和转移能力[244]；高表达的易洛魁族同源框蛋白1(Iroquois homeobox protein 1, IRX1)可以通过抑制血管生成和血管生成拟态，有效地抑制了胃癌的腹膜扩散和肺转移[259]。还有研究证明神经纤毛蛋白-1(NRP-1)的缺失抑制了VEGF/VEGFR2、EGF/EGFR和HGF/c-Met通路的激活，从而在原位抑制胃癌细胞增殖和肿瘤血管生成，进而抑制胃癌的发生、肿瘤生长和肺转移[260]。转移相关蛋白(MTA)1最近被证明是各种恶性肿瘤的一种强有力的血管生成因子，也有研究表明其在胃癌中与血管生成和预后不良有显著的联系[261]。此外，胃癌的血管生成与EMT之间可能也存在潜在的相互联系，进而共同促进胃癌转移过程。血小板衍生生长因子β(PDGFβ)是一种能诱发血管生成和EMT的重要生长因子，对许多肿瘤的转移是很重要的。研究表明，PDGFβ、PDGFRβ的过度表达及上皮钙黏素的表达，都与胃癌的进展和胃癌的淋巴转移有关[262]。

在与胃癌转移相关的血管生成过程中，miRNA也起着重要的调控作用。miR-218通过调控ROBO1的表达，进而抑制胃癌细胞在体内外的侵袭和转移，而ROBO1正是一个狭缝引导配体(SLIT)的跨膜受体，在肿瘤血管生成诱导中起着重要的作用[263]。已经报道的其他miRNA还有miR-9[264]、miR-145[265]、miR-27a[266]、miR-334[267]、miR-429[268]、miR-10b[269]等。

淋巴系统也被认为是血液中循环肿瘤细胞(CTC)的重要来源。此外，几乎所有类型的恶性肿瘤都被报道转移到区域淋巴结中。与肿瘤相关的淋巴上皮细胞可以分泌趋化因子来吸引恶性肿瘤细胞[270]。一旦肿瘤细胞进入淋巴管中，它们就可以实现淋巴结转移，并可以最终进入血液循环。肿瘤淋巴血管生成的过程与肿瘤血管生成的过程类似，也是由生长因子介导形成形态不良的毛细淋巴管，同样有利于肿瘤细胞的逃逸和转移[271]。有研究提出，COX-2介导的VEGF-C过度表达可能通过淋巴血管生成途径在胃癌患者中促进其淋巴结转移[272]。还有研究指出，在胃癌细胞中，激肽释放酶结合蛋白(kallistatin)具有抗淋巴管生成的能力，并通过LRP6/IKK/IκB/NF-κB信号通路来调节VEGF的表达和分泌，进而抑制胃癌的淋巴血管生成和淋巴转移[273]。

(3) 抑制血管生成对肿瘤转移的治疗价值

Folkman于1972年首次提出了抗肿瘤血管生成治疗的概念[234]。在经过长期的探索后，出现了一批潜在的抗血管生成药物。其中VEGF仍是作为研究最多的靶点。因此，在目前的研究中，大多数血管生成抑制剂都是针对VEGF信号通路的。抗血管生成治疗已被公认为一种有效的肿瘤治疗手段，具有确切的抗肿瘤治疗效果和广阔的临床应用前景。然而，在真正的治疗过程中，往往出现很多问题。在一个血管生成途径被抑制时，由于其血管生成相关因子的复杂性，肿瘤细胞可能通过产生其他不同的血管生成因子，进而对治疗效果产生影响[274]。例如，在抗血管生成药物的干预下，由于治疗期间血管的减少，肿瘤细胞暴露在缺氧和酸性环境下，细胞可能会以多种方式对压力作出反应，比如切换到厌氧代谢，进行EMT，或改变其分泌的因子，这些因素都可能对抗血管生成治疗产生影响[275]。此外，2009年的两项研究还报道了相反的结果，两个独立的实验室均报道抗血管生成疗法反而促进了肿瘤细胞的转移能力[276,277]。

综上所述，胃癌血管生成对于其转移具有重要作用。因此继续对血管生成的重要意义及抗血管生成疗法进行深入探究仍具有重要意义。

### 21.5.6 免疫逃逸

实体瘤例如胃癌每时每刻都会有大量的细胞从瘤体脱落进入血液或淋巴循环，但只有少数脱落细胞可以成功形成转移灶，这就意味着从循环肿瘤细胞(CTC)到形成转移灶的整个过程中存在着严格的筛选，只有成功地从自身免疫系统的监视下逃逸出来的肿瘤细胞才有可能形成远端转移灶。这种筛选的过程不仅涉及肿瘤细胞内在因素，如肿瘤细胞快速增殖以及抗凋亡的能力，同时与肿瘤的微环境也密切相关[278]。在肿瘤微环境中，存在多种促进转移的免疫细胞群，它们在原发病灶内建立免疫抑制微环境，防止脱落进入血液的肿瘤细胞被免疫系统杀灭。这些细胞包括 $CD4^+$ $CD25^+$ $FoxP3^+$ Tr 细胞[279]、骨髓来源的抑制性细胞(MDSC)[279]、血小板[280]、$CD11b^+$ $Ly6G^+$ 中性粒细胞[281,282]、巨噬细

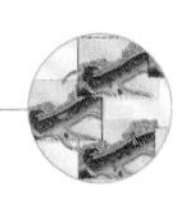

胞[283]以及具有免疫活性的间质细胞群，如神经胶质细胞[284]。此外，除了 TGF－β 外还有一些细胞因子如 IL－5 以及补体系统也参与恶性细胞的转移扩散[285-287]。也就是说，肿瘤微环境中的免疫细胞，如肿瘤相关巨噬细胞、T 细胞，往往因其周围环境中的细胞因子以及肿瘤细胞的作用，获得免疫抑制性，非但无法清除肿瘤，反而起到促进肿瘤细胞生长和转移的作用。整体来说，尽管肿瘤免疫逃逸可显著促进其转移已有明确报道，但胃癌中研究相对较少。但是，由于胃肠道中存在丰富的淋巴免疫细胞，肿瘤细胞与免疫细胞的相互关系错综复杂，因此深入探究免疫系统在胃癌转移中的作用无疑有着重要意义。

（1）膜受体表达异常

恶性肿瘤细胞可以利用多种策略逃避免疫细胞的识别和清除，从而达到免疫逃逸而形成远处转移灶的目的。一方面，拥有高转移能力的癌细胞通常有一些固有的特征，降低其被 NK 细胞识别或杀死的可能性。这些特征包括（但不限于）：①NK 细胞激活性受体（NK cell activation receptor，NKAR）配体的下调，主要是由于可逆的表观遗传改变如组蛋白去乙酰化[288,289]；②上调 NK 细胞抑制性受体（NK cell inhibition receptor，NKIR）配体，如 CD274（也就是 PD－L1）和人白细胞抗原－G（HLA－G）[290,291]；③下调 Fas 这种介导 NK 细胞杀死靶细胞的死亡受体[292]。肿瘤的抗原表达缺陷，发生抗原调变，且异质性大，逃避宿主的免疫攻击。多数肿瘤细胞表面主要组织相容性复合体（MHC）－Ⅰ类分子表达下降或缺失，包括 MHC 分子完全丢失、单倍型丢失等。肿瘤细胞表面的黏附分子/共刺激分子的表达常常缺失，使得 T 细胞活化过程中缺乏第二信号而不能被有效激活，而某些负向调控的共刺激分子则高表达，如肿瘤细胞通过表达 CTLA－4、PD－L1、Fas 配体等。这些分子可以与 T 细胞或 NK 细胞直接接触，下调其杀伤能力并介导其凋亡，使肿瘤微环境中的细胞毒性效应细胞处于耗竭状态，抑制抗肿瘤的免疫应答。

（2）分泌因子异常

恶性肿瘤细胞可分泌大量直接或间接抑制免疫细胞的免疫抑制性因子，起到驯化浸润的免疫细胞、抑制抗肿瘤免疫的作用，如 TGF－β、IL－10、IL－4 等。这些因子可抑制 T 细胞和 NK 细胞对肿瘤的杀伤功能，介导巨噬细胞向免疫抑制方向极化。例如，癌细胞拥有产生可溶性 NK 细胞 2 族成员 D（NK cell group 2 member D，NKG2D）和 NK 细胞蛋白 30（NKp30）配体的能力，其作为分子诱饵可以导致 NKAR 下调[293]。该过程通常依赖金属蛋白酶的分泌和过度活化，包括去整合素金属蛋白酶（ADAM）10、ADAM17 和 MMP14[294,295]。鉴于此，目前已经在多个队列中发现外周循环中高水平的可溶性 NKAR 配体与癌症患者的不良预后相关[296,297]。然而，最近的数据表明在小鼠中，可溶性 UL16 结合蛋白 1（ULBP1，也称为 Mult1）可能实际上促进 NK 细胞的活性，可能是由于其限制与慢性 NKG2D 信号转导功能衰竭有关的能力[298]。总之，转移性肿瘤细胞的分泌物中包含少量免疫刺激和 NK 细胞活化分子，如Ⅰ型干扰素（IFN）[299]和 IL－15[300]，但是同时包含了更为丰富的免疫抑制和 NK 细胞抑制因子，如 IL－10 和 TGF－β1[301,302]。这些分子可直接作用于 NK 细胞以减少其细胞毒性功能[303]，或通过将其转化为促血管生成的细胞，进而促进肿瘤细胞的转移扩散[302]。此外，转移性肿瘤细胞产生的 IL－10、TGF－β1 和其他免疫抑制因子可以招募抑制 NK 细胞杀伤效应的免疫细胞，包括 Tr 细胞[304]、骨髓源性干细胞（BMDSC）[305]、$CD11b^+$ $Ly6G^+$ 中性粒细胞[306,307]和表达吲哚胺 2,3－双加氧酶 1（IDO1）的树突状细胞[308]。有趣的是，血小板也至少通过 3 种不同的机制有助于恶性细胞从 NK 细胞免疫监视中逃逸：①形成物理屏障来阻断免疫细胞对癌细胞的识别[309]；②生成 TGF－β1[303]；③将 MHCⅠ类分子（通过 NKIR 抑制 NK 细胞）转移至癌细胞以建立免疫抑制状态[310]。在临床上也观察到，与健康捐赠者的 NK 细胞相比，癌症患者的肿瘤浸润和循环的 NKAR 表达水平降低而 NKIR 表达水平增加，并且这种现象在转移性肿瘤患者中更为显著[311,312]。

（3）肿瘤微环境

肿瘤微环境中也存在其他因素来对抗免疫细胞的抗转移能力，如低氧和炎症。缺氧环境下，HIF－1 通路被激活，导致胞外 ATP 由胞外核苷三磷酸二磷酸水解酶 1（EndoD1，也就是 CD39）水解成 AMP，随后 NT5E（即 CD73）介导 AMP 转化为腺苷[313]。腺苷通过自体或异源腺苷 A2A 受体（ADARA2A）信号对 NK 细胞和其他免疫效应细胞发挥强大的免疫抑制作用[314,315]。实验证明，小鼠吸入高浓度氧（60％氧）有助于抑制原位乳腺癌向肺转移并延长小鼠的生存期，这种现象依赖于 $CD8^+$ 细胞毒性 T 细胞（CTL）和 NK 细胞[316]。类似地，在裸鼠尾静脉注

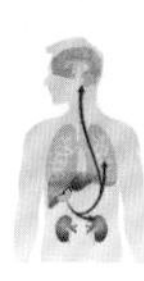



射肝转移模型中，抑制 Tr 细胞表面的 CD39 或者从骨髓细胞中敲除 *Entpd1* 可以激活免疫系统对肿瘤细胞的监视，从而减少 B6F10 黑色素瘤和 MC38 结肠癌细胞系的肝转移[317]。缺氧微环境也可以诱导肿瘤细胞释放含有 TGF-β1 或者靶向 NKG2D 的 miRNA 的胞外体[318]，进而通过旁分泌或者自分泌的形式激活肿瘤细胞的自噬来抵抗 NK 细胞介导的降解[319]，从而达到免疫逃逸及远处转移的目的。同时，基质炎症对肿瘤细胞的免疫逃逸及远处转移在不同的环境下也存在不同的影响。例如，*NLRP3* 敲除小鼠由于缺乏形成炎性体的关键成分，在原位或者通过尾静脉注射黑色素瘤、前列腺癌或乳腺癌细胞后表现出肺转移灶减少[320]。

由于转移性癌症存在广泛的表型、生化和代谢改变，对原发肿瘤相对有效的治疗干预，包括专门针对致癌因子的药物，针对转移性肿瘤常常不能奏效[321]。因此，长期以来针对转移性癌症的治疗被认为是一种姑息性治疗，而不是干预性治疗。然而，最近的数据表明，肿瘤微环境中的内皮、间质和免疫组分是一个很有前景的靶向治疗转移性疾病的靶点[322]。特别的，多个旨在(重新)激活 NK 细胞免疫监视的策略已被证明无论是在临床前还是在临床试验中，针对转移性肿瘤都存在强大的治疗效果[314, 315, 323-325]。相信在不久的将来，一定会有更多针对肿瘤免疫逃逸的药物被开发出来，包括胃癌在内的恶性肿瘤的转移将不再是不可克服的难题。

### 21.5.7 亟待解决的问题

胃癌转移相关分子有基因组、转录组、蛋白质组、代谢组、蛋白质修饰组等不同种类、多个分子的变化，胃癌细胞完成转移也涉及 EMT、抗脱落凋亡、血管生成、免疫逃逸等多个表型，一个分子或信号通路可能在 EMT 中起作用，也同时参与血管生成等其他表型，所以众多的分子、表型之间不是孤立的，而是相互关联。它们之间是如何相互作用的？哪些是始动因素，哪些是始动因素引起的后续变化？是否有多个始动因素？不同的始动因素所致的胃癌转移在后续的临床演变中是否不同？为何不同实验室结果的重复率不高？很多问题在目前的研究阶段尚不能回答。具体到胃癌的进一步研究，以下几点值得关注。

(1) *胃癌转移动物及细胞模型*

模型是胃癌研究的工具和平台。目前已经报道的胃癌转移细胞、动物模型，尚不能模拟人胃癌转移的自然过程。为了进一步揭示胃癌转移的分子机制，还需要更好的细胞和动物模型；这种模型不仅能模拟人胃癌转移的自然过程，同时还能进行实时动态监控，细胞示踪技术、单细胞测序技术、动物活体成像技术等与胃癌转移模型的结合，将会更好地推动胃癌转移研究。

(2) *胃癌转移大数据的整合研究*

目前文献报道的胃癌转移相关分子多达几百个，并且很多分子在研究时都发现对于胃癌的诊断、预后或者疗效判断有作用，但为何至今没有一项在临床上推广应用？这些分子在胃癌转移过程中作用是否有时空变化？相互之间如何协同？这些分子在胃癌转移过程中的权重如何？故要建立胃癌的病理分型及胃癌转移的高危预警、监测分子模型。

(3) *胃癌转移的个体化精准防治研究*

胃癌是一类异质性很大的疾病，不同患者其转移的风险不同，防治的策略亦应有所区别。同一治疗方案不同患者其反应和效果也会不同。目前的临床分期和治疗模式无法达到个体化精准防治。如果能够建立完善的分子分型体系，结合患者遗传背景检测，准确判断其转移风险和对某种治疗手段的反应，精准地进行个体化防治，将是胃癌转移研究的一个重要目标。

目前，中国的胃癌人群存在 3 个特点，即基数大、病期晚、生存差。近年来，尽管我国有关胃癌的基础、预防及临床研究水平已有很大提高，许多项目已达到国际水平，胃癌的整体疗效已有所改善，综合治疗的长期生存率接近 60%，但与日本、韩国相比仍有差距，中国的胃癌早诊率和晚期胃癌治疗方案有效性是未来尤其需要攻克的难题，胃癌诊治的实践与探索、基础研究与临床相结合仍需进一步深化。基于精准医疗理念与转化医学研究，许多争议性问题有待解决，比如胃食管结合部癌的具体处理方案、新辅助和转化治疗适应证及后续治疗、姑息性治疗等。借此开展大样本、多中心、前瞻性临床研究有助于我国寻求胃癌领域的突破口，构建独立特色的胃肠癌诊治体系，造福患者，为晚期胃癌的个体化诊疗提供更加坚实可靠的证据。

(王振宁　聂勇战)

## 参考文献

[1] YANG L, YING X, LIU S, et al. Gastric cancer:

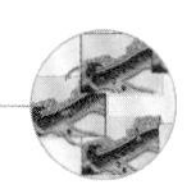

Epidemiology, risk factors and prevention strategies [J]. Chin J Cancer Res, 2020,32(6):695 - 704.

[2] 胡祥. Ⅳ期胃癌的外科治疗[J]. 中华消化外科杂志, 2017,16(3):223 - 226.

[3] FUJITANI K, YANG HK, MIZUSAWA J, et al. Gastrectomy plus chemotherapy versus chemotherapy alone for advanced gastric cancer with a single non-curable factor (REGATTA): a phase 3, randomised controlled trial [J]. Lancet Oncol, 2016,17(3):309 - 318.

[4] 谢静,方军. 胃癌病理分型研究进展[J]. 中国实用内科杂志,2014,34(6):626 - 630.

[5] 蔡秀珍. 160 例胃癌病理特征与临床预后的关系[J]. 实用医技杂志,2007,14(30):4142 - 4143.

[6] 徐惠绵,徐岩. 胃癌转移规律研究新进展[J]. 中国实用外科杂志,2011,31(8):666 - 669.

[7] SONGUN I, PUTTER H, KRANENBARG E M, et al. Surgical treatment of gastric cancer: 15-year follow-up results of the randomised nationwide Dutch D1D2 trial [J]. Lancet Oncol, 2010,11(5):439 - 449.

[8] SANO T, AIKO T. New Japanese classifications and treatment guidelines for gastric cancer: revision concepts and major revised points [J]. Gastric Cancer, 2011,14(2):97 - 100.

[9] SASAKO M, SANO T, YAMAMOTO S, et al. D2 lymphadenectomy alone or with para-aortic nodal dissection for gastric cancer [J]. N Engl J Med, 2008, 359(5):453 - 462.

[10] AJANI J A, D'AMICO T A, ALMHANNA K, et al. Gastric cancer, version 3.2016, NCCN Clinical Practice Guidelines in Oncology [J]. J Natl Compr Canc Netw, 2016,14(10):1286 - 1312.

[11] ISHIGAMI H, FUJIWARA Y, FUKUSHIMA R, et al. Phase III trial comparing intraperitoneal and intravenous paclitaxel plus S-1 versus cisplatin plus S-1 in patients with gastric cancer with peritoneal metastasis: PHOENIX-GC trial [J]. J Clin Oncol, 2018,36(19):1922 - 1929.

[12] YOSHIDA K, YAMAGUCHI K, OKUMURA N, et al. Is conversion therapy possible in stage IV gastric cancer: the proposal of new biological categories of classification [J]. Gastric Cancer, 2016,19(2):329 - 338.

[13] WAN Y, LI Z, JI N, et al. Comparison of gastric vascular anatomy by monochromatic and polychromatic dual-energy spectral computed tomography imaging [J]. J Int Med Res, 2014,42(1):26 - 34.

[14] SOHN K M, LEE J M, LEE S Y, et al. Comparing MR imaging and CT in the staging of gastric carcinoma [J]. AJR Am J Roentgenol, 2000,174(6):1551 - 1557.

[15] DASSEN A E, LIPS D J, HOEKSTRA C J, et al. FDG-PET has no definite role in preoperative imaging in gastric cancer [J]. Eur J Surg Oncol, 2009,35(5): 449 - 455.

[16] MCMULLEN J R W, SELLECK M, WALL N R, et al. Peritoneal carcinomatosis: limits of diagnosis and the case for liquid biopsy [J]. Oncotarget, 2017,8 (26):43481 - 43490.

[17] 黄源,林进令,陈大勇,等. 18F-FDG PET/CT 与多层螺旋 CT 在进展期胃癌术前 TNM 分期的对比研究[J]. 国际外科学杂志,2010,37(3):161 - 165;封 3.

[18] 张澍田,李鹏,刘春涛. 努力提高消化系早癌的诊治水平[J]. 中国医刊,2013,48(4):1 - 2.

[19] FERNANDES L L, MARTINS L C, NAGASHIMA C A, et al. CA72 - 4 antigen levels in serum and peritoneal washing in gastric cancer. Correlation with morphological aspects of neoplasia [J]. Arq Gastroenterol, 2007,44(3):235 - 239.

[20] IKEDA Y, MORI M, KAJIYAMA K, et al. Indicative value of carcinoembryonic antigen (CEA) for liver recurrence following curative resection of stage II and III gastric cancer [J]. Hepatogastroenterology, 1996,43 (11):1281 - 1287.

[21] 张永乐,薛英威,蓝秀文,等. 肿瘤标记物 CA19 - 9、CEA 对胃癌转移和预后预测价值的分析[J]. 哈尔滨医科大学学报,2010,44(2):181 - 184;188.

[22] 周鹏,曲辉,史惠文,等. 血清糖类抗原 125 对胃癌腹膜转移及其预后的预测价值[J]. 中华胃肠外科杂志, 2014,(10):1027 - 1030.

[23] 盛卫忠,张延伟,张轶斌. 血清 CA72 - 4、CA19 - 9 及 CEA 免疫放射量度分析在胃癌诊治中的意义[J]. 上海医科大学学报,2000,27(2):94 - 97.

[24] 郭花,朱金水,朱励,等. 肿瘤标志物对胃癌诊断应用价值的比较[J]. 中国临床医学,2009,16(3):369 - 371.

[25] 张燕华,李雁,陈创,等. 多种肿瘤标志物与胃癌进展及预后的关系[J]. 武汉大学学报(医学版),2009,30(4): 455 - 458,462.

[26] 邓建忠,金建华,陆文斌,等. 外周血 Survivin mRNA 表达与胃癌的关系[J]. 实用临床医药杂志,2012,16(5): 99 - 101.

[27] 蔡慧云,赵菲,安萍. 胃癌患者血清可溶性 E 选择素的表达及临床意义[J]. 实用医学杂志,2010,26(4):588 - 590.

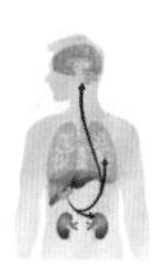


[28] KHALED Y S, ELKORD E, AMMORI B J. Macrophage inhibitory cytokine-1: a review of its pleiotropic actions in cancer [J]. Cancer Biomark, 2012,11(5):183-190.

[29] STELL D A, CARTER C R, STEWART I, et al. Prospective comparison of laparoscopy, ultrasonography and computed tomography in the staging of gastric cancer [J]. Br J Surg, 1996,83(9):1260-1262.

[30] 徐国良,高晓燕,单宏波.超声内镜检查在胃癌术前分期中的临床应用价值[J].中山大学学报(医学科学版),2009,30(5):611-614.

[31] 贾业贵,邓长生.超声内镜对胃癌外科手术及内镜下黏膜可切除性的评价[J].世界华人消化杂志,2009,17(16):1665-1668.

[32] NEUMAIER C E, CITTADINI G, GRASSO A, et al. Role of ultrasonography in the staging of gastrointestinal neoplasms [J]. Semin Surg Oncol, 2001,20(2):86-90.

[33] LOWY A M, MANSFIELD P F, LEACH S D, et al. Laparoscopic staging for gastric cancer [J]. Surgery, 1996,119(6):611-614.

[34] PYE J K, CRUMPLIN M K, CHARLES J, et al. One-year survey of carcinoma of the oesophagus and stomach in Wales [J]. Br J Surg, 2001,88(2):278-285.

[35] ONATE-OCANA L F, GALLARDO-RINCON D, AIELLO-CROCIFOGLIO V, et al. The role of pretherapeutic laparoscopy in the selection of treatment for patients with gastric carcinoma: a proposal for a laparoscopic staging system [J]. Ann Surg Oncol, 2001,8(8):624-631.

[36] MUNTEAN V, MIHAILOV A, IANCU C, et al. Staging laparoscopy in gastric cancer. Accuracy and impact on therapy [J]. J Gastrointestin Liver Dis, 2009,18(2):189-195.

[37] LI Z, JI J. Application of laparoscopy in the diagnosis and treatment of gastric cancer [J]. Ann Transl Med, 2015,3(9):126.

[38] 陈心焕,闭永浩.诊断性腹腔镜在胃癌诊断中的应用[J].腹腔镜外科杂志,2010,15(1):77-79.

[39] FEDOROV A V, KRIGER A G, BERELAVICHUS S V, et al. Robotic-assisted abdominal surgery [J]. Khirurgiia, 2010,(1):16-21.

[40] SONG J, OH S J, KANG W H, et al. Robot-assisted gastrectomy with lymph node dissection for gastric cancer: lessons learned from an initial 100 consecutive procedures [J]. Ann Surg, 2009,249(6):927-932.

[41] BONENKAMP J J, SONGUN I, HERMANS J, et al. Prognostic value of positive cytology findings from abdominal washings in patients with gastric cancer [J]. Br J Surg, 1996,83(5):672-674.

[42] BURKE E C, KARPEH M S, JR., CONLON K C, et al. Peritoneal lavage cytology in gastric cancer: an independent predictor of outcome [J]. Ann Surg Oncol, 1998,5(5):411-415.

[43] MEZHIR J J, SHAH M A, JACKS L M, et al. Positive peritoneal cytology in patients with gastric cancer: natural history and outcome of 291 patients [J]. Ann Surg Oncol, 2010,17(12):3173-3180.

[44] NASHIMOTO A, AKAZAWA K, ISOBE Y, et al. Gastric cancer treated in 2002 in Japan: 2009 annual report of the JGCA nationwide registry [J]. Gastric Cancer, 2013,16(1):1-27.

[45] ASSOCIATION J G C. Japanese Classification of Gastric Carcinoma [J]. Nihon Rinsho, 2001,59(Suppl 4):159-165.

[46] YAMAGUCHI H, SATOH Y, ISHIGAMI H, et al. Peritoneal lavage CEA mRNA levels predict conversion gastrectomy outcomes after induction chemotherapy with intraperitoneal paclitaxel in gastric cancer patients with peritoneal metastasis [J]. Ann Surg Oncol, 2017,24(11):3345-3352.

[47] HIGAKI E, YANAGI S, GOTOHDA N, et al. Intraoperative peritoneal lavage cytology offers prognostic significance for gastric cancer patients with curative resection [J]. Cancer Sci, 2017,108(5):978-986.

[48] MURONO K, ISHIHARA S, KAWAI K, et al. Significance of carcinoembryonic antigen mRNA in peritoneal lavage determined by transcription-reverse transcription concerted method in patients with low rectal cancer [J]. Asian J Surg, 2018,41(4):321-327.

[49] JAPANESE GASTRIC CANCER ASSOCIATION. Japanese classification of gastric carcinoma: 3rd English edition [J]. Gastric Cancer, 2011,14(2):101-112.

[50] 中国抗癌协会胃癌专业委员会.胃癌腹膜转移防治中国专家共识[J].中国医学前沿杂志(电子版),2017,9(5):29-40.

[51] GOZALAN U, YASTI A C, YUKSEK Y N, et al. Peritoneal cytology in colorectal cancer: incidence and prognostic value [J]. Am J Surg, 2007,193(6):672-675.

[52] EUANORASETR C, LERTSITHICHAI P. Prognostic significance of peritoneal washing cytology in Thai patients with gastric adenocarcinoma undergoing curative D2 gastrectomy [J]. Gastric Cancer, 2007,10

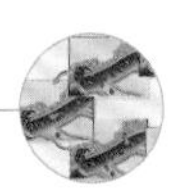

(1):18 - 23.

[53] JAPANESE GASTRIC CANCER ASSOCIATION. Japanese gastric cancer treatment guidelines 2014 (ver. 4) [J]. Gastric Cancer, 2017,20(1):1 - 19.

[54] QIU H, ZHOU Z. Updates and interpretation on NCCN clinical practice guidelines for gastric cancer 2017 version 5 [J]. Zhonghua Wei Chang Wai Ke Za Zhi, 2018,21(2):160 - 164.

[55] SMYTH E C, VERHEIJ M, ALLUM W, et al. Gastric cancer: ESMO clinical practice guidelines for diagnosis, treatment and follow-up [J]. Ann Oncol, 2016,27(Suppl 5):v38 - v49.

[56] 陈凛,郗洪庆,李佶阳. 胃癌肝转移规范化治疗[J]. 中国实用外科杂志,2014,(7):619 - 621.

[57] OKI E, TOKUNAGA S, EMI Y, et al. Surgical treatment of liver metastasis of gastric cancer: a retrospective multicenter cohort study (KSCC1302) [J]. Gastric Cancer, 2016,19(3):968 - 976.

[58] TATSUBAYASHI T, TANIZAWA Y, MIKI Y, et al. Treatment outcomes of hepatectomy for liver metastases of gastric cancer diagnosed using contrast-enhanced magnetic resonance imaging [J]. Gastric Cancer, 2017,20(2):387 - 393.

[59] KINOSHITA T, KINOSHITA T, SAIURA A, et al. Multicentre analysis of long-term outcome after surgical resection for gastric cancer liver metastases [J]. Br J Surg, 2015,102(1):102 - 107.

[60] KODERA Y, FUJITANI K, FUKUSHIMA N, et al. Surgical resection of hepatic metastasis from gastric cancer: a review and new recommendation in the Japanese gastric cancer treatment guidelines [J]. Gastric Cancer, 2014,17(2):206 - 212.

[61] LI Z Y, TANG L, ZHANG L H, et al. Weekly docetaxel and cisplatin plus fluorouracil as a preoperative treatment for gastric cancer patients with synchronous multiple hepatic metastases: a pilot study [J]. Med Oncol, 2010,27(4):1314 - 1318.

[62] KIM H R, CHEON S H, LEE K H, et al. Efficacy and feasibility of radiofrequency ablation for liver metastases from gastric adenocarcinoma [J]. Int J Hyperthermia, 2010,26(4):305 - 315.

[63] OJIMA H, OOTAKE S, YOKOBORI T, et al. Treatment of multiple liver metastasis from gastric carcinoma [J]. World J Surg Oncol, 2007,5:70.

[64] YANG X J, LI Y, YONEMURA Y. Cytoreductive surgery plus hyperthermic intraperitoneal chemotherapy to treat gastric cancer with ascites and/or peritoneal carcinomatosis: Results from a Chinese center [J]. J Surg Oncol, 2010,101(6):457 - 464.

[65] 徐惠绵,陈峻青,何三光. 温热低渗液联合洗必泰卡铂对胃癌腹膜移植瘤增殖活性的影响[J]. 中华肿瘤杂志,1997,19(4):270 - 273.

[66] 陈峻青,王舒宝,徐惠绵,等. 胃癌根治切除并温热低渗液腹腔灌洗的疗效分析[J]. 中华医学杂志,2001,81(12):730 - 732.

[67] 张亚群,徐惠绵. 胃癌术后腹腔化疗疗效对比分析及评价[J]. 中国肿瘤临床,2005,32(3):154 - 157.

[68] 文磊,杨海南,徐龙文,等. 细胞减灭术联合腹腔热灌注化疗治疗胃癌腹膜转移的系统评价[J]. 现代肿瘤医学,2017,25(11):1752 - 1757.

[69] 李雁,周云峰,谢丛华,等. 细胞减灭术加腹腔热灌注化疗治疗胃癌腹膜转移癌的临床研究[J]. 中国肿瘤临床,2012,(22):1734 - 1740.

[70] CHUA T C, YAN T D, SAXENA A, et al. Should the treatment of peritoneal carcinomatosis by cytoreductive surgery and hyperthermic intraperitoneal chemotherapy still be regarded as a highly morbid procedure? A systematic review of morbidity and mortality [J]. Ann Surg, 2009,249(6):900 - 907.

[71] CHUA T C, MORRIS D L, ESQUIVEL J. Impact of the peritoneal surface disease severity score on survival in patients with colorectal cancer peritoneal carcinomatosis undergoing complete cytoreduction and hyperthermic intraperitoneal chemotherapy [J]. Ann Surg Oncol, 2010,17(5):1330 - 1336.

[72] YAN T D, DERACO M, BARATTI D, et al. Cytoreductive surgery and hyperthermic intraperitoneal chemotherapy for malignant peritoneal mesothelioma: multi-institutional experience [J]. J Clin Oncol, 2009, 27(36):6237 - 6242.

[73] LEMOINE L, SUGARBAKER P, VAN DER SPEETEN K. Drugs, doses, and durations of intraperitoneal chemotherapy: standardising HIPEC and EPIC for colorectal, appendiceal, gastric, ovarian peritoneal surface malignancies and peritoneal mesothelioma [J]. Int J Hyperthermia, 2017,33(5):582 - 592.

[74] SESHADRI R A, GLEHEN O. The role of hyperthermic intraperitoneal chemotherapy in gastric cancer [J]. Indian J Surg Oncol, 2016,7(2):198 - 207.

[75] LAWRENCE W, JR., MC N G. The effectiveness of surgery for palliation of incurable gastric cancer [J]. Cancer, 1958,11(1):28 - 32.

[76] 日本胃癌學會. 胃癌治療ガイドライン[M]. 5 版. 東京:金原出版株式会社,2018.

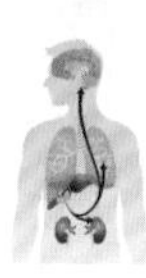



[77] EBINGER S M, WARSCHKOW R, TARANTINO I, et al. Modest overall survival improvements from 1998 to 2009 in metastatic gastric cancer patients: a population-based SEER analysis [J]. Gastric Cancer, 2016,19(3):723 - 734.

[78] 季加孚. 胃癌的新辅助化疗[J]. 中国实用外科杂志, 2005,25(5):261 - 263.

[79] 胡祥. 胃癌腹主动脉周围淋巴结廓清的变迁及现状[J]. 中华普外科手术学杂志(电子版),2017,11(6):451 - 456.

[80] SCHLANSKY B, SONNENBERG A. Epidemiology of noncardia gastric adenocarcinoma in the United States [J]. Am J Gastroenterol, 2011,106(11):1978 - 1985.

[81] BISMUTH H, ADAM R, LéVI F, et al. Resection of nonresectable liver metastases from colorectal cancer after neoadjuvant chemotherapy [J]. Ann Surg, 1996, 224(4):509 - 520; discussion 520 - 502.

[82] 朱正纲. 晚期胃癌转化治疗的理念与临床意义[J]. 外科理论与实践,2017,22(1):1 - 4.

[83] 陈凛,李佶阳. 胃癌肝转移转化治疗的临床研究进展[J]. 外科理论与实践,2017,22(1):5 - 8.

[84] VAN CUTSEM E, MOISEYENKO V M, TJULANDIN S, et al. Phase III study of docetaxel and cisplatin plus fluorouracil compared with cisplatin and fluorouracil as first-line therapy for advanced gastric cancer: a report of the V325 Study Group [J]. J Clin Oncol, 2006,24(31):4991 - 4997.

[85] BÖLKE E, PEIPER M, BUDACH W. Capecitabine and oxaliplatin for advanced esophagogastric cancer [J]. N Engl J Med, 2008,358(1):34 - 46.

[86] GANESHAN A, UPPONI S, HON L Q, et al. Hepatic arterial infusion of chemotherapy: the role of diagnostic and interventional radiology [J]. Ann Oncol, 2008,19(5):847 - 851.

[87] PAGET S. The distribution of secondary growths in cancer of the breast. 1889 [J]. Cancer Metastasis Rev, 1989,8(2):98 - 101.

[88] 中国抗癌协会胃癌专业委员会. 胃癌腹膜转移防治中国专家共识[J]. 中华普通外科学文献(电子版),2017,11(5):289 - 297.

[89] 朱正纲. 胃癌腹膜转移转化性治疗的临床意义[J]. 中国肿瘤外科杂志,2016,8(4):213 - 216.

[90] 张海峰. 胃癌腹膜转移诊治的研究进展[J]. 中国癌症防治杂志,2011,3(2):180 - 182.

[91] FIDLER I J. The pathogenesis of cancer metastasis: the 'seed and soil' hypothesis revisited [J]. Nat Rev Cancer, 2003,3(6):453 - 458.

[92] MIYAZONO K, SUZUKI H, IMAMURA T. Regulation of TGF-beta signaling and its roles in progression of tumors [J]. Cancer Sci, 2003,94(3):230 - 234.

[93] AL-SHAMMAA H A, LI Y, YONEMURA Y. Current status and future strategies of cytoreductive surgery plus intraperitoneal hyperthermic chemotherapy for peritoneal carcinomatosis [J]. World J Gastroenterol, 2008,14(8):1159 - 1166.

[94] FUKAGAWA T, KATAI H, SAKA M, et al. Significance of lavage cytology in advanced gastric cancer patients [J]. World J Surg, 2010,34(3):563 - 568.

[95] GOLD J S, JAQUES D P, BENTREM D J, et al. Outcome of patients with known metastatic gastric cancer undergoing resection with therapeutic intent [J]. Ann Surg Oncol, 2007,14(2):365 - 372.

[96] LORENZEN S, PANZRAM B, ROSENBERG R, et al. Prognostic significance of free peritoneal tumor cells in the peritoneal cavity before and after neoadjuvant chemotherapy in patients with gastric carcinoma undergoing potentially curative resection [J]. Ann Surg Oncol, 2010,17(10):2733 - 2739.

[97] BADGWELL B, CORMIER J N, KRISHNAN S, et al. Does neoadjuvant treatment for gastric cancer patients with positive peritoneal cytology at staging laparoscopy improve survival? [J]. Ann Surg Oncol, 2008,15(10):2684 - 2691.

[98] OKABE H, UEDA S, OBAMA K, et al. Induction chemotherapy with S - 1 plus cisplatin followed by surgery for treatment of gastric cancer with peritoneal dissemination [J]. Ann Surg Oncol, 2009,16(12):3227 - 3236.

[99] KODERA Y, ITO S, MOCHIZUKI Y, et al. Long-term follow up of patients who were positive for peritoneal lavage cytology: final report from the CCOG0301 study [J]. Gastric Cancer, 2012,15(3):335 - 337.

[100] KURAMOTO M, SHIMADA S, IKESHIMA S, et al. Extensive intraoperative peritoneal lavage as a standard prophylactic strategy for peritoneal recurrence in patients with gastric carcinoma [J]. Ann Surg, 2009,250(2):242 - 246.

[101] HE L, GU J, LIM L Y, et al. Nanomedicine-mediated therapies to target breast cancer stem cells [J]. Front Pharmacol, 2016,7:313.

[102] VENUR V A, LEONE J P. Targeted therapies for brain metastases from breast cancer [J]. Int J Mol Sci, 2016,17(9):1543.

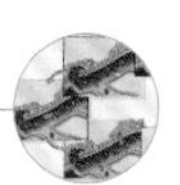

[103] OHHARA Y, FUKUDA N, TAKEUCHI S, et al. Role of targeted therapy in metastatic colorectal cancer [J]. World J Gastrointest Oncol, 2016,8(9): 642 - 655.

[104] WANG J, YANG S, CAI X, et al. Berberine inhibits EGFR signaling and enhances the antitumor effects of EGFR inhibitors in gastric cancer [J]. Oncotarget, 2016,7(46):76076 - 76086.

[105] HU S, DAI H, LI T, et al. Broad RTK-targeted therapy overcomes molecular heterogeneity-driven resistance to cetuximab via vectored immunoprophylaxis in colorectal cancer [J]. Cancer Lett, 2016,382(1):32 - 43.

[106] CROXTALL J D, MCKEAGE K. Trastuzumab: in HER2-positive metastatic gastric cancer [J]. Drugs, 2010,70(17):2259 - 2267.

[107] BANG Y J, VAN CUTSEM E, FEYEREISLOVA A, et al. Trastuzumab in combination with chemotherapy versus chemotherapy alone for treatment of HER2-positive advanced gastric or gastro-oesophageal junction cancer (ToGA): a phase 3, open-label, randomised controlled trial [J]. Lancet, 2010,376(9742): 687 - 697.

[108] HECHT J R, BANG Y J, QIN S K, et al. Lapatinib in combination with capecitabine plus oxaliplatin in human epidermal growth factor receptor 2-positive advanced or metastatic gastric, esophageal, or gastroesophageal adenocarcinoma: TRIO - 013/LOGiC — a randomized phase III trial [J]. J Clin Oncol, 2016,34 (5):443 - 451.

[109] LI J, QIN S, XU J, et al. Randomized, double-blind, placebo-controlled phase III trial of apatinib in patients with chemotherapy-refractory advanced or metastatic adenocarcinoma of the stomach or gastroesophageal junction [J]. J Clin Oncol, 2016, 34(13): 1448 - 1454.

[110] BULUT-KARSLIOGLU A, BIECHELE S, JIN H, et al. Inhibition of mTOR induces a paused pluripotent state [J]. Nature, 2016,540(7631):119 - 123.

[111] 耿芳,尹航,李哲,等. 胃癌靶向治疗的临床进展[J]. 临床药物治疗杂志,2017,15(2):1 - 6.

[112] MURO K, CHUNG H C, SHANKARAN V, et al. Pembrolizumab for patients with PD - L1-positive advanced gastric cancer (KEYNOTE - 012): a multicentre, open-label, phase 1b trial [J]. Lancet Oncol, 2016,17(6):717 - 726.

[113] FUCHS C S, DOI T, JANG R W, et al. Safety and efficacy of pembrolizumab monotherapy in patients with previously treated advanced gastric and gastroesophageal junction cancer: phase 2 clinical KEYNOTE - 059 trial [J]. JAMA Oncol, 2018,4(5):e180013.

[114] RALPH C, ELKORD E, BURT D J, et al. Modulation of lymphocyte regulation for cancer therapy: a phase II trial of tremelimumab in advanced gastric and esophageal adenocarcinoma [J]. Clin Cancer Res, 2010,16(5):1662 - 1672.

[115] KONO K, TAKAHASHI A, ICHIHARA F, et al. Prognostic significance of adoptive immunotherapy with tumor-associated lymphocytes in patients with advanced gastric cancer: a randomized trial [J]. Clin Cancer Res, 2002,8(6):1767 - 1771.

[116] 王志明,庄荣源,陈勇,冯艺,李倩,刘天舒. 化疗联合腹腔灌注细胞因子诱导的杀伤细胞治疗胃癌腹水[J]. 中华胃肠外科杂志,2013(01):28 - 31.

[117] MASUZAWA T, FUJIWARA Y, OKADA K, et al. Phase I/II study of S - 1 plus cisplatin combined with peptide vaccines for human vascular endothelial growth factor receptor 1 and 2 in patients with advanced gastric cancer [J]. Int J Oncol, 2012,41(4): 1297 - 1304.

[118] SHAH M A, KHANIN R, TANG L, et al. Molecular classification of gastric cancer: a new paradigm [J]. Clin Cancer Res, 2011,17(9):2693 - 2701.

[119] TAN I B, IVANOVA T, LIM K H, et al. Intrinsic subtypes of gastric cancer, based on gene expression pattern, predict survival and respond differently to chemotherapy [J]. Gastroenterology, 2011,141(2): 476 - 485;e1 - 11.

[120] LEI Z, TAN I B, DAS K, et al. Identification of molecular subtypes of gastric cancer with different responses to PI3-kinase inhibitors and 5-fluorouracil [J]. Gastroenterology, 2013,145(3):554 - 565.

[121] CANCER GENOME ATLAS RESEARCH NETWORK. Comprehensive molecular characterization of gastric adenocarcinoma [J]. Nature, 2014,513(7517): 202 - 209.

[122] CRISTESCU R, LEE J, NEBOZHYN M, et al. Molecular analysis of gastric cancer identifies subtypes associated with distinct clinical outcomes [J]. Nat Med, 2015,21(5):449 - 456.

[123] TSUBURAYA A, MIZUSAWA J, TANAKA Y, et al. Neoadjuvant chemotherapy with S - 1 and cisplatin followed by D2 gastrectomy with para-aortic lymph node dissection for gastric cancer with extensive lymph

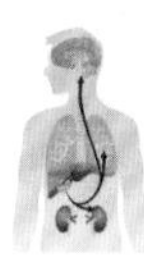


node metastasis [J]. Br J Surg, 2014,101(6):653 - 660.

[124] YOSHIKAWA T, SASAKO M, YAMAMOTO S, et al. Phase II study of neoadjuvant chemotherapy and extended surgery for locally advanced gastric cancer [J]. Br J Surg, 2009,96(9):1015 - 1022.

[125] WANG Y, YU Y Y, LI W, et al. A phase II trial of Xeloda and oxaliplatin (XELOX) neo-adjuvant chemotherapy followed by surgery for advanced gastric cancer patients with para-aortic lymph node metastasis [J]. Cancer Chemother Pharmacol, 2014,73(6):1155 - 1161.

[126] THUSS-PATIENCE P C, SHAH M A, OHTSU A, et al. Trastuzumab emtansine versus taxane use for previously treated HER2-positive locally advanced or metastatic gastric or gastro-oesophageal junction adenocarcinoma (GATSBY): an international randomised, open-label, adaptive, phase 2/3 study [J]. Lancet Oncol, 2017,18(5):640 - 653.

[127] WILKE H, MURO K, VAN CUTSEM E, et al. Ramucirumab plus paclitaxel versus placebo plus paclitaxel in patients with previously treated advanced gastric or gastro-oesophageal junction adenocarcinoma (RAINBOW): a double-blind, randomised phase 3 trial [J]. Lancet Oncol, 2014,15(11):1224 - 1235.

[128] FUCHS C S, TOMASEK J, YONG C J, et al. Ramucirumab monotherapy for previously treated advanced gastric or gastro-oesophageal junction adenocarcinoma (REGARD): an international, randomised, multicentre, placebo-controlled, phase 3 trial [J]. Lancet, 2014,383(9911):31 - 39.

[129] TAKAISHI S, OKUMURA T, TU S, et al. Identification of gastric cancer stem cells using the cell surface marker CD44 [J]. Stem Cells, 2009,27(5):1006 - 1020.

[130] ZHANG C, LI C, HE F, et al. Identification of CD44+CD24+ gastric cancer stem cells [J]. J Cancer Res Clin Oncol, 2011,137(11):1679 - 1686.

[131] JIANG J, ZHANG Y, CHUAI S, et al. Trastuzumab (herceptin) targets gastric cancer stem cells characterized by CD90 phenotype [J]. Oncogene, 2012,31(6):671 - 682.

[132] HUTZ K, MEJIAS-LUQUE R, FARSAKOVA K, et al. The stem cell factor SOX2 regulates the tumorigenic potential in human gastric cancer cells [J]. Carcinogenesis, 2014,35(4):942 - 950.

[133] HONG K J, WU D C, CHENG K H, et al. RECK inhibits stemness gene expression and tumorigenicity of gastric cancer cells by suppressing ADAM-mediated Notch1 activation [J]. J Cell Physiol, 2014,229(2):191 - 201.

[134] SENEL F, KOKENEK UNAL T D, KARAMAN H, et al. Prognostic value of cancer stem cell markers CD44 and ALDH1/2 in gastric cancer cases [J]. Asian Pac J Cancer Prev, 2017,18(9):2527 - 2531.

[135] WAKAMATSU Y, SAKAMOTO N, OO H Z, et al. Expression of cancer stem cell markers ALDH1, CD44 and CD133 in primary tumor and lymph node metastasis of gastric cancer [J]. Pathol Int, 2012,62(2):112 - 119.

[136] UCHIHARA T, ISHIMOTO T, YONEMURA A, et al. Therapeutic targets against gastric cancer stem cells interacting with tumor microenvironment [J]. J Cancer Metastasis Treat, 2018,4:9.

[137] KARAM S M, TOMASETTO C, RIO M C. Amplification and invasiveness of epithelial progenitors during gastric carcinogenesis in trefoil factor 1 knockout mice [J]. Cell Prolif, 2008,41(6):923 - 935.

[138] VARON C, DUBUS P, MAZURIER F, et al. Helicobacter pylori infection recruits bone marrow-derived cells that participate in gastric preneoplasia in mice [J]. Gastroenterology, 2012,142(2):281 - 291.

[139] STOJNEV S, KRSTIC M, RISTIC-PETROVIC A, et al. Gastric cancer stem cells: therapeutic targets [J]. Gastric Cancer, 2014,17(1):13 - 25.

[140] LATIL M, NASSAR D, BECK B, et al. Cell-type-specific chromatin states differentially prime squamous cell carcinoma tumor-initiating cells for epithelial to mesenchymal transition [J]. Cell Stem Cell, 2017,20(2):191 - 204;e195.

[141] GUNDEM G, VAN LOO P, KREMEYER B, et al. The evolutionary history of lethal metastatic prostate cancer [J]. Nature, 2015,520(7547):353 - 357.

[142] SERRA-ARACIL X, PERICAY C, BADIA-CLOSA J, et al. Short-term outcomes of chemoradiotherapy and local excision versus total mesorectal excision in T2 - T3ab, N0, M0 rectal cancer: a multicentre randomised, controlled, phase III trial (the TAU-TEM study) [J]. Ann Oncol, 2023,34(1):78 - 90.

[143] DU L, HAN X G, TU B, et al. CXCR1/Akt signaling activation induced by mesenchymal stem cell-derived IL - 8 promotes osteosarcoma cell anoikis resistance and pulmonary metastasis [J]. Cell Death

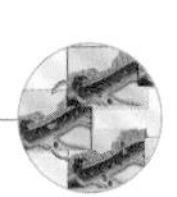

Dis, 2018,9(7):714.

[144] HULSKEN J, BIRCHMEIER W, BEHRENS J. E-cadherin and APC compete for the interaction with beta-catenin and the cytoskeleton [J]. J Cell Biol, 1994,127(6 Pt 2):2061 - 2069.

[145] CHRISTIANSEN J J, RAJASEKARAN A K. Reassessing epithelial to mesenchymal transition as a prerequisite for carcinoma invasion and metastasis [J]. Cancer Res, 2006,66(17):8319 - 8326.

[146] KLYMKOWSKY M W, SAVAGNER P. Epithelial-mesenchymal transition: a cancer researcher's conceptual friend and foe [J]. Am J Pathol, 2009,174(5):1588 - 1593.

[147] WANG B, CHEN Q, CAO Y, et al. LGR5 is a gastric cancer stem cell marker associated with stemness and the EMT signature genes NANOG, NANOGP8, PRRX1, TWIST1, and BMI1 [J]. PLoS One, 2016,11(12):e0168904.

[148] ZHENG P, LUO Q, WANG W, et al. Tumor-associated macrophages-derived exosomes promote the migration of gastric cancer cells by transfer of functional Apolipoprotein E [J]. Cell Death Dis, 2018,9(4):434.

[149] HE Z, DONG W, LI Q, et al. Sauchinone prevents TGF-beta-induced EMT and metastasis in gastric cancer cells [J]. Biomed Pharmacother, 2018, 101: 355 - 361.

[150] GUO Q, XU J, HUANG Z, et al. ADMA mediates gastric cancer cell migration and invasion via Wnt/β-catenin signaling pathway [J]. Clin Transl Oncol, 2021,23(2):325 - 334.

[151] GE P, WEI L, ZHANG M, et al. TRPC1/3/6 inhibition attenuates the TGF - β1-induced epithelial-mesenchymal transition in gastric cancer via the Ras/Raf1/ERK signaling pathway [J]. Cell Biol Int, 2018, 42(8):975 - 984.

[152] ZHU J, WEN K. Astragaloside IV inhibits TGF - β1-induced epithelial-mesenchymal transition through inhibition of the PI3K/Akt/NF - κB pathway in gastric cancer cells [J]. Phytother Res, 2018,32(7):1289 - 1296.

[153] CHEN D, LIN X, ZHANG C, et al. Dual PI3K/mTOR inhibitor BEZ235 as a promising therapeutic strategy against paclitaxel-resistant gastric cancer via targeting PI3K/Akt/mTOR pathway [J]. Cell Death Dis, 2018,9(2):123.

[154] SUN C, TAO Y, GAO Y, et al. F-box protein 11 promotes the growth and metastasis of gastric cancer via PI3K/AKT pathway-mediated EMT [J]. Biomed Pharmacother, 2018,98:416 - 423.

[155] FENG L M, WANG X F, HUANG Q X. Thymoquinone induces cytotoxicity and reprogramming of EMT in gastric cancer cells by targeting PI3K/Akt/mTOR pathway [J]. J Biosci, 2017,42(4):547 - 554.

[156] PANT, YU Z, JIN Z, et al. Tumor suppressor inc-CTSLP4 inhibits EMT and metastasis of gastric cancer by attenuating HNRNPAB-dependent Snail transcription [J]. Mol Ther Nucleic Acids, 2021, 23: 1288 - 1303.

[157] CHEN D, ZHOU H, LIU G, et al. SPOCK1 promotes the invasion and metastasis of gastric cancer through Slug-induced epithelial-mesenchymal transition [J]. J Cell Mol Med, 2018,22(2):797 - 807.

[158] LIU A N, ZHU Z H, CHANG S J, et al. Twist expression associated with the epithelial-mesenchymal transition in gastric cancer [J]. Mol Cell Biochem, 2012,367(1 - 2):195 - 203.

[159] DAI Y H, TANG Y P, ZHU H Y, et al. ZEB2 promotes the metastasis of gastric cancer and modulates epithelial mesenchymal transition of gastric cancer cells [J]. Dig Dis Sci, 2012, 57(5): 1253 - 1260.

[160] DING W J, ZHOU M, CHEN M M, et al. HOXB8 promotes tumor metastasis and the epithelial-mesenchymal transition via ZEB2 targets in gastric cancer [J]. J Cancer Res Clin Oncol, 2017,143(3): 385 - 397.

[161] WU Q, XIANG S, MA J, et al. Long non-coding RNA CASC15 regulates gastric cancer cell proliferation, migration and epithelial mesenchymal transition by targeting CDKN1A and ZEB1 [J]. Mol Oncol, 2018,12(6):799 - 813.

[162] ROSIVATZ E, BECKER I, SPECHT K, et al. Differential expression of the epithelial-mesenchymal transition regulators snail, SIP1, and twist in gastric cancer [J]. Am J Pathol, 2002,161(5):1881 - 1891.

[163] WANG Z S, SHEN Y, LI X, et al. Significance and prognostic value of Gli - 1 and Snail/E-cadherin expression in progressive gastric cancer [J]. Tumour Biol, 2014,35(2):1357 - 1363.

[164] ALVES C C, ROSIVATZ E, SCHOTT C, et al. Slug is overexpressed in gastric carcinomas and may act synergistically with SIP1 and Snail in the down-regulation of E-cadherin [J]. J Pathol, 2007,211(5):

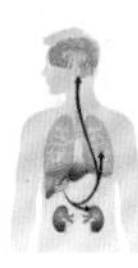



507 - 515.

[165] CASAS E, KIM J, BENDESKY A, et al. Snail2 is an essential mediator of Twist1 - induced epithelial mesenchymal transition and metastasis [J]. Cancer Res, 2011,71(1):245 - 254.

[166] YANG J, MANI S A, DONAHER J L, et al. Twist, a master regulator of morphogenesis, plays an essential role in tumor metastasis [J]. Cell, 2004,117(7):927 - 939.

[167] ODA H, TSUKITA S, TAKEICHI M. Dynamic behavior of the cadherin-based cell-cell adhesion system during Drosophila gastrulation [J]. Dev Biol, 1998,203(2):435 - 450.

[168] ZHANG P, TANG W M, ZHANG H, et al. MiR - 646 inhibited cell proliferation and EMT-induced metastasis by targeting FOXK1 in gastric cancer [J]. Br J Cancer, 2017,117(4):525 - 534.

[169] WANG G, FU Y, LIU G, et al. MiR - 218 inhibits proliferation, migration, and EMT of gastric cancer cells by targeting WASF3 [J]. Oncol Res, 2017,25(3):355 - 364.

[170] WANG S M, TIE J, WANG W L, et al. POU2F2-oriented network promotes human gastric cancer metastasis [J]. Gut, 2016,65(9):1427 - 1438.

[171] TAO Y, YANG S, WU Y, et al. MicroRNA - 216a inhibits the metastasis of gastric cancer cells by targeting JAK2/STAT3-mediated EMT process [J]. Oncotarget, 2017,8(51):88870 - 88881.

[172] HUANG J, HE Y, MCLEOD H L, et al. MiR - 302b inhibits tumorigenesis by targeting EphA2 via Wnt/β-catenin/EMT signaling cascade in gastric cancer [J]. BMC Cancer, 2017,17(1):886.

[173] WANG L L, ZHANG X H, ZHANG X, et al. MiR - 30a increases cisplatin sensitivity of gastric cancer cells through suppressing epithelial-to-mesenchymal transition (EMT) [J]. Eur Rev Med Pharmacol Sci, 2016,20(9):1733 - 1739.

[174] LIU Z, LONG J, DU R, et al. MiR - 204 regulates the EMT by targeting snail to suppress the invasion and migration of gastric cancer [J]. Tumour Biol, 2016,37(6):8327 - 8335.

[175] XIANG X J, DENG J, LIU Y W, et al. MiR - 1271 inhibits cell proliferation, invasion and EMT in gastric cancer by targeting FOXQ1 [J]. Cell Physiol Biochem, 2015,36(4):1382 - 1394.

[176] LI Q, PENG J, LI X, et al. MiR - 449a targets Flot2 and inhibits gastric cancer invasion by inhibiting TGF-β-mediated EMT [J]. Diagn Pathol, 2015,10:202.

[177] YAN K, TIAN J, SHI W, et al. LncRNA SNHG6 is associated with poor prognosis of gastric cancer and promotes cell proliferation and EMT through epigenetically silencing p27 and sponging mir - 101 - 3p [J]. Cell Physiol Biochem, 2017,42(3):999 - 1012.

[178] DONG Y, WANG Z G, CHI T S. Long noncoding RNA Lnc01614 promotes the occurrence and development of gastric cancer by activating EMT pathway [J]. Eur Rev Med Pharmacol Sci, 2018,22(5):1307 - 1314.

[179] ZUO Z K, GONG Y, CHEN X H, et al. TGFβ1-induced lncRNA UCA1 upregulation promotes gastric cancer invasion and migration [J]. DNA Cell Biol, 2017,36(2):159 - 167.

[180] LI Y, WEN X, WANG L, et al. LncRNA ZEB1 - AS1 predicts unfavorable prognosis in gastric cancer [J]. Surg Oncol, 2017,26(4):527 - 534.

[181] CHAABANE W, USER S D, EL-GAZZAH M, et al. Autophagy, apoptosis, mitoptosis and necrosis: interdependence between those pathways and effects on cancer [J]. Arch Immunol Ther Exp (Warsz), 2013,61(1):43 - 58.

[182] NELSON C M, BISSELL M J. Of extracellular matrix, scaffolds, and signaling: tissue architecture regulates development, homeostasis, and cancer [J]. Annu Rev Cell Dev Biol, 2006,22:287 - 309.

[183] COATES J M, GALANTE J M, BOLD R J. Cancer therapy beyond apoptosis: autophagy and anoikis as mechanisms of cell death [J]. J Surg Res, 2010,164(2):301 - 308.

[184] ADAMS J M, CORY S. The Bcl - 2 apoptotic switch in cancer development and therapy [J]. Oncogene, 2007,26(9):1324 - 1337.

[185] ZHAN M, ZHAO H, HAN Z C. Signalling mechanisms of anoikis [J]. Histol Histopathol, 2004,19(3):973 - 983.

[186] MICHELS J, JOHNSON P W, PACKHAM G. Mcl - 1 [J]. Int J Biochem Cell Biol, 2005,37(2):267 - 271.

[187] WONG W W, PUTHALAKATH H. Bcl - 2 family proteins: the sentinels of the mitochondrial apoptosis pathway [J]. IUBMB Life, 2008,60(6):390 - 397.

[188] TOUZEAU C, DOUSSET C, BODET L, et al. ABT - 737 induces apoptosis in mantle cell lymphoma cells with a Bcl - 2high/Mcl - 1low profile and synergizes with other antineoplastic agents [J]. Clin Cancer Res, 2011,17(18):5973 - 5981.

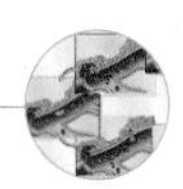

[189] ZHANG T, ZHAO C, LUO L, et al. The expression of Mcl - 1 in human cervical cancer and its clinical significance [J]. Med Oncol, 2012, 29 (3): 1985 - 1991.

[190] FLEISCHER B, SCHULZE-BERGKAMEN H, SCHUCHMANN M, et al. Mcl - 1 is an anti-apoptotic factor for human hepatocellular carcinoma [J]. Int J Oncol, 2006,28(1):25 - 32.

[191] LIKUI W, QUN L, WANQING Z, et al. Prognostic role of myeloid cell leukemia-1 protein (Mcl - 1) expression in human gastric cancer [J]. J Surg Oncol, 2009,100(5):396 - 400.

[192] BOISVERT-ADAMO K, LONGMATE W, ABEL E V, et al. Mcl - 1 is required for melanoma cell resistance to anoikis [J]. Mol Cancer Res, 2009, 7 (4):549 - 556.

[193] AKIYAMA T, DASS C R, CHOONG P F. Bim-targeted cancer therapy: a link between drug action and underlying molecular changes [J]. Mol Cancer Ther, 2009,8(12):3173 - 3180.

[194] CHUNHACHA P, PONGRAKHANANON V, ROJANASAKUL Y, et al. Caveolin-1 regulates Mcl - 1 stability and anoikis in lung carcinoma cells [J]. Am J Physiol Cell Physiol, 2012,302(9):C1284 - C1292.

[195] CHEN C, ZHOU H, WEI F, et al. Increased levels of hypoxia-inducible factor-1α are associated with Bcl-xL expression, tumor apoptosis, and clinical outcome in chondrosarcoma [J]. J Orthop Res, 2011, 29 (1): 143 - 151.

[196] FRANKEL A, ROSEN K, FILMUS J, et al. Induction of anoikis and suppression of human ovarian tumor growth in vivo by down-regulation of Bcl-X(L) [J]. Cancer Res, 2001,61(12):4837 - 4841.

[197] ALFANO D, IACCARINO I, STOPPELLI M P. Urokinase signaling through its receptor protects against anoikis by increasing BCL-xL expression levels [J]. J Biol Chem, 2006,281(26):17758 - 17767.

[198] COLL M L, ROSEN K, LADEDA V, et al. Increased Bcl-xL expression mediates v-Src-induced resistance to anoikis in intestinal epithelial cells [J]. Oncogene, 2002,21(18):2908 - 2913.

[199] NEAL C L, YAO J, YANG W, et al. 14 - 3 - 3zeta overexpression defines high risk for breast cancer recurrence and promotes cancer cell survival [J]. Cancer Res, 2009,69(8):3425 - 3432.

[200] MATTA A, SIU K W, RALHAN R. 14 - 3 - 3 zeta as novel molecular target for cancer therapy [J]. Expert Opin Ther Targets, 2012,16(5):515 - 523.

[201] FAN T, LI R, TODD N W, et al. Up-regulation of 14 - 3 - 3zeta in lung cancer and its implication as prognostic and therapeutic target [J]. Cancer Res, 2007,67(16):7901 - 7906.

[202] NEAL C L, YU D. 14 - 3 - 3ζ as a prognostic marker and therapeutic target for cancer [J]. Expert Opin Ther Targets, 2010,14(12):1343 - 1354.

[203] BAGNOLI M, CANEVARI S, MEZZANZANICA D. Cellular FLICE-inhibitory protein (c-FLIP) signalling: a key regulator of receptor-mediated apoptosis in physiologic context and in cancer [J]. Int J Biochem Cell Biol, 2010,42(2):210 - 213.

[204] VALNET-RABIER M B, CHALLIER B, THIEBAULT S, et al. c-Flip protein expression in Burkitt's lymphomas is associated with a poor clinical outcome [J]. Br J Haematol, 2005, 128 (6): 767 - 773.

[205] YANG D, WANG S, BROOKS C, et al. IFN regulatory factor 8 sensitizes soft tissue sarcoma cells to death receptor-initiated apoptosis via repression of FLICE-like protein expression [J]. Cancer Res, 2009, 69(3):1080 - 1088.

[206] MAWJI I A, SIMPSON C D, HURREN R, et al. Critical role for Fas-associated death domain-like interleukin-1-converting enzyme-like inhibitory protein in anoikis resistance and distant tumor formation [J]. J Natl Cancer Inst, 2007,99(10):811 - 822.

[207] STUPACK D G, CHERESH D A. A Bit-role for integrins in apoptosis [J]. Nat Cell Biol, 2004,6(5): 388 - 389.

[208] KARMALI P P, BRUNQUELL C, TRAM H, et al. Metastasis of tumor cells is enhanced by downregulation of Bit1 [J]. PLoS One, 2011, 6 (8):e23840.

[209] BRUNQUELL C, BILIRAN H, JENNINGS S, et al. TLE1 is an anoikis regulator and is downregulated by Bit1 in breast cancer cells [J]. Mol Cancer Res, 2012,10(11):1482 - 1495.

[210] JENNING S, PHAM T, IRELAND S K, et al. Bit1 in anoikis resistance and tumor metastasis [J]. Cancer Lett, 2013,333(2):147 - 151.

[211] CHEN R, BRAUN G B, LUO X, et al. Application of a proapoptotic peptide to intratumorally spreading cancer therapy [J]. Cancer Res, 2013,73(4):1352 - 1361.

[212] HUANG J, ZHANG L, HE C, et al. Claudin-1

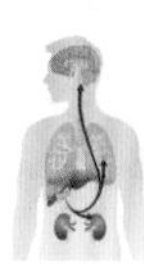



enhances tumor proliferation and metastasis by regulating cell anoikis in gastric cancer [J]. Oncotarget, 2015,6(3):1652 - 1665.

[213] ZHANG L, WANG X, CHEN P. MiR - 204 down regulates SIRT1 and reverts SIRT1-induced epithelial-mesenchymal transition, anoikis resistance and invasion in gastric cancer cells [J]. BMC Cancer, 2013,13:290.

[214] YAMAGUCHI H, CONDEELIS J. Regulation of the actin cytoskeleton in cancer cell migration and invasion [J]. Biochim Biophys Acta, 2007,1773(5):642 - 652.

[215] POLLARD T D, BORISY G G. Cellular motility driven by assembly and disassembly of actin filaments [J]. Cell, 2003,112(4):453 - 465.

[216] SAHAI E, MARSHALL C J. Differing modes of tumour cell invasion have distinct requirements for Rho/ROCK signalling and extracellular proteolysis [J]. Nat Cell Biol, 2003,5(8):711 - 719.

[217] HANAHAN D, WEINBERG R A. Hallmarks of cancer: the next generation [J]. Cell, 2011,144(5):646 - 674.

[218] THIERY J P, ACLOQUE H, HUANG R Y, et al. Epithelial-mesenchymal transitions in development and disease [J]. Cell, 2009,139(5):871 - 890.

[219] KARLSSON R, PEDERSEN E D, WANG Z, et al. Rho GTPase function in tumorigenesis [J]. Biochim Biophys Acta, 2009,1796(2):91 - 98.

[220] JAFFE A B, HALL A. Rho GTPases: biochemistry and biology [J]. Annu Rev Cell Dev Biol, 2005,21:247 - 269.

[221] HALL A. Rho family GTPases [J]. Biochem Soc Trans, 2012,40(6):1378 - 1382.

[222] ALEXANDER S P H, CHRISTOPOULOS A, DAVENPORT A P, et al. The concise guide to pharmacology 2019/20: g protein-coupled receptors [J]. Br J Pharmacol, 2019,176 (Suppl 1):S21 - S141.

[223] EITAKI M, YAMAMORI T, MEIKE S, et al. Vincristine enhances amoeboid-like motility via GEF-H1/RhoA/ROCK/Myosin light chain signaling in MKN45 cells [J]. BMC Cancer, 2012,12:469.

[224] FORTIN ENSIGN S P, MATHEWS I T, SYMONS M H, et al. Implications of Rho GTPase signaling in glioma cell invasion and tumor progression [J]. Front Oncol, 2013,3:241.

[225] GE F, WANG C, WANG W, et al. MicroRNA - 31 inhibits tumor invasion and metastasis by targeting RhoA in human gastric cancer [J]. Oncol Rep, 2017, 38(2):1133 - 1139.

[226] KOROURIAN A, ROUDI R, SHARIFTABRIZI A, et al. MicroRNA - 31 inhibits RhoA-mediated tumor invasion and chemotherapy resistance in MKN - 45 gastric adenocarcinoma cells [J]. Exp Biol Med (Maywood), 2017,242(18):1842 - 1847.

[227] EDWARDS D C, SANDERS L C, BOKOCH G M, et al. Activation of LIM-kinase by Pak1 couples Rac/Cdc42 GTPase signalling to actin cytoskeletal dynamics [J]. Nat Cell Biol, 1999,1(5):253 - 259.

[228] SAHAI E, MARSHALL C J. RHO-GTPases and cancer [J]. Nat Rev Cancer, 2002,2(2):133 - 142.

[229] VEGA F M, RIDLEY A J. Rho GTPases in cancer cell biology [J]. FEBS Lett, 2008,582(14):2093 - 2101.

[230] MOUNEIMNE G, DESMARAIS V, SIDANI M, et al. Spatial and temporal control of cofilin activity is required for directional sensing during chemotaxis [J]. Curr Biol, 2006,16(22):2193 - 2205.

[231] WANG W, EDDY R, CONDEELIS J. The cofilin pathway in breast cancer invasion and metastasis [J]. Nat Rev Cancer, 2007,7(6):429 - 440.

[232] BAGHERI-YARMAND R, MAZUMDAR A, SAHIN A A, et al. LIM kinase 1 increases tumor metastasis of human breast cancer cells via regulation of the urokinase-type plasminogen activator system [J]. Int J Cancer, 2006,118(11):2703 - 2710.

[233] SCOTT R W, HOOPER S, CRIGHTON D, et al. LIM kinases are required for invasive path generation by tumor and tumor-associated stromal cells [J]. J Cell Biol, 2010,191(1):169 - 185.

[234] FOLKMAN J. Tumor angiogenesis: therapeutic implications [J]. N Engl J Med, 1971,285(21):1182 - 1186.

[235] CARMELIET P, JAIN R K. Angiogenesis in cancer and other diseases [J]. Nature, 2000,407(6801):249 - 257.

[236] DETMAR M, VELASCO P, RICHARD L, et al. Expression of vascular endothelial growth factor induces an invasive phenotype in human squamous cell carcinomas [J]. Am J Pathol, 2000,156(1):159 - 167.

[237] FOLKMAN J. Role of angiogenesis in tumor growth and metastasis [J]. Semin Oncol, 2002,29(6 Suppl 16):15 - 18.

[238] VALASTYAN S, WEINBERG R A. Tumor metastasis: molecular insights and evolving paradigms

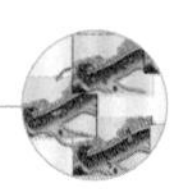

[J]. Cell, 2011,147(2):275-292.

[239] NAGY J A, CHANG S H, SHIH S C, et al. Heterogeneity of the tumor vasculature [J]. Semin Thromb Hemost, 2010,36(3):321-331.

[240] TANIGAWA N, AMAYA H, MATSUMURA M, et al. Extent of tumor vascularization correlates with prognosis and hematogenous metastasis in gastric carcinomas [J]. Cancer Res, 1996,56(11):2671-2676.

[241] LEE Y J, KOCH M, KARL D, et al. Variable inhibition of thrombospondin 1 against liver and lung metastases through differential activation of metalloproteinase ADAMTS1 [J]. Cancer Res, 2010, 70(3):948-956.

[242] HAWIGHORST T, VELASCO P, STREIT M, et al. Thrombospondin-2 plays a protective role in multistep carcinogenesis: a novel host anti-tumor defense mechanism [J]. EMBO J, 2001,20(11):2631-2640.

[243] YU Y F, ZHANG Y, SHEN N, et al. Effect of VEGF, P53 and telomerase on angiogenesis of gastric carcinoma tissue [J]. Asian Pac J Trop Med, 2014,7(4):293-296.

[244] LI Y, WU Z, YUAN J, et al. Long non-coding RNA MALAT1 promotes gastric cancer tumorigenicity and metastasis by regulating vasculogenic mimicry and angiogenesis [J]. Cancer Lett, 2017,395:31-44.

[245] YU J X, ZHANG X T, LIAO Y Q, et al. Relationship between expression of CD105 and growth factors in malignant tumors of gastrointestinal tract and its significance [J]. World J Gastroenterol, 2003, 9(12):2866-2869.

[246] AUGUSTIN H G, KOH G Y, THURSTON G, et al. Control of vascular morphogenesis and homeostasis through the angiopoietin-Tie system [J]. Nat Rev Mol Cell Biol, 2009,10(3):165-177.

[247] KONNO H, BABA M, TANAKA T, et al. Overexpression of vascular endothelial growth factor is responsible for the hematogenous recurrence of early-stage gastric carcinoma [J]. Eur Surg Res, 2000,32(3):177-181.

[248] NAM E S, KIM D H, JANG G T, et al. Correlation of mast cell densities, angiogenesis and vascular endothelial growth factor in proper muscle gastric carcinomas [J]. Cancer Res Treat, 2002, 34(1): 41-45.

[249] TAO H Q, LIN Y Z, WANG R N. Significance of vascular endothelial growth factor messenger RNA expression in gastric cancer [J]. World J Gastroenterol, 1998,4(1):10-13.

[250] KIM M I, KIM S Y, LEE J J, et al. Prognostic Effect of Vascular Endothelial Growth Factor and Angiogenesis in Gastric Carcinoma [J]. Cancer Res Treat, 2003, 35(3):218-223.

[251] MAEDA K, CHUNG Y S, OGAWA Y, et al. Prognostic value of vascular endothelial growth factor expression in gastric carcinoma [J]. Cancer, 1996,77(5):858-863.

[252] SAITO H, TSUJITANI S, OKA S, et al. The expression of transforming growth factor-beta1 is significantly correlated with the expression of vascular endothelial growth factor and poor prognosis of patients with advanced gastric carcinoma [J]. Cancer, 1999,86(8):1455-1462.

[253] YANG Q, YE Z Y, ZHANG J X, et al. Expression of matrix metalloproteinase-9 mRNA and vascular endothelial growth factor protein in gastric carcinoma and its relationship to its pathological features and prognosis [J]. Anat Rec (Hoboken), 2010,293(12): 2012-2019.

[254] LI S G, YE Z Y, ZHAO Z S, et al. Correlation of integrin beta3 mRNA and vascular endothelial growth factor protein expression profiles with the clinicopathological features and prognosis of gastric carcinoma [J]. World J Gastroenterol, 2008,14(3): 421-427.

[255] PARK G S, JOO Y E, KIM H S, et al. [Expression of PTEN and its correlation with angiogenesis in gastric carcinoma] [J]. Korean J Gastroenterol, 2005,46(3):196-203.

[256] 孙为豪,孙运良,方仁年,等. 环氧化酶-2 在胃癌组织中的表达及其与血管生成的关系[J]. 中华胃肠外科杂志,2005(4):343-347.

[257] LI H X, CHANG X M, SONG Z J, et al. Correlation between expression of cyclooxygenase-2 and angiogenesis in human gastric adenocarcinoma [J]. World J Gastroenterol, 2003,9(4):674-677.

[258] SHEN Z, YAN Y, YE C, et al. The effect of Vasohibin-1 expression and tumor-associated macrophages on the angiogenesis in vitro and in vivo [J]. Tumour Biol, 2016,37(6):7267-7276.

[259] JIANG J, LIU W, GUO X, et al. IRX1 influences peritoneal spreading and metastasis via inhibiting BDKRB2-dependent neovascularization on gastric cancer [J]. Oncogene, 2011,30(44):4498-4508.

[260] LI L, JIANG X, ZHANG Q, et al. Neuropilin-1 is associated with clinicopathology of gastric cancer and contributes to cell proliferation and migration as multifunctional co-receptors [J]. J Exp Clin Cancer Res, 2016,35:16.

[261] DENG X, DU L, WANG C, et al. Close association of metastasis-associated protein 1 overexpression with increased angiogenesis and poor survival in patients with histologically node-negative gastric cancer [J]. World J Surg, 2013,37(4):792 - 798.

[262] GUO Y, YIN J, ZHA L, et al. Clinicopathological significance of platelet-derived growth factor B, platelet-derived growth factor receptor-β, and E-cadherin expression in gastric carcinoma [J]. Contemp Oncol (Pozn), 2013,17(2):150 - 155.

[263] TIE J, PAN Y, ZHAO L, et al. MiR - 218 inhibits invasion and metastasis of gastric cancer by targeting the Robo1 receptor [J]. PLoS Genet, 2010, 6 (3):e1000879.

[264] ZHENG L, QI T, YANG D, et al. microRNA - 9 suppresses the proliferation, invasion and metastasis of gastric cancer cells through targeting cyclin D1 and Ets1 [J]. PLoS One, 2013,8(1):e55719.

[265] GAO P, XING A Y, ZHOU G Y, et al. The molecular mechanism of microRNA - 145 to suppress invasion-metastasis cascade in gastric cancer [J]. Oncogene, 2013,32(4):491 - 501.

[266] SUN Q, GU H, ZENG Y, et al. Hsa-mir - 27a genetic variant contributes to gastric cancer susceptibility through affecting miR - 27a and target gene expression [J]. Cancer Sci, 2010,101(10):2241 - 2247.

[267] XU Y, ZHAO F, WANG Z, et al. MicroRNA - 335 acts as a metastasis suppressor in gastric cancer by targeting Bcl-w and specificity protein 1 [J]. Oncogene, 2012,31(11):1398 - 1407.

[268] SUN T, WANG C, XING J, et al. miR - 429 modulates the expression of c-myc in human gastric carcinoma cells [J]. Eur J Cancer, 2011,47(17):2552 - 2559.

[269] MYERS C, CHARBONEAU A, CHEUNG I, et al. Sustained expression of homeobox D10 inhibits angiogenesis [J]. Am J Pathol, 2002,161(6):2099 - 2109.

[270] SHIELDS J D, EMMETT M S, DUNN D B, et al. Chemokine-mediated migration of melanoma cells towards lymphatics — a mechanism contributing to metastasis [J]. Oncogene, 2007,26(21):2997 - 3005.

[271] DADRAS S S, LANGE-ASSCHENFELDT B, VELASCO P, et al. Tumor lymphangiogenesis predicts melanoma metastasis to sentinel lymph nodes [J]. Mod Pathol, 2005,18(9):1232 - 1242.

[272] ZHANG J, JI J, YUAN F, et al. Cyclooxygenase-2 expression is associated with VEGF-C and lymph node metastases in gastric cancer patients [J]. Biomed Pharmacother, 2005,59 (Suppl 2):S285 - S288.

[273] MA C, LUO C, YIN H, et al. Kallistatin inhibits lymphangiogenesis and lymphatic metastasis of gastric cancer by downregulating VEGF-C expression and secretion [J]. Gastric Cancer, 2018,21(4):617 - 631.

[274] ABDOLLAHI A, FOLKMAN J. Evading tumor evasion: current concepts and perspectives of anti-angiogenic cancer therapy [J]. Drug Resist Updat, 2010,13(1 - 2):16 - 28.

[275] JAIN R K. Antiangiogenesis strategies revisited: from starving tumors to alleviating hypoxia [J]. Cancer Cell, 2014,26(5):605 - 622.

[276] PàEZ-RIBES M, ALLEN E, HUDOCK J, et al. Antiangiogenic therapy elicits malignant progression of tumors to increased local invasion and distant metastasis [J]. Cancer Cell, 2009,15(3):220 - 231.

[277] EBOS J M, LEE C R, CRUZ-MUNOZ W, et al. Accelerated metastasis after short-term treatment with a potent inhibitor of tumor angiogenesis [J]. Cancer Cell, 2009,15(3):232 - 239.

[278] MASSAGUé J, OBENAUF A C. Metastatic colonization by circulating tumour cells [J]. Nature, 2016,529 (7586):298 - 306.

[279] VENCES-CATALáN F, RAJAPAKSA R, SRIVASTAVA M K, et al. Tetraspanin CD81 promotes tumor growth and metastasis by modulating the functions of T regulatory and myeloid-derived suppressor cells [J]. Cancer Res, 2015,75(21):4517 - 4526.

[280] BEST M G, SOL N, KOOI I, et al. RNA-Seq of tumor-educated platelets enables blood-based pan-cancer, multiclass, and molecular pathway cancer diagnostics [J]. Cancer Cell, 2015,28(5):666 - 676.

[281] LIU Y, GU Y, HAN Y, et al. Tumor exosomal RNAs promote lung pre-metastatic niche formation by activating alveolar epithelial TLR3 to recruit neutrophils [J]. Cancer Cell, 2016,30(2):243 - 256.

[282] WCULEK S K, MALANCHI I. Neutrophils support lung colonization of metastasis-initiating breast cancer cells [J]. Nature, 2015,528(7582):413 - 417.

[283] GEORGOUDAKI A M, PROKOPEC K E, BOURA

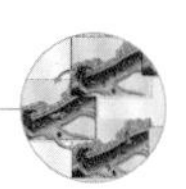

V F, et al. Reprogramming tumor-associated macrophages by antibody targeting inhibits cancer progression and metastasis [J]. Cell Rep, 2016, 15(9):2000 - 2011.

[284] ZHANG L, ZHANG S, YAO J, et al. Microenvironment-induced PTEN loss by exosomal microRNA primes brain metastasis outgrowth [J]. Nature, 2015, 527(7576):100 - 104.

[285] BOIRE A, ZOU Y, SHIEH J, et al. Complement component 3 adapts the cerebrospinal fluid for leptomeningeal metastasis [J]. Cell, 2017, 168(6):1101 - 1113;e1113.

[286] VADREVU S K, CHINTALA N K, SHARMA S K, et al. Complement c5a receptor facilitates cancer metastasis by altering T-cell responses in the metastatic niche [J]. Cancer Res, 2014,74(13):3454 - 3465.

[287] ZAYNAGETDINOV R, SHERRILL T P, GLEAVES L A, et al. Interleukin-5 facilitates lung metastasis by modulating the immune microenvironment [J]. Cancer Res, 2015,75(8):1624 - 1634.

[288] ARMEANU S, BITZER M, LAUER U M, et al. Natural killer cell-mediated lysis of hepatoma cells via specific induction of NKG2D ligands by the histone deacetylase inhibitor sodium valproate [J]. Cancer Res, 2005,65(14):6321 - 6329.

[289] LóPEZ-SOTO A, FOLGUERAS A R, SETO E, et al. HDAC3 represses the expression of NKG2D ligands ULBPs in epithelial tumour cells: potential implications for the immunosurveillance of cancer [J]. Oncogene, 2009,28(25):2370 - 2382.

[290] CAROSELLA E D, ROUAS-FREISS N, TRONIK-LE ROUX D, et al. HLA-G: an immune checkpoint molecule [J]. Adv Immunol, 2015,127:33 - 144.

[291] BENSON D M, BAKAN C E, MISHRA A, et al. The PD - 1/PD - L1 axis modulates the natural killer cell versus multiple myeloma effect: a therapeutic target for CT - 011, a novel monoclonal anti-PD - 1 antibody [J]. Blood, 2010,116(13):2286 - 2294.

[292] MAECKER H L, YUN Z, MAECKER H T, et al. Epigenetic changes in tumor Fas levels determine immune escape and response to therapy [J]. Cancer Cell, 2002,2(2):139 - 148.

[293] SCHLECKER E, FIEGLER N, ARNOLD A, et al. Metalloprotease-mediated tumor cell shedding of B7 - H6, the ligand of the natural killer cell-activating receptor NKp30 [J]. Cancer Res, 2014,74(13):3429 - 3440.

[294] CHITADZE G, LETTAU M, BHAT J, et al. Shedding of endogenous MHC class I-related chain molecules A and B from different human tumor entities: heterogeneous involvement of the "a disintegrin and metalloproteases" 10 and 17 [J]. Int J Cancer, 2013,133(7):1557 - 1566.

[295] LIU G, ATTERIDGE C L, WANG X, et al. The membrane type matrix metalloproteinase MMP14 mediates constitutive shedding of MHC class I chain-related molecule A independent of A disintegrin and metalloproteinases [J]. J Immunol, 2010, 184(7):3346 - 3350.

[296] PASCHEN A, SUCKER A, HILL B, et al. Differential clinical significance of individual NKG2D ligands in melanoma: soluble ULBP2 as an indicator of poor prognosis superior to S100B [J]. Clin Cancer Res, 2009,15(16):5208 - 5215.

[297] YAMAGUCHI K, CHIKUMI H, SHIMIZU A, et al. Diagnostic and prognostic impact of serum-soluble UL16-binding protein 2 in lung cancer patients [J]. Cancer Sci, 2012,103(8):1405 - 1413.

[298] DENG W, GOWEN B G, ZHANG L, et al. Antitumor immunity. A shed NKG2D ligand that promotes natural killer cell activation and tumor rejection [J]. Science, 2015,348(6230):136 - 139.

[299] BIDWELL B N, SLANEY C Y, WITHANA N P, et al. Silencing of Irf7 pathways in breast cancer cells promotes bone metastasis through immune escape [J]. Nat Med, 2012,18(8):1224 - 1231.

[300] MLECNIK B, BINDEA G, ANGELL H K, et al. Functional network pipeline reveals genetic determinants associated with in situ lymphocyte proliferation and survival of cancer patients [J]. Sci Transl Med, 2014,6(228):228ra237.

[301] TANG P M, ZHOU S, MENG X M, et al. Smad3 promotes cancer progression by inhibiting E4BP4-mediated NK cell development [J]. Nat Commun, 2017,8:14677.

[302] BRUNO A, FOCACCETTI C, PAGANI A, et al. The proangiogenic phenotype of natural killer cells in patients with non-small cell lung cancer [J]. Neoplasia, 2013,15(2):133 - 142.

[303] KOPP H G, PLACKE T, SALIH H R. Platelet-derived transforming growth factor-beta down-regulates NKG2D thereby inhibiting natural killer cell antitumor reactivity [J]. Cancer Res, 2009,69(19):7775 - 7783.

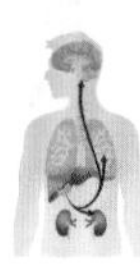



[304] PEDROZA-PACHECO I, MADRIGAL A, SAUDEMONT A. Interaction between natural killer cells and regulatory T cells: perspectives for immunotherapy [J]. Cell Mol Immunol, 2013,10(3):222-229.

[305] LI H, HAN Y, GUO Q, et al. Cancer-expanded myeloid-derived suppressor cells induce anergy of NK cells through membrane-bound TGF-beta 1 [J]. J Immunol, 2009,182(1):240-249.

[306] SCENEAY J, CHOW M T, CHEN A, et al. Primary tumor hypoxia recruits CD11b+/Ly6Cmed/Ly6G+ immune suppressor cells and compromises NK cell cytotoxicity in the premetastatic niche [J]. Cancer Res, 2012,72(16):3906-3911.

[307] SPIEGEL A, BROOKS M W, HOUSHYAR S, et al. Neutrophils suppress intraluminal NK cell-mediated tumor cell clearance and enhance extravasation of disseminated carcinoma cells [J]. Cancer Discov, 2016,6(6):630-649.

[308] DELLA CHIESA M, CARLOMAGNO S, FRUMENTO G, et al. The tryptophan catabolite L-kynurenine inhibits the surface expression of NKp46- and NKG2D-activating receptors and regulates NK-cell function [J]. Blood, 2006,108(13):4118-4125.

[309] PALUMBO J S, TALMAGE K E, MASSARI J V, et al. Platelets and fibrin (ogen) increase metastatic potential by impeding natural killer cell-mediated elimination of tumor cells [J]. Blood, 2005,105(1): 178-185.

[310] PLACKE T, ÖRGEL M, SCHALLER M, et al. Platelet-derived MHC class I confers a pseudonormal phenotype to cancer cells that subverts the antitumor reactivity of natural killer immune cells [J]. Cancer Res, 2012,72(2):440-448.

[311] PASERO C, GRAVIS G, GUERIN M, et al. Inherent and tumor-driven immune tolerance in the prostate microenvironment impairs natural killer cell antitumor activity [J]. Cancer Res, 2016,76(8):2153-2165.

[312] PLATONOVA S, CHERFILS-VICINI J, DAMOTTE D, et al. Profound coordinated alterations of intratumoral NK cell phenotype and function in lung carcinoma [J]. Cancer Res, 2011,71(16):5412-5422.

[313] YOUNG A, MITTAL D, STAGG J, et al. Targeting cancer-derived adenosine: new therapeutic approaches [J]. Cancer Discov, 2014,4(8):879-888.

[314] BEAVIS P A, DIVISEKERA U, PAGET C, et al. Blockade of A2A receptors potently suppresses the metastasis of CD73+ tumors [J]. Proc Natl Acad Sci U S A, 2013,110(36):14711-14716.

[315] CEKIC C, DAY Y J, SAG D, et al. Myeloid expression of adenosine A2A receptor suppresses T and NK cell responses in the solid tumor microenvironment [J]. Cancer Res, 2014,74(24):7250-7259.

[316] HATFIELD S M, KJAERGAARD J, LUKASHEV D, et al. Immunological mechanisms of the antitumor effects of supplemental oxygenation [J]. Sci Transl Med, 2015,7(277):277ra230.

[317] SUN X, WU Y, GAO W, et al. CD39/ENTPD1 expression by CD4+Foxp3+ regulatory T cells promotes hepatic metastatic tumor growth in mice [J]. Gastroenterology, 2010,139(3):1030-1040.

[318] BERCHEM G, NOMAN M Z, BOSSELER M, et al. Hypoxic tumor-derived microvesicles negatively regulate NK cell function by a mechanism involving TGF-β and miR23a transfer [J]. Oncoimmunology, 2016,5(4):e1062968.

[319] BAGINSKA J, VIRY E, BERCHEM G, et al. Granzyme B degradation by autophagy decreases tumor cell susceptibility to natural killer-mediated lysis under hypoxia [J]. Proc Natl Acad Sci U S A, 2013,110(43):17450-17455.

[320] CHOW M T, SCENEAY J, PAGET C, et al. NLRP3 suppresses NK cell-mediated responses to carcinogen-induced tumors and metastases [J]. Cancer Res, 2012,72(22):5721-5732.

[321] KLEIN C A. Selection and adaptation during metastatic cancer progression [J]. Nature, 2013,501(7467):365-372.

[322] SHASHA T, GRUIJS M, VAN EGMOND M. Mechanisms of colorectal liver metastasis development [J]. Cell Mol Life Sci, 2022,79(12):607.

[323] MUNTASELL A, OCHOA M C, CORDEIRO L, et al. Targeting NK-cell checkpoints for cancer immunotherapy [J]. Curr Opin Immunol, 2017,45:73-81.

[324] BLAKE S J, STANNARD K, LIU J, et al. Suppression of metastases using a new lymphocyte checkpoint target for cancer immunotherapy [J]. Cancer Discov, 2016,6(4):446-459.

[325] PAOLINO M, CHOIDAS A, WALLNER S, et al. The E3 ligase Cbl-b and TAM receptors regulate cancer metastasis via natural killer cells [J]. Nature, 2014,507(7493):508-512.

# 结肠癌转移复发



## 22.1 结肠癌概述

### 22.1.1 结肠癌的流行病学特点

结肠癌是消化系统常见的恶性肿瘤之一。国际癌症研究机构（IARC）发布的全球肿瘤流行病统计数据（GLOBOCAN 2020），2020 年全球结直肠癌（colorectal cancer，CRC）新发病例 193.16 万，死亡病例 93.52 万，分别位于所有恶性肿瘤的第 3 位和第 2 位。美国癌症协会预计 2021 年新增结直肠癌病例 149 500 人，同时 52 980 人死于该疾病[1]。在美国等西方国家，主要得益于广泛的筛查，增加了腺瘤检出率与切除率，结直肠癌发病率相对稳定，其死亡率也有所下降。

2018 年中国癌症统计报告显示我国结直肠癌新发病例 37.6 万，死亡病例 19.1 万，发病率和死亡率在常见恶性肿瘤中分别位居第 3 位和第 5 位[2]。

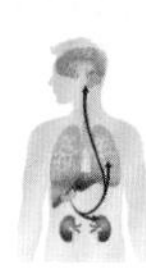



近年来我国结直肠癌发病率呈迅速上升趋势，尤其以北京、上海等更为显著，上述两个城市结直肠癌发病率均上升为消化系统恶性肿瘤的第1位。

结直肠癌的病因尚不明确，但其相关高危因素逐渐被认识，其发生具有遗传性、散发性或家族性。结直肠癌的发生是一个渐变的过程，多数来自腺瘤癌变，通常从腺瘤到结直肠癌的形成需要10～15年时间，是一个多步骤、多阶段及多种遗传突变参与的过程，包括*APC*、*K-ras*、*DCC*以及*COX-2*等基因改变。

(1) 遗传因素

遗传引起的结直肠癌主要见于家族性腺瘤性息肉病(familial adenomatous polyposis, FAP)和林奇综合征(Lynch syndrome)两种。FAP是一种常染色体显性遗传性疾病，约占所有结直肠癌的1%；导致该疾病遗传的*APC*基因位于染色体5q21，90%的患者携带抑癌基因*APC*的生殖细胞系突变；FAP常于青年时期发病，大多数患者在35岁以前癌变，50岁以后几乎全部发展为癌。林奇综合征，又称遗传性非息肉病性结直肠癌(hereditory nonpolyposis colorectal cancer, HNPCC)，也是一种常染色体显性遗传疾病，约占所有结直肠癌的3%，而在具有结直肠癌家族史的患者中占15%；其发生机制是DNA错配修复(MMR)基因(包括*MLH1*、*MSH2*、*MSH6*、*PMS2*等)突变引起微卫星中重复单位的插入或缺失，并引起微卫星功能发生改变，继而导致基因调节功能改变，最终加速腺瘤癌变。林奇综合征患者发生结直肠癌的总风险为50%～80%，平均诊断年龄为46岁。林奇综合征分为两种类型[3]：①Lynch Ⅰ型，其特征为多见于相对年轻且位于结肠近端的患者；②Lynch Ⅱ型则同时具有结直肠癌和结肠外癌风险，包括子宫内膜癌、卵巢癌、胃癌、小肠癌、胰腺癌和泌尿系统肿瘤。其他遗传性结直肠癌还包括加德纳综合征(Gardner syndrome)、波伊茨-耶格综合征(Peutz-Jeghers syndrome, PJS)、家族性结直肠癌X型(familial CRC type X)等。

结直肠癌的遗传易感人群包含任何携带相关遗传突变的个体。相关的遗传突变均能加快结直肠癌演进过程中的关键步骤，从而使结直肠癌发病可能性明显增加，发病年龄明显提前。国内外研究均发现结直肠癌患者的亲属发生结直肠癌的危险性较一般人群明显增加[4, 5]。尽管遗传性癌综合征患者致癌风险不断增加，但最为常见的结直肠癌仍为散发性，无明显相关家族史。

(2) 生活方式

生活方式对于结直肠癌发生的影响比遗传因素更为显著。饮食方面，高脂肪、高蛋白、低纤维素饮食可增加结直肠癌患病风险。摄入过多的煎炸食品与腌渍食品也可增加结直肠癌患病风险。此外，微量元素摄入的减少，尤其是缺钼、硒等与结直肠癌的发生可能相关，而钙的摄入量增加可降低结直肠癌患病风险。

不良生活习惯如吸烟可以使结直肠腺瘤发病提高约2/3。经常参加体育锻炼或者从事体力劳动者其结直肠癌的患病风险降低，而经常处于坐姿的职业人群则患病风险升高。另外，高能量代谢与结直肠癌的发病呈负相关，基础代谢率则与结直肠癌的发病呈正相关，具体机制目前仍不清楚。

(3) 其他疾病

结直肠癌的癌前病变如结直肠息肉、炎症性肠病等均增加结直肠癌患病风险。溃疡性结肠炎与克罗恩病(Crohn disease)可以引起肠道的多发溃疡及炎症性息肉，发病年龄越小、病变范围越广、病程越长，其癌变的可能性越大。溃疡性结肠炎发生结直肠癌的风险较一般人群增加20倍，而克罗恩病发生结直肠癌的风险也较一般人群增加5～10倍。血吸虫病、胆囊切除和阑尾切除术后结直肠癌的患病风险亦有所增加，具体机制尚不明确。

### 22.1.2 结肠癌的临床特征与诊断

尽管结直肠癌发病机制相似，但由于结直肠癌的部位不同导致诊断和治疗方式上的显著差异，仍需将结肠癌和直肠癌区分对待。结肠癌的主要临床表现为腹痛、排便习惯和性状改变、腹部包块、肠梗阻和全身症状，如贫血、消瘦、乏力和低热等。早期结肠癌患者无明显症状，随疾病进展，一系列症状和体征逐步出现。临床上，右半结肠和左半结肠在胚胎发育上有所不同，距肛缘的距离和肠管直径也不同，还有结肠肝曲和结肠脾曲的存在，所以两部位结肠癌的临床表现有所不同。

(1) 常见症状

1) 排便习惯及性状的改变：多为最早出现的症状。排便习惯改变常表现为排便次数增多、排便不畅、腹泻、便秘，或腹泻与便秘交替出现；排便性状改变则多为粪便变形或变细，并有黏冻样便。

2) 血便：根据出血部位、出血量和速度，可有柏

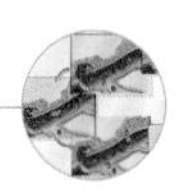

油样便、黏液血便、鲜红色血便、便中带血或仅表现为粪便隐血试验(fecal occult blood test, FOBT)阳性等不同表现。结肠癌有时不一定出现血便,有时表现为隐性出血。

3) 腹痛和腹胀:为结肠癌常见症状。腹痛性质可分为隐痛、钝痛与绞痛。腹胀常为肿瘤引起不同程度肠梗阻的表现,阵发性绞痛伴明显腹胀和停止排气、排便提示完全性肠梗阻。突发性全腹剧痛伴腹膜刺激征考虑肠穿孔可能。

4) 腹部包块:占右半结肠癌首诊患者的60%左右;左半结肠癌以腹部包块就诊的患者较少,占20%～40%。肿块常可以推动,特别是肿瘤位于横结肠或乙状结肠,肿块活动度更大。

5) 全身症状:随着病程进展,患者可出现慢性消耗性症状,如贫血、消瘦、乏力及发热,晚期出现恶病质。晚期病例还可以出现黄疸、水肿、腹水等症状,部分患者可以在左锁骨上触及肿大淋巴结。

对于年龄>40岁且有以下任一表现时应列为高危人群:①有恶性肿瘤病史或肠道腺瘤或息肉史;②大便隐血试验阳性者;③一级亲属有结直肠癌史者;④慢性腹泻、慢性阑尾炎、慢性便秘、黏液血便及精神创伤史。

(2) 检查方法

当病史提示结直肠癌时,可按照以下方法由简到繁进行检查。

1) 一般状况评价:有贫血、消瘦等,多见于右半结肠癌或晚期结肠癌。

2) 腹部体检:部分患者可触及腹部肿块;若出现肠梗阻,可见胃肠型及蠕动波等。低位肿瘤可伴有腹股沟淋巴结肿大。女性患者有时因为肿瘤位置,应做阴道检查或双合诊。

3) 直肠指检:凡拟诊结直肠癌者必须常规行肛门直肠指检。直肠指检对于低位直肠癌的诊断尤为重要,对于合并骶前种植的结肠癌也有一定的诊断价值。

4) 粪便隐血试验:可作为高危人群的初筛手段,阳性者可进行下一步检查。

5) 血液检查:消耗症状较重时可出现贫血等;肝转移患者可能出现肝功能异常;癌胚抗原(CEA)是常用的消化系统肿瘤诊断指标,对中晚期结肠癌具有一定的诊断价值,常用于术后随访和检测转移复发。其他肿瘤标志物如CA19-9、CA242、CA50、CA72-4、小肠黏蛋白抗原(small intestinal mucin antigen, SIMA)等也可用于结肠癌的诊断;甲胎蛋白(AFP)常用以鉴别原发性肝癌与结直肠癌肝转移,后者AFP值往往正常;若出现卵巢或腹膜转移,CA125可能升高。

6) 影像学检查:①钡剂灌肠造影检查,为传统且常用的检查,近年来常用X线气钡双重造影来提高诊断率;②B超,用于了解患者有无肿瘤转移,尤其是肝转移;③腔内超声,推荐对中低位直肠癌进行腔内超声检查,便于更精确了解肿瘤T分期情况,有无侵犯邻近脏器及周围淋巴结肿大情况;④CT,可以术前判定肿瘤位置、肿瘤是否穿透肠壁、邻近器官有无侵犯、有无淋巴结转移以及有无远处转移;⑤MRI,主要用于评价肝转移病灶、肝被膜下病灶以及骶前种植病灶等;⑥PET/CT:不常规使用,对于术前检查提示Ⅲ期以上结肠癌,可能合并远处转移,可行此检查。

7) 结肠镜检查:是诊断结肠癌的最主要方法,可以明确肿瘤的大小、部位、形态,通过活检还可以进行病理诊断,对指导手术治疗具有重要价值。纤维结肠镜也可以用来治疗早期结肠癌,对晚期结肠癌进行姑息性治疗以缓解症状,以及解除结肠癌造成的肠梗阻,为进一步手术创造条件。

### 22.1.3 结肠癌的治疗现状

结肠癌的治疗以手术为主,辅以化疗、靶向治疗、免疫治疗、中医中药以及其他治疗的综合治疗。应根据患者的全身状况和各个脏器功能状况、肿瘤位置、肿瘤临床分期、病理类型及生物学行为等决定治疗措施,合理应用现有的治疗手段,以期最大限度根治肿瘤、最大限度保护脏器功能和改善患者的生活质量。对于能够达到根治性切除的结肠癌首选手术治疗;对不能达到根治性切除的应行全身化疗,待肿瘤缩小或降期后再考虑手术治疗;而对晚期失去手术治疗机会的应行以全身化疗为主、辅以最佳支持治疗的综合治疗。多学科团队(MDT)综合治疗在结直肠癌治疗中的作用已得到广泛认同,即结直肠外科、肝外科、胸外科、肿瘤内科、消化内科、病理科、放射科、放疗科、介入科及内镜中心等多科室医生,针对患者的具体情况,可以对疾病进行更精确的分期,减少治疗混乱,确立更为个性化的评估体系,有助于提高患者生活质量、获得最佳的临床和生存获益。

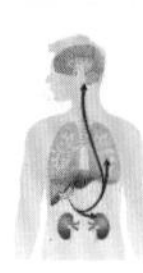



## 22.2 结肠癌转移复发的临床规律

### 22.2.1 结肠癌转移复发的途径

结肠癌患者最主要的死亡原因是远处转移。与其他肿瘤一样，向邻近部位侵袭和远处转移是结肠癌区别于良性肿瘤的重要生物学特征之一。按照目前公认的分类方法，临床上常将结肠癌的侵袭转移方式分为 4 类。

（1）*直接浸润*

肿瘤细胞沿着组织间隙、淋巴管、血管或神经束侵入并破坏邻近正常器官或组织，继续不断生长，称为直接蔓延或直接浸润。结肠癌可向 3 个方向浸润扩散，即肠壁深层浸润、环状浸润和纵轴浸润。结肠癌向纵轴浸润一般在 5～8 cm 以内，这与直肠癌的生物学特点不同，多组大样本临床资料表明仅 1%～3%直肠癌标本向远侧肠壁浸润＞2 cm[6]。结肠癌浸润肠壁一圈需 1～2 年，与肿瘤分化、年龄等因素相关。直接浸润可穿透浆膜层侵入邻近脏器如肝、肾、子宫、膀胱等。

（2）*淋巴转移*

淋巴转移是结肠癌主要的转移途径。肿瘤细胞到达淋巴结后，首先聚集于边缘窦，以后生长繁殖而累及整个淋巴结，使淋巴结肿大，质地变硬，切面常呈灰白色。

（3）*血行转移*

结肠癌细胞进入静脉后沿门静脉转移至肝，这是结肠癌最常见的转移器官。肝转移也是结肠癌患者最主要的死亡原因。肿瘤细胞也可经淋巴管入血，侵入静脉的肿瘤细胞经右心到肺脏，形成肺转移瘤；侵入肺静脉的肿瘤细胞或肺内转移瘤细胞通过肺毛细血管进入肺静脉，经左心随主动脉血流到达全身各器官。侵入胸、腰、骨盆静脉的肿瘤细胞，也可以通过吻合支进入脊椎静脉丛，进一步进入脊椎或者颅腔，发生骨和脑转移。结直肠癌结肠梗阻和手术时的挤压，易造成血行转移。

（4）*种植转移*

腹腔种植转移是临床上最常见的一种类型，通常是由于肿瘤穿透肠壁浆膜层后，癌细胞脱落种植于脏层或壁层腹膜，通常肿瘤附近以及盆腔底部腹膜处较密集。一般认为癌细胞在健全完整的黏膜面上是不会存活的，但在创面上则完全可以种植存活。腹壁切口的种植大多是由于未注意切口保护，以致使脱落的癌细胞种植于切口中。吻合口种植则由于癌细胞脱落于肠腔内，然后种植于吻合口上。结肠肿瘤细胞种植在卵巢上后继续生长，称为库肯勃(Krubenberg)瘤，腹腔内种植播散后可产生腹水。结直肠癌如出现血性腹水多为腹腔内播散转移。

### 22.2.2 结肠癌转移复发的器官特异性

（1）*淋巴结转移*

结肠的淋巴结分为结肠上淋巴结、结肠旁淋巴结、中间淋巴结和中央淋巴结 4 组。其中，肠上、肠旁淋巴结为第 1 站，肠系膜血管旁淋巴结为第 2 站，肠系膜血管根部淋巴结为第 3 站。淋巴结转移的方式有回流性转移、跳跃性转移和逆行性转移，以回流性转移最为常见。回流性转移是指第 1～3 站淋巴结均有转移，临床上最为多见。跳跃性转移是指上一站淋巴结无转移，而下一站淋巴结有转移，其发生率为 11%～35%。逆行性转移是指肿瘤前方的淋巴引流干有栓塞时，淋巴回流受阻，被迫沿吻合侧支流动，循肠管上下主干回流；多见于恶性程度较高的肿瘤，临床上比较少见。

结肠癌总体淋巴结转移率为 35.3%～46.0%，第 1、2、3 站阳性淋巴结分布率分别约为 51%、23%、26%。距肿瘤越近的肠管轴淋巴结转移率越高，且随着结肠癌浸润深度的加深，肠管轴及中枢淋巴结转移率均明显增加[7,8]。原发灶的病理类型也影响淋巴结转移率，隆起型、溃疡型、浸润型腺癌的淋巴结转移率依次增高，而黏液腺癌的转移率显著升高。原发灶分化程度低也与更高的淋巴结转移率相关。多数研究认为，肿瘤原发部位与淋巴结转移率没有相关性。

淋巴结转移数目对结肠癌术后转移复发以及患者生存均存在影响。有第 1、2、3 站淋巴结转移的结肠癌术后 4 年复发率分别为 27.3%、37.5%、57.1%。出现第 2、3 站淋巴结转移的结肠癌患者的预后显著差于仅有第 1 站淋巴结转移的患者[9]。多项研究发现结肠癌淋巴结转移度(lymph node ratio，LNR)也与预后有着密切的关系。Park 等[10]将 LNR 分为 0.01～0.15、0.16～0.30 和＞0.30 3 个亚组，患者的 5 年生存率分别为 81%、23%和 17%。Lykke 等[11]将Ⅲ期患者按照 LNR 划分为和 0～0.08、0.08～0.25、0.25～0.50 和 0.50～1.00 4 个亚组，发现 5 年总生存率分别为 68.1%、57.2%、

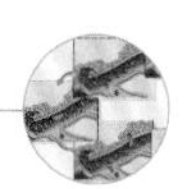

49.3%和32.4%，且LNR为独立预后因素。

(2) 肝脏转移

肝脏是结肠癌最主要的远处转移部位。约有50%的结肠癌患者在整个疾病过程中发生肝转移，其中，15%～25%发生同时性肝转移，20%～25%发生异时性肝转移。76.8%的同时性肝转移局限于肝脏，而23.2%合并其他远处转移；男性患者发生肝转移的概率高于女性患者。同时性肝转移的定义存在争议，最早的定义为"同时发现或肝先发现转移"，但很多定义还包括了转移灶出现于原发灶确诊后3、4或6个月[12,13]。LiverMetSurvey的数据显示，初诊即发现转移与0～3个月内发现转移相比，存活率差异显著(5年生存率39% *vs*. 44%；$P<0.0001$)[14]。而1个月内与6个月内或12个月内发现肝转移相比，生存率没有显著差异。然而，当与初诊后12个月后发现肝转移相比，后者的生存率明显优于同时发现肝转移的结肠癌患者($P<0.0001$)。故而，最新的专家共识[15]提出，因预后的明显差异，原发灶诊断或切除后12个月以内出现的肝转移称为早期异时性肝转移，而原发灶切除后12个月以上出现的肝转移称为晚期异时性肝转移。

大部分肝转移为多发性，77%累及肝脏左、右叶，仅10%为单发；同时，右肝发生肝转移的概率要明显高于左肝($P<0.001$)。原发灶的部位可能影响肝脏转移的位置：右半结肠来源的转移瘤更常出现在右半肝，而左半结肠来源的转移瘤则较均匀地分布在肝脏中，这可能与门静脉的血流分配有关。

许多研究都强调肝转移瘤数量与生存率之间的关联，发现当转移瘤数目>3个时将明显损害患者预后；但同时另一些研究也发现，当能确保R0切除的前提下，>3个转移瘤仍能取得与前者相似的预后。80%的异时性转移发生在原发灶手术后3年内。手术是最重要的治疗结肠癌肝转移手段，但只有15%～20%的患者在初次确诊肝转移时有手术机会，这部分患者中位生存期为35个月，5年生存率可达30%～57%。有一部分初诊无法切除的患者，经过系统的综合治疗，即转化治疗后，可转为手术切除，这部分患者术后5年生存率与初始可切除的患者相当，约为30%。还有大部分结肠癌肝转移患者，肝转移灶始终无法手术切除，积极的综合治疗也可明显延长中位生存期(达到24～30个月)。

结肠癌最常转移至肝脏的主要原因如下：①肝脏接受大部分腹内脏器的门静脉引流，包括远端食管、胃、脾、小肠、结肠、直肠、肾上腺、胰腺、胆囊和胆管及分支的静脉引流，占肝脏血供的70%～80%。此外，肝脏约接受心输出量的30%动脉血供。由此，经肝脏滤过的血量仅次于经肺滤过的血量。②肝脏具有多种能够为肿瘤细胞生长提供优良环境的细胞。经宿主防御系统杀灭后仍存留的肿瘤细胞最终到达肝脏，穿过肝窦壁，在肝窦周围间隙落户，形成小的细胞集落，即所谓的微转移灶。后经恶性增殖与微血管化，成为临床意义上的肝转移癌。如果肿瘤细胞表达出在转移级联过程的任何阶段都容许其运动的合适表型，肿瘤转移随即发生。肝脏因其丰富的血流、高糖而低氧含量状态，以及肝窦间隙富含营养的滤过液，使其拥有转移癌的最佳生长环境。加之肝脏与多个脏器毗邻，接纳丰富的淋巴引流，这些特点决定了肝脏是全身许多恶性肿瘤最易侵犯和转移的器官，其中尤以结肠癌多见。因此，结肠癌肝转移是癌细胞沿门静脉回流，经血行转移至肝脏的结果。

结肠癌肝转移是个复杂而又多样的过程，其机制尚未完全阐明。一般认为，结肠癌肝转移包括多个步骤：①早期原发癌生长与微血管化。肿瘤血管化在直径达到2 mm时即可发生。②癌细胞从原发灶脱落，黏附并降解细胞外基质(ECM)和基底膜(BM)，侵入循环管道。③循环肿瘤细胞(CTC)的存活与免疫逃逸。通过宿主免疫系统攻击和血液机械性作用，绝大多数CTC在循环途中被各种机制杀灭破坏，小部分癌细胞通过各种主动机制逃避杀伤而存活下来，并到达肝脏。④癌细胞的定植。癌细胞入肝后到达并停滞于门静脉的终末支，亦有少数单个癌细胞跨过窦前毛细血管括约肌而进入肝窦内；这些癌细胞在多种炎症介质和细胞因子的作用下，与肝窦内皮紧密粘连，并进一步穿过肝窦内皮，定植于肝窦间隙或肝细胞周围，趋化吸引窦旁星状细胞、门管区成纤维细胞及部分干细胞，逐渐形成一个亚临床、无新生血管的微转移灶；肝内微转移灶大多发生于养供及营养物质丰富的近门管区，与此区丰富的黏附分子、吞噬活动和大量功能活跃的星状细胞、肝细胞的存在密切相关。⑤微转移灶的血管新生。微转移灶进一步发展成有临床意义的大体转移灶需要新血管形成，这是一个主动过程，包括ECM的降解、内皮细胞增殖与移走和新小管形成，其中缺氧和炎症介质是血管生成最重要的刺激剂；结肠癌肝转移灶的血管新生与3种类型肿瘤生长方式密切相

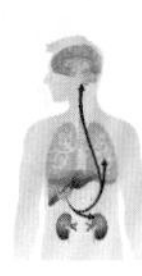



关，即包裹性生长、膨胀性生长和替代性生长。

（3）肝脏转移灶术后复发

结肠癌肝转移行肝脏切除术后复发是常见的，超过2/3的患者出现复发，且40%的复发病灶局限于肝脏，其中1/3的患者在肝转移手术后2年内死亡。影响结肠癌肝转移的术后预后因素包括年龄、转移灶大小、是否伴有肝外疾病、CEA水平、肿瘤分期、淋巴结转移、发生疾病的间隔<12个月、肝结节的数目、手术切缘等。对于结肠癌多发性肝转移，手术只能切除肉眼可见的大转移灶，因为肝转移癌切除术后常有33%～50%的残肝复发。复发的转移癌一般不是来自原来的转移灶，而是发生于原来已存在于肝内的其他微小转移灶。这些肿瘤细胞处于休眠状态，一旦条件许可，如癌细胞的本身生物学特性改变、机体的免疫状态及器官微环境变化等，即能进入增殖状态而发展为临床显性转移灶。

一方面，肝脏具有强大再生能力。肝细胞是高度分化的细胞，在成年动物或成人，肝细胞处于休眠期，很少再分化，但当肝细胞受损或肝脏切除后，肝细胞又能很快进入分化状态，启动肝细胞再生。刺激肝再生启动的机制与触发残留癌细胞的增殖过程相似，因此有推论肝脏分泌的控制再生和修复的细胞因子也会影响肿瘤的增殖。肝再生机制的启动同时也刺激了处于休眠状态的残留癌，触发了癌细胞的增殖。另一方面，肿瘤的生长、进展与机体细胞免疫降低密切相关，而肿瘤发生的过程也可进一步抑制细胞免疫。手术应激可降低机体的细胞免疫力，但同时手术又切除了转移灶瘤体，去除了肿瘤对免疫的抑制作用。

（4）腹膜转移

腹膜是结肠癌除肝脏外最常见的转移部位，4%～13%的患者初诊时即有腹膜转移（同时性转移），20%～50%的患者在复发时伴有腹膜转移（异时性转移）。在结肠癌腹膜转移的患者中，仅有腹膜转移而无其他远处转移的仅占20%～25%。出现腹膜转移后，其第2站往往转移到肝脏。腹膜转移的表现为腹腔内弥散性转移结节。腹膜转移的患者预后极差，其自然病程的中位生存期仅为5～9个月，而接受姑息性全身治疗的腹膜转移患者的中位生存期为12个月。对腹膜转移采用积极的腹腔热灌注化疗和外科治疗可能延长部分患者的生存[16]。影响结直肠癌腹膜转移患者的预后因素包括腹膜播散癌指数（PCI）、减瘤术完整性、是否合并其他远处转移等。

结肠癌腹膜转移通过多个步骤完成：①原始癌细胞脱落进入腹腔。其途径包括：$T_4$期的结肠癌侵及浆膜，直接种植于腹膜表面；伴有穿孔的结肠癌在穿孔时脱落的癌细胞种植于腹膜表面；手术时的浆膜损伤或行肠切除时脱落的癌细胞种植于浆膜；肿瘤切除时从血管或淋巴管漏出的癌细胞等。②癌细胞在腹腔的播散。一旦癌细胞脱落至腹腔，其可以通过重力作用、胃肠道的蠕动及膈肌运动产生的压力播散到腹腔的各个角落。最常见的位置是右下腹、肝十二指肠韧带、盆腔脏器及壁层腹膜。③与腹膜粘连。这个过程中炎症发挥着重要作用，其可以促进黏附因子的表达，进而促使肿瘤细胞黏附于腹膜的间皮层，例如血管细胞黏附分子1（CD106）、细胞间黏附分子1（CD54）及血小板内皮细胞黏附分子（CD31）等。④侵入间皮下层。侵入间皮下组织是通过各种整合素、蛋白酶黏附及降解细胞外基质完成的。有报道称，癌细胞能通过脂肪酸合成酶（FAS）依赖机制诱导间皮细胞的凋亡。通过间皮细胞的收缩及炎症介导的细胞间连接的破坏从而使细胞外基质裸露，进而使癌细胞侵入间皮下层。⑤进入循环系统。一旦间皮下基质被侵入，癌细胞就能进入血液及淋巴系统的微循环。微粒物质（包括脱落的腹膜癌细胞）能通过位于腹膜上的肌纤维隔膜之间的淋巴系统进入体循环。

（5）肺转移

结肠癌肺转移总的发生率为2%～6%，显著低于直肠癌肺转移的发生率（10%～18%），异时性肺转移5年累计发生率为5.8%。由于肺部CT的广泛应用，2000年以后肺转移的检出率显著高于2000年以前。且不同的肿瘤原发部位，肺转移的发生率也有所不同，其原因可能与静脉回流不同相关。结肠癌肺转移的原发肿瘤部位按比例依次为乙状结肠、降结肠、升结肠、直-乙结肠交界、盲肠、结肠脾曲、结肠肝曲及横结肠。10%～15%的进展期结肠癌患者会发生肺转移，而且大多数都是多发转移或者双肺转移，单纯性肺转移发生率仅为1.7%～7.2%。结肠癌术后肺转移的发生与原发病灶的分期相关。Watanabe等[17]对746例结肠癌患者的临床病理特点进行分析，术后肺转移发生率Ⅰ期为0.6%，Ⅱ期为2.2%，Ⅲ期为9.8%，Ⅳ期为24.6%。结肠癌肺转移行外科手术切除后5年生存率为24%～68%，但只有1%～2%的患者接受手术治

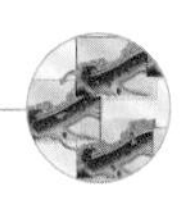

疗，接受全身化疗的中位生存期不足 24 个月。

目前认为，结肠癌肺转移主要为血行转移。结肠癌原发灶内的癌细胞经由门静脉系统到达肝脏，再通过肝血窦到达肝静脉，进入体静脉系统；或就近侵入体静脉系统，最后经过体静脉循环到达右心系统进入肺动脉，分流后到达肺脏小动脉血管停留，从而形成转移性癌栓。转移性癌栓内的多数癌细胞会死亡，而能存活下来的少量癌细胞则继续生长，最终穿透血管内皮在肺内形成转移性癌灶。

（6）卵巢转移

在女性结肠癌患者中，0～8.6%的患者在初诊时即有同时性卵巢转移，1.4%～6.8%的患者出现异时性卵巢转移，且多发生于原发灶手术后 2 年内，且约 50%的病例有双侧卵巢的累及。卵巢转移的患者常合并腹膜转移，40%的患者有卵巢外盆腔转移。出现卵巢转移的患者通常较为年轻。对死于结肠癌的女性患者尸检发现，6%～14%伴有卵巢转移。对于Ⅳ期女性患者，出现卵巢转移的风险显著提升，且接近 90%的卵巢转移患者伴发腹膜转移。因此，对于进展期的女性结肠癌患者，任何卵巢肿物均应排除是否为卵巢转移。

结肠癌卵巢转移的发病机制尚不确定，通常认为有以下途径：①血行转移。支持血行转移的理由如下：年轻、绝经前的结肠癌患者发生卵巢转移的比例较大，可能原因为这部分人群卵巢功能旺盛，血供丰富；结肠癌卵巢转移瘤大多生长在卵巢的深层，不在表面；卵巢转移大多是双侧发生，单侧较少。②种植转移。卵巢表面凹凸不平，无腹膜覆盖。肿瘤组织突破浆膜层后，脱落到腹腔，随着肠道蠕动，易发生卵巢种植。约有 50%的卵巢转移患者合并腹膜种植。且 $T_3$、$T_4$ 的患者更易发生卵巢转移。③淋巴转移。结肠癌细胞可转移到腹膜后淋巴结，进而逆流进入卵巢。两侧卵巢之间以及结肠和卵巢之间均有淋巴管交通支，使淋巴转移成为可能。④直接侵犯。盲肠、乙状结肠与卵巢相邻，这些部位的肿瘤突破浆膜层后易直接侵犯邻近卵巢。

（7）骨转移

结直肠癌患者中有 1.3%～10.4%的患者伴有骨转移，其中大部分为多发骨转移，仅有骨转移的患者仅占 0～1.1%。Sundermeyer 等[18]回顾 1993—2002 年收治的 1 020 例转移性结直肠癌患者的临床资料，发现骨转移发生率为 10.4%，且结肠癌的骨转移发生率显著低于直肠癌。骨转移的患者中最常见的为脊柱转移，其次是骶髂部、骨盆和肋骨，较少见于肩胛骨、四肢长骨和颅骨。结直肠骨转移常合并其他脏器转移，最常见合并肺转移和肝转移。结肠癌骨转移的发生与肺转移有一定的相关性。此外，骨转移的发生率还与接受全身化疗药物的种类呈正相关，接受奥沙利铂或伊利替康治疗的结肠癌患者骨转移发生率较高，提示近年来新药应用于结肠癌带来的生存获益可能使骨转移发生率趋于上升。

目前认为，骨转移主要由血行转移来源。接受骶骨、腰椎以及一部分髂骨血液回流的脊椎旁静脉丛，由于其无静脉瓣，因此被认为利于肿瘤的骨转移。另外在腰骶部，脊髓静脉系统和髂股静脉系统的交通可能导致肠癌癌栓倒流直接种植转移到下肢。同时，结肠癌细胞也可通过淋巴系统转移到骨。创伤、温度梯度变化、激素水平、局部血流动力学、免疫水平以及结肠癌细胞的转移能力均影响其向四肢骨转移。

（8）脑转移

结肠癌脑转移的发生率为 1%～3%。发生脑转移的患者一般伴有其他器官的远处转移，仅有极少的病例为仅伴脑转移。结肠癌脑转移以多发脑转移为主[19]，且累及小脑的概率明显高于肺癌、乳腺癌等其他实体瘤的脑转移。

结肠癌脑转移的机制目前并未被了解清楚。目前认为，结肠癌脑转移的最主要途径为血行转移，由于左半结肠的一部分回流静脉不经过门静脉系统直接进入下腔静脉，相比右半结肠更容易发生肺转移，从而发生血行转移。这也合理地解释了左半结肠癌的脑转移发生率相对略高。血行转移另一条重要途径是脊柱静脉系统，其特点是无静脉瓣，位于椎管内和胸腹部脊柱的附近，在后纵隔或者腹膜后肿瘤受到挤压（胸压或腹压增大）时，癌细胞可以通过脊椎静脉系，不经过肺，而直接进入脊椎或颅腔，发生中枢神经系统转移。

## 22.3 结肠癌转移复发的预测与诊断

在临床层面，结肠癌的 TNM 分期与转移复发风险的关系明确，是最为基本的评价体系，也被广泛接受并在临床实践中使用。近年来，多种其他临床病理因素也被证明与转移复发相关，其与 TNM 分期的组合或有可能进一步提高预测效能。在分子层

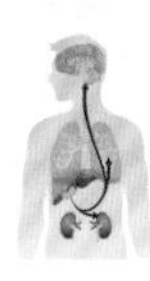



面，探索转移复发的相关机制，不仅有助于转移复发的早期诊断和预测，更重要的是提供潜在的治疗靶点。多项研究已经观察到了多种分子参与转移复发过程。

### 22.3.1 临床病理因素预测结肠癌转移复发

（1）肿瘤分期

肿瘤分期是影响术后转移复发的最重要因素。以往常用的为 Dukes 分期系统，Dukes B 和 C 期患者局部复发率明显高于 Dukes A 期患者，表明肿瘤的侵犯深度与复发危险呈明显的正相关。Gelb 和 Schrock[20]分析了 2 634 例结直肠癌患者根治术后的预后情况，发现 Dukes 分期是影响术后肿瘤复发和预后的重要相关因素。

目前国内外公认的结肠癌分期标准是 TNM 分期，其可反映结直肠癌的预后。不同 TNM 分期的 5 年生存率差异显著，由Ⅰ期的 93%、Ⅱ期的 80%、Ⅲ期的 60%，降低到Ⅳ期的 8%[21]。

T 分期：理论上来说，肿瘤向肠壁外侵犯深度的增加，提高了肿瘤细胞向邻近组织的侵犯范围，尤其当肿瘤穿透肠壁时，肿瘤细胞可以浸润肠管周围组织甚至脱落种植于腹腔内。Quirke 等[22]对肿瘤及其周围系膜做连续切片发现，侧切缘扩散者的复发率为 85%，明显高于侧切缘阴性者的 3%，提示局部复发与侧切缘的肿瘤扩散相关。$T_3$、$T_4$ 期肿瘤局部复发率明显高于 $T_1$、$T_2$ 期，当肿瘤已侵犯周围脏器达 $T_{4b}$ 时尤为显著。

N 分期：淋巴结转移的数量和部位与术后的转移复发密切相关，是独立于肿瘤浸润深度的另一个重要的局部复发危险因素。其中发现阳性转移淋巴结数量越多，淋巴结距离原发肿瘤越远，术后出现转移复发的比例就越高。研究发现，术前影像学检查提示淋巴结转移患者，即使接受新辅助治疗后，其局部复发概率也相对较高[23]。

（2）肿瘤大小、组织学类型及分化程度

普遍认为，肿瘤最大径越大，其侵犯范围就越广，侵犯血管及淋巴管的可能性就越大，因此发生转移复发的风险就越高。而大量研究表明，黏液腺癌、印戒细胞癌和未分化癌等组织学类型肿瘤的术后转移复发概率远高于管状腺癌等类型。研究发现，黏液腺癌对术后辅助化疗的敏感性差于非黏液腺癌，这也是该肿瘤组织学类型预后较差的因素之一。分化程度是肿瘤恶性表现的指标之一，其同时也是一个重要的预后指标。原发肿瘤分化程度越差，复发率相对越高。Adoff 等报道了组织分化程度与肠癌术后的肿瘤复发率的相关性，数据显示高分化肿瘤的术后复发率为 25.8%，而中低分化者为 64.7%和 66.7%。这可能与低分化的癌细胞增殖分裂迅速、多呈浸润性生长、细胞易脱落种植相关，差分化肿瘤呈分散单个癌细胞或小癌巢弥散在组织间隙中，具有很强的侵袭力，从而导致转移复发率增加。

（3）脉管浸润/神经侵犯

研究显示[24]神经侵犯及淋巴脉管侵犯是结直肠癌局部复发的独立风险因素。结直肠癌的静脉侵犯率为 20%～30%，脉管受侵犯与预后密切相关。脉管侵袭是结直肠癌发生远处转移的主要途径，因此在部分早期病变患者中，即使未发生淋巴结等部位转移，只要肿瘤侵犯至血管即可能发生血行转移；其主要是可通过血行转移经门静脉入肝，也可经血行转移至肺、脑、骨等其他部位。

（4）癌结节

癌结节即肿瘤沉积（tumor deposit，TD），在结肠癌 AJCC 分期第 8 版中定义为存在于原发肿瘤淋巴引流区域内（结肠系膜和直肠系膜的脂肪组织内）的孤立肿瘤结节，其多数源于血管、淋巴管浸润，其内没有可辨认的淋巴结、血管、神经结构。一般认为，癌结节的存在预示较差的预后，与更高的肿瘤转移复发风险密切相关。因此，经典的 TNM 分期中，有癌结节但不伴有区域淋巴结转移的患者被定义为 $N_{1c}$。

（5）肿瘤部位

大部分研究认为原发肿瘤部位与术后复发无关；部分学者认为，直肠癌及乙状结肠癌术后局部复发较为多见，这可能与肿瘤部位的手术难度有关。近来越来越多的研究显示[25]，不同的肿瘤部位与肿瘤远处转移尤其是肝转移密切相关。早期就有研究显示[26]，右半结肠癌患者的预后显著差于其他部位结肠癌的患者，表现为对化疗的敏感性更差，更易发生远处转移等。

（6）年龄及个体差异

患者年龄甚至性别在部分研究中显示与肠癌的局部复发相关。有研究发现[27,28]，直肠癌局部复发在老年患者和男性患者中更容易出现，但是目前还没有得到明确的公认。一般认为，高龄患者包括免疫力在内的体质普遍较差；男性骨盆相对狭小，在直肠癌手术中操作难度的增大是可能的原因之一。但

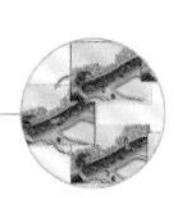

也有学者认为，年轻人肿瘤组织活跃，癌细胞浸润性强，易分化不良，因此导致肿瘤术后复发概率升高。但总体上目前对于上述二者对局部复发影响的价值仍比较有限。

### 22.3.2 外科手术因素对结肠癌转移复发的影响

除了上述临床病例因素预测术后转移复发外，外部因素如手术、治疗强度等对肿瘤转移复发也有一定的影响。临床医师的手术经验与技巧在其中发挥巨大作用。不同医师在手术经验和技巧方面存在较大差异，其直接影响手术的肿瘤学效果，包括严格遵守无瘤操作、肿瘤及淋巴结清扫范围和彻底性、术式的选择及切缘情况、辅助治疗的选择等。

（1）*无瘤操作*

无瘤操作是降低肿瘤局部复发的重要因素，也是保证手术质量的基本要求。避免肿瘤的医源性播散是肿瘤外科包括结直肠外科的绝对要求，主要包括：①探查中由远及近、动作轻柔，对已经破溃或侵犯浆膜的肿瘤采取覆盖、包裹，避免肿瘤细胞脱落、种植；②先结扎阻断肿瘤部位输出静脉，再处理动脉；③尽量锐性分离，少用钝性分离；④手术时整块切除，用清水冲洗创面；⑤腹腔内化疗等。

（2）*切除及清扫范围*

手术切除范围是影响术后转移复发的重要因素。研究显示，在肠段及周围组织清除不彻底的手术将显著增加复发概率。有研究认为[29]，许多转移性淋巴结直径＜5 mm，容易在手术中被忽略和遗漏，反映出合理的淋巴结清扫范围具有重要作用。

（3）*术式选择及切缘情况*

正确的手术方式选择有助于减少术后肿瘤的复发已经成为共识。近年来完整结肠系膜切除术（complete mesocolic excision，CME）及全直肠系膜切除术（total mesorectal excision，TME）的应用极大地提高了手术效率，减少了术后转移复发概率。足够距离的切缘并保证切缘阴性是手术的必要追求，结肠癌手术中基本能保证足够距离的切缘，但在部分低位直肠癌手术中因为手术空间的限制，往往仅能够保证 2 cm 甚至更短的切缘，其可能导致术后局部复发概率增高。

（4）*辅助治疗情况*

目前指南共识强调，对于 TNM 高危Ⅱ期及Ⅲ期以上的术后病例，建议进行术后辅助化疗。与单纯的手术相比，适当的辅助治疗能够进一步降低局部复发概率[30]。因此，部分拒绝术后辅助治疗的高危Ⅱ期甚至Ⅲ期患者，其肿瘤复发及转移的可能性相对于接受辅助化疗患者更大，应更加密切随访各项指标，以早期发现可能出现的肿瘤转移复发。

### 22.3.3 生物标志物预测结肠癌转移复发

近年研究发现了很多与转移复发相关的生物标志物，但还需要更多的研究验证其预测转移复发的价值，同时，临床上也需要简单、便捷，能够广泛应用的方法检测新发现的生物标志物。其中，液体活检作为一种无创检测技术，还可以动态监测转移复发，逐渐被认可。

（1）*潜在的预测靶标*

上皮-间质转化（EMT）是一个上皮细胞通过系列改变获得间质细胞表型的复杂过程，根据其生物学功能又被分成 3 类：①胚胎发育和器官形成；②伤口愈合和组织修复；③肿瘤进展。第 3 类 EMT 与恶性肿瘤的侵袭和转移表型相关。在 EMT 过程中，肿瘤细胞通过紧密连接溶解、细胞极性消失、细胞骨架重塑等过程最终获得侵袭表型。对于肿瘤细胞，EMT 往往因肿瘤微环境中包括生长因子、细胞因子、氧化应激等的多种刺激而过度激活，从而使肿瘤细胞顺利适应肿瘤微环境，并发生转移。

EMT 的启动和作用受到多因子构成复杂网络的调节，其中的因子按照功能不同又可大致分成 3 类：①EMT 效应因子，为直接执行 EMT 过程的分子；②EMT 核心调节因子，为调控 EMT 的转录因子；③EMT 诱导因子，为启动 EMT 的胞外分子。

效应因子由多种亚细胞的结构蛋白组成，对维持细胞上皮/间质表型至关重要，主要包括上皮细胞连接蛋白（上皮钙黏素、密封蛋白和闭合蛋白等）和间质细胞黏附蛋白（波形蛋白、纤连蛋白和神经钙黏素等）。既往研究显示，上皮钙黏素的丢失或者神经钙黏素的过表达均与结直肠癌的转移和预后相关。核心调节因子包含大量的转录调节因子，大致分成 3 类，包括 Snail/SLUG 家族、ZEB1/ZEB2 家族和 Twist1/Twist2 家族等。各类中的多种分子与结直肠癌侵袭和转移均已有相当的证据支持。诱导因子中除了几条重要的核心信号通路，比如 TGF－β 信号通路、Wnt 信号通路等，不断有新的分子或靶标被发现。

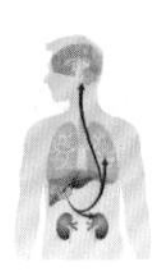



1）跨膜丝氨酸蛋白酶4（transmembrane protease/serine 4，TMPRSS4）：TMPRSS4是Ⅱ型跨膜丝氨酸蛋白酶（type Ⅱ transmembrane serine protease，TTSP）家族的一员，在结直肠癌组织中高表达，并与TNM分期明确相关。TMPRSS4过表达不仅能够提高结直肠癌细胞的增殖和自我更新能力，还能显著提高其侵袭和转移能力。TMPRSS4能通过Smad相互作用蛋白1（Smad interacting protein 1，SIP1）/（ZEB2）导致上皮钙黏素下调，同时促进整合素表达，并最终导致细胞连接丢失，获得转移表型。此外，TMPRSS4过表达还能导致胞内信号通路激活，包括FAK、ERK1/2、Akt、Src和Rac1等，通过PI3K或Src阻断均能够降低TMPRSS4诱导的肿瘤细胞侵袭和肌动蛋白重排。近期又有一项研究发现TMPRSS4的抑制剂，能够降低酶活性并抑制细胞侵袭，有望成为新的抑制结肠癌转移的新靶点。

2）同源形成素样蛋白2（Formin-like 2，FMNL2）：FMNL2是一种甲酸精形成素，可以通过激活Rho家族的GTP酶，进而导致肌动蛋白依赖的细胞运动和侵袭。FMNL2过表达在肿瘤细胞系和结直肠癌组织中均与肿瘤侵袭性行为相关，同时，FMNL2还参与结直肠癌细胞系间质表型的维持。在结直肠癌细胞系中，敲减FMNL2将导致间质-上皮转化（MET），并观察到上皮钙黏素、α-联蛋白和γ-联蛋白的上调，以及波形蛋白、Snail蛋白和Slug蛋白的下调。FMNL2的缺失将降低TGF-β诱导的EMT，这说明FMNL2通过TGF-β信号通路使得结直肠癌细胞维持间质表型，并获得高度侵袭表型[31]。另有研究提示，在结直肠癌中，FMNL2又受到多种miRNA的调控，包括miR-206、miR-613、miR-34a和miR-137[32-35]。

3）生长分化因子15（growth differentiation factor 15，GDF15）：GDF15是TGF-β超家族中骨形态生成蛋白（BMP）亚家族的一员，它还有许多别名包括巨噬细胞抑制因子1（MIC-1）、前列腺衍生因子（prostate-derived factor，PDF）、胚胎骨形态形成蛋白（placental bone morphogenetic protein，PLAB）和胚胎转化生长因子（placental TGF，PTGF）等。GDF15是结直肠癌不良预后指标，其在肿瘤组织中高表达或者血浆中高水平提示转移复发风险升高和总体预后降低。在体内和体外实验中均观察到GDF15通过激活EMT促进结直肠癌细胞的转移，具体机制为结合TGF-β受体，进而激活Smad2和Smad3通路。进一步研究发现[36]，GDF15的预后作用在COX-2高表达的患者中更为显著。

4）心肌细胞增强因子2D（myocyte enhancer factor 2D，MEF2D）：MEF2D是MEF2转录因子家族中的一员。MEF2的核心功能为胞外信号的传送和多种类型细胞中细胞增殖、形态化生、细胞凋亡等多种过程的基因调控。MEF2D主要作为启动转录因子在EMT过程中发挥作用。在结直肠癌中，MEF2D的上调与转移的发生存在相关性。同时，MEF2D还受到多种细胞因子的调控，比如表皮生长因子（EGF）、IL-6、碱性成纤维细胞生长因子（bFGF）和胰岛素样生长因子-Ⅱ（IGF-Ⅱ）等，而这些因子恰恰是导致多种肿瘤发生、进展、转移以及耐药的重要诱导因素。通过上调，MEF2D激活ZEB1表达，进而促进EMT的发生[37]。

此外，多种非编码RNA（ncRNA）也报道与EMT相关，但都还在初始阶段，需要更多的研究验证其功能，证明其在预测转移复发方面的作用，或者通过与临床病理因素结合改进现有的预测体系。

（2）*液体活检*

液体活检是通过对生物源液体（通常是血液）特定成分进行分析，用于癌症诊断、复发检测和预后评价的一种无创检测技术。相对于目前临床常用的粪便隐血、肿瘤标志物检测以及肠镜、组织活检等手段，液体活检既有较高的准确性，又避免了肿瘤组织活检的创伤性，并且可以动态反映疾病的变化。目前，液体活检主要包括循环肿瘤细胞（CTC）、循环肿瘤DNA（ctDNA）、游离细胞DNA（cfDNA）、胞外体、肿瘤驯化血小板（tumor-educated platelet，TEP）及肿瘤相关微粒（tumor-associated microparticle，taMP）等。

CTC是指自发或因诊疗操作时由实体瘤或转移灶释放进入外周血循环的肿瘤细胞。CTC检测可更加及时地判断疗效、监测转移复发及预测预后，具有操作简单、实时、无创、灵活等优点。一项前瞻性研究发现[38]，肠癌患者外周血含有的CTC数目基线水平≥3CTC/7.5 mL其预后要明显<3CTC/7.5 mL，总生存期为9.4个月 *vs.* 18.5个月。说明高CTC数量不仅能够反映疾病的进展程度，同时也可以反映结肠癌术后更高的转移复发风险。

CTC本身可以作为转移复发预测靶标的同时，对于CTC的检测将进一步提供基因改变、表型改变等信息，为预测转移复发提供更多的信息和证据。

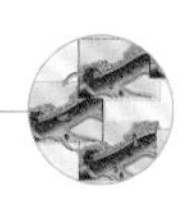

既往研究已经提示CTC的EMT在转移过程中有非常重要的作用，具有间质细胞表型的CTC被认为有更高的导致转移潜能，CTC一方面可能是远处转移灶的“种子”，另一方面更为转移的早期检测提供了契机。此外，CTC的基因分析也提供了很多预测转移复发的潜在靶标。有研究显示CTC中CD47的表达上调可能导致潜在的免疫逃逸机制。另有研究发现，CTC表面的细胞表面波形蛋白（cell-surface vimentin，CSV）在转移性结直肠癌患者中表达明显高于无转移患者[39]，是一种潜在的预测靶标。

需要注意的是，CTC作为一种新方法有其优势，也有不足之处。寻找肿瘤特异性的分子标志物，甚至瘤种特异性的分子标志物，使得CTC的识别和检出更加可靠，甚至做到组分分选，为亟待解决的问题之一。

cfDNA是正常细胞、肿瘤细胞以及CTC等发生凋亡或坏死后释到血液中的游离DNA片段，不仅存在于肿瘤患者体内，在正常人中也可以检测到，并且其一旦进入外周血中，很快会通过肾脏、肝脏和脾脏从体内清除[40]；而ctDNA是肿瘤来源的DNA，主要通过肿瘤细胞凋亡、坏死、CTC溶解和肿瘤细胞外的活性分泌进入循环。Luo等通过前瞻性队列研究证实了cfDNA在筛查结直肠癌和高危人群方面的应用价值[41]。

胞外体是一种细胞通过胞吐方式分泌至微环境中的囊泡，直径为40～100 nm，具有磷脂双分子层膜结构。人体中几乎所有类型的细胞均可通过内分泌或旁分泌的方式释放胞外体。胞外体通过其携带的微小RNA（miRNA）、长链非编码RNA（lncRNA）、环状RNA（circRNA）、DNA以及蛋白质等生物活性成分的运输，在细胞间物质交换和信息交流中发挥重要作用。多项研究表明，结直肠癌患者胞外体中特异性miRNA的异常表达是早期诊断和分期评估的可靠生物标志物[42-44]。

通过液体活检，可以实现对结直肠癌患者的早期和无创诊断，可以有效改善患者预后、降低死亡风险以及实时监测复发和治疗反应，更加全面评估患者预后。目前液体活检还受到一些技术上的限制，随着新技术的发展，定会有更多患者从中受益。

### 22.3.4 结肠癌转移复发的诊断

目前转移复发的明确诊断主要依赖临床表现和影像学、细胞学等辅助检查。

（1）临床表现

局部复发多出现在术后2年内。大部分复发患者无明显症状，部分以腹部不适为主要症状，另可有便血、肠梗阻或腹水等。如复发肿瘤侵犯膀胱、尿路等则可出现血尿、排尿困难等泌尿系统表现；部分直肠手术术后吻合口复发可在肛门指诊检查中触及吻合口增生组织，可有指套染血等表现。肝转移患者大多无明显症状和体征；随着肿瘤进展，部分患者可能出现右上腹肝区胀痛不适，或伴有黄疸、水肿、腹水等表现；右上腹肋缘下或可触及包块及肝区叩痛阳性。肺转移大多无明显症状，部分严重患者可能出现胸痛、胸闷、咳嗽、咯血甚至呼吸困难等症状；其他部位转移常出现转移部位疼痛等症状，如骨转移、脑转移、腹盆腔转移等。

（2）辅助检查

1）粪便隐血试验：粪便隐血试验阳性者常提示肿瘤复发可能，可酌情进行进一步检查以明确。

2）血液学检测：血液学检测是一种相对经济和便捷的诊断手段。尤其对术前CEA或CA19－9升高的病例，术后复查尤为重要。对首次根治性手术后肿瘤指标下降而术后随访时指标升高的病例，应当高度怀疑肿瘤复发及转移的可能，应加做相应的影像学检查。血液肿瘤指标检测指标包括CEA、CA19－9等，无转移部位特异性，对肠癌术后复发及不同部位转移均具有预测和提示作用。

3）B超：B超是普查和随访最经济和简单的首选方式。如B超检查中发现单个或多个新发结节，并具有回声增强特点，应高度怀疑肝转移。由于肝脏转移瘤依赖肝内动脉血供生长，因此B超检查中结合动脉灌注的血流动力学变化可帮助判断，对B超怀疑转移的病例加做肝脏CT、MRI等影像学检查以帮助明确诊断。

4）影像学检查：钡剂灌肠能够帮助了解肠腔内黏膜改变，但目前肠镜检查的发展和广泛应用，使结肠癌术后患者随访局部复发情况的方式变得更加便捷和有效，该检查已逐渐被弃用。腹盆腔增强CT检查对于腹盆腔、肠壁外复发病灶的诊断往往具有重要的价值。腹部增强CT、肝脏MRI能帮助提示肝脏转移。对于影像学无法明确的病灶，可考虑加做特异性造影剂的MRI或超声造影以帮助诊断。肺转移患者中，胸部X线片可表现为肺结节影；胸部X线片怀疑肺转移患者应加做胸部增强CT检查以明确诊断。对于骨转移，应行相应的核医学检查。

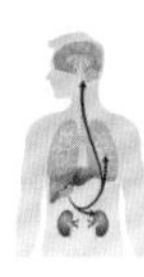


对于其他部位如脑转移、腹盆腔转移应行相应部位的影像学检查。

5）内镜检查：结肠癌术后定期行肠镜检查是发现吻合口复发或结肠肿瘤再发的重要手段，并可在发现病变后获得活检组织标本，用以明确诊断。

6）PET/CT：核医学检查如PET/CT提供了早于普通影像学的局部复发、淋巴结转移及肝、肺、骨等远处部位转移的诊断手段，且灵敏度及特异性更高。

（3）细胞学检查

肝穿刺活检获取影像学上占位的组织并进行病理学检查，用以明确占位的性质，对于部分影像学无法明确的病灶可考虑此方法；而对于怀疑肺转移患者，支气管镜检查取肺结节活检并做病理学检查，可以明确结节的性质，对于部分影像学无法明确的病灶可考虑此方法。手术探查获取腹盆腔转移结节并做病理学检查，可以明确腹盆腔转移病灶的性质。

## 22.4 结肠癌转移复发的治疗

### 22.4.1 手术治疗

手术切除是结肠癌转移患者获得长期生存的最佳治疗方式。然而，只有10%～20%的患者初始可切除。临床工作中，除扩大肝转移灶手术适应证外，还可选择二步肝切除术、转化治疗等策略扩大手术切除适用人群。

（1）肝转移的手术治疗

手术完全切除肝转移灶是目前治愈结肠癌肝转移的最佳方法，符合条件的患者均应在适当的时候接受手术治疗[45]。肝转移包括同时性肝转移和异时性肝转移。《中国结直肠癌肝转移诊断和综合治疗指南（2020版）》将同时性肝转移定义为结肠癌确诊时发现的肝转移；将异时性肝转移定义为结肠癌根治术后发生的肝转移[15]。本节分别就同时性和异时性肝转移两种情况来探讨手术时机的选择。

1）手术适应证和禁忌证：随着技术的进步，肝转移灶的大小、数目、部位、分布等已不再是影响判断结肠癌肝转移患者是否适宜手术的单一决定因素。对于肝转移灶手术切除的适应证，应该从以下3个方面来判断：①结肠癌原发灶能够或已经根治性切除；②根据肝脏解剖学基础和病灶范围，肝转移灶可完全（R0）切除，且保留足够的功能性肝组织（肝脏容积残留≥30%）；③患者全身状况允许，没有不可切除或毁损的肝外转移病变，或仅为肺部结节性病灶，但不影响肝转移灶切除的患者。手术禁忌证主要有：①结肠癌原发灶不能根治性切除；②出现不能切除的肝外转移；③预计术后剩余肝脏容积不够；④患者全身状况不能耐受手术。

2）手术切除原则：①肝转移灶切除后至少保留3根肝静脉中的1根且残肝容积≥40%（同时性肝切除）或≥30%（异时性肝切除）；②转移灶的手术切除应符合R0原则，切缘至少>1mm；③建议采用术中超声检查，有助于发现术前影像学检查未能诊断的肝转移病灶。

3）手术方式：①楔形切除术。对于病灶较小且靠近边缘者，可考虑楔形切除术。②肝段切除术。局限于某个肝段的病灶，可术中采用吲哚菁绿（ICG）荧光影像技术标记肝段，在腹腔镜下行规则的肝段切除术[30]。③半肝切除术。局限于左半肝或右半肝的较大肝转移灶且无肝硬化者，可行规则的半肝切除。④选择性门静脉栓塞术（portal vein embolization，PVE）或结扎术（portal vein ligation，PVL），可以使肝转移灶切除术后预期剩余肝脏代偿性增大，增加手术切除的可能，此方法被用于预计手术切除后剩余肝脏体积<30%的肝转移患者。对于那些剩余肝脏体积在30%～40%，并且接受强烈化疗而有肝实质损伤的患者，同样也可从中得益。⑤联合肝脏离断和门静脉结扎的二步肝切除术（associating liver partition and portal vein ligation for staged hepatectomy，ALPPS）。可使残留肝脏的体积在较短时间内明显增大而获得更多二期肝切除的机会，但此手术复杂，并发症及死亡率均高于传统肝切除术，应在严格选择的患者中由经验丰富的肝脏外科医师实施手术。

4）同时性肝转移的手术治疗：

A. 结肠癌原发灶和肝转移灶一期同步切除：在肝转移灶小，且多位于周边或局限于半肝，肝切除量<50%，肝门部淋巴结、腹腔或其他远处转移均可手术切除的患者可一期同步切除。有研究[46,47]认为一期同步切除肝转移灶和原发结肠癌病灶手术的并发症和死亡率可能高于二期分阶段手术，故对不同患者应仔细评估后选择最佳治疗方案，尤其是需要在两切口下完成的同步手术。此外，急诊手术不推荐同步切除。

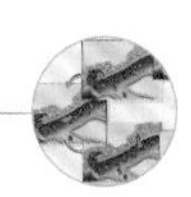

B. 结肠癌原发灶和肝转移灶二期分阶段切除：术前评估不能满足一期同步切除条件的患者，可以先手术切除结肠癌原发病灶，二期分阶段切除肝转移灶，时机选择在结肠癌根治术后4～6周；若在肝转移灶手术前进行系统性治疗，肝转移灶的切除可延至原发灶切除后3个月内进行。可根治的复发性结肠癌伴有可切除肝转移灶的治疗按结肠癌确诊时合并肝转移处理，但倾向于进行二期分阶段切除肝转移灶。

5）异时性肝转移的手术治疗：既往结肠原发灶为根治性切除且不伴有原发灶复发，肝转移灶能完全切除且肝切除量＜70％（无肝硬化者），应予以手术切除肝转移灶，也可考虑先行新辅助治疗。

6）肝转移灶切除术后复发再手术：在全身状况和肝脏条件允许的情况下，对于可切除的肝转移灶术后的复发病灶，可进行二次、三次甚至多次的肝转移灶切除。文献报道[48-50]其手术并发症和死亡率并不高于第1次肝转移灶的切除，而且可获得相同的术后生存率。

7）肝移植：对于经过肝切除、局部消融治疗、系统性化疗、介入治疗、分子靶向治疗等多种方法的联合或序贯治疗仍无法手术切除但仍局限于肝转移的患者，可酌情谨慎选择肝脏移植。

（2）肺转移的手术治疗

在患者全身状况允许时，如果肺转移病灶可完全切除，也应进行同步或分阶段切除。

1）手术治疗原则：①原发灶必须能根治性切除（R0）；②肺外有不可切除病灶不建议行肺转移病灶切除；③肺切除后必须能维持足够功能；④某些患者可考虑分次切除；⑤肺外可切除转移病灶，可同期或分期处理。

2）手术时机选择：肺转移灶切除时机尚无定论，可分为以下3种情况：①即刻手术，可以避免可切除灶进展为不可切除灶，或肿瘤播散。②延迟手术：因肺的多发转移较常见，对单个微小结节可留3个月的窗口观察期，可能避免重复性手术。③对于同期可切除肺及肝转移灶的患者，如身体情况允许可行同时肝、肺转移灶切除；对于不能耐受同期切除的患者，建议先肝后肺的顺序。

3）手术方式：常用的方式为楔形切除，其次为肺叶切除、肺段切除以及全肺切除。纳米激光切除适用于多部位或转移瘤深在的患者。

肺转移灶复发率高，如复发病灶可切除，条件合适的患者可进行二次甚至多次切除，能够有效延长患者生存期[51]。

（3）腹膜转移的手术治疗

腹膜转移常用的手术治疗方法为肿瘤细胞减灭术（CRS），包括全腹膜切除术（前壁腹膜、左右侧壁腹膜、盆底腹膜、膈面腹膜的完整切除，肝圆韧带、镰状韧带、大网膜、小网膜的切除和肠表面、肠系膜、脏层腹膜肿瘤的剔除和灼烧）、联合脏器切除术（胃、部分小肠、结直肠、部分胰腺、脾脏、胆囊、部分肝脏、子宫、卵巢、肾脏、输尿管）等。CRS结束后，可选择开放式或闭合式腹腔热灌注化疗（HIPEC）。CRS＋HIPEC联合全身治疗是目前的标准治疗方法[52]。

（4）局部复发的手术治疗

结肠癌术后局部复发主要有两种情况：①结节性复发。腹腔内孤立结节样复发，与初次手术结肠系膜切除不足或腹腔内转移淋巴结清扫不够有关。②吻合口复发。肿瘤复发位于吻合口及其附近的肠壁，可向腔内、腔外生长，伴或不伴周围组织浸润。多因手术肿瘤两端肠管切除长度不够，切缘有癌细胞残留引起，或是术前灌肠、术中挤压导致肠腔内癌细胞脱落，种植于吻合口或其附近的黏膜造成。

对于局部复发的手术治疗，首先应仔细评估病灶的可切除性，并根据术中探查核实可切除性，必要时与泌尿外科、血管外科、妇产科医师等共同制定手术方案，尽可能达到R0切除。

### 22.4.2 化疗与局部治疗

转移性结肠癌患者，如果转移灶过多、切除技术难度较大或无法手术切术，可采用系统性化疗和局部治疗的方法（如消融术、立体定位放疗等），以期达到肿瘤缩小降低手术难度、将不可切除病灶转化为可切除病灶、综合治疗、延缓疾病进展等目的。

（1）结肠癌转移复发的转化治疗

对于首诊时即确诊伴有可切除转移灶的患者，如原发灶无出血、梗阻、穿孔症状时，可选用新辅助化疗，尤其对于肝转移灶手术切除技术难度相对较大或存在手术切除不良预后因素时。对于转移灶直径较大且数目较少者，应以肿瘤退缩为目的，以期转化为可切除病灶达到手术切术的目的。对于转移灶数目多、无法根治性切除者则不应以转化治疗为目的。新辅助化疗可供选择的系统性化疗方案包括FOLFOX、FOLFIRI、CapeOX或FOLFOXIRI，是否联合靶向治疗仍存在争议，并且由于奥沙利铂、伊

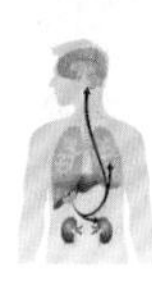



利替康的肝毒性作用，手术应在转移灶可手术时尽早进行。建议转化治疗<6个周期，一般建议2～3个月内完成并进行手术。结直肠癌原发灶切除术后伴有可切除转移灶的患者，如原发灶切除术后未接受辅助化疗或转移时辅助化疗已完成12个月以上，可采用新辅助化疗。如发生转移前12个月内接受化疗者，一般认为新辅助治疗疗效欠佳，可予直接手术治疗联合术后辅助化疗。

以5-氟尿嘧啶/亚叶酸钙(5-FU/LV)或卡培他滨为基础联合奥沙利铂或伊利替康具有较高的转化切除率，可作为一线化疗方案。系统性化疗基础上联合贝伐珠单抗可显著提高疾病控制率和转化切除率，联合西妥昔单抗可提高全 *ras* 基因野生型患者的疗效，但对 *ras* 基因突变型患者无明显效果。FOLFOXIRI 方案也显著提高患者的转化切除率，在联合贝伐珠单抗等临床研究中有较好的结果[37]，由于毒性强、不良反应发生率高等原因，仅在身体素质较好或临床预后较差的患者中使用。

对于首诊时即确诊伴有不可切除转移灶的患者，经积极的综合治疗(包括系统性化疗、靶向治疗、局部治疗等)不仅能延缓疾病进展，明显延长患者的中位生存期，而且有部分患者可转化为可手术切除，达到与可初始切除患者相似的长期结局。结直肠癌原发灶切除术后伴有不可切除转移灶的患者，系统性化疗可选用5-FU/LV或卡培他滨联合奥沙利铂或伊利替康作为一线化疗方案，推荐联合分子靶向治疗。在转移发生前12个月内接受奥沙利铂为基础的化疗患者，应改为FOLFIRI方案。若12个月内无辅助治疗患者，可继续应用 FOLFOX 或 CapeOX 方案，同时可考虑联合分子靶向治疗。在以上治疗期间，需密切随访影像学检查评估药物疗效，及时调整治疗方案。若随访期间影像学评估为疾病稳定(SD)或部分缓解(PR)，但始终无法达到R0切除时，可改为5-FU/LV或卡培他滨维持化疗或停药观察，维持期间仍可联合靶向治疗[39,53]。若随访期间影像学评估结果为PD，可在维持化疗基础上再次联合奥沙利铂、伊利替康等强烈化疗或分子靶向治疗；可将原 FOLFOX 或 CapeOX 方案改为 FOLFIRI、mXELIRI 等[54]方案，并联合分子靶向治疗。另外，其他分子靶向药物，如瑞戈非尼(regorafenib)等也在探索之中。

肝动脉灌注化疗(hepatic artery infusion chemotherapy，HAIC)指经肝动脉将化疗药物贯序注射到肝转移灶。有研究显示[55]在肝转移灶手术治疗的同时行HAIC较单纯的化疗有较高的2年无瘤生存期(DFS)，但经过长期随访，未能得到长期生存获益的结果。此外，仍有较多临床研究显示 HAIC 对于肝转移灶的反应率及 PFD 方面有显著获益，但大部分研究未能得出生存获益结果[56]。目前认为 HAIC 可用于不可切除肝转移灶的转化治疗。另外，由于 HAIC 的胆毒性以及技术设备要求高等限制因素，仅推荐在有设备条件及有丰富临床经验的医院使用。

(2) *结肠癌转移复发的辅助化疗*

在转移灶R0切除后，尤其没有接受过术前新辅助治疗的患者，建议行辅助化疗，原则是术前与术后辅助化疗总时长不超过6个月。同时，也可以考虑联合HAIC。

(3) *结肠癌转移复发的局部治疗*

经结直肠MDT评估考虑不能手术切除的结肠癌转移复发患者，可根据转移部位、治疗目的、治疗相关并发症及患者自身情况，在系统性化疗的基础上选择适当的局部治疗方案。

1) 局部消融治疗(LAT)：虽然手术切除是结直肠癌肝、肺转移的首选方法，但对于寡转移肿瘤，LAT也可考虑。消融技术包括射频消融术(RFA)、微波消融术(MWA)、冷冻治疗、经皮乙醇注射、电凝等。

LAT初始主要应用于肿瘤较小、有合并症无法耐受手术者或者肝切除后复发预计再切除残余肝体积不足者的替代治疗。从 Sofocleous 报道[57] RFA 不劣于手术患者的生存后，LAT开始逐步应用于不可切除的肝转移。2015年的国际专家共识总结了RFA治疗结直肠癌肝转移的回顾性研究，结果显示当RFA用于可切除病例时，5年生存率提高到了50%，部分病例生存期与手术切除者相当[58]。2014年欧洲肿瘤内科学会(ESMO)转移性结直肠癌指南认为，LAT可用于手术的联合治疗，以增加肝转移的R0切除率；或者用于肿瘤位置不佳、手术切除预计残余肝体积不足患者的替代治疗。2016年ESMO指南将LAT纳入至毁损性治疗“工具箱”，给予其很高的地位。而且，2021版美国国立综合癌症网络(NCCN)指南认为对于可切除的结肠癌肝转移，手术仍然是最佳选择，如果指征合适，也可以选择局部治疗(如立体定向放疗和LAT)。

RFA：RFA有使用方便、安全性好等特点，且能

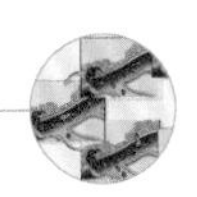

高效破坏肝转移灶的肿瘤细胞，可用于非手术治疗、肝切除后复发、小转移灶等患者[59]。有研究表明，对于可切除的肝、肺转移灶单纯 RFA 的局部控制率和 5 年生存率较手术治疗差。对于始终无法达到无疾病状态(NED)的晚期结直肠癌肝转移患者，有研究表明单独使用 RFA 治疗肝转移的生存率仅略高于其他非手术治疗，目前仅作为化疗无效后治疗选择或肝转移术后复发的治疗。最近研究表明，系统性化疗联合 RFA 与系统性化疗相比，总生存期(OS)无明显差别，但 RFA 组中 3 年无进展生存期(PFS)有显著提高(27.6% *vs*. 10.6%；$P=0.025$)。RFA 多用于肝转移灶最大直径<3 cm，且一次消融最多 5 枚病灶。对于预期术后残余肝脏体积过小时，可先切除部分较大的肝转移灶，对剩余直径<3 cm 的转移病灶进行 RFA 治疗。或对于一般情况不适宜或不愿意接受手术治疗的可切除结直肠癌肝转移患者，也可以考虑 RFA 治疗。但应注意避免肝外热损伤和针道转移。目前 RFA 的研究仍较少。

MWA：微波的传导不受组织干燥碳化的限制，使肿瘤内部在较短的时间内就可产生较高的温度和更大的消融带，而使肿瘤细胞的坏死更彻底。与单纯化疗相比，结合 MWA 治疗经过选择的不可切除的结直肠癌肝转移患者可以更有效地提高生存率。

冷冻治疗：尽管冷冻治疗严格挑选的不可切除结直肠癌肝转移患者在一定程度上提高了生存率，但较高的局部复发率和并发症发生率(可达 35%，包括急性呼吸窘迫综合征和弥散性血管内凝血等)限制了该技术的广泛应用。

2) 经导管动脉栓塞化疗(TACE)：一项随机临床试验报道了经 HAIC 将载有伊利替康的载药微球(drug-eluting beads loaded with irinotecan, DEBIRI)用于肝转移灶治疗，结果显示 OS 明显获益(22 个月 *vs*. 15 个月；$P=0.031$)[60]。随后另一项临床研究对比了 FOLFOX+贝伐珠单抗和 FOLFOX+贝伐珠单抗+DEBIRI 两组治疗结直肠癌肝转移的效果[61]，结果显示 2 个月时，肿瘤的反应率有显著提高，两组分别为 54%和 78%，$P$ 值为 0.02。此外，仍有多柔比星(阿霉素)载药微球的临床研究，TACE 治疗结直肠癌肝转移取得一定的进展，但除了在化疗耐药或治疗效果不佳的患者中选择性应用外，仍不推荐常规使用。

3) 放疗：可运用于临床的局部放疗技术包括三维适形放疗(3DCRT)、立体体部定向放疗(SBRT)、调强放疗(IMRT)，图像引导技术的运用可使放疗更加精准，从而降低对正常组织的不良反应。此外，对于肝、肺转移灶，仍有动脉微球放射性栓塞治疗和支气管内放射疗法。

对于结肠癌肝转移患者，由于全肝放射耐受剂量远低于肿瘤细胞所需的致死剂量，常规放疗在大的或多发肝转移灶的治疗中仅能起到姑息作用。无肝硬化时的全肝平均安全照射剂量为 30 Gy，虽然该剂量可以显著减轻由于肝转移灶侵犯而引起的疼痛或黄疸，但尚没有依据表明能延长生存期。因此不推荐采用常规放疗技术进行肝转移的治疗。采用超分割或限制肝脏受照射体积，针对转移灶的局部剂量可提高到 60～70 Gy，并可获得较高的局部控制率(12 个月>80%)。针对肝转移灶的放疗前肝功能必须正常，肝脏受到射线的剂量务必在安全范围之内，以防止严重放射性肝损伤的出现。

### 22.4.3 分子靶向治疗

随着靶向治疗与传统化疗在转移性结直肠癌患者中的联合应用，肠癌患者的总生存率有了明显的提高。对于转移性结直肠癌，美国 FDA 批准的靶向药物共 6 种：①表皮生长因子受体(EGFR)为靶点的单抗，为帕尼单抗及西妥昔单抗；②血管内皮生成因子(VEGF)为靶点的单抗，为贝伐珠单抗、阿柏西普(aflibercept)和雷莫芦单抗；③口服小分子酪氨酸激酶抑制剂(TKI)，为瑞戈非尼和呋喹替尼(fruquintinib)。对于一线治疗，转移性结直肠癌患者在 *KRAS* 突变状态的基础上分层：*KRAS* 野生型的患者通常接受贝伐珠单抗、西妥昔单抗或帕尼单抗联合含奥沙利铂和/或伊立替康的方案化疗；*KRAS* 突变型的患者一般接受贝伐珠单抗联合化疗；无论 *KRAS* 表型如何，维持治疗通常推荐贝伐珠单抗联合化疗。对于转移性结直肠癌的二线治疗，可采用与一线相同的靶向药物。无论 *KRAS* 表型如何，皆可考虑使用雷莫芦单抗或阿柏西普。在三线治疗中瑞戈非尼可供选择。现对 6 种药物分述如下。

(1) 西妥昔单抗

西妥昔单抗与胞外 EGFR 结合域有着高度亲和性，能竞争性抑制内源性配体与之结合，从而阻止受体磷酸化，导致受体内化和表达下调。除直接抑制 EGFR 的表达外，西妥昔单抗同时可阻止肿瘤细胞周期进程、血管生成、肿瘤的侵袭及转移。而且，西

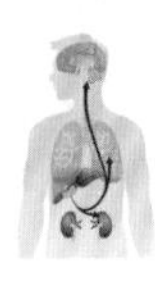



妥昔单抗能诱导抗体依赖细胞介导的细胞毒性作用，使凋亡前分子激活，与放化疗有一定协同作用。

K-Ras 由 N-Ras 和 H-Ras 组成，属于 Ras-GTP 结合蛋白。*K-Ras* 突变使胞内信号不依赖于上游的调控，导致蛋白质持续的激活。大约 40%结肠癌患者存在 *K-Ras* 突变。相关研究表明 *K-Ras* 野生型的结肠癌患者接受西妥昔单抗或帕尼单抗治疗相对于 *K-Ras* 突变型患者而言能提高治疗反应率(response rate，RR)和患者的无进展生存期(PFS)[62,63]。

2016 年世界胃肠肿瘤大会公布的 TAILOR 研究奠定了西妥昔单抗联合化疗作为 *Ras* 野生型晚期结直肠癌患者标准一线治疗的地位[64,65]。其比较了 Ras 野生型转移性结直肠癌患者中一线使用 FOLFOX 方案+西妥昔单抗和单用 FOLFOX 方案的疗效，联合组患者显著改善了中国 Ras 野生型转移性结直肠癌患者的 PFS、OS 和客观缓解率(ORR)。2004 年发表的一项西妥昔单抗用于二线治疗晚期结直肠癌的多中心、随机对照Ⅱ期临床对照研究——BOND，共入组 329 例伊立替康为基础化疗失败的转移性结直肠癌患者，随机分为西妥昔单抗组和西妥昔单抗+伊立替康组，虽然中位生存期没有显著性差异，但是联合组与单药组的 ORR 分别为 22.9%和 10.8%，肿瘤进展时间(TTP)分别为 4.1 个月和 1.5 个月，联合组明显优于单药组[66]。

(2) 贝伐珠单抗

贝伐珠单抗为重组人免疫球蛋白 IgG 单克隆抗体，可选择性地结合多种人 VEGF 主要亚型。其对抗 VEGF 生物学作用主要通过阻止 VEGF 与其受体结合。贝伐珠单抗通过诱导内皮细胞凋亡致使肿瘤中的异常脉管系统退化，正常的脉管系统也同样会因此退化。相关研究表明，通过逆转剩余血管结构和功能的畸形可以提高化疗药物对肿瘤细胞的渗透。此外，贝伐珠单抗通过抑制内皮细胞的增殖和迁移抑制新的血管形成。抗 VEGF 治疗还可以阻止微血管的逆行生长。据报道，贝伐珠单抗可能通过增加树突状细胞、T 细胞和 NK 细胞的表达来干扰患者的免疫系统。

一些研究证实了对于晚期结直肠癌患者的一线治疗，贝伐珠单抗联合化疗的有效性。Hurwitz 等[67]将 813 例晚期转移性结直肠癌患者随机分为 IFL 方案单独治疗组和贝伐珠单抗联合 IFL 方案组，结果贝伐珠单抗联合 IFL 方案组的 OS 明显长于 IFL 方案治疗组，ORR 也明显升高。Vieitez 等[68]采用卡培他滨、伊立替康联合贝伐珠单抗对 85 例Ⅳ期晚期结直肠癌患者进行治疗，结果治疗总有效率约为 65%，中位 PFS 为 13 个月，中位 OS 将近 22 个月，表明该方案治疗晚期结直肠癌具有较好的效果，且患者均可耐受。TREE 研究比较贝伐珠单抗分别联合不同化疗方案与单纯化疗方案治疗晚期结直肠癌的临床研究，结果表明联合应用贝伐珠单抗组的 ORR 和 PFS 比单纯化疗组均有提高[69]。另一项 ARTIST 临床研究结果显示，联合治疗组使疾病进展风险及死亡风险分别降低 59%和 38%[70]。BICC-C 研究也发现 FOLFIRI 方案+贝伐珠单抗组的 OS 得到明显延长，达 28 个月[71]。

(3) 帕尼单抗

帕尼单抗为一人源化 $IgG_2$ 单克隆抗体，对 EGFR 细胞外结合域具有高亲和性，与内源性配体竞争从而阻止配体诱导 EGFR 羧基残端的自身磷酸化及相关信号转导。帕尼单抗主要通过增加凋亡，抑制血管生成、肿瘤的生长和侵袭及转移，发挥抗肿瘤作用。

PRIME 研究[72]为帕尼单抗联合 FOLFOX 方案作为一线治疗疗效评估的Ⅲ期临床研究，携带 *K-Ras* 野生型患者，接受帕尼单抗联合 FOLFOX 方案治疗相对于西妥昔单抗，不仅 PFS 显著提高，患者总生存率也有提高。另有 3 项Ⅲ期临床研究[73]评价了帕尼单抗作为后续治疗方案疗效的，其分析二线治疗中帕尼单抗与 FOLFIRI 方案联合的疗效，结果表明，虽然总体生存率未见明显提高，但帕尼单抗能显著提高 *K-Ras* 野生型患者的 PFS 及 RR。PICCOLO 研究中，接受 FOLFOX 方案治疗失败且携带 *K-Ras* 野生型的患者接受伊立替康联合或不联合帕尼单抗治疗，结果表明联合帕尼单抗虽然不能提高主要指标 OS，但能提高 PFS 及 RR。

(4) 雷莫芦单抗

雷莫芦单抗是一种新型的单克隆抗体，已被美国 FDA 批准用于转移性结直肠癌的二线治疗。其作用机制是与血管内皮生长因子受体(VEGFR)-2 特异结合而阻滞其活化，抑制肿瘤血管生成，从而阻断肿瘤细胞的血液供应，导致细胞凋亡。一项Ⅲ期临床研究——RAISE 试验[74]，结果显示在贝伐珠单抗、奥沙利铂和氟嘧啶类药物化疗失败的转移性结直肠癌中，雷莫芦单抗联合亚叶酸钙+5-氟尿嘧啶+伊立替康(FOLFIRI 方案)可有一定疗效。该研

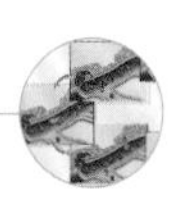

究纳入1 072例患者，随机分为雷莫芦单抗联合给药组及安慰剂组，结果表明雷莫芦单抗联合给药组患者的OS、PFS较安慰剂组分别明显延长13.3、5.7个月，病死率降低16%。

(5) 阿柏西普

阿柏西普为一种可溶性VEGFR抑制剂，与其他以抗血管生成的药物相比，其对VEGFR的亲和力更强，已被美国FDA批准用于部分年龄相关性黄斑变性、视网膜中央静脉阻塞后的视网膜水肿及晚期结直肠癌的治疗。阿柏西普通过抑制VEGF家族与VEGFR的结合，起到抑制新生血管形成并降低血管通透性的作用。VELOUR研究显示，阿柏西普联合FOLFIRI方案，相对于安慰剂，阿柏西普组中位OS和中位PFS明显延长，肿瘤总缓解率亦有明显提高[75]。研究表明阿柏西普能使转移性结直肠癌患者OS获益。2012年8月，基于此研究，阿柏西普联合FOLFIRI方案被批准用于含奥沙利铂化疗方案产生耐药或经该方案治疗后肿瘤进展的转移性结直肠癌患者的治疗。

(6) 瑞戈非尼

瑞戈非尼是口服多激酶抑制剂，以血管生成和间质酪氨酸激酶为靶点，包括人VEGFR2、有免疫球蛋白样和EGF样结构域的酪氨酸激酶2(Tie 2)、成纤维细胞生长因子受体1(FGFR1)、血小板衍生生长因子受体(PDGFR)以及原癌激酶如KIT、RET和鼠科肉瘤病毒癌基因同源物B1(v-raf murine sarcoma viral oncogene homologue B1, BRAF)。

2013年公布的一项国际多中心随机、双盲Ⅲ期对照试验——CORRECT研究，共招募了来自16个国家114个中心，既往接受化疗以及分子靶向(西妥昔单抗以及贝伐珠单抗)治疗后进展的转移性结直肠癌患者760例，2∶1随机分至瑞戈非尼组($n=505$)和安慰剂组($n=255$)[76]，结果瑞戈非尼组中位OS优于安慰剂组(6.4个月 *vs.* 5.0个月；$HR$：0.77；95% $CI$：0.64～0.94；$P<0.05$)。

(7) 呋喹替尼

呋喹替尼也是一种口服TKI，高度选择性抑制VEGFR1、VEGFR2和VEGFR3。呋喹替尼可抑制VEGFR磷酸化，从而抑制肿瘤血管生成，最终抑制肿瘤生长。全国多中心FRESCO研究发现对于二线或以上标准化疗失败的转移性结直肠癌患者，呋喹替尼单药治疗显著延长生存，且安全性良好，不良反应可控[77]。呋喹替尼常见的严重不良反应为高血压、手足综合征和蛋白尿等。目前呋喹替尼已获批用于既往接受氟尿嘧啶、奥沙利铂和伊立替康为基础的化疗，以及无论既往是否接受抗VEGF治疗或抗EGFR治疗(*Ras*野生型)的转移性结直肠癌患者。

### 22.4.4 免疫治疗

免疫治疗是指通过免疫系统达到对抗癌症目的的治疗方式，属于生物治疗的一种。识别和杀死异常细胞是免疫系统的天然属性，但是癌症细胞往往具有逃逸或抑制机体免疫系统的能力。针对癌症细胞此特性，免疫治疗可大致分为以下两种治疗策略：①通过增强免疫系统中某些成分的活性来增强自身抗肿瘤免疫反应；②解除癌症细胞对免疫系统的抑制。

(1) 肿瘤疫苗

过去20多年多种肿瘤疫苗被研发，并证实肿瘤疫苗在一定程度上可增强免疫系统抗肿瘤免疫反应。大多数癌症细胞都会表达肿瘤相关性抗原，肿瘤疫苗旨在帮助机体免疫系统识别这类变异抗原，达到消灭癌症细胞和长期免疫监视、防止肿瘤再生长的目的。肿瘤疫苗主要分以下几种：全肿瘤细胞疫苗(whole tumor vaccine)、多肽疫苗(peptides vaccine)、病毒载体疫苗(viral vector vaccine)、树突状细胞疫苗(DC vaccine)以及肿瘤新抗原疫苗。

1) 全肿瘤细胞疫苗：全肿瘤细胞疫苗通常是将肿瘤组织溶解制成无致瘤性的疫苗制剂，再注入患者体内以增强抗肿瘤免疫反应。该类疫苗含有多种已知和未知的肿瘤相关抗原，以期通过多抗原激活多抗肿瘤免疫反应，从而全面消灭癌细胞。此设想虽好，但一项Ⅲ期随机临床试验表明，全肿瘤细胞+卡介苗(BCG)疫苗并未能使Ⅱ期和Ⅲ期的结直肠癌患者在总生存或无病生存方面获益。

全肿瘤细胞疫苗主要有两个缺陷：①肿瘤相关性抗原仅占肿瘤细胞抗原的一小部分，其绝大多部分抗原均与正常细胞相同或相似。因此，应用该类疫苗易导致自身免疫性疾病。②全肿瘤细胞疫苗免疫原性弱，弱免疫原性无法有效激活抗肿瘤免疫反应，所以患者在总生存或无病生存方面上获益不大。

为了增强其免疫原性，有研究应用基因编辑工具使肿瘤细胞能表达分泌免疫刺激分子[例如粒细胞-巨噬细胞集落刺激因子(GM-CSF)]，此法虽确实改善了其抗肿瘤免疫能力，但临床试验仍表明该

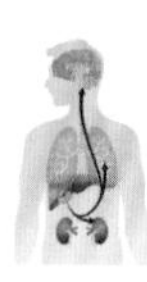



方法在长期结局上未能获益。另一项研究是应用新城疫病毒(Newcastle disease virus, NDV)感染肿瘤细胞后再制成全肿瘤细胞疫苗[78,79]。该方法可以使得结直肠癌术后患者2年生存率达到98%,而全肿瘤细胞+BCG疫苗患者2年生存率仅为67%。然而,这项50例受试者的Ⅲ期随机临床试验表明,NDV感染的全肿瘤细胞疫苗对于结直肠癌肝转移患者不管在总生存期,还是在无病生存期,抑或是无转移复发生存期均无明显获益。

2) 多肽疫苗:为了防止自身免疫性疾病的发生,针对肿瘤特异性抗原的多肽疫苗应运而生。多肽疫苗来源于已知的肿瘤抗原蛋白的全部或部分肽片段。对比全肿瘤细胞疫苗,多肽疫苗能使机体产生更为特异的抗肿瘤免疫反应。

在结直肠癌治疗中,多种以肿瘤相关性抗原所制成的多肽疫苗被证实有效。这类抗原包括CEA、黏蛋白-1(mucin-1)、T细胞识别的鳞状细胞癌抗原3(squamous cell carcinoma antigen recognized by T cell 3, SART3)、β-人绒毛膜促性腺激素(β-human chorionic gonadotrophin, β-hCG)、存活蛋白-2B(survivin-2B)、p53等。这类多肽疫苗可诱导机体产生抗原特异性免疫应答,并在一些临床研究被证实可改善生存预后。例如在一项有关β-hCG多肽疫苗的Ⅱ期临床试验中,该疫苗可使77例结直肠癌患者中56例产生抗β-hCG抗体,并可观察到其能延长总生存期。然而也有其他类似的临床试验未能证实其生存获益性。SART3多肽疫苗可诱导机体产生IgE抗体,但免疫应答的发生仅局限于表达HLA-A24的患者,这提示部分多肽疫苗可能依赖于HLA类型发挥作用。2020年美国临床肿瘤学会(ASCO)大会、美国梅奥诊所报道了OBERTO研究,将一款新型的结直肠癌多肽疫苗PolyPEPI1018用于MSS型转移性结直肠癌一线化疗后的维持治疗,结果显示在11例患者中,3例病情进展,5例病情稳定,3例部分缓解,其中1例患者在术后标本未发现存活的肿瘤细胞,且治疗过程中患者均耐受良好,无严重的不良事件,这初步证明该疫苗能有效延缓MSS型转移性结直肠癌进展。当然,多肽疫苗还存在其他局限性。比如特定抗原或MHCⅠ类分子的下调所导致的$CD8^+$细胞毒性T细胞(CTL)的失效,树突状细胞的功能不良,肿瘤免疫微环境中免疫抑制性细胞的存在等。为了弥补这类缺陷性,可采用大分子多肽增加表位抗原数,进而增加参与应答的T细胞。

3) 病毒载体疫苗:多肽疫苗的低效力使得它们不能持续针对特定多肽产生免疫应答。为了克服该局限性,有研究通过使用病毒载体包装多肽,使机体从多种途径来识别疫苗、有效产生免疫应答。使用表达肿瘤相关抗原的重组病毒既有效利用了病毒的天然免疫原性,又能特异感染抗原提呈细胞(特别是树突状细胞)。更有应用前景的方法是将肿瘤抗原多肽加上共刺激分子结合在病毒载体中制成疫苗制剂。CEA/TRICOM疫苗是将CEA和3种共刺激分子(three costimulatory molecules, TRICOM)整合在病毒载体内。TRICOM包括了B7-1(CD80)、细胞间黏附分子-1(ICAM-1)和淋巴细胞功能相关抗原-3(LFA-3),该疫苗在结肠癌小鼠模型中可有效消灭肿瘤细胞,并且初步验证其在人体内的安全性。在一系列研究中,可观察到CEA诱发的特异性T细胞应答,并且在多达40%的转移性癌症患者(包括结直肠癌)中观察到疾病稳定。另一相似的转移性结直肠癌患者Ⅱ期临床试验,检测了化疗联合使用表达CEA和T细胞共刺激分子B7-1的非复制型金丝雀痘病毒(ALVAC)疫苗(ALVAC-CEA/B7-1),50%患者可产生抗CEA特异性T细胞应答,40%患者观察到客观临床反应。与多肽疫苗相比,病毒载体疫苗产生显著更有效的应答,然而临床获益仍需进一步深入探讨。

4) 树突状细胞疫苗:向免疫系统提供特定的基本信号以产生针对给定抗原的有效免疫应答是至关重要的。激活T细胞的3个关键步骤是MHC的抗原提呈(信号1)、适当的受体-配体对(信号2)的共同刺激以及关键细胞因子的表达,以指导随后的免疫应答。多肽疫苗和病毒载体疫苗依赖于使用刺激免疫应答的佐剂或天然抗病毒免疫应答来产生抗肿瘤免疫反应。这个过程的核心细胞是树突状细胞(DC),它可以提供这3种信号用于产生抗肿瘤免疫反应,因此有研究尝试利用DC进行疫苗接种。DC疫苗通常用合成抗原肽激活DC,进而诱导有效的抗肿瘤免疫应答。合成抗原肽一般来自肿瘤相关抗原、肿瘤细胞裂解物、凋亡的肿瘤细胞或经处理的全肿瘤细胞。关于结直肠癌,由于CEA是大多数结直肠癌表达的肿瘤相关抗原,因此结直肠癌的许多DC疫苗都使用CEA肽或CEA表达载体。在一些Ⅰ期临床试验中,大多数接种该DC疫苗的结直肠癌患者可诱导CEA特异性T细胞应答。此外,可观察到

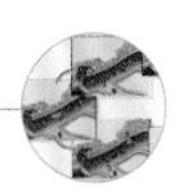

几例患者的疾病进展稳定，疫苗安全且耐受性良好。尽管DC疫苗在其他癌症方面取得了重大进展，但在结直肠癌中没有一种DC疫苗能够提高生存率，结直肠癌相关的DC疫苗仍需继续探索和改善。

5）肿瘤新抗原疫苗：新抗原是癌细胞通过“非同义突变”产生的一种异常蛋白，它只存在于癌细胞中，而不存在于正常细胞中。它是一种能特异性激活人体免疫系统的非自体抗原，是体细胞突变的产物。肿瘤相关抗原（TAA）存在于肿瘤细胞和正常组织细胞中。虽然TAA疫苗制备简单，但更容易引起中枢耐受，导致接种效果差，并可能对正常组织产生自身免疫。然而，新抗原没有中枢耐受的问题，具有较高的免疫原性。目前，用新抗原研制的疫苗具有多靶点、安全、广谱等优点，能使患者获得动态、持续的肿瘤免疫应答，这是癌症免疫治疗的重要突破。肿瘤新抗原疫苗的机制是促进特异性、保护性T细胞的增殖，为程序性死亡-1（PD-1）抗体等提供充足的“弹药”，与PD-1抗体联用可进一步促进特异性T细胞对肿瘤的杀伤作用，在理论上充满无限可能[80]。

Ott等在*Nature Reviews Clinical Oncology*发表的综述文章提示[81]，针对结直肠癌，有3项正在开展的临床临床研究（NCT03289962、NCT03794128、NCT03639714），主要方案为疫苗单用或联合PD-1，进一步的结果令人期待。

（2）过继免疫细胞疗法（ACT）

由于肿瘤疫苗对包括结直肠癌在内的大多数肿瘤疗效有限，有研究者从患者的肿瘤中提取自体T细胞，用细胞因子活化它们并在体外使它们大量扩增后再转移至患者体内，直接利用T细胞的高度特异性和靶向能力攻击肿瘤细胞。该方法不需从头开始的免疫应答，也规避了抗肿瘤免疫反应的抑制。ACT的T细胞主要来源浸润于肿瘤中的淋巴细胞，称为肿瘤浸润性淋巴细胞（TIL）。多年前人们就已经认识到这些TIL实际上是肿瘤特异性的T细胞，且多已被肿瘤免疫微环境所抑制。因此在ACT中，体外扩增的同时添加共刺激分子和细胞因子以充分激活TIL为高反应性T细胞群，进而克服肿瘤免疫微环境的抑制作用。该方法已经在转移性黑色素瘤中显示出早期的巨大成功。与其他癌症相比，黑色素瘤具有更高的免疫原性，而其他癌症通常不具有高数量或特异的TIL。为了解决这个问题，有研究用基因编辑工具改造T细胞，以表达T细胞受体（TCR），使其对特定抗原具有高度亲和力，从而保证T细胞对肿瘤有高度亲和力。然而，TCR需依赖MHC发挥作用，因此TCR局限于表达相应MHC的患者才有效。对此，基于抗体的嵌合抗原受体（CAR）被研发去克服该局限性。CAR含单链可变片段，该片段来源于肿瘤抗原识别单克隆抗体。由于抗体-抗原的特异性且CAR可靶向天然抗原而不受MHC限制，理论上这些受体可广泛用于所有癌症患者。鉴于结直肠癌的TIL数量很少，大多数研究都选择ACT作为结直肠癌免疫治疗的突破点。Parkhurst等使用表达有高亲和力的CEA特异性鼠TCR的人T细胞进行结肠癌的Ⅰ期试验，3例转移性结肠癌的患者接受该疗法，结果均发现血清CEA水平降低，并且1例患者可观察到临床客观缓解。但是，3例患者均出现严重的一过性炎性结肠炎。同样地，用HER2特异性CAR-T治疗转移性结肠癌的1例患者也出现严重不良反应。因此，ACT目前尚未能证实对结直肠癌患者的安全性和有效性，未来的研究将不得不集中于对CAR-T能选择性消除癌细胞而使正常组织不受影响的探讨。

（3）免疫靶向药物

目前结直肠癌的免疫靶向药物主要集中于免疫检查点抑制剂：PD-1/PD-L1及CTLA-4抑制剂等。PD-1是在人类免疫细胞表面表达并可抑制T细胞活性的免疫抑制分子。研究证实，PD-1在许多实体瘤（包括结肠癌）的TIL表面呈阳性表达。PD-L（包括PD-L1、PD-L2）表达于肿瘤细胞表面，是PD-1的配体，PD-L与PD-1结合后可抑制效应T细胞，使肿瘤细胞发生免疫逃逸。而PD-1/PD-L1抑制剂均能有效阻止PD-1与PD-L1的结合，使T细胞继续发挥杀伤肿瘤细胞的作用，以达到肿瘤治疗的目的[82]。其中，PD-1抑制剂的代表性药物有纳武单抗、派姆单抗、特瑞普利单抗（toripalimab）、信迪利单抗（sintilimab）、卡瑞利珠单抗（camrelizumab），PD-L1抑制剂的代表性药物有阿替利珠单抗、度伐利尤单抗、阿维单抗。

最初的试验将PD-1/PD-L1抑制剂应用于未经筛选的转移性结直肠癌，结果未见明显获益。随后Le等[83]设计的Ⅱ期临床试验以肿瘤基因学为基础对患者进行筛选，分错配修复缺陷（dMMR）和错配修复正常（pMMR），评估派姆单抗治疗一线治疗失败的转移性结直肠癌（该研究包括其他实体肿瘤）的疗效，结果显示派姆单抗治疗dMMR转移性结直

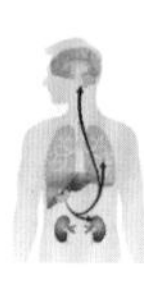



肠癌患者组的疗效较 pMMR 转移性结直肠癌患者组显著，证实派姆单抗在难治性 dMMR 转移性结直肠癌患者的二线治疗中有明确疗效，提示 dMMR 状态可能成为患者抗 PD－1 抗体治疗预后的指标之一[83]。在转移性结直肠癌后线治疗中，KEYNOTE－164 提示[84]接受派姆单抗治疗的高度微卫星不稳定(MSI－H)转移性结直肠癌患者在一线治疗进展后仍能获得持久的抗肿瘤效果。REGONIVO 研究[85]是微卫星稳定(MSS)型肠癌和胃癌免疫治疗的探索性Ⅰb 期研究，研究结果显示，去除 1 例 MSI－H 的肠癌患者，MSS 型肠癌患者 ORR 高达 33%。后续Ⅲ期对照研究值得期待。CheckMate 142 研究[86]中前两个队列研究是对于标准治疗失败后的转移性结直肠癌患者的后线治疗，结果提示纳武单抗和伊匹单抗联合双药免疫治疗要优于单药免疫治疗。在转移性结直肠癌一线治疗方面，CheckMate 142 第 3 个队列是对于未接收治疗的转移性结直肠癌患者使用纳武单抗＋低剂量伊匹单抗作为一线治疗；最新数据提示其 ORR 从 60%提升到 69%，CR 从 7%提高到 13%，84%患者的肿瘤负荷较基线时降低，结果表明随着时间的推移，有更多患者从双免疫治疗中获益，且一线治疗优于后线治疗。KEYNOTE－177 研究[87]共纳入 307 例 MSI－H/dMMR 转移性结直肠癌患者，其中 153 例入组派姆单抗组，154 例入组标准治疗组(FOLFOX 方案或 FOLFIRI 方案±贝伐珠单抗或西妥昔单抗)，结果提示，PFS、死亡风险、ORR 以及安全性方面派姆单抗都优于标准治疗组。这项研究具有跨时代的意义，研究数据再次证实了派姆单抗在 dMMR/MSI－H 的晚期结直肠患者中标准一线治疗的地位，已纳入欧美等国的临床指南。因此现在的临床实践应该对所有转移性结直肠癌患者进行 dMMR/MSI 状况的检测。

## 22.5 结肠癌转移复发的基础研究进展

近年来针对结肠癌转移复发的基础研究成果日益增多，为转移复发性结肠癌患者的治疗提供了新的理论基础。结肠癌转移复发不仅涉及结肠癌细胞自身恶性潜能的增加，还包括微环境为肿瘤细胞生长和转移提供了适宜的土壤。本节围绕结肠癌细胞和肿瘤微环境，对结肠癌转移复发的基础研究进展进行概述。

结肠癌细胞的研究主要包括转移复发的信号通路、分子靶向治疗和耐药机制以及基于多组学的机制研究；肿瘤微环境主要聚焦于微环境基质细胞，细胞外基质、缺氧和低 pH 值，以及转移前微环境对结肠癌转移复发的调控。本节对结肠癌转移复发的精准治疗模型进行探讨。

### 22.5.1 结肠癌转移复发的信号通路研究

尽管根治性手术联合化疗已较大提高了结肠癌患者的生存率，但仍有 40%～50%的患者在初始诊断或治疗期间发生转移复发，且这部分患者的 5 年生存率往往＜10%。因此，寻找新的治疗途径对于提高这类患者的生存至关重要。深入探究转移复发的分子机制将为转移性结肠癌患者提供新的治疗思路。

(1) EMT 的调节作用

肿瘤转移复发是一个级联的、具有一定选择性的复杂过程，在这一变化过程中，往往伴随着细胞上皮、间质表型的改变。EMT 是一种重要的发育调控程序，近年来的研究显示其在促进上皮源性肿瘤侵袭和转移过程中扮演着不可或缺的角色。EMT 过程中原本静止和极化的上皮细胞获得多种生物学的改变，使得细胞间连接被打破，失去了原本基底表面与基底膜之间的连接，失去顶端-基底的极性，极大地改变了细胞骨架结构，进而获得了间质的特征，如迁移能力及侵袭能力增强、抗凋亡能力增强、ECM 组分增加。大量报道显示，EMT 是上皮型肿瘤如乳腺癌、前列腺癌、结肠癌转移的重要起始调节因素，是研究肿瘤转移、寻找转移治疗靶点的一个重要的切入点。EMT 过程含多种分子的调控，如研究显示上皮钙黏素低表达的结肠癌患者具有淋巴结转移、分化差、预后差的特点，这与其在癌的上皮特性中“守门员”的特征相符合。MET 是 EMT 的逆向过程，目前认为这一过程是肿瘤细胞播散以及进而发生远处转移的重要步骤。但目前对于这方面的认识尚浅，还需要大量的研究进行补充。

EMT 的过程主要受 3 类转录调节因子的驱动，这些转录调节因子能直接或者间接抑制上皮钙黏素的表达，调控多种分子的表达，抑制上皮特性，促进间质的状态。第 1 类是包括 Snail 同源物 1(Snai1)、Snai2(SLUG)在内的 Snail 锌指家族，第 2 类是 E 盒结合锌指蛋白 ZEB1 和 ZEB2(SIP1)，第 3 类是基本的碱性螺旋环螺旋(bHLH)家族的转录因子，包括

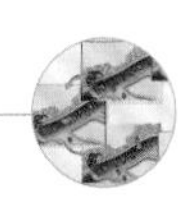

Twist 相关蛋白 Twist1、Twist2 和 E12、E47。在结肠癌中，85%的切除标本具有中等强度以上的 Twist1 表达，其表达明显高于 Snail 或 Slug。使用 Twist1 免疫染色结合人类结直肠癌细胞特有的染色体易位的荧光原位杂交（FISH）分析，已发现 20 个结肠肿瘤中的 17 个包含 Twist1$^{+}$ 具有间质表型的肿瘤细胞。在结直肠癌患者中，Twist1 过度表达与淋巴结侵袭、男性性别和不良预后相关。SLUG 和 ZEB1 的表达与上皮钙黏素的低表达密切相关，ZEB1 和 ZEB2 在结肠癌侵袭前的上调与存活时间较短相关。此外，ZEB1 也可以激活尿激酶型纤溶酶原激活物（u－PA）的转录，参与 ECM 相关的 ECM 降解，并抑制 PAI－1。SLUG 与波形蛋白表达之间有显著相关性，并且 SLUG 的上调作为结肠癌患者独立的预后事件，同时是结直肠癌患者中淋巴结转移和血管生成的预测标记。然而也有越来越多的研究显示，除了这 3 类转录调节因子，仍有一些其他转录因子参与 EMT 及结直肠肿瘤的进展，如激活增强子结合蛋白 4（activating enhance binding protein 4，AP4）、叉头框 C2（forkhead box C2，FOXC2）、T 细胞因子 4（TCF4）、SOX2 等，此外也有许多转录因子负性调节上皮钙黏素，如 FHL2、SP1、BRG2、P21。Notch 信号通路在维持正常消化系统结构和功能中起到了重要的作用[88]，其中 Notch1 高表达能够诱导 EMT 进程，从而促进结直肠癌的发生、发展[89]。

（2）TGF－β 通路

TGF－β 在正常组织及肿瘤的生物学中发挥着重要的作用，作为多效“生长因子”发挥着“双刃剑”的效应，TGF－β 抑制正常上皮细胞以及处于早期阶段的肿瘤细胞的增殖，但在肿瘤的晚期阶段则发挥相反的作用。近年来大量研究表明，在转移性的结肠癌模型中，靶向 TGF－β 可降低转移，说明其在转移中发挥重要的生物学作用。TGF－β 包含 3 个亚型，分别是 TGF－β1、TGF－β2 和 TGF－β3，其中 TGF－β1 在多种组织中均有表达，是肿瘤中发挥作用的主要亚型，同时也是目前研究最多的亚型。TGF－β 配体引起膜中 TGF－βRⅠ/Ⅱ受体的二聚化，从而导致 Smad 蛋白的磷酸化，活化的 Smad2 和 Smad3 通过 Smad4 定位到细胞核起转录调节因子的作用，激活 TGF－β/Smad 经典通路。

TGF－β/Smad 经典通路在结肠癌中起着重要的作用，该通路也是 EMT 的重要驱动因素。TGF－β 受体的改变和 Smad 信号首先在晚期腺瘤中被检测到，占所有结直肠癌的 40%～50%，该通路的转化失活是结肠癌进展的关键原因。Smad4 表达的缺失具有成为新生物标志物的潜力，可用于预测结肠癌患者的肝脏转移。Smad4 缺失在高达 30%的转移性结肠癌中发生，并且与上皮钙黏素的丢失和 β－联蛋白的水平增加高度相关。在 Smad4 缺失的结肠癌细胞系中，TGF－β 诱导侵袭、迁移，肿瘤发生和转移潜能，而给予 LY2109761（一种 TGF－β 受体激酶抑制剂）可逆转这些效应并产生 MET 特性。类似地，Smad4 介导结肠癌 SW480 细胞从间质样表型向非极化上皮表型转化，进而抑制侵袭性。Smad4 也是 STAT3 活化的负调节因子，Smad4 的缺失导致 STAT3 的异常激活，这可能直接促进 EMT 过程和 ZEB1 在结肠癌进展中的表达。有趣的是，Smad4 也是 BMP 信号途径的中心组成部分。Smad4 的缺失导致 BMP 信号通过触发 EMT 和激活 Rho 和 Rho 相关蛋白激酶（ROCK）从抑制肿瘤转移转变为促进转移[90]。总之，这些研究表明，Smad4 的缺失可能是 TGF－β 功能性转变以及 BMP 从肿瘤抑制因子到肿瘤促进因子转变的基础。

TGF－β 通过激活各种转录调节因子，包括 Snai 1/2、Twist 和 ZEB 1/2 等介导 EMT 过程。在 MC－38 结肠癌细胞中，TGF－β1 通过激活 Smad2、Smad3、Smad1、Smad5、Smad8 诱导 EMT 的发生，促进侵袭以及跨内皮迁移。体内实验也显示 TGF－β1 可显著增强结肠癌细胞肝转移，使用细胞因子抑制该通路的激活则能逆转其促进转移的作用。除了 EMT 的转变，TGF－β 介导的肿瘤细胞干性也是其促进肿瘤转移的一个关键性因素。在结肠癌细胞中，TGF－β1 可促进细胞干性标志物 CD44、SOX2 的表达，促进肿瘤细胞干性的典型表型如球型增长，促进肿瘤的转移。这主要源于原发肿瘤的周围细胞群在其间质特征及干性发生变化后，细胞极性发生变化，进而促进这部分细胞群的运动能力，促进肿瘤的转移。TGF－β 还可通过作用于多种基质细胞如成纤维细胞、免疫细胞、周细胞等促进肿瘤的转移[91]。

（3）NF－κB 通路

大量研究显示 NF－κB 通路与炎症、肿瘤发生与发展密切相关，其能促进肿瘤的增殖、抑制肿瘤的凋亡、促进肿瘤细胞的侵袭与转移。NF－κB 通路包含两条不同但又相互交叉的通路，一条是由肿瘤坏死因子－α（TNF－α）、TLR 配体、IL－1 等激活的经

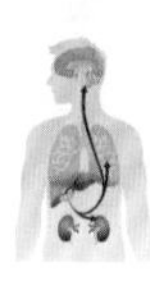



典通路，另一条则是由 TNF 超家族成员 BAFF、CD40 等激活的非经典通路。

通过注射细菌脂多糖可构建转移性结肠癌小鼠动物模型，揭示 NF-κB 通路与炎症反应、促进结肠癌转移的作用。TGF-β 超家族成员激活素(activin)A 在炎症应答中发挥重要的作用，研究显示激活素 A 可激活 NF-κB 通路，进而增加鼠双微体 2(murine double minute 2, MDM2)泛素化配体表达，通过 PI3K 依赖的通路降解 P21，促进结肠癌细胞的侵袭与转移。NF-κB 也参与结肠癌细胞的 EMT 过程。细胞因子 CXCL8 可显著促进结肠癌细胞的转移，促进细胞 EMT 样的改变，如神经钙黏素、波形蛋白等的表达增加，同时可观察到 PI3K/Akt/NF-κB 信号通路的激活。此外，参与肿瘤干细胞调节的通路 IL-6/STAT3、AMPK/mTOR、Wnt/β-联蛋白可级联 NF-κB 参与调控结肠癌的转移。嗅素 4(olfactomedin 4, OLFM4)是肠道干细胞标志物，同时也是 Wnt/β-联蛋白的作用靶点，多项研究显示，其表达水平与肿瘤的转移、淋巴结侵犯、总体生存期呈负相关，并可负性调控 NF-κB，进而抑制结肠癌的转移。

NF-κB 转录因子正向调控基质金属蛋白酶(MMP)的表达。MMP 参与调节组织重构，进而促进肿瘤的侵袭。研究也显示 MMP1、MMP2、MMP3、MMP7、MMP9 以及 MMP13 在人结肠癌标本中高表达，并与患者的不良预后及肿瘤转移相关。除此之外，还有大量其他分子参与该通路的转移调节中，如 NF-κB 诱导激酶(NIK)及 IκB 激酶(IKK)-β 结合蛋白(NIK and IKK-β binding protein, NIBP)、细胞骨架蛋白——肌成束蛋白(fascin)、肿瘤的免疫细胞如巨噬细胞等。

(4) Wnt 信号通路

Wnt 信号通路是结肠癌发生、发展的一个重要的驱动因素，同时也是 EMT 的调节因素。结肠癌的发生中伴随经典 Wnt 信号通路的过度激活，包括抗原提呈细胞(APC)或者 β-联蛋白的功能性突变。去分化的间质样肿瘤细胞细胞核中 β-联蛋白表达增加，促进 EMT 发生，同时在侵袭边缘伴随着上皮钙黏素的表达改变。β-联蛋白/TCF4 复合物转录激活 ZEB1，直接上调金属硫蛋白 1(metallothionein 1, MT1)-MMP 9 和层粘连蛋白 γ2(laminin γ2, LAMC2)的表达，这些分子都参与了结肠癌的侵袭过程。相反，若给予 Wnt 信号通路抑制剂分泌型糖蛋白(dickkopf-1, DKK-1)，则可通过抑制 EMT 过程抑制结肠癌的进展。有趣的是，经典 Wnt 抑制因子 Axin 2 通过上调 Snail1 的活性诱导 EMT 过程，发挥促转移的作用。Snail1 通过促进 Wnt 的靶基因、结合 β-联蛋白，激活 Wnt 信号通路，进而形成正反馈调节。卷曲同源物 2(frizzled homolog 2, FZD 2)的高表达通过 Fyn/Stat3 通路增强 EMT，促进肿瘤的侵袭。在结肠癌的裸鼠模型中，通过单克隆抗体靶向 FZD 可以降低肿瘤的生长和转移。此外，胞外体作为细胞间信号通讯的载体，可运输活化的 Wnt 配体以及 β-联蛋白，参与结肠癌的转移调控。循环肿瘤细胞(CTC)的单细胞测序中发现 Wnt 信号通路的活化，提示 Wnt 信号通路可能通过 CTC 发挥其促进远处转移的作用。在结肠癌细胞中，过度激活的 Wnt 经典通路可抑制 PI3K/Akt 信号通路，从而促进 β-联蛋白、FOXO3a 核聚集，导致结肠癌细胞的播散及转移[91]。同样地，Wnt 信号通路也通过调节肿瘤干细胞发挥其调节转移的作用。

总之，信号通路是一个庞大而复杂的系统，除了以上最常见的通路外，还有其他通路直接或者间接调控结肠癌的转移复发，如 RAS/ERK 通路、MAPK 通路、STAT3 通路、黏着斑(focal adhesion)通路等。信号通路对结肠癌转移复发的调节作用往往归结于调节肿瘤细胞的 EMT、自主生长信号、肿瘤的微环境、肿瘤细胞干性等。对结肠癌转移复发信号通路的研究可能为预防和治疗结肠癌转移复发提供新的思路。

### 22.5.2 转移性结肠癌的分子靶向药物的耐药机制

近年来，多种分子靶向药物逐渐应用于恶性肿瘤的临床治疗，包括抗肿瘤细胞 EGFR 的靶向药物(如西妥昔单抗和帕尼单抗)和抗肿瘤 VEGF 及 VEGFR 的靶向药物(如贝伐珠单抗、阿柏西普、雷莫芦单抗等)以及多靶点 TKI(如瑞戈非尼)。分子靶向药物出现之前，转移性结肠癌的治疗以全身性化疗为主，分子靶向药物的问世进一步改善了患者的总生存期，由 16～19 个月延长至超过 30 个月。尽管如此，因个体差异等原因，相当数量的患者存在分子靶向药物的原发性耐药，导致疗效欠佳。如何在给药前精准地筛选治疗获益人群是目前的研究难点。再者，靶向药物与传统化疗药物相似，存在治疗诱导性的继发性耐药现象，如何阻止或者延缓继发

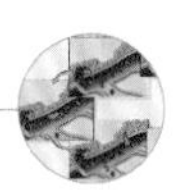

性耐药的发生，从而提高疗效，是亟须解决的另一科学难题。除外已进入临床应用的靶向药物，更多新型靶点的分子活性药物值得深入挖掘和研究，并最终实现临床应用。本节针对以上转移性结肠癌相关分子靶向药物及其耐药机制等热点问题予以阐述和总结。

(1) 抗肿瘤新生血管生成的分子靶向药物

肿瘤的生长与转移依赖于新生血管的生成，新生血管的生成依赖于 VEGF 和 VEGFR 的相互作用。VEGF 家族有 9 个配体，包括 VEGF－A～E 及胎盘生长因子 1～4(PLGF1～4)。VEGF 通过与 VEGFR1、VEGFR2、VEGFR3 这 3 种酪氨酸激酶受体的相互作用，引起胞内激酶磷酸化，激活下游信号通路，继而刺激血管内皮细胞的增殖和迁移，促进新生血管的形成，最终发挥促进肿瘤的生长和迁移的作用。因此，阻断 VEGF/VEGFR 有可能减缓甚至阻止肿瘤的生长。目前常用的抗 VEGF/VEGFR 靶向治疗药物，包括贝伐珠单抗、阿柏西普、雷莫芦单抗等。

贝伐珠单抗是重组型人 IgG1 抗体，可有效阻断 VEGF－A 的各种亚型。然而，贝伐珠单抗在有效减少肿瘤新生血管生成，抑制肿瘤生长的同时，也具有诱导肿瘤局部性低氧的负面效应。研究表明，低氧环境下的肿瘤细胞通过 HIF 诱导 VEGF 生成，这种自分泌或旁分泌的 VEGF 与 VEGFR 结合可激活下游通路，进一步激活或稳定受体肿瘤细胞 HIF 和 VEGF 的表达，形成促新生血管生成的正反馈环路。在外部药物干预(如 5－氟尿嘧啶治疗)等作用下，这种正反馈作用被进一步加强，这是贝伐珠单抗产生继发性耐药的可能原因之一。还有研究表明，低氧环境下上调的细胞因子 IL－8 可通过 HIF 非依赖途径促进结肠癌肿瘤中新生血管生成。此外，肿瘤细胞可通过上调 VEGFR 替代性配体的表达促进血管生成。这与临床发现一致：经 FOLFIRI 方案和贝伐珠单抗联合治疗后，在结肠癌患者的肿瘤中观察到 PLGF(VEGFR1 的配体)和 VEGF－D 在肿瘤中的表达显著上调。贝伐珠单抗耐药的其他机制可能是肿瘤细胞通过募集造血祖细胞和巨噬细胞等骨髓来源细胞到达肿瘤低氧环境中，如上调 PLGF 可募集调节血管生成的造血祖细胞和肿瘤相关性巨噬细胞，而这类募集细胞可分泌各类细胞因子、生长因子、促血管生长因子，加上 PLGF 诱导单核细胞分泌的 VEGF，可促进肿瘤的新生血管生成，引发继发性耐药[92,93]。

阿柏西普是一种通过 Fc 段连接的重组 VEGFR1 和 VEGFR2 融合蛋白，针对 VEGF－A、VEGF－B 和 PLGF－2 等多个 VEGF 家族靶点，发挥抗血管生成作用。

雷莫芦单抗是重组人 IgG1 单克隆抗体，具有高亲和力，能直接阻断 VEFGR2 的胞外段，阻止 VEGF－A 等配体的结合。现普遍认为阿柏西普和雷莫芦单抗与贝伐珠单抗的耐药机制相似。

(2) 抗肿瘤细胞表皮生长因子受体的分子靶向药物

EGFR 是人表皮细胞上的跨膜信号蛋白，通过与 EGF 或 TGF－α 结合后，诱导胞内酪氨酸激酶域磷酸基转移，通过信号通路向下游传递信号(主要包括 Ras/Raf/MEK/ERK(MAPK)通路和 PI3K/Akt/mTOR 信号通路)，进而调节肿瘤细胞增殖、存活和凋亡等生物学过程。

西妥昔单抗作为最早研发的抗 EGFR 药物之一，是人-小鼠嵌合 IgG1 单克隆抗体，与 EGFR 胞外区结合，阻止其与正常的配体结合，导致受体内化或降解，抑制细胞增殖和存活。它的作用机制还包括：西妥昔单抗与受体结合能诱发抗体介导的细胞毒作用，导致肿瘤细胞死亡；下调 VEGF 的表达，从而减少肿瘤的血管生成。

西妥昔单抗存在着耐药问题，按照原发性耐药和继发性耐药分别阐述。原发性耐药方面，12 号染色体上的 *KRAS* 基因突变被公认为是西妥昔单抗和帕尼单抗治疗的原发耐药机制。*KRAS* 外显子 2(密码子 12 和 13)是最先发现的耐药相关突变位点；随后研究发现 5%～11%的肿瘤存在 *KRAS* 外显子 3 和外显子 4 突变，导致抗 EGFR 疗效较差。尽管给药前的 *KRAS* 突变检测提高了临床用药的准确性和疗效，抗 EGFR 靶向药物仍仅有约 40%的总体有效率，提示存在其他耐药机制。其中 KRAS 扩增也是抗 EGFR 耐药的另一原因，但仅存在于 1%～2%患者之中[94]。EGFR 拮抗剂耐药还受到神经元 RAS(*NRAS*)突变的影响，2%～5%转移性结肠癌患者存在 *NRAS* 外显子 2、外显子 3 及外显子 4 突变。这些 *NRAS* 突变与抗 EGFR 疗效呈负相关[95]。目前临床指南推荐，在使用抗 EGFR 药物治疗前，转移性结肠癌患者均需要检测 *KRAS* 外显子 2、外显子 3、外显子 4 和 *NRAS* 的突变状态。尽管 RAS 原发耐药机制已被认识，其他信号通路的改变

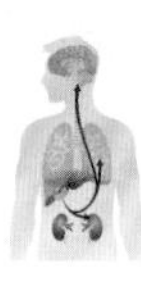



也可能与抗 EGFR 治疗耐药相关。研究表明，在未经治疗的肿瘤患者中约 14.5%的人群存在 *PIK3CA* 突变，大多发生在外显子 9 和外显子 20 上。临床前动物实验和初期临床试验也证实 *PIK3CA* 突变与抗 EGFR 治疗疗效呈负相关。再者，由突变、表达下调或启动子结合部位超甲基化等，引起的磷酸酶和张力蛋白同源区(PTEN)失活，影响 EGFR/PI3K/Akt 信号通路，导致抗 EGFR 靶向治疗的耐药。研究显示，PTEN 功能正常且 *PIK3CA* 野生型的肿瘤患者的 OS 和 PFS 较长；发生 PTEN 失活性突变的患者，西妥昔单抗疗效差。值得关注的是，近期 *BRAF* 突变的检测被 NCCN 指南[96]和 ESMO 指南[97]推荐为抗 EGFR 疗效的预测指标。RAF 家族蛋白包括 ARAF、BRAF 和 CRAF。*BRAF* 基因编码 MAPK 途径的蛋白激酶，$BRAF^{V600E}$ 突变可导致 BRAF 蛋白结构性活化，诱导 MAPK 途径活化。约 7%的转移性结肠癌患者存在 *BRAF* 突变，其中 $BRAF^{V600E}$ 突变占 90%。*BRAF* 突变与微卫星不稳定(MSI)结肠癌患者的预后相关，在Ⅱ、Ⅲ期 MSS 结肠癌以及转移性结肠癌患者中，*BRAF* 突变提示预后差。*BRAF* 作为预后指标，也可预测抗 EGFR 药物的疗效，*BRAF* 突变的患者抗 EGFR 靶向治疗的效果不佳且预后差。

药物诱导的继发性耐药方面，*EGFR* 的突变会直接影响抗 EGFR 靶向药物的疗效，但是 *EGFR* 突变在转移性结肠癌治疗前是较为罕见的，且其突变多不影响疗效。Van Emburgh 等发现，*EGFR* 的 492 位密码子突变，丝氨酸变为精氨酸(S492R)，引起 EGFR 胞外段改变，阻止西妥昔单抗与之结合，产生耐药。针对 S492R 有两点值得关注：①新型抗 EGFR 靶向药，如帕尼单抗不受 S492R 的影响；②S492R 这种突变形式只出现于使用抗 EGFR 单抗的患者中，未接受该治疗的患者并不存在此突变，故多认为 S492R 为药物诱导性的继发耐药。再者，EGFR 代偿信号通路的改变也可引起继发性耐药的发生，如上调 HER2/ERBB2 或 MET 可引起耐药的发生。HER2/ERBB2 构象的改变能激活 PI3K/Akt 信号通路。也有报道显示，西妥昔单抗耐药细胞系存在 *HER2/ERBB2* 扩增，而调蛋白(heregulin, HRG，一种生长因子)的分泌也会相应地增多。临床研究也证实，约 22%结肠癌患者经西妥昔单抗治疗后发生 *HER2/ERBB2* 基因扩增。另外，*MET* 基因扩增及其配体肝细胞生长因子(HGF)分泌增多也可导致耐药的发生。Ⅰ型胰岛素样生长因子受体(IGF-ⅠR)，一种跨膜受体酪氨酸激酶，通常上调表达于转移性结肠癌患者。IGF-ⅠR 特异性与 IGF 结合，通过 MAPK 通路或 PI3K/Akt 信号通路激发级联反应促进细胞存活，抑制细胞凋亡。转移性结肠癌患者体内 IGF-ⅠR 表达上调导致西妥昔单抗耐药。更有研究表明，内化的核型 IGF-ⅠR 可作为预测指标，以评估转移性结肠癌患者化疗和靶向治疗的耐药情况。肿瘤存在抗 EGFR 药物敏感细胞和耐药细胞，这种肿瘤异质性也可提供肿瘤继发性耐药的保护机制。成纤维细胞上清液在体外被证实可以诱导肠癌细胞西妥昔耐药，提示肿瘤机制重塑在耐药过程中起到了重要的作用[98]。EGFR 除 EGF 外还存在有 TGF-α 和双向调节因子等其他配体，可与 EGFR 结合并激活下游信号。有假说认为肿瘤细胞通过其他配体分泌增多的旁分泌作用方式拮抗 EGFR 单抗药物，从而保护肿瘤细胞。Hobor 等的体外实验将西妥昔单抗耐药细胞与敏感细胞共培养后，敏感细胞能在西妥昔单抗环境下生长，并观察到其他配体分泌增加以及相应的 EGFR 信号通路的增强。

(3) *多靶点酪氨酸激酶抑制剂*

瑞戈非尼作为一种口服靶点 TKI，既能阻断 VEGFR1～3 和 TIE2 等多个血管生成靶点，又能阻断 KIT、RET、RAF1、BRAF 和 $BRAF^{V600E}$ 等多个致癌靶点，以及 PDGFRα、PDGFRβ、FGFR-1、FGFR-2、p38 MAP 激酶等肿瘤微环境靶点。一项随机双盲 CORRECT 临床试验结果表明，转移性结肠癌患者(经化疗药物联用贝伐珠单抗治疗失败的患者和抗 EGFR 药物治疗失败的 *KRAS* 野生型患者)给予瑞戈非尼治疗后，中位 OS 延长 1.4 个月，但总体反应率无明显改善。因为具有多靶点的特性，瑞戈非尼特异的耐药机制研究尚困难，以抗 EGFR 为基础，耐药机制大体有 4 种情况：①EGFR 的继发性突变，如 S492R 的突变，与西妥昔单抗耐药机制相似。②旁路途径的激活，如上述抗 EGFR 耐药中 MET 与 HGF 的上调；IGF-ⅠR、AXL 以及 FGFR 的上调导致 TKI 耐药的发生。③表型转换的发生，以 EMT 为主，使得肿瘤获得干细胞性，导致继发性耐药。旁路途径的激活和相应信号分子的上调，如上调的 AXL 促进 EMT 的发生。④抗凋亡机制的激活，调节细胞凋亡的分子 BIM 可在 TKI 耐药细胞中下调，抵抗 TKI 的诱凋亡作用。

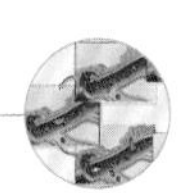

(4) 新靶点与新展望

针对抗肿瘤新生血管生成，采用多特异靶点联合拮抗的药物是有效避免抗 VEGF 耐药发生的有效策略。尼达尼布(nintedanib)作为三联拮抗剂可阻断 VEGFR1～3，FGFR 和 PDGF 受体，拮抗促血管相关信号分子的作用。法米替尼(famitinib)作为新的多靶点 TKI 可阻断 VEGFR－2、3，PDGFR，干细胞因子受体(stem cell factor receptor)，Fms 样酪氨酸激酶受体(Fms-like tyrosine kinase receptor，FLTR)，以及转染重排(rearranged during transfection，RET)。其他特异性抗 VEGFR 通路的多靶点激酶抑制剂，如索拉非尼(sorafenib)作为一种抗血管生成性多靶点激酶抑制剂，可用于阻断 VEGFR 信号通路。当然，HIF－1 是耐药发生的一种核心分子，抗 HIF－1 靶向药物的研发也将有望应用于临床之中。

针对肿瘤细胞 EGFR，在受体方面，除了拮抗 EGFR，还可以拮抗 HER2(如曲妥珠单抗)用于治疗 HER2/ERBB2 变异的转移性结肠癌患者。同时拮抗 EGFR 和 HER2 的靶向药物也有望减少耐药的发生，如拉帕替尼、沙普替尼(sapitinib)等。再者，以 Ras/Raf/MEK/ERK(MAPK)和 PI3K/Akt/mTOR 两条信号通路为基础，针对 *RAS* 突变的转移性结直肠癌患者，可通过抑制下游通路达到抗肿瘤疗效。如 RAF 抑制剂[达拉非尼、威罗非尼、恩考非尼(encorafenib)等]、MEK1/2 抑制剂[曲美替尼、司美替尼(selumetinib)、考比替尼(cobimetinib)、比美替尼(binimetnib)等]以及 PI3K 和 mTOR 抑制剂[PF－04691502、达托利塞(dactolisib)]，目前均在各项临床前和初期临床试验阶段。

除外抗 VEGF/VEGFR 和抗 EGFR 药物杀伤成熟的肿瘤实质细胞，新型药物针对肿瘤干细胞抑制肿瘤生长也是未来研究的重要思路。不同于成熟的肿瘤实质细胞，肿瘤干细胞通过自我更新和无限增殖能力维持着肿瘤细胞群的生命力，对肿瘤存活、增殖、转移及复发有着关键作用。富含亮氨酸重复序列的 G 蛋白偶联受体 5(leucine-rich repeat-containing G-protein coupled receptor 5，LGR5)是结肠癌干细胞特异性生物标志物。研究表明，将“自杀”基因敲进 *LGR5*，表达 LGR5 的细胞会被诱导“自杀”，观察到肿瘤出现暂时消退后，又重新出现 LGR5 阳性的肿瘤干细胞，这可能是因为肿瘤微环境促使非肿瘤干细胞转换成肿瘤干细胞。目前该治疗方法联合其他靶向药物(如西妥昔单抗)以及靶向肿瘤微环境的药物，有望成为转移性结肠癌治疗的新策略[99]。除了 LGR5，与肿瘤干细胞密切相关的 Wnt 信号通路也可成为一重要靶点。靶向阻滞 Wnt 信号通路策略有以下 4 种：①受体靶向抑制，如卷曲蛋白(frizzled，FZD)受体抑制剂；② PORCN(porcupine)抑制剂靶向抑制 Wnt 信号分子，进而抑制 FZD 依赖性 Wnt 信号通路；③TNKS(端锚聚合酶，tankyrase)抑制剂抑制 Wnt/β－联蛋白和 Wnt 依赖性信号级联反应；④β－联蛋白抑制剂阻滞 T 细胞因子/淋巴增强因子(TCF/LEF)依赖性转录的发生。

现有的转移性结肠癌靶向治疗药物主要针对抗 VEGF/VEGFR、抗 EGFR 或下游通路的靶点，相关耐药研究仍是未来的研究重点。新靶点分子药物的疗效评估仍处于各项临床前和初期临床试验阶段。以多靶点联合拮抗的新策略，各个靶点分子药物之间的联合应用及其协同作用也正处于早期临床验证阶段。相信随着研究深入，分子靶向治疗将会使更多转移性结肠癌患者受益。

### 22.5.3 肿瘤微环境基质细胞与结肠癌转移复发

肿瘤微环境中存在多种基质细胞，包括肿瘤相关巨噬细胞(TAM)、肿瘤相关成纤维细胞(CAF)及其他浸润的免疫细胞和血管生成细胞。肿瘤相关基质细胞(tumor-associated stromal cell，TASC)能够影响肿瘤细胞的生长及肿瘤学特性，使其逃避免疫监视，并调控肿瘤对治疗的反应性。TASC 的构成与富集程度在不同微环境中有显著的差异[100]。TASC 来源主要可以分为两类：①骨髓来源，通过循环系统募集的各类白细胞及其亚群，如单核细胞、巨噬细胞、中性粒细胞、淋巴细胞及其未成熟的前体细胞；②组织固有的血管内皮细胞、成纤维细胞及脂肪细胞，肥大细胞和巨噬细胞即来源于骨髓同时也可募集自身组织固有细胞。近年来，单细胞测序技术的开展极大地丰富了结直肠癌肿瘤免疫微环境的研究，为我们提供了肿瘤治疗的新思路和新靶点[101,102]。本节重点讨论几种在结肠癌转移复发过程中起重要作用的 TASC。

(1) 肿瘤相关巨噬细胞

巨噬细胞具有组织发育、维持内稳态、修复与吞噬、杀菌、抗原提呈、分泌细胞因子与趋化因子等功

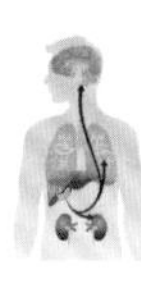



能。未成熟的单核细胞从骨髓释放入血，通过细胞因子的募集进入组织并分化为成熟的巨噬细胞。结肠癌组织中含有大量的TAM。研究显示CC亚族趋化因子配体2(CCL2)是将外周循环中未成熟的单核细胞募集至肿瘤微环境并使其分化为巨噬细胞的重要趋化因子。同时TAM自身也能够吸引更多的TAM聚集，分泌大量的生长因子、细胞因子、基质蛋白酶等对微环境不断地进行改造。微环境中不同的信号刺激可以使巨噬细胞向不同的类型分化，干扰素γ(IFN-γ)、细菌脂多糖(LPS)、TNF-α、GM-CSF等可介导巨噬细胞经典活化途径，使其活化为M1型TAM。M1型TAM具有高效的抗原提呈功能，能够高表达促炎因子IL-1、TNF、IL-6和IL-23等，通过分泌IL-12和IL-23等细胞因子激活Th1型免疫应答，产生抗感染和抗肿瘤效应。巨噬细胞还可活化为其他类型的TAM，包括IL-4和IL-13介导的替代活化途径激活的M2a型TAM、免疫复合物介导激活的M2b型以及由IL-10和糖皮质激素介导活化的M2c型。M2型TAM抗原提呈能力弱，细胞因子分泌量较低，能够通过分泌IL-10、TGF-β等抑制Th2型适应性免疫应答。M2型TAM甚至可以下调M1型介导的功能，进而控制炎症产生。通常情况下肿瘤组织中80%的TAM为M2型[103]。高M2/M1型比例以及TAM高密度浸润往往与肿瘤血管高密度及结肠癌患者预后不良相关。TAM的表型具有可塑性，M1型TAM表面特异性分子标志物主要为CD16，M2型TAM表面特异性分子标志物为CD206、CD163。M1型、M2型细胞的比例在不同的肿瘤，或是在肿瘤发生、发展的不同阶段亦不断变化。TAM表型可塑性以及功能的多样性，使其能够对不同的信号刺激产生不同的反应，执行不同的功能，比如组织基质重塑、免疫调节、促癌/抗癌等。TAM表型可塑性使得M1、M2型TAM间的极化调控成为可能，通过改变TAM极性来治疗肿瘤也是当前研究的热点[104]。

在肿瘤转移的早期阶段，TAM能穿透破坏基底膜，促进肿瘤细胞摆脱基底膜侵入周围正常组织，同时分泌COX-2、VEGF-A、EGF、TNF、IL1-β、IL6、CXCL8、FGF2等细胞因子，促进肿瘤血管、淋巴管生成。TAM还能表达Wnt家族蛋白，在MMTV-PyMT乳腺癌小鼠模型研究中，*Wnt7b*基因敲除的TAM能降低肿瘤内皮细胞Wnt/β-联蛋白基因表达，降低肿瘤血管密度。此外，TAM通过分泌胸腺磷酸化酶促进内皮细胞的迁移，加速血管生成。在低氧状态下TAM表达HIF-1α，HIF-1α将诱导更多的TAM向新生血管区域聚集，产生更强的促血管生成作用。有研究发现在一定条件下TAM可以分泌PAI-2及血小板应答蛋白1抑制内皮细胞的增殖迁移，抗肿瘤血管生成。这涉及TAM不同的功能亚型及可能存在的不同功能亚型间的转换调节。CCL2/CC类趋化因子受体2(CCR2)轴中组氨酸糖蛋白——调蛋白(HRG)和PLGF能诱导TAM的募集并诱导M1型TAM向M2型TAM转化，诱导的M2型TAM分泌促血管生成因子，进而通过NF-κB/TBK1途径促进血管内皮生长。

对于转移部位微环境的改造是TAM促进转移的重要机制，CXC趋化因子配体10(CXCL10)/CXCL11募集TAM促进肝脏转移前微环境形成。TAM分泌大量的MMP(MMP2、MMP7等)促进胶原沉积、交联和胶原纤维线性化，重塑ECM，使胶原蛋白ECM微环境形成，促进肿瘤细胞在转移部位定植存活。M2型TAM分泌EGF，上调TAM表面ICAM-1以及肿瘤细胞表面αMβ2整联蛋白，促进肿瘤细胞和TAM之间的结合；同时EGF的分泌激活肿瘤细胞上的EGFR，上调周围肿瘤细胞的VEGF/VEGFR信号转导，以促进肿瘤细胞增殖和迁移。阻断EGFR或采用抗体中和TAM上的ICAM-1蛋白，能够缓解结直肠癌瘤体形成及肿瘤的进展。同样的机制在卵巢癌、胰腺癌中也存在。另外，结肠癌可通过分泌VEGF-A、TNF-α及TGF-β，促进肺中S100A8及S100A9蛋白的表达，进而诱导巨噬细胞Mac1$^{+}$髓样细胞募集。特异性抗体阻断转移刺激因子(MSF)，可减少Mac1$^{+}$细胞浸润以及肿瘤的肺转移。

(2) 肿瘤相关成纤维细胞

CAF主要源自组织固有的成纤维细胞。在TGF-β的激活下，CAF获得更强的增殖活性和移动性，促进ECM的生物合成和沉积。与癌旁正常组织相比，肿瘤组织中发生遗传异常的成纤维细胞的比例更高，并且在肿瘤组织中遗传异常的成纤维细胞发生了显著的克隆扩张[105]。CAF能分泌赖氨酰氧化酶(LOX)和羟化酶催化胶原蛋白与弹性蛋白及其他ECM分子交联。CAF还能通过调控ECM的硬度、弹性、组织液压等生物性能，间接调控肿瘤血管形成。同时CAF还可以分泌诸多促血管生成因

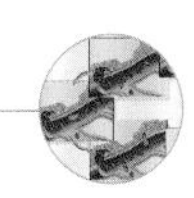

子如 VEGF-A、FGF2、CXCL12 以及 PDGF-C 促进血管生成。人肿瘤组织中 CAF 常与肿瘤相关血管(tumour-associated blood vessel, TABV)呈现共定位。CAF 与肿瘤细胞共转入小鼠体内能增强肿瘤血管生成,减少癌细胞休眠,并加速小鼠的肿瘤生长。CAF 是 VEGF-A 的主要来源[103],但同时也能产生不依赖于 VEGF-A 的促肿瘤血管生成作用。CAF 来源的 PDGF-C 可以进一步刺激 CAF 分泌促血管生成生长因子,如 FGF2 和骨桥蛋白,促进血管生成。此外,CAF 也可募集血管内皮细胞或通过 CXCL12/CXCR4 轴募集骨髓中单核细胞促进血管生成。在黑色素瘤中,衰老的 CAF 分泌分泌型卷曲相关蛋白 2(secreted frizzled-related protein 2, SFRP2)拮抗 Wnt 信号通路,加剧老年患者肿瘤的血管生成和肿瘤恶性行为。虽然 CAF 也分泌血管生成抑制剂,如血小板应答蛋白 1,但肿瘤可以通过适应性地克服其血管生成抑制特性。新生的肿瘤血管内皮细胞与周细胞之间连接松散,结肠癌细胞经循环系统播散至肝脏后,肿瘤细胞高表达的染色体结构维持蛋白 1A(structural maintenance of chromosome protein 1A, SMC1A)一方面促进 TNF-α、IL-1β 表达,另一方面能提高 MMP2 和 VEGF 表达,导致循环系统中的结肠癌细胞及 CAF 在转移部位募集,进而形成肝脏转移前微环境,促进转移发生。

(3) 骨髓来源的抑制性细胞

骨髓来源的抑制性细胞(MDSC)是肿瘤微环境中浸润的未成熟髓样细胞,可以分成单核样 MDSC(M-MDSC)和粒系 MDSC(G-MDSC)细胞群。肿瘤分泌的因子如集落刺激因子 3(CSF3)、IL-1β 和 IL-6 可以通过激活 STAT3 信号促进 MDSC 扩增,抑制 MDSC 完全成熟分化为巨噬细胞或中性粒细胞,并增强其在肿瘤微环境中的促血管生成功能[106]。尽管不成熟的 MDSC 显示出独特的代谢特性和免疫调节能力,但它们具有与成熟的巨噬细胞和中性粒细胞相似的促血管生成功能。M-MDSC 和巨噬细胞在肿瘤免疫抑制和促血管生成的功能已得到证实。T 细胞浸润肿瘤病灶的过程涉及与内皮细胞黏附分子(CAM)结合,在 MDSC 分泌的 VEGF-A 和 FGF2 作用下,TABV 中的内皮细胞下调 ICAM-1 和 VCAM-1 表达,限制 T 细胞黏附与浸润,表明 MDSC 可能通过直接调控 TABV 中促血管生成产物的表达,进而影响 T 细胞归巢导致肿瘤进展。对 *CXCR2*(−/−)转基因小鼠采用氧化偶氮甲烷/葡聚糖硫酸钠(azoxymethane/dextran sulphate sodium, AOM/DSS)诱导炎性肠癌模型发现,由于 *CXCR2* 基因敲除导致 MDSC 浸润减少,导致慢性炎症反应及炎症促发肿瘤发生受抑制,但重新转入 MDSC 可重塑 AOM/DSS 诱导的肿瘤进展,主要机制是 MDSC 通过抑制 $CD8^+$ T 细胞功能促进肿瘤进展。MDSC 浸润在肿瘤转移灶形成中起着重要作用,肝脏中 CCL2/CCR2 信号轴能够募集 CD11b/Gr1(mid)亚型髓源细胞浸润,进而促进结直肠癌肝转移灶形成。转移灶中的 MDSC 可以分泌免疫抑制因子,通过抑制 T 细胞的增殖和活性进而抑制免疫应答的产生,此外 MDSC 可以通过降解 ECM 促进肿瘤细胞迁移定植,促进肿瘤血管生成,改造肿瘤转移前微环境,导致肿瘤转移的发生。

(4) 小结

微环境中肿瘤细胞与基质细胞的交互作用在促进转移播散过程中起着重要作用。了解微环境基质细胞在肿瘤转移中发挥的功能和涉及的机制,可能为结肠癌转移和复发的治疗提供新的思路。当前已开展了许多特异性针对某种微环境基质细胞成分的临床药物研究,如针对 TAM、血管外周细胞、T 细胞等,这些研究进一步阐明肿瘤微环境基质细胞在调控人类肿瘤血管生成中的作用。例如,近来有临床研究发现适应性免疫细胞在人 TABV 的调控作用[107],患者在接受肿瘤疫苗后观察到肿瘤血管的破坏,产生了 IgG 介导的抗血管生成素 2(ANGPT2)和 VEGF-A 的体液免疫反应。进一步研究发现,使用 CTLA-4 或 PD-1 特异性抗体进行免疫检查点阻滞后产生的肿瘤消退作用与血清 ANGPT2 IgG 抗体滴度升高相关,而肿瘤治疗的不适应性或耐受性与治疗前或治疗过程中血清高 ANGPT2 浓度有关。研究提示肿瘤免疫治疗的反应性可能涉及免疫介导的抗血管生成机制。因此,如果通过检测肿瘤组织或采取无创检查手段分析 TABV 相关分子、形态和功能的改变,针对性地使用靶向肿瘤微环境细胞或相关分子的药物,有望成为肿瘤治疗新的有效手段。

### 22.5.4 细胞外基质、低氧、酸性微环境与结肠癌转移复发

肿瘤微环境是肿瘤细胞赖以生存的复杂的内环境网络,它由成纤维细胞、脂肪细胞、免疫细胞等基

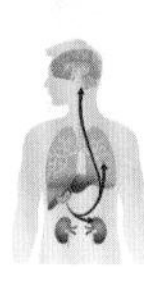



质细胞、ECM和物理因素如pH值、乏氧、间质液体压力及其他成分组成[108]。肿瘤微环境参与结肠癌的发生、转移、复发等一系列生物学行为。

(1) 细胞外基质

细胞外基质(ECM)是由成纤维细胞、间质细胞、上皮细胞及肿瘤细胞等体内各种组织和细胞合成和分泌的一类分布和聚集在细胞表面和细胞间质的大分子物质所构成的复杂网络结构，是细胞和组织赖以生存、活动和调节的外环境构成。ECM主要由3类大分子构成：①结构蛋白，包括胶原蛋白(collagen)和弹性蛋白(elastin)等，构成了ECM的骨架；②连接蛋白，包括纤维连接蛋白(fibronectin)、层粘连蛋白(laminin)、生腱蛋白(tenascin)等，其可与细胞表面受体结合；③糖胺聚糖(glycosaminoglycan)和蛋白聚糖(proteoglycan)等蛋白多糖类，形成的水性胶状物，是ECM空间的充填分子。在不同的生理、病理和反应条件下，ECM的成分、结构和构型均不同，其功能和作用亦不同。研究证实，ECM在肿瘤的侵袭和转移过程中发挥着重要作用。

利奥塔提出的肿瘤细胞侵袭转移的学说目前仍被广为接受[109]。该过程可以分3个阶段：①肿瘤细胞之间的解黏附和肿瘤细胞与ECM之间的黏附；②ECM的降解，肿瘤细胞和宿主细胞分泌蛋白水解酶降解肿瘤细胞周围的ECM；③肿瘤细胞在ECM中的运动与定向迁移。该过程反复持续进行，在宏观上表现为肿瘤细胞的向外浸润和侵袭转移。

在结肠癌细胞的转移过程中，首先是细胞黏附特性的改变，细胞黏附分子改变了结肠癌细胞之间及其与ECM和间质细胞之间的结合。根据化学结构和功能特征的不同，涉及肿瘤细胞转移的细胞黏附分子属于以下几个基因家族：钙黏素家族、整合素家族、免疫球蛋白大家族、选择蛋白家族和透明质酸受体家族等。钙黏素由多个家族成员组成，利用其胞外结构序列来识别和介导同种细胞间的黏附反应。上皮钙黏素在结肠癌细胞膜的表达减少或缺失，可使肿瘤细胞之间的黏附力减弱，细胞容易分散而向外侵袭性生长，脱离原发灶而发生转移。整合素为细胞黏附分子家族的重要成员之一，可以介导结肠癌细胞与ECM之间的相互黏附，以及两者之间的双向信号转导。αvβ3、αvβ6、β1等整合素亚型亦可以表达于结肠癌上皮细胞表面，参与结肠癌的血管生成、侵袭、转移等恶性生物学行为[109]。

肿瘤的侵袭、转移与ECM的降解密切相关。降解ECM和细胞之间黏附蛋白的酶主要有以下几种：①MMP；②组织丝氨酸蛋白水解酶类，包括u-PA、纤溶酶、凝血酶等；③去整合素金属蛋白酶(ADAM)家族分子；④乙酰肝素酶(heparanase)；⑤组织蛋白酶(cathepsin)等。其中，MMP是构成ECM的主要蛋白分解酶。MMP2、MMP7和MMP9等可在结肠癌中高表达，MMP活性上调，降解结肠癌基底膜和基质成分。此外，u-PA可激活结肠癌细胞丝氨酸纤溶酶原，转变成有活性的纤溶酶，从而降解纤维连接蛋白、玻连蛋白、层粘连蛋白、纤维蛋白等ECM蛋白。

ECM物理屏障破坏后，肿瘤细胞可沿基底膜缺损和基质空隙向周围生长，同时为内皮细胞的迁移开辟通路，有利于肿瘤新生血管的生成；而在肿瘤转移过程中，肿瘤细胞需有较强的迁移能力才能从原发灶分离进入邻近组织，再穿过血管壁进入血液循环和穿出血管壁进入转移部位。肿瘤细胞在ECM中迁移的过程主要为：①肿瘤细胞向迁移方向伸出细胞突起；②肿瘤细胞与ECM黏附；③细胞体收缩和细胞位置改变。在肿瘤细胞迁移中，ECM的降解为细胞运动开辟通路，ECM与细胞的黏附、解离交替进行。肿瘤细胞在ECM中运动和迁移，最终发生肿瘤的侵袭转移。

ECM作为肿瘤微环境的重要组成部分，不仅为肿瘤细胞提供生存环境，还与肿瘤细胞转移、血管生成等都有密切的联系。目前关于ECM介导肿瘤转移的机制研究不够深入，很多问题仍有待解决，如肿瘤细胞如何利用ECM纤维生成调控肿瘤自身的运动性和黏附性，以及不同胶原分子之间的排列和组合对肿瘤转移究竟有何不同等。相信随着现代生物学的不断发展，这些困扰我们的问题会被逐渐破解，ECM生成有望成为新一类的抗肿瘤转移的治疗靶标。

(2) 低氧微环境

低氧微环境是实体肿瘤的重要特征。在肿瘤组织内，肿瘤细胞的失控性生长和异常增值会消耗大量氧气，使肿瘤微环境中的氧含量持续下降。同时，新生血管网的生成滞后于肿瘤细胞的生长，且新生血管网的功能和结构尚不健全，致使肿瘤内部血流供应减少，因此无法为肿瘤提供足够的氧气，从而形成低氧微环境。为了寻找更为适宜的土壤，肿瘤细胞的侵袭与转移能力也会得到进一步的提高。此

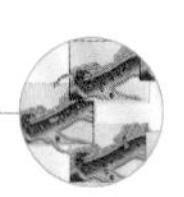

外，低氧微环境对肿瘤细胞具有筛选作用，使肿瘤的恶性程度进一步提高，导致肿瘤细胞对化疗药物或放疗不敏感。由此可见，低氧微环境是肿瘤不良预后的重要因素。HIF-1是肿瘤细胞在低氧条件下调控基因表达的关键因子之一，通过激活下游靶基因协调控制细胞应答，使肿瘤细胞适应低氧环境，参与肿瘤细胞代谢、肿瘤新生血管形成、肿瘤细胞浸润等过程，最终导致肿瘤进展、侵袭转移。

HIF-1由HIF-1α和HIF-1β两个亚单位组成，主要调控细胞内的氧平衡。HIF-1α在大多数肿瘤细胞中高表达。HIF-1α在胃肠道肿瘤中的表达显著高于正常胃肠道组织，并与胃肠道肿瘤患者的生存及肿瘤分级、浸润深度与远处转移等关系密切。在低氧微环境中，HIF-1α对结肠癌的进展和转移等具有多方面的促进作用：①HIF-1α可以促进结肠癌细胞 *VEGF* 转录，增加 VEGF mRNA 的稳定性，从而上调 *VEGF* 表达；VEGF 能特异性促进血管内皮细胞增殖、迁移，刺激血管形成，提高血管通透性，为肿瘤转移创造了条件。②HIF-1α能上调 *MMP* 的表达，促进 ECM 降解，在结肠癌细胞的浸润转移中具有重要促进作用。③HIF-1α能活化上皮钙黏素等的抑制因子的表达，促进间质特点相关基因的表达，使细胞间黏附力减弱，细胞骨架变得更具延展性和弹性，促进 EMT，最终引起结肠癌细胞的分离和移动，而形成转移[110]。④HIF-1α对维持干细胞的活性是必要的：缺氧可激活 HIF-1α与 HIF-2α来维持结肠癌肿瘤干细胞自我更新，并通过上调相应基因及 Notch 信号通路维持结肠癌干细胞特性。

低氧微环境对肿瘤的另一个重要影响是抑制了针对肿瘤细胞的免疫反应。在低氧条件下，肿瘤细胞可分泌多种免疫抑制因子，TGF-β是其中最重要的因子之一。TGF-β可通过抑制 CTL、树突状细胞及 NK 细胞的功能，使肿瘤细胞获得免疫逃逸功能。

（3）酸性微环境

肿瘤酸性微环境是指肿瘤细胞外局部环境的 pH 值变低的现象。肿瘤细胞主要通过糖酵解获取能量，即使在有氧条件下也如此，即 Warburg 效应。由于肿瘤细胞代谢旺盛，细胞内产生大量的糖酵解终产物——乳酸。同时，细胞缺氧激活的 HIF-1可促进碳酸酐酶（carbonic anhydrase，CA）过表达，催化 $CO_2$ 和 $H_2O$ 的反应生成碳酸。为了防止肿瘤细胞酸中毒，细胞膜离子转运体被激活并转运胞内 $H^+$ 到胞外，从而维持细胞内正常的 pH 值。由于肿瘤周围局部组织灌注较差，酸性物质无法被及时清除，造成酸性物质的累积，最终导致肿瘤细胞外酸性微环境，其 pH 值多集中于 5.5～7.0。这种酸性微环境的维持和细胞的生存适应主要依赖于肿瘤细胞高效的膜离子转运系统，包括 $Na^+/H^+$ 交换体，$HCO_3^-$ 转运体和囊泡型 $H^+$-ATP 酶等，它们是肿瘤酸性微环境的主要调节者，参与肿瘤细胞生长和转移的调控。

肿瘤细胞在酸性微环境具有生长优势，其通过异常的能量代谢和对特定蛋白质的自身调节，形成和维持一个不适合正常细胞生存的细胞外酸性微环境，导致正常细胞死亡和 ECM 降解，以保证肿瘤细胞在酸性微环境中生长增殖、侵袭与转移。肿瘤细胞适应酸性微环境的其他机制包括：①上调 *VEGF* 等基因表达，促进肿瘤新生血管生成；②释放组织蛋白酶 B 和其他蛋白水解酶，导致 ECM 降解；③导致免疫功能异常，逃避宿主免疫应答以及免疫治疗[110]；④促使肿瘤细胞对放疗及化疗不敏感，使肿瘤细胞产生治疗耐受。尽管酸性微环境在结肠癌中的生物学作用目前研究十分有限，但这些研究成果证明了肿瘤生长转移的复杂性，同时也为靶向治疗肿瘤提供了新思路。

（4）小结

结肠癌的生长、转移及复发与肿瘤细胞所处的微环境有着密切的联系。当前结肠癌的研究多聚焦在癌细胞本身，而肿瘤微环境在结肠癌发生、发展作用中的分子机制尚需全面、系统的深入研究；寻找结肠癌诊疗、预后相关的靶分子，为全面理解结肠癌发生、发展的机制提供新思路，为结肠癌的诊断、治疗提供新靶点和新策略。

### 22.5.5 转移前微环境在结肠癌肝转移中的研究进展

肝转移是结肠癌患者最常见的转移模式和最主要的致死原因。肝脏微环境对肝转移的作用是多层面的，肝脏中包括肝窦细胞、内皮细胞、Kupffer 细胞、肝星状细胞和各种炎症细胞等和进入肝脏的肿瘤细胞之间均存在一定的相互作用，共同决定了转移肿瘤细胞的命运。肝转移的发生除了原位肿瘤细胞本身具有高侵袭、高转移特性外，另一个关键因素是在特定位点形成有利于肿瘤转移的微环境，称为

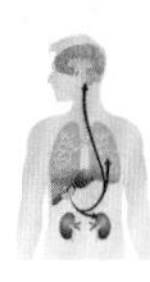



转移前微环境(PMN)。PMN 的形成需要肿瘤分泌因子、抑制性免疫细胞的动员和募集以及该组织部位基质组分炎性极化 3 个因素的相互作用。

原位肿瘤来源的分泌因子(TDSF)和细胞外囊泡(EV)的作用至关重要,因为它们是始动因素。EV 根据直径大小包括外泌体(直径 30～100 nm)、微囊泡(直径 100～1 000 nm)、癌小体(oncosome)(直径 1～10 mm)。肿瘤分泌因子动员的骨髓衍生细胞(BMDC)和免疫细胞被募集到特定器官,进一步分泌促进肿瘤转移的因子,与特定器官的基质细胞共同重塑该微环境,形成有利于肿瘤细胞定植、扩增与转移的 PMN(图 22－1)。目前报道 PMN 的六大特征即为免疫抑制、炎症反应、血管生成及血管通透性增加、淋巴管生成、器官特异性和重编程。

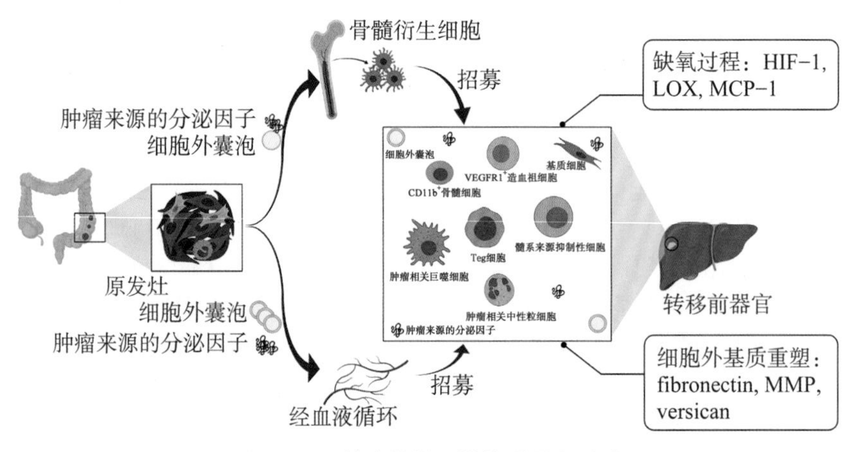


**图 22－1　转移前微环境的诱导和形成**

HIF－1:低氧诱导因子－1; LOX:赖氨酰氧化酶;MCP－1:单核细胞趋化蛋白－1;fibronectin:纤维连接蛋白;MMP:基质金属蛋白酶;versican:多能蛋白聚糖。

2005 年,Lyden 等开创了有关 PMN 研究的先河。在 Lewis 肺癌和 B16 黑色素瘤小鼠模型中,发现 VEGFR1 阳性的 BMDC 能在肿瘤细胞到来之前在肺中形成 PMN,为肿瘤细胞的停留、增殖和转移灶的形成提供条件。近年来多聚焦肺中 PMN 形成的相关研究。$CD11b^+$ 髓系细胞有多种功能,动物模型中被证明能在黑色素瘤和膀胱癌的肺转移灶形成之前在小鼠的肺中出现,在肿瘤细胞分泌的多种细胞因子作用下,$CD11b^+$ 髓系细胞能分泌多种趋化因子趋化肿瘤细胞迁移至靶器官并促进肿瘤细胞的增殖。肿瘤分泌的外泌体 RNA(tumor exosomal RNA)通过激活肺上皮细胞 TLR3 产生趋化因子,募集中性粒细胞到肺部并诱导肺 PMN 的形成,促进肿瘤定向转移至肺。

新近发表的一些研究已证实在肝脏中存在促进肝转移的 PMN,如在胰腺导管腺癌(PDAC)的动物模型中,发现肝脏中的 Kupffer 细胞吞噬肿瘤细胞来源的外泌体后,促炎因子 S100P 和 S100A8 表达上调;同时,TGF－β 的表达上调后,能促进肝星状细胞释放纤维结合蛋白和募集骨髓来源的巨噬细胞,重塑 ECM,在肝脏中形成 PMN。该研究还发现巨噬细胞移动抑制因子(MIF)是形成 PMN 的重要因素。临床标本检测也表明,在Ⅰ期 PDAC 患者中,MIF 水平越高者,肝转移的发生率越高,表明 MIF 和外泌体可以作为肝转移的早期标志物[111]。在乳腺癌 MMTV－PyMT 转基因小鼠模型中,发现肿瘤细胞来源的 GM－CSF 能够动员 $Ly6C^{+L}y6G^+$ 髓系细胞在肺和肝脏器官中形成 PMN,同样证明了 S100A8 是驱动因素。肠癌肝转移动物模型中发现肿瘤细胞来源的金属蛋白酶组织抑制因子(TIMP)-1 能够通过基质细胞衍生因子/CXC 类趋化因子受体-4(SDF－1/CXCR4)途径募集中性粒细胞在肝脏形成 PMN,促进肝转移的发生。这 3 项研究都发现 S100A8 是肝脏 PMN 形成的驱动因素,S100A8 可能成为肝转移的标志物。血小板生成素(TPO)可以通过促进肠癌细胞中赖氨酸向谷氨酸的代谢,促进肠癌细胞向肝脏 PMN 的定向种植[112]。肝脏不仅是肠道静脉血液回流的必经之地,同时肝脏中的细胞组分表达的分子如 MIF[111]、癌胚抗原相关细胞黏附分子、CCR－1 和 CCR－2 以及肝脏自身的免疫自

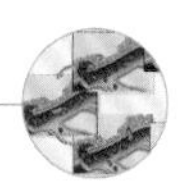

稳功能均可以募集机体内产生的 MDSC、TAM、Tr 细胞、中性粒细胞到肝脏，形成 PMN，促进远处转移的发生。肝星状细胞作为肝间质细胞主要组成部分，被证实活化后能够分泌 IL－1α、VEGF、TGF－β 和血管生成因子，同时可以募集巨噬细胞至肝脏，调控 PMN 的形成，促进肝转移的发生[113]。但是很难明确 PMN 发生在原发肿瘤的哪个阶段。动物模型中在胰腺癌模型的癌前病变阶段和Ⅰ期 PDAC 患者的血清中，检测到富含 MIF 的外泌体，表明 PMN 可以形成在肿瘤的早期阶段。

通过对 PMN 的研究，寻找抑制肿瘤转移的新方法，如通过阻断有利于 PMN 形成的分子生成，抑制 BMDC 的募集，改变 PMN 中的基质组分、BMDC 与免疫抑制性细胞的相互作用，破坏 PMN 中的免疫抑制特征，或者重新激活微环境中抗肿瘤免疫应答，都有望成为控制肿瘤转移的方法。寻找可预测肿瘤转移的生物标志物，如前列腺癌细胞分泌的外泌体 miR－34a 以及肺腺癌细胞外泌体 miR－192 水平的降低可以预测肿瘤发展程度与转移阶段。但是，目前有关 PMN 的研究才刚刚开始，有很多问题需要阐明：①是否所有的原发肿瘤都会构建 PMN。②手术切除原发肿瘤后，PMN 会消退还是继续存在。③如何靶向 PMN，从而阻止肿瘤转移。④目前存在的治疗方案（如化疗、放疗和靶向治疗）如何影响 PMN。

### 22.5.6 基于多组学的机制研究

在当今大数据时代，基因组、转录组、蛋白质组等多维技术和生物信息学的飞速发展，驱动肿瘤精准诊疗在临床诊疗实践显现其重要价值。近年来，数项结直肠癌的多组学研究全面总结直肠肿瘤生物学图谱，对深入理解肿瘤发生、侵袭转移、抗肿瘤药物筛选和耐药机制研究提供了新思路和新方向，为将来患者个性化用药打下了坚实基础[105,114]。

### 22.5.7 结肠癌转移复发的精准治疗模型

近年来，随着基因检测在临床的普遍推广，结直肠癌转移复发的治疗理念进入了个体化和精准化治疗的时代[115]。但由于个体差异和肿瘤异质性等原因，相当数量的患者存在靶向、化疗药物的原发性和继发性耐药，导致疗效欠佳。如何在给药前精准地预测治疗疗效和识别获益人群对于提高疗效、改善预后至关重要。临床前模型是识别治疗获益人群的重要工具，为临床肿瘤的疗效预测和肿瘤转移分子机制的研究提供了重要平台。

常用的临床前模型分为体外和体内模型，两者各有优势又相互关联。体外模型主要包括结肠癌细胞系和类器官（organoid）模型，其优点是实验费用低廉，且适合给予兴趣基因实验干预和高通量药物反应等检测；体内模型，多以啮齿类动物模型为基础，且以小鼠为主，主要包括异种移植瘤模型、同源性移植瘤模型和基因工程小鼠模型。其优点是模拟肿瘤微环境、药物剂量与人体相似。

（1）体外模型

1）人结肠肿瘤细胞系：肿瘤细胞系作为常用的体外模型，已被证明是推动肿瘤转移复发基础研究的宝贵工具，尤其在癌症药物的研发和疗效评估方面发挥重要作用。同基因型的细胞系可以通过已知的生物标志物筛选敏感药物和甄别获益人群。结肠癌细胞系和临床肿瘤的同质性是细胞系模型的研究成果向临床转化的重要前提。既往有研究对比了 150 种肠癌细胞系和癌症基因图谱（TCGA）数据库中结直肠癌原发灶的基因图谱，结果显示两者具有非常相似的外显子突变和 DNA 拷贝数。这表明肠癌细胞系进行临床药物疗效评估是可取的。然而，肿瘤细胞系的研究结果向临床转化效率仍较低下，这可能因为大部分肿瘤细胞系不能反映肿瘤-间质关系，且细胞系本身与临床肿瘤的联系不紧密[116]。

2）类器官模型：类器官模型是在干细胞三维培养技术的基础上发展而来。类器官模型因保留其源器官的基本生物学特性而得名，同时三维培养为细胞扩增过程中的生长移动提供了“自我组织”的轨道，以利于细胞成熟分化为有功能的器官。2013 年，Sato 等学者成功利用类器官三维培养技术成功培养出小鼠食管、胃、小肠和结肠正常黏膜的类器官模型，并提出体外培养环境下，激活 Wnt 信号通路可驱动单个肠源性干细胞发育成肠道类器官。在此基础上 Sato 改良方法，使用无血清的生长因子组合，以人工基膜（matrigel）为培养基质建立 LGR5 高表达的结肠类器官模型。在正常组织的类器官模型培养的基础上，Hans Clever 等团队成功构建了结直肠癌类器官，并验证了类器官模型与供体肿瘤遗传物质的同质性和异质性。

类器官模型作为临床前模型具有很多优点，首先，模拟肿瘤生长的同时兼顾模拟体内环境。在体外三维培养过程中，三维环境和类器官模型本身的

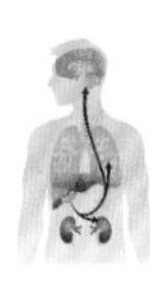



自我塑造能力，使离体培养的类器官可以模拟器官发生环境。全外显子测序显示，和二维培养的原代细胞不同，类器官具有扩增10代后依然保持供体肿瘤组织学形态和遗传物质的一致性。其次，类器官模型与临床肿瘤联系紧密。供体组织来源于临床标本，可以更好地模拟临床肿瘤对药物的敏感性，让研究成果更容易向临床转化。再次，类器官模型为基础研究提供了模型平台。

然而，目前类器官模型的临床研究仍然较少，类器官模型的临床转化价值，如预测药物疗效的灵敏度和特异性等，也需要进一步探索研究。值得欣喜的是，Georgios等人在*Science*期刊上报道了71例消化道肿瘤来源的类器官模型对化疗药物疗效的预测作用，结果显示类器官模型预测药物疗效的特异性可达100%[117]。这说明在药物疗效预测方面，类器官模型可能发展为精准的疗效预测工具，甚至在不久的将来可以像血清肿瘤标志物一样，列入临床结直肠癌的常规检测手段。

（2）体内模型

1）异种移植瘤模型：目前裸鼠移植瘤模型是构建结肠癌转移相关动物模型的主要方式。按种植部位可分为原位种植模型和异位种植模型，根据种植物来源可分为人源肿瘤细胞系异种移植瘤（cell line-derived xenograft，CDX）模型和人源肿瘤组织来源移植瘤（patient-derived xenograft，PDX）模型。数十年来，CDX模型一直被用作临床前抗肿瘤药物研究的标准工具。此模型具有容易成瘤和观察周期短等优点，且在进行皮下种瘤时易于观察肿瘤的生长情况。但经过长期的体外培养及筛选的细胞移植成瘤后，通常肿瘤细胞已经丢失了来源肿瘤组织的分子特征和肿瘤异质性，这也是其对临床药物反应预测能力较差的原因。相比较CDX模型，PDX模型移植物的组织来源于临床患者，可以更好地模拟临床肿瘤的生物学行为及对药物的反应。

PDX模型作为临床前模型，可以更精确地预测人肿瘤的生物学特性和对治疗的反应，为肿瘤患者个体化治疗方案的制定提供了可靠的平台。既往研究从组织病理、生物学特征和遗传信息等多方面证实了PDX模型与供体肿瘤相似，潜在地假设PDX模型可以较好地保存来源肿瘤的关键病理特征。Manoel等从组织病理、生物标志物和基因表达谱等方面对结直肠癌PDX模型和供体肿瘤进行同质性检验，得出PDX模型与供体肿瘤在组织水平和分子水平的特征基本一致，且对西妥昔单抗药物的反应预测较准确。Bertotti通过对结直肠供体肿瘤和PDX移植瘤的基因拷贝数进行变异分析，并对所包含的肠肿瘤相关基因如*KRAS*、*NRAS*、*BRAF*和*PI3K*突变情况进行测序分析，得出供体肿瘤与PDX移植瘤具有高度的同源性。Julien等通过微阵列芯片技术对供体肿瘤和PDX移植瘤的肿瘤基质相关基因和相关通路进行分析，并通过聚类得出两者具有高度相似性。另外也有研究显示，PDX模型的基因表达谱对肿瘤复发也有一定的预测功能。

然而，结直肠癌PDX模型作为转移复发模型仍具有较多局限性：①PDX模型成瘤的观察期普遍较长。早在1991年，Hoffman团队成功构建了结直肠肿瘤原位种植PDX模型，但是原位种植瘤发育时间为12～16周；另外，原位种植模型发生远处转移的时间比局部浸润时间晚，而肝转移发生时间则更晚，为20～24周；皮下种植PDX模型观察周期略短，但也需要4～6周的生长周期。由于生长周期太长，PDX模型不能及时向临床决策提供信息，影响了向临床转化的应用价值。②构建PDX模型对于患者来源的肿瘤组织活性保持的要求较高。来源于同一供体肿瘤不同部分的肿瘤细胞的增殖潜力均不相同[118]，因此构建初代PDX模型，不同移植瘤的成瘤率和生长周期可能不一致，为后续体内扩增增加了工作量。③PDX模型的构建主要以皮下种植瘤为主，但结直肠癌皮下种植PDX模型极少发现远处转移。④由患者来源肿瘤组织构建的裸鼠转移瘤模型报道较少，而目前应用于动物队列研究采用的远处转移模型多在原位种植的基础上进行培养，但是操作难度大，发生肝转移时常常合并其他部位的远处转移。⑤相较于肠癌体外细胞移植瘤模型，PDX模型移植瘤生长缓慢，且成瘤率并不理想（初代PDX模型仅60%～80%，而CDX模型成瘤率接近100%）[118]，严重影响实验的可重复性。尽管异种移植瘤模型存在诸多局限性，但目前仍然是医学基础研究中重要的模型工具。

2）同源性结直肠癌模型：近亲杂交系的啮齿类动物为结直肠癌研究提供了重要的模型平台。除了作为移植瘤的动物受体，近亲杂交的实验鼠也是鼠源性可移植细胞系的重要来源。如Colon26、MC38等鼠源性细胞系，已被广泛应用于结直肠癌转移研究中，而且动物受体不必是免疫缺陷的。

另一方面，转基因遗传工程小鼠（genetically

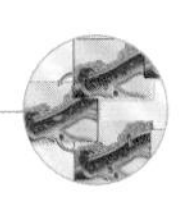

engineered mouse，GEM)模型的应用拓宽了研究特定基因在肿瘤发生、发展过程中作用的思路。结直肠癌 GEM 模型在有免疫活性的小鼠中可以产生肿瘤，这一特性弥补了异种移植瘤需要免疫缺陷的动物作为宿主的缺陷，尤其是在涉及免疫系统的研究中发挥了不可替代的作用。在 GEM 模型中引入可诱导的或条件性启动子可帮助确定特定基因在肿瘤发生、发展中的机制。Fearon 等学者在 1988 年通过 GEM 模型揭示了 *APC* 缺失导致的肠腺瘤样息肉到肠癌的演变过程。之后 GEM 模型又通过纳入 *KRAS* 基因的异常激活和 *p53* 的缺失，证明 *KRAS* 和 *p53* 是影响结直肠癌发展的关键基因。然而，后续研究表明仅 25%的临床结直肠癌患者同时包含这 3 个基因突变。大规模的全基因组测序研究显示除了以上 3 个基因，还有许多其他基因在肿瘤进展中发挥了关键作用。

以 $APC^{Min/+}$ 小鼠为例，>50%的散发性肠癌、家族性腺瘤性息肉病(FAP)中均存在 *APC* 的突变导致功能失活，因此早期结直肠癌 GEM 模型将重点聚焦于 *APC* 的失活。$APC^{Min/+}$ 小鼠是通过化学诱导，使 *APC* 基因上携带无义突变，继而使小鼠小肠产生约 30 枚腺瘤息肉。目前在医学转化研究中，$APC^{Min/+}$ 小鼠已然成为重要的化疗预防和治疗性药物的筛选工具。然而这种模型所模拟的息肉生成部位处于远端小肠，而这种情况在临床结直肠癌中仅占 2%。且因种系不同，其研究结果向临床转化的效率低下。

为更精确模拟人结直肠癌，一些学者利用 Cre - LoxP 系统构建 GEM 模型。即通过 Cre 介导 *APC* 等靶基因的失活，在小鼠结肠诱导出较少数量的肿瘤，从而建立结直肠癌 GEM 模型。以 CDX2 - NLS Cre 转基因小鼠为例，该类小鼠表现为 β -联蛋白调节异常、*APC* 等位基因表达缺失和非整倍体。由于发生部位与临床肿瘤相似，这种模型或许能作为筛选治疗药物的平台。同样地，Hung 利用 Cre - LoxP 系统构建了结肠癌 GEM 模型，这类模型将 *APC* 基因失活和 *KRAS* 基因异常激活同时导入成年小鼠的结肠，并利用化学诱导可建立同时包含 *APC*、*p53* 和 *KRAS* 3 种突变的 GEM 模型。需要解释的是，尽管所有细胞都携带靶基因的 LoxP，但只有肠腺窝的干细胞具有恶性癌变可能，导致这种 GEM 模型仅发生一个或者数个的腺癌。这种自发性 GEM 模型分离的细胞系，通过原位种植获得的移植瘤模型，表现出很强的侵袭能力，也为后续转移、复发、药物筛选、肿瘤微环境的研究提供了模型平台。

总而言之，采用合适的结肠癌模型对于揭示结肠癌转移和复发的机制和寻找关键干预靶点极其重要。类器官模型的引入为结肠癌的研究提供了临床联系紧密的模型平台，同时减少了建立人源性结肠癌模型的工时成本，使临床前模型更适合于临床应用，增加了研究成果的转化价值。随着个体化、精准治疗体系的发展，有效的临床前模型对于揭示结肠癌转移、复发机制、筛选敏感药物和甄别获益人群至关重要。

（许剑民　朱德祥）

## 参考文献


[1] FERLAY J E M, LAM F, et al. Global cancer observatory: Cancer today [EB/OL]. Lyon, France: International Agency for Research on Cancer. [2021 - 01 - 09]. https://gco.iarc.fr/today.

[2] 中华人民共和国国家卫生健康委员会. 中国结直肠癌诊疗规范(2020 年版)[J]. 中华外科杂志，2020，58(8)：561 - 585.

[3] LOUKOLA A, EKLIN K, LAIHO P, et al. Microsatellite marker analysis in screening for hereditary nonpolyposis colorectal cancer (HNPCC) [J]. Cancer Res, 2001,61(11):4545 - 4549.

[4] CHAN A T, GIOVANNUCCI E L. Primary prevention of colorectal cancer [J]. Gastroenterology, 2010, 138(6):2029 - 2043;e10.

[5] TUOHY T M, ROWE K G, MINEAU G P, et al. Risk of colorectal cancer and adenomas in the families of patients with adenomas: a population-based study in Utah [J]. Cancer, 2014,120(1):35 - 42.

[6] 陈孝平，汪建平，赵继宗. 外科学[M]. 9 版. 北京：人民卫生出版社，2018:390 - 394.

[7] NAGASAKI T, AKIYOSHI T, FUJIMOTO Y, et al. Prognostic impact of distribution of lymph node metastases in stage III colon cancer [J]. World J Surg, 2015,39(12):3008 - 3015.

[8] SIRIWARDENA A K, MASON J M, MULLAMITHA S, et al. Management of colorectal cancer presenting with synchronous liver metastases [J]. Nat Rev Clin Oncol, 2014,11(8):446 - 459.

[9] ADAM R, DE GRAMONT A, FIGUERAS J, et al. Managing synchronous liver metastases from colorectal cancer: a multidisciplinary international consensus

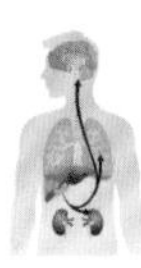



[J]. Cancer Treat Rev, 2015,41(9):729 - 741.

[10] PARK I J, YU C S, LIM S B, et al. Ratio of metastatic lymph nodes is more important for rectal cancer patients treated with preoperative chemoradiotherapy [J]. World J Gastroenterol, 2015,21(11):3274 - 3281.

[11] LYKKE J, NIELSEN H J. The role of tissue factor in colorectal cancer [J]. Eur J Surg Oncol, 2003,29(5): 417 - 422.

[12] ELIAS D, FARON M, IUGA B S, et al. Prognostic similarities and differences in optimally resected liver metastases and peritoneal metastases from colorectal cancers [J]. Ann Surg, 2015,261(1):157 - 163.

[13] QUAN J, MA C, SUN P, et al. Brain metastasis from colorectal cancer: clinical characteristics, timing, survival and prognostic factors [J]. Scand J Gastroenterol, 2019,54(11):1370 - 1375.

[14] ADAM R, DE GRAMONT A, FIGUERAS J, et al. The oncosurgery approach to managing liver metastases from colorectal cancer: a multidisciplinary international consensus [J]. Oncologist, 2012,17(10): 1225 - 1239.

[15] 朱德祥,任黎,许剑民. 中国结直肠癌肝转移诊断和综合治疗指南(2020 版)[J]. 中国实用外科杂志,2021,41(1):1 - 11.

[16] KOUNTOURAKIS P, SOUGLAKOS J, GOUVAS N, et al. Adjuvant chemotherapy for colon cancer: a consensus statement of the Hellenic and Cypriot Colorectal Cancer Study Group by the HeSMO [J]. Ann Gastroenterol, 2016,29(1):18 - 23.

[17] WATANABE K, SAITO N, SUGITO M, et al. Incidence and predictive factors for pulmonary metastases after curative resection of colon cancer [J]. Ann Surg Oncol, 2013,20(4):1374 - 1380.

[18] SUNDERMEYER M L, MEROPOL N J, ROGATKO A, et al. Changing patterns of bone and brain metastases in patients with colorectal cancer [J]. Clin Colorectal Cancer, 2005,5(2):108 - 113.

[19] SU L, LUO Y, YANG Z, et al. MEF2D transduces microenvironment stimuli to ZEB1 to promote epithelial-mesenchymal transition and metastasis in colorectal cancer [J]. Cancer Res, 2016,76(17):5054 - 5067.

[20] GELB A B, SCHROCK T R. Prognostic factors in colorectal carcinoma [J]. Surg Oncol Clin N Am, 1997,6(3):463 - 494.

[21] 中华医学会肿瘤学分会早诊早治学组. 中国结直肠癌早诊早治专家共识[J]. 中华医学杂志,2020,100(22): 1691 - 1698.

[22] A P, TM Y-F, H N, et al. Surgeon volume does not predict outcomes in the setting of technical credentialing: results from a randomized trial in colon cancer [J]. Ann Surg, 2008,248(5):746 - 750.

[23] SATELLI A, MITRA A, BROWNLEE Z, et al. Epithelial-mesenchymal transitioned circulating tumor cells capture for detecting tumor progression [J]. Clin Cancer Res, 2015,21(4):899 - 906.

[24] PARK J H, KIM M J, PARK S C, et al. Difference in time to locoregional recurrence between patients with right-sided and left-sided colon cancers [J]. Dis Colon Rectum, 2015,58(9):831 - 837.

[25] MORITANI K, HASEGAWA H, OKABAYASHI K, et al. Difference in the recurrence rate between right- and left-sided colon cancer: a 17-year experience at a single institution [J]. Surg Today, 2014,44(9):1685 - 1691.

[26] CAMPANA J P, PELLEGRINI P A, ROSSI G L, et al. Right versus left laparoscopic colectomy for colon cancer: does side make any difference? [J]. Int J Colorectal Dis, 2017,32(6):907 - 912.

[27] CHAPUIS P H, DENT O F, FISHER R, et al. A multivariate analysis of clinical and pathological variables in prognosis after resection of large bowel cancer [J]. Br J Surg, 1985,72(9):698 - 702.

[28] MCARDLE C S, MCMILLAN D C, HOLE D J. Male gender adversely affects survival following surgery for colorectal cancer [J]. Br J Surg, 2003,90(6):711 - 715.

[29] KIM J C, KIM H C, YU C S, et al. Efficacy of 3-dimensional endorectal ultrasonography compared with conventional ultrasonography and computed tomography in preoperative rectal cancer staging [J]. Am J Surg, 2006,192(1):89 - 97.

[30] PEYRAT P, BLANC E, GUILLERMET S, et al. HEPATOFLUO: A prospective monocentric study assessing the benefits of indocyanine green (ICG) fluorescence for hepatic surgery [J]. J Surg Oncol, 2018,117(5):922 - 927.

[31] LI Y, ZHU X, ZENG Y, et al. FMNL2 enhances invasion of colorectal carcinoma by inducing epithelial-mesenchymal transition [J]. Mol Cancer Res, 2010,8(12):1579 - 1590.

[32] SHAO H J, LI Q, SHI T, et al. LINC00707 promotes cell proliferation and invasion of colorectal cancer via miR - 206/FMNL2 axis [J]. Eur Rev Med Pharmacol

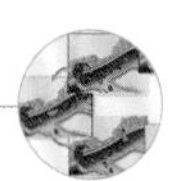

Sci, 2019,23(9):3749 - 3759.

[33] LI B, XIE Z, LI Z, et al. MicroRNA - 613 targets FMNL2 and suppresses progression of colorectal cancer [J]. Am J Transl Res, 2016,8(12):5475 - 5484.

[34] REN X L, HE G Y, LI X M, et al. MicroRNA - 206 functions as a tumor suppressor in colorectal cancer by targeting FMNL2 [J]. J Cancer Res Clin Oncol, 2016, 142(3):581 - 592.

[35] LU G, SUN Y, AN S, et al. MicroRNA - 34a targets FMNL2 and E2F5 and suppresses the progression of colorectal cancer [J]. Exp Mol Pathol, 2015, 99(1): 173 - 179.

[36] LAMBERT J R, WHITSON R J, ICZKOWSKI K A, et al. Reduced expression of GDF - 15 is associated with atrophic inflammatory lesions of the prostate [J]. Prostate, 2015,75(3):255 - 265.

[37] TOMASELLO G, PETRELLI F, GHIDINI M, et al. FOLFOXIRI plus bevacizumab as conversion therapy for patients with initially unresectable metastatic colorectal cancer: a systematic review and pooled analysis [J]. JAMA Oncol, 2017,3(7):e170278.

[38] LI Y, GONG J, ZHANG Q, et al. Dynamic monitoring of circulating tumour cells to evaluate therapeutic efficacy in advanced gastric cancer [J]. Br J Cancer, 2016,114(2):138 - 145.

[39] ESIN E, YALCIN S. Maintenance strategy in metastatic colorectal cancer: A systematic review [J]. Cancer Treat Rev, 2016,42:82 - 90.

[40] SIRAVEGNA G, MARSONI S, SIENA S, et al. Integrating liquid biopsies into the management of cancer [J]. Nat Rev Clin Oncol, 2017, 14(9): 531 - 548.

[41] LUO H, ZHAO Q, WEI W, et al. Circulating tumor DNA methylation profiles enable early diagnosis, prognosis prediction, and screening for colorectal cancer [J]. Sci Transl Med, 2020,12(524):eaax7533.

[42] OGATA-KAWATA H, IZUMIYA M, KURIOKA D, et al. Circulating exosomal microRNAs as biomarkers of colon cancer [J]. PLoS One, 2014,9(4):e92921.

[43] HU H Y, YU C H, ZHANG H H, et al. Exosomal miR - 1229 derived from colorectal cancer cells promotes angiogenesis by targeting HIPK2 [J]. Int J Biol Macromol, 2019,132:470 - 477.

[44] FU F, JIANG W, ZHOU L, et al. Circulating exosomal miR - 17 - 5p and miR - 92a - 3p predict pathologic stage and grade of colorectal cancer [J]. Transl Oncol, 2018,11(2):221 - 232.

[45] REN L, ZHU D, BENSON A B 3RD, et al. Shanghai international consensus on diagnosis and comprehensive treatment of colorectal liver metastases (version 2019) [J]. Eur J Surg Oncol, 2020,46(6):955 - 966.

[46] NAKAJIMA K, TAKAHASHI S, SAITO N, et al. Predictive factors for anastomotic leakage after simultaneous resection of synchronous colorectal liver metastasis [J]. J Gastrointest Surg, 2012,16(4):821 - 827.

[47] HATWELL C, BRETAGNOL F, FARGES O, et al. Laparoscopic resection of colorectal cancer facilitates simultaneous surgery of synchronous liver metastases [J]. Colorectal Dis, 2013,15(1):e21 - e28.

[48] FABER W, SEEHOFER D, NEUHAUS P, et al. Repeated liver resection for recurrent hepatocellular carcinoma [J]. J Gastroenterol Hepatol, 2011,26(7): 1189 - 1194.

[49] ADAM R, HOTI E, BREDT L C. Evolution of neoadjuvant therapy for extended hepatic metastases — have we reached our (non-resectable) limit? [J]. J Surg Oncol, 2010,102(8):922 - 931.

[50] KANZAKI R, HIGASHIYAMA M, ODA K, et al. Outcome of surgical resection for recurrent pulmonary metastasis from colorectal carcinoma [J]. Am J Surg, 2011,202(4):419 - 426.

[51] LI J, YUAN Y, YANG F, et al. Expert consensus on multidisciplinary therapy of colorectal cancer with lung metastases (2019 edition) [J]. J Hematol Oncol, 2019,12(1):1 - 11.

[52] 裴炜,熊斌,崔书中,等. 结直肠癌腹膜转移预防和治疗腹腔用药中国专家共识(V 2019)[J]. 中华结直肠疾病电子杂志,2019,8(4):329 - 35.

[53] SIMKENS L H, VAN TINTEREN H, MAY A, et al. Maintenance treatment with capecitabine and bevacizumab in metastatic colorectal cancer (CAIRO3): a phase 3 randomised controlled trial of the Dutch Colorectal Cancer Group [J]. Lancet, 2015, 385 (9980):1843 - 1852.

[54] XU R H, MURO K, MORITA S, et al. Modified XELIRI (capecitabine plus irinotecan) versus FOLFIRI (leucovorin, fluorouracil, and irinotecan), both either with or without bevacizumab, as second-line therapy for metastatic colorectal cancer (AXEPT): a multicentre, open-label, randomised, non-inferiority, phase 3 trial [J]. Lancet Oncol, 2018,19(5):660 - 671.

[55] ADAM R, KITANO Y. Multidisciplinary approach of liver metastases from colorectal cancer [J]. Ann

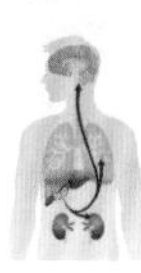



Gastroenterol Surg, 2019,3(1):50 - 56.

[56] MOCELLIN S, PILATI P, LISE M, et al. Meta-analysis of hepatic arterial infusion for unresectable liver metastases from colorectal cancer: the end of an era? [J]. J Clin Oncol, 2007,25(35):5649 - 5654.

[57] SOFOCLEOUS C T, PETRE E N, GONEN M, et al. CT-guided radiofrequency ablation as a salvage treatment of colorectal cancer hepatic metastases developing after hepatectomy [J]. J Vasc Interv Radiol, 2011,22(6):755 - 761.

[58] GILLAMS A, GOLDBERG N, AHMED M, et al. Thermal ablation of colorectal liver metastases: a position paper by an international panel of ablation experts, The Interventional Oncology Sans Frontières meeting 2013 [J]. Eur Radiol, 2015,25(12):3438 - 3454.

[59] SHADY W, PETRE E N, GONEN M, et al. Percutaneous radiofrequency ablation of colorectal cancer liver metastases: factors affecting outcomes — a 10-year experience at a single center [J]. Radiology, 2016,278(2):601 - 611.

[60] FIORENTINI G, ALIBERTI C, TILLI M, et al. Intra-arterial infusion of irinotecan-loaded drug-eluting beads (DEBIRI) versus intravenous therapy (FOLFIRI) for hepatic metastases from colorectal cancer: final results of a phase III study [J]. Anticancer Res, 2012, 32(4):1387 - 1395.

[61] MARTIN R, SCOGGINS C, SCHREEDER M, et al. Randomized controlled trial of irinotecan drug-eluting beads with simultaneous FOLFOX and bevacizumab for patients with unresectable colorectal liver-limited metastasis [J]. Cancer, 2015,121(20): 3649 - 3658.

[62] BOKEMEYER C, BONDARENKO I, MAKHSON A, et al. Fluorouracil, leucovorin, and oxaliplatin with and without cetuximab in the first-line treatment of metastatic colorectal cancer [J]. J Clin Oncol, 2009,27 (5):663 - 671.

[63] VAN CUTSEM E, KÖHNE C H, HITRE E, et al. Cetuximab and chemotherapy as initial treatment for metastatic colorectal cancer [J]. N Engl J Med, 2009, 360(14):1408 - 1417.

[64] BOKEMEYER C, BONDARENKO I, HARTMANN J T, et al. Efficacy according to biomarker status of cetuximab plus FOLFOX - 4 as first-line treatment for metastatic colorectal cancer: the OPUS study [J]. Ann Oncol, 2011,22(7):1535 - 1546.

[65] VAN CUTSEM E, KÖHNE C H, LÁNG I, et al. Cetuximab plus irinotecan, fluorouracil, and leucovorin as first-line treatment for metastatic colorectal cancer: updated analysis of overall survival according to tumor KRAS and BRAF mutation status [J]. J Clin Oncol, 2011,29(15):2011 - 2019.

[66] CUNNINGHAM D, HUMBLET Y, SIENA S, et al. Cetuximab monotherapy and cetuximab plus irinotecan in irinotecan-refractory metastatic colorectal cancer [J]. N Engl J Med, 2004,351(4):337 - 345.

[67] HURWITZ H, FEHRENBACHER L, NOVOTNY W, et al. Bevacizumab plus irinotecan, fluorouracil, and leucovorin for metastatic colorectal cancer [J]. N Engl J Med, 2004,350(23):2335 - 2342.

[68] NAKAYAMA G, MITSUMA A, SUNAGAWA Y, et al. Randomized phase II trial of capox plus bevacizumab and capiri plus bevacizumab as first-line treatment for Japanese patients with metastatic colorectal cancer (ccog - 1201 study) [J]. Oncologist, 2018,23(8):919 - 927.

[69] ZHAO L, ZHANG D, MA H, et al. High VEGF-A level at baseline predicts poor treatment effect of bevacizumab-based chemotherapy in metastatic colorectal cancer: a meta-analysis [J]. Panminerva Med, 2016,58 (1):48 - 58.

[70] GUAN Z Z, XU J M, LUO R C, et al. Efficacy and safety of bevacizumab plus chemotherapy in Chinese patients with metastatic colorectal cancer: a randomized phase III ARTIST trial [J]. Chin J Cancer, 2011,30 (10):682 - 689.

[71] FUCHS C S, MARSHALL J, BARRUECO J. Randomized, controlled trial of irinotecan plus infusional, bolus, or oral fluoropyrimidines in first-line treatment of metastatic colorectal cancer: updated results from the BICC-C study [J]. J Clin Oncol, 2008, 26(4):689 - 690.

[72] OLINER K S, DOUILLARD J-Y, SIENA S, et al. Analysis of KRAS/NRAS and BRAF mutations in the phase III PRIME study of panitumumab (pmab) plus FOLFOX versus FOLFOX as first-line treatment (tx) for metastatic colorectal cancer (mCRC) [J]. J Clin Oncol, 2013,31(15):3511.

[73] BAZARBASHI S, ALJUBRAN A, ALZAHRANI A, et al. Phase Ⅰ/Ⅱ trial of capecitabine, oxaliplatin, and irinotecan in combination with bevacizumab in first line treatment of metastatic colorectal cancer [J]. Cancer Medicine, 2015,4(10):1505 - 1513.

[74] TABERNERO J, YOSHINO T, COHN A L, et

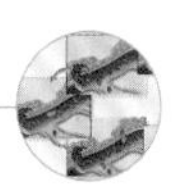

al. Ramucirumab versus placebo in combination with second-line FOLFIRI in patients with metastatic colorectal carcinoma that progressed during or after first-line therapy with bevacizumab, oxaliplatin, and a fluoropyrimidine (RAISE): a randomised, double-blind, multicentre, phase 3 study [J]. Lancet Oncol, 2015,16(5):499 - 508.

[75] VAN CUTSEM E, PACCARD C, CHIRON M, et al. Impact of prior bevacizumab treatment on VEGF-A and PlGF levels and outcome following second-line aflibercept treatment: biomarker post hoc analysis of the VELOUR trial [J]. Clin Cancer Res, 2020,26(3):717 - 725.

[76] GROTHEY A, VAN CUTSEM E, SOBRERO A, et al. Regorafenib monotherapy for previously treated metastatic colorectal cancer (CORRECT): an international, multicentre, randomised, placebo-controlled, phase 3 trial [J]. Lancet, 2013,381(9863):303 - 312.

[77] LI J, QIN S, XU R, et al. Effect of fruquintinib vs placebo on overall survival in patients with previously treated metastatic colorectal cancer: the fresco randomized clinical trial [J]. JAMA, 2018,319(24):2486 - 2496.

[78] AKTAŞ O N, ÖZTÜRK A B, ERMAN B, et al. Role of natural killer cells in lung cancer [J]. J Cancer Res Clin Oncol, 2018,144(6):997 - 1003.

[79] MIGUEL A, HERRERO M J, SENDRA L, et al. Comparative antitumor effect of preventive versus therapeutic vaccines employing B16 melanoma cells genetically modified to express GM-CSF and B7. 2 in a murine model [J]. Toxins (Basel), 2012,4(11):1058 - 1081.

[80] JERBY-ARNON L, SHAH P, CUOCO M S, et al. A cancer cell program promotes T cell exclusion and resistance to checkpoint blockade [J]. Cell, 2018,175(4):984 - 997;e24.

[81] BLASS E, OTT P A. Advances in the development of personalized neoantigen-based therapeutic cancer vaccines [J]. Nat Rev Clin Oncol, 2021,18(4):215 - 229.

[82] QUIROGA D, LYERLY H K, MORSE M A. Deficient mismatch repair and the role of immunotherapy in metastatic colorectal cancer [J]. Curr Treat Options Oncol, 2016,17(8):41.

[83] LE D T, DURHAM J N, SMITH K N, et al. Mismatch repair deficiency predicts response of solid tumors to PD - 1 blockade [J]. Science, 2017,357(6349):409 - 413.

[84] LE D T, KIM T W, VAN CUTSEM E, et al. Phase II open-label study of pembrolizumab in treatment-refractory, microsatellite instability-high/mismatch repair-deficient metastatic colorectal cancer: KEYNOTE - 164 [J]. J Clin Oncol, 2020,38(1):11 - 19.

[85] FUKUOKA S, HARA H, TAKAHASHI N, et al. Regorafenib plus nivolumab in patients with advanced gastric or colorectal cancer: an open-label, dose-escalation, and dose-expansion phase IB trial (REGONIVO, EPOC1603) [J]. J Clin Oncol, 2020,38(18):2053 - 2061.

[86] OVERMAN M J, MCDERMOTT R, LEACH J L, et al. Nivolumab in patients with metastatic DNA mismatch repair-deficient or microsatellite instability-high colorectal cancer (CheckMate 142): an open-label, multicentre, phase 2 study [J]. Lancet Oncol, 2017,18(9):1182 - 1191.

[87] ANDRÉ T, SHIU K K, KIM T W, et al. Pembrolizumab in microsatellite-instability-high advanced colorectal cancer [J]. N Engl J Med, 2020,383(23):2207 - 2218.

[88] MIYAMOTO S, ROSENBERG D. Role of notch signaling in colon homeostasis and carcinogenesis [J]. Cancer Science, 2011,102(11):1938 - 1942.

[89] JACKSTADT R, VAN HOOFF S, LEACH J, et al. Epithelial notch signaling rewires the tumor microenvironment of colorectal cancer to drive poor-prognosis subtypes and metastasis [J]. Cancer Cell, 2019,36(3):319 - 336;e7.

[90] VOORNEVELD P W, KODACH L L, JACOBS R J, et al. Loss of SMAD4 alters BMP signaling to promote colorectal cancer cell metastasis via activation of Rho and ROCK [J]. Gastroenterology, 2014,147(1):196 - 208;e13.

[91] TENBAUM S P, ORDÓÑEZ-MORÁN P, PUIG I, et al. β-catenin confers resistance to PI3K and AKT inhibitors and subverts FOXO3a to promote metastasis in colon cancer [J]. Nat Med, 2012,18(6):892 - 901.

[92] MICHL M, THURMAIER J, SCHUBERT-FRITSCHLE G, et al. Brain metastasis in colorectal cancer patients: survival and analysis of prognostic factors [J]. Clin Colorectal Cancer, 2015,14(4):281 - 290.

[93] TAYLOR F G, QUIRKE P, HEALD R J, et al. Preoperative magnetic resonance imaging assessment of circumferential resection margin predicts disease-free survival and local recurrence: 5-year follow-up results of the MERCURY study [J]. J Clin Oncol, 2014,32(1):34 - 43.

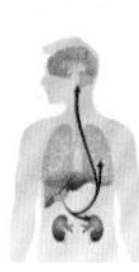



[94] MISALE S, DI NICOLANTONIO F, SARTORE-BIANCHI A, et al. Resistance to anti-EGFR therapy in colorectal cancer: from heterogeneity to convergent evolution [J]. Cancer Discov, 2014, 4(11): 1269 - 1280.

[95] VAN CUTSEM E, CERVANTES A, ADAM R, et al. ESMO consensus guidelines for the management of patients with metastatic colorectal cancer [J]. Ann Oncol, 2016,27(8):1386 - 1422.

[96] BENSON A B, 3RD, VENOOK A P, CEDERQUIST L, et al. Colon Cancer, Version 1.2017, NCCN clinical practice guidelines in oncology [J]. J Natl Compr Canc Netw, 2017,15(3):370 - 398.

[97] VAN CUTSEM E, CERVANTES A, ADAM R, et al. ESMO consensus guidelines for the management of patients with metastatic colorectal cancer [J]. Ann Oncol, 2016,27(8):1386 - 1422.

[98] WOOLSTON A, KHAN K, SPAIN G, et al. Genomic and transcriptomic determinants of therapy resistance and immune landscape evolution during anti-EGFR treatment in colorectal cancer [J]. Cancer Cell, 2019,36(1):35 - 50;e9.

[99] MEDEMA J P. Targeting the colorectal cancer stem cell [J]. N Engl J Med, 2017,377(9):888 - 890.

[100] KALLURI R. The biology and function of fibroblasts in cancer [J]. Nat Rev Cancer, 2016,16(9):582 - 598.

[101] ZHOU Y, BIAN S, ZHOU X, et al. Single-cell multiomics sequencing reveals prevalent genomic alterations in tumor stromal cells of human colorectal cancer [J]. Cancer Cell, 2020,38(6):818 - 828;e5.

[102] LEE H O, HONG Y, ETLIOGLU H E, et al. Lineage-dependent gene expression programs influence the immune landscape of colorectal cancer [J]. Nat Genet, 2020,52(6):594 - 603.

[103] MANTOVANI A, MARCHESI F, MALESCI A, et al. Tumour-associated macrophages as treatment targets in oncology [J]. Nat Rev Clin Oncol, 2017,14(7):399 - 416.

[104] HALAMA N, ZOERNIG I, BERTHEL A, et al. Tumoral immune cell exploitation in colorectal cancer metastases can be targeted effectively by anti-CCR5 therapy in cancer patients [J]. Cancer Cell, 2016,29(4):587 - 601.

[105] ZHOU Y, BIAN S, ZHOU X, et al. Single-cell multiomics sequencing reveals prevalent genomic alterations in tumor stromal cells of human colorectal cancer [J]. Cancer Cell, 2020,38(6):818 - 828;e5.

[106] KUMAR V, PATEL S, TCYGANOV E, et al. The nature of myeloid-derived suppressor cells in the tumor microenvironment [J]. Trends Immunol, 2016, 37(3):208 - 220.

[107] DE PALMA M, JAIN R K. CD4(+) T cell activation and vascular normalization: two sides of the same coin? [J]. Immunity, 2017,46(5):773 - 775.

[108] MAMAN S, WITZ I P. A history of exploring cancer in context [J]. Nat Rev Cancer, 2018,18(6):359 - 376.

[109] LIOTTA L A. Adhere, degrade, and move: the three-step model of invasion [J]. Cancer Res, 2016,76(11):3115 - 3117.

[110] ZHANG J, ZHU L, FANG J, et al. LRG1 modulates epithelial-mesenchymal transition and angiogenesis in colorectal cancer via HIF - 1α activation [J]. J Exp Clin Cancer Res, 2016,35(1):29.

[111] HOSHINO A, COSTA-SILVA B, SHEN T L, et al. Tumour exosome integrins determine organotropic metastasis [J]. Nature, 2015,527(7578):329 - 335.

[112] WU Z, WEI D, GAO W, et al. TPO-induced metabolic reprogramming drives liver metastasis of colorectal cancer CD110+ tumor-initiating cells [J]. Cell Stem Cell, 2015,17(1):47 - 59.

[113] MIKURIYA Y, TASHIRO H, KURODA S, et al. Fatty liver creates a pro-metastatic microenvironment for hepatocellular carcinoma through activation of hepatic stellate cells [J]. Int J Cancer, 2015,136(4):E3 - E13.

[114] BIAN S, HOU Y, ZHOU X, et al. Single-cell multiomics sequencing and analyses of human colorectal cancer [J]. Science, 2018,362(6418):1060 - 1063.

[115] MAUREL J, POSTIGO A. Prognostic and predictive biomarkers in colorectal cancer. from the preclinical setting to clinical practice [J]. Curr Cancer Drug Targets, 2015,15(8):703 - 715.

[116] UBINK I, BOLHAQUEIRO A C F, ELIAS S G, et al. Organoids from colorectal peritoneal metastases as a platform for improving hyperthermic intraperitoneal chemotherapy [J]. Br J Surg, 2019, 106(10): 1404 - 1414.

[117] VLACHOGIANNIS G, HEDAYAT S, VATSIOU A, et al. Patient-derived organoids model treatment response of metastatic gastrointestinal cancers [J]. Science, 2018,359(6378):920 - 926.

[118] HOFFMAN R M. Patient-derived orthotopic xenografts: better mimic of metastasis than subcutaneous xenografts [J]. Nat Rev Cancer, 2015,15(8):451 - 452.

# 直肠癌转移复发



## 23.1 直肠癌概述

直肠癌(rectal cancer)占结直肠癌的 30%～50%。我国直肠癌显著高发,发生率占大肠癌的 82.47%,远高于美国的 60%[1]。与结肠癌相比,直肠癌具有不同的病因和危险因素。肥胖、2 型糖尿病、大量的红肉及烟酒的摄入均被视为直肠癌的危险因素,因此保持良好的生活方式和坚持锻炼可以降低直肠癌的发病风险。

到目前为止,评估患者预后生存状况最有效的指标是由美国癌症联合委员会(AJCC)所制定的恶性肿瘤国际临床病期分类(TNM)方法[2]。Ⅱ、Ⅲ期直肠癌患者约占患者总数的 70%,其预后转归是值得关注的重要问题。尽管标准手术治疗及基于一线药物的化疗已成功使 60%的Ⅱ、Ⅲ期患者达到临床治愈标准,但仍有 40%～50%患者复发,多为远处转移,最终死于继发疾病[3, 4]。即使相对于预后较好的Ⅱ期患者,仍有 20%患者发生肿瘤复发并最终死亡[4]。直肠癌的发病过程是一个缓慢的病理过程,疾病的复发、死亡风险与初次诊断时肿瘤的分期关系密切。近年来的研究已经显示,通过在疾病早期阶段进行群体筛选检查并干预治疗,可以有效降低其死亡风险[5, 6]。

直肠癌的主要临床症状为便血、排便习惯的改变及梗阻,伴或不伴贫血、发热和消瘦等全身症状。肿瘤因转移、浸润可引起受累器官的改变。肿瘤部位较低、粪块较硬者,易受粪块摩擦引起出血,多为鲜红或暗红色血,不与成形粪便混合,或附于粪柱表面。病灶刺激和肿块溃疡的继发性感染,不断引起排便反射。肿瘤环状生长者,导致肠腔缩窄,早期表现为粪柱变形、变细,晚期表现为不全性梗阻。

直肠癌的诊断主要是基于肠镜检查,并在检查过程中进行活检和治疗。病理学诊断是诊断直肠癌的金标准。CT、MRI 等检查主要用于判定直肠癌的临床分期,肿瘤标志物癌胚抗原(CEA)检测也有助于肿瘤的诊断。

直肠癌根治性治疗的基础是手术,手术治疗遵循全直肠系膜切除术(TME)原则。常见手术方式有腹会阴联合切除术(Miles 术),直肠癌前切除术(Dixon 术),经腹直肠癌切除、近端造口、远端封闭术(Hartmann 术),直肠癌经括约肌间切除术(intersphincteric resection, ISR),腹壁无辅助切口经自然腔道取标本术(natural orifice specimen extraction surgery, NOSES),经肛全直肠系膜切除术(transanal total mesorectal excision, TaTME),经肛门内镜显微手术(transanal endoscopic microsurgery, TEM),以及直肠癌联合脏器切除术等。然而,近年来随着保肛手术比例的增加，术后吻合口复发的比例也呈现出逐渐上升的趋势。一项包含59例直肠癌患者的临床试验表明：细胞角蛋白-19（CK19）和基质金属蛋白酶（MMP）11自癌中心向肛侧肠管呈逐渐递减的差异表达。这种分子标志物的趋势性差异递减提示直肠癌肛侧肠管的确存在分子边界，且分子边界距癌中心距离的远近与组织类型、分化程度、淋巴转移及TNM分期密切相关。该试验还发现传统细胞病理学与分子水平检测在判断切缘安全性上差异有统计学意义，提示以往切缘常规病理检测为阴性者，可能在组织化学、细胞增殖动力学、癌基因、抑癌基因等分子水平已存在不同程度的变化，在多种因素作用下可能仍然导致局部肿瘤复发而使术后吻合口复发。对于Ⅱ、Ⅲ期直肠癌，建议术前行同步放化疗治疗，缩小肿瘤，降低局部肿瘤期别，再行根治性手术治疗。其化疗主要是基于氟尿嘧啶类药物的综合治疗。对于Ⅳ期患者则考虑加用靶向治疗。

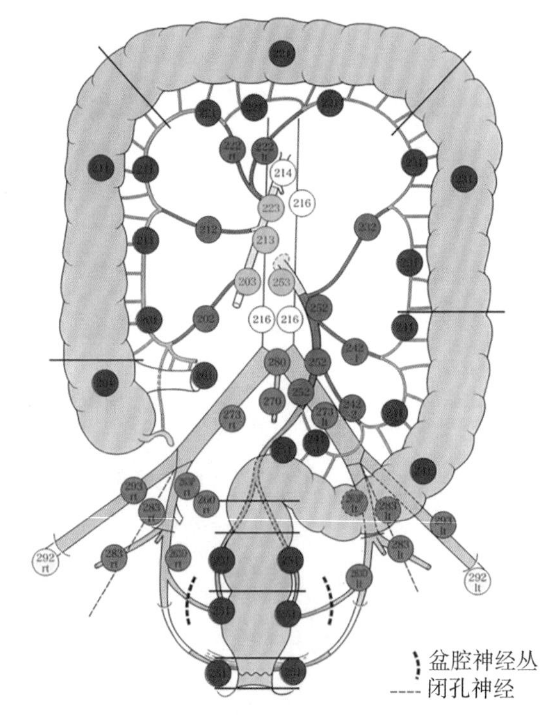


**图 23-1 结直肠癌淋巴结图示**

引自《日本大肠癌临床病理处理规范》。红色：肠旁淋巴结；蓝色：中间淋巴结；黄色：主淋巴结；绿色：侧方淋巴结；灰色：下方淋巴结；白色：主淋巴结更远的中枢淋巴结。

## 23.2 直肠癌转移复发的临床规律

肿瘤细胞在区域淋巴结中的转移是影响直肠癌预后的重要因素，也是直肠癌最常见的转移途径。淋巴结转移是直肠癌术后病理分期及术后辅助治疗的重要依据，也是影响预后的重要因素。浸润的肿瘤细胞穿过淋巴管壁，脱落后随淋巴液被带到汇流区淋巴结，并且以此为中心生长。根据分布，可以将直肠癌周围的淋巴结分为3站：第1站为肠壁旁淋巴结，第2站为系膜血管弓淋巴结，第3站系膜动脉根部淋巴结（图23-1）。

低位直肠的侧方淋巴引流途径已被众多病理学和解剖学证据所证实。目前对于直肠癌侧方淋巴结（lateral lymph node，LLN）转移的认识，学界内存在争议。《日本大肠癌临床病理处理规范》中将直肠癌的侧方淋巴结定义为第3站淋巴结，属于区域淋巴结，而欧美国家学者则认为其属于远处转移范畴。有研究表明，术前行MRI检查发现有侧方淋巴结转移的低位直肠癌患者总生存期（OS）和无转移生存期（metastasis-free survival，MFS）较无转移患者明显降低（表23-1），对于只进行TME的直肠癌患者，直肠癌侧方淋巴结转移会对患者预后产生不良影响。

**表 23-1 临床不同转移情况直肠癌患者生存比较**

| 局部情况 | 总生存率（%） | | | | | 无转移生存率（%） | | | | |
|---|---|---|---|---|---|---|---|---|---|---|
| | 1年 | 2年 | 3年 | 4年 | 5年 | 1年 | 2年 | 3年 | 4年 | 5年 |
| $pN_0$，侧方淋巴结不可见 | 100.0 | 99.0 | 98.4 | 96.6 | 95.3 | 98.7 | 96.4 | 95.4 | 94.3 | 94.3 |
| $pN_0$，SA<8 mm | 100.0 | 96.6 | 94.1 | 89.6 | 85.4 | 95.6 | 88.6 | 88.6 | 88.6 | 88.6 |
| pN0，SA≥8 mm | 100.0 | 61.5 | 53.8 | 53.8 | 40.4 | 84.0 | 58.8 | 58.8 | 58.8 | 58.8 |
| $pN_1$，侧方淋巴结不可见 | 96.5 | 84.8 | 80.1 | 77.5 | 75.9 | 94.1 | 85.4 | 84.1 | 84.1 | 84.1 |
| $pN_2$，侧方淋巴结不可见 | 91.3 | 77.8 | 65.1 | 61.4 | 55.1 | 80.0 | 70.4 | 67.7 | 67.7 | 67.7 |

注：SA为侧方淋巴结短径。

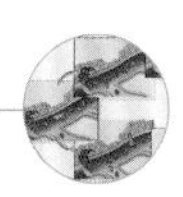

目前直肠癌侧方淋巴结转移的有效治疗策略包括：新辅助放化疗后TME、TME联合侧方淋巴结清扫(lateral lymph node dissection, LLND)以及新辅助放化疗后TME联合LLND。然而侧方淋巴结转移的治疗模式同样存在争议。关于直肠癌侧方淋巴结转移的治疗策略，以日本为代表的亚洲学者主张，对$T_{3\sim4}$期低位直肠癌(肿瘤中心位于腹膜反折以下)行LLND；而西方学者一度坚持，术前放化疗能有效控制侧方淋巴结转移。近年来，多项证据显示，无论单纯行预防性LLND或单纯行术前新辅助放化疗，明确有侧方淋巴结转移的患者，均有相当比例发生局部复发。同时，越来越多的研究也提示，基于影像学发现存在侧方淋巴结肿大的患者，LLND可以降低直肠癌盆腔局部复发率，手术指征掌握准确的LLND可以带来生存获益。行联合放化疗与选择性LLND的综合治疗策略，可能更为有效，有望为患者带来更好的预后。第9版《日本大肠癌处理规约》对直肠癌LLND范围作了如下界定：LDX为侧方淋巴结清扫度不明；LD0为未行侧方淋巴结清扫；LD1为侧方淋巴结清扫程度未达到LD2；LD2为清扫双侧No. 263d、No. 263p、No. 283淋巴结；LD3为清扫双侧侧方区域所有淋巴结，即图23-1中绿色标记所示No. 260、No. 270、No. 280、No. 263d、No. 263p、No. 273、No. 283、No. 293淋巴结。《中国直肠癌侧方淋巴结转移诊疗专家共识(2019版)》推荐LLND范围包括髂内血管远端(No. 263d)、髂内血管近端(No. 263p)及闭孔(No. 283)淋巴结。对于髂总、髂外及腹主动脉旁周围淋巴结存在寡转移(转移淋巴结≤3枚)的病例，在联合放化疗基础上，结合肿瘤的生物学特性，可考虑增加相应区域的淋巴结清扫。除此以外，直肠癌淋巴结转移通常沿着淋巴引流方向呈现出有序的转移规律，即从原发肿瘤开始，向着中枢方向，依次到达肠旁淋巴结、中间淋巴结、主淋巴结，但有时直肠癌可出现跳跃或者绕过靠近肿瘤的淋巴结组而发生远处转移，称为淋巴结跳跃转移(lymph node skip metastases, LNSM)。LNSM有两种途径：①为肿瘤旁淋巴结至肠系膜血管旁淋巴结；②为肿瘤旁淋巴结至主动脉旁淋巴结。出现LNSM的原因可能为常规淋巴管通道被癌细胞阻塞或前哨淋巴结被癌细胞完全占据，从而引起癌细胞"绕路"而行。目前尚无研究表明直肠癌LNSM对患者治疗及预后的影响。研究显示年龄及肿瘤大小、大体类型、浸润深度、分化程度、组织学类型与淋巴结转移率显著相关。此外，淋巴结肿瘤转移率与患者的预后密切相关。

肝脏是直肠癌血行转移最主要的靶器官[7, 8]。有15%～25%结直肠癌患者在确诊时即合并有肝转移，另有20%～25%的患者将在结直肠癌原发灶根治术后发生肝转移，其中绝大多数(80%～90%)的肝转移灶初始无法获得根治性切除。直肠癌肝转移也是直肠癌患者最主要的死亡原因。未经治疗的肝转移患者中位生存期仅6.9个月，无法切除患者的5年生存率<5%，而肝转移灶能完全切除患者的中位生存期为35个月，5年生存率可达30%～57%。按照国际共识，肝转移可以分为同时性肝转移和异时性肝转移，前者是指直肠癌确诊前或确诊时出现肝转移，后者是指直肠癌根治术后发生的肝转移。

近年来，随着胸部CT的广泛应用，被诊断为肺转移的直肠癌患者比例也越来越多。目前，肺已成为仅次于肝脏的第2常见转移部位。相对结肠癌，直肠癌患者更容易发生肺转移[9-12]，且我国的直肠癌肺转移比例(近50%)明显高于欧美国家(约30%)[13-16]，故结直肠癌肺转移的诊断和治疗对于我国而言是一个更为重要的临床问题。与其他远处转移不同，肺转移病变相对生长较慢，总体预后较好[17]。按照肺转移和原发灶的出现时间，肺转移可分为"同时性转移"和"异时性转移"。基于对肝转移预后的研究，通常将这一时间段界定为3～6个月，但这种界定在肺转移中充满争议[18, 19]。

此外，还有少部分直肠癌患者最终发生骨、脑转移，相对而言，此时多合并肝、肺转移。

## 23.3　直肠癌转移复发的诊断与治疗

对于肿瘤性疾病，多学科团队(MDT)治疗模式是有效的手段。因此，建议直肠癌转移复发患者进入MDT治疗模式。直肠癌的MDT以患者为中心，成员应包括胃肠外科、肝胆外科、胸外科、肿瘤内科、放疗科、放射和超声影像科及其他相关专业有一定资质的医师。MDT可以减少个体医师作出的不完善决策，其重要作用还包括：①更精确的疾病分期；②较少的治疗混乱和延误；③更个性化的评估体系和治疗；④更好的治疗衔接；⑤更高的生命质量；⑥最佳的临床和生存获益。

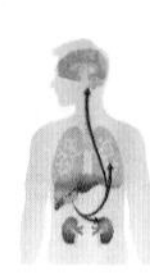



由于转移灶数量、位置、大小、原发灶、其他脏器转移以及基因分型等多种因素均影响预后与治疗决策，因此，需要在MDT的模式下进行综合治疗。治疗手段包括全身药物治疗、根治性局部治疗（如R0手术切除、立体定向放疗、消融术等）和局部姑息性治疗。MDT根据患者的体力状况、年龄、器官功能、合并症等进行评估，针对不同的治疗目标，给予患者最合理的检查和最恰当的综合治疗方案。

在诊断治疗过程中，若原发灶或局部复发病灶存在出血、穿孔、梗阻等紧急情况，建议对这些紧急并发症处理后（处理手段可包含手术切除、支架植入、结肠造口等），再按照无症状患者的处理流程进行治疗。

同时性转移患者的治疗不仅需要考虑转移病灶的治疗，也要兼顾原发灶的处理。治疗初始阶段，首先由MDT判断各转移灶和原发灶是否可根治性切除，通常先给予全身系统药物治疗，了解治疗反应及肿瘤的生物学行为，再综合决定是否对技术上可达到无疾病状态（NED）的患者进行所有病灶的根治性治疗。对于无法达到NED的患者，在全身疾病控制良好时，推荐在MDT指导下决定是否行局部病灶的处理。对于异时性转移的患者，则应根据转移肿瘤的数量与大小、患者身体状态、既往治疗情况，在MDT指导下决定是否行局部病灶的处理，抑或先进行系统性化疗。

## 23.4 直肠癌转移复发的分子机制研究

随着基因测序技术的不断发展，风险预测和治疗导向的直肠癌分子分型研究也不断取得进展，通过对微卫星不稳定（MSI）状态、CpG岛甲基化、鼠科肉瘤病毒癌基因同源物B1（BRAF）以及kirsten大鼠肉瘤病毒癌基因同源物（kirsten rats arcomaviral oncogene homolog，KRAS）的研究，将直肠癌进行分子分型，并且开启了针对不同分子分型直肠癌的靶向治疗及分子机制的研究。自噬作为直肠癌发展的重要调控机制，在肿瘤的代谢以及侵袭迁移方面发挥重要的作用。另外，肠道菌群的稳态已成为目前研究肿瘤细胞免疫治疗、耐药的热点，大量最新的研究开始报道肠道菌群对直肠癌以及其他部位肿瘤的发生、发展起到重要的调控作用，揭示许多潜在的干预靶点。本节从以上多个方面总结目前结直肠癌发展及转移的分子机制研究。

### 23.4.1 直肠癌的分子分型

直肠癌是首批具有分子特征的实体肿瘤之一。越来越多的研究表明，以分子特征为分型标准可以对现有的肿瘤病理及临床分型进行补充，对肿瘤患者的转移、复发和预后的预测以及个体化治疗的发展提供新的思路。直肠癌共识分子亚型（consensus molecular subtypes，CMS）主要分为4型：①CMS1，MSI免疫亚型，占14%的早期肿瘤。组织学常伴有大量淋巴细胞浸润如$CD8^+$细胞毒性T细胞，并伴有MSI、CpG岛甲基化、*BRAF*$^{V600E}$突变率高及高频突变常见，复发以后生存期短等特点。②CMS2，经典亚型，占37%的早期肿瘤。具有较高体细胞拷贝数变化、Wnt及Myc信号通路激活常见。③CMS3，代谢亚型，占13%的早期肿瘤。显著的代谢失调，*KRAS*突变频率较高。④CMS4，间质亚型，占23%的早期肿瘤。具有较高体细胞拷贝数变化，更为重要的是，该种亚型常有上皮-间质转化（EMT）相关基因的上调、血管生成、TGF-β信号通路及间质重建通路的激活[20]。而CMS2和CMS4不能通过其体细胞拷贝数改变模式和突变谱来区分，两组均表现出微卫星稳定（MSS）和低水平的基因高甲基化。然而，CMS2上皮肿瘤显著上调Wnt和Myc下游靶标，有更高表达的癌基因*EGFR*、*ERBB2*、*IGF2*、*IRS2*以及*HNF4α*[21]。相反，CMS4肿瘤的特征在于激活与EMT和干性相关的途径，例如TGF-β和整合素，并且显示出与细胞外基质（ECM）重塑和补体信号转导有关的蛋白质的显著过表达。实际上，具有间质表型的肿瘤中的信号转导激活主要源自相邻癌组织突出的基质细胞浸润，特别是肿瘤相关成纤维细胞（CAF）[22]。值得注意的是，CMS2和CMS4肿瘤之间通路激活的显著差异，导致诊断为早期CMS4间质直肠癌的患者远期复发和死亡的风险显著增加。此外，CMS3肿瘤富集*KRAS*激活突变，这与突变的直肠癌和其他恶性肿瘤的代谢适应有关，尽管每种转录组亚型的关键分子改变是这些肿瘤的起始和生长的潜在驱动因素，但个体CMS的起源细胞尚未定义[23]。在组织病理学评估中，每种转录组亚型的腺癌可显示出显性特征，包括CMS4中高基质的增殖反应，CMS1中的固体或黏液特征，CMS2中的复杂管状结构和CMS3中的乳头状形态。这些体系结构模式不能诊断每个CMS[24]。但是这些分子亚型存在临床行为

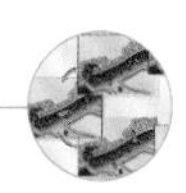

的差异，包括临床结果和对治疗的反应，使得 CMS 在诊断和疾病管理方面具有潜在的相关性。

KRAS 是一种 GTP 结合蛋白，可将信号从细胞外区传递至细胞核。一旦激活，它就会切换到 GTP 结合的活性状态，使其与级联的第 1 个激酶 Raf 结合，从而导致其活化和二聚化[25]。相反，Raf 激活丝裂原活化的细胞外信号调节激酶(MEK)，其通过磷酸化和激活胞外信号调节激酶(extracellular signal-regulated kinase，ERK)继续级联反应。随后，ERK 磷酸化其他激酶和转录因子，导致细胞增殖的刺激。*KRAS* 突变导致级联的组成性激活，这为肿瘤转化奠定了基础。此外，这种内在的级联激活使肿瘤对靶向表皮生长因子受体(EGFR)的抗体的治疗具有抗性[26]。多数研究认为，*KRAS* 突变是侵袭性疾病的标志，导致转移性切除术后早期和更频繁的复发。而小鼠模型的研究表明，*KRAS* 突变对结果的影响可能部分是由对肌动蛋白细胞骨架的影响所介导的，后者促进转移性扩散，对于维持转化的表型至关重要[27]。因此，*KRAS* 突变状态已被提议作为直肠癌肝转移的肝脏切除后预后的预测标志物。

BRAF 是 KRAS 下游的丝裂原活化的蛋白激酶(MAPK)的一部分。同时 MSI 的散发性直肠癌具有 40%～60%的概率发生 *BRAF* 突变，其中所述突变仅满足 MSS 肿瘤的 5%～10%[28]。直肠癌中最常见的是 *BRAF*$^{V600E}$ 突变，对于转移性直肠癌患者，*BRAF* 突变是侵袭性疾病的标志，相对于野生型对应物，存活率降低且无复发生存(relapse free survive，RFS)显著降低，而对抗 EGFR 治疗的抗性也可能是原因之一[29]。对于接受直肠癌肝转移切除术的患者，这种极低的 *BRAF* 突变发病率可能是由于与该突变相关的高频率的侵袭性、不可切除的疾病所致[30]。鉴于直肠癌较大的异质性，样本数量不足可能是造成上述情况的重要原因之一。

*TP53* 是一种抑癌基因，可以调节细胞周期，诱导细胞凋亡并有助于 DNA 修复。因此，它与癌症发展、控制和进展密切相关。据报道，结直肠癌肝转移患者 *TP53* 突变的发生率为 48%～65.6%。早在 20 世纪 90 年代，一项调查 *TP53* 突变对肝切除术后直肠癌肝转移患者预后影响的研究发现，即使切除肝转移灶，也可将其作为生存率的预测因子[31]。

*PIK3CA* 在大约 15%的结直肠癌病例中发生突变，其编码 PI3K 的催化亚基，并参与细胞增殖和存活。*PIK3CA* 突变导致细胞凋亡减弱，促进肿瘤迁移和侵袭，并且通常发生在从大肠腺瘤向癌症转变的过程中[32]。同时这些突变的存在促进直肠癌向肺以及脑转移，甚至发生率超过直肠癌肝转移。而有 *KRAS* 和 *PIK3CA* 双突变的结直肠癌患者则更容易发生肝转移。

微卫星序列是 DNA 中存在的重复单元，当这些 DNA 片段中发生插入和缺失时，它们由错配修复系统修复，该系统由几种蛋白质组成，如 mutL 同源物 1(MLH1)、MSH2、MSH6[33]。当该系统存在缺陷时，会导致错配修复系统缺陷，从而促进诱变并促进肿瘤形成。根据 MSI 状态，患者可分为 3 个不同的类别：高度微卫星不稳定(MSI－H)、低度微卫星不稳定(MSI－L)和 MSS。MSI－H 肿瘤具有明显的特征，例如近端结肠中发生率较高、较差的分化、黏液组织和明显的淋巴细胞浸润。这些突变既会在常染色体显性遗传性非息肉病性结直肠癌(HNPCC)综合征(Lynch 综合征)的背景下发生，也可能由于 MLH1 启动子高甲基化而散发[34]。研究表明，直肠癌肝转移患者的 MSI 发生率为 2.5%～43.3%。同时在直肠癌中，MSI 患者的 *BRAF* 突变频率很高；>50%的 *BRAF* 突变患者也患有错配修复系统缺陷型癌症。相反，*KRAS* 突变在该患者群体中不太常见[35]。

因此，通过分辨多基因突变作为一个直肠癌分类依据仍有较大争议，需要更大的样本及分层研究来论证其价值；而这些基因突变对结直肠癌生物学行为功能的影响还远未被阐明，需要更多的基础研究支持。

### 23.4.2 自噬对直肠癌发生、发展的影响

自噬是一种在稳态和进化上相对保守的生物学过程，它可以降解细胞器和蛋白质，并在营养缺乏或代谢应激过程中维持细胞的生物合成。自噬始于形成双膜囊泡，称为自噬体，吞噬细胞质成分[36]。然后自噬体与溶酶体融合，其中螯合的内容物经历降解和再循环。自噬在所有细胞中都很重要，可以去除受损或长寿的蛋白质和细胞器。自噬缺陷与小鼠的代谢应激、基因组损伤和肿瘤发生的易感性相关，表明自噬在肿瘤抑制中起作用[37]。在人类直肠癌、前列腺癌和卵巢癌中，40%～75%的患者发现基本自噬基因 *Beclin－1* 的单体丢失，这表明自噬可能在预防这些肿瘤中发挥作用。虽然自噬是肿瘤抑制的机制，但它赋予应激耐受性，使肿瘤细胞在不利条件

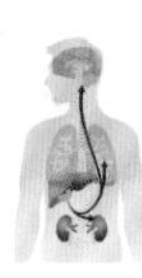



下存活。肿瘤细胞的应激与快速细胞增殖相关的高代谢需求相结合[38]。在低氧肿瘤区域内的肿瘤细胞中诱导自噬。压力诱导的肿瘤细胞自噬可导致治疗抵抗和肿瘤休眠,最终肿瘤再生和进展。在临床前模型中,通过遗传或药理手段抑制促存活自噬,可以杀死肿瘤细胞并引发凋亡性细胞死亡。此外,与化疗相结合的自噬抑制剂在体外和体内均比单独的化疗能更大程度地抑制肿瘤生长并引发细胞死亡。这些数据表明,促存活自噬可能是癌症治疗成功的主要障碍,因此代表了一种新的治疗靶点。然而,自噬被称为双刃剑,因为在某些细胞环境中,过度或持续的肿瘤细胞自噬可能会导致死亡,特别是在细胞凋亡缺陷的细胞中。自噬在癌症中的复杂作用不断出现,并阐明自噬影响肿瘤发生以及治疗反应的机制至关重要。同时自噬与肿瘤的恶性生物学行为密切相关,并且自噬信号转导的分析被认为是阐明直肠癌侵袭转移的关键因素[39]。

自噬的起始由自噬相关蛋白1抗体激酶复合物(由ULK1、Atg13和Atg17组成)控制,其整合来自mTORC1的应激信号。当mTORC1激酶活性受到抑制时,可发生自噬体形成,并涉及Vps34(一种Ⅲ类PI3K),其可以与*Beclin-1*形成复合物。Beclin-1-Vps34复合物产生的PtIns3P对募集其他自噬相关基因(*Atg*)产物至关重要[40]。在起始阶段,Atg5-Atg12-Atg16复合物的形成促进细胞溶质相关蛋白轻链3(LC3-Ⅰ)向膜结合的脂质化形式LC3-Ⅱ的募集和转化。LC3与磷脂酰乙酰胺(PE)缀合,并通过半胱氨酸蛋白酶Atg4切割LC3后的Atg7和Atg3-依赖性激活和转移级联掺入膜中。完成自噬体形成并且除了与腔膜结合的一部分LC3-Ⅱ之外,将Atg蛋白质再循环到胞质溶胶中。LC3-Ⅱ保留在成熟的自噬体上,直到与溶酶体融合后,通常用于监测自噬[41]。LC3-Ⅱ还与衔接蛋白p62/死骨片1(SQSTM 1)重组蛋白结合,后者参与将蛋白质运输到蛋白酶体,并用于促进泛素化蛋白聚集体的自噬降解。自噬的主要调节因子是哺乳动物雷帕霉素靶蛋白(mTOR)途径的哺乳动物靶标,其由两种不同的信号转导复合物组成,称为mTORC1和mTORC2。mTOR在PI3K/Akt下游被激活,PI3K/Akt是人类癌症中通常失调的途径。由于肿瘤抑制因子(LKB1、PML、PTEN、TSC1/2)的丧失或受体酪氨酸激酶中的功能获得性突变,也可能发生mTOR的激活。细胞内能量的减少还导致AMP激活蛋白激酶(AMP-activated protein kinase,AMPK)的激活,作为一种中枢代谢传感器,在调节脂质和葡萄糖代谢中具有重要功能。研究发现,AMPK可直接磷酸化ULK1,这是饥饿期间线粒体稳态和细胞存活所必需的[42]。肿瘤抑制因子p53蛋白可以根据其细胞定位调节自噬,细胞核中p53充当转录因子,其反式激活包括损伤调节自噬蛋白1(damage-regulated autophagy modulator 1,DRAM1)和Sestrin2在内的几种自噬诱导物以激活自噬,而细胞质p53被证明可以抑制自噬,但其机制尚处于研究之中。

EMT是指上皮细胞失去原来的极性,细胞黏附能力下降,迁移运动能力增加,细胞表型向间质细胞转化,主要表现为细胞上皮钙黏素及细胞角蛋白19(CK19)表达下调,而间质细胞特征标志如波形蛋白和Twist1等表达上调[43]。其中,上皮钙黏素以及Twist1的表达变化是EMT发生并导致肿瘤侵袭和转移的关键标志物。研究表明,自噬通过调控EMT在影响癌细胞的侵袭和迁移中起重要作用,自噬机制的上调可能通过增加关键EMT蛋白的不稳定性来限制EMT表型。当自噬缺陷时,细胞增殖和迁移通过累积的P62可以使Twist1泛素化以促进Twist1的稳定,而Twist1可以被自噬和蛋白酶体降解。然而,在自噬缺陷细胞中,自噬体降解的Twist1被阻止,证明自噬在EMT抑制中有重要作用[44]。

自噬发生过程中,多种信号通路参与其中,包括AMPK信号通路、ERK信号通路和PI3K/Akt信号通路等,其中PI3K/Akt被认为是调控自噬的经典信号通路。自噬可以被mTOR的下游靶标来控制,mTOR是PI3K/Akt/mTOR途径的重要信号转导节点[45(p.3)]。PI3K使磷脂酰肌醇-4,5-二磷酸(PIP2)磷酸化以产生磷脂酰肌醇-3,4,5-三磷酸(PIP3),并且PIP3可导致Akt上丝氨酸308和丝氨酸473(Ser308、Ser473)的磷酸化。p-Akt(磷酸化Akt)可通过抑制TSC2和TSC激活mTOR。此外,mTOR可通过磷酸化S6K1促进mRNA翻译,以促进核糖体与内质网的黏附,从而阻止自噬膜的形成和抑制自噬活性[46]。

### 23.4.3 肠道菌群与直肠癌的发生与发展

人体胃肠道由多种共生细菌和其他微生物群体定植,这些微生物体统称为肠道微生物群。随着宏

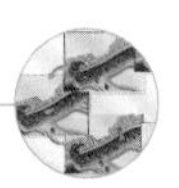

基因组学技术的进步，越来越多的证据表明，生态失调即正常肠道微生物群的不平衡可以促进慢性炎症状态和致癌代谢物的产生，从而导致肿瘤形成。肠道微生物群作为一个复杂的生态系统，与宿主紧密平行发展，并取决于宿主的生理环境[47]。肠道细菌数量在生命的最初几年稳定，然后在人体生命的中段期间保持稳定。人体肠道微生物群主要有 4 种细菌门：厚壁菌门、拟杆菌门、放线菌门和变形菌门。肠道微生物群可能通过 3 种主要途径导致宿主癌症风险：改变宿主细胞增殖；影响免疫功能；代谢摄入和宿主来源的产物[48]。

鉴于微生物组在结肠急性和慢性炎性疾病的病理生理学中的主要作用已经确立，因此对于直肠癌与微生物组之间因果关系的研究被赋予很高的期望，即筛选微生物成分可能提供直肠癌的早期诊断，或者通过饮食或其他可能调节直肠微生物组成的干预措施来预防疾病[49]。研究表明，直肠癌不能归因于单一的致病微生物，而是需要复杂的肠道细菌群落。比较来自直肠癌患者的粪便物质相对于健康对照的研究已经证明了微生物组成的显著差异，这些研究表明，直肠癌是以微生物生态失调为特征的[50]。然而，肠道微生物群与其自身和人类宿主相互作用以诱导直肠癌起始和进展的机制仍然在很大程度上不明确。但是这些直肠癌引发的相互作用高度依赖于多种细菌群落的性质和空间组织——生物膜。这种观点认为，多微生物生物膜具有致癌活性，并且侵入性生物膜似乎是直肠癌启动不可或缺的。

细菌生物膜本身不具有致癌性，但仅限于特定的侵入性细菌，特别是梭杆菌类。此外，来自健康个体的结肠镜活检标本显示，黏膜中的薄生物膜由相对无害的细菌组成，特别是右侧结肠中的拟杆菌、毛螺菌科和肠杆菌科，以及左侧结肠中的拟杆菌和毛螺菌科[51]。研究表明，在正常黏膜中检测到的大多数(如果不是全部)细菌群落是没有侵入能力的共生物种。因此，生物膜形成细菌的侵入潜力可能与直肠癌发病机制有关。虽然是梭杆菌属，在口腔中是一种相对常见且无害的机会性生物膜形成病原体，但在肠道中这种生物膜可引起严重的炎症。此外，梭杆菌属的共聚集促进了生物膜中其他细菌物种的定植，这表明生物膜的形成可能是由于提供了生理学上的生态位。梭杆菌类为专性厌氧菌产生了有利的环境，可以将其他类型的细菌募集到生物膜中[52]，体外生物膜培养物已经表明，这种细菌为连翘和生长提供了一个利基，因为梭杆菌类为专性厌氧菌产生了有利的环境。因此，梭杆菌类可以将其他类型的细菌募集到生物膜中。弯曲杆菌属物种是人类口腔的无害定植者，但与食管和结肠腺癌显著相关[53]。一些口服弯曲杆菌菌株可能产生闭合小带毒素(zonular occludens toxin, ZOT)以诱导细胞骨架重塑和分解肠上皮细胞的紧密连接，促进细菌移位和炎症。例如，弯曲杆菌属与人类结直肠癌组织中的梭杆菌和纤毛菌属物种共定位并且可能增加炎性肠病(inflammatory bowel disease, IBD)的风险，而纤毛菌属在人的胃中可能相当丰富。胃癌风险高的人群与低风险人群相比表明，纤毛菌属也有可能诱发人类肠道癌症[54]。因此，包括梭杆菌属、弯曲杆菌和纤毛菌属在内的革兰氏阴性厌氧菌的多微生物特征与直肠癌显著相关。此外，溶血性链球菌与直肠癌之间存在关联。最近的研究表明，链球菌属也具有依从性和形成生物膜的能力。总的来说，具有侵袭和共聚集特性的细菌可能是形成肿瘤促进生物膜所必需的。

微生物与宿主代谢相互作用可以直接或间接地引起细菌诱导的直肠癌进展。越来越多的证据表明，肠道微生物群与内源性和外源性底物的多种代谢途径的调节相关，如二级胆汁酸生物合成，多胺分解代谢和致癌物质的激活，这反过来又与直肠癌的风险增加有关。如脱氧胆酸(DCA)作为一种天然致癌物质，诱导消化道上皮细胞的致癌转化，因为 DCA 已被证明可诱导人类食管活检组织、人结肠上皮癌细胞和小鼠的氧化应激、DNA 损伤和基因组不稳定[55]。此外，DCA 可以通过激活 Wnt 信号通路来促进肿瘤细胞增殖并抑制细胞凋亡。因为生物膜可以提供用于胆汁酸去缀合和脱羟基化的高效界面，所以生物膜覆盖的上皮细胞可能暴露于非常高浓度的二级胆汁酸[56]。此外，这种生物膜也可以是硫化氢($H_2S$)和亚硝胺的来源，这些化合物通过诱导 DNA 损伤和基因组不稳定性，已经证明在人结肠癌细胞系中具有遗传毒性和致癌性。当比较非黏附细菌和生物膜细菌时，非黏附细菌群落会产生更高水平的丁酸盐，表明高级组织的不同细菌群落可能显示短链脂肪酸(SCFA)如丁酸盐的产生。以梭杆菌为主的生物膜可降低 SCFA 的产生，并有助于促进直肠癌发生。了解 SCFA 在维持肠上皮细胞或诱导直肠癌方面的作用仍然有限，但生物膜改变这

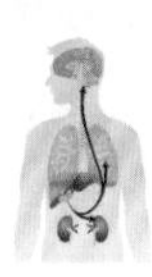



些代谢物的产生需要进一步研究[57]。新出现的证据表明，细菌生物膜可能通过多胺合成和乙酰化作用促进人类直肠癌发生。多种生物膜表达细菌精胺1亚精胺N1-乙酰基转移酶(spermine/spermidine acetyltransferase, SSAT)，这是多胺乙酰化必不可少的。数据显示人类SSAT的表达对于癌症形成并不重要，因此细菌SSAT表达可能在这种背景下产生差异。实际上，与缺乏生物膜的结肠组织相比，乙酰化多胺在生物膜覆盖的人结肠癌和成对正常组织中的比例被上调，这表明生物膜增强了多胺分解代谢和乙酰化，进而诱导不需要的细胞增殖和癌症增长[58]。此外，与同一患者的非肿瘤组织相比，人类直肠癌中观察到乙酰化多胺代谢物水平升高，包括N1-乙酰基亚精胺、N1-乙酰精胺，尤其是N1, N12-二乙酰基精胺。相对于癌细胞巢中心，纳米结构启动质谱法(nanostructure-initiator mass spectrometry, NIMS)检测到的结肠癌组织样本黏膜边缘(生物膜起始处)的多胺代谢物发出更强的信号，进一步表明生物膜可能是乙酰化多胺的最重要来源[59]。此外，靶向代谢组学分析显示，健康个体的生物膜阴性正常结肠活检组织中不存在乙酰化多胺代谢物。该数据进一步支持这样的假设：多微生物生物膜的存在可能通过涉及升高的乙酰化多胺代谢物水平的机制与结肠中的肿瘤生长相关联。

## 23.5 直肠癌转移复发研究问题与挑战

在设计目标药物未来的临床开发时，需要了解有关直肠癌生物学的知识，鉴定直肠癌的分子同源子集以及这些肿瘤中驱动事件的特征，促进药物开发。现在需要将新技术整合到生物标志物的发现中，并推进精准医学的“多分子，多种药物”范式，从而深入了解癌细胞的演变、癌相关成分的表达以及与肿瘤微环境的相互作用等。临床试验设计也在不断发展，以适应新的分子范式。在这种情况下，研究患者和药物选择的适应性框架是至关重要的，有利于药物再开发和灵活的患者分层算法以获得抗肿瘤效果。对于精准分子医疗的前景，即使基于肿瘤，基质细胞和免疫细胞的所谓相关特征构建，细分本身仍可能无法预测不同的药物反应。这是由于药物本身，可能具有混杂的作用机制，无法很好地应用单一途径予以阐释，或者无法使用静态“组学”数据。此外，我们仍需要评估较大直肠癌队列中原发样本和不同转移病灶之间的内在分子异质性。必须根据介入化疗和靶向药物来评估基因组、转录组和免疫激活谱的动态变化。其次，对特定基因表达或免疫直肠癌亚型药物匹配的见解是基于临床前假设或临床队列的回顾性探索性分析。此外，任何新兴的生物标志物都必须与驱动基因突变、MSI状态、CMS和免疫直肠癌分类相结合。以下观点已得到研究的支持：用药物敏感性数据研究不同临床前模型中基因分类的价值；将已批准和试验中的目标药物反应模式与现有大型临床试验中的CMS分类相关联；调整未来试验的设计，例如增加分层特征或增加其功效，以便进行回顾性相关分析；设计晚期直肠癌的前瞻性临床试验，包括新的生物标志物、药物重新定位和新型靶向治疗。关于研究环境中的CMS分类，需要针对微环境含量与原发性直肠癌不同的组织进行亚型预测，优化可用模型。不同的学术团体正在研究一种实用且强大的CMS分类器，该分类器基于基因表达或免疫组化，对基于固定、石蜡包埋的原发性直肠癌组织起作用。再次，需要合理组合不同药物以在不同亚型中实现有意义的效果，排除重叠的毒性效应，这可能使生物标志物-药物共同开发途径进一步复杂化。例如，在肿瘤样本或ctDNA中检测到可操作的基因组改变的情况下，另外一层是大多数事件(例如*ERBB2*和*MEK1*突变)的罕见性，并且需要相应地根据进展调整治疗，而不是针对新兴亚克隆。另一种方法是开发可以阻止肿瘤进化的治疗策略。即使在用靶向治疗(例如EGFR阻断)治疗后消退的肿瘤中，通常仍存在耐药细胞亚群，促进肿瘤复发。为了进一步提高临床效益，了解耐药细胞的持续性以及治疗方法是至关重要的。目前正在广泛研究免疫疗法对耐药克隆和缺乏可靶向遗传改变的细胞潜在影响。为了在非MSI直肠癌亚型中进行肿瘤排斥适应性反应并扩大免疫肿瘤药物的临床应用，可以探索与检查点抑制剂的多种组合，阐明不同药物的疗效差异。这些组合包括T细胞共刺激剂、小分子免疫调节剂和免疫抑制剂、趋化因子、疫苗接种、靶向剂、细胞毒性药物和放疗。最后，患者分层和药物开发策略的进步必须从转移到佐剂环境迅速转化。最近的一项研究揭示了宿主适应性免疫反应对直肠癌转移性播散的主要影响。协调免疫抑制微环境和间质侵袭的信号通路在CMS4结直肠癌群体中强烈富集。我们相信，更好地了解这种促转移状态的驱动因素将指导未来生物标志物驱动的辅助临

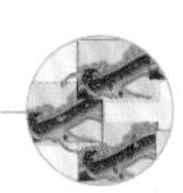

床试验中的药物选择，并希望提高直肠癌的治愈率和存活率。

（姜　争　王锡山）

## 参考文献


[1] 王锡山. 从中美结直肠癌流行病学特征看结直肠癌早诊早治的重要性[J]. 中华结直肠疾病电子杂志，2021，10(1)：26－33.

[2] COMPTON C, FENOGLIO-PREISER C M, PETTIGREW N, et al. American joint committee on cancer prognostic factors consensus conference: colorectal working group [J]. Cancer, 2000, 88(7): 1739－1757.

[3] CSERNI G. Nodal staging of colorectal carcinomas and sentinel nodes [J]. J Clin Pathol, 2003, 56(5): 327－335.

[4] CASCINU S, POLI D, ZANIBONI A, et al. The prognostic impact of primary tumour location in patients with stage II and stage III colon cancer receiving adjuvant therapy. A GISCAD analysis from three large randomised trials [J]. Eur J Cancer, 2019, 111: 1－7.

[5] HARDCASTLE J D, CHAMBERLAIN J O, ROBINSON M H, et al. Randomised controlled trial of faecal-occult-blood screening for colorectal cancer [J]. Lancet, 1996, 348(9040): 1472－1477.

[6] KRONBORG O, FENGER C, OLSEN J, et al. Randomised study of screening for colorectal cancer with faecal-occult-blood test [J]. Lancet, 1996, 348(9040): 1467－1471.

[7] 许剑民，任黎. 结直肠癌肝转移诊断和综合治疗指南(2016版)[J]. 中华消化外科杂志，2016，15(8)：755－767.

[8] CHEN W, ZHENG R, ZHANG S, et al. Cancer incidence and mortality in China, 2013 [J]. Cancer Lett, 2017, 401: 63－71.

[9] MITRY E, GUIU B, COSCONEA S, et al. Epidemiology, management and prognosis of colorectal cancer with lung metastases: a 30-year population-based study [J]. Gut, 2010, 59(10): 1383－1388.

[10] TAMPELLINI M, OTTONE A, BELLINI E, et al. The role of lung metastasis resection in improving outcome of colorectal cancer patients: results from a large retrospective study [J]. Oncologist, 2012, 17(11): 1430－1438.

[11] WANG Z, WANG X, YUAN J, et al. Survival benefit of palliative local treatments and efficacy of different pharmacotherapies in colorectal cancer with lung metastasis: results from a large retrospective study [J]. Clin Colorectal Cancer, 2018, 17(2): e233－e255.

[12] NORDHOLM-CARSTENSEN A, KRARUP P M, JORGENSEN L N, et al. Occurrence and survival of synchronous pulmonary metastases in colorectal cancer: a nationwide cohort study [J]. Eur J Cancer, 2014, 50(2): 447－456.

[13] 陈琼. 2003—2007年中国结直肠癌发病与死亡分析[J]. 中国肿瘤，2012，21(3)：179－182.

[14] 杜灵彬，李辉章，王悠清，等. 2013年中国结直肠癌发病与死亡分析[J]. 中华肿瘤杂志，2017，39(9)：6.

[15] SIEGEL R L, MILLER K D, FEDEWA S A, et al. Colorectal cancer statistics, 2017 [J]. CA Cancer J Clin, 2017, 67(3): 177－193.

[16] SIEGEL R, DESANTIS C, JEMAL A. Colorectal cancer statistics, 2014 [J]. CA Cancer J Clin, 2014, 64(2): 104－117.

[17] VAN DER ZAAG E S, BOUMA W H, PETERS H M, et al. Implications of sentinel lymph node mapping on nodal staging and prognosis in colorectal cancer [J]. Colorectal Dis, 2012, 14(6): 684－690.

[18] VAN DER GEEST L G, LAM-BOER J, KOOPMAN M, et al. Nationwide trends in incidence, treatment and survival of colorectal cancer patients with synchronous metastases [J]. Clin Exp Metastasis, 2015, 32(5): 457－465.

[19] WATANABE K, SAITO N, SUGITO M, et al. Incidence and predictive factors for pulmonary metastases after curative resection of colon cancer [J]. Ann Surg Oncol, 2013, 20(4): 1374－1380.

[20] LENZ H J, OU F S, VENOOK A P, et al. Impact of consensus molecular subtype on survival in patients with metastatic colorectal cancer: results from CALGB/SWOG 80405 (alliance) [J]. J Clin Oncol, 2019, 37(22): 1876－1885.

[21] CHANG K, WILLIS J A, REUMERS J, et al. Colorectal premalignancy is associated with consensus molecular subtypes 1 and 2 [J]. Ann Oncol, 2018, 29(10): 2061－2067.

[22] MICHELS B E, MOSA M H, GREBBIN B M, et al. Human colon organoids reveal distinct physiologic and oncogenic Wnt responses [J]. J Exp Med, 2019, 216(3): 704－720.

[23] SMEBY J, SVEEN A, MEROK M A, et al. CMS-dependent prognostic impact of KRAS and BRAFV600E mutations in primary colorectal cancer [J]. Ann Oncol,

2018,29(5):1227-1234.

[24] LAL N, WHITE B S, GOUSSOUS G, et al. KRAS Mutation and consensus molecular subtypes 2 and 3 are independently associated with reduced immune infiltration and reactivity in colorectal cancer [J]. Clin Cancer Res, 2018,24(1):224-233.

[25] LIAO W, OVERMAN M J, BOUTIN A T, et al. KRAS-IRF2 axis drives immune suppression and immune therapy resistance in colorectal cancer [J]. Cancer Cell, 2019,35(4):559-572;e557.

[26] TOKUNAGA R, XIU J, JOHNSTON C, et al. Molecular profiling of appendiceal adenocarcinoma and comparison with right-sided and left-sided colorectal cancer [J]. Clin Cancer Res, 2019,25(10):3096-3103.

[27] VITIELLO P P, CARDONE C, MARTINI G, et al. Receptor tyrosine kinase-dependent PI3K activation is an escape mechanism to vertical suppression of the EGFR/RAS/MAPK pathway in KRAS-mutated human colorectal cancer cell lines [J]. J Exp Clin Cancer Res, 2019,38(1):41.

[28] AFRIN S, GIAMPIERI F, GASPARRINI M, et al. Dietary phytochemicals in colorectal cancer prevention and treatment: A focus on the molecular mechanisms involved [J]. Biotechnol Adv, 2020,38:107322.

[29] AMITAY E L, CARR P R, JANSEN L, et al. Association of aspirin and nonsteroidal anti-inflammatory drugs with colorectal cancer risk by molecular subtypes [J]. J Natl Cancer Inst, 2019,111(5):475-483.

[30] YOSHINO T, PORTNOY D C, OBERMANNOVÁ R, et al. Biomarker analysis beyond angiogenesis: RAS/RAF mutation status, tumour sidedness, and second-line ramucirumab efficacy in patients with metastatic colorectal carcinoma from RAISE-a global phase III study [J]. Ann Oncol, 2019,30(1):124-131.

[31] CAPALBO C, BELARDINILLI F, RAIMONDO D, et al. A simplified genomic profiling approach predicts outcome in metastatic colorectal cancer [J]. Cancers (Basel), 2019,11(2):147.

[32] MINI E, LAPUCCI A, PERRONE G, et al. RNA sequencing reveals PNN and KCNQ1OT1 as predictive biomarkers of clinical outcome in stage III colorectal cancer patients treated with adjuvant chemotherapy [J]. Int J Cancer, 2019,145(9):2580-2593.

[33] GAUDINO S J, KUMAR P. Cross-talk between antigen presenting cells and T cells impacts intestinal homeostasis, bacterial infections, and tumorigenesis [J]. Front Immunol, 2019,10:360.

[34] GANESH K, STADLER Z K, CERCEK A, et al. Immunotherapy in colorectal cancer: rationale, challenges and potential [J]. Nat Rev Gastroenterol Hepatol, 2019,16(6):361-375.

[35] SAMADDER N J, NEKLASON D, SNOW A, et al. Clinical and molecular features of post-colonoscopy colorectal cancers [J]. Clin Gastroenterol Hepatol, 2019,17(13):2731-2739;e2732.

[36] SCHROCK A B, OUYANG C, SANDHU J, et al. Tumor mutational burden is predictive of response to immune checkpoint inhibitors in MSI-high metastatic colorectal cancer [J]. Ann Oncol, 2019,30(7):1096-1103.

[37] YUAN W, DENG D, JIANG H, et al. Hyperresponsiveness to interferon gamma exposure as a response mechanism to anti-PD-1 therapy in microsatellite instability colorectal cancer [J]. Cancer Immunol Immunother, 2019,68(2):257-268.

[38] OU J, PENG Y, YANG W, et al. ABHD5 blunts the sensitivity of colorectal cancer to fluorouracil via promoting autophagic uracil yield [J]. Nat Commun, 2019,10(1):1078.

[39] SHI L, YAN H, AN S, et al. SIRT5-mediated deacetylation of LDHB promotes autophagy and tumorigenesis in colorectal cancer [J]. Mol Oncol, 2019,13(2):358-375.

[40] WU H, LU X X, WANG J R, et al. TRAF6 inhibits colorectal cancer metastasis through regulating selective autophagic CTNNB1/β-catenin degradation and is targeted for GSK3B/GSK3β-mediated phosphorylation and degradation [J]. Autophagy, 2019,15(9):1506-1522.

[41] SHAH M S, DESANTIS T Z, WEINMAIER T, et al. Leveraging sequence-based faecal microbial community survey data to identify a composite biomarker for colorectal cancer [J]. Gut, 2018,67(5):882-891.

[42] HUANG G, LIU Z, HE L, et al. Autophagy is an important action mode for functionalized selenium nanoparticles to exhibit anti-colorectal cancer activity [J]. Biomater Sci, 2018,6(9):2508-2517.

[43] DÖRSAM B, SEIWERT N, FOERSCH S, et al. PARP-1 protects against colorectal tumor induction, but promotes inflammation-driven colorectal tumor progression [J]. Proc Natl Acad Sci U S A, 2018,115(17):E4061-E4070.

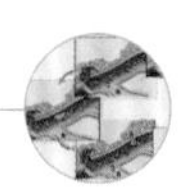

[44] LI S, KONSTANTINOV S R, SMITS R, et al. Bacterial biofilms in colorectal cancer initiation and progression [J]. Trends Mol Med, 2017,23(1):18 - 30.

[45] LI H, LI J, CHEN L, et al. HERC3-Mediated SMAD7 Ubiquitination degradation promotes autophagy-induced EMT and chemoresistance in glioblastoma [J]. Clin Cancer Res, 2019,25(12):3602 - 3616.

[46] LI S, SONG Y, QUACH C, et al. Transcriptional regulation of autophagy-lysosomal function in BRAF-driven melanoma progression and chemoresistance [J]. Nat Commun, 2019,10(1):1693.

[47] THOMAS A M, MANGHI P, ASNICAR F, et al. Metagenomic analysis of colorectal cancer datasets identifies cross-cohort microbial diagnostic signatures and a link with choline degradation [J]. Nat Med, 2019,25(4):667 - 678.

[48] PEUKER K, MUFF S, WANG J, et al. Epithelial calcineurin controls microbiota-dependent intestinal tumor development [J]. Nat Med, 2016,22(5):506 - 515.

[49] FLEMER B, LYNCH D B, BROWN J M, et al. Tumour-associated and non-tumour-associated microbiota in colorectal cancer [J]. Gut, 2017,66(4):633 - 643.

[50] MALIK A, SHARMA D, MALIREDDI R K S, et al. SYK-CARD9 signaling axis promotes gut fungi-mediated inflammasome activation to restrict colitis and colon cancer [J]. Immunity, 2018, 49(3): 515 - 530. e515.

[51] KWONG T N Y, WANG X, NAKATSU G, et al. Association between bacteremia from specific microbes and subsequent diagnosis of colorectal cancer [J]. Gastroenterology, 2018,155(2):383 - 390;e388.

[52] NAKATSU G, ZHOU H, WU W K K, et al. Alterations in enteric virome are associated with colorectal cancer and survival outcomes [J]. Gastroenterology, 2018,155(2):529 - 541;e525.

[53] TILG H, ADOLPH T E, GERNER R R, et al. The intestinal microbiota in colorectal cancer [J]. Cancer Cell, 2018,33(6):954 - 964.

[54] DAI Z, COKER O O, NAKATSU G, et al. Multi-cohort analysis of colorectal cancer metagenome identified altered bacteria across populations and universal bacterial markers [J]. Microbiome, 2018,6(1):70.

[55] DEJEA C M, FATHI P, CRAIG J M, et al. Patients with familial adenomatous polyposis harbor colonic biofilms containing tumorigenic bacteria [J]. Science, 2018,359(6375):592 - 597.

[56] BUTT J, JENAB M, WILLHAUCK-FLECKENSTEIN M, et al. Prospective evaluation of antibody response to Streptococcus gallolyticus and risk of colorectal cancer [J]. Int J Cancer, 2018,143(2):245 - 252.

[57] XIE Y H, GAO Q Y, CAI G X, et al. Fecal clostridium symbiosum for noninvasive detection of early and advanced colorectal cancer: test and validation studies [J]. EBioMedicine, 2017,25:32 - 40.

[58] WATSON H, MITRA S, CRODEN F C, et al. A randomised trial of the effect of omega-3 polyunsaturated fatty acid supplements on the human intestinal microbiota [J]. Gut, 2018,67(11):1974 - 1983.

[59] WONG S H, ZHAO L, ZHANG X, et al. Gavage of fecal samples from patients with colorectal cancer promotes intestinal carcinogenesis in germ-free and conventional mice [J]. Gastroenterology, 2017, 153(6):1621 - 1633;e1626.

# 肝癌转移复发



## 24.1 肝细胞癌概述

肝癌常见的病理学类型包括肝细胞癌(HCC)和肝内胆管细胞癌(intrahepatic cholangiocarcinoma, ICC)。除了在泰国和某些亚洲地区由于肝吸虫感染流行导致胆管细胞癌发病率升高外,在世界其他多数地区原发性肝癌主要类型是 HCC。本文论述的肝癌主要指 HCC。

(1) 流行病学

总体来说,HCC 发病率男性高于女性,发展中国家高于发达国家。男性 HCC 发病率是女性发病率的 2～5 倍[1,2]。全世界范围内 HCC 发病率在男性恶性肿瘤中排第 5 位,在女性排第 9 位;恶性肿瘤死亡原因中 HCC 在男性排第 2 位,在女性排第 6 位。而在发展中国家,HCC 发病率在男性中排第 2 位,在女性中排第 6 位;恶性肿瘤死亡原因中 HCC 在男性也排第 2 位,在女性排第 5 位。

就地区分布而言,HCC 发病率在东亚、东南亚,北部和西部非洲地区最高,亚洲中南部和北欧以及欧洲中部和东部地区最低。据文献估计,每年世界新发 HCC 病例数约为 782 500 例,因 HCC 死亡人数约为 745 500 人。HCC 发病率在多数地区有升高趋势,包括传统上低发地区如大洋洲、西欧及北美;而在传统高发区如中国、日本等地区 HCC 发病率有显著降低[1-3]。

中国是 HCC 高发国家,由于庞大的人口基数,虽然发病率有所下降,但每年的 HCC 新发病例数和因 HCC 死亡人数仍分别占全球的总人数约一半[2]。中国 HCC 发病地区分布来说,华东地区发病率最高,西南地区、华南地区和华中地区也是高发区。在 60 岁之前,HCC 是中国男性最常见的恶性肿瘤,也是男性癌症死亡的主要原因[4]。

(2) 病因

根据高发区流行病学调查,HCC 病因可能与下

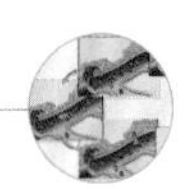

列因素有关。

1) 病毒性肝炎:主要是乙型肝炎病毒(HBV)和丙型肝炎病毒(HCV)感染。据文献估计,世界人口中有20亿人感染过HBV,其中大约3.6亿人为慢性HBV感染[5]。在我国,慢性病毒性肝炎是HCC诸多致病因素中最主要的病因。流行病学调查发现,HCC患者乙肝表面抗原(HBsAg)阳性率可达90%,提示HBV与HCC高发有关。在中国HCC高发区江苏启东县进行的一项HBV感染与HCC发生的31年随访研究发现:HBsAg携带者HCC发生的相对危险度(*RR*)为11.70(男性为12.30,女性为10.46),两性各年龄组HBsAg携带者的HCC发生率均高于非携带者。若综合HBV感染和性别因素,则男性HBsAg携带者的HCC相对危险度为37.76[6]。另一项在HCC高发区广西隆安县进行的为期15年的乙肝疫苗接种预防乙肝和HCC的效果研究发现,通过新生儿乙肝疫苗接种可以有效阻断乙肝传播,同时降低HCC的发生率和病死率;开始新生儿接种乙肝疫苗15年后14岁以下乙肝发病率降低了92.4%,青少年HCC病死率下降95%(<19岁)[7]。中国台湾地区从1984年开始的新生儿乙肝疫苗接种计划同样显示出良好的效果,青少年HCC发生率下降,80%[8]。

此外,针对已经有慢性HBV感染人群积极抗病毒治疗同样可以降低HCC的发生率。多项研究证实慢性乙肝和进展期肝硬化人群应用核苷类似物抗病毒治疗后,HCC发生率有显著下降[9,10]。荟萃分析发现干扰素(IFN)治疗可使慢性HBV感染者的HCC发病率降低34%(随访4.9~8.9年,未治疗组HCC发病率9%, IFN治疗组为4.6%),特别是显著降低合并肝硬化肝炎患者的HCC发病率(11.6% *vs*. 21.5%),但不伴肝硬化的慢性肝炎患者中获益不明显(治疗组和未治疗组HCC发病率分别为0.9% *vs*. 1.1%)[11]。随后的几个荟萃分析也得出相似的结果[12-16]。这些研究证实了人群中HBsAg携带与HCC发生的因果联系,且证实针对HBV感染采取干预措施应是HCC病因学防治的重点。

慢性HCV感染人群同样是HCC的高危人群。世界卫生组织(WHO)估计全世界约18亿人曾感染HCV,约占世界人口的3%,其中约13亿人为慢性携带者。丙肝发病率高的国家和地区包括巴基斯坦、埃及、蒙古、意大利、日本等。约75% HCV感染人群转为慢性感染,而20%慢性HCV感染者在75岁之前会罹患HCC[17]。

2) 肝硬化:HCC合并肝硬化的发生率各地报道为50%~90%。在我国HCC主要在病毒性肝炎后肝硬化基础上发生,此外还有血吸虫导致的肝硬化等;在欧美国家多为酒精性肝硬化[18]。酗酒者和从不饮酒者相比,其肝硬化的*RR*为27, HCC的*RR*为1.8[19]。

3) 黄曲霉毒素(aflatoxin, AF):黄曲霉毒素是黄曲霉和寄生曲霉的代谢产物。1993年,黄曲霉毒素被WHO的癌症研究机构划定为一类致癌物。在污染食品中以黄曲霉毒素B1(AFB1)最为多见,其毒性和致癌性也最强。流行病学调查发现,粮食受到黄曲霉毒素污染严重的地区,人群HCC发病率高;常接触黄曲霉毒素的人群,血清AFB1-白蛋白结合物水平及尿AFB1水平亦高。

江苏启东是HCC高发区,原日常主食以玉米为主,1985年后当地政策鼓励引种大米,使饮食结构改变,当地人群血清AFB1-白蛋白结合物水平降低为原先的1/40, HCC发病率下降45%[20,21]。此外,多项前瞻性队列研究均提示在慢性HBV感染人群中,黄曲霉毒素摄入可以大大提高患HCC风险,HBV感染与AFB1有协同致癌作用,同时有HBsAg阳性及AFB1暴露时发生HCC的*RR*为皆阴性者的59.4倍[22-24]。这些均提示AFB1可能是某些地区HCC高发的因素。

4) 饮用水污染:HCC高发区江苏启东的流行病学调查显示,饮池塘水的居民HCC发病率明显高于饮井水的居民。池塘中蓝绿藻产生的藻类毒素可污染水源,可能与HCC发病有关[25]。

5) 遗传因素:不同种族人群HCC发病率不同。在同一种族中,HCC的发病率也存在着很大的差别,常有家族聚集现象,除有病毒性肝炎垂直传播及同样饮食因素影响外,可能还与遗传性疾病易感因素有关,这有待进一步研究。

6) 其他:一些化学物质如亚硝胺类、偶氮芥类、有机氯农药等均是可能的致HCC物质。

*(3) 肝癌术后复发的类型及危险因素*

HCC术后复发与别的恶性肿瘤有所不同,复发可分为两种类型,早期复发(术后2年内)和远期复发(术后2年后)[26-28]。两者的原因和危险因素也有所不同[29,30],早期复发的来源多为肿瘤肝内播散,复发高峰时间为术后1年,是伴血管侵犯的进展期

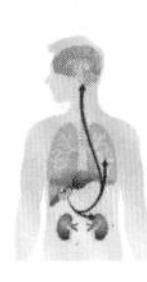



HCC术后复发的主要原因，多为多发病灶；远期复发多为非同期多中心起源新发病灶，即后期在慢性肝病、肝硬化的基础上出现新的癌灶。近期复发患者预后较远期复发患者差。

（4）肝癌临床病理学特征

日本肝癌研究学会统计2006—2007年经病理证实肝脏恶性肿瘤患者20 850例，其中19 754例（94.7%）为HCC，917例（4.4%）为ICC，78例（0.4%）为HCC和ICC混合型肝癌，26例（0.1%）为囊腺癌，5例为肝母细胞瘤，4例为肝肉瘤，8例为未分化肝脏恶性肿瘤，58例为其他恶性肿瘤。从中可以看到HCC占绝大多数[31]。

HCC大体分型可分为结节型、小癌型、巨块型和弥漫型。一般根据瘤体最大直径大小可分为：≤1.0 cm为微小癌；1.1～3.0 cm为小HCC；3.1～5.0 cm为中HCC；5.1～10.0 cm为大HCC；>10.0 cm为巨块型HCC；弥散分布小癌灶为弥漫型HCC。

HCC按照显微镜下的细胞和组织学类型常见的有细梁型、粗梁型、假腺管型和团片型等。HCC分化程度按照Edmondson-Steiner 4级分级法分为Ⅰ～Ⅳ级。按照日本HCC研究学会统计资料，分化良好、中等分化和分化差的HCC分别占比为25.3%、62%和12%[31]。

HCC按照肝内肿瘤数目可分为单结节和多发结节，而多发的来源包括肝内转移播散和多中心发生。日本HCC研究学会统计资料显示：10 872例HCC中，58.9%为单发肿瘤结节，41.1%为多发肿瘤[31]。另有日本学者研究发现，HCV相关HCC同时多中心发生多个病灶的比例可达50%[32]。研究资料显示，HCV相关HCC多中心发生的比例显著高于HBV相关HCC[33]，而日本HCV相关者发病率较高。肝脏病理检查发现与HBV相关HCC者相比，HCV相关HCC患者表现为肝脏炎症改变更严重，肝功能受损更明显[34]。

（5）肝癌的预后

据日本肝癌研究学会的资料，对1996—2007年登记的HCC病例进行统计，发现总的3、5和10年累计生存率分别为62.1%、44.3%和20.5%。其中接受外科手术治疗的病例（20 866例）其1、3、5和10年累计生存率分别为90.2%、72.3%、56.8%和32%；接受局部消融治疗的病例（21 952例）其1、3、5和10年累计生存率分别为93.9%、58.2%、47%和17%；接受介入[经导管动脉栓塞化疗（TACE）]治疗的病例（14 628例）其1、3、5和10年累计生存率分别为81.1%、46.9%、25.7%和7.3%[31]。

为了进一步提高HCC治疗效果，应加强高危人群筛查，做到早发现、早治疗，同时应重视组建HCC多学科团队（MDT）治疗组，针对患者行综合治疗、个体化精准治疗。

## 24.2 肝癌转移复发的临床规律

（1）肝癌转移类型及特点

随着HCC病情发展可以出现转移，包括肝内转移和肝外转移。转移的途径有血行转移、淋巴转移、直接侵犯和种植转移。

HCC以血行转移最常见。HCC侵犯肝血窦，在肝门静脉和肝静脉内形成癌栓，并向肝内和肝外转移。由于HCC的生物学特性和肝脏解剖学特点，HCC细胞易侵犯肝内脉管系统尤其是门静脉系统，形成门静脉癌栓，文献报道其发生率达44%～62.2%[35]。肺为肝外转移的主要器官，其次为淋巴途径转移和直接侵犯，如可直接浸润到膈肌、胃、结肠、网膜等器官。种植性转移较少见。日本肝癌研究学会统计了246例HCC尸检结果，发现HCC伴门静脉侵犯、肝静脉侵犯和胆管侵犯的比例分别为59.7%、35%和15.6%。最常见的肝外转移是肺转移（36%），其次是淋巴结转移（28%）[31]。而ICC常发生淋巴结转移和腹腔种植转移较HCC常见。转移率与肿瘤生物学特性、肿瘤大小、机体免疫等因素有关。

1）肝内转移：HCC常发生肝内转移。一般认为，主要是由于HCC在生长、发展的过程中很容易侵犯门静脉分支而在门静脉内形成癌栓，一旦门静脉癌栓脱落，就很容易在肝内播散形成肝内转移灶。如门静脉大的分支内有瘤栓形成，可引起或加重原有门静脉高压。

2）肝外转移：HCC可以通过血液和淋巴途径向肝外转移。肝外转移最多见的是肺转移，其他有淋巴结、肾上腺、骨、肾及脑等。出现肝外转移表明HCC已经发展到晚期阶段。淋巴转移至肝门淋巴结最为常见，也可转移至胰、脾、主动脉旁及锁骨上淋巴结。

3）直接侵犯和腹腔种植：HCC可以直接侵犯其周围的脏器如膈肌、胸腔，引起胸腔积液；或者癌细

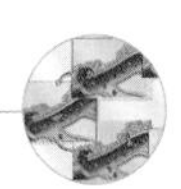

胞脱落到腹腔内形成种植性转移灶，引起腹水等临床症状。

(2) 肝癌转移复发相关的临床病理特征

肿瘤临床病理特征，如肿瘤大小、数目、分化程度、血管侵犯以及临床分期等，均是肿瘤转移复发的重要影响因素[36]，而肿瘤临床病理特征一定程度上是肿瘤生物学特性的反映。临床病理特征主要影响HCC术后的早期复发。肿瘤生物学特性包括DNA倍体、增殖指数、癌基因和抑癌基因表达，特别是侵袭转移相关基因的表达等也影响HCC转移复发及预后。

1) 肿瘤大小和数目：很多研究均表明，肿瘤大小是HCC转移复发的重要影响因素。研究发现较大肿瘤其相关的侵袭性亦增加，肿瘤直径>5 cm时肝内转移和门静脉侵犯的发生率较高[37-39]。肿瘤大小是HCC切除术后复发的重要因素[40]。

此外，多项研究证实多发性肿瘤的复发风险增加[41, 42]。多发性肿瘤可能是由于肝内转移或多中心发生，这两种情况都可能导致残余肝的肿瘤复发。较大肿瘤周围的卫星结节多被认为是由肝内转移引起的，卫星结节的存在说明肿瘤侵袭性较高，伴有卫星结节的HCC术后复发率显著增加[38, 43, 44]。

2) 分化程度：一般认为HCC分化越低患者预后越差。但HCC病理组织学分级对复发风险的预后意义尚存在争议。一般认为低分化HCC的复发率较高[42]，但也有研究显示高分化HCC是门静脉侵犯的一个强有力的独立预测因子[40]。然而，许多研究提示肿瘤分化对复发风险没有显著影响[38, 45-48]；高分化与低分化HCC具有相似的肝内转移和门静脉侵犯发生率，并且高分化HCC不等于临床早期癌症[48]。

3) 临床分期：与其他肿瘤不同，HCC除了肿瘤本身特征外，肝脏基础疾病和肝功能状况等也是影响HCC转移复发和预后的重要因素。目前HCC有多种分期系统，如TNM分期、BCLC分期、CLIP分期等。虽然临床应用BCLC分期较多，但有研究比较11种HCC分期系统的分层准确性和预后评估准确性，发现CLIP分期系统具有最佳的分期效果，无论是HBV还是HCV感染相关HCC、接受根治性治疗还是非根治性治疗人群[49]。

4) 血管与胆管侵犯：血管侵犯是影响HCC术后复发最重要的因素之一，可以发生在门静脉和肝静脉。文献报道合并门静脉癌栓的HCC患者如果不进行治疗，中位生存期仅为2.7～4个月，远低于不合并门静脉癌栓的HCC患者(10～24个月)[50]。胆管侵犯(合并胆管癌栓)也是HCC高侵袭性、转移复发率高和预后差的重要特征。

除巨检血管癌栓外，大量文献已经证实微血管侵犯(microvascular invasion, MVI)是HCC术后或肝移植术后复发的重要影响因素。荟萃分析显示MVI可降低肝移植术后3年及5年无瘤生存率(*RR*分别为3.41及2.41)和降低肝切除术后3年及5年无瘤生存率(*RR*分别为1.82及1.51)[27, 51]。MVI发生率较高，文献报道MVI与肿瘤直径呈正比，直径<2 cm肿瘤的MVI发生率约为20%，2～5 cm为30%～60%，而>5 cm则高达60%～90%[27]。

(3) 门静脉癌栓的临床分型及其意义

临床上根据门静脉癌栓累及范围有多种分型，应用较多的东方肝胆外科医院程树群提出的“程氏分型”和日本的VP分型。日本VP分型：VP0代表无门静脉癌栓；VP1为门静脉Ⅲ级分支癌栓；VP2为门静脉Ⅱ级分支癌栓；VP3为门静脉Ⅰ级分支即门静脉左右支癌栓；VP4为门静脉主干癌栓。“程氏分型”：根据癌栓侵犯门静脉范围将门静脉癌栓分为5型：$Ⅰ_0$型，微血管癌栓；Ⅰ型，癌栓侵犯肝叶或肝段的门静脉分支；Ⅱ型，癌栓侵犯至门静脉左支或右支；Ⅲ型，癌栓侵犯至门静脉主干；Ⅳ型，癌栓侵犯至肠系膜上静脉。依据上述分型，Ⅰ、Ⅱ、Ⅲ、Ⅳ型接受手术的患者的1、3年生存率有显著差别，分别为52.1%和25.1%、38.2%和17.7%、24.7%和3.6%以及18.3%和0($P$<0.05)[52]。

## 24.3 肝癌转移复发的预测及诊断

### 24.3.1 分子分型与转移复发预测

临床上，具有相同临床病理特征及相同治疗策略的HCC患者其预后可以截然不同。如何进一步探明HCC的分子特征，以便对其进行更精确的诊断、分类、分型并及早预测其转移潜能，从而及时采取及时有效的、个体化的防治措施是我们面临的一个难题，也是能否进一步提高HCC治疗效果的关键。

由于基因组、转录组、蛋白质组以及代谢组学等高通量技术的进步，可多维度了解HCC的分子改变，显著推动了HCC的分子分型。过去20年，基于

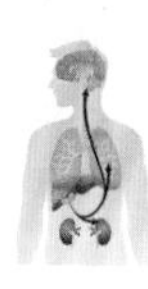



基因表达谱已产生众多 HCC 分子标签用于预测或判断生存和转移复发[53]。这些标签大多为 mRNA 表达标签[53-58]，也有 lncRNA[59]、miRNA[60]和 DNA 甲基化表达[61]；大多来自肿瘤组织，也有基于非癌肝组织的[53,57,62]。

2003 年 Iizuka 等通过分析 33 例 HCC 的 6 000 个基因表达谱，建立了首个预后标签，预测术后早期肝内复发，阳性预测值为 88%[63]。其后 Lee 等发现两个预后密切相关的独特亚型[64]。Yamashita 等研究 HCC 中 70 个上皮细胞黏附分子(EpCAM)共表达基因，基于 EpCAM 和甲胎蛋白(AFP)水平将 HCC 分为 4 个亚型：$EpCAM^+/AFP^+$ 或 $AFP^-$，以及 $EpCAM^-/AFP^+$ 或 $AFP^-$[65]。Hoshida 等整合 8 个独立队列的基因表达数据，基于临床表现以及特定分子信号通路的活化(主要包括 Wnt、TGF－β、Myc 和 p53)发现 3 个主要 HCC 亚类(S1～S3)[66]。Boyault 等基于转录组、临床特征、遗传和表观遗传学异常，以及染色体不稳定性(CIN)将 HCC 分为 6 个亚组(G1～G6)[67]。Zucman-Rossi 等根据基因组改变将 HCC 分为增殖和非增殖两大亚型：增殖型 HCC 分化差，常有染色体不稳定和侵袭性更高；而非增殖型常分化良好，染色体稳定和低侵袭性潜能[68,69]。

近年，越来越多整合多组学数据进行 HCC 分型，以及对肿瘤微环境(特别是免疫微环境)进行分子分型[70]，用以判断预后，特别是指导分子靶向和免疫治疗的选择。但遗憾的是，还没有一个分子分型常规用于临床。原因很多，主要包括生物学、技术、统计学以及信息学的挑战[71]。

我们与美国合作通过比较伴或不伴转移的 HCC 组织基因表达谱的差异，发现两者之间基因表达差异明显(153 个差异基因，$P<0.001$)，提示高转移倾向 HCC 与低转移倾向 HCC 具有完全不同的基因表达谱[72]。基于这些差异表达基因，在国际上首次建立了 HCC 转移预测模型，并进一步对其进行小样本验证，证实其预测准确率可达 90%[72]。随后进一步在来自两个独立临床中心的队列进行大样本验证，证实 HCC 转移预测的准确率可达 76%，使其成为经过临床大样本验证的全世界第 2 个癌转移预测模型[57]。

另外，通过比较有无转移 HCC 患者癌周肝组织基因表达谱，发现合并转移的 HCC 癌周肝组织中存在促炎细胞因子(Th1)明显下调，而抗炎细胞因子(Th2)明显上调。这种独特的 Th1/Th2 的表达改变与失衡提示癌周微环境的炎症免疫状态在 HCC 转移中起重要的作用。进一步建立了“17 个免疫因子标签”，预测转移和生存的准确率达 92%[62,73]，并从蛋白质水平进一步证实癌周肝组织 IL－2 和 IL－15 水平与 HCC 转移复发及预后密切相关[74]。

### 24.3.2 影像学诊断

(1) *超声检查*

作为一种非侵入性检查，超声检查操作简单、灵敏度高，为准确、经济、无放射性的无创检查，广泛应用于 HCC 的早期发现和诊断及治疗后随访。超声显像依据病灶的灰阶及彩色多普勒超声和彩色多普勒能量图特征及肿瘤血管阻力指数(resistance index，RI)等对肝脏占位性病变进行诊断和鉴别诊断。因 HCC 肿瘤血供丰富，且以动脉供血为主，结节内可见较丰富血流信号，血管 RI 较高(RI>0.6)。

超声造影又称增强超声成像，是在普通超声的基础上，经静脉注射超声造影剂(一种气体微泡剂)，可以实时观察肿瘤的血液灌注和微血管网分布状况，实时检测肿瘤组织内血流动态改变特征，对肝脏占位性病变可较准确地作出定性诊断，是近年超声显像领域内一个新开展的重要诊断方法。超声造影剂安全性高，主要成分为气体微泡，无碘过敏反应，每次需要量少，对心、肾功能衰竭的患者仍可耐受；在 HCC 的早期诊断和鉴别诊断，特别是帮助判定射频消融术(RFA)和瘤内经皮无水乙醇注射(percutaneous ethanol injection，PEI)等局部治疗彻底性、局部肿瘤复发等方面可发挥更大作用。另外，近年来新的特异性超声造影剂进入临床，如全氟丁烷微球(示卓安)是一种高特异性的单核吞噬细胞超声造影剂。传统超声造影剂的显影时间通常只能维持 3～7 min，较难发现隐匿小病灶。而全氟丁烷微球的优势在于具有血管后期影像，这一特点使得造影效果可持续 1～2 h，因此能够精准检出小病灶，并实现术前精准定位，术中准确实时引导，术后即刻进行疗效评估，对 HCC 的早期诊断和实施超声引导的局部消融治疗极具价值。

超声检查可以作为高危患者普查及术后随访筛查的首选影像学诊断方法。但是超声检查结果容易受到检查者经验的限制，位于肝膈顶部较高位置和左外叶较远位置的较小肿瘤容易被漏检，对直径<1 cm 病灶的检出率较低。因此，应结合其他影像

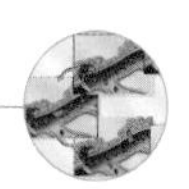

学方法，以提高诊断灵敏度和准确度。

（2）增强 CT 检查

CT 是发现和诊断 HCC 复发的主要方法之一。通过多层螺旋 CT 进行平扫和增强多期动态扫描和成像，能准确地观察病灶内的成像细节和血供，具有较高的分辨率。目前多期动态螺旋 CT 增强扫描已成为检测和诊断 HCC 的标准诊断技术。HCC 绝大多数由肝动脉供血，CT 多期增强扫描典型表现为：动脉期造影剂快速通过肝动脉进入病灶内，使其迅速强化呈高密度；门静脉期由门静脉供血的肝实质迅速强化，而病灶中造影剂迅速退出而呈低密度；延迟期肝实质造影剂分布较均匀，而病灶中低密度改变更明显，呈现对比剂快进快出的特点。三期增强扫描对肝内小肿瘤检出率有很高的价值，其中肝动脉期扫描在小 HCC 的检出率和定性诊断率最高，延迟期次之，门静脉期最低。三期扫描的结合可提高病灶的检出率和定性诊断率。门静脉期对肝内外血管结构的显示最清楚，易于判断血管有无受侵和癌栓形成。而双动脉期成像（动脉期早期和动脉期晚期）可以提高 HCC 的检出率和诊断正确率，且在双期中的动脉期晚期发现 HCC 病灶的概率要高于动脉期早期。多期动态螺旋 CT 扫描对小 HCC 的诊断敏感度为 97.5%～97.6%，而对微小 HCC（直径≤1 cm）的诊断敏感度为 90%～95%[75]。

综合来看，CT 增强多期扫描成像是目前 HCC 诊断常用和常规的诊断方法，在 HCC 复发的影像学诊断中具有重要的地位。CT 的出现使 HCC 影像学诊断出现质的飞跃，并带动了肝脏外科技术的进步和发展。CT 的分辨率高于超声成像，图像更加清晰和稳定，可输出 CT 片供医生随时调阅，能更全面地反映 HCC 和周围器官的病变情况。CT 增强多期扫描成像可显示 HCC 病灶的大小、数目、形态、部位、边界、血供丰富程度，以及与肝内管道的关系，对门静脉、肝静脉和下腔静脉及胆管是否有癌栓、肝门和腹腔淋巴结是否有转移、HCC 是否侵犯邻近组织器官都有很重要的诊断价值。其缺点是具有放射性；成像分辨率，尤其是软组织分辨率较 MRI 低，对小 HCC 的诊断检出率和灵敏度较 MRI 略差。

（3）MRI 检查

MRI 具有较高的软组织分辨率，多序列、多参数成像能够对病变进行更多分析，得到更多信息，再加上 MRI 增强多期扫描成像，在小 HCC 的检出率及诊断和鉴别诊断方面比 CT 检查有更多的优势。随着技术的发展和进步，新型 MRI 已经克服了早期成像速度慢的缺点；随着场强强度的提高，病灶细节显示更加清楚，信噪比更高，图像更清晰，扫描更快，再加上肝细胞特异性造影剂的应用，对小 HCC 的检出率大大提高。此外，MRI 能清晰显示肝内血管和胆管结构，对了解肿瘤与肝内血管和胆管的相对位置及关系，对于 HCC 血管、胆管侵犯的诊断有很大帮助。常规 MRI 通常包括 $T_1$ 加权成像（$T_1$WI）、$T_2$ 加权成像（$T_2$WI）及增强动态三期扫描成像。弥散加权成像（DWI）能从微观水平为病变的鉴别诊断提供信息。DWI 和常规动态增强扫描 MRI 联合应用，可提高肝脏占位性病变诊断的灵敏度和特异度，特别是对于常规 MRI 平扫及动态增强上表现不典型的病变，可增加诊断信息及准确性，降低误诊率。大量研究表明，DWI 检查可提高 HCC 的检出率，并有助于良性和恶性病变的鉴别。

近年来，对于肝脏特异性磁共振对比剂的研究开发进展很快。目前已开发的专用于检查肝脏病变的肝脏特异性对比剂总体上可以分为两类：①可被肝细胞特异性摄取并通过胆管系统排出体外的肝胆特异性对比剂[如钆塞酸二钠（普美显）]，可反映肝细胞的功能状态和血流灌注特征，增加肝胆特异期影像信息，有利于微小病变的检出和定性。②可被网状内皮细胞特异性摄取，在体内以肝脏摄取最多的铁氧化物颗粒对比剂，又称超顺磁性氧化铁增强成像。采用新型对比剂进行 MRI 增强检查，除常规 MRI 增强扫描可获得的信息外，可以提供更多的病变形态、血供、细胞来源及功能等相关信息，从而提高诊断灵敏度及准确性。

总之，MRI 因具有较高的软组织分辨率和病灶检出率，可以检出直径<1 cm 的小 HCC。近年来由于 MRI 技术发展和对比剂的研究进展，对肝占位，尤其是微小病灶检出的灵敏度、特异性和准确性明显高于螺旋 CT 增强扫描，有利于小 HCC 的早期诊断。其缺点是对体内有金属体的患者禁忌使用。

### 24.3.3 分子病理学诊断

近年来，随着分子生物学理论与技术的发展和完善，病理学由以形态学为主的“传统病理学”向形态学诊断与分子诊断相结合的“分子病理学”过渡，并成为病理学发展的重要方向，为指导肿瘤分子分型、临床治疗方案选择、疗效判断、患者预后评估等提供参考。

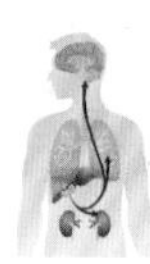



AFP 是公认的 HCC 特异性诊断标志物，但其灵敏性仅为 60%左右，且受多种因素影响。因此，寻找新的标志物一直是人们努力的目标。我们应用基因芯片研究 218 例 HCC 组织基因表达谱，筛选出 5 个基因作为 HCC 早期诊断标志物的候选基因：*GPC3*、*PEG10*、*MDK*、*SERPINI1* 和 *QP-C*。实时定量 PCR 分析进一步证实 MDK 在 HCC 组织中过量表达，且与肿瘤大小、AFP 水平、肝硬化等无明显关系，诊断准确率为 84.5%[76]。对 AFP 阴性 HCC 病例和小 HCC 的早期诊断具有较好的准确度[77]。王红阳完成了 *GPC3* 临床检验试剂盒的研发，目前已经在临床上进行了应用。此外，研究发现的候选标志物还有 *GP73*(*GOLPH2*/*GLOM1*)[78]、Dickkopf-1(*DKK-1*)[79]、miRNA 等[80]。

分子病理学在 HCC 的亚型鉴别诊断方面也有帮助。纤维板层型 HCC 是一种罕见的 HCC 类型，与其他类型 HCC 相比，发病年龄低，病程发展相对缓慢，多无肝脏基础疾病和肝硬化，预后较好，具有独特的流行病学和临床特征。近年来研究发现在纤维板层型 HCC 病例肿瘤组织中特异性地存在 *DNAJB1-PRKACA* 嵌合转录物，其特异性地存在于这一亚型 HCC 组织中，而在其他类型 HCC 中均未检测到，这种改变可能与这种特殊类型 HCC 发病相关，并可作为诊断和治疗的潜在靶标[81,82]。

### 24.3.4 液体活检在肝癌转移复发诊断中的应用

液体活检是指通过捕获体液(包括外周血、尿液或其他液体)的细胞、分子标志物或遗传物质异常，替代组织活检，达到诊断、预后判断和疗效监控的作用。1974 年 Sorrells 首次提出“液体活检”的概念，2010 年正式进入临床应用，近年在肿瘤分子诊断领域发展迅速，成为肿瘤研究领域的热点。液体活检克服了组织活检的缺点，具有创伤小、取样简单安全、可连续多次取样，便于实时动态监测、监控等优点。液体活检的对象包括所有体液(如血液、尿、唾液、消化道液体等)，但血液的液体活检进展迅速，主要包括循环肿瘤细胞(CTC)、循环肿瘤 DNA (ctDNA)和外泌体(exosome)检测等三大领域[83,84]。近年来随着检测技术不断进步，液体活检的灵敏度和特异性显著提高，进一步推动其临床应用与生物学意义的研究。目前已被用于肿瘤的早期诊断(包括早期筛查、转移复发风险的预测)、预后判断(计数/量、细胞与遗传学表型、动态变化)、疗效与耐药的动态监控，以及抗转移治疗靶标开发的等领域[85-88]，并在肿瘤转移的动态监控、抗转移新策略研发方面发挥重要作用[84,89]。

(1) *循环肿瘤细胞的检测*

肿瘤细胞播散进入血管、并在血液系统中存活即为循环肿瘤细胞(CTC)，被认为是肿瘤转移的重要阶段，也是肿瘤转移复发的重要根源。CTC 数量及表型的改变可作为了解恶性肿瘤生物学特征及肿瘤进展的窗口，为肿瘤筛查与诊断、疗效评价、转移复发监测和预后判断等提供必要的信息。

早在 1869 年 Ashworth 就已发现并提出 CTC 的概念[90]，但直到近年来随着 CTC 分离和检测技术的发展，CTC 才逐渐成为肿瘤转移研究的热点。CTC 是远处转移的基础，在肿瘤转移的过程中扮演重要角色。脱离了原发病灶组织环境的 CTC，多数因失去细胞间相互作用而发生失巢凋亡或被免疫细胞攻击致死。有研究表明，CTC 的半衰期只有 1～2.4 h[91]。只有少数具有高活力、高转移潜能的肿瘤细胞可以逃避免疫识别，抵御免疫攻击的 CTC 才能存活，并具有侵袭性，可以游离出血管外，通过细胞外基质(ECM)迁移到适合生长的器官，细胞激活、分裂、增殖形成转移灶；这部分细胞具有自我更新、分化、增殖的能力，被认为是循环肿瘤干细胞。虽然人们普遍认为转移是癌症进展的晚期事件，然而研究发现在肿瘤极早期、常规的影像学诊断发现原发性肿瘤之前，即已可检测到 CTC[92]。80%直径<2 cm 的早期 HCC 患者的外周血中已能检测到 CTC[93]。CTC 动态存在于肿瘤患者外周循环血液中，既可来源于原发病灶，也可来自转移灶的释放。而且 CTC 亦能重新返回原发瘤，促进肿瘤增殖和生长，增强原发瘤灶的侵袭性，此过程被称为“肿瘤自我播种”(tumor self-seeding)，为探索肿瘤转移复发机制提供了新思路[94]。

外周血中 CTC 的量非常稀少，因此需要分离富集后才能分析。CTC 分离富集技术包括：①基于生物学的 CTC 富集与分离方法。初期常用的 CTC 检测方法是基于 CTC 表面标志物的荧光激活细胞分选仪(fluorescenceactivated cell sorter，FACS)。然而此法灵敏度低、假阳性高，成为 CTC 后续分析的一大障碍。随后出现的免疫磁珠富集分离法是根据 CTC 和血细胞差异表达的蛋白质标志物进行阳性富集和阴性富集。基于阳性选择研发的 MagSweeper、

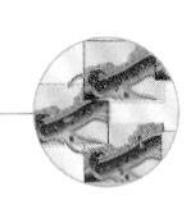

IsoFlux和VerIFAST 3项技术极大地提高了CTC的检测速度和效率。②基于物理学的CTC富集分离方法。依据CTC不同于血细胞的物理特性，如细胞大小、密度、形变性及载电量进行富集分离，包括膜滤过法、密度梯度离心法等。物理学方法分离获得的CTC通常存在较大的白细胞污染，直接影响对CTC的分子生物学特性的分析。Xu等利用免疫磁珠法检测85例HCC患者外周血CTC数目，平均每5 mL中可检测到CTC为19～24个，阳性率为81%，其阳性率与肿瘤大小、分期有密切关系[93]。Ogle等利用流式细胞仪对69例HCC患者检测CTC，阳性率为65%(45/69)[95]。

CTC检测的意义主要有：①判断预后。CTC检测最初主要用于肿瘤患者的预后判断。多项研究证实CTC数目及其变化对预测患者预后具有重要价值。此外，近年研究发现不同类型肿瘤CTC的细胞生物学表型具有明显差异，并发现CTC表型为干细胞表型或间质细胞表型的患者亚群预后差；CTC计数的临床意义转向更多关注CTC生物学特性和细胞表型的临床意义研究。②监控治疗反应。根据治疗前后CTC计数的变化，判断药物等治疗的反应和预后。CTC的耐药相关基因表达水平指导治疗方案选择。③早期诊断。在影像学检测到实体瘤之前，肿瘤细胞已发生远端器官转移，检测CTC具有重要的早期诊断意义。④抗肿瘤转移治疗。近年研究CTC的特异性分子特征，可作为抗转移的靶标。

2007年CTC检测已成为国际肿瘤分期推荐的参考因素之一[96]。众多研究证实，恶性肿瘤患者CTC计数可作为评估其病情及预后的重要指标，是肿瘤患者预后的独立危险因素，不仅可反映患者的肿瘤负荷，还可提示侵袭转移等生物学特性，从而影响患者的无进展生存期(PFS)及总生存期(OS)。研究发现CTC阳性率与HCC分期呈明显正相关，在伴有肉眼或镜下血管侵犯的HCC患者中CTC阳性率显著升高，且CTC阳性组的OS比阴性组显著缩短；而且在部分早期的HCC患者即可检测到CTC[97]。另有发现HCC切除术前CTC数量≥2个/7.5 mL是HCC术后复发的独立危险因素，即使对于AFP≤400 μg/L的患者和临床低复发风险的患者，仍然具有显著的预后预测意义[98]。

随着人们对CTC分子生物学特性研究的不断开展，CTC检测已不局限用于恶性肿瘤的早期诊断和预后预测，更重要的是可用于指导制定个体化的治疗方案。通过分析检测CTC的分子分型，为肿瘤患者选择个体化的治疗方案提供良好的依据。CTC检测还是评价治疗效果良好指标，并可作为影像学及临床评分系统的补充，为监测肿瘤病情进展及鉴定新药的临床疗效提供新的思路。

(2) 循环游离核酸的检测

循环游离核酸(circulating cell-free nucleic acid, cfNA)是指存在于人体血液循环中的游离于细胞外的微量内源性或外源性核酸片段，包括游离核DNA、线粒体DNA(mitochondrial DNA, mitDNA)、病毒DNA、游离RNA等。研究和应用较为成熟的是循环游离DNA(circulating free DNA, cfDNA)。

早在20世纪40年代Mandel等首次报道cfNA(1 000～2 000个拷贝/mL)的存在，cfNA在病理状态下的特异性变化引起关注。但由于当时缺乏高敏感和特异的检测方法，相关研究进展缓慢。1977年发现肿瘤患者血清中游离DNA水平较健康人群明显升高，并与肿瘤进展与预后相关[99]。1989年又进一步发现肿瘤患者cfNA含有与肿瘤细胞相同的基因突变[100]。近年来，随着cfNA定性和定量分析技术的不断发展，cfNA作为新兴的液体活检分子标志物，逐渐地被应用于疾病筛查、诊断、治疗监测和预后评估等多个方面。

肿瘤患者的cfNA主要来源包括肿瘤细胞的主动分泌以及其坏死和凋亡后的被动释放。健康人群血清中存在低水平的游离核酸，主要来源于细胞凋亡的微量释放，还可来自细胞外囊泡的分泌，浓度较肿瘤患者明显低。此外在炎症反应、创伤、败血症等病理状态下cfDNA的水平会明显升高。通常情况下，游离DNA会被存在于血液中的DNA酶迅速降解，从而维持在较低水平。而肿瘤患者血液中肿瘤细胞坏死与凋亡释放以及主动分泌的DNA量增加，并多以脂蛋白复合体形式存在，提高了对DNA酶的抵抗性。

有研究对孕妇、HCC患者和接受肝移植的患者血浆进行全基因组甲基化测序，结果显示血浆cfDNA在多数人主要来自外周血白细胞。此外，cfDNA来源还具有组织特异性，例如孕妇血浆cfDNA主要来源于胎盘，HCC患者血浆cfDNA主要来源于肝组织[101]。肿瘤发生、发展的早期阶段即有核酸释放入血，这些cfNA携带了肿瘤组织遗传学和表观遗传学的异常改变。

cfNA作为一种新兴肿瘤标志物日益受到人们

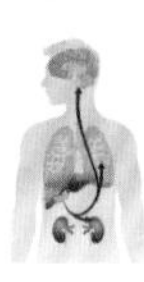



的重视。借助于分子生物学技术从外周血中提取cfNA进行分析，可以实现对肿瘤的实时、微创和动态监测，为肿瘤的早期诊断、转移复发监测、疗效评估及预后判断提供重要信息。有研究发现ctDNA可更敏感地检测肿瘤术后转移复发；术后随访中发现ctDNA改变（分子复发）的时间较临床诊断转移复发提早6～12个月[87]。

钦伦秀团队通过比较基因组杂交分析，发现染色体8p缺失是HCC转移相关重要的遗传学异常[102]。进一步研究发现HCC患者血浆DNA水平及染色体8p位点D8S258等位基因失衡可预测HCC转移复发和患者预后[103]。近年ctDNA检测技术发展迅速，能够更精准地读取分析ctDNA携带的信息（突变、表观遗传修饰及完整性），用于筛查、判断预后和进展、寻找干预策略等。通过对377份HCC样本和754例健康人血清样本ctDNA甲基化位点进行分析，并筛选排名前10的甲基化位点作为诊断标志物，其整体诊断特异度为93%，灵敏度为84.8%[104]。

（3）外泌体的检测

外泌体是由多种活细胞分泌的具有磷脂双分子膜结构的纳米级囊泡小体（直径30～100 nm），作为游离态存在于血清、唾液、尿、腹水、羊水等体液中。其稳定性要好于CTC和cfNA，可以长期保存。其内含有蛋白质、核酸，甚至病毒等多种组分。不同组织来源的外泌体在组成和功能方面存在差异，同时这种差异受到ECM和微环境的动态调控。外泌体能够参与细胞间的物质交换和信息交流，在多种生理和病理过程中发挥重要作用。

研究证实外泌体在调控肿瘤发生、发展中发挥重要作用，对肿瘤外泌体的分析和检测可以辅助肿瘤的早期诊断、疗效评价和预后分析。有关肿瘤外泌体研究的重要时间点包括：1981年发现肿瘤细胞分泌外泌体；1998年发现树突状细胞源性外泌体可活化T细胞，清除肿瘤；2007年发现外泌体包含功能性mRNA和miRNA；2008年发现高度恶性肿瘤细胞通过外泌体增强低度恶性细胞的恶性程度；2012年发现骨髓衍生细胞（BMDC）外泌体参与转移前微环境的形成，并在监测肿瘤方面显示较好的应用前景；2014年发现巨噬细胞和成纤维细胞外泌体参与转移前微环境的形成；2015年监测外泌体中磷脂酰肌醇蛋白聚糖1（GPC1）诊断胰腺癌；2016年发现外泌体调控癌细胞对靶向治疗耐药。此外，外泌体及其修饰加工产物还可以作为基因或药物的有效载体用于肿瘤治疗，为肿瘤临床诊断和治疗带来新的契机。

肿瘤细胞源性外泌体可通过参与肿瘤细胞间癌细胞与间质细胞间的通讯，促进肿瘤发生、发展与侵袭转移。研究发现肿瘤源性外泌体包含的TGF-β1可将成纤维细胞激活形成肌成纤维细胞，促进肿瘤血管生成、肿瘤生长和侵袭[105]。还可诱导局部微环境中单核细胞向M2型巨噬细胞的分化，诱导细胞表面蛋白的表达和细胞因子[如血管内皮生长因子（VEGF）和IL-6）]的分泌，进而促进肿瘤血管生成及肿瘤生长、侵袭转移[106]。肿瘤相关成纤维细胞（CAF）可分泌富含ADAM10的外泌体，激活肿瘤细胞中的Rho A和Notch信号通路，并促进肿瘤细胞的运动能力[107]。

外泌体可介导肿瘤细胞与其微环境之间的双向通迅，重塑肿瘤微环境。肿瘤细胞来源的外泌体可以抑制宿主免疫应答，促进肿瘤转移，但在一定条件下也能够起到抗肿瘤免疫作用。外泌体可以作为肿瘤抗原的来源用于肿瘤免疫治疗[108]。外泌体可作为一种抗原载体将肿瘤特异性抗原通过树突状细胞提呈给$CD8^+$ T细胞，从而引起免疫应答和肿瘤杀伤作用[109]。

（4）血小板的检测

多项研究证实血小板可通过多种方式促进肿瘤细胞生长[110, 111]、提高侵袭能力[112, 113]、逃避免疫监视[114-116]、促进转移[112, 117, 118]和肿瘤血管生成[119, 120]。通过监测外周血血小板数量以评估肿瘤的预后及复发[121]，通过抗血小板治疗减少肿瘤转移发生。除了血小板计数外，血小板的大小[122, 123]和血小板相关标志物如P选择素等，也被用于癌症血清学诊断和预后预测[122, 124]。肿瘤细胞与血小板通过多种方式相互作用过程中，肿瘤相关分子可以转移至血小板内，形成肿瘤驯化血小板（TEP）[125, 126]。癌细胞和肿瘤微环境（如基质和免疫细胞）释放的信号作用于血小板，可发生血小板表面受体的激活和脂多糖介导的血小板活化，诱导循环血小板中前体mRNA发生特异性剪接。响应外部信号的特异性剪接和血小板通过囊泡直接摄取循环mRNA的能力可以为肿瘤相关血小板提供高度动态变化的mRNA库，可用于癌症诊断和液体活检[125,127,128]。

（5）液体活检技术临床应用中的问题与挑战

液体活检还有存在许多挑战：①血浆核酸成分

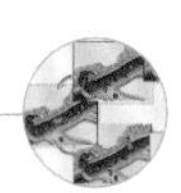

及其来源。cfNA 可来源于正在死亡的肿瘤细胞，而 CTC 或细胞外囊泡等其他液体活检组分可来自活细胞。但如何区分健康人血浆核酸组分的来源及其在衰老等生理过程中的变化？如何准确检测才能根据血浆中可追溯组分确定其组织来源？②肿瘤异质性。液体活检样本能否准确反映肿瘤异质性及其亚克隆或所有转移病灶？能否区分预后差与预后好的肿瘤？是否有助于了解癌生物学特征、临床进程和预后？能否比现有筛查手段有更高的灵敏度和特异度，从而更早、更可靠地筛查发现早期肿瘤？③组织的克隆起源与进化。液体活检能否识别组织的克隆来源？能否提供克隆进化的组织起源信息？能否预测这些克隆良性和恶性转化？④检测技术的稳定性和精确性尚需提高。由于液体活检检测目标均微量，需要检测技术的灵敏度和特异度足够高。富集技术可提高灵敏度，但是否影响特异度？并且目前检测技术缺少标准化，大多数缺乏精心设计的临床多中心验证和应用，无法作为临床常规使用。⑤尚未建立理想的联合检测策略。目前液体活检组分包括 cfNA、mRNA、miRNA、细胞外囊泡、蛋白质、代谢物或其他组分等，联合检测可进一步提高准确性，但如何联合尚无定论[129]。

## 24.4 肝癌转移复发的预防与治疗

### 24.4.1 转移复发的预防

虽然针对 HCC 术后复发临床尝试应用多种辅助治疗干预措施，包括 TACE、靶向治疗、抗病毒治疗、全身化疗、放疗、免疫与生物治疗等，然而目前只有少数辅助治疗方法经临床随机对照试验（RCT）证明有效[130]。

（1）经导管动脉栓塞化疗

对于可切除 HCC 术前 TACE 辅助治疗经临床 RCT 证实并不能减少 HCC 术后复发[131,132]，反而可能对肝功能造成损害，增加肿瘤肝外转移风险。

对于术后 TACE 辅助治疗价值目前尚有争议。有临床 RCT 研究证实 HCC 根治术后行 $I^{131}$ TACE 辅助治疗可以显著降低术后复发，改善预后[133]，并延长患者术后 5 年无瘤生存期（DFS）和总生存期[134]。然而也有 RCT 发现术后 TACE 辅助治疗不仅无法降低术后复发[135]，反而可能增加肝内复发和肝外转移风险[136]；由于 HCC 患者多数合并肝脏基础疾病，反复多次 TACE 辅助治疗可引起肝损伤，影响患者预后[137]。对于术后 TACE 辅助治疗作用的临床试验出现不同的结果，其可能的原因之一在于入组病例的选择标准不同。在不同的研究中对于“HCC 根治性切除”的定义有所差别，手术适应证也有所差别。对于低危患者，TACE 起不到辅助治疗作用，反而可能带来肝功能损伤的不良反应。而对于存在复发转移高危因素的患者，预防性 TACE 治疗的意义可能在于对肝内存在的微小肿瘤病灶发挥作用，进一步清除肝内可能残存的 HCC 细胞，降低复发高峰期的复发率[138,139]。目前临床对于合并高复发风险（肿瘤大或多发，伴血管侵犯，可能合并肝内播散等）因素的 HCC 患者推荐术后接受 TACE 辅助治疗[26, 140, 141]。

此外，分子标志物可以帮助筛选可能受益的患者。有文献报道，RNA 聚合酶Ⅱ第 5 亚基（RNA polymeraseⅡ subunit 5，RPB5）介导蛋白（RPB5-mediating protein，RMP）在 HCC 肿瘤组织高表达的患者可从术后 TACE 辅助治疗中受益[142]。另外，研究发现谷氨酰胺合成酶也可作为 HCC 术后辅助 TACE 效果预测标志物[143]。

（2）靶向治疗

目前 HCC 适应证的一线靶向治疗药物有索拉非尼、仑伐替尼（lenvatinib），对于晚期 HCC 患者应用靶向药物治疗可延长患者总生存期。而对于 HCC 根治术后靶向药物辅助治疗的作用仍需进一步研究。虽有小样本量初步临床试验报道术后索拉非尼辅助治疗可以降低复发率，显著延长无瘤生存期[144]，但大样本临床 RCT 研究（STORM）发现索拉非尼 HCC 根治术后辅助治疗与对照组在无瘤生存期、总生存期和至复发时间方面均无显著差别[145]。该临床试验阴性结果的可能原因为入组病例选择标准问题，应强调选择高复发风险 HCC 患者进行靶向辅助治疗。

钦伦秀牵头的一项“原发性 HCC 切除术后高危复发患者应用仑伐替尼联合 TACE 对比单纯 TACE 预防复发的前瞻性多中心队列研究”（LANCE 研究），在 2020 年美国临床肿瘤学会（ASCO）会议上汇报的中期数据分析结果显示，该联合方案可显著降低 HCC 根治性术后复发率，延长生存期。

（3）抗病毒治疗

已有多项研究证实乙型肝炎相关 HCC 患者高病毒载量及 HBeAg 阳性是术后复发的高危因

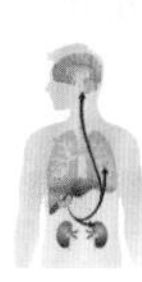



素[146,147]。多项 RCT 研究证实术后抗病毒治疗可为 HCC 患者带来显著的生存获益，降低复发[148,149]。较多的回顾性分析也证实，抗病毒治疗可显著降低 HCC 复发和 HCC 相关死亡，术后辅助应用核苷类抗病毒药物治疗可以提高生存率，降低复发[150-152]。

（4）全身化疗

基于已有研究结果，大多数 HCC 患者术后全身辅助化疗的效果不佳。目前尚无大规模临床 RCT 研究证实 HCC 根治术后辅助化疗的作用。大多数 HCC 对化疗不敏感，而且长期化疗可使肝硬化患者肝功能进一步恶化，导致肝功能不全和免疫抑制等不良反应，影响患者长期生存[153]。

（5）干扰素辅助治疗

干扰素术后辅助治疗的作用已有较多研究结果证实。干扰素是一种具有广泛生物学活性的免疫细胞因子，可通过免疫调节、抗病毒、抑制肿瘤血管形成、增殖和诱导细胞凋亡等机制发挥其治疗作用[154]。已有多项 RCT 研究结果证实，术后干扰素辅助治疗可降低乙型肝炎相关 HCC[155-157]和丙型肝炎相关 HCC[158,159]的术后复发，改善患者预后和生存。有研究报道，TACE 联合干扰素治疗乙型肝炎相关 HCC，患者的总生存率和复发率均明显优于单独 TACE 治疗[160]。进一步研究干扰素作用机制，发现 HCC 组织 miR－26a 低表达者预后差，但这些患者对干扰素治疗较敏感，术后干扰素辅助治疗可显著改善其预后。miR－26a 可预测干扰素治疗效果和筛选患者[161]。

钦伦秀牵头组织的一项随机、开放、对照的多中心临床研究，评价聚乙二醇干扰素 α－2a 联合恩替卡韦（entecavir，ETV）或替诺福韦（tenofovir，TDF）对乙型肝炎相关 HCC 根治性切除术后复发的影响。目前已经入组患者 233 例，其中干扰素联合核苷类抗病毒药物组 118 例，单纯核苷类抗病毒组 115 例。中期分析结果显示干扰素联合抗病毒组无复发生存期（$P=0.031$；$HR$：0.53；95% $CI$：0.30～0.94）及总生存期（$P=0.022$；$HR$：0.17；95% $CI$：0.04～0.77）明显优于单纯抗病毒组，说明干扰素联合抗病毒治疗作为 HCC 根治术后患者的辅助治疗能够延长患者的无复发生存期和总生存期。

（6）免疫治疗

免疫治疗为肿瘤治疗，特别是肿瘤转移复发的防治提供了新的希望。免疫治疗除了传统的细胞因子治疗（干扰素、白细胞介素、肿瘤坏死因子等）以外，近年最引人注目的领域包括免疫检查点抑制剂、细胞疗法、肿瘤疫苗等。

1）免疫检查点抑制剂：以程序性死亡－1（PD－1）及其配体（PD－L1），以及 CTLA－4 单克隆抗体等为代表的免疫检查点抑制剂免疫治疗和嵌合抗原受体 T 细胞（CAR－T）免疫治疗为代表的细胞免疫治疗已成为 HCC 的研究热点[162,163]。PD－1 抑制剂纳武单抗治疗进展期 HCC 的Ⅰ～Ⅱ期临床研究（CheckMate 040）结果显示，262 例进展期 HCC 治疗后总体客观缓解率约为 20%，而且某些缓解具有持久性，1 年总体生存率为 60%～70%，且其疗效与肿瘤是否表达 PD－L1 无关，与是否使用过索拉非尼无关。结果表明，纳武单抗治疗进展期 HCC 安全有效，有望成为进展期 HCC 的标准治疗方法之一[164]。但在术后复发防治方面的研究尚无报道。

2）细胞疗法：过继细胞免疫治疗（ACT）为预防转移复发另一有希望手段。最初使用淋巴因子激活的杀伤细胞（LAK 细胞）和肿瘤浸润淋巴细胞（TIL）。文献报道 HCC 切除术后 6 个月内通过细胞因子体外激活自体淋巴细胞输注治疗，可降低术后复发，显著改善无瘤生存，但对总生存率无影响[165]。一项针对 HCC 术后辅助 ACT 的荟萃分析显示，ACT 可以显著降低术后 1 年和 3 年复发风险，但对 3 年生存率无显著影响[166]。辅助性细胞因子诱导的杀伤细胞（CIK 细胞）治疗在降低 HCC 复发率和延长生存期方面也具有应用前景。290 例接受根治性治疗的 HCC 患者，其中 145 例接受术后 CIK 细胞输注，另外 145 例设为对照组。结果显示 CIK 细胞治疗组总生存期（$HR$：0.55；95% $CI$：0.33～0.92）和无病生存期（$HR$：0.59，95% $CI$：0.42～0.83）显著优于对照组。治疗组中肿瘤组织高表达 PD－L1 和伴有大量 PD－1 阳性肿瘤浸润淋巴细胞者（$PD-1^{+}$ TIL）可从治疗中获益[167]。近年 CAR－T、TIL、NK 细胞，以及靶向巨噬细胞、靶向 T 细胞耗竭等新一代疗法在转移复发防治方面展示了较好的前景，但尚未进入临床常规应用。

3）肿瘤疫苗：肿瘤疫苗研究也取得了突破性的进步。应用自体福尔马林固定的肿瘤疫苗（AFTV）进行术后特异性免疫辅助治疗Ⅱ期临床试验，共纳入 41 例接受根治性手术治疗的 HCC 患者，随机分为治疗组（19 例）和对照组（22 例），术后 4～6 周治

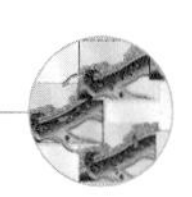

疗组开始进行 3 次皮内注射接种疫苗，每次间隔 2 周。结果治疗组复发风险降低 81%（$P=0.003$）。免疫接种可显著延长初次复发时间（$P=0.003$），改善无复发生存期（$P=0.003$）和总生存期（$P=0.01$）[168,169]。研究表明 AFTV 治疗安全可行，且对预防 HCC 术后复发有效。近来疫苗研究的热点是基于高通量组学研究的肿瘤新抗原鉴定与疫苗研发，可望进一步提高疫苗的防治效能，但尚无 HCC 疫苗进入Ⅲ期临床。

4）再平衡炎症免疫微环境：肿瘤微环境在癌转移复发中发挥重要作用。钦伦秀团队与美国合作首次发现肿瘤微环境炎症免疫反应失衡（Th1/Th2 偏移）促肝癌转移，其中集落刺激因子 1（CSF1）是“元凶”[62]。并进一步发现阻断集落刺激因子 1 受体（CSF1R）可逆转微环境免疫抑制状态、再平衡 Th1/Th2，改良微环境，可增强 PD－L1 抗体疗效，抗转移复发[170]。其他包括靶向巨噬细胞、靶向 T 细胞耗竭等均是抗转移复发有潜力的新疗法。

### 24.4.2 肝癌转移复发的治疗

*（1）手术治疗*

由于 HCC 存在多中心发生，因此 HCC 远期复发多见。对于术后复发 HCC 的治疗原则和初发 HCC 基本相同，符合手术指征的患者再手术是首选治疗方法，甚至复发行第 3 次手术的疗效依然优于其他治疗方法[171]。符合手术指征患者再次手术切除复发肿瘤与初次手术治疗效果相当，中位生存期可达 65 个月，术后 1、2 和 5 年存活率分别为 92.1%、78.2%和 54.4%[172]。大样本量长期随访证实无论是肝内或是腹腔内肝外复发，再次手术切除治疗均是获得长期生存的最好治疗方式[173]。文献报道 HCC 复发再手术切除率为 10%～48%，手术病死率为 0～8%，5 年生存率为 37%～87%[174, 175]。对于肿瘤复发间隔>1 年、初次手术肿瘤为单发、肿瘤无门静脉侵犯的患者，手术再切除可获得良好预后，3、5 年存活率分别为 100%、86%[176,177]。现一般认为手术再切除的指征：①肝内复发灶≤3 个，无局部或远处转移；②孤立性肺转移癌；③其他孤立性可切除病灶；④全身情况和肝功能可耐受手术。由于复发性 HCC 多伴有肝硬化，因此手术方式多采用局部切除。对于肝外转移灶，既往认为已属晚期，预后极差，但现在研究发现孤立的肝外转移灶如肺转移、腹腔转移等，手术对延长生存期有益。由于 1 年以内早期复发多数为原肿瘤的转移播散，多数为多发病灶，手术效果较差，因此，现一般认为对于在首次切除术后 1 年内复发的 HCC 应先行综合治疗，根据治疗情况再决定是否行手术切除；而对于 1 年后复发的肿瘤，有获得根治性切除的可能，在保证手术安全、肝功能允许的情况下可考虑直接手术切除。现有报道“挽救性肝移植（salvage liver transplantation, SLT）”可使部分患者尤其是符合 Milan 标准的 HCC 患者受益，但供肝缺乏仍是限制其临床广泛应用的主要瓶颈[178]。

*（2）局部消融治疗*

超声/CT 引导下局部消融治疗包括 PEI、RFA、微波消融治疗、高强度聚焦超声治疗和冷冻治疗等。相对于手术而言，局部治疗有以下优势：①属于微创治疗，操作简便，可重复进行；②对于 HCC 切除术后余肝不足、肝功能储备不适合手术的患者更安全、并发症少；③对 HCC 转移复发治疗的应用前景引人注目。其缺点为局部复发率较高。对于直径<3 cm 的病灶，再切除和 RFA 的 1、3、5 年存活率分别为 89.7%、56.5%、35.2%和 83.7%、43.1%、29.1%[177]，故认为 RFA 可以获得与再次肝切除相近的治疗效果，对于不适合手术的 HCC 术后复发患者是较好的选择。目前认为局部消融治疗的指征：①肿瘤单发，直径<3 cm；②肿瘤多发但个数≤3 个，最大直径≤3 cm；③无脉管癌栓或侵犯周围脏器；④肿瘤位置要有实施安全穿刺的路径；⑤如果直径>3 cm，可采用多针穿刺、多点组合辐射以提高疗效。

*（3）经导管动脉栓塞化疗*

由于复发性 HCC 多为多发病灶，特别是对于首次手术 1 年内发生的转移复发，在复发病灶发现的同时很可能隐藏了影像学检查无法探及的潜在微小转移灶，这类复发性 HCC 手术或局部消融难以获得较好的疗效，而 TACE 较手术切除和局部消融有明显优势。文献报道[178]复发性 HCC 经 TACE 治疗后 1 年生存率达 64%～88%，3 年生存率为 5%～45%。现 TACE 多与其他局部治疗方式联用，如 TACE 联合局部消融、放疗、靶向治疗和/或免疫治疗等，以进一步提高疗效。最近的前瞻性临床随机对照研究结果表明，TACE 联合 RFA 治疗复发小 HCC 的 5 年生存率为 45.6%，明显优于单纯 RFA 治疗组的 35.9%；亚组分析显示，对于复发时间小于 1 年的复发性 HCC，联合治疗组的疗效更好[179]。

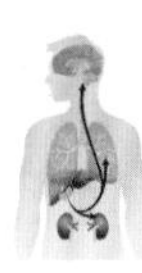



(4) 分子靶向治疗

HCC 术后近期复发多为肝内多点复发，可合并肝外转移，需要全身药物治疗。2007 年，酪氨酸激酶抑制剂索拉非尼经过 Sharp 和 Oriental 两项大规模临床试验证实，与安慰剂对比索拉非尼能延长患者总生存期，开启了 HCC 靶向药物治疗的新纪元[180, 181]。经过Ⅲ期临床 REFLECT 研究，仑伐替尼也显示出良好的治疗效果[182]。目前索拉非尼和仑伐替尼均已成为晚期 HCC 标准的一线治疗药，瑞戈非尼、卡博替尼和雷莫芦单抗二线治疗 HCC 获批临床应用，标志着 HCC 靶向治疗进入新时代。介入联合靶向、免疫等系统药物治疗的综合治疗临床应用明显提高了晚期 HCC 的治疗效果，为复发 HCC 的全身治疗提供了更好的效果和更多的选择。

(5) 免疫治疗

免疫检查点抑制剂的应用是近年肿瘤免疫治疗的最重要进展。目前，较多的临床试验均已证实，PD-1、PD-L1、CTLA-4 等为代表的免疫检查点抑制剂在包括 HCC 等近 20 类实体瘤的临床治疗中展现出较好的疗效。纳武单抗是首个获批临床应用于系统治疗 HCC 的免疫检查点抑制剂。2017 年 9 月美国 FDA 加速批准其二线治疗 HCC 的适应证。另一项Ⅱ期临床试验 KEYNOTE-224 评估派姆单抗二线治疗经索拉非尼治疗失败 HCC 患者的有效性和安全性，共纳入 104 例患者。其研究结果显示：客观缓解率为 17%，疾病控制率为 61%[183]。基于该研究结果，2018 年 11 月美国 FDA 加速批准派姆单抗二线治疗 HCC 的适应证。这些用于不能手术 HCC 的治疗数据，提示 PD-1 抗体可用于治疗 HCC 转移复发。但迄今为止单药效果不尽如人意。

提高疗效的途径包括：①鉴定特异性生物标志物，个体化选择获益人群。尽管已发现许多潜在意义的标志物，但尚未经多中心验证，难以用于临床推广。②克服复杂免疫炎症微环境。研究发现可再平衡肿瘤免疫微环境，提高 PD-L1 抗体的疗效[170]。③研究原发性和获得性耐药机制，寻找特异性干预措施。钦伦秀团队研究发现 HGF/MET 通路激活是肝癌靶向治疗耐药和促转移的共同机制，设计小分子化合物 NZ001 阻断该通路可抗转移、逆转耐药[184]。④联合疗法，包括与化疗、分子靶向、干扰素等细胞因子等联合。目前已有较多循证医学证据表明联合治疗可以显著增加免疫治疗的有效率。联合免疫治疗在临床上有许多临床试验开展，联合方式多种多样，包括 PD-1 抑制剂联合 CTLA-4 抑制剂、免疫检查点抑制剂联合抗血管生成靶向治疗、联合局部消融、联合介入治疗、联合放疗等。

PD-1 抑制剂和 CTLA-4 抑制剂在 T 细胞抗肿瘤免疫反应不同阶段发挥作用。PD-1 抑制剂主要在肿瘤微环境中于 T 细胞识别肿瘤细胞效应阶段发挥作用，而 CTLA-4 抑制剂主要在细胞活化阶段发挥作用，两者联合可发挥协同作用。CheckMate-040 研究中评估了纳武单抗联合伊匹单抗二线及以上治疗 HCC 的有效性和安全性，共纳入 148 例索拉非尼治疗失败患者。其结果显示：客观缓解率为 31%，24 个月的总体生存率为 40%，且 3 种不同给药方式患者的中位总体生存期分别为 22.8、12.5 和 12.7 个月[164]。美国国立综合癌症网络(NCCN)和中国临床肿瘤学会(CSCO)发布的指南中均推荐纳武单抗联合伊匹单抗二线治疗进展期 HCC。

抗血管生成药物可促使肿瘤血管正常化，有利于形成抗肿瘤和免疫活跃的肿瘤微环境[185]。联合应用抗血管生成药物和免疫检查点抑制剂可发挥协同抗肿瘤治疗效果[186]。阿替利珠单抗联合贝伐珠单抗对比索拉非尼治疗 HCC 的国际多中心Ⅲ期临床试验 IMbrave 150 研究结果显示：联合用药治疗组和索拉非尼治疗组的中位疾病无进展生存期分别为 6.8 个月和 4.3 个月；与索拉非尼比较，联合用药可降低患者 42%的死亡风险($HR$：0.58；$P=0.0006$)和 41%的疾病进展风险($HR$：0.59；$P<0.0001$)[187,188]。此外，有研究结果显示：以索拉非尼、仑伐替尼、卡博替尼等为代表的酪氨酸激酶抑制剂(TKI)均具有免疫调节作用，可减少肿瘤微环境中具有免疫抑制作用的骨髓来源抑制细胞和 Tr 细胞，增加具有免疫杀伤作用的 T 细胞和 NK 细胞[189-194]。目前已有多项研究结果显示：免疫检查点抑制剂联合 TKI 治疗 HCC 具有较好的有效性和安全性[164,195]。目前免疫检查点抑制剂联合抗血管生成靶向治疗已经获得较多临床应用。

另外，局部消融、放疗及 TACE 等 HCC 常用治疗方式均可产生增加肿瘤抗原释放、促进免疫细胞活化及浸润的免疫调节作用，联合免疫治疗可能会提升疗效，也有较多临床试验正在开展。

特异性个体化肿瘤疫苗治疗具有光明的前景。虽然目前样本量比较小，但显示可通过筛查个体化的肿瘤特异性抗原，通过基因工程体外对其抗原性进行放大，激活 T 细胞产生主动免疫，从而达到治疗

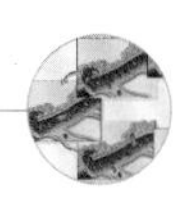

作用。其治疗原理与 CAR－T 类似，但技术流程更简单易行。

免疫治疗虽然为肿瘤转移复发的防治带来新的希望，但也要关注其不良反应，包括全身多系统的免疫性损伤以及疾病超级进展等。

### 24.4.3　肝癌肝移植术后转移复发的防治

HCC 作为肝移植的适应证已被认可，尤其是伴有肝硬化、肝功能不全的患者，肝移植具有明显优势。随着肝移植技术及围手术期处理方法的成熟，肿瘤复发转移已成为影响 HCC 患者肝移植术后存活的主要因素。国内外众多研究表明，选择合适的适应证是影响 HCC 肝移植术后转移复发的关键因素。目前国际公认的标准有 Milan 标准。临床实践发现一部分超出 Milan 标准的 HCC 患者肝移植术后也能获得长期无瘤生存，这表明 Milan 标准可能过于严格。此外，还有加州大学旧金山分校（UCSF）标准、杭州标准、复旦标准等，在选择标准上较 Milan 标准有扩展。另外，移植术前针对肿瘤进行 TACE、RFA、PEI、氩氦刀、靶向药物治疗等有效的术前防治措施可以提高术后生存率。

移植后免疫抑制剂的使用可能使机体免疫系统对肿瘤细胞的监视和杀灭作用减弱，易导致术后肿瘤复发和转移，如何找到一个维持移植器官正常功能与对肿瘤细胞免疫监测的平衡点较为困难。目前临床常用免疫抑制剂有他克莫司、环孢素 A、吗替麦考酚酯和糖皮质激素等。围手术期尽早撤除激素可以降低肿瘤复发。研究表明，HCC 肝移植术后 3～6 个月停用激素能明显降低 HCC 复发率[196]。因此，目前提倡个体化、低剂量的免疫抑制剂方案，以及糖皮质激素早期撤除甚至是无激素方案。

HCC 肝移植术后辅助治疗包括化疗、靶向药物、干扰素、抗病毒治疗等。化疗的目的在于杀灭术前及术中可能的微转移癌细胞，降低术后复发率。但移植术后预防性化疗的具体疗效仍存在争议。有研究表明，HCC 肝移植术后辅助化疗可明显降低复发率，延长术后生存期[197]。但也有研究表明，多柔比星辅助化疗对肝移植术后患者的 5 年生存率和 5 年无瘤生存率无显著影响[198]。多靶点 TKI 等靶向药物预防 HCC 肝移植术后复发的作用并不确定。鉴于索拉非尼作为辅助治疗在移植术后预防 HCC 复发的研究并未取得良好效果[199, 200]，目前不建议使用索拉非尼作为预防复发的辅助治疗[201]。仑伐替尼及瑞戈非尼已被批准为 HCC 一线和二线用药，但其在高复发风险移植术后辅助治疗方面数据较少。

免疫检查点抑制剂治疗对于肝移植患者这一特殊群体，因存在诱发急性排斥反应和致命性肝衰竭的风险，缺乏大宗使用的安全性数据。多篇研究[202,203]报道实体器官移植受者应用免疫检查点抑制剂治疗后发生急性排斥反应。因存在致死性排斥反应发生的风险，故在临床应用中不常规使用。

## 24.5　肝癌转移复发的基础研究进展

### 24.5.1　肝癌转移复发早期诊断分子标志物的研究进展

理想的肿瘤标志物应具有以下几个特征：①较高的特异度和灵敏度；仅在特定器官或特定种类肿瘤中出现高，能在极早期提示肿瘤生长。②半衰期短，可根据其水平的变化监测治疗效果及肿瘤转移复发。③存在于体液如血液、尿中，易于检测。经过多年研究，发现大量的肿瘤标志物，但还没有一种标志物可以同时满足所有上述条件。临床上有很多肿瘤标志物，单个标志物的灵敏度或特异度往往偏低，不能满足临床要求，因此提倡同时测定多种标志物，以提高其诊断灵敏度和特异度。肿瘤标志物不是肿瘤诊断的唯一依据，临床上需结合临床症状、影像学检查等其他手段综合考虑。有些肿瘤标志物在特定生理情况下或某些良性疾病也可以异常升高，需注意鉴别。因此肿瘤标志物的应用要结合临床情况综合分析，才能得出客观真实的结论。

AFP 是目前临床唯一广泛使用的 HCC 诊断血清标志物。60%～70%HCC 患者血清 AFP 水平显著升高，对 HCC 的诊断具有重要价值。然而约 1/3 的 HCC 患者不伴有血清 AFP 水平的升高，而在小 HCC 患者和早期 HCC 患者中伴有血清 AFP 水平升高的患者比例更低，阳性率仅为 33%～65%[204]。而 15%～58%的慢性肝炎患者和 11%～47%的肝硬化患者可伴有 AFP 水平的非特异性升高，有 75%～90%的 HCC 发生在伴有肝硬化的肝脏[204]。此外，血清 AFP 水平升高还可见于妊娠、慢性活动性肝炎、生殖系统肿瘤、畸胎瘤、其他消化系肿瘤以及转移性 HCC 等，亦应注意鉴别。慢性肝炎、肝硬化患者血清 AFP 水平的升高多为一过性升高或呈

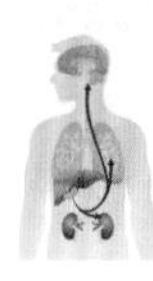


反复波动性，而 HCC 患者血清 AFP 升高多为稳定持续性升高，必要时应结合影像学检查进行鉴别。

我们通过表达谱分析筛选出 5 个 HCC 早期诊断标志物的候选基因——*GPC3*、*PEG10*、*MDK*、*SERPINI1* 和 *QP－C*，对 HCC 诊断的准确率为 84.5%，对 AFP 阴性 HCC 和小 HCC 的准确率也分别达 82%和 87.5%。而且 5 个基因有互补作用，可以增加其诊断预测准确性[76]。王红阳完成了 *GPC3* 临床检验试剂盒的研发，目前已经在临床上进行了应用。

近年来，α－L－岩藻糖苷酶（α-L-fucosidase，AFU）、甲胎蛋白异质体－3（AFP－L3）、脱－γ－羧基凝血酶原（des-γ-carboxy prothrombin，DCP）等新的标志物逐渐被纳入 HCC 诊断常用的血清学标志。

AFP 由于糖链结构上的差别，至少有 3 种异质体，其中 AFP－L3 为 HCC 细胞特异度表达，在 HCC 诊断中的灵敏度和特异度分别为 36%～96%和 89%～94%[205]。更重要的是在 AFP 阴性的 HCC 中，AFP－L3 的灵敏度为 41.5%，特异度为 85.1%，较好地弥补了检测 AFP 的不足[206]。

异常凝血酶原又称右旋－γ－羧基凝血酶原或 DCP、维生素 K 缺乏或拮抗剂Ⅱ诱导蛋白（protein induced by vitamin K absence or antagonist-Ⅱ，PIVKA-Ⅱ），是另一种 HCC 血清标志物。健康人的外周血中 DCP 的水平极低，肝功能异常时可出现 DCP 表达水平增高。Liebman 等研究发现，约 90%的 HCC 患者血清 PIVKA－Ⅱ会升高，并首次提出 PIVKA－Ⅱ可作为 HCC 诊断标志物[207]。而在 AFP 阴性的 HCC 患者，其 DCP 水平是升高的[208]。研究表明其诊断灵敏度高于 AFP，特异度与 AFP 相当[209]。

AFU 是一种溶酶体酶，虽然在健康者外周血中可检出，但在 HCC 患者外周血中表达水平增加，可作为 HCC 诊断标志物[210]。AFU 用于诊断早期 HCC，灵敏度和特异度分别为 82%和 71%；当 AFU 和 AFP 联合应用时，灵敏度和特异度可提高到 95%和 99%[211]。然而，糖尿病、胰腺炎、甲状腺功能减退等患者也可伴有 AFU 水平的增加，此外 AFU 的表达水平在种族间也存在差异[212]。

### 24.5.2 肝癌转移相关信号通路的研究进展

癌进展过程中癌细胞何时获得转移能力？这一问题仍有争论。经典理论认为转移潜能是癌进展过程中癌细胞克隆筛选的结果，发生在晚期。但这难以解释临床上原发瘤很小（甚至未发现明显原发瘤）即已发生远处转移；肿瘤体积相似，但术后预后明显不同等现象。2003 年钦伦秀团队与美国国家癌症研究所（NCI）合作通过全基因组水平研究，发现有无转移的 HCC 原发瘤具有完全不同的基因表达谱，而大小 HCC、原发瘤与转移灶间基因表达谱非常相似。提示促使 HCC 转移的基因改变在原发瘤就已存在，小癌也可高转移。首次提出“促 HCC 转移基因改变始于原发瘤”的观点[72]。2019 年美国斯坦福科学家 Curtis 小组进一步证实我们的发现，他们首次用基因组测序大数据发现原发瘤和转移灶间的基因组差异非常小，癌细胞很早就获得了促转移的驱动基因改变。80%的转移性肠癌在原发瘤临床无法检出的时候（$<0.01\ cm^3$）已有远处转移[213]。这些发现补充、完善了经典转移理论，为通过分析原发瘤分子特征，早期预测术后转移复发风险提供了理论依据。

已经证实许多侵袭转移相关分子如细胞黏附分子[钙黏素、环连蛋白、细胞间黏附分子（ICAM）、层粘连蛋白、CD44 突变体和 OPN]、ECM 降解蛋白酶[基质金属蛋白酶（MMP）、尿激酶型纤溶酶原激活物系统（u－PAS）]、血管生成调节因子[如血管内皮生长因子（VEGF）等]等均与 HCC 转移复发密切相关。

OPN 是一种与肿瘤的发生、发展过程中息息相关的生物分子，许多研究提示该蛋白与肿瘤的侵袭转移及预后密切相关。钦伦秀团队对 HCC 复发转移进行了系列研究，通过基因芯片研究，发现 *OPN* 是促进 HCC 转移的主要基因之一[72]，是 HCC 转移的重要促进因子，可作为 HCC 转移发展的重要干预靶点。OPN 是一种分泌型的非胶原化富含唾液酸的磷酸化糖蛋白，分子结构含有一个凝血酶切割位点，是组织谷氨酰胺酶的底物。OPN 可与细胞表面的整合素和 CD44 的配体结合，参与调节细胞黏附、运动、增殖、凋亡等多种生理活动或病理过程。在乳腺癌、前列腺癌、肺癌患者的血清中 OPN 的表达水平普遍升高，并且与相应肿瘤细胞的侵袭能力相关。

随后，钦伦秀团队对 OPN 在 HCC 转移中的作用进行了一系列研究。在高表达 OPN 的 HCC 高转移细胞株 HCC－LM3 中用慢病毒载体介导的 RNA 干扰技术下调 *OPN* 表达，发现抑制 *OPN* 表达也可以显著抑制肿瘤增殖和成瘤能力（$P<0.001$）。此

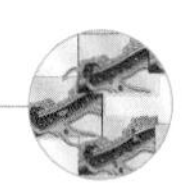

外，肿瘤细胞 MMP2 和 u-PA 表达水平随着显著降低，体外实验肿瘤细胞的侵袭性明显下降，裸鼠体内动物实验肿瘤肺转移率也显著降低（$P<0.001$）。进一步对其下游信号转导通路研究发现，OPN 可能通过激活促分裂原活化的蛋白激酶（MAPK）和 NF-κB 及 MMP2 信号通路发挥其促进生长和转移的作用，OPN 有望成为 HCC 治疗的理想靶点[214]。HCC 患者外周血 OPN 水平与术后复发和患者生存呈明显负相关，与血管侵犯和 TNM 分期一样，是影响患者预后的独立因素。血浆 OPN 水平高的患者术后无瘤生存期明显低于血浆 OPN 水平低者，提示 OPN 可预测术后转移复发和患者生存，并可监控治疗反应[215,216]。HCC 组织凝血酶表达水平显著高于癌旁肝组织，且凝血酶水平与 HCC 细胞的转移潜能密切相关。丝氨酸蛋白酶凝血酶可与 OPN 相互作用，改变其生物活性。在 OPN 高表达的 HCC 组织中，如果同时伴有肿瘤组织中凝血酶水平高表达，则术后复发率显著增高。此外，只有在 OPN 高表达的 HCC 患者肿瘤组织凝血酶表达水平与患者总生存期（$P<0.01$）和无瘤生存期（$P<0.0001$）显著相关。体外实验表明，凝血酶促进 OPN 阳性 HCC 细胞的增殖和黏附。多因素分析显示凝血酶是一个独立的预后指标，在 OPN 阳性 HCC 患者凝血酶可能是一种潜在的转移治疗靶点[217]。OPN 在 HCC 转移中起关键作用，但关于 OPN 多态性对 HCC 进展的影响知之甚少。通过直接测序在 30 例 HCC 中鉴定了 OPN 启动子区域中的单核苷酸多态性（SNP），然后在 826 例 HCC 患者对其预后价值进行了评估，并通过体外和体内实验对所鉴定的 SNP 进行功能性分析及其与 OPN 表达水平的相关性。发现与 Ht3 单倍型（Ht3：-1748A/-616G/-443C/-155*）（其中 * 代表碱基缺失）或-443CC 基因型相比，Ht2（Ht2：-1748A/-616G/-443T/-155*）或-443TT 基因型可显著增加 OPN 启动子转录活性和表达水平，并导致肿瘤细胞体外试验侵袭性和体内实验肿瘤生长及肺转移率的明显增加（$P<0.05$）。多因素分析表明，443 基因型［总生存期，$P=0.031$；至复发时间（TTR，$P=0.005$）和其相关的单倍型（总生存期，$P=0.002$；TTR，$P=0.001$）是独立于其他临床病理因素的预后影响因素。OPN 启动子－443 位点的遗传变异在调控 OPN 表达和 HCC 肿瘤进展中起重要作用[218]。

此外根据前期的基因芯片研究结果，*GOLM1* 同样是 HCC 转移相关的主要基因之一。*GOLM1* 表达与 HCC 患者的早期复发、转移和生存率差相关。体内和体外基因过表达和功能缺失研究都确定 *GOLM1* 作为关键癌基因可以促进 HCC 生长和转移，它选择性地与表皮生长因子受体（EGFR）相互作用，介导 EGFR/受体型酪氨酸激酶（RTK）锚定到反面高尔基网（trans-Golgi network，TGN），促进其循环回收到质膜，导致下游激酶延长活化，从而发挥重要作用[219]。

肝癌在侵袭转移过程中，降解和破坏 ECM 是关键步骤。ECM 包括纤维蛋白、细胞连接蛋白、多糖类和黏蛋白等组成。肝癌细胞在突破 ECM 的过程中，基质金属蛋白酶（MMP）起到了重要作用，关系最为密切、报道最多的是 MMP2 和 MMP9，它们均属于Ⅳ型胶原酶类，分子量分别为 72 000 和 92 000。金属蛋白酶组织抑制因子（TIMP）是 MMP 的抑制剂，目前有 4 种，即 TIMP1、TIMP2、TIMP3、TIMP4，其中 TIMP-2 能对所有 MMP 起到抑制作用，特别对 MMP2 抑制作用最强。文献报道 MMP2 多表达在肝癌转移组织的边缘，且高表达 TIMP2 患者的 2 年生存率高于低表达 TIMP2 的患者[220]。

在肝癌转移复发过程中，黏附不仅发生在肝癌细胞和 ECM 的黏附，还发生在肝癌细胞和白细胞、红细胞、血小板、血管内皮细胞或其他细胞之间。肝癌细胞的脱落、进入脉管系统、癌栓形成和远处器官特异性定植等均与黏附因子密不可分，这些黏附因子家族包括钙黏素、选择素、整合素和免疫球蛋白超家族等。

钙黏素家族内上皮钙黏素和肝癌的转移复发最为密切，分子量为 120 000，是一种钙离子依赖性细胞表面跨膜糖蛋白。研究表明当它表达下降时，肝癌细胞的黏附性降低，细胞分化程度也较差，可导致肝癌细胞脱离原发灶，出现转移和浸润，从而影响 TNM 分期和早期复发。神经钙黏素的表达能促进上皮细胞向间叶转化，促进血管的生成，提高肿瘤的侵袭性[221,222]。如果肝癌细胞发生上皮钙黏素表达的下降和神经钙黏素表达的上升，就意味着发生了上皮-间质转化（EMT），具有更强的侵袭和扩散能力。目前研究证明能诱导肝癌细胞发生 EMT 的分子有 TGF-β、miR125b、miR345、miR200、miRNA27a-3p、miRNA26a-5p、miR130b、CCL18、CCL20 等[223-225]。

整合素家族是细胞表面糖蛋白受体，其配体为

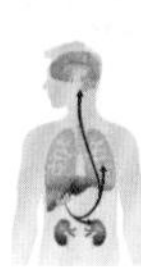



ECM成分。在肿瘤转移过程中整合素主要通过两种机制起作用：①介导从ECM向细胞内传递信息，若为肿瘤组织则转导异常信息可导致肿瘤细胞的失控性增长；②介导ECM和肿瘤细胞的黏附，可促进肿瘤细胞穿透毛细血管壁和ECM，并可能介导肿瘤细胞和血小板、白细胞等的黏附来促进转移。肝癌细胞表面表达的整合素亚型包括α1、α2、α3、α6和β1。肝癌细胞和纤连蛋白的连接主要靠α5β1。在高转移性肝癌细胞系的细胞膜上α5β1表达明显降低，表明α5β1为负性调节因子；α3β1的表达可被TGF-β1上调，进而增加肝癌细胞的侵袭能力。

免疫球蛋白类黏附因子在肝癌的转移复发过程中也起到了重要作用，最常报道的是CD24和CD44。CD24是一种重要的糖基磷脂酰肌醇(glycosylphosphatidyl inositol，GPI)锚定的膜蛋白，其唯一的配体是P选择素。文献显示CD24高表达的肿瘤细胞更容易和血小板及内皮细胞黏附而形成癌栓[226]。CD24在高转移肝癌细胞系内高表达，而下调其表达可降低肝癌细胞的转移能力。分析临床资料发现，CD24能促进肝癌的转移复发，可预测肝癌术后的病情发展。CD44基因位于人类第11号染色体短臂，广泛分布于上皮细胞、粒细胞和内皮细胞，可参与肿瘤细胞的侵袭和转移。文献报道CD44在肝癌细胞系上高表达，下调CD44可降低肝癌细胞的侵袭能力和降低对化疗的耐药性[227]。临床资料显示肝癌合并门静脉癌栓的CD44阳性率高达69.4%，明显高于不合并门静脉癌栓的患者(29.41%)。其他报道和肝癌转移复发相关的还有CD54(ICAM-1)[228]，其配体是整合素家族成员淋巴细胞功能相关抗原-1(LFA-1)。

纤溶酶原激活物(PA)属于丝氨酸蛋白酶，可以催化无活性的纤溶酶原转化为纤溶酶，包含两种形式，即u-PA和组织型纤溶酶原激活物(t-PA)，和肿瘤侵袭转移相关的是u-PA，其与特异性受体u-PAR和u-PA抑制剂(u-PAI)相互作用共同参与完成对ECM的降解，在肝癌细胞的侵袭转移过程中具有相互调节的作用。文献报道，肝癌组织中u-PA和u-PAR呈高表达，且与肝癌患者的预后和生存期呈负相关[229]。

肿瘤新生血管的形成在为肿瘤生长提供养分的同时，也为肿瘤侵袭转移创造条件。新生血管通常包括以下几个步骤：①血管扩张和通透性增加，这是出芽性血管生成的首要条件，参与的分子主要是一氧化氮(NO)、VEGF、血小板内皮细胞黏附分子(PECAM)和血管内皮钙黏素(VE-cadherin)；②基底膜及血管周围基质的降解，主要是前面所提到的MMP和PA等参与；③血管内皮细胞的迁移、增殖并形成管腔，相关分子包括VEGF、成纤维细胞生长因子(FGF)、血小板衍生生长因子(PDGF)、血小板衍生的内皮细胞生长因子(PD-ECGF)、肝细胞生长因子(HGF)、TGF-α/β以及一些炎症因子如IL-8、前列腺素E1/2等，还有一些激素、酶、黏附因子及其他分子如NO等都有此作用；④血管的成熟，包括基底膜的形成，以及内皮细胞和血管平滑肌细胞的募集和包绕，参与的因子主要是血小板衍生生长因子BB(PDGF-BB)和VEGF等。文献报道*P21*、*P53*、血管生成素2(*Ang2*)、人巨噬细胞金属弹性蛋白酶(metalloelastase)等基因的异常表达均影响VEGF的表达[230]。

微小RNA(miRNA)是一类广泛存在于动植物细胞中的内源性非编码单链RNA，长度为19～23个核苷酸序列，主要通过靶向控制mRNA的裂解和翻译，从而达到调控细胞生命活动的目的，并在肿瘤的发生、发展过程中起重要作用。miRNA与肝癌的复发转移亦密切相关[231-235]，其中报道最多的是以miR-122和miR-199家族为代表的抑癌miRNA和以miR-221/miR-222 and miR-21为代表的促癌miRNA，其名称及作用靶点见表24-1。

**表24-1　肝细胞癌中表达失调的miRNA及其靶基因和生物学作用**

| 名称 | 表达水平 | 靶基因/通路 | 生物学作用 |
|---|---|---|---|
| miR-1 | 下调 | *c-Met*、*ET-1* | 转移增殖 |
| miR-7 | 下调 | *PIK3CD*、*mTOR*、*p70S6K* | 肝癌发生、转移 |
| miR-26a | 下调 | *CDK6*、*cyclin D1* | 细胞周期 |
| miR-29 | 下调 | *Bcl-2*、*Bcl-w*、*Ras* | 凋亡 |
| miR-34a | 下调 | *cyclin D1*、*CDK4*、and *CDK2*、*c-Met* | 细胞周期、增殖、凋亡、转移 |

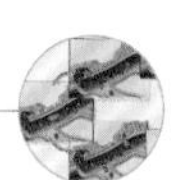

续表

| 名称 | 表达水平 | 靶基因/通路 | 生物学作用 |
| --- | --- | --- | --- |
| miR-122 | 下调 | *cyclin G1*、*Bcl-w*、*TACE* | 凋亡,肝癌发生、转移 |
| miR-124 | 下调 | *ROCK2*、*EZH2* | 转移 |
| miR-125b | 下调 | *Bcl-2*、*Bcl-w* | 凋亡 |
| miR-126 | 下调 | *VEGF*、*VCAM-1* | 血管生成、转移 |
| miR-141 | 下调 | *EMT* | 转移 |
| miR-146a | 下调 | *TRAF6*、*IRAK1* | 转移 |
| miR-195 | 下调 | *CDK6*、*cyclin D1* | 细胞周期、凋亡 |
| miR-198 | 下调 | *c-Met* | 转移 |
| miR-199a | 下调 | *mTOR*、*PAK4* | 细胞生长、凋亡 |
| miR-200 | 下调 | *EMT* | 转移 |
| miR-449 | 下调 | *c-Met* | 转移 |
| miRNA | 下调 | *Target genes* | — |
| miR-15a | 上调 | *Bcl-2*、*cyclin D1*、*AKT3* | 增殖、凋亡 |
| miR-16-1 | 上调 | *Bcl-2*、*cyclin D1*、*AKT3* | 增殖、凋亡 |
| miR-17 | 上调 | *c-Myc*、*E2F* | 血管生成 |
| miR-18 | 上调 | *c-Myc*、*E2F* | 血管生成 |
| miR-19 | 上调 | *c-Myc*、*E2F* | 血管生成 |
| miR-20a | 上调 | *c-Myc*、*E2F* | 血管生成 |
| miR-21 | 上调 | *PTEN* | 转移 |
| miR-25 | 上调 | *Bim* | 凋亡 |
| miR-92-1 | 上调 | *c-Myc*、*E2F* | 血管生成 |
| miR-93 | 上调 | *Bim* | 凋亡 |
| miR-106b | 上调 | *Bim* | 凋亡 |
| miR-148a | 上调 | *PTEN* | 转移 |
| miR-155 | 上调 | *RhoA*、*TLR* | 转移 |
| miR-216a | 上调 | *PTEN* | 转移 |
| miR-221 | 上调 | *Bmf*; *CDKN1B/p27/Kip1*; *CDKN1C/p57/Kip2*、*PTEN* | 凋亡、增殖、血管生成 |
| miR-222 | 上调 | *AKT*、*PTEN* | 转移、血管生成 |
| miR-224 | 上调 | *Bcl-2*、*Bcl-w* | 凋亡 |
| miR-519d | 上调 | *PTEN* | 转移 |

miR-26a是HCC发生、发展中的一个重要抑癌基因。在HCC患者中,女性患者非肿瘤肝脏组织中miR-26a和miR-26b的表达高于男性,而与非癌组织相比,肿瘤组织的miR-26表达水平降低。低表达miR-26a的HCC患者其OS短于高表达者,但对术后辅助干扰素治疗的反应更好。进一步研究表明,miR-26可能通过激活NF-κB和IL-6之间的信号转导途径从而在肿瘤发展中起作用[161]。钦伦秀团队对miR-26a在HCC中的功能机制进行了进一步研究,发现miR-26a在HCC组织中表达下调,且与HCC复发和转移相关。通过过表达和功能缺失研究,证明miR-26a显著抑制体外HCC细胞增殖、迁移和侵袭,且诱导$G_1$阻滞并促进HCC细胞凋亡。体内试验发现miR-26a抑制肿瘤生长和转移。IL-6被鉴定为miR-26a的靶标。此外,miR-26a显著抑制信号转导及转录激活因子3(STAT3)靶基因的表达,包括Bcl-2、Mcl-1、细胞周期蛋白D1和MMP2。IL-6 mRNA和蛋白质水平与HCC中的miR-26a呈反比。HCC组织中高miR-26a或低IL-6的患者预后较好,OS和TTR更长。在多因素分析中,miR-26a、IL-6及其组合被证明是HCC患者OS和TTR的独立预后指

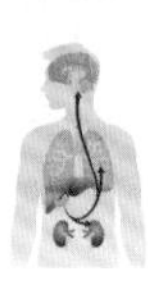



标[216]。随后对 miR－26a 在肿瘤血管生成中的可能作用进行了研究。发现 miR－26a 的下调与 HCC 的血管生成潜能增加相关。通过增益和功能缺失研究，证实 miR－26a 显著抑制 HCC 细胞中的血管内皮生长因子－A(VEGF－A)表达，从而抑制 HCC 细胞体外增殖、迁移和内皮细胞成管，以及体内肿瘤血管生成。HGF 可以拮抗由 miR－26a 上调诱导的抑制作用，沉默 HGF 可诱导与 miR－26a 类似的作用。进一步研究发现，miR－26a 可抑制 HGF 受体(c－Met)及其下游信号通路。肿瘤组织具有高 miR－26a、低 HGF、低 VEGF－A 或低微血管密度(MVD)的 HCC 患者具有更好的预后，具有更长的 OS 和 TTR。在多因素分析中，miR－26a 或与 HGF 组合被证明是 HCC 患者 OS 和 TTR 的独立预后指标[236]。

另外，Yang 等[237]检测了不同时间复发的肝癌组织标本后，发现了 32 种 miRNA 在肝癌复发过程中差异表达，其中 miR－636 的上调和 miR－145 的下调最为显著，这些 miRNA 参与多种信号调控途径如黏附相关通路等，并有可能参与肝癌的复发。Utsunomiya 等将 20 例肝癌术后患者分为 3 年以上未复发组和 3 年以内复发组，对两组患者的癌旁组织进行 miRNA 芯片分析后发现了 20 个 miRNA 有差异，其中 18 个上调、2 个下调；进一步研究发现和 3 年以内复发相关的 miRNA 为 let－7d*，miR－328 和 miR18a*，这些 miRNA 的下调可以增加 *K－ras* 基因的表达，从而促使肝癌的复发[238]。Sato 等对 45 例肝癌术后复发和 28 例肝癌术后无复发患者的癌组织和癌旁组织进行 miRNA 检测对比，发现癌组织和癌旁组织中分别有 13 个 miRNA 和 20 个 miRNA 和肝癌术后复发相关；随后分别建立肝癌复发模型，发现肿瘤内 miRNA 模型可以更好地预测早期复发，而癌旁的 miRNA 模型则可用于预测晚期复发[239]。Zhu 等研究发现，肝癌术后早期复发组患者癌旁组织中 miR29A－5P 表达水平明显高于晚期复发组，显示 miR29A－5P 可能与肝癌术后复发相关[240]。

miRNA 广泛参与肝癌的发生、发展及转移复发，除作为肝癌转移复发的标志物外，还有望成为下一代肝癌治疗的靶点。如 Callegari 等在动物体内抑制 miR－221 表达后发现可以明显减少肿瘤数量及体积[241]；Tomimaru 等在肝癌细胞系内抑制 miR－21 表达后可增加对化疗药物(干扰素－α 和 5－氟尿嘧啶)的敏感性[242]。全球第 1 个针对 miRNA 的药物米拉韦生(miravirsen, SPC－3649)的靶点为 miR－122，用于治疗 HCV 并已经进入了临床试验阶段。随着更多 miRNA 的发现和机制的不断阐明，将来会研发越来越多针对 miRNA 的药物，并用于肝癌的治疗[243]。

长链非编码 RNA(lncRNA)指长于 200 bp 的不翻译成多肽的 RNA，根据染色体上与编码基因的相对位置将 lncRNA 分为反义型、内含子型、反向型、基因间型、启动子上游型、启动子型、转录起始位点型 lncRNA。lncRNA 作用范围广泛，机制非常复杂。lncRNA 的本质是 RNA，是由核苷酸组成的长链，有以下几个优势：①可以与同源 DNA 序列(转录 lncRNA 的基因以及序列相似的基因)结合；②可以与同源 RNA 序列结合；③可以折叠成复杂的二级结构与多种蛋白质结合。因此，lncRNA 是近年来肝癌研究领域一个全新的热点，它不编码蛋白质，而是在表观遗传调控、转录调控以及转录后调控等方面调控基因的表达。

文献报道，在肝癌细胞中表达失调的 lncRNA 请见表 24－2，大部分和肝癌的转移复发相关，特别是 HULC、HOTAIR、MALAT1 和 H19 等。肝癌高表达的 lncRNA HULC 位于染色体 6p24.3，已有报道其广泛参与肝癌的发生、发展，并可能是通过多个 miRNA 实现的。如 Lu 等报道 HULC 作为转录因子 E2FI 的内源竞争 RNA(competing endogenous RNA, ceRNA)，竞争性结合 miR－107，从而提高转录 E2F1 因子的表达，促进 *SPHKI* 启动子的激活，提高肝癌细胞的增殖侵袭及血管生成能力[244]。HOTAIR 位于染色体 12q13.13，研究发现 HOTAIR 的高表达与肝癌患者的预后差相关[245]。Guo 等和 Yu 等进一步研究发现 HOTAIR 通过抑制 RNA 结合基蛋白(RNA-binding motif protein, RBM38)起作用，而 RBM38 通过抑制周期蛋白依赖性激酶(CDK)抑制剂 p21 可以使肝癌细胞静止于 $G_1$ 期[246,247]。MALAT1 位于染色体 11q13，研究发现其通过调节胱天蛋白酶－3、胱天蛋白酶－8、Bax、Bcl－2 和 Bcl－xL 等发挥作用。体外实验中沉默 MALAT1 可以抑制肝癌细胞的增殖和侵袭能力，并可以诱导凋亡。H19 位于染色体 11p15.5，文献报道其对肝癌细胞的侵袭有抑制作用，具体机制可能与 miR－200、miR－675 等相关。Zhang 等进一步通过动物实验研究发现下调 H19 可以促进肝癌的增殖和转移潜力[248]。

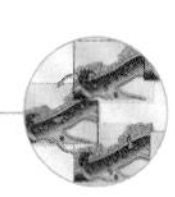

表 24-2 肝细胞癌中表达失调的长链非编码 RNA 及其靶基因和生物学作用

| 名 称 | 表达水平 | 靶基因 | 生物学作用 |
|---|---|---|---|
| Dreh | 下调 | *HBx* | 抑制转移 |
| MVIH | 上调 | *PGK1* | 促进新生血管 |
| RERT | 上调 | *EGLN2* | — |
| HOTAIR | 上调 | *HOXD/VEGF/MMP9*<br>*PRC2/H3K27/RBM38* | 促进转移 |
| LALR1 | 上调 | *Axin1* | 促进增殖 |
| PCNA-AS1 | 上调 | *PCNA* | 促进增殖 |
| H19 | 下调 | *AKT/GSK3β/CDC25A*<br>*E2F1/hnRNP U/PCAF*<br>*RNAPOL II/IGF/PCAF*<br>*DMR/ICR/IGF-II* | 抑制转移 |
| HULC | 上调 | *P18/PRKACB/CREB* | 促进增殖 |
| MALAT1 | 上调 | *caspase-3/-8/Bax/Bcl-2*<br>*Bclxl* | 促进转移 |
| GAS5 | 下调 | *P53* | 抑制增殖 |
| PVT1 | 上调 | *TGF-β1/NOP2* | 促进增殖 |
| URHC | 上调 | *ZAK* | 促进增殖 |
| ROR | 上调 | *TGFβ* | 促进增殖 |
| VLDLR | 上调 | *ABCG2* | 抑制凋亡 |
| ATB | 上调 | *ZEB/IL-11* | 促进转移 |
| TUC339 | 上调 | *NOT CLEAR* | 促进增殖 |
| KCNQ1OT1 | 上调 | *CDKN1C* | — |
| UC002MBE.2 | 下调 | *TSA* | 诱导凋亡 |
| LALR1 | 上调 | *Axin1/CTCF/cyclin D1* | 促进增殖 |
| MEG3 | 下调 | *DNMT* | 诱导凋亡 |
| HEIH | 上调 | *EZH2* | 促进增殖 |
| LET | 下调 | *P53* | 抑制转移 |
| HOTTIP | 上调 | *WDR5/MLL* | 促进增殖 |

除上述 4 个研究较多的肝癌转移复发相关的 lncRNA 外，如 Zhang 等通过全基因组筛查，发现多个 lncRNA，如 CECR7、LINC00346、MAPKAPK5、ASI 等在肝癌中都参与了肝癌的发生与发展[249]。还有报道如 lncRNA MVIH、ZEB1-AS1 可能与肝癌微血管浸润相关。Yuan 等发现 lncRNA DANCR 在发生血管转移、大肿瘤和晚期的 HCC 患者中表达水平更高，高表达 DANCR 可显著增加肝癌细胞的干性，机制研究发现其通过竞争性结合 miR-214、miR-320a 和 miR-199a 的 MRE 位点，增加 *CTNNB1* 的表达来促进肝癌转移复发[250,251]。Tang 等发现 Linc00974 能够作为 *KRT19* 的 ceRNA，通过竞争性结合 miR-642，上调 *KRT19* 的表达水平，从而激活 Notch 信号通路与 TGF-β 信号通路，促进肝癌细胞的侵袭转移[252]。

环状 RNA(circRNA)被发现于 1976 年，是一类特殊的非编码(ncRNA)，与传统的 mRNA 含 5′和 3′末端不同，circRNA 呈闭环状，不受 RNA

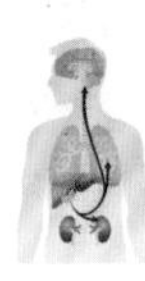


外切酶影响，结构更趋于稳定。其发挥生物学作用的机制有：①circRNA可作为miRNA海绵，竞争性吸附并抑制miRNA的功能；②circRNA在细胞核内可与RNA结合蛋白（RNA binding protein，RBP）相互作用以调控基因表达；③一些circRNA可反转录并整合入基因组中，产生circRNA来源的假基因；④一些circRNA可能具有编码蛋白的潜能。近几年文献报道在肝癌细胞中表达失调的circRNA大部分和肝癌的转移复发相关（表24-3）。

表24-3　肝细胞癌中表达失调的环状非编码RNA及其生物学作用

| 名　称 | 染色体位置 | 表达水平 | 靶基因/靶蛋白 | 生物学作用 |
|---|---|---|---|---|
| circMTO1 | chr6:74175931-74176329 | 下调 | *miR-9*，*p21* | 抑制增殖侵袭，促进凋亡 |
| circZKSCAN1 | chr7:99621041-99621930 | 下调 | — | 抑制增殖、侵袭和迁移 |
| hsa_circ_0001649 | chr6:146209155-146216113 | 下调 | *MMP9*，*MMP10*，*MMP13* | — |
| hsa_circ_005986 | chr1:14057494-14068652 | 下调 | *miR-129-5p*，*Notch1* | 抑制增殖 |
| circ-ITCH | chr20:33001547-33037285 | 下调 | — | — |
| hsa_circ_0004018 | chr17:1703150-1704318 | 下调 | — | — |
| hsa_circ_0003570 | chr10:126370175-126384781 | 下调 | — | — |
| circHIPK3 | chr11:33307958-33309057 | 上调 | *miR-124-3p*，*IL6R*，*DLX2*，*AQP3* | 促进增殖和迁移 |
| hsa_circ_100338 | chr1:151638888-151639119 | 上调 | *miR-141-3p* | 促进增殖和侵袭 |
| hsa_circ_0005075 | chr1:21377358-21415706 | 上调 | — | — |
| hsa_circ_000839 | chr13:78293666-78327493 | 上调 | — | — |
| ciRS-7 | chrX:139865339-139866824 | — | *miR-7*，*CCNE1*，*PIK3CD*，*EGFR* | 促进增殖和侵袭 |
| circARSP91 | Chr8:101721360-101721451 | — | — | 抑制增殖 |

CDR1，又名ciRS-7，是最早发现的circRNA之一，在肿瘤、糖尿病和动脉硬化等多种病中都具有重要的作用。XU等研究发现，CDR1是肝癌伴MVI的独立危险因素，有望用于术前MVI的评估，并可能是通过抑制海绵吸附作用抑制miR-7的功能，进而增加肝癌细胞的侵袭性[253]。研究发现在肝癌细胞系中沉默circMTO1可促进miR-9的表达，进而促进肝癌细胞的增殖和迁移能，而上调circMTO1则可以促进肝癌细胞的凋亡，进一步研究发现circMTO1是通过调控miR-9的下游靶基因*p21*发挥作用[254]。hsa_circ_005986与慢性乙肝家族史、肿瘤直径、MVI以及巴塞罗那肝癌分期相关，进一步研究发现可作为miRNA海绵，解除miR-129-5p对Notch1的负向调控，而下调hsa_circ_0005986可促进肝癌细胞的增殖[255]。circZKSCANl是*ZKSCANl*基因的环状转录本，分析临床资料后发现circZKSCANl与肿瘤数量、肝硬化、血管侵犯以及肿瘤分级均有关，细胞试验显示其可抑制肝癌细胞的生长、迁移和侵袭，后续的RNA测序和生物信息学分析发现circZKSCANl参与了肿瘤相关的信号通路[256]。目前对于circRNA的研究尚处于探索阶段，其在肝癌转移复发中的机制尚不明确。今后我们既要关注circRNA的ceRNA作用机制，还可以研究特定circRNA的蛋白翻译功能，以更好地研究circRNA在肝癌转移复发中的作用。

### 24.5.3　微环境与HCC转移复发

肿瘤转移是一个癌细胞与局部微环境及宿主间相互作用的复杂过程。除了研究癌细胞本身的分子变化特征外，还需要研究局部微环境的相关变化对肿瘤细胞侵袭转移的影响。肿瘤组织中除了肿瘤细胞外，还包括内皮细胞、成纤维细胞、间质细胞、免疫细胞等细胞成分以及其他一些非细胞成分。这些成分共同组成了维持肿瘤细胞生存的局部微环境。研究表明，肿瘤微环境在机体内在或者外在因素的影响下呈现动态的改变，在肿瘤增殖、转移以及治疗抵抗中都发挥重要的作用，各种成分之间的相互作用会对肿瘤细胞产生复杂的影响。因此，它已成为肿瘤研究领域的一大热点。

钦伦秀团队采用基因芯片技术比较伴和不伴转

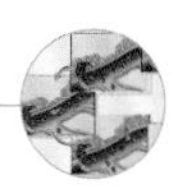

移 HCC 患者癌周肝组织的基因表达谱，探讨癌周微环境对 HCC 转移潜能的影响。结果发现 454 个基因表达有显著性差异，其中最重要的一部分差异表达基因与细胞免疫、炎症应答有关，在伴转移患者的癌周肝组织中存在明显的促炎细胞因子(Th1 类细胞因子如 TNF、IFNG - γ、IL - 1)下调，而抗炎细胞因子(Th2 类细胞因子如 IL - 4、IL - 5、IL - 8、IL - 10)明显上调，提示癌周肝组织微环境的炎症免疫应答状态在 HCC 转移中起重要的作用。这种独特的 Th1 与 Th2 样因子的表达改变及失衡伴随着 CSF1 的异常，提示 HCC 癌周肝组织微环境的炎症免疫应答状态在 HCC 转移中起重要作用。利用其中 17 个基因建立 HCC 转移癌周免疫反应分子预测模型，检测另外 95 例 HCC 癌周肝组织，对其中的 88 例能准确进行分类、预测转移和患者生存，准确率达 92%，提示以此免疫反应分子标签可准确预测 HCC 转移复发和患者生存。癌周免疫微环境相关基因是一个有效的 HCC 转移预测标签[62,73]。癌周免疫相关的 Th1/Th2 细胞因子失衡是影响 HCC 转移的重要因素，进一步对接受根治手术治疗的 HCC 患者癌旁组织 Th1/Th2 细胞因子蛋白质水平与预后的关系进行了研究。应用酶联免疫吸附法检测 453 例患者癌周肝组织中 Th1/Th2 样细胞因子的蛋白质水平，证实癌旁肝组织中 IL - 2 和 IL - 15 水平可预测早期 HCC 患者术后转移复发和预后[74]。

此外，微环境中免疫细胞的比例失衡也是影响 HCC 转移和预后的重要方面。肿瘤内炎症细胞的浸润和调节性与细胞毒性 T 淋巴细胞的失衡有望成为 HCC 复发和生存的独立预测因素[257]。肿瘤相关巨噬细胞(TAM)也与 HCC 进展和预后有关，癌周 CSF 水平和 TAM 密度升高者，术后复发率高、预后差[258]。HCC 癌旁组织中 CSF1R 密度及其 mRNA 水平均明显高于相应的肿瘤组织，CSF1R 分布密度随肿瘤边缘距离的增加而减小。癌周组织 CSF1R 高表达与肝内播散和预后差显著相关。肿瘤周围 CSF1R 是 OS 和 TTR 的独立预后因素。然而，肿瘤内 CSF1R 表达水平与临床病理特征及预后无关[259]。

巨噬细胞具有可塑性，其表型可以在 M1 和 M2 极性表型之间转换。M1 型巨噬细胞由于可以产生高水平 NO 和 TNF - α，并产生 Th1、Th17 和 NK 细胞趋化因子配体 CXCL9 和 CXCL10 而具有杀伤肿瘤作用；而 M2 型巨噬细胞可以通过产生生长因子如 VEGF、EGF、bFGF 和 TGF - β，从而促进肿瘤生长。此外，M1 型巨噬细胞通过产生 IFN - γ 可以激活 Th1 型免疫应答，进一步增强 M1 型巨噬细胞的杀伤活性，而 M2 型巨噬细胞诱导调节性 T 细胞(Tr 细胞)，从而通过释放 TGF - β 和 IL - 10 塑造局部免疫耐受的微环境。肿瘤细胞来源的 Wnt 配体可通过 Wnt/β -联蛋白信号传导通路刺激 TAM 向 M2 表型极化，从而促进 HCC 的生长、转移和免疫抑制[260]。用小鼠肝细胞株 Hepal - 6 和 HCC 细胞株 HepG2 与脂多糖(LPS)诱导的 M1 型巨噬细胞或 IL - 4 诱导的 M2 型巨噬细胞共培育的细胞实验表明，lncRNA COX - 2 通过抑制 M2 型巨噬细胞的极化从而抑制 HCC 细胞免疫逃逸和肿瘤生长[261]。用抗 IL - 6 抑制 IL - 6/STAT3 信号通路，可以增强 M1 型巨噬细胞的抗肿瘤作用[262]。由此可见，M2 型巨噬细胞对 HCC 有促进作用，而抑制巨噬细胞向 M2 表型极化可抑制 HCC 生长与转移。

肿瘤相关中性粒细胞(TAN)具有和 TAM 的 M1、M2 型类似的双重作用，可分为 N1 型(抗肿瘤)和 N2 型(促肿瘤)。TAN 的分化方向受到肿瘤微环境中细胞因子的调控。有研究者发现 IFN - β 能够诱导 TAN 向 N1 型转化，而 TGF - β 通路激活时 TAN 更倾向于表现为促肿瘤活性的 N2 型。FAS、IFN - α、CCL3 等细胞因子表达水平上调和 VEGF、MMP9、精氨酸酶及 STAT3 等细胞因子水平的下调，通过抑制 TGF - β 水平，诱导 N1 型 TAN 能增强自身杀伤肿瘤细胞效应，并活化细胞毒性 T 细胞发挥抗肿瘤效应[263]。研究表明，TAN 可在 HCC 微环境中促进肿瘤增殖、血管生成和 EMT，TAN 浸润是疾病预后不良的重要指标[264]。此外，研究发现 TAN 可以将 TAM 和 Tr 细胞募集到 HCC 肿瘤微环境中，以促进癌细胞生长、进展，并产生对索拉非尼的抗药性[265]。

NK 细胞是一种效应淋巴细胞，在机体抵抗肿瘤过程中发挥至关重要的作用。NK 细胞无需预先致敏即能够直接杀伤肿瘤细胞，并且能够通过分泌细胞因子促进适应性免疫的抗肿瘤作用。研究表明在肿瘤生长过程中，肿瘤细胞可以通过多种机制诱导 NK 细胞功能紊乱，从而逃避 NK 细胞的监视。肿瘤微环境也可以通过诱导 NK 细胞代谢重编程抑制其免疫杀伤功能。NK 细胞丧失抗肿瘤能力与其自身代谢失调密切相关，肿瘤微环境累积大量 TGF - β，诱导 NK 细胞上调表达果糖- 1，6 -双磷酸酶 1

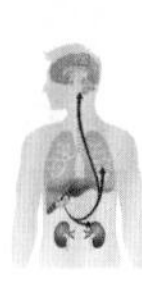



(fructose-1,6-bisphosphatase 1, FBP1),异常表达的FBP1抑制细胞自身糖酵解代谢,同时破坏NK细胞存活能力,最终导致NK细胞功能紊乱。抑制NK细胞FBP1的活性,能够恢复NK细胞效应功能、存活能力和体内杀瘤能力[266]。

肿瘤组织内的微环境与正常组织有着显著的差异,由于肿瘤中心血流灌注的异常和功能性淋巴管的缺乏,其显著特征表现为氧耗竭、乳酸水平提高、葡萄糖和能量缺乏、间质性高压和细胞外环境酸化[267]。肿瘤细胞外环境酸化最初被认为是由肿瘤过度生长导致的副作用,随后逐渐认识到是影响肿瘤进展的一个关键因素[268]。大量研究表明,肿瘤的酸性微环境对肿瘤逃避免疫监视起着重要作用。肿瘤微环境中乳酸浓度升高,抑制T细胞和NK细胞中活化T细胞核因子(NFAT)的上调,导致IFN-γ的产生减少。肿瘤细胞中糖酵解酶A型乳酸脱氢酶(LDH-A)是丙酮酸转化为乳酸所必需的,肿瘤患者LDH-A表达升高与预后不良有关。乳酸浓度升高可有效地抑制T细胞和NK细胞功能和存活,可导致肿瘤免疫逃逸[269]。通过活体显微镜监测肿瘤局部侵袭和瘤周pH值,发现瘤周pH值呈酸性,且呈不均匀性。肿瘤浸润程度最高的区域与pH值最低的区域相对应,而在细胞外pH值正常或接近正常的区域无肿瘤局部浸润。给予口服碳酸氢钠可在模型中增加瘤周pH值,抑制肿瘤生长和局部侵袭[270]。

除了免疫相关的微环境变化以外,在肿瘤进展过程中,由于肿瘤细胞迅速增殖,无法快速建立有效血管网络并且新生肿瘤血管在结构上存在异常,导致局部微环境中的氧含量降低、营养物质缺乏和酸性物质堆积,局部处于缺氧微环境中是普遍现象。在缺氧条件下,肿瘤细胞主要通过HIF激活一系列的适应性基因来保证自身存活。HIF-1α在缺氧条件下可以激活HGF/HGF受体(c-MET)信号通路,ECM发生降解,肿瘤细胞间的黏附下降。缺氧还可以诱导肿瘤细胞发生EMT,上皮细胞标志物上皮钙黏素的表达下降,而神经钙黏素、波形蛋白和Snail等间叶细胞标志物的表达明显升高,使得肿瘤细胞具有了更多间叶细胞样特性,更加容易发生转移,最终侵袭和转移能力得到增强[271,272]。

缺氧还能够引起局部微环境中ECM的改变,MMP对ECM的改造在其中发挥重要作用。研究发现,缺氧微环境可通过HIF激活肿瘤细胞内的多种MMP;此外,缺氧刺激肿瘤细胞分泌多种生长因子,诱导巨噬细胞聚集,直接作用于肿瘤细胞或通过分泌MMP对ECM进行重构,导致肿瘤细胞局部ECM改变,肿瘤更容易侵袭周围组织或者进入血管内[273,274],从而更容易发生转移。

这些研究证实微环境的炎症免疫状态与癌转移密切相关,说明癌症不仅是局部病变,还是一种全身性病变,从而为研究癌转移的预测与防治应从整体入手提供依据,对癌转移防治与个体化治疗以及对癌生物学的理解等具有重要指导意义。

### 24.5.4 肿瘤干细胞与肝癌转移复发

较多研究结果显示HCC组织中存在肝癌干细胞(liver cancer stem cell, LCSC),其与HCC的发生、发展、转移、复发密切相关,被认为是HCC转移复发的根源之一。目前,用于标记LCSC的分子有CD133、CD90、EpCAM、CD13、CD44、CD24、OV6等,其中和HCC转移复发相关的有CD133、EpCAM和CD90。

CD133首先是在Hu7HCC细胞系中筛选出来,发现$CD133^+$ HCC细胞具有更强的肿瘤发生和增殖能力,即存在干细胞特性[275]。临床研究发现肿瘤细胞$CD133^+$和HCC复发及预后差相关[276];Tang等发现$CD133^+$肿瘤细胞可能通过神经降压素(neurotensin)、IL-8、CXCL1和MAPK等相关信号转导通路来促进HCC的转移复发[277]。CD90是一种糖基磷脂酰肌醇锚蛋白分子,最早报道表达于T细胞表面,Yang等将HCC细胞系和HCC患者肿瘤组织中$CD90^+$HCC细胞进行分选,发现$CD90^+$ HCC细胞较$CD90^-$ HCC细胞具有更强的肿瘤生长和转移能力,进一步研究发现$CD90^+CD44^+$ HCC细胞较$CD90^+CD44^-$的侵袭能力更强,而降低$CD90^+CD44^+$ HCC细胞CD44的表达可使其成瘤性下降,显示$CD90^+$HCC细胞的高侵袭性可能和CD44共表达有关[278];另一项研究发现HCC术后标本$CD90^+$肿瘤细胞比例高的患者预后较$CD90^+$低的患者更差[279]。EpCAM在上皮细胞中广泛表达,也在多种肿瘤如结肠癌、前列腺癌等高表达。Yamashita等发现EpCAM是LCSC的标志物,临床上发现相对于$CD90^+$ HCC患者,$EpCAM^+$ HCC患者的AFP水平更高,肿瘤分化程度更低;研究发现EpCAM和Wnt/β-联蛋白通路为正反馈机制,可作为治疗HCC转移复发的潜在靶点[280,281]。

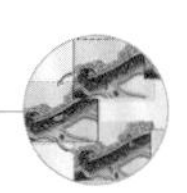

血行转移是 HCC 最常见的转移方式，循环血中 LCSC 的监测对评估 HCC 扩散、预后和治疗效果可提供可靠的帮助。对 59 例 HCC 患者进行外周血 EpCAM 阳性 HCC 细胞数量检测，发现检测出的数目与 BCLC 分期呈正相关，与生存期呈负相关[97]。通过测定 HCC 患者术前 1 d 外周血 $CD45^-CD90^+CD44^+$ HCC 细胞数量发现，外周血 LCSC＞0.01%的 HCC 患者有更高的 2 年复发率[282]。检测 HCC 患者术前及术后 1 个月外周血 EpCAM 阳性细胞数，发现术前 EpCAM 阳性 HCC 细胞数目≥2 个的患者较＜2 个的患者具有更高的早期复发率，且多因素分析发现术前 EpCAM 阳性 HCC 细胞数目≥2 个是 HCC 术后复发的独立危险因素[98]。

针对 LCSC 的治疗目前尚处在试验阶段，如 Yang 等发现大多数 $CD90^+$ HCC 细胞伴随表达 CD44，用 CD44 的抗体靶向 $CD90^+CD44^+$ HCC，可引起 HCC 细胞凋亡并抑制转移癌的发生[283]；有研究发现全反式维 A 酸（ATRA）可以诱导 EpCAM 阳性 HCC 细胞分化而降低其对铂类药物的耐药性，能更好地在体内外抑制肿瘤生长，这为解决耐药、提高化疗疗效提供了理论基础[284]。

今后，我们还必须寻找特异性更高的 LCSC 标志物或与 HCC 转移复发更相关的 LCSC 亚型，并且靶向治疗仍是 LCSC 领域未来主要研究的方向。

### 24.5.5　肝癌转移复发过程中的代谢异常

代谢重编程是癌细胞的重要特征之一，包括葡萄糖代谢紊乱、脂肪酸合成异常、氨基酸及核苷酸代谢异常等。但对代谢重编程如何驱动癌转移知之甚少。越来越多的研究显示，代谢重编程不仅影响肿瘤生长，而且在从肿瘤细胞脱离原发灶形成 CTC，到重塑转移靶器官微环境以利于 CTC 定植生长等进程中均发挥了重要作用[285]。近年研究发现，糖代谢、氨基酸和脂质与胆固醇代谢重编程影响癌细胞的侵袭转移能力，并重塑微环境、影响 T 细胞杀伤功能、介导癌细胞-微环境相互作用、影响间质细胞的代谢变化等，参与调控癌进展和转移。

肝脏是体内各种营养物质代谢的中心，HCC 中可呈现多种特征性代谢改变，如有氧糖酵解增加、脂肪酸从头合成增强、谷氨酰胺消耗和氧化代谢失衡等，从而为快速生长和增殖的肿瘤细胞提供能量和生物大分子合成原料。肿瘤代谢重编程受代谢酶活性改变、基因表达异常、信号转导通路失调等多因素调节。

正常细胞在有氧条件下消耗葡萄糖主要通过糖酵解-三羧酸循环-氧化磷酸化途径供能。HCC 细胞葡萄糖摄取显著增加，糖酵解和乳酸生成更为活跃，乳酸盐/丙酮酸比例上升。即使在有氧条件下，肿瘤细胞仍依赖糖酵解作为主要的产能途径，这种现象称为 Warburg 效应。

磷酸戊糖途径是细胞代谢的基本组成部分。葡萄糖-6-磷酸脱氢酶（G6PD）是磷酸戊糖途径的限速酶，在许多癌症中升高，通过该途径产生核糖-5-磷酸和还原型烟酰胺腺嘌呤二核苷酸磷酸（NADPH）促进肿瘤生长。我们通过对 HCC 患者和 HCC 细胞株的组织标本进行研究，发现 G6PD 表达升高与 HCC 的转移和预后不良密切相关，*G6PD* 基因敲除可抑制 HCC 细胞株的体外增殖、迁移和侵袭。进一步的研究表明，G6PD 通过激活 STAT3 途径，诱导 EMT，参与 HCC 细胞的迁移和侵袭。研究结果提示靶向 G6PD 可以为 HCC 的转移干预和改善患者的预后提供可能[286]。己糖激酶是糖酵解过程的第 1 个限速酶，其中己糖激酶 2 亚型与葡萄糖亲和力最高。HCC 中己糖激酶 2 的表达上调，敲低己糖激酶 2 能够抑制糖酵解并促进三羧酸循环，抑制 HCC 细胞增殖且增加肿瘤对索拉非尼治疗的灵敏度[287]。丙酮酸激酶是糖酵解过程最后一步的限速酶，与己糖激酶和磷酸果糖激酶 1 共同调节糖酵解流量。其低活性亚型 M2 型丙酮酸激酶有利于 Warburg 效应，且与 HCC 的生长和不良预后有关。黄酮类原花青素 B2 可通过抑制 M2 型丙酮酸激酶来抑制有氧糖酵解和 HCC 细胞增殖[288]。乳酸脱氢酶催化丙酮酸转化为乳酸，在糖酵解和降低肿瘤细胞氧依赖性中发挥重要作用。其亚型乳酸脱氢酶 A 在 HCC 中多呈上调并促进肿瘤生长和转移，阻断乳酸脱氢酶可抑制 HCC 的生长和转移[289]。

乙酰辅酶 A 羧化酶能够催化乙酰辅酶 A 生成丙二酰辅酶 A。代谢应激条件下乙酰辅酶 A 羧化酶 1 可促进脂肪酸从头合成，和 HCC 细胞存活及不良预后相关[290]。钦伦秀团队近期研究发现，代谢酶乙酰辅酶 A 硫脂酶 12（ACOT12）是调控 HCC 细胞乙酰辅酶 A 代谢的关键酶，其下调与 HCC 转移及预后密切相关，通过上调乙酰辅酶 A 水平和组蛋白乙酰化水平，进而通过表观激活 Twist2 的表达，促进 HCC 细胞 EMT 和转移，为我们从代谢角度认识癌转移提供了新的思路[291]。近年来，有多篇研究报

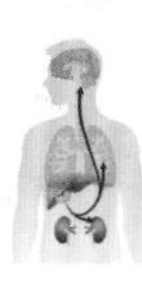



道了在不同类型的肿瘤(包括乳腺癌、脑胶质瘤和前列腺癌)中乙酰辅酶 A 可促进肿瘤侵袭转移的表型[286,292-294]。

谷氨酰胺是人体中最丰富的支链氨基酸,1935年汉斯·克雷布斯(Hans Krebs)提出了著名的三羧酸循环,指出了谷氨酰胺在动物体内代谢的重要性。随后研究陆续表明,谷氨酰胺在正常细胞和癌细胞生长中发挥了重要的作用。鉴于谷氨酰胺在能量生成和大分子合成中扮演的关键作用,针对谷氨酰胺开发的相关药物在抑制肿瘤方面具有非常大的潜力。研究表明谷氨酰胺代谢与 HCC 发生、发展和索拉非尼耐药密切相关[295]。抑制谷氨酰胺依赖的雷帕霉素靶蛋白复合体 1 活化可抑制 β-联蛋白突变导致的 HCC 细胞增殖和存活[296]。谷氨酰胺经摄取后由谷氨酰胺酶催化生成谷氨酸。谷氨酰胺酶 1 在 HCC 中高表达并与不良预后有关,靶向谷氨酰胺酶 1 通过增加活性氧积累并抑制 Wnt/β-联蛋白途径可降低 HCC 细胞干性[297]。

肝癌是我国的常见高发恶性肿瘤,具有发病隐匿、早期诊断率低、常合并肝脏基础疾病、侵袭性高、复发率高、预后差等特点。近年来,随着居民健康意识提高、高危人群筛查,肝癌早诊早治比例有明显升高;此外,由于外科技术及介入、局部治疗技术、影像学诊断技术的发展,以及近年来靶向治疗药物、免疫治疗药物的进展,综合治疗及多学科诊疗理念等,肝癌患者预后有明显提升。目前肝癌提倡以手术为主的综合治疗,围绕提高根治性手术切除率和降低术后复发等难题,包括术前肝癌的转化治疗、新辅助治疗及术后的辅助治疗等近年来发展很快,丰富了肝癌综合治疗的内涵。新技术、新方法的广泛应用以及新型治疗药物上市,促进传统治疗手段更新迭代和新型治疗方式不断涌现,也带来更多选择的治疗策略和更高要求的规范化治疗。而随着核酸疫苗技术的进展,特异性个体化肿瘤疫苗治疗技术发展很快,具有光明的前景。免疫治疗是最有希望帮助人类攻克癌症的治疗方法。

(程树群　贾户亮　钦伦秀)

## 参考文献


[1] PETRICK J L, BRAUNLIN M, LAVERSANNE M, et al. International trends in liver cancer incidence, overall and by histologic subtype, 1978 - 2007 [J]. Int J Cancer, 2016,139(7):1534 - 1545.

[2] TORRE L A, BRAY F, SIEGEL R L, et al. Global cancer statistics, 2012 [J]. CA Cancer J Clin, 2015,65(2):87 - 108.

[3] GELBAND H, CHEN C J, CHEN W, et al. Liver Cancer [M]//GELBAND H, JHA P, SANKARANARAYANAN R, et al. Cancer: Disease Control Priorities. 3rd ed (Volume 3). Washington (DC): The International Bank for Reconstruction and Development/The World Bank, 2015.

[4] CHEN W, ZHENG R, BAADE P D, et al. Cancer statistics in China 2015 [J]. CA Cancer J Clin, 2016,66(2):115 - 132.

[5] DIENSTAG J L. Hepatitis B virus infection [J]. N Engl J Med, 2008,359(14):1486 - 1500.

[6] 陈建国,陆建华,朱源荣,等. 乙型肝炎病毒感染与肝癌发生的 31 年随访研究[J]. 中华流行病学杂志,2010(07):721 - 726.

[7] 李荣成,杨进业,龚健,等. 乙型肝炎疫苗接种预防乙型肝炎和肝癌效果[J]. 中华流行病学杂志,2004,(5):22 - 24.

[8] CHIANG C J, YANG Y W, YOU S L, et al. Thirty-year outcomes of the national hepatitis B immunization program in China's Taiwan [J]. JAMA, 2013,310(9):974 - 976.

[9] SETO W K, LAU E H, WU J T, et al. Effects of nucleoside analogue prescription for hepatitis B on the incidence of liver cancer in Hong Kong: a territory-wide ecological study [J]. Alimentary pharmacology & therapeutics, 2017,45(4):501 - 509.

[10] LIAW Y F, SUNG J J, CHOW W C, et al. Lamivudine for patients with chronic hepatitis B and advanced liver disease [J]. N Engl J Med, 2004,351(15):1521 - 1531.

[11] SUNG J J, TSOI K K, WONG V W, et al. Meta-analysis: treatment of hepatitis B infection reduces risk of hepatocellular carcinoma [J]. Aliment Pharmacol Ther, 2008,28(9):1067 - 1077.

[12] YANG Y F, ZHAO W, ZHONG Y D, et al. Interferon therapy in chronic hepatitis B reduces progression to cirrhosis and hepatocellular carcinoma: a meta-analysis [J]. J Viral Hepat, 2009,16(4):265 - 271.

[13] MIYAKE Y, KOBASHI H, YAMAMOTO K. Meta-analysis: the effect of interferon on development of hepatocellular carcinoma in patients with chronic hepatitis B virus infection [J]. J Gastroenterol, 2009,44(5):470 - 475.

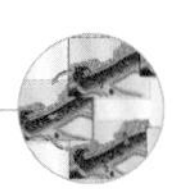

[14] JIN H, PAN N, MOU Y, et al. Long-term effect of interferon treatment on the progression of chronic hepatitis B: Bayesian meta-analysis and meta-regression [J]. Hepatol Res, 2011,41(6):512 - 523.

[15] ZHANG C H, XU G L, JIA W D, et al. Effects of interferon treatment on development and progression of hepatocellular carcinoma in patients with chronic virus infection: a meta-analysis of randomized controlled trials [J]. Int J Cancer, 2011,129(5):1254 - 1264.

[16] PAPATHEODORIDIS G V, MANOLAKOPOULOS S, DUSHEIKO G, et al. Therapeutic strategies in the management of patients with chronic hepatitis B virus infection [J]. Lancet Infect Dis, 2008,8(3):167 - 178.

[17] HUANG Y T, JEN C L, YANG H I, et al. Lifetime risk and sex difference of hepatocellular carcinoma among patients with chronic hepatitis B and C [J]. J Clin Oncol, 2011,29(27):3643 - 3650.

[18] BOFFETTA P, HASHIBE M. Alcohol and cancer [J]. Lancet Oncol, 2006,7(2):149 - 156.

[19] CORRAO G, BAGNARDI V, ZAMBON A, et al. A meta-analysis of alcohol consumption and the risk of 15 diseases [J]. Prev Med, 2004,38(5):613 - 619.

[20] SUN Z, CHEN T, THORGEIRSSON S S, et al. Dramatic reduction of liver cancer incidence in young adults: 28 year follow-up of etiological interventions in an endemic area of China [J]. Carcinogenesis, 2013,34(8):1800 - 1805.

[21] CHEN J G, EGNER P A, NG D, et al. Reduced aflatoxin exposure presages decline in liver cancer mortality in an endemic region of China [J]. Cancer Prev Res (Phila), 2013,6(10):1038 - 1045.

[22] QIAN G S, ROSS R K, YU M C, et al. A follow-up study of urinary markers of aflatoxin exposure and liver cancer risk in Shanghai, People's Republic of China [J]. Cancer Epidemiol Biomarkers Prev, 1994,3(1):3 - 10.

[23] WANG L Y, HATCH M, CHEN C J, et al. Aflatoxin exposure and risk of hepatocellular carcinoma in Taiwan [J]. Int J Cancer, 1996,67(5):620 - 625.

[24] WU H C, WANG Q, YANG H I, et al. Aflatoxin B1 exposure, hepatitis B virus infection, and hepatocellular carcinoma in Taiwan [J]. Cancer Epidemiol Biomarkers Prev, 2009,18(3):846 - 853.

[25] YU S, ZHAO N, ZI X. The relationship between cyanotoxin (microcystin, MC) in pond-ditch water and primary liver cancer in China [J]. Zhonghua Zhong Liu Za Zhi, 2001,23(2):96 - 99.

[26] IMAMURA H, MATSUYAMA Y, TANAKA E, et al. Risk factors contributing to early and late phase intrahepatic recurrence of hepatocellular carcinoma after hepatectomy [J]. J Hepatol, 2003,38(2):200 - 207.

[27] LLOVET J M, SCHWARTZ M, MAZZAFERRO V. Resection and liver transplantation for hepatocellular carcinoma [J]. Semin Liver Dis, 2005,25(2):181 - 200.

[28] LU L C, CHENG A L, POON R T. Recent advances in the prevention of hepatocellular carcinoma recurrence [J]. Semin Liver Dis, 2014,34(4):427 - 434.

[29] POON R T, FAN S T, NG I O, et al. Different risk factors and prognosis for early and late intrahepatic recurrence after resection of hepatocellular carcinoma [J]. Cancer, 2000,89(3):500 - 507.

[30] CHENG Z, YANG P, QU S, et al. Risk factors and management for early and late intrahepatic recurrence of solitary hepatocellular carcinoma after curative resection [J]. HPB (Oxford), 2015,17(5):422 - 427.

[31] KUDO M, IZUMI N, ICHIDA T, et al. Report of the 19th follow-up survey of primary liver cancer in Japan [J]. Hepatol Res, 2016,46(5):372 - 390.

[32] SHIMADA M, HAMATSU T, YAMASHITA Y, et al. Characteristics of multicentric hepatocellular carcinomas: comparison with intrahepatic metastasis [J]. World J Surg, 2001,25(8):991 - 995.

[33] MIYAGAWA S, KAWASAKI S, MAKUUCHI M. Comparison of the characteristics of hepatocellular carcinoma between hepatitis B and C viral infection: tumor multicentricity in cirrhotic liver with hepatitis C [J]. Hepatology, 1996,24(2):307 - 310.

[34] TAKENAKA K, YAMAMOTO K, TAKETOMI A, et al. A comparison of the surgical results in patients with hepatitis B versus hepatitis C-related hepatocellular carcinoma [J]. Hepatology, 1995,22(1):20 - 24.

[35] ZHANG Z M, LAI E C, ZHANG C, et al. The strategies for treating primary hepatocellular carcinoma with portal vein tumor thrombus [J]. Int J Surg, 2015, 20:8 - 16.

[36] TUNG-PING POON R, FAN S T, WONG J. Risk factors, prevention, and management of postoperative recurrence after resection of hepatocellular carcinoma [J]. Ann Surg, 2000,232(1):10 - 24.

[37] BELGHITI J, PANIS Y, FARGES O, et al. Intrahepatic recurrence after resection of hepatocellular carcinoma complicating cirrhosis [J]. Ann Surg, 1991, 214(2):114 - 117.

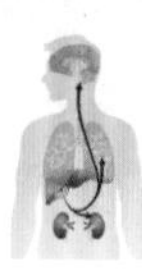



[38] JWO S C, CHIU J H, CHAU G Y, et al. Risk factors linked to tumor recurrence of human hepatocellular carcinoma after hepatic resection [J]. Hepatology, 1992,16(6):1367-1371.

[39] OTTO G, HEUSCHEN U, HOFMANN W J, et al. Survival and recurrence after liver transplantation versus liver resection for hepatocellular carcinoma: a retrospective analysis [J]. Ann Surg, 1998,227(3):424-432.

[40] ADACHI E, MAEDA T, KAJIYAMA K, et al. Factors correlated with portal venous invasion by hepatocellular carcinoma: univariate and multivariate analyses of 232 resected cases without preoperative treatments [J]. Cancer, 1996,77(10):2022-2031.

[41] ARII S, TANAKA J, YAMAZOE Y, et al. Predictive factors for intrahepatic recurrence of hepatocellular carcinoma after partial hepatectomy [J]. Cancer, 1992, 69(4):913-919.

[42] IKEDA K, SAITOH S, TSUBOTA A, et al. Risk factors for tumor recurrence and prognosis after curative resection of hepatocellular carcinoma [J]. Cancer, 1993,71(1):19-25.

[43] NAGASUE N, UCHIDA M, MAKINO Y, et al. Incidence and factors associated with intrahepatic recurrence following resection of hepatocellular carcinoma [J]. Gastroenterology, 1993,105(2):488-494.

[44] FUSTER J, GARCIA-VALDECASAS J C, GRANDE L, et al. Hepatocellular carcinoma and cirrhosis. Results of surgical treatment in a European series [J]. Ann Surg, 1996,223(3):297-302.

[45] OKADA S, SHIMADA K, YAMAMOTO J, et al. Predictive factors for postoperative recurrence of hepatocellular carcinoma [J]. Gastroenterology, 1994, 106(6):1618-1624.

[46] YAMAMOTO J, KOSUGE T, TAKAYAMA T, et al. Recurrence of hepatocellular carcinoma after surgery [J]. Br J Surg, 1996,83(9):1219-1622.

[47] SHIRABE K, KANEMATSU T, MATSUMATA T, et al. Factors linked to early recurrence of small hepatocellular carcinoma after hepatectomy: univariate and multivariate analyses [J]. Hepatology, 1991, 14(5):802-805.

[48] SHIRABE K, MATSUMATA T, ADACHI E, et al. Prognosis of well differentiated small hepatocellular carcinoma — is well differentiated hepatocellular carcinoma clinically early cancer? [J]. Hepatogastroenterology, 1995,42(6):923-930.

[49] LIU P H, HSU C Y, HSIA C Y, et al. Prognosis of hepatocellular carcinoma: Assessment of eleven staging systems [J]. J Hepatol, 2016,64(3):601-98.

[50] PAWARODE A, VORAVUD N, SRIURANPONG V, et al. Natural history of untreated primary hepatocellular carcinoma: a retrospective study of 157 patients [J]. Am J Clin Oncol, 1998,21(4):386-391.

[51] RODRIGUEZ-PERALVAREZ M, LUONG T V, ANDREANA L, et al. A systematic review of microvascular invasion in hepatocellular carcinoma: diagnostic and prognostic variability [J]. Ann Surg Oncol, 2013,20(1):325-339.

[52] SHI J, LAI E C, LI N, et al. Surgical treatment of hepatocellular carcinoma with portal vein tumor thrombus [J]. Ann Surg Oncol, 2010,17(8):2073-2080.

[53] QIAN Y, DAZA J, ITZEL T, et al. Prognostic cancer gene expression signatures: current status and challenges [J]. Cells, 2021,10(3):648.

[54] HOSHIDA Y, VILLANUEVA A, KOBAYASHI M, et al. Gene expression in fixed tissues and outcome in hepatocellular carcinoma [J]. N Engl J Med, 2008,359(19):1995-2004.

[55] NAULT J C, DE REYNIES A, VILLANUEVA A, et al. A hepatocellular carcinoma 5-gene score associated with survival of patients after liver resection [J]. Gastroenterology, 2013,145(1):176-187.

[56] WOO H G, PARK E S, CHEON J H, et al. Gene expression-based recurrence prediction of hepatitis B virus-related human hepatocellular carcinoma [J]. Clin Cancer Res, 2008,14(7):2056-2064.

[57] ROESSLER S, JIA H L, BUDHU A, et al. A unique metastasis gene signature enables prediction of tumor relapse in early-stage hepatocellular carcinoma patients [J]. Cancer Res, 2010,70(24):10202-10212.

[58] SANGRO B, MELERO I, WADHAWAN S, et al. Association of inflammatory biomarkers with clinical outcomes in nivolumab-treated patients with advanced hepatocellular carcinoma [J]. J Hepatol, 2020,73(6):1460-1469.

[59] ZHANG Y, ZHANG L, XU Y, et al. Immune-related long noncoding RNA signature for predicting survival and immune checkpoint blockade in hepatocellular carcinoma [J]. J Cell Physiol, 2020,235(12):9304-9316.

[60] RUI T, XU S, ZHANG X, et al. The chromosome 19 microRNA cluster, regulated by promoter hypomethyla-

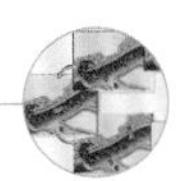

tion, is associated with tumour burden and poor prognosis in patients with hepatocellular carcinoma [J]. J Cell Physiol, 2020,235(9):6103 - 6212.

[61] VILLANUEVA A, PORTELA A, SAYOLS S, et al. DNA methylation-based prognosis and epidrivers in hepatocellular carcinoma [J]. Hepatology, 2015, 61(6):1945 - 1956.

[62] BUDHU A, FORGUES M, YE Q H, et al. Prediction of venous metastases, recurrence, and prognosis in hepatocellular carcinoma based on a unique immune response signature of the liver microenvironment [J]. Cancer Cell, 2006,10(2):99 - 111.

[63] IIZUKA N, OKA M, YAMADA-OKABE H, et al. Oligonucleotide microarray for prediction of early intrahepatic recurrence of hepatocellular carcinoma after curative resection [J]. Lancet, 2003,361(9361):923 - 929.

[64] LEE J S, HEO J, LIBBRECHT L, et al. A novel prognostic subtype of human hepatocellular carcinoma derived from hepatic progenitor cells [J]. Nat Med, 2006,12(4):410 - 926.

[65] YAMASHITA T, FORGUES M, WANG W, et al. EpCAM and alpha-fetoprotein expression defines novel prognostic subtypes of hepatocellular carcinoma [J]. Cancer Res, 2008,68(5):1451 - 1461.

[66] HOSHIDA Y, NIJMAN S M, KOBAYASHI M, et al. Integrative transcriptome analysis reveals common molecular subclasses of human hepatocellular carcinoma [J]. Cancer Res, 2009,69(18):7385 - 7392.

[67] BOYAULT S, RICKMAN D S, DE REYNIES A, et al. Transcriptome classification of HCC is related to gene alterations and to new therapeutic targets [J]. Hepatology, 2007,45(1):42 - 52.

[68] ZUCMAN-ROSSI J, VILLANUEVA A, NAULT J C, et al. Genetic landscape and biomarkers of hepatocellular carcinoma [J]. Gastroenterology, 2015, 149(5): 1226 - 1239; e4.

[69] CALDERARO J, ZIOL M, PARADIS V, et al. Molecular and histological correlations in liver cancer [J]. J Hepatol, 2019,71(3):616 - 630.

[70] KUREBAYASHI Y, OJIMA H, TSUJIKAWA H, et al. Landscape of immune microenvironment in hepatocellular carcinoma and its additional impact on histological and molecular classification [J]. Hepatology, 2018, 68(3):1025 - 1041.

[71] KIM K, ZAKHARKIN S O, ALLISON D B. Expectations, validity, and reality in gene expression profiling [J]. J Clin Epidemiol, 2010,63(9):950 - 959.

[72] YE Q H, QIN L X, FORGUES M, et al. Predicting hepatitis B virus-positive metastatic hepatocellular carcinomas using gene expression profiling and supervised machine learning [J]. Nat Med, 2003,9(4):416 - 423.

[73] QIN L X. Inflammatory immune responses in tumor microenvironment and metastasis of hepatocellular carcinoma [J]. Cancer Microenviron, 2012,5(3):203 - 209.

[74] ZHOU H, HUANG H, SHI J, et al. Prognostic value of interleukin 2 and interleukin 15 in peritumoral hepatic tissues for patients with hepatitis B-related hepatocellular carcinoma after curative resection [J]. Gut, 2010, 59(12):1699 - 1708.

[75] ZHAO H, YAO J L, WANG Y, et al. Detection of small hepatocellular carcinoma: comparison of dynamic enhancement magnetic resonance imaging and multiphase multirow-detector helical CT scanning [J]. World J Gastroenterol, 2007,13(8):1252 - 1256.

[76] JIA H L, YE Q H, QIN L X, et al. Gene expression profiling reveals potential biomarkers of human hepatocellular carcinoma [J]. Clin Cancer Res, 2007,13(4):1133 - 1139.

[77] ZHU W W, GUO J J, GUO L, et al. Evaluation of midkine as a diagnostic serum biomarker in hepatocellular carcinoma [J]. Clin Cancer Res, 2013,19(14):3944 - 3954.

[78] MAO Y, YANG H, XU H, et al. Golgi protein 73 (GOLPH2) is a valuable serum marker for hepatocellular carcinoma [J]. Gut, 2010,59(12):1687 - 1693.

[79] SHEN Q, FAN J, YANG X R, et al. Serum DKK1 as a protein biomarker for the diagnosis of hepatocellular carcinoma: a large-scale, multicentre study [J]. Lancet Oncol, 2012,13(8):817 - 826.

[80] LIN X J, CHONG Y, GUO Z W, et al. A serum microRNA classifier for early detection of hepatocellular carcinoma: a multicentre, retrospective, longitudinal biomarker identification study with a nested case-control study [J]. Lancet Oncol, 2015,16(7):804 - 815.

[81] HONEYMAN J N, SIMON E P, ROBINE N, et al. Detection of a recurrent DNAJB1-PRKACA chimeric transcript in fibrolamellar hepatocellular carcinoma [J]. Science, 2014,343(6174):1010 - 1014.

[82] GRAHAM R P, JIN L, KNUTSON D L, et al. DNAJB1-PRKACA is specific for fibrolamellar carcinoma [J]. Mod Pathol, 2015,28(6):822 - 829.

[83] HABER D A, VELCULESCU V E. Blood-based analy-

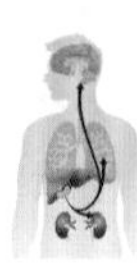



ses of cancer: circulating tumor cells and circulating tumor DNA [J]. Cancer Discov, 2014,4(6):650 - 661.

[84] YU M, BARDIA A, ACETO N, et al. Cancer therapy. Ex vivo culture of circulating breast tumor cells for individualized testing of drug susceptibility [J]. Science, 2014,345(6193):216 - 220.

[85] SCHWARZENBACH H, HOON D S, PANTEL K. Cell-free nucleic acids as biomarkers in cancer patients [J]. Nat Rev Cancer, 2011,11(6):426 - 637.

[86] COLOMBO M, RAPOSO G, THERY C. Biogenesis, secretion, and intercellular interactions of exosomes and other extracellular vesicles [J]. Annu Rev Cell Dev Biol, 2014,30:255 - 289.

[87] REINERT T, SCHOLER L V, THOMSEN R, et al. Analysis of circulating tumour DNA to monitor disease burden following colorectal cancer surgery [J]. Gut, 2016,65(4):625 - 634.

[88] NEWMAN A M, BRATMAN S V, TO J, et al. An ultrasensitive method for quantitating circulating tumor DNA with broad patient coverage [J]. Nat Med, 2014, 20(5):548 - 554.

[89] COSTA-SILVA B, AIELLO N M, OCEAN A J, et al. Pancreatic cancer exosomes initiate pre-metastatic niche formation in the liver [J]. Nat Cell Biol, 2015,17(6):816 - 826.

[90] ASHWORTH T. A case of cancer in which cells similar to those in the tumors were seen in the blood after death [J]. Aus Med J, 1869,14:146 - 187.

[91] MENG S, TRIPATHY D, FRENKEL E P, et al. Circulating tumor cells in patients with breast cancer dormancy [J]. Clin Cancer Res, 2004,10(24):8152 - 8162.

[92] HUSEMANN Y, GEIGL J B, SCHUBERT F, et al. Systemic spread is an early step in breast cancer [J]. Cancer Cell, 2008,13(1):58 - 68.

[93] XU W, CAO L, CHEN L, et al. Isolation of circulating tumor cells in patients with hepatocellular carcinoma using a novel cell separation strategy [J]. Clin Cancer Res, 2011,17(11):3783 - 8193.

[94] KIM M Y, OSKARSSON T, ACHARYYA S, et al. Tumor self-seeding by circulating cancer cells [J]. Cell, 2009,139(7):1315 - 8126.

[95] OGLE L F, ORR J G, WILLOUGHBY C E, et al. Imagestream detection and characterisation of circulating tumour cells — A liquid biopsy for hepatocellular carcinoma? [J]. J Hepatol, 2016,65(2):305 - 313.

[96] HARRIS L, FRITSCHE H, MENNEL R, et al. American Society of Clinical Oncology 2007 update of recommendations for the use of tumor markers in breast cancer [J]. J Clin Oncol, 2007,25(33):5287 - 5312.

[97] SCHULZE K, GASCH C, STAUFER K, et al. Presence of EpCAM-positive circulating tumor cells as biomarker for systemic disease strongly correlates to survival in patients with hepatocellular carcinoma [J]. Int J Cancer, 2013,133(9):2165 - 2171.

[98] SUN Y F, XU Y, YANG X R, et al. Circulating stem cell-like epithelial cell adhesion molecule-positive tumor cells indicate poor prognosis of hepatocellular carcinoma after curative resection [J]. Hepatology, 2013,57(4):1458 - 1468.

[99] LEON S A, SHAPIRO B, SKLAROFF D M, et al. Free DNA in the serum of cancer patients and the effect of therapy [J]. Cancer Res, 1977,37(3):646 - 650.

[100] STROUN M, ANKER P, MAURICE P, et al. Neoplastic characteristics of the DNA found in the plasma of cancer patients [J]. Oncology, 1989,46(5): 318 - 622.

[101] SUN K, JIANG P, CHAN K C, et al. Plasma DNA tissue mapping by genome-wide methylation sequencing for noninvasive prenatal, cancer, and transplantation assessments [J]. Proc Natl Acad Sci U S A, 2015,112(40):E5503 - E5512.

[102] QIN L X, TANG Z Y, SHAM J S, et al. The association of chromosome 8p deletion and tumor metastasis in human hepatocellular carcinoma [J]. Cancer Res, 1999,59(22):5662 - 5665.

[103] REN N, QIN L X, TU H, et al. The prognostic value of circulating plasma DNA level and its allelic imbalance on chromosome 8p in patients with hepatocellular carcinoma [J]. J Cancer Res Clin Oncol, 2006,132(6):399 - 407.

[104] XU R H, WEI W, KRAWCZYK M, et al. Circulating tumour DNA methylation markers for diagnosis and prognosis of hepatocellular carcinoma [J]. Nat Mater, 2017,16(11):1155 - 1161.

[105] WEBBER J, STEADMAN R, MASON M D, et al. Cancer exosomes trigger fibroblast to myofibroblast differentiation [J]. Cancer Res, 2010,70(23): 9621 - 9630.

[106] DE VRIJ J, MAAS S L, KWAPPENBERG K M, et al. Glioblastoma-derived extracellular vesicles modify

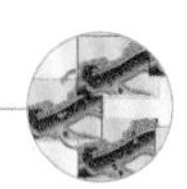

the phenotype of monocytic cells [J]. Int J Cancer, 2015,137(7):1630 - 1642.

[107] SHIMODA M, PRINCIPE S, JACKSON H W, et al. Loss of the Timp gene family is sufficient for the acquisition of the CAF-like cell state [J]. Nat Cell Biol, 2014,16(9):889 - 901.

[108] WOLFERS J, LOZIER A, RAPOSO G, et al. Tumor-derived exosomes are a source of shared tumor rejection antigens for CTL cross-priming [J]. Nat Med, 2001,7(3):297 - 303.

[109] RAO Q, ZUO B, LU Z, et al. Tumor-derived exosomes elicit tumor suppression in murine hepatocellular carcinoma models and humans in vitro [J]. Hepatology, 2016,64(2):456 - 472.

[110] FRANCO A T, CORKEN A, WARE J. Platelets at the interface of thrombosis, inflammation, and cancer [J]. Blood, 2015,126(5):582 - 588.

[111] HENRIKSEN R, FUNA K, WILANDER E, et al. Expression and prognostic significance of platelet-derived growth factor and its receptors in epithelial ovarian neoplasms [J]. Cancer Res, 1993,53(19):4550 - 4554.

[112] GAY L J, FELDING-HABERMANN B. Contribution of platelets to tumour metastasis [J]. Nat Rev Cancer, 2011,11(2):123 - 134.

[113] LABELLE M, BEGUM S, HYNES R O. Direct signaling between platelets and cancer cells induces an epithelial-mesenchymal-like transition and promotes metastasis [J]. Cancer Cell, 2011,20(5):576 - 590.

[114] LEBLANC R, PEYRUCHAUD O. Metastasis: new functional implications of platelets and megakaryocytes [J]. Blood, 2016,128(1):24 - 31.

[115] TIMAR J, TOVARI J, RASO E, et al. Platelet-mimicry of cancer cells: epiphenomenon with clinical significance [J]. Oncology, 2005,69(3):185 - 201.

[116] SOL N, WURDINGER T. Platelet RNA signatures for the detection of cancer [J]. Cancer Metastasis Rev, 2017,36(2):263 - 272.

[117] LABELLE M, BEGUM S, HYNES R O. Platelets guide the formation of early metastatic niches [J]. Proc Natl Acad Sci U S A, 2014,111(30):E3053 - E3061.

[118] STEGNER D, DÜTTING S, NIESWANDT B. Mechanistic explanation for platelet contribution to cancer metastasis [J]. Thromb Res, 2014,133:S149 - S157.

[119] SZUBERT S, MOSZYNSKI R, SZPUREK D, et al. The expression of platelet-derived growth factor receptors (PDGFRs) and their correlation with overall survival of patients with ovarian cancer [J]. Ginekol Pol, 2019,90(5):242 - 249.

[120] JANOWSKA-WIECZOREK A, WYSOCZYNSKI M, KIJOWSKI J, et al. Microvesicles derived from activated platelets induce metastasis and angiogenesis in lung cancer [J]. Int J Cancer, 2005,113(5):752 - 760.

[121] NAINA H V, HARRIS S. Paraneoplastic thrombocytosis in ovarian cancer [J]. N Engl J Med, 2012,366(19):610 - 618.

[122] MATOWICKA-KARNA J, KAMOCKI Z, POLINSKA B, et al. Platelets and inflammatory markers in patients with gastric cancer [J]. Clin Dev Immunol, 2013,2013:401623.

[123] WANG R, STONE R L, KAELBER J T, et al. Electron cryotomography reveals ultrastructure alterations in platelets from patients with ovarian cancer [J]. Proc Natl Acad Sci U S A, 2015,112(46):14266 - 14271.

[124] PETERSON J E, ZURAKOWSKI D, ITALIANO J E, JR., et al. VEGF, PF4 and PDGF are elevated in platelets of colorectal cancer patients [J]. Angiogenesis, 2012,15(2):265 - 273.

[125] NILSSON R J, BALAJ L, HULLEMAN E, et al. Blood platelets contain tumor-derived RNA biomarkers [J]. Blood, 2011,118(13):3680 - 3683.

[126] BEST M G, SOL N, KOOI I, et al. RNA-seq of tumor-educated platelets enables blood-based pan-cancer, multiclass, and molecular pathway cancer diagnostics [J]. Cancer Cell, 2015,28(5):666 - 676.

[127] CALVERLEY D C, PHANG T L, CHOUDHURY Q G, et al. Significant downregulation of platelet gene expression in metastatic lung cancer [J]. Clin Transl Sci, 2010,3(5):227 - 232.

[128] BEST M G, SOL N, IN'T VELD S, et al. Swarm intelligence-enhanced detection of non-small-cell lung cancer using tumor-educated platelets [J]. Cancer Cell, 2017,32(2):238 - 252; e9.

[129] HEITZER E, HAQUE I S, ROBERTS C E S, et al. Current and future perspectives of liquid biopsies in genomics-driven oncology [J]. Nat Rev Genet, 2019,20(2):71 - 88.

[130] SCHWARTZ J D, SCHWARTZ M, MANDELI J, et al. Neoadjuvant and adjuvant therapy for resectable hepatocellular carcinoma: review of the randomised clinical trials [J]. Lancet Oncol, 2002,3(10):593 -

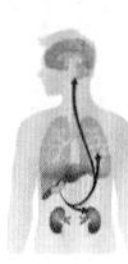


603.

[131] SUN H C, TANG Z Y. Preventive treatments for recurrence after curative resection of hepatocellular carcinoma — a literature review of randomized control trials [J]. World J Gastroenterol, 2003,9(4):635 - 640.

[132] CHUA T C, LIAUW W, SAXENA A, et al. Systematic review of neoadjuvant transarterial chemoembolization for resectable hepatocellular carcinoma [J]. Liver Int, 2010,30(2):166 - 174.

[133] LAU W Y, LEUNG T W, HO S K, et al. Adjuvant intra-arterial iodine-131-labelled lipiodol for resectable hepatocellular carcinoma: a prospective randomised trial [J]. Lancet, 1999,353(9155):797 - 801.

[134] LAU W Y, LAI E C, LEUNG T W, et al. Adjuvant intra-arterial iodine-131-labeled lipiodol for resectable hepatocellular carcinoma: a prospective randomized trial-update on 5-year and 10-year survival [J]. Ann Surg, 2008,247(1):43 - 48.

[135] IZUMI R, SHIMIZU K, IYOBE T, et al. Postoperative adjuvant hepatic arterial infusion of lipiodol containing anticancer drugs in patients with hepatocellular carcinoma [J]. Hepatology, 1994,20(2):295 - 301.

[136] LAI E C, LO C M, FAN S T, et al. Postoperative adjuvant chemotherapy after curative resection of hepatocellular carcinoma: a randomized controlled trial [J]. Arch Surg, 1998,133(2):183 - 188.

[137] SIEGHART W, HUCKE F, PINTER M, et al. The ART of decision making: retreatment with transarterial chemoembolization in patients with hepatocellular carcinoma [J]. Hepatology, 2013, 57(6): 2261 - 2273.

[138] REN Z G, LIN Z Y, XIA J L, et al. Postoperative adjuvant arterial chemoembolization improves survival of hepatocellular carcinoma patients with risk factors for residual tumor: a retrospective control study [J]. World J Gastroenterol, 2004, 10(19): 2791 - 2794.

[139] WANG Z, LI Z, JI Y. Postoperative transcatheter arterial chemoembolization should be recommended in the hepatocellular carcinoma treatment guidelines of the American Association for the Study of Liver Diseases [J]. Hepatology, 2011,54(4):1489 - 1490.

[140] LI K W, LI X, WEN T F, et al. The effect of postoperative TACE on prognosis of HCC: an update [J]. Hepatogastroenterology, 2013, 60(122): 248 - 251.

[141] POON R T, FAN S T, LO C M, et al. Long-term prognosis after resection of hepatocellular carcinoma associated with hepatitis B-related cirrhosis [J]. J Clin Oncol, 2000,18(5):1094 - 1101.

[142] ZHANG J, JIANG T Y, JIANG B G, et al. RMP predicts survival and adjuvant TACE response in hepatocellular carcinoma [J]. Oncotarget, 2015, 6(5):3432 - 3442.

[143] ZHANG B, LIU K, ZHANG J, et al. Glutamine synthetase predicts adjuvant TACE response in hepatocellular carcinoma [J]. Int J Clin Exp Med, 2015,8(11):20722 - 20731.

[144] WANG S N, CHUANG S C, LEE K T. Efficacy of sorafenib as adjuvant therapy to prevent early recurrence of hepatocellular carcinoma after curative surgery: a pilot study [J]. Hepatol Res, 2014,44(5): 523 - 531.

[145] PRINTZ C. Clinical trials of note. Sorafenib as adjuvant treatment in the prevention of disease recurrence in patients with hepatocellular carcinoma (HCC) (STORM) [J]. Cancer, 2009, 115(20): 4646.

[146] WU J C, HUANG Y H, CHAU G Y, et al. Risk factors for early and late recurrence in hepatitis B-related hepatocellular carcinoma [J]. J Hepatol, 2009,51(5):890 - 897.

[147] SOHN W, PAIK Y H, KIM J M, et al. HBV DNA and HBsAg levels as risk predictors of early and late recurrence after curative resection of HBV-related hepatocellular carcinoma [J]. Ann Surg Oncol, 2014, 21(7):2429 - 2435.

[148] WU C Y, CHEN Y J, HO H J, et al. Association between nucleoside analogues and risk of hepatitis B virus-related hepatocellular carcinoma recurrence following liver resection [J]. JAMA, 2012,308(18): 1906 - 1914.

[149] YIN J, LI N, HAN Y, et al. Effect of antiviral treatment with nucleotide/nucleoside analogs on postoperative prognosis of hepatitis B virus-related hepatocellular carcinoma: a two-stage longitudinal clinical study [J]. J Clin Oncol, 2013,31(29):3647 - 3655.

[150] CHUMA M, HIGE S, KAMIYAMA T, et al. The influence of hepatitis B DNA level and antiviral therapy on recurrence after initial curative treatment in patients with hepatocellular carcinoma [J]. J Gastroenterol,

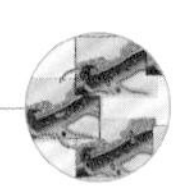

2009,44(9):991 - 999.

[151] WONG J S, WONG G L, TSOI K K, et al. Meta-analysis: the efficacy of anti-viral therapy in prevention of recurrence after curative treatment of chronic hepatitis B-related hepatocellular carcinoma [J]. Aliment Pharmacol Ther, 2011,33(10):1104 - 1112.

[152] CHAN A C, CHOK K S, YUEN W K, et al. Impact of antiviral therapy on the survival of patients after major hepatectomy for hepatitis B virus-related hepatocellular carcinoma [J]. Arch Surg, 2011, 146(6):675 - 681.

[153] HASEGAWA K, TAKAYAMA T, IJICHI M, et al. Uracil-tegafur as an adjuvant for hepatocellular carcinoma: a randomized trial [J]. Hepatology, 2006, 44(4):891 - 895.

[154] JONASCH E, HALUSKA F G. Interferon in oncological practice: review of interferon biology, clinical applications, and toxicities [J]. Oncologist, 2001,6(1):34 - 55.

[155] SUN H C, TANG Z Y, WANG L, et al. Postoperative interferon alpha treatment postponed recurrence and improved overall survival in patients after curative resection of HBV-related hepatocellular carcinoma: a randomized clinical trial [J]. J Cancer Res Clin Oncol, 2006,132(7):458 - 465.

[156] LO C M, LIU C L, CHAN S C, et al. A randomized, controlled trial of postoperative adjuvant interferon therapy after resection of hepatocellular carcinoma [J]. Ann Surg, 2007,245(6):831 - 842.

[157] CHEN L T, CHEN M F, LI L A, et al. Long-term results of a randomized, observation-controlled, phase III trial of adjuvant interferon Alfa - 2b in hepatocellular carcinoma after curative resection [J]. Ann Surg, 2012,255(1):8 - 17.

[158] IKEDA K, ARASE Y, SAITOH S, et al. Interferon beta prevents recurrence of hepatocellular carcinoma after complete resection or ablation of the primary tumor-A prospective randomized study of hepatitis C virus-related liver cancer [J]. Hepatology, 2000, 32(2):228 - 232.

[159] MAZZAFERRO V, ROMITO R, SCHIAVO M, et al. Prevention of hepatocellular carcinoma recurrence with alpha-interferon after liver resection in HCV cirrhosis [J]. Hepatology, 2006,44(6):1543 - 1554.

[160] ZUO C H, XIA M, LIU J S, et al. Transcatheter arterial chemoembolization combined with interferon-alpha is safe and effective for patients with hepatocellular carcinoma after curative resection [J]. Asian Pac J Cancer Prev, 2015,16(1):245 - 251.

[161] JI J, SHI J, BUDHU A, et al. MicroRNA expression, survival, and response to interferon in liver cancer [J]. N Engl J Med, 2009,361(15):1437 - 1447.

[162] TOPALIAN S L, WOLCHOK J D, CHAN T A, et al. Immunotherapy: the path to win the war on cancer? [J]. Cell, 2015,161(2):185 - 186.

[163] SALAMA A K, POSTOW M A, SALAMA J K. Irradiation and immunotherapy: from concept to the clinic [J]. Cancer, 2016,122(11):1659 - 1671.

[164] EL-KHOUEIRY A B, SANGRO B, YAU T, et al. Nivolumab in patients with advanced hepatocellular carcinoma (CheckMate 040): an open-label, non-comparative, phase 1/2 dose escalation and expansion trial [J]. Lancet, 2017,389(10088):2492 - 2502.

[165] TAKAYAMA T, SEKINE T, MAKUUCHI M, et al. Adoptive immunotherapy to lower postsurgical recurrence rates of hepatocellular carcinoma: a randomised trial [J]. Lancet, 2000,356(9232):802 - 807.

[166] XIE F, ZHANG X, LI H, et al. Adoptive immunotherapy in postoperative hepatocellular carcinoma: a systemic review [J]. PloS One, 2012,7(8):e42879.

[167] CHANG B, SHEN L, WANG K, et al. High number of PD - 1 positive intratumoural lymphocytes predicts survival benefit of cytokine-induced killer cells for hepatocellular carcinoma patients [J]. Liver Int, 2018,38(8):1449 - 1458.

[168] KUANG M, PENG B G, LU M D, et al. Phase II randomized trial of autologous formalin-fixed tumor vaccine for postsurgical recurrence of hepatocellular carcinoma [J]. Clin Cancer Res, 2004,10(5):1574 - 1579.

[169] PENG B, LIANG L, CHEN Z, et al. Autologous tumor vaccine lowering postsurgical recurrent rate of hepatocellular carcinoma [J]. Hepatogastroenterology, 2006,53(69):409 - 414.

[170] ZHU Y, YANG J, XU D, et al. Disruption of tumour-associated macrophage trafficking by the osteopontin-induced colony-stimulating factor-1 signalling sensitises hepatocellular carcinoma to anti-PD- L1 blockade [J]. Gut, 2019, 68(9): 1653 - 1666.

[171] MISE Y, HASEGAWA K, SHINDOH J, et al. The feasibility of third or more repeat hepatectomy for recurrent hepatocellular carcinoma [J]. Ann Surg,

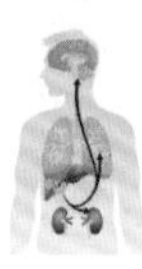



2015,262(2):347－357.

[172] LI M, WANG Z, CAO J, et al. Risk factors and prognosis of patients with recurrent hepatocellular carcinoma who undergo liver re-resections [J]. Eur J Surg Oncol, 2019,45(9):1684－1690.

[173] YOH T, SEO S, TAURA K, et al. Surgery for recurrent hepatocellular carcinoma: achieving long-term survival [J]. Ann Surg, 2021,273(4):792－799.

[174] WANG D Y, LIU L, QI X S, et al. Hepatic re-resection versus transarterial chemoembolization for the treatment of recurrent hepatocellular carcinoma after initial resection: a systematic review and meta-analysis [J]. Asian Pac J Cancer Prev, 2015,16(13):5573－5578.

[175] WU C C, CHENG S B, YEH D C, et al. Second and third hepatectomies for recurrent hepatocellular carcinoma are justified [J]. Br J Surg, 2009,96(9):1049－1057.

[176] CHAN A C, CHAN S C, CHOK K S, et al. Treatment strategy for recurrent hepatocellular carcinoma: salvage transplantation, repeated resection, or radiofrequency ablation? [J]. Liver Transpl, 2013,19(4):411－419.

[177] GAVRIILIDIS P, ASKARI A, AZOULAY D. Survival following redo hepatectomy vs radiofrequency ablation for recurrent hepatocellular carcinoma: a systematic review and meta-analysis [J]. HPB (Oxford), 2017,19(1):3－9.

[178] CHOI J W, PARK J Y, AHN S H, et al. Efficacy and safety of transarterial chemoembolization in recurrent hepatocellular carcinoma after curative surgical resection [J]. Am J Clin Oncol, 2009,32(6):564－569.

[179] PENG Z W, ZHANG Y J, CHEN M S, et al. Radiofrequency ablation with or without transcatheter arterial chemoembolization in the treatment of hepatocellular carcinoma: a prospective randomized trial [J]. J Clin Oncol, 2013,31(4):426－432.

[180] LLOVET J M, RICCI S, MAZZAFERRO V, et al. Sorafenib in advanced hepatocellular carcinoma [J]. N Engl J Med, 2008,359(4):378－390.

[181] CHENG A L, KANG Y K, CHEN Z, et al. Efficacy and safety of sorafenib in patients in the Asia-Pacific region with advanced hepatocellular carcinoma: a phase III randomised, double-blind, placebo-controlled trial [J]. Lancet Oncol, 2009,10(1):25－34.

[182] KUDO M, FINN R S, QIN S, et al. Lenvatinib versus sorafenib in first-line treatment of patients with unresectable hepatocellular carcinoma: a randomised phase 3 non-inferiority trial [J]. Lancet, 2018,391(10126):1163－1173.

[183] ZHU A X, FINN R S, EDELINE J, et al. Pembrolizumab in patients with advanced hepatocellular carcinoma previously treated with sorafenib (KEYNOTE－224): a non-randomised, open-label phase 2 trial [J]. Lancet Oncol, 2018,19(7):940－952.

[184] ZHANG Y, GAO X, ZHU Y, et al. The dual blockade of MET and VEGFR2 signaling demonstrates pronounced inhibition on tumor growth and metastasis of hepatocellular carcinoma [J]. J Exp Clin Cancer Res, 2018,37(1):93.

[185] CHEN D S, MELLMAN I. Oncology meets immunology: the cancer-immunity cycle [J]. Immunity, 2013,39(1):1－10.

[186] SHIGETA K, DATTA M, HATO T, et al. Dual programmed death receptor-1 and vascular endothelial growth factor receptor-2 blockade promotes vascular normalization and enhances antitumor immune responses in hepatocellular carcinoma [J]. Hepatology, 2020,71(4):1247－1261.

[187] FINN R S, CHENG A L. Atezolizumab and bevacizumab in hepatocellular carcinoma. Reply [J]. N Engl J Med, 2020,383(7):695.

[188] FINN R S D M, QIN S, ET A L. IMbrave150: a randomized phase Ⅲ study of 1L atezolizumab plus bevacizumab vs sorafenib in locally advanced or metastatic hepatocellular carcinoma [J]. J Clin Oncol, 2018,36: TPS4141.

[189] KO J S, RAYMAN P, IRELAND J, et al. Direct and differential suppression of myeloid-derived suppressor cell subsets by sunitinib is compartmentally constrained [J]. Cancer Res, 2010,70(9):3526－3536.

[190] XIN H, ZHANG C, HERRMANN A, et al. Sunitinib inhibition of Stat3 induces renal cell carcinoma tumor cell apoptosis and reduces immunosuppressive cells [J]. Cancer Res, 2009,69(6):2506－2513.

[191] OZAO-CHOY J, MA G, KAO J, et al. The novel role of tyrosine kinase inhibitor in the reversal of immune suppression and modulation of tumor microenvironment for immune-based cancer therapies [J]. Cancer Res, 2009,69(6):2514－2522.

[192] WANG Q, YU T, YUAN Y, et al. Sorafenib reduces hepatic infiltrated regulatory T cells in hepatocellular

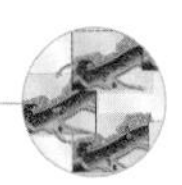

carcinoma patients by suppressing TGF-beta signal [J]. J Surg Oncol, 2013,107(4):422 - 427.

[193] MUSTJOKI S, EKBLOM M, ARSTILA T P, et al. Clonal expansion of T/NK-cells during tyrosine kinase inhibitor dasatinib therapy [J]. Leukemia, 2009,23(8):1398 - 1405.

[194] RUSAKIEWICZ S, SEMERARO M, SARABI M, et al. Immune infiltrates are prognostic factors in localized gastrointestinal stromal tumors [J]. Cancer Res, 2013,73(12):3499 - 3510.

[195] IKEDA M, SUNG M W, KUDO M, et al. Abstract CT061: a phase Ib trial of lenvatinib (LEN) plus pembrolizumab (PEMBRO) in unresectable hepatocellular carcinoma (uHCC): updated results [J]. Cancer Res, 2019,79: abstract nr CT061.

[196] XING T, HUANG L, YU Z, et al. Comparison of steroid-free immunosuppression and standard immunosuppression for liver transplant patients with hepatocellular carcinoma [J]. PLoS One, 2013, 8 (8): e71251.

[197] CHERQUI D. Role of adjuvant treatment in liver transplantation for advanced hepatocellular carcinoma [J]. J Hepatobiliary Pancreat Surg, 1998,5(1):35 - 40.

[198] FERRER-FABREGA J, FORNER A, LICCIONI A, et al. Prospective validation of ab initio liver transplantation in hepatocellular carcinoma upon detection of risk factors for recurrence after resection [J]. Hepatology, 2016,63(3):839 - 849.

[199] SATAPATHY S K, DAS K, KOCAK M, et al. No apparent benefit of preemptive sorafenib therapy in liver transplant recipients with advanced hepatocellular carcinoma on explant [J]. Clin Transplant, 2018,32 (5):e13246.

[200] SHETTY K, DASH C, LAURIN J. Use of adjuvant sorafenib in liver transplant recipients with high-risk hepatocellular carcinoma [J]. J Transplant, 2014, 2014:913634.

[201] BERENGUER M, BURRA P, GHOBRIAL M, et al. Posttransplant management of recipients undergoing liver transplantation for hepatocellular carcinoma. Working group report from the ilts transplant oncology consensus conference [J]. Transplantation, 2020,104(6):1143 - 1149.

[202] ABDEL-WAHAB N, SAFA H, ABUDAYYEH A, et al. Checkpoint inhibitor therapy for cancer in solid organ transplantation recipients: an institutional experience and a systematic review of the literature [J]. J Immunother Cancer, 2019,7(1):106.

[203] KUMAR V, SHINAGARE A B, RENNKE H G, et al. The safety and efficacy of checkpoint inhibitors in transplant recipients: a case series and systematic review of literature [J]. Oncologist, 2020,25(6):505 - 514.

[204] TAKETA K. Alpha-fetoprotein: reevaluation in hepatology [J]. Hepatology, 1990,12(6):1420 - 1432.

[205] PARK S J, JANG J Y, JEONG S W, et al. Usefulness of AFP, AFP-L3, and PIVKA-II, and their combinations in diagnosing hepatocellular carcinoma [J]. Medicine (Baltimore), 2017,96(11):e5811.

[206] GAO J, SONG P. Combination of triple biomarkers AFP, AFP-L3, and PIVAKII for early detection of hepatocellular carcinoma in China: Expectation [J]. Drug Discov Ther, 2017,11(3):168 - 169.

[207] LIEBMAN H A, FURIE B C, TONG M J, et al. Des-gamma-carboxy (abnormal) prothrombin as a serum marker of primary hepatocellular carcinoma [J]. N Engl J Med, 1984,310(22):1427 - 31.

[208] LUO P, WU S, YU Y, et al. Current status and perspective biomarkers in AFP negative HCC: towards screening for and diagnosing hepatocellular carcinoma at an earlier stage [J]. Pathol Oncol Res, 2020, 26 (2):599 - 603.

[209] CHEN H, CHEN S, LI S, et al. Combining des-gamma-carboxyprothrombin and alpha-fetoprotein for hepatocellular carcinoma diagnosing: an update meta-analysis and validation study [J]. Oncotarget, 2017,8 (52):90390 - 90401.

[210] JUNNA Z, GONGDE C, JINYING X, et al. Serum AFU, 5′- NT and AFP as biomarkers for primary hepatocellular carcinoma diagnosis [J]. Open Med (Wars), 2017,12:354 - 358.

[211] SENGUPTA S, PARIKH N D. Biomarker development for hepatocellular carcinoma early detection: current and future perspectives [J]. Hepat Oncol, 2017,4 (4):111 - 122.

[212] GIARDINA M G, MATARAZZO M, VARRIALE A, et al. Serum alpha-L-fucosidase. A useful marker in the diagnosis of hepatocellular carcinoma [J]. Cancer, 1992,70(5):1044 - 1048.

[213] HU Z, DING J, MA Z, et al. Quantitative evidence for early metastatic seeding in colorectal cancer [J]. Nat Genet, 2019,51(7):1113 - 1122.

[214] SUN B S, DONG Q Z, YE Q H, et al. Lentiviral-mediated miRNA against osteopontin suppresses

tumor growth and metastasis of human hepatocellular carcinoma [J]. Hepatology, 2008, 48(6): 1834 - 1842.

[215] HUANG H, ZHANG X F, ZHOU H J, et al. Expression and prognostic significance of osteopontin and caspase-3 in hepatocellular carcinoma patients after curative resection [J]. Cancer Sci, 2010, 101(5): 1314 - 1319.

[216] YANG X, LIANG L, ZHANG X F, et al. MicroRNA - 26a suppresses tumor growth and metastasis of human hepatocellular carcinoma by targeting interleukin-6-Stat3 pathway [J]. Hepatology, 2013, 58(1): 158 - 170.

[217] XUE Y H, ZHANG X F, DONG Q Z, et al. Thrombin is a therapeutic target for metastatic osteopontin-positive hepatocellular carcinoma [J]. Hepatology, 2010, 52(6): 2012 - 2022.

[218] DONG Q Z, ZHANG X F, ZHAO Y, et al. Osteopontin promoter polymorphisms at locus −443 significantly affect the metastasis and prognosis of human hepatocellular carcinoma [J]. Hepatology, 2013, 57(3): 1024 - 1034.

[219] YE Q H, ZHU W W, ZHANG J B, et al. Golm1 modulates EGFR/RTK cell-surface recycling to drive hepatocellular carcinoma metastasis [J]. Cancer Cell, 2016, 30(3): 444 - 458.

[220] GIANNELLI G, BERGAMINI C, MARINOSCI F, et al. Clinical role of MMP - 2/TIMP - 2 imbalance in hepatocellular carcinoma [J]. Int J Cancer, 2002, 97(4): 425 - 431.

[221] HAYASHIDA Y, HONDA K, IDOGAWA M, et al. E-cadherin regulates the association between beta-catenin and actinin-4 [J]. Cancer Res, 2005, 65(19): 8836 - 8845.

[222] GIANNELLI G, FRANSVEA E, MARINOSCI F, et al. Transforming growth factor-beta1 triggers hepatocellular carcinoma invasiveness via alpha3beta1 integrin [J]. Am J Pathol, 2002, 161(1): 183 - 193.

[223] CHANG R M, XU J F, FANG F, et al. MicroRNA - 130b promotes proliferation and EMT-induced metastasis via PTEN/p - AKT/HIF - 1alpha signaling [J]. Tumour Biol, 2016, 37(8): 10609 - 10619.

[224] CHANG L, LI K, GUO T. miR - 26a - 5p suppresses tumor metastasis by regulating EMT and is associated with prognosis in HCC [J]. Clin Transl Oncol, 2017, 19(6): 695 - 703.

[225] HUANG M, WU S, HU Q, et al. Agkihpin, a novel SVAE may inhibit the migration and invasion of liver cancer cells associated with the inversion of EMT induced by Wnt/beta-catenin signaling inhibition [J]. Biochem Biophys Res Commun, 2016, 479(2): 283 - 289.

[226] BAUMANN P, CREMERS N, KROESE F, et al. CD24 expression causes the acquisition of multiple cellular properties associated with tumor growth and metastasis [J]. Cancer Res, 2005, 65(23): 10783 - 10793.

[227] XIE Z, CHOONG P F, POON L F, et al. Inhibition of CD44 expression in hepatocellular carcinoma cells enhances apoptosis, chemosensitivity, and reduces tumorigenesis and invasion [J]. Cancer Chemother Pharmacol, 2008, 62(6): 949 - 957.

[228] GUO W, LIU S, CHENG Y, et al. ICAM - 1-related noncoding RNA in cancer stem cells maintains ICAM - 1 expression in hepatocellular carcinoma [J]. Clin Cancer Res, 2016, 22(8): 2041 - 2050.

[229] ZHOU L, HAYASHI Y, ITOH T, et al. Expression of urokinase-type plasminogen activator, urokinase-type plasminogen activator receptor, and plasminogen activator inhibitor-1 and -2 in hepatocellular carcinoma [J]. Pathol Int, 2000, 50(5): 392 - 397.

[230] IIZUKA N, TAMESA T, SAKAMOTO K, et al. Different molecular pathways determining extrahepatic and intrahepatic recurrences of hepatocellular carcinoma [J]. Oncol Rep, 2006, 16(5): 1137 - 1142.

[231] HOU J, LIN L, ZHOU W, et al. Identification of miRNomes in human liver and hepatocellular carcinoma reveals miR - 199a/b - 3p as therapeutic target for hepatocellular carcinoma [J]. Cancer Cell, 2011, 19(2): 232 - 243.

[232] FORNARI F, GRAMANTIERI L, FERRACIN M, et al. MiR - 221 controls CDKN1C/p57 and CDKN1B/p27 expression in human hepatocellular carcinoma [J]. Oncogene, 2008, 27(43): 5651 - 5661.

[233] MEDINA R, ZAIDI S K, LIU C G, et al. MicroRNAs 221 and 222 bypass quiescence and compromise cell survival [J]. Cancer Res, 2008, 68(8): 2773 - 2780.

[234] CHAN J A, KRICHEVSKY A M, KOSIK K S. MicroRNA - 21 is an antiapoptotic factor in human glioblastoma cells [J]. Cancer Res, 2005, 65(14): 6029 - 6033.

[235] SI M L, ZHU S, WU H, et al. miR - 21-mediated tumor growth [J]. Oncogene, 2007, 26(19): 2799 - 27803.

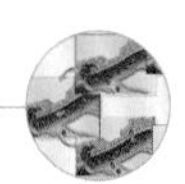

[236] YANG X, ZHANG X F, LU X, et al. MicroRNA - 26a suppresses angiogenesis in human hepatocellular carcinoma by targeting hepatocyte growth factor-cMet pathway [J]. Hepatology, 2014,59(5):1874 - 1885.

[237] YANG Z, MIAO R, LI G, et al. Identification of recurrence related microRNAs in hepatocellular carcinoma after surgical resection [J]. Int J Mol Sci, 2013,14(1):1105 - 1118.

[238] UTSUNOMIYA T, ISHIKAWA D, ASANOMA M, et al. Specific miRNA expression profiles of non-tumor liver tissue predict a risk for recurrence of hepatocellular carcinoma [J]. Hepatol Res, 2014,44(6):631 - 638.

[239] SATO F, HATANO E, KITAMURA K, et al. MicroRNA profile predicts recurrence after resection in patients with hepatocellular carcinoma within the Milan Criteria [J]. PLoS One, 2011,6(1):e16435.

[240] ZHU H T, DONG Q Z, SHENG Y Y, et al. MicroRNA - 29a - 5p is a novel predictor for early recurrence of hepatitis B virus-related hepatocellular carcinoma after surgical resection [J]. PLoS One, 2012,7(12):e52393.

[241] CALLEGARI E, ELAMIN B K, GIANNONE F, et al. Liver tumorigenicity promoted by microRNA - 221 in a mouse transgenic model [J]. Hepatology, 2012, 56(3):1025 - 1033.

[242] TOMIMARU Y, EGUCHI H, NAGANO H, et al. MicroRNA - 21 induces resistance to the anti-tumour effect of interferon-alpha/5-fluorouracil in hepatocellular carcinoma cells [J]. Br J Cancer, 2010, 103(10):1617 - 1626.

[243] GEBERT L F, REBHAN M A, CRIVELLI S E, et al. Miravirsen (SPC3649) can inhibit the biogenesis of miR - 122 [J]. Nucleic Acids Res, 2014,42(1):609 - 621.

[244] LU Z, XIAO Z, LIU F, et al. Long non-coding RNA HULC promotes tumor angiogenesis in liver cancer by up-regulating sphingosine kinase 1 (SPHK1) [J]. Oncotarget, 2016,7(1):241 - 254.

[245] ISHIBASHI M, KOGO R, SHIBATA K, et al. Clinical significance of the expression of long non-coding RNA HOTAIR in primary hepatocellular carcinoma [J]. Oncol Rep, 2013,29(3):946 - 950.

[246] YU F J, ZHENG J J, DONG P H, et al. Long non-coding RNAs and hepatocellular carcinoma [J]. Mol Clin Oncol, 2015,3(1):13 - 17.

[247] GUO F, LI Y, LIU Y, et al. Inhibition of metastasis-associated lung adenocarcinoma transcript 1 in CaSki human cervical cancer cells suppresses cell proliferation and invasion [J]. Acta Biochim Biophys Sin (Shanghai), 2010,42(3):224 - 229.

[248] ZHANG L, YANG F, YUAN J H, et al. Epigenetic activation of the MiR - 200 family contributes to H19-mediated metastasis suppression in hepatocellular carcinoma [J]. Carcinogenesis, 2013, 34(3): 577 - 586.

[249] ZHANG J, FAN D, JIAN Z, et al. Cancer specific long noncoding RNAs show differential expression patterns and competing endogenous RNA potential in hepatocellular carcinoma [J]. PLoS One, 2015, 10 (10):e0141042.

[250] YUAN S X, YANG F, YANG Y, et al. Long non-coding RNA associated with microvascular invasion in hepatocellular carcinoma promotes angiogenesis and serves as a predictor for hepatocellular carcinoma patients' poor recurrence-free survival after hepatectomy [J]. Hepatology, 2012,56(6):2231 - 2241.

[251] YUAN S X, WANG J, YANG F, et al. Long noncoding RNA DANCR increases stemness features of hepatocellular carcinoma by derepression of CTNNB1 [J]. Hepatology, 2016,63(2):499 - 511.

[252] TANG J, ZHUO H, ZHANG X, et al. A novel biomarker Linc00974 interacting with KRT19 promotes proliferation and metastasis in hepatocellular carcinoma [J]. Cell Death Dis, 2014,5:e1549.

[253] XU L, ZHANG M, ZHENG X, et al. The circular RNA ciRS - 7 (Cdr1as) acts as a risk factor of hepatic microvascular invasion in hepatocellular carcinoma [J]. J Cancer Res Clin Oncol, 2017,143(1):17 - 27.

[254] FU L, CHEN Q, YAO T, et al. Hsa_circ_0005986 inhibits carcinogenesis by acting as a miR - 129 - 5p sponge and is used as a novel biomarker for hepatocellular carcinoma [J]. Oncotarget, 2017, 8 (27):43878 - 43888.

[255] HAN D, LI J, WANG H, et al. Circular RNA circMTO1 acts as the sponge of microRNA - 9 to suppress hepatocellular carcinoma progression [J]. Hepatology, 2017,66(4):1151 - 1164.

[256] YAO Z, LUO J, HU K, et al. ZKSCAN1 gene and its related circular RNA (circZKSCAN1) both inhibit hepatocellular carcinoma cell growth, migration, and invasion but through different signaling pathways [J]. Mol Oncol, 2017,11(4):422 - 437.

[257] FU J, XU D, LIU Z, et al. Increased regulatory T

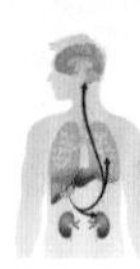



cells correlate with CD8 T-cell impairment and poor survival in hepatocellular carcinoma patients [J]. Gastroenterology, 2007,132(7):2328 - 2339.

[258] ZHU X D, ZHANG J B, ZHUANG P Y, et al. High expression of macrophage colony-stimulating factor in peritumoral liver tissue is associated with poor survival after curative resection of hepatocellular carcinoma [J]. J Clin Oncol, 2008,26(16):2707 - 2716.

[259] JIA J B, WANG W Q, SUN H C, et al. High expression of macrophage colony-stimulating factor-1 receptor in peritumoral liver tissue is associated with poor outcome in hepatocellular carcinoma after curative resection [J]. Oncologist, 2010,15(7):732 - 743.

[260] YANG Y, YE Y C, CHEN Y, et al. Crosstalk between hepatic tumor cells and macrophages via Wnt/beta-catenin signaling promotes M2 - like macrophage polarization and reinforces tumor malignant behaviors [J]. Cell Death Dis, 2018,9(8):793.

[261] YE Y, XU Y, LAI Y, et al. Long non-coding RNA cox - 2 prevents immune evasion and metastasis of hepatocellular carcinoma by altering M1/M2 macrophage polarization [J]. J Cell Biochem, 2018, 119(3):2951 - 2963.

[262] YIN Z, MA T, LIN Y, et al. IL - 6/STAT3 pathway intermediates M1/M2 macrophage polarization during the development of hepatocellular carcinoma [J]. J Cell Biochem, 2018,119(11):9419 - 9432.

[263] FRIDLENDER Z G, SUN J, KIM S, et al. Polarization of tumor-associated neutrophil phenotype by TGF-beta: "N1" versus "N2" TAN [J]. Cancer Cell, 2009,16(3):183 - 194.

[264] YAN C, YANG Q, GONG Z. Tumor-associated neutrophils and macrophages promote gender disparity in hepatocellular carcinoma in zebrafish [J]. Cancer Res, 2017,77(6):1395 - 1407.

[265] ZHOU S L, ZHOU Z J, HU Z Q, et al. Tumor-associated neutrophils recruit macrophages and t-regulatory cells to promote progression of hepatocellular carcinoma and resistance to sorafenib [J]. Gastroenterology, 2016,150(7):1646 - 1658; e17.

[266] CONG J, WANG X, ZHENG X, et al. Dysfunction of natural killer cells by FBP1-induced inhibition of glycolysis during lung cancer progression [J]. Cell Metab, 2018,28(2):243 - 255; e5.

[267] VAUPEL P. Tumor microenvironmental physiology and its implications for radiation oncology [J]. Semin Radiat Oncol, 2004,14(3):198 - 206.

[268] CORBET C, FERON O. Tumour acidosis: from the passenger to the driver's seat [J]. Nat Rev Cancer, 2017,17(10):577 - 593.

[269] BRAND A, SINGER K, KOEHL G E, et al. LDHA-associated lactic acid production blunts tumor immunosurveillance by T and NK cells [J]. Cell Metab, 2016,24(5):657 - 671.

[270] ESTRELLA V, CHEN T, LLOYD M, et al. Acidity generated by the tumor microenvironment drives local invasion [J]. Cancer Res, 2013,73(5):1524 - 1535.

[271] KITAJIMA Y, IDE T, OHTSUKA T, et al. Induction of hepatocyte growth factor activator gene expression under hypoxia activates the hepatocyte growth factor/c-Met system via hypoxia inducible factor - 1 in pancreatic cancer [J]. Cancer Sci, 2008, 99(7):1341 - 1347.

[272] AZAB A K, HU J, QUANG P, et al. Hypoxia promotes dissemination of multiple myeloma through acquisition of epithelial to mesenchymal transition-like features [J]. Blood, 2012,119(24):5782 - 5794.

[273] ZHAO X, GAO S, REN H, et al. Hypoxia-inducible factor-1 promotes pancreatic ductal adenocarcinoma invasion and metastasis by activating transcription of the actin-bundling protein fascin [J]. Cancer Res, 2014,74(9):2455 - 2464.

[274] KAMOSHIDA G, OGAWA T, OYANAGI J, et al. Modulation of matrix metalloproteinase-9 secretion from tumor-associated macrophage-like cells by proteolytically processed laminin-332 (laminin-5) [J]. Clin Exp Metastasis, 2014,31(3):285 - 291.

[275] SUETSUGU A, NAGAKI M, AOKI H, et al. Characterization of CD133＋ hepatocellular carcinoma cells as cancer stem/progenitor cells [J]. Biochem Biophys Res Commun, 2006,351(4):820 - 824.

[276] ZHENG Y W, TSUCHIDA T, SHIMAO T, et al. The CD133＋CD44＋ precancerous subpopulation of oval cells is a therapeutic target for hepatocellular carcinoma [J]. Stem Cells Dev, 2014,23(18):2237 - 2249.

[277] TANG K H, MA S, LEE T K, et al. CD133(＋) liver tumor-initiating cells promote tumor angiogenesis, growth, and self-renewal through neurotensin/interleukin-8/CXCL1 signaling [J]. Hepatology, 2012,55(3):807 - 820.

[278] YANG Z F, NGAI P, HO D W, et al. Identification of local and circulating cancer stem cells in human liver cancer [J]. Hepatology, 2008,47(3):919 - 928.

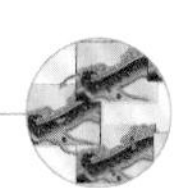

[279] LU J W, CHANG J G, YEH K T, et al. Overexpression of Thy1/CD90 in human hepatocellular carcinoma is associated with HBV infection and poor prognosis [J]. Acta Histochem, 2011,113(8):833 - 838.

[280] YAMASHITA T, JI J, BUDHU A, et al. EpCAM-positive hepatocellular carcinoma cells are tumor-initiating cells with stem/progenitor cell features [J]. Gastroenterology, 2009,136(3):1012 - 1024.

[281] YAMASHITA T, HONDA M, NAKAMOTO Y, et al. Discrete nature of EpCAM+ and CD90+ cancer stem cells in human hepatocellular carcinoma [J]. Hepatology, 2013,57(4):1484 - 1497.

[282] FAN S T, YANG Z F, HO D W, et al. Prediction of posthepatectomy recurrence of hepatocellular carcinoma by circulating cancer stem cells: a prospective study [J]. Ann Surg, 2011,254(4):569 - 576.

[283] ZHANG Y, GUAN D X, SHI J, et al. All-trans retinoic acid potentiates the chemotherapeutic effect of cisplatin by inducing differentiation of tumor initiating cells in liver cancer [J]. J Hepatol, 2013,59(6):1255 - 1263.

[284] YANG Z F, HO D W, NG M N, et al. Significance of CD90+ cancer stem cells in human liver cancer [J]. Cancer Cell, 2008,13(2):153 - 166.

[285] LEHUEDE C, DUPUY F, RABINOVITCH R, et al. Metabolic plasticity as a determinant of tumor growth and metastasis [J]. Cancer Res, 2016, 76 (18):5201 - 5208.

[286] LU M, LU L, DONG Q, et al. Elevated G6PD expression contributes to migration and invasion of hepatocellular carcinoma cells by inducing epithelial-mesenchymal transition [J]. Acta Biochim Biophys Sin (Shanghai), 2018,50(4):370 - 380.

[287] DEWAAL D, NOGUEIRA V, TERRY A R, et al. Hexokinase-2 depletion inhibits glycolysis and induces oxidative phosphorylation in hepatocellular carcinoma and sensitizes to metformin [J]. Nat Commun, 2018,9(1):446.

[288] FENG J, WU L, JI J, et al. PKM2 is the target of proanthocyanidin B2 during the inhibition of hepatocellular carcinoma [J]. J Exp Clin Cancer Res, 2019,38 (1):204.

[289] SHENG S L, LIU J J, DAI Y H, et al. Knockdown of lactate dehydrogenase a suppresses tumor growth and metastasis of human hepatocellular carcinoma [J]. FEBS J, 2012,279(20):3898 - 3910.

[290] WANG M D, WU H, FU G B, et al. Acetyl-coenzyme a carboxylase alpha promotion of glucose-mediated fatty acid synthesis enhances survival of hepatocellular carcinoma in mice and patients [J]. Hepatology, 2016,63(4):1272 - 1286.

[291] LU M, ZHU W W, WANG X, et al. Acot12-dependent alteration of acetyl-coa drives hepatocellular carcinoma metastasis by epigenetic induction of epithelial-mesenchymal transition [J]. Cell Metab, 2019,29(4):886 - 900; e5.

[292] RIOS GARCIA M, STEINBAUER B, SRIVASTAVA K, et al. Acetyl-coa carboxylase 1-dependent protein acetylation controls breast cancer metastasis and recurrence [J]. Cell Metab, 2017, 26(6): 842 - 855; e5.

[293] MARTINEZ-REYES I, CHANDEL N S. Acetyl-CoA-directed gene transcription in cancer cells [J]. Genes Dev, 2018,32(7 - 8):463 - 465.

[294] LEE J V, BERRY C T, KIM K, et al. Acetyl-CoA promotes glioblastoma cell adhesion and migration through $Ca^{2+}$-NFAT signaling [J]. Genes Dev, 2018, 32(7 - 8):497 - 511.

[295] KIM M J, CHOI Y K, PARK S Y, et al. Ppardelta reprograms glutamine metabolism in sorafenib-resistant HCC [J]. Mol Cancer Res, 2017, 15 (9): 1230 - 1242.

[296] ADEBAYO MICHAEL A O, KO S, TAO J, et al. Inhibiting glutamine-dependent mTORC1 activation ameliorates liver cancers driven by beta-catenin mutations [J]. Cell Metab, 2019, 29 (5): 1135 - 1150. e6.

[297] LI B, CAO Y, MENG G, et al. Targeting glutaminase 1 attenuates stemness properties in hepatocellular carcinoma by increasing reactive oxygen species and suppressing Wnt/beta-catenin pathway [J]. EBioMedicine, 2019,39:239 - 254.

# 25 胆管癌转移复发



## 25.1 胆管癌概述

胆管癌约占消化道肿瘤的 3%，在过去 30 年中胆管癌的发生率逐渐升高[1]，5 年生存率维持在 10%左右[2,3]。

男性胆管癌发病率略高于女性，男女比例为 1.3∶1，好发年龄在 50～70 岁。目前认为胆管癌的高危因素包括原发性胆管硬化、胆总管囊肿、华支睾吸虫或慢性伤寒杆菌感染、肝内胆管结石导致的胆道感染[4-6]。近期研究提示，慢性乙型肝炎病毒(HBV)和丙型肝炎病毒(HCV)感染等任何原因导致的肝硬化及吸烟、饮酒，也都是胆管细胞癌的发病诱因。此外亚硝胺、二噁英、石棉和多氯苯胺等化工原料也和胆管癌的发生相关。胆管上皮内瘤变及胆管的导管内乳头状瘤是胆管癌的癌前病变。

胆管癌根据肿瘤发生部位分为肝内胆管癌、肝门部胆管癌和肝外胆管癌。

肝内胆管癌是一种胆道上皮分化的肝内恶性肿瘤，可起源于肝内胆道的任何部分，包括从段、区胆管及其分支到最小的胆管及胆小管。早期表现为无症状偶然发现肿块，查体通常无特异性体征。仅在晚期出现全身不适、右上腹痛、盗汗、体重减轻等胆道相关症状，以及肝体积增大、黄疸、腹水等。怀疑肝内胆管癌的患者需检查肝功能、肿瘤标志物[癌胚抗原(CEA)、糖类抗原 19-9(CA19-9)和甲胎蛋白(AFP)]和肝炎指标，因肝炎是肝内胆管癌的危险因素之一。影像学检查常表现为边界不清、密度不均、边缘增强、中央延期增强的肝内肿块。肝内胆管癌常伴有周边小胆管扩张，体积增大后还可以侵犯肝的中央血管结构。患者常因肝脏肿块行肝脏穿刺，病理提示为腺癌；因肝脏最常见的腺癌是转移癌，此时应积极寻找原发灶，若无明确原发灶，最可能的诊断即为肝内胆管癌。肝内胆管癌的免疫组化常表现为细胞角蛋白 7(CK7)、CK19、CEA、上皮细胞膜抗原(EMA)阳性和血型抗原阳性。

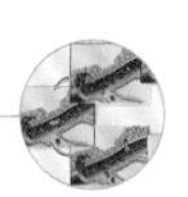

根治性手术切除是唯一可能治愈肝内胆管癌的方法。可切除的肝内胆管癌术式多采用肝段或肝叶切除，具体需要综合考虑患者的情况，如肿瘤的生物学性质、肿瘤大小、转移情况、血管及淋巴结累及情况等，只有<30%的患者能做到根治性切除。目前的研究不推荐肝内胆管癌患者进行肝移植。另外，混合型肝细胞癌-胆管癌患者肝移植后1年和5年累计复发率分别为42%、65%。

肝门胆管癌占胆管癌发病率为40%～60%。大部分患者表现为右上腹痛、瘙痒、神经性厌食、乏力不适及体重下降。左右胆管(未侵犯汇合部)的肿瘤会引起无黄疸的肝功能异常，在影像学检查上表现为同侧肝萎缩。查体除了黄疸及偶可触及增大变硬的肝脑外，肝外一般无特异体征。腹部超声及磁共振胰胆管成像(magnetic resonance cholangiopancreatography, MRCP)可评估胆道梗阻程度，CT常用于评估肿瘤分期。肝门部胆管癌有多种临床分期。其中Bismuth-Corlette分期以肿瘤累及胆管的解剖结构为依据，对于手术方式的选择具有重要参考价值，但该分期并未表述血管浸润、淋巴结转移及肝脏萎缩等因素。美国纪念斯隆-凯特琳癌症中心T分期系统是根据肿瘤累及胆管范围、门静脉侵犯合并肝叶萎缩3个因素对肝门部胆管癌进行分期。该分期系统在判断可切除性和预后方面均优于Bismuth-Corlette分期，但未体现肝动脉侵犯、淋巴结转移和远处转移等病理要素。TNM分期是基于病理指标的一种分期系统，有助于判断患者预后，但由于术前几乎得不到分期所需相关资料，对术前判断分期的帮助非常有限，它的作用在于术后分期和评价复发转移风险。Bismuth-Corlette分期、MKSCC T分期和TNM分期，均是以手术病理为基础的，而来自美国梅奥诊所的Chaiteerakij等提出了一种针对肝门部胆管癌的新型分期方法，该团队综合了东部肿瘤协作组(ECOG)状态评分、肿瘤大小与数目、血管受累情况、淋巴结和腹膜转移情况，以及CA19-9水平等指标进行分期，这种新型的分期方法在初诊时、手术前就能获得所有变量信息，并不依靠病理检查，适用于非手术或不能手术患者的临床评估。

肝门部胆管癌根治切除术需按照不同的分型选择具体手术方式，目的为彻底切除肿瘤，便于肝管与空肠吻合。手术前是否应植入支架还有待讨论。需要切除50%或更多肝实质的患者术前支架减轻黄疸可以提高手术安全性。在肝门部胆管癌治疗方案确定之前，应置入塑料胆道或覆膜自膨式金属支架。覆膜支架可阻止肿瘤生长，但可能导致肿瘤转移并提高急性胆囊炎和胰腺炎的发生率。肝移植辅助放化疗是治疗晚期肝门部胆管癌最好的方法，但只有一小部分患者适宜手术。肝移植手术标准包括肿瘤直径≤3 cm不可切除的肝门部胆管癌且无肝内或肝外转移，术后5年无复发生存率为68%。肝门部胆管癌合并原发性硬化性胆管炎患者应积极行肝移植手术。

肝外胆管癌是来自肝外胆管上皮的恶性肿瘤，占胆管癌的20%～30%，占壶腹周围癌的5%～10%。患者通常表现为进行性黄疸加重、腹痛、体重下降、发热与皮肤瘙痒。CT和MRCP可较好地显示胆管和血管解剖，典型的影像学检查表现为胰头部梗阻引起的肝外胆道和胆囊扩张。肝外胆管癌一般不会引起胰管梗阻。除非怀疑炎症引起末端胆管梗阻，否则一般无需穿刺活检，因活检阴性并不能排除恶性占位；除非有确实的证据，否则引起末端胆道梗阻的肿块均为恶性。手术是肝外胆管癌根治的唯一方式。中段胆管癌应尽量保证R0切除，清扫淋巴结，肝十二指肠韧带内管道脉络化，再行肝总管空肠Roux-en-Y吻合术；下段胆管癌治疗原则同壶腹部癌，行胰头十二指肠切除术。

## 25.2 胆管癌转移复发的特点

### 25.2.1 胆管癌转移复发的临床规律

胆管癌存在多种转移方式，如直接浸润、种植、淋巴道及血行转移等途径，其中局部淋巴结转移为胆管癌最主要的转移方式。不同部位的胆管癌，其淋巴结转移途径也有所区别。肝内胆管癌的扩散转移特点因所处肝叶位置而不同。位于左肝叶外叶两段(Ⅱ、Ⅲ段)的肝内胆管细胞癌更容易转移至胃小弯侧淋巴结，随之进入腹腔干淋巴结；右肝(Ⅴ～Ⅷ段)肿瘤更易发生肝门淋巴结转移，并汇入下腔静脉和主动脉旁淋巴结。在最新的美国癌症联合委员会(AJCC)分期中，腹腔干、下腔静脉和主动脉旁淋巴结转移被归入远处转移。肝门部胆管细胞癌主要沿肝总动脉、门静脉周围和胰头上方的淋巴结转移。肝门部胆管癌多紧邻门静脉，一旦肿瘤体积增大较易造成门静脉堵塞，而引发同侧肝叶萎缩。肝外胆管细胞癌可通过淋巴结引流转移至肝门部和肝十二指肠韧带内胆管周围静脉丛淋巴结，进一步蔓延至主动脉旁、腔静脉旁、肠系膜上动脉旁和动脉干旁淋巴结。与肝内胆管细胞癌一样，肝外胆管细胞癌可以转移至腹膜肺或胸膜等远处器官，不过远处转移的概率相对较低。

胆管癌的血管浸润较为常见，病理学研究发现胆管癌标本的血管浸润阳性率>50%[7]，胆管癌经血行转移可以引起肝内转移及腹膜、肺、胸膜、骨骼、肾上腺、肾、脾和胰腺等远处器官转移。值得注意的是，肝内胆管细胞癌局部肝侵犯归于 T 分期而非 M 分期。

经神经周围间隙浸润转移是指肿瘤细胞包绕神经纤维，进入神经束膜内并沿其扩展的局部浸润、转移现象。胆管癌细胞可通过胆管周围的神经周围间隙向外转移，这是胆管癌比较特别的转移方式。神经周围间隙浸润的胆管癌患者预后明显不良[8]。胆管癌细胞的神经周围间隙浸润与十二指肠韧带内结缔组织的转移明显相关，提示肝十二指肠韧带结缔组织的癌转移可能通过神经周围间隙癌细胞扩散而实现。

### 25.2.2 胆管癌转移复发的影像学诊断

多种影像学检查可用于评估肝门部胆管细胞癌局部复发与转移情况。腹部 B 超可用于评估胆道梗阻程度，有经验的医师还可评估血管受累和胆道扩张的情况。经皮穿刺肝胆道成像（percutaneous transhepatic cholangiography，PTC）、内镜逆行胆胰管成像（endoscopic retrograde cholangiopancreatography，ERCP）、MRCP 能清楚地显示肝内、外胆管的影像，显示病变的部位，能有效地指导手术是否可切除，其中 PTC 及 ERCP 还在胆道梗阻诊治中起重要作用。MRCP 因其无创的优势，推荐用于有创操作前的胆道评估。

CT 检查建议包括胸部、腹部和盆腔平扫及动脉增强，以全面评价局部胆道受累范围、淋巴结转移、血管侵犯程度及远处病变。其中肝门部胆管癌建议加行肝门部薄层扫描。CT 表现通常为肝内胆管扩张和胆囊萎缩、肿瘤近端的肝外胆管扩张，以及门静脉受累引起的同侧肝叶萎缩。肝外胆管细胞癌推荐使用包含胰头和门静脉的薄层和动脉期扫描，典型表现为胰头部梗阻引起的肝外胆道和胆囊扩张。末端胆管细胞癌一般不会引起胰管梗阻，很少出现双管征。

MRI 增强扫描对发现转移复发灶和胆管梗阻性质的灵敏度和准确性好于 CT，可更准确地反映肿瘤局部侵袭及管周浸润情况，能清晰、完整地显示胆管系统，尤其适用于评估管周浸润型肝内胆管癌，从而较准确地反映肿瘤的 T 分期。

PET/CT 可用于全身检查或术后复查，对疾病复发部位给出明确诊断。但胆管癌多表现为低 $^{18}$F-氟代脱氧葡萄糖（$^{18}$F-FDG）摄取[9]。近年来出现的 PET/MRI 以及荧光显像等分子显像技术，有望为肝内胆管癌的临床诊断与决策提供新的手段[10]。

### 25.2.3 影响胆管癌转移复发的临床病理因素

胆管癌首选手术治疗，但仅<30%的患者在诊断为胆管癌的时候有切除可能[11]。选择手术切除的患者 5 年生存率依类别分别为：肝内胆管癌 18.1%～38%；肝外胆管癌 27%～37%；肝门部胆管癌 20%～40%。

研究提示术前影像学评估为可切除的肝内胆管癌患者，其中位生存期为 36 个月[12]。多发病灶、脉管侵犯、淋巴结转移是肝内胆管癌的术后复发及不良预后的高危因素。Endo 等报道较大肿瘤（直径>5 cm）可能是术后复发及早期死亡的影响因素[12]，而更多研究提示对于根治术患者，肿瘤大小对患者生存没有影响。高度侵袭性是肝内胆管癌的重要生物学特征，手术切缘是影响术后复发及生存的重要因素，因此国内外指南均规定肝内胆管癌的手术切除应符合 R0 原则[13,14]，但对于 R0 切除的宽度界定目前尚无定论。近年研究发现>1 cm 的切缘术后生存获益更大，因此越来越多的观点支持在保证剩余肝脏体积的情况下，做到尽可能宽的手术切缘[15]。

对于 Bismuth Ⅰ型及Ⅱ型肝门部胆管癌患者，多采取肝外胆管、胆囊整体切除、淋巴清扫及胆管空肠 Roux-en-Y 吻合；Ⅲ型患者在此基础上再行左/右半肝切除。TNM 分期Ⅱ期以上患者，肝Ⅰ段常受累及，故多予切除。由于手术切除范围广，使此类手术患者存在残余肝体积不足风险较高，因此术前可采用门静脉栓塞术栓塞计划切除侧肝脏，促进残余肝快速再生，以改善术后残肝体积[16]。接受根治术的肝门部胆管癌的中位生存期为 35 个月，肿瘤复发的主要危险因素为切缘阳性和淋巴结转移[17]。CA19-9>200 kU/L 提示肝门部胆管癌患者预后不良。

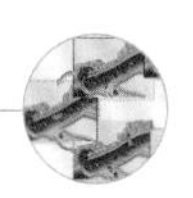

肝外胆管癌与其他类型的胆管癌差别较大，此类胆管癌手术多采取胰十二指肠切除术，胆管切除至肝门部并清扫相关引流区域的淋巴结。通常认为肝外胆管癌的预后较胰头癌更好[18]。是否 R0 切除、淋巴结转移与预后显著相关。也有研究提示 CA19－9 显著升高、病理分化差为不良预后因素。

## 25.3 胆管癌转移复发的预防与治疗

### 25.3.1 胆管癌术后转移复发的预防

(1) 根治术后的辅助性化疗

因胆道肿瘤发生率低，有关胆管癌辅助化疗的效果及安全性的研究基本以小样本的回顾性研究为主，并经常同时包含胆管及胆囊癌患者，证据级别较低。值得一提的是，一项纳入 6 712 例患者的荟萃分析，比较了化疗、放疗和放化疗联合辅助治疗与单独手术组的治疗效果，发现辅助治疗组比单独手术治疗组总生存略有提高($OR$：0.74；$P=0.06$)，但未达到统计学意义。辅助化疗组或放化疗组的获益显著优于辅助放疗组，尤其是对于淋巴结阳性患者和 R1 切除的患者从辅助治疗中获益最多[19]。但这些研究中胆管癌患者数目很少，且放化疗方案不一致、选择偏倚明显，对临床的指导意义有限。

Glazer 等[20]研究了可切除的胆管癌患者接受吉西他滨为基础的辅助化疗及新辅助化疗，认为吉西他滨为基础的辅助化疗及新辅助化疗均不能改善根治术后胆管癌患者的预后。而 Dover 等[21]的研究认为，以氟嘧啶类药为基础的辅助放化疗能延长总体生存期(30.2 个月 *vs.* 26.3 个月；$P=0.069$)，在多因素分析中有显著性差异。另有 Murakami 等[22]的研究发现，吉西他滨＋替吉奥作为辅助化疗方案是胆管癌术后患者预后的独立影响因素($P=0.049$)，并且在淋巴结阳性组作用更为明显。因此根治术后的辅助治疗仍有争议，并且各研究方案不统一，患者手术切除情况不一致，仍需要更高证据级别的研究来明确，但对部分患者，如淋巴结阳性或 R1 切除的患者，辅助放化疗可能获益。美国临床肿瘤学会(ASCO)胆道肿瘤辅助治疗指南对于接受根治性切除手术的肝内单管癌患者，建议 6 个月的口服卡培他滨辅助治疗。另外多项研究显示，肝内胆管癌术后辅助性经导管动脉栓塞化疗(tanscatheter arterial chemoembolization，TACE)也可明显降低高危患者的肿瘤复发风险，并带来生存获益[23]。另有研究显示针对乙肝相关肝内胆管癌术后行抗病毒治疗，可显著降低肿瘤复发[24]。

(2) 根治性切除术后辅助性放疗

胆管癌术后高局部复发率给术后辅助局部放疗提供了依据。一些Ⅱ期临床研究[25]和回顾性研究提示术后放疗可以获益，但缺乏可靠的临床证据。对于可切除的肝外及肝门胆管细胞癌，仅限于相对狭小但能达到很高剂量的区域，并且认为对术后微小残存灶效果更为明显，通常采用三维适形放疗、调强适形放疗，照射靶区涵盖淋巴引流区(1.8 Gy/f，共 45 Gy)和瘤床(1.8 Gy/f，共 50.4～59.4 Gy，具体视切缘性质而定)。

### 25.3.2 转移复发性胆管癌的治疗

(1) 复发后再切除

肝内胆管癌的术后复发率高达 60%～70%，且肝内复发最常见。目前，仅有约 9%的复发患者接受了再次肝切除手术[26]。近年研究发现，与姑息性治疗相比，复发后再次肝切除可显著延长患者的总生存期，且仍有部分患者获长期生存甚至治愈的可能[27]。有报道肝内复发接受二次肝切除的预后已接近接受首次肝切除的患者[28]。因此对于可切除的肝内复发病灶，目前指南推荐行再次手术切除以进一步改善患者预后。对选择性的肝门和肝外胆管癌术后转移复发患者进行再手术可能使患者获益，但多为个例经验总结，相关研究报道较少。

(2) 经动脉介入化疗

经肝动脉介入技术包括 TACE、经导管动脉放射栓塞(transcatheter arterial radioembolization，TARE)及肝动脉灌注(hepatic arterial infusion，HAI)化疗等方式。几个小规模研究提示经动脉给药化疗对肝内胆管癌患者具有较好的反应率和可耐受的化疗反应，全身化疗联合动脉化疗较单独全身化疗显示更好的生存[29]。而抗血管药物贝伐珠单抗联合 HAI 化疗较 HAI 化疗似乎并不延长生存。氟脲苷是 HAI 最常见药物，而其他药物也见诸报道，如肝动脉灌注丝裂霉素 C＋氟尿嘧啶或微球，肝动脉灌注顺铂联合全身性氟尿嘧啶，或肝动脉注射表柔比星。HAI 化疗在胆管癌治疗中的作用有待更多的随机对照研究来明确。

有关 TACE 的研究多为回顾性分析，并且治疗方案难以统一。总体来说，TACE 能改善患者的生存率，其总体生存期(OS)可达12～15个月，较支持治疗组3.3个月明显改善[30]。使用药物释放粒子的TACE方案其有效性(OS 11.7个月)与全身性化疗(OS 11个月)效果相当，较传统TACE方案(OS 5.7个月)更有优势[31]。TARE通过置入$^{90}$Y(钇-90)放射粒子，具有介入栓塞和局部放疗的双重优势，在局部晚期及复发性肝内胆管癌中已经显示了积极的治疗意义。近期有Ⅱ期研究发现TARE联合化疗一线治疗局部晚期肝内细胞癌，疾病控制率达98%，中位生存期可达22个月，高于目前的一线化疗方案[32,33]。有文献报道部分接受$^{90}$Y粒子放射性选择性动脉内化疗的患者肿瘤降级至可切除，但例数较少，仍需进一步评估[34]。

(3) 解除胆道梗阻

1) 计划手术患者的术前胆道支架置入：对于计划手术的胆管癌患者，术前是否放置胆道支架是有争议的，因术前胆道支架放置与胆道感染、术后感染率升高、切口感染、住院时间延长相关。目前认为，仅对于严重营养不良、合并急性化脓性胆管炎及计划行肝大部切除术的患者才考虑行术前胆道支架置入[35]。

2) 姑息性治疗的胆道支架置入：对不可切除的胆管癌患者，胆道支架置入可减轻黄疸，并且胆道支架置入较姑息性手术患者术后的生存期更长(19个月 *vs*. 16.5个月)。金属覆膜支架相比于塑料支架，传送半径较小而引流半径相对较大，维持时间也较塑料支架更长(12个月 *vs*. 3个月)，因此能明显减少ERCP等操作次数，降低费用。覆膜金属支架上含有抑制肿瘤生长的药物，因此被认为能减少肿瘤长入支架而造成堵塞，降低感染风险，同时能减少介入操作或术中支架无法取出等情况。但覆膜支架更容易移行，有引起胆囊炎及胰腺炎的风险，因此有研究认为覆膜金属支架与非覆膜金属支架的生存期、费用及并发症都相当；也有认为覆膜金属支架在延长生存期方面更有优势(243 d *vs*. 180 d)。总体来说，首次支架放置可选择塑料支架或者覆膜金属支架；患者预期生存期>4个月时，优先选择金属支架。

(4) 姑息化疗

目前针对不可切除进展期或转移性胆管癌患者的主要治疗选择包括：①临床试验；②以氟嘧啶类药(卡培他滨、S-1或5-氟尿嘧啶)或吉西他滨为基础的化疗；③支持治疗[36]。对于功能状态(PS)评分0～1分的患者可考虑联合化疗，顺铂联合吉西他滨为一线化疗方案。目前关于二线化疗缺乏大型临床研究。基于已有的Ⅱ期临床研究及荟萃分析，二线化疗目前尚无标准方案，可考虑吉西他滨联合奥沙利铂或卡培他滨或S-1；卡培他滨与顺铂或奥沙利铂；氟尿嘧啶与顺铂或奥沙利铂。PS评分为2分的患者可考虑单药吉西他滨、氟尿嘧啶类药物。应鼓励患者参加临床试验[37]。胆管癌的二线治疗长期以来缺乏标准方案。首个探索晚期胆管癌二线化疗的Ⅲ期临床试验ABC-06研究发现，mFOLFOX方案联合最佳支持治疗显著延长了患者OS[38]。

(5) 姑息性放疗

对于无法切除的胆管癌患者，体外放疗可能有助于缓解症状和胆道受压表现。通过体外放疗联合放疗增敏性化疗取得长期生存的报道提示可能部分患者从中受益。一项37例患者的回顾性研究显示，无法切除的肝外胆管癌患者放疗后2年的总生存率及局部控制率分别为22%和71%，其中2例为无肿瘤进展征象[39]。但目前缺乏随机对照试验以明确标准治疗方案及疗效。一些新的治疗手段如术中放疗、腔内短程放疗和调强放疗，在计量分布和毒性控制方面取得进步，但对生存的获益尚不明确。$^{90}$Y放射粒子应用于肝内胆管细胞癌的患者已有越来越多的经验。对12项研究进行汇总分析，显示298例患者的中位OS为15.5个月，且客观反应率为28%[34]。重要的是，1/3的患者中有7/73(10%)患者可转化为可切除的疾病，突出显示多学科团队(MDT)对于胆管癌患者的重要性。但目前姑息性放疗仍缺乏临床对照研究，可鼓励患者参加临床试验。

(6) 免疫治疗

1992年，日本学者率先发现一种可以使免疫细胞失去活力的蛋白质，将其命名为程序性死亡-1(PD-1)，而肿瘤细胞通过表达使PD-1发挥作用的配体——PD-L1来逃脱免疫系统的杀伤。针对此机制，由科学家研发的PD-1/PD-L1抑制剂就是通过阻断肿瘤的这种“免疫逃逸机制”，利用免疫系统对抗肿瘤。靶向PD-1疗法已被批准用于存在错配修复缺陷(dMMR)或高度微卫星不稳定(MSI-H)的晚期肝内胆管癌，因为这类肿瘤多具高负荷肿瘤异抗原，而免疫治疗在此类型肿瘤中疗效显著。在错配修复正常/微卫星稳定(pMMR/MSS)肝内胆管癌中的免疫检查点疗法的疗效尚不明确，且肿瘤

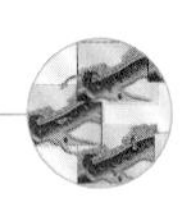

突变负荷(TMB)及PDL-1表达状态的疗效预测作用也尚无定论[40-42]。另外,新一代的双功能免疫药物M7824可同时靶向PD-L1和TGF-β,通过有效抑制免疫逃逸来进一步提高免疫治疗的效果,M7824在一线治疗失败的胆管癌中总缓解率(ORR)为20%,并且不受PD-L1水平影响(缓解持续时间8.3～13.9个月),被美国FDA授予治疗胆管癌的孤儿药资格,其联合化疗用于晚期胆管癌一线治疗的Ⅲ期试验在进行中[43]。

除免疫检查点疗法外,已有使用肿瘤疫苗[44]及免疫细胞疗法[45]成功治疗晚期胆管癌的报道。但目前大多限于小样本及个案报道,尚缺乏大样本、高质量的前瞻性随机对照试验研究的证实。Tran等人通过全外显子测序的方法显示转移性胆管癌的肿瘤浸润淋巴细胞(TIL),这些TIL含有可识别酪氨酸激酶受体2(ErbB2)相互作用蛋白的$CD4^+$ T辅助细胞(Th1)。通过过继疗法接受含有特异突变的多能Th1细胞的TIL的患者可获得更长的部分缓解期。对疾病进展的患者重新进行突变反应性Th1细胞,肿瘤再发缩小[46]。这些结果为$CD4^+$ T细胞对突变抗原起反应导致肿瘤回缩提供证据。识别胆管癌突变中免疫表面抗原是免疫检查点抑制剂取得成功的关键。约有20%的胆管癌患者存在*IDH1*突变,Schumacher等人发现*IDH1*(R132 H)包含适合突变特异性疫苗的免疫原性的表面抗原。针对突变区的多肽诱发的$CD4^+$免疫效应,可应用于抗*IDH1*(R132 H)突变的特异型疫苗[47]。

(7) *靶向治疗*

目前尚没有明确的证据证明靶向药物在胆管癌治疗中的作用,目前研究较多的靶点包括成纤维细胞生长因子受体(EGFR)及血管内皮生长因子(VEGF)。研究结果表明:西妥昔单抗与GemOx方案的联合使用并不能改善患者的预后[48];一项联合厄洛替尼与GemOx方案的研究[49]认为,联合靶向治疗较GemOx方案能延长患者的生存期(OS 5.9个月 *vs*. 3.0个月)。索拉非尼联合吉西他滨单药[50]、西地尼布(cediranib)联合顺铂/吉西他滨方案[51]的研究同样未能或者支持靶向药物使用的结论。贝伐珠单抗联合GemOx方案仅能延长无进展生存期(6.48个月 *vs*. 3.72个月),并不能延长OS(11.31个月 *vs*. 10.34个月,$P=0.64$)。

以*FGFR2*融合、*IDH1/2*突变、*HER2*扩增及*NTRK*融合等为代表的靶点为胆管癌的靶向治疗带来了希望,但目前大多处于研发与临床研究阶段[61]。*IDH1*基因突变在肝内胆管癌中的发生率为10%～30%。据最新公布的ClarlDHy研究显示,*IDH1*突变口服抑制剂艾伏尼布(ivosidenib)与安慰剂相比可显著延长*IDH1*突变型晚期肝内胆管癌患者的无进展生存期,提示靶向*IDH1*突变在肝内胆管癌中的潜在疗效。*FGFR2*基因融合在肝内胆管癌中的发生率为10%～20%。从目前公布的Ⅱ期研究结果显示,针对既往治疗失败的晚期胆管癌,靶向*FGFR*治疗的客观反应率为20.7%～35.5%,疾病控制率可达79%～83.6%,中位生存期可达到21.1个月[52]。基于FIGHT-202研究的结果,美国FDA最近已批准培米替尼(pemigatinib)用于既往治疗失败的*FGFR2*融合阳性肝内胆管癌[53]。同时,多个头对头比较FGFR抑制剂与化疗一线治疗*FGFR2*融合阳性肝内胆管癌的Ⅲ期临床试验均在进行中,有望为*FGFR2*融合阳性肝内胆管癌的临床治疗带来革命性的变化。

总之,目前没有确凿证据支持在胆管癌患者中使用靶向治疗。免疫检查点抑制剂疗法与化疗、靶向治疗以及局部治疗等常规治疗手段的联合方案是值得关注的热点。

## 25.4 胆管癌转移复发的分子机制

随着测序技术的不断发展,风险预测和治疗导向的胆管癌分子分型研究也不断取得进展。我国学者首先揭示了*IDH1/2*突变作为肝内胆管癌特殊亚型的分类价值,并且开启了针对这一亚型肝内胆管癌靶向治疗及分子机制的研究。经典的上皮-间质转化(EMT)机制一直是胆管癌转移研究的重点,大量EMT过程中的关键分子如上皮钙黏素、β-联蛋白、Snail等被发现在胆管癌组织中异常表达,且与肿瘤的血管侵犯程度和患者预后密切相关,包括非编码RNA(ncRNA)在内的一些新发现、与胆管癌转移复发相关的分子,往往部分或全部通过调控EMT过程影响胆管癌细胞的侵袭转移能力。另外,肿瘤微环境已成为研究肿瘤细胞转移、耐药的热点。大量最新的研究报道肿瘤微环境对胆管癌细胞转移起到重要的调控作用,揭示了许多潜在干预靶点。

### 25.4.1 胆管癌的分子分型

分子分型已成为肿瘤分型的重要研究领域。大

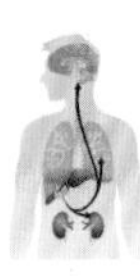



量的研究表明，分子分型是对肿瘤现有病理及临床分型的重要补充，其对肿瘤患者的转移、复发和预后的预测作用有着重要意义。目前，胆管癌的分子分型主要有两种方法：①以基因变异（拷贝数变异、表达谱差异、甲基化谱差异）将胆管癌分为不同亚群[54]，代表性分类标志有 *ErbB2* 扩增、*TP53* 突变、*IDH1/2* 突变等；②以肿瘤细胞中特定蛋白的表达变化和肿瘤细胞排列类型为分类依据，代表性蛋白有 S100P、神经钙黏素、黏蛋白（mucin）等[55,56]。两种方法均能使不同亚群的胆管癌患者在总体生存率上出现显著差异，在临床上显示出一定的指导意义。从突变部位来看，肝内胆管癌多见 *FGFR2* 基因融合伴 *IDH1/2* 和 *BAP1* 突变，肝外胆管癌易发生 *PRKACA/PRKACB* 融合、*ELF3* 和 *ARID1B* 突变[57]。另外，一项基于大样本测序数据的荟萃分析研究显示，肝内胆管癌中有 *PIK3CA* 与 *TP53*、*KRAS* 与 *IDH* 的突变相互排他性，进一步证明了上述基因突变在胆管癌分子分型中的重要价值[58]。目前，各类胆管癌的分子分型方法还很难得到较为统一的结论，部分研究之间甚至相互矛盾，尚不能提出一个可靠、实用的分型方案。鉴于胆管癌较大的异质性，样本数量不足可能是造成上述情况的重要原因之一，因此，胆管癌的分子分型领域需要开展进一步的多中心、大样本、多组学研究。

IDH1/2 是细胞内重要的代谢酶，负责将三羧酸循环的中间产物异柠檬酸催化为 α-酮戊二酸（α-KG）。我国复旦大学课题组在 2013 年与美国梅奥诊所实验室合作率先发现了 *IDH1/2* 在肝内胆管癌中的高频突变，并且其与肝内胆管癌患者较长的总生存期及无瘤生存期相关[59]。*IDH1/2* 在肝内胆管癌中的基因突变均为杂合突变，突变位点均位于 IDH 酶活性的中心位点：*IDH1* 突变发生于第 132 位的精氨酸残基；*IDH2* 突变发生于第 172 位的精氨酸[59]。突变后的 *IDH1/2* 可影响糖代谢通路中的三羧酸循环，还能催化 α-KG 为新代谢中间产物 D-2-羟基戊二酸（D-2-hydroxyglularic acid，D-2-HG）并异常积累[60,61]。积累的 D-2-HG 可竞争性抑制多种重要的双加氧酶活性，发挥表观遗传学调控作用。关于 *IDH* 突变与肝内胆管癌患者预后的关系，最早由我国复旦大学团队基于 326 例肝内胆管癌患者的研究发现，*IDH* 突变的早期肝内胆管癌患者术后无瘤生存期和总生存期明显优于 *IDH* 野生型患者[59]，而另一项 200 例研究发现两组生存期没有明显差异[62]。在晚期肝内胆管癌的患者中，*IDH* 基因型并不影响患者预后[63]。在机制研究方面，Saha 等[64]发现突变的 *IDH* 基因可抑制肝细胞核因子（hepatocyte nuclear factor，HNF）4α 介导的肝细胞分化，促进肝内胆管癌的发生和进展。而另有团队的初步研究结果发现 *IDH* 突变可明显抑制高侵袭转移能力的肝内胆管癌细胞的增殖和转移能力。因此，*IDH* 突变作为一个肝内胆管癌亚群仍有较大争议，需要更大的样本及分层研究来论证其价值；而 *IDH* 突变对肝内胆管癌生物学行为的影响还远未被阐明，肿瘤细胞遗传背景可能影响 *IDH* 在肝内胆管癌中的功能，*IDH* 作为一个肝内胆管癌的治疗靶点，需要更多基础研究来进一步证明。

### 25.4.2 上皮-间质转化对胆管癌侵袭转移的影响

肿瘤细胞的黏附、运动能力改变以及与细胞外基质间的相互作用是肿瘤浸润和转移的关键环节。EMT 是指上皮细胞失去原来的极性，细胞黏附能力下降，迁移运动能力增加，细胞表型向间质细胞转化，主要表现为细胞上皮钙黏素及 CK19 表达下调，而间质细胞特征标志物如波形蛋白和 S100A4 等表达上调。EMT 与肿瘤的恶性生物学行为密切相关，并且被认为是介导胆管癌侵袭转移的关键机制之一。

上皮钙黏素表达下调是 EMT 发生并导致肿瘤侵袭和转移的关键性变化。在胆管癌患者中，上皮钙黏素的表达下调与淋巴结转移和生存、预后明显相关[65]。另外，在 EMT 中上皮钙黏素表达的下调往往伴随神经钙黏素表达上调，Araki 等[66]发现，在肝外胆管癌组织中，神经钙黏素表达上调和上皮钙黏素表达下调明显相关，并且这个钙黏素转换可被 TGF-β 诱导表达，促进肿瘤的进展。神经钙黏素表达程度可能是胆管癌患者重要的预后预测因素。胆管癌细胞中 EMT 相关蛋白波形蛋白和 Twist1 等表达明显升高，上皮钙黏素的下调可以导致波形蛋白表达升高。有研究发现，肝内胆管癌中，55.7%癌组织中波形蛋白表达增加[65]，波形蛋白高表达与胆管癌淋巴结转移及生存率密切相关[65]。机制研究发现，波形蛋白可能通过 *C-src* 调节上皮钙黏素/β-联蛋白复合物来促进胆管癌细胞的侵袭和转移。β-联蛋白是一个细胞质斑蛋白，在正常上皮或非侵袭性肿瘤细胞中，其位于细胞膜上，发生 EMT 后，

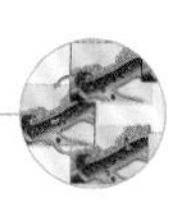

其位于细胞质或细胞核上。发生 EMT 时，EMT 主要通过与 T 细胞因子（TCF）/淋巴增强因子（LEF）共同组成转录调节的激活剂，直接控制 EMT 相关基因的表达，如 *Snail*、*Slug* 等。Gu 等[67]报道 β-联蛋白在肝内胆管癌患者中下调 32/83（38.6%），其膜表达减弱与肿瘤组织血管侵犯相关。

EMT 发生过程中，多种信号通路参与其中，包括 Notch 信号通路、Hedgehog 信号通路、PI3K/Akt 信号通路和 Wnt/β-联蛋白信号通路等[68]。TGF-β 可由肝细胞或病理性的胆管细胞分泌，作用于 TGF-β 受体；TGF-β 与其受体结合后，能够引起 Smad2 和 Smad3 磷酸化，并且与 Smad4 形成异构体，从细胞质进入细胞核，从而调节目标基因的转录。最近有研究报道 Smad7[69]在胆管癌组织中阳性表达率为 68.3%，在合并淋巴结转移和神经侵犯的胆管癌组织中显著高表达，且 Smad7 的高表达与上皮钙黏素表达减少和波形蛋白表达的增加明显相关。TGF-β/Smads 通路活化以后，会引起一系列与调节 EMT 基因表达相关转录调节因子的激活，包括 Snail、Slug 及 Twist 等[70, 71]。其中 Snail 是 EMT 发生的关键调节因子，可抑制上皮细胞表型如上皮钙黏素及细胞角蛋白等基因表达，而增加波形蛋白、S100A4 及神经钙黏素等预示 EMT 发生的基因表达。在肝内胆管癌中，Slug 表达较少，而 Snail 过表达可预测患者生存期和无瘤生存期短。在肝门部胆管癌中上皮钙黏素下调的患者 Slug mRNA 水平明显升高。Slug mRNA 在癌和癌旁组织表达的比值与胆管癌的淋巴结转移、远处转移和患者生存期有关[72]。Twist 是一个碱性螺旋-环-螺旋蛋白，能够被多个信号通路激活，如 Akt 通路、Ras/Raf 和 Wnt 信号通路等[73]。Twist 可以转录抑制上皮钙黏素的表达，促进神经钙黏素的表达，且该过程独立于 Snail 的影响[74]。Twist 在胆管癌组织中表达上调，其表达程度与患者预后呈负相关，与神经钙黏素的表达呈正相关[75]。

### 25.4.3 肿瘤微环境与胆管癌转移

肿瘤微环境（TME）是指肿瘤在发生、生长及转移过程中所处的环境，它不仅包括肿瘤所在组织的结构、成分、功能和代谢，也与肿瘤细胞自身的内在环境有关。TME 主要包括肿瘤局部浸润的免疫细胞、间质细胞及所分泌的活性介质等和肿瘤细胞本身。目前认为，TME 促进了肿瘤细胞的增殖、侵袭能力，增强了肿瘤异质性和耐药性。

肿瘤相关成纤维细胞（CAF）在胆管癌的侵袭和促纤维增生反应中具有重要作用。最近研究已成功分离胆管癌患者组织标本的基质组织，且其染色特点为波形蛋白/α-平滑肌肌动蛋白（α-SMA）阳性表达，CK19、CK7 呈阴性表达[76]。肿瘤扩散需要紧密黏附于上皮细胞，因此需要转化成更利于运动的表型，而这种表型多表现出间质细胞的特点，发生 EMT。其中，S100A4 蛋白可在 EMT 过程中的间质细胞、巨噬细胞以及上皮细胞表达[77]。最近，Fabris 等发现胆管癌患者的肿瘤组织标本中核 S100A4 表达可作为部分患者预后提示指标[78]，核表达的 S100A4 促进胆管癌细胞的侵袭和远处转移，揭示 S100A4 是一个潜在的治疗靶点。另外，肌成纤维细胞（myofibroblast，MF）可以和肿瘤上皮细胞相互作用，促进肿瘤细胞生长，并且与胆管癌患者的预后相关[79]。MF 与胆管癌细胞相互作用中涉及几个信号通路，如 PLK、PDGF、Hh、Notch 信号通路等。有趣的是，Cadamuro 等人发现胆管癌细胞会通过分泌血小板衍生生长因子（PDGF）-D，继而通过分泌血小板衍生生长因子受体 β（PDGFRβ）及 Rho GTP 酶和 c-Jun 氨基端蛋白激酶（c-Jun N-terminal protein kinase，JNK）的活化刺激成纤维细胞迁移[80]。CAF 作为胆管癌治疗靶点已受到高度重视。

除了胆管癌相关的成纤维细胞，肿瘤微环境中富含大量免疫细胞，它们在肿瘤的进展中具有两面性。一方面，免疫细胞可以直接清除肿瘤细胞，或者参与抗肿瘤免疫细胞的诱导活化发挥抗肿瘤作用[81]；另一方面，免疫细胞也可能被募集发挥促肿瘤生长及转移的效应。肿瘤相关巨噬细胞（TAM）按表型极化不同分为 M1、M2 型。M1 型巨噬细胞可产生高水平促炎症细胞因子（IL-1、TNF-α、IL-6 和 IL-23）以及活性氮（$NO^-$）和活性氧（ROS）中间体，有利于提高抗肿瘤活性及免疫力；M2 型巨噬细胞是组织重构、免疫耐受的主要参与者，与肿瘤进展关系密切。尽管很多研究提示 TAM 与肿瘤发展及不良预后相关，但 TAM 在人胆管细胞癌浸润中的意义尚不明确。Hasita 等最近指出，$CD68^+$/$CD163^+$ 巨噬细胞比例和调节性 T 细胞（Tr 细胞）与肝内胆管癌中血管数量有关[82]，肝内胆管癌微血管化程度及肿瘤浸润 Tr 细胞与 $CD163^+$ M2 型巨噬细胞密切程度远高于 $CD68^+$ 巨噬细胞[82]。值得注意

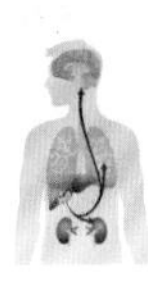



的是，表达 CD163$^{+}$ 巨噬细胞的肝内胆管癌患者比 CD68$^{+}$ 患者的无病生存期更短。Ohira 等人发现，分别向 3 种肝内胆管癌细胞株培养液中加入巨噬细胞，可导致 CD163$^{+}$ 巨噬细胞以及信号转导及转录激活因子 3(STAT3)表达和活化[83,84]。人胆管癌细胞(HuCCT1)的上清液可强烈诱导 STAT3 活化和巨噬细胞极化，转化为 M2 型巨噬细胞，促进相关细胞因子如 IL－10、血管内皮生长因子－A(VEGF－A)、TGF－β 和基质金属蛋白酶(MMP)2 表达[82]。这些结果表明肝内胆管癌通过 STAT3 信号通路影响血管生成和免疫抑制，并使部分巨噬细胞分化为 M2 表型。此外，该研究还指出，体内 TAM 分泌的 TNF－α 可促进肝内胆管癌细胞中 CXC 类趋化因子受体 4(CXCR4)的表达，进而提高肿瘤细胞迁移和侵袭能力。Techasen 等认为，由巨噬细胞分泌的各种细胞因子，如 IL－4、IL－6、IL－10、TGF－β 和 TNF－α(多由 M2 型巨噬细胞分泌)，通过增强 Snail 核易位和减少上皮钙黏素表达来诱发 EMT。而在胆管癌细胞培养液中添加巨噬细胞，可导致胆管癌细胞上皮钙黏素、CK19 表达减少，同时诱导间质标记 S100A4 和 MMP9 表达[77,85]。

胆管肿瘤周围有丰富的血管网络，它为胆管癌细胞的生长提供了充足的氧气和代谢物支持。这个血管生成可能有赖于 VEGF－C 的过表达，而 VEGF－C 是由 TGF－β 和 β-联蛋白刺激周围间质细胞和肿瘤细胞所表达的一种蛋白质[86]。这表明胆管癌细胞通过自分泌/旁分泌机制产生 VEGF，并进一步提示 TAM 在 VEGF 调节血管生成的过程中发挥重要作用。

### 25.4.4 非编码 RNA 在胆管癌转移复发中的研究

ncRNA 是指一类虽经转录却不编码蛋白质的 RNA 总称，包括微小 RNA(miRNA)、长链非编码 RNA(lncRNA)、环状 RNA(circRNA)、假基因(pseudogene)、小干扰 RNA(siRNA)等。越来越多的证据显示 miRNA、lncRNA、circRNA 等在人类疾病特别是肿瘤中起着巨大作用。

miRNA 可以通过多种途径调控肿瘤细胞的生物学特性。在胆管癌中，miR－200c 可通过负调控神经细胞黏附分子 1(neural cell adhesion molecule 1, NCAM1)，抑制 EMT 过程发挥抑癌作用[87,88]。此外 miR139、miR141 及 miR629 也可能通过抑制 EMT 过程发挥抑癌作用[87]。miR－221 可作用于磷酸酶和张力蛋白同源区(PTEN)形成 β-联蛋白/c－Jun 正反馈环路，促进胆管癌的侵袭和转移[89]。miR－21 通过负调控程序性细胞死亡(PDCD)－4 及金属蛋白酶组织抑制因子(TIMP)3 表达，在促进胆管细胞癌生存及转移中发挥作用[90]。miR－204 可通过抑制 Slug 蛋白的表达，降低胆管癌细胞的侵袭和转移[91]。最近有报道 Let－7c 抑制胆管癌细胞增殖的同时可增强其侵袭能力，显示出 ncRNA 对胆管癌生物学行为调控的复杂性[92]。Wang 等发现胆管癌细胞通过炎症反应促进自身增殖和侵袭，其作用机制可能为 lncRNA H19 和肝癌中高度上调(highly up-regulated in liver cancer, HULC)吸附 let－7b/let－7b 和 miR－373/miR－372，促进增殖和转移相关靶基因的表达[93]。miRNA 还可以在胆管细胞癌的诊断中发挥重要的作用：miR－150、miR－106a、miR－26a、miR－21、miR－192、miR－483 等可作为潜在的血清学筛选标志物[94,95]，但目前的研究较多受限于研究样本量及研究方案的设计，其准确性及价值仍有待进一步明确。在这些研究中，针对 miR－21 的研究数量较多，质量也更好[90,96]，血清及尿液中均可检测到其表达，并且这一指标能区分胆管细胞癌患者及胆道良性病变患者，在诊断上具有特殊的作用；miR－26a 的血清表达随着 TMN 分期进展而明显升高，其诊断价值被认为可能与 CA19－9 相媲美。另外，一些回顾性小型研究也同样发现 miR－21、miR－200c、miR－221 等在预测胆管细胞癌患者预后方面存在一定价值，但仍需质量更高的研究进一步明确[89,97]。

lncRNA 同样能调控基因的表达及功能的发挥。长链非编码核仁小 RNA 宿主基因 1(lnc small nucleolar RNA host gene 1, lnc－SNHG1)通过沉默 *CDKN1A* 基因，促进胆管细胞癌的发生[98]。另外，Parasramka 等的研究发现，*BRCAI* 相关蛋白 1(*BRCAI*-associated protein 1, BAP1)依赖性 *NEAT 1* lncRNA 对胆管癌的药物抵抗有显著的作用，*NEAT1* lncRNA 高表达的细胞株对吉西他滨、顺铂、GSK126(EZH2 抑制剂)及曲古抑菌素 A 等药物均有抵抗作用，其半抑制浓度(50% inhibiting concentration, IC50)显著升高，但其深入的机制仍有待进一步研究[99]。部分 lncRNA 则表现为反义 DNA，如 *AFAP1－AS1*，这一 lncRNA 能控制细胞内肌动蛋白细丝相关蛋白 1(actinfilament-

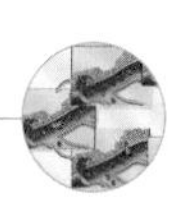

associated protein 1, AFAP1)水平,敲除 *AFAP1 - AS1* 使 AFAP1 水平明显升高,对肿瘤的生长、转移有促进作用[100]。这些机制表明 lncRNA 能通过多种途径影响胆管癌的生物学特性。lncRNA -结肠癌相关转录因子 1(colon cancer-associated transcript 1, CCAT1)能抑制 miR - 152 水平,在胆管细胞癌中促进肿瘤侵袭及转移[101]。这些转录产物之间并非完全是调控的关系,有更多的研究发现,lncRNA 与 mRNA 之间存在共同表达情况:Wang 等[102]通过芯片技术研究胆管细胞癌中异常表达的 lncRNA 及 mRNA,通过预测发现 RNA43085 - SULF1、RNA44112 - CAV1、RNA40431 - ANXA2、RNA47504 - KDM8、RNA58630 - PCSK6、RNA40057 - CYP2D6 这 6 对 lncRNA - mRNA 共表达对,与肿瘤转移及患者的临床预后有关。Lv 等同样发现 ErbB、JAK/STAT、MAPK、VEGF 及 Wnt 信号通路相关的 lncRNA 与 mRNA 共同高表达,提示 lncRNA 与 mRNA 之间的联系仍需要更多的研究[103]。

circRNA 近年来因被发现能调控真核细胞内的基因表达而成为研究热点,circRNA 能抵抗 RNA 酶的降解作用而比较稳定,因此形成后会在细胞质中累积。由于其特殊的形成机制,circRNA 多包含某些基因的外显子,因此 circRNA 能结合 miRNA 可结合原件,调控基因表达甚至直接翻译成蛋白质。所以,circRNA 在疾病的发生、发展过程中可能起重要作用[104]。目前对 circRNA 的研究主要集中在肝癌、肺癌、乳腺癌及结肠癌等高发癌症中,而总体发病率相对较低的胆管细胞癌中可靠的研究相对较少。circRNA CDR1as 是小脑变性相关蛋白 1 (cerebellar degeneration-related protein 1, CDR1)的反义 circRNA,在包括胆管细胞癌在内的多种癌症中均发现其高表达,并与肿瘤细胞的增殖、侵袭及转移明显相关[105]。

目前,ncRNA 在胆管癌转移复发中的研究方兴未艾,大量的研究开始关注 ncRNA 在胆管癌中的异常表达及调控机制[106]。然而,还需要更多的研究来阐明胆管癌转移过程中复杂的调控网络机制。

## 25.5 胆管癌转移复发研究的问题与挑战

(1) *胆管癌诊疗的新技术、新药物研发*

胆管癌的早期诊断依然亟待突破,围绕多种标本(血清、胆汁、粪便等)发掘胆管癌新的肿瘤标志物已成为重要的研究方向。如以胆汁为研究对象,运用蛋白质组学、蛋白质芯片等研究方法,有望找到新的胆管癌早期诊断标志物,然而相关技术如样本的获取、保存及检测仍需一系列标准化的流程以确保检测的可靠性。在胆管癌治疗方面,手术治疗依然是胆管癌的首选方案,但多数患者诊断后存在不可手术切除或转移性疾病,加上早期胆管癌缺乏特异症状,也无敏感的肿瘤标志物,仅少数患者得到手术治疗。吉西他滨+顺铂的联合化疗方案通常用于不能手术的患者,但疗效极其有限,患者 5 年总体生存率依然很低,因此当前临床阶段的胆管癌新药开发显得迫在眉睫。目前还没有特定的靶向药物针对胆管癌批准上市,进入Ⅲ期临床试验的药物有 IDH1 抑制剂艾伏尼布(ivosidenib)、EGFR/ErbB2 抑制剂瓦利替尼(varlitinib)、FGF/PDGF 受体拮抗剂德拉替尼(derazantinib, ARQ - 087),相关临床试验的结果值得期待,可能成为胆管癌治疗的下一个突破。

(2) *胆管癌转移复发动物模型的建立*

目前,胆管癌研究的动物模型以人源肿瘤细胞株在免疫缺陷小鼠皮下或腹腔种植为主,观察胆管癌细胞在小鼠腹腔内转移作为评判胆管癌转移能力的标志。国内也有报道模拟肝门部胆管癌神经侵犯裸鼠动物模型。然而,目前的胆管癌研究动物模型尚不能很好地反应胆管癌的生物学行为或分子表型。人源肿瘤异种移植(patient-derived tumor xenograft, PDX)动物模型在胆管癌转移复发中的研究价值仍有待更多的证据证明。

总之,胆管癌病因复杂、高度侵袭、预后差,与其他实体瘤相比,神经侵犯和淋巴途径转移是其特征表现,转移复发机制被逐渐认识。影像学,特别是功能与分子影像学提供更精准的术前评估与复发监测。分子分型与传统临床病理分型结合为胆管癌的临床决策提供更精准保障,并帮助判断预后和转移复发风险。手术切除仍是胆管癌的唯一根治性治疗手段,对 R0 切除、淋巴结清扫、术后辅助治疗以及复发再切除等的意义得到肯定。局部治疗、靶向治疗及免疫治疗等新型治疗手段发展迅速,为胆管癌转移复发的治疗带来新希望。精准分子分型、寻找靶向治疗敏感人群、定制治疗方案是今后发展的必然趋势。

(徐 骁)

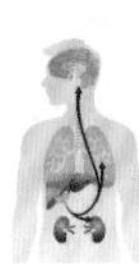



## 参考文献


[1] KHAN S A, DAVIDSON B R, GOLDIN R D, et al. Guidelines for the diagnosis and treatment of cholangiocarcinoma: an update [J]. Gut, 2012, 61 (12):1657-1669.

[2] EVERHART J E, RUHL C E. Burden of digestive diseases in the United States Part III: liver, biliary tract, and pancreas [J]. Gastroenterology, 2009,136 (4):1134-1144.

[3] TYSON G L, EL-SERAG H B. Risk factors for cholangiocarcinoma [J]. Hepatology, 2011,54(1):173-184.

[4] EHLKEN H, ZENOUZI R, SCHRAMM C. Risk of cholangiocarcinoma in patients with primary sclerosing cholangitis: diagnosis and surveillance [J]. Curr Opin Gastroenterol, 2017,33(2):78-84.

[5] PALMER W C, PATEL T. Are common factors involved in the pathogenesis of primary liver cancers? A meta-analysis of risk factors for intrahepatic cholangiocarcinoma [J]. J Hepatol, 2012,57(1):69-76.

[6] RIZVI S, GORES G J. Pathogenesis, diagnosis, and management of cholangiocarcinoma [J]. Gastroenterology, 2013,145(6):1215-1229.

[7] NAGAKAWA T, MORI K, NAKANO T, et al. Perineural invasion of carcinoma of the pancreas and biliary tract [J]. Br J Surg, 1993,80(5):619-621.

[8] BHUIYA M R, NIMURA Y, KAMIYA J, et al. Clinicopathologic studies on perineural invasion of bile duct carcinoma [J]. Ann Surg, 1992,215(4):344-349.

[9] ANDERSON C D, RICE M H, PINSON C W, et al. Fluorodeoxyglucose PET imaging in the evaluation of gallbladder carcinoma and cholangiocarcinoma [J]. J Gastrointest Surg, 2004,8(1):90-97.

[10] FERRONE C, GOYAL L, QADAN M, et al. Management implications of fluorodeoxyglucose positron emission tomography/magnetic resonance in untreated intrahepatic cholangiocarcinoma [J]. Eur J Nucl Med Mol Imaging, 2020,47(8):1871-1884.

[11] RAZUMILAVA N, GORES G J. Cholangiocarcinoma [J]. Lancet, 2014,383(9935):2168-2179.

[12] ENDO I, GONEN M, YOPP A C, et al. Intrahepatic cholangiocarcinoma: rising frequency, improved survival, and determinants of outcome after resection [J]. Ann Surg, 2008,248(1):84-96.

[13] DE JONG M C, NATHAN H, SOTIROPOULOS G C, et al. Intrahepatic cholangiocarcinoma: an international multi-institutional analysis of prognostic factors and lymph node assessment [J]. J Clin Oncol, 2011,29 (23):3140-3145.

[14] 梁后杰秦,沈锋,等. CSCO 胆道系统肿瘤诊断治疗专家共识(2019 版)[J]. 临床肿瘤学杂志,2019,24(9):828-38.

[15] WATANABE Y, MATSUYAMA Y, IZUMI N, et al. Effect of surgical margin width after R0 resection for intrahepatic cholangiocarcinoma: A nationwide survey of the Liver Cancer Study Group of Japan [J]. Surgery, 2020,167(5):793-802.

[16] PALAVECINO M, ABDALLA E K, MADOFF D C, et al. Portal vein embolization in hilar cholangiocarcinoma [J]. Surg Oncol Clin N Am, 2009,18(2):257-267.

[17] GUGLIELMI A, RUZZENENTE A, BERTUZZO F, et al. Assessment of nodal status for perihilar cholangiocarcinoma location, number, or ratio of involved nodes [J]. Hepatobiliary Surg Nutr, 2013,2 (5):281-283.

[18] DICKSON P V, BEHRMAN S W. Distal cholangiocarcinoma [J]. Surg Clin North Am, 2014,94(2):325-342.

[19] HORGAN A M, AMIR E, WALTER T, et al. Adjuvant therapy in the treatment of biliary tract cancer: a systematic review and meta-analysis [J]. J Clin Oncol, 2012,30(16):1934-1940.

[20] GLAZER E S, LIU P, ABDALLA E K, et al. Neither neoadjuvant nor adjuvant therapy increases survival after biliary tract cancer resection with wide negative margins [J]. J Gastrointest Surg, 2012,16(9):1666-1671.

[21] DOVER L L, OSTER R A, MCDONALD A M, et al. Impact of adjuvant chemoradiation on survival in patients with resectable cholangiocarcinoma [J]. HPB (Oxford), 2016,18(10):843-850.

[22] MURAKAMI Y, UEMURA K, SUDO T, et al. Prognostic factors after surgical resection for intrahepatic, hilar, and distal cholangiocarcinoma [J]. Ann Surg Oncol, 2011,18(3):651-618.

[23] LI J, WANG Q, LEI Z, et al. Adjuvant transarterial chemoembolization following liver resection for intrahepatic cholangiocarcinoma based on survival risk stratification [J]. Oncologist, 2015,20(6):640-647.

[24] LEI Z, XIA Y, SI A, et al. Antiviral therapy improves survival in patients with HBV infection and intrahepatic cholangiocarcinoma undergoing liver resection [J]. J

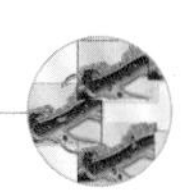

Hepatol, 2018,68(4):655 - 662.

[25] BEN-JOSEF E, GUTHRIE K A, EL-KHOUEIRY A B, et al. SWOG S0809: A phase II intergroup trial of adjuvant capecitabine and gemcitabine followed by radiotherapy and concurrent capecitabine in extrahepatic cholangiocarcinoma and gallbladder carcinoma [J]. J Clin Oncol, 2015,33(24):2617 - 2622.

[26] SPOLVERATO G, KIM Y, ALEXANDRESCU S, et al. Management and outcomes of patients with recurrent intrahepatic cholangiocarcinoma following previous curative-intent surgical resection [J]. Ann Surg Oncol, 2016,23(1):235 - 243.

[27] KITANO Y, YAMASHITA Y-I, NAKAGAWA S, et al. Effectiveness of surgery for recurrent cholangiocarcinoma: a single center experience and brief literature review [J]. Am J Surg, 2020,219(1):175 - 180.

[28] ZHANG X-F, BEAL E W, BAGANTE F, et al. Early versus late recurrence of intrahepatic cholangiocarcinoma after resection with curative intent [J]. Brit J Surg, 2018,105(7):848 - 856.

[29] KONSTANTINIDIS I T, GROOT KOERKAMP B, DO R K, et al. Unresectable intrahepatic cholangiocarcinoma: systemic plus hepatic arterial infusion chemotherapy is associated with longer survival in comparison with systemic chemotherapy alone [J]. Cancer, 2016, 122(5):758 - 765.

[30] KIEFER M V, ALBERT M, MCNALLY M, et al. Chemoembolization of intrahepatic cholangiocarcinoma with cisplatinum, doxorubicin, mitomycin C, ethiodol, and polyvinyl alcohol: a 2-center study [J]. Cancer, 2011,117(7):1498 - 1505.

[31] KUHLMANN J B, EURINGER W, SPANGENBERG H C, et al. Treatment of unresectable cholangiocarcinoma: conventional transarterial chemoembolization compared with drug eluting bead-transarterial chemoembolization and systemic chemotherapy [J]. Eur J Gastroenterol Hepatol, 2012,24(4):437 - 443.

[32] HOFFMANN R T, PAPROTTKA P M, SCHON A, et al. Transarterial hepatic yttrium-90 radioembolization in patients with unresectable intrahepatic cholangiocarcinoma: factors associated with prolonged survival [J]. Cardiovasc Intervent Radiol, 2012, 35(1): 105 - 116.

[33] EDELINE J, TOUCHEFEU Y, GUIU B, et al. Radioembolization plus chemotherapy for first-line treatment of locally advanced intrahepatic cholangiocarcinoma: a phase 2 clinical trial [J]. JAMA oncology, 2020,6(1): 51 - 59.

[34] AL-ADRA D P, GILL R S, AXFORD S J, et al. Treatment of unresectable intrahepatic cholangiocarcinoma with yttrium-90 radioembolization: a systematic review and pooled analysis [J]. Eur J Surg Oncol, 2015,41(1):120 - 127.

[35] STERN N, STURGESS R. Endoscopic therapy in the management of malignant biliary obstruction [J]. Eur J Surg Oncol, 2008,34(3):313 - 317.

[36] BENSON A B, 3RD, D'ANGELICA M I, ABBOTT D E, et al. NCCN guidelines insights: hepatobiliary cancers, version 1. 2017 [J]. J Natl Compr Canc Netw, 2017,15(5):563 - 573.

[37] VALLE J W, BORBATH I, KHAN S A, et al. Biliary cancer: ESMO clinical practice guidelines for diagnosis, treatment and follow-up [J]. Ann Oncol, 2016, 27 (suppl 5):v28 - v37.

[38] LAMARCA A, PALMER D H, WASAN H S, et al. ABC - 06 | A randomised phase III, multi-centre, open-label study of active symptom control (ASC) alone or ASC with oxaliplatin/5 - FU chemotherapy (ASC+mFOLFOX) for patients (pts) with locally advanced/metastatic biliary tract cancers (ABC) previously-treated with cisplatin/gemcitabine (CisGem) chemotherapy. [J]. J Clin Oncol, 2019,37(15_suppl): 4003 - 4003.

[39] GHAFOORI A P, NELSON J W, WILLETT C G, et al. Radiotherapy in the treatment of patients with unresectable extrahepatic cholangiocarcinoma [J]. Int J Radiat Oncol Biol Phys, 2011,81(3):654 - 659.

[40] UENO M, IKEDA M, MORIZANE C, et al. Nivolumab alone or in combination with cisplatin plus gemcitabine in Japanese patients with unresectable or recurrent biliary tract cancer: a non-randomised, multicentre, open-label, phase 1 study [J]. Lancet Gastroenterol Hepatol, 2019,4(8):611 - 621.

[41] KIM R D, CHUNG V, ALESE O B, et al. A phase 2 multi-institutional study of nivolumab for patients with advanced refractory biliary tract cancer [J]. JAMA Oncol, 2020,6(6):888 - 894.

[42] PIHA-PAUL S A, OH D-Y, UENO M, et al. Efficacy and safety of pembrolizumab for the treatment of advanced biliary cancer: Results from the KEYNOTE - 158 and KEYNOTE - 028 studies [J]. Int J Cancer, 2020,147(8):2190 - 2198.

[43] YOO C, OH D-Y, CHOI H J, et al. Phase I study of bintrafusp alfa, a bifunctional fusion protein targeting

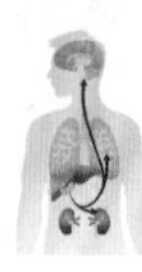



TGF－β and PD－L1, in patients with pretreated biliary tract cancer [J]. J Immunother Cancer, 2020, 8(1):e000564.

[44] LÖFFLER M W, CHANDRAN P A, LASKE K, et al. Personalized peptide vaccine-induced immune response associated with long-term survival of a metastatic cholangiocarcinoma patient [J]. J Hepatol, 2016,65(4):849－855.

[45] KUMAR A, WATKINS R, VILGELM A E. Cell therapy with TILs: training and taming T cells to fight cancer [J]. Front Immunol, 2021,12:690499.

[46] TRAN E, TURCOTTE S, GROS A, et al. Cancer immunotherapy based on mutation-specific CD4＋T cells in a patient with epithelial cancer [J]. Science, 2014,344(6184):641－645.

[47] SCHUMACHER T, BUNSE L, PUSCH S, et al. A vaccine targeting mutant IDH1 induces antitumour immunity [J]. Nature, 2014,512(7514):324－327.

[48] MALKA D, CERVERA P, FOULON S, et al. Gemcitabine and oxaliplatin with or without cetuximab in advanced biliary-tract cancer (BINGO): a randomised, open-label, non-comparative phase 2 trial [J]. Lancet Oncol, 2014,15(8):819－828.

[49] LEE J, PARK S H, CHANG H M, et al. Gemcitabine and oxaliplatin with or without erlotinib in advanced biliary-tract cancer: a multicentre, open-label, randomised, phase 3 study [J]. Lancet Oncol, 2012,13(2):181－188.

[50] MOEHLER M, MADERER A, SCHIMANSKI C, et al. Gemcitabine plus sorafenib versus gemcitabine alone in advanced biliary tract cancer: a double-blind placebo-controlled multicentre phase II AIO study with biomarker and serum programme [J]. Eur J Cancer, 2014,50(18):3125－3135.

[51] VALLE J W, WASAN H, LOPES A, et al. Cediranib or placebo in combination with cisplatin and gemcitabine chemotherapy for patients with advanced biliary tract cancer (ABC－03): a randomised phase 2 trial [J]. Lancet Oncol, 2015,16(8):967－978.

[52] LAMARCA A, BARRIUSO J, MCNAMARA M G, et al. Molecular targeted therapies: Ready for "prime time" in biliary tract cancer [J]. J Hepatol, 2020,73(1):170－185.

[53] ABOU-ALFA G K, SAHAI V, HOLLEBECQUE A, et al. Pemigatinib for previously treated, locally advanced or metastatic cholangiocarcinoma: a multicentre, open-label, phase 2 study [J]. Lancet Oncol, 2020,21(5):671－684.

[54] JUSAKUL A, CUTCUTACHE I, YONG C H, et al. Whole-genome and epigenomic landscapes of etiologically distinct subtypes of cholangiocarcinoma [J]. Cancer Discov, 2017,7(10):1116－1135.

[55] HAYASHI A, MISUMI K, SHIBAHARA J, et al. Distinct clinicopathologic and genetic features of 2 histologic subtypes of intrahepatic cholangiocarcinoma [J]. Am J Surg Pathol, 2016,40(8):1021－1030.

[56] LIAU J Y, TSAI J H, YUAN R H, et al. Morphological subclassification of intrahepatic cholangiocarcinoma: etiological, clinicopathological, and molecular features [J]. Mod Pathol, 2014,27(8):1163－1173.

[57] NAKAMURA H, ARAI Y, TOTOKI Y, et al. Genomic spectra of biliary tract cancer [J]. Nat Genet, 2015,47(9):1003－1010.

[58] ABOU-ALFA G K, ANDERSEN J B, CHAPMAN W, et al. Advances in cholangiocarcinoma research: report from the third Cholangiocarcinoma Foundation Annual Conference [J]. J Gastrointest Oncol, 2016,7(6):819－827.

[59] WANG P, DONG Q, ZHANG C, et al. Mutations in isocitrate dehydrogenase 1 and 2 occur frequently in intrahepatic cholangiocarcinomas and share hypermethylation targets with glioblastomas [J]. Oncogene, 2013,32(25):3091－3100.

[60] FIGUEROA M E, ABDEL-WAHAB O, LU C, et al. Leukemic IDH1 and IDH2 mutations result in a hypermethylation phenotype, disrupt TET2 function, and impair hematopoietic differentiation [J]. Cancer Cell, 2010,18(6):553－567.

[61] TURCAN S, MAKAROV V, TARANDA J, et al. Mutant-IDH1-dependent chromatin state reprogramming, reversibility, and persistence [J]. Nat Genet, 2018,50(1):62－72.

[62] ZHU A X, BORGER D R, KIM Y, et al. Genomic profiling of intrahepatic cholangiocarcinoma: refining prognosis and identifying therapeutic targets [J]. Ann Surg Oncol, 2014,21(12):3827－3834.

[63] GOYAL L, GOVINDAN A, SHETH R A, et al. Prognosis and clinicopathologic features of patients with advanced stage isocitrate dehydrogenase (IDH) mutant and IDH wild-type intrahepatic cholangiocarcinoma [J]. Oncologist, 2015,20(9):1019－1027.

[64] SAHA S K, PARACHONIAK C A, GHANTA K S, et al. Mutant IDH inhibits HNF-4alpha to block hepatocyte differentiation and promote biliary cancer

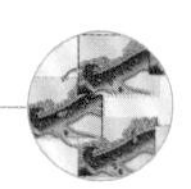

[J]. Nature, 2014,513(7516):110 - 114.

[65] HUANG X Y, ZHANG C, CAI J B, et al. Comprehensive multiple molecular profile of epithelial mesenchymal transition in intrahepatic cholangiocarcinoma patients [J]. PLoS One, 2014,9(5):e96860.

[66] ARAKI K, SHIMURA T, SUZUKI H, et al. E/N-cadherin switch mediates cancer progression via TGF-beta-induced epithelial-to-mesenchymal transition in extrahepatic cholangiocarcinoma [J]. Br J Cancer, 2011,105(12):1885 - 1893.

[67] GU M J, CHOI J H. Clinicopathological significance of E-cadherin, beta-catenin and epidermal growth factor receptor expression in intrahepatic cholangiocarcinoma [J]. Hepatogastroenterology, 2012, 59 (116): 1241 - 1244.

[68] GONZALEZ D M, MEDICI D. Signaling mechanisms of the epithelial-mesenchymal transition [J]. Sci Signal, 2014,7(344):re8.

[69] HUANG Q, LIU L, LIU C H, et al. Expression of Smad7 in cholangiocarcinoma: prognostic significance and implications for tumor metastasis [J]. Asian Pac J Cancer Prev, 2012,13(10):5161 - 5165.

[70] SATO Y, HARADA K, ITATSU K, et al. Epithelial-mesenchymal transition induced by transforming growth factor-{beta} 1/Snail activation aggravates invasive growth of cholangiocarcinoma [J]. Am J Pathol, 2010, 177(1):141 - 152.

[71] WU Y, ZHOU B P. TNF-alpha/NF-kappaB/Snail pathway in cancer cell migration and invasion [J]. Br J Cancer, 2010,102(4):639 - 644.

[72] ZHANG K J, WANG D S, ZHANG S Y, et al. The E-cadherin repressor slug and progression of human extrahepatic hilar cholangiocarcinoma [J]. J Exp Clin Cancer Res, 2010,29:88.

[73] GARG M. Epithelial-mesenchymal transition-activating transcription factors-multifunctional regulators in cancer [J]. World J Stem Cells, 2013,5(4):188 - 195.

[74] YANG Z, ZHANG X, GANG H, et al. Up-regulation of gastric cancer cell invasion by Twist is accompanied by N-cadherin and fibronectin expression [J]. Biochem Biophys Res Commun, 2007,358(3):925 - 930.

[75] DUANGKUMPHA K, TECHASEN A, LOILOME W, et al. BMP - 7 blocks the effects of TGF-beta-induced EMT in cholangiocarcinoma [J]. Tumour Biol, 2014,35(10):9667 - 9676.

[76] MASSANI M, STECCA T, FABRIS L, et al. Isolation and characterization of biliary epithelial and stromal cells from resected human cholangiocarcinoma: a novel in vitro model to study tumor-stroma interactions [J]. Oncol Rep, 2013,30(3):1143 - 1148.

[77] TECHASEN A, LOILOME W, NAMWAT N, et al. Cytokines released from activated human macrophages induce epithelial mesenchymal transition markers of cholangiocarcinoma cells [J]. Asian Pac J Cancer Prev, 2012,13 Suppl:115 - 118.

[78] FABRIS L, CADAMURO M, MOSERLE L, et al. Nuclear expression of S100A4 calcium-binding protein increases cholangiocarcinoma invasiveness and metastasization [J]. Hepatology, 2011,54(3):890 - 899.

[79] CHUAYSRI C, THUWAJIT P, PAUPAIROJ A, et al. Alpha-smooth muscle actin-positive fibroblasts promote biliary cell proliferation and correlate with poor survival in cholangiocarcinoma [J]. Oncol Rep, 2009, 21(4):957 - 969.

[80] CADAMURO M, NARDO G, INDRACCOLO S, et al. Platelet-derived growth factor-D and Rho GTPases regulate recruitment of cancer-associated fibroblasts in cholangiocarcinoma [J]. Hepatology, 2013, 58 (3): 1042 - 1053.

[81] RUFFELL B, AFFARA N I, COUSSENS L M. Differential macrophage programming in the tumor microenvironment [J]. Trends Immunol, 2012,33(3): 119 - 126.

[82] HASITA H, KOMOHARA Y, OKABE H, et al. Significance of alternatively activated macrophages in patients with intrahepatic cholangiocarcinoma [J]. Cancer Sci, 2010,101(8):1913 - 1919.

[83] OHIRA S, ITATSU K, SASAKI M, et al. Local balance of transforming growth factor-beta1 secreted from cholangiocarcinoma cells and stromal-derived factor-1 secreted from stromal fibroblasts is a factor involved in invasion of cholangiocarcinoma [J]. Pathol Int, 2006,56(7):381 - 389.

[84] OHIRA S, SASAKI M, HARADA K, et al. Possible regulation of migration of intrahepatic cholangiocarcinoma cells by interaction of CXCR4 expressed in carcinoma cells with tumor necrosis factor-alpha and stromal-derived factor-1 released in stroma [J]. Am J Pathol, 2006,168(4):1155 - 1168.

[85] TECHASEN A, NAMWAT N, LOILOME W, et al. Tumor necrosis factor-alpha (TNF-alpha) stimulates the epithelial-mesenchymal transition regulator Snail in cholangiocarcinoma [J]. Med Oncol, 2012,29 (5):3083 - 3091.

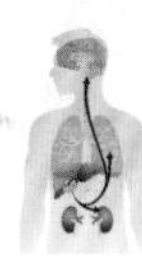



[86] LEYVA-ILLADES D, MCMILLIN M, QUINN M, et al. Cholangiocarcinoma pathogenesis: Role of the tumor microenvironment [J]. Transl Gastrointest Cancer, 2012,1(1):71-80.

[87] OISHI N, KUMAR M R, ROESSLER S, et al. Transcriptomic profiling reveals hepatic stem-like gene signatures and interplay of miR-200c and epithelial-mesenchymal transition in intrahepatic cholangiocarcinoma [J]. Hepatology, 2012,56(5):1792-1803.

[88] MIZUGUCHI Y, ISSE K, SPECHT S, et al. Small proline rich protein 2a in benign and malignant liver disease [J]. Hepatology, 2014,59(3):1130-1143.

[89] LI J, YAO L, LI G, et al. miR-221 promotes epithelial-mesenchymal transition through targeting pten and forms a positive feedback loop with beta-catenin/c-Jun signaling pathway in extra-hepatic cholangiocarcinoma [J]. PLoS One, 2015,10(10):e0141168.

[90] SELARU F M, OLARU A V, KAN T, et al. MicroRNA-21 is overexpressed in human cholangiocarcinoma and regulates programmed cell death 4 and tissue inhibitor of metalloproteinase 3 [J]. Hepatology, 2009,49(5):1595-1601.

[91] QIU Y H, WEI Y P, SHEN N J, et al. miR-204 inhibits epithelial to mesenchymal transition by targeting slug in intrahepatic cholangiocarcinoma cells [J]. Cell Physiol Biochem, 2013,32(5):1331-1341.

[92] XIE Y, ZHANG H, GUO X J, et al. Let-7c inhibits cholangiocarcinoma growth but promotes tumor cell invasion and growth at extrahepatic sites [J]. Cell Death Dis, 2018,9(2):249.

[93] WANG W T, YE H, WEI P P, et al. LncRNAs H19 and HULC, activated by oxidative stress, promote cell migration and invasion in cholangiocarcinoma through a ceRNA manner [J]. J Hematol Oncol, 2016,9(1):117.

[94] WANG L J, HE C C, SUI X, et al. MiR-21 promotes intrahepatic cholangiocarcinoma proliferation and growth in vitro and in vivo by targeting PTPN14 and PTEN [J]. Oncotarget, 2015,6(8):5932-5946.

[95] WANG L J, ZHANG K L, ZHANG N, et al. Serum miR-26a as a diagnostic and prognostic biomarker in cholangiocarcinoma [J]. Oncotarget, 2015,6(21):18631-18640.

[96] HUANG Q, LIU L, LIU C H, et al. MicroRNA-21 regulates the invasion and metastasis in cholangiocarcinoma and may be a potential biomarker for cancer prognosis [J]. Asian Pac J Cancer Prev, 2013,14(2):829-834.

[97] QIAO P, LI G, BI W, et al. microRNA-34a inhibits epithelial mesenchymal transition in human cholangiocarcinoma by targeting Smad4 through transforming growth factor-beta/Smad pathway [J]. BMC Cancer, 2015,15:469.

[98] YU Y, ZHANG M, WANG N, et al. Epigenetic silencing of tumor suppressor gene CDKN1A by oncogenic long non-coding RNA SNHG1 in cholangiocarcinoma [J]. Cell Death Dis, 2018,9(7):746.

[99] PARASRAMKA M, YAN I K, WANG X, et al. BAP1 dependent expression of long non-coding RNA NEAT-1 contributes to sensitivity to gemcitabine in cholangiocarcinoma [J]. Mol Cancer, 2017,16(1):22.

[100] SHI X, ZHANG H, WANG M, et al. LncRNA AFAP1-AS1 promotes growth and metastasis of cholangiocarcinoma cells [J]. Oncotarget, 2017,8(35):58394-58404.

[101] ZHANG S, XIAO J, CHAI Y, et al. LncRNA-CCAT1 Promotes migration, invasion, and emt in intrahepatic cholangiocarcinoma through suppressing miR-152 [J]. Dig Dis Sci, 2017,62(11):3050-3058.

[102] WANG J, XIE H, LING Q, et al. Coding-noncoding gene expression in intrahepatic cholangiocarcinoma [J]. Transl Res, 2016,168:107-121.

[103] LV L, WEI M, LIN P, et al. Integrated mRNA and lncRNA expression profiling for exploring metastatic biomarkers of human intrahepatic cholangiocarcinoma [J]. Am J Cancer Res, 2017,7(3):688-699.

[104] WILUSZ J E. A 360 degrees view of circular RNAs: From biogenesis to functions [J]. Wiley Interdiscip Rev RNA, 2018,9(4):e1478.

[105] ZHANG J, HU H, ZHAO Y, et al. CDR1as is overexpressed in laryngeal squamous cell carcinoma to promote the tumour's progression via miR-7 signals [J]. Cell Prolif, 2018:e12521.

[106] ZHENG B, JEONG S, ZHU Y, et al. miRNA and lncRNA as biomarkers in cholangiocarcinoma (CCA) [J]. Oncotarget, 2017,8(59):100819-10030.

# 26 胰腺癌转移复发



## 26.1 胰腺癌概述

胰腺癌是一种极恶性的消化系统肿瘤，目前居美国肿瘤相关致死病因第 4 位，在中国为第 6 位。临床和基础科学家们多年来对胰腺癌的研究从未停止，但其预后依然十分不理想，年发病率与死亡率接近 1∶1，5 年生存率仅为 8%，因此素有“癌症之王”之名。

导致胰腺癌预后极差的因素有很多。首先，胰腺作为一个腹膜后位器官，其起病往往十分隐匿，超过半数的患者初诊时即已发生远处转移；而发生远处转移者，其 5 年生存率更是不足 3%。因此做好胰腺癌早期筛查和预警是改善预后的重要环节也是热点研究方向之一，需要分子筛查和影像学诊断两方面协同突破以建立成熟的诊断体系。其次，依赖于传统肿瘤标志物如糖类抗原 19－9(CA19－9)等难以满足对胰腺癌早期预测和临床诊断的需求，因此开发新的肿瘤诊断与监测标志物势在必行。目前较为热门的新型肿瘤监测指标主要包括对循环肿瘤细胞(CTC)、循环肿瘤 DNA(ctNDA)等肿瘤来源细胞成分监测的液体活检体系，以及肿瘤相关代谢产物的分析，相关技术的成熟和大规模临床推广或对胰腺癌的早诊、早治具有重大意义。

此外，远处转移则是导致胰腺癌患者死亡的直接原因。引起胰腺癌快速进展和高转移性的细胞分子机制目前尚未明了，需要从胰腺癌本身的分子生物学改变以及胰腺癌发生、发展过程中形成的特殊微环境两方面入手加以探索。目前所知胰腺癌的发生主要由包括 *KRAS*、*TP53*、*Smad4*、*CDKN2A* 等基因驱动，而在其发展过程中又形成许多伴随突变，导致胰腺癌具有极高的异质性。遗憾的是，目前尚未发现明确的药物靶点可以有效控制胰腺癌进展。而近年来学者们发现胰腺癌与其所处的微环境之间存在着复杂的交互和调控网络，或许可挖掘并加以干预的重要环节。

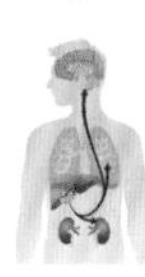



胰腺是一个重要的内分泌和外分泌器官，而胰腺癌主要起源于参与外分泌功能的腺泡和导管成分。当此类结构发生病变时机体出于自我保护机制会引起成纤维细胞的大量增生和纤维化，这也是多数外分泌器官腺癌如结直肠癌、乳腺癌等具有共性的重要病理改变。目前学界普遍认为胰腺癌的纤维化微环境是导致胰腺癌高转移的重要因素，其依赖的方式包括但不限于：高度纤维化导致低氧乏血供酸性微环境引起胰腺癌细胞迁移侵袭能力的增强；高压封闭的微环境导致胰腺癌免疫原性的减弱以及负责免疫监视和免疫清除的免疫细胞功能不足或改变；胰腺癌微环境成分协同在远处器官形成前转移灶等，不一而足。

本章基于胰腺癌复发转移的临床规律和特点对胰腺癌术后复发转移的预测手段进行了总结，并从基因学改变以及肿瘤微环境特点等多角度探讨其中分子机制与相应的治疗进展。

## 26.2 胰腺癌转移复发的临床规律

胰腺癌预后差的主要原因为早期转移至区域淋巴结及远处的器官（最常见为肝转移，其次为腹膜转移及肺转移）。不同靶器官的转移灶在临床上根据病灶大小、数量及对靶器官的功能影响而出现不同的临床表现，但与其他肿瘤转移灶相比并无特异性表现。在确诊胰腺癌时，>80%的患者已出现转移，其中仅1%～2%存在远处转移的患者生存期可达5年以上。行胰腺癌根治性手术的患者中，75%可出现远处转移，而其余25%则出现腹膜种植转移或局部复发。淋巴结或远处转移显著缩短胰腺癌术后患者的生存期。同其他肿瘤的转移途径一样，胰腺癌也存在血行转移、淋巴转移和直接浸润转移。

（1）血行转移

胰腺癌细胞可经门静脉汇入至肝脏，形成肝转移灶；进一步经血液循环可转移至肺、骨、肾上腺、脑等多种器官。肝转移早期一般无明显症状，临床可以在胰腺癌的基础上出现肝脏症状，此时病灶多已较大或者数量众多，临床表现同其他肝脏肿瘤，无特异性，症状可较轻，晚期可出现黄疸、腹水、恶病质。影像学表现多为大小不等的散在结节。肺转移常无明显临床表现，少数表现为咳嗽、胸痛、咳血等呼吸道症状；影像学多表现为多发的棉球样结节，边界清，密度均匀，大小不一，多位于双肺中下肺野。骨转移临床表现主要取决于转移部位，早期可为局部间歇性疼痛，程度较轻，病变进展疼痛可进一步加重，并呈持续性，多部位转移时常出现恶病质。肾上腺转移通常无症状，转移灶常较小，单侧或双侧均可出现；CT表现常为等密度病灶，无明显强化，可有邻近组织侵犯。脑转移的临床表现与肿瘤的占位效应有关，常见症状有头痛、恶心、呕吐、共济失调和视神经盘水肿等；影像学表现可为单发或多发病灶、圆形、相对分布分散，肿瘤常推移而非浸润邻近组织。

（2）直接浸润转移

胰腺癌向周围组织浸润性生长，常可波及邻近器官及组织。不同部位的肿瘤侵犯的范围或器官略有不同。胰头癌易侵及胆总管下端、门静脉、十二指肠以及横结肠：累及胆总管下端时常出现黄疸，无痛、进行性加重黄疸为其特征之一，此外胰管、胆总管、肝内胆管呈不同程度扩张，扩张的胆总管、胰管于胰头肿块处骤然截断，呈现“双管征”，是胰头癌的主要间接征象；肿瘤直接侵犯或包埋门静脉时，CT增强扫描可见门静脉增粗、边界模糊，甚至被肿块包埋，门静脉内可见低密度癌栓，严重时可出现胰源性门静脉高压。胰体尾癌常侵犯脾门，累及脾静脉、脾动脉，致使脾脏供血不足；CT检查可表现出脾静脉、脾动脉增粗，边界模糊，或直接被肿块包埋，脾脏内密度不均。胰腺癌浸润胰腺被膜后，癌细胞脱落可造成腹腔内广泛种植转移。

（3）淋巴转移

胰腺癌的淋巴转移主要沿神经周围转移，也是胰腺癌较其他肿瘤不同之处。在淋巴转移途径中，由于胰腺位置的特殊性，胰腺癌可侵及腹腔神经丛，继而沿腹膜后神经周围的淋巴管转移，造成胰腺癌较为特有的顽固性后背疼痛。

## 26.3 胰腺癌转移复发的预测与诊断

### 26.3.1 胰腺癌转移相关的分子标志物

（1）糖类抗原19-9

CA19-9是一种黏蛋白型的糖类蛋白肿瘤标志物，为细胞膜上的糖脂质，分子量>$10^6$，在血清中以唾液黏蛋白形式存在，分布于正常胎儿胰腺、胆囊、肝、肠和正常成年人胰腺、胆管上皮等处。在胰腺癌的诊治过程中，CA19-9是一个非常重要的肿瘤标

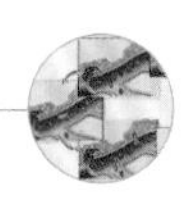

志物，临床应用也最为广泛。目前研究发现血清CA19－9水平对于胰腺癌复发的灵敏度和特异度分别达到81%和77%，并且CA19－9水平对肿瘤复发均有一定的参考作用。在胰腺癌出现肿瘤复发或转移时常伴有CA19－9等肿瘤标志物的显著升高，所以检测肿瘤标志物的变化在一定程度上有助于我们了解患者疾病的进展。有文献报道，胰腺癌术后复发患者血清中CA19－9升高的平均速度达到每4周$13\times10^3$ U/L，未复发的患者CA19－9则较为稳定(每4周$1\times10^3$ U/L)，而当CA19－9升高速度达到每4周$95\times10^3$ U/L时，所有患者均出现了复发转移[1]。术前CA19－9也可是预测患者术后复发和生存的独立危险因素。术前CA19－9$>100\times10^3$ U/L的患者术后短期(6个月)复发比例为53%，而CA19－9$<100\times10^3$ U/L的患者复发比例则降至11%。由于CA19－9水平也会受到胆汁淤积等多种情况的影响，因而参考CA19－9水平的同时需要排除血清胆红素的影响。根据胆红素水平对CA19－9进行了校正后通过单因素和多因素分析均发现CA19－9水平$>50\times10^3$ U/L是胰腺癌患者术后复发的独立危险因素[2]。

(2) 癌胚抗原

癌胚抗原(CEA)是从结肠癌和胚胎组织中提取的一种肿瘤相关抗原，是一种具有人类胚胎抗原特性的酸性糖蛋白，存在于内胚层细胞分化而来的癌症细胞表面，是细胞膜的结构蛋白，可从人体多种体液及分泌物中检出。以往把CEA作为早期诊断肠癌的特异性标志物，但是大量研究发现其在胰腺癌、乳腺癌及肺癌等多种恶性肿瘤的血清中也有升高。因此，CEA是一种广谱肿瘤标志物，虽然单独用其对胰腺癌进行早期诊断特异性较低，但其在病情检测和疗效评估方面仍然具有重要的临床应用价值。在CA19－9出现以前，CEA是唯一用于诊断胰腺癌的血清抗原标志物，但是其灵敏度和特异度分别仅有50%和65%，所以逐渐被CA19－9所取代。然而也有研究发现术前CEA水平$>2.5\ \mu g/L$以及术后1个月以内CEA快速升高均反映患者预后不良。

(3) 糖类抗原50

CA50是一种以唾液酸酯和唾液酸糖蛋白为主的糖蛋白，是一种非特异性的广谱肿瘤标志物，与CA19－9有一定的交叉抗原性，目前主要用于胰腺癌、肠癌以及胃癌的诊治。单独检测血清中CA50的胰腺癌诊断灵敏度在72%，但是其可以检出部分CA19－9无法检出的胰腺癌患者，因而在胰腺癌诊断方面具有一定的补充作用，常常与CA19－9、CEA或者糖类抗原242(CA242)等肿瘤标志物联合检测，以提高胰腺癌诊断的灵敏度和特异度。

(4) 糖类抗原242

CA242是一种唾液酸化的黏蛋白糖类抗原，虽然和之前的CA19－9和CA50等抗原都出现于同种黏蛋白表面，但也拥有不同的肿瘤特异性。CA242是一种较新的肿瘤标志物，主要存在于胰腺癌和肠癌细胞中。虽然其与CA19－9相比诊断胰腺癌的灵敏度稍差，但是其表达很少受到胆汁淤积、胰腺炎、慢性肝炎以及肝硬化等干扰，因而特异度要远高于CA19－9和CA50等传统肿瘤标志物，甚至达到90%以上；并且CA242表达会随着病理分期升高而升高，所以这一新的肿瘤标志物联合CA19－9等传统标志物检测将进一步提高现有技术对胰腺癌的诊断灵敏度和特异度。

(5) SPan－1和DUPAN－2

CA 19－9的主要缺陷在于其表达依赖于Lewis血型抗原，换句话说Lewis抗原阴性者也是不表达CA19－9的，这类人群占比达到了10%左右。SPan－1在胰腺癌的诊断灵敏度和特异度分别达到81%～92%和76%～85%[3]，重要的是它在Lewis抗原阴性患者中同样有用，所以它可以用于筛选部分不表达CA19－9的胰腺癌患者，联合CA19－9使用可提高术前的胰腺癌检出率。DUPAN－2和SPan－1类似，同样可以检出Lewis抗原阴性的胰腺癌患者，灵敏度和特异度分别在48%～72%和85%～94%。有研究发现，术前SPan－1水平$>41\times10^3$ U/L和DUPAN－2水平$>150\times10^3$ U/L的患者，术后容易出现早期转移[4]。

### 26.3.2 液体活检在胰腺癌转移复发诊断中的应用

(1) 循环肿瘤细胞

循环肿瘤细胞(CTC)是实体瘤中释放进入血液循环的癌细胞。CTC被认为是血行转移形成的直接来源。大量研究证据显示CTC可以作为一种"液体活检"的方式用于肿瘤的诊断、分期、评价预后等。另一方面，作为原发肿瘤与转移瘤之间的"桥梁"，CTC也为肿瘤恶性进展与转移的生物学机制研究提供了一种途径。

目前有多种胰腺癌CTC的检测分析方法。

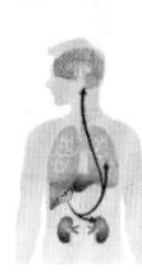



CellSearch 是唯一经美国 FDA 批准的 CTC 分离检测的技术平台，通过偶联有上皮细胞黏附分子(EpCAM)抗体的磁珠对 CTC 进行捕获。多项研究结果显示 CellSearch 对胰腺癌的 CTC 检出率为 11%～50%。在一项评价 CellSearch 检测效率的研究中，作者纳入了 964 例患者，覆盖 12 种不同类型的肿瘤，结果显示在胰腺癌中检出率最低[5]。另一方面，有研究利用肿瘤细胞与白细胞体积大小的差异来富集 CTC，在与 CellSearch 的平行对比研究中显示出更高的检出率。此外，现在也有更多的研究从肿瘤生物学以及检测技术方面提高胰腺癌 CTC 的检出率。首先，利用 EpCAM 抗体捕获的方式可能遗漏非上皮表型的 CTC。胰腺癌在进展转移中，表达 EpCAM 的上皮表型细胞倾向于发生上皮-间质转化(EMT)来脱离原发瘤，因此可以推测有相当比例的 CTC 属于间质表型，开发新型的间质表型癌细胞表面标志物值得深入研究。其次，有多项报道利用微流体技术捕获 CTC。美国哈佛大学的研究小组开发了多种微流体芯片，显示出较好的检出效果，并能实现 CTC 单细胞分选及进一步的下游分析。最后，值得注意的是，有研究分析了胰腺癌患者门静脉血中的 CTC，发现其含量显著高于外周血，事实上肝脏与肺脏对 CTC 的截留可能是导致外周血 CTC 数量稀少的原因之一，因此通过术中或介入的方式获得门静脉血，有助于对 CTC 的研究。

现在较为明确的是 CTC 与胰腺癌患者预后之间的关系[6]。Kurihara 等报道基于 CellSearch 检测 CTC 阳性的患者总体生存期显著减少；而另一项基于细胞大小差异检测 CTC 的研究同样证实 CTC 检出与患者预后呈负相关。考虑到 CTC 与转移之间的密切关系，其是否能作为患者复发转移风险评估的分级指标值得进一步研究。事实上，CTC 已经纳入乳腺癌的分期指南中，CTC 检出阳性的患者被归纳为一类单独的组别。

随着单细胞捕获、测序技术的进步，目前对于极少量 CTC 基因组、转录组特征分析的研究也逐渐开展，这对于挖掘肿瘤转移中的亚克隆、特异调控机制有巨大帮助。David 等分析了胰腺癌患者外周血 CTC 单细胞的转录组特征，发现部分具有 EMT、肿瘤干细胞等特征；更为有意思的是，这些 CTC 大多高表达与细胞外基质(ECM)生成相关的基因[7]。此外，CTC 要想成功抵达潜在转移部位形成转移灶，在外周血中还要面对免疫系统的攻击，其免疫逃逸调控机制值得进一步探讨。目前也缺少对胰腺癌 CTC 基因组特征的研究。

(2) 循环肿瘤 DNA

ctDNA 是由肿瘤细胞坏死或凋亡后释放的 DNA 片段，因此对胰腺癌患者外周血中游离细胞 DNA(cfDNA)的检测分析可以发现肿瘤特异的 ctDNA，是一种潜在的肿学标志物。目前对肿瘤患者 ctDNA 的产生机制缺乏深入的认识，肿瘤增殖快慢、缺氧程度、血管丰富程度、体积等均可能影响 ctDNA 的水平。大量研究证据显示，ctDNA 监测可能成为肿瘤早期诊断、预后评价、治疗反应监测、预测复发的一种有效手段[8]。

目前 ctDNA 检测方法主要包括数字化聚合酶链反应(PCR)或其类似衍生方式以及二代测序(NGS)的方式。数字化 PCR 具有检出灵敏度高的特点，但它只适合于对个别高频变异位点进行检测。相比之下 NGS 可以设计较广区域的基因集合，甚至全基因组。同时通过提高测序深度等方法可以改善检测的灵敏度。有多篇研究报道利用超深度测序可以检出 0.1%的突变 ctDNA[9]。NGS 中，可以分别通过 PCR 扩增子与杂交捕获的方式建库对特异性的 ctDNA 变异位点进行分析，其中 PCR 扩增子适合对特定基因热点变异小区段进行检测分析，而杂交捕获可以对某基因的全长外显子捕获分析。在研究和应用中，可以根据不同的目的选择相应的策略。

有较多研究对 ctDNA 在胰腺癌中的临床应用价值进行了评价。80%以上的胰腺癌患者都携带有 *KRAS* 热点突变，因此利用数字化 PCR 针对 *KRAS* 热点变异进行检测是一种较为广泛应用的手段。目前报道的检出率差异较大，为 28%～76%。有一项报道对胰腺导管内乳头状腺瘤患者的 cfDNA 进行了检测，该疾病被认为是胰腺癌的一种癌前病变，结果显示在一定比例的患者中可以检出特异性 *KRAS* 和 *GNAS* 的变异。另一方面，多项研究利用 NGS 也对胰腺癌 ctDNA 进行了分析，在 *KRAS* 的基础上能够对其他胰腺癌高频、低频变异进行检测，包括靶向药物敏感的变异位点。使用数字化 PCR 或 NGS 的检测策略均显示 ctDNA 水平与肿瘤分期呈正相关、与预后呈负相关。ctDNA 变异频率的改变与影像学评价的化疗反应高度一致。值得注意的是，一项研究中显示胰腺癌手术后 ctDNA 相比影像学可以更早提示复发转移[10]。随着 ctDNA 检测分析技术和应用的不断优化和进展，

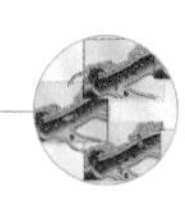

将进一步推进其临床转化。在一项肺癌研究中，研究人员对手术切除的肺癌组织进行靶向测序筛选个体化肿瘤变异，随后设计针对不同个体的检测基因集合，术后通过检测血浆中 cfDNA 的水平来监测肿瘤复发[11]。这种精准医疗的模式未来也可能用于胰腺癌术后复发监测中。

另一方面，通过分析 ctDNA 也可能在胰腺癌克隆进化、化疗耐药机制研究方面提供帮助。目前由于组织来源缺乏，对胰腺癌转移瘤的基因组学特征尚缺少认识，通过 ctDNA 的系统分析可能为解析转移瘤基因组变异提供解决策略。

### 26.3.3 外泌体

外泌体是由包括肿瘤细胞在内的多种类型细胞分泌的直径约 100 nm 的双层脂质结构的囊泡，其内包含母细胞来源的 mRNA、微 RNA（miRNA）、DNA 片段、蛋白质、脂质等形式的物质。胰腺癌分泌的外泌体携带肿瘤的信息，故被认为可以作为诊断及预测复发转移的液体活检指标。相较传统液体活检，外泌体检测具有以下优势：①外泌体在体液中大量存在；②外泌体在体内外稳定存在，多次反复冻融后仍可以保持稳定数月；③外泌体携带肿瘤信息；④外泌体获取微创/无创，操作简便。由于几乎所有类型的细胞均分泌产生外泌体，因此利用外泌体指示胰腺癌复发转移的关键在于分离鉴定出胰腺癌来源的外泌体。当前的策略为寻找分子标志物。好的分子标志物需满足以下条件：①含量丰富，易于检测；②在胰腺癌来源外泌体中富集；③含量与胰腺癌患者瘤荷及预后相关。

已有较多蛋白质被鉴定在胰腺癌来源的外泌体富集。其中细胞表面磷脂酰肌醇蛋白聚糖 1（GPC1）被 Melo 等人发现在发生远处转移的胰腺癌患者的外泌体中明显增多。该研究提示外泌体 GPC1 具有成为监测胰腺癌复发、转移的标志物[12]。除蛋白质外，miRNA 是外泌体中大量存在的物质，具有活跃的生物学功能。研究发现，胰腺癌来源的外泌体具有特殊的 miRNA 谱。特定的 miRNA 谱（miR－10b 高，miR－21、miR－30c、miR－181a 及 miR－let7 低）可以帮助早期诊断胰腺癌。此外，直接检测外泌体中 DNA 片段也具有诊断作用。癌基因 *KRAS* 突变在胰腺癌中非常常见。研究发现胰腺癌来源的外泌体中可以检测到 *KRAS* G12D 突变的 DNA，检出率为 39.6％，远远高于健康对照的检出率 2.6％。另一项研究发现，43.6％的早期胰腺癌患者的外泌体中可以检测到突变的 *KRAS*。此外胰腺癌来源的外泌体还能检测到 *TP53* R273H 突变的 DNA，检出率为 4.2％，而健康对照组的检出率为 0。Madhavan 等人还发现将胰腺癌来源的外泌体中的 5 种蛋白质（CD44v6、Tspan8、EpCAM、MET 及 CD104）和 4 种 miRNA（miR－1246、miR4644、miR－3976 及 miR－4306）组合形成诊断胰腺癌的分子谱，具有 100％的灵敏度和 80％的特异度[13]。目前利用外泌体检测胰腺癌复发、转移在临床上尚无成熟应用。但包括上述研究在内的较多研究已经展示了其潜力，值得进一步深入研究。

## 26.4 胰腺癌转移复发的治疗

约 80％的胰腺癌患者在诊断时不具备根治性切除机会，因其确诊时即为转移性胰腺癌或局部晚期胰腺癌[14]。美国国立综合癌症网络（NCCN）指南中，依据肿瘤与血管之间的接近程度，以及是否存在远处转移，将胰腺癌划分为可切除、交界可切除、不可切除 3 大类。对于可切除的胰腺癌患者，手术仍然是治疗的首选；交界可切除的胰腺癌患者 R1 切除机会较大，新辅助放化疗不失为一个有效手段；局部晚期或转移性疾病的患者则不应选择根治性手术切除。本节主要讲述转移性胰腺癌及胰腺癌术后复发的治疗，并对一些新近出现的免疫治疗和靶向治疗进行梳理和展望[15]。

转移性胰腺癌预后极差，治疗手段有限，因此，治疗的目标既应努力提高缓解率延长总生存期（OS），又应力争减轻相关症状提高生活质量。具体治疗手段包括常规镇痛药物和腹腔神经丛阻滞，相关疼痛管理专家的支持，营养师、物理治疗师及心理或精神病医生的全程管理。此外，对于肿瘤造成胆道或幽门梗阻等情况，胃肠科和/或介入科医生对患者的共同管理也十分必要。姑息性外科手术可用于存在梗阻且预期寿命较长的患者。最佳支持性治疗（best supportive care，BSC）应作为体能状态（PS）差的患者的最佳选择[16,17]。

转移性胰腺癌的治疗面临诸多艰巨的挑战。在过去 10 年中，全身治疗方案有了一定的进展，相关的大型随机Ⅲ期临床试验显示好的结果，给患者提供了更多的选择。

### 26.4.1 历史回顾:属于吉西他滨的早期年代

早期单药化疗中5-氟尿嘧啶(5-FU)是最重要的突破,较同时期的丝裂霉素、表柔比星、顺铂等有效率高,其有效率为16%~28%。随着吉西他滨的出现,相比5-FU,患者的生存有了显著性差异。1996年吉西他滨首次被美国FDA批准用于转移性胰腺癌的治疗。之后,围绕吉西他滨进行了大量的随机Ⅲ期临床试验,然而,绝大多数的临床试验都没有达到主要研究终点,总体生存率未能有所提高,即使是2005年获得美国FDA批准的厄洛替尼联合吉西他滨治疗方案,由于其获益有限,临床很少采用该方案[18]。通过临床试验数据的深入分析,可以观察到吉西他滨联合铂类(顺铂或奥沙利铂)或氟嘧啶类(5-FU或卡培他滨或S-1)治疗时可实现生存获益[19-21]。值得注意的是,联合治疗的获益似乎只限于具有良好体能状态的患者,而且伴随较强的药物不良反应。在2011年之前,吉西他滨是唯一公认的用于胰腺癌的化疗药物,而吉西他滨治疗失败后几乎没有其他后线治疗药物可供选择[14]。

### 26.4.2 新的一线方案

(1) FOLFIRINOX方案

该方案(包括双周注射奥沙利铂85 mg/m²,甲酰四氢叶酸400 mg/m²,伊立替康180 mg/m²,与5-FU团注400 mg/m²,46 h连续输注2400 mg/m²)最初由法国研究人员提出。单臂Ⅱ期临床研究发现,该方案作为一线治疗的中位生存期为10.2个月,客观反应率(26%)优于吉西他滨单药,中位反应持续期为9.3个月,中位无进展生存期为8.2个月。这一结果促使Ⅲ期PRODIGE-4/ACCORD-11试验的启动[22],结果进一步证实相比吉西他滨单药,FOLFIRINOX方案患者的中位生存期显著改善,无进展生存期和客观反应率均有显著提高。

该研究对患者的要求较高,即东部肿瘤协作组(ECOG)PS评分为0或1分,且年龄≤75岁。其次,研究中胰头肿瘤患者的比例<40%,因而较少放置胆道内支架;而这种胰腺肿瘤位置的分布与临床实践中观察到的情况相反[23],在考虑使用更积极的FOLFIRINOX化疗方案的同时需要考虑更多更严重的骨髓抑制剂,还有胰头病变及留置胆道支架的患者发生胆管炎或胆源性脓毒症风险的增加[24]。

FOLFIRINOX方案应限于具有良好的体能状态的患者。由于显著增加的毒性问题,临床上不断尝试改良FOLFIRINOX方案,包括取消5-FU团注,减少25%伊立替康剂量等。这些修改后的方案与标准方案相比,耐受性提高,疗效相当。此外,伊立替康主要经肝脏代谢,依靠胆汁排泄,因此,对于患有梗阻性黄疸且胆道支架置入后血清胆红素水平仍然较高的患者,可先单独采用FOLFOX方案,待胆红素恢复正常水平时再增加伊立替康。由于Ⅲ期临床试验中42.5%的患者需要生长因子支持治疗,因此,以集落刺激因子作为初级预防措施应视为标准的临床推荐[25]。

(2) 吉西他滨联合白蛋白紫杉醇方案

吉西他滨联合白蛋白紫杉醇是晚期胰腺癌治疗的又一重要进展。早期Ⅰ/Ⅱ期临床研究发现,最大耐受剂量的吉西他滨(1000 mg/m²),联合白蛋白紫杉醇(125 mg/m²),观察到的反应率是48%,中位总生存期为12.2个月[18]。

根据该结果后续开展了MPACT大型Ⅲ期临床试验[26]。在这项国际多中心研究中,转移性胰腺癌患者按照1∶1的比例随机接受吉西他滨联合白蛋白紫杉醇或单用吉西他滨治疗。结果表明,联合用药组的中位总生存期显著提高,无进展生存期、总缓解率以及>90%的血清CA19-9水平下降等方面均得到显著提高。当然,吉西他滨联合白蛋白紫杉醇也同样导致更多的3~4级中性粒细胞减少症、疲劳和周围神经病变发生。

(3) FOLFIRINOX方案或吉西他滨联合白蛋白紫杉醇的选择原则

迄今,尚没有任何头对头临床试验比较FOLFIRINOX方案和吉西他滨联合白蛋白紫杉醇的疗效,这两个方案均是晚期胰腺癌的一线选择。考虑到与*BRCA2*基因突变或其他同源重组缺陷相关遗传改变相关的胰腺癌可能对铂类药物特别敏感[27],因此,对于那些携带*BRCA*突变的患者,或有很强的家族癌症史的患者,可以考虑选用FOLFIRINOX方案(或其他铂类为基础的联合,如吉西他滨+顺铂)。

此外,任何患者选择最佳治疗时还应参考临床数据,如对老年人和临界体能状态好的患者,可能会更多地选择吉西他滨/白蛋白紫杉醇方案;而针对某些实际问题如家庭输液和输液港的安置等,也是导致一些患者不采用FOLFIRINOX方案的重要原因。比对上述两个Ⅲ期临床试验数据发现,FOLFIRINOX

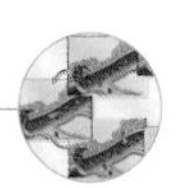

方案疗效似乎略优于吉西他滨/紫杉醇，因此许多医学中心更倾向于在体能状态良好的患者中首先实施FOLFIRINOX方案。当然，性价比及后续可能出现的不良反应造成的花费也应考虑在内。临床实践中并非所有患者都适合上述两个方案。一项大型回顾性"真实世界"的研究表明，只有45%和25%的患者满足接受FOLFIRINOX方案和吉西他滨/白蛋白紫杉醇化疗方案的要求，而体能状况评分不理想、肝功能异常、高龄以及心功能异常是其主要原因[28]。

(4) 体能状况评分不佳患者的选择

荟萃分析表明，体能状况较差的患者(ECOG PS评分2分，Karnofsky功能状态(KPS)评分60～80分)不太可能受益于联合化疗。对于这些患者，最合适的策略是采用吉西他滨单药治疗；对于那些不选择静脉化疗的患者，口服S-1可能是最佳选择。在GEST临床研究中，吉西他滨组中位总生存期为8.8个月，S-1组为9.7个月，吉西他滨+S-1组(GS)为10.1个月。该研究证实了S-1对吉西他滨的非劣效性，而吉西他滨联合S-1对吉西他滨总生存期的优势并没有统计学意义[29]。因此，S-1作为二线药物能有效地提高胰腺癌的疾病控制率，可以作为胰腺癌的二线治疗药物；在治疗晚期胰腺癌时，吉西他滨与S-1可以顺序使用，而不是同时运用。

### 26.4.3 二线治疗方案

由于临床恶化往往伴随着疾病进展，只有不到50%接受过一线化疗的患者能够接受后线的化疗[26]。对于那些仍能充分考虑进一步化疗的患者，选择二线治疗还取决于先前使用的药物，因为患者可能接受吉西他滨或氟尿嘧啶为基础的方案[15](图26-1)。对临床实践影响较大的二线随机Ⅲ期临床试验的数量相对较少，且主要集中于氟尿嘧啶为基础的方案。

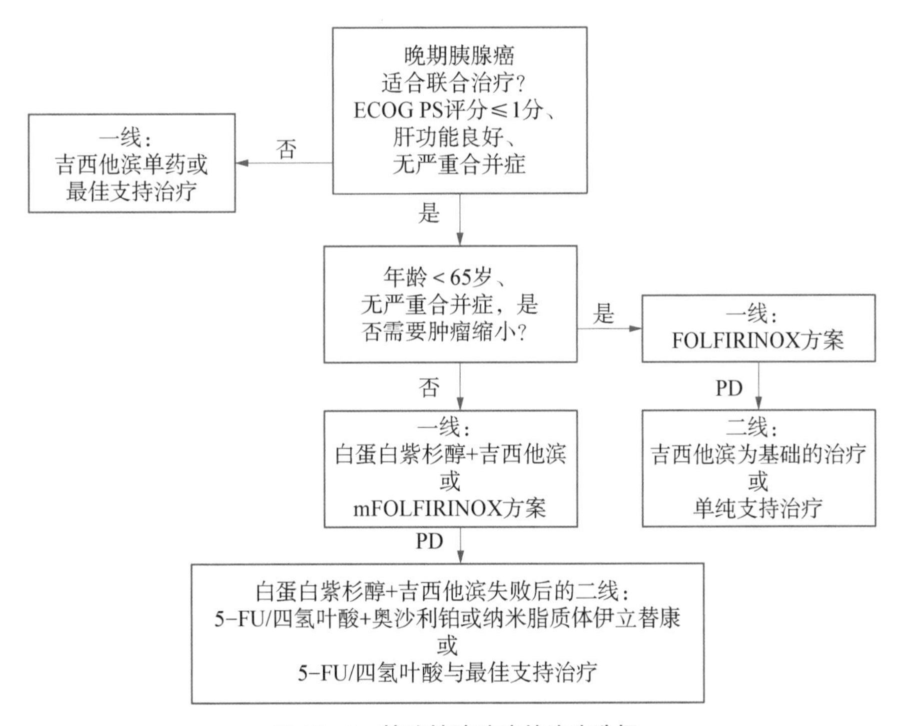


图26-1 转移性胰腺癌的治疗选择

(1) 5-FU联合奥沙利铂的方案

在CONKO-03研究中，患者随机接受5-FU、亚叶酸钙及奥沙利铂或单独使用5-FU及亚叶酸钙，结果显示联合用药组的中位总生存期和无进展生存期均有显著的改善[15]。然而，紧随其后发表的一项随机Ⅲ期临床研究(PANCREOX)却显示与之相反的结果[30]。因此，虽然5-FU联合奥沙利铂的组合方案仍然在二线方案中相当频繁地使用，但实

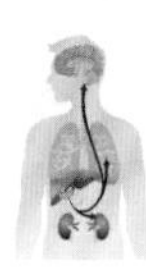


际获益的情况仍然存在很多疑问。

(2) 纳米脂质体伊立替康联合 5-FU/亚叶酸钙

在 NAPOLI-1 研究中，接受纳米脂质体伊立替康(nanoliposome irinotecan, nal-IRI)和 5-FU/亚叶酸钙的患者相比单独接受 5-FU/亚叶酸钙治疗的患者，其中位总生存期更高；其他临床相关的治疗结果，包括中位无进展生存期、客观反应率及 CA19-9 从基线下降 50%以上等也提示联合治疗效果更佳。然而，该研究设计存在一定缺陷，没有对 FOLFIRI 方案与 nal-IRI 联合 5-FU/亚叶酸钙进行直接头对头试验研究，因而试验结果有效性(或非劣势)存在一定的不确定性[31]。

(3) FOLFIRINOX 方案治疗后的二线方案

对于已经使用 FOLFIRINOX 方案作为一线治疗的患者，在疾病进展时切换到基于吉西他滨的方案是合乎逻辑的选择。目前还不清楚吉西他滨与第 2 种药物(如白蛋白紫杉醇、卡培他滨或铂剂)联合是否能比吉西他滨单药取得更好的疗效，临床决定应基于患者的体能状况以及蓄积毒性，特别是在一线治疗期间发生的血细胞减少和周围神经病变。FOLFIRINOX 方案之后吉西他滨联合白蛋白紫杉醇的方案已多有报道。其中，来自法国 AGEO 的前瞻性多中心队列研究报道，吉西他滨/白蛋白紫杉醇治疗后的中位总生存期为 8.8 个月，中位无进展生存期为 5.1 个月，客观缓解率为 17.5%，提示该方案作为二线治疗仍具备较好的抑瘤效应[32]。

### 26.4.4 新近涌现的免疫治疗和靶向治疗

胰腺癌常过度表达人类表皮生长因子受体 1 型(HER1/EGFR)，与预后差相关，这给胰腺癌的治疗提供了新思路。目前，转移性胰腺癌比过去有更多的选择，新药临床试验不断开展，包括不同类别的免疫类和基质靶向药物已有部分进入Ⅲ期临床试验，这些临床研究有一天可能超越目前的标准化疗方案[33,34]。

(1) 靶向肿瘤微环境

与其他恶性实体肿瘤的进展相比，胰腺癌在大多数情况下对免疫检查点阻断(immune checkpoint blockade, ICB)具有抗药性，并且被认为是免疫原性差[35]。在单次治疗的 ICB 测试中，作为能有效阻滞 CTLA-4 的伊匹单抗仅仅诱导出现一个延迟反应，而采用程序性死亡蛋白配体-1(PD-L1)导向的 IgG4 单克隆抗体——纳武单抗治疗的患者，没有一例出现客观反应[36,37]。而另一种 PD-L1 单抗药物度伐利尤单抗治疗，则在 25 例晚期胰腺癌患者中诱导 2 例应答，疾病控制率为 21%[38]。总体而言，上述临床试验中的患者数量有限，尚不能得出确凿的结论，明确这一问题的策略包括与其他检查点抑制剂、疫苗或细胞毒性治疗的组合。

(2) 嵌合抗原受体 T 细胞

嵌合抗原受体 T 细胞(CAR-T)在血液系统恶性肿瘤治疗中显示出可喜的成果[39]，而在难治性转移性胰腺癌的Ⅰ期临床试验中，CAR-T 输注的安全性和可行性已得到证实；相关试验正在进行中[34]。采用这种方法研究的优先目标包括 CEA、HER2、黏蛋白 1(mucin 1, MUC1)和 CD24 等[40]。其中靶向 CEA 的 CAR-T，在小鼠模型中显示很好的疗效[41]，但是临床的经验还未见报道。

(3) 靶向肿瘤基质结构

胰腺癌是高度促纤维增生的肿瘤，其中肿瘤、免疫和基质细胞驻留在致密的 ECM 中，透明质酸(hyaluronic acid, HA)是其中丰富的组分，而 HA 高表达与胰腺癌不良生存相关。一项聚乙二醇化重组人透明质酸酶(PEGPH20)联合白蛋白紫杉醇和吉西他滨的Ⅱ期临床研究显示，肿瘤 HA 评分高的患者的反应率和总体生存期出现改善趋势[42-44]。这些结果直接促成Ⅲ期(HALO-109-301)临床研究，即 PEGPH20 与吉西他滨和白蛋白紫杉醇的联合研究，结果显示在 HA 高表达患者中，PEGPH20 联合化疗，相比于单独化疗，有效率、中位无进展生存期等均有明显改善[45]。

另一种针对肿瘤基质的方法是靶向基质细胞组分。其中一个策略是通过使用 B 细胞酪氨酸激酶抑制剂伊布替尼(ibrutinib)来激活促血管生成所必需的肥大细胞[46-48]。目前，评估伊布替尼联合白蛋白紫杉醇/吉西他滨的Ⅱ期/Ⅲ期随机临床试验(RESOLVE)正在进行中。

(4) 靶向肿瘤浸润巨噬细胞

肿瘤相关巨噬细胞(TAM)在肿瘤的播散过程中发挥重要的作用[49]。CC 亚族趋化因子配体 2(CCL2)和 CC 类趋化因子受体 2(CCR2)都在胰腺癌基质中表达，特别是在肿瘤浸润淋巴细胞中比例较高，可能与胰腺癌的免疫抑制微环境有关[50]。一项针对交界性或局部晚期胰腺癌的Ⅰb 期临床研究中，患者接受 FOLFIRINOX 方案或 FOLFIRINOX 方案

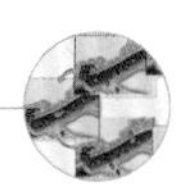

联合 PF-04136309(CCR2 激酶拮抗剂)治疗。联合治疗组的客观反应率(49%)甚至高于既往Ⅲ期研究中所报道的结果(31.6%);联合治疗患者治疗前和治疗中配对活组织检查显示,TAM 和调节性 T 细胞(Tr 细胞)数量减少,而 $CD4^+$ 和 $CD8^+$ T 细胞增加了 2 倍[51]。

(5) 基因治疗

大约 75%胰腺癌组织中存在 *TP53* 突变,提示其在癌变及驱动转移中发挥重要作用。SGT-53 是一种包含野生型 *TP53* 质粒 DNA 的递送系统,该质粒包含在抗转铁蛋白受体单链抗体包覆的阳离子脂质体中[52]。SGT-53 目前正与转移性胰腺癌的一线方案——吉西他滨/白蛋白紫杉醇进行联合的试验(NCT02340117)。

(6) 多腺苷二磷酸核糖聚合酶抑制剂

多腺苷二磷酸核糖聚合酶(PARP)抑制剂通过灭活修复单链 DNA 断裂的关键蛋白质发挥作用。这些药物能够在同源重组缺陷肿瘤中诱导死亡,其中包括 *BRCA1*、*BRCA2* 和 *PALB2* 等。这些肿瘤由于缺乏精确的自然修复机制而存在双链断裂的较高负荷。研究表明,胰腺癌的 *BRCA* 突变率为 4%~10%,*PALB2* 突变率则明显较低,不足 2%。*BRCA* 突变的胰腺癌中奥拉帕尼的反应率及疾病稳定率较高[32]。*BRCA* 突变与铂类、蒽环类药物和放疗在多种恶性肿瘤中具有更好反应相关性,可能的机制是这些肿瘤细胞不能从放化疗引起的 DNA 损伤中恢复。因此,在临床研究中,PARP 抑制剂通常与 DNA 损伤剂联合使用。

### 26.4.5　胰腺癌术后复发的治疗

胰腺癌术后复发转移的病例中,50%以上的患者能够保持足够良好的体能状态,这些患者应积极考虑二线治疗。对于切除后复发的患者,应首先考虑活检确认;而在所有复发疾病的情况下,临床试验是首选;对于体能状况不佳的患者,姑息性和最佳支持治疗可能是最佳选择。

对于局部复发的患者,虽然目前没有确切的证据支持,但只要体能状况良好,且复发位置仅局限在胰腺,仍然可以选择手术切除。在胰腺瘤床局部复发的患者可以考虑适形放疗及后续的化疗。对于发生转移的患者,治疗决策受辅助治疗完成时间至检测到转移灶的时间所影响。如果辅助治疗在转移发生前少于 6 个月内完成,则应选择与之前辅助治疗不同的替代化疗方案。当这段时间>6 个月时,推荐先前用药或替代的系统性全身治疗。对于接受过辅助治疗和体能状况良好的患者,推荐使用吉西他滨/白蛋白紫杉醇和 FOLFIRINOX 方案[15]。

综上所述,转移性或复发性胰腺癌的治疗选择主要通过联合使用细胞毒性化学药物获取有限的生存获益。除新药评估外,探索各种方法的组合使现有治疗手段疗效最大化,对于提高整体疗效至关重要,包括更好的患者选择、新型生物标志物的鉴定和验证、治疗反应评估的新方法、维持治疗的评价以及临床试验设计的创新等。

## 26.5　胰腺癌转移复发的机制研究

### 26.5.1　胰腺癌转移相关基因

(1) 胰腺癌转移相关编码基因

胰腺癌的发生、发展是一个极其复杂的过程。胰腺癌细胞无限增殖、耐药、抗凋亡并且拥有正常细胞所不具有的侵袭转移能力,其背后的根本原因是癌基因和抑癌基因调控稳态的异常。随着科技的发展和研究的深入,越来越多和胰腺癌密切相关的基因为人所知。

1) *KRAS*:*KRAS* 位于第 12 号染色体,其突变在胰腺癌中广泛存在并且参与了胰腺癌的发生与发展。*KRAS* 功能广泛,能调控包括细胞增殖、分化、侵袭转移以及抗凋亡能力。*KRAS* 是一种 GTP 酶并位于细胞膜上,正常状态时需要 GTP 酶激活蛋白来激活下游调控通路,而当其发生突变时则可以发生自身激活,进而在不依赖外界信号的刺激下出现下游信号通路持续激活,使细胞增殖失控而致癌。目前研究证实通过多种载体定向沉默突变的 *KRAS* 能有效抑制体内以及体外胰腺癌的发生与发展。敲除 *KRAS* 直接上调胰腺癌中抑制侵袭转移的蛋白上皮钙黏素,抑制磷酸化胞外信号调节激酶 1/2(p-ERK1/2)、NF-κB 和基质金属蛋白酶(MMP)9 等众多促进转移的蛋白质,并伴随原位种植瘤模型的转移发生率显著下降[53]。与此同时,miRNA 介导的 *KRAS* 下调也可产生类似的效果。体内、体外试验均证实 *KRAS* 能促进胰腺癌的增殖和侵袭。新近的研究运用外泌体或者新型材料携带基因调控物质也能提高体内靶向 *KRAS* 的效率,目前治疗胰腺癌的 *KRAS* 多肽疫苗已经进入Ⅱ期临床试验并表

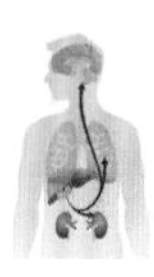



现出较好的疗效和安全性。

2）上皮钙黏素：钙黏素是细胞膜上的细胞黏附分子，其介导的细胞黏附主要由钙离子调节。钙黏素分子家族主要包括上皮钙黏素、神经钙黏素以及胎盘钙黏素。钙黏素主要和胞质内的连接素结合，使细胞骨架紧密结合以稳定细胞间的链接，其中上皮钙黏素的缺失是胰腺癌 EMT 中的关键步骤，而 EMT 和胰腺癌早期转移密切相关。在类似于低氧、酸性以及射线暴露等多种极端环境下，胰腺癌细胞均出现上皮钙黏素的下调并伴随有增强的 EMT 和侵袭转移的现象。众多研究发现直接或间接上调上皮钙黏素均可以抑制胰腺癌细胞的侵袭转移能力，其效应在种植瘤模型中也得到了验证。随着 EMT 现象在众多恶性肿瘤中被发现，上皮钙黏素也逐渐成了稳定细胞连接调控肿瘤转移的潜在治疗靶点。

3）血管内皮生长因子（VEGF）：血行转移是胰腺癌的主要转移方式之一，因而肿瘤内血管生成情况也和转移有着更深一步的内在联系。VEGF 是一种高度特异性的促血管内皮细胞生长因子，具有增加血管通透性、促进血管内皮细胞迁移与增殖和血管形成等诸多功能。人体胰腺癌实体肿瘤中 VEGF 的表达与微血管密度呈正相关，并且高水平的 VEGF 和更高的微血管密度与患者出现肝脏转移的风险显著相关，所对应的患者生存期也更短。目前研究发现的端粒靶向药物 KML001 和克唑替尼所具有的抑制肿瘤增殖和转移的能力均和 VEGF 通路有关联[54]。然而也有研究发现通过抗 VEGF 抑制血管生成也可能诱发肿瘤转移，在长期肿瘤血供不充足情况下低氧环境会刺激肿瘤细胞发生 EMT，进而增强肿瘤细胞侵袭转移能力，因而在抗血管生成的同时联合进行其他靶点抑制，抗肿瘤效果会更佳[55]。

4）*Smad4*：Smad 家族蛋白主要参与 TGF－β 信号通路相关调控。TGF－β 信号通路通过配体和受体结合使受体磷酸化并直接作用于 Smad，而活化的 Smad 可以将信号从细胞膜向细胞核传递，进而调控靶基因的转录。该通路在调节细胞增殖、分化以及凋亡等过程中发挥了重要作用。在肿瘤早期过程中，TGF－β 能通过激活 Smad 家族调节 *c－Myc* 的表达，使胰腺癌细胞停滞于 $G_1$ 期，因而具备抑癌效果。但是在肿瘤晚期，TGF－β 是胰腺癌 EMT 的启动子，它也因此成了促进胰腺癌细胞侵袭转移的重要诱导因子。作为其通路上的重要蛋白，*Smad4* 在 50％的胰腺癌中突变失活，其中 30％是纯合性缺失、20％是基因内突变。突变后的 *Smad4* 能明显削弱细胞对 TGF－β 的反应，从而在胰腺癌早期有显著的促癌作用，在 *KRAS* 突变的胰腺上皮内瘤变（pancreatic intraepithelial neoplasia，PanIN）细胞中突变 *Smad4* 能加强细胞的恶性转化，并促进小鼠体内肿瘤增殖和转移能力。与此同时，*Smad4* 还涉及胰腺癌细胞抗凋亡、细胞黏附等多种功能。目前临床病理结果分析也发现 *Smad4* 突变静默的患者淋巴结转移风险高、分期较晚、预后差。

（2）胰腺癌转移相关非编码基因

人类基因测序研究发现，具有蛋白质编码功能的基因只占所有基因的 2％，绝大部分基因转录所得的 RNA 并不具备翻译功能，这类 RNA 统称为非编码 RNA（ncRNA）。虽然其不具有直接编码蛋白质的能力，但是其在蛋白质表达方面具有强大的调节作用。众多研究已经发现 ncRNA 与胰腺癌转移有密切的联系。

1）miRNA：miRNA 是一类长度为 20～25 nt 的 ncRNA，成熟的 miRNA 由 RNA 聚合酶Ⅱ或聚合酶Ⅲ转录后再经过 Drosha 和 Dicer 酶剪切所形成。miRNA 在体内与 RNA 诱导沉默复合物结合，通过与靶 mRNA 的特定序列互补或不完全互补结合，诱导靶 mRNA 发生剪切或者阻止其翻译。miRNA 的异常表达在胰腺癌的转移中起重要的调控作用，其中研究较为广泛的 miRNA 包括 miR－21、miR－10b、miR－218、let－7 以及 miR－200 家族等。miR－21 上调促进肿瘤浸润，miR－10b、miR－218 高表达促进胰腺癌转移，miR－200、let－7 下调导致胰腺癌细胞发生 EMT，都已经被研究证实。

miR－21 在胰腺癌中高表达。临床研究证实胰腺癌患者血浆中高水平的 miR－21 与胰腺癌的预后呈负相关，经转染后上调 miR－21 的胰腺癌细胞系增值和侵袭能力都有所增强，并且转移相关基因 *MMP2*、*MMP9* 和 *VEGF* 均可能是 miR－21 下游调控基因。miR－221 与肿瘤的侵袭和增殖有密切的联系，并与胰腺癌患者预呈成负相关，其下游基因包括 *MMP2* 和 *MMP9*。miR－221 也可以通过抑制其下游周期蛋白依赖性激酶（CDK）抑制因子 p27Kip1 的表达发挥阻止细胞发生凋亡。miR－155 在胰腺癌组织中高表达，通过其下游细胞因子信号传送阻抑物 1（suppressor of cytokine signaling 1，SOCS1）蛋白影响信号转导及转录激活因子

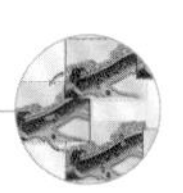

(STAT)通路,增强肿瘤细胞侵袭能力。已经证实肿瘤组织中高水平的 miR-155 与肿瘤分期和淋巴结转移呈正相关,并且 CA19-9 联合 miR-155、miR-16 和 miR-25 可以提高血浆 CA19-9 胰腺癌诊断的特异度和敏感度[56,57]。

miR-200 家族是最早被发现的抑制肿瘤 ncRNA 之一,其通过抑制 SOX2、Smad 相互作用蛋白 1(SIP1)和 E 盒结合锌指蛋白 1(ZEB1)等不同转录因子,阻碍肿瘤细胞发生 EMT。肿瘤内低水平的 miR-200c 表达和血浆中高水平 miR-200c 都提示胰腺癌患者的不良预后。let-7 家族在许多胰腺癌细胞系呈低水平表达,肿瘤中低水平的 let-7 表达量与胰腺癌患者临床分期和淋巴结转移呈正相关。研究发现耐受吉西他滨的胰腺癌细胞中 let-7 成低水平表达,通过转染上调 let-7 表达量可以逆转胰腺癌细胞 EMT,证明 let-7 可以作为胰腺癌潜在的治疗靶点。同样在胰腺癌组织中表达下调的还有 miR-1181,实验证明 miR-1181 可以通过抑制其下游 STAT3 和 SOX2 的表达阻止胰腺癌细胞向胰腺癌干细胞的表型分化。来自临床的数据发现高水平的 miR-1181 常与胰腺癌患者的无瘤生存期密切相关。近年来有关 miRNA 在胰腺癌中的调控作用研究已经取得了较大的进展,但仍然有许多疑问尚未阐明,例如 miRNA 参与的分子发病机制细节,不同表观遗传的修饰在 miRNA 异常表达中的重要作用等,其具体机制值得进一步探究。

2) 长链非编码 RNA(lncRNA):lncRNA 是长度>200 个核苷酸组成的 ncRNA,这一类 lncRNA 是非编码转录组的绝大部分。其根据与相邻编码基因位置关系主要可以分成 5 类:正义链(sense)、反义链(antisense)、双向(bidirectional)、内含子间(intronic)和基因间(intergenic)。lncRNA 既可以具备顺式作用元件功能——上调基因表达,也可以像反式作用因子——抑制转录因子和启动子的结合。lncRNA 可以干扰下游基因转录,介导染色体重构和组蛋白修饰,与 mRNA 结合形成互补双链干扰剪切,与特定的蛋白质结合影响蛋白质活性和降解等和吸附 miRNA 影响其下游 mRNA 翻译等。目前对胰腺癌中 lncRNA 的研究已经成为新的热点。

H19 是最早发现与疾病相关的 lncRNA 之一。有研究发现 H19 在 85%的人体胰腺癌标本中呈高水平表达。H19 的表达与胰腺癌细胞的侵袭和迁移能力密切相关,其可以拮抗 let-7 从而上调 *HMGA2* 的表达,促进肿瘤细胞发生 EMT[58]。HOX 转录反义基因间 RNA(HOTAIR)在胰腺癌组织中表达量明显上调,其表达水平与胰腺癌患者预后显著相关,表达水平高的患者更容易发生复发和转移,敲除 *HOTAIR* 可以抑制胰腺癌细胞增殖和侵袭,介导胰腺癌细胞凋亡。该现象在裸鼠体内实验上也得到证实,敲除 *HOTAIR* 可以显著缩小裸鼠皮下种植成瘤的直径。实验证明 HOTAIR 可以通过 5′端和 3′端结合位点选择性地结合多梳抑制蛋白复合体 2(PRC2)和 LSD1/REST 辅阻遏物(co-repressor of REST, CoREST)/抑制因子沉默转录因子(repressor element silencing transcription factor, REST)蛋白复合体,进一步招募 zeste 同源物 2 增强子(EZH2)和 zeste-12 同源物 1 抑制因子 2(SUZ12)导致 H3K27 和 H3K4 甲基化而介导基因沉默[59]。*HOTTIP* 和 *PVT1* 在胰腺癌患者肿瘤中表达都有所上调,并可用于预测胰腺癌患者的预后。高水平的 *HOTTIP* 提示淋巴结转移,低分化的病理分级早期复发风险高,*PVT1* 表达水平高的患者更容易出现早期转移。并且 *PVT1* 可以吸附 miR-448 而调控其下游 SERPINE 1 mRNA 结合蛋白 1 (SERPINE 1 mRNA binding protein 1, SERBP1)的表达参与调控胰腺癌细胞对吉西他滨的敏感性[60]。目前关于 lncRNA 调控肿瘤细胞侵袭能力的机制尚未阐述清楚,其作为临床诊断参考依据的有效性需要进一步考证,以 lncRNA 作为治疗靶点的研究相当有限,许多研究还处于起始阶段,需要更多的研究验证。

3) 环状 RNA(circRNA):circRNA 是一类不具有 5′末端帽子和 3′末端 poly(A)尾巴,并以共价键形成环形结构的 ncRNA 分子。与传统的线型 RNA (linear RNA,含 5′和 3′末端)不同,circRNA 分子呈封闭环状结构,不易被核酸外切酶降解,比线性 RNA 更稳定;部分 circRNA 分子含 miRNA 应答元件(miRNA response element, MRE),可充当内源竞争 RNA(ceRNA)与 miRNA 结合,在细胞中起到 miRNA 海绵的作用,进而解除 miRNA 对其靶基因的抑制作用,上调靶基因的表达水平。目前关于胰腺癌的 circRNA 研究还很少,有文献报道肿瘤组织和血清中 circ-LOLRAD3 高表达与胰腺癌患者预后具有相关性,表达水平高的患者更容易发生转移,血清 circ-LOLRAD3 和 CA19-9 联合诊断可以提高 CA19-9 单独诊断的敏感度和特异度[61]。circRNA-

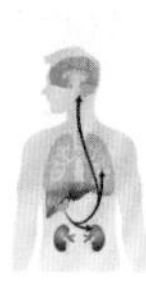



100782也是一种在胰腺癌组织中异常高表达的circRNA，其可能是通过吸附miR－124调控其下游IL－6和STAT通路来促进肿瘤增殖。有关circRNA在胰腺癌中的调控机制还处于初级阶段，circRNA研究还处于早期阶段，它们的生成机制、调控方式及所涉及的生物学功能都没有阐述清楚，还有许多重要未知信息需要我们进一步发掘。

### 26.5.2 胰腺癌转移相关微环境

(1) 化学微环境

胰腺癌过快生长、供能物质消耗多以及肿瘤特有的Warburg效应致使胰腺癌细胞暴露于一个能量物质和供氧相对不足、酸性物质大量堆积的微环境中。胰腺癌肿块基质细胞为主并伴有微血管形成障碍也进一步加重了局部的缺血、缺氧以及代谢产物堆积的情况。

1) 低氧：低氧区域在实体胰腺癌中极其常见，由于胰腺癌细胞增殖过快导致其组织内无法生成与之匹配的血管密度。虽然低氧环境能刺激胰腺癌内微血管增殖，但是肿瘤内的新生微血管常常分化异常，因而无法完全代偿肿瘤耗氧。除此之外胰腺癌肿块常对周围组织产生推挤效应，也易压迫周围血管造成血管闭塞等情况，出现局部的供血受限。低氧环境和微血管密度不足与抗肿瘤药物的治疗效果关系密切。药物通过血液循环到达肿瘤，由于实体肿瘤内微血管密度不足，所以瘤内药物浓度很难提高，治疗效果也大打折扣。低氧环境下肿瘤细胞增殖放慢也有助于其逃逸许多针对快速增殖的抗肿瘤药物的杀伤，并且低氧环境刺激可以诱导包括多药耐药基因1(multidrug resistance gene 1，MDR1)在内多种耐药基因的上调，介导肿瘤耐药。另外在低氧环境下，大量TAM浸润，导致肿瘤免疫逃逸。肿瘤低氧微环境还可以介导肿瘤细胞EMT，被认为和肿瘤侵袭能力增强、胰腺癌复发和转移、患者生存期缩短关系密切。针对低氧肿瘤微环境是实体肿瘤治疗中重要的环节，相关药物还在研发中。低氧微环境可以导致细胞内低氧诱导因子－1(HIF－1)降解减少，HIF下游基因转录增多，包括乳酸脱氢酶(LDH)、碳酸酐酶(CA)、VEGF等。低氧还可以激活雷帕霉素靶蛋白(mTOR)通路和未折叠蛋白反应(unfolded protein response，UPR)通路影响肿瘤代谢，促使肿瘤适应低氧环境。

2) 酸性：由于Warburg效应，即使在氧气充足的情况下肿瘤细胞仍然倾向于糖酵解功能，产生大量酸性代谢产物；酸性产物的堆积导致肿瘤持续暴露于一个低pH值环境之下。研究发现肿瘤细胞会上调并激活胞膜上的排酸通道，以适应代谢需要。分析癌症基因图谱(TCGA)、Oncomine等肿瘤数据库中信息，也证实*NHE1*、*MCT4*在胰腺导管腺癌(PDAC)中高表达[62]。另外，细胞在酸性下会启动自噬，以适应肿瘤微环境[63]。越来越多体内外实验及临床检测证明酸性微环境对肿瘤细胞的生长转移起重要作用。实验结果显示，在酸性条件下培养的胰腺癌细胞，侵袭和转移能力都有一定的增加；在酸性环境下，胰腺癌细胞可以通过激活ZEB1通路发生EMT，从而促进肿瘤细胞脱落，发生远处转移[64]。而在酸性环境中，肿瘤对化疗药物的敏感性降低而产生耐药[65]，同时酸性环境可以通过让无法忍受低pH值环境且侵袭力低的癌细胞凋亡，对肿瘤细胞进行筛选。另外，缺氧的肿瘤组织酸化导致正常细胞死亡和ECM降解，这也在一定程度上促进了胰腺癌的转移。肿瘤酸性微环境的研究还处于起步阶段，许多机制尚未阐明。针对酸性微环境的临床治疗可能为胰腺癌的综合治疗提供新的可能，需要更多的学者去探索和发掘。

(2) 生物微环境

肿瘤生物微环境是肿瘤细胞赖以生存的特殊环境，除了细胞外基质和成纤维细胞、血管平滑肌细胞、内皮细胞等基质细胞外，还存在大量的免疫/炎症细胞和免疫分子，它们并不是孤立存在的，而是相互联系，共同构成了肿瘤复杂的微环境。越来越多的证据证明，此微环境的复杂性和异质性是肿瘤易复发、转移的根本原因。胰腺癌的微环境与其他恶性肿瘤有相同之处，也有其自身构成：①大量紧密的基质，主要包括胰腺星状细胞(pancreatic stellate cell，PSC)、Ⅰ型胶原蛋白、透明质酸、MMP等；②多种类型的免疫细胞，包括调节性Tr细胞、TAM、肥大细胞、淋巴细胞和树突状细胞等。胰腺癌是致死率较高的恶性肿瘤之一，术后易复发转移的特性使得手术切除、放疗、化疗等治疗一直未能取得突破性进展，随着对胰腺癌微环境的深入研究可能会为胰腺癌患者带来新的疗法希望。

(3) 肿瘤间质

1) ECM：ECM由肿瘤微环境中的多种细胞产生，主要成分包括蛋白质、糖蛋白、蛋白多糖、黏多糖等，编织了一个错综复杂的纤维网络，影响肿瘤的生

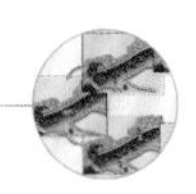

长、转移[66]。肿瘤 ECM 通过趋化作用为癌细胞浸润提供支持，与正常 ECM 有本质区别[67]。胰腺癌中，ECM 成分的大量聚集使胰腺组织失去正常形态，肿瘤细胞从原发部位脱落，与基底膜和细胞间质中一些分子黏附，激活细胞合成、分泌各种酶类，协助肿瘤细胞穿过 ECM 进入血管，然后在某些因子的作用下穿过血管壁外渗到继发部位继续增殖，进而形成转移灶。

2）基质细胞：

A. PSC：胰腺癌组织中存在大量 PSC，通常被认为是一种活化状态的成纤维细胞或类肌成纤维细胞样细胞。胰腺癌细胞可以使处于静止状态的 PSC 活化，活化状态下的 PSC 呈高有丝分裂指数，具有很高的运动性和收缩性，可大量分泌细胞外基质蛋白，如胶原蛋白，Ⅰ、Ⅲ、Ⅺ型纤连蛋白及骨膜蛋白，从而形成大量而致密的纤维组织，而大量致密粘连的纤维组织创造了一个乏血供、缺氧的有利于胰腺癌细胞生长的实体肿瘤环境。同时被募集到肿瘤细胞周围的 PSC 通过旁分泌分泌大量生长因子、细胞因子，促进胰腺癌细胞的生长、增殖并增强其侵袭能力[68]。

B. 肿瘤相关成纤维细胞（CAF）：在实体组织中，成纤维细胞提供支持结构，维持内环境稳态的作用，然而，胰腺癌微环境中存在的 CAF 在功能上显然不同于正常细胞。CAF 一方面可以产生多种细胞因子、细胞外基质蛋白和蛋白水解酶类物质，通过促进 EMT 和肿瘤血管生成参与肿瘤的侵袭和转移；另一方面 CAF 通过 HIF－1α 和 NF－κB 信号通路发生氧化应激、自噬、糖酵解等反应，为肿瘤生存提供了营养丰富的微环境。将胰腺癌细胞和 CAF 共同培养后，两种细胞中 *COX－2/PTGS2* 基因表达均显著升高，COX－2 的抑制剂应用则能降低胰腺癌的侵袭能力[69]。

C. TAM：TAM 是肿瘤微环境中白细胞浸润后最为重要的一种，主要为 M2d 亚型巨噬细胞，起源于循环血液单核细胞或组织中的巨噬细胞。在胰腺癌微环境中，肿瘤细胞分泌的各种细胞因子如 HIF－1α、IL－10、TGF－β 可刺激巨噬细胞从 M1 型向 M2 型分化，从而抑制适应性免疫，促进肿瘤血管生成、基质重塑、肿瘤细胞转移[70]。早期侵袭转移阶段，肿瘤细胞通过释放趋化因子吸引巨噬细胞和其他炎症细胞到达肿瘤周围的基质区域，随后 TAM 穿透基底膜，从而使肿瘤细胞冲破基底膜到达周围正常组织，与此同时，TAM 和肿瘤细胞均可通过刺激血管生成来提高细胞的侵袭性和运动性[71]。

D. 骨髓来源的抑制性细胞（MDSC）：MDSC 是一类具有免疫抑制功能的细胞群，来源于骨髓祖细胞和未成熟髓细胞，是树突状细胞、巨噬细胞和粒细胞的前体。胰腺癌中癌细胞分泌各种细胞因子诱导 MDSC 募集、活化，通过抑制巨噬细胞和 NK 细胞的活性而抑制天然免疫应答，通过抑制效应 T 细胞增殖抑制继发性免疫应答，通过碱性成纤维细胞生长因子（bFGF）、TGF－β、VEGF 促进肿瘤血管形成，使肿瘤逃避机体的免疫监视和攻击，促进肿瘤发展。

E. 肥大细胞（mast cell，MC）：MC 来源于骨髓造血祖细胞，进入外周组织后成熟并定居。生理状态下 MC 参与组织重塑和伤口修复，病理状态下 MC 分泌多种生物活性物质参与机体过敏反应。其作为肿瘤微环境中一员一直被人们所忽视。MC 在肿瘤中的作用具有两面性，一方面它在过敏性疾病和免疫过程中发挥前哨作用，通过 TLR 途径抑制肿瘤的发生、发展；另一方面它又能促进肿瘤的生成，大量的 MC 可导致实体肿瘤如胰腺癌周围血管的过度生成。

3）血管微环境：胰腺癌周围的血管生成，是癌细胞发生侵袭、转移的重要因素之一。肿瘤血管是肿瘤营养输送及肿瘤细胞逃逸的通道，肿瘤微环境可调控肿瘤血管的生成，影响肿瘤的生长和迁移，主要因素是肿瘤微环境中促血管生成因子和血管生成抑制因子的失衡。TAM 和 CAF 均可分泌多种血管生长因子到肿瘤微环境中，使局部乏氧、血管基底膜重构，从而促进肿瘤血管形成和异质性的发生[72]。胰腺癌的特殊之处在于其属于乏血供肿瘤，且即使在肿瘤实质中有血管分布，也是无功能的。胰腺癌微环境中大量存在的透明质酸使肿瘤内的流体压力增加，进而引起瘤体内血管坍塌闭塞。

4）免疫相关成分：

A. 肿瘤浸润淋巴细胞（TIL）：肿瘤微环境中浸润的淋巴细胞是发挥肿瘤杀伤作用的主要成分，然而随着肿瘤进展，表面的黏附分子 CD2、CD8 表达下降，与肿瘤细胞膜接触障碍，导致效应 T 细胞对肿瘤细胞的杀伤作用减弱[73]。另外由于肿瘤微环境的影响，TIL 表面程序性死亡－1（PD－1）等抑制性受体表达升高，PD－1 升高可以导致 TIL 功能耗竭。

B. 树突状细胞：树突状细胞在抗原的捕获、加工、提呈和激活淋巴细胞产生免疫应答中起着举足

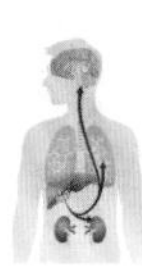


轻重的作用,而在肿瘤中浸润性树突状细胞功能受损,并不能发挥有效的免疫反应阻止肿瘤的生长。胰腺癌细胞可以通过释放 IL-10、粒细胞-巨噬细胞集落刺激因子(GM-CSF)、TGF-β1、VEGF 等多种细胞因子阻碍树突状细胞的分化和抗原提呈功能。

C. 免疫抑制因子:在胰腺癌,肿瘤细胞可产生和分泌抑制性免疫因子如 TGF-β1、VEGF、IL-10、IL-6 等,进而促进招募到肿瘤组织中的巨噬细胞、肥大细胞、CAF、内皮细胞、中性粒细胞、NK 细胞、树突状细胞等分泌 IL-10、IL-6、肿瘤坏死因子-α(TNF-α)、环氧合酶-2(COX-2)等炎症介质,炎症介质又作用于肿瘤细胞本身,以此形成恶性循环,是胰腺癌细胞产生免疫逃避的机制之一[74]。此外,胰腺癌细胞分泌多种细胞因子使 Th1 和 Th2 细胞比例失衡,Th2 细胞比例增加,加重了肿瘤免疫抑制微环境的形成[75]。

目前,唯一有可能治愈胰腺癌的方法是通过外科手术切除肿瘤,然而,即使早期胰腺癌并接受手术的患者也可能出现肿瘤的复发或转移,表明肿瘤细胞会在局部或全身存留,而这些残存肿瘤细胞即使面临全身化疗或放疗的压力依然可以发展为临床可见病灶,因此,深入研究胰腺癌转移复发机制是提升疗效的关键。胰腺癌生物学特征的研究正在以前所未有的速度发展,有关胰腺癌遗传、代谢及免疫机制研究均取得一系列重要进展,整合上述机制有望进一步理解、认识胰腺癌,并最终改善患者生存。

(梁廷波　张　倜)

## 参考文献


[1] HERNANDEZ J M, COWGILL S M, AL-SAADI S, et al. CA 19-9 velocity predicts disease-free survival and overall survival after pancreatectomy of curative intent [J]. J Gastrointest Surg, 2009,13(2):349-353.

[2] KANG C M, KIM J Y, CHOI G H, et al. The use of adjusted preoperative CA 19-9 to predict the recurrence of resectable pancreatic cancer [J]. J Surg Res, 2007, 140(1):31-35.

[3] CHUNG Y S, HO J J, KIM Y S, et al. The detection of human pancreatic cancer-associated antigen in the serum of cancer patients [J]. Cancer, 1987, 60(7): 1636-1643.

[4] HOSOKAWA Y, NAGAKAWA Y, SAHARA Y, et al. Serum SPan-1 is a significant risk factor for early recurrence of pancreatic cancer after curative resection [J]. Dig Surg, 2017,34(2):125-132.

[5] ALLARD W J, MATERA J, MILLER M C, et al. Tumor cells circulate in the peripheral blood of all major carcinomas but not in healthy subjects or patients with nonmalignant diseases [J]. Clin Cancer Res, 2004,10(20):6897-6904.

[6] NAGRATH S, JACK R M, SAHAI V, et al. Opportunities and challenges for pancreatic circulating tumor cells [J]. Gastroenterology, 2016,151(3):412-426.

[7] TING D T, WITTNER B S, LIGORIO M, et al. Single-cell RNA sequencing identifies extracellular matrix gene expression by pancreatic circulating tumor cells [J]. Cell Rep, 2014,8(6):1905-1918.

[8] WAN J C M, MASSIE C, GARCIA-CORBACHO J, et al. Liquid biopsies come of age: towards implementation of circulating tumour DNA [J]. Nat Rev Cancer, 2017,17(4):223-238.

[9] NEWMAN A M, BRATMAN S V, TO J, et al. An ultrasensitive method for quantitating circulating tumor DNA with broad patient coverage [J]. Nat Med, 2014, 20(5):548-554.

[10] SAUSEN M, PHALLEN J, ADLEFF V, et al. Clinical implications of genomic alterations in the tumour and circulation of pancreatic cancer patients [J]. Nat Commun, 2015,6:7686.

[11] ABBOSH C, BIRKBAK N J, WILSON G A, et al. Phylogenetic ctDNA analysis depicts early-stage lung cancer evolution [J]. Nature, 2017,545(7655):446-451.

[12] MELO S A, LUECKE L B, KAHLERT C, et al. Glypican-1 identifies cancer exosomes and detects early pancreatic cancer [J]. Nature, 2015,523(7559):177-182.

[13] MADHAVAN B, YUE S, GALLI U, et al. Combined evaluation of a panel of protein and miRNA serum-exosome biomarkers for pancreatic cancer diagnosis increases sensitivity and specificity [J]. Int J Cancer, 2015,136(11):2616-2627.

[14] TAIEB J, POINTET A L, VAN LAETHEM J L, et al. What treatment in 2017 for inoperable pancreatic cancers? [J] Ann Oncol, 2017,28(7):1473-1483.

[15] UCCELLO M, MOSCHETTA M, MAK G, et al. Towards an optimal treatment algorithm for metastatic pancreatic ductal adenocarcinoma (PDA) [J]. Curr

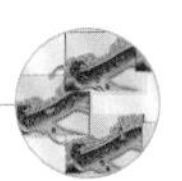


Oncol, 2018,25(1):e90 - e94.

[16] FAZAL S, SAIF M W. Supportive and palliative care of pancreatic cancer [J]. JOP, 2007,8(2):240 - 253.

[17] KUMAR R, HERMAN J M, WOLFGANG C L, et al. Multidisciplinary management of pancreatic cancer [J]. Surg Oncol Clin N Am, 2013,22(2):265 - 287.

[18] VON HOFF D D, RAMANATHAN R K, BORAD M J, et al. Gemcitabine plus nab-paclitaxel is an active regimen in patients with advanced pancreatic cancer: a phase I/II trial [J]. J Clin Oncol, 2011,29(34):4548 - 4554.

[19] HEINEMANN V, BOECK S, HINKE A, et al. Meta-analysis of randomized trials: evaluation of benefit from gemcitabine-based combination chemotherapy applied in advanced pancreatic cancer [J]. BMC Cancer, 2008, 8:82.

[20] LI Q, YAN H, LIU W, et al. Efficacy and safety of gemcitabine-fluorouracil combination therapy in the management of advanced pancreatic cancer: a meta-analysis of randomized controlled trials [J]. PLoS One, 2014,9(8):e104346.

[21] CILIBERTO D, BOTTA C, CORREALE P, et al. Role of gemcitabine-based combination therapy in the management of advanced pancreatic cancer: a meta-analysis of randomised trials [J]. Eur J Cancer, 2013, 49(3):593 - 603.

[22] CONROY T, DESSEIGNE F, YCHOU M, et al. FOLFIRINOX versus gemcitabine for metastatic pancreatic cancer [J]. N Engl J Med, 2011,364(19): 1817 - 1825.

[23] ARTINYAN A, SORIANO P A, PRENDERGAST C, et al. The anatomic location of pancreatic cancer is a prognostic factor for survival [J]. HPB (Oxford), 2008,10(5):371 - 376.

[24] GOURGOU-BOURGADE S, BASCOUL-MOLLEVI C, DESSEIGNE F, et al. Impact of FOLFIRINOX compared with gemcitabine on quality of life in patients with metastatic pancreatic cancer: results from the PRODIGE 4/ACCORD 11 randomized trial [J]. J Clin Oncol, 2013,31(1):23 - 29.

[25] CINAR P, KO A H. Best practices for the treatment of metastatic pancreatic adenocarcinoma: the therapeutic landscape in 2017 [J]. Chin Clin Oncol, 2017,6(3): 29.

[26] VON HOFF DD, ERVIN T, ARENA FP, et al. Increased survival in pancreatic cancer with nab-paclitaxel plus gemcitabine [J]. N Engl J Med, 2013, 369(18):1691 - 1703.

[27] GOLAN T, KANJI Z S, EPELBAUM R, et al. Overall survival and clinical characteristics of pancreatic cancer in BRCA mutation carriers [J]. Br J Cancer, 2014,111(6):1132 - 1138.

[28] PEIXOTO R D, HO M, RENOUF D J, et al. Eligibility of metastatic pancreatic cancer patients for first-line palliative intent nab-paclitaxel plus gemcitabine versus FOLFIRINOX [J]. Am J Clin Oncol, 2017,40 (5):507 - 511.

[29] UENO H, IOKA T, IKEDA M, et al. Randomized phase III study of gemcitabine plus S-1, S-1 alone, or gemcitabine alone in patients with locally advanced and metastatic pancreatic cancer in Japan and China's Taiwan: GEST study [J]. J Clin Oncol, 2013,31(13): 1640 - 1648.

[30] GILL S, KO Y J, CRIPPS C, et al. PANCREOX: A randomized phase III study of fluorouracil/leucovorin with or without oxaliplatin for second-line advanced pancreatic cancer in patients who have received gemcitabine-based chemotherapy [J]. J Clin Oncol, 2016,34(32):3914 - 3920.

[31] WANG-GILLAM A, LI C P, BODOKY G, et al. Nanoliposomal irinotecan with fluorouracil and folinic acid in metastatic pancreatic cancer after previous gemcitabine-based therapy (NAPOLI - 1): a global, randomised, open-label, phase 3 trial [J]. Lancet, 2016,387(10018):545.

[32] PORTAL A, PERNOT S, TOUGERON D, et al. Nab-paclitaxel plus gemcitabine for metastatic pancreatic adenocarcinoma after Folfirinox failure: an AGEO prospective multicentre cohort [J]. Br J Cancer, 2015,113(7):989 - 995.

[33] MANJI G A, OLIVE K P, SAENGER Y M, et al. Current and emerging therapies in metastatic pancreatic cancer [J]. Clin Cancer Res, 2017,23(7): 1670 - 1678.

[34] CHIARAVALLI M, RENI M, O'REILLY E M. Pancreatic ductal adenocarcinoma: state-of-the-art 2017 and new therapeutic strategies [J]. Cancer Treat Rev, 2017,60:32 - 43.

[35] LARKIN J, HODI F S, WOLCHOK J D. Combined nivolumab and ipilimumab or monotherapy in untreated melanoma [J]. N Engl J Med, 2015,373(13):1270 - 1271.

[36] BRAHMER J R, TYKODI S S, CHOW L Q, et al. Safety and activity of anti-PD - L1 antibody in

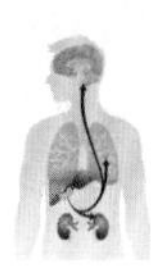



patients with advanced cancer [J]. N Engl J Med, 2012,366(26):2455 - 2465.

[37] ROYAL R E, LEVY C, TURNER K, et al. Phase 2 trial of single agent Ipilimumab (anti-CTLA - 4) for locally advanced or metastatic pancreatic adenocarcinoma [J]. J Immunother, 2010,33(8):828 - 833.

[38] KHALIL D N, SEGAL N H. Modern immunotherapy for the treatment of advanced gastrointestinal cancers [J]. Oncology (Williston Park), 2016, 30 (1): 85 - 90,93.

[39] PORTER D L, LEVINE B L, KALOS M, et al. Chimeric antigen receptor-modified T cells in chronic lymphoid leukemia [J]. N Engl J Med, 2011,365(8): 725 - 733.

[40] DESELM C J, TANO Z E, VARGHESE A M, et al. CAR T-cell therapy for pancreatic cancer [J]. J Surg Oncol, 2017,116(1):63 - 74.

[41] CHMIELEWSKI M, HAHN O, RAPPL G, et al. T cells that target carcinoembryonic antigen eradicate orthotopic pancreatic carcinomas without inducing autoimmune colitis in mice [J]. Gastroenterology, 2012,143(4):1095 - 1107; e1092.

[42] DOHERTY G J, TEMPERO M, CORRIE P G. HALO - 109 - 301: a phase III trial of PEGPH20 (with gemcitabine and nab-paclitaxel) in hyaluronic acid-high stage IV pancreatic cancer [J]. Future Oncol, 2018,14 (1):13 - 22.

[43] PEGPH20 may improve standard-of-care therapy in pancreatic cancer [J]. Cancer Discovery, 2018,8(2): 136.

[44] GOURD E. PEGPH20 for metastatic pancreatic ductal adenocarcinoma [J]. Lancet Oncol, 2018,19(2):e81.

[45] HINGORANI S R, ZHENG L, BULLOCK A J, et al. HALO 202: Randomized phase II study of PEGPH20 plus nab-paclitaxel/gemcitabine versus nab-paclitaxel/gemcitabine in patients with untreated, metastatic pancreatic ductal adenocarcinoma [J]. J Clin Oncol, 2018,36(4):359 - 366.

[46] SOUCEK L, LAWLOR E R, SOTO D, et al. Mast cells are required for angiogenesis and macroscopic expansion of Myc-induced pancreatic islet tumors [J]. Nat Med, 2007,13(10):1211 - 1218.

[47] MASSÓ-VALLÉS D, JAUSET T, SERRANO E, et al. Ibrutinib exerts potent antifibrotic and antitumor activities in mouse models of pancreatic adenocarcinoma [J]. Cancer Res, 2015,75(8):1675 - 1681.

[48] GUNDERSON A J, KANEDA M M, TSUJIKAWA T, et al. Bruton tyrosine kinase-dependent immune cell cross-talk drives pancreas cancer [J]. Cancer Discov, 2016,6(3):270 - 285.

[49] INO Y, YAMAZAKI-ITOH R, SHIMADA K, et al. Immune cell infiltration as an indicator of the immune microenvironment of pancreatic cancer [J]. Br J Cancer, 2013,108(4):914 - 923.

[50] HERTZER K M, DONALD G W, HINES O J. CXCR2: a target for pancreatic cancer treatment? [J]. Expert Opin Ther Targets, 2013, 17 (6): 667 - 680.

[51] NYWENING T M, WANG-GILLAM A, SANFORD D E, et al. Targeting tumour-associated macrophages with CCR2 inhibition in combination with FOLFIRINOX in patients with borderline resectable and locally advanced pancreatic cancer: a single-centre, open-label, dose-finding, non-randomised, phase 1b trial [J]. Lancet Oncol, 2016,17(5):651 - 662.

[52] CAMP E R, WANG C, LITTLE E C, et al. Transferrin receptor targeting nanomedicine delivering wild-type p53 gene sensitizes pancreatic cancer to gemcitabine therapy [J]. Cancer Gene Ther, 2013,20 (4):222 - 228.

[53] RACHAGANI S, SENAPATI S, CHAKRABORTY S, et al. Activated $KrasG^{12}D$ is associated with invasion and metastasis of pancreatic cancer cells through inhibition of E-cadherin [J]. Br J Cancer, 2011, 104 (6):1038 - 1048.

[54] SENNINO B, ISHIGURO-OONUMA T, WEI Y, et al. Suppression of tumor invasion and metastasis by concurrent inhibition of c-Met and VEGF signaling in pancreatic neuroendocrine tumors [J]. Cancer Discov, 2012,2(3):270 - 287.

[55] AGUILERA K Y, RIVERA L B, HUR H, et al. Collagen signaling enhances tumor progression after anti-VEGF therapy in a murine model of pancreatic ductal adenocarcinoma [J]. Cancer Res, 2014,74(4): 1032 - 1044.

[56] GAO L, HE S B, LI D C. Effects of miR - 16 plus CA19 - 9 detections on pancreatic cancer diagnostic performance [J]. Clin Lab, 2014,60(1):73 - 77.

[57] PAN W, TANG W, YUAN W, et al. Expression and clinical significance of plasma small RNA in patients with pancreatic cancer [J]. Zhonghua Zhong Liu Za Zhi, 2014,36(5):351 - 354.

[58] MA C, NONG K, ZHU H, et al. H19 promotes pancreatic cancer metastasis by derepressing let-7's

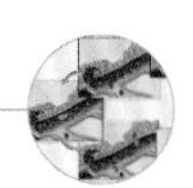

suppression on its target HMGA2-mediated EMT [J]. Tumour Biol, 2014,35(9):9163-9169.

[59] GUPTA R A, SHAH N, WANG K C, et al. Long non-coding RNA HOTAIR reprograms chromatin state to promote cancer metastasis [J]. Nature, 2010,464(7291):1071-1076.

[60] YOU L, CHANG D, DU H Z, et al. Genome-wide screen identifies PVT1 as a regulator of Gemcitabine sensitivity in human pancreatic cancer cells [J]. Biochem Biophys Res Commun, 2011,407(1):1-6.

[61] YANG F, LIU D Y, GUO J T, et al. Circular RNA circ-LDLRAD3 as a biomarker in diagnosis of pancreatic cancer [J]. World J Gastroenterol, 2017,23(47):8345-8354.

[62] KONG S C, GIANNUZZO A, NOVAK I, et al. Acid-base transport in pancreatic cancer: molecular mechanisms and clinical potential [J]. Biochem Cell Biol, 2014,92(6):449-459.

[63] WOJTKOWIAK J W, ROTHBERG J M, KUMAR V, et al. Chronic autophagy is a cellular adaptation to tumor acidic pH microenvironments [J]. Cancer Res, 2012,72(16):3938-3947.

[64] DENG S, LI X, NIU Y, et al. MiR-652 inhibits acidic microenvironment-induced epithelial-mesenchymal transition of pancreatic cancer cells by targeting ZEB1 [J]. Oncotarget, 2015,6(37):39661-39675.

[65] GARDNER J A, HA J H, JAYARAMAN M, et al. The gep proto-oncogene Gα13 mediates lysophosphatidic acid-mediated migration of pancreatic cancer cells [J]. Pancreas, 2013,42(5):819-828.

[66] KLEMM F, JOYCE J A. Microenvironmental regulation of therapeutic response in cancer [J]. Trends Cell Biol, 2015,25(4):198-213.

[67] FRIEDL P, ALEXANDER S. Cancer invasion and the microenvironment: plasticity and reciprocity [J]. Cell, 2011,147(5):992-1009.

[68] ERKAN M, ADLER G, APTE M V, et al. StellaTUM: current consensus and discussion on pancreatic stellate cell research [J]. Gut, 2012,61(2):172-178.

[69] SHIMODA M, MELLODY K T, ORIMO A. Carcinoma-associated fibroblasts are a rate-limiting determinant for tumour progression [J]. Semin Cell Dev Biol, 2010,21(1):19-25.

[70] SCHMIEDER A, MICHEL J, SCHÖNHAAR K, et al. Differentiation and gene expression profile of tumor-associated macrophages [J]. Semin Cancer Biol, 2012,22(4):289-297.

[71] NOY R, POLLARD J W. Tumor-associated macrophages: from mechanisms to therapy [J]. Immunity, 2014,41(1):49-61.

[72] JUNTTILA M R, DE SAUVAGE F J. Influence of tumour micro-environment heterogeneity on therapeutic response [J]. Nature, 2013,501(7467):346-354.

[73] KONERU M, MONU N, SCHAER D, et al. Defective adhesion in tumor infiltrating CD8+ T cells [J]. J Immunol, 2006,176(10):6103-6111.

[74] PEDDAREDDIGARI V G, WANG D, DUBOIS R N. The tumor microenvironment in colorectal carcinogenesis [J]. Cancer Microenviron, 2010,3(1):149-166.

[75] LUHESHI N, DAVIES G, LEGG J. Understanding the influence of the tumor microenvironment on macrophage responses to CD40 agonists [J]. Oncoimmunology, 2014,3(1):e27615.

# 27 膀胱癌转移复发



泌尿系统肿瘤包括前列腺癌、肾癌、膀胱癌、睾丸癌和阴茎癌等。据2018年流行病学统计，泌尿系统肿瘤共新发超过233万病例，约占所有肿瘤新发病例的12.9%，并造成75.8万人死亡。其中膀胱癌及前列腺癌均为最常见的十大癌种之一[1]。尽管诊断及治疗手段日益进步，但泌尿系统肿瘤的发病率和死亡率依然逐年升高[2]。

## 27.1 膀胱癌概述

*(1) 膀胱癌的流行病学*

膀胱癌是泌尿外科临床上最常见的肿瘤之一。在世界范围内，2018年共54.9万人新确诊为膀胱癌，有40.0万人因膀胱癌死亡，其发病率在男性及女性中均位居世界第10位。据统计，2018年膀胱癌的年龄标化发病率在男性为9.6/10万，女性为2.4/10万；年龄标化死亡率男性为3.2/10万，女性为0.9/10万。种族对膀胱癌发病的影响尚不确定。美国白种人膀胱癌的发病率显著高于非洲裔、亚裔、土著或拉丁裔；然而，白种人男性患者的总体预后均好于其他种族男性及所有女性。

对于相同分期的膀胱癌，女性的预后比男性差[3]。男性膀胱癌发病率高于女性不能完全用吸烟习惯与职业因素解释，性激素可能是导致这一结果的重要原因[4, 5]。

不同人群的膀胱癌组织类型不同，在美国及大多数国家中，以尿路上皮癌为主，占膀胱癌的90%以上，而非洲国家则以血吸虫感染所致的鳞状细胞癌为主。尿路上皮癌来自膀胱黏膜内层，并常常呈多中心发生，包括染色体标记、遗传多态性、遗传和表观遗传改变等多种因素都可能参与了肿瘤的发生、进展和转移。70%～80%的尿路上皮癌患者疾病不伴有肌层浸润；在<40岁的年轻患者中，这一比例更高[6]。另外有20%～30%的尿路上皮癌患者则为肌层浸润性。非肌层浸润性尿路上皮癌比肌层浸润性尿路上皮癌更加常见这一现象，可能主要是由其较长的生存期及较低的肿瘤特异病死率造成的[7,8]。尽管非肌层浸润性尿路上皮癌患者的预后良好，但常常复发，且多达30%的患者会发展为肌层浸润。此外，有约50%的肌层浸润性尿路上皮癌患者存在隐匿性远处转移，并且5年生存率不高。

*(2) 膀胱癌的病因及危险因素*

膀胱癌的发生是复杂、多因素、多步骤的病理变化过程，通常由长期接触致癌物导致尿路上皮DNA损伤的累积所引起。这些致癌物分泌到尿液中，可以被水解酶激活并储存在膀胱中。因此，整个尿路上皮都存在这种风险，这种称为“区域性癌变”的现象就可能是该病多灶性发生的原因[9, 10]。其中较为明显的两大危险因素是吸烟和长期接触工业化学产品。

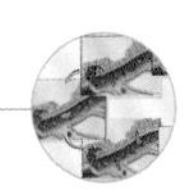

1) 吸烟:吸烟是目前最为肯定的膀胱癌致病危险因素,男性中有 50%~65%的病例由吸烟引起,在女性中这一比例为 20%~30%[11]。膀胱癌的发病率与吸烟时间及每日吸烟数量呈正相关[12]。戒烟能够显著降低膀胱癌的近期及远期发病率。

2) 长期接触工业化学产品:此为膀胱癌发病的第二大危险因素。数项队列研究表明,20%~25%的膀胱癌病例是由工作相关的工业化学产品暴露所致,特别是那些需要使用染料、橡胶、纺织、皮革及化学物质的行业[13]。

3) 其他:其他可能致病的因素包括慢性感染(细菌、血吸虫及人乳头瘤病毒感染等[14,15])、应用化疗药物环磷酰胺、滥用含有非那西汀的止痛药、近期及远期的盆腔放疗史、长期饮用砷含量超标的水和使用氯消毒水。另外,膀胱癌可能还和遗传有关,有家族史者发生膀胱癌的危险性明显增加[16]。

## 27.2 膀胱癌的诊断与分期

(1) 膀胱癌的诊断

间歇性、全程无痛血尿是膀胱癌最常见的症状。血尿出现的时间及出血量和肿瘤的恶性程度、分期、大小、数目、形态并不一致。膀胱癌患者亦有以尿频、尿急、尿痛,即膀胱刺激征和盆腔疼痛起病。其他表现还有输尿管梗阻所致的腰肋部疼痛、下肢水肿、盆腔包块、尿潴留。有的患者就诊时即表现为体重减轻、肾功能不全、腹痛或骨痛,此均为晚期表现。

膀胱镜检查和活检是诊断膀胱癌最可靠的方法。通过膀胱镜检查可以明确膀胱肿瘤的数目、大小、形态(乳头状或广基的)、部位以及周围膀胱黏膜的异常情况,同时可以对肿瘤和可疑病变进行活检以明确病理诊断。此外,荧光膀胱镜、窄带成像(narrow-band imaging, NBI)膀胱镜等新型光源膀胱镜,有助于提高微小病变尤其是原位癌的检出率。如影像学检查发现膀胱内有肿瘤,可省略膀胱镜检查,直接行诊断性经尿道膀胱肿瘤切除术(transurethral resection of bladder tumour, TURBT)。这样可以达到两个目的:一是切除肿瘤;二是明确肿瘤的病理诊断和分级、分期,为进一步治疗及判断预后提供依据[17]。

尿细胞学检查是膀胱癌诊断和术后随诊的主要方法之一。然而,阳性尿脱落细胞可能来自尿路上皮任何部位的肿瘤,同时也不能用于确诊,因为尿细胞学检查对原位癌的灵敏度最大(在 90%左右),但对低度恶性肿瘤来说假阴性率较高[18]。

目前,已有一系列的生物标志物用作膀胱癌的诊断工具,包括免疫细胞化学、分子生物学和蛋白质组学分析[19-21]、分子遗传学、端粒酶表达[22]、肿瘤相关细胞或细胞分泌产物、基因突变和细胞凋亡标志物[22-27]。最近,多种 RNA 表达谱和表面增强解吸电离飞行时间质谱(surface-enhanced laser desorption/ionization time-of-flight mass spectrometry, SELDI-TOF-MS)也筛选出可区分膀胱肿瘤与正常尿路上皮的不同蛋白质[28-31]。

(2) 膀胱癌的分期

膀胱癌的分期是指肿瘤的浸润深度及转移情况,是判断膀胱癌预后最有价值的依据之一。近期已更新为美国癌症联合委员会(AJCC)第 8 版 TNM 分期系统。增强 CT 检查是膀胱癌最常用的分期依据,可以提供是否有膀胱外侵犯,盆腔或腹膜后淋巴结转移,内脏、肺或骨转移,肿瘤侵犯或阻塞上尿路等相关信息(表 27-1、表 27-2)。增强 CT 的主要局限性是难以区分炎症或医源性水肿与膀胱外转移,而且对淋巴结累及的检出率相对较低。其他影像学检查如 MRI 和骨扫描,可能对膀胱外累及和远处转移病灶的诊断更有帮助,但这些并不是常规诊断方法。

表 27-1 AJCC 膀胱癌分期系统

| 分期 | 描述 |
|---|---|
| 原发肿瘤(T) | |
| $T_x$ | 原发肿瘤不明 |
| $T_0$ | 无明显原发肿瘤证据 |
| $T_a$ | 非浸润性乳头状癌 |
| $T_{is}$ | 原位癌:扁平肿瘤 |
| $T_1$ | 肿瘤侵及内皮下结缔组织 |
| $T_2$ | 肿瘤侵及肌肉 |
| $T_{2a}$ | 肿瘤侵及浅表肌肉(内侧一半) |
| $T_{2b}$ | 肿瘤侵及深层肌肉(外侧一半) |
| $T_3$ | 肿瘤侵及膀胱周围组织 |
| $T_{3a}$ | 镜下侵犯 |
| $T_{3b}$ | 肉眼侵犯(膀胱外包块) |
| $T_4$ | 肿瘤侵及以下任何部位:前列腺、精囊腺、子宫、阴道、盆壁、腹壁 |
| $T_{4a}$ | 侵犯前列腺、子宫、阴道 |
| $T_{4b}$ | 侵犯盆壁、腹壁 |
| 局部淋巴结(N) | |
| $N_x$ | 区域淋巴结无法评估 |

续表

| 分期 | 描述 |
|---|---|
| $N_0$ | 无淋巴结转移 |
| $N_1$ | 真骨盆内单个淋巴结转移 |
| $N_2$ | 真骨盆内多个淋巴结转移 |
| N3 | 髂总动脉旁淋巴结转移 |
| 远处转移(M) | |
| $M_0$ | 无远处转移 |
| $M_1$ | 有远处转移 |
| $M_{1a}$ | 超出髂总动脉以外的淋巴结转移 |
| $M_{1b}$ | 非淋巴结的远处转移 |

资料来源：AJCC Cancer Staging Manual. Eighth (AJCC 常见肿瘤分期手册. 第 8 版)。

表 27-2　AJCC 膀胱癌分级

| 分级 | T | N | M |
|---|---|---|---|
| 0a | $T_a$ | $N_0$ | $M_0$ |
| 0is | $T_{is}$ | $N_0$ | $M_0$ |
| Ⅰ | $T_1$ | $N_0$ | $M_0$ |
| Ⅱ | $T_{2a}$ | $N_0$ | $M_0$ |
| Ⅱ | $T_{2b}$ | $N_0$ | $M_0$ |
| ⅢA | $T_{3a}$、$T_{3b}$、$T_{4a}$ | $N_0$ | $M_0$ |
| ⅢA | $T_{1\sim4a}$ | $N_1$ | $M_0$ |
| ⅢB | $T_{1\sim4a}$ | $N_{2、3}$ | $M_0$ |
| ⅣA | $T_{4b}$ | $N_0$ | $M_0$ |
| ⅣA | 任何 T | 任何 N | $M_{1a}$ |
| ⅣB | 任何 T | 任何 N | $M_{1b}$ |

资料来源：AJCC Cancer Staging Manual. Eighth (AJCC 常见肿瘤分期手册. 第 8 版)。

## 27.3　膀胱癌转移复发的临床规律

约有 60%的膀胱癌病例会发生肿瘤的直接播散，其主要特征为癌细胞直接侵犯初期黏膜病变以下的固有层和肌层，并有触手样侵袭(25%)或在看似正常黏膜的下层横向扩散(10%)。侵犯肌层的深度与后续发生的血行和淋巴途径转移相关。

有约 40%接受膀胱切除术的男性肌肉浸润性膀胱癌患者会出现前列腺和前列腺尿道部的肿瘤累及。出现前列腺肿瘤累及的患者中约 40%为间质浸润，而 6%的间质浸润患者没有前列腺尿道部累及。有间质浸润的患者即使经过根治性切除，后续远处转移的发生率也很高。淋巴结转移常发生较早，这可能独立于血行转移，因为有报道显示 10%～15%出现淋巴结转移的患者可仅行手术治愈[32, 33]。

盆腔淋巴结是膀胱癌淋巴结转移最常见的部位，常见转移区域依次为闭孔淋巴结(74%)、髂外淋巴结(65%)、骶前淋巴结(25%)及膀胱周围淋巴结(16%)，同时有约 20%的患者会出现髂总淋巴结转移，并常与膀胱邻近区域淋巴结转移合并存在。

膀胱癌常见远处转移器官依次为是肝脏(38%)、肺(36%)、骨(27%)及肾上腺(21%)[34-36]。血吸虫引起的膀胱癌常出现骨转移。

## 27.4　膀胱癌转移复发及预后的预测

(1) 预测非器官局限性疾病

由于 TURBT 技术差异、非常规进行再分期经尿道切除术(transurethral resection, TUR)、围手术期影像学不准确以及病理学评判标准的不同，全膀胱切除术前的临床分期往往并不十分准确。即便这样，临床分期仍是膀胱癌治疗方案制定最主要的依据[37]。

Karakiewicz 等人在对多中心纳入的 731 例膀胱癌患者进行研究后，提出了一个在全膀胱切除术前预测高病理分期($pT_{3\sim4}$)及出现淋巴结转移的列线图[38]。此列线图纳入患者年龄、临床肿瘤分期、肿瘤分级及是否合并原位癌 4 个变量，在预测高病理学分期膀胱癌方面效率达 76%(AUC，即曲线下面积)，而仅根据 TURBT 分期进行预测的效率为 71%。此列线图在使用肿瘤分期联合肿瘤分级对淋巴结转移进行预测的效率为 63%(AUC)，而仅根据 TURBT 分期对淋巴结转移进行预测的效率为 61%。此模型对淋巴结转移的预测效率较低，原因可能是多中心研究存在淋巴结分期的异质性。

同样，Green 等人在对同一中心的 201 例临床器官局限性膀胱癌患者进行研究后，发现临床肿瘤分期、出现淋巴管侵犯以及影像学评估出现非器官局限征象或肾盂积水均与 $pT_3$/任何 N 分期独立相关[39]。临床肿瘤分期及出现淋巴管侵犯均与 $pT_3$/任何 N 分期或任何 pT 分期/$N^+$ 独立相关，此预测模型的预测效率也达到了 83%(AUC)。

(2) 预测全膀胱切除术后的疾病复发与生存

膀胱癌研究联合会(Bladder Cancer Research Consortium, BCRC)建立了预测疾病复发、肿瘤特

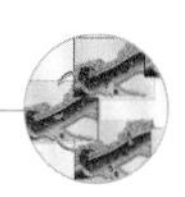

异死亡率及全膀胱切除术后 2、5、8 年的全因死亡率[40,41]。疾病复发预测列线图的一致性系数为 0.78。肿瘤特异死亡率与全因死亡率的列线图的预测效率分别为 0.78 与 0.73。

国际膀胱癌列线图联合会(International Bladder Cancer Nomogram Consortium, IBCNC)发表了一个预测全膀胱切除术后 5 年疾病复发风险的列线图[42]。此模型的一致性系数为 0.75,显著优于 TNM 分期的 0.68。

为了评估 IBCNC 的预测列线图能否改善临床决策的制定,Vickers 等人在 4 462 例患者的队列中进行了一项决策分析[43]。在这项研究中,研究者着重于评估患者是否应该接受辅助化疗。他们比较了根据患者的病理学指标($pT_{3/4}/N^{+}$)以及根据列线图的预测所需要进行辅助化疗的人数,发现预测列线图在任何临床情境下均优于病理学指标。

Riester 等人在单中心研究了 93 例接受全膀胱切除术的膀胱癌患者的基因表达情况,建立了一个含有 19 个基因的标志物[44]。此基因标志物与患者术后总生存显著相关,并且通过了 6 个独立的膀胱癌基因表达数据组的外部验证。这项研究的优势在于使用荟萃分析的方式对已发表的基因表达数据组进行了临床验证;其不足之处在于存在过拟合的可能性,尤其是在那些规模较小的数据组中。

Mitra 等人研究了 58 例接受全膀胱切除的 $T_a$～$T_4$ 期膀胱肿瘤中 69 个基因的表达,发现 4 个基因同时与疾病复发与生存相关:低表达或正常表达预后较好,过表达预后较差[45]。基于此,研究人群被分为两部分:①具有 3 个及 3 个以上基因为低或正常表达的人群;②具有 2 个及 2 个以下基因为低或正常表达的人群。结果显示,两人群间无疾病复发生存期与总生存期存在显著差异。此基因标志物进一步通过了一个 91 例患者队列的外部验证。但此研究的缺陷在于队列规模较小,结果仍需在较大的前瞻性队列中进行验证。

Shariat 等人的一项研究结果表明,将基因标志物加入传统临床及病理学指标模型中,模型的预测效力有显著的提高[46]。这项研究纳入 191 例全膀胱切除术后 $pT_{a\sim3}N_0M_0$ 的患者,发现将 5 个细胞周期调控因子(*p53*、*pRB*、*p21*、*p27* 与 *cyclin E1*)加入基于 TNM 分期所建立的预测疾病复发与肿瘤特异死亡率的模型中,模型的预测效力提高了 10%。

这样一些结合病理指标与分子信息的预测模型有助于向患者解释术后复发的风险,同时也有利于指导高危患者新辅助化疗临床试验的设计。

(3) 预测膀胱癌转移或复发后的生存

Bajorin 等人发现根据 Karnofsky 功能状态(KPS)评分与是否有内脏转移,可以将不可手术或转移的膀胱癌患者分为总体死亡率存在差异的两个人群[47]。这项研究以及其他几项研究的结果均提示在预测不管是局限性还是转移性膀胱癌的生存时,均应考虑患者合并症的情况。

Apolo 等人基于 308 例接受铂类化疗的转移性膀胱癌患者建立了一个预测总生存的列线图,其目的在于预测 1、2 及 5 年并在 Bajorin 模型的基础上提高预测的准确性[48]。此模型纳入了内脏转移、KPS 评分、白蛋白、血红蛋白 4 个变量,预测效力的一致性系数为 0.67,较 Bajorin 的模型提高了 0.04。同样,Galsky 等人建立了一个与 Apolo 模型类似的术前预测模型[49]。然而,这项研究纳入的人群为符合铂类化疗临床试验入组标准的患者,转移负荷较高,因此并不适用于全部转移性尿路上皮癌患者。

Kluth 等人在多中心回顾性地纳入了 372 例全膀胱切除术后复发的患者,用于评估 Bajorin 模型的预后预测价值[50]。研究发现没有危险因素、有 1 个危险因素、2 个危险因素的 1 年肿瘤特异生存率分别为 79%、76% 与 47%[$P<0.001$;一致性指数(concordance index, C-index)=0.604],这也进一步验证了 Bajorin 模型的预后价值。

## 27.5 肌层浸润性膀胱癌及转移性膀胱癌的治疗

(1) 肌层浸润性膀胱癌的治疗

对于局限性肌层浸润性膀胱癌的常规治疗方式为根治性膀胱切除加尿流改道。尿流改道方式包括回肠代膀胱、原位新膀胱及输尿管皮肤造口等。根治性膀胱切除术在男性患者中的切除范围包括膀胱广泛切除和前列腺切除,在女性患者中的切除范围则是膀胱、子宫、卵巢和阴道前壁[51]。根治性膀胱切除的围手术期死亡率约为 1%。$pT_2$ 期患者的 5 年无瘤生存率为 65%～80%,$pT_3$ 期患者的无瘤生存率为 37%～61%。根据原发肿瘤分期及盆腔淋巴结转移程度的不同,根治性膀胱切除术后骨盆内肿瘤复发率为 6%～10%。新辅助与辅助化疗等多学科治疗方式目前也在临床中得到应用,用于降低

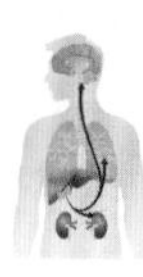



疾病复发率以及提高治愈率[52-55]。

(2) 转移性膀胱癌的治疗

1) 标准一线联合化疗方案：自20世纪80年代开始，含有顺铂的联合化疗方案就已成为转移性膀胱癌的标准治疗手段[56]。甲氨蝶呤、长春新碱、阿霉素加顺铂(MAVC)方案与吉西他滨加顺铂(GC)方案与传统联合或单药方案相比，分别可延长患者生存期14.8个月与13.8个月。MAVC方案与GC方案治疗的反应率分别为46%与49%。长期生存数据已经表明，两种方案具有相同的疗效[57]，主要区别在于两种方案的毒性反应不同。GC方案由于其较低的毒性反应，已经成为新的标准治疗方案[58]。MAVC方案在与粒细胞集落刺激因子(G-CSF)联合使用时，可以增加患者对此方案的耐受性[58, 59]。

2) 含有卡铂的化疗方案：含有卡铂的化疗方案在治疗效果上不及基于顺铂的联合化疗方案。数项对比卡铂与顺铂的Ⅱ期随机临床试验显示，接受卡铂方案治疗的患者完全缓解率较低且总生存期较差。因此，含有卡铂的化疗方案不应该作为标准治疗方案。

3) 非铂类联合化疗方案：吉西他滨与紫杉醇方案作为一线及二线方案的治疗效果已经过广泛的研究。除了严重的肺部毒性及需要每周给药的不便外，此方案的耐受性较好，并且治疗反应率在38%～60%。由于目前还没有随机临床试验对比非铂类方案与标准顺铂方案的治疗效果，因此非铂类化疗方案不应作为顺铂耐受患者的一线治疗方案[60-65]。

4) 顺铂不耐受患者的化疗方案：多达50%的患者不耐受含有顺铂方案的化疗[66]。第1个对比甲氨蝶呤、卡铂、长春新碱(M-CAVI)方案与卡铂、吉西他滨(GemCarbo)方案治疗效果的Ⅱ/Ⅲ期随机临床试验结果表明：两种方案均可使患者获益；严重急性毒性反应的发生率在GemCarbo方案治疗组中为13.6%，在M-CAVI方案治疗组中为23%，而M-CAVI方案治疗组的客观缓解率(ORR)为30%，GemCarbo方案治疗组的ORR为42%[67]。

5) 二线治疗方案：有关二线化疗方案的数据异质性较大[68]。数项小型Ⅱ期临床试验显示，二线化疗药物紫杉醇、多西他赛、白蛋白紫杉醇、奥沙利铂、异环磷酰胺、托泊替康、培美曲塞、拉帕替尼、吉非替尼与硼替佐米的治疗反应率为0～28%[69-71]。尽管吉西他滨作为二线方案药物也具有较高的治疗反应率，但大多数患者在一线治疗中已经使用了含有此药的方案[72]。

长春氟宁，一种新型三代长春花生物碱，在一项Ⅱ期临床试验中展现出了较好的治疗效果[73]。一项Ⅲ期随机对照临床试验在一线铂类化疗后的转移性膀胱癌患者中对比了长春氟宁联合最佳支持治疗与单用最佳支持治疗的疗效[74]。结果显示，长春氟宁具有较好的安全性。更重要的是，接受长春氟宁治疗的患者表现出了显著的生存获益。目前在欧洲，长春氟宁是唯一获批用于二线治疗的药物。

6) 免疫治疗：目前，对于转移性膀胱癌的免疫治疗研究主要集中于免疫检查点抑制剂(ICI)，如程序性死亡-1(PD-1)抑制剂或程序性死亡蛋白配体-1(PD-L1)抑制剂。在2016年5月，美国FDA首次批准了PD-L1抑制剂用于治疗铂类化疗后进展的患者。在一项Ⅱ期临床试验中，在不考虑PD-L1表达情况时，PD-L1抑制剂的客观治疗反应率为15%，中位无进展生存期与总生存期分别为2.1个月与7.9个月。在PD-L1高表达患者中，治疗反应率更高，无进展生存期与总生存期均更长；但在部分PD-L1无表达的患者中，也观察到了治疗反应。

## 27.6 膀胱癌侵袭转移的分子生物学特征

(1) 基因组不稳定、染色体改变与等位基因缺失

非肌层浸润性膀胱癌大多为近二倍体核型，并且很少发生基因组重排。然而，肌层浸润性膀胱癌多为非整倍体，且常出现染色体改变，包括染色体碎裂[75]。在肌层浸润性膀胱癌中，*MCM4* 的突变会导致复制叉修复失败，进一步引起复杂易位的发生[75,76]。多项研究也发现肌层浸润性膀胱癌中存在一系列DNA修复及DNA损伤检查点基因的失活突变，包括 *ERCC2*、*ATM*、*FANCA* 的突变。此外，编码黏连蛋白复合物的 *STAG2* 基因高频突变也在膀胱癌中得到证实，并且其在非肌层浸润性膀胱癌中的突变率高于肌层浸润性膀胱癌[77-79]。黏连蛋白在染色体分离中起重要作用。*STAG2* 在其他肿瘤中已被证实与非整倍体有关[80]。然而，在膀胱癌中，尚无证据表明 *STAG2* 与非整倍体的出现有关。由于黏连蛋白可通过同源重组与CCCTC结合因子(CCCTC-binding factor，CTCF)及DNA双链断裂修复相互作用，其在维持基因组结构中所起到的作用要比在染色体倍性中所起作用重要许多。其

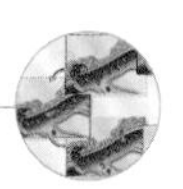

他一些与姐妹染色体聚合及分离相关的基因，如 *STAG1*、*NIPBL*、*SMC1A*、*SMC1B*、*SMC3* 及 *ESPL1*，也被证实在肌层浸润性膀胱癌中存在突变[81]。

这样一些缺陷可导致一系列的染色体异常。9号染色体的缺失在肌层浸润性膀胱癌与非肌层浸润性膀胱癌中均比较常见(>50%)。其缺失可影响的抑癌基因可能包括 *CDKN2A*、*CDKN2B*、*PTCH1*、*DBC1* 与 *TSC1*。在肌层浸润性膀胱癌中，9p 杂合性丢失（loss of heterozygosity，LOH）、*CDKN2A* 同合型缺失及 *p16* 失表达是无复发间隔时间缩短的预测因素[82-84]。体内及体外研究发现[85,86]，*p16* 和/或 $p14^{ARF}$ 是单倍不足的抑癌因子，约 45%的膀胱癌会出现其等位基因的缺失并出现功能学影响。重要的是，在一小部分出现 *FGFR3* 突变的肌层浸润性膀胱癌中，有研究报道了 *CDKN2A* 存在高频率的同合型缺失[87]。这也提示 *FGFR3* 突变型非肌层浸润性膀胱癌进展为基层浸润性膀胱癌的一种途径。*p16* 失表达与 *RB1* 表达呈负相关[88]，并且 *RB1* 的失表达会负反馈引起 *p16* 的高表达[89]。两种改变均为膀胱癌的不良预后因素，并且在肌层浸润性膀胱癌中的出现率>50%[90]。

*TSC1* 是 9q 上经过了充分验证的抑癌基因。*TSC1*-*TSC2* 复合物负向调控 PI3K 信号通路中的雷帕霉素靶蛋白(mTOR)分支。一项近期的研究发现，在约 18%的肿瘤中存在 *Notch1* 的突变[91]。然而，9q 上尚未发现任何一种基因的双等位基因失活突变的频率超过 LOH 的频率。此外，外显子测序也未发现 9q 上存在显著高频突变的基因[77,81,92,93]。这或许表明是一个或多个基因的单倍不足效应而不是遗传机制所致失活出现这样的结果。

此外，比较基因组杂交（comparative genomic hybridization，CGH）技术及 LOH 分析也在膀胱癌中识别到其他一些拷贝数改变及等位基因缺失[94-96]。与疾病恶性程度相关的缺失包括 8p、2q 与 5q[97-99]。除了含有癌基因的扩增子外，CGH 技术也识别到 1q21-q24、3p25、6p22、8p12-p11、11p15、11q14、12q24 与 20q12-q13 上也存在扩增子[99-101]。此外，除了 *CDKN2A* 的同合型缺失外，9p21.3、2q36、11p11、18p11 与 19q12 的同合型缺失也有报道。肌层浸润性膀胱癌的低通量全基因组测序(WGS)及单核苷酸多态性(SNP)分析所得的拷贝数变化数据也证实：19q、1q22-q23、8p11 与 20q11 上存在扩增子，2q21、2q34、4q22、5q12、6p25 与 6p13 存在缺失[81,93]。尽管肌层浸润性膀胱癌中存在许多染色体重排，但 *FGFR3*-*TACC1* 是唯一常见的基因-基因融合[81,102]。

(2) 突变频率与标志物

294 例膀胱癌(大多为肌层浸润性及 $T_1$ 期)的外显子测序结果显示：肌层浸润性膀胱癌的体突变率为 300 突变/样品，平均及中位突变频率分别为 7.7/Mbp 与 5.5/Mbp[77,81,92,93,103]，这样的突变率仅次于肺癌及黑色素瘤，并且主要表现为 C:G→T:A 的转换。此外，吸烟人群常见的 C:G→A:T 转换在膀胱癌中并不常见。

(3) 成纤维细胞生长因子受体(FGFR)的改变

>80%的 $T_a$ 期膀胱癌中存在 *FGFR3* 的点突变，这样的患者临床预后也相对较好[104-110]。在 $T_1$ 期及肌层浸润性膀胱癌中，*FGFR3* 的突变相对少见($T_2$ 期及以上突变率为 10%～20%)[111-113]。在体外培养的人正常尿路上皮细胞中，*FGFR3* 突变可激活 RAS-MAPK 信号通路与磷脂酶 Cγ(PLCγ)，从而提高细胞增殖及存活能力[114]。这一体外表型可能说明 *FGFR3* 突变有助于体内尿路上皮内早期的克隆形成及扩张。

*FGFR3* 同样与膀胱癌复发、进展风险有关。*TACC3* 中距离 *FGFR3* 70 kb 内含子中的一个 SNP 位点被证实与 $T_a$ 期膀胱癌复发风险有关，特别是那些存在 *FGFR3* 突变的非肌层浸润性膀胱癌[115]。这一现象的具体机制尚不明确，可能的解释是与 *FGFR3* 高表达相关的染色质结构改变提高了突变的概率和/或提高了突变蛋白的表达。

在正常尿路上皮中，*FGFR3* 蛋白主要以与成纤维细胞生长因子 1(FGF1)结合的Ⅲb 型异构体表达。此外，一种剪接体(Δ8-10)也可以编码一种缺乏跨膜区的分泌型蛋白，通过隔绝 FGF 或与全长受体结合起负向调控作用[116]。在膀胱癌细胞系中，FGFR3-Ⅲb 与 FGFR3-Δ8-10 异构体表达下降可促进自分泌与旁分泌信号转导[116]。在多种类型的膀胱癌中，不管是否存在 *FGFR3* 点突变，都会出现 FGFR3 蛋白的表达增高。此外，一些负向调控 *FGFR3* 表达的 miRNA，如 miR-99a 与 miR-100，在膀胱癌中常会出现表达的下调[117]。

约有 5%的细胞系与肿瘤会出现可产生 FGFR3 融合蛋白的染色体易位。这些融合蛋白均为高度激活的癌蛋白，大多由 FGFR3 的 1～760 个氨基酸融

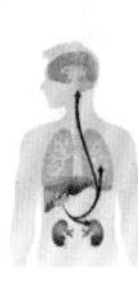



合入 *TACC3* 或 *BAIAP2L1* 形成[102]。膀胱癌中 *FGFR3* 激活的另外一种机制可能是由肿瘤细胞或间质引起的 FGF 配体的上调，但这一机制尚未经过充分的研究。

在非肌层浸润性膀胱癌与肌层浸润性膀胱癌中，*FGFR1* 的表达均有上调[118]。在高级别及高分期肿瘤中，剪接体 *FGFR1β*∶*FGFR1α* 的比值也较高[118]。缺少细胞外免疫球蛋白样结构域的 β 异构体表现出与 FGF1 更高的亲和力[119]。FGF2 刺激正常尿路上皮细胞中的 FGFR1β，激活促分裂原活化的蛋白激酶(MAPK)通路与 PLCγ，从而促进细胞增殖并减少凋亡[118]。膀胱癌细胞系中类似的刺激可诱导上皮-间质转化(EMT)，其主要特点表现为 PLCγ 介导的环氧合酶-2(COX-2)上调[120]。

(4) PI3K 信号通路改变

PI3K 信号通路有多种激活的机制。上游激活因子包括酪氨酸激酶受体(ErbB)，ErbB3 与 PI3K 的催化亚基 p110α 相互作用，传递来自 ErbB2 - ErbB3 异二聚体的信号。表皮生长因子受体(EGFR)(ErbB1)通过激活 RAS 通路进而激活 PI3K 信号通路。*EGFR*、*ErbB2*、*ErbB3* 的过表达在一部分膀胱癌中与分级、分期及预后相关[121-123]，并且 *ErbB2* 与 *ErbB3* 在一些肌层浸润性膀胱癌中存在突变。在转移病灶中，*ErbB2* 过表达的发生率要高于在原发肿瘤中的发生率，这也说明其可能在肿瘤转移中起到一定的作用[124]。此外，受体酪氨酸激酶 *MET* 与 *RON*(巨噬细胞刺激 1 受体)的激活也可激活 PI3K 信号通路。尽管 *FGFR3* 的突变不能激活正常尿路上皮中的 PI3K 信号通路，已有研究表明 *FGFR3* 突变的肿瘤中磷酸化蛋白激酶(Akt)的表达较野生型 *FGFR3* 肿瘤更高，这也可能是 PI3K 信号通路激活的一种途径[125]。

在 25% 的非肌层浸润性膀胱癌中可出现 *PIK3CA*(编码 p110α)的激活突变，并且其激活突变在螺旋结构域(E545K 与 E542K)较激酶结构域(H1047R)中更为常见。p110α - E542K 与 p110α - E545K 需要与 RAS - GTP 相互作用才能表现出活性，而 p110α - H1047R 需要与 p85 结合才能表现出活性[126]。螺旋结构域突变的 p110α 蛋白可能与膀胱癌中 RAS 通路的激活有关。在正常尿路上皮中，*PIK3CA* 的突变可促进细胞的增殖及细胞的上皮内运动，而具有螺旋结构域突变的 *PIK3CA* 这种促进作用活性更强[127]。

磷脂酶和张力蛋白同源区(PTEN)可负向调控 PI3K 信号通路。PTEN 在肌层浸润性膀胱癌中经常会出现 LOH，但双等位基因失活并不常见。总体来看，46%的膀胱癌细胞系(主要来自肌层浸润性膀胱癌)都会存在 PTEN 的改变。在肌层浸润性膀胱癌中，*PTEN* 表达降低与 *TP53*(编码人 p53)改变及较差预后相关[128]。与此相同的是，*Trp53*(编码鼠 p53)与 *Pten* 同时缺失可在小鼠模型中促进膀胱癌转移[128]。

PTEN 的蛋白磷酸酶活性可影响细胞的活动性。*PTEN* - G129E 是一种没有脂磷酸酶活性但有蛋白磷酸酶活性的突变，其可在 T24 细胞系中抑制侵袭表型的产生[129]，这在一定程度上说明 PTEN 在侵袭性膀胱癌的发生、发展中起到重要的作用。

(5) MAPK 通路的激活

目前，MAPK 信号通路的作用及其与膀胱癌主要突变的关系尚不明确。在膀胱癌中，*RAS*(*HRAS* 或 *KRAS*)与 *FGFR3* 突变的存在是互斥的。>82%的非肌层浸润性膀胱癌存在其中一种突变，这也说明这两者可能具有相似的功能[130]。尽管在正常尿路上皮中，FGFR3 可以激活 MAPK 通路而不是 PI3K 信号通路，但在肿瘤组织中，免疫组化显示磷酸化胞外信号调节激酶(ERK)(MAPK 通路激活的标志物)与 *FGFR3* 突变或表达并无明确关系[131]。尽管研究表明 *FGFR3* 突变与 *PIK3CA* 突变通常共同存在于非肌层浸润性膀胱癌中，表明 MAPK 与 PI3K 信号通路的共同激活，但 FGFR3 在激活 MAPK 通路中的作用需要进一步的研究进行证实。近期研究发现，在>40%的膀胱癌中存在 Notch 信号通路基因的失活突变[91]，这也可能说明此通路在细胞层面具有一定的抑癌作用。在 Notch 信号通路改变的膀胱癌中，ERK1 与 ERK2 的表达水平要高于其在 *FGFR3* 或 *RAS* 突变肿瘤中的表达水平。总体来说，目前的数据表明，绝大多数膀胱癌与 ERK 高度相关。

(6) Hedgehog 与 Wnt 信号通路

在膀胱癌中，Wnt 信号通路的一些组成部分都会发生改变。有研究已经发现在膀胱癌中存在 *APC* 与 *CTNNB1*(编码 β-联蛋白)的低频突变，并且在肌层浸润性膀胱癌中经常存在 β-联蛋白的表达降低[132-134]。此外，也有研究报道了 Wnt 信号通路拮抗分子的表观遗传学沉默，如 *SFRP*[135] 与 *WIF1*[136]。

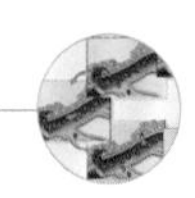

Wnt 信号通路的重要性已经在小鼠模型中得到了证实。尿路上皮细胞中 β-联蛋白的表达激活与 PTEN 缺失共同促进了膀胱癌的发展。在人类膀胱癌中，核 β-联蛋白的表达、PTEN 表达降低及磷酸化 Akt 表达的增高共同表明 Wnt 信号通路与 PI3K 信号通路存在相互作用[137]。另外一项在雄性小鼠中的研究表明，β-联蛋白在尿路上皮基底细胞的激活表达可促进膀胱乳头状肿瘤的发展。此外，研究发现雄激素受体信号通路与 β-联蛋白间存在相互作用，这也可能是导致膀胱癌在不同性别间表型不同的原因之一[138]。

Hedgehog 通路在肌层浸润性膀胱癌的发生、发展过程中起到了重要的作用[139,140]。在小鼠中，尿路上皮的损伤后修复是由音猬因子(sonic hedgehog, SHH)促进完成的[139]，其可诱导间质细胞分泌转录因子同源物 1(GLI1)与 Wnt 信号通路的多种蛋白刺激尿路上皮的增殖与分化。这些细胞是丁醇亚硝胺(butyl-butanol nitrosamine, BBN)诱导的肌层浸润性膀胱癌模型的前身[140]。尽管在这些前体细胞与正常尿路上皮细胞中均能表达 SHH，但在 BBN 诱导的小鼠肌层浸润性膀胱癌模型及人尿路上皮癌细胞株中却未见 SHH 的表达[141, 142]。对于 BBN 诱导肿瘤发生机制的研究表明，Hedgehog 通路的缺失可阻断许多诱导尿路上皮分化的间质因子的产生，包括 BMP4 与 BMP5，这也表明原位癌进展为肌层浸润性膀胱癌可能是由 Hedgehog 通路缺失引起的。重要的是，通过药物激活 BMP 通路可以防止肿瘤进展，这也为非肌层浸润性膀胱癌的治疗提供了一种可能途径[141]。

(7) 细胞周期调控

几乎所有的肌层浸润性膀胱癌均存在调控 $G_1$ 细胞周期检查点基因的缺陷。*TP53*、*RB1*、*CDKN2A* 的失活比较常见，并且为不利预后因素[143]。如以 *MDM2* 过表达率进行估计，大约在 76%的肌层浸润性膀胱癌中存在 p53 功能的失活。

在非肌层浸润性膀胱癌中，*CCND1*(周期蛋白 D1)与 *CCND3* 密切相关。*CCND1*(11q13)在大约 20%的膀胱癌中存在扩增[144]。*CCND1* 与 *CCND3* 在 33%的 $T_a$ 与 $T_1$ 期肿瘤中存在较高的核表达，并与高增殖分数及较差的无疾病生存率相关。*CCND3* 在约 13%的非肌层浸润性膀胱癌中存在高表达，并与较差的生存相关[145]。在非肌层浸润性膀胱癌中，这些周期蛋白的表达上调可能是导致 $G_1$ 期检查点失活更特异的一种机制。

(8) 表观遗传学改变

已有研究报道，在膀胱癌中存在大量 DNA 甲基化改变，并且许多这种改变与病理生理学变化有关[146-150]。在肌层浸润性膀胱癌中，有一种主要的亚型就表现为与吸烟数量相关的启动子高度甲基化。在对比了肌层浸润性与非肌层浸润性膀胱癌后，发现在非肌层浸润性膀胱癌中存在非 CpG 岛的高度甲基化，而肌层浸润性膀胱癌中存在 CpG 岛的高度甲基化[151, 152]。需要说明的是，启动子的高度甲基化与基因的表达沉默有关，而基因的低度甲基化通常与表达上调有关[153]。在髓母细胞瘤中，这种区域的低度甲基化表现为 H3K4(一种开放染色质标志物)的三甲基化。对于甲基化及抑制性组蛋白标志物的全基因组分析表明，DNA 甲基化与组蛋白甲基化在膀胱癌基因表达沉默方面均起到重要作用[154]。

在肌层浸润性膀胱癌中，基因组测序已经识别到了较其他上皮肿瘤突变频率更高的染色质调节标志物。89%的肌层浸润性膀胱癌中存在一种以上的染色质调节因子的突变。其中，突变频率较高的基因包括 *KDM6A*、*MLL2* 与 *ARID1A*。*KDM6A* 可以使 H3K27 去甲基化，加强染色质的开放程度。*MLL2* 可以使 H3K4 甲基化，促进常染色质的形成以及转录激活。因此，这些基因失去功能可能引起基因表达沉默。其他与染色质修饰相关的基因包括 *MLL*、*MLL3*、*EP300*、*CREBBP*、*NCOR1*、*CHD6*、*CHD7* 与 *SRCAP*，它们在>5%的肌层浸润性膀胱癌标本中存在突变。

(叶定伟)

## 参考文献

[1] BRAY F, FERLAY J, SOERJOMATARAM I, et al. Global cancer statistics 2018: globocan estimates of incidence and mortality worldwide for 36 cancers in 185 countries [J]. CA Cancer J Clin, 2018, 68(6): 394-424.

[2] FITZMAURICE, C, ABATE, D, ABBASI, N, et al. Global, regional, and national cancer incidence, mortality, years of life lost, years lived with disability, and disability-adjusted life-years for 29 cancer groups, 1990 to 2017: a systematic analysis for the global burden of disease study [J]. JAMA Oncol, 2019, 5

(12):1749 - 1768

[3] MUNGAN N A, ABEN K K, SCHOENBERG M P, et al. Gender differences in stage-adjusted bladder cancer survival [J]. Urology, 2000,55(6):876 - 880.

[4] CANTOR K P, LYNCH C F, JOHNSON D. Bladder cancer, parity, and age at first birth [J]. Cancer Causes Control, 1992,3(1):57 - 62.

[5] REID L M, LEAV I, KWAN P W, et al. Characterization of a human, sex steroid-responsive transitional cell carcinoma maintained as a tumor line (R198) in athymic nude mice [J]. Cancer Res, 1984,44 (10):4560 - 4573.

[6] COMPERAT E, LARRE S, ROUPRET M, et al. Clinicopathological characteristics of urothelial bladder cancer in patients less than 40 years old [J]. Virchows Arch, 2015,466(5):589 - 594.

[7] BURGER M, CATTO J W, DALBAGNI G, et al. Epidemiology and risk factors of urothelial bladder cancer [J]. Eur Urol, 2013,63(2):234 - 241.

[8] STEINMAUS C, FERRECCIO C, ACEVEDO J, et al. Increased lung and bladder cancer incidence in adults after in utero and early-life arsenic exposure [J]. Cancer Epidemiol Biomarkers Prev, 2014,23(8):1529 - 1538.

[9] MCGRATH M, MICHAUD D, DE VIVO I. Polymorphisms in GSTT1, GSTM1, NAT1 and NAT2 genes and bladder cancer risk in men and women [J]. BMC Cancer, 2006,6:239.

[10] SANDERSON S, SALANTI G, HIGGINS J. Joint effects of the N-acetyltransferase 1 and 2 (NAT1 and NAT2) genes and smoking on bladder carcinogenesis: a literature-based systematic huge review and evidence synthesis [J]. Am J Epidemiol, 2007,166(7):741 - 751.

[11] FREEDMAN N D, SILVERMAN D T, HOLLENBECK A R, et al. Association between smoking and risk of bladder cancer among men and women [J]. JAMA, 2011,306(7):737 - 745.

[12] BRENNAN P, BOGILLOT O, CORDIER S, et al. Cigarette smoking and bladder cancer in men: a pooled analysis of 11 case-control studies [J]. Int J Cancer, 2000,86(2):289 - 294.

[13] PASHOS C L, BOTTEMAN M F, LASKIN B L, et al. Bladder cancer: epidemiology, diagnosis, and management [J]. Cancer Pract, 2002,10(6):311 - 322.

[14] SALEM H K, MAHFOUZ S. Changing patterns (age, incidence, and pathologic types) of schistosoma-associated bladder cancer in Egypt in the past decade [J]. Urology, 2012,79(2):379 - 383.

[15] STONE L. Bladder cancer: urinary tract infection increases risk [J]. Nat Rev Urol, 2015,12(1):4.

[16] MURTA-NASCIMENTO C, SILVERMAN D T, KOGEVINAS M, et al. Risk of bladder cancer associated with family history of cancer: do low-penetrance polymorphisms account for the increase in risk? [J]. Cancer Epidemiol Biomarkers Prev, 2007,16 (8):1595 - 1600.

[17] WIJKSTROM H, NORMING U, LAGERKVIST M, et al. Evaluation of clinical staging before cystectomy in transitional cell bladder carcinoma: a long-term follow-up of 276 consecutive patients [J]. Br J Urol, 1998,81 (5):686 - 691.

[18] VAN RHIJN B W, VAN DER POEL H G, VAN DER KWAST T H. Urine markers for bladder cancer surveillance: a systematic review [J]. Eur Urol, 2005, 47(6):736 - 748.

[19] SATO K, YAMAZAKI K, SHIZUME K, et al. Pathogenesis of autoimmune hypothyroidism induced by lymphokine-activated killer (LAK) cell therapy: in vitro inhibition of human thyroid function by interleukin-2 in the presence of autologous intrathyroidal lymphocytes [J]. Thyroid, 1993,3(3):179 - 188.

[20] RAITANEN M P, FINNBLADDER G. The role of BTA stat Test in follow-up of patients with bladder cancer: results from FinnBladder studies [J]. World J Urol, 2008,26(1):45 - 50.

[21] NGUYEN C T, JONES J S. Defining the role of NMP22 in bladder cancer surveillance [J]. World J Urol, 2008,26(1):51 - 58.

[22] WU W, SHU X, HOVSEPYAN H, et al. VEGF receptor expression and signaling in human bladder tumors [J]. Oncogene, 2003,22(22):3361 - 3370.

[23] KONETY B R. Molecular markers in bladder cancer: a critical appraisal [J]. Urol Oncol, 2006,24(4):326 - 337.

[24] DI CARLO A, TERRACCIANO D, MARIANO A, et al. Urinary gelatinase activities (matrix metalloproteinases 2 and 9) in human bladder tumors [J]. Oncol Rep, 2006,15(5):1321 - 1326.

[25] EISSA S, ALI-LABIB R, SWELLAM M, et al. Noninvasive diagnosis of bladder cancer by detection of matrix metalloproteinases (MMP - 2 and MMP - 9) and their inhibitor (TIMP - 2) in urine [J]. Eur Urol, 2007,52(5):1388 - 1396.

[26] MONIER F, MOLLIER S, GUILLOT M, et al.

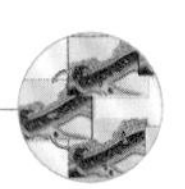

Urinary release of 72 and 92 kDa gelatinases, TIMPs, N-GAL and conventional prognostic factors in urothelial carcinomas [J]. Eur Urol, 2002,42(4):356 - 363.

[27] MATSUMOTO K, SHARIAT S F, CASELLA R, et al. Preoperative plasma soluble E-cadherin predicts metastases to lymph nodes and prognosis in patients undergoing radical cystectomy [J]. J Urol, 2003,170(6 Pt 1):2248 - 2252.

[28] HOLYOAKE A, O'SULLIVAN P, POLLOCK R, et al. Development of a multiplex RNA urine test for the detection and stratification of transitional cell carcinoma of the bladder [J]. Clin Cancer Res, 2008,14(3):742 - 749.

[29] XIE X Y, YANG X, ZHANG J H, et al. Analysis of hTERT expression in exfoliated cells from patients with bladder transitional cell carcinomas using SYBR green real-time fluorescence quantitative PCR [J]. Ann Clin Biochem, 2007,44(Pt 6):523 - 528.

[30] CLAIROTTE A, LASCOMBE I, FAUCONNET S, et al. Expression of E-cadherin and alpha-, beta-, gamma-catenins in patients with bladder cancer: identification of gamma-catenin as a new prognostic marker of neoplastic progression in T1 superficial urothelial tumors [J]. Am J Clin Pathol, 2006,125(1):119 - 126.

[31] KUNCOVA J, KOSTROUCH Z, VIALE M, et al. Expression of CD44v6 correlates with cell proliferation and cellular atypia in urothelial carcinoma cell lines 5637 and HT1197 [J]. Folia Biol (Praha), 2005,51(1):3 - 11.

[32] BOCHNER B H. Intravesical bacillus Calmette-Guerin combined with electromotive mitomycin for high-risk superficial bladder cancer [J]. Nat Clin Pract Oncol, 2006,3(9):474 - 475.

[33] BOCHNER B H. Gene therapy in bladder cancer [J]. Curr Opin Urol, 2008,18(5):519 - 523.

[34] GOLDMAN S M, FAJARDO A A, NARAVAL R C, et al. Metastatic transitional cell carcinoma from the bladder: radiographic manifestions [J]. AJR Am J Roentgenol, 1979,132(3):419 - 425.

[35] BABAIAN R J, JOHNSON D E, LLAMAS L, et al. Metastases from transitional cell carcinoma of urinary bladder [J]. Urology, 1980,16(2):142 - 144.

[36] SENGELOV L, KAMBY C, VON DER MAASE H. Pattern of metastases in relation to characteristics of primary tumor and treatment in patients with disseminated urothelial carcinoma [J]. J Urol, 1996, 155(1):111 - 114.

[37] SHARIAT S F, PALAPATTU G S, KARAKIEWICZ P I, et al. Discrepancy between clinical and pathologic stage: impact on prognosis after radical cystectomy [J]. Eur Urol, 2007,51(1):137 - 149; discussion 49 - 51.

[38] KARAKIEWICZ P I, SHARIAT S F, PALAPATTU G S, et al. Precystectomy nomogram for prediction of advanced bladder cancer stage [J]. Eur Urol, 2006,50(6):1254 - 1260; discussion 61 - 62.

[39] GREEN D A, RINK M, HANSEN J, et al. Accurate preoperative prediction of non-organ-confined bladder urothelial carcinoma at cystectomy [J]. BJU Int, 2013, 111(3):404 - 411.

[40] KARAKIEWICZ P I, SHARIAT S F, PALAPATTU G S, et al. Nomogram for predicting disease recurrence after radical cystectomy for transitional cell carcinoma of the bladder [J]. J Urol, 2006,176(4 Pt 1):1354 - 1361; discussion 61 - 62.

[41] SHARIAT S F, KARAKIEWICZ P I, PALAPATTU G S, et al. Nomograms provide improved accuracy for predicting survival after radical cystectomy [J]. Clin Cancer Res, 2006,12(22):6663 - 6676.

[42] BASSI P, SACCO E, DE MARCO V, et al. Prognostic accuracy of an artificial neural network in patients undergoing radical cystectomy for bladder cancer: a comparison with logistic regression analysis [J]. BJU Int, 2007,99(5):1007 - 1012.

[43] VICKERS A J, CRONIN A M, KATTAN M W, et al. Clinical benefits of a multivariate prediction model for bladder cancer: a decision analytic approach [J]. Cancer, 2009,115(23):5460 - 5469.

[44] RIESTER M, TAYLOR J M, FEIFER A, et al. Combination of a novel gene expression signature with a clinical nomogram improves the prediction of survival in high-risk bladder cancer [J]. Clin Cancer Res, 2012,18(5):1323 - 1333.

[45] MITRA A P, PAGLIARULO V, YANG D, et al. Generation of a concise gene panel for outcome prediction in urinary bladder cancer [J]. J Clin Oncol, 2009,27(24):3929 - 3937.

[46] SHARIAT S F, KARAKIEWICZ P I, ASHFAQ R, et al. Multiple biomarkers improve prediction of bladder cancer recurrence and mortality in patients undergoing cystectomy [J]. Cancer, 2008,112(2):315 - 325.

[47] BAJORIN D F, DODD P M, MAZUMDAR M, et al. Long-term survival in metastatic transitional-cell carcinoma and prognostic factors predicting outcome of therapy [J]. J Clin Oncol, 1999,17(10):3173 - 3181.

[48] APOLO A B, OSTROVNAYA I, HALABI S, et al. Prognostic model for predicting survival of patients with metastatic urothelial cancer treated with cisplatin-based chemotherapy [J]. J Natl Cancer Inst, 2013,105(7):499 - 503.

[49] GALSKY M D, MOSHIER E, KREGE S, et al. Nomogram for predicting survival in patients with unresectable and/or metastatic urothelial cancer who are treated with cisplatin-based chemotherapy [J]. Cancer, 2013,119(16):3012 - 3019.

[50] KLUTH L A, XYLINAS E, RIEKEN M, et al. Prognostic model for predicting survival in patients with disease recurrence following radical cystectomy [J]. Eur Urol Focus, 2015,1(1):75 - 81.

[51] STEIN J P, LIESKOVSKY G, COTE R, et al. Radical cystectomy in the treatment of invasive bladder cancer: long-term results in 1,054 patients [J]. J Clin Oncol, 2001,19(3):666 - 675.

[52] GROSSMAN H B. Immunotherapy for bladder cancer. Is the black box becoming grayer? [J]. J Urol, 2003,169(5):1709.

[53] GROSSMAN H B, DINNEY C P. If cystectomy is insufficient, what is an urologist to do? [J]. Urol Oncol, 2003,21(6):475 - 478.

[54] GROSSMAN H B, NATALE R B, TANGEN C M, et al. Neoadjuvant chemotherapy plus cystectomy compared with cystectomy alone for locally advanced bladder cancer [J]. N Engl J Med, 2003,349(9):859 - 866.

[55] BLACK P C, BROWN G A, GROSSMAN H B, et al. Neoadjuvant chemotherapy for bladder cancer [J]. World J Urol, 2006,24(5):531 - 542.

[56] BELLMUNT J, PETRYLAK D P. New therapeutic challenges in advanced bladder cancer [J]. Semin Oncol, 2012,39(5):598 - 607.

[57] VON DER MAASE H, SENGELOV L, ROBERTS J T, et al. Long-term survival results of a randomized trial comparing gemcitabine plus cisplatin, with methotrexate, vinblastine, doxorubicin, plus cisplatin in patients with bladder cancer [J]. J Clin Oncol, 2005, 23(21):4602 - 4608.

[58] GABRILOVE J L, JAKUBOWSKI A, SCHER H, et al. Effect of granulocyte colony-stimulating factor on neutropenia and associated morbidity due to chemotherapy for transitional-cell carcinoma of the urothelium [J]. N Engl J Med, 1988,318(22):1414 - 1422.

[59] BAMIAS A, ARAVANTINOS G, DELIVELIOTIS C, et al. Docetaxel and cisplatin with granulocyte colony-stimulating factor (G-CSF) versus MVAC with G-CSF in advanced urothelial carcinoma: a multicenter, randomized, phase III study from the Hellenic Cooperative Oncology Group [J]. J Clin Oncol, 2004, 22(2):220 - 228.

[60] ALBERS P, SIENER R, HARTLEIN M, et al. Gemcitabine monotherapy as second-line treatment in cisplatin-refractory transitional cell carcinoma-prognostic factors for response and improvement of quality of life [J]. Onkologie, 2002,25(1):47 - 52.

[61] STERNBERG C N, CALABRO F, PIZZOCARO G, et al. Chemotherapy with an every-2-week regimen of gemcitabine and paclitaxel in patients with transitional cell carcinoma who have received prior cisplatin-based therapy [J]. Cancer, 2001,92(12):2993 - 2998.

[62] MELUCH A A, GRECO F A, BURRIS H A, 3RD, et al. Paclitaxel and gemcitabine chemotherapy for advanced transitional-cell carcinoma of the urothelial tract: a phase II trial of the Minnie pearl cancer research network [J]. J Clin Oncol, 2001,19(12):3018 - 3024.

[63] LI J, JULIAR B, YIANNOUTSOS C, et al. Weekly paclitaxel and gemcitabine in advanced transitional-cell carcinoma of the urothelium: a phase II Hoosier Oncology Group study [J]. J Clin Oncol, 2005,23(6): 1185 - 1191.

[64] FECHNER G, SIENER R, REIMANN M, et al. Randomised phase II trial of gemcitabine and paclitaxel second-line chemotherapy in patients with transitional cell carcinoma (AUO Trial AB 20/99) [J]. Int J Clin Pract, 2006,60(1):27 - 31.

[65] CALABRO F, LORUSSO V, ROSATI G, et al. Gemcitabine and paclitaxel every 2 weeks in patients with previously untreated urothelial carcinoma [J]. Cancer, 2009,115(12):2652 - 2659.

[66] GALSKY M D, HAHN N M, ROSENBERG J, et al. Treatment of patients with metastatic urothelial cancer "unfit" for Cisplatin-based chemotherapy [J]. J Clin Oncol, 2011,29(17):2432 - 2438.

[67] DE SANTIS M, BELLMUNT J, MEAD G, et al. Randomized phase II/III trial assessing gemcitabine/carboplatin and methotrexate/carboplatin/vinblastine in patients with advanced urothelial cancer "unfit" for cisplatin-based chemotherapy: phase II — results of EORTC study 30986 [J]. J Clin Oncol, 2009,27(33): 5634 - 5639.

[68] STERNBERG C N, DE MULDER P H, SCHORNAGEL J H, et al. Randomized phase III trial

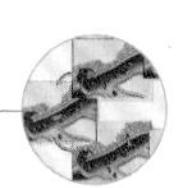

of high-dose-intensity methotrexate, vinblastine, doxorubicin, and cisplatin (MVAC) chemotherapy and recombinant human granulocyte colony-stimulating factor versus classic MVAC in advanced urothelial tract tumors: European Organization for Research and Treatment of Cancer Protocol no. 30924 [J]. J Clin Oncol, 2001,19(10):2638 - 2646.

[69] YAFI F A, NORTH S, KASSOUF W. First- and second-line therapy for metastatic urothelial carcinoma of the bladder [J]. Curr Oncol, 2011,18(1):e25 - 34.

[70] OING C, RINK M, OECHSLE K, et al. Second line chemotherapy for advanced and metastatic urothelial carcinoma: vinflunine and beyond — a comprehensive review of the current literature [J]. J Urol, 2016,195 (2):254 - 263.

[71] RAGGI D, MICELI R, SONPAVDE G, et al. Second-line single-agent versus doublet chemotherapy as salvage therapy for metastatic urothelial cancer: a systematic review and meta-analysis [J]. Ann Oncol, 2016,27(1): 49 - 61.

[72] VON DER MAASE H. Gemcitabine in transitional cell carcinoma of the urothelium [J]. Expert Rev Anticancer Ther, 2003,3(1):11 - 19.

[73] CULINE S, THEODORE C, DE SANTIS M, et al. A phase II study of vinflunine in bladder cancer patients progressing after first-line platinum-containing regimen [J]. Br J Cancer, 2006,94(10):1395 - 1401.

[74] BELLMUNT J, THEODORE C, DEMKOV T, et al. Phase III trial of vinflunine plus best supportive care compared with best supportive care alone after a platinum-containing regimen in patients with advanced transitional cell carcinoma of the urothelial tract [J]. J Clin Oncol, 2009,27(27):4454 - 4461.

[75] MORRISON C D, LIU P, WOLOSZYNSKA-READ A, et al. Whole-genome sequencing identifies genomic heterogeneity at a nucleotide and chromosomal level in bladder cancer [J]. Proc Natl Acad Sci U S A, 2014, 111(6):E672 - E681.

[76] BENTLEY J, DIGGLE C P, HARNDEN P, et al. DNA double strand break repair in human bladder cancer is error prone and involves microhomology-associated end-joining [J]. Nucleic Acids Res, 2004,32 (17):5249 - 5259.

[77] BALBAS-MARTINEZ C, SAGRERA A, CARRILLO-DE-SANTA-PAU E, et al. Recurrent inactivation of STAG2 in bladder cancer is not associated with aneuploidy [J]. Nat Genet, 2013,45(12):1464 - 1469.

[78] SOLOMON D A, KIM J S, BONDARUK J, et al. Frequent truncating mutations of STAG2 in bladder cancer [J]. Nat Genet, 2013,45(12):1428 - 1430.

[79] TAYLOR C F, PLATT F M, HURST C D, et al. Frequent inactivating mutations of STAG2 in bladder cancer are associated with low tumour grade and stage and inversely related to chromosomal copy number changes [J]. Hum Mol Genet, 2014, 23(8): 1964 - 1974.

[80] SOLOMON D A, KIM T, DIAZ-MARTINEZ L A, et al. Mutational inactivation of STAG2 causes aneuploidy in human cancer [J]. Science, 2011,333(6045):1039 - 1043.

[81] GUO G, SUN X, CHEN C, et al. Whole-genome and whole-exome sequencing of bladder cancer identifies frequent alterations in genes involved in sister chromatid cohesion and segregation [J]. Nat Genet, 2013, 45 (12):1459 - 1463.

[82] PLOUSSARD G, DUBOSQ F, SOLIMAN H, et al. Prognostic value of loss of heterozygosity at chromosome 9p in non-muscle-invasive bladder cancer [J]. Urology, 2010,76(2):513; e13 - e18.

[83] KRUGER S, MAHNKEN A, KAUSCH I, et al. P16 immunoreactivity is an independent predictor of tumor progression in minimally invasive urothelial bladder carcinoma [J]. Eur Urol, 2005,47(4):463 - 467.

[84] BARTOLETTI R, CAI T, NESI G, et al. Loss of P16 expression and chromosome 9p21 LOH in predicting outcome of patients affected by superficial bladder cancer [J]. J Surg Res, 2007,143(2):422 - 427.

[85] CARNERO A, HUDSON J D, PRICE C M, et al. p16INK4A and p19ARF act in overlapping pathways in cellular immortalization [J]. Nat Cell Biol, 2000,2(3): 148 - 155.

[86] SERRANO M. The INK4a/ARF locus in murine tumorigenesis [J]. Carcinogenesis, 2000,21(5):865 - 869.

[87] REBOUISSOU S, HERAULT A, LETOUZE E, et al. CDKN2A homozygous deletion is associated with muscle invasion in FGFR3-mutated urothelial bladder carcinoma [J]. J Pathol, 2012,227(3):315 - 324.

[88] LE FRERE-BELDA M A, GIL DIEZ DE MEDINA S, DAHER A, et al. Profiles of the 2 INK4a gene products, p16 and p14ARF, in human reference urothelium and bladder carcinomas, according to pRb and p53 protein status [J]. Hum Pathol, 2004,35(7): 817 - 824.

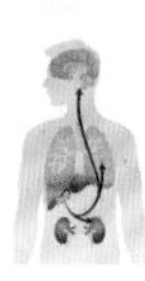



[89] BENEDICT W F, LERNER S P, ZHOU J, et al. Level of retinoblastoma protein expression correlates with p16 (MTS-1/INK4A/CDKN2) status in bladder cancer [J]. Oncogene, 1999,18(5):1197-1203.

[90] SHARIAT S F, TOKUNAGA H, ZHOU J, et al. p53, p21, pRB, and p16 expression predict clinical outcome in cystectomy with bladder cancer [J]. J Clin Oncol, 2004,22(6):1014-1024.

[91] RAMPIAS T, VGENOPOULOU P, AVGERIS M, et al. A new tumor suppressor role for the Notch pathway in bladder cancer [J]. Nat Med, 2014, 20 (10):1199-1205.

[92] GUI Y, GUO G, HUANG Y, et al. Frequent mutations of chromatin remodeling genes in transitional cell carcinoma of the bladder [J]. Nat Genet, 2011,43(9):875-878.

[93] CANCER GENOME ATLAS RESEARCH N. Comprehensive molecular characterization of urothelial bladder carcinoma [J]. Nature, 2014, 507 (7492): 315-322.

[94] HOGLUND M. The bladder cancer genome; chromosomal changes as prognostic makers, opportunities, and obstacles [J]. Urol Oncol, 2012, 30 (4): 533-540.

[95] KNOWLES M A. Molecular subtypes of bladder cancer: jekyll and hyde or chalk and cheese? [J]. Carcinogenesis, 2006,27(3):361-373.

[96] KNOWLES M A. Bladder cancer subtypes defined by genomic alterations [J]. Scand J Urol Nephrol Suppl, 2008,(218):116-130.

[97] LINDGREN D, SJODAHL G, LAUSS M, et al. Integrated genomic and gene expression profiling identifies two major genomic circuits in urothelial carcinoma [J]. PLoS One, 2012,7(6):e38863.

[98] NISHIYAMA N, ARAI E, NAGASHIO R, et al. Copy number alterations in urothelial carcinomas: their clinicopathological significance and correlation with DNA methylation alterations [J]. Carcinogenesis, 2011,32(4):462-469.

[99] HURST C D, PLATT F M, TAYLOR C F, et al. Novel tumor subgroups of urothelial carcinoma of the bladder defined by integrated genomic analysis [J]. Clin Cancer Res, 2012,18(21):5865-5877.

[100] NORD H, SEGERSTEN U, SANDGREN J, et al. Focal amplifications are associated with high grade and recurrences in stage Ta bladder carcinoma [J]. Int J Cancer, 2010,126(6):1390-1402.

[101] ERIKSSON P, AINE M, SJODAHL G, et al. Detailed analysis of focal chromosome arm 1q and 6p amplifications in urothelial carcinoma reveals complex genomic events on 1q, and SOX4 as a possible auxiliary target on 6p [J]. PLoS One, 2013, 8 (6):e67222.

[102] WILLIAMS S V, HURST C D, KNOWLES M A. Oncogenic FGFR3 gene fusions in bladder cancer [J]. Hum Mol Genet, 2013,22(4):795-803.

[103] NORDENTOFT I, LAMY P, BIRKENKAMP-DEMTRODER K, et al. Mutational context and diverse clonal development in early and late bladder cancer [J]. Cell Rep, 2014,7(5):1649-1663.

[104] CAPPELLEN D, DE OLIVEIRA C, RICOL D, et al. Frequent activating mutations of FGFR3 in human bladder and cervix carcinomas [J]. Nat Genet, 1999, 23(1):18-20.

[105] ZIEGER K, DYRSKJOT L, WIUF C, et al. Role of activating fibroblast growth factor receptor 3 mutations in the development of bladder tumors [J]. Clin Cancer Res, 2005,11(21):7709-7719.

[106] HERNANDEZ S, LOPEZ-KNOWLES E, LLORETA J, et al. Prospective study of FGFR3 mutations as a prognostic factor in nonmuscle invasive urothelial bladder carcinomas [J]. J Clin Oncol, 2006,24(22): 3664-3671.

[107] KOMPIER L C, VAN DER AA M N, LURKIN I, et al. The development of multiple bladder tumour recurrences in relation to the FGFR3 mutation status of the primary tumour [J]. J Pathol, 2009,218(1): 104-112.

[108] BARBISAN F, SANTINELLI A, MAZZUCCHELLI R, et al. Strong immunohistochemical expression of fibroblast growth factor receptor 3, superficial staining pattern of cytokeratin 20, and low proliferative activity define those papillary urothelial neoplasms of low malignant potential that do not recur [J]. Cancer, 2008,112(3):636-644.

[109] BURGER M, VAN DER AA M N, VAN OERS J M, et al. Prediction of progression of non-muscle-invasive bladder cancer by WHO 1973 and 2004 grading and by FGFR3 mutation status: a prospective study [J]. Eur Urol, 2008,54(4):835-843.

[110] VAN RHIJN B W, VAN DER KWAST T H, LIU L, et al. The FGFR3 mutation is related to favorable pT1 bladder cancer [J]. J Urol, 2012,187(1):310-314.

[111] BILLEREY C, CHOPIN D, AUBRIOT-LORTON M

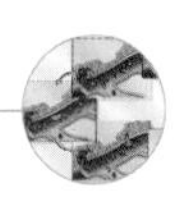

H, et al. Frequent FGFR3 mutations in papillary non-invasive bladder (pTa) tumors [J]. Am J Pathol, 2001,158(6):1955 - 1959.

[112] KIMURA T, SUZUKI H, OHASHI T, et al. The incidence of thanatophoric dysplasia mutations in FGFR3 gene is higher in low-grade or superficial bladder carcinomas [J]. Cancer, 2001,92(10):2555 - 2561.

[113] TOMLINSON D C, BALDO O, HARNDEN P, et al. FGFR3 protein expression and its relationship to mutation status and prognostic variables in bladder cancer [J]. J Pathol, 2007,213(1):91 - 98.

[114] DI MARTINO E, L'HOTE C G, KENNEDY W, et al. Mutant fibroblast growth factor receptor 3 induces intracellular signaling and cellular transformation in a cell type- and mutation-specific manner [J]. Oncogene, 2009,28(48):4306 - 4316.

[115] KIEMENEY L A, SULEM P, BESENBACHER S, et al. A sequence variant at 4p16. 3 confers susceptibility to urinary bladder cancer [J]. Nat Genet, 2010,42 (5):415 - 419.

[116] TOMLINSON D C, L'HOTE C G, KENNEDY W, et al. Alternative splicing of fibroblast growth factor receptor 3 produces a secreted isoform that inhibits fibroblast growth factor-induced proliferation and is repressed in urothelial carcinoma cell lines [J]. Cancer Res, 2005,65(22):10441 - 10449.

[117] CATTO J W, MIAH S, OWEN H C, et al. Distinct microRNA alterations characterize high- and low-grade bladder cancer [J]. Cancer Res, 2009,69(21):8472 - 8481.

[118] TOMLINSON D C, LAMONT F R, SHNYDER S D, et al. Fibroblast growth factor receptor 1 promotes proliferation and survival via activation of the mitogen-activated protein kinase pathway in bladder cancer [J]. Cancer Res, 2009,69(11):4613 - 4620.

[119] TOMLINSON D C, KNOWLES M A. Altered splicing of FGFR1 is associated with high tumor grade and stage and leads to increased sensitivity to FGF1 in bladder cancer [J]. Am J Pathol, 2010,177(5):2379 - 2386.

[120] TOMLINSON D C, BAXTER E W, LOADMAN P M, et al. FGFR1-induced epithelial to mesenchymal transition through MAPK/PLCgamma/COX-2-mediated mechanisms [J]. PLoS One, 2012,7(6):e38972.

[121] KRUGER S, WEITSCH G, BUTTNER H, et al. HER2 overexpression in muscle-invasive urothelial carcinoma of the bladder: prognostic implications [J]. Int J Cancer, 2002,102(5):514 - 518.

[122] JIMENEZ R E, HUSSAIN M, BIANCO F J, JR, et al. Her - 2/neu overexpression in muscle-invasive urothelial carcinoma of the bladder: prognostic significance and comparative analysis in primary and metastatic tumors [J]. Clin Cancer Res, 2001,7(8): 2440 - 2447.

[123] FORSTER J A, PAUL A B, HARNDEN P, et al. Expression of NRG1 and its receptors in human bladder cancer [J]. Br J Cancer, 2011,104(7):1135 - 1143.

[124] FLEISCHMANN A, ROTZER D, SEILER R, et al. Her2 amplification is significantly more frequent in lymph node metastases from urothelial bladder cancer than in the primary tumours [J]. Eur Urol, 2011,60 (2):350 - 357.

[125] JUANPERE N, AGELL L, LORENZO M, et al. Mutations in FGFR3 and PIK3CA, singly or combined with RAS and AKT1, are associated with AKT but not with MAPK pathway activation in urothelial bladder cancer [J]. Hum Pathol, 2012,43(10):1573 - 1582.

[126] ZHAO L, VOGT P K. Helical domain and kinase domain mutations in p110alpha of phosphatidylinositol 3-kinase induce gain of function by different mechanisms [J]. Proc Natl Acad Sci U S A, 2008,105 (7):2652 - 2657.

[127] AVEYARD J S, SKILLETER A, HABUCHI T, et al. Somatic mutation of PTEN in bladder carcinoma [J]. Br J Cancer, 1999,80(5 - 6):904 - 908.

[128] PUZIO-KUTER A M, CASTILLO-MARTIN M, KINKADE C W, et al. Inactivation of p53 and Pten promotes invasive bladder cancer [J]. Genes Dev, 2009,23(6):675 - 680.

[129] GILDEA J J, HERLEVSEN M, HARDING M A, et al. PTEN can inhibit in vitro organotypic and in vivo orthotopic invasion of human bladder cancer cells even in the absence of its lipid phosphatase activity [J]. Oncogene, 2004,23(40):6788 - 6797.

[130] JEBAR A H, HURST C D, TOMLINSON D C, et al. FGFR3 and Ras gene mutations are mutually exclusive genetic events in urothelial cell carcinoma [J]. Oncogene, 2005,24(33):5218 - 5225.

[131] KARLOU M, SAETTA A A, KORKOLOPOULOU P, et al. Activation of extracellular regulated kinases (ERK1/2) predicts poor prognosis in urothelial

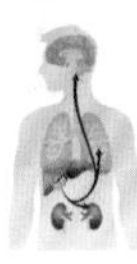



bladder carcinoma and is not associated with B-Raf gene mutations [J]. Pathology, 2009,41(4):327-334.

[132] KASTRITIS E, MURRAY S, KYRIAKOU F, et al. Somatic mutations of adenomatous polyposis coli gene and nuclear b-catenin accumulation have prognostic significance in invasive urothelial carcinomas: evidence for Wnt pathway implication [J]. Int J Cancer, 2009,124(1):103-108.

[133] ZHU X, KANAI Y, SAITO A, et al. Aberrant expression of beta-catenin and mutation of exon 3 of the beta-catenin gene in renal and urothelial carcinomas [J]. Pathol Int, 2000,50(12):945-952.

[134] KASHIBUCHI K, TOMITA K, SCHALKEN J A, et al. The prognostic value of E-cadherin, alpha-, beta- and gamma-catenin in bladder cancer patients who underwent radical cystectomy [J]. Int J Urol, 2007, 14(9):789-794.

[135] MARSIT C J, KARAGAS M R, ANDREW A, et al. Epigenetic inactivation of SFRP genes and TP53 alteration act jointly as markers of invasive bladder cancer [J]. Cancer Res, 2005,65(16):7081-7085.

[136] URAKAMI S, SHIINA H, ENOKIDA H, et al. Epigenetic inactivation of Wnt inhibitory factor-1 plays an important role in bladder cancer through aberrant canonical Wnt/beta-catenin signaling pathway [J]. Clin Cancer Res, 2006,12(2):383-391.

[137] AHMAD I, MORTON J P, SINGH L B, et al. beta-Catenin activation synergizes with PTEN loss to cause bladder cancer formation [J]. Oncogene, 2011,30(2): 178-189.

[138] LIN C, YIN Y, STEMLER K, et al. Constitutive beta-catenin activation induces male-specific tumorigenesis in the bladder urothelium [J]. Cancer Res, 2013,73(19):5914-5925.

[139] SHIN K, LEE J, GUO N, et al. Hedgehog/Wnt feedback supports regenerative proliferation of epithelial stem cells in bladder [J]. Nature, 2011,472 (7341):110-114.

[140] SHIN K, LIM A, ODEGAARD J I, et al. Cellular origin of bladder neoplasia and tissue dynamics of its progression to invasive carcinoma [J]. Nat Cell Biol, 2014,16(5):469-478.

[141] SHIN K, LIM A, ZHAO C, et al. Hedgehog signaling restrains bladder cancer progression by eliciting stromal production of urothelial differentiation factors [J]. Cancer Cell, 2014,26(4):521-533.

[142] THIEVESSEN I, WOLTER M, PRIOR A, et al. Hedgehog signaling in normal urothelial cells and in urothelial carcinoma cell lines [J]. J Cell Physiol, 2005,203(2):372-377.

[143] MITRA A P, HANSEL D E, COTE R J. Prognostic value of cell-cycle regulation biomarkers in bladder cancer [J]. Semin Oncol, 2012,39(5):524-533.

[144] PROCTOR A J, COOMBS L M, CAIRNS J P, et al. Amplification at chromosome 11q13 in transitional cell tumours of the bladder [J]. Oncogene, 1991,6 (5):789-795.

[145] LOPEZ-BELTRAN A, LUQUE R J, ALVAREZ-KINDELAN J, et al. Prognostic factors in survival of patients with stage Ta and T1 bladder urothelial tumors: the role of G1-S modulators (p53, p21Waf1, p27Kip1, cyclin D1, and cyclin D3), proliferation index, and clinicopathologic parameters [J]. Am J Clin Pathol, 2004,122(3):444-452.

[146] KIM W J, KIM Y J. Epigenetic biomarkers in urothelial bladder cancer [J]. Expert Rev Mol Diagn, 2009,9(3):259-269.

[147] DUDZIEC E, GOEPEL J R, CATTO J W. Global epigenetic profiling in bladder cancer [J]. Epigenomics, 2011,3(1):35-45.

[148] SANCHEZ-CARBAYO M. Hypermethylation in bladder cancer: biological pathways and translational applications [J]. Tumour Biol, 2012,33(2):347-361.

[149] KANDIMALLA R, VAN TILBORG A A, KOMPIER L C, et al. Genome-wide analysis of CpG island methylation in bladder cancer identified TBX2, TBX3, GATA2, and ZIC4 as pTa-specific prognostic markers [J]. Eur Urol, 2012,61(6):1245-1256.

[150] MARSIT C J, HOUSEMAN E A, CHRISTENSEN B C, et al. Identification of methylated genes associated with aggressive bladder cancer [J]. PLoS One, 2010,5 (8):e12334.

[151] REINERT T, MODIN C, CASTANO F M, et al. Comprehensive genome methylation analysis in bladder cancer: identification and validation of novel methylated genes and application of these as urinary tumor markers [J]. Clin Cancer Res, 2011,17(17): 5582-5592.

[152] WOLFF E M, CHIHARA Y, PAN F, et al. Unique DNA methylation patterns distinguish noninvasive and invasive urothelial cancers and establish an epigenetic field defect in premalignant tissue [J]. Cancer Res,

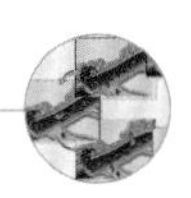

2010,70(20):8169－8178.

[153] LAUSS M, AINE M, SJODAHL G, et al. DNA methylation analyses of urothelial carcinoma reveal distinct epigenetic subtypes and an association between gene copy number and methylation status [J]. Epigenetics, 2012,7(8):858－867.

[154] DUDZIEC E, GOGOL-DORING A, COOKSON V, et al. Integrated epigenome profiling of repressive histone modifications, DNA methylation and gene expression in normal and malignant urothelial cells [J]. PLoS One, 2012,7(3):e32750.

# 28 肾癌转移复发



## 28.1 肾癌概述

肾细胞癌(renal cell carcinoma, RCC)占所有恶性肿瘤的3.7%[1]。在欧洲,每年有4万例患者被诊断为RCC,有2万人因患肾癌而死亡[2]。其中,1/3的患者在最初确定诊断时已经是局部侵犯或是4期[3]。

2016年肾癌预计新发62 700例[1],其中男性患者占多数,约39 650例,女性患者约23 050例;2016年死亡14 240例(9 240例男性,5 000例女性)。近些年RCC发病率的上升被归因于RCC检出率的提高[4,5]。尽管新检出RCC的平均肿瘤大小有所下降,但晚期RCC和瘤体较大的RCC检出率也在上升(因为RCC整体发病率在上升)。在美国,女性人群RCC发病率的上升速度高于男性人群、非裔美籍人群和白种人群[6]。

抽烟和肥胖是两大公认的RCC危险因素,各自导致了约20%和30%的RCC病例[6,7]。高血压也被证实是患RCC的第三大风险因素,它还可能会影响RCC的进展,但相关机制还不清楚[6,7]。瑞典的一项大型长期随访研究显示[7],有过吸烟史的男性与不吸烟男性相比,患RCC的相对风险是1.3,仍在吸烟男性的风险则是1.6;而这两类人患肾盂癌的对应风险分别是1.6和3.5。至于肥胖这一因素,体重指数(body mass index, BMI)数值在前1/8的人群与最瘦的人群相比,患RCC的相对风险是1.9。

有终末期肾病的人群和普通人群相比,患RCC的风险也会提高。接受透析治疗的患者,因为肾脏细胞增殖的紊乱,更容易患肾脏结节性病变。在这些患者中,RCC往往是双侧、多灶、乳头样的[8]。所以,这一类终末期肾病患者需要定期随访,行肾脏超声和MRI检查。接受肾脏透析的患者,在首次发现肾脏肿瘤时,即便直径<4 cm,也最好接受肾脏切除术。

一些证据还发现,饮酒、三氯乙烯职业暴露、女性多次分娩都是RCC的潜在危险因素。然而,科学家还需要通过进一步的研究来发现遗传因素和环境因素相互作用导致RCC的因果关系。一些使用了全基因测序技术的大型研究可能会为肾肿瘤发病机制带来新发现[9]。

近年来,对RCC的遗传和信号转导通路的研究获得了突破[10]。直接针对血管生成以及mTOR通路的新型靶向治疗,给转移性RCC带来革命性的

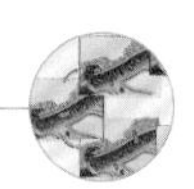

剧变。

RCC 分为散发型和遗传型，散发型 RCC 多见于 40 岁以上的人群。RCC 的常见临床表现是经典的三联征：血尿、腰痛和发热。如今，因为影像学技术的普及，大部分肾癌都是在无意中检查发现的。而随着局限性肾癌手术治疗的进展，以及转移性肾癌新疗法的开发，如今肾癌的治疗策略已有了很大的改变。对于病变局限、行根治性手术切除的患者，其术后复发率为 25%[11]。而对于远处转移的患者，预后不佳，5 年生存率<10%。

## 28.2 肾癌转移复发的临床规律

### 28.2.1 肾癌转移复发的特点和途径

虽然大多数肾脏肿瘤最初只局限在一个器官内，但约有 17%的患者在诊断时就已经发生了远处转移[12]，并且约有 1/3 的接受局部肿瘤手术的患者可能出现复发[13]。远处转移的最常见部位是肺、骨骼和脑，但也可能涉及肾上腺、对侧肾脏和肝脏[14-19]。肾癌转移的发生率通常随原发肿瘤的大小而增加[20]。但是非常小的原发灶也可能会发生转移，并且在没有可识别的肾外疾病的情况下，原发性肿瘤可能已经变得非常大。肿瘤扩散的模式与独特的临床行为有关。远处转移性肾癌中，淋巴转移的存在与疾病特异性生存率低相关[21]，对免疫疗法的反应可能性较小[22]。另外，淋巴结阳性的患者发生局部复发的风险更高。此外，肾癌淋巴结转移的存在被证明是无远处转移性疾病（$M_0$）证据的患者肿瘤复发和总体生存的独立预测因素[23]。

一般来说，肾癌最常见的转移途径有以下 3 种：

1）直接蔓延：肾癌发展到一定程度可以直接侵犯并穿透肾周筋膜向局部扩散，浸润邻近组织器官，包括左肾周围的脾脏、胰腺、降结肠、横结肠、小肠和腹主动脉，右肾周围的肝脏、十二指肠、升结肠和下腔静脉，以及后方的肌肉等。下腔静脉内的癌栓是一种非常特殊的局部侵犯，肿瘤可以侵犯肾静脉的分支，继而拓展到主肾静脉和下腔静脉，甚至可以一直向上延续至心房内；通常情况下，癌栓与肾脏本身的原发肿瘤是连续的。

2）淋巴转移：肾癌细胞可以沿淋巴管转移至肾门及腹膜后淋巴结，少数也可以转移至纵隔、盆腔及锁骨上淋巴结[24]。由于淋巴引流多变，淋巴转移并不总是遵循一个可预测的模式进行。

3）血行转移：肾癌血行转移较为多见。癌细胞侵入血管，最常见肺转移，其他常见部位是骨、肝、脑、胸膜、肾上腺等。除此之外，身体里大多数软组织都有可能出现转移灶，如舌[25]、扁桃体[26]、甲状腺[27]、眼[28]、乳腺[29]、胆囊[30]、胰腺[31]、胃[32]、小肠[33]、心[34]、前列腺[35]、精索[36]、精囊[37]、膀胱[38]、阴道[39]、阴茎[37]、周围神经[40]和骨骼肌[41]等。

肺部是肾癌最常见的转移部位，据报道在接受根治性肾癌切除术的患者中发病率为 1%～16%（$T_{1\sim3}N_0M_0$）。在发生转移的患者中，10%～57%的患者复发了肺部疾病。一项研究报道说，大多数患者由于出现呼吸困难、咳嗽、胸膜炎、咯血或体重减轻等症状而被诊断出转移[14]。但是大多数情况下，患者可以在没有症状的情况下通过胸部 X 线片而早期发现[16,18]。由于肺是 RCC 转移最常见部位，并且可以通过转移灶切除术成功治疗孤立的复发，因此肺部复发的监测至关重要。尽管检测肺转移的主要方法仍存在争议[14,16-18]，但已达成共识，即通过采集肺部疾病病史及体格检查并配合胸部 X 线片或 CT 检查来监测是否出现肺部复发。

骨是肾癌第二常见的转移部位，据报道在接受根治性肾癌切除术的患者中发病率为 2%～8%[42]。特别是在复发性疾病患者中，骨是 16%～27%病例的复发部位。骨转移的最常见表现是局部疼痛和实验室检测指标的改变。一项研究报道了 192 例局部 RCC 根治性肾切除术后患者的骨转移率为 6%[18]。在骨转移患者中，局部疼痛可检测到 67%，血清碱性磷酸酶水平升高可检测到 33%。另一项研究类似地报道了诊断为骨转移的患者局部疼痛率为 91%[43]。加利福尼亚大学洛杉矶分校（UCLA）的一项研究报道，骨转移的总发生率为 14%；在发现有骨转移的患者中，68%出现骨外转移，72%出现肌肉、骨骼或背部疼痛，56%出现血清碱性磷酸酶水平升高[45]。值得注意的是，95.5%病例的东部肿瘤协作组（ECOG）体能状态评分为 1 或更高[44]。尚不主张采用 X 线平片或核闪烁显像仪进行常规成像，但是定期记录病史、体格检查和实验室检查是检测骨转移的监测方案。

据报道，有 1%～12%的病例在肝脏出现转移性复发[19]。与骨转移相似，肝转移通常表现为症状和实验室检测指标异常（肝功能检查）。在一项研究中，诊断为肝转移的患者中有 86%出现症状和肝功能检测值升高[14]。评估腹水、腹部肿块和肝脾肿大的病史和体格检查以及肝功能检查，是肾癌术后患者的标准监测方案。此外，一些研究提倡使用腹部CT评估肝转移[42]。

对于肾癌而言，转移到大脑的脑复发很少见，据报道在接受根治性肾癌切除术的患者中发病率为1%～4%，占所有复发的2%～10%[16]。脑转移复发的症状非常明显，头痛和精神状态改变是最典型的症状。鉴于脑转移的症状和通常对治疗的反应较差，因此不建议采用影像学方法进行主动检测[17]。建议仅对有症状的患者进行脑部影像学评估。对于已有其他转移灶并且考虑进行IL-2免疫治疗的患者，进行大脑影像学评估的必要性有所不同。已知IL-2会降低癫痫发作阈值，因此，建议考虑接受免疫治疗的患者进行脑部MRI检查。如果发现脑转移，则在免疫治疗前先行伽马刀治疗，以减少中枢神经系统的不良反应[45, 46]。

肾癌手术切除后的局部复发被认为是罕见的事件。局部腹膜后复发可能累及肾窝、肾上腺或轴向肌肉骨骼结构。然而，文献报道局部复发率在3%～27%[14, 16, 18]。这种广泛的转移范围可能部分是由于不同研究选择患者的差异引起，有些声称复发率较高的研究通常纳入局部拓展和淋巴结阳性的患者。梅奥诊所的一项研究显示，接受局部肾癌($T_{1\sim3}N_0M_0$)根治性肾切除术的1 737例患者中，局部复发率仅为1.8%[47]。60%病例中发现局部复发的主要原因是患者出现了局部症状。目前推荐腹部CT作为局部复发随访的首选影像学检查方法。除此之外，$^{18}$F-氟代脱氧葡萄糖($^{18}$F-FDG)-正电子发射体层成像(PET)已用于局部和远处复发的检测[48,49]。

家族性肾癌的患者，例如希佩尔-林道病(von Hippel-Lindau disease, VHL病)值得特别提及，因为在最初的外科治疗后，疾病在剩余的肾实质内复发的风险很高。有报道显示，接受保肾手术的VHL病患者中，>80%的患者会在10年内在手术肾脏内复发。因此，有必要进行密切的术后检测[50]。

### 28.2.2 肾癌转移复发与患者预后

尽管在过去发生RCC复发或转移的患者预后较差，但许多研究还是发现了与较好预后相关的预后因素；在如今的靶向治疗时代，这些预后因素依旧发挥着作用。其中，最常用的一种预后系统是由纽约纪念斯隆-凯特琳癌症中心(MSKCC)肿瘤医院所提出的晚期肾癌预后模型(MSKCC)，该模型包含的5个风险因素分别是：KPS评分<80分、乳酸脱氢酶(LDH)>正常值上限的1.5倍、修正的血浆钙浓度>2.5 mmol/L(10 mg/dL)、血红蛋白浓度低于正常值下限、未进行过肾切除术。

有0个风险因素的患者和有1～2个风险因素的患者、有3个或更多风险因素的患者相比，有更高统计学意义的1年生存率(72% *vs*. 42%、12%)和3年生存率(31% *vs*. 7%、0)。

一项对463例接受过干扰素(IFN)-α治疗患者的随访显示，从首次诊断到开始IFN-α治疗间隔<1年的患者预后较差。在这份报道中，有0～1、2～3、>3个风险因素患者的中位生存期分别是30、14、5个月。

一项克利夫兰(Cleveland)医学中心进行的研究验证并拓展了MSKCC预后模型的价值。该研究中有353个之前未治疗的RCC转移患者。除了研究常见的预后因素外，该项目还研究了两个有统计学意义的预后因素：先前接受过放疗和有多处转移病灶。有0～1个、2个和>2个风险因素的患者中位生存期分别是26、14和7个月。此外，出现骨转移可能也是一个独立的预后因素(通常提示预后较差)。

MSKCC预后模型已经被证明可用于筛选临床试验的入组人群，为临床试验制定统计和分组方案。然而，这个预后模型在临床实践中用处不大，因为这些预后因素不适用于如今血管内皮生长因子(VEGF)通路抑制剂的时代。

在如今这个利用VEGF通路抑制剂实现靶向治疗的时代，人们开始通过临床试验寻找一些相关的预后因素。国际转移性肾细胞癌联合数据库(International Metastatic RCC Database Consortium, IMDC)比较了645例接受VEGF靶向药物治疗患者的临床特征，通过多因素分析找到了如下的提示较差预后的因素：KPS<80分、从最初诊断到接受靶向治疗间隔<1年、血红蛋白<正常值下限、血钙浓度>2.5 mmol/L(10 mg/dL)、中性粒细胞计数高于正常值上限、血小板计数高于正常值上限。

这些预后因素之后也在其他的研究队列中得到验证。与其他模型不同，IMDC模型对治疗过和未治疗过的患者使用了相同的预后因素。研究表明，IMDC模型与其他模型相比[如克利夫兰诊所基金会(the Cleveland Clinic Foundation, CCF)模型、国

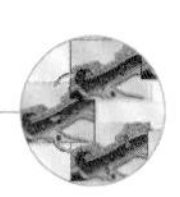

际肾癌工作组(the International Kidney Cancer Working Group, IKCWG)模型、法式模型和MSKCC],可以提高判断预后的能力。

## 28.3 肾癌转移复发的预测与诊断

(1) 医学影像学

大部分肾癌患者转移复发的检出都是通过影像学手段实现的。推荐的检查方法是常规超声,而X线和CT可以进一步核实。CT可以评估局部侵袭、淋巴结转移和远处转移的情况。此外,MRI可以对局部侵袭提供额外的信息,也可以帮助发现静脉癌栓。在患者无法做增强CT时,应该使用MRI[51]。美国泌尿外科协会指南推荐:对于$T_1$期的肾肿块,需要做高质量的CT或MRI检查,以此排除血管平滑肌脂肪瘤、评估局部侵袭和远处转移的情况[52]。对于转移性肾癌的诊断来说,要精确地检测出静脉癌栓是一大挑战。为了检测出肾静脉癌栓的转移情况,三相螺旋CT检查是最合适的方法。如果只是检测腔静脉癌栓,MRI就能够发现肝上静脉、肝下静脉和心脏内的癌栓[53]。一项研究表明,在诊断RCC下腔静脉癌栓时,多层螺旋CT和MRI比腹部超声更加有效,但这3种技术都不能检测到下腔静脉壁的侵袭情况[54]。

目前,临床上要鉴别淋巴结转移,依然存在困难。因为CT的最高分辨能力只有4 mm,这就会漏诊约10%的假阴性病例,尤其是对于淋巴结微转移的患者。目前,一些新技术的进展有可能提升对于淋巴结转移的分辨能力,例如带有薄层扫描和多平面重建功能的多层螺旋CT[55]。值得一提的是,淋巴管颗粒强化的MRI在鉴别肾癌患者淋巴结转移时,展现了很好的敏感度(100%)和特异度(95.7%)[56]。目前临床上对于淋巴结微转移和微小肿瘤精确诊断,还需要影像学技术的更大提升[57]。

PET对于肾癌的诊断和分期不是常规的手段,但它对于肾癌转移灶的检测却有着不错的效果[51]。PET可以提升检测转移性RCC的灵敏度,与超声和CT相比,PET有着自己的优势,例如它可以检测出躯干和四肢肌肉这些部位的转移灶[58]。

(2) 循环肿瘤细胞检测

在未来,循环肿瘤细胞(CTC)作为肿瘤转移灶检测的标志物可能会被广泛使用[59]。CTC在血液中对转移发生起到关键性的作用。学界普遍认可CTC检测是一项很有前景的诊断技术,或许可以帮助我们更好地理解肿瘤微转移的复杂生物学机制;它不仅将帮助我们更好地监控肿瘤进展,也能更早地发现肿瘤转移灶[60]。CTC将大大帮助我们提高转移性肿瘤的检测能力,特别是原发肿瘤难以通过扫描发现或是肿瘤灶无法进行活检时[60]。因此,循环肿瘤细胞检测技术有时被比作"液体活检"。

多项研究表明,随着患者从局限性疾病发展到转移性疾病,基因组谱可能会随时间发生变化。[61]从临床角度来看,随着患者经历疾病的不同阶段而获得连续的组织样品是具有挑战性的[62]。除了与财务成本相关的问题外,还有活检相关的风险,例如出血和感染。此外,由于复杂的解剖位置(即骨骼和/或脑转移),可能难以获得活检标本。循环肿瘤DNA(ctDNA)可能提供了一种独特的工具用来获取系列样品,从而减轻组织活检带来的某些挑战[63]。

虽然25%的肾癌患者在就诊时有转移性疾病,但另外20%～40%的局部性疾病最终会发展成转移性肾癌[64,65]。肾癌发生转移的时间和位置很难预测,这使得监测变得困难。尽早发现转移性疾病可能改善临床结局。ctDNA有潜力作为局部肾癌肾切除术后患者的监测生物标志物。在一项针对30例准备肾切除术的RCC患者的研究中,使用ctDNA NGS查询14个常见突变基因,30例患者中有20例在评估的14个基因中至少有1个具有可检测到的体细胞突变。这表明,即使在局部RCC中看到的低肿瘤负荷,也可检测到可检测量的ctDNA。另一项研究使用定量实时聚合酶链反应(PCR)来测量92例跨疾病不同阶段的透明细胞RCC患者ctDNA水平[62],发现转移性肾癌患者ctDNA高于局部肾癌(6.04 *vs.* 5.29; $P=0.017$)。该研究同时发现肾癌复发具有较高的ctDNA水平($P=0.024$)。这些研究表明,可以按设定的时间间隔定期监测ctDNA,以监测疾病的复发情况。在大多数临床情况下,每3个月用CT胸部/腹部/骨盆监测转移性肾癌患者的治疗反应。反复进行CT扫描既费时又费钱,而且会使癌症患者暴露于高水平的辐射中。ctDNA的使用可以减少与筛查CT相关的潜在危害,包括造影剂肾病和放射线照射。在最近的一项针对34例转移RCC患者的研究中,可检测到ctDNA的患者比没有可检测到ctDNA的患者具有更高的放射影像学肿瘤负荷($P=0.01$)[66]。

目前存在多个可用于评估ctDNA的商业平台,

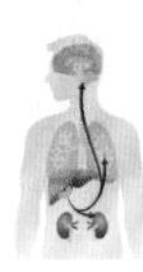



包括 Guardant360、FoundationAct 和 GeneStrat 等。以 Guardant360 分析为例，该过程开始于常规采血[2 个 10 mL Streck 采集管，应具有 5～30 ng 循环游离 DNA(cfDNA)]，无需冷藏或局部离心。收到样本后，对 DNA 进行文库制备，以对 73 个与癌症相关基因中的靶向外显子进行完整的数字测序。这种方法对单核苷酸变异(single nucleotide variant, SNV)、融合和拷贝数变化(copy number alteration, CNA)的分析特异度达到 100%，对插入和缺失(insertion and deletion, indel)的分析特异度为 96%；对 SNV、融合和 indel 的分析灵敏度 >99.9%，对于 CNA 的分析灵敏度为 >95%。然后报告临床上重要的数据，例如定量突变等位基因分数和基因拷贝数，以指导临床决策。

## 28.4 肾癌转移复发的治疗

### 28.4.1 转移性肾细胞癌的药物治疗

(1) 透明细胞性肾细胞癌

在过去 10 年中，针对转移性肾癌的治疗手段在不断进步。IFN-α 逐渐被应答率更高、无进展生存期(PFS)更长的疗法所代替。这些疗法(包括针对 VEGF 和 VEGFR 的抗血管生成药物、mTOR 抑制剂、免疫检查点抑制剂)已经改善了转移性肾癌患者的临床预后，增加了针对这一难治性癌症的治疗手段。在 2005 年和 2006 年，美国 FDA 批准了索拉非尼和舒尼替尼，紧接着又批准了另外 5 种抗血管生成药物(培唑帕尼、阿昔替尼、贝伐珠单抗、卡博替尼、仑伐替尼)。此外，还有两种 mTOR 抑制剂——西罗莫司(sirolimus)和依维莫司，以及免疫检查点抑制剂纳武单抗在Ⅲ期随机临床试验中都使患者获益，这些药也已经被美国 FDA 所批准。

当前针对转移性肾癌的治疗方案都是以循证医学为基础的，由Ⅲ期随机临床试验的结果来决定。几种治疗肾细胞癌的药物，包括 IL-2、舒尼替尼、仑伐替尼(和依维莫司联用)，都是在Ⅱ期试验较好临床结果的基础上被批准的。这些临床试验的准入原则，根据受试者在入组前接受治疗的种类和程度来决定。治疗方案有时也根据患者的个体因素来调整(患者正在使用的不同药物可能存在相互作用和毒性反应)。例如，高血糖是 mTOR 抑制剂的典型不良反应，那么针对糖尿病患者，就应该用抗血管生成药物而不是依维莫司。有自身免疫性疾病的患者应该避免使用免疫检查点抑制剂纳武单抗。目前针对转移性透明细胞性肾细胞癌患者的药物治疗方案如下(一线和二线药物中都有几种选择，因为疗效接近，可根据患者情况选择)。

1) 一线药物：舒尼替尼和培唑帕尼是针对 VEGFR1、VEGFR2、VEGFR3，血小板相关生长因子受体和其他酪氨酸激酶的多靶点口服药物。临床上已经发现，使用舒尼替尼比 IFN-α 有更高的应答率和更长的 PFS[67, 68]，培唑帕尼比安慰剂有更高的应答率和更长的 PFS[69, 70]。它们是常用的一线药物。贝伐珠单抗+IFN-α 比单用 IFN-α 有更高的应答率和更长的 PFS，但 IFN-α 相关的毒性反应依然存在(例如乏力等损害)[71-73]。

在一项Ⅲ期临床试验中，研究者比较了两种一线药物舒尼替尼和培唑帕尼的疗效，结果证明培唑帕尼的 PFS 没有比舒尼替尼更高[74]。关于总生存期(OS)的一项临床试验也得出了类似的结论，两种药物的中位生存期都达到了 30 个月左右[75]。尽管培唑帕尼更容易产生肝毒性(培唑帕尼组 60%的患者谷丙转氨酶升高，而舒尼替尼组为 43%)，但舒尼替尼更容易导致乏力(舒尼替尼组发生率为 63%，而培唑帕尼组为 55%)、手足综合征(舒尼替尼组发生率为 50%，而培唑帕尼组为 29%)、血小板减少症(78% *vs.* 41%)[74]。正如患者对生活质量的自评结果显示，舒尼替尼相关的毒性反应对日常生活的影响更大，患者更喜欢用培唑帕尼[74]。

静脉注射用的西罗莫司，是 mTOR 复合物 1 的竞争性抑制剂。西罗莫司是高风险透明细胞性肾细胞癌患者(占所有透明细胞性肾细胞癌患者的 20%)的一线用药。这一结论来自一项Ⅲ期随机临床试验。该试验发现，受试的高风险患者(根据 Hudes 等人提出的预后风险评估模型)使用西罗莫司比 IFN-α 有更长的生存期[76]。然而，使用西罗莫司也会有更多的代谢性不良反应，包括高血糖(26%)、高胆固醇血症(24%)和高脂血症(27%)，这些都是 mTOR 抑制剂的典型不良反应。舒尼替尼和培唑帕尼在高风险患者中的应答率也较好，而且因为是口服制剂，患者更加愿意使用。

2) 二线药物：Ⅲ期试验的结果为依维莫司和阿昔替尼作为二线药物提供了证据支持。依维莫司是一种口服的 mTOR 抑制剂，在一项Ⅲ期随机试验(试验中的患者使用过舒尼替尼和索拉非尼后疾病

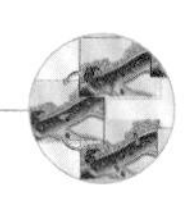

出现进展)中已经证明了其比安慰剂有更长的PFS[77, 78]。阿昔替尼是一种口服的强效 VEGFR 抑制剂,对于已经接受过一线治疗的患者(主要是舒尼替尼),比索拉非尼有更长的 PFS[79]。

尽管这些药物能获得统计学上和临床上有意义的疗效提升,但是几乎所有的患者最终都会对抗 VEGF 和抗 mTOR 药物产生耐药性。一种治疗策略是联用 VEGF 和 mTOR 抑制剂,使得耐药性比使用单药时更晚出现。有 3 个临床试验,将贝伐珠单抗和依维莫司(或西罗莫司)联用与西罗莫司和 IFN-α 联用进行比较,结果显示两者疗效没有差别,反而增加了药物相关的毒性反应[80-82]。然而,一项Ⅱ期随机临床试验显示,依维莫司和仑伐替尼(VEGFR 和 FGFR 的双重拮抗剂)联用比单用依维莫司有更长的 PFS 和 OS,应答率也更高[83,84]。在这些试验中,为了减少毒性反应,研究者减少了联用药物的剂量,联用药物的起始剂量比单独使用仑伐替尼或是依维莫司时的剂量要低。

患者单用 VEGF 抑制剂时,产生耐药性的机制至今未被阐明,一种可能的假设是肿瘤会通过非 VEGF 通路进行血管生成、侵袭和增殖。人们猜想 VEGF 抑制剂耐药性背后的潜在通路包括酪氨酸激酶 FGFR、MET 和 AXL[85]。在 RCC 的临床前模型中,已经发现了对 VEGFR 产生耐药性的过程中会出现 MET 和 AXL 的高表达[86]。在一项Ⅲ期试验中(受试患者在接受过一线 VEGF 抑制剂后疾病出现进展),使用卡博替尼(VEGFR、MET 和 AXL 的抑制剂)患者的 PFS 和 OS 比使用标准的依维莫司治疗的患者要好。尽管研究者减少了卡博替尼的使用剂量,还是出现了不少患者因不良反应而中断治疗的情况[87,88]。

纳武单抗是针对 PD-1 的人源性 IgG4 单克隆抗体。从早期临床试验(使用 VEGF 抑制剂后出现疾病进展的患者)的数据中进行交叉研究比较显示,使用纳武单抗的患者比使用依维莫司的患者有更高的应答率和更长的 OS[89, 90]。一项转移性透明细胞性肾细胞癌患者的Ⅲ期临床试验也表明,使用纳武单抗的患者比使用依维莫司的人群有更好的 OS 和应答率,伴随着更低的不良反应发生率和更高的生活质量[91, 92]。

(2) 非透明细胞性肾细胞癌

非透明细胞性肾细胞癌的组织学和分子特征与透明细胞性肾细胞癌不同,但总体的治疗方法与其类似。因为现有的药物治疗方案对非透明细胞性肾细胞癌的效果较差,而且之前对这些患者的临床试验数据较少,所以美国国立综合癌症网络(NCCN)指南建议招募更多这样的患者参加临床试验,以期发现更有效的一线疗法[93, 94]。

3 个Ⅱ期随机临床试验比较了舒尼替尼和依维莫司对有不同组织学特征的非透明细胞性肾细胞癌患者(主要是柱状细胞型)的疗效,结果显示舒尼替尼比依维莫司有更好的 PFS,分别是 8.3 个月 *vs.* 5.6 个月、7.2 个月 *vs.* 5.1 个月和 6.1 个月 *vs.* 4.1 个月[95-97]。

研究显示,柱状细胞性肾细胞癌中出现了 *MET* 状态的改变(基因突变、剪切变异、基因融合)或是 7 号染色体(*MET* 位于其上)拷贝数目的增加[98]。一项研究表明,在有 *MET* 突变的柱状细胞性肾细胞癌患者中使用针对 MET 通路的药物产生了应答。以上这些发现给未来进一步开发靶向药物打下了坚实的基础[99]。此外,一些开放的临床试验发现,细胞毒性药物联用的化疗对于集合管型肾细胞癌、肾髓样癌,或是有肉瘤样表现的 RCC 能够产生临床应答[100-104]。

### 28.4.2 转移性肾细胞癌的手术治疗和放疗

手术治疗也在转移性肾细胞癌中发挥着作用。通过减瘤性肾部分切除术,医生可以去除已发生转移患者的肾癌原发灶,在一些患者中也可以通过转移灶切除术去除远处转移灶。2 项Ⅲ期随机临床试验显示,在患者接受 IFN-α 前,进行减瘤性肾部分切除术相比不手术有更好的生存获益(11.1 个月 *vs.* 8.1 个月;$P=0.05$。17.0 个月 *vs.* 7.0 个月;$P=0.03$)[105, 106]。基于接受 VEGF 和 mTOR 抑制剂治疗患者的大数据回顾性分析显示,进行减瘤性肾部分切除术比不手术的患者有更长的生存期(17.1 个月 *vs.* 7.7 个月;$P<0.001$)[107]。基本状况较好、没有慢性病负担的患者是接受减瘤性肾部分切除术的合适人选[108]。此外,只有一处实体转移灶的患者也可以选择手术切除转移灶[109]。

尽管 RCC 是一种放疗耐受的肿瘤,放疗仍然可以用于缓解症状,多达 30%转移性肾癌患者会接受放疗来缓解骨转移和脑转移的症状[110]。研究者挑选了一部分病例,他们的临床数据显示,对转移灶进行立体定向消融放疗(SABR)可以获得局部控制,毒性反应也相对较小[111]。

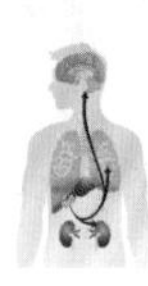



### 28.4.3 预测疗效的生物标志物

对于正在接受药物治疗的转移性肾细胞癌患者，研究者探索了很多潜在的帮助判断预后的生物标志物(来自血浆、肿瘤组织和宿主组织)，但还没有一个被证实具有临床实用价值[112]。两项回顾性研究显示，mTOR 通路上靶点发生突变(*TSC1*、*TSC2* 和 *MTOR*)的患者对于依维莫司和西罗莫司有较好的应答率(这一发现在其他肿瘤中也适用)[113-115]。一项研究发现，在治疗前肿瘤组织中 PD-L1 高表达的 RCC 患者，接受 PD-L1 抑制剂纳武单抗后的生存率较低[91]，但这些数据并没有提供足够的证据证明 PD-L1 可以用作预测纳武单抗疗效的生物标志物。

在找到这样的生物标志物之前，肿瘤异质性是一个需要先解决的问题[116]。肿瘤内异质性会导致对基因突变频率的低估；一项研究显示，多达 69% 的体细胞突变在不同活检部位会发生变化[117]。

## 28.5 肾癌转移复发的基础及临床研究展望

(1) 肾癌转移复发的基础研究

1) 缺氧诱导通路：与其他因素匮乏时相似，低氧会影响细胞生长。在正常氧环境下，HIF-1α 被 VHL 肿瘤阻抑蛋白(VHL tumor suppressor protein，pVHL)复合物羟化，并被蛋白酶所分解[118]。在这种情况下并没有激活下游的转录事件，从而导致低氧诱导生长因子的分泌。

另一方面，在低氧环境中，HIF 的羟化过程被抑制。随着低氧程度的增加，未羟化的 HIF 逐渐增加，并且不再与 pVHL 结合。HIF-1α 与固有表达的 HIF-1β 二聚化而稳定并转位到细胞核。HIF-1α 和 HIF-1β 聚合体与缺氧诱导基因的启动子结合，包括参与血管生成、pH 调节、糖转运、糖酵解、细胞周期、归巢及凋亡等过程的主要生长因子基因[119]。HIF-1α 的蓄积，在原发瘤及远处转移部分均可被检测到。

2) 低氧诱导通路与 RCC：RCC 主要有 3 种组织学亚型，包括透明细胞癌、乳头状癌及嫌色细胞癌。透明细胞 RCC 是 HIF 通路参与肿瘤增殖及生长的一个例子。VHL 病被认为与肿瘤抑癌基因 *VHL* 失活及 pVHL 缺失有关，可导致包括 RCC 等多发性肿瘤的发生[120]。

在所有患 VHL 病及多数散发 RCC 患者中，*VHL* 的两个等位基因均缺失或失活。缺陷型 pVHL 对 HIF 的稳定作用与低氧所导致的结果相似。遗传事件导致 *VHL* 抑制基因失活可在无缺氧环境状态下引起 HIF-1α 蓄积。这种由 HIF-1α 和 HIF-1β 蓄积所导致的基因激活伴随 VEGF 以及血小板衍生生长因子(PDGF)分泌水平的提高[118]。pVHL 对 RCC 的重要性在 pVHL 缺失型 RCC 小鼠移植瘤模型中已被证实。导入 pVHL 可抑制肿瘤生长[121]。另外，通过 RCC 肿瘤细胞表达 HIF 变异体或 HIF 源多肽可避免羟化，从而导致肿瘤细胞在小鼠移植瘤模型中生长[122]。目前认为 pVHL 缺陷是参与 RCC 发生的必备条件。

即使透明细胞癌表达 HIF-1α 要高于非透明细胞癌，高表达 HIF-1α 的预后却要好于低表达 HIF-1α 者[123]。另一方面，在散发性 RCC 中，*VHL* 突变被认为是 RCC 行肾切除术后较好 PFS 及 OS 的独立预后因素，但在转移性 RCC 中却并非如此。在某些研究中发现 *VHL* 突变往往在较小、早期或者低度恶性肿瘤中较多见。

3) 低氧诱导通路参与的后果与 RCC：同其他类型的恶性肿瘤一样，RCC 病理生理学认识的一项重要突破是发现 HIF 通路与血管生成之间的关联。

HIF 通路介导的 VEGF 生成确实是近来在 RCC 中的一项发现。VEGF 通过与 VEGFR 结合发挥作用。VEGFR2 是介导 VEGF 激活的主要受体。VEGFR2 信号通路的激活可诱导基质金属蛋白酶(MMP)，增加血管通透性，激活内皮细胞，促使其增殖，以及内皮祖细胞的抗凋亡。有研究表明，RCC 中 VEGF 过表达，被认为是转移性 RCC 患者预后不佳的因素之一[124]。

PDGF 是 HIF 依赖基因表达的另外一个多肽。PDGF 作用于血管周围细胞并促使肿瘤血管的生成。TGF-α 是 EGFR 的配体之一，可激活 EGFR 通路。在 RCC 中，TGF-α 表达变化与肿瘤生长有关。葡萄糖转运体 1(GLUT1)在 RCC 中过表达，并且与 RCC 的生长和进展有关。在透明细胞及乳头状癌的肿瘤组织芯片中，GLUT1 低表达者预后较好。近来，pH 值调节在 RCC 中引起特别关注，研究认为碳酸酐酶Ⅸ水平的降低与转移性肾细胞癌预后差相关[125, 126]。

4) mTOR 途径：mTOR 途径参与血管新生及

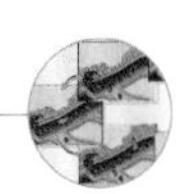

PI3K 途径[127]。它参与调节真核生物的翻译起始因子 4E 结合蛋白(4E binding protein，4EBP1)及核糖体 S6 激酶 1(S6 kinase 1，S6K1)的翻译过程[128]。mTOR 信号通路直接受 PI3K 信号通路及其下游事件的调控，同时也参与调节该通路。在 RCC 中，mTOR 被认为通过 VEGF 而促进血管生成，并通过 Akt 激酶途径和抗凋亡机制促进内皮细胞增殖。

PI3K 促进 Akt 激酶的激活，后者可抑制结节性硬化复合症(tuberous sclerosis complex，TSC)基因 *TSC1* 和 *TSC2*，转而激活 mTOR。并且，mTOR 可抑制 PI3K/Akt 信号通路。mTOR 通路在肾透明细胞癌、高级别肿瘤以及预后差肿瘤中的变化更大[129]。

在染色体 10 上缺失的 PTEN 基因肿瘤抑制基因在多种实体肿瘤中常存在变异或缺失，这些肿瘤往往更具侵袭性。PTEN 负性调节 Akt 功能。在肾脏癌变过程中 PTEN 蛋白表达的研究中发现，PTEN 在正常肾脏组织标本中呈高表达状态，而在肾细胞癌中的表达水平小于正常组织的 10%以下[129]。

5) EGFR 信号通路：分析研究证实 EGFR 及其配体 EGF 和 TGF-α 在 RCC 中过表达。在 RCC 细胞系中加入外源性 EGF 可增加肿瘤的侵袭性和运动能力。当在 RCC 细胞系或者小鼠肿瘤模型中加入 EGFR 信号通路抑制剂后，可抑制肿瘤血管生成。

关于驱动肾癌转移的生物学机制尚无共识。在大分子水平上，Grange 等人[130]提出，肿瘤来源的微泡(基本上从原发部位脱落)可以通过血源性途径分散肿瘤。这些微泡似乎带有携带肿瘤干细胞表型的 CD105 阳性细胞和刺激血管生成的 miRNA。免疫环境也可能在转移的演变中起关键作用。在临床前模型中，肺中性粒细胞浸润(伴有中性粒细胞趋化因子的分泌)伴随着肾癌肺转移的抑制[131]。相反，肺中中性粒细胞趋化因子的丧失伴随肺转移的增加。对抗肿瘤免疫有负面影响的其他免疫细胞(MDSC)已被证明具有促血管生成作用，并在临床前模型中引起肾癌的传播[132]。

除这些大分子事件外，还发现了几种肾癌转移的分子介质。在带有 VHL 改变的肾透明细胞癌中，有人提出含 CUB 结构域蛋白 1(CDCP1)可能促进转移[133]。CDCP1 通过 HIF 依赖性途径调节，并驱动蛋白激酶 C-δ(PKC-δ)激活，从而增加细胞迁移。*MUC1*(表达一种与膜结合的糖蛋白)的表达也是 HIF 依赖性的。在体外 RCC 模型中，*MUC1* 的敲低可显著降低细胞的侵袭和迁移[133]。在透明细胞 RCC 的背景下，各种趋化因子受体，包括 CXC 类趋化因子受体 4(CXCR4)，也似乎被上调。在临床前研究中，在 VHL 改变的情况下 CXCR4 及 CXC 类趋化因子配体 12(CXCL12)的表达增加与转移扩散的增加有关[134]。

(2) 未来治疗的发展方向

最近关于治疗策略的研究热点，主要包括开发新的靶向药物和扩大老药的适应证。这些新治疗策略包括开发新的免疫检查点抑制剂(如纳武单抗等)、新的联用药方法(仑伐单抗+依维莫司)，对抗血管生成药物耐药的患者开发新的靶向药物等。

一项针对具有中度风险、高度风险患者的Ⅱ期随机临床试验显示，卡博替尼比标准的一线药物舒尼替尼疗效要好[90]。一项进行中的大型Ⅲ期临床试验(NCT02231749)比较了联用纳武单抗和小剂量伊匹单抗(CTLA-4 抑制剂)与单用舒尼替尼的疗效。另一项Ⅲ期试验则研究了联用抗 VEGF 药物和免疫检查点抑制剂的疗效。

治疗 RCC 需要开发有新靶点和新机制的药物。目前存在的最大挑战依然是寻找肿瘤特异性生物标志物，用于预测患者对某类药物的反应。有了这些生物标志物，才可以帮助研究者设计出更合理的临床试验。

(3) 寻找生物标志物的挑战

近年来，治疗转移性肾癌的新药物不断被研发，但是预测患者对这些药物的应答情况的生物标志物却进展缓慢。到目前为止，新标志物的探索还受限于研究样本小和人群的异质性。所以，我们需要有更多的多中心大样本临床试验来发现新的生物标志物。其中，一个包含 16 个基因的试剂展现了它的应用前景。在一项包含了 931 例肾切除术后出现局部进展性 RCC 患者的临床试验中，该试剂被证明与无病生存期显著相关(独立于坏死、分级、分期、肿瘤大小和淋巴结侵袭等临床和病理因素)。该研究发现，血管生成相关基因(*EMCN* 和 *NOS3*)和免疫相关基因(*CCL5* 和 *CXCL9*)与低复发率相关[72]。因此，未来通过Ⅲ期临床试验进一步的验证这些分子标志物或许可以帮助挑选出能够从治疗中获益的高风险患者。由此可见，在寻找潜在的生物标志物时，除了关注基因组学和蛋白质组学标志物，代谢组学和 mRNA 标志物也值得研究。除此以外，研究者还应

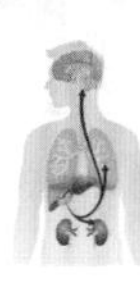



该把组织采样、储存和分析的流程标准化,以此提升生物标志物的普适性和可重复性[116]。这一个问题在其他肿瘤的研究中也经常出现,例如,通过免疫组化检测 *HER2* 基因来指导乳腺癌的用药时,也会出现生物标志物不能通用的问题。

目前的一大研究方向是把临床病理因素和分子标志物相结合,共同帮助患者挑选合适的药物。对于这些分子标志物来说,应该比传统的临床因素提供更精准的预后预测能力。然而到目前为止,因为存在不同的临床风险人群和治疗药物,还没有找到一个通用的预测模型[135]。尽管有这么多的挑战,我们还是应该努力找到一个方便、准确的预测模型。目前药物治疗方面,VEGF 和 mTOR 抑制剂可以使 70%~80%的患者提升中位生存期,但还有 20%~30%的患者对这些药物耐受。所以,我们必须在用药前就找到耐药的患者,避免无效治疗甚至产生药物毒性反应。在联合用药时,生物标志物的作用可能更为重要,因为如果药物使用不当,就会带来更严重的毒性反应。所以,在进行新药的临床试验时,我们需要把生物标志物的研究纳入进来。例如,一项Ⅰ期临床试验就表明,肿瘤 B7-H1 的表达可能与患者对 PD-1 抑制剂的应答率相关[136]。

新辅助治疗方案或许也能帮助我们找到有预测价值的生物标志物。在一项埃罗替尼和贝伐珠单抗联用与贝伐珠单抗单用相比较的临床试验中,通过研究肾切除后肿瘤标本发现,肿瘤中总 AMP 激活蛋白激酶(AMPK)高表达(调控 PI3K 信号通路)和 PI3K 信号通路(低 pAkt,低 pS6K,高 PTEN)低表达提示更长的生存期[137]。另一项正在进行的Ⅱ期临床试验(NCT00831480)则旨在评估依维莫司对转移性肾癌的疗效。

(叶定伟)

## 参考文献


[1] SIEGEL R L, MILLER K D, JEMAL A. Cancer statistics, 2016 [J]. CA Cancer J Clin, 2016,66(1):7-30.

[2] LEVI F, LUCCHINI F, NEGRI E, et al. Declining mortality from kidney cancer in europe [J]. Ann Oncol, 2004,15(7):1130-1135.

[3] GODLEY P A, TAYLOR M. Renal cell carcinoma [J]. Curr Opin Oncol, 2001,13(3):199-203.

[4] CHOW W H, DEVESA S S, WARREN J L, et al. Rising incidence of renal cell cancer in the United States [J]. JAMA, 1999,281(17):1628-1631.

[5] HOLLINGSWORTH J M, MILLER D C, DAIGNAULT S, et al. Rising incidence of small renal masses: a need to reassess treatment effect [J]. J Natl Cancer Inst, 2006,98(18):1331-1334.

[6] LIPWORTH L, TARONE R E, MCLAUGHLIN J K. The epidemiology of renal cell carcinoma [J]. J Urol, 2006,176(6 Pt 1):2353-2358.

[7] CHOW W H, GRIDLEY G, FRAUMENI J F, JR., et al. Obesity, hypertension, and the risk of kidney cancer in men [J]. New Engl J Med, 2000,343(18):1305-1311.

[8] BRETAN P N, JR., BUSCH M P, HRICAK H, et al. Chronic renal failure: a significant risk factor in the development of acquired renal cysts and renal cell carcinoma. case reports and review of the literature [J]. Cancer, 1986,57(9):1871-1879.

[9] CHOW W H, DONG L M, DEVESA S S. Epidemiology and risk factors for kidney cancer [J]. Nat Rev Urol, 2010,7(5):245-257.

[10] PATARD J J, RIOUX-LECLERCQ N, FERGELOT P. Understanding the importance of smart drugs in renal cell carcinoma [J]. Eur Urol, 2006,49(4):633-643.

[11] RAVAUD A, DEBLED M. Present achievements in the medical treatment of metastatic renal cell carcinoma [J]. Crit Rev Oncol Hematol, 1999,31(1):77-87.

[12] SIEGEL R, MA J, ZOU Z, et al. Cancer statistics, 2014 [J]. CA Cancer J Clin, 2014,64(1):9-29.

[13] RABINOVITCH R A, ZELEFSKY M J, GAYNOR J J, et al. Patterns of failure following surgical resection of renal cell carcinoma: implications for adjuvant local and systemic therapy [J]. J Clin Oncol, 1994,12(1):206-212.

[14] BIANCHI M, SUN M, JELDRES C, et al. Distribution of metastatic sites in renal cell carcinoma: a population-based analysis [J]. Ann Oncol, 2012,23(4):973-980.

[15] LAM J S, SHVARTS O, LEPPERT J T, et al. Postoperative surveillance protocol for patients with localized and locally advanced renal cell carcinoma based on a validated prognostic nomogram and risk group stratification system [J]. J Urol, 2005,174(2):466-472; discussion 72; quiz 801.

[16] LEVY D A, SLATON J W, SWANSON D A, et al. Stage specific guidelines for surveillance after radical

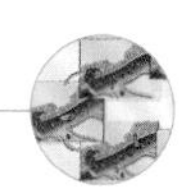

nephrectomy for local renal cell carcinoma [J]. J Urol, 1998,159(4):1163 - 1167.

[17] LJUNGBERG B, ALAMDARI F I, RASMUSON T, et al. Follow-up guidelines for nonmetastatic renal cell carcinoma based on the occurrence of metastases after radical nephrectomy [J]. BJU Int, 1999,84(4):405 - 411.

[18] SANDOCK D S, SEFTEL A D, RESNICK M I. A new protocol for the followup of renal cell carcinoma based on pathological stage [J]. J Urol, 1995,154(1):28 - 31.

[19] STEPHENSON A J, CHETNER M P, ROURKE K, et al. Guidelines for the surveillance of localized renal cell carcinoma based on the patterns of relapse after nephrectomy [J]. J Urol, 2004,172(1):58 - 62.

[20] LAM J S, SHVARTS O, LEPPERT J T, et al. Renal cell carcinoma 2005: new frontiers in staging, prognostication and targeted molecular therapy [J]. J Urol, 2005,173(6):1853 - 1862.

[21] PANTUCK A J, ZISMAN A, DOREY F, et al. Renal cell carcinoma with retroperitoneal lymph nodes: role of lymph node dissection [J]. J Urol, 2003,169(6):2076 - 2083.

[22] PANTUCK A J, ZISMAN A, DOREY F, et al. Renal cell carcinoma with retroperitoneal lymph nodes. impact on survival and benefits of immunotherapy [J]. Cancer, 2003,97(12):2995 - 3002.

[23] CANFIELD S E, KAMAT A M, SÁNCHEZ-ORTIZ R F, et al. Renal cell carcinoma with nodal metastases in the absence of distant metastatic disease (clinical stage TxN1 - 2M0): the impact of aggressive surgical resection on patient outcome [J]. J Urol, 2006,175(3 Pt 1):864 - 869.

[24] KIM H L, LAM J S, BELLDEGRUN A S. The role of lymphadenectomy in renal cell carcinoma [J]. Curr Urol Rep, 2004,5(1):25 - 29.

[25] AGUIRRE A, RINAGGIO J, DIAZ-ORDAZ E. Lingual metastasis of renal cell carcinoma [J]. J Oral Maxillofac Surg, 1996,54(3):344 - 346.

[26] GREEN K M, PANTELIDES E, DE CARPENTIER J P. Tonsillar metastasis from a renal cell carcinoma presenting as a quinsy [J]. J Laryngol Otol, 1997,111(4):379 - 380.

[27] SHIMIZU K, NAGAHAMA M, KITAMURA Y, et al. Clinicopathological study of clear-cell tumors of the thyroid: an evaluation of 22 cases [J]. Surg Today, 1995,25(12):1015 - 1022.

[28] MEZER E, GDAL-ON M, MILLER B. Orbital metastasis of renal cell carcinoma masquerading as amaurosis fugax [J]. Eur J Ophthalmol, 1997,7(3): 301 - 304.

[29] MCLAUGLIN S A, THIEL D D, SMITH S L, et al. Solitary breast mass as initial presentation of clinically silent metastatic renal cell carcinoma [J]. Breast, 2006,15(3):427 - 429.

[30] PAGANO S, RUGGERI P, FRANZOSO F, et al. Unusual renal cell carcinoma metastasis to the gallbladder [J]. Urology, 1995,45(5):867 - 869.

[31] FABRE J M, ROUANET P, DAGUES F, et al. Various features and surgical approach of solitary pancreatic metastasis from renal cell carcinoma [J]. Eur J Surg Oncol, 1995,21(6):683 - 686.

[32] ODORI T, TSUBOI Y, KATOH K, et al. A solitary hematogenous metastasis to the gastric wall from renal cell carcinoma four years after radical nephrectomy [J]. J Clin Gastroenterol, 1998,26(2):153 - 154.

[33] SADLER G J, ANDERSON M R, MOSS M S, et al. Metastases from renal cell carcinoma presenting as gastrointestinal bleeding: two case reports and a review of the literature [J]. BMC Gastroenterol, 2007,7:4.

[34] BIRD D J, SEMPLE J P, SEILER M W. Sarcomatoid renal cell carcinoma metastatic to the heart: report of a case [J]. Ultrastruct Pathol, 1991,15(4 - 5):361 - 366.

[35] RODRIGUEZ A, KANG L, POLITIS C, et al. Delayed metastatic renal carcinoma to prostate [J]. Urology, 2006,67(3):623; e7 - 10.

[36] FALLICK M L, LONG J P, UCCI A. Metachronous renal cell carcinoma metastases to spermatic cord and penis [J]. Scand J Urol Nephrol, 1997,31(3):299 - 300.

[37] YAMAMOTO S, MAMIYA Y, NODA K, et al. A case of metastasis to the seminal vesicle of renal cell carcinoma [J]. Nihon Hinyokika Gakkai Zasshi, 1998, 89(5):563 - 566.

[38] CHINEGWUNDOH F I, KHOR T, LEEDHAM P W. Bladder metastasis from renal cell carcinoma [J]. Br J Urol, 1997,79(4):650 - 651.

[39] OVESEN H, GERSTENBERG T. Vaginal metastasis as the first sign of renal cell carcinoma. A case report and review of the literature [J]. Scand J Urol Nephrol, 1990,24(3):237 - 238.

[40] VARIN S, FAURE A, BOUC P, et al. Endoneural metastasis of the sciatic nerve disclosing the relapse of a renal carcinoma, four years after its surgical treatment

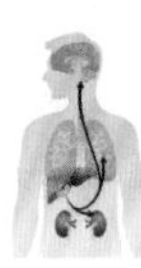



[J]. Joint Bone Spine, 2006,73(6):760 - 762.

[41] LINN J F, FICHTNER J, VOGES G, et al. Solitary contralateral psoas metastasis 14 years after radical nephrectomy for organ confined renal cell carcinoma [J]. J Urol, 1996,156(1):173.

[42] HAFEZ K S, NOVICK A C, CAMPBELL S C. Patterns of tumor recurrence and guidelines for followup after nephron sparing surgery for sporadic renal cell carcinoma [J]. J Urol, 1997,157(6):2067 - 2070.

[43] FRANK I, BLUTE M L, CHEVILLE J C, et al. An outcome prediction model for patients with clear cell renal cell carcinoma treated with radical nephrectomy based on tumor stage, size, grade and necrosis: the SSIGN score [J]. J Urol, 2002,168(6):2395 - 2400.

[44] SHVARTS O, LAM J S, KIM H L, et al. Eastern cooperative oncology group performance status predicts bone metastasis in patients presenting with renal cell carcinoma: implication for preoperative bone scans [J]. J Urol, 2004,172(3):867 - 870.

[45] SHEEHAN J P, SUN M H, KONDZIOLKA D, et al. Radiosurgery in patients with renal cell carcinoma metastasis to the brain: long-term outcomes and prognostic factors influencing survival and local tumor control [J]. J Neurosurg, 2003,98(2):342 - 349.

[46] SHUTO T, INOMORI S, FUJINO H, et al. Gamma knife surgery for metastatic brain tumors from renal cell carcinoma [J]. J Neurosurg, 2006,105(4):555 - 560.

[47] ITANO N B, BLUTE M L, SPOTTS B, et al. Outcome of isolated renal cell carcinoma fossa recurrence after nephrectomy [J]. J Urol, 2000, 164 (2):322 - 325.

[48] RAMDAVE S, THOMAS G W, BERLANGIERI S U, et al. Clinical role of F - 18 fluorodeoxyglucose positron emission tomography for detection and management of renal cell carcinoma [J]. J Urol, 2001,166(3):825 - 830.

[49] TOLLEFSON M K, TAKAHASHI N, LEIBOVICH B C. Contemporary imaging modalities for the surveillance of patients with renal cell carcinoma [J]. Curr Urol Rep, 2007,8(1):38 - 43.

[50] STEINBACH F, NOVICK A C, ZINCKE H, et al. Treatment of renal cell carcinoma in von Hippel-Lindau disease: a multicenter study [J]. J Urol, 1995, 153(6):1812 - 1816.

[51] ESCUDIER B, PORTA C, SCHMIDINGER M, et al. Renal cell carcinoma: ESMO clinical practice guidelines for diagnosis, treatment and follow-up [J]. Ann Oncol, 2014,25 (Suppl 3): iii49 - iii56.

[52] CAMPBELL S C, NOVICK A C, BELLDEGRUN A, et al. Guideline for management of the clinical T1 renal mass [J]. J Urol, 2009,182(4):1271 - 1279.

[53] HEIDENREICH A, RAVERY V. Preoperative imaging in renal cell cancer [J]. World J Urol, 2004,22 (5):307 - 315.

[54] GUO H F, SONG Y, NA Y Q. Value of abdominal ultrasound scan, CT and MRI for diagnosing inferior vena cava tumour thrombus in renal cell carcinoma [J]. Chin Med J, 2009,122(19):2299 - 2302.

[55] LJUNGBERG B, COWAN N C, HANBURY D C, et al. EAU guidelines on renal cell carcinoma: the 2010 update [J]. Eur Urol, 2010,58(3):398 - 406.

[56] GUIMARAES A R, TABATABEI S, DAHL D, et al. Pilot study evaluating use of lymphotrophic nanoparticle-enhanced magnetic resonance imaging for assessing lymph nodes in renal cell cancer [J]. Urology, 2008,71(4):708 - 712.

[57] HAMMETT J, KO J, BYRD N, et al. Patterns of care for renal surgery: underutilization of nephron-sparing procedures [J]. Can Urol Assoc J, 2013,7(5 - 6):E386 - E392.

[58] AURANGABADKAR H, ALI Z. Unusual metastatic sites from renal cell carcinoma detected by 18F-FDG PET/CT scan [J]. Clin Nucl Med, 2013, 38 (12): e471 - e473.

[59] HONG B, ZU Y. Detecting circulating tumor cells: current challenges and new trends [J]. Theranostics, 2013,3(6):377 - 394.

[60] CEN P, NI X, YANG J, et al. Circulating tumor cells in the diagnosis and management of pancreatic cancer [J]. Biochimica et biophysica acta, 2012, 1826 (2): 350 - 356.

[61] MELLERT H, FOREMAN T, JACKSON L, et al. Development and clinical utility of a blood-based test service for the rapid identification of actionable mutations in non-small cell lung carcinoma [J]. J Mol Diagn, 2017,19(3):404 - 416.

[62] WAN J, ZHU L, JIANG Z, et al. Monitoring of plasma cell-free DNA in predicting postoperative recurrence of clear cell renal cell carcinoma [J]. Urol Int, 2013,91(3):273 - 278.

[63] WAN J C M, MASSIE C, GARCIA-CORBACHO J, et al. Liquid biopsies come of age: towards implementation of circulating tumour DNA [J]. Nat Rev Cancer, 2017,17(4):223 - 238.

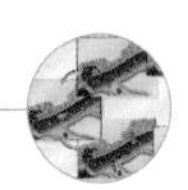

[64] JANZEN N K, KIM H L, FIGLIN R A, et al. Surveillance after radical or partial nephrectomy for localized renal cell carcinoma and management of recurrent disease [J]. Urol Clin North Am, 2003, 30 (4):843 - 852.

[65] MOTZER R J, BANDER N H, NANUS D M. Renal-cell carcinoma [J]. N Engl J Med, 1996,335(12):865 - 875.

[66] MAIA M C, BERGEROT P G, DIZMAN N, et al. Association of circulating tumor DNA (ctDNA) detection in metastatic renal cell carcinoma (mRCC) with tumor burden [J]. Kidney Cancer, 2017, 1(1): 65 - 70.

[67] MOTZER R J, HUTSON T E, TOMCZAK P, et al. Sunitinib versus interferon alfa in metastatic renal-cell carcinoma [J]. New Engl J Med, 2007,356(2):115 - 124.

[68] MOTZER R J, HUTSON T E, TOMCZAK P, et al. Overall survival and updated results for sunitinib compared with interferon alfa in patients with metastatic renal cell carcinoma [J]. J Clin Oncol, 2009, 27(22): 3584 - 3590.

[69] STERNBERG C N, DAVIS I D, MARDIAK J, et al. Pazopanib in locally advanced or metastatic renal cell carcinoma: results of a randomized phase III trial [J]. J Clin Oncol, 2010,28(6):1061 - 1068.

[70] STERNBERG C N, HAWKINS R E, WAGSTAFF J, et al. A randomised, double-blind phase III study of pazopanib in patients with advanced and/or metastatic renal cell carcinoma: final overall survival results and safety update [J]. Eur J Cancer, 2013,49(6):1287 - 1296.

[71] ESCUDIER B, PLUZANSKA A, KORALEWSKI P, et al. Bevacizumab plus interferon alfa - 2a for treatment of metastatic renal cell carcinoma: a randomised, double-blind phase III trial [J]. Lancet, 2007,370(9605):2103 - 2111.

[72] RINI B I, HALABI S, ROSENBERG J E, et al. Phase III trial of bevacizumab plus interferon alfa versus interferon alfa monotherapy in patients with metastatic renal cell carcinoma: final results of CALGB 90206 [J]. J Clin Oncol, 2010,28(13):2137 - 2143.

[73] ESCUDIER B, BELLMUNT J, NEGRIER S, et al. Phase III trial of bevacizumab plus interferon alfa - 2a in patients with metastatic renal cell carcinoma (AVOREN): final analysis of overall survival [J]. J Clin Oncol, 2010,28(13):2144 - 2150.

[74] MOTZER R J, HUTSON T E, CELLA D, et al. Pazopanib versus sunitinib in metastatic renal-cell carcinoma [J]. New Engl J Med, 2013,369(8):722 - 731.

[75] MOTZER R J, HUTSON T E, MCCANN L, et al. Overall survival in renal-cell carcinoma with pazopanib versus sunitinib [J]. New Engl J Med, 2014, 370(18):1769 - 1770.

[76] HUDES G, CARDUCCI M, TOMCZAK P, et al. Temsirolimus, interferon alfa, or both for advanced renal-cell carcinoma [J]. New Engl J Med, 2007, 356 (22):2271 - 2281.

[77] MOTZER R J, ESCUDIER B, OUDARD S, et al. Efficacy of everolimus in advanced renal cell carcinoma: a double-blind, randomised, placebo-controlled phase III trial [J]. Lancet, 2008,372(9637):449 - 456.

[78] MOTZER R J, ESCUDIER B, OUDARD S, et al. Phase 3 trial of everolimus for metastatic renal cell carcinoma: final results and analysis of prognostic factors [J]. Cancer, 2010,116(18):4256 - 4265.

[79] RINI B I, ESCUDIER B, TOMCZAK P, et al. Comparative effectiveness of axitinib versus sorafenib in advanced renal cell carcinoma (AXIS): a randomised phase 3 trial [J]. Lancet, 2011, 378 (9807): 1931 - 1939.

[80] NEGRIER S, GRAVIS G, PEROL D, et al. Temsirolimus and bevacizumab, or sunitinib, or interferon alfa and bevacizumab for patients with advanced renal cell carcinoma (TORAVA): a randomised phase 2 trial [J]. Lancet Oncol, 2011,12(7):673 - 680.

[81] RAVAUD A, BARRIOS C H, ALEKSEEV B, et al. RECORD-2: phase II randomized study of everolimus and bevacizumab versus interferon alpha-2a and bevacizumab as first-line therapy in patients with metastatic renal cell carcinoma [J]. Ann Oncol, 2015, 26(7):1378 - 1384.

[82] RINI B I, BELLMUNT J, CLANCY J, et al. Randomized phase III trial of temsirolimus and bevacizumab versus interferon alfa and bevacizumab in metastatic renal cell carcinoma: INTORACT trial [J]. J Clin Oncol, 2014,32(8):752 - 759.

[83] MOTZER R J, HUTSON T E, GLEN H, et al. Lenvatinib, everolimus, and the combination in patients with metastatic renal cell carcinoma: a randomised, phase 2, open-label, multicentre trial [J]. Lancet Oncol, 2015,16(15):1473 - 1482.

[84] MOTZER R J, HUTSON T E, REN M, et al. Independent assessment of lenvatinib plus everolimus in

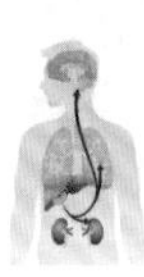



patients with metastatic renal cell carcinoma [J]. Lancet Oncol, 2016,17(1):e4 - e5.

[85] RINI B I, ATKINS M B. Resistance to targeted therapy in renal-cell carcinoma [J]. Lancet Oncol, 2009,10(10):992 - 1000.

[86] ZHOU L, LIU X D, SUN M, et al. Targeting MET and AXL overcomes resistance to sunitinib therapy in renal cell carcinoma [J]. Oncogene, 2016,35(21):2687 - 2697.

[87] CHOUEIRI T K, ESCUDIER B, POWLES T, et al. Cabozantinib versus everolimus in advanced renal cell carcinoma (METEOR): final results from a randomised, open-label, phase 3 trial [J]. Lancet Oncol, 2016,17(7):917 - 927.

[88] CHOUEIRI T K, ESCUDIER B, POWLES T, et al. Cabozantinib versus everolimus in advanced renal-cell carcinoma [J]. New Engl J Med, 2015,373(19): 1814 - 1823.

[89] CHOUEIRI T K, FISHMAN M N, ESCUDIER B, et al. Immunomodulatory activity of nivolumab in metastatic renal cell carcinoma [J]. Clin Cancer Res, 2016,22(22):5461 - 5471.

[90] MOTZER R J, RINI B I, MCDERMOTT D F, et al. Nivolumab for metastatic renal cell carcinoma: results of a randomized phase II trial [J]. J Clin Oncol, 2015,33(13):1430 - 1437.

[91] MOTZER R J, ESCUDIER B, MCDERMOTT D F, et al. Nivolumab versus everolimus in advanced Renal-Cell carcinoma [J]. New Engl J Med, 2015,373(19):1803 - 1813.

[92] CELLA D, GRUNWALD V, NATHAN P, et al. Quality of life in patients with advanced renal cell carcinoma given nivolumab versus everolimus in CheckMate 025: a randomised, open-label, phase 3 trial [J]. Lancet Oncol, 2016,17(7):994 - 1003.

[93] VERA-BADILLO F E, TEMPLETON A J, DURAN I, et al. Systemic therapy for non-clear cell renal cell carcinomas: a systematic review and meta-analysis [J]. Eur Urol, 2015,67(4):740 - 749.

[94] VALENCA L B, HIRSCH M S, CHOUEIRI T K, et al. Non-clear cell renal cell carcinoma, part 2: therapy [J]. Clin Adv Hematol Oncol, 2015,13(6):383 - 391.

[95] ARMSTRONG A J, HALABI S, EISEN T, et al. Everolimus versus sunitinib for patients with metastatic non-clear cell renal cell carcinoma (ASPEN): a multicentre, open-label, randomised phase 2 trial [J]. Lancet Oncol, 2016,17(3):378 - 388.

[96] MOTZER R J, BARRIOS C H, KIM T M, et al. Phase II randomized trial comparing sequential first-line everolimus and second-line sunitinib versus first-line sunitinib and second-line everolimus in patients with metastatic renal cell carcinoma [J]. J Clin Oncol, 2014,32(25):2765 - 2772.

[97] TANNIR N M, JONASCH E, ALBIGES L, et al. Everolimus versus sunitinib prospective evaluation in metastatic non-clear cell renal cell carcinoma (ESPN): a randomized multicenter phase 2 trial [J]. Eur Urol, 2016,69(5):866 - 874.

[98] LINEHAN W M, SPELLMAN P T, RICKETTS C J, et al. Comprehensive molecular characterization of papillary renal-cell carcinoma [J]. New Engl J Med, 2016,374(2):135 - 145.

[99] CHOUEIRI T K, VAISHAMPAYAN U, ROSENBERG J E, et al. Phase II and biomarker study of the dual MET/VEGFR2 inhibitor foretinib in patients with papillary renal cell carcinoma [J]. J Clin Oncol, 2013, 31(2):181 - 186.

[100] DIAMOND E, MOLINA A M, CARBONARO M, et al. Cytotoxic chemotherapy in the treatment of advanced renal cell carcinoma in the era of targeted therapy [J]. Crit Rev Oncol Hematol, 2015,96(3): 518 - 526.

[101] HAAS N B, LIN X, MANOLA J, et al. A phase II trial of doxorubicin and gemcitabine in renal cell carcinoma with sarcomatoid features: ECOG 8802 [J]. Med Oncol, 2012,29(2):761 - 767.

[102] JONASCH E, LAL L S, ATKINSON B J, et al. Treatment of metastatic renal carcinoma patients with the combination of gemcitabine, capecitabine and bevacizumab at a tertiary cancer centre [J]. BJU Int, 2011,107(5):741 - 747.

[103] MICHAELSON M D, MCKAY R R, WERNER L, et al. Phase 2 trial of sunitinib and gemcitabine in patients with sarcomatoid and/or poor-risk metastatic renal cell carcinoma [J]. Cancer, 2015,121(19):3435 - 3443.

[104] NANUS D M, GARINO A, MILOWSKY M I, et al. Active chemotherapy for sarcomatoid and rapidly progressing renal cell carcinoma [J]. Cancer, 2004, 101(7):1545 - 1551.

[105] FLANIGAN R C, SALMON S E, BLUMENSTEIN B A, et al. Nephrectomy followed by interferon alfa - 2b compared with interferon alfa - 2b alone for metastatic renal-cell cancer [J]. New Engl J Med, 2001, 345 (23):1655 - 1659.

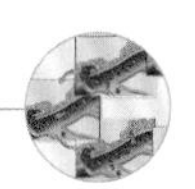

[106] MICKISCH G H, GARIN A, VAN POPPEL H, et al. Radical nephrectomy plus interferon-alfa-based immunotherapy compared with interferon alfa alone in metastatic renal-cell carcinoma: a randomised trial [J]. Lancet, 2001,358(9286):966 - 970.

[107] HANNA N, SUN M, MEYER C P, et al. Survival analyses of patients with metastatic renal cancer treated with targeted therapy with or without cytoreductive nephrectomy: a national cancer data base study [J]. J Clin Oncol, 2016,34(27):3267 - 3275.

[108] HENG D Y, WELLS J C, RINI B I, et al. Cytoreductive nephrectomy in patients with synchronous metastases from renal cell carcinoma: results from the international metastatic renal cell carcinoma database consortium [J]. Eur Urol, 2014, 66(4):704 - 710.

[109] KAVOLIUS J P, MASTORAKOS D P, PAVLOVICH C, et al. Resection of metastatic renal cell carcinoma [J]. J Clin Oncol, 1998,16(6):2261 - 2266.

[110] SHAIKH T, HANDORF E A, MURPHY C T, et al. Contemporary trends in the utilization of radiotherapy in patients with renal cell carcinoma [J]. Urology, 2015,86(6):1165 - 1173.

[111] STRAKA C, KIM D W, TIMMERMAN R D, et al. Ablation of a site of progression with stereotactic body radiation therapy extends sunitinib treatment from 14 to 22 months [J]. J Clin Oncol, 2013, 31 (23):e401 - e403.

[112] SONPAVDE G, CHOUEIRI T K. Biomarkers: the next therapeutic hurdle in metastatic renal cell carcinoma [J]. Brit J Cancer, 2012, 107 (7): 1009 - 1016.

[113] KWIATKOWSKI D J, CHOUEIRI T K, FAY A P, et al. Mutations in TSC1, TSC2, and MTOR are associated with response to rapalogs in patients with metastatic renal cell carcinoma [J]. Clin Cancer Res, 2016,22(10):2445 - 2452.

[114] VOSS M H, HAKIMI A A, PHAM C G, et al. Tumor genetic analyses of patients with metastatic renal cell carcinoma and extended benefit from mTOR inhibitor therapy [J]. Clin Cancer Res, 2014,20(7): 1955 - 1964.

[115] IYER G, HANRAHAN A J, MILOWSKY M I, et al. Genome sequencing identifies a basis for everolimus sensitivity [J]. Science, 2012,338(6104):221.

[116] DI NAPOLI A, SIGNORETTI S. Tissue biomarkers in renal cell carcinoma: issues and solutions [J]. Cancer, 2009,115(10 Suppl):2290 - 2297.

[117] GERLINGER M, ROWAN A J, HORSWELL S, et al. Intratumor heterogeneity and branched evolution revealed by multiregion sequencing [J]. New Engl J Med, 2012,366(10):883 - 892.

[118] IVAN M, KONDO K, YANG H, et al. HIFalpha targeted for VHL-mediated destruction by proline hydroxylation: implications for $O_2$ sensing [J]. Science, 2001,292(5516):464 - 468.

[119] HARRIS A L. Hypoxia — a key regulatory factor in tumour growth [J]. Nat Rev Cancer, 2002,2(1):38 - 47.

[120] GNARRA J R, TORY K, WENG Y, et al. Mutations of the VHL tumour suppressor gene in renal carcinoma [J]. Nat Genet, 1994,7(1):85 - 90.

[121] ILIOPOULOS O, KIBEL A, GRAY S, et al. Tumour suppression by the human von Hippel-Lindau gene product [J]. Nat Med, 1995,1(8):822 - 826.

[122] KONDO K, KLCO J, NAKAMURA E, et al. Inhibition of HIF is necessary for tumor suppression by the von Hippel-Lindau protein [J]. Cancer Cell, 2002,1(3):237 - 246.

[123] LIDGREN A, HEDBERG Y, GRANKVIST K, et al. The expression of hypoxia-inducible factor 1alpha is a favorable independent prognostic factor in renal cell carcinoma [J]. Clin Cancer Res, 2005,11(3):1129 - 1135.

[124] RIOUX-LECLERCQ N, FERGELOT P, ZERROUKI S, et al. Plasma level and tissue expression of vascular endothelial growth factor in renal cell carcinoma: a prospective study of 50 cases [J]. Hum Pathol, 2007, 38(10):1489 - 1495.

[125] ATKINS M, REGAN M, MCDERMOTT D, et al. Carbonic anhydrase IX expression predicts outcome of interleukin 2 therapy for renal cancer [J]. Clin Cancer Res, 2005,11(10):3714 - 3721.

[126] BUI M H, SELIGSON D, HAN K R, et al. Carbonic anhydrase IX is an independent predictor of survival in advanced renal clear cell carcinoma: implications for prognosis and therapy [J]. Clin Cancer Res, 2003,9 (2):802 - 811.

[127] HUDSON C C, LIU M, CHIANG G G, et al. Regulation of hypoxia-inducible factor 1alpha expression and function by the mammalian target of rapamycin [J]. Mol Cell Biol, 2002,22(20):7004 - 7014.

[128] HAY N, SONENBERG N. Upstream and downstream

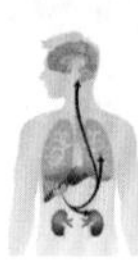



of mTOR [J]. Genes Dev, 2004,18(16):1926 - 1945.

[129] PANTUCK A J, SELIGSON D B, KLATTE T, et al. Prognostic relevance of the mTOR pathway in renal cell carcinoma: implications for molecular patient selection for targeted therapy [J]. Cancer, 2007,109(11):2257 - 2267.

[130] GRANGE C, TAPPARO M, COLLINO F, et al. Microvesicles released from human renal cancer stem cells stimulate angiogenesis and formation of lung premetastatic niche [J]. Cancer Res, 2011,71(15):5346 - 5356.

[131] LÓPEZ-LAGO M A, POSNER S, THODIMA V J, et al. Neutrophil chemokines secreted by tumor cells mount a lung antimetastatic response during renal cell carcinoma progression [J]. Oncogene, 2013,32(14):1752 - 1760.

[132] FINKE J, KO J, RINI B, et al. MDSC as a mechanism of tumor escape from sunitinib mediated anti-angiogenic therapy [J]. Int Immunopharmacol, 2011,11(7):856 - 861.

[133] RAZORENOVA O V, FINGER E C, COLAVITTI R, et al. VHL loss in renal cell carcinoma leads to up-regulation of CUB domain-containing protein 1 to stimulate PKC{delta}-driven migration [J]. Proc Natl Acad Sci U S A, 2011,108(5):1931 - 1936.

[134] STRUCKMANN K, MERTZ K, STEU S, et al. pVHL co-ordinately regulates CXCR4/CXCL12 and MMP2/MMP9 expression in human clear-cell renal cell carcinoma [J]. J Pathol, 2008,214(4):464 - 471.

[135] VICKERS A J, CRONIN A M, ELKIN E B, et al. Extensions to decision curve analysis, a novel method for evaluating diagnostic tests, prediction models and molecular markers [J]. BMC Med Inform Decis Mak, 2008,8:53.

[136] BRAHMER J R, DRAKE C G, WOLLNER I, et al. Phase I study of single-agent anti-programmed death-1 (MDX - 1106) in refractory solid tumors: safety, clinical activity, pharmacodynamics, and immunologic correlates [J]. J Clin Oncol, 2010,28(19):3167 - 3175.

[137] JONASCH E, WOOD C G, MATIN S F, et al. Phase II presurgical feasibility study of bevacizumab in untreated patients with metastatic renal cell carcinoma [J]. J Clin Oncol, 2009,27(25):4076 - 4081.

# 前列腺癌转移复发



## 29.1 前列腺癌概述

前列腺癌十分常见，并且是男性癌症死亡的常见原因。在美国，前列腺癌是最常被诊断出的内脏实体癌症。全世界范围内，前列腺癌已经成为男性第 2 大常见癌症和第 6 位癌症死因。而我国，随着老龄化社会的到来和饮食结构日益西方化，前列腺癌在男性中的发病率也逐年增高，尤其是沿海发达地区。

美国的数据显示，男性罹患前列腺癌的终身风险为 16%，但是死于前列腺癌的风险仅为 2.9%[1]。这些数据表明前列腺癌通常进展缓慢。然而，转移性前列癌则对患者生命产生了严重威胁。有研究表明，局限性前列癌或仅局部播散的前列腺癌患者 5 年相对生存率可接近 100%，而有远处转移的患者其 5 年相对生存率仅为 31.9%[1]。因此，及时筛查、识别和治疗转移性前列腺癌有着非常重要的意义。

## 29.2 前列腺癌转移复发规律

（1）前列腺癌转移的途径与靶器官

前列腺癌常见的转移途径包括淋巴转移和血行远处转移。淋巴转移可至盆腔淋巴结，如髂总、下腹、主动脉旁、骶前或直肠周围淋巴结。而远处转移通常首先出现骨转移。前列腺癌早期出现其他部位的转移并不常见。

（2）亲嗜性种植

有关前列腺癌骨转移的机制目前仍不清楚，但是其中促进亲嗜性种植的因素发挥了重要作用。1989 年佩吉特[2]首次提出“种子与土壤”学说来解释肿瘤转移的模式，指出在转移部位存在促进肿瘤生长的因素，就像种子在沃土中更容易生长一样。费德勒将现代“种子与土壤”学说归结为 3 条[3]：①癌组织包含异质性亚种群细胞，具有不同的血管形成能力、侵袭和转移特性；②转移过程是有选择性的，只有那些能够到达远处器官存活下来的细胞才能完成转移；③这些转移的细胞能否最终形成转移灶取决于它们与新环境的相互作用并利用的能力。

具体到前列腺癌细胞的转移，有实验证明，将萤光素酶标记的人类 PC-3 前列腺癌细胞通过心脏内注射入免疫缺陷小鼠体内，肿瘤细胞在注射后 15 min 内定位到肺、肾及长骨中。然而 24 h 后并没有发现活的肿瘤细胞存在，这说明转移本身是一个非常低效的过程，绝大多数注入的肿瘤细胞死亡或代谢失活。将尸体解剖研究获得的人体死亡时前列腺癌细胞转移的器官受累发生率数据与不同器官的血流量数据联合分析，可发现前列腺癌的骨转移效率非常高（表 29-1），无法单纯用器官的血流量高低来解释[4, 5]。

前列腺癌细胞能迁移至并在骨骼中增殖主要与骨髓微环境可维持成体造血的独特功能有关。前列腺癌细胞作为分子寄生体，从骨髓的肿瘤微环境中

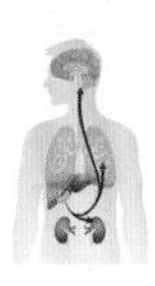



表 29-1　不同器官前列腺癌的转移效率

| 器官 | 活检时受累(%) | 血流灌注率[mL/(kg·min)] | 转移效率(%) |
|---|---|---|---|
| 骨 | 90 | 30 | 3 |
| 肝 | 65 | 1 | 0.065 |
| 淋巴结 | 59 | 500 | 0.118 |
| 肺 | 38 | 400 | 0.095 |
| 肾上腺 | 24 | 2000 | 0.012 |
| 脑 | 10 | 560 | 0.017 |
| 脾 | 5 | 1200 | 0.004 |
| 甲状腺 | 3 | 5000 | 0.0006 |
| 肾 | 3 | 4000 | 0.00075 |

获取资源,以供其大量增殖。这种转移过程在功能机制上与造血干细胞(HSC)迁移或"归巢"到骨髓的过程类似。血细胞的形成需要骨髓中的微环境,或称为"壁龛"。微环境可以维持 HSC 作为祖细胞的功能以及促进其分化[6]。

在骨髓中,HSC 微环境主要由成骨细胞和内皮细胞组成,它们来源于间质干细胞(MSC)和成血管细胞。而越来越多的研究证据表明,MSC 本身就可能发挥接近 HSC 的微环境,并且 HSC 和 MSC 可以互相调节(图 29-1)。与之类似,播散的肿瘤干细胞进入微环境后,微环境转移细胞的定植可提供信号,从而调节休眠以及逃避化疗和放疗的杀伤。同样,微环境中的转移细胞借助于宿主,可以稳定发挥 HSC 和 MSC 的功能,在骨髓中自我繁殖。

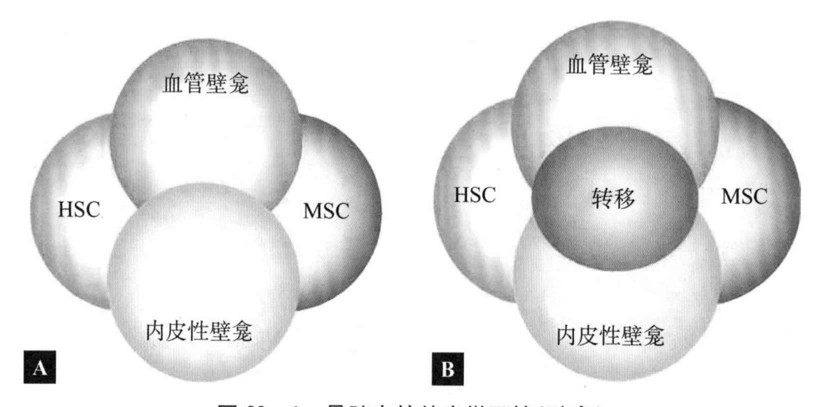


图 29-1　骨髓中的特定微环境(壁龛)

A. 干细胞相关微环境相互作用;B. 转移相关微环境相互作用。

以往一些研究已经发现了一些 HSC 归巢与前列腺癌细胞转移到骨髓之间的相似性。例如,由成骨细胞核内皮细胞表达的膜联蛋白 A2(annexin A2, ANXA2)在 HSC 归巢和前列腺癌细胞骨转移定居到微环境中均起到决定性作用[6]。CXC 趋化因子间质衍生因子-1(SDF-1/CXCL12)和它的受体(CXCR4 和 RDC1/CXCR7)可以作为前列腺癌细胞骨转移和生长的关键因子[7],CXCR4 信号传递可促进开启肿瘤血管生成。

## 29.3　前列腺癌转移复发的诊断

前列腺癌最常见的转移靶器官是骨转移。骨转移患者初期通常无症状,但患者最终可出现需要治疗的骨骼并发症,包括骨痛、病理性骨折、脊髓压迫症以及血钙代谢异常等。

无症状患者:由于前列腺癌骨转移的总体发生率较低,对于无症状患者在初始诊断时,或前列腺癌治疗后首次出现前列腺特异性抗原(PSA)升高证据时,不需要常规评估是否存在隐匿性骨转移。

有症状患者:有症状患者中,骨痛的发生或者恶化是评估是否存在骨转移的主要指征,但并不一定意味着存在骨转移。骨痛应与其他非肿瘤疾病相鉴别,如关节炎、腰椎间盘疾病等。

(1) 前列腺癌转移复发的影像学诊断

1) 放射性核素骨扫描:锝-99($^{99}$Tc)-亚甲基二磷酸盐(MDP)放射性核素骨扫描仍是目前检测前列腺癌骨转移的最有效方法[8]。骨扫描只推荐用于有症状患者的隐匿性转移风险较高的无症状患者(预后分组ⅡB、Ⅲ或Ⅳ组:血清 PSA>20 μg/L,或

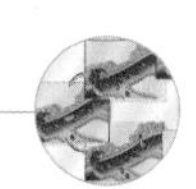

$T_2$期原发肿瘤伴血清 PSA＞10 μg/L，或 Gleason 评分≥8 分，或 $T_3$、$T_4$ 期原发肿瘤患者）。没有这些高危特征的患者，骨扫描结果阳性预测值较低。

一篇系统综述纳入了 23 例探究初始诊断时血清 PSA 值与骨扫描结果关系的研究，结果显示血清 PSA 水平分别在≤10 μg/L、10.1～19.9 μg/L 和 20～50 μg/L 的患者中，骨扫描检出率分别为 2%、5%和 16%[9]。联合 Gleason 评分、血清 PSA 水平以及临床分期进行风险分层，进而有针对性进行骨扫描检测，有助于提高阳性率。

2) MRI：对于有骨转移相关临床症状或体格检查发现怀疑有脊髓压迫症的患者，需尽快行 MRI 检查。

3) PSMA－PET/CT（及 SPECT/CT）：PSMA 即前列腺特异性膜抗原（prostate specific membrane antigen），是一种细胞表面蛋白，几乎在所有前列腺癌细胞中过量表达。已有研究表明，在进展为去势抵抗性前列腺癌（castration-resistant prostate cancer，CRPC）过程中，很多前列腺癌细胞可能丢失 PSA，但 PSMA 仍然得以保留，故 PSMA 是一种很有潜力的前列腺癌分子影像靶标。与传统的前列腺癌检查手段包括 CT、MRI、骨扫描、PET/MRI、胆碱能 PET/CT 以及 $^{18}$F－FDG 等比较，$^{68}$Ga－PSMA PET/CT（及 $^{99}$Tc－SPECT/CT）诊断在灵敏度、特异度、阳性预测值及阴性预测值方面均得以提高[10]，尤其对于体积较小、血清 PSA 水平较低的前列腺癌转移灶，诊断价值更大。同时，它可以更敏感准确地判断淋巴结转移范围，提高淋巴结清扫率，进而提高肿瘤患者的预后。

（2）前列腺癌转移复发相关分子病理学诊断

1) PSMA：PSMA 是具有高度前列腺组织特异性的Ⅱ型跨膜糖蛋白，其表达水平与前列腺癌的 Gleason 分级之间存在相关性。有研究证明高 PSMA 水平与 PSA 复发率显著增加有关，且 PSMA 水平是前列腺癌患者结局的独立预测因子。实时定量反转录聚合酶链反应（qRT－PCR）检测 PSMA 能增加发现外周血中散布的前列腺癌细胞的灵敏度和可靠性，有望用于微小转移的诊断[11]。

2) NKX3.1：*NKX3.1* 基因是目前公认的抑癌基因，位于染色体 8p21 上，其表达产物是前列腺组织特异性同源框蛋白，在前列腺发育中有重要作用。采用免疫组化方法检测 NKX3.1 蛋白识别转移性前列腺癌的灵敏度为 98.6%，特异度为 99.7%，因此 NKX3.1 作为识别前列腺来源的转移性癌有着很好的应用前景[12]。

（3）前列腺癌转移复发相关分子标志物检测

骨质重吸收和骨生成中的一些分子标志物也可用于评估骨转移的程度和活性。骨骼的主要结构蛋白是Ⅰ型胶原蛋白。正常成人骨骼中Ⅰ型胶原蛋白由成骨细胞合成，其合成和降解的代谢产物可以反映骨生成和再吸收的活性[13]。骨再吸收的生化指标包括碱性磷酸酶、钙、羟脯氨酶、胶原吡啶交联（Pyr 和 D－Pyr）、耐酒石酸酸性磷酸酶 5b（TRACP5b）和Ⅰ型胶原氨基端末肽（NTX 和 CTX）。这些分子标志物可以在骨转移患者的血清或尿液中检测到，但因为灵敏度和特异度不足，未被广泛应用于临床。Ⅰ型胶原 N 末端肽的氨基末端和羧基末端或许有望成为灵敏度和特异度的骨转移检测方法，但还需做进一步的研究证实。

对于前列腺癌治疗后的复发，尤其是已行根治性前列腺切除术的患者，生化复发最为广泛接受的标准是美国泌尿学协会（American Urological Association，AUA）制定的标准。根据 AUA 指南，生化复发定义为血清 PSA≥0.2 μg/L（通过再一次测定 PSA≥0.2 μg/L 来证实）。因此，术后随访血 PSA 是监测前列腺癌复发的重要血清分子标志物。

## 29.4　前列腺癌转移复发的治疗

（1）前列腺癌的器官特异性转移治疗目的

前文已述，前列腺癌最主要的远处转移位置为骨。其中，中轴骨的成骨型转移是多数前列腺癌男性主要的转移形式。这些转移病灶通常有症状，可引起疼痛、功能性损伤，导致日常活动受限。治疗的主要目的是缓解疼痛、改善活动度和预防病理性骨折、脊髓压迫等并发症。

（2）前列腺癌转移复发性激素及化疗、放疗

1) 雄激素剥夺治疗：雄激素是调节正常前列腺组织以及前列腺癌细胞生长和繁殖的重要因素。几乎所有转移性前列腺癌的生长最初都依赖雄激素。雄激素剥夺治疗也被认为是转移性前列腺癌的一线疗法。雄激素剥夺治疗的方法有手术去势、药物去势以及抗雄激素药物治疗。该疗法平均可使患者病情缓解 2～5 年。但之后患者可能进展为 CRPC，或者伴有骨转移。

2) 化疗：在临床试验中，紫杉类药物是唯一能

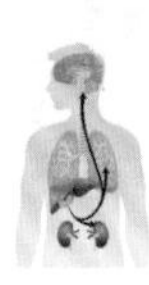


明显延长 CRPC 患者总生存期的细胞毒性化疗药物。其中,多西他赛是临床广泛应用的,也是第 1 种可使非雄激素依赖性前列腺癌患者生存获益的化疗药物。在 TAX327 Ⅲ 期临床试验中,多西他赛每 3 周给药 1 次(75 mg/m$^2$)联合每日泼尼松给药(5 mg,每日 2 次)能比米托蒽醌联合泼尼松(每 3 周 1 次 12 mg/m$^2$+泼尼松 5 mg,每日 2 次)的方案显著延长患者的总生存期。基于这些结果,多西他赛加泼尼松已成为 CRPC 的标准初始化疗方案[14]。与多西他赛类似,卡巴他赛加泼尼松方案也可显著延长患者生存期。

相比于多西他赛和卡巴他赛,米托蒽醌化疗方案能改善症状而不能使患者生存获益,因此通常仅用于接受紫杉类药物化疗而出现病情进展或不适合使用紫杉类药物化疗的患者。

3) 放疗:放疗作为一种姑息性措施治疗骨转移患者已应用多年。CRPC 且骨痛局限于 1 个或有限部位的男性首选治疗为局部放射野外照射放疗(EBRT),可使 60%~85%的患者获得疼痛缓解,15%~58%的患者获得完全疼痛缓解[15]。

对于广泛性、多灶性、疼痛性骨转移的前列腺癌患者,可以采取骨靶向性放射性药物治疗。常见的有 α 粒子释放剂镭- 223 以及 β 粒子释放剂锶- 89 和钐- 153。在开发镭- 223 之前,得到最广泛研究的是锶- 89 和钐- 153,且在美国最常应用于治疗。它们的生物学性质有类似钙样的活性,能与受损骨骼中的羟磷灰石结合,在破骨细胞活跃的区域能够保留下来。依靠放射性核素的穿透组织能力,能有效地将一定辐射剂量照射到骨和骨微环境。然而,多个临床试验评估了锶- 89 治疗前列腺癌骨转移的疗效,得出无论是总生存期还是临床无进展生存期方面,锶- 89 联合多西他赛化疗都未能改善患者的预后[16]。而两项小型随机试验发现钐- 153 治疗能缓解患者的骨痛,但也未改善生存[17]。

镭- 223 是一种亲骨元素,它能在比发射 β 粒子的放射性核素短得多的距离内沉积高能量辐射,因而在治疗骨转移的同时对骨髓的毒性更小。Ⅲ 期 ALSYMPCA 试验结果发现,镭- 223 治疗 CRPC 伴多发骨转移且不适合继续使用多西他赛化疗的患者,能增加总生存期,并延长初次症状性骨骼相关事件(SRE)的时间。

4) 双磷酸盐治疗:双磷酸盐是焦磷酸盐的类似物,能与矿化骨基质结合,从而抑制破骨细胞介导的骨溶解。双磷酸盐类药物如唑来膦酸是减少发生骨转移骨骼并发症的重要辅助方法[18-20],可有效治疗雄激素缺失引起的骨质疏松。破骨细胞抑制剂地诺单抗也可以减少 CRPC 患者骨骼相关并发症的发生率。

(3) 前列腺癌的靶向治疗与免疫治疗

一系列靶向骨转移微环境的药物可能起到抑制前列腺癌转移灶的作用,其中多种药物已进入或已通过临床试验。它们的作用靶点包括血管生成、成骨和破骨细胞轴、肿瘤免疫微环境等。

抗血管生成的靶向药物在多种肿瘤中广泛应用。如抗 VEGF 抗体贝伐珠单抗联合多西他赛治疗进展期前列腺癌患者正在进行 Ⅲ 期临床试验。沙利度胺及其类似物来那度胺可以通过调节细胞因子和生长因子对内皮细胞的效应来抑制肿瘤血管生成。VEGF 受体的抗体以及酪氨酸激酶抑制剂类药物(如舒尼替尼、索拉非尼等)可以阻断 VEGF 受体的活化,从而产生抗肿瘤的作用。达沙替尼是一种口服酪氨酸激酶抑制剂(TKI),可抑制 Src 蛋白信号通路。达沙替尼联合多西他赛治疗转移性 CRPC 的临床试验结果显示,达沙替尼治疗并未能改善总生存期,但延缓了首次 SRE 的中位生存期[21],且与多西他赛有协同抗癌作用。另一种酪氨酸激酶受体拮抗剂卡博替尼通过抑制 VEGFR 信号通路发挥抗肿瘤作用。在一项 Ⅱ 期非随机拓展研究中,卡博替尼对晚期转移性 CRPC 患者显示出非常好的疗效,尤其体现在疼痛和骨转移指标的缓解上[22],但遗憾的是 Ⅲ 期临床试验(COMET - 1)中发现并没有能提高总生存期。抑制整合素 αγβ3/5 功能的药物也可阻断新生血管形成。

抑制成骨细胞-破骨细胞轴的方法也可以用于治疗前列腺癌的骨转移。地诺单抗通过抑制 NF - κB 受体激活蛋白配体(RANKL)轴的护骨因子(OPG)受体-受体活化因子,可增加骨密度并抑制骨的再吸收,目前探究它是否能起到阻止骨转移作用的一项研究正在进行中。此外,Ⅲ 期临床试验表明,内皮素抑制剂阿曲生坦(atrasentan)可抑制 PSA 进展,降低骨代谢指标,并缓解骨转移导致的疼痛症状。另一种内皮素抑制剂齐泊腾坦(zibotentan,ZD - 4054)也在临床研究中。

肿瘤微环境中的免疫细胞也是免疫治疗的重要靶点。GVAX 是由两种受过照射的前列腺癌细胞组成的一种肿瘤细胞疫苗,这些细胞能分泌粒细胞-

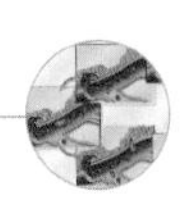

巨噬细胞集落刺激因子(GM - CSF)，增强宿主免疫系统对前列腺癌细胞的识别和抵抗。GVAX 联合多西他赛治疗非雄激素依赖性前列腺癌正在进行Ⅲ期临床试验。而(sipuleucel - T，APC8015，provenge)是载有前列腺酸性磷酸酶重组融合蛋白的自体抗原提呈细胞(APC)等细胞物，是一种肿瘤细胞疫苗。临床试验表明，与安慰剂相比，它能延长患者生存期达4.5 个月。肿瘤相关巨噬细胞(TAM)也是前列腺癌治疗的一个靶标。TAM 可以通过刺激血管生成以及细胞外基质的溶解来促进肿瘤生长。单核细胞趋化蛋白- 2(MCP - 1，CCL2)可以调节前列腺癌生长与转移，CCL2 抗体治疗临床前列腺癌模型可以减少肿瘤负荷。同时，CCL2 可以与 TAM 相互作用，刺激 TAM 产生 IL - 6。CNT0328 是 IL - 6 的抗体，可以拮抗上述作用，抑制前列腺癌细胞的生长[23]。目前 CNT0328 正在进行前列腺癌转移治疗的临床试验。

(4) 前列腺癌治疗的展望

未来，新型细胞毒性药物与新型靶向药物联合治疗以抑制导致前列腺癌骨转移性骨损伤的多种成分，将是值得继续努力与探索的方向。但就目前来说，及早发现并进行根治性治疗才是治疗前列腺癌的主要对策。对于已经进展至转移性 CRPC 的患者主要是缓解临床症状，改善生活质量，延长生存期。

## 29.5 相关基础研究进展

(1) 长链非编码 RNA(lncRNA)

lncRNA 是一类长度＞200 个核苷酸单位左右的非编码 RNA，可在表观遗传、转录及转录后水平参与调控细胞内各种生理过程。多种 lncRNA 的异常表达与前列腺癌的形成、进展和转移密切相关。以下列举其中几种进行简述。

lncRNA ATB：EMT 是促进前列腺癌细胞去势抵抗的重要因素。EMT 使得上皮细胞失去黏附性，而获得侵袭性、转移性和抗凋亡潜能。在前列腺癌中，lncRNA ATB(TGF - β 活化 lncRNA)可诱导 EMT 相关的 E 盒结合锌指蛋白 1(ZEB1)和锌指蛋白 217(zinc finger protein 217，ZNF217)的表达[24]，其中 ZEB1 是间质化的标志物。升高的 lncRNA ATB 水平被认为与 Gleason 评分升高、高 PSA 水平以及淋巴结转移相关。此外，过度表达的 lncRNA ATB 可以通过调控细胞周期促进前列腺癌细胞的增殖[25]。因此 lncRNA ATB 可作为预测前列腺癌预后的生物标志物以及靶向阻断的可能靶点。

lncRNA MEG3(matemally expressed gene 3，母系表达基因 3)：MEG3 参与细胞周期调控，通常被认为是肿瘤抑制因子，可通过激活 *p53* 基因促进细胞凋亡，同时可以诱导胱天蛋白酶- 3 以及 *Bcl - 2L4* 的表达。MEG3 表达降低可促进肿瘤细胞增殖，有助于前列腺癌的发生。然而目前报道显示，MEG3 水平似乎不直接与前列腺癌的临床特征相关，如 Gleason 评分和淋巴结转移等指标。

lncRNA DANCR(differentiation antagonizing non-protein coding RNA，分化拮抗非编码 RNA)：DANCR 通常可抑制上皮细胞的分化，因此可能低效雄激素-雄激素受体通路在前列腺癌中的作用。DANCR 在前列腺癌中通常表达升高，促进肿瘤细胞侵袭和转移扩散。在使用恩杂鲁胺治疗 CRPC 患者同时，敲除 lncRNA DANCR 可降低前列腺癌细胞迁移和侵袭的比例，预防肿瘤转移扩散[26]。

(2) 整合素抑制剂

整合素受体及其相应的配体在前列腺癌细胞中的表达不尽相同，且被认为是抑制前列腺癌进展的一个有前景的靶点。整合素是跨膜蛋白受体，将细胞黏附至细胞外基质，或通过配体结合其他细胞。整合素在调控前列腺癌细胞黏附、迁移中起到重要作用，而整合素抑制剂可以下调生长因子受体表达而起到抑制肿瘤的作用。目前已有研究对多种整合素抑制剂(作用于不同亚基种类的整合素)在前列腺癌中的作用进行探索，结果提示均有一定抗肿瘤活性[27]。因此，针对整合素及其抑制剂之间的生物化学反应的研究有希望推动将来前列腺癌的治疗。

(叶定伟)

## 参考文献

[1] MUNSON D A, PAGET T A. Distribution of Acanthamoeba in more and less polluted North Sea coastal sediments [J]. J Eukaryot Microbiol, 2006,53 (Suppl 1):S12 - S14.

[2] PAGET S. The distribution of secondary growths in cancer of the breast. 1889 [J]. Cancer Metastasis Rev, 1989,8(2):98 - 101.

[3] FIDLER I J. The pathogenesis of cancer metastasis: the 'seed and soil' hypothesis revisited [J]. Nat Rev Cancer, 2003,3(6):453 - 458.

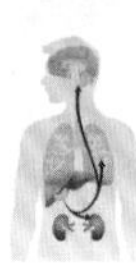




[4] PIENTA K J, LOBERG R. The "emigration, migration, and immigration" of prostate cancer [J]. Clin Prostate Cancer, 2005,4(1):24-30.

[5] ROSOL T J, TANNEHILL-GREGG S H, LEROY B E, et al. Animal models of bone metastasis [J]. Cancer, 2003,97(3 Suppl):748-757.

[6] JUNG Y, WANG J, SONG J, et al. Annexin II expressed by osteoblasts and endothelial cells regulates stem cell adhesion, homing, and engraftment following transplantation [J]. Blood, 2007,110(1):82-90.

[7] WANG J, LOBERG R, TAICHMAN R S. The pivotal role of CXCL12 (SDF-1)/CXCR4 axis in bone metastasis [J]. Cancer Metastasis Rev, 2006,25(4):573-587.

[8] IMBRIACO M, LARSON S M, YEUNG H W, et al. A new parameter for measuring metastatic bone involvement by prostate cancer: the bone scan index [J]. Clin Cancer Res, 1998,4(7):1765-1772.

[9] ABUZALLOUF S, MOTAWY M, THOTATHIL Z. Baseline staging of newly diagnosed breast cancer — Kuwait cancer control center experience [J]. Med Princ Pract, 2007,16(1):22-24.

[10] SU H C, ZHU Y, LING G W, et al. Evaluation of 99mTc-labeled PSMA-SPECT/CT imaging in prostate cancer patients who have undergone biochemical relapse [J]. Asian J Androl, 2017,19(3):267-271.

[11] ZHANG L, WANG C Y, YANG R, et al. Real-time quantitative RT-PCR assay of prostate-specific antigen and prostate-specific membrane antigen in peripheral blood for detection of prostate cancer micrometastasis [J]. Urol Oncol, 2008,26(6):634-640.

[12] GUREL B, ALI T Z, MONTGOMERY E A, et al. NKX3.1 as a marker of prostatic origin in metastatic tumors [J]. Am J Surg Pathol, 2010,34(8):1097-1105.

[13] KOOPMANS N, DE JONG I J, BREEUWSMA A J, et al. Serum bone turnover markers (PINP and ICTP) for the early detection of bone metastases in patients with prostate cancer: a longitudinal approach [J]. J Urol, 2007,178(3 Pt 1):849-853; discussion 53; quiz 1129.

[14] BASCH E M, SOMERFIELD M R, BEER T M, et al. American Society Of Clinical Oncology Endorsement of The Cancer Care Ontario Practice Guideline on nonhormonal therapy for men with metastatic hormone-refractory (castration-resistant) prostate cancer [J]. J Clin Oncol, 2007,25(33):5313-5318.

[15] LUTZ S, BALBONI T, JONES J, et al. Palliative radiation therapy for bone metastases: update of an ASTRO Evidence-Based guideline [J]. Pract Radiat Oncol, 2017,7(1):4-12.

[16] EDFORS R, SAHLÉN A, SZUMMER K, et al. Outcomes in patients treated with ticagrelor versus clopidogrel after acute myocardial infarction stratified by renal function [J]. Heart, 2018,104(19):1575-1582.

[17] SERAFINI A N, HOUSTON S J, RESCHE I, et al. Palliation of pain associated with metastatic bone cancer using samarium-153 lexidronam: a double-blind placebo-controlled clinical trial [J]. J Clin Oncol, 1998,16(4):1574-1581.

[18] DHILLON S, LYSENG-WILLIAMSON K A. Zoledronic acid: a review of its use in the management of bone metastases of malignancy [J]. Drugs, 2008,68(4):507-534.

[19] MCKEAGE K, PLOSKER G L. Zoledronic acid: a pharmacoeconomic review of its use in the management of bone metastases [J]. Pharmacoeconomics, 2008,26(3):251-268.

[20] SAAD F. New research findings on zoledronic acid: survival, pain, and anti-tumour effects [J]. Cancer Treat Rev, 2008,34(2):183-192.

[21] ARAUJO J C, TRUDEL G C, SAAD F, et al. Docetaxel and dasatinib or placebo in men with metastatic castration-resistant prostate cancer (READY): a randomised, double-blind phase 3 trial [J]. Lancet Oncol, 2013,14(13):1307-1316.

[22] SMITH D C, SMITH M R, SWEENEY C, et al. Cabozantinib in patients with advanced prostate cancer: results of a phase II randomized discontinuation trial [J]. J Clin Oncol, 2013,31(4):412-419.

[23] WALLNER L, DAI J, ESCARA-WILKE J, et al. Inhibition of interleukin-6 with CNTO328, an anti-interleukin-6 monoclonal antibody, inhibits conversion of androgen dependent prostate cancer to an androgen-independent phenotype in orchiectomized mice [J]. Cancer Res, 2006,66(6):3087-3095.

[24] SUN Y, WANG B E, LEONG K G, et al. Androgen deprivation causes epithelial-mesenchymal transition in the prostate: implications for androgen-deprivation therapy [J]. Cancer Res, 2012,72(2):527-536.

[25] XU S, YI X M, TANG C P, et al. Long non-coding RNA ATB promotes growth and epithelial-mesenchymal transition and predicts poor prognosis in human prostate carcinoma [J]. Oncol Rep, 2016,36

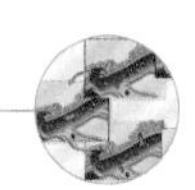

(1):10-22.

[26] JIA J, LI F, TANG X S, et al. Long noncoding RNA DANCR promotes invasion of prostate cancer through epigenetically silencing expression of TIMP2/3 [J]. Oncotarget, 2016,7(25):37868-37881.

[27] JUAN-RIVERA M C, MARTÍNEZ-FERRER M. Integrin inhibitors in prostate cancer [J]. Cancers (Basel), 2018,10(2):44.

# 30 睾丸癌转移复发



## 30.1 睾丸癌概述

睾丸癌不是单一疾病，是一组形态学和临床特征不同的肿瘤。睾丸癌仅在所有男性癌症中约占1%，但它是15～35岁年轻男性最常见的实体恶性肿瘤。世界范围内，每年约有72 000例新增的睾丸癌，并且有9 000人因此死亡。过去30年睾丸癌的治疗取得显著进展，已成为最可治愈的实体肿瘤之一。但转移性睾丸癌仍是年轻男性癌症死亡的首要病因。

生殖细胞肿瘤（germ cell tumor, GCT）在睾丸癌中最为常见，约占95%。GCT可能由一种主要的组织学类型组成，也可表现为多种组织学混合类型。精原细胞瘤（seminoma）与非精原细胞性生殖细胞瘤（nonseminomatous germ cell tumor, NSGCT）比例约1∶1。

睾丸癌有一系列已被证实的危险因素：隐睾、睾丸癌家族史、个人既往对侧睾丸癌发病史、原位生殖细胞瘤（germ cell neoplasia in situ, GCNIS）。不育的男性也有更高的睾丸癌发病率。此外，饮食和其他环境因素也在GCT发生中起到重要影响。

大多数GCT被认为是在GCNIS基础上逐步发展而来。此前，GCNIS被称作生精小管内生殖细胞瘤（intratubular germ cell neoplasia, ITGCN）或生精小管内生殖细胞瘤未定型（intratubular germ cell neoplasia, unclassified, IGCNU）[1]。在不育症男性睾丸穿刺活检中发现0.4%～1.1%患者存在GCNIS，而正常人群中这一比例远远低于这个水平。如果GCNIS不进行治疗，患者大约有50%的可能在5年内进展为侵袭性的恶性睾丸肿瘤[2]。

有隐睾或异位睾丸的男性患睾丸癌的风险增加。其中，腹部隐睾患者其睾丸癌发病风险高于腹股沟异位睾丸者[3]，因此通常推荐腹腔隐睾患者行预防性睾丸切除术。但单凭睾丸异位不足以解释睾丸癌风险的增加，因为有约20%的睾丸肿瘤病例累及正常下降的睾丸。

1%～3%的睾丸癌患者有此类疾病的家族史，提示睾丸癌有一定的遗传性。但尚未发现引起家族性睾丸癌的明确遗传因素，许多罕见的明确遗传疾病与睾丸癌风险升高有关。目前在X连锁遗传的睾丸GCT家族中，已找到Xq27上的一个微点可能与睾丸未降发生有关。

睾丸癌患者中一小部分会发生另一侧的睾丸癌，就诊时双侧肿瘤发生率为1%～5%[4-6]。一项大型研究分析了1973—2001年报告至美国国家癌症研究所（NCI）监督、流行病学和最终研究（SEER）项目的29 515例睾丸癌患者，其中对侧（非同时发生的）睾丸癌15年累计风险为1.9%，高于正常人群。

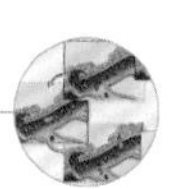

## 30.2 睾丸癌转移复发的临床规律

### 30.2.1 睾丸癌的病理分型

睾丸肿瘤的两种主要类型是 GCT 和性索间质肿瘤(sex cord-stromal tumor, SCST),其中 GCT 占 95%。此外还有一些少见的类型。

(1) GCT

GCT 组织学上大体分为精原细胞瘤和 NSGCT,约各占一半(52%~56%和 44%~48%)[7,8]。NSGCT 包括胚胎性癌、卵黄囊瘤、畸胎瘤以及绒毛膜癌亚型等,可以单纯存在或者几种肿瘤混合存在,伴或不伴有精原细胞瘤。大多数 NSGCT 是由两种及以上 GCT 亚型同时存在的混合瘤。

1) 单纯精原细胞瘤约占所有睾丸 GCT 的 50%,约 20%的混合型 GCT 中含有精原细胞瘤成分。“典型”精原细胞瘤的组织学特征包括:生殖肿瘤细胞增生,细胞核居中或位于边缘,核仁明显,并且细胞质因含有糖原而呈透明状(低倍镜下“煎蛋样”外观);肿瘤细胞周边经常可见淋巴细胞浸润。与 NSGCT 相比,精原细胞瘤更可能表现为局限性病灶,极少通过血流发生远处转移,对放疗相当敏感,且患者血清肿瘤标志物[如 β-人绒毛膜促性腺激素(β-HCG)、甲胎蛋白(AFP)]通常不升高。此外,归入精原细胞瘤大类中还有一类少见的精母细胞性肿瘤,其组织学特征、免疫组化染色结果以及临床特点均与上述“典型”精原细胞瘤有本质不同[9],占所有精原细胞瘤的 1%~4%;组织学上表现为由 3 种细胞学表现、大小(小型、中型和大型)及细胞核特征不同的生殖肿瘤细胞群混合而成。精母细胞性肿瘤预后相对良好。

2) GCT 中还有一种类型为 NSGCT,也约占到 GCT 的一半。常见的有以下几种类型。

A. 胚胎性癌:单纯胚胎性癌约占所有睾丸 GCT 的 2%[10],但约 85%的混合型 GCT 含有胚胎性癌的成分。

B. 卵黄囊瘤(内胚窦瘤):常见于青春期前儿童中。单纯卵黄囊瘤在成人中罕见,而成人中约 40%的混合性 GCT 含有卵黄囊瘤成分。

C. 绒癌:绒癌是最具侵袭性、最不常见的 GCT。此型可能较早发生广泛的血行转移,许多患者就诊时已有转移。此型患者血清 β-HCG 水平往往>1 000 U/L,甚至更高。

D. 畸胎瘤:睾丸畸胎瘤可见于青春期前和成人。在儿童中,畸胎瘤起病年龄较早,通常以单纯形式出现,表现为良性肿瘤。而成人中,睾丸畸胎瘤通常是混合性 GCT 的一个成分,并且有恶性趋势。

E. 混合性 GCT:大约 1/3 的睾丸 GCT 是混合性 GCT,即由两种或以上的 GCT 类型混合而成,存在于单一肿块内。其中,有约 1/3 的混合性 GCT 中存在畸胎瘤成分。

3) 除了 NSGCT 外,还有一些少见的肿瘤类型,包括以下几类。

A. 原位生殖细胞瘤:自 2016 年起,WHO 泌尿系统肿瘤分类中采用“原位生殖细胞瘤(GCNIS)”一词,替代过去“生精小管内生殖细胞瘤(ITGCN)”的称谓。GCNIS 作为一种精曲小管内的原位恶性 GCT,有证据表明其是睾丸 GCT 的一种癌前病变[11,12],但并不被完全认可。

B. 性腺外 GCT 和转移性 GCT:一些 GCT 出现在性腺外,如后腹膜、纵隔甚至中枢神经系统,而没有明显的睾丸原发病灶,称为性腺外 GCT。而转移性 GCT 常累及腹膜后淋巴结,在组织学上可能与原发肿瘤不同。

(2) SCST

睾丸 SCST 包括间质细胞瘤、支持细胞瘤、颗粒细胞瘤以及混合性和其他未分类的类型等。SCST 远比 GCT 少见,在所有成人睾丸肿瘤中的占比<5%。

### 30.2.2 睾丸癌转移表现

GCT 临床通常表现为一侧睾丸出现结节或无痛性肿胀。30%~40%的患者主诉下腹部、肛周区或阴囊有钝痛或沉重感。另外 10%的患者首要症状为急性疼痛。GCT 在发现时可能已经发生广泛转移性恶性病变并产生相应症状。其转移途径包括淋巴转移和血行转移。可以转移至肾血管下方的腹膜后淋巴结。锁骨上淋巴结转移可以表现为颈部肿块。此外 GCT 可以循血行转移至肺部,引起咳嗽、咯血和呼吸困难等。骨转移可引起骨痛。肝转移可引起黄疸。中枢神经系统转移可引起癫痫或其他神经系统症状。

## 30.3 睾丸癌转移复发的预测与诊断

(1) 睾丸癌的分子分型与转移预测

1) TGF-β1:有实验通过免疫组化染色的方法

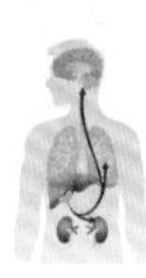



探究 TGF-β1 在正常睾丸组织和睾丸肿瘤组织中的表达差异，结果发现睾丸肿瘤组织中 TGF-β1 的阳性表达率为 85.0%，远高于正常睾丸组织中的 10.0%[13]。将 TGF-β1 表达水平与肿瘤病理分化等级进行对比，发现睾丸肿瘤组织的临床分期越高，TGF-β1 的阳性表达率越高，且有淋巴结转移组的 TGF-β1 阳性表达率明显高于无淋巴结转移组。这提示 TGF-β1 高表达与睾丸肿瘤的病理分级、临床分期及淋巴结转移有关，TGF-β1 可能成为一种反映睾丸肿瘤生物侵袭性的标志物。

2) CD147：CD147 的表达水平在睾丸肿瘤组织和正常睾丸组织中也存在明显的差异。在睾丸肿瘤组织中，CD147 在病理分级为低分化组中高表达率更高，且表达率在高临床分期和淋巴结转移的组中升高[14]。这提示 CD147 的表达可能与睾丸肿瘤肿瘤进展和淋巴结转移有关。

（2）影像学诊断

1) 阴囊超声：阴囊超声区分内在与外在睾丸病灶的准确度较高，并可检测到直径 1～2 mm 的睾丸内病变，对于睾丸肿块的初始诊断有重要价值。但超声对于 GCT 转移的诊断价值不大。

2) CT：腹部及盆腔高分辨率 CT 扫描是评估睾丸癌转移的重要手段。GCT 区域性转移常见于腹膜后淋巴结，而 CT 扫描是评估腹膜后腔的首选影像学方法。但也有资料报道假阴性率高达 44%。因为隐匿性微转移瘤会造成大部分假阴性结果。在未行腹膜后淋巴结清扫术（retroperitoneal lymph node dissection，RPLND）的临床Ⅰ期疾病患者中，腹膜后复发率为 20%～25%[15-17]。

CT 扫描的假阴性率也取决于界定结节异常的临界值。大多数机构采用 10 mm 的临界值界定为病理性淋巴结肿大。更高的临界值得出的假阴性率更高，而更低的临界值可能使假阳性率增加，从而使部分患者接受不必要的治疗性 RPLND[18]。

胸片和肺部 CT 可以评估是否存在肺部转移。对腹部、盆腔及阴囊进行 MRI 检查，通常作为 CT 扫描和超声的补充。如怀疑脑部转移，可行头颅 CT 或 MRI 检查。PET/CT 在睾丸 GCT 患者的初始分期中作用有限，因有研究表明其假阴性结果出现率较高。

（3）睾丸癌转移复发相关分子病理学诊断

一些免疫组化标记可以帮助睾丸癌的病理学诊断。如 CD117（又称 KIT 或 C-Kit），它被认为是负责在胚胎发育过程中将精原细胞从神经嵴迁移到睾丸。此外，Oct-4 蛋白是胚胎干细胞的特异性转录因子，特异性表达于胚胎性肿瘤[19]。Oct-4 的免疫组化染色可以协助区分胚胎性肿瘤、畸胎瘤和其他类型的睾丸癌，也可以识别原发不明的胚胎型肿瘤[20]。

## 30.4 睾丸癌转移的治疗

睾丸恶性肿瘤通常是在根治性睾丸切除术后确诊的，同时根治性睾丸切除术也是其首要治疗方法。后续治疗取决于肿瘤的组织类型，以及是否存在转移和其他危险因素。

在睾丸肿瘤诊断和分期之前进行基线精子计数和精子采集及储存，以避免精子暴露于治疗射线。对所有希望保留生育能力的男性，在治疗之前应该进行精子冷冻保存。

（1）睾丸癌的手术治疗

根治性睾丸切除术是早期睾丸肿瘤的重要治疗方法，同时也是进行病理诊断的重要手段。怀疑有睾丸肿瘤的患者应当接受经腹股沟睾丸切除术，切除范围包括患侧肿瘤以及精索至腹股沟内环水平。不建议进行经阴囊的睾丸切除术或活检，因为这样不能切除腹股沟管内的精索并可能改变睾丸的淋巴引流途径，从而增加术后局部复发或盆腔、腹股沟淋巴结转移的风险。手术应当尽早进行，推迟过久可能造成肿瘤的进展。根治性睾丸切除术可以帮助进行组织学分型、诊断 T 分期，并且提供了重要的预后信息。同时，手术治愈率相对较高，对于Ⅰ期精原细胞瘤可以达到 80%～85% 的治愈率，对于Ⅰ期 NSGCT 治愈率也在 70%～80%左右。

睾丸部分切除术目前尚存在争议，并且不推荐在对侧睾丸正常的怀疑睾丸肿瘤的患者中进行。

对于转移灶，如后腹膜肿大淋巴结以及肝、肺和脑转移灶，如果可能应尽量行手术切除。

精原细胞瘤患者接受化疗后通常有残留病灶，此时可以通过 PET 检查来指导是否进行外科切除。一般采用直径 3 cm 大小临界值。总体而言，此类肿块在化疗后很少进展[21]，因此仅当 PET 结果显示肿块 FDG 摄取活性增强时才进行手术切除残余灶，否则对患者进行监测即可。而对于 NSGCT 患者化疗后的残余灶，PET 并没有很强的指导意义。

RPLND：对于早期 NSGCT 患者，以及对于 NSGCT 化疗后怀疑腹膜后淋巴结复发的，如血清肿

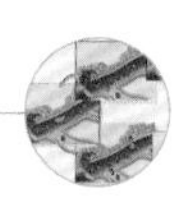

瘤标志物恢复正常但影像学证实至少存在一个直径 >1 cm 的腹膜后淋巴结肿大的患者，可以选择进行 RPLND。但 RPLND 对于医生的操作要求较高，存在一定并发症可能，因此目前尚未完成形成共识。

(2) 放化疗

睾丸肿瘤(GCT 和 NSGCT)根据其原发部位、肺外器官转移以及血清标志物，可划分不同的风险承受能力等级(表 30-1)。对于风险承受能力高组精原细胞瘤患者和 NSGCT，两种化疗方案对其有效：①EP 方案，为 4 个疗程的依托泊苷和顺铂；②BEP 方案，为 3 个疗程的博来霉素、依托泊苷和顺铂。BEP 方案是联合博来霉素每周 30 U(静脉推注)，第 1、8、15 天使用；依托泊苷 100 mg/m$^2$，第 1～5 天使用；顺铂 20 mg/m$^2$，第 2～5 天使用。每个疗程 21 d。两种方案产生持久应答率为 81%～92%，且不良反应可控。

风险承受能力中等和差的睾丸癌患者，标准治疗方案为 4 个疗程的 BEP 化疗，然而完全缓解率比风险承受能力高组患者要低。复发患者可采用二线或三线化疗方案，包括以异环磷酰胺及顺铂为基础的药物联合方案。

表 30-1 睾丸肿瘤风险承受能力分级

| 分级 | 精原细胞瘤 | 非精原细胞性生殖细胞瘤 |
|---|---|---|
| 高 | 任何原发部位，无肺外脏器转移，血清标记好(S1) | 原发瘤位于睾丸或腹膜后，无肺外脏器转移，血清标记好(S1) |
| 中 | 任何原发部位，肺外脏器转移，血清标记好(S1) | T 原发瘤位于睾丸或腹膜后，无肺外脏器转移，血清标记中(S2) |
| 低 | 无 | 原发瘤位于纵隔，肺外脏器转移(脑、肝、骨等)，血清标记差(S3) |

(3) 靶向治疗

目前尚无批准用于临床治疗转移性睾丸肿瘤的靶向药物和免疫类药物，主要治疗手段仍依靠手术和放化疗。相关研究正在进行中。

## 30.5 睾丸癌转移复发的基础研究进展

(1) 微 RNA(miRNA)

miRNA 是一类 ncRNA。miRNA 不仅参与正常的生理过程，如细胞分化、细胞凋亡、细胞增殖等，也与肿瘤的发生有关。研究发现，精原细胞原位癌的形成与精原细胞形成精子障碍有关。在精子的发生过程中，miRNA 表达谱的改变与原位癌的发生密切相关。生发期间上调的 miRNA 有 miR-136、miR-743a、miR-463 等，下调的 miRNA 有 miR290-5p、miR291a-5p、miR-294、miR-293 等。对以上 miRNA 的靶点进行分析，提示这些 miRNA 可能作用于 PTEN、CXCR4 以及 Wnt/β-联蛋白信号通路，参与睾丸生殖细胞肿瘤的转移[22]。

其中，PTEN 作为一种肿瘤抑制因子可以阻断 PI3K 信号通路，从而对细胞生长起到负性调节作用。PTEN 的缺失会导致细胞增殖加速，最终导致肿瘤发生。原位癌的侵袭性转化也涉及 PTEN 的缺失[23]。

(2) 表观遗传学

表观遗传学修饰改变也是肿瘤发生的一种可能的机制，并且可以通过 miRNA 发挥影响。在睾丸精原细胞瘤中，位于染色体 1q24.3 上的类内含子区域(intronic region)dynamine 3(DNM3)过度甲基化会导致 miR-199a 的下调，miR-199a 的下游靶点是抗黏附跨膜蛋白足萼糖蛋白样蛋白-1(podocalyxin like protein 1, PODXL)[24]，而 PODXL 是一种抗细胞黏附的跨膜蛋白，它可以抑制细胞间的交互作用，故 DNM3 过度甲基化可导致肿瘤浸润和转移。在恶性睾丸肿瘤组织中，PODXL 表达升高而 miR-199a 表达降低，而 DNM3 的过度甲基化过程导致上述改变的发生。

miR-199a 还与胃癌、膀胱癌和卵巢癌等肿瘤相关。而 miR-199a 的功能取决于其下游靶点。在睾丸生殖细胞肿瘤中，MafB 可能是 miR-199a-5p 的下游靶点，并且 MafB 可以调控 miR-199a-5p 的肿瘤抑制效应[25]。

(叶定伟)

## 参考文献

[1] DIECKMANN K P, SKAKKEBAEK N E. Carcinoma in situ of the testis: review of biological and clinical features [J]. Int J Cancer, 1999,83(6):815-822.

[2] DIECKMANN K P, LOY V. Prevalence of contralateral testicular intraepithelial neoplasia in patients with testicular germ cell neoplasms [J]. J Clin

Oncol, 1996,14(12):3126 - 3132.

[3] SCHNACK T H, POULSEN G, MYRUP C, et al. Familial coaggregation of cryptorchidism, hypospadias, and testicular germ cell cancer: a nationwide cohort study [J]. J Natl Cancer Inst, 2010,102(3):187 - 192.

[4] CHE M, TAMBOLI P, RO J Y, et al. Bilateral testicular germ cell tumors: twenty-year experience at M. D. Anderson Cancer Center [J]. Cancer, 2002,95(6):1228 - 1233.

[5] HOLZBEIERLEIN J M, SOGANI P C, SHEINFELD J. Histology and clinical outcomes in patients with bilateral testicular germ cell tumors: the Memorial Sloan Kettering Cancer Center experience 1950 to 2001 [J]. J Urol, 2003,169(6):2122 - 2125.

[6] THEODORE C, TERRIER-LACOMBE M J, LAPLANCHE A, et al. Bilateral germ-cell tumours: 22-year experience at the Institut Gustave Roussy [J]. Br J Cancer, 2004,90(1):55 - 59.

[7] BHARDWA J M, POWLES T, BERNEY D, et al. Assessing the size and stage of testicular germ cell tumours: 1984 - 2003 [J]. BJU Int, 2005,96(6):819 - 821.

[8] MCGLYNN K A, DEVESA S S, GRAUBARD B I, et al. Increasing incidence of testicular germ cell tumors among black men in the United States [J]. J Clin Oncol, 2005,23(24):5757 - 5761.

[9] HOWITT B E, BERNEY D M. Tumors of the testis: morphologic features and molecular alterations [J]. Surg Pathol Clin, 2015,8(4):687 - 716.

[10] MOSTOFI F K, SESTERHENN I A, DAVIS C J, JR. Developments in histopathology of testicular germ cell tumors [J]. Semin Urol, 1988,6(3):171 - 188.

[11] GABRILOVE J L, NICOLIS G L, MITTY H A, et al. Feminizing interstitial cell tumor of the testis: personal observations and a review of the literature [J]. Cancer, 1975,35(4):1184 - 1202.

[12] SKAKKEBAEK N E, BERTHELSEN J G, MÜLLER J. Carcinoma-in-situ of the undescended testis [J]. Urol Clin North Am, 1982,9(3):377 - 385.

[13] 苏燕胜,陆向东,秦卫军,等. 转化生长因子 β_1 在睾丸肿瘤中的表达及临床意义[J]. 现代泌尿外科杂志, 2011,16(01):42 - 44.

[14] 苏燕胜,王禾,秦卫军,等. CD147 在睾丸肿瘤中的表达及临床意义[J]. 现代肿瘤医学, 2009, 17(4): 694 - 696.

[15] GELS M E, HOEKSTRA H J, SLEIJFER D T, et al. Detection of recurrence in patients with clinical stage I nonseminomatous testicular germ cell tumors and consequences for further follow-up: a single-center 10-year experience [J]. J Clin Oncol, 1995, 13(5): 1188 - 1194.

[16] NICOLAI N, PIZZOCARO G. A surveillance study of clinical stage I nonseminomatous germ cell tumors of the testis: 10-year followup [J]. J Urol, 1995,154(3): 1045 - 1049.

[17] READ G, STENNING S P, CULLEN M H, et al. Medical Research Council prospective study of surveillance for stage I testicular teratoma. Medical Research Council Testicular Tumors Working Party [J]. J Clin Oncol, 1992,10(11):1762 - 1768.

[18] SOCINSKI M A, STOMPER P C. Radiologic evaluation of nonseminomatous germ cell tumor of the testis [J]. Semin Urol, 1988,6(3):203 - 215.

[19] ALMSTRUP K, HOEI-HANSEN C E, NIELSEN J E, et al. Genome-wide gene expression profiling of testicular carcinoma in situ progression into overt tumours [J]. Br J Cancer, 2005,92(10):1934 - 1941.

[20] CHENG L, SUNG M T, COSSU-ROCCA P, et al. OCT4: biological functions and clinical applications as a marker of germ cell neoplasia [J]. J Pathol, 2007, 211(1):1 - 9.

[21] SCHULTZ S M, EINHORN L H, CONCES D J, JR., et al. Management of postchemotherapy residual mass in patients with advanced seminoma: Indiana University experience [J]. J Clin Oncol, 1989, 7(10): 1497 - 1503.

[22] MCIVER S C, STANGER S J, SANTARELLI D M, et al. A unique combination of male germ cell miRNAs coordinates gonocyte differentiation [J]. PLoS One, 2012,7(4):e35553.

[23] MEMMEL S, SUKHORUKOV V L, HÖRING M, et al. Cell surface area and membrane folding in glioblastoma cell lines differing in PTEN and p53 status [J]. PLoS One, 2014,9(1):e87052.

[24] BEZAN A, GERGER A, PICHLER M. MicroRNAs in testicular cancer: implications for pathogenesis, diagnosis, prognosis and therapy [J]. Anticancer Res, 2014,34(6):2709 - 2713.

[25] GU S, CHEUNG H H, LEE T L, et al. Molecular mechanisms of regulation and action of microRNA - 199a in testicular germ cell tumor and glioblastomas [J]. PLoS One, 2013,8(12):e83980.

# 宫颈癌转移复发



## 31.1 宫颈癌转移复发的临床规律

(1) 宫颈癌转移复发的途径及特点

宫颈癌在我国和世界范围内都是最常见的女性生殖系统恶性肿瘤。2020 年 WHO 肿瘤报道的数据显示，宫颈癌全球年新发病例为 57 万例，年死亡病例超过 31 万例，且发病年龄趋于年轻化，目前仍是危害妇女健康与生命的主要疾病之一[1]。随着早期宫颈癌筛查的广泛开展和治疗手段的规范化与多样化，宫颈癌患者的总体生存率已得到明显提高。据统计，当肿瘤局限于子宫时，其 5 年生存率可达 91.5%。早期宫颈癌可以通过手术治愈，而同步放化疗是局部晚期宫颈癌的首选治疗方法。然而，当患者发生转移和复发时，临床处理仍然较为棘手，缺乏有效的治疗选择。尽管近些年来，以分子靶向治疗和免疫治疗为代表的新兴治疗手段给转移、复发性宫颈癌患者带来了新的希望，但总体预后仍较差，5 年生存率仅为 16.5%，数据不容乐观。肿瘤转移和复发也是造成宫颈癌患者最终死亡的主要原因。

大约 30%的宫颈癌患者会出现治疗后失败，宫颈癌治疗后失败主要包括局部/区域复发、远处转移或两者并存。复发宫颈癌（recurrent cervical cancer，RCC）包括盆腔中心型复发（central pelvic

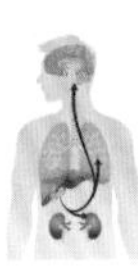



recurrence，CPR)、盆腔外周型复发(lateral pelvic recurrence，LPR)和盆腔外复发(extrapelvic recurrence，EPR)。CPR是指肿瘤复发位于盆腔中央或者中线，可以向前、后(膀胱、直肠)或者侧方侵犯(阴道穹隆)，但是未达到盆壁。LPR指的是肿瘤复发侵及盆壁或者临床检查与盆壁有粘连(或没有间隙)，或者影像学检查肿瘤侵及盆壁。EPR指盆腔外淋巴结复发，包括腹股沟、腹主动脉旁、锁骨上和腋下淋巴结转移治疗后复发。肝、肺、骨和其他部位转移属于远处转移[2]。

宫颈癌复发转移的发生与病理类型、分化程度、治疗方式等诸多因素相关。即便是早期宫颈癌，也可能发生淋巴脉管浸润、淋巴结转移等。国内外研究报道腺癌复发率(33.36%)高于鳞癌(8.82%)，特殊病理类型宫颈癌(恶性黑色素瘤、神经内分泌小细胞癌、腺肉瘤、透明细胞癌等)更易发生盆腔转移和远处转移，术后易复发[3]。分化程度是宫颈癌远处转移预后的独立危险因素，分化程度越差，肿瘤恶性程度越高，治疗后越容易复发转移。对于治疗方式，值得一提的是，著名的LACC研究显示，与腹腔镜手术相比，开腹手术有更好的临床结局和更低的复发率[4]。宫颈癌转移的主要途径是直接蔓延和淋巴转移，血行转移较少发生。

1) 直接蔓延：直接蔓延是宫颈癌最常见的转移方式，癌细胞在局部浸润生长，并向邻近的组织或器官扩散。一般是首先侵犯颈管和宫颈的间质，进而可累及穹隆、阴道和子宫旁组织。肿瘤组织向两侧蔓延，可以侵及宫旁和阴道旁组织，甚至可以延伸至骨盆壁，压迫周围神经，引起疼痛。如果向下蔓延可达阴道壁，向上则会侵犯子宫下段，甚至子宫体。肿瘤侵犯邻近脏器后会出现一系列症状，如侵犯或压迫输尿管会引起输尿管狭窄、阻塞，甚至引起肾盂积水、肾衰竭，患者会出现腰痛等不适症状。侵犯或压迫膀胱时可能出现尿频、血尿等症状。侵犯或压迫直肠，可能会出现肠梗阻、便血等症状。宫颈癌的这种直接蔓延生长方式如果持续进展，后期可能出现生殖道瘘，如膀胱阴道瘘、直肠阴道瘘等，严重影响患者的生活质量。

2) 淋巴转移：宫颈癌局部浸润生长后，即有可能侵入淋巴管形成瘤栓，随淋巴液的流向到达区域性淋巴结，在淋巴管内扩散。宫颈癌的淋巴转移有一定的规律可循。宫颈癌的腹膜后淋巴结转移通常情况下是按照一定的顺序发生的，这已被大量的学者通过尸检分析和系统性淋巴结切除术后的病理结果分析分别进行了阐述。肿瘤一般是先转移至盆腔淋巴结，然后累及髂总淋巴结及腹主动脉旁淋巴结和乳糜池，进而也可转移至胸导管及锁骨上淋巴结。直接“跳跃式”转移至腹主动脉旁淋巴结，而盆腔淋巴结为阴性这种情形比较少见。此外，很多研究也发现闭孔淋巴结是宫颈癌最易发生转移的盆腔淋巴结[5]。这种“阶梯式”的转移方式，也正是“前哨淋巴结(sentinel lymph node，SLN)”这项技术能够得以开展的解剖学理论基础。

3) 血行转移：肿瘤组织可以随血流转移至远处器官或组织，但宫颈癌血行转移较为少见，一般发生在晚期患者或者特殊病理类型、分化差的患者。一旦发生血行转移，患者预后普遍较差。最常见的转移部位是肺、骨骼、肝、脑，也有极少病例报道转移至肠管、心脏、皮肤等部位。

(2) 宫颈癌的主要靶器官转移与患者预后的关系

1) 肺转移：肺部是宫颈癌最为常见的远处转移部位，占转移癌的20%～30%。在所有宫颈癌患者中，有4.16%～7.7%的患者可能发生肺转移，肺转移灶的好发部位是右肺下叶[6]。宫颈癌患者出现肺转移后的中位生存期为18个月，2年和5年生存率分别为37.7%和7.5%。患者的预后与肺部转移结节的数量、是否行肺转移结节切除术、发生转移与宫颈癌手术的间隔时间等因素有关。通常认为只有1个或2个肺转移结节的患者比具有3个或4个转移结节的患者具有更好的无瘤生存期(DFS)。一项研究中发现患者年龄＞65岁、非鳞状组织学类型、晚期、盆腔淋巴结转移、分化差、其他器官转移以及在首次治疗时未进行手术的患者更容易发生肺转移[7]。因此，宫颈癌患者在随访期间建议定期进行肺部CT筛查，尤其是高龄、特殊组织学类型、淋巴结转移以及分化差的患者。如果发现肺部转移瘤，及时行有效的转移瘤切除术有助于延长患者生存期，特别是对于那些肺部孤立病变且无其他器官累及的患者。

2) 骨转移：宫颈癌患者中有0.8%～23%会发生骨骼转移。有研究表明其发生率跟国际妇产科联合会(International Federation of Gynecology and Obstetrics，FIGO)分期密切相关：Ⅰ期发生率为4.0%，Ⅱ期为6.6%，Ⅲ期为8.0%，Ⅳ期可达到22.9%[8]。椎骨是骨转移最常见的部位，尤其是腰

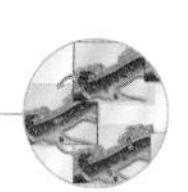

椎(48%)。发生骨转移的患者预后差,会出现严重的疼痛、病理性骨折和残疾;75%的患者在发现骨转移灶后1年内死亡,且年龄<45岁的宫颈癌患者发生骨转移后预后要比老年患者更差。发生骨转移的机制目前尚不清楚,有研究表明,IL-11、TGF-β、环氧合酶-2(COX-2)和前列腺素E2等多种因素可能参与了骨破坏和转移[9,10]。

3) 肝转移:宫颈癌肝转移的发生率为1.2%~2.2%。目前,关于宫颈癌肝转移的研究极少,一项国内的回顾性研究报道了13例宫颈癌术后发生肝转移的结果:有淋巴结转移、病理类型为小细胞癌者更易发生肝转移,CT及PET/CT检查是早期发现宫颈癌术后肝转移的重要手段。肝转移患者的预后与是否伴肝外多发转移及肝转移后的治疗方式相关,伴肝外多发转移者预后往往较差;治疗方式的选择根据肝转移灶的大小、位置、数目,有无肝外多发转移,肝功能及有无其他合并症等多方面评估,以制定更加有效的个体化治疗方案。

4) 脑转移:宫颈癌脑转移非常少见,发生率为0.5%~1.2%。宫颈癌脑转移可以是单发(50.6%)或多发(≥2个;49.4%)[11]。一旦发生脑转移,预后差,尤其是在病程晚期发现时;从诊断为脑转移到死亡的中位生存期仅为2.3个月。治疗方法取决于转移灶的数量和位置,其他器官转移灶存在与否以及临床状况。与良好预后相关的因素有患者年轻(年龄<50岁)、良好的身体状态、单个脑转移灶和无颅外转移。肺转移似乎与脑转移有一定的关联,可以被认为是发生脑转移的危险因素。

5) 腹主动脉旁淋巴结转移:腹主动脉旁淋巴结转移是影响宫颈癌患者预后的高危因素。研究表明,接受治疗的早期宫颈癌患者的5年生存率可达80%~90%,但如果腹主动脉旁淋巴结阳性,患者的5年生存率仅为33.3%~35%[12]。单独有腹主动脉旁淋巴结转移而无盆腔淋巴结转移的情况罕见,腹主动脉旁淋巴结通常是继发于广泛的盆腔淋巴结转移。腹主动脉旁淋巴结转移与宫颈深间质浸润、多发盆腔淋巴结转移、双侧盆腔淋巴结转移及髂总淋巴结转移相关。一项研究表明,ⅠB1、ⅠB2、ⅡA1和ⅡA2期的腹主动脉旁淋巴结阳性率分别为8.4%、11.1%、17.2%和21.7%[13]。针对腹主动脉旁淋巴结阳性的患者,美国国立综合癌症网络(NCCN)指南建议给予扩大范围放疗。但目前诊断腹主动脉旁淋巴结转移的方法主要有影像学检查(PET/CT或MRI)、腹主动脉旁淋巴结活检术及清扫术。影像学检查具有无创性,但针对早期宫颈癌患者或者淋巴结较小的情况,影像学检查的敏感度会大大降低。对于腹主动脉旁淋巴结的活检术或切除术,最新的NCCN指南未给出明确的规定,如何选择需要进一步筛选高危人群;有研究发现患者年龄>46岁、肿瘤最大径>3.5 cm和FIGO ⅡA期(相对于ⅠB)与宫颈癌腹主动脉旁淋巴结转移呈正相关[14]。对于腹主动脉旁淋巴结的转移与复发的机制,有研究发现可能与基质金属蛋白酶(MMP)7、MMP9和COX-2的异常表达相关[15,16]。

## 31.2 宫颈癌转移复发的预测与诊断

### 31.2.1 宫颈癌的影像学诊断

CT和MRI是常用的影像学诊断技术,在妇科肿瘤的诊治中广泛应用。浸润性宫颈癌在MRI $T_2$WI序列上表现出不均匀信号,而宫颈的子宫肌层、阴道壁与病变信号不同,因此MR表现相较CT更加清楚,CT诊断宫颈癌阴道浸润的灵敏度远低于MRI。这主要是因为采用MRI技术对患者进行检查时,可以表现出不均匀的高信号,能够清晰显示浸润性宫颈癌患者体内恶性肿瘤的边界和直径。但是,对于较严重的浸润性宫颈癌患者来说,因肿瘤的增长和分期的变化,导致浸润性宫颈癌患者发病部位的溃烂、坏死,此时应用CT技术能够很好地区分。但这些传统的技术由于不能发现小体积的病变(直径<1 cm)而导致假阴性,同时由于不能将肿瘤组织与坏死或瘢痕组织加以区分而可能导致假阳性。正电子发射体层成像(PET)通过反映组织代谢功能情况从而克服上述传统影像学技术的缺点。$^{18}$F-氟代脱氧葡萄糖($^{18}$F-FDG)可以聚集在肿瘤细胞内,因而成为最常用的示踪剂。Havrilesky等对病例数超过12例、随访时间≥6个月或有组织病理学证实、数据足以进行分析的临床文献进行统计学分析,计算PET和传统影像学技术在宫颈癌诊治中的灵敏度和特异度。对15例宫颈癌患者研究进行分析,PET诊断腹主动脉旁淋巴结转移总的灵敏度为84%,特异度为95%;诊断盆腔淋巴结转移的灵敏度和特异度,PET为79%和99%,MRI为72%和96%,而CT的灵敏度仅为47%。PET诊断复发性宫颈癌总的灵敏度和特异度分别为96%和81%,因

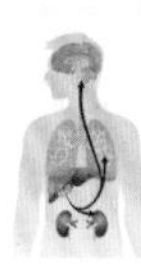



此提出$^{18}$F - FDG - PET 在发现宫颈癌腹膜后淋巴结转移及复发的诊断中有实用价值，并且在发现结节性病灶方面优于 CT 和 MRI[17]。有研究对 44 例宫颈癌患者行 PET 以探测复发病灶，18 例有症状患者于治疗后 3～80 个月进行检查，26 例无症状患者于治疗后 2～40 个月进行检查。结果发现有 2 例无症状患者 PET 假阴性，其中 1 例在 PET 阴性后 4 个月复发，另 1 例为 PET 阴性，但同时宫颈活检提示复发，对无症状患者检测复发的灵敏度为 80%、特异度为 100%，阳性预测值为 100%、阴性预测值为 88.9%。因此，无论是有症状还是无症状患者，就早期发现宫颈癌复发而言，全身 PET 检查是一种很灵敏的影像学检查方法。

### 31.2.2 阴道镜结合细胞学诊断

液基薄层细胞学检查(thinprep cytologic test，TCT)是目前国际上应用广泛的一种宫颈癌细胞学检查技术。阴道镜可以观察肉眼看不到的阴道和宫颈的较微小的病变，在可疑部分行定位活检，可提高确诊率。宫颈细胞学检查和阴道镜检查在宫颈癌筛查和复发诊断中意义十分重大。宫颈涂片是无创性检查，便于实施，可用于宫颈病变治疗后的随诊和复查。阴道镜是用于临床查看宫颈、阴道、外阴组织有无变化的医疗器械，主要由显微镜、套管、显微镜台及置物架组成。阴道镜检查的主要优点在于协助活检定位，提高活检阳性率。阴道镜检查是在强光源照射下通过阴道镜直接观察阴道、宫颈的上皮病变，将其放大 6～20 倍，因此能够观察肉眼看不到的阴道和宫颈的较微小病变。宫颈细胞学检查联合阴道镜检查具有较高的病变检出率，有助于宫颈癌术后复发的早期筛查，提高患者的治疗及时性和生存率。

### 31.2.3 宫颈癌转移复发相关分子标志物的检测

(1) CD147 和 Shrew - 1 联合检测

CD147 是一种参与细胞之间、细胞与基质之间黏附作用的跨膜糖蛋白，其在生殖、免疫、神经发育和伤口愈合等病理生理过程中发挥重要作用[18]。研究发现，CD147 在多种肿瘤细胞中高表达，它主要通过介导肿瘤细胞与间质细胞相互作用，刺激成纤维细胞分泌 MMP，引起细胞间质和基底膜降解，从而参与肿瘤的浸润和转移。有研究对 53 例宫颈癌、31 例宫颈上皮内瘤变(cervical intraepithelial neoplasia，CIN)和 13 例癌旁正常组织中的 CD147 进行检测，发现 CD147 在宫颈癌、CIN 及癌旁正常组织中的阳性率分别为 83.02%、83.87%、76.92%($P<0.05$)，在伴有淋巴结转移的宫颈癌患者中阳性率为 91.3%，无淋巴结转移者阳性率为 76.67%($P<0.05$)[19]。以上这些研究表明 CD147 在宫颈癌的发生、发展及转移中起着重要作用。

Shrew - 1 是上皮细胞合成的、由 411 个氨基酸组成的膜表面蛋白，其 C 端位于胞内[20]。Shrew - 1 可促进 Hela 细胞表面 CD147 的表达，表明 Shrew - 1 可能通过 CD147 参与肿瘤发展及转移。有研究对 95 例术后宫颈鳞癌标本(患者随访时间>5 年)及 15 例正常宫颈上皮中 Shrew - 1 和 CD147 水平进行检测，结果发现 Shrew - 1 在鳞癌复发组阳性率为 85.7%，Shrew - 1 和 CD147 联合检测对宫颈癌复发阳性预测值为 65.6%，灵敏度为 60.0%，特异度为 81.7%[21]，这说明 Shrew - 1 和 CD147 联合检测有助于评估疗效，预测宫颈癌的复发及转移。

(2) CD147 和 MMP2 联合检测

MMP 是一类与肿瘤细胞降解细胞外基质(ECM)相关的蛋白水解酶，能够降解绝大多数 ECM 成分和一些底物，如生长因子及其受体、黏附分子、趋化因子及细胞表面受体，因此 MMP 被认为是迄今为止发现的与肿瘤浸润转移关系最密切的一类蛋白水解酶。研究表明，CD147 高表达能诱导肿瘤细胞及基质成纤维细胞分泌 MMP1、MMP2、MMP3、MMP9，引起肿瘤细胞的侵袭和转移。其中 MMP2 是一种分子量为 72 000 的Ⅳ型胶原酶，不仅在成纤维细胞表达，同时也表达于肿瘤周围的血管内皮中，可降解基底膜中的多种基质成分，在肿瘤的浸润及转移中起重要作用。有研究检测 20 例正常宫颈组织、21 例 CIN 和 59 例宫颈癌组织中 CD147 和 MMP2 的表达，发现宫颈癌组织中 CD147 和 MMP2 表达显著高于正常宫颈组和 CIN 组($P<0.05$)，同时发现 CD147 和 MMP2 在有淋巴结转移的宫颈癌患者中高表达[22]。因此，CD147 和 MMP2 的高表达可能预示着肿瘤转移，而 CD147 和 MMP2 联合检测有利于发现宫颈癌的早期转移，为宫颈癌的治疗及预后提供有意义的参考。

(3) Shrew - 1 和 MMP9 联合检测

研究证实，Shrew - 1 可在体外实验中促进肿瘤细胞合成 CD147，而 CD147 高表达可诱导肿瘤细胞和基质成纤维细胞大量合成 MMP9，而 MMP9 是诱

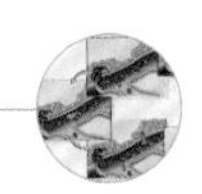

导癌细胞浸润、转移和复发的关键分子之一，参与体内肿瘤的转移。有研究对 95 例(患者随访时间>5 年，其中 35 例复发)术后宫颈鳞癌标本中 Shrew-1 和 MMP9 水平进行检测，结果发现复发者宫颈鳞癌组织中 Shrew-1 和 MMP9 双阳性显著高于无复发者($P<0.01$)，同时还发现 Shrew-1 阳性与淋巴结转移、肌层浸润深度和子宫旁组织浸润相关，而 MMP9 高表达者易发生淋巴结转移和血管浸润；Shrew-1 和 MMP9 双阳性并有复发相关因素的宫颈鳞癌患者更易复发[23,24]。因此，Shrew-1 和 MMP9 联合检测有助于预测宫颈鳞癌患者术后的复发。

(4) CK19 mRNA、CK20 mRNA 检测

细胞角蛋白(CK)是分布于上皮细胞中的中间纤维，共有 20 多种异构体，每种 CK 的表达与其所在组织器官的组织来源密切关系。每种上皮组织在生长分化的不同阶段都表达不同的 CK，因 CK 是上皮源性肿瘤的特异性标志物，一旦血中检测到 CK，即可考虑有血液微转移。其中 CK19 mRNA、CK20 mRNA 不存在于在健康人外周血和淋巴结中，但在几乎所有上皮细胞来源肿瘤的外周血中均存在。因此，CK19 mRNA、CK20 mRNA 可成为上皮性肿瘤较为敏感和特异的肿瘤转移标志物。有研究检测了 30 例ⅠA2～ⅠB2 期宫颈鳞癌 SLN 及非 SLN 中 CK19 mRNA 水平，发现聚合酶链反应(PCR)和常规组织病理学检测 SLN 微转移阳性率分别为 32.6%和 12.8%，CK19 mRNA 在 SLN 阳性率(32.6%)明显高于非 SLN(4.5%)，同时还发现 SLN 中 CK19 mRNA 阳性与临床分期、肿瘤浸润深度及肿瘤直径大小等有关[25]。检测 250 例ⅠA～ⅡA 期宫颈癌患者、50 例妇科良性肿瘤患者和 18 例健康者外周血 CK19 mRNA、CK20 mRNA 的表达水平，结果发现 CK19 mRNA 和 CK20 mRNA 在宫颈癌患者中阳性率分别为 36%和 24%，在妇科良性肿瘤患者中阳性率分别为 6%和 0，健康者中未见两者表达，同时发现两者双阳性与淋巴结转移及脉管浸润显著相关，盆腔外转移率为 12%，双阴性者转移率仅为 0.03%($P<0.05$)[26]。因此，在早期宫颈癌 SLN 及外周血中检测 CK19 mRNA、CK20 mRNA 能明显提高微转移检出率，两者的检测水平可能成为评估早期宫颈癌患者微转移的一个指标，有利于术后的有效治疗及预测复发。

### 31.2.4 液体活检

(1) 循环肿瘤细胞检测

循环肿瘤细胞(CTC)是指原发肿瘤或继发肿瘤自发进入或随诊断操作带入外周血中的肿瘤细胞。具有高活力和转移潜能的 CTC 能在循环系统中存活，并在合适的环境中增殖，导致肿瘤的复发和转移。研究显示，在预后不良宫颈癌患者(淋巴结转移、深间质浸润、宫旁受累等)中，CTC 明显增多。CTC 阳性宫颈癌患者的肿瘤进展风险是 CTC 阴性者的 2.425 倍[27]。多项研究表明，CTC 与宫颈癌复发转移和患者生存明显相关。

(2) 循环肿瘤 DNA 检测

循环肿瘤 DNA(ctDNA)是由肿瘤细胞释放到外周循环的 DNA，因其携带的分子遗传信息与肿瘤组织一致，因此在肿瘤的诊断中具有重大价值。一般 ctDNA 的检测方法包括外周血游离细胞 DNA(cfDNA)定量、病毒 DNA 检测、表观遗传学检测等。

1) cfDNA 检测：cfDNA 主要是有核细胞的坏死、凋亡或主动分泌进入外周循环的 DNA。目前应用最广泛的 cfDNA 检测方法主要包括数字 PCR (digital PCR，DgPCR)和二代测序(NGS)[28]。DgPCR 的灵敏度和精确度远高于普通 PCR，并且得到拷贝数的过程不需标准曲线。NGS 可对目标区域的全部核酸序列进行分析，对于突变的检测广泛而准确。回顾性研究发现，人乳头瘤病毒(human papilloma virus，HPV)来源的 cfDNA 在宫颈癌患者和正常人之间的表达存在显著差异，通过 DgPCR 技术扩增后可对 HPV 进行分型，并根据分型指导患者选择恰当的治疗方案。

2) 病毒 DNA 检测：流行病学调查显示，约 99.7%的宫颈癌与 HPV 感染有关，绝大多数宫颈癌细胞基因中嵌入了 HPV-DNA。通常 ctDNA 变化可反映肿瘤的动态变化[29]。有研究发现大多数宫颈癌患者中可检测出 HPV 突变插入的 ctDNA，且可通过 ctDNA 浓度反映宫颈癌患者的肿瘤负荷量。病毒-细胞的 DNA 结合序列可作为 ctDNA 检测中的特异性分子，该分子的特异性更高，可作为宫颈癌早期诊断和预后判断的生物分子[30]。*CDKN2A*、*IL1R2* 和 *RFC4* 参与宫颈癌的病理进展，可作为潜在的诊断标志物和治疗靶点。在宫颈癌患者血清中可检测到 *PIK3CA* 突变，包括 p.E542K 和 p.E545，它们不仅与宫颈癌的肿瘤大小相关，还与宫颈癌患

者的生存密切相关[31]，对于宫颈癌的早期筛查和风险判断提供了新思路。

3）表观遗传学检测：宫颈癌的发生不仅是HPV感染这一因素导致，还伴随遗传物质的改变。越来越多的研究显示，宫颈癌细胞基因组基因存在异常的甲基化，包括抑癌基因的启动子发生过甲基化引起抑癌基因失活等。宫颈癌基因组的5-甲基胞嘧啶（5-methylcytosine，5-mC）和5-羟甲基胞嘧啶（5-hydroxymethylcytosine，5-hmC）显著减少，甲基化水平检测有助于提高宫颈癌早期诊断的灵敏度和特异度[32]。启动子的异常甲基化可引起微RNA（miRNA）的异常转录，从而参与宫颈癌的进展过程，故对启动子甲基化水平的检测有助于指导宫颈癌的诊断和治疗。液体活检技术可准确检测到循环中异常甲基化的基因，达到早期诊断的目的。

（3）miRNA

目前最常用的miRNA检测方法主要包括定量反转录PCR（qRT-PCR）、微阵列和深度测序。Has-miR-92a作为致瘤性miRNA，在宫颈癌的发生、发展中发挥作用[33]。miR-138在宫颈癌患者低表达，在细胞系实验中可得到同样结论，提示miR-138与宫颈癌预后相关，可作为宫颈癌液体活检的生物标志物[34]。mi-R21和miR-155在HPV E6/E7 mRNA阴性的宫颈癌患者中高表达，提示其可以成为评估宫颈癌发生风险的生物标志物[35]。

（4）外泌体

原发性和复发性宫颈癌小鼠模型中，转录激活因子1（activating transcription factor 1，ATF1）和*ras*基因显著上调，而它们也可在血外泌体中检测到。提示ATF1和*ras*可作为宫颈癌的潜在生物标志物。宫颈癌患者宫颈阴道灌洗液外泌体中miR-21和miR-146a表达显著高于正常人[36]。宫颈癌患者和健康人群的宫颈阴道灌洗样本外泌体的长链非编码RNA（lncRNA）表达存在显著差异，故外泌体来源的lncRNA在宫颈癌的早期筛查和诊断中具有一定价值。在外泌体中的特征性物质，除lncRNA外，miRNA同样在宫颈癌诊断中也极具潜力。宫颈癌细胞外泌体来源miRNA的异常表达依赖于内源性致癌基因*E6*/*E7*，提示宫颈癌细胞外泌体与癌细胞增殖和凋亡的调控有关，从而为早期诊断提供了新的可能[37]。外泌体在宫颈癌的早期诊断中存在巨大潜力，有可能成为颇具前景的宫颈癌生物标志物。外泌体的研究虽然发展迅速，但由于其不易分离获得的特点，目前在液体活检领域的应用还不够成熟和普遍。

## 31.3 宫颈癌转移复发的治疗

宫颈癌复发和转移的治疗是一项非常棘手的临床难题，挽救治疗需要考虑既往治疗方式、复发部位、肿瘤大小、无复发间隔期、患者体征、身体一般状况和预期治疗获益等因素。RCC类型不同，挽救治疗手段也不一样。治疗手段主要包括盆腔廓清术和放疗或同步放化疗两种形式。对于有单个远处转移病灶患者，例如转移至肺、肝脏，如患者一般情况较好，治疗预期则较高，可以进行以治愈为目的的孤立病灶切除，术后辅助放疗或化疗。

### 31.3.1 根治性手术后复发宫颈癌治疗原则

早期宫颈癌主要治疗手段是根治性手术，无法手术或拒绝手术者行根治性放疗。根治术后30%～50%出现盆腔复发。

（1）*根治术后CPR治疗原则*

治疗方式主要是根治性同步放化疗，有手术机会的患者可考虑手术。尚缺乏两种治疗方式比较的临床研究数据。

1）同步放化疗：多项Ⅱ期临床研究结果认为同步放化疗疗效明显优于单纯放疗，但目前尚缺乏Ⅲ期临床研究证据。鉴于局部晚期宫颈癌的几项Ⅲ期临床研究认为同步放化疗优于单纯放疗，推荐根治术后CPR患者选择同步放化疗（3级证据）。放疗技术包括三维适形放疗（3DCRT）、强调放疗（IMRT）、容积旋转调强放疗（VMAT）和螺旋断层放疗系统（TOMO）。推荐影像引导下应用IMRT，保证靶区精准照射同时尽可能减少肠道和其他危及器官的剂量，同时可以做局部病灶的推量放疗。化疗药物以顺铂单药或以顺铂为基础的多药化疗。放疗方案：盆腔外照射总剂量45～50 Gy，每次1.8～2.0 Gy，5次/周。局部病灶和/或淋巴结同步推量10～20 Gy，适合高剂量率近距离放疗（hight-dose-rate brachytherapy，HDR-BT）者推荐通过HDR-BT推量提高局部控制率。化疗方案：化疗药物首选单药顺铂/卡铂（顺铂不能耐受），或者顺铂＋氟尿嘧啶。以顺铂为基础的双药/多药联合同步放疗目前尚无统一推荐。术后RCC挽救性放化疗的预后因素包括肿瘤大小、复发部位和无复发间隔期。RCC盆腔廓清

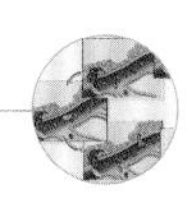

术或根治性放疗后的生存率为 6%～77%。临床检查未触及肿块者 10 年生存率为 77%；肿瘤直径≤3 cm 者为 48%；肿瘤直径>3 cm 者无长期生存。以铂类为基础的同步放化疗具有明显的生存优势。Bazhenov 等报道 285 例 RCC 同步放化疗与单纯放疗或化疗相比具有更好的反应率，分别为 69%、26%和 20%[38]。Thomas 等报道 41 例手术后 RCC 患者接受放疗联合氟尿嘧啶±丝裂霉素同步化疗的研究，58%患者完全缓解，其中 5 例再次复发，18 例患者中位无瘤生存期达 57 个月[39]。Cerrotta 等报道宫颈癌患者接受放疗联合同步紫杉醇周化疗的小样本研究，66%患者完全缓解[40]。Smaniotto 等研究 33 例孤立复发患者接受同步放化疗，3 年总生存率、无进展生存率和局部无进展生存率分别为 59.7%、48.1%和 51.7%；其中 64%患者为阴道复发，36%患者为盆壁复发，结果显示对 CPR 的疗效优于 LPR，两组反应率分别为 45.4%和 18.2%[41]。

2) 近距离放疗(brachytherapy，BT)：小病灶可单独应用 HDR－BT，大病灶建议外照射联合 HDR－BT。如果病灶浸润深度<5 mm，可选择阴道腔内照射；病灶浸润深度≥5 mm，则建议组织间插值。BT 适应证：①CPR；②影像学和病理学证实；③无阴道瘘；④外照射后肿瘤未完全缓解或患者不耐受/不适合外照射者。BT 剂量分割模式：推荐累积等效生物剂量(equivalent dose in 2 Gy/F，EQD2)为 75～95 Gy，EQD2 为常规 2 Gy 分次照射的等效生物剂量。HDR－BT 联合外照射时多选择 7 Gy/3 F、6 Gy/5 F 或 5.5 Gy/4 F，单独应用时可提高治疗次数，在危及器官安全剂量范围内达处方剂量要求。

*(2) 根治术后 LPR 治疗原则*

根据局部晚期宫颈癌治疗经验，推荐根治术后 LPR 首选同步放化疗。LPR 侵及盆壁手术难以完全切除。外照射受正常组织耐受剂量限制，内照射腔内施源器受空间限制无法理想排布，剂量难以达到计划要求，从而影响 LPR 患者预后。提高盆壁剂量有以下 3 种方式：箱式四野照射技术、宫旁序贯/同步推量技术、腔内联合插植治疗/组织间插植治疗(阴道内插植和会阴部插植)。箱式四野照射技术通过中间挡铅方式增加两侧盆壁照射剂量。缺点是中间挡铅不能完全遮挡直肠(上段直肠，尤其是直肠乙状结肠交界处)，患者放射性直肠炎发生率高，已被宫旁同步补量技术取代。组织间插植治疗剂量优势明显。丹麦一项回顾性研究分别比较腔内联合组织间插植治疗、外照射宫旁补量联合单纯腔内治疗和单纯腔内治疗模式，前者靶区覆盖和器官保护优于后两者[42]。国内采用低剂量率(low dose rate，LDR)的放射性碘-125 粒子近距离放疗(radioactive iodine-125 seeds brachytherapy，RIS－BT)为局部病灶补量，可以更好地保护正常组织器官，是一种更安全有效的治疗方式。

1) 同步放化疗：同根治术后 CPR。根据复发病变范围确定放疗范围和剂量。通常外照射 45～50 Gy 后局部病灶推量 10～20 Gy，可通过 IMRT、HDR－BT 或 RIS－BT 技术实现推量。

2) LDR RIS－BT：2002 年始北京大学第三医院尝试利用 CT 引导技术与 RIS－BT 结合应用于 RCC。粒子治疗具有微创、局部剂量高和剂量跌落迅速的特点，临床研究结果提示局部控制率高、不良反应发生率低[43]。2015 年又将 3D 打印技术引入 BT 领域，研发出 3D 打印个体化模板。3D 打印模板(3D-printing template，3D－PT)包括 3D 打印高剂量率模板(3D-printing high-dose-rate template，3D－PHT)和 3D 打印低剂量率模板(3D-printing low-dose-rate template，3D－PLT)。3D－PLT 又分为 3D 打印共面模板(3D-printing co-planar template，3D－PCT)和 3D 打印非共面模板(3D-printing non co-planar template，3D－PNCT)。其中 3D－PHT 和 3D－PNCT 可实现非共面插植，靶区剂量适形度最佳。通过 3D 打印技术与 CT 引导技术结合，使 BT 精度、效率和质量大幅度提高，达到消融治疗的目的，为 RCC 挽救治疗提供了有效手段。近年来国内 RIS－BT 发展迅速，围绕 RIS－BT 技术及方法学展开系列研究，先后建立了 CT 引导、CT 联合 3D 打印模板引导放射性粒子技术标准[44]。3D 打印模板使粒子植入治疗成为可计划、可控制、可评估的技术，提高了粒子植入治疗的精度和效率，操作更简便、更安全，真正实现了肿瘤局部剂量更高、周围组织损伤更小的目的。手术后 LPR 的 RIS－BT 适应证：①同步放化疗后 3 个月，病理证实肿瘤残存；②患者不耐受或拒绝外放疗；③有穿刺路径。

### 31.3.2 同步放化疗或放疗后复发宫颈癌治疗原则

盆腔放疗后的 RCC，再程放疗需谨慎，手术亦具有高度选择性。宫颈癌 NCCN 治疗指南对放疗

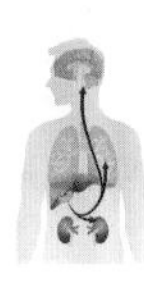



后不同类型复发患者给出了治疗建议：①CPR 患者可考虑盆腔廓清术(Ⅳ级)±术中放疗；病灶较小者可选择 BT(Ⅳ级)。②LPR 患者无明确治疗方案推荐，可行个体化外照射±全身治疗、手术±术中放疗，或者全身治疗。术中放疗证据级别低，不作为推荐。

(1) *放疗后 CPR 治疗原则*

1) 盆腔廓清术：宫颈癌放疗后 CPR 且无盆壁侵犯和远处转移者，推荐选择盆腔廓清术。如经妇科查体及影像学检查充分评估复发病灶直径<2 cm，膀胱、直肠与阴道间有可分离的间隙，可行根治性子宫切除术；患者对该术式耐受较好，发生严重并发症的概率较低，长期存活率可达 40%～70%。而经过筛选的患者，接受盆腔脏器廓清术后的 5 年生存率为 30%～60%。在 MABUCHI 等的一项回顾性研究中，放疗后局部病灶未控或 CPR 患者行盆腔廓清术的 3 年无进展生存率达 50.4%，总生存率达 56.5%[45]。盆腔廓清术分为Ⅰ型(肛提肌上型)、Ⅱ型(肛提肌下型)和Ⅲ型(肛提肌下联合外阴切除型)，其手术范围广、难度大，并发症发生率高，围手术期死亡率为 1%～10%，患者生活质量下降明显。盆腔廓清术联合术前新辅助治疗作用尚未明确。Lopez-Graniel 等报道术前新辅助放化疗后行盆腔廓清术，17 例患者中 9 例放化疗后实施手术，其中 4 例获病理完全缓解，中位生存期 32 个月[46]。

2) HDR-BT：HDR-BT 局部剂量高，对周围正常组织损伤小。随着三维后装治疗技术的进步，肿瘤靶区确定更加精准。后装再程治疗有望使这部分患者带来获益，建议作为推荐。国内多家近距离治疗中心应用 3D-HPT 辅助组织间插植 BT，治疗精度高，操作简便。

适应证：①盆腔放疗后 CPR；②影像学和病理学证实；③手术困难或患者不接受手术；④无全身转移或有全身转移经过积极治疗后病情稳定者；⑤术前计划达到处方剂量要求；⑥可耐受麻醉或插植治疗者。

禁忌证：①存在阴道瘘；②有严重出血倾向，血小板≤50×10$^9$/L 和凝血功能严重紊乱者(凝血酶原时间>18 s，凝血酶原活动度<40%)；③抗凝治疗和/或抗血小板凝聚药物停用不到 1 周；④严重合并症，如严重糖尿病，高血压，心、肺、肾功能不全，感染期，免疫功能低下者。

剂量分割模式：目前治疗剂量及分割模式无统一标准。根据肿瘤大小、两次放疗间隔时间、既往外照射剂量、正常组织耐受程度等因素选择每次 3～10 Gy 不等的照射剂量。分割模式主要有以下几种：①组织间插植 1 次，每日 2 次(间隔>6 h)，连续治疗；②组织间插植 2 次，每日 2 次(间隔>6 h)，每次连续治疗 2～3 次，两次插植间隔 1 周；③分次插植，36 Gy/6 F，1～2 次/周，应用 3D-PHT 引导。总治疗剂量>40 Gy(EQD2)者局部控制率高。

Zolciak-Siwinska 等报道 RCC 应用组织间插植再程放疗平均剂量为 48.8 Gy(EQD2)，3 年总生存率为 68%，3 年无瘤生存率为 42%，3 年局部控制率为 45%；治疗间隔期<12 个月、≥12 个月的 3 年总生存率分别为 44.4%和 100%；肿瘤直径≤3 cm、>3 cm 的 3 年总生存率分别为 100%和 56%[47]。Mahantshetty 等观察到治疗剂量>40 Gy(EQD2)局部控制率相对高(52% *vs.* 34%)；长期随访后发现该剂量组患者 2 年局部控制率和无瘤生存率均明显提高[48]。Mabuchi 等报道 52 例 CPR 患者利用 HDR-BT 治疗，肿瘤局部控制率为 76.9%，中位生存期 32 个月，3 级+4 级不良反应发生率为 25%[49]。国内多家近距离治疗中心应用 3D-PHT 辅助组织间插植 HDR-BT，36 Gy 分 6 次，1～2 次/周，不良反应低。

(2) *放疗后 LPR 治疗原则*

放疗后 LPR 盆壁受侵，通常 5 年总生存率<10%，中位总生存期(OS)仅为 7～9 个月。盆腔廓清术通常达不到治愈目的。而再程放疗因危及器官剂量限制，剂量提升困难。因此，目前放疗后 LPR 尚无理想的解决办法。2012 年 Höckel 等提出了侧向扩展骨盆内切除术(laterally extended endopelvic resection，LEER)用来治疗侧盆壁受累的局部晚期宫颈癌[50]。在盆腔廓清术的基础上，LEER 的切除范围还包括受累的内脏旁脂肪垫、闭孔内肌、耻骨尾骨肌、髂骨尾骨肌、尾骨肌、髂内血管等，保留骨性骨盆和神经。在其报道的 91 例行 LEER 的晚期或复发宫颈癌及阴道癌患者中，有 74%的病例肿瘤固定在盆侧壁，术后病理证实全部达到 R0 切除，局部病灶控制率达 92%，5 年总生存率达 61%。此项研究提示，LEER 可能为非中央性复发宫颈癌患者带来更好的预后，但其手术范围较盆腔廓清术更广，必要时还需要血管外科医生的参与。据报道 LEER 相关的早期和中期的中、重度并发症发生率分别达到了 44%、13%，可见无论是术中完成一系列盆腔功能

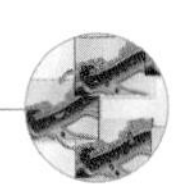

重建还是围手术期的管理康复都有相当大的难度；目前国内还鲜有类似的病例报道。根据国内多家近距离治疗中心近 20 年经验，推荐 LDR 的 RIS - BT 作为挽救治疗手段。Qu 等研究报道 39 例放疗后 RCC 患者，通过影像引导放射性粒子植入治疗，CPR 和 LPR 患者的中位生存期分别是 6 个月和 12 个月，1 年无进展生存率分别为 26.7%和 41.6%，提示 LPR 的放射性粒子治疗疗效优于 CPR[43]。

### 31.3.3 宫颈癌盆腔外复发治疗原则

EPR 包括腹股沟、腹主动脉旁、锁骨上和腋下淋巴结复发。同步放化疗后复发率为 2%～12%，预后不良。既往未行放化疗者，建议同步放化疗。同步放化疗后 3 个月肿瘤残存者，或放疗后复发者可行 RIS - BT。

### 31.3.4 全身化疗

(1) 单药化疗

顺铂是治疗晚期或复发性宫颈癌的一线单药，治疗缓解率为 17%～38%，中位无进展生存期(PFS)约为 3 个月，中位 OS 为 6.5～9 个月，完全缓解主要发生在骨盆外转移。一项妇科肿瘤学组(gynecologic oncology group，GOG)临床试验随机分配 497 例患者，分别接受顺铂 50 mg/m$^2$，21 d 一次；或顺铂 100 mg/m$^2$，21 d 一次；或顺铂 20 mg/m$^2$，第 1～5 天，21 d 一次。结果缓解率分别为 21%、31%和 25%，中位 PFS 为 3.7～4.6 个月，中位 OS 为 6.1～7.1 个月。顺铂 100 mg/m$^2$ 的响应率明显高于顺铂 50 mg/m$^2$，具有更高的骨髓和肾脏毒性，并且在 PFS 和 OS 方面没有任何益处。Lele 等发现，单药顺铂在 4%的 CPR、33%的肝转移、40%的锁骨上淋巴结转移和 48%的肺转移中获得了客观的反应[51]。纳布紫杉醇是与白蛋白结合的紫杉醇的纳米颗粒制剂，由于超敏反应的风险非常低，因此无需预先用药即可给药。值得注意的是，对于单抗铂耐药性疾病的单药，其 29%的响应率是 GOG 试验中记录的最高水平。该药物在主要有淋巴结转移或内脏转移的患者中同样有效。

(2) 联合化疗

GOG 的Ⅲ期临床试验对 RCC 的联合化疗进行了大量的临床研究。GOG169 试验提示顺铂＋紫杉醇较单药顺铂可以提高缓解率、PFS，但对 OS 没有明显改善。GOG179 试验表明，拓扑替康＋顺铂与单药顺铂比较，能延长患者的生存期，它是 RCC 临床试验中首个延长生存期的Ⅲ期临床试验。但联合化疗同时明显加重了患者的骨髓抑制。日本临床肿瘤学组(JCOG)0505Ⅲ期临床试验表明，对于复发或转移性宫颈癌患者，卡铂＋紫杉醇相较于顺铂＋紫杉醇在抗肿瘤活性方面相当，但在中性粒细胞减少、肌酐水平升高、恶心与呕吐等方面具有更低的毒性反应，耐受性更好。因此，卡铂＋紫杉醇可以作为先前接受过顺铂化疗患者的优先选项。GOG240 试验研究了分子靶向药物联合化疗的临床疗效，该研究纳入了 19 项临床研究，结果表明对于晚期或复发、进展的宫颈癌患者，贝伐珠单抗联合顺铂＋紫杉醇或顺铂＋拓扑替康能显著改善 OS(4 个月)，其中顺铂＋紫杉醇＋贝伐珠单抗最有效。2014 年美国 FDA 已经批准贝伐珠单抗联合顺铂＋紫杉醇或顺铂＋拓扑替康用于治疗持续、复发或转移性宫颈癌。其他可用于二线治疗的药物还有多西他赛、5-氟尿嘧啶(5 - FU)、吉西他滨、异环磷酰胺、伊立替康、丝裂霉素、拓扑替康、培美曲塞和长春瑞滨。总的来讲，对于晚期或 RCC 患者来说，化疗仍是一种姑息治疗手段；在方案的选择中，不仅要考虑生存效益，还要考虑治疗毒性的最小化和生活质量的最大化。

### 31.3.5 基于宫颈癌分子分型的靶向治疗

肿瘤生长依赖于一系列促癌信号通路的激活，靶向治疗通过阻断这些通路中关键的膜受体或重要胞内蛋白如络氨酸激酶等而发挥抑制肿瘤生长、转移或介导肿瘤细胞凋亡的作用。

贝伐珠单抗是一组重组人源化的血管内皮生长因子(VEGF)单抗，为首个被美国 FDA 批准的可广泛用于多种肿瘤的抗血管生成药物。GOG240 试验将纳入的 452 例转移或 RCC 患者随机分入 4 个治疗组，分别接受顺铂＋紫杉醇＋贝伐珠单抗、顺铂＋紫杉醇、拓扑替康＋紫杉醇＋贝伐珠单抗、拓扑替康＋紫杉醇的治疗。在此前第 2 次中期分析(随访时间 20 个月，死亡病例 271 例)时，研究者发现与单独化疗相比，化疗联合贝伐珠单抗可显著提升患者的 OS、PFS 及反应率(RR)。此后不久，英国癌症基金批准贝伐珠单抗用于复发和转移性宫颈癌的治疗。NCCN 也将顺铂＋紫杉醇＋贝伐珠单抗以及拓扑替康＋紫杉醇＋贝伐珠单抗的三联疗法列为复发、转移性宫颈癌的一线疗法。2014 年 5 月，根据最终的

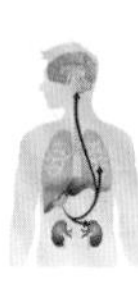


分析报道，相较于二联化疗，加入贝伐珠单抗的三联疗法可延长患者生存期，进一步验证了贝伐珠单抗在复发、转移宫颈癌中的治疗效果。

西地尼布是一种 VEGFR-1～VEGFR3 和干细胞因子(SCF)的强效酪氨酸激酶抑制剂(TKI)，在一项随机、双盲、安慰剂对照的Ⅱ期临床试验中，西地尼布联合卡铂和紫杉醇被用于治疗复发性或转移性宫颈癌。与安慰剂对照组($n$=35)相比，西地尼布治疗组($n$=35)患者拥有更长的 PFS。西地尼布治疗组的总缓解率达到 34%，为目前已报道治疗复发或转移性宫颈癌药物疗效之最。不过，随之而来的 3 级及以上治疗相关不良事件发生率也在增加，包括腹泻、乏力、白细胞减少症、中性粒细胞减少症等。因此，在西地尼布的临床应用中应充分考量并平衡患者的获益和风险。

培唑帕尼是一种靶向 VEGFR、血小板衍生生长因子受体(PDGFR)以及 SCF 的酪氨酸激酶抑制剂(TKI)。在一项Ⅱ期临床试验中，单用培唑帕尼或联合拉帕替尼被用于治疗ⅣB 期、持续或 RCC 患者。与拉帕替尼组相比，培唑帕尼治疗效果更佳，可显著改善患者 PFS 及 OS。最常见的药物不良反应均为腹泻，且两组患者腹泻发生率无明显差异(11% 培唑帕尼 *vs*. 13%拉帕替尼)。该试验证明了培唑帕尼对于改善晚期、复发性宫颈癌患者生存期的出色疗效、良好耐受性以及广阔的临床应用前景。

西罗莫司可通过抑制哺乳动物雷帕霉素靶蛋白(mTOR)复合物(mTORC1)而靶向作用于 mTOR 信号通路，并已在多种肿瘤中验证了其安全性及有效性。一项旨在探究西罗莫司对晚期 RCC 疗效的Ⅱ期临床试验结果显示，在纳入研究的 33 例患者中，1 例患者(3%)在接受西罗莫司 4 个疗程治疗后达到部分缓解，19 例(57.6%)病情稳定，中位 PFS 为 3.52 个月。所有患者在治疗过程中均只发生 1～2 级不良事件，无 3 级及以上治疗相关不良事件的出现。西罗莫司单药治疗在晚期 RCC 中展现出良好的疗效。

### 31.3.6 免疫治疗在宫颈癌转移复发的应用前景

免疫系统在 HPV 诱导的癌变过程中发挥重要作用。肿瘤免疫微环境与 HPV 宿主细胞间的相互作用决定宫颈癌的发展进程。肿瘤与免疫系统的相互作用可分为 3 个不同阶段。在清除阶段(elimination phase)，新生的肿瘤具有较强的免疫原性，可被宿主的固有及获得性免疫系统所识别而被清除。少部分存活的肿瘤细胞自身抗原性减弱，逃避了免疫系统的清除功能而进入第二阶段即平衡阶段，此阶段肿瘤细胞仍受到免疫系统的清除压力而无法过度生长。当肿瘤基因突变累积到一定程度时，此种平衡被打破，即进入逃逸阶段，产生一系列恶性表型。所以肿瘤免疫治疗的关键即在于重塑持久而有效的抗肿瘤免疫反应，具体包括免疫检查点抑制剂、治疗性疫苗(therapeutic vaccine)、肿瘤浸润 T 细胞治疗等，这 3 种疗法在对宫颈癌的治疗上有着不同的作用机制以及优劣势。

派姆单抗是一种具有高度特异性的完全人源化的单克隆抗体，可阻断程序性死亡蛋白-1(PD-1)与 PD-L1 和 PD-L2 的结合。KEYNOTE-158 是一项研究派姆单抗在多种肿瘤中抗瘤活性及安全性的Ⅱ期临床试验。根据其中期报告，在接受派姆单抗治疗的 98 例宫颈癌患者中，12 例病情得到缓解，其中 3 例达到完全缓解，9 例为部分缓解，客观缓解率(ORR)达 12.2%。值得注意的是，所有缓解病例的肿瘤均呈 PD-L1 阳性，且 PD-L1 阳性患者拥有更高的 ORR。65.3%的患者在治疗过程中发生了不良反应，最常见的包括甲状腺功能减退症、食欲减退和乏力。在此研究的基础上，美国 FDA 已批准派姆单抗用于 PD-L1 阳性的宫颈癌治疗。

纳武单抗是一种人源化的 IgG4 单抗，靶向作用于 PD-1 受体，阻断其与 PD-L1 和 PD-L2 的相互作用。CheckMate-358 纳入了 19 例复发或转移性宫颈癌患者，接受每 2 周 240 mg 纳武单抗的治疗，患者 ORR 达 26.3%，中位 OS 为 21.9 个月，治疗相关不良事件为 12 例(63.2%)。纳武单抗在复发转移性宫颈癌中取得了良好的疗效，进一步说明免疫检查点抑制剂在这部分高危患者治疗方案中的重要地位。

伊匹单抗是一种靶向 CTLA-4 的人源化单抗，在一项Ⅰ/Ⅱ期临床试验中，伊匹单抗被用于治疗 42 例转移或复发性宫颈癌患者。在治疗过程中，伊匹单抗表现出较低的不良反应，3 级以上不良反应包括腹泻和肠炎，中位 PFS 为 2.5 个月。

治疗性疫苗通过将多种形式的肿瘤抗原，如肿瘤细胞、肿瘤相关多肽或表达肿瘤特异性抗体的基因导入患者体内，从而激活细胞毒性 T 细胞达到特异性杀伤肿瘤细胞的效果。治疗性疫苗具有高免疫

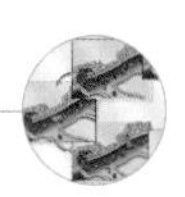

原性的特点，可引发强烈而持久的体液免疫及细胞免疫，但也存在一些亟待解决的问题，如治疗存在潜在的危险性，尤其对于免疫缺陷的患者更是如此，并且在使用相同载体反复治疗后，机体所产生的免疫反应将变弱。在Ⅰ期临床试验 NCT02853604 中，15 例复发转移性宫颈癌患者被纳入研究。在接受疫苗治疗后，所有患者都出现了流感症状，6 例发生了严重(3 级)不良事件，但无 4 级不良事件的发生。在试验结束后，有 2 例患者死亡，5 例病情进展，7 例病情稳定，1 例患者达到部分缓解。该实验首次证明了减毒活疫苗在晚期宫颈癌患者中的安全性。

过继性免疫细胞治疗(ACT)是指将自体或异体肿瘤特异性 T 细胞在体外经过扩增后回输至患者体内杀伤肿瘤的疗法，主要包括肿瘤浸润淋巴细胞(TIL)、T 细胞受体修饰的 T 细胞(TCR－T)以及嵌合抗原受体 T 细胞(CAR－T)。与外周细胞相比，TIL 中具有较高比例的肿瘤特异性 T 细胞，在体外经 IL－2 刺激后可大量扩增并表现较强杀瘤效应，经此法所得的肿瘤特异性 T 细胞数量远多于由治疗性疫苗所得的 T 细胞数量，因此在 ACT 中受到广泛关注。NCT03108495 是一项评估 TIL 在复发转移性宫颈癌患者的安全性和有效性的Ⅱ期临床试验。9 例患者在接受 HPV－TIL 治疗后，有 2 例达到了完全缓解，1 例达到部分缓解，且 TIL 的治疗效果与 T 细胞的 HPV 反应性直接相关。治疗相关不良反应主要是由清除淋巴细胞化疗引起的血液学相关毒性反应，如贫血、淋巴细胞减少症等。该试验展现了 ACT 在晚期宫颈癌中的可靠疗效和安全性，值得进行更加深入的研究。

## 31.4 宫颈癌转移复发的基础研究进展

### 31.4.1 人乳头瘤病毒与复发转移

持续性 HPV 感染是宫颈癌最重要的危险因素，高危型 HPV16、HPV18 感染导致约 70%的宫颈癌。一项 133 例宫颈癌的回顾性研究表明，高危型 HPV 持续感染是宫颈癌复发的重要原因，HPV 持续感染的宫颈癌患者复发率明显高于 HPV 阴性患者[52]。一项研究发现初次放疗后 HPV DNA 持续存在＞24 个月，提示局部复发风险高；该研究还指出，治疗 24 个月后 HPV 载量降低有利于局部无复发生存[53]。宫颈癌放疗后 HPV 持续感染者复发风险较 HPV 阴性者增加 4 倍；与 HPV18 相比，HPV16 持续感染患者复发率更高。尽管 HPV 持续感染与宫颈癌复发转移有关，放疗后 HPV 病毒负荷也与复发风险呈正相关，但具体机制仍需进一步研究。

### 31.4.2 肿瘤干细胞与复发转移

肿瘤干细胞(CSC)是肿瘤细胞的一个亚群，具有自我更新、分化、肿瘤发生和多向分化潜能，能产生异质性肿瘤细胞。Cooke 等认为肿瘤异质性的存在与治疗抵抗、盆腔复发、淋巴结转移等有关[54]，而 CSC 的存在可能是异质性的一种解释。考虑到 CSC 的自我更新和肿瘤启动能力，CSC 可能在宫颈癌复发转移中发挥关键作用。目前对宫颈肿瘤干细胞(cervical cancer stem cell，CCSC)的识别主要依赖于肿瘤细胞表面干细胞标志物的表达，靶向 CCSC 研究和治疗仍具有很大挑战。CCSC 表达多种干细胞标志物，包括腺苷三磷酸结合超蛋白家族 G 家族成员 2(ATP-binding cassette super-family G member，ABCG2)、乙醛脱氢酶 1(aldehyde dehydrogenase，ALDH1)、八聚体结合蛋白 4(octamer-binding protein 4，OCT4)、SOX2、CD133、CD49f 等。

研究发现，宫颈癌细胞上 ABCG2 过表达使细胞具有无限增殖和凋亡抵抗等干性特征，诱导多重耐药。ALDH1 被认为是宫颈癌预后的独立危险因素，在 ALDH1 高表达的患者中，肿瘤细胞表现出自我更新快、高致瘤性和高分化潜能。OCT4 也被认为是宫颈癌预后的独立危险因素之一，体外研究证明 OCT4 具有抗凋亡和促肿瘤形成潜能，与放疗抵抗呈正相关。SOX2 是一种维持胚胎干细胞、神经干细胞等再生能力及多能性的转录因子。研究发现，SOX2 过表达的宫颈癌细胞具有更强的增殖能力和克隆形成能力，诱导放疗抵抗；在 SOX2 阳性宫颈癌患者中，ALDH1、OCT4 等干细胞标志物及上皮-间质转化(EMT)相关基因表达明显升高。研究表明，CD133、CD49f 等在宫颈癌发生、发展中发挥重要作用。综上，CSC 可产生不同的肿瘤细胞系，参与远处转移和复发，并可作为治疗的潜在靶点。

### 31.4.3 肿瘤微环境与复发转移

肿瘤微环境(TME)是指由肿瘤细胞、基质细胞

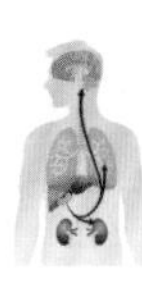



及其分泌的活性介质构成的肿瘤发展过程中所处的局部内环境。宫颈癌 TME 包括肿瘤细胞、肿瘤相关成纤维细胞(CAF)、免疫细胞及 ECM 等。

肿瘤组织分泌的 TGF-β 促进成纤维细胞分化为 CAF。CAF 在肿瘤组织中数量多、成分复杂,是宫颈癌 TME 中活跃的细胞类型之一,可能与肿瘤复发转移有关。Murata 等研究发现在裸鼠皮下注射人宫颈癌细胞和 CAF 重建 TME 促进腹股沟和皮下淋巴结转移。

肿瘤免疫微环境也在宫颈癌复发转移中发挥不可或缺的作用。免疫细胞功能受损、免疫因子表达异常,使 TME 免疫失调,导致肿瘤细胞逃避免疫系统监视。肿瘤相关巨噬细胞(TAM)可分化为 M1 型巨噬细胞和 M2 型巨噬细胞,M1 型巨噬细胞可杀伤肿瘤,而 M2 型巨噬细胞在宫颈癌转移复发中促进血管生成和淋巴管形成。研究发现,M2 型巨噬细胞与局部晚期宫颈癌患者放化疗抵抗和预后差有关。调节性 T 细胞(Tr 细胞),干扰免疫细胞的监视活动,诱导机体对肿瘤的免疫耐受,使肿瘤细胞发生转移。Hou 等发现与淋巴结转移阴性相比,淋巴结转移阳性宫颈癌浸润 Tr 细胞明显增多。除此之外,免疫因子如 IL、Smad 家族等异常表达均会导致宫颈癌 TME 免疫失衡,诱导肿瘤复发转移。

ECM 由肿瘤细胞及基质细胞合成并分泌的大分子组成,是 TME 中重要的非细胞成分。TME 中的 MMP 可降解 ECM 中的各种蛋白成分,重建 ECM,破坏侵袭的组织屏障,在肿瘤转移中起关键作用。MMP 家族多个成员在宫颈癌中高表达,如 MMP2、MMP9 和 MMP11 等,与宫颈癌转移相关。TME 成分复杂,细胞及非细胞成分相互作用,不断改变和维持肿瘤发展的条件,使宫颈癌更容易发生复发转移。

### 31.4.4 淋巴管新生与复发转移

淋巴管生成是宫颈癌复发转移的重要步骤。新生淋巴管的单层内皮细胞间连接不紧密、基底膜不完整等特点使得肿瘤细胞易穿过淋巴管壁,最终发生淋巴转移。

研究发现,高密度的瘤旁淋巴管是宫颈鳞癌更具侵袭性的潜在预测因素。宫颈癌中淋巴管数量明显高于正常宫颈组织,在淋巴结转移阳性的癌组织中尤为明显。许多生长因子调节淋巴管生成,如 COX-2、VEGF 家族成员及其受体(VEGFR)等。在淋巴结转移阳性的宫颈癌患者中 COX-2、VEGF-C、VEGF-D 表达上调。宫颈癌转移淋巴结转移还依赖于趋化因子的定植作用。Dai 等研究发现与宫颈癌淋巴结转移阴性患者相比,合并转移的癌组织中 CXC 类趋化因子受体 4(CXCR4)、CC 类趋化因子受体 7(CCR7)、VEGF-C、VEGF-D 的表达均显著升高,且表达存在相关性,提示它们可能协同促进淋巴转移[55]。随着研究深入,成纤维细胞生长因子 2(FGF2)、血小板衍生生长因子(PDGF)和胰岛素样生长因子(IGF-Ⅰ/Ⅱ)等也被证实参与癌组织中淋巴管的生成。

### 31.4.5 上皮-间质转化与复发转移

肿瘤的 EMT 是指上皮细胞转化为具有间质细胞表型细胞的过程,参与细胞侵袭和转移,在宫颈癌复发转移中发挥重要作用。大多数恶性转化与上皮特征向间质特征转变有关,并伴随着迁移和侵袭增加。EMT 的主要特征有:细胞间黏附减少,细胞骨架重组,间质分子激活[如神经钙黏素(CDH2)、波形蛋白(VIM)、纤维连接蛋白(Fn)和 EMT 转录因子(Snail 家族、Slug 蛋白、Twist 和 EZB 蛋白等)]和上皮标志物下调[如上皮钙黏素(CDH1)、闭合蛋白(OCLN)和细胞角蛋白(CK)等]。研究显示具有 EMT 表型的原发性宫颈癌具有更高的疾病进展、转移和复发风险。Twist1 过表达诱导宫颈癌放疗抵抗,RNA 干扰(RNA interference, RNAi)干扰 Twist1 失活可诱导宫颈癌细胞凋亡;Twist2 是宫颈癌细胞转移潜能的预测因子;Twist1/2 的表达与 β-联蛋白和 Akt 通路的激活和细胞干性的保存有关。Snail 家族和 Slug 蛋白在细胞核中的表达与鳞癌淋巴转移呈正相关。星形胶质细胞上调基因 1(astrocyte elevated gene-1, AEG-1)参与多种肿瘤的发生、发展。研究显示,过表达 *AEG-1* 通过下调 CDH1、上调 VIM 和 CDH2 增加宫颈癌细胞迁移和侵袭能力。EMT 是细胞获得转移能力的共同特点,与宫颈癌复发转移明显相关。目前大部分研究侧重于原发灶 EMT 介导的淋巴转移和复发。

### 31.4.6 表观遗传与复发转移

表观遗传学被认为是 DNA 核苷酸序列保持不变因修饰作用引起基因表达改变,主要包括 DNA 甲基化、组蛋白修饰和非编码 RNA(ncRNA)。肿瘤表观遗传学的改变可以通过表观遗传调节剂来逆

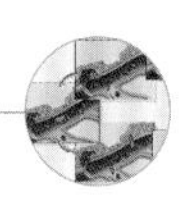

转，从而达到治疗作用。目前，已有 2 个 DNA 甲基转移酶（DNMT）抑制剂、4 个组蛋白脱乙酰酶抑制剂（HDACi）、2 个异柠檬酸脱氢酶（IDH）抑制剂以及最新的 zeste 同源物 2 增强子（EZH2）抑制剂他泽司他（tazemetostat）被批准用于血液系统肿瘤的治疗，有望成为宫颈癌治疗的新方向。

（1）DNA 甲基化

DNA 甲基化是表观遗传学的重要组成部分，在维持正常细胞功能、遗传印记、胚胎发育及人类肿瘤发生中起着重要作用。DNA 甲基化是指将甲基共价结合到 CpG 胞嘧啶环上，这个过程由 DNMT 催化。肿瘤发生、发展与基因组异常甲基化有关。CpG 岛高甲基化与相关基因的转录沉默高度相关，特别是启动子区的 CpG 岛。基因总体水平的低甲基化会导致基因的不稳定、转座子再活化、原癌基因激活。抑癌基因特定区域的高甲基化会引起相关基因表达沉默。DNA 异常甲基化在宫颈癌表达遗传机制中发挥重要作用。研究发现，HPV 癌蛋白 E6 与端粒酶反转录酶（TERT）转录起始点附近区域的低甲基化与其转录激活有关，进而诱导宫颈癌细胞永生化。目前大量研究发现，宫颈癌中存在多种基因启动子的高度甲基化改变，如死亡相关蛋白激酶（death associated protein kinase 1，DAPK1）基因、CCAAT/增强子结合蛋白 α（CCAAT/enhancer binding protein α，*C/EBPα*）基因、细胞周期调节蛋白 A1（cell cyclin A1，CCNA1）基因、细胞黏附分子 1（cell adhesion molecule-1，CADM1）基因等。*DAPK1* 基因是一个与多种细胞死亡相关信号通路相联系的肿瘤抑制基因，Banzai 等发现在宫颈癌组织中 *DAPK1* 甲基化率明显高于 CIN 及正常宫颈组织。*C/EBPα* 基因编码蛋白是一种重要转录因子，促进细胞分化抑制转录，宫颈癌中 *C/EBPα* 基因高甲基化抑制细胞增殖和迁移。*CCNA1* 参与细胞周期调控、调节 DNA 合成并促进细胞进入分裂期，研究表明其甲基化状态随着宫颈病变严重程度增加而增加。*CADM1* 是一种肿瘤抑制基因，主要调节上皮细胞间的黏附，其表达下调或缺失与肿瘤侵袭及转移有关。据报道，HR－HPV 阳性患者的宫颈细胞学涂片中 *CADM1*、*MAL* 基因启动子区甲基化水平与宫颈病变的严重程度呈正比。

DNA 甲基化是宫颈癌变的潜在生物标志，甲基化程度与宫颈病变严重程度相关。宫颈脱落细胞中 DNA 定量测定 *PAX1* 基因甲基化水平，用于检测 CIN 及以上宫颈病变的敏感度和特异度分别为 86％和 85％。

（2）组蛋白修饰

组蛋白的修饰包括乙酰化、甲基化、磷酸化、泛素化等，其中乙酰化修饰最常见。研究表明，通过组蛋白乙酰化作用改变染色体结构是肿瘤发生的一个重要机制。视黄酸受体 β2 基因（retinoic acid receptor β2 gene，RARβ2 基因）是一种重要的肿瘤抑制基因，在上皮细胞分化过程中发挥重要的调控作用，其表达降低或与多种肿瘤的发生密切相关。研究发现，*RARβ2* 基因的表达随着宫颈病变的加重逐渐减少，并且组蛋白乙酰化水平与 *RARβ2* 表达呈正相关。淋巴结转移阳性的宫颈癌患者中 HDAC10 表达明显低于淋巴结转移阳性的宫颈癌患者。除宫颈癌外，研究发现在多种肿瘤细胞中存在高度去乙酰化的表观遗传学表型，证明组蛋白去乙酰化或 HDAC 的高表达可能与肿瘤的复发转移有关。因此组蛋白修饰是近年来研究领域关注的热点，同时 HDAC 也被视为是难治性实体肿瘤的治疗新靶点。

（3）ncRNA

ncRNA 包括 miRNA、lncRNA 和环状 RNA（circRNA）等，已报道在宫颈细胞的肿瘤转化中发挥关键作用。Chen 等[56]在 2013 年发现，与正常人相比，在伴有淋巴结转移的宫颈癌患者中有 89 个差异表达的 miRNA；miR－20a、miR－1246、miR－2392、miR－3162－5p、miR－3147 和 miR－4484 等对淋巴结转移具有较高的预测价值。miR－205 表达与晚期肿瘤分期、转移恶化有关。miR－155 沉默增强宫颈癌细胞增殖、迁移、侵袭能力，诱导 EMT，与化疗耐药有关。miR－503 与宫颈癌淋巴结转移、复发有关。miR－31 表达水平与淋巴结转移、淋巴脉管浸润、高 FIGO 分期、深层基质浸润和低 OS 之间存在显著相关性。除上所述，miR－630、miR－1290、miR－1246、miR－3138 等均报道与宫颈癌细胞侵袭有关。许多 lncRNA 如 MALT1、HOTAIR、H19、CCAT2、GAS5、MEG3、SPRY4－IT1、CCHE1、EBIC、PVT1 和 EBIC 被报道在宫颈癌进展、侵袭、转移和放疗抵抗中发挥关键作用[57]。circRNA 呈封闭环状结构，不受 RNA 外切酶影响，表达更稳定，不易降解。近年来研究表明，circRNA 分子富含 miRNA 结合位点，在细胞中起到 miRNA 海绵的作用，进而解除 miRNA 对其靶基因的抑制

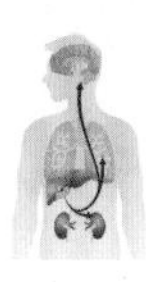



作用。Hsa_circ_0023404、hsa_circRNA_101996、circ_0067934、sponges miR-545 等与宫颈癌分期、肿瘤大小、淋巴结转移等相关[57]。

### 31.4.7 复发转移相关信号通路

近年来研究表明,Wnt 信号通路、PI3K/Akt/mTOR 信号通路、Hedgehog 信号通路、Notch 信号通路等在宫颈癌细胞转移过程中常常被激活,从而促进宫颈癌的进展。并且这些通路的多种分子抑制剂可抑制肿瘤细胞的增殖、诱导凋亡,在宫颈癌的靶向治疗中发挥了重要作用,也是未来的研究热点。

Wnt 信号通路激活被认为是宫颈癌发生的初始信号通路;最近的研究表明,该通路也参与宫颈癌复发的诱导。研究发现,Wnt5A 在宫颈癌组织中表达升高,其表达与淋巴结转移及复发呈正相关,因此被认为是预测宫颈癌患者 OS 的独立预后因素。Wnt2 的表达与肿瘤大小、宫旁浸润、淋巴脉管浸润以及淋巴结转移有很强的相关性,其过表达通过激活 *CTNNB1* 和诱导 EMT 促进宫颈癌细胞转移。PI3K/Akt/mTOR 信号通路与宫颈癌化疗耐药有关,该通路激活后增加肿瘤细胞的运动能力、调节生长因子受体的表达、促进 EMT,并与 NF-κB 信号通路存有交互作用。Hedgehog(Hh)信号通路与细胞增殖和分化有关,与宫颈癌生长、侵袭、转移、耐药、复发和放疗抵抗有关。Notch 是一条保守的信号通路,调控多种器官、组织的早期发育和凋亡。Notch 配体和受体在包括宫颈癌在内的许多恶性肿瘤中均有过表达。研究发现,*JAG1* 和 *Notch1* 在宫颈癌中表达升高与患者的侵袭、淋巴结转移和 OS 较差相关[58]。

(吴小华)

## 参考文献


[1] SUNG H, FERLAY J, SIEGEL R L, et al. Global cancer statistics 2020: GLOBOCAN estimates of incidence and mortality worldwide for 36 cancers in 185 countries [J]. CA Cancer J Clin, 2021,71(3):209-249.

[2] PEIRETTI M, ZAPARDIEL I, ZANAGNOLO V, et al. Management of recurrent cervical cancer: a review of the literature [J]. Surg Oncol, 2012,21(2):e59-e66.

[3] DREYER G, SNYMAN L C, MOUTON A, et al. Management of recurrent cervical cancer [J]. Best Pract Res Clin Obstet Gynaecol, 2005,19(4):631-644.

[4] RAMIREZ P T, FRUMOVITZ M, PAREJA R, et al. Minimally invasive versus abdominal radical hysterectomy for cervical cancer [J]. N Engl J Med, 2018,379(20):1895-1904.

[5] HOLMAN L L, LEVENBACK C F, FRUMOVITZ M. Sentinel lymph node evaluation in women with cervical cancer [J]. J Minim Invasive Gynecol, 2014,21(4):540-545.

[6] ISHIKAWA M, NAKAYAMA K, RAHMAN M T, et al. A case of stage IVb cervical carcinoma in which survival was prolonged by two different chemotherapies and CCRT [J]. Gan To Kagaku Ryoho, 2012,39(3):451-455.

[7] YAMAMOTO K, YOSHIKAWA H, SHIROMIZU K, et al. Pulmonary metastasectomy for uterine cervical cancer: a multivariate analysis [J]. Ann Thorac Surg, 2004,77(4):1179-1182.

[8] FULCHER A S, O'SULLIVAN S G, SEGRETI E M, et al. Recurrent cervical carcinoma: typical and atypical manifestations [J]. Radiographics, 1999,19 Spec No: S103-S116; quiz S264-S105.

[9] MEI D, ZHU Y, ZHANG L, et al. The role of CTHRC1 in regulation of multiple signaling and tumor progression and metastasis [J]. Mediators Inflamm, 2020,2020:9578701.

[10] SCHEER M, DREBBER U, BREUHAHN K, et al. Expression of cyclooxygenase-2 (COX-2) in an advanced metastasized hypopharyngeal carcinoma and cultured tumor cells [J]. Oral Maxillofac Surg, 2010,14(1):53-57.

[11] PIURA E, PIURA B. Brain metastases from cervical carcinoma: overview of pertinent literature [J]. Eur J Gynaecol Oncol, 2012,33(6):567-573.

[12] SAPIENZA L G, GOMES M J L, CALSAVARA V F, et al. Does para-aortic irradiation reduce the risk of distant metastasis in advanced cervical cancer? A systematic review and meta-analysis of randomized clinical trials [J]. Gynecol Oncol, 2017,144(2):312-317.

[13] ZAND B, EUSCHER E D, SOLIMAN P T, et al. Rate of para-aortic lymph node micrometastasis in patients with locally advanced cervical cancer [J]. Gynecol Oncol, 2010,119(3):422-425.

[14] HAN X, WEN H, JU X, et al. Predictive factors of para-aortic lymph nodes metastasis in cervical cancer patients: a retrospective analysis based on 723 para-

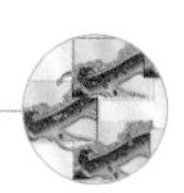

aortic lymphadenectomy cases [J]. Oncotarget, 2017,8(31):51840 - 51847.

[15] GUO H, DAI Y, WANG A, et al. Association between expression of MMP - 7 and MMP - 9 and pelvic lymph node and para-aortic lymph node metastasis in early cervical cancer [J]. J Obstet Gynaecol Res, 2018, 44(7):1274 - 1283.

[16] KIM J S, LI S, KIM J M, et al. Cyclooxygenase-2 expression as a predictor of para-aortic lymph node recurrence in uterine cervical cancer [J]. Int J Radiat Oncol Biol Phys, 2008,70(5):1516 - 1521.

[17] LIU ZS, GUO J, ZHAO YZ, et al. Computed tomography-guided interstitial brachytherapy for locally advanced cervical cancer: introduction of the technique and a comparison of dosimetry with conventional intracavitary brachytherapy [J]. Int J Gynecol Cancer, 2017,27(4):768 - 775.

[18] GUO W, ABUDUMIJITI H, XU L, et al. CD147 promotes cervical cancer migration and invasion by up-regulating fatty acid synthase expression [J]. Int J Clin Exp Pathol, 2019,12(12):4280 - 4288.

[19] PINHEIRO C, LONGATTO-FILHO A, PEREIRA SM, et al. Monocarboxylate transporters 1 and 4 are associated with CD147 in cervical carcinoma [J]. Dis Markers, 2009,26(3):97 - 103.

[20] BHARTI S, HANDROW-METZMACHER H, ZICKENHEINER S, et al. Novel membrane protein shrew-1 targets to cadherin-mediated junctions in polarized epithelial cells [J]. Mol Biol Cell, 2004,15(1):397 - 406.

[21] LI F, ZHANG J, GUO J, et al. RNA interference targeting CD147 inhibits metastasis and invasion of human breast cancer MCF - 7 cells by downregulating MMP - 9/VEGF expression [J]. Acta Biochim Biophys Sin (Shanghai), 2018,50(7):676 - 684.

[22] SUN X Y, HAN X M, ZHAO X L, et al. MiR - 93 - 5p promotes cervical cancer progression by targeting THBS2/MMPS signal pathway [J]. Eur Rev Med Pharmacol Sci, 2019,23(12):5113 - 5121.

[23] ZHANG H, LI G, ZHANG Z, et al. MMP - 2 and MMP - 9 gene polymorphisms associated with cervical cancer risk [J]. Int J Clin Exp Pathol, 2017,10(12): 11760 - 11765.

[24] AZEVEDO MARTINS J M, RABELO-SANTOS S H, DO AMARAL WESTIN M C, et al. Tumoral and stromal expression of MMP - 2, MMP - 9, MMP - 14, TIMP - 1, TIMP - 2, and VEGF-A in cervical cancer patient survival: a competing risk analysis [J]. BMC Cancer, 2020,20(1):660.

[25] LEE H, LEE H, CHO Y K. Cytokeratin7 and cytokeratin19 expression in high grade cervical intraepithelial neoplasm and squamous cell carcinoma and their possible association in cervical carcinogenesis [J]. Diagn Pathol, 2017,12(1):18.

[26] HAN C P, KOK L F, LEE M Y, et al. Five commonly used markers (p53, TTF1, CK7, CK20, and CK34betaE12) are of no use in distinguishing between primary endocervical and endometrial adenocarcinomas in a tissue microarray extension study [J]. Arch Gynecol Obstet, 2010,281(2):317 - 323.

[27] KISS I, KOLOSTOVA K, PAWLAK I, et al. Circulating tumor cells in gynaecological malignancies [J]. J buon, 2020,25(1):40 - 50.

[28] KANG Z, STEVANOVIĆ S, HINRICHS C S, et al. Circulating cell-free DNA for metastatic cervical cancer detection, genotyping, and monitoring [J]. Clin Cancer Res, 2017,23(22):6856 - 6862.

[29] TIAN X, GE D, ZHANG F, et al. Dynamic analysis of circulating tumor DNA to predict prognosis and monitor therapeutic response in metastatic relapsed cervical cancer [J]. Int J Cancer, 2021,148(4):921 - 931.

[30] RUNGKAMOLTIP P, TEMISAK S, PIBOONPRAI K, et al. Rapid and ultrasensitive detection of circulating human papillomavirus E7 cell-free DNA as a cervical cancer biomarker [J]. Exp Biol Med (Maywood), 2021,246(6):654 - 666.

[31] CHUNG T K H, CHEUNG T H, YIM S F, et al. Liquid biopsy of PIK3CA mutations in cervical cancer in Hong Kong Chinese women [J]. Gynecol Oncol, 2017, 146(2):334 - 339.

[32] BHAT S, KABEKKODU S P, NORONHA A, et al. Biological implications and therapeutic significance of DNA methylation regulated genes in cervical cancer [J]. Biochimie, 2016,121:298 - 311.

[33] YU Y, ZHANG Y, ZHANG S. MicroRNA - 92 regulates cervical tumorigenesis and its expression is upregulated by human papillomavirus-16 E6 in cervical cancer cells [J]. Oncol Lett, 2013,6(2):468 - 474.

[34] YUAN M, ZHAO S, CHEN R, et al. MicroRNA - 138 inhibits tumor growth and enhances chemosensitivity in human cervical cancer by targeting H2AX [J]. Exp Ther Med, 2020,19(1):630 - 638.

[35] PARK S, EOM K, KIM J, et al. MiR - 9, miR - 21, and miR - 155 as potential biomarkers for HPV positive

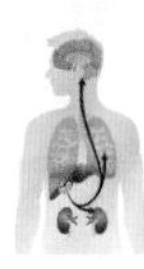



and negative cervical cancer [J]. BMC Cancer, 2017,17(1):658.

[36] SHI Y, WANG W, YANG B, et al. ATF1 and RAS in exosomes are potential clinical diagnostic markers for cervical cancer [J]. Cell Biochem Funct, 2017,35(7):477-483.

[37] WU X G, ZHOU C F, ZHANG Y M, et al. Cancer-derived exosomal miR-221-3p promotes angiogenesis by targeting THBS2 in cervical squamous cell carcinoma [J]. Angiogenesis, 2019,22(3):397-410.

[38] BAZHENOV A G, GUSEĬNOV K D, KHADZHIMBA A V, et al. Results of treatment for recurrent cancer of the uterine cervix [J]. Vopr Onkol, 2009,55(3):319-326.

[39] THOMAS G M, DEMBO A J, MYHR T, et al. Long-term results of concurrent radiation and chemotherapy for carcinoma of the cervix recurrent after surgery [J]. Int J Gynecol Cancer, 1993,3(4):193-198.

[40] CERROTTA A, GARDAN G, CAVINA R, et al. Concurrent radiotherapy and weekly paclitaxel for locally advanced or recurrent squamous cell carcinoma of the uterine cervix. A pilot study with intensification of dose [J]. Eur J Gynaecol Oncol, 2002,23(2):115-119.

[41] SMANIOTTO D, D'AGOSTINO G, LUZI S, et al. Concurrent 5-fluorouracil, mitomycin C and radiation with or without brachytherapy in recurrent cervical cancer: a scoring system to predict clinical response and outcome [J]. Tumori, 2005,91(4):295-301.

[42] MOHAMED S, KALLEHAUGE J, FOKDAL L, et al. Parametrial boosting in locally advanced cervical cancer: combined intracavitary/interstitial brachytherapy vs. intracavitary brachytherapy plus external beam radiotherapy [J]. Brachytherapy, 2015,14(1):23-28.

[43] QU A, JIANG P, SUN H, et al. Efficacy and dosimetry analysis of image-guided radioactive $^{125}$I seed implantation as salvage treatment for pelvic recurrent cervical cancer after external beam radiotherapy [J]. J Gynecol Oncol, 2019,30(1):e9.

[44] WANG J, CHAI S, ZHENG G, et al. Expert consensus statement on computed tomography-guided (125)I radioactive seeds permanent interstitial brachytherapy [J]. J Cancer Res Ther, 2018,14(1):12-17.

[45] MABUCHI S, MATSUMOTO Y, KOMURA N, et al. The efficacy of surgical treatment of recurrent or persistent cervical cancer that develops in a previously irradiated field: a monoinstitutional experience [J]. Int J Clin Oncol, 2017,22(5):927-936.

[46] LOPEZ-GRANIEL C, DOLORES R, CETINA L, et al. Pre-exenterative chemotherapy, a novel therapeutic approach for patients with persistent or recurrent cervical cancer [J]. BMC Cancer, 2005,5:118.

[47] ZOLCIAK-SIWINSKA A, BIJOK M, JONSKA-GMYREK J, et al. HDR brachytherapy for the reirradiation of cervical and vaginal cancer: analysis of efficacy and dosage delivered to organs at risk [J]. Gynecol Oncol, 2014,132(1):93-97.

[48] MAHANTSHETTY U, KALYANI N, ENGINEER R, et al. Reirradiation using high-dose-rate brachytherapy in recurrent carcinoma of uterine cervix [J]. Brachytherapy, 2014,13(6):548-553.

[49] MABUCHI S, TAKAHASHI R, ISOHASHI F, et al. Reirradiation using high-dose-rate interstitial brachytherapy for locally recurrent cervical cancer: a single institutional experience [J]. Int J Gynecol Cancer, 2014,24(1):141-148.

[50] HÖCKEL M. Ultra-radical compartmentalized surgery in gynaecological oncology [J]. Eur J Surg Oncol, 2006,32(8):859-865.

[51] LELE S B, PIVER M S. Weekly cisplatin induction chemotherapy in the treatment of recurrent cervical carcinoma [J]. Gynecol Oncol, 1989,33(1):6-8.

[52] YU M C, AUSTIN R M, LIN J, et al. The role of high-risk human papilloma virus testing in the surveillance of cervical cancer after treatment [J]. Arch Pathol Lab Med, 2015,139(11):1437-1440.

[53] SONG Y J, KIM J Y, LEE S K, et al. Persistent human papillomavirus DNA is associated with local recurrence after radiotherapy of uterine cervical cancer [J]. Int J Cancer, 2011,129(4):896-902.

[54] COOKE S L, TEMPLE J, MACARTHUR S, et al. Intra-tumour genetic heterogeneity and poor chemoradiotherapy response in cervical cancer [J]. Br J Cancer, 2011,104(2):361-368.

[55] DAI Y, TONG R, GUO H, et al. Association of CXCR4, CCR7, VEGF-C and VEGF-D expression with lymph node metastasis in patients with cervical cancer [J]. Eur J Obstet Gynecol Reprod Biol, 2017,214:178-183.

[56] CHEN J, YAO D, LI Y, et al. Serum microRNA expression levels can predict lymph node metastasis in patients with early-stage cervical squamous cell carcinoma [J]. Int J Mol Med, 2013,32(3):557-567.

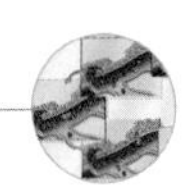

[57] TORNESELLO M L, FARAONIO R, BUONAGURO L, et al. The Role of microRNAs, Long Non-coding RNAs, and Circular RNAs in Cervical Cancer [J]. Front Oncol, 2020,10:150.

[58] YOUSIF N G, SADIQ A M, YOUSIF M G, et al. Notch1 ligand signaling pathway activated in cervical cancer: poor prognosis with high-level JAG1/Notch1 [J]. Arch Gynecol Obstet, 2015,292(4):899 - 904.

# 32 卵巢癌转移复发



## 32.1 卵巢癌转移复发的临床规律

### 32.1.1 卵巢癌转移复发的途径和特征

卵巢恶性肿瘤是女性生殖系统常见的恶性肿瘤之一。据国家癌症中心统计，我国每年约有 5.2 万例新确诊卵巢癌，位居女性生殖系统恶性肿瘤第 3 位，仅次于宫颈癌和子宫体癌；卵巢癌的发病率呈现逐年增长的趋势。卵巢癌被誉为“沉默的杀手”，这是因为其起病隐匿、早期诊断困难、尚无可靠的筛查手段。卵巢癌的恶性程度居女性生殖系统恶性肿瘤之首，>70％的卵巢癌患者在首次确诊时已达到Ⅲ～Ⅳ期，确诊患者的 5 年生存率<50％；虽然 60％～70％卵巢癌患者经初次手术和化疗后可达到缓解，但>90％的卵巢癌患者仍会在 5 年内复发。

（1）卵巢癌的复发类型

卵巢癌复发的诊断有赖于病史采集和各项检查，包括妇科体格检查，B 超检查，血清肿瘤标志物糖类抗原（CA）125、人附睾蛋白 4（human epididymis protein 4，HE4）、CA19－9、癌胚抗原（CEA）等的检测，以及 CT、MRI、PET/CT 等影像学检查，用以综合判断是否复发，并明确复发范围。

现今卵巢癌的初始治疗是根治性手术结合铂类为基础的联合方案化疗，根据初始含铂治疗停止后出现复发的时间间隔，卵巢癌的复发被分为铂敏感复发和铂耐药复发两类。如初始含铂治疗后达到缓解，在停止治疗后 6 个月内出现的复发被称为铂耐药复发，在 6 个月及以上出现的复发则被称为铂敏感复发。铂敏感复发性卵巢癌占所有卵巢癌的 50％～80％。亦有更详尽的分类系统将在含铂治疗中即出现肿瘤进展的情况称为铂难治/铂抵抗型，将停止治疗后 7～12 个月出现的复发称为部分敏感复发。经过二次肿瘤细胞减灭术联合化疗、靶向治疗、维持治疗等综合治疗的铂敏感复发患者，无进展生存期（PFS）和总生存期（OS）显著高于铂耐药复发的患者。

另一种对卵巢癌复发的分类方式由国际妇科癌症协作组（Gynecologic Cancer Inter-Group，GCIG）提出，将卵巢癌复发分为生化复发和临床复发两类。

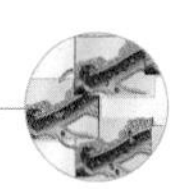

生化复发的患者仅表现 CA125 升高，影像学无可评估病灶，亦无临床症状；临床复发的患者则表现为影像学的可评估病灶或明确的临床症状。前者的治疗选择一直存在争议。现有的研究证据表明，对生化复发患者提前进行化疗，并不能延长其生存。故美国国立综合癌症网络（NCCN）指南推荐，生化复发的患者可以选择等待观察直至临床复发，或立即治疗（2B 类证据），或参加临床试验。而临床复发的患者一经确诊就应当立即接受规范的综合治疗。

（2）卵巢癌转移的途径

恶性肿瘤的转移一般通过 4 种途径：局部浸润、血行转移、淋巴转移和种植转移。这些转移的方式并非孤立存在，而是可以同时发生的，例如卵巢癌很有可能在直接侵犯的同时有种植播散，造成腹腔广泛转移。

1）局部浸润：局部浸润又称直接侵犯，指恶性肿瘤通过浸润性生长的方式不断向外侵犯蔓延，直接侵犯邻近组织或器官的转移类型。在卵巢癌中，局部浸润即是肿瘤的基本生长方式，亦是血行转移、淋巴转移或种植转移的前提。在细胞黏附分子（CAM）、溶解酶及细胞外基质（ECM）等的介导下，肿瘤细胞从原发部位脱落，随后向周围组织侵袭，穿过 ECM 屏障和基底膜进入周围血管、淋巴管的管壁，不仅累及周围正常组织器官，也为肿瘤的远处转移创造了条件。

2）血行转移：血行转移是指恶性肿瘤通过血液循环转运、播散到全身远隔器官组织，是增殖速度快、恶性程度高以及晚期肿瘤的主要转移途径。在卵巢癌中，血行转移是导致肝、肺、骨、脑等远处器官转移的主要途径。浸润性生长的恶性肿瘤细胞首先突破基底膜和邻近血管壁，侵入血管且存活下来的部分肿瘤细胞进入血液循环，可随之转移到远处器官组织，并在此增殖形成远处转移病灶。除了侵犯邻近血管直接入血，恶性肿瘤细胞还可以先进入淋巴系统，通过淋巴循环汇入血液循环，最终造成血行转移。

3）淋巴转移：上皮性来源的肿瘤较其他类型更容易出现淋巴转移。在卵巢癌中，淋巴转移是重要的转移途径之一。卵巢癌总的淋巴结转移率达 50%以上，即使在临床诊断的Ⅰ期卵巢癌中，腹膜后淋巴结转移率也可达 4.2%～24%。淋巴结转移率随着分期升高而明显增加。

淋巴系统由淋巴管、淋巴结、淋巴组织和循环淋巴细胞构成；淋巴管收集全身组织间液形成的淋巴液，淋巴结则具有滤过淋巴液、释放免疫细胞的作用。恶性肿瘤细胞侵犯并进入区域淋巴管后，随着淋巴循环被转运到近端或远端的淋巴结，随后在其内增生形成转移性淋巴结病灶。转移性淋巴结内的肿瘤细胞增殖后还可以继续转移到更远端的淋巴结，从而形成广泛的全身多组淋巴结转移。

卵巢癌的淋巴转移主要有 3 种途径：①通过骨盆漏斗韧带中的卵巢动静脉旁淋巴上行汇入腹主动脉旁淋巴结或腰淋巴结，此为卵巢癌淋巴转移的主要途径；②通过阔韧带淋巴下行汇入髂内、髂外或髂总淋巴结，与上行转移途径的发生概率相仿；③通过圆韧带淋巴汇入腹股沟或髂外淋巴结，为较罕见的淋巴转移途径。

4）种植转移：种植转移又称种植播散，是一种常见于盆腹腔内恶性肿瘤的转移途径。由于卵巢位于腹腔内，故种植转移是卵巢癌最主要的转移途径。恶性肿瘤细胞在突破脏器浆膜后，会在重力作用下脱落到胸、腹、盆腔，到达自然腔隙内其他脏器的表面，在此黏附、生长、增殖、浸润，表现为像种子入土一样生长，故被称为种植转移。浆膜面的种植转移还会导致广泛的浆膜面渗出与粘连，继而引起癌性胸腔积液、腹水以及肠梗阻。癌性腹水、肠梗阻是卵巢癌的主要表现，亦是直接导致晚期卵巢癌患者死亡的主要原因之一。卵巢癌常见的种植转移部位包括子宫表面、盆腹腔腹膜面、肠管浆膜面、肠系膜表面及膈面。此外，医源性种植亦是目前不容小觑的一种特殊类型种植转移。在医疗操作（手术为主）中因操作不当或未严格遵循无瘤原则，导致恶性肿瘤细胞在操作中脱落至自然腔隙内而造成种植播散，被称为医源性种植转移。

### 32.1.2 卵巢癌转移复发的靶器官

（1）卵巢癌转移的好发靶器官

根据美国国家癌症研究所（NCI）监督、流行病学和最终结果（SEER）数据库的数据，在美国已确诊为卵巢癌的女性中，＞60%存在转移性疾病，转移性卵巢癌患者 5 年生存率＜30%。因卵巢癌对结直肠、小肠、子宫、腹膜、网膜等腹盆腔脏器的侵犯主要系直接侵犯和种植转移所致，国际妇产科联合会（FIGO）分期仅把腹腔外的远处转移肿瘤列为Ⅳ期，包括腹腔外器官转移、胸腔积液细胞学转移、腹腔外或腹股沟淋巴结转移，还包括经血行或淋巴播散的

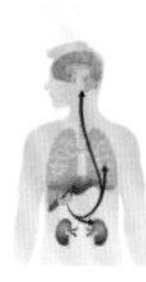



肝、脾实质转移，但不包括通过大网膜或肠系膜至肝、脾包膜的肿瘤直接侵犯。卵巢癌较为常见的远处转移靶器官有肝、肺、远处淋巴结、胸膜、脾等，较少见的为脑、骨、皮肤等。

(2) 不同靶器官转移的特异性及预后

Gardner 等基于 SEER 数据库的分析显示，在卵巢癌患者中，肝、肺、骨和脑转移的比例分别约为 57%、38%、4%和 1%[1]。不同转移靶器官的预后存在显著差异：5 年生存率肝转移约为 34.1%，肺转移约为 20.4%，骨转移约为 14.7%，脑转移仅约 9.5%。而另一项基于 SEER 数据库 1 481 例卵巢癌患者的研究亦显示了这一趋势：中位 OS 肝转移约 30 个月，肺转移约 26 个月，骨转移约 11 个月，脑转移仅约 7 个月；与肝转移相比，肺转移患者的总生存率显著较低[2]。

远处淋巴结(包括腹股沟、纵隔、心膈角、内乳、肋间、锁骨上、颈部、腋下等淋巴结)转移的卵巢癌患者，中位 OS 约可达 41 个月。与转移至肝脏、肺部、脑部和骨骼相比，转移至远处淋巴结的卵巢癌患者生存率显著较高。手术治疗和化疗可以极大地改善仅有远处淋巴结转移的卵巢癌患者的预后。接受手术治疗的患者，OS 较不接受手术治疗的患者可延长约 26 个月；而化疗可使这部分患者 OS 延长约 35 个月。对治疗的灵敏度，导致远处淋巴结转移的患者预后明显优于其他器官转移的患者，也表明这部分患者一经诊断就应尽快接受规范的手术和后续辅助治疗。

肝是晚期卵巢癌最常见的转移器官。通过血行转移造成的肝转移生存期较短，但如前文所述，通过大网膜或肠系膜对肝脏的直接侵犯并不影响生存。有研究表明，>65 岁和组织学类型为非浆液性肿瘤是肝转移患者的危险因素，规范的手术治疗和化疗可以显著延长其 28～33 个月的 OS。浆液性肿瘤的预后更好，可能与更高的含铂化疗敏感性相关。因此，对于肝转移的患者，规范的手术治疗和化疗是不可或缺的。

肺是卵巢癌远处转移第二常见的远隔器官，肺转移患者预后较差。组织学类型为非浆液性肿瘤，是肺转移患者的危险因素。浆液性和非浆液性卵巢癌患者的中位 OS 分别为 29 个月和 16 个月。值得注意的是，尽管手术是远处淋巴结转移和肝转移患者的独立预后因素，但它似乎不能为肺转移患者带来生存获益，这表明手术对卵巢癌肺转移患者的必要性可能有待进一步研究探讨。

脑转移是较为罕见的卵巢癌远处转移类型，文献报道发生率为 0.3%～11.5%，但因其预后极差、发病率逐渐增加，近期引起了部分研究者的重视。卵巢癌脑转移率可能长期以来一直被低估，因为在卵巢癌确诊后，头部 MRI 并非常规筛查项目，除非通过全身 PET/CT 检查，否则无症状的脑转移难以被发现。近期一项基于 4 515 例患者的真实世界研究显示，*BRCA* 突变的患者较野生型基因的患者更易发生脑转移。*BRCA* 突变患者在诊断后 5 年内发生脑转移的风险约是野生型基因人群的 4 倍，且 *BRCA* 突变患者比野生型基因患者约早 8 个月发生脑转移[3]。在乳腺癌、胰腺癌和非小细胞肺癌人群中亦观察到了类似差异。在尚未出现中枢神经系统症状时，*BRCA* 突变可能是对卵巢癌患者进行脑转移筛查的重要提示。在治疗方面，因血-脑屏障的存在和有效药物的匮乏，目前对于脑转移的治疗以放疗为主。有研究表明，仅有一处脑转移病灶的患者在接受立体定位放疗或外科手术联合化疗后，预后得到一定改善[4]。

## 32.2 卵巢癌转移复发的预测与诊断

### 32.2.1 转移复发相关标志物检测与预测

(1) 转移复发相关分子标志物检测

肿瘤标志物是随着肿瘤增殖直接或间接产生的分子，能够进入全身循环并被检测到。它们可以提示肿瘤的存在或者提示肿瘤的生物学行为。一个理想的肿瘤标志物应具有 100%的灵敏度、特异性和阳性预测值(positive predictive value，PPV)。但在实践中，这是不可能实现的。缺乏特异性是其主要限制因素，因为大多数标志物仅是与肿瘤相关而非肿瘤特异性的，它们在多种癌症甚至良性和生理性疾病中均可表现为升高。在大多数疾病中，肿瘤标志物不是诊断性的检查，但有助于鉴别诊断，并且在疾病筛查、疗效评价、复发判断和预后预测方面可起到重要作用。

1) CA125：CA125 水平升高可用于预测卵巢癌，但是其正常水平不能排除卵巢癌。在 Berek 等人的前瞻性研究中，CA125 的阳性预测值为 100%，而阴性预测值仅为 56%；也就是说，如果 CA125 水平<350 U/L，仍有 44%的患者可能存在疾病。另

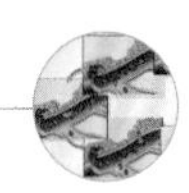

有文献综述表明，在CA125水平升高的患者中，有97%的病例的确存在疾病。一项回顾性研究发现，在那些CA125水平持续升高的患者中，CA125水平较最低点翻倍可以准确预测疾病的进展。根据GCIG定义，在治疗前CA125升高并且在后续治疗过程中降至正常的患者中，若CA125两次（间隔1周以上）升高至正常上限2倍或2倍以上，则考虑为CA125水平进展；而在治疗前CA125升高但在后续从未降至正常的患者中，若CA125两次（间隔1周以上）升高至最低点2倍或2倍以上，则考虑为CA125水平进展。在卵巢癌初治时即表现为CA125水平升高的患者中，一线化疗后对CA125进行连续监测可早期发现复发。CA125相对增加100%或绝对增加5～10 kU/L时复发风险增加，表明CA125水平的持续升高强烈预示疾病复发。关于在随访中是否监测CA125水平这一问题一直有很多争议。由Rustin领导的MRC OVO5（EORTC55955）临床研究中，一组患者在CA125水平进展时即接受早期治疗，而另一组患者直到出现症状时才接受治疗，结果显示早期治疗患者并没有生存获益。基于此，该研究建议仅在怀疑复发或应患者要求时才检测CA125[5]。但是，由于该临床试验存在潜在偏倚以及部分患者可能从CA125随访中获益，欧洲妇科肿瘤学会（the European Society of Gynaecological Oncology，ESGO）不支持对所有患者不进行CA125随访这一建议。就目前而言，当排除黏液性肿瘤时，CA125仍然是卵巢癌的最佳生物标志物。

2）HE4及其他血浆肿瘤指标：自鉴定出CA125以来，研究者们一直致力于寻找更好的或者是能与CA125互补的标志物。HE4是附睾上皮细胞中的糖蛋白，它在卵巢癌患者血清中水平升高，直到最近才被发现是一种较好的卵巢癌标志物。卵巢癌患者的平均血清HE4水平远高于健康对照组或卵巢良性疾病对照组（248.7 pmol/L *vs*. 34.1 pmol/L *vs*. 39.1 pmol/L）。在许多卵巢良性疾病患者，尤其是子宫内膜异位症患者中，CA125通常会升高，而HE4仍然维持在较低水平。Schummer等研究发现，在卵巢癌复发患者中，HE4的上升较CA125提前，最长为4.5个月[6]。对于CA125水平不高的患者，HE4水平的升高也具有临床指导意义。另外，将HE4连同CA125和更年期状态一起计算，生成卵巢恶性肿瘤风险算法（risk of ovarian malignancy algorithm，ROMA）值，可提高卵巢癌预测能力。

多年来，研究者们为卵巢癌寻找潜在标志物做了诸多工作：IL-6、IL-7、可溶性IL-2受体（sIL-2R）、肿瘤坏死因子（TNF）、可溶性TNF受体（sTNF-R）、巨噬细胞集落刺激因子（M-CSF）、CA15-3、CA72-4或肿瘤相关糖蛋白（tumor-associated glycoprotein72，TAG-72）、CA19-9、卵巢癌抗原X1（ovarian cancer antigen X1，OVX1）、癌症相关血清抗原（cancer-associated serum antigen，CASA）或卵巢血清抗原（ovarian serum antigen，OSA）、生长因子、四联凝素（tetranectin，TN）、肿瘤相关胰蛋白酶抑制剂（tumor-associated trypsin inhibitor，TATI）、与肿瘤相关的半乳糖基转移酶（galactosyltransferase，GAT）、脂质相关唾液酸（lipid-associated sialic acid，LASA）、血管内皮生长因子（VEGF）、免疫抑制酸性蛋白（immunosuppressive acidic protein，IAP）、溶血磷脂酸（lysophosphatidic acid，LPA）、抗黏蛋白1（MUC1）和前列腺素等均被发现与卵巢癌相关。尽管目前有大量研究，但鉴于它们的灵敏度和特异性有限，这些标志物还不能用于卵巢癌临床筛选或者预后指示。对可溶性MUC1和血清MUC1特异性抗体的临床意义评估发现，抗MUC1抗体在卵巢癌筛查中没有临床价值，但可以预测卵巢癌的不良预后。此外，存活蛋白（survivin）表达水平与年龄、肿瘤期别呈正相关，与较差无瘤生存期（DFS）相关，可能作为一种卵巢癌预后指标[7]。

3）组学研究：DNA甲基化改变是肿瘤常见改变之一，因此循环甲基化DNA可能代表了新一代的肿瘤标志物。目前已发现多种肿瘤患者的血清DNA甲基化水平升高，但卵巢癌中尚未有这一类文献报道。在结肠癌患者中，甲基化*septin 9*（*SEPT9*）作为标志物可以提高筛查的灵敏度[8]，并且已经进入商业化应用。目前对卵巢癌的DNA甲基化谱研究结果表明，多达21%的CpG岛被低甲基化，并且在不同组织学类型中，分别有不同的基因组显示出低/高甲基化模式。尽管有数据表明卵巢癌DNA甲基化谱可以辅助诊断和提示预后，但是目前仍未应用于临床。

唾液检测作为一种方便的非侵入性检查，引起越来越多研究者的兴趣。目前已经确定一项基于唾液转录组学的标志物检测策略。唾液中5个生物标志物（AGPAT1、B2M、BASP2、IER3和IL-1β）的组合对疾病早期诊断具有85.7%的灵敏度和91.4%的特异性[9]。但该研究仅包括32例卵巢癌

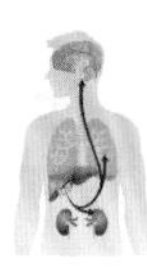


患者，仍需要进一步大样本研究进行验证。

2002 年 Petricoin 等首次阐述蛋白质组学在寻找卵巢癌标志物具有潜在价值。目前通过蛋白质组学方法鉴定的生物标志物包括载脂蛋白 A1 和截短转甲状腺素蛋白等。载脂蛋白 A1、截短转甲状腺素蛋白和结缔组织活化肽Ⅲ（connective tissue activating peptide Ⅲ，CTAP Ⅲ）与 CA125 联合，可将 CA125 灵敏度从 68%提高到 88%[10]。美国的 OVA1 检测包括了以上项目，并且已经作为诊断检查进入市场。通过研究 UKCTOCS 试验中样品的蛋白组学，发现 CTAPⅢ和血小板因子 4（platelet factor 4，PF4）可分别提前 15 个月和 11 个月。与正常对照鉴别，早于单独 CA125 检测。相反，在 PLCO 试验的巢式病例对照研究中，载脂蛋白 A1、截短转甲状腺素蛋白、转铁蛋白、铁调素、β2 -微球蛋白、CTAP Ⅲ等并不能提高 CA125 的灵敏度[11]。更多的潜在标志物在未来几年有待数据挖掘分析。

代谢产物是细胞调控过程的最终产物。代谢组学的改变可被视为对遗传或环境变化的反应。通过气相色谱-飞行时间-质谱法（gas chromatography time-of-flight mass spectrom，GC - TOF - MS）方法对 66 个浸润性卵巢癌和 9 个交界性卵巢肿瘤分析得到 291 种代谢物，其中 114 种已被注释。主成分分析以及其他预测模型可以区分出 88%的交界性肿瘤[12]。这表明代谢组学分析也是一种可用于恶性肿瘤分析的高通量方法。

（2）*分子分型与转移复发预测*

高级别浆液性卵巢癌（high-grade serous ovarian carcinoma，HGSOC）占卵巢癌死亡的 70%～80%。HGSOC 作为一种异质性疾病，对其进行分子分型有利于开展精准治疗。由癌症基因图谱（TCGA）小组及其他研究小组绘制的卵巢癌基因组学图谱和转录组学图谱揭示，卵巢癌具有高度复杂基因背景，包括拷贝数改变和肿瘤间异质性，很少存在重复体细胞突变。TCGA 根据基因表达数据，将 HGSOC 分为 4 种分子亚型：间质型（mesenchymal，M）、免疫反应型（immunoreactive，I）、分化型（differentiated，D）和增殖型（proliferative，P）。免疫反应型特征为包括 CXC 类趋化因子配体（CXCL）11、CXCL12 和 CXC 趋化因子受体（CXCR3）在内的细胞因子表达升高；增殖型特征为传统肿瘤标志物，如 MUC1 和 MUC16（CA125）表达水平降低，而增殖相关基因，如 *MCM2* 和 *PCNA* 等表达升高；分化型则相反，卵巢癌标志基因高表达，增殖相关基因低表达；间质型中肌成纤维细胞（例如 *FAP*）和微血管周细胞标志基因（例如 *ANGPTL2* 和 *ANGPTL1*）的表达升高[13]。

然而，TCGA 研究中所定义的亚型之间 OS 或者 PFS 并无显著差异。研究者们曾基于多个卵巢癌数据集构建了一个含 193 个基因的标签，该标签与卵巢癌患者 OS 显著相关。在后续的随访研究中，研究者们又通过更多的基因表达谱来完善这个标签内的基因列表，并开发了一个名为 CLOVAR（classification of ovarian cancer，卵巢癌分类）的基因标签，其中包含 100 个与卵巢癌预后最相关的基因[14]。而该基因标签与 TCGA 先前定义的 4 种分子分型均不相关。因此目前或许很难对卵巢癌进行单一分型，可能需要采用分层分析对复发转移或者生存进行预测。

### 32.2.2 影像学诊断

尽管一线治疗对大多数患者有效，但 60%～85%的患者最终会复发，且几乎所有患者都会死于该疾病。许多中心通常将临床评估与 CA125 检测相结合用于随访卵巢癌术后患者或者化疗患者。CA125，如前所述，具有一定局限性，正常值不能排除疾病，升高的值不能明确疾病进展程度。卵巢癌患者中存在 10%“生化沉默”的人群，对于该类人群影像学是评估治疗反应和随访的主要手段。

传统上，CT 和 MRI 用于评估可疑的复发，CA125 水平升高通常早于影像学发现前几个月。CT 的灵敏度为 51%～84%，特异性为 81%～93%，其对疾病诊断的灵敏度与病变大小呈正比[15]。许多研究提示 CT 对于在肠系膜和腹膜表面的小肿瘤结节的检测存在一定局限性。然而矢状位和冠状位重建图像可提高 CT 对腹膜种植转移的检测能力。

近年来 PET/CT 由于其出色的灵敏度、特异性，其已成为检测复发性肿瘤和制定后续治疗方式的首选评估方法。两项荟萃分析结果显示，与单独的 PET、CT、MRI 和 CA125 相比，PET/CT 的综合灵敏度和特异性最高（分别为 91%和 86%）[16]。在一项前瞻性研究结果显示，与单纯解剖成像相比，PET/CT 可在 55%～64%的患者中发现其他部位的转移灶，从而提高疾病分期，进而在 34%～59%的患者中改变治疗策略[17]。

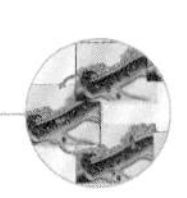

### 32.2.3 组织细胞与病理学诊断

(1) 组织病理诊断

卵巢肿瘤根据组织学分类主要分为4种：上皮性肿瘤(65%～70%)、性索间质肿瘤(15%～20%)、生殖细胞肿瘤(5%～10%)和转移性肿瘤(5%)。卵巢癌转移灶组织学通常与原发肿瘤一致。在HGSOC的转移灶中，可以在乳头状结构中观察到明显的异形上皮细胞(核大、深染且具有多形性)。尽管存在特定的组织病理学特征，但作出最终诊断仍具有一定挑战性。由于形态学和免疫组化标记可能与其他实体瘤重叠，当患者既往有多个原发性肿瘤或者原发性肿瘤未明时，需仔细评估以明确诊断。Nafisi等将HGSOC、透明细胞癌(clear cell carcinoma，CCC)和子宫内膜样癌(endometrioid carcinoma，EC)纳入鉴别诊断，并提出一个6步骤诊断流程。结合临床病史，细胞角蛋白7(CK7)、雌激素受体(ER)和配对盒基因8抗原(paired box gene 8 antigen，PAX-8)阳性、CK20阴性的免疫组化结果提示肿瘤为Müller管起源，即为妇科来源。其中，肾母细胞瘤蛋白1(Wilms tumor protein 1，WT1)的强阳性或者弥漫性阳性，结合p53和p16的高表达，则考虑HGSOC。相反，WT1阴性通常指向CCC或者EC，而它们一般分别为ER阴性和阳性[18]。

(2) 细胞学标志物

多项研究表明，人类肿瘤中含有高达50%的非恶性细胞，即基质细胞。在肿瘤转移过程中，肿瘤细胞会募集这些常驻和非常驻的正常细胞，并将其激活使其具有促进肿瘤发展的特性。由活化的间质细胞(例如成纤维细胞、内皮细胞、脂肪细胞和免疫细胞等)组成的这种微环境或基质通常称为“肿瘤相关基质”，其与正常组织中的细胞分布差异或者蛋白质表达差异也可作为诊断标志之一。

1) 肿瘤相关成纤维细胞(CAF)：CAF是活化的成纤维细胞，通过刺激血管生成、重塑ECM和分泌细胞因子促进肿瘤的侵袭。据报道，CAF数量的增加与肿瘤期别增高、淋巴结转移增加以及淋巴脉管密度增加相关。此外，间皮细胞也被认为是CAF的重要来源，它通过间皮-间质转化(MMT)为成纤维细胞。已有报道显示，腹膜转移标本同时表达了肌成纤维细胞[α-平滑肌肌动蛋白(α-SMA)]和间皮[钙网蛋白(calreticulin，CRT)、细胞角蛋白(CK)和间皮素(mesothelin，MSLN)]标志物。Zhang等在上皮性卵巢癌中通过抗α-SMA和抗成纤维细胞活化蛋白(FAP)抗体来标记定量CAF，另外用抗D2-40和抗CD34抗体来评估病变的淋巴管密度(lymph vessel density，LVD)和微血管密度(microvascular density，MVD)[19]。结果显示，正常卵巢组织中无α-SMA或FAP阳性的成纤维细胞，在上皮性卵巢癌中CAF数量多于交界性肿瘤和良性肿瘤。此外，CAF数量增加与肿瘤期别增高、淋巴结和大网膜转移以及LVD和MVD评分升高显著相关。

2) 肿瘤相关巨噬细胞(TAM)：根据目前研究，TAM类似于M2型巨噬细胞，表现为CD204、CD206及清道夫受体CD163高表达，具有促进肿瘤发展的作用[20]。已知大网膜是卵巢癌最常见的转移部位。通过比较卵巢癌细胞在含乳斑的脂肪组织(如大网膜和脾门脂肪)和不含乳斑的脂肪组织(子宫脂肪和性腺脂肪)的种植转移能力，发现乳斑可促进卵巢癌在大网膜上的种植转移。而乳斑主要由淋巴细胞和巨噬细胞组成。在动物模型中研究者发现巨噬细胞的耗竭，而非中性粒细胞或NK细胞的耗竭，显著抑制了原发肿瘤的发展和肿瘤的进展。多种证据表明巨噬细胞可能是乳斑的主要成分，参与肿瘤增长和种植性转移。此外，TAM的浸润与卵巢癌预后不良相关。

(3) 液体活检技术的应用

液体活检损伤性小、耐受性好，主要包括循环肿瘤细胞(CTC)、循环肿瘤DNA(ctDNA)、循环游离细胞miRNA(cfmiRNA)和胞外体(外泌体)检测等，可应用于疾病早期诊断、预后指示，监测治疗效果以及指导建立个性化治疗策略等。

1) CTC：CTC是从肿瘤原发灶、转移灶或者复发灶脱落至循环中的肿瘤细胞。CTC从原发灶上脱落至血液循环中是肿瘤进展的早期事件。这些CTC中的大多数可被免疫系统清除，但少部分可存活并到达远处器官形成转移灶。因此，检测肿瘤患者血液中的CTC可能具有一定的临床价值，比如进行早期诊断或者复发预测。几项研究表明，血液中CTC计数可有助于将患者分为低危和高危人群，并且可作为结直肠癌、乳腺癌和前列腺癌等患者OS和PFS的独立预后因素。根据现有的研究，卵巢癌中CTC检出与疾病晚期(Ⅲ和Ⅳ期)显著相关。在Zhang等人的研究中，Ⅰ期患者中检出的CTC数量明显低于Ⅲ期和Ⅳ期患者[21]。与良性对照相比，早

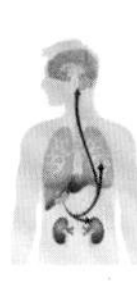



期（Ⅰ期和Ⅱ期）和晚期（Ⅲ期～Ⅳ期）卵巢癌患者中CTC的检出率分别高8.4和16.9倍。晚期患者有较高肿瘤负荷，因而有更多CTC进入循环并且形成转移灶，这也可以部分解释为什么晚期患者在瘤体减灭术后仍具有较高的复发率和较差的生存率。但是，血源性转移在卵巢癌中较少见，因而目前CTC在卵巢癌患者中的临床价值探索比较有限。

2）ctDNA：循环游离DNA（cfDNA）是由细胞坏死或凋亡而释放。目前尚不清楚cfDNA释放的确切机制，但证据表明在过量身体活动、炎症状态和败血症情况下，cfDNA水平增加，而且在肿瘤患者中水平也升高。ctDNA是血浆中来自肿瘤的cfDNA。卵巢癌患者中ctDNA的水平与传统血清生物标志物CA125水平显著相关。由于ctDNA半衰期较短，其血浆水平具有更高的特异性及准确性，并且可以实时反映肿瘤负荷情况。相反，CA125在良性和非特异性炎症情况下也可升高，其半衰期较长，为9～44 d。因此，以ctDNA作为生物标志物用于评估疾病状态和治疗效果可能更为可靠。目前涉及卵巢癌ctDNA分析的研究多数集中于HGSOC患者。TCGA分析显示HGSOC肿瘤中*TP53*体系突变率高达90%。既往研究在HGSOC患者中通过检测*TP53*突变来检测ctDNA，发现其灵敏度为75%，特异度为80%[22]。据报道，HGSOC患者中*TP53*突变ctDNA的检出率高达75%～100%。另外在其他研究中，也通过检测基因融合或者拷贝数异常（CNV）来检测卵巢癌ctDNA。此外，通过检测突变*BRCA1/2*基因，血浆ctDNA检出率约为25%。

一些研究对于ctDNA是否可作为HGSOC的预后指标进行评估，结果显示ctDNA动态变化与辅助化疗疗效相关，并且可能比CA125或者影像学更早反映疾病进展或退缩。Pereira等研究显示，一线治疗开始后6个月未检测到ctDNA与较好的PFS和OS显著相关[23]。研究还显示ctDNA检测较CT影像学检查有7个月时间优势。在对HGSOC复发患者的ctDNA进行*TP53*突变分析的研究中，Parkinson等指出，在几乎所有肿瘤体积＞32 mm$^3$的复发患者中，每毫升血浆中ctDNA的可扩增拷贝不低于20。研究还强调*TP53*检测在HGSOC中的预后指示作用，化疗1个周期后突变*TP53*等位基因占比下降＜60%与疗效不佳和较短的肿瘤进展时间（TTP）相关，而下降＞60%则提示更长的TTP[24]。Harris等研究指出使用体细胞染色体重排鉴定血浆ctDNA的可行性，术后持续检测到的ctDNA与卵巢癌患者的疾病负荷和复发风险相关，而未检测到ctDNA则提示肿瘤无复发[25]。最近有研究显示在卵巢癌复发患者中，血浆ctDNA是OS和PFS的独立预后因素。根据目前研究，ctDNA在临床上的实用性主要体现在明确病灶存在以及较CA125更准确地监测疗效这两方面。鉴于此，以ctDNA检测为基础的液体活检可以帮助鉴别高复发风险人群，并且可以考虑将其作为替代监测方法以及被纳入合适的临床试验中。

3）外泌体：外泌体是细胞分泌的膜性囊泡，其直径为50～150 nm，内含mRNA、miRNA、siRNA和蛋白质。这些外泌体内容物可指示其起源细胞，并且有助于细胞间通讯。外泌体由于其在多种癌症中调节多种生理过程以及介导肿瘤转移扩散的作用而引起研究者的极大兴趣。目前研究表明，外泌体存在于卵巢癌患者的血液和腹水中。与CTC和ctDNA相比，外泌体在丰度、稳定性和可及性上具有优势。外泌体在血浆或者其他体液中丰度为$10^8$～$10^{13}$/mL，可以在－80℃下保存数月甚至数年，同时保持蛋白质和核酸的质量。此外，外泌体内容物具有肿瘤特异性，并且与肿瘤的分期和预后相关。与正常细胞相比，肿瘤细胞释放出更多的外泌体。基于这些特点，近年来外泌体作为肿瘤液体活检的生物标志物来源越来越受到重视。

除了常见的外泌体蛋白，如TSG101、CD9、CD81和CD63等，研究者还对其他卵巢癌相关蛋白质的疾病筛选、诊断应用进行探索。例如，密封蛋白（claudin）4经由外泌体从卵巢癌细胞释放。在63例卵巢癌患者中，有32例血液外泌体密封蛋白-4阳性，但在50例健康对照样本中仅有1例阳性[26]。该结果表明其对于卵巢癌诊断具有一定意义。CD24是细胞表面糖基磷脂酰肌醇连接的糖蛋白，其表达与卵巢癌患者的生存期缩短相关。上皮细胞黏附分子（EpCAM）是一种糖基化的跨膜蛋白，几乎在包括卵巢癌在内的所有人类腺癌中表达；在卵巢癌原发灶、复发转移灶中均过表达。目前已有若干研究从卵巢癌患者中分离获得CD24和EpCAM阳性外泌体，并表明其作为卵巢癌诊断或者预后指示标志物的价值[27]。

虽然外泌体作为卵巢癌诊断和疗效监测的生物标志物具有一定的临床价值，但仍面临多种问题。首先，从血液或者腹水中分离、富集和定量肿瘤来源

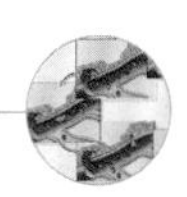

外泌体这一系列过程尚未建立标准化方法。其次，目前已鉴定的卵巢癌外泌体蛋白质生物标志物需要在大样本队列中进行验证，以明确其与临床预后的关系。再者，若要将外泌体检测应用于临床，应降低外泌体处理和分析的时间和费用成本，提高该无创检测的效率以及性价比。此外，压力、缺氧、肿瘤类型和生长方式等多种因素会影响外泌体的分泌，在外泌体提取和分析过程中这些问题应予以考虑。

4) cfmiRNA：由细胞释放进入循环中并与特异性RNA结合蛋白结合的miRNA称为循环游离细胞miRNA（circulating cell-free miRNA, cfmiRNA），而与其他蛋白质、脂质及核酸等一起被包裹在外泌体中的miRNA称为循环外泌体miRNA。目前有诸多研究对cfmiRNA和外泌体miRNA在卵巢癌患者中的临床应用价值进行评估。在一项旨在评估循环cfmiRNA在卵巢癌中的诊断意义的荟萃分析中，发现cfmiRNA的诊断价值一般。但是统计分析中仅包括10项研究。相反，另一项纳入33项研究的荟萃分析指出cfmiRNA具有诊断价值，尤其当纳入多个miRNA进行联合分析时。

目前已有大量研究表明，特定cfmiRNA的过表达或低表达与较短的OS和/或PFS显著相关，提示其存在一定的预后指示作用。例如，循环miR-21、miR-221、miR-141和miR-429过表达，以及miR-200c、miR-1290、miR-145、miR-199a和miR-148a低表达与较短的OS相关。此外，miR-200b和miR-125b过表达以及let-7f和miR-135a-3p低表达与较短的PFS显著相关。至于外泌体miRNA，目前在卵巢癌中的临床意义研究较少。根据已有研究，miR-373、miR-200b和miR-200c的水平升高与较短OS显著相关，而miR-200c的过表达也与较短PFS相关。此外，miR-200b和miR-200c的表达水平也与CA125水平显著相关。在最近的研究中，外泌体miR-200b过表达与不良预后显著相关[28]，其预后指示价值再次得到肯定。

## 32.3 卵巢癌转移复发的治疗

### 32.3.1 手术治疗

(1) 铂敏感复发卵巢癌的手术治疗

1) 铂敏感复发卵巢癌手术治疗的探索：大约20%的早期卵巢癌及80%的进展期卵巢癌会经历复发。即使是铂敏感复发的患者，在复发后依然较难获得完全的治愈，但是在经过正规、合理的治疗后某些患者可以达到长期的临床缓解。过去30年来，有大量回顾性临床研究致力于研究手术治疗在铂敏感复发中的作用。

2012年一项匹配病例对照研究中，Chuang等总计纳入1 124例铂敏感复发卵巢癌，通过倾向性得分消除选择偏移后共匹配724例患者（接受二次减瘤术与未接受二次减瘤术各371例）进入最后分析，结果提示二次减瘤术的患者，其总体生存率要优于未接受二次减瘤术的患者。Oksefjell等比较二次减瘤术和单纯化疗组患者生存期的差别，手术完整切除组的中位OS为54个月，而单纯化疗组为13.2个月[29]。

既然接受二次减瘤术的患者其生存要优于未接受二次减瘤术的患者，那么哪些因素能够影响其生存呢？Chi在2006年发表了一项纳入153例接受二次减瘤术的卵巢癌患者的描述性研究。在这项研究中，41%的患者达到肉眼无残留，52%的患者最大残留病灶最大径≤0.5 cm，患者接受二次减瘤术后中位PFS为17个月，中位OS为41.7个月。值得注意的是，术后无残留病灶组的OS与最大残留病灶最大径≤0.5 cm并无明显差别，术后残留病灶最大径0.6～1.0 cm与>1.0 cm的同样无差别，因此Chi等认为术后残留病灶最大径≤0.5 cm为满意减瘤。后续的多因素分析结果证实残留病灶最大径≤0.5 cm为预后的独立影响因素[30]。

Oksefjell等的研究发现，手术完整切除组的中位OS为54个月，残留病灶最大径≤2 cm的患者为27.6个月，残留病灶最大径>2 cm的患者为8.4个月，而单纯化疗组为13.2个月[31]。由上述研究的结果可以看出，与初治卵巢癌一样，术后残留病灶是影响生存最重要的因素之一。

2) 铂敏感复发卵巢癌手术治疗的人群选择：既然二次减瘤术能否达到无肉眼残留对于后续治疗效果至关重要，因此精确识别这一特定患者群体就显得很有价值。

既往研究发现年轻患者、更好的一般情况都有助于患者获得完整切除。而初次满意减瘤手术以及较长的无铂间期（platinum free interval, PFI）也与良好的手术结局相关。与之相反，Eisenkop等报道了二次减瘤术前予以患者挽救性化疗，会极大影响手术完整切除率，大约 64.3%的患者能达到完整切除；而 93.8%的未行术前化疗的患者能够达到完整切除。因此作者认为二次减瘤术前予以化疗，会使耐药肿瘤克隆继续增殖，从而降低达到完整切除的概率[32]。

复发肿瘤的位置及生长方式，也对能否达到完整切除有着重要影响。对于病灶较为局限的患者，自然有较高的概率获得完整切除，但对于病灶局限性的定义，还是相对模糊的。Tay 等发现对于播散型的病灶，二次减瘤几乎无法达到完整切除，而局限性病灶的完整切除率则达到 76%[33]。

相比较单一因素分析，近年来，研究者更倾向使用多因素综合评价来预测手术结局。

Chi 等通过将 PFS、复发转移数量及有无广泛腹膜转移综合，来判断患者是否适合进行二次减瘤术[30]。Chi 等建议以下患者，可以进行二次减瘤术：①患者单一复发病灶且 PFS>6 个月；②患者无腹膜广泛播散的多部位复发，且 PFS>12 个月；③患者有腹膜广泛转移，但 PFS>30 个月(表 32-1)。

**表 32-1 卵巢癌二次减瘤术美国纪念斯隆-凯特琳癌症中心准则**

| 无病间期(月) | 病灶状态 | | |
|---|---|---|---|
| | 单一病灶 | 腹膜广泛受累 | 腹膜未广泛受累 |
| 6~11 | 二次减瘤 | 可选二次减瘤 | 不考虑手术 |
| 12~30 | 二次减瘤 | 二次减瘤 | 可选二次减瘤 |
| >30 | 二次减瘤 | 二次减瘤 | 二次减瘤 |

Oksefjell 等通过分析 217 例接受二次减瘤术的复发卵巢癌患者，发现只有病灶是否局限为预测手术结局的独立预测因素，而患者的年龄、PFS 及初始手术后的残留病灶均非独立预测因素。由此作者将疾病复发的范围及 PFS 联合，用于预测手术结局(表 32-2)。

**表 32-2 卵巢癌二次减瘤术挪威奥斯陆大学雷锭医院指南**

| 无病间期(月) | 局灶病变 | 弥漫病变 |
|---|---|---|
| 0~5 | 可选二次减瘤 | 不考虑手术 |
| 6~11 | 二次减瘤 | 不考虑手术 |
| 12~23 | 二次减瘤 | 不考虑手术 |
| >23 | 二次减瘤 | 可选二次减瘤 |

上述两项研究为单中心研究，而多中心的 AGO DESKTOP Ⅰ研究旨在明确哪些患者能从二次减瘤术中获益[34]。在纳入 267 例患者后，Harter 等发现患者东部肿瘤协作组(ECOG)评分、FIGO 分期、初次手术后残留病灶以及腹水与手术结局密切相关。因此 Harter 等将其综合形成 AGO 评分(表 32-3)，其阳性预测值达到 79%。在之后的 AGO DESKTOP Ⅱ研究中，符合 AGO 评分的患者中 76%达到了完整切除。

**表 32-3 AGO DESKTOP Ⅰ、Ⅱ选择标准**

| |
|---|
| ECOG 评分=0 分 |
| 无腹水 |
| 初次减瘤术后无肉眼可见残留病灶 |
| 初始残留病灶情况未知，FIGO 分期为Ⅰ期或Ⅱ期 |
| 标准：患者必须满足所有条件 |

Tian 等从 7 个卵巢癌诊疗中心中回顾性分析了 1075 例患者，分析后得出风险得分(表 32-4)。此项得分由 6 个临床观测值组成：①FIGO 分期；②初始减瘤术后的残留病灶；③PFS；④ECOG 评分；⑤CA125；⑥腹水。组内评价 53.4%的低风险患者及 20.1%的高风险患者达到完整切除。采用其他数据进行验证时，此模型的灵敏度和特异度分别为 83.3%及 57.6%[35]。

**表 32-4 复发性卵巢癌手术风险预测模型**

| 因素 | 得分 | | | | | |
|---|---|---|---|---|---|---|
| | 0 | 0.8 | 1.5 | 1.8 | 2.4 | 3.0 |
| FIGO 分期 | Ⅰ/Ⅱ | Ⅲ/Ⅳ | | | | |
| 初次术后残留病灶(个) | 0 | | >0 | | | |
| 无铂间期(月) | ≥16 | | | | <16 | |
| ECOG 评分(分) | 0~1 | | | | 2~3 | |
| 复发时 CA125 (μg/L) | ≤105 | | | >105 | | |
| 复发时腹水 | 无 | | | | | 有 |

分析：得分≤4.7 分为低风险，得分>4.7 分为高风险

通过以上研究我们可以得出结论，在合适的铂敏感复发卵巢癌患者中，二次减瘤术能够改善患者的预后。

3) 铂敏感复发卵巢癌手术治疗的前瞻性、多中

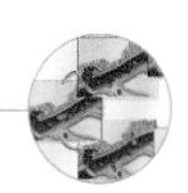

心、Ⅲ期临床研究：在获得回顾性分析数据后，研究人员通过前瞻性、多中心、Ⅲ期随机对照临床研究进一步证实手术在铂敏感复发卵巢癌中的地位。

GOG213 是一项开放、多中心、Ⅲ期随机对照临床研究，共入组 485 例研究者评估复发病灶可切除的患者，1∶1 随机进入手术联合化疗或化疗组，化疗期间允许使用贝伐珠单抗。最终结果提示接受二次减瘤术并未延长患者的 OS。PFS 虽有延长，但无统计学差别[33]。

2020 年的 ASCO 会议上，DESKTOP Ⅲ公布了最终试验结果，纳入 408 例符合 AGO 标准可完整切除的患者，随机进入手术联合化疗或化疗组。最终结果提示二次减瘤术能够显著延长 OS 及 PFS（中位 OS 53.7 个月 *vs*. 46.0 个月；中位 PFS 18.4 个月 *vs*. 14.0 个月）。

而同期 SOC－1 也公布其初步数据，纳入 356 例符合 iModel 评分的铂敏感复发卵巢癌患者，结果提示二次减瘤术在特定患者中可以显著提高 PFS（中位 PFS：17.4 个月 *vs*. 11.9 个月），而 OS 因随访时间较短，未给出结果。

以上 3 个研究中，GOG213 的结果与其他两项研究稍有不同，其不同可能由于较低的手术完整切除率及较高的贝伐珠单抗使用率所导致。尽管存在结论相左的情况，深入分析 3 组临床试验数据，依然能发现不论是 DESKTOP Ⅲ、SOC－1，还是 GOG213，手术完整切除组的 PFS 均优于非手术组，3 年 OS 也有优势。这些结论提示精准识别特定的患者进行二次减瘤术，可以改善此类患者的预后。

（2）铂耐药复发卵巢癌的手术治疗

末次化疗结束后 6 个月内复发的卵巢癌被认为是铂耐药卵巢癌，这类患者通常预后极差，从发现复发开始计算其 OS 大多在 12～14 个月，通常不推荐手术治疗。

### 32.3.2 化疗

（1）铂敏感复发卵巢癌的化疗方案

铂敏感复发卵巢癌患者二线及以后可以继续采用含铂方案的化疗。尽管含铂的联合化疗方案较之铂类单药能够提高 PFS，但是在制定化疗方案的过程中，依然需要考虑患者的一般情况。临床实践中并非所有患者均能耐受含铂的联合化疗。

ICON4/OVAR2.2 是第 1 个研究紫杉醇联合卡铂对比卡铂单药在复发性上皮性卵巢癌治疗中作用的Ⅲ期、随机对照临床试验，结果提示联合化疗组患者的中位 OS 及 PFS 显著优于卡铂单药组（OS：29 个月 *vs*. 24 个月；PFS：13 个月 *vs*. 10 个月）。鉴于此，紫杉醇联合卡铂也通常作为参照治疗方案，用于其他临床试验。

由于含铂的联合化疗治疗效果优于卡铂单药，后续的研究旨在探索新的、不同的化疗组合，使得化疗效果对比单药卡铂保持优势的同时，减少相应的不良反应。AOG 是研究吉西他滨＋卡铂对比卡铂单药在复发卵巢癌中的Ⅲ期、随机对照临床研究，研究发现吉西他滨联合卡铂能够延长 PFS 2.8 个月，但在 OS 方面未取得显著性差别，同时增加了骨髓抑制的风险，大约 70％的受试者出现 3～4 级中性粒细胞减少，35％的受试者出现 3～4 级血小板减少。

CALYPSO 是研究卡铂＋脂质体多柔比星（阿霉素）对比卡铂＋紫杉醇在复发卵巢癌中的非劣效随机对照研究，结果提示卡铂联合脂质体多柔比星能显著提高 PFS（11.3 个月 *vs*. 9.4 个月），而 OS 并无明显差别，且会增加手足综合征、呕吐及黏膜炎的发生概率。

除了上述几个化疗方案，卡铂联合多西他赛、白蛋白紫杉醇、顺铂等均有Ⅱ期临床研究结果，均提示在铂敏感复发卵巢癌中有一定的作用。

因此在铂敏感复发的卵巢癌患者中，含铂方案化疗仍然是治疗的基础，其中首选依然是卡铂联合紫杉醇方案。使用过程中需要根据患者对治疗的反应及时做出调整，权衡联合化疗方案带来生存期优势的同时，尽量避免不必要的不良反应。

（2）铂耐药复发卵巢癌的化疗方案

目前铂耐药卵巢癌患者治疗选择以不含铂化疗为主，临床上常用的方案有白蛋白紫杉醇、脂质体多柔比星、吉西他滨及拓扑替康等。对于药物的选择不仅需要考虑药物的有效性，还需要考虑药物本身的不良反应、患者的合并症以及之前使用过的化疗方案。而近来靶向及免疫治疗的兴起，使得铂耐药卵巢癌又有了新的治疗选择。

### 32.3.3 分子靶向治疗

随着对肿瘤发生、发展的更深入全面理解，多项新型药物被用于复发卵巢癌的治疗，包括多腺苷二磷酸核糖聚合酶（PARP）抑制剂（PARPi）、抗血管生成药物、免疫检查点抑制剂等药物均被用于复发卵巢癌的治疗。

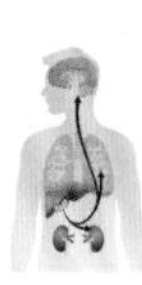



(1) 铂敏感复发卵巢癌的分子靶向治疗

1) 贝伐珠单抗治疗铂敏感复发卵巢癌：贝伐珠单抗在铂敏感复发卵巢癌的治疗中发挥重要作用。贝伐珠单抗联合吉西他滨加卡铂对比吉西他滨加卡铂在铂敏感复发卵巢癌治疗中的Ⅲ期随机对照研究(OCEANS)，结果提示联合贝伐珠单抗提高了治疗的总体反应率(ORR)，延长了PFS(中位PFS：12.4个月 *vs*. 8.4个月)及疗效持续时间(DOR)(10.4个月 *vs*. 7.4个月)，令人遗憾的是在最后OS分析中并未见到明显延长(中位OS：33.6个月 *vs*. 32.9个月)。

GOG-213除了前述研究手术在铂敏感复发卵巢癌中的作用外，还研究了紫杉醇、卡铂联合贝伐珠单抗+贝伐珠单抗维持对比紫杉醇联合卡铂单纯化疗对铂敏感复发卵巢癌OS的影响，结果提示对比单纯化疗，联合贝伐珠单抗能够提高PFS(中位PFS 13.8个月 *vs*. 10.4个月)；根据意向性分析，OS虽有差别但无统计学意义(中位OS：42.2个月 *vs*. 37.3个月)。在后续对PFI进行分层后进行敏感性分析，得出联合贝伐珠单抗组可以提高OS。

此外，临床上一个比较重要的问题是，贝伐珠单抗联合哪个化疗方案能够得到比较好的效果？AGO OVAR 2.21是一项对比脂质体多柔比星/卡铂/贝伐珠单抗对比吉西他滨/卡铂/贝伐珠单抗疗效的Ⅲ期随机对照临床研究，结果提示脂质体多柔比星可以提高PFS 1.7个月(中位PFS：13.3个月 *vs*. 11.6个月)。

临床上另一个比较重要的问题是若患者在前线治疗中已经使用联合贝伐珠单抗治疗的方案，那复发后再次使用贝伐珠单抗的效果如何？2018年的ASCO会议上报道了NCT01802749研究，结果提示再次使用含贝伐珠单抗联合化疗+贝伐珠单抗维持对比单纯化疗，仍然可以提高PFS 3个月(中位PFS：11.8个月 *vs*. 8.8个月)，而OS无明显延长(中位OS：27.1个月 *vs*. 26.7个月)。

综合上述4项研究，我们发现贝伐珠单抗能够提高铂敏感复发卵巢癌患者的PFS，但是对于OS来说，依然需要更多的研究来挖掘获益人群。

2) PARPi在铂敏感复发卵巢癌的单药治疗：PARPi能够对同源重组修复缺陷(homologous recombination deficiency，HRD)的肿瘤产生协同致死效应，因此在卵巢癌的治疗中发挥了越来越重要的作用，其中包括复发性卵巢癌。

2014年12月，美国FDA批准了奥拉帕利(olaparib)单药用于既往接受三线及以上治疗且胚系*BRCA*突变的复发卵巢癌的治疗。本次批准基于一项Ⅱ期临床研究，这项研究纳入胚系*BRCA*突变的肿瘤患者，而不限卵巢癌患者，也不限定PFI，结果提示ORR达到31.1%，另外40%的患者在8周内疾病稳定(stable disease，SD)，中位DOR为7.5个月，中位PFS达到16.6个月。

SOLO3对比奥拉帕利单药及非铂单药化疗在既往接受大于等于二线含铂方案化疗、胚系*BRCA*突变、铂敏感复发卵巢癌中的随机对照、Ⅲ期临床研究，结果提示奥拉帕利组的ORR及PFS均优于化疗。

类似于奥拉帕利，美国FDA在2016年12月及2019年10月分别批准了卢卡帕利(rucaparib)单药用于治疗既往接受大于等于二线含铂方案化疗、胚/体系*BRCA*突变的复发卵巢癌以及尼拉帕利(niraparib)单药用于治疗既往接受大于等于三线含铂化疗方案的HRD患者复发卵巢癌。

因此在铂敏感复发但由于各项原因无法继续进行含铂化疗的复发卵巢癌患者，PARPi的效果优于非含铂化疗方案。

3) PARPi在铂敏感复发卵巢癌的维持治疗：Study 19是一项随机、双盲的Ⅱ期临床研究，用于研究铂敏感复发卵巢癌在经过含铂方案化疗后达到完全/部分缓解(CR/PR)后，奥拉帕利用于维持治疗的作用。结果提示*BRCA*突变人群的PFS显著优于*BRCA*野生型(11.2个月 *vs*. 4.3个月)。

基于Study 19的结果，研究人员开展了多项Ⅲ期、随机对照临床研究用于明确PARPi在铂敏感复发卵巢癌维持治疗中的作用。

SOLO2/ENGOT-ov21是Study 19的延续，用于研究奥拉帕利在*BRCA*突变型铂敏感复发卵巢癌维持治疗的作用。研究结果提示奥拉帕利维持治疗相对安慰剂能够显著延长PFS(中位PFS：19.1个月 *vs*. 5.5个月)。美国FDA根据SOLO2及Study 19的结果批准了奥拉帕利用于铂敏感复发卵巢癌在含铂方案达到PR/CR后的维持治疗。2020年5月的OS结果，同样也得出阳性结论，奥拉帕利能够将OS延长13个月(中位OS：51.7个月 *vs*. 38.8个月)。

NOVA/ENGOT-ov16是设计用于研究尼拉帕利在铂敏感复发卵巢癌维持治疗的随机对照、Ⅲ

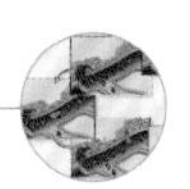

期临床研究，结果提示尼拉帕利不仅在胚系 *BRCA* 突变中能够延长 PFS(中位 PFS：21.0 个月 *vs*.5.5 个月)，对于 HRD 的患者同样能够延长 PFS(中位 PFS：12.9 个月 *vs*.3.8 个月)。因此美国 FDA 于 2017 年批准尼拉帕利用于铂敏感复发卵巢癌的维持治疗。

ARIEL3 是研究卢卡帕利在铂敏感复发卵巢癌维持治疗中作用的Ⅲ期、随机临床对照研究，结果提示在 *BRCA* 突变、杂合性丢失(LOH)阳性的患者中，卢卡帕利能够显著延长 PFS；在最后的意向性分析中，PFS 的延长依然存在统计学意义(中位 PFS 12.9 个月 *vs*.3.8 个月)。美国 FDA 基于此项研究于 2018 年 4 月批准了卢卡帕利用于铂敏感复发卵巢癌的维持治疗。

因此 PARPi 用于铂敏感复发卵巢癌的维持治疗，可以显著延长患者 PFS，具体获益人群除了 *BRCA* 突变之外，还包含同源重组修复(homologous recombination repair，HRR)的状态，使得更多患者能够从维持治疗中获益。

4) 铂敏感复发卵巢癌的联合治疗：PARPi 联合抗血管生成药物目前是联合用药研究的热点，基础研究提示低氧环境可以诱导基因转录水平产生变化，进而影响 *BRCA1* 和 *RAD51C* 的表达，导致 HRD 状态。在一项奥拉帕利联合西地尼布(cediranib)对比奥拉帕利治疗铂敏感复发卵巢的Ⅱ期临床研究中，联合治疗组延长 PFS 8.3 个月，这一获益在 *BRCA* 野生型的患者中更为明显。*BRCA* 野生型患者的 OS 同样获益(中位 OS：37.8 个月 *vs*.23.0 个月)，而总体 OS 未见明显延长。值得注意的是在这项研究中胚系 *BRCA* 突变患者联合用药组未见明显获益。受到这一结果鼓舞，NRG-GY004(NCT02446600)是一项对比奥拉帕利、奥拉帕利/西地尼布、含铂方案化疗用于治疗铂敏感复发卵巢癌的Ⅲ期临床研究。而在 2020 年 3 月 NRG-GY004 公布其未达到主要 PFS 终点。同样的Ⅱ期临床研究 NSGO-AVANOVA2/ENGOT-ov24 旨在研究尼拉帕利联合贝伐珠单抗对比尼拉帕利单药用于铂敏感复发卵巢癌治疗中的作用，结果提示联合治疗组较尼拉帕利单药组，PFS 显著延长。

由此可以看出 PARPi 联合抗血管生成药物具有一定的协同效应，特别是其主要获益人群为 *BRCA* 未突变的患者，因此精确识别其获益人群显得尤为关键。

尽管在其他肿瘤治疗中免疫治疗取得良好的效果，在卵巢癌中的治疗效果却不尽如人意。派姆单抗用于治疗卵巢癌的Ⅱ期临床研究 KEYNOTE-100 提示 ORR 为 8%，中位 PFS 为 2.1 个月。而另一个免疫检查点抑制剂阿维单抗用于治疗卵巢癌的Ⅱ期临床研究 JAVELIN 提示 ORR 为 9.6%，中位 PFS 为 2.6 个月。因此单药免疫检查点抑制剂在卵巢癌治疗中的效果不佳，需要联合用药改变这一局面。目前的基础研究显示，PARPi 可能通过抑制 DNA 损伤修复，增加肿瘤新生抗原产生，同时激活 STING 信号通路及其下游的Ⅰ型干扰素反应，增加 $CD8^+$ T 细胞及抗原提呈树突状细胞在肿瘤微环境的浸润，同时减少髓系抑制细胞的浸润。MEDIOLA 是研究奥拉帕利联合度伐利尤单抗用于治疗 *BRCA* 突变、铂敏感复发卵巢癌的Ⅱ期临床研究，其初步结果提示 9%的患者取得 SD，53%的患者为 PR，19%的患者达到 CR。

因此，PARPi 联合用药在铂敏感复发卵巢癌方面具有良好的前景。

(2) 铂耐药复发卵巢癌的分子靶向治疗

1) 贝伐珠单抗用于治疗铂耐药复发卵巢癌：AURELIA 是一项研究贝伐珠单抗联合化疗对比化疗单药用于治疗铂耐药复发卵巢癌的Ⅲ期临床研究，结果提示能够提高 ORR 31%，PFS 延长 6.7 个月，但 OS 未见明显获益。在所有联合化疗方案中，紫杉醇周疗联合贝伐珠单抗可能是最佳方案。值得注意的是，这项研究排除了肠梗阻患者、有抗血管生成药物治疗史以及接受二线及以上治疗的患者，因此贝伐珠单抗联合化疗用于铂耐药复发卵巢癌的获益人群需要慎重筛选。

2) PARPi 用于治疗铂耐药复发卵巢癌：CLIO 研究是对比奥拉帕利与非铂化疗用于治疗铂耐药复发卵巢癌的Ⅱ期、随机对照研究。2019 年 ASCO 公布中期结果，奥拉帕利可以提高 ORR，但无统计学差异，而 PFS 及 DOR 均无明显差别。QUADRA 研究纳入了 151 例铂敏感和 161 例铂难治患者，在 *BRCA* 突变的铂耐药/难治卵巢癌中，尼拉帕利单药治疗的 ORR 分别为 39%及 19%。PARPi 及铂类药物作用于相似的信号通路，因此 PARPi 在铂耐药卵巢癌中单药治疗作用有限。但是临床研究数据提示在特定人群中，即使铂耐药/难治卵巢癌的患者依然可以从 PARPi 单药治疗中获益。

3) 铂耐药复发卵巢癌的联合治疗：铂耐药卵巢

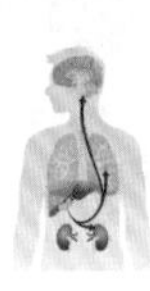



癌的治疗非常棘手，单药治疗的 ORR 及 DOR 均不尽如人意，然而随着对肿瘤的整体认识日益加深，联合用药使得铂耐药卵巢癌的治疗重见希望。

NRG-GY005(NCT02502266)研究是一项对比奥拉帕利、西地尼布、奥拉帕利/西地尼布、不含铂方案化疗用于治疗铂耐药复发卵巢癌的Ⅲ期临床研究，目前仍在进行中。

TOPACIO/KEYNOTE-162 是一项研究尼拉帕利+派姆单抗用于治疗 *BRCA* 野生型、同源重组修复正常（homologous recombination proficient，HRP)、铂耐药/难治卵巢癌的Ⅰ/Ⅱ期临床研究，结果提示 ORR 为 18%，47%的患者达到 SD；值得注意的是有 8 例患者的临床缓解>6 个月，其中 5 例患者为 *BRCA* 野生型。除了 TOPACIO 研究，仍有多项 PARPi 联合免疫检查点抑制剂的临床研究正在开展。

除了 PARPi 联合抗血管生成药物或免疫检查点抑制剂之外，PARPi 联合共济失调毛细血管扩张 Rad3 相关蛋白（ataxia-telangiectasia and Rad3-related protein，ATR）抑制剂、Wee1 抑制剂以及 PI3K/Akt 信号通路抑制剂的临床研究也正在进行中。

## 32.4 卵巢癌转移复发的基础研究进展

### 32.4.1 遗传特征

HGSOC 中，*TP53* 是最常见的突变基因。缺乏 *TP53* 突变的肿瘤，通过增加 *MDM2* 或 *MDM4* 的拷贝数，其表达产物可以参与 p53 的调节和降解，进而引起 p53 功能障碍。基因组分析显示，大约 50% 的 HGSOC 存在同源重组缺陷，与 *BRCA* 胚系或体细胞突变以及其他 DNA 修复途径基因的改变有关[36]。在 HGSOC 中发现的其他常见突变包括 Notch、PI3K、RAS-MEK 和 FOXM1 信号通路缺陷等，其他在发病机制中起作用并可以作为卵巢癌的潜在治疗靶点的突变基因包括 *AURKA*、*ERBB3*、*CDK2*、*MTOR*、*BRD4* 和 *MYC*[13]。此外，还可依据 miRNA 调控网络或磷酸蛋白组学，进一步细分 HGSOC 的不同亚型。HGSOC 的基因组复杂性较高，因此在临床处理中往往难以实现有效治疗，容易出现对标准疗法的耐药，进而导致肿瘤的转移复发。

低级别浆液性卵巢癌（low-grade serous ovarian carcinoma，LGSOC）中常见 *BRAF* 和 *KRAS* 突变，进而引起 MAPK/Erk 信号及其下游通路的激活，从而增强肿瘤细胞的生存和增殖能力[37]。高级别子宫内膜样癌与 HGSOC 有分子相似性。低级别子宫内膜样癌可伴有 *PTEN* 缺失以及 *PIK3CA* 和 *KRAS* 突变。与子宫内膜异位症相关的卵巢癌，如透明细胞癌和子宫内膜样癌，与 *ARID1A* 突变相关。此外，透明细胞癌可以存在 *PIK3CA* 和 *PTEN* 突变。黏液性癌可以携带 *KRAS* 突变，大约一半的黏液性癌有 *TP53* 突变，其他常见的突变发生在 *KRAS*、*BRAF*、*CDKN2A*、*RNF43*、*ELF3*、*GNAS*、*ERBB3* 和 *KLF5*。高钙血症相关的小细胞癌与 *SMARCA4* 的体细胞或胚系突变有关。

### 32.4.2 肿瘤微环境与转移

卵巢癌的发生、发展涉及肿瘤细胞与邻近微环境的共同进化。恶性进展过程包括原发肿瘤的生长、治疗耐药和远处转移，不仅取决于卵巢癌细胞的基因改变，很大程度上还取决于卵巢间质中良性成分所赋予的适应性优势。在疾病进展过程中，肿瘤微环境（TME）中动态变化的细胞组成类型可以影响卵巢癌的病理进展过程。然而，在较长时期，TME 对于卵巢癌转移与复发的作用未能得到足够的重视。与大多数其他恶性肿瘤不同，卵巢癌最严重的问题是腹膜腔内转移病灶的复发，癌细胞的扩散很大程度上依赖于腹水。卵巢癌中，腹水由癌细胞、细胞因子、细胞外囊泡组成，各种类型的免疫细胞以及许多其他宿主细胞亚群共同作用，促进癌细胞增殖、化疗耐药和转移复发。

(1) 肿瘤相关成纤维细胞

在癌变过程中，CAF 中的胶原等细胞外基质（ECM）成分的产生和沉积增加；此外，与正常成纤维细胞不同，卵巢癌中的 CAF 内 α-SMA 和 FAP 的表达增强。CAF 可通过多种可溶性因子的分泌控制上皮细胞分化，而上皮性卵巢癌（epithelial ovarian cancer，EOC）细胞与 CAF 之间的旁分泌信号，包括释放的生长、迁移和侵袭信号，可显著加速疾病进展。例如，ES-2（卵巢透明细胞癌细胞系）培养基中存在的细胞因子能够诱导成纤维细胞中尿激酶型纤溶酶原激活物（u-PA）mRNA 的转录，最终产生与癌症侵袭和迁移相关的增强尿激酶。此外，正常成纤维细胞受到癌细胞来源的 TGF-β1 的刺

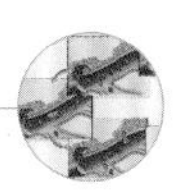

激后，通过激活和增殖，可以在网膜中形成转移前生态位。该生态位建立后，主要通过成纤维细胞释放肝细胞生长因子(HGF)和基质金属蛋白酶(MMP)2促进肿瘤在腹膜表面的侵袭。A83－01是TGF－β1受体抑制剂，在含有SKOV3细胞和成纤维细胞的肿瘤中，A83－01能够阻断TGF－β1信号通路和正常成纤维细胞的增殖，同时伴随α－SMA和MMP2的表达。另一项研究数据表明，在癌症晚期，TME中CAF的含量更高，并且与淋巴管和微血管密度增加以及淋巴结和网膜转移增强有关。从卵巢癌患者中分离出的CAF比正常卵巢组织中的成纤维细胞更能诱导癌细胞迁移。

(2) *间质干细胞*

间质干细胞(MSC)是一种被招募到TME中的基质细胞亚群，具有显著的多能性，能够分化为各种类型的细胞。人骨髓来源的骨髓间质干细胞可以分化为CAF，后者产生可溶性的促肿瘤因子，如IL－6，在EOC异种移植模型中促进肿瘤生长。体内和体外实验中，将癌细胞与肿瘤相关的MSC结合，可激活骨形态发生蛋白(BMP)信号网络，在癌症进展中发挥重要作用。联合注射SKOV3细胞和分泌高水平(＞2 500 ng/L)IL－6的卵巢MSC，能够增强非肥胖性糖尿病的重症联合免疫缺陷(NOD－SCID)小鼠体内的肿瘤发生以及肿瘤球和集落形成，肿瘤球随腹水循环迁移与集落形成是腹腔种植转移的重要过程[38]。此外，卵巢癌来源的外泌体可以促进TME中由MSC分化而来的CAF的产生[39]。对标准临床化疗耐药的卵巢癌中常出现“肿瘤干细胞(CSC)样”表型，这种表型改变通常伴随上皮-间质转化(EMT)，与癌症转移密切相关。例如，转移细胞系OVCA433表现出EMT和干细胞标志物的表达上调，在顺铂治疗后出现胞外信号调节激酶2(ERK2)激活，该通路在残留肿瘤负荷导致的卵巢癌复发中起重要作用[40]。体外与网膜-脂肪源性干细胞(omentum-adipose derived stem cell，O－ADSC)共培养后，人卵巢癌细胞的增殖和侵袭能力均显著增强。研究显示，在用O－ADSC条件培养基处理的EOC细胞中，发现了9种差异表达的蛋白质，这些蛋白质与癌症的发生、癌细胞的凋亡和迁移有关，表明O－ADSC可以通过旁分泌机制改变卵巢癌细胞的蛋白质组学特征，促进卵巢癌进展[41]。

(3) *卵巢相关脂肪细胞*

脂肪细胞的肿瘤促进作用与脂肪因子、激素和生长因子的分泌有关，这些因子能够增强癌细胞的迁移和侵袭能力。脂肪细胞和卵巢癌细胞共同培养可诱导脂肪细胞特异性脂肪分解，允许游离脂肪酸转移到癌细胞，进而通过β－氧化产生能量，利于肿瘤生长。一项研究利用荧光技术显示了卵巢癌细胞倾向于向小鼠网膜迁移，表明癌细胞的迁移行为可以由网膜相关脂肪细胞分泌的脂肪因子介导，包括CC亚族趋化因子配体2(CCL2)、IL－6、IL－8、金属组织蛋白酶抑制因子－1(TIMP－1)和脂联素。此外，各种脂肪因子，如脂联素、瘦素、抵抗素、纤溶酶原激活物抑制物(PAI)－1、血管内皮生长因子(VEGF)、TNF－α、IL－6、自噬素、脂肪酸结合蛋白(fatty acid-binding protein，FABP)等，能够控制能量消耗、葡萄糖稳态、炎症、胰岛素敏感性等多个关键过程[42]。其中，脂肪来源的FABP4和FABP5在卵巢癌中过度表达，在脂质相关代谢过程中，可作为关键蛋白参与脂肪酸氧化途径，使得癌症进展。此外，FABP4在原发肿瘤中的表达水平与卵巢癌减瘤术后残余病灶复发的发生率呈正相关。转移到邻近脂肪组织的卵巢癌细胞中，编码脂肪酸转运蛋白的基因表达上调，如*CD36*和*FABP4*，提示脂肪细胞及相关的脂肪代谢在卵巢癌转移中起重要作用[43]。

(4) *肿瘤相关巨噬细胞*

癌细胞和巨噬细胞通过可溶性因子的交换进行双向交互，这一过程能够显著影响两个细胞群体的行为和表型。癌细胞可以通过促进巨噬细胞分泌细胞因子、趋化因子、MMP来增强裸鼠腹腔内肿瘤的生长。TAM与卵巢癌细胞系SKOV3共培养后，MMP2、MMP9和MMP10的表达显著上调，可通过TLR信号通路增强SKOV3细胞的侵袭性，证实了TAM与人卵巢癌转移和进展呈正相关[44]。一项针对卵巢癌腹水的转录组学研究显示，STAT3－诱导细胞因子、成纤维细胞生长因子(FGF)、Wnt信号、BMP/TGF－β轴激活明显与早期复发相关[45]。虽然人卵巢癌腹水来源的TAM与单核细胞源性巨噬细胞(monocyte derived macrophage，MDM)和腹膜巨噬细胞(peritoneal macrophage，PMph)有相似之处，但有研究发现与MDM和PMph相比，30个TAM特异性标志基因明显上调，并与ECM重塑相关，表明TAM在卵巢癌侵袭和转移中有独特的作用[46]。此外，一项研究表明，缺氧会增加卵巢癌细胞外泌体中miR－940的表达，巨噬细胞摄取外泌体后在miR－940刺激下向M2极化，而M2亚型巨噬

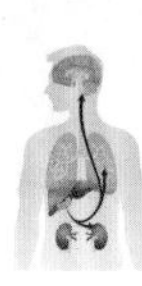



细胞(即 TAM)则进一步促进 EOC 细胞增殖和迁移,进一步佐证了癌细胞与巨噬细胞的复杂交互作用[47]。

(5) 卵巢癌相关细胞外囊泡(EV)

在 TME 中,几乎所有类型的细胞都释放 EV,并可介导蛋白质、脂质和核酸(DNA、mRNA、miRNA 和 lncRNA)在肿瘤和间质之间或内部的转移[48]。根据其来源于多囊泡体还是从质膜脱落,EV 可分为胞外体(30～150 nm)和微囊泡(100～1 000 nm)。基质释放的 EV 可调节癌细胞的侵袭和转移,而癌细胞也可产生 EV,诱导附近基质细胞的功能转变,促进疾病进展。EV 的形成和释放受多种因素的调控,内源性或外源性因素都可以改变 EV 的数量、含量和类型,从根本上改变其活性。通过 EV 的信号转导能够同时释放多个分子,影响受体细胞的信号通路,进而增加了细胞通讯网络的复杂性。EV 在卵巢癌中参与表观遗传的调控过程,在细胞间传递表达水平异常的 miRNA,从而影响肿瘤的转移复发。此外,卵巢癌来源的 EV 还携带可直接调节癌细胞迁移的分子,包括 CD24、EpCAM 和活化白细胞黏附分子。恶性腹水释放的膜泡中含有多种活化蛋白酶,包括 MMP2、MMP9、u-PA 和去整合素金属蛋白酶 17(ADAM17)/肿瘤坏死因子 α 转化酶(TNFα converting enzyme, TACE),共同促进 ECM 降解,增强癌细胞的侵袭和转移能力[49]。

### 32.4.3 表观遗传与转移

表观遗传指不改变 DNA 序列本身,而通过改变基因表达的表型,进而对基因的表达水平造成影响。随着相关研究的进展,其在肿瘤转移复发中的作用被愈发重视。近年来,已有研究证实,一系列受表观遗传修饰调控的肿瘤相关基因参与了卵巢恶性肿瘤的发生和发展。表观遗传的作用机制包括 DNA 甲基化、组蛋白翻译后修饰和 miRNA 的转录后基因调控等,这些改变不会影响原本的 DNA 序列,但能够根据环境刺激调节基因组和环境相互作用的方式,实现对基因表达的动态调控。

(1) DNA 甲基化

甲基化是最常被研究的表观遗传修饰,即 CpG 胞嘧啶环 5′位置甲基化。CpG 散布在整个基因组中,一些聚集成较长的 CpG 链,称为 CpG 岛。人类基因组中有 1%的 DNA 呈甲基化。广泛的高甲基化作为一种 CpG 岛甲基化表型(CpG island methylator phenotype, CIMP),可见于多种癌症。此外,DNA 低甲基化可能导致正常状态下沉默的癌基因的表达。在卵巢癌的所有组织类型中都可以看到整体低甲基化,且与不良预后相关。与之相对的是,DNA 高甲基化在不同组织类型中存在差异,DNA 甲基化的异质性彰显了癌症发展中的基因组基础的复杂性。在卵巢癌中,通过 DNA 甲基化可以使 DAPK、LOT1、TMS1、IGFBP-3、ICAM-1、抗原提呈细胞(APC)等细胞凋亡,或使抑制侵袭转移的相关基因表达下调[50]。在 HGSOC 中,*RUNX3*、*CAMK2N1* 高甲基化与更短的 PFS 相关,提示相应表观遗传功能异常可能导致肿瘤复发等不良预后[51]。一项关于透明细胞癌的表观遗传研究发现,基因组中罕有抑癌基因高甲基化。另外,*HNF1B* 在透明细胞癌中因低甲基化而呈过表达,但在近 50%的 HGSOC 中该基因呈甲基化。*HNF1B* 在 EMT 中发挥关键作用,其过表达将增强癌细胞的侵袭性。

(2) 组蛋白修饰

核小体是染色质的基本组成部分,每个核小体都有一个八聚体核,由 145～147 个 DNA 碱基对(bp)包裹而成的两个组蛋白(H2A、H2B、H3 和 H4)组装而成。链接器组蛋白 H1 将核小体结合在一起,核小体折叠成高阶染色质结构。组蛋白修饰改变染色质的结构,可由亲代细胞传递给子细胞。组蛋白修饰通过组蛋白修饰酶调控基因表达,动态维持染色质的稳定状态。恶性卵巢肿瘤中常伴随异常的组蛋白修饰,可促进卵巢癌的发生和发展[52]。

组蛋白乙酰化与染色质松弛状态有关,染色质松弛状态有利于基因转录。组蛋白乙酰化是一个动态的过程,受两种对立的酶控制:组蛋白乙酰转移酶(HAT)和组蛋白脱乙酰酶(HDAC)。这些酶对染色质的结构有深远的影响。HAT 和 HDAC 之间的不平衡是卵巢癌发病机制的重要组成部分。核型 HAT 中的 MYST 亚家族成员 hMOF 可能通过调控靶基因 *HCP5* 的表达,在卵巢癌肿瘤抗原特异性免疫应答中发挥调节作用。在卵巢癌组织中,hMOF、HCP5 显著下调,H4K16 乙酰化缺失。HDAC 家族中,HDAC3 通过抑制上皮钙黏素的表达促进细胞迁移。HDAC1 和 HDAC7 在维持 CSC 中起重要作用,与非干细胞相比,这两种酶在卵巢癌 CSC 中均过表达,与肿瘤复发密切相关。此外,通过 PP1α 共定位产生的核纤维胶原基质导致的 HDAC4

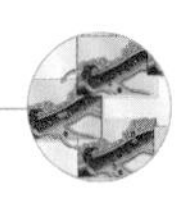

积累能够抑制 p21，促进卵巢癌细胞增殖，增加侵袭性，促进癌细胞迁移。Ⅲ类 HDAC 中的成员沉默信息调节因子 1(SIRT1)在卵巢癌的发生、发展中起重要作用。与正常组织相比，卵巢癌中 SIRT1 明显升高，且上调的 SIRT1 可通过去乙酰化使 p53 失活。另外，SIRT1 调节卵巢癌细胞 EMT 由肿瘤早期向侵袭期表型转化的过程，在卵巢癌转移的启动中起关键作用[53]。

组蛋白甲基化主要发生在赖氨酸或精氨酸残基上，通过特定残基的甲基化、甲基化程度、甲基化组蛋白在特定基因位点上的位置，进而调控转录激活或基因沉默。组蛋白甲基化的稳定状态由组蛋白甲基转移酶(histone methyltransferase, HMT)和组蛋白去甲基化酶(histone demethylase, HDMT)之间的平衡维持。在卵巢癌组织中，HMT 家族成员 zeste 同源物 2 增强子(EZH2)可能通过调节 TGF-β1 的表达，在控制细胞迁移和侵袭中发挥重要作用。CAF 通过上调 EZH2 表达来增强卵巢癌细胞生长和侵袭的能力[52]。蛋白精氨酸甲基转移酶 1 (protein arginine methyltransferase 1, PRMT1)的底物 FAM98A 在卵巢癌细胞系中表达，并与卵巢癌细胞的迁移和侵袭相关。而在 HDAC 家族中，KDM1 亚家族成员赖氨酸特异性去甲基化酶 1(LSD1)过表达诱导 EMT 同时下调上皮钙黏素的转录，促进卵巢癌细胞增殖、迁移和侵袭；此外，LSD1 还可能通过调控 Sox2 的表达，维持卵巢癌细胞的干细胞特性[54]。另外，卵巢癌中低氧环境诱导 KDM4 亚家族成员 KDM4B 上调，通过低氧信号调节转移相关的基因和通路表达，从而促进卵巢癌细胞在腹膜的播散和生长[55]。

(3) miRNA

miRNA 通过与靶基因的 3′UTR 区域结合，可以迅速抑制 mRNA 转录本的翻译，进而形成 RNA 诱导的沉默复合物，导致转录本的降解。在某些情况下，miRNA 也可以直接促使靶向 mRNA 的降解。miRNA 的遗传调控在细胞生长和分化的基本过程中起重要作用，其异常表达与癌症的发展有关。在卵巢癌 miRNA 谱中，miR-200a、miR-200b、miR-200c、miR-141 显著过表达，miR-199a、miR-140、miR-145、miR-125b1 的表达大幅下调[56]。此外，根据卵巢癌组织学亚型和恶性程度的不同，miRNA 表达也存在差异。在 *BRCA1/2* 异常的患者中，miR-34c、miR-143 和 miR-145 显著下调，miR-29a 和 miR-29b 表达上调；而没有 *BRCA1/2* 明显异常的患者中，miR-34c、miR-143 和 miR-145 表达上调[50]。miRNA 通过下游的基因和信号通路，可以介导多种肿瘤发生、发展过程，包括 CSC 的形成、EMT、减少局灶性黏附、ECM 降解、增加癌细胞迁移活性、形成肿瘤球、凋亡、自噬、血管生成、转移和腹水形成等。miR-200 家族成员在卵巢癌中高表达，可通过增强癌细胞在盆腔内的扩散而引起转移[57]。此外，卵巢癌胞外体中的 miR-205 能够通过 PTEN-Akt 通路诱导血管生成，从而促进肿瘤转移[58]。

(吴小华)

## 参考文献


[1] GARDNER A B, CHARO L M, MANN A K, et al. Ovarian, uterine, and cervical cancer patients with distant metastases at diagnosis: most common locations and outcomes [J]. Clin Exp Metastasis, 2020,37(1):107-113.

[2] DENG K, YANG C, TAN Q, et al. Sites of distant metastases and overall survival in ovarian cancer: A study of 1481 patients [J]. Gynecol Oncol, 2018,150(3):460-465.

[3] RATNER E, BALA M, LOUIE-GAO M, et al. Increased risk of brain metastases in ovarian cancer patients with BRCA mutations [J]. Gynecol Oncol, 2019,153(3):568-573.

[4] TECKIE S, MAKKER V, TABAR V, et al. Radiation therapy for epithelial ovarian cancer brain metastases: clinical outcomes and predictors of survival [J]. Radiat Oncol, 2013,8:36.

[5] RUSTIN G, VAN DER BURG M, GRIFFIN C, et al. Early versus delayed treatment of relapsed ovarian cancer [J]. Lancet, 2011,377(9763):380-381.

[6] SCHUMMER M, DRESCHER C, FORREST R, et al. Evaluation of ovarian cancer remission markers HE4, MMP7 and Mesothelin by comparison to the established marker CA125 [J]. Gynecol Oncol, 2012,125(1):65-69.

[7] NO J H, JEON Y T, KIM Y B, et al. Quantitative detection of serum survivin and its relationship with prognostic factors in ovarian cancer [J]. Gynecol Obstet Invest, 2011,71(2):136-140.

[8] MOLNáR B, TóTH K, BARTáK B K, et al. Plasma methylated septin 9: a colorectal cancer screening

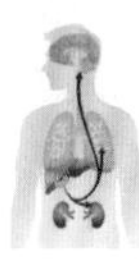



marker [J]. Expert Rev Mol Diagn, 2015,15(2):171 - 184.

[9] LEE Y H, KIM J H, ZHOU H, et al. Salivary transcriptomic biomarkers for detection of ovarian cancer: for serous papillary adenocarcinoma [J]. J Mol Med (Berl), 2012,90(4):427 - 434.

[10] CLARKE C H, YIP C, BADGWELL D, et al. Proteomic biomarkers apolipoprotein A1, truncated transthyretin and connective tissue activating protein III enhance the sensitivity of CA125 for detecting early stage epithelial ovarian cancer [J]. Gynecol Oncol, 2011,122(3):548 - 553.

[11] MOORE L E, PFEIFFER R M, ZHANG Z, et al. Proteomic biomarkers in combination with CA 125 for detection of epithelial ovarian cancer using prediagnostic serum samples from the Prostate, Lung, Colorectal, and Ovarian (PLCO) Cancer Screening Trial [J]. Cancer, 2012,118(1):91 - 100.

[12] DENKERT C, BUDCZIES J, KIND T, et al. Mass spectrometry-based metabolic profiling reveals different metabolite patterns in invasive ovarian carcinomas and ovarian borderline tumors [J]. Cancer Res, 2006,66 (22):10795 - 10804.

[13] CANCER GENOME ATLAS RESEARCH NETWORK. Integrated genomic analyses of ovarian carcinoma [J]. Nature, 2011,474(7353):609 - 615.

[14] VERHAAK R G, TAMAYO P, YANG J Y, et al. Prognostically relevant gene signatures of high-grade serous ovarian carcinoma [J]. J Clin Invest, 2013,123 (1):517 - 525.

[15] SALA E, KATAOKA M, PANDIT-TASKAR N, et al. Recurrent ovarian cancer: use of contrast-enhanced CT and PET/CT to accurately localize tumor recurrence and to predict patients' survival [J]. Radiology, 2010, 257(1):125 - 134.

[16] GU P, PAN L L, WU S Q, et al. CA 125, PET alone, PET-CT, CT and MRI in diagnosing recurrent ovarian carcinoma: a systematic review and meta-analysis [J]. Eur J Radiol, 2009,71(1):164 - 174.

[17] FULHAM M J, CARTER J, BALDEY A, et al. The impact of PET-CT in suspected recurrent ovarian cancer: a prospective multi-centre study as part of the Australian PET Data Collection Project [J]. Gynecol Oncol, 2009,112(3):462 - 468.

[18] NAFISI H, CESARI M, KARAMCHANDANI J, et al. Metastatic ovarian carcinoma to the brain: an approach to identification and classification for neuropathologists [J]. Neuropathology, 2015, 35 (2): 122 - 129.

[19] ZHANG Y, TANG H, CAI J, et al. Ovarian cancer-associated fibroblasts contribute to epithelial ovarian carcinoma metastasis by promoting angiogenesis, lymphangiogenesis and tumor cell invasion [J]. Cancer Lett, 2011,303(1):47 - 55.

[20] MANTOVANI A, ALLAVENA P, SICA A, et al. Cancer-related inflammation [J]. Nature, 2008,454 (7203):436 - 444.

[21] ZHANG R, PU W, ZHANG S, et al. Clinical value of ALU concentration and integrity index for the early diagnosis of ovarian cancer: a retrospective cohort trial [J]. PLoS One, 2018,13(2):e0191756.

[22] FORSHEW T, MURTAZA M, PARKINSON C, et al. Noninvasive identification and monitoring of cancer mutations by targeted deep sequencing of plasma DNA [J]. Sci Transl Med, 2012,4(136):136ra168.

[23] PEREIRA E, CAMACHO-VANEGAS O, ANAND S, et al. Personalized circulating tumor DNA biomarkers dynamically predict treatment response and survival in gynecologic cancers [J]. PLoS One, 2015, 10 (12): e0145754.

[24] PARKINSON C A, GALE D, PISKORZ A M, et al. Exploratory analysis of TP53 mutations in circulating tumour DNA as biomarkers of treatment response for patients with relapsed high-grade serous ovarian carcinoma: a retrospective study [J]. PLoS Med, 2016,13(12):e1002198.

[25] HARRIS F R, KOVTUN I V, SMADBECK J, et al. Quantification of somatic chromosomal rearrangements in circulating cell-free DNA from ovarian cancers [J]. Sci Rep, 2016,6:29831.

[26] LI J, SHERMAN-BAUST C A, TSAI-TURTON M, et al. Claudin-containing exosomes in the peripheral circulation of women with ovarian cancer [J]. BMC Cancer, 2009,9:244.

[27] RUPP A K, RUPP C, KELLER S, et al. Loss of EpCAM expression in breast cancer derived serum exosomes: role of proteolytic cleavage [J]. Gynecol Oncol, 2011,122(2):437 - 446.

[28] PAN C, STEVIC I, MÜLLER V, et al. Exosomal microRNAs as tumor markers in epithelial ovarian cancer [J]. Mol Oncol, 2018,12(11):1935 - 1948.

[29] CHUANG C M, CHOU Y J, YEN M S, et al. The role of secondary cytoreductive surgery in patients with recurrent epithelial ovarian, tubal, and peritoneal

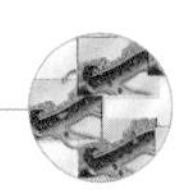

cancers: a comparative effectiveness analysis [J]. Oncologist, 2012,17(6):847 - 855.

[30] CHI D S, MCCAUGHTY K, DIAZ J P, et al. Guidelines and selection criteria for secondary cytoreductive surgery in patients with recurrent, platinum-sensitive epithelial ovarian carcinoma [J]. Cancer, 2006,106(9):1933 - 1939.

[31] OKSEFJELL H, SANDSTAD B, TROPÉ C. The role of secondary cytoreduction in the management of the first relapse in epithelial ovarian cancer [J]. Ann Oncol, 2009,20(2):286 - 293.

[32] EISENKOP S M, FRIEDMAN R L, SPIRTOS N M. The role of secondary cytoreductive surgery in the treatment of patients with recurrent epithelial ovarian carcinoma [J]. Cancer, 2000,88(1):144 - 153.

[33] COLEMAN R L, SPIRTOS N M, ENSERRO D, et al. Secondary surgical cytoreduction for recurrent ovarian cancer [J]. N Engl J Med, 2019,381(20):1929 - 1939.

[34] HARTER P, HAHMANN M, LUECK H J, et al. Surgery for recurrent ovarian cancer: role of peritoneal carcinomatosis: exploratory analysis of the DESKTOP I Trial about risk factors, surgical implications, and prognostic value of peritoneal carcinomatosis [J]. Ann Surg Oncol, 2009,16(5):1324 - 1330.

[35] TIAN W J, CHI D S, SEHOULI J, et al. A risk model for secondary cytoreductive surgery in recurrent ovarian cancer: an evidence-based proposal for patient selection [J]. Ann Surg Oncol, 2012,19(2):597 - 604.

[36] MATULONIS U A, SOOD A K, FALLOWFIELD L, et al. Ovarian cancer [J]. Nat Rev Dis Primers, 2016, 2:16061.

[37] KRZYSTYNIAK J, CEPPI L, DIZON D S, et al. Epithelial ovarian cancer: the molecular genetics of epithelial ovarian cancer [J]. Ann Oncol, 2016, 27 Suppl 1(Suppl 1):i4 - i10.

[38] DING D C, LIU H W, CHU T Y. Interleukin-6 from ovarian mesenchymal stem cells promotes proliferation, sphere and colony formation and tumorigenesis of an ovarian cancer cell line SKOV3 [J]. J Cancer, 2016,7(13):1815 - 1823.

[39] CHO J A, PARK H, LIM E H, et al. Exosomes from ovarian cancer cells induce adipose tissue-derived mesenchymal stem cells to acquire the physical and functional characteristics of tumor-supporting myofibroblasts [J]. Gynecol Oncol, 2011,123(2):379 - 386.

[40] LATIFI A, ABUBAKER K, CASTRECHINI N, et al. Cisplatin treatment of primary and metastatic epithelial ovarian carcinomas generates residual cells with mesenchymal stem cell-like profile [J]. J Cell Biochem, 2011,112(10):2850 - 2864.

[41] ZHANG Y, DONG W, WANG J, et al. Human omental adipose-derived mesenchymal stem cell-conditioned medium alters the proteomic profile of epithelial ovarian cancer cell lines in vitro [J]. Onco Targets Ther, 2017,10:1655 - 1663.

[42] BRAVO-SAGUA R, MATTAR P, DÍAZ X, et al. Calcium sensing receptor as a novel mediator of adipose tissue dysfunction: mechanisms and potential clinical implications [J]. Front Physiol, 2016,7:395.

[43] CHKOURKO GUSKY H, DIEDRICH J, MACDOUGALD O A, et al. Omentum and bone marrow: how adipocyte-rich organs create tumour microenvironments conducive for metastatic progression [J]. Obes Rev, 2016,17(11):1015 - 1029.

[44] KE X, ZHANG S, WU M, et al. Tumor-associated macrophages promote invasion via Toll-like receptors signaling in patients with ovarian cancer [J]. Int Immunopharmacol, 2016,40:184 - 195.

[45] REINARTZ S, FINKERNAGEL F, ADHIKARY T, et al. A transcriptome-based global map of signaling pathways in the ovarian cancer microenvironment associated with clinical outcome [J]. Genome Biol, 2016,17(1):108.

[46] FINKERNAGEL F, REINARTZ S, LIEBER S, et al. The transcriptional signature of human ovarian carcinoma macrophages is associated with extracellular matrix reorganization [J]. Oncotarget, 2016,7(46):75339 - 75352.

[47] CHEN X, YING X, WANG X, et al. Exosomes derived from hypoxic epithelial ovarian cancer deliver microRNA - 940 to induce macrophage M2 polarization [J]. Oncol Rep, 2017,38(1):522 - 528.

[48] HAN L, XU J, XU Q, et al. Extracellular vesicles in the tumor microenvironment: therapeutic resistance, clinical biomarkers, and targeting strategies [J]. Med Res Rev, 2017,37(6):1318 - 1349.

[49] ZHANG B, CHEN F, XU Q, et al. Revisiting ovarian cancer microenvironment: a friend or a foe? [J]. Protein Cell, 2018,9(8):674 - 692.

[50] NATANZON Y, GOODE E L, CUNNINGHAM J M. Epigenetics in ovarian cancer [J]. Semin Cancer Biol, 2018,51:160 - 169.

[51] HAFNER N, STEINBACH D, JANSEN L, et al.

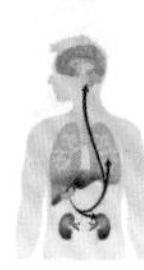



RUNX3 and CAMK2N1 hypermethylation as prognostic marker for epithelial ovarian cancer [J]. Int J Cancer, 2016,138(1):217 - 228.

[52] YANG Q, YANG Y, ZHOU N, et al. Epigenetics in ovarian cancer: premise, properties, and perspectives [J]. Mol Cancer, 2018,17(1):109.

[53] SUN L, LI H, CHEN J, et al. PIASy mediates hypoxia-induced SIRT1 transcriptional repression and epithelial-to-mesenchymal transition in ovarian cancer cells [J]. J Cell Sci, 2013,126(Pt 17):3939 - 3947.

[54] LI Y, WAN X, WEI Y, et al. LSD1-mediated epigenetic modification contributes to ovarian cancer cell migration and invasion [J]. Oncol Rep, 2016,35(6): 3586 - 3592.

[55] WILSON C, QIU L, HONG Y, et al. The histone demethylase KDM4B regulates peritoneal seeding of ovarian cancer [J]. Oncogene, 2017,36(18):2565 - 2576.

[56] IORIO M V, VISONE R, DI LEVA G, et al. MicroRNA signatures in human ovarian cancer [J]. Cancer Res, 2007,67(18):8699 - 8707.

[57] CHOI P W, NG S W. The Functions of MicroRNA - 200 family in ovarian cancer: beyond epithelial-mesenchymal transition [J]. Int J Mol Sci, 2017,18(6):

[58] HE L, ZHU W, CHEN Q, et al. Ovarian cancer cell-secreted exosomal miR - 205 promotes metastasis by inducing angiogenesis [J]. Theranostics, 2019,9(26): 8206 - 8220.

# 33 子宫内膜癌转移复发



## 33.1 子宫内膜癌转移复发的临床规律

子宫内膜癌是威胁全球女性生命健康的恶性肿瘤之一，发病率和致死率居女性生殖系统肿瘤第2位。近年来，子宫内膜癌的发病率和死亡率呈上升趋势。大多数被诊断为早期低级别子宫内膜样癌的患者经过手术治疗后基本达到治愈，而更高级别和/或更高期别的患者尽管联合多种治疗方法，其复发风险仍较高。子宫内膜癌可大致分为两种类型：子宫内膜样癌(80%)和非子宫内膜样癌(20%)，后者包括子宫内膜浆液性癌、透明细胞癌和癌肉瘤等，虽然不常见，但几乎占所有复发病例的一半。大多数病灶局限的早期患者预后良好，少部分患者经过初始治疗后复发，仅在局部复发的患者尚可实现持久的缓解。然而，对于那些复发或远处转移的子宫内膜癌患者，预后较差。

### 33.1.1 子宫内膜癌转移复发的途径和特征

(1) 子宫内膜癌转移途径

子宫内膜癌在最早期通常没有明显症状，大多数是在妇科检查时偶然被发现。一般而言，子宫内膜癌生长较缓慢，局限于内膜或子宫腔内时间较长。但部分特殊病理类型的子宫内膜癌，如浆液性乳头状癌、鳞腺癌、透明细胞癌和低分化癌等可迅速发展，在短期内即可出现转移。

大多数转移性子宫内膜癌患者既往已接受过原发灶治疗，随后出现局部进展或远处转移，主要为转移灶局限于阴道或骨盆，或累及腹腔或其他器官。

子宫内膜癌的主要转移途径如下。

1) 淋巴转移：淋巴转移是子宫内膜癌的主要转移途径。当肿瘤病灶浸润至深肌层，或扩散到宫颈管，抑或癌组织分化不良时，容易在疾病早期发生淋巴转移。转移途径与肿瘤部位相关：如肿瘤位于子

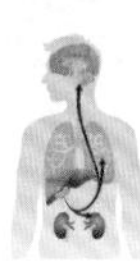



宫下段及宫颈管，则转移途径与宫颈癌相同，可至宫旁、闭孔、髂内、髂外、髂总淋巴结等；如肿瘤位于子宫后壁，则沿宫骶韧带淋巴管转移至直肠淋巴结；如肿瘤位于子宫角或前壁上部，则沿圆韧带淋巴管转移至腹股沟淋巴结；如肿瘤位于子宫底部，则沿阔韧带上部淋巴管网，经骨盆漏斗韧带淋巴管转移至卵巢，向上转移至腹主动脉旁淋巴结。此外，约 10%的子宫内膜癌可经淋巴管逆行转移至阴道前壁。

2）直接蔓延：病变早期的子宫内膜蔓延生长，向上经子宫角蔓延至输卵管；向下可累及宫颈管，并进一步蔓延至阴道；向肌壁浸润穿透子宫，累及子宫肌层和浆膜层，进而累及输卵管、卵巢，种植于盆腔腹膜、直肠子宫陷窝及大网膜等。

3）血行转移：晚期子宫内膜癌可经血行转移至全身各器官，常见转移部位有肺、肝、骨等。

（2）子宫内膜癌复发模式

子宫内膜癌复发通常是指在治疗结束 6 个月后，在盆腔/腹腔或远处出现占位性病灶，或 CA125 等肿瘤指标持续升高，或出现胸腔积液、腹水且细胞学查见癌细胞。大多数子宫内膜癌的复发通常在治疗后 3 年内出现(68%～100%)。一般来说，Ⅰ期和Ⅱ期子宫内膜癌的复发率约为 15%，其中 50%为局部复发，29%为远处转移，21%为局部复发合并远处转移。而在复发部位方面，阴道是最常见的部位(约占 50%)，其次是是盆腔、肺、肝和骨。早期子宫内膜癌单一手术治疗后复发中 50%为局灶复发，而手术加放疗仅 30%为局部复发，70%为远处转移。

### 33.1.2　子宫内膜癌的转移复发与患者预后

大多数子宫内膜癌患者诊断时为早期，总体预后较好。然而，有 10%～15%的患者在诊断时已为疾病晚期，预后较差。近年来，子宫内膜癌的治疗方法有所进展，但晚期、复发性或转移性子宫内膜癌患者的预后仍然很差，中位生存期仅为 12～15 个月。盆腔外复发的子宫内膜癌患者(约占所有复发转移患者的 50%)预后更差。

（1）肺转移复发

肺是子宫内膜癌转移复发的常见部位，肺转移主要是血行播散的结果。另有报道证实，肺复发与Ⅵ期和深肌层浸润的子宫内膜癌有关。据报道，在 1.9%～9%的初次复发患者中观察到肺衰竭。由于以往的肺复发通常包含在远处复发病例中，未进行单独分析，导致肺复发的因素、肺复发如何进展以及应进行何种治疗等尚未明确，使预后不佳。有研究指出，75%的肺复发患者 1 年内死亡。然而，最近的一篇研究表明，病灶最大径≤2 cm 孤立性肺转移的低级别子宫内膜样癌患者复发后总生存期(OS)达 98 个月。此外，据报道在复发后进行肺转移切除术的子宫内膜癌患者的 5 年 OS 高达 76%。

（2）肝脏转移复发

尽管子宫内膜癌的肝脏复发很少见，占所有复发的 3%，但它是子宫内膜癌患者死亡的最常见原因之一。最新数据显示，死于子宫内膜癌的患者中>1/3 伴有肝脏复发。最初诊断时即出现肝脏转移的患者往往预后不良，而对于肝脏作为复发首发部位的患者则可通过挽救性治疗获益，例如根治性肝脏切除或化疗。Toptas 等人[1]研究表明，肝脏复发的中位生存期为 12 个月(3～42 个月)。在初次手术后的 6 个月内检测到肝脏复发率为 26.1%，12 例患者(26.1%)发展为孤立性肝脏复发(单发或多发)，而 34 例患者(73.9%)发展为肝复发并伴有肝外疾病。肺是肝转移的最常见伴随转移部位，在 15.2%的患者中发现肺部病灶。在单因素分析中，肝复发时间和伴随肝外转移是预后的潜在预测因素。而多因素分析显示，肝复发的时间是唯一的独立预测因素，这一指标可以将患者分为不同的预后风险组和作为评估能否选择挽救疗法的指标。

（3）骨转移复发

子宫内膜癌的骨转移较为罕见，其实际发生率无可靠数据支持，据文献报道发病率<1.0%。骨转移的机制尚不清楚。它可能与原发肿瘤行为、血管供应、免疫系统和骨骼环境有关。骨转移最常见的部位是脊柱(66%)，其次是骨盆(22%)。骨转移后往往引起严重的疼痛、病理性骨折和残疾等。

骨转移的子宫内膜癌患者预后极差，中位 OS 只有 10～12 个月。发生多处骨转移的患者预后更差。Uccella 等人[2]研究显示，初诊时即发生骨转移的患者 OS 为 17 个月，复发性骨转移患者的 OS 为 32 个月。Yoon 等[3]研究发现，在 1 185 例子宫内膜癌患者中，22 例(1.8%)出现骨转移，17 例患者出现骨复发的中位生存期是 9 个月(2～43 个月)；整个队列的 OS 和骨转移后 OS 中位生存期分别是 33 个月(9～57 个月)和 15 个月(12～17 个月)。复发时骨转移的患者 OS 比子宫内膜癌诊断时即有骨转移的患者明显延长(36 个月 *vs.* 13 个月)。单纯骨复发和骨盆外骨转移是骨转移诊断后长期存活的重要

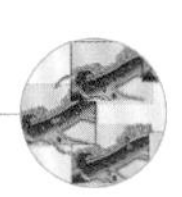

预测因素。

## 33.2 子宫内膜癌转移复发的预测与诊断

### 33.2.1 影像学诊断

(1) 超声检查

超声检查在妇科疾病患者的管理中占有重要地位。其应用较为广泛,价格相对便宜。在特定情况下,超声检查的诊断准确性可与 MRI 接近。经阴超声可详细检查宫腔、子宫内膜及附件。正常绝经后女性内膜超声图像是光滑的,通常厚度<1 mm,内膜和肌层间有一薄层低回声区。内膜厚度 4~5 mm 提示可能存在癌变。另外,由出血、坏死引起的低回声区不均匀及内膜与肌层交界不规则提示肌层浸润、内膜癌的存在。

(2) CT 检查

CT 检查对于宫内病变检查意义不大,但其多维空间分辨率更好,有助于盆腹腔肿大淋巴结和软组织块及肺部转移病灶的检出。在不能获得 MRI 检查的情况下,对于怀疑宫外受累的高级别病变、深肌层浸润或大子宫患者,可行 CT 检查评估病情。另外,术前行胸、腹盆 CT 检查有助于排除未知的可能影响手术的解剖学异常。

(3) MRI 检查

MRI 检查是检测和评估宫腔内病变、肌层浸润、宫颈浸润、宫旁浸润和其他盆腔癌灶的最佳手段。在 $T_2$ 加权成像上,内膜癌组织与正常内膜组织不同,由于肿瘤内细胞异型性、坏死和出血等原因,通常呈现出信号强度间断、不均一的特点。周围子宫肌层通常呈两层表现——与内膜邻接的低信号“结合带”和中等信号强度的外层肌层。静脉注射增强剂后,动态早期最内层肌层同时增强,呈现出连贯的“内膜线”。内膜线中断或缺口往往提示肌层浸润的存在。肌层浸润深度与淋巴结转移密切相关。研究显示。<1/2 和>1/2 肌层浸润患者的淋巴结转移率分别为 5%和 18%。弥散加权成像(DWI)逐渐普及,DWI 对于宫外和网膜转移灶具有更高的灵敏度。高场强的 3T MRI 检测淋巴结转移的敏感度更高。

(4) PET/CT 检查

PET/CT 检查对于转移病灶检测的特异度高,灵敏度一般,受转移灶大小的影响,最大径<4 mm 的病灶检出率为 12%,>10 mm 时检出率为 100%。通常,在决定行淋巴结切除术时,PET/CT 检查能够检出最下游的淋巴结转移灶,能够指导淋巴结切除的范围。

(5) 前哨淋巴结(SLN)

SLN 示踪技术需在宫颈时钟 3 点及 9 点方向或 4 个象限分别注射染料或放射性核素。吲哚菁绿(indocyanine green, ICG)作为示踪剂被认为能有效评估盆腔淋巴结状态,灵敏度为 85.1%~98.1%,在Ⅰ期内膜癌患者中阴性预测值为 99.8%。

由于淋巴结切除质量、病理评估流程、组织学类型和临床分期的不同,淋巴结转移癌的检出率在 8%~33%。Ducie 等[4]将 SLN 示踪算法与传统淋巴结切除术分期结果进行对比,其结果显示,在几乎所有的局限于子宫体的内膜癌病例中,对于不同的国际妇产科联合会(FIGO)分期或组织学类型,SLN 示踪算法都能够代替淋巴结切除术用于分期。术前行 MRI 评估子宫肌层浸润,亦可判断淋巴结切除术是否必要。影像学检查有助于在临床中为怀疑子宫外病变的患者制定相应的手术方案和辅助治疗方案。

(6) 总结

子宫内膜癌复发患者中 87%在术后 3 年内发生。25%的复发为阴道穹隆孤立复发灶,大约 60%有远处转移病灶。孤立阴道穹隆复发灶可采用手术或联用骨盆外照射放疗方法予以治疗。

运用 CT 或 PET 可以除外无症状的多发转移灶,提高治疗成功率,减少并发症。MRI 有助于确定治疗的空间及病灶与周围组织的解剖关系,还可辅助判断局部复发病变程度、手术切除或放疗的可行性。PET/CT 可确定复发灶是局限性还是播散性。通过对 36 例内膜癌治疗后患者的回顾性分析,Belhocine 发现 PET/CT 的灵敏度和特异度分别为 96%和 78%,对于无症状复发的检出率为 12%。PET 比传统影像学检查和肿瘤标志物检测的灵敏度和特异度更高[5]。

### 33.2.2 分子病理诊断

以往子宫内膜癌的术后治疗主要依赖于临床分型和病理分型(传统分型)。近些年,随着对子宫内膜癌分子遗传学认识的不断深入,了解到子宫内膜癌是一种高度异质性肿瘤。传统分型不能完全体现肿瘤异质性,对患者的预后、治疗效果预测存在局限

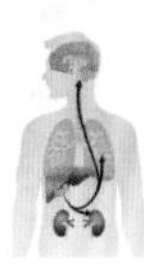



性，分子分型逐渐进入临床领域。

(1) 子宫内膜癌的传统分型

1) Bokhman 分型(1983 年)：1983 年，Bokhman 基于临床、内分泌及流行病学特征将子宫内膜癌分为两型，雌激素依赖型(Ⅰ型)和非雌激素依赖型(Ⅱ型)。Ⅰ型患者较年轻，与肥胖、高血压、糖尿病、不孕及绝经延迟等因素关系密切，约占子宫内膜癌的 65%；其中 80%为子宫内膜样腺癌，预后较好，5 年生存率高达 85.6%。Ⅱ型患者较年长，与肥胖、高脂血症等关系不大，主要为浆液性癌和透明细胞癌，预后较Ⅰ型差，虽然Ⅱ型子宫内膜癌仅占小部分，但大部分复发和死亡病例来源于此型。

从分子改变上研究两者也存在差异：Ⅰ型主要与 *PTEN*、*KRAS*、*CTNNB1* 和 *PIK3CA* 突变以及微卫星不稳定(MSI)性相关，Ⅱ型则主要与 *HER2* 扩增及 *TP53* 突变相关[6]。

然而，Bokhman 分型不能很好地评估预后及指导个体化治疗，同型之间差异明显，可造成治疗不足或过度；另一方面，流行病学研究显示：Ⅰ、Ⅱ型之间没有明显的界限，有时很难将一些子宫内膜癌亚型置于这两个组中，因此难以应用到临床实践中。

2) WHO 分型(2014 年)：2014 年，WHO 基于组织病理学对子宫内膜癌进行重新分类，将 EC 分为几大类，包括子宫内膜样癌、浆液性癌、黏液性癌、透明细胞癌、混合性癌、神经内分泌瘤、未分化/去分化癌等。

这两种分型对治疗有一定的指导作用，但均不能很好地评估预后及指导个体化治疗。Bokhman 分型，同型之间也可能差异明显，造成治疗不足或过度。而 WHO 分型，诊断高级别子宫内膜样癌和浆液性癌方面上重复性差，两者难以区分，部分患者常由于组织学中混杂的高级别成分而被误诊或漏诊。因此，临床亟需与患者基因和分子特征相匹配的更精确分型。

(2) 子宫内膜癌分子分型的演进

1) TCGA 分子分型(2013 年)：2013 年，癌症基因图谱(TCGA)对 373 例子宫内膜癌(包括 307 例子宫内膜样腺癌、53 例浆液性癌和 13 例混合性癌)进行了全方位分析。对结果分别基于全外显子测序对基因的突变图谱进行描述；基于芯片对肿瘤拷贝数变化进行描述；基于 RNA 测序对基因表达进行描述；基于甲基化芯片和蛋白质芯片对重要的蛋白质通路进行多层次描述。最后，按照不同的分子特征，将子宫内膜癌分为 4 个亚型，即聚合酶 ε (polymerase epsilon, POLE)突变型(7%)、MSI 型(28%)、低拷贝(copy number-low, CN－L)型(39%)和高拷贝(copy number-high, CN－H)型(26%)。

*POLE* 突变型：*POLE* 是编码 DNA 多聚酶的催化及校正亚基，参与 DNA 的复制及修复。*POLE* 发生突变，DNA 复制过程中产生的突变将不断累积。*POLE* 突变型被认为是微卫星稳定(MSS)型。*POLE* 突变型占全部子宫内膜癌的 5%～10%。如果 *POLE* 发生外切核酸酶体细胞突变(exonuclease domain mutation, EDM)，DNA 复制过程中碱基突变率将升高 10～100 倍，其特征性突变谱为 *PTEN*(94%)、*PIK3CA*(71%)、*PIK3R1*(65%)、*FBXW7*(82%)、*ARIDIA*(76%)、*KRAS*(53%)和 *ARID5B*(47%)。Church 等[7]证实 *POLE* 突变是各级子宫内膜癌预后良好的独立因素。主要特点为：①具有极高的突变率(约 $232\times10^6$/Mb)；②*POLE* 外切核酸酶结构域突变；③高碱基替换率(C→A)。*POLE* 超突变型在 4 型中预后最好，多数为子宫内膜样腺癌，其中低级别和高级别子宫内膜样腺癌分别占 6%和 15%～22%。但是目前其预后较好的机制尚不清楚，推测可能是由于 *POLE* 突变患者的突变负荷高，可以刺激产生大量的肿瘤新生抗原，诱发机体的抗肿瘤免疫应答。

MSI 高突变型：DNA 错配修复(MMR)基因缺失会导致 DNA 碱基错配无法校正，从而引起具有微卫星短串联重复序列长度改变，导致 MSI 的发生。已有研究报道 MSI 与多种肿瘤(如子宫内膜癌、结肠癌、肺癌等)有关，约 15%的结肠癌、约 40%的子宫内膜样癌是 MSI，且多为高级别子宫内膜样癌，突变率为 $18\times10^6$/Mb，大多伴有错配修复蛋白[如 mutL 同源物 1(MLH1)]启动子甲基化。其特征性的突变谱包括 *PTEN*(88%)、*RPL22*(33%)、*KRAS*(35%)、*PIK3CA*(54%)、*PIK3R1*(40%)和 *RID1A*(37%)。*POLE* 突变型和 *MSI* 型患者均具有较高的突变负荷，可能成为 PD－1/PD－L1 检查点抑制剂获益人群。

CN－L 型和 CN－H 型：TCGA 根据体细胞拷贝数变异特点将子宫内膜癌分为 CN－L 型和 CN－H 型。CN－L 型主要包括中、低级别子宫内膜样癌，突变频率较低($2.9\times10^6$/Mb)。突变谱主要为 *PTEN*(77%)、*CTNNB1*(52%)、*PIK3CA*(53%)、

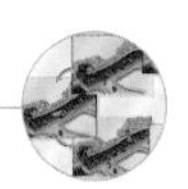

*PIK3R1*(33%)和*ARID1A*(42%)。而CN-H是4个亚型中异质性最高的一组,预后也最差,约94%的浆液性癌、62%的混合性癌、12%的子宫内膜样癌(多为高级别子宫内膜样癌)属于此型,突变率低($2.3\times10^6$/Mb)。主要特征为广泛的体细胞拷贝数变异和 *TP53*(高达92%)、*PPP2R1A*(22%)、*PIK3CA*(47%)突变。

然而,TCGA分子分型存在着一定的局限性。首先,对于样本的要求较高,需要使用新鲜或-80℃冻存标本。其次,未涵盖所有子宫内膜癌病理亚型(这项研究仅包含3种子宫内膜癌病理亚型),其他病理亚型的临床适用性待验证。最后,方法烦琐,需要进行RNA测序、全外显子测序以及多平台的生物信息分析和功能验证,经济成本高,临床应用性差。基于上述的问题,2015年McConechy等提出了ProMisE模型[8]。该模型简化了TCGA的检测方法,并纳入多种子宫内膜癌病理亚型进行分析。

2) ProMisE分子分型(2015年):2015年,McConechy等提出的ProMisE分子分型旨在对TCGA分子分型方法进行改良,简化检测方法,并纳入包含黏液性癌、浆液性癌、透明细胞癌、去分化癌等多种其他病理亚型进行分析,增强临床应用性。ProMisE分子分型中MMR基因免疫组化替代MSI检测,P53免疫组化替代拷贝数检测,这大大降低了分析成本。最终将子宫内膜癌分为4个亚型:错配修复缺陷(dMMR)型、*POLE*突变型、*P53*野生型(*P53* wild type, *P53* wt)以及*P53*异常型(*P53* abnormal, *P53* abn)。ProMisE分型在预后、指导治疗、分型占比等方面也得到了与TCGA分型类似的结果。

3) 美国国立综合癌症网络(NCCN)指南TCGA分子分型(2020年):2020年,子宫肿瘤的NCCN指南结合TCGA分型策略和ProMisE分型策略,对TCGA分型方法进行了改良,将该分型正式纳入临床指南。该分型策略保留了TCGA分型的4个亚型,但对检测方法进行简化,采取了ProMisE分型的检测方法,进而增强临床应用性。并且,NCCN指南推荐常规开展子宫内膜癌的分子分型检测,用于推测早期子宫内膜癌的治疗结局和预后以及指导早期子宫内膜癌的辅助治疗。

(3) 血清中的分子标志物

1) CA125、CA19-9等肿瘤标志物:子宫内膜癌多是腺癌,肿瘤标志物不是很敏感,以CA125、CA19-9为主。在早期子宫内膜癌患者中一般无升高,有子宫外复发转移时CA125可明显升高,且肿瘤期别、分级越高,病灶范围越大,子宫肌层浸润越深,血清CA125水平越高。所以每疗程一次的血清CA125水平的检查对于了解病情变化及治疗效果是十分必要的。动态观察血清CA125浓度有助于预后评价和治疗控制,治疗后动态随访血清CA125水平有利于预后的判断和复发的预测。

特殊类型的子宫内膜癌,如去分化子宫内膜癌早期患者肿瘤标志物一般不升高,而在晚期或有淋巴结转移的患者中,肿瘤标志物如CA19-9、癌胚抗原(CEA)和鳞状细胞癌抗原(SCC-Ag)在部分患者中会升高,而CA125和CA72-4可能并不升高。当肿瘤中伴有滋养细胞成分时,血清中可检测出高水平的人绒毛膜促性腺激素(hCG)和甲胎蛋白(AFP)。

2) 循环肿瘤DNA(ctDNA)检测:ctDNA定义为循环血液中所存在的肿瘤DNA片段。肿瘤患者血液中的游离细胞DNA(cell free DNA, cfDNA)带有肿瘤相关的基因和表观基因型突变,这些突变与肿瘤的发生、进展和耐药性相关。突变类型包括杂合性丢失(LOH)、抑癌基因突变(如*TP53*基因)及原癌基因突变(如*KRAS*和*BRAF*基因)。其中*KRAS*基因突变见于10%~30%的子宫内膜癌患者。*p53*基因突变也常见于子宫内膜癌中,甚至与患者的预后有一定相关性[9]。此外子宫内膜癌中常伴有表观遗传学的改变,如甲基化异常。这些突变位点作为检测靶点,是ctDNA检测的基础。cfDNA由基因组DNA(genomic DNA)和线粒体DNA(mitochondrial DNA)构成,同样包含编码DNA和非编码DNA,其中非编码DNA可以用来检测MSI、LOH、基因多态性、完整性等异常改变。

循环DNA的产生机制不甚明确,目前有许多学说与猜测。研究者推测血液中游离的核酸来自坏死和凋亡的肿瘤细胞。此外,ctDNA也可能来自癌细胞的主动分泌。正常机体中坏死和凋亡的肿瘤细胞通常被巨噬细胞和其他细胞吞噬清除。巨噬细胞吞噬坏死和凋亡的癌细胞后,将断裂的DNA释放入附近的组织环境,进入血液形成ctDNA。这一释放过程可能是主动转运。据估计若肿瘤组织>100 g(约$3\times10^{10}$个细胞),则每天将有约3.3%的肿瘤DNA释放入血。DNA碎片的大小为70~200 bp,大者可达21 kb。循环肿瘤细胞(CTC)或已转移至

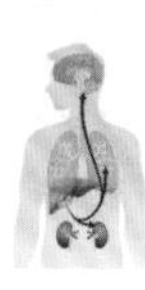



远处的癌细胞也可能是 ctDNA 的来源。

理论上 ctDNA 检测是一项精准技术，具有良好的发展前景，但囿于目前对肿瘤基因组的认识不足以及检测手段的局限性，同样关于子宫内膜癌的研究结果亦不尽人意。

Tanaka 等[10]比较了子宫内膜癌患者与良性疾病及健康对照的血清 cfDNA 水平差异，共纳入 53 例子宫内膜癌患者、9 例良性妇科疾病患者和 15 例健康对照进行试验，检测技术使用实时聚合酶链反应(PCR)的方法，检测位点为 Alu 序列。术前 1d 采集外周血，4℃下 3 000 r/min 离心 20 min 并储存于−80℃环境中。结果表明子宫内膜癌患者 cfDNA 定量略高于良性病变患者，但是无统计学意义($P=0.095$)；患者术前和术后相比较，cfDNA 水平差别也不具有统计学意义。该研究表明 cfDNA 定量在子宫内膜癌筛查中的应用具有局限性；作者推测同一患者不同时间点 cfDNA 水平的变化可能具有意义。

Pereira 等[11]对子宫内膜癌和卵巢癌患者血清中的 ctDNA 进行较为全面的研究。研究小组共纳入卵巢癌 22 例、子宫内膜癌 17 例，选择微滴式数字 PCR(ddPCR)系统和全基因组测序的技术分离 ctDNA。对部分患者肿瘤标本进行全基因组测序，筛选出目标基因，再运用 PCR 的方法分离血清 ctDNA。另一部分患者则针对 50 种常见的癌基因/抑癌基因突变进行检测，共覆盖 21 820 个突变位点。结果提示，ctDNA 对于子宫内膜癌和卵巢癌诊断的灵敏度与 CA125 相似，但是特异度非常高，因此在特异度方面优于 CA125。对比手术前后 ctDNA 的水平，研究者观察到术后 ctDNA 的消失与患者预后(OS 与 PFS)显著相关。10 例有随访数据的患者中，4 例患者术后平均 ctDNA 水平$>10\times10^3$拷贝/升，最后均因疾病而死亡；5 例患者术后 ctDNA 测不到，截至试验结束均生存，且其中 2 例已生存 5 年以上。但作者同时提出，术前 ctDNA 水平与患者生存无关。这项研究最大的优势是使用了全基因组测序的方法，个体化筛选患者的突变基因，因此 ctDNA 的检出率非常高。研究结果提示，该类精准 ctDNA 检测能够预测患者预后，可作为术后随访监测指标，指导早期发现复发与转移。

综合以上文献，目前认为 ctDNA 的检测并不适用于子宫内膜癌的早期筛查。值得一提的是，Dobrzycka 等[9]的研究提示我们 ctDNA 可能对Ⅱ型子宫内膜癌灵敏度更强。这类特殊类型的子宫内膜癌，如浆液性癌，其侵袭转移能力强，早期即可发生盆腹腔转移，若能通过 ctDNA 筛查，则临床意义更大。子宫内膜癌患者血清中同样存在有异常甲基化 DNA 片段，可以作为检测靶点，甲基化的异常在其他妇科肿瘤中均有研究，但是子宫内膜癌相关研究甚少。究其原因，一方面由于子宫内膜癌早期症状明确，健康人群无需进行常规筛查；另一方面通过宫腔灌洗液或子宫内膜活检的方法可以简单、方便地获得细胞学标本，对组织学标本 DNA 检测较血清或血浆更为精确。

## 33.3 子宫内膜癌转移复发的治疗

子宫内膜癌转移复发患者的治疗方案需根据患者一般情况、复发癌灶的具体部位、初始治疗方式进行个体化考虑。主要治疗方法包括手术治疗、化疗、放疗、内分泌治疗、靶向治疗及免疫治疗。

### 33.3.1 手术治疗

根据欧洲肿瘤内科学会-妇科肿瘤学会-放射肿瘤协会(ESMO - ESGO - ESTRO)专家共识，对于转移及复发性子宫内膜癌，只有在手术可以达到满意的瘤体减灭效果(即无肉眼病灶残留)时才考虑手术治疗[12]。瘤体减灭术包含切除肿大的淋巴结，但尚无证据提示系统性的盆腔及腹主动脉旁淋巴结清扫可带来获益，因此不推荐常规清扫。盆腔中心性复发患者，尤其既往接受放疗的患者，如果术前评估病灶可以完全切除，可考虑行盆腔廓清手术。对于远处孤立转移灶或者孤立的腹膜后淋巴结转移，可考虑行手术切除病灶。针对肠梗阻、出血严重的患者，可考虑行姑息性手术以缓解症状。

### 33.3.2 放疗和化疗

放疗在转移复发性子宫内膜癌的治疗中是控制局部病灶的有效手段。对于阴道局部复发的早期子宫内膜癌患者，挽救性放疗可以很好地控制局部病灶发展。盆腔中心性复发者如不能耐受盆腔廓清手术，可考虑用阴道局部切除＋术中放疗替代。盆腔复发患者，积极采用多学科治疗手段可能带来生存获益，若局部复发病灶超过阴道，累及盆腔或腹主动脉旁淋巴结，推荐体外靶向放疗±阴道近距离放疗±全身治疗。化疗联合放疗在复发转移子宫内膜癌

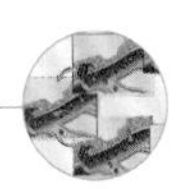

患者中能否带来额外获益尚缺乏有效证据。ESMO专家共识认为对已经出现阴道或盆腔淋巴结转移复发且有全身复发高危因素的患者，可以考虑化疗联合放疗。此外，对于晚期因肿瘤转移造成疼痛及出血的患者，可考虑采用姑息性的放疗来改善患者症状。

化疗作为全身治疗的主要手段，在子宫内膜癌转移复发的治疗中有重要作用。子宫内膜癌对化疗较敏感，最常用的化疗药物主要有蒽环类药物、紫杉醇、铂类。GOG209研究证实紫杉醇175 mg/m$^2$＋卡铂AUC 6(TC方案)3周方案的疗效不劣于紫杉醇160 mg/m$^2$＋顺铂60 mg/m$^2$＋多柔比星50 mg/m$^2$(TAP方案)3周方案，并且毒性反应更轻[13]。ESMO专家共识也推荐将紫杉醇175 mg/m$^2$＋卡铂AUC 6(TC方案)3周方案作为转移复发性子宫内膜癌的一线治疗方案。对于铂类＋紫杉醇标准方案治疗不敏感的患者，目前没有可以推荐的二线化疗方案。如果复发时间距离末次含铂化疗的时间间隔较长，可考虑复发后再次应用包含铂类化疗药物的全身治疗方案。

### 33.3.3　激素治疗

尽管早期子宫内膜癌患者术后不推荐内分泌辅助治疗，肿瘤组织学分化为中至高分化(G1～G2)、雌孕激素受体(ER、PR)阳性的子宫内膜样腺癌患者极有可能从内分泌治疗中获益。内分泌治疗在转移复发性癌中的总体有效率为25%～30%，可延长患者的PFS[14,15]。尤其当患者不能耐受放疗、化疗或出现耐药时，内分泌治疗可能使患者获益。ESMO专家共识推荐将内分泌治疗作为进展不迅速的中至高分化(G1～G2)、雌孕激素受体(ER、PR)阳性的子宫内膜样腺癌的一线全身治疗方案。因复发病灶雌孕激素受体状态可能出现改变，推荐能取肿瘤活检患者取到活检样本后重新检测雌孕激素受体状态。如果肿瘤负荷较大、患者出现内脏受累、疾病进展快等情况，内分泌治疗由于其见效慢的特性，不适合作为首选方案。常见的内分泌治疗方案主要包括单用孕激素和孕激素、他莫昔芬交替使用。内分泌治疗时需注意排除治疗禁忌证，必要时采用抗凝治疗降低患者血栓风险。

孕激素治疗：每日口服200 mg甲羟孕酮或160 mg甲地孕酮。

孕激素、他莫昔芬交替使用：不同内分泌治疗药物联用可能增强内分泌治疗的疗效。对于部分单用孕激素疗效不佳的患者，可考虑采用他莫昔芬20 mg每日2次口服，双周时加用甲羟孕酮100 mg每日2次口服的治疗方式。在未接受化疗、未经过生物标志物表达筛选的子宫内膜癌患者，对孕激素、他莫昔芬交替使用治疗方案的反应率约为30%。此外，也可考虑选择性雌激素受体降解剂氟维司群，芳香化酶抑制剂如来曲唑、阿那曲唑作为内分泌治疗的药物。

### 33.3.4　分子靶向治疗与免疫治疗

2013年TCGA研究组在《自然》(*Nature*)杂志发表了子宫内膜癌的整合基因组学特征[16]。这一研究奠定了子宫内膜癌分子分型的基础，也为子宫内膜癌的靶向治疗及免疫治疗提供了重要参考。

(1) PTEN和PI3K/Akt/mTOR信号通路

磷酸酶和张力蛋白同源区(PTEN)是PI3K信号通路的重要调节因子，在子宫内膜癌中约有80%存在*PTEN*的丢失，此外约50%的子宫内膜癌存在*PTEN*及*PIK3CA*的突变[17,18]。PI3K/Akt/mTOR信号通路的激活可以促进细胞生长、抑制细胞凋亡、促进血管生成，对肿瘤的发生、发展有着重要的调控作用。PTEN对哺乳动物雷帕霉素靶蛋白(mTOR)通路的激活存在着重要调控作用，包含mTOR抑制剂的治疗方案，如mTOR抑制剂联合化疗或mTOR联合贝伐珠单抗等，在子宫内膜癌中的相关研究正广泛进行[19]。一项临床Ⅱ期研究探索了mTOR抑制剂依维莫司＋来曲唑在复发性子宫内膜癌中的疗效，该研究($n$＝35)显示患者的临床获益率为40%，客观反应率(ORR)为32%，9例患者完全缓解，2例患者部分缓解[20]。因依维莫司会带来血糖升高的不良反应，该研究中有9例患者曾接受过二甲双胍治疗，亚组分析发现这9例患者中，临床获益率高达78%，ORR高达56%。该研究团队在此发现上进行了一项探索依维莫司＋来曲唑＋二甲双胍在复发性子宫内膜样腺癌疗效的Ⅱ期研究，结果临床获益率为50%，ORR为28%[21]。该研究的分子生物标志物分析提示孕激素阳性的患者中，依维莫司＋来曲唑＋二甲双胍方案的ORR为45%，临床获益率高达90%。

(2) *CTNNB1*基因

*CTNNB1*基因负责编码β-联蛋白。*CTNNB1*基因突变在子宫内膜癌中尤其是中至高分化的子宫

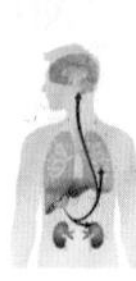


内膜样腺癌中较为常见。GOG-86P 临床试验的亚组分析发现,*CTNNB1* 突变的患者相比非突变的患者,在贝伐珠单抗治疗后 PFS 显著延长[22],说明 *CTNNB1* 突变的子宫内膜癌患者更有可能从贝伐珠单抗治疗中获益。该现象可能和 β-联蛋白对血管内皮生长因子(VEGF)的调控作用有关[23]。该研究提示 *CTNNB1* 突变可能作为预测贝伐珠单抗在子宫内膜癌中疗效的生物标志物。贝伐珠单抗本身作为血管生长因子 A 的单克隆抗体,已经被证实单药方案在晚期及复发性子宫内膜癌治疗中具有一定治疗效果。NCCN 指南指出,对于化疗后出现疾病进展的转移复发性子宫内膜癌患者,可考虑使用贝伐珠单抗单药治疗。

(3) Ras/Raf 通路

RAS、RAF 和 MEK 家族成员的突变都可能激活 Ras/Raf/MEK-ERK 通路[24]。在近期 GOG 的一项Ⅱ期研究报道了 MEK 抑制剂司美替尼单药在复发性子宫内膜癌的疗效。司美替尼单药治疗的 ORR 为 6%,26%的治疗患者在治疗期间疾病稳定。MEK 抑制剂联合其他药物的疗效正在研究中。

(4) *ARID1A* 基因

*ARID1A* 是在染色体重塑中发挥重要作用的抑癌基因,可编码 SWI/SNF 染色体重塑复合体的一部分,在子宫内膜样腺癌中 *ARID1A* 基因的突变率约为 40%[25]。*ARID1A* 基因突变会影响同源重组 DNA 修复,因此 *ARID1A* 突变肿瘤可能对多腺苷二磷酸核糖聚酶(PARP)抑制剂敏感。一项临床试验评价了 PARP 抑制剂奥拉帕利在早期子宫内膜癌中的作用,该研究发现奥拉帕利可以降低周期蛋白 D1 的表达,周期蛋白 D1 和 PARP-1 水平显著正相关($\rho=0.661$ *vs.* $P=0.0001$)。在 *ARID1A* 突变患者中这一现象更加明显[26]。*ARID1A* 可被共济失调毛细血管扩张 RAD3 相关蛋白(ATR)募集定位于双链 DNA 损伤部位,这一过程是同源重组 DNA 双链修复过程中的重要环节。ATR 抑制剂在临床前模型中被证实可以造成 *ARID1A* 突变的肿瘤细胞死亡。此外,已有研究证实 zeste 同源物 2 增强子(EZH2)抑制对 *ARID1A* 突变的肿瘤具有抑制作用[27]。

(5) *FGFR2* 基因

*FGFR2* 基因编码成纤维细胞生长因子受体-2(FGFR-2),在 10%～14%的子宫内膜样腺癌中存在突变。存在 *FGFR2* 基因突变的早期子宫内膜癌患者的无病生存期(DFS)和 OS 均显著缩短。在一项Ⅱ期临床研究中,单药 *FGFR2* 抑制剂在子宫内膜癌中的疗效有限,且疗效并不局限于 *FGFR2* 突变状态[28]。但 *FGFR2* 基因突变状态或许可以作为应用多激酶抑制剂治疗的分子标志物。

(6) *HER2* 基因

*HER2*/neu 在 30%的子宫内膜浆液性癌中高表达。一项Ⅱ期临床试验比较了卡铂+紫杉醇化疗与卡铂+紫杉醇化疗+曲妥珠单抗在 *HER2* 基因扩增的进展期和复发子宫浆液性癌中的疗效。该研究报道曲妥珠单抗+化疗相比单用化疗在不明显增加治疗毒性的同时可以显著延长子宫浆液性癌患者的 PFS(8 个月 *vs.* 12.6 个月;$P=0.005$)。该研究提示对于 *HER2* 基因扩增的子宫内膜癌患者,*HER2* 靶向治疗可能带来临床获益[29]。

(7) 免疫治疗

*POLE* 突变及 MSI 的子宫内膜癌均被报道为和大量肿瘤浸润淋巴细胞及较高的新抗原负荷有关,这些特点提示它们很有可能对免疫治疗敏感[30]。派姆单抗已经被美国 FDA 批准用于无法手术切除或者转移性的存在高度微卫星不稳定(MSI-H)或者 dMMR 的实体肿瘤。NCCN 指南推荐在子宫内膜癌中将 MSI-H/dMMR、肿瘤突变负荷(TMB)≥10 mut/Mb 作为免疫治疗的分子标志物。KEYNOTE-158 研究探索了派姆单抗单药治疗进展期 MSI-H 或 dMMR 的非结肠癌的治疗效果。这项Ⅱ期临床研究提示:子宫内膜癌亚组($n=49$)的 ORR 为 57.1%(95% *CI*:42.2%～71.2%),中位 PFS 为 25.7 个月;在复发性子宫内膜癌患者中,MSI-H 的患者约占 16%[31]。与此同时,在一项探究派姆单抗在 PD-L1 阳性的、既往接受标准化疗后进展的晚期子宫内膜癌患者($n=23$)中疗效的Ⅰb 期临床研究中显示,派姆单抗治疗的 ORR 仅为 13%(95% *CI*:2.8%～33.6%),中位 PFS 为 1.8 个月。该研究的进一步分析显示,入组患者大部分为 MSS 的患者。这一结果也提示派姆单抗在 MSS 的患者中疗效较差。近期 KEYNOTE-146 研究报道了多激酶抑制剂仑伐替尼联合派姆单抗在未经 PD-L1 和 MSI 选择的进展期子宫内膜癌患者中的疗效[32]。该研究招募了 124 例进展期子宫内膜癌患者,其中 108 例患者既往接受其他治疗,中位随访时间 18 个月。治疗 24 周的 ORR 为 38%。亚组分析中,MSI-H 患者($n=11$)的 24 周 ORR 为 63.6%

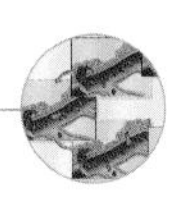

(95% *CI*:30.8%~89.1%),而 MSS 患者($n=94$)的 24 周 ORR 为 36.2%(95% *CI*:26.5%~46.7%)。对于既往接受治疗的子宫内膜癌患者,中位治疗反应持续时间长达 21.2 个月,中位 PFS 为 7.4 个月,中位 OS 为 16.7 个月。目前,对比仑伐替尼+派姆单抗与卡铂+紫杉醇在进展期子宫内膜癌一线治疗方案疗效的Ⅲ期临床试验(NCT03884101)和对比仑伐替尼+派姆单抗与卡铂+紫杉醇或多柔比星在接受过其他治疗在进展期子宫内膜癌中疗效的Ⅲ期临床试验(NCT03517449)正在进行中。

## 33.4 子宫内膜癌转移复发的基础研究进展

尽管大多数的早期子宫内膜癌有较好的生存,但复发患者的预后却较差。筛选可从更积极治疗中获益的高危复发患者有助于子宫内膜癌患者的个体化治疗,改善患者的生存。Giacomo 等利用免疫组化和定量反转录 PCR(qRT-PCR)等检测 113 例不同阶段的子宫内膜癌患者 L1 细胞黏附分子(L1CAM)的表达,结果显示转移性子宫内膜癌中 L1CAM 的表达与肿瘤的恶性程度有关,主要与肿瘤转移过程密切相关,同时发现 miR-34a 与 L1CAM 的表达呈负相关;因此,子宫内膜癌中 L1CAM 和 miR-34a 的表达可作为预后指标,在临床中发现高危复发患者从而采用更积极的治疗[33]。既往研究发现 *CTNNB1* 外显子 3 的突变与 β-联蛋白从细胞膜到细胞核的转位及 Wnt/β-联蛋白信号通路的激活有关,*CTNNB1* 基因突变可识别出那些属于低级别早期子宫内膜癌但处于高危复发风险的患者。Kim 等研究者考虑到 *CTNNB1* 在子宫内膜癌中的临床价值,评估免疫组化能否替代 *CTNNB1* 基因测序,结果显示 β-联蛋白的核转位识别 *CTNNB1* 突变和野生型的特异度为 100%,但灵敏度约为 84.9%,免疫组化显示 β-联蛋白的核转位不能完全发现 *CTNNB1* 突变的子宫内膜癌患者[34]。为此免疫组化可以作为初筛,当无 β-联蛋白的核转位时可考虑 *CTNNB1* 测序。de Foucher 等利用芯片和 qRT-PCR 等实验技术分析 7 例随访复发和 14 例随访未复发的子宫内膜癌标本 miRNA 的表达,发现复发标本中 miR-184、miR-497-5p 和 miR-196b-3p 明显低表达,并且 miR-184 变化倍数<0.083 和 miR-196 变化倍数<0.56 的子宫内膜癌患者更可能出现复发,miR-184 有望成为改善低危子宫内膜癌患者治疗模式的预后指标[35]。

### 33.4.1 表观遗传与子宫内膜癌的复发转移

Wang 等学者分析 84 例子宫内膜癌患者的肿瘤组织和正常组织的环状 RNA(circRNA)情况,发现 Has_circ_0002577 高表达于肿瘤组织,并且与患者的不良预后和更晚的临床分期有关;进一步进行分子生物学实验发现 Has_circ_0002577 可招募 miR-625-5p,诱导Ⅰ型胰岛素样生长因子受体(IGF-ⅡR)的表达,并激活 PI3K/Akt 信号通路,引起子宫内膜癌的增殖和转移[36]。Park 等人发现 lncRNA 类固醇受体 RNA 激活因子(SRA)在子宫内膜癌中表达升高,并与患者的不良预后相关;分子生物学实验表明 SRA 通过增加真核生物翻译起始因子 4E 结合蛋白 1(eukaryotic translation initiation factor 4E-binding protein 1, EIF4E-BP1)的表达,激活 Wnt/β-联蛋白信号通路,影响肿瘤细胞的蛋白质合成、细胞周期和细胞生长,促进子宫内膜癌的发生与发展[37]。研究者通过分析亲本子宫内膜癌细胞株和具有高度侵袭性、成球能力和紫杉醇耐药的衍生细胞株的 lncRNA 差异,发现 lncRNA 核旁斑装配转录物 1(nuclear paraspeckle assembly transcript 1, NEAT1)在子宫内膜癌中高表达,并提示患者的不良预后。实验表明 NEAT1 可通过 miR-361 调节信号转导及转录激活因子 3(STAT3)和肿瘤微环境相关基因的表达,从而促进子宫内膜癌细胞的增殖、侵袭和对紫杉醇耐药,抑制 NEAT1 信号通路有望成为抑制子宫内膜癌发展及改善其化疗抵抗的新的治疗策略。心脏神经脊衍生物转录因子 2(heart and neural crest derivatives expressed 2, HAND2)及附近的 lincRNA HAND2-反义 RNA1(HAND2-antisense RNA1, HAND2-AS1)由于 DNA 启动子区域的高甲基化在子宫内膜癌中呈现低表达的状态,其低表达与组织学分级、淋巴结转移和子宫内膜癌患者的复发有关;进一步研究发现 lincRNA HAND2-AS1 通过失活神经调节肽发挥抗癌的生物学效应,从而抑制子宫内膜癌的侵袭和迁移[38]。

Sun 等研究者发现 miR-652 在子宫内膜癌组织中表达较高,与患者较差的生存和早期复发有关。进一步研究发现,miR-652 通过直接靶向 *RORA* 基因,激活 Wnt/β-联蛋白信号通路,从而发挥促癌的生物学功能。高速泳动族 AT-hook2(high

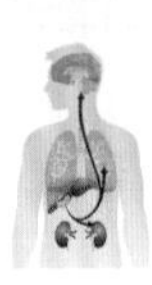



mobility group AT-hook 2, HMGA2)是肿瘤转移的驱动因素之一,HMGA2 高表达与子宫内膜癌较差的预后有关[39],Ma 等利用生物信息预测软件发现 miR-302a-5p 和 miR-367-3p 结合 HMGA2 mRNA,利用双萤光素酶报告基因测定法确定 miR-302a-5p/367-3p 结合 HMGA2 mRNA 的区域。临床样本分析发现子宫内膜癌组织中 miR-302a-5p/367-3p 明显低表达,并与 HMGA2 的表达呈负相关;进一步分析发现 miR-302a-5p/367-3p 的低表达与较晚的 FIGO 分期、淋巴结转移及预后有关。miR-302a-5p/367-3p-HMGA2 轴可作为预测子宫内膜癌转移的生物标志物,成为转移性子宫内膜癌的潜在治疗靶点[40]。研究者利用液体活检技术发现肿瘤相关成纤维细胞(CAF)来源的胞外体可有效促进子宫内膜癌细胞的侵袭,发现 CAF 和 CAF 来源的胞外体中 miR-148b 明显减少;分子生物学实验进一步发现 miR-148b 可直接结合它的下游靶基因 *DNMT1* 并抑制其表达,影响上皮-间质转化(EMT),最终抑制子宫内膜癌的转移。

### 33.4.2 子宫内膜癌的复发转移相关信号通路

Zhang 等研究者发现 *FTO* 在转移性子宫内膜癌中高表达,*FTO* 可引起同源异形框 B13 (homeobox B13, HOXB13)mRNA 的去甲基化修饰,升高 HOXB13 蛋白的表达,从而引起 Wnt 信号通路和下游蛋白质的激活,最终引起子宫内膜癌的侵袭和转移。Wnt 信号通路抑制剂磷塞文特(foscenvivint, ICG-001)可阻断 HOXB13 介导的肿瘤转移,有望成为抑制子宫内膜癌转移的新型治疗策略[41]。食管癌、肝癌和卵巢癌等多种癌症类型中发现泛素羧基末端水解酶 L5 (ubiquitin C-terminal hydrolase L5, UCHL5)促进肿瘤的生长和转移。UCHL5 在子宫内膜癌中高表达,并与患者的不良预后有关。研究发现 UCHL5 可通过激活 Wnt/β-联蛋白信号通路促进子宫内膜癌细胞的增殖和转移,Wnt/β-联蛋白信号通路抑制剂 XAV939 可有效阻断 UCHL5 在子宫内膜癌中的促癌效应。

子宫浆液性癌是子宫内膜癌中侵袭性较高的一种,易复发,预后较差。研究发现靶向多巴胺受体 D2 的药物 ONC206 可以影响 p38MAPK/ERK/PGC-1α 的交互作用,导致代谢重编程并抑制糖酵解通路和氧化应激磷酸化信号通路的激活,最终抑制子宫内膜癌细胞的增殖和诱导细胞凋亡。肌层浸润是影响子宫内膜癌播散的重要事件,研究发现 *FXYD5/Dys* 与子宫内膜癌的侵袭性程度相关,相比于表浅区域,*FXYD5/Dys* 在肿瘤浸润区域高表达,进一步研究发现 *FXYD5/Dys* 可激活 NF-κB 信号通路,促进肿瘤细胞的黏附和迁移,促进子宫内膜癌的播散,与患者的不良预后有关[42]。肿瘤干细胞样细胞与肿瘤的生长转移相关,研究者发现双特异性磷酸酶 6 (dual-specificity phosphatase 6, DUSP6)可诱导 *ALDH1*、*SOX2* 等肿瘤干性相关基因的表达,提升肿瘤细胞的成球能力,从而促进子宫内膜癌细胞的侵袭和转移[43]。

研究发现肝癌衍生生长因子(hepatoma-derived growth factor, HDGF)的表达与子宫内膜癌的临床病理特征相关,HDGF 可激活 PI3K/Akt 信号通路,并与 DEAD 框肽 5 [DEAD(Asp-Glu-Ala-Asp) box polypeptide5, DDX5]相互作用,影响下游 β-联蛋白介导的细胞周期和 EMT 信号通路,促进子宫内膜癌细胞的增殖、迁移和侵袭,免疫组化也显示 HDGF 和 DDX5 的高表达与子宫内膜癌患者较差的预后有关[44]。转移相关蛋白 1(MTA1)在子宫内膜癌组织中高表达,其表达与子宫内膜癌的淋巴结转移和较差的预后有关;体内外实验表明其作为 miR-30c 的下游靶基因,可通过激活 Akt/mTOR/4E-BP1 信号通路促进子宫内膜癌的侵袭和转移[45]。自泌移动因子(AMF)是调节子宫内膜癌侵袭性的重要因子,有研究通过全基因组表达芯片和双杂交实验发现 AMF 与 G 蛋白偶联雌激素受体-1 (G protein coupled estrogen receptor-1, GPER-1)相互作用,并在细胞质中形成复合物,激活 PI3K 信号通路来促进子宫内膜癌的生长;进一步通过动物实验和患者组织样本进行研究发现 AMF 可放大 GPER-1 在子宫内膜癌中的促癌效应。母系表达基因 3(MEG3)在子宫内膜癌中呈现低表达。研究发现 MEG3 可以直接结合 PI3K,抑制 PI3K/mTOR 信号通路的激活,从而抑制子宫内膜癌细胞的增殖、侵袭和转移,促进细胞凋亡[46]。研究者利用临床样本分析发现类 Kruppel 因子 12(KLF12)在子宫内膜癌组织中高表达,并且 KLF12 的表达与疾病复发和较差的预后有关;进一步分析发现 KLF12 可通过激活 Akt 信号通路和增强 *CCND1* 的表达减少细胞凋亡,促进细胞增殖和转移[47]。

上皮细胞黏附分子(EpCAM)是一种跨膜糖蛋

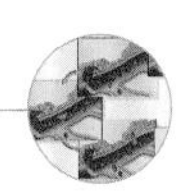

白，在子宫内膜癌中充当上皮性指标。临床样本分析发现 EpCAM 的低表达与较晚的分期和淋巴结转移有关，基础实验表明雌激素受体 α(ERα)信号通路可通过增强启动子活性来调节 EpCAM 的表达，最终促进子宫内膜癌细胞的侵袭和转移[48]。迁移与浸润抑制蛋白（migration and invasion inhibitory protein，MIIP）在子宫内膜癌患者中明显低表达，MIIP 的低表达与子宫内膜癌较深的肌层侵犯、较晚的期别以及淋巴结转移有关；研究发现 MIIP 作为 Rac1 信号通路的关键调节分子，可与 Rac1 - GTP 竞争性结合 P21 活化激酶 1(PAK1)，削弱 Rac1 信号通路抑制子宫内膜癌细胞的侵袭和转移，MIIP 可能是子宫内膜癌转移的关键调节分子[49]。研究者发现血清中钙离子的浓度与子宫内膜癌的发生、发展密切相关；进一步利用体内外实验发现瞬时受体电位香草素 4(transient receptor potential vanilloid 4，TRPV4)钙离子通道可通过调节细胞骨架和 Rho 蛋白信号通路影响子宫内膜癌细胞的转移，TRPV4 或许是抑制子宫内膜癌转移的有效靶点之一[50]。

### 33.4.3 肿瘤微环境与子宫内膜癌的复发转移

相比于肿瘤细胞，肿瘤微环境中的基质细胞相对比较稳定，但是肿瘤细胞可以调节肿瘤微环境附近的基质细胞，使肿瘤微环境发生由抗癌到促癌的转变，最终增强转移的潜能和导致治疗抵抗。为此，阻断肿瘤微环境的促癌信号和重塑基质细胞是对抗肿瘤发展和转移的有效手段。

(1) *肿瘤微环境基质中的细胞*

基质中的肌成纤维细胞可分泌一系列的细胞因子和生长因子来促进子宫内膜癌的生长、血管形成和转移。肌成纤维细胞分泌的肝细胞生长因子(HGF)可结合肿瘤细胞表面的间质-上皮转化(MET)受体，激活下游的 Akt 信号通路。此外，肌成纤维细胞还能分泌 CXC 类趋化因子配体 12 (CXCL12)，与受体 CXC 类趋化因子受体 4 (CXCR4)结合吸引肿瘤细胞到转移灶，促进肿瘤细胞的侵袭和转移。在高浓度的 α-平滑肌肌动蛋白(α-SMA)作用下，肌成纤维细胞可分化成 CAF。CAF 可分泌胶原蛋白Ⅰ和Ⅲ及 IL-6、IL-8、CC 亚族趋化因子配体 2(CCL2)、VEGF 和 CCL5 等细胞因子，可刺激子宫内膜癌的血管新生和转移。

巨噬细胞是基质细胞的重要成员之一，可分泌生长因子、细胞因子和趋化因子，促进细胞的生长和侵袭。巨噬细胞可分为两种类型：具有细胞毒性作用的 M1 型巨噬细胞被认为是抗肿瘤亚型，而与伤口愈合、组织修复有关的 M2 型巨噬细胞则被认为是促肿瘤亚型。研究发现子宫内膜癌细胞衍生的集落刺激因子 1(CSF1)和一些其他细胞因子可招募巨噬细胞，巨噬细胞可分泌 IL-1β、IL-6 和氧自由基等促进子宫内膜癌的发生、发展。流行病学资料显示，肥胖不仅是心血管疾病和 2 型糖尿病的重要危险因素，也是包括子宫内膜癌在内的多种癌症类型的重要因素。研究显示肿瘤微环境中的脂肪细胞可通过瘦蛋白抵抗、胰岛素抵抗、激活 VEGF-mTOR 信号通路及雌激素信号通路等机制促进子宫内膜癌的发生、发展[51]。

(2) *肿瘤微环境中的信号通路*

除了肿瘤微环境中的细胞成分，细胞外基质等非细胞成分也在子宫内膜癌的侵袭和转移中扮演重要角色。研究发现细胞外基质来源的 TGF-β 信号通路促进子宫内膜癌的侵袭和转移，肝激酶 B1 (liver kinase B1，LKB1)是 mTOR 信号通路的负向调节分子，肿瘤微环境基质中 LKB1 的丢失可激活 mTORC1 信号通路，并可增加 CCL2 的分泌，从而招募巨噬细胞，促进肿瘤的生长。子宫内膜癌细胞可分泌上皮膜蛋白 2(epithelial membrane protein 2，EMP2)，通过 FAK-Src 信号轴激活低氧诱导因子-1α(HIF-1α)和 VEGF 表达，基质中的 VEGF 可结合肿瘤细胞表面的 VEGF 受体，刺激肿瘤细胞的生长和增殖。基质中 ER 与 ERα 的结合可介导雌激素对子宫内膜癌细胞的促有丝分裂作用，激活 NF-κB 信号通路，上调 IL-6，进一步刺激基质中细胞芳香化酶的表达，最终导致更多的雌激素合成，促进子宫内膜癌的发生、发展。

### 33.4.4 其他分子

研究发现 Yes 相关蛋白 1(YAP1)的总表达水平和磷酸化水平与子宫内膜癌的临床病理特征和生存预后相关。分子生物学实验显示 YAP1 促进子宫内膜癌的增殖和转移，YAP1 抑制剂维替泊芬 (verteporfin)可调节 YAP1 的 SUMO 修饰，抑制 YAP1 的功能，从而抑制子宫内膜癌的生长[52]。子宫浆液性癌是子宫内膜癌中侵袭性最高的一类，复发风险高，预后较差。研究者分析 TCGA 数据发现 UCHL1 在子宫浆液性癌中高表达且与不良预后相

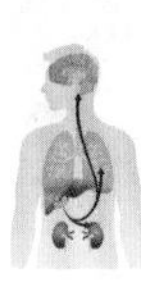



关;进一步分析发现 UCHL1 可通过去泛素化作用,增加细胞周期蛋白 B1 的稳定性,促进肿瘤细胞的增殖和转移。动物实验表明 UCHL1 特异性抑制剂可抑制肿瘤的生长,靶向 UCHL1 可能是治疗子宫浆液性癌的潜在新策略[53]。E 盒结合锌指蛋白 1(ZEB1)作为经典的上皮钙黏素的转录抑制因子,可通过调节 EMT 进程,在肿瘤的侵袭和转移中扮演重要角色。Xiao 等中国学者发现 ZEB1 可结合 HDGF 的启动子,并刺激其表达,引起 β-联蛋白/T 细胞因子 4(TCF4)信号通路的正向反馈,最终促进子宫内膜癌细胞的生长、侵袭和转移[54]。

研究发现泛素缀合酶 E2C(ubiquitin-conjugating enzyme E2C, UBE2C)在子宫内膜癌中高表达,且 UBE2C 的高表达与更晚的 FIGO 分期、复发及较差的生存相关。分子生物学实验发现 UBE2C 可增强 p53 的泛素化并促进 p53 的降解,增强子宫内膜癌细胞的增殖、迁移、侵袭和 EMT,从而促进子宫内膜癌的发生、发展[55]。Stehbens 等研究者报道 FGFR-2 的体细胞突变与子宫内膜癌较差的生存有关,利用生物学基础实验发现 *FGFR-2* N550K 和 Y376C 激活性突变可导致子宫内膜癌细胞高尔基体碎裂、极性和定向迁移的能力丧失,最终促进子宫内膜癌的侵袭和转移[56]。临床样本分析发现 HOXB9 在子宫内膜癌中高表达,并与组织学分级和淋巴结转移有关。此外,HOXB9 高表达与子宫内膜癌患者较差的预后有关。TCGA 数据分析显示 HOXB9 表达与 E2F 转录因子 3(E2F3)表达呈正相关;进一步研究显示 HOXB9 作为 HOX 家族的转录因子,可直接结合 E2F3 的启动子区域促进 E2F3 的表达,干扰 E2F3 的表达可削弱 HOXB9 增强肿瘤细胞转移的能力。HOXB9 可能是子宫内膜癌新的预后标志物[57]。蛋白磷酸酶 2Aα(protein phosphatase 2Aα, PP2A)亚单位 *PPP2R1A* 的体细胞突变在高级别子宫内膜癌中很常见,研究人员利用一系列生物化学方法分析发现,P179R 突变(精氨酸转化成脯氨酸)阻断了 PP2A 催化亚基的功能,并维持子宫内膜癌细胞的恶性特征;体内外实验表明 PP2A 的再激活可有效抑制肿瘤细胞的生长和转移,*PPP2R1A* 突变是子宫内膜癌复发及疾病特异性的突变,有望成为治疗子宫内膜癌的靶点之一[58]。

(吴小华)

## 参考文献


[1] TOPTAS T, KARALOK A, UREYEN I, et al. Liver recurrence in endometrial cancer: a multi-institutional analysis of factors predictive of postrecurrence survival [J]. Clin Exp Metastasis, 2016,33(7):707-715.

[2] UCCELLA S, MORRIS J M, BAKKUM-GAMEZ J N, et al. Bone metastases in endometrial cancer: report on 19 patients and review of the medical literature [J]. Gynecol Oncol, 2013,130(3):474-482.

[3] YOON A, CHOI C H, KIM T H, et al. Bone metastasis in primary endometrial carcinoma: features, outcomes, and predictors [J]. Int J Gynecol Cancer, 2014,24(1):107-112.

[4] DUCIE J A, ERIKSSON A G Z, ALI N, et al. Comparison of a sentinel lymph node mapping algorithm and comprehensive lymphadenectomy in the detection of stage IIIC endometrial carcinoma at higher risk for nodal disease [J]. Gynecol Oncol, 2017,147(3):541-548.

[5] BELHOCINE T, DE BARSY C, HUSTINX R, et al. Usefulness of (18)F-FDG PET in the post-therapy surveillance of endometrial carcinoma [J]. Eur J Nucl Med Mol Imaging, 2002,29(9):1132-1139.

[6] SUAREZ A A, FELIX A S, COHN D E. Bokhman Redux: Endometrial cancer "types" in the 21st century [J]. Gynecol Oncol, 2017,144(2):243-249.

[7] CHURCH D N, STELLOO E, NOUT R A, et al. Prognostic significance of POLE proofreading mutations in endometrial cancer [J]. J Natl Cancer Inst, 2015,107(1):402.

[8] KOMMOSS S, MCCONECHY M K, KOMMOSS F, et al. Final validation of the ProMisE molecular classifier for endometrial carcinoma in a large population-based case series [J]. Ann Oncol, 2018,29(5):1180-1188.

[9] DOBRZYCKA B, TERLIKOWSKI S J, MAZUREK A, et al. Circulating free DNA, p53 antibody and mutations of KRAS gene in endometrial cancer [J]. Int J Cancer, 2010,127(3):612-621.

[10] TANAKA H, TSUDA H, NISHIMURA S, et al. Role of circulating free alu DNA in endometrial cancer [J]. Int J Gynecol Cancer, 2012,22(1):82-86.

[11] PEREIRA E, CAMACHO-VANEGAS O, ANAND S, et al. Personalized circulating tumor DNA biomarkers dynamically predict treatment response and survival in gynecologic cancers [J]. PLoS One, 2015,10(12):e0145754.

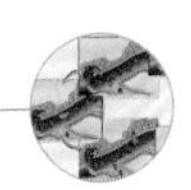


[12] COLOMBO N, CREUTZBERG C, AMANT F, et al. ESMO-ESGO-ESTRO consensus conference on endometrial cancer: diagnosis, treatment and follow-up [J]. Ann Oncol, 2016,27(1):16 - 41.

[13] BROOKS R A, FLEMING G F, LASTRA R R, et al. Current recommendations and recent progress in endometrial cancer [J]. CA Cancer J Clin, 2019, 69 (4):258 - 279.

[14] WHITNEY C W, BRUNETTO V L, ZAINO R J, et al. Phase II study of medroxyprogesterone acetate plus tamoxifen in advanced endometrial carcinoma: a Gynecologic Oncology Group study [J]. Gynecol Oncol, 2004,92(1):4 - 9.

[15] THIGPEN T, BRADY M F, HOMESLEY H D, et al. Tamoxifen in the treatment of advanced or recurrent endometrial carcinoma: a Gynecologic Oncology Group study [J]. J Clin Oncol, 2001,19(2):364 - 367.

[16] KANDOTH C, SCHULTZ N, CHERNIACK A D, et al. Integrated genomic characterization of endometrial carcinoma [J]. Nature, 2013,497(7447):67 - 73.

[17] MUTTER G L, LIN M C, FITZGERALD J T, et al. Altered PTEN expression as a diagnostic marker for the earliest endometrial precancers [J]. J Natl Cancer Inst, 2000,92(11):924 - 930.

[18] ODA K, STOKOE D, TAKETANI Y, et al. High frequency of coexistent mutations of PIK3CA and PTEN genes in endometrial carcinoma [J]. Cancer Res, 2005,65(23):10669 - 10673.

[19] OZA A M, ELIT L, TSAO M S, et al. Phase II study of temsirolimus in women with recurrent or metastatic endometrial cancer: a trial of the NCIC Clinical Trials Group [J]. J Clin Oncol, 2011,29(24):3278 - 3285.

[20] SLOMOVITZ B M, FILIACI V L, WALKER J L, et al. A randomized phase II trial of everolimus and letrozole or hormonal therapy in women with advanced, persistent or recurrent endometrial carcinoma: A GOG Foundation study [J]. Gynecol Oncol, 2022, 164(3): 481 - 491.

[21] SOLIMAN P T, WESTIN S N, IGLESIAS D A, et al. Everolimus, letrozole, and metformin in women with advanced or recurrent endometrioid endometrial cancer: a multi-center, single arm, phase ii study [J]. Clin Cancer Res, 2020,26(3):581 - 587.

[22] AGHAJANIAN C, FILIACI V, DIZON D S, et al. A phase II study of frontline paclitaxel/carboplatin/bevacizumab, paclitaxel/carboplatin/temsirolimus, or ixabepilone/carboplatin/bevacizumab in advanced/recurrent endometrial cancer [J]. Gynecol Oncol, 2018,150(2):274 - 281.

[23] EASWARAN V, LEE S H, INGE L, et al. beta-Catenin regulates vascular endothelial growth factor expression in colon cancer [J]. Cancer Res, 2003, 63 (12):3145 - 3153.

[24] COLEMAN R L, SILL M W, THAKER P H, et al. A phase II evaluation of selumetinib (AZD6244, ARRY - 142886), a selective MEK - 1/2 inhibitor in the treatment of recurrent or persistent endometrial cancer: an NRG Oncology/Gynecologic Oncology Group study [J]. Gynecol Oncol, 2015,138(1):30 - 35.

[25] WIEGAND K C, LEE A F, AL-AGHA O M, et al. Loss of BAF250a (ARID1A) is frequent in high-grade endometrial carcinomas [J]. J Pathol, 2011,224 (3):328 - 333.

[26] ROMERO I, RUBIO M J, MEDINA M, et al. An olaparib window-of-opportunity trial in patients with early-stage endometrial carcinoma: POLEN study [J]. Gynecol Oncol, 2020,159(3):721 - 731.

[27] BITLER B G, AIRD K M, GARIPOV A, et al. Synthetic lethality by targeting EZH2 methyltransferase activity in ARID1A-mutated cancers [J]. Nat Med, 2015,21(3):231 - 238.

[28] KONECNY G E, FINKLER N, GARCIA A A, et al. Second-line dovitinib (TKI258) in patients with FGFR2 - mutated or FGFR2 - non-mutated advanced or metastatic endometrial cancer: a non-randomised, open-label, two-group, two-stage, phase 2 study [J]. Lancet Oncol, 2015,16(6):686 - 694.

[29] FADER A N, ROQUE D M, SIEGEL E, et al. Randomized phase II trial of carboplatin-paclitaxel versus carboplatin-paclitaxel-trastuzumab in uterine serous carcinomas that overexpress human epidermal growth factor receptor 2/neu [J]. J Clin Oncol, 2018, 36(20):2044 - 2051.

[30] MEHNERT J M, PANDA A, ZHONG H, et al. Immune activation and response to pembrolizumab in POLE-mutant endometrial cancer [J]. J Clin Invest, 2016,126(6):2334 - 2340.

[31] SOUMERAI T E, DONOGHUE M T A, BANDLAMUDI C, et al. Clinical utility of prospective molecular characterization in advanced endometrial cancer [J]. Clin Cancer Res, 2018,24(23):5939 - 5947.

[32] MAKKER V, TAYLOR M H, AGHAJANIAN C, et al. Lenvatinib plus pembrolizumab in patients with advanced endometrial cancer [J]. J Clin Oncol, 2020,

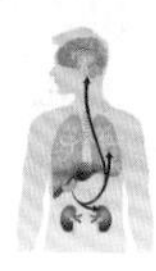



38(26):2981-2992.

[33] CORRADO G, LAQUINTANA V, LORIA R, et al. Endometrial cancer prognosis correlates with the expression of L1CAM and miR34a biomarkers [J]. J Exp Clin Cancer Res, 2018,37(1):139.

[34] KIM G, KURNIT K C, DJORDJEVIC B, et al. Nuclear β-catenin localization and mutation of the CTNNB1 gene: a context-dependent association [J]. Mod Pathol, 2018,31(10):1553-1559.

[35] DE FOUCHER T, SBEIH M, UZAN J, et al. Identification of micro-RNA expression profile related to recurrence in women with ESMO low-risk endometrial cancer [J]. J Transl Med, 2018,16(1):131.

[36] WANG Y, YIN L, SUN X. CircRNA hsa_circ_0002577 accelerates endometrial cancer progression through activating IGF1R/PI3K/Akt pathway [J]. J Exp Clin Cancer Res, 2020,39(1):169.

[37] PARK S A, KIM L K, KIM Y T, et al. Long noncoding RNA steroid receptor activator promotes the progression of endometrial cancer via Wnt/β-catenin signaling pathway [J]. Int J Biol Sci, 2020,16(1):99-115.

[38] YANG X, WANG C C, LEE W Y W, et al. Long noncoding RNA HAND2-AS1 inhibits invasion and metastasis in endometrioid endometrial carcinoma through inactivating neuromedin U [J]. Cancer Lett, 2018,413:23-34.

[39] SUN X, DONGOL S, QIU C, et al. miR-652 Promotes tumor proliferation and metastasis by targeting RORA in endometrial cancer [J]. Mol Cancer Res, 2018,16(12):1927-1939.

[40] MA J, LI D, KONG F F, et al. miR-302a-5p/367-3p-HMGA2 axis regulates malignant processes during endometrial cancer development [J]. J Exp Clin Cancer Res, 2018,37(1):19.

[41] ZHANG L, WAN Y, ZHANG Z, et al. FTO demethylates m6A modifications in HOXB13 mRNA and promotes endometrial cancer metastasis by activating the WNT signalling pathway [J]. RNA Biol, 2021,18(9):1265-1278.

[42] BESSO M J, ROSSO M, LAPYCKYJ L, et al. FXYD5/Dysadherin, a biomarker of endometrial cancer myometrial invasion and aggressiveness: its relationship with TGF-β1 and NF-κb pathways [J]. Front Oncol, 2019,9:1306.

[43] KATO M, ONOYAMA I, YOSHIDA S, et al. Dual-specificity phosphatase 6 plays a critical role in the maintenance of a cancer stem-like cell phenotype in human endometrial cancer [J]. Int J Cancer, 2020,147(7):1987-1999.

[44] LIU C, WANG L, JIANG Q, et al. Hepatoma-derived growth factor and DDX5 promote carcinogenesis and progression of endometrial cancer by activating β-catenin [J]. Front Oncol, 2019,9:211.

[45] XU X, KONG X, LIU T, et al. Metastasis-associated protein 1, modulated by miR-30c, promotes endometrial cancer progression through AKT/mTOR/4E-BP1 pathway [J]. Gynecol Oncol, 2019,154(1):207-217.

[46] SUN K X, WU D D, CHEN S, et al. LncRNA MEG3 inhibit endometrial carcinoma tumorigenesis and progression through PI3K pathway [J]. Apoptosis, 2017,22(12):1543-1552.

[47] DING L, DING Y, KONG X, et al. Dysregulation of Krüppel-like factor 12 in the development of endometrial cancer [J]. Gynecol Oncol, 2019,152(1):177-184.

[48] WEN K C, SUNG P L, CHOU Y T, et al. The role of EpCAM in tumor progression and the clinical prognosis of endometrial carcinoma [J]. Gynecol Oncol, 2018, 148(2):383-392.

[49] WANG Y, HU L, JI P, et al. MIIP remodels Rac1-mediated cytoskeleton structure in suppression of endometrial cancer metastasis [J]. J Hematol Oncol, 2016,9(1):112.

[50] LI X, CHENG Y, WANG Z, et al. Calcium and TRPV4 promote metastasis by regulating cytoskeleton through the RhoA/ROCK1 pathway in endometrial cancer [J]. Cell Death Dis, 2020,11(11):1009.

[51] SAHOO S S, ZHANG X D, HONDERMARCK H, et al. The emerging role of the microenvironment in endometrial cancer [J]. Cancers (Basel), 2018, 10(11):408.

[52] WANG B, SHAO W, SHI Y, et al. Verteporfin induced SUMOylation of YAP1 in endometrial cancer [J]. Am J Cancer Res, 2020,10(4):1207-1217.

[53] KWAN S Y, AU-YEUNG C L, YEUNG T L, et al. Ubiquitin carboxyl-terminal hydrolase L1 (UCHL1) promotes uterine serous cancer cell proliferation and cell cycle progression [J]. Cancers (Basel), 2020, 12(1):118.

[54] XIAO Y Y, LIN L, LI Y H, et al. ZEB1 promotes invasion and metastasis of endometrial cancer by interacting with HDGF and inducing its transcription [J]. Am J Cancer Res, 2019,9(11):2314-2330.

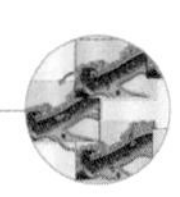

[55] LIU Y, ZHAO R, CHI S, et al. UBE2C Is Upregulated by estrogen and promotes epithelial-mesenchymal transition via p53 in endometrial cancer [J]. Mol Cancer Res, 2020,18(2):204 - 215.

[56] STEHBENS S J, JU R J, ADAMS M N, et al. FGFR2-activating mutations disrupt cell polarity to potentiate migration and invasion in endometrial cancer cell models [J]. J Cell Sci, 2018,131(15):jcs213678.

[57] WAN J, LIU H, FENG Q, et al. HOXB9 promotes endometrial cancer progression by targeting E2F3 [J]. Cell Death Dis, 2018,9(5):509.

[58] TAYLOR S E, O'CONNOR C M, WANG Z, et al. The highly recurrent PP2A Aα-subunit mutation P179R alters protein structure and impairs PP2A enzyme function to promote endometrial tumorigenesis [J]. Cancer Res, 2019,79(16):4242 - 4257.

# 骨转移性肿瘤



## 34.1 骨转移性肿瘤概述

骨是恶性肿瘤常见的转移部位之一，肿瘤骨转移的发生率仅次于肺和肝脏，位列第 3 位。与原发骨肿瘤相比，转移性骨肿瘤更为常见，发病率可为原发骨肿瘤的 35～40 倍。根据尸检病理结果数据，乳腺癌与前列腺癌的骨转移率可高达 90%和 70%，其他肿瘤如肺癌、肝癌、结直肠癌、甲状腺癌等也同样有较高的骨转移率[1]。肿瘤骨转移可以引起一系列独特的骨骼相关并发症，如骨痛、病理性骨折、高钙血症、脊髓压迫等，统称为骨相关事件(SRE)。这些症状不仅严重影响患者生活质量，同时也是加速疾病进展、导致患者死亡的重要因素。

近年来随着分子生物学、诊断技术、肿瘤外科及综合治疗等方面的进步，对于骨转移性肿瘤的发生机制、早期诊断、治疗理念形成了新的认识，骨转移性肿瘤的治疗模式已由既往消极的姑息治疗逐步转变为积极的以外科治疗为主、化疗、放疗、靶向治疗、免疫治疗等多种手段相结合的综合治疗模式。

## 34.2 骨转移的发生机制

与其他器官的转移相似，骨转移同样是一个多步骤的过程，包括原发肿瘤细胞的过度生长，侵袭血管并进入循环系统随血液全身播散，到达骨髓后定植并休眠，肿瘤细胞再次活化并最终生长。这一过程涉及多种调控机制，如肿瘤细胞上皮-间质转化(EMT)、肿瘤干细胞(CSC)干性维持以及肿瘤细胞逃逸免疫监视等。肿瘤细胞发生转移时具有靶向性，“种子与土壤”学说提出肿瘤细胞(种子)与特异性的靶器官(土壤)相互适应，是肿瘤成功转移的关键[2]。不仅肿瘤细胞自身的属性(肿瘤类型、基因表达特征等)决定了其转移的倾向性，靶器官微环境同样决定了肿瘤定植后能否形成转移灶。机制研究发现，肿瘤细胞到达骨髓后可以与骨微环境中各类细胞成分及胞外基质相互作用，调控并重塑骨微环境，最终促进肿瘤骨转移[3]。

CTC 到达骨微环境后，可以与成骨细胞、破骨细胞、造血干细胞等骨髓细胞相互作用，调控并改造骨内的正常代谢稳态，改变骨内平衡以促进肿瘤细胞在这种环境下的存活、休眠及增殖。骨髓是造血

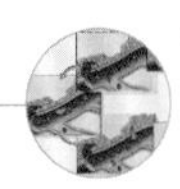

的主要场所，造血干细胞(HSC)归巢、静止及自我更新均依赖于特定的骨髓微环境[4]。骨髓中HSC自我更新到完全分化的过程几乎同时发生，不同阶段的细胞占据不同的微环境。根据其结构及空间分布可以大致分为骨膜内(endosteal)、骨膜下(subendosteal)、中央的(central)及窦周(perisinusoidal)微环境，HSC及多能祖细胞主要位于骨膜内、骨膜下微环境，定向祖细胞主要位于中央微环境，而分化成熟的细胞主要位于窦周微环境。相关研究认为，肿瘤细胞发生骨转移的过程与HSC在骨内定植及分化的过程相类似，HSC微环境在肿瘤骨转移的定植过程中可能发挥重要作用[5]。Shiozawa等的研究发现，前列腺癌CTC可以利用HSC微环境在骨内定植，继而形成骨转移灶[6]。HSC微环境主要由成骨细胞及内皮细胞组成，肿瘤细胞与成骨细胞间的相互作用，在CTC定植过程中发挥重要作用。左心室注射MDA-MB-231细胞后，骨转移早期阶段的成骨细胞数量增多；与单独注射肿瘤细胞相比，将成骨前体细胞MC3T3-E1和MDA-MB-231细胞联合注入小鼠，肿瘤的形成率更高。乳腺癌肿瘤细胞分泌肾连蛋白(nephronectin, NPNT)可以促进成骨细胞分化，并促进肿瘤细胞与成骨细胞间的黏附；肿瘤表面的上皮钙黏素和成骨细胞表面的神经钙黏素可以形成一种异型黏附连接(heterotypic adherent junction)，促进肿瘤骨转移早期微转移灶的形成。骨基质中的成骨细胞、间质干细胞(MSC)及外膜网状细胞(adventitial reticular cell)可以分泌CXC类趋化因子配体12(CXCL12)，而CTC表面广泛表达CXC类趋化因子受体4(CXCR4)，CXCL12、CXCR4相互作用是肿瘤细胞归巢和黏附到骨转移生态位的关键组成部分[7]。CTC完成定植后，转移微环境继续参与调控肿瘤细胞的活性以决定其是否进入休眠状态，抑或是直接形成明显的肿瘤转移病灶。类似于HSC静止状态的调节，CXCL12/CXCR4轴可以抑制CTC的活性使其进入休眠状态[8]。休眠的肿瘤细胞劫持HSC的动员和增殖机制，再形成明显的转移病灶。另一方面，肿瘤细胞到达骨微环境中后，骨髓内的血管同样通过血管周围微环境影响肿瘤细胞的休眠及增殖[9]。Ghajar等的研究发现，血管内皮细胞产生的血小板应答蛋白1可以通过调节局部血管生长状况而调节肿瘤细胞增殖状态[10]。

肿瘤细胞形成明显的转移病灶，既可以表现为溶骨性病灶，也可以形成成骨或溶骨-成骨混合性病灶。这一过程主要通过肿瘤细胞调节成骨细胞及破骨细胞功能，改造肿瘤骨微环境而实现。乳腺癌多形成溶骨性病灶，肿瘤细胞对破骨细胞功能的调控在这一过程中发挥重要作用。肿瘤细胞可以分泌TNF-α、IL-1β、IL-8等多种细胞因子，直接促进破骨细胞分化；或通过调控成骨细胞NF-κB受体激活蛋白配体/护骨因子(RANKL/OPG)的表达比例，间接促进破骨细胞的活化，造成严重的溶骨性骨破坏；被降解的骨基质中大量的表皮生长因子(EGF)、胰岛素样生长因子(IGF)、TGF-β等生长因子释放到肿瘤微环境，可以进一步促进乳腺癌细胞的增殖，最终形成“恶性循环”[11]。前列腺癌骨转移则以成骨性病灶为主，通过异常激活成骨细胞形成病灶。肿瘤细胞分泌TGF-β、BMP以及Wnt蛋白，激活骨髓间质干细胞转录因子Runx2的表达，从而控制成骨细胞功能。成骨细胞一旦被激活，即可产生IL-6、单核细胞趋化蛋白-1(MCP-1)、血管内皮生长因子(VEGF)以及巨噬细胞炎症蛋白-2(macrophage inflammatory protein, MIP-2)等细胞因子，维持肿瘤生长及肿瘤与骨微环境中各类细胞相互作用[12]。同时，成骨细胞还可以产生CXCL12、BMP以及Notch等，以类似于生理性HSC募集的方式维持肿瘤细胞的募集。

近年来的研究提示，肿瘤细胞不仅能在定植到骨后调控成骨细胞及破骨细胞的活性，而是在转移发生之前就可以通过外泌体或分泌各类细胞因子重塑靶器官微环境，使之更适合肿瘤生长，之后再发生肿瘤的器官特异性转移。Cox等的研究发现，原发肿瘤在低氧条件下可以被诱导产生赖氨酰氧化酶(LOX)[13]。LOX是一种细胞外基质修饰酶，被肿瘤细胞合成后可以分泌到胞外并随同血液循环到达骨髓。LOX可以抑制成骨细胞活性并增加破骨细胞形成，最终导致骨吸收及骨损伤。通过LOX在肿瘤转移前改造骨微环境，有利于肿瘤细胞在骨内的定植及溶骨性病灶的形成。

## 34.3 骨转移性肿瘤的临床特征及诊断

无论是骨原发肿瘤还是骨转移性肿瘤，临床诊断都需要遵循临床症状、影像特征与病理结果三结合的原则进行，其中病理诊断是金标准。对于骨转移性肿瘤而言，临床症状一般缺乏特异性，以局部疼痛、病理性骨折及全身症状为主。多数骨转移性肿

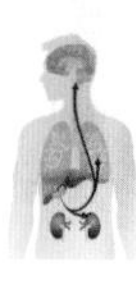



瘤既往有明确的肿瘤病史；部分患者以骨转移病灶为首发症状，完善检查多可发现原发病灶。少部分患者可能既往有多种恶性肿瘤病史，最终确诊骨转移性肿瘤仍然需要依赖病理诊断；然而，仍有部分肿瘤患者直至病程终末尚无法确定原发病灶，学界称这部分特殊患者为来源不明骨转移(bone metastasis with unknown origin, BMUO)，占骨转移性肿瘤的22.6%～30.0%[14]。

### 34.3.1 临床表现

(1) 疼痛

疼痛是骨转移性肿瘤最早出现和最常见的临床症状。患者多以疼痛起病，常进行性加剧，静息时不缓解，夜间痛明显。在其他症状出现之前，疼痛可以单独出现数月。

(2) 病理性骨折

骨质破坏严重者，经轻微创伤或无明显的诱因就会引起病理性骨折，疼痛明显加剧，如果肿瘤或病理性骨折压迫脊髓或神经根，则可引起神经症状，导致肢体活动障碍、大小便功能障碍等，甚至引发截瘫。

(3) 全身症状

患者通常全身状况较差，一般有恶病质表现，如消瘦、贫血、低热、乏力等。合并高钙血症者，可引起胃肠道功能紊乱和精神不振，甚至神志失常。

### 34.3.2 影像学检查

(1) X线检查

X线检查是最简单、便捷和经济有效的检查手段之一。由于X线片分辨率较低，无法及时发现早期的微小转移病灶，当骨小梁破坏达50%～70%时才能在X线片上表现出骨质疏松，继之溶骨性破坏。30%～50%的患者出现X线片改变之前已有转移灶形成。因此，X线片初次检查阴性者并不能排除早期转移瘤的存在。

1) 溶骨性骨破坏：溶骨性转移瘤最常见，常为多发。X线表现为松质骨内产生局限性溶骨性骨质破坏，呈虫蚀样、地图样或渗透性，随后融合成大片，边缘可完整或不完整，不伴有硬化缘，骨皮质也可发生破坏，病变区很少出现骨膨胀和骨膜反应。

2) 成骨性骨破坏：成骨性转移瘤较少见，可多骨受累或一骨多处受累。其X线片表现为斑点状、片状致密影，甚至为象牙质样、棉絮状、磨玻璃状或日光放射状密度增高，骨小梁紊乱、增厚、粗糙，受累骨体积增大，边界可清楚或不清楚，基本上保持骨骼外形。

3) 混合型骨破坏：其X线表现兼有上述溶骨性及成骨性转移瘤的特征。任何原发癌均可发生混合型骨转移特征，其中以乳腺癌和肺癌多见。

(2) CT检查

CT检查对骨肿瘤的灵敏度远高于X线检查。临床上，常有患者无明显症状或常规检查阴性时，经CT检查发现一处或多处转移病灶。CT检查主要的优点在于能够检测到骨皮质和骨小梁的微小破坏，能准确显示溶骨性或成骨性病灶，显示肿瘤的部位和范围，以及周围结构受侵袭的程度。

(3) MRI检查

早期转移瘤侵犯骨骼时不造成明显的骨质破坏，X线和CT检查均不能显示，而MRI检查由于肿瘤与脂肪组织之间的良好对比，可清晰地显示转移病灶，尤其是在脊柱的转移瘤方面，可提供较全面的脊椎信息，对诊断脊柱转移瘤具有高灵敏度。典型的溶骨性病变在MRI通常表现为$T_1$WI低信号、$T_2$WI高信号；局灶硬化性病变则表现为$T_1$WI、$T_2$WI均低信号。

(4) 放射性核素检查

发射计算机体层成像(ECT)检测对转移灶局部代谢改变非常敏感。在骨转移瘤早期，即无明显临床症状时，ECT即可出现阳性表现。ECT可比X线检查早1～5个月发现骨转移灶。虽然ECT的灵敏度高，但无特异度，常有假阳性出现。由于骨创伤和骨感染，以及骨肿瘤均可产生反应性新骨，在ECT上表现为核素异常浓聚，因此需要进一步鉴别诊断。目前PET/CT及PET/MRI在肿瘤转移诊断及病情评估中的作用越来越受到重视。正电子发射体层成像(PET)可显示病灶的病理生理特征，有助于早期发现病灶和定性；CT或MRI可以显示病灶结构变化，有助于精确定位。因此PET/CT、PET/MRI独特的融合图像，可以同时反映病灶的病理生理和形态结构，显著提高了诊断的准确性，其总的诊断准确率在90%左右[15]。

### 34.3.3 病理诊断

任何怀疑骨转移性肿瘤的患者均应接受病理检测以明确诊断。对于病情稳定的患者，通过穿刺活检或切开活检明确诊断，可以为后续综合治疗提供

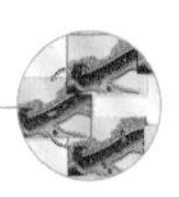

重要依据。而对于部分怀疑肿瘤骨转移同时迫切需要手术治疗的患者，如恶性肿瘤脊柱转移导致瘫痪需限期手术挽救神经功能等，则应在手术治疗的同时进行病理检测，以明确肿瘤的性质及原发类型。

## 34.4 骨转移性肿瘤的手术治疗

以往对于骨转移性肿瘤的患者，临床治疗时往往是悲观的，认为患者已处于肿瘤自然病程的晚期，预期生存期不长，因此通常不进行手术治疗。近年来，随着外科技术的跨越式发展，以及靶向治疗及免疫治疗等新疗法的不断创新，目前对于骨转移性肿瘤的临床治疗，强调多学科联合的综合治疗，手术联合化疗、放疗、靶向治疗、免疫治疗等多种治疗手段的综合应用使得患者的临床预后得到明显改善。

手术切除是治疗骨转移病灶的重要方式，可缓解并治疗转移灶引起的顽固性疼痛、病理性骨折、脊柱不稳定以及神经功能障碍等，对于提高生存质量、延长生存期具有重要意义。骨转移病灶部位多样，包括脊柱、四肢长骨、骨盆等，可表现为溶骨性、成骨性或混合性骨质破坏并侵犯周围软组织；位于脊柱等部位的转移瘤毗邻重要神经、血管组织，常导致手术切除困难；肿瘤晚期患者生存期有限，确定手术治疗的目标人群仍较为棘手。因此，对于转移瘤手术指征的把握、治疗方式的选择依然是临床研究的焦点。

骨转移瘤手术治疗前应当进行详细、完善的术前评估。肿瘤的病理类型、内脏转移情况、神经功能状态、患者一般情况以及基础疾病等状态被认为是影响生存期的重要因素。已有多项评分系统应用于临床以评估患者生存期、病理性骨折风险等，并指导进一步治疗，如用于长骨的 Mirels 评分系统，脊柱的 Tomita 评分系统、Tokuhashi 评分系统等[16]。Enneking 分级系统、Tomita 分型系统、Weinstein-Boriani-Biagini 分级系统、Harrington 分型系统等对肿瘤局部病灶的形态、侵袭情况进行了区分描述，并根据不同分型对治疗方式的选择进行了推荐。上述评分系统的应用可指导骨转移瘤手术的选择，但骨转移肿瘤类型复杂，患者个体差异性大，临床预后不仅取决于转移灶的手术方式，更有赖于原发灶及全身的综合性治疗，因此治疗方式的选择仍然存在争议。随着全椎节切除、微创等手术方式的进步，四肢、脊柱内固定器材的改进，以及肿瘤型假体的发展，骨转移灶的彻底切除已成为可能，稳定性重建方式更加多样而持久，拓宽了骨转移瘤的手术治疗范围。

### 34.4.1 脊柱转移瘤的手术治疗

脊柱是骨转移瘤最常见的发病部位。脊柱转移瘤的手术治疗相对复杂，需要多学科团队协作。手术治疗的目的在于实现肿瘤的局部控制，缓解疼痛，维持患者运动及括约肌功能，维持脊柱稳定性，提高患者生存质量，甚至延长生存期。

病灶活检在转移瘤的诊断、治疗中具有重要意义。多数出现脊柱转移临床症状的患者在就诊时已发生全身多发转移，若患者既往无肿瘤病史，应首先通过病灶穿刺活检以明确病理诊断；若有肿瘤病史，在时间允许的条件下，也应做病理活检。手术切除的方式主要可分为姑息性减压术和肿瘤切除术。此外，椎体成形等微创治疗方式对缓解转移性肿瘤引起的顽固性疼痛，增加椎体强度等方面具有明显效果。在制定手术方案前需进行详细的术前评估，包括肿瘤的放化疗敏感性、靶向治疗敏感性、患者一般情况、脊柱稳定性、神经症状、肿瘤局部侵袭情况均需行准确综合考虑。

手术治疗脊柱转移瘤的适应证主要包括：①患者全身条件较好。②预期生存期较长，一般>3 个月。③孤立性脊柱转移瘤；或单一区域的脊柱转移瘤，可累及相邻数个节段；或跳跃性转移病灶，仅单一区域神经压迫明显。④伴有明显神经功能缺损症状或难以缓解的疼痛。⑤脊柱稳定性破坏，可能导致脊柱神经症状进一步加重。原发肿瘤类型是手术决策时的重要参考，一般认为肝癌、胰腺癌、胆管癌等患者预后较差，而乳腺癌、前列腺癌等患者预后较好；肝癌、甲状腺癌、肾癌等患者肿瘤血供丰富，术中出血可能较多。

单纯后路椎板切除是早期姑息性减压术的主要方式。目前研究认为单纯后路椎板切除术不能直接切除肿瘤，难以发挥直接减压的作用，并可能进一步影响脊柱稳定性。脊柱转移瘤主要侵犯椎体(80%)，多数研究者认为应依据脊髓受压的部位决定肿瘤切除及减压手术的入路，通过充分显露脊柱前侧，有利于彻底切除肿瘤及减压[17]。针对肿瘤累及的部位及局部侵袭情况可灵活采用前路、后路或前后联合入路，可行一期或二期手术完成。脊柱转移瘤姑息性切除可明显缓解术前症状，改善患者生

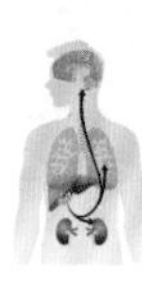



活质量。2005 年 Patchell 等开展的一项随机对照研究显示，脊髓直接减压术联合放疗较单纯放疗可显著提高脊柱转移瘤患者的运动功能，并减轻患者疼痛[18]。

全脊椎切除是肿瘤完整切除、缓解局部神经压迫的重要手段，可减少肿瘤细胞污染，有效控制局部复发，明显改善患者预后。根据具体的切除方式又可分为整块切除和分块切除，其中整块切除可显著降低手术部位的肿瘤复发。手术入路可采用后路一期肿瘤切除，或采用前后联合入路，先行后路肿瘤切除，椎管减压，经椎弓根螺钉内固定，而后进行前路椎体肿瘤切除内固定；对于特殊部位、椎体塌陷明显的患者，可先行前路手术恢复椎体高度，前后路联合手术可分期或同期完成。全脊椎切除的手术适应证较姑息性脊柱肿瘤切除更为严格，一般要求患者预计生存期>6 个月，Tokuhashi 预后评分 12～15 分，脊柱转移灶 Tomita 分型为Ⅲ、Ⅳ、Ⅴ型（Ⅰ、Ⅱ、Ⅵ型为相对适应证）。一般认为全脊椎切除适用于不超过邻近 2 个椎体的病变，亦有学者认为全脊椎切除也可用于连续多发性转移（≤3 个节段）。对于椎体侵袭部位较为局限的患者，可采用椎体切除、椎体矢状切除、附件切除等方式，同样可达到肿瘤完整切除的目的。

脊柱转移灶切除方式与患者预后的关系目前尚无定论。2002 年 Zettinig 等通过对分化型甲状腺癌患者长期随访发现，对于无骨骼外转移的患者，骨转移灶彻底清除明显改善患者预后[19]；Nakayama[20] 等报道了 52 例分化型甲状腺癌骨转移患者，接受转移灶根治性切除的患者 5 年局部控制率达 84.4%，而姑息性切除患者 5 年局部控制率为 55.3%；2012 年 Wegener 等对 115 例乳腺癌骨转移患者行生存分析发现，骨转移灶是否完整切除并非影响患者生存期的独立危险因素[21]。

脊柱肿瘤完整或部分切除后，相邻椎节的骨骼、韧带、关节、肌肉系统等破坏造成脊柱稳定性下降。对于恶性肿瘤脊柱转移患者，手术后的放化疗又进一步延缓了骨性融合过程。因此肿瘤切除后进行内固定重建对于维持脊柱稳定性以及缓解疼痛十分必要。选择内固定的原则包括：①切除肿瘤组织后重建或恢复脊柱的稳定性；②解除脊柱不稳定带来的严重疼痛或防止继发性脊髓损伤，提供神经恢复的条件；③提高患者生活质量，延长患者生命。内固定方式丰富多样，可采用钛网、人工椎体置换、骨水泥填塞、3D 打印定制假体等方法进行重建前柱的稳定性；可采用钉棒内固定系统重建后柱稳定性。

经皮椎体成形术（percutaneous vertebroplasty，PVP）、经皮后凸成形术（percutaneous kyphoplasty，PKP）等微创治疗已成为脊柱转移性肿瘤姑息性治疗的重要方法[22]。其目的是维持或恢复椎体的高度，从而缓解疼痛，预防病理性骨折的发生，与脊柱后路内固定手术联合应用可进一步加强椎体强度。骨水泥，如聚甲基丙烯酸甲酯（polymethylmethacrylate，PMMA）注入病灶后聚合过程中可通过热能以及细胞毒作用杀灭部分肿瘤细胞。PVP、PKP 对于多处骨转移、一般情况比较差的患者尤其适用，其优势在于手术时间短、创伤小、费用低，常可在局部麻醉下完成。一般认为 PVP、PKP 适用于放疗无效、有脊髓压迫症状、伴有急性或进展性神经功能缺陷、有脊髓放疗史、脊柱稳定性差、经非手术治疗疼痛不能缓解且预期寿命>3 个月的患者。骨水泥还可以与抗肿瘤药物、放射性粒子、射频消融等手段联合使用以抑制局部转移瘤的发展。

### 34.4.2 四肢及骨盆转移瘤的外科治疗

四肢长骨病理性骨折是导致骨转移瘤患者死亡的重要相关事件，因此恢复病理性骨折的连续性和预防病理性骨折发生是四肢长骨转移瘤治疗的重要环节，应当尽量避免濒临骨折发生完全骨折后再进行治疗，使手术复杂化。1989 年 Mirels 等制定了长骨转移瘤评分系统，从病灶位置（上肢、下肢、转子周围）、疼痛程度（轻度、中度、重度）、病变类型（溶骨型、成骨型、混合型）以及皮质破坏程度（周径<1/3、1/3～2/3、>2/3）4 个维度评估长骨病理性骨折风险，对于高危患者（评分>9 分）推荐内固定治疗预防病理性骨折发生[23]。除考虑病理性骨折的相关风险外，还应综合其他因素确定是否进行手术治疗，包括患者一般情况、预期生存期等。对于孤立性转移灶以及肿瘤原发灶已经彻底切除或可治愈的患者亦推荐手术治疗。骨盆部位的骨转移瘤占总数的 10%～15%，Enneking 和 Dunham 对骨盆肿瘤进行了分类，即Ⅰ区（髂骨病变）、Ⅱ区（髋臼周围肿瘤）、Ⅲ区（耻骨、坐骨病变）和Ⅳ区（髂骨病变累及骶骨）。其中Ⅰ区、Ⅲ区及Ⅳ区肿瘤一般不影响患者的负重，可首先采用保守治疗；而累及Ⅱ区的肿瘤常影响患者负重活动，往往需要外科干预。

手术治疗过程应尽力减少对周围软组织的损

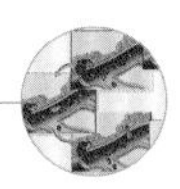

伤。肿瘤切除及内固定重建应当使患者术后早期恢复肢体功能，并尽量避免在患者死亡前再次进行翻修。对于骨干部位肿瘤，皮质连续性尚可的患者可采用髓内钉系统；破坏广泛者应切开清除肿瘤，填充骨水泥并内固定；肿瘤累及关节面并影响功能者可进行人工关节置换。四肢骨转移以股骨近段和肱骨近段最为常见。位于肱骨近端病变，手术方式可采用骨水泥填充及钢板内固定或半关节成形术。位于股骨颈的病变应采取关节成形术，如骨水泥型半髋关节置换术。股骨转子间病变的手术治疗可保留患者髋关节，采用动力髋螺钉（dynamic hip screw，DHS）合并病灶刮除和缺损部位的骨水泥填充；亦可行髓内钉系统固定，辅以骨水泥填充；对于骨质破坏严重，可进行关节置换以恢复肢体长度和关节稳定性。股骨转子下骨质承受的应力大，可采用髓内钉系统重建或近端股骨假体置换。骨盆转移瘤大部分为髋臼周围转移，导致患者疼痛和活动受限，对于可能发生及已经存在的髋臼周围骨折常需采用手术治疗，以达到切除肿瘤、填充肿瘤骨缺损以及重建髋关节功能的目的，Harrington 将髋臼部位骨折分为 4 型并指导手术治疗方式，包括全髋关节置换术等[24]。2017 年 Krishnan 等对 83 例骨盆骨转移患者进行分析认为，接受全髋关节置换术治疗的患者并发症发生率更高。此外，术前白蛋白水平＜39 g/L，年龄＞55 岁患者并发症发生率更高[25]。对于部分累及髂骨和骶髂关节的肿瘤，肿瘤切除后应当行内固定重建，以恢复骨盆环的完整性。

## 34.5 骨转移性肿瘤的非手术治疗

### 34.5.1 放疗

传统放疗主要用于骨转移性肿瘤的辅助治疗和姑息性治疗，其目的是缓解疼痛、预防病理性骨折、延迟或逆转神经功能的恶化和防止术后局部复发，适用于骨髓瘤、淋巴瘤、尤因肉瘤、精原细胞瘤等对其高度敏感的肿瘤，而前列腺癌、乳腺癌、肺癌等对放疗中度敏感，此类患者仍需手术治疗。对于脊柱转移性肿瘤而言，传统放疗的适应证是继发于对放疗敏感的肿瘤并无脊柱失稳；且无明显的椎管内占位及神经功能损伤等。脊柱肿瘤学组提出在无禁忌证时将传统分次放疗作为治疗脊柱转移瘤的初始方案。传统放疗总剂量为 25～40 Gy，分 8～10 次完成。研究报道手术前后联合放疗不仅可减小切除范围，还能防止术后神经功能的衰退。但放疗对已有的脊柱不稳和椎体破坏无效，并可使脊柱转移瘤复发患者出现放射性脊髓炎。

目前，许多现代非传统的放疗方法已开始被应用于临床，如立体定向放射外科（SRS），现临床较常用的有伽马刀、射波刀、X 刀等。它们的特点是为病灶提供了精确、集中的放射线，即病变区所受放疗剂量较高，而周围正常组织所受放射剂量较低。尽管 SRS 目前仍处于研究试验阶段，但其对无脊髓压迫或脊柱不稳的单发脊柱转移瘤治疗已展露优势。SRS 避免了对脊髓的大剂量放射，降低对免疫、造血系统的损害，并可在短期内实施。另外，Chang 等研究发现，63 例脊柱转移瘤患者经 SRS 治疗后 1 年内肿瘤无进展率达 84%。而 SRS 对肾癌、黑色素瘤等放疗不敏感肿瘤也具一定效用。

### 34.5.2 抑制骨溶解治疗

骨转移性肿瘤的溶骨性损坏可引发高钙血症、癌性骨痛及病理性骨折。研究发现大剂量的双磷酸盐不仅对癌性骨痛有显著的止痛作用，还可减少手术或放疗的需求、脊髓压迫、病理性骨折等骨相关事件的发生，并可治疗高钙血症和肿瘤骨转移。现临床常用的有唑来磷酸、伊班磷酸、帕米磷酸二钠、氯甲双磷酸二钠等。其中唑来磷酸已成为治疗肿瘤骨转移的一线药物，并对多发性骨髓瘤骨破坏活跃的患者有明显的疗效，同时在其他双磷酸盐无效时仍具一定的作用。

靶向 RANKL 的单克隆抗体地诺单抗最初用于骨质疏松及骨巨细胞瘤的临床治疗，近年来，其在各类实体瘤中的应用引起学界的广泛关注。多项临床试验结果发现其对于骨转移性肿瘤引起的骨相关不良事件的防治效果优于双磷酸盐[26]。由于地诺单抗具有用药方式便捷，不增加肝、肾代谢负担，极少引起发热等相关不良反应的诸多优势，已获批用于实体瘤骨转移抑制骨溶解治疗的相关适应证，成为双磷酸盐治疗的替代选择。需要注意的是，相比于双磷酸盐，地诺单抗的应用可能会增加下颌骨坏死的发生率，需在用药过程中严密监测并及时处理。

### 34.5.3 放射性核素治疗

疼痛是肿瘤骨转移的典型症状，也是关系到患者生存质量好坏的直接因素。放射性核素治疗作为

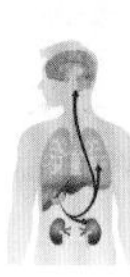



一种独特且不良反应非常小的止痛手段已被广泛应用于临床，其对前列腺癌、乳腺癌的效果尤为明显。放射性核素治疗是将放射性核素经代谢引入体内后选择性浓聚于病灶，通过发出β射线照射病灶组织使肿瘤变小，同时抑制疼痛相关性化学物质的分泌，使骨痛减轻。现已用于临床的有锶-89（$^{89}Sr$）、磷-32（$^{32}P$）、钐-153（$^{153}Sm$）、铼-188（$^{188}Re$）等。

锶-89最早用于骨肿瘤的放疗。目前已开发出铼-188、锡-117（$^{117}Sn$）、钐-153的放射性核素与亲骨性碳-磷酸盐化合物相结合的新型放射性核素，同时具有更强的聚集于骨骼重塑部位的靶向性和更小的骨髓毒性[27]。药代、药效动力学研究显示新型放射性核素可在骨转移灶维持较低、随时间递减的放射强度，静脉或口服给药可迅速吸收并与骨病灶结合，在效能、疼痛缓解间隔、费用等方面同以前使用的放射性核素有明显不同。

### 34.5.4 靶向治疗

对于各类骨转移性肿瘤，其靶向治疗包括两个方面：①前面所提及的靶向骨微环境的治疗，目前主要以地诺单抗的应用为主；②根据原发肿瘤的病理类型及分子特征，针对性地选择合适的靶向治疗手段尤为重要。靶向治疗作为传统化疗的重要补充，可以显著提高患者的临床预后。得益于靶向治疗的进展，联合手术治疗使得肺癌骨转移患者临床预后从原本的中位生存期6～9个月延长到现在的12～18个月；乳腺癌从18～24个月延长至34～38个月[28]。

（肖建如　杨　诚）

## 参考文献


[1] KAKHKI V R D, ANVARI K, SADEGHI R, et al. Pattern and distribution of bone metastases in common malignant tumors [J]. Nucl Med Rev Cent East Eur, 2013, 16(2): 66-69.

[2] FIDLER I J. The pathogenesis of cancer metastasis: the "seed and soil" hypothesis revisited [J]. Nat Rev Cancer, 2003, 3(6): 453-458.

[3] TAICHMAN R S. Blood and bone: two tissues whose fates are intertwined to create the hematopoietic stem-cell niche [J]. Blood, 2005, 105(7): 2631-2639.

[4] WILSON A, TRUMPP A. Bone-marrow haematopoietic-stem-cell niches [J]. Nat Rev Immunol, 2006, 6(2): 93-106.

[5] HAUGE E M, QVESEL D, ERIKSEN E F, et al. Cancellous bone remodeling occurs in specialized compartments lined by cells expressing osteoblastic markers [J]. J Bone Miner Res, 2001, 16(9): 1575-1582.

[6] SHIOZAWA Y, PEDERSEN E A, HAVENS A M, et al. Human prostate cancer metastases target the hematopoietic stem cell niche to establish footholds in mouse bone marrow [J]. J Clin Invest, 2011, 121(4): 1298-1312.

[7] MÜLLER A, HOMEY B, SOTO H, et al. Involvement of chemokine receptors in breast cancer metastasis [J]. Nature, 2001, 410(6824): 50-56.

[8] NGUYEN D X, BOS P D, MASSAGUÉ J. Metastasis: from dissemination to organ-specific colonization [J]. Nat Rev Cancer, 2009, 9(4): 274-284.

[9] BUSSARD K M, GAY C V, MASTRO A M. The bone microenvironment in metastasis; what is special about bone? [J]. Cancer Metastasis Rev, 2008, 27(1): 41-55.

[10] GHAJAR C M, BISSELL M J. Tumor engineering: the other face of tissue engineering [J]. Tissue Eng Part A, 2010, 16(7): 2153-2156.

[11] QUATTROCCHI C C, PICIUCCHI S, SAMMARRA M, et al. Bone metastases in breast cancer: higher prevalence of osteosclerotic lesions [J]. Radiol Med, 2007, 112(7): 1049-1059.

[12] LOGOTHETIS C J, LIN S-H. Osteoblasts in prostate cancer metastasis to bone [J]. Nat Rev Cancer, 2005, 5(1): 21-28.

[13] COX T R, RUMNEY R M H, SCHOOF E M, et al. The hypoxic cancer secretome induces pre-metastatic bone lesions through lysyl oxidase [J]. Nature, 2015, 522(7554): 106-110.

[14] PICCIOLI A, MACCAURO G, SPINELLI M S, et al. Bone metastases of unknown origin: epidemiology and principles of management [J]. J Orthop Traumatol, 2015, 16(2): 81-86.

[15] TIBREWALA R, PEDOIA V, BUCKNOR M, et al. Principal component analysis of simultaneous PET-MRI reveals patterns of bone-cartilage interactions in osteoarthritis [J]. J Magn Reson Imaging, 2020, 52(5): 1462-1474.

[16] BAUMBER R, GERRAND C, COOPER M, et al. Development of a scoring system for survival following surgery for metastatic bone disease [J]. Bone Joint J,

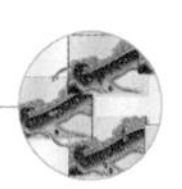

2021, 103-B(11): 1725-1730.

[17] BAUER H, TOMITA K, KAWAHARA N, et al. Surgical strategy for spinal metastases [J]. Spine (Phila Pa 1976), 2002, 27(10): 1124-1126.

[18] PATCHELL R A, TIBBS P A, REGINE W F, et al. Direct decompressive surgical resection in the treatment of spinal cord compression caused by metastatic cancer: a randomised trial [J]. Lancet, 2005, 366(9486): 643-648.

[19] ZETTINIG G, FUEGER B J, PASSLER C, et al. Long-term follow-up of patients with bone metastases from differentiated thyroid carcinoma — surgery or conventional therapy? [J]. Clin Endocrinol (Oxf), 2002, 56(3): 377-382.

[20] NAKAYAMA R, HORIUCHI K, SUSA M, et al. Clinical outcome after bone metastasis (BM) surgery in patients with differentiated thyroid carcinoma (DTC): a retrospective study of 40 cases [J]. Jpn J Clin Oncol, 2014, 44(10): 918-925.

[21] WEGENER B, SCHLEMMER M, STEMMLER J, et al. Analysis of orthopedic surgery of bone metastases in breast cancer patients [J]. BMC Musculoskelet Disord, 2012, 13: 232.

[22] LI Y-X, GUO D-Q, ZHANG S-C, et al. Risk factor analysis for re-collapse of cemented vertebrae after percutaneous vertebroplasty (PVP) or percutaneous kyphoplasty (PKP) [J]. Int Orthop, 2018, 42(9): 2131-2139.

[23] MIRELS H. Metastatic disease in long bones: a proposed scoring system for diagnosing impending pathologic fractures [J]. Clin Orthop Relat Res, 1989, (249): 256-264.

[24] HARRINGTON K D. Orthopedic surgical management of skeletal complications of malignancy [J]. Cancer, 1997, 80(8 Suppl): 1614-1627.

[25] KRISHNAN C K, HAN I, KIM H-S. Outcome after surgery for metastases to the pelvic bone: a single institutional experience [J]. Clin Orthop Surg, 2017, 9(1): 116-125.

[26] ELLIS G K, BONE H G, CHLEBOWSKI R, et al. Randomized trial of denosumab in patients receiving adjuvant aromatase inhibitors for nonmetastatic breast cancer [J]. J Clin Oncol, 2008, 26(30): 4875-4882.

[27] STORTO G, KLAIN M, PAONE G, et al. Combined therapy of Sr-89 and zoledronic acid in patients with painful bone metastases [J]. Bone, 2006, 39(1): 35-41.

[28] LEVASSEUR N, CLEMONS M, HUTTON B, et al. Bone-targeted therapy use in patients with bone metastases from lung cancer: a systematic review of randomized controlled trials [J]. Cancer Treat Rev, 2016, 50: 183-193.

**图书在版编目(CIP)数据**

现代肿瘤转移:基础与临床/钦伦秀,方伟岗,卞修武主编.—上海:复旦大学出版社,2023.5
ISBN 978-7-309-16680-4

Ⅰ.①现… Ⅱ.①钦… ②方… ③卞… Ⅲ.①肿瘤转移-研究 Ⅳ.①R73-37

中国版本图书馆 CIP 数据核字(2022)第 247994 号

**现代肿瘤转移:基础与临床**
钦伦秀 方伟岗 卞修武 主编
出 品 人/严 峰
责任编辑/贺 琦

复旦大学出版社有限公司出版发行
上海市国权路 579 号 邮编:200433
网址:fupnet@fudanpress.com http://www.fudanpress.com
门市零售:86-21-65102580 团体订购:86-21-65104505
出版部电话:86-21-65642845
上海盛通时代印刷有限公司

开本 787×1092 1/16 印张 51.5 字数 1 630 千
2023 年 5 月第 1 版
2023 年 5 月第 1 版第 1 次印刷

ISBN 978-7-309-16680-4/R·2022
定价:580.00 元

---